U0294019

全科医师手册

QUANKE YISHI SHOUCE

（第7版）

主　编　崔天国　崔晓丽

副主编　王文奎　王鲁奎　朱凤兰　荣宝海

修订者　（以姓氏笔画为序）

丁　健　王　猛　王　磊　王文奎

王鲁奎　支凤杨　石　枫　朱凤兰

仲崇副　孙　芳　孙庆颖　谷　超

陈希琦　陈翰翰　荣宝海　袁　媛

崔天国　崔晓丽　崔腾滕　郭慧娟

河南科学技术出版社

·郑州·

图书在版编目（CIP）数据

全科医师手册/崔天国，崔晓丽主编. —7版. —郑州：河南科学技术出版社，2018.1（2019.7重印）
ISBN 978-7-5349-9028-1

Ⅰ.①全… Ⅱ.①崔…②崔… Ⅲ.①全科医学－手册 Ⅳ.①R4-62

中国版本图书馆 CIP 数据核字（2017）第 239884 号

出版发行 河南科学技术出版社
　　　　　北京名医世纪文化传媒有限公司
　　　　　地址：北京市丰台区万丰路 316 号万开基地 B 座 1-114　邮编：100161
　　　　　电话：010-63863186　010-63863168
策划编辑 杨磊石
文字编辑 黄栩兵
责任审读 邓　为
责任校对 龚利霞
封面设计 吴朝洪
版式设计 崔刚工作室
责任印制 陈震财
印　　刷 河南瑞之光印刷股份有限公司
经　　销 全国新华书店、医学书店、网店
开　　本 850 mm×1168 mm　1/32　**印张**：51.75　**字数**：1320 千字
版　　次 2018 年 1 月第 7 版　　2019 年 7 月第 3 次印刷
定　　价 188.00 元

如发现印、装质量问题，影响阅读，请与出版社联系并调换

第 1 版主要编著者名单

主　　　编　罗文卫　崔天国

主要编写者　（以姓氏笔画为序）

王长会　冯承臣　刘华昌　孙成甲

杨守海　李前铎　贡振扬　邱国英

陈若之　林东峰　苗凤君　罗文卫

周凤华　周家梅　周道才　宗兰君

柳士秀　崔天国　梁俊林　郭梦和

董继生

内 容 提 要

本书在第 6 版基础上修订而成,分 11 篇 81 章。介绍了病史采集、病历书写、物理诊断、症状处理等诊断学基础;心脏停搏、各类休克、器官衰竭、心律失常、意外伤害、高热、昏迷、急腹症、酸碱失衡、急性中毒等危重急症救治措施;内、儿、外、妇产、五官及感染性疾病等 800 余种常见和多发病的诊断提示与治疗措施;临床常用检查和治疗技术、专科诊疗技术及优生咨询、病理生理、医学哲学、生物工程、营养康复、生命科学、自由基与微循环、微量元素、"治未病"与基因检测、胚胎医学、免疫技术、心身疾病、助育技术、药物代谢等众多相关医学知识;社区卫生服务理念、工作重点、社区诊断、疾病筛查、健康维护、卫生干预、保健养生、合理用药、心理咨询、计划生育、优生优育、中医药及适宜技术和 20 余种中老年人常见疾病早期防治与康复方法,书末附有常用医学资料。本书内容丰富、查阅方便,重在实用,兼顾提高,适合全科医师、基层医师和继续医学教育参考,也可作为健康促进、保健养生、延缓衰老和防病治病的家庭藏书。

第1版序

随着我国社会主义现代化建设和医学科学技术的不断发展，人们对医疗、预防、保健一体化综合健康服务的要求日益迫切。为使医务工作者，特别是广大基层医务工作者更加方便、有效地实施服务保障，由罗文卫主任医师牵头，军内外 50 余名专家和有丰富临床实践经验的医师参加编写的《全科医师手册》一书即将出版。

本书是一部综合性的工具书，它立足现实，着眼发展，面向基层，突出实用，汲取了近年来国内外许多医学最新成果，涉猎临床各科，同时对相关医学和新的诊疗技术也作了简要介绍，这对拓宽临床医师的知识面，进而指导实际工作，都是十分有益的。因此，我愿向辛勤工作在第一线的广大基层医务人员推荐这本书，供在医疗实践和继续医学教育时学习参考。

总后勤部卫生部部长　张立平

1994 年 1 月

第 7 版前言

20 余年来,《全科医师手册》先后 6 次修订再版,内容不断充实、完善和更新,受到读者广泛好评。已印刷数十次,发行近70 000 册。但也有的读者认为诊断提示"简单了点",对此本次修订作了适当补充。为跟上医学发展步伐,满足全科医师社区卫生服务工作和继续医学教育需求,也为弥补 6 版缺陷与不足,更好地为大众健康服务,应约修订再版。

本次修订,保持 6 版编写风格和框架结构,主要修订内容是:①常见症状、危重急症、各科疾病之"疾病引言"、诊断提示和治疗措施,作了较多增删并融入了作者的一些成熟经验;②增删修改补充了部分诊疗技术和相关医学理论;③新增了中老年常见疾病早期防治与康复为第 78 章,此章从不同角度较为详细地介绍了疾病的产生原因、发病机制、康复方法和防范措施。本次修订更加注重实用性、可操作性和再提高的需要。

21 世纪的中国人在奔向小康社会的进程中,充分认识到有健康才有未来,在维护健康、延长寿命,对防病治病方面的要求愈来愈高。因此,医务工作者必须以丰富的人文和医学知识,睿智的思维观念和方法、甘愿奉献的服务精神,满足大众健康需求。社区卫生服务的重要标志性内容主要是预防、保健、医疗、康复、健康教育和健康促进、优生优育技术指导六位一体的服务模式。这些是以人为本卫生服务的具体体现,也是编写修订本书的原动力所在。通过本书,尤其是第十和第十一篇,全科医师可以更多地了解做什么、怎么做和为什么这么做。可以相信,大众健康和防病意识增强，全科医学与专科医学互补，政府领导和有关部门支持指导是社区居民之福。

参加修订者多是具有博士、硕士学位、中高级技术职称并从事临床、科研、教学各类专业人员和从事社区卫生服务工作多年的临床医师。通过挑选修订人员、制订修订要求、讨论修订内容、多人编写审稿，从而保证了书稿质量的先进性、可靠性、实用性和出版要求。

借此机会，感谢多年来厚爱有加的读者、倾注心血的策划与文字编辑、参与编写修订的作者；还要感谢提出意见、建议的专家，参考、引用、借鉴数据和资料、教科书、文献专著的作者，以及提供各种帮助的朋友。尽管我们做了最大努力，因为学术水平不足、临床经验所限、认知能力差异，第 7 版还会存在缺陷和不足，恳请全科医师、基层医师、读者朋友、专家学者批评指正，我们不胜感激。

第 7 版修订组
2017 年 8 月

目　录

第一篇　诊断学基础

第1章　问诊 …………………（1）

一、重要性 ……………………（1）

二、方法及注意事项 …………（2）

三、主要内容 …………………（3）

第2章　体格检查 ……………（9）

一、注意事项 …………………（9）

二、基本方法 …………………（10）

三、主要内容 …………………（12）

［附］　杂音的强度（响度）

分级 …………………（28）

四、体检体位 …………………（51）

第3章　病历书写 ……………（57）

一、重要性 ……………………（57）

二、要求和注意事项 …………（58）

三、病历种类、内容和

格式 …………………（59）

第4章　常见症状的诊断提示

及治疗措施 ……………（70）

一、长期低热 …………………（70）

二、头痛 ………………………（72）

三、眩晕 ………………………（75）

四、晕厥 ………………………（77）

五、昏迷 ………………………（79）

六、高热 ………………………（83）

七、惊厥 ………………………（87）

八、咳嗽 ………………………（88）

九、咯血 ………………………（90）

十、胸痛 ………………………（93）

十一、呼吸困难 ………………（96）

十二、呕吐 ……………………（99）

十三、慢性腹泻 ………………（100）

十四、上消化道出血 …（102）

十五、便血 ……………………（105）

十六、肝大 ……………………（107）

十七、脾大 ……………………（109）

十八、黄疸 ……………………（111）

十九、腹水 ……………………（114）

二十、水肿 ……………………（116）

二十一、血尿 …………………（117）

二十二、贫血 …………………（120）

二十三、淋巴结大 ……………（122）

二十四、紫癜 …………………（123）

第二篇　重症急救

第5章　心脏停搏 …………（126）　　第6章　休克 …………………（131）

一、心源性休克 ……… （131）

二、低血容量休克 …… （135）

三、感染性休克 ……… （139）

四、过敏性休克 ……… （142）

第7章　急性心力衰竭 …… （146）

一、急性左心衰竭 …… （146）

二、急性右心衰竭 …… （149）

三、难治性心衰 ……… （151）

四、洋地黄疗法 ……… （151）

第8章　急性肺水肿 ……… （155）

第9章　阿-斯综合征 …… （158）

第10章　急性呼吸窘迫综
　　　　合征 ……… （160）

第11章　哮喘持续状态 … （164）

第12章　脑水肿 ……… （166）

第13章　急腹症 ……… （169）

第14章　急性肾损伤 …… （177）

第15章　意外创伤急症及
　　　　中暑 ……… （181）

一、电击伤（触电） …… （181）

二、溺水 ……… （182）

三、中暑 ……… （183）

第16章　多器官功能障碍综
　　　　合征 ……… （185）

第17章　水、电解质平衡失
　　　　调 ……… （190）

一、缺水 ……… （190）

二、低钠血症 ……… （192）

三、高钾血症 ……… （193）

四、低钾血症 ……… （194）

五、高钙血症 ……… （195）

六、低钙血症 ……… （195）

七、高镁血症 ……… （196）

第18章　酸碱平衡失调 … （197）

一、代谢性酸中毒 …… （197）

二、代谢性碱中毒 …… （198）

三、呼吸性酸中毒 …… （199）

第19章　急性中毒 ……… （201）

一、概述 ……… （201）

二、急性一氧化碳中
　　毒 ……… （204）

三、急性酒精中毒 …… （205）

四、急性汞中毒 ……… （206）

五、急性苯酚中毒 …… （207）

六、氰化物中毒 ……… （207）

七、急性砷中毒 ……… （209）

八、急性有机磷农药
　　中毒 ……… （210）

九、除虫菊酯类农药
　　中毒 ……… （212）

十、有机氟类农药中
　　毒 ……… （213）

十一、急性磷化锌中
　　　毒 ……… （214）

十二、急性阿片类中
　　　毒 ……… （214）

十三、急性阿托品类
　　　中毒 ……… （215）

十四、急性巴比妥类药
　　　物中毒 ……… （216）

十五、急性毒蕈中毒 … （217）

十六、急性百草枯中
　　　毒 ……… （218）

第三篇　内科疾病

第20章　呼吸系统疾病 … （221）

一、急性气管-支气管
炎 …………………… （221）

二、慢性支气管炎 ……… （222）

三、支气管哮喘 ………… （224）

四、支气管扩张 ………… （227）

五、原发性支气管肺
癌 ………………… （229）

六、肺炎 ………………… （232）

七、肺脓肿 ……………… （233）

八、自发性气胸 ………… （235）

九、慢性肺源性心脏
病 ………………… （237）

十、慢性阻塞性肺疾
病 ………………… （239）

十一、特发性肺间质纤
维化 …………… （241）

十二、肺血栓栓塞 ……… （243）

第21章　循环系统疾病 … （246）

一、风湿热 ……………… （246）

二、慢性风湿性心瓣
膜病 …………… （248）

三、冠状动脉粥样硬化性
心脏病 ………… （253）

四、高血压病 …………… （262）

五、感染性心内膜炎 …… （265）

六、病毒性心肌炎 ……… （267）

七、急性心包炎 ………… （269）

八、原发性心肌病 ……… （271）

九、心律失常 …………… （274）

十、慢性心功能不全 …… （284）

第22章　消化系统疾病 … （288）

一、贲门失弛缓症 ……… （288）

二、食管裂孔疝 ………… （289）

三、食管贲门黏膜撕裂
症 ……………… （291）

四、自发性食管破裂 …… （292）

五、弥漫性食管痉挛 …… （293）

六、急性胃炎 …………… （294）

七、慢性胃炎 …………… （297）

八、消化性溃疡 ………… （299）

九、肠易激综合征 ……… （301）

十、溃疡性结肠炎 ……… （303）

十一、急性胆囊炎 ……… （305）

十二、慢性胆囊炎 ……… （305）

十三、肝硬化 …………… （306）

十四、肝性脑病 ………… （308）

十五、急性胰腺炎 ……… （310）

十六、慢性胰腺炎 ……… （312）

第23章　泌尿系统疾病 … （315）

一、急性肾小球肾炎 …… （315）

二、急进性肾小球肾
炎 ……………… （316）

三、慢性肾小球肾炎 …… （317）

四、肾病综合征 ………… （319）

五、隐匿性肾小球肾
炎 ……………… （321）

六、狼疮性肾炎 ………… （321）

七、过敏性紫癜性肾
炎 ……………… （323）

八、糖尿病肾病 ……… （324）

九、肾小管性酸中毒 … （325）

十、尿路感染 ………… （326）

十一、慢性肾功能衰

　　竭 ………………… （329）

第24章　血液系统疾病 … （332）

一、缺铁性贫血 ……… （332）

二、巨幼红细胞性贫

　　血 ………………… （334）

三、再生障碍性贫血 … （335）

四、原发性血小板减少

　　性紫癜 …………… （338）

五、过敏性紫癜 ……… （341）

六、急性白血病 ……… （342）

七、慢性粒细胞白血

　　病 ………………… （344）

八、慢性淋巴细胞白血

　　病 ………………… （346）

九、白细胞减少症和粒细

　　胞缺乏症 ………… （348）

第25章　内分泌与代谢性

　　　　疾病 ………… （351）

一、甲状腺毒症与甲状腺

　　功能亢进症 ……… （351）

二、甲状腺危象 ……… （353）

三、甲状腺功能减退

　　症 ………………… （355）

四、慢性淋巴细胞性甲状

　　腺炎 ……………… （356）

五、单纯性甲状腺肿 … （357）

六、尿崩症 …………… （359）

七、皮质醇增多症 …… （360）

八、肾上腺危象（急性肾上

　　腺皮质功能衰竭） … （362）

九、糖尿病 …………… （363）

十、低血糖症 ………… （368）

十一、高尿酸血症 …… （369）

第26章　结缔组织病 …… （372）

一、系统性红斑狼疮 … （372）

二、类风湿关节炎 …… （374）

三、结节性多动脉炎 … （376）

四、干燥综合征 ……… （378）

第27章　精神疾病和神经

　　　　系统疾病 ……… （380）

第一节　精神疾病 ……… （380）

一、神经衰弱 ………… （380）

二、癔症 ……………… （382）

三、强迫性神经症 …… （384）

四、精神分裂症 ……… （385）

五、人格障碍 ………… （387）

六、症状性精神病 …… （388）

七、精神发育迟滞 …… （390）

第二节　神经、脊髓疾

　　　　病 …………… （392）

一、多发性神经病 …… （392）

二、急性炎性脱髓鞘性多

　　发神经根神经病 … （392）

三、面神经麻痹 ……… （394）

四、三叉神经痛 ……… （395）

五、坐骨神经痛 ……… （396）

六、急性脊髓炎 ……… （397）

七、亚急性联合变性 … （399）

八、多发性硬化 ……… （400）

第三节　脑血管疾病 …… （401）

一、脑动脉硬化 ……（401）

二、脑血栓形成 ……（403）

三、短暂性脑缺血发
作 ……（406）

四、脑栓塞 ……（408）

五、脑出血 ……（410）

六、蛛网膜下隙出血 …（413）

七、高血压性脑病 …（415）

八、颈椎病 ……（416）

九、血管性痴呆 ……（418）

第四节　脑细胞病变 ……（420）

一、癫痫 ……（420）

二、帕金森病 ……（423）

三、肝豆状核变性 ……（425）

第五节　神经-肌肉接头和
肌肉疾病 ……（427）

一、重症肌无力 ……（427）

二、肌营养不良 ……（429）

三、周期性麻痹 ……（431）

四、多发性肌炎 ……（432）

五、雷诺病 ……（434）

第四篇　儿科疾病

第28章　新生儿疾病 ……（435）

一、正常新生儿的特殊
表现 ……（435）

二、低出生体重儿与过期
产儿 ……（437）

三、新生儿缺氧缺血性脑
病 ……（440）

四、新生儿颅内出血 …（444）

五、新生儿肺炎 ……（445）

六、新生儿病理性黄
疸 ……（447）

七、新生儿出血病 ……（449）

八、新生儿硬肿症 ……（450）

九、新生儿肺透明膜
病 ……（452）

十、新生儿败血症 ……（453）

十一、新生儿坏死性小肠
结肠炎 ……（456）

十二、新生儿破伤风 …（457）

十三、新生儿低血糖 …（458）

第29章　营养性疾病 ……（460）

一、营养不良 ……（460）

二、维生素D缺乏病 …（462）

三、维生素D缺乏性手足
搐搦症 ……（463）

四、维生素A缺乏症 …（464）

五、维生素B_1缺乏症 …（465）

六、维生素C缺乏症 …（466）

七、锌缺乏症 ……（467）

八、单纯性肥胖症 ……（468）

第30章　消化系统疾病 ……（470）

一、鹅口疮 ……（470）

二、疱疹性口腔炎 ……（470）

三、小儿腹泻病 ……（471）

第31章　呼吸系统疾病 …（476）

一、急性上呼吸道感
染 ……（476）

二、急性支气管炎 ……（477）

三、毛细支气管炎 ……（478）

四、急性支气管肺炎 …（480）

五、金黄色葡萄球菌肺

炎 ……………………（485）

六、腺病毒肺炎 ………（486）

七、支原体肺炎 ………（486）

第32章　循环系统疾病 …（489）

一、先天性心脏病 ……（489）

二、病毒性心肌炎 ……（491）

三、充血性心力衰竭 …（493）

第33章　泌尿系统疾病 …（496）

一、泌尿道感染 ………（496）

二、急性肾小球肾炎 …（497）

三、肾病综合征 ………（499）

第34章　血液系统疾病 …（502）

一、缺铁性贫血 ………（502）

二、营养性巨幼红细胞性

贫血 …………………（503）

三、再生障碍性贫血 …（505）

四、特发性血小板减少性

紫癜 …………………（508）

五、小儿急性白血病 …（510）

第35章　神经、精神系统疾

病 ……………………（513）

一、化脓性脑膜炎 ……（513）

二、病毒性脑炎、脑膜

脑炎 …………………（514）

三、结核性脑膜炎、脑

炎 ……………………（516）

四、小儿注意缺陷及多动

障碍 …………………（518）

第36章　结缔组织病 ……（520）

一、风湿热 ……………（520）

二、幼年类风湿关节

炎 ……………………（522）

三、过敏性紫癜 ………（524）

第37章　其他疾病 ………（526）

一、先天性甲状腺功能减

低症 …………………（526）

二、21三体综合征 ……（528）

三、原发性免疫缺陷

病 ……………………（529）

第五篇　感染性疾病

第38章　病毒感染性疾

病 ……………………（531）

一、流行性感冒 ………（531）

二、麻疹 ………………（535）

三、风疹 ………………（537）

四、水痘及带状疱疹 …（538）

五、流行性腮腺炎 ……（539）

六、传染性单核细胞增

多症 …………………（540）

七、手足口病 …………（541）

八、病毒性肝炎 ………（543）

九、脊髓灰质炎 ………（550）

十、病毒性胃肠炎 ……（551）

十一、流行性乙型脑

炎 ……………………（552）

十二、肾综合征出血

热 ……………………（555）

十三、狂犬病 …………（557）

十四、传染性非典型肺
　　　炎 ………… (559)
十五、人感染高致病性禽
　　　流感 ……… (561)
十六、中东呼吸综合
　　　征 ………… (563)

第39章　衣原体和支原体感染
　　　性疾病 ……… (566)
一、鹦鹉热 ……… (566)
二、肺炎支原体呼吸道
　　感染 ………… (567)

第40章　立克次体感染性
　　　疾病 ……… (569)
一、流行性斑疹伤寒 … (569)
二、地方性斑疹伤寒 … (570)
三、恙虫病 ……… (571)
四、Q热 ………… (572)

第41章　细菌感染性疾
　　　病 ……… (574)
一、流行性脑脊髓膜
　　炎 ………… (574)
二、猩红热 ……… (576)
三、百日咳 ……… (578)
四、白喉 ………… (579)
五、军团病 ……… (581)
六、伤寒和副伤寒 … (582)
七、细菌性痢疾 … (585)
八、霍乱 ………… (587)
九、细菌性食物中毒 … (590)
十、破伤风 ……… (592)
十一、布鲁菌病 … (593)
十二、炭疽 ……… (594)

十三、鼠疫 ……… (596)
十四、麻风病 ……… (598)
十五、肺结核 ……… (599)
十六、结核性脑膜炎 … (603)
十七、结核性胸膜炎 … (605)

第42章　螺旋体感染性疾
　　　病 ………… (606)
一、钩端螺旋体病 …… (606)
二、回归热 ……… (608)
三、莱姆病 ……… (609)

第43章　原虫和寄生虫感染
　　　性疾病 ……… (611)
一、疟疾 ………… (611)
二、黑热病 ……… (613)
三、阿米巴病 ……… (614)
四、弓形虫病 ……… (617)
五、贾第虫病 ……… (618)
六、日本血吸虫病 … (619)
七、华支睾吸虫病 … (620)
八、姜片虫病 ……… (621)
九、丝虫病 ……… (622)
十、钩虫病 ……… (623)
十一、蛔虫病 ……… (624)
十二、鞭虫病 ……… (624)
十三、蛲虫病 ……… (625)
十四、肠绦虫病及囊虫
　　　病 ………… (626)

第44章　性传播疾病 …… (628)
一、淋病 ………… (628)
二、梅毒 ………… (631)
三、非淋菌性尿道炎 … (635)
四、尖锐湿疣 ……… (637)

五、肛门、生殖器疱
疹 ……………… (638)

六、艾滋病 ……………… (640)

第六篇 外科疾病

第45章 普通外科疾病 … (642)
第一节 皮肤及全身炎症
性疾病 ……… (642)
一、疖和疖病 ……… (642)
二、痈 ……………… (643)
三、急性蜂窝织炎 …… (644)
四、丹毒 ……………… (644)
五、急性淋巴管炎和急性
淋巴结炎 ……… (645)
六、脓肿 ……………… (646)
七、甲沟炎 …………… (647)
八、脓性指头炎 ……… (647)
九、急性化脓性腱鞘
炎 ……………… (648)
十、手掌间隙感染 …… (649)
十一、脓毒症和菌血
症 ……………… (649)
十二、气性坏疽 ……… (650)
第二节 烧伤 …………… (652)
第三节 皮肤肿瘤及颈淋巴
病变 ……… (654)
一、脂肪瘤 …………… (654)
二、纤维瘤 …………… (655)
三、带状纤维瘤 ……… (655)
四、瘢痕疙瘩 ………… (656)
五、皮脂腺囊肿 ……… (656)
六、血管瘤 …………… (657)
七、黑痣及黑色素瘤 … (658)

八、颈淋巴结结核 …… (658)
九、颈部转移性肿瘤 … (659)
第四节 腺体病变 ……… (660)
一、单纯性甲状腺肿 … (660)
二、慢性淋巴细胞性甲状
腺炎 ……………… (661)
三、甲状腺腺瘤 ……… (662)
四、甲状腺癌 ………… (662)
五、急性乳腺炎和乳腺
脓肿 ……………… (663)
六、乳腺囊性增生病 … (664)
七、乳腺纤维腺瘤 …… (665)
八、乳腺癌 …………… (665)
第46章 胸部外科疾病 … (668)
第一节 普胸疾病 ……… (668)
一、肋骨骨折 ………… (668)
二、创伤性气胸 ……… (669)
三、创伤性血胸 ……… (670)
四、肋软骨炎 ………… (672)
五、胸壁结核 ………… (672)
六、胸壁肿瘤 ………… (673)
七、急性脓胸 ………… (674)
八、慢性脓胸 ………… (675)
九、结核性脓胸 ……… (676)
十、慢性肺脓肿 ……… (677)
十一、支气管扩张 …… (677)
十二、肺癌 …………… (678)
十三、食管腐蚀性灼

伤 …………………（680）

十四、贲门失弛缓症 …（681）

十五、食管平滑肌瘤 …（682）

十六、食管贲门癌 ……（682）

十七、原发性纵隔肿

瘤 …………………（683）

第二节 心脏大血管疾

病 …………………（684）

一、心脏穿透伤 ……（684）

二、慢性缩窄性心包

炎 …………………（685）

三、动脉导管未闭 …（686）

四、主动脉缩窄 ……（687）

五、肺动脉口狭窄 …（688）

六、房间隔缺损 ……（689）

七、房室管畸形 ……（690）

八、室间隔缺损 ……（691）

九、法洛四联症 ……（692）

十、三尖瓣下移畸形 …（693）

十一、主动脉窦瘤破

裂 …………………（693）

十二、心脏黏液瘤 …（694）

第 47 章 腹部外科疾病 …（696）

第一节 腹腔脏器先天性病

变 …………………（696）

一、先天性肥厚性幽门狭

窄 …………………（696）

二、肛门闭锁 ………（697）

三、先天性巨结肠症 …（697）

四、先天性胆总管囊

肿 …………………（698）

第二节 腹外疝 ……（699）

一、腹股沟斜疝 ……（699）

二、腹股沟直疝 ……（700）

三、脐疝 ……………（700）

第三节 腹腔脏器损

伤 …………………（701）

一、脾破裂 …………（701）

二、肝破裂 …………（702）

三、十二指肠损伤 …（702）

四、空、回肠损伤 …（703）

五、结肠损伤 ………（704）

六、直肠损伤 ………（704）

第四节 腹腔脏器病

变 …………………（705）

一、急性腹膜炎 ……（705）

二、盆腔脓肿 ………（706）

三、膈下脓肿 ………（707）

四、髂窝脓肿 ………（707）

五、胃癌 ……………（708）

六、胃、十二指肠溃疡急性

穿孔 ………………（709）

七、胃、十二指肠溃疡大出

血 …………………（710）

八、瘢痕性幽门梗阻 …（711）

九、胃溃疡恶变 ……（711）

十、粘连性肠梗阻 …（711）

十一、小肠扭转 ……（712）

十二、乙状结肠扭转 …（713）

十三、肠套叠 ………（713）

十四、蛔虫性肠梗阻 …（714）

十五、急性阑尾炎 …（715）

十六、慢性阑尾炎 …（716）

第五节 肛肠病变………（716）

一、外痔 …………… (716)
二、内痔 …………… (717)
三、肛旁皮下脓肿 …… (718)
四、坐骨肛管窝脓肿 … (719)
五、骨盆、直肠间隙脓
　　肿 ………… (719)
六、肛瘘 …………… (720)
七、肛裂 …………… (721)
八、直肠息肉 ……… (721)
九、直肠脱垂 ……… (722)
十、结肠癌 ………… (723)
十一、直肠癌 ……… (723)
第六节　肝胆胰病变……(724)
一、原发性肝癌 …… (724)
二、细菌性肝脓肿 … (725)
三、阿米巴肝脓肿 … (726)
四、肝棘球蚴病 …… (727)
五、急性胆囊炎 …… (727)
六、慢性胆囊炎 …… (728)
七、胆总管结石 …… (729)
八、胆囊结石 ……… (730)
九、肝内胆管结石 … (731)
十、急性梗阻性化脓性
　　胆管炎 ……… (731)
十一、胆管蛔虫病 …… (732)
十二、急性胰腺炎 …… (733)
十三、慢性胰腺炎 …… (734)
十四、胰腺癌 ……… (734)
十五、门静脉高压症 … (735)
第48章　泌尿生殖外科疾
　　病 ………… (737)
第一节　泌尿生殖系损

伤…………… (737)
一、肾损伤 ………… (737)
二、输尿管损伤 …… (738)
三、膀胱损伤 ……… (738)
四、尿道损伤 ……… (739)
第二节　泌尿生殖系统炎
　　症 ………… (740)
一、肾周围炎及肾周围脓
　　肿 ………… (740)
二、肾结核 ………… (741)
三、膀胱炎 ………… (742)
四、非特异性尿道炎 … (743)
五、前列腺炎 ……… (744)
六、急性睾丸炎及附睾
　　炎 ………… (745)
第三节　泌尿生殖系结
　　石 ………… (746)
一、肾及输尿管结石 … (746)
二、膀胱结石 ……… (747)
三、尿道结石 ……… (748)
第四节　泌尿生殖系肿
　　瘤 ………… (749)
一、肾细胞癌 ……… (749)
二、肾胚胎瘤 ……… (750)
三、输尿管肿瘤 …… (751)
四、膀胱肿瘤 ……… (751)
五、前列腺癌 ……… (752)
六、阴茎癌 ………… (753)
七、睾丸肿瘤 ……… (754)
第五节　泌尿生殖系其他疾
　　病………… (755)
一、多囊肾 ………… (755)

二、前列腺增生症 ……（756）
三、睾丸下降不全 ……（757）
四、包皮过长与包茎 …（758）
五、鞘膜积液 …………（758）
六、精索静脉曲张 ……（759）
第49章 神经外科疾病 …（761）
第一节 颅脑损伤………（761）
一、头皮损伤 …………（761）
二、颅盖骨骨折 ………（762）
三、颅底骨折 …………（762）
四、脑震荡 ……………（763）
五、脑挫裂伤 …………（764）
六、脑干损伤 …………（765）
七、硬脑膜外血肿 ……（766）
八、硬膜下血肿 ………（767）
九、脑内血肿 …………（768）
第二节 颅脑炎症………（768）
一、脑脓肿 ……………（768）
二、硬脑膜外及硬脑膜下
　脓肿 ……………（769）
第三节 颅脑及椎管肿瘤
　…………（770）
一、脑神经胶质瘤 ……（770）
二、脑膜瘤 ……………（771）
三、垂体腺瘤 …………（772）
四、颅咽管瘤 …………（773）
五、听神经瘤 …………（774）
六、椎管内肿瘤 ………（775）
第四节 脑血管病………（776）
一、颅内动脉瘤 ………（776）
二、脑动静脉畸形 ……（777）
三、高血压性脑内血

肿 ……………（778）
第五节 先天性畸形……（779）
一、脑积水 ……………（779）
二、颅底凹陷症 ………（780）
三、脊膜膨出 …………（781）
第50章 骨科疾病………（782）
第一节 骨折……………（782）
一、锁骨骨折 …………（782）
二、肱骨外科颈骨折 …（783）
三、肱骨干骨折 ………（783）
四、前臂骨折 …………（784）
五、桡骨下端骨折 ……（785）
六、脊柱骨折 …………（786）
七、脊髓损伤 …………（787）
八、骨盆骨折 …………（788）
九、股骨颈骨折 ………（790）
十、股骨干骨折 ………（791）
十一、胫骨髁骨折 ……（792）
十二、髌骨骨折 ………（793）
十三、胫腓骨骨折 ……（794）
十四、踝部骨折 ………（795）
第二节 关节脱位………（796）
一、肩关节脱位 ………（796）
二、肘关节脱位 ………（797）
三、桡骨小头半脱位 …（798）
四、髋关节脱位 ………（799）
五、髌骨脱位 …………（801）
第三节 骨伤骨病………（802）
一、肩腱袖病 …………（802）
二、肩周炎 ……………（803）
三、网球肘 ……………（804）
四、膝关节创伤性滑膜炎

和关节积血 ……… (805)
五、膝关节半月板损
　　伤 ……… (806)
六、急性腰扭伤 ……… (808)
七、慢性腰肌劳损 ……… (809)
八、腰椎椎弓峡部裂及椎
　　体滑脱 ……… (809)
九、腰椎间盘突出症 … (810)
十、急性血源性骨髓
　　炎 ……… (812)
十一、慢性骨髓炎 …… (814)
十二、慢性骨脓肿 …… (815)
十三、化脓性关节炎 … (816)
十四、骨性关节炎 …… (817)
十五、先天性髋关节脱
　　　位 ……… (818)
十六、先天性斜颈 …… (820)
第四节　骨肿瘤 ……… (821)
一、良性骨肿瘤 ……… (821)
二、骨巨细胞瘤 ……… (823)
三、骨肉瘤 ……… (823)
四、软骨肉瘤 ……… (824)
五、尤因肉瘤 ……… (825)

六、转移性骨肿瘤 …… (826)
第五节　其他骨折与脱
　　　位 ……… (827)
一、肱骨髁上骨折 …… (827)
二、股骨转子间骨折 … (828)
三、跟骨骨折 ……… (829)
四、踝部扭伤 ……… (830)
五、肩锁关节脱位 …… (831)
第六节　周围神经卡压综
　　　合征 ……… (832)
一、胸廓出口综合征 … (832)
二、肩胛上神经卡压综合
　　征 ……… (832)
三、肩胛背神经卡压综合
　　征 ……… (833)
四、桡管综合征 ……… (834)
五、骨间后神经卡压综合
　　征 ……… (835)
六、肘管综合征 ……… (836)
七、腕管综合征 ……… (836)
八、腕部尺神经卡压综合
　　征 ……… (837)
九、梨状肌综合征 …… (838)

第七篇　妇产科疾病

第51章　妇科疾病 ……… (839)
第一节　炎症性疾病 …… (839)
一、外阴炎 ……… (839)
二、前庭大腺脓肿 …… (840)
三、滴虫性阴道炎 …… (841)
四、真菌性阴道炎 …… (842)
五、老年性阴道炎 …… (843)

六、慢性宫颈炎 ……… (843)
七、急性盆腔炎 ……… (845)
第二节　肿瘤 ……… (846)
一、外阴良性肿瘤 …… (846)
二、外阴恶性肿瘤 …… (847)
三、宫颈癌 ……… (848)
四、子宫肌瘤 ……… (849)

五、子宫内膜癌 ……… (851)

六、卵巢肿瘤 ………… (853)

第三节　生殖内分泌疾

病 …………… (856)

一、功能失调性子宫出

血 …………… (856)

二、闭经泌乳综合征 … (858)

三、多囊卵巢综合征 … (858)

四、围绝经期综合征 … (860)

五、经前期紧张综合

征 …………… (861)

第四节　其他疾病 ……… (862)

一、葡萄胎 ………… (862)

二、侵蚀性葡萄胎 …… (863)

三、绒毛膜癌 ………… (864)

四、子宫脱垂 ………… (865)

五、处女膜闭锁 ……… (866)

六、子宫内膜异位症 … (866)

七、子宫腺肌病 ……… (868)

第52章　产科疾病 ……… (870)

第一节　妊娠及胎儿疾

病 …………… (870)

一、正常妊娠 ………… (870)

二、流产 …………… (871)

三、异位妊娠 ………… (872)

四、正常分娩 ………… (873)

五、前置胎盘 ………… (875)

六、胎盘早剥 ………… (875)

七、胎膜早破 ………… (876)

八、胎儿窘迫 ………… (877)

第二节　妊娠并发症 …… (878)

一、妊娠合并心脏病 … (878)

二、妊娠期高血压疾

病 …………… (880)

三、妊娠合并糖尿病 … (882)

四、妊娠合并病毒性肝

炎 …………… (883)

五、产后弥散性血管内凝

血 …………… (885)

第八篇　皮肤科疾病

第53章　病毒性皮肤病 … (887)

一、单纯疱疹 ………… (887)

二、带状疱疹 ………… (888)

三、水痘 …………… (889)

四、寻常疣 ………… (890)

五、扁平疣 ………… (891)

六、跖疣 …………… (892)

七、传染性软疣 ……… (893)

第54章　细菌性皮肤病 … (894)

一、脓疱疮 ………… (894)

二、寻常狼疮 ………… (895)

第55章　真菌性皮肤病 … (896)

一、头癣 …………… (896)

二、手足癣 ………… (897)

三、体癣和股癣 ……… (898)

四、花斑癣 ………… (899)

第56章　寄生虫、昆虫性皮

肤病 ………… (900)

一、疥疮 …………… (900)

二、蜂蜇伤 ………… (901)

第 57 章　变态反应性皮肤
　　　　病 …………………（902）
　　一、接触性皮炎 …………（902）
　　二、湿疹 …………………（903）
　　三、荨麻疹 ………………（904）
　　四、药疹 …………………（905）
　　五、丘疹性荨麻疹 ………（906）
第 58 章　物理性皮肤病 …（907）
　　一、鸡眼 …………………（907）
　　二、手足皲裂 ……………（908）
　　三、冻疮 …………………（908）
第 59 章　鳞屑性皮肤病 …（910）
　　一、银屑病 ………………（910）
　　二、玫瑰糠疹 ……………（911）
　　三、扁平苔藓 ……………（912）
　　四、白色糠疹 ……………（913）
第 60 章　皮肤神经功能障
　　　　碍性皮肤病 ……（914）
　　一、神经性皮炎 …………（914）
　　二、瘙痒症 ………………（915）
第 61 章　疱疹性皮肤病 …（916）
　　一、天疱疮 ………………（916）
　　二、疱疹样皮炎 …………（917）

三、大疱性类天疱疮 …（918）
第 62 章　色素障碍性皮肤
　　　　病 …………………（920）
　　一、黄褐斑 ………………（920）
　　二、白癜风 ………………（921）
第 63 章　血管性皮肤病 …（922）
　　一、色素性紫癜性苔藓样
　　　皮炎 …………………（922）
　　二、过敏性紫癜 …………（923）
第 64 章　角化过度和萎缩性
　　　　皮肤病 …………（924）
　　一、毛周围角化症 ………（924）
　　二、小棘苔藓 ……………（924）
第 65 章　遗传性皮肤病 …（926）
　　一、鱼鳞病 ………………（926）
　　二、汗孔角化症 …………（926）
第 66 章　皮脂腺、汗腺分泌障
　　　　碍性皮肤病 ……（928）
　　一、寻常痤疮 ……………（928）
　　二、脂溢性皮炎 …………（929）
　　三、多汗症 ………………（930）
　　四、斑秃 …………………（930）

第九篇　五官科疾病

第 67 章　耳部疾病 ………（932）
　　一、外耳道疖 ……………（932）
　　二、外耳道炎 ……………（933）
　　三、外耳湿疹 ……………（934）
　　四、急性化脓性中耳
　　　炎 ……………………（934）
　　五、慢性化脓性中耳

炎
　　…………………（936）
　　六、梅尼埃病 …………（937）
　　七、突发性聋 …………（938）
　　八、鼓膜穿孔 …………（939）
　　九、爆震性聋 …………（939）
第 68 章　鼻部疾病 ………（941）
　　一、鼻前庭炎 …………（941）

二、鼻疖 …………………（942）

三、急性鼻炎 ……………（942）

四、慢性鼻炎 ……………（943）

五、萎缩性鼻炎 …………（944）

六、变应性鼻炎 …………（945）

七、鼻息肉 ………………（946）

八、鼻中隔偏曲 …………（947）

九、急性鼻窦炎 …………（947）

十、慢性鼻窦炎 …………（948）

十一、鼻出血 ……………（949）

十二、鼻骨骨折 …………（951）

十三、上颌窦癌 …………（952）

十四、阻塞性睡眠呼吸暂

停综合征 …………（952）

第69章 咽喉部疾病 ……（954）

一、急性咽炎 ……………（954）

二、慢性咽炎 ……………（955）

三、急性扁桃体炎 ………（955）

四、慢性扁桃体炎 ………（956）

五、鼻咽癌 ………………（957）

六、急性会厌炎 …………（958）

七、急性喉炎 ……………（959）

八、慢性喉炎 ……………（960）

九、喉癌 …………………（960）

十、气管、支气管异

物 ………………（961）

十一、食管异物 …………（962）

第70章 口腔科疾病 ……（964）

第一节 牙及牙周病 ……（964）

一、龋病 …………………（964）

二、慢性牙髓炎 …………（965）

三、急性牙髓炎 …………（966）

四、急性根尖周炎 ………（966）

五、慢性根尖周炎 ………（967）

六、牙周牙髓联合病

变 ………………（968）

七、边缘性龈炎 …………（969）

八、药物性牙龈肥大 ……（970）

九、单纯性牙周炎 ………（971）

十、青少年牙周炎 ………（972）

［附］拔牙术 ……………（973）

第二节 口腔及面部疾

病 ………………（976）

一、复发性阿弗他溃疡

（口疮）…………（976）

二、口腔黏膜白斑 ………（978）

三、急性智齿冠周炎 ……（979）

四、颌骨骨髓炎 …………（979）

五、颌下间隙感染 ………（981）

六、面部疖肿 ……………（981）

第三节 颌面部损伤及骨

折 ………………（982）

一、口腔颌面部损伤 ……（982）

二、牙槽骨骨折 …………（983）

三、下颌骨骨折 …………（983）

四、上颌骨骨折 …………（984）

第71章 眼科疾病 ………（986）

第一节 眼睑病 …………（986）

一、眼睑接触性皮炎 ……（986）

二、睑腺炎 ………………（986）

三、睑板腺囊肿 …………（987）

四、睑缘炎 ………………（988）

五、眼睑内翻与倒睫 ……（988）

六、上睑下垂 ……………（989）

第二节　眼睑肿瘤………（990）
　一、眼睑良性肿瘤与先天
　　异常……………（990）
　二、眼睑恶性肿瘤……（990）
　三、眼睑先天异常……（991）
第三节　泪器病…………（992）
　一、泪溢……………（992）
　二、泪囊炎…………（992）
第四节　结膜角膜疾
　　病……………（993）
　一、结膜疾病………（993）
　二、角膜疾病………（1000）
　三、角膜结膜干燥症…（1004）
第五节　巩膜病…………（1005）
　一、表层巩膜炎……（1005）
　二、巩膜炎…………（1006）
第六节　葡萄膜病………（1007）
　一、虹膜睫状体炎……（1007）
　二、中间葡萄膜炎……（1008）
　三、后葡萄膜炎……（1009）
　四、化脓性葡萄膜炎…（1010）
　五、交感性眼炎……（1011）
　六、Behcet 病………（1012）
　［附］国际 Behcet 病研究
　　组织（1990）制定的
　　诊断标准……（1013）
　七、脉络膜恶性黑色素
　　瘤……………（1013）
第七节　晶状体病………（1014）
　一、老年性白内障……（1014）
　二、外伤性白内障……（1015）
第八节　青光眼………（1016）

　一、急性闭角型青光
　　眼……………（1016）
　二、慢性闭角型青光
　　眼……………（1018）
　三、原发性开角型青光
　　眼……………（1019）
　四、先天性青光眼…（1020）
　五、正常眼压性青光
　　眼……………（1021）
第九节　玻璃体病……（1021）
　一、玻璃体积血……（1021）
　二、玻璃体混浊……（1022）
第十节　视网膜病……（1023）
　一、视网膜中央动脉阻
　　塞……………（1023）
　二、视网膜静脉阻塞…（1024）
　三、视网膜静脉周围
　　炎……………（1025）
　四、糖尿病性视网膜病变
　　……………（1026）
　五、高血压性视网膜病
　　变……………（1027）
　六、视网膜脱离……（1027）
　七、视网膜母细胞瘤…（1028）
第十一节　视神经病…（1029）
　一、视神经炎………（1029）
　二、视盘水肿………（1030）
　三、缺血性视神经病
　　变……………（1031）
第十二节　屈光不正与调节
　　异常………（1032）
　一、近视……………（1032）

二、远视 …………… （1033）

三、散光 …………… （1033）

四、屈光参差 ……… （1034）

五、老视 …………… （1035）

第十三节 眼外肌病 … （1036）

一、共同性斜视 …… （1036）

二、弱视 …………… （1037）

第十四节 眼眶病 …… （1037）

一、眶蜂窝织炎 …… （1037）

二、海绵状血管瘤 …… （1038）

三、横纹肌肉瘤 …… （1039）

第十五节 眼外伤 …… （1040）

一、钝挫伤 ………… （1040）

二、眼球穿通伤 …… （1041）

三、外伤性眼内异物 … （1042）

四、电光性眼炎 …… （1043）

五、酸碱化学伤 …… （1043）

第十篇 诊疗技术和医学相关理论

第72章 诊断技术 ……… （1045）

第一节 心脏功能检
查 ………… （1045）

一、心电图 ………… （1045）

二、心功能检测 …… （1052）

三、心室晚电位 …… （1060）

第二节 脑功能检查 … （1062）

一、脑电图 ………… （1062）

二、脑电地形图 …… （1064）

三、经颅多普勒超声 … （1065）

四、脑诱发电位 …… （1068）

第三节 肌电图检查 （1070）

一、检查方法 ……… （1070）

二、正常肌电图 …… （1070）

三、病理性肌电图 （1071）

四、临床应用 ……… （1072）

第四节 影像学检查 … （1072）

一、超声检查 ……… （1072）

二、彩色多普勒超声 … （1072）

三、临床应用 ……… （1073）

四、计算机体层扫描

（CT） ………… （1075）

五、磁共振成像 …… （1079）

六、核素发射计算机辅助
断层显像 （1082）

七、正电子发射计算机断
层扫描 ……… （1083）

八、数字减影血管造
影 ………… （1085）

九、光谱技术 ……… （1087）

十、内镜检查术 …… （1088）

第73章 治疗技术 ……… （1089）

一、输血技术 ……… （1089）

二、造血干细胞移植 … （1092）

三、腹腔镜手术 …… （1093）

四、医用无线内镜 … （1095）

五、微创技术 ……… （1096）

六、介入技术 ……… （1097）

七、手术机器人 …… （1099）

八、经尿道前列腺电切
术 ………… （1100）

九、射频消融术 ……… （1102）

十、全息生物疗法……（1103）

十一、物理疗法………（1104）

十二、人工冬眠疗法…（1106）

十三、体外反搏疗法…（1108）

十四、冷冻疗法………（1110）

十五、血液光量子疗

法………（1111）

十六、透析疗法………（1113）

十七、器官移植………（1113）

十八、激光医学技术…（1114）

十九、体外震波碎石

术………（1114）

二十、高压氧疗法……（1115）

二十一、药典、处方、药物

剂型与给药途径

………（1116）

二十二、维生素 D 与壳聚

糖新解（1131）

第74章 专科常用诊疗技术

简介………（1134）

第一节 呼吸系统疾病常用

诊疗技术……（1134）

一、肺功能检查………（1134）

二、胸肺检查………（1136）

第二节 儿科疾病常用诊疗

技术………（1145）

一、重症监护………（1145）

二、相关治疗技术……（1146）

第三节 妇产科常用诊疗技

术………（1147）

一、胎儿电子监护……（1147）

二、宫颈细胞学检查…（1148）

第四节 肝脏疾病常用诊疗

技术………（1150）

一、人工肝支持系统…（1150）

二、Fibroscan 技术…（1151）

三、乙肝五项定量检测技

术………（1151）

四、超高敏 HBVDNA

………（1152）

第五节 耳鼻喉与眼科常用

诊疗技术……（1152）

一、耳鼻喉科………（1152）

二、眼科………（1154）

第六节 口腔科常用诊疗

技术………（1157）

一、根管治疗术………（1157）

二、根尖诱导成形术…（1158）

三、牙周病系统治疗…（1159）

四、牙周病治疗技术…（1160）

五、牙种植术………（1162）

六、无托槽隐形矫治技

术………（1163）

第七节 皮肤科常用诊

疗技术………（1164）

一、窄谱中波紫外线疗

法………（1164）

二、光动力疗法………（1165）

三、水疗法………（1165）

四、强光治疗………（1166）

五、红外线疗法………（1166）

第75章 相关医学理论简

介………（1167）

第一节 优生学与优生咨

询 ……………… (1167)
一、优生学 ………… (1167)
二、优生咨询 ……… (1168)
第二节 病理学 ……… (1170)
一、基本概念 ……… (1170)
二、临床意义 ……… (1171)
三、病理标本送检注意事
项 ……………… (1171)
四、细胞与组织损伤 … (1171)
五、修复、代偿与适
应 ……………… (1172)
六、炎症 …………… (1172)
七、肿瘤 …………… (1173)
第三节 医学哲学和医学心
理学 …………… (1175)
一、医学哲学 ……… (1175)
二、医学心理学 …… (1176)
第四节 营养学、疗养学与
康复医学 ……… (1177)
一、营养学与营养素 … (1177)
二、疗养学 ………… (1180)
三、康复医学 ……… (1182)
第五节 生物工程与基因工
程 ……………… (1184)
一、生物工程 ……… (1184)
二、基因工程 ……… (1185)
第六节 机体某些状态与疾
病 ……………… (1187)
一、生物膜的主要功能与
疾病 …………… (1187)
二、自由基与疾病 …… (1188)
三、微循环与疾病 …… (1194)

四、微量元素与疾病 … (1197)
五、水与疾病 ……… (1198)
六、雾霾与疾病 …… (1200)
第七节 免疫学与免疫技
术 ……………… (1203)
一、免疫学 ………… (1203)
二、免疫技术 ……… (1204)
第八节 心身疾病 …… (1205)
一、基本概念 ……… (1206)
二、临床意义 ……… (1206)
三、常见身心疾病 …… (1207)
第九节 人类助育技
术 ……………… (1212)
一、体外受精与胚胎移植
……………… (1212)
二、配子移植技术 …… (1213)
三、人工授精 ……… (1213)
四、宫腔内人工授精 … (1213)
第十节 药物相互作用及体
内代谢过程 …… (1214)
一、药物相互作用 …… (1214)
二、药动学问题 …… (1217)
第十一节 其他相关科
学 ……………… (1220)
一、生命科学 ……… (1220)
二、胚胎医学与医学
新技术 ………… (1221)
三、男性学 ………… (1223)
四、遗传学 ………… (1224)
五、医学生态学 …… (1225)
六、保健医学 ……… (1226)
七、预防医学 ……… (1227)

八、模糊医学 ………… （1228）

九、细胞生命活动的内在

联系 ………… （1229）

十、循证医学 ………… （1231）

十一、中西融合:"治未病"

与基因检测 ……… （1233）

第十一篇 社区卫生服务

第76章 社区卫生的服务理念

和工作重点 …… （1237）

一、卫生服务模式 …… （1237）

二、卫生服务中心(站)的

基本功能与职责 … （1239）

三、服务主角与服务团

队 ………… （1240）

四、健康教育和健康促

进 ………… （1241）

［附］ 慢性疾病三级预防

的主要内容 … （1247）

五、社区诊断 …… （1247）

六、重点服务对象与健康

管理 ………… （1250）

七、社区疾病筛查 …… （1251）

八、建立和完善健康档

案 ………… （1258）

第77章 健康维护与卫生干

预 ………… （1262）

第一节 保健与养生 … （1262）

一、综合性措施与个体化

保健养生 ……… （1262）

二、健康的观察方法与要

求目标 ………… （1263）

三、食品、保健品、药品与

健康维护 ……… （1265）

四、对健康生活的认识误

区 ………… （1268）

五、健康内涵与维护 … （1270）

六、有益健康的生活细节

与饮食搭配误区 … （1273）

七、饮食与健康 ……… （1275）

八、简易实用健身养生

方法 ………… （1282）

九、钙、胶原蛋白与健

康 ………… （1284）

十、保持心理健康的具体

措施 ………… （1286）

十一、人体各器官衰老开

始时间与干预措

施 ………… （1287）

十二、保护大脑的措施

………… （1290）

十三、中老年人运动量、

度和运动时机选

择 ………… （1292）

第二节 社区常见健康"问

题"干预措施 … （1293）

一、婴幼儿智力发

育 ………… （1293）

二、儿童厌学 ……… （1297）

三、新生儿听力筛查 … （1299）

四、"疾病意识"、自我检测

及相关征兆 ……… （1301）

五、亚健康状态 ……… （1303）

六、中年人健忘症 ……… （1306）

七、性心理障碍 ……… （1308）

八、性传播性疾病 …… （1309）

九、艾滋病 ……… （1311）

十、传染性疾病 ……… （1312）

第三节 合理用药 …… （1315）

一、滥用抗生素的危害、

认识误区与预防措

施 ……… （1315）

二、不宜使用抗生素的疾

病 ……… （1318）

三、无效或有害用药 …… （1318）

四、用药先后顺序与服药

时间 ……… （1319）

五、维生素是药物，不是保

健品 ……… （1320）

六、正确应用皮质激素

……… （1323）

第78章 中老年人常见疾病

早期防治与康复

……… （1326）

一、衰老病 ……… （1326）

二、高血压病 ……… （1336）

三、冠心病 ……… （1343）

四、糖尿病 ……… （1351）

五、代谢综合征 …… （1361）

六、血脂异常 ……… （1362）

七、肥胖症 ……… （1367）

八、高尿酸血症 …… （1372）

九、前列腺增生症 …… （1374）

十、慢性阻塞性肺病 … （1376）

十一、脑卒中 ……… （1380）

十二、老年性痴呆和血管

性痴呆 ……… （1389）

十三、帕金森病 ……… （1391）

十四、老年性聋 ……… （1393）

十五、颈椎病 ……… （1395）

十六、腰椎病 ……… （1407）

十七、肩周炎 ……… （1412）

十八、肩背痛 ……… （1415）

十九、下肢痛 ……… （1417）

二十、骨质疏松症 …… （1419）

二十一、癌症 ……… （1422）

二十二、"胃病" ……… （1429）

第79章 社区中医药及其治

疗技术 ……… （1432）

第一节 中医药的优

势 ……… （1432）

一、理论优势 ……… （1432）

二、诊疗优势 ……… （1433）

三、养生保健优势 …… （1433）

四、经济优势 ……… （1434）

第二节 中药应用基本知

识 ……… （1434）

一、中药性能 ……… （1434）

二、中药配伍 ……… （1436）

三、用药禁忌 ……… （1436）

四、用药剂量 ……… （1437）

五、用药方法 ……… （1438）

第三节 常用中药简

介 ……… （1440）

一、解表药 ……… （1440）

二、清热药 ……… （1440）

三、泻下药 …………… （1441）

四、祛湿药 …………… （1442）

五、温里药 …………… （1443）

六、理气药 …………… （1444）

七、消食药 …………… （1444）

八、止血药 …………… （1444）

九、活血化瘀药 ……… （1445）

十、化痰止咳平喘药 … （1445）

十一、安神药 ………… （1446）

十二、开窍药 ………… （1446）

十三、平肝息风药 …… （1446）

十四、补虚药 ………… （1447）

十五、收涩药 ………… （1448）

第四节　常用治疗技
　　术 ………………… （1448）

一、针法 ……………… （1448）

二、灸法 ……………… （1450）

三、拔罐法 …………… （1451）

四、推拿法 …………… （1453）

五、其他治疗技术 …… （1455）

第80章　社区心理咨询与心
　　理治疗 …………… （1457）

第一节　概述 ………… （1457）

一、基本概念 ………… （1458）

二、心理表现 ………… （1464）

第二节　心理咨询 …… （1469）

一、咨询内容 ………… （1469）

二、咨询原则 ………… （1470）

三、咨询程序 ………… （1471）

四、咨询要求 ………… （1472）

五、注意事项 ………… （1473）

第三节　心理治疗 …… （1474）

一、中医心理调适和心理
　　治疗的启示 ……… （1474）

二、心理衰老程度自测评
　　分标准与方法 …… （1476）

三、自我解脱方法 …… （1478）

四、常用治疗方法 …… （1481）

第81章　计划生育技术指
　　导 ………………… （1492）

第一节　避孕方法 …… （1492）

一、阴道隔膜 ………… （1492）

二、阴茎套 …………… （1493）

三、宫内节育器 ……… （1493）

四、药物避孕 ………… （1497）

五、其他避孕方法 …… （1502）

第二节　绝育方法 …… （1503）

一、输卵管绝育术 …… （1503）

二、人工终止妊娠 …… （1504）

第三节　优生优育 …… （1507）

一、婚前咨询和体格检
　　查 ………………… （1507）

二、婚配、生育建议 … （1509）

三、常见疾病患者婚育指
　　导 ………………… （1510）

四、产前诊断 ………… （1511）

五、早孕及产前保
　　健 ………………… （1512）

六、妊娠时机选择及指
　　导 ………………… （1513）

七、孕期用药指导 …… （1514）

八、环境因素、母亲疾病
　　与优生 …………… （1516）

九、孕妇健康状况与优生

保护 …………………（1521）

十、分娩期与优生……（1524）

附录 …………………（1526）

一、常用人体检验的正常
值及临床意义 ……（1526）

二、与医学有关的常用计
量单位 …………（1584）

三、处方中常用的外文缩
写 ……………（1586）

四、法定传染病 ………（1588）

五、老、幼用药剂量计算
法 ……………（1589）

六、儿童计划免疫 ……（1591）

七、临床常用的药物配伍
禁忌 …………（1598）

八、"处方权"有关规定摘
录 ……………（1602）

九、常用静脉滴注药物配
伍变化 …………（1611）

参考文献 ………………（1621）

第一篇 诊断学基础

第1章 问 诊

一、重 要 性

问诊,即采集病史(history-taking),就是与患者或有关人员交谈和询问,以了解疾病的发生、发展过程,治疗经过及其有关的致病因素和影响因素等。问诊是临床医师最基本和最经常运用的医疗实践活动,是诊断疾病的最简单可靠而又非常重要的方式。虽然各种先进的诊疗仪器迅速发展,提高了对疾病认识的深度和诊断准确性,但就大多数常见病、多发病而言,临床医师往往依靠自己问诊的技巧和熟练的体检手法,就可能对某些患者做出准确的诊断。尤其是全科医师,临床上常见的大多数疾病往往无须特殊设备检查,通过有针对性的问诊和熟练的体检手法不仅减轻患者的经济负担,而且可节约时间,方便患者,使之能更快地获得治疗,减轻痛苦。相反,忽视问诊,必然使病史资料残缺不全,病情了解不够详细准确,往往造成临床工作中的漏诊或误诊,对病情复杂而又缺乏典型症状和体征的病例,深入细致的问诊就更为重要。

二、方法及注意事项

1. **高度同情心和责任感**　医师只要以诚恳热情的服务态度和认真负责的工作精神去关心患者,就会取得患者的信任与合作,患者就会视医师为"知己",从而如实地倾诉自己的病痛,即便是私隐难言之语也不忌讳。

2. **"洗耳恭听",理顺重点**　在询问患者"您哪里不舒服?"之后,患者的陈述可能杂乱无序,主次不分,医师要耐心听取,注意分析,在脑海中列出可能是或不是哪些疾病的"清单",然后有针对性地补充询问,以充实肯定或排除某些疾病的根据。

3. **切忌主观臆断,避免先入为主**　疾病的临床症状,往往错综复杂。一种症状常常是多种疾病的共同表现;一种脏器的疾病却表现出多系统的症状。如肾脏疾病可有头痛、贫血、水肿、呕吐等,而恶心呕吐未必就是消化系统本身的疾病。临床医师决不能仅凭一两个症状或体征就下结论,更不能暗示或诱导患者提供主观诊断所需的"根据",而应以患者的陈述为线索,顺藤摸瓜、仔细鉴别,寻求可能的答案。

4. **询问语言要通俗易懂,避免用医学术语**　如有无腹泻,应问"每天大便几次,是干还是稀?"有无盗汗,应问"夜间睡醒后是否发现出汗了?"等。

5. **熟悉患者表达主观症状的语言方式和技巧**　我国是多民族多语种的国家,方言土语也颇繁杂,医师只有理解患者陈述语言的准确含义,才能采取较全面的病史并使之具有可靠的诊断价值。

6. **尊重患者**　对患者有所顾忌的病史(如性病、生理缺陷性疾病等),避免在众人面前大声询问,遵守职业道德,注意为患者保密。

7. **注意轻重缓急**　对危重急症患者,必须边急救边了解病情,尤其对创伤急症或呼吸循环骤停患者,应先进行抢救(如止血、心脏按压和人工呼吸等),待病情稳定后再详细询问有关病史。

8. 及时补充追问病史 对儿童和疑难病症的病史采集，难以一次问清，可在体格检查和辅助检查时，结合其阳性发现，有针对性地予以补充询问。

9. 多方了解病史 询问病情可直接询问患者，必要时也可询问知情人，如亲友、同事等。婴幼儿、儿童可询问其父母、保姆和老师。

三、主 要 内 容

(一)一般项目

包括：姓名、性别、年龄、婚姻、籍贯、出生地、民族、职业、文化程度、生活习惯、工作单位、住址、电话号码、入院日期、记录日期、病史陈述者及可靠程度。其意义如下。

1. 性别 与某些疾病的发生有关。如食管癌、胃癌，多见于男性；甲状腺疾病多见于女性；甲型血友病则仅见于男性。

2. 年龄 应填写实足年龄，成人按周岁计，1岁以内按月计，1个月以内按日计。不同的年龄组，有不同的疾病发生率。麻疹、白喉、佝偻病多见于幼儿；结核病、风湿病多见于青少年；动脉硬化、肿瘤多见于中老年人。

3. 婚姻 明确是已婚、未婚、离婚、分居、丧偶等，婚姻状况可给某些疾病如精神失常、女性腹部肿块、性病等的诊断提供线索。

4. 职业 应写明详细职业及具体工种，某些疾病的发生与职业有关。最典型的是职业病，如矿工的肺尘埃沉着病(尘肺)、电焊工的"电光性眼炎"、潜水员的减压病等。

5. 住址 应切实可靠，作为随访或病情需要时与患者或其亲友联系之用，还应包括住宅电话、办公电话或手机。

6. 病史陈述者 若非本人，应注明其与患者的关系及可靠程度。

(二)主诉

主诉包括两方面的内容：一是患者最主要、最明显、最典型的症状或体征,即迫使患者就医的主要原因;二是上述症状或体征自发生到就诊的时间。若主诉较多,应以发生时间的先后为序,记录于病历时,通常不超过 3 个。记录主诉尽可能用患者自己的言词,文字应简练准确,有显著的意向性,使人一目了然地想到患者很可能是哪一系统或哪个器官的疾病。如"反复咳嗽 20 年,心悸、气促 3 年,下肢水肿半个月""头痛、发热 3d""体检时胸透发现右肺有圆形阴影 7 天"等。主诉中不得使用诊断名词。

(三)现病史

现病史记述患者患病后的全过程,即发生、发展、演变和诊治经过。应围绕主诉详细询问以下内容。

1. **发病情况**　起病的时间、起病的方式(骤发或缓发)。起病的急缓,原因或诱因(如饮酒、进餐、劳累、运动、生气、睡眠等),起病时的主要症状及伴随症状。起病时间的长短可按数年、数月、数日计算。发病急骤者按数分钟、数小时计。

2. **主要症状的特征**　包括主要症状出现的部位、性状、持续时间和程度,缓解或加剧因素。了解这些特点对判断疾病所在的系统或器官及病变的部位、范围和性质很有帮助。

(1)性质:如疼痛,急性肠梗阻、肾结石、嵌顿性疝,多为阵发性绞痛;异位妊娠破裂为突发持续性剧痛;骨折、韧带急性扭伤为锐痛;细菌性炎症化脓时为跳痛;骨肿瘤及软组织肿物多为胀痛、钝痛;神经根受刺激可有烧灼样感或刺痛。

(2)部位:一般地说,疼痛的部位与病变部位是一致的,如干性胸膜炎的患侧胸痛,胃、十二指肠穿孔的上腹或右上腹痛,细菌性痢疾的左下腹痛,大肠绞痛常位于下腹部等。但也不全尽然,如大叶性肺炎、急性心肌梗死、急性心包炎也可表现为急性腹痛。急性阑尾炎开始疼痛在脐周或中上腹部,以后才转移到右下腹。此外还应了解疼痛的放射部位,某些病症有特定部位的放射痛,对诊断有一定参考价值。如胆囊炎、胆石症的疼痛向右肩背部放射,心绞痛向左肩和左臂内侧放射,输尿管结石绞痛向会阴部和大腿内侧放射等。

(3)时间:如晨间咳嗽,多见于呼吸系统慢性炎症及吸烟者;夜间熟睡中的突发喘咳,多见于左心衰竭所致的肺水肿或支气管哮喘;肌肉劳损的疼痛,休息时减轻,活动时加重,而增生性关节炎则与之相反。

(4)症状与症状(或体征)之间的关系:如炎症,肿与痛常同时发生;损伤,可先疼痛后肿胀;肿块,则多是先肿而后出现疼痛。

3.病因与诱因　尽可能了解与本次发病有关的病因(如外伤、中毒、感染等)和诱因[如气候变化、环境改变、情绪、起居饮食失调、与传染病患者和(或)污染物接触、去过疫源地、被蚊虫或动物咬伤等],有助于明确诊断与拟定治疗措施。

4.伴随症状　在主要症状的基础上又同时出现其他症状,这些症状常常是鉴别的依据。如头痛伴发热、呕吐常提示颅内感染;咳嗽伴有咳痰、咯血、胸痛、发热、盗汗常见于肺结核。

5.病情的发展及演变　包括患病过程中主要症状的变化或新症状的出现。如心绞痛患者本次发作疼痛加重且持续时间长($>$5min)则应考虑到发生心肌梗死的可能;如肝硬化患者出现表情、语言、情绪和行为异常等新症状,可能是发生了早期肝性脑病(肝昏迷)。

6.治疗经过　发病后经过何种诊疗处置,药物的种类及其用法、用量、手术、理疗的时间和次数,反应和疗效如何。

7.一般情况　起病后的食欲、睡眠、精神、体重及大、小便有无改变等。

(四)既往史

1.健康情况　分为健康、一般、较差、残废或畸形。

2.病史(包括传染病史)　按发病的时间(年、月)顺序、患病的年龄、持续时间、并发症、后遗症等记录,要重点询问与现在疾病有关的病史,如对肝硬化患者应了解过去有无肝炎、黄疸、血吸虫病和饮酒史。已确诊的可用病名记录,但应加引号。

3. 有无过敏性疾病和药物过敏史　如有,应询问过敏时的症状、致敏物质及接触方式、治疗经过等。

4. **外伤与手术史**　包括外伤时间、原因、损伤的部位、症状、治疗情况。有无手术史,包括手术时间、种类、方式及麻醉的方法等。

5. **系统回顾**　按身体各系统详细询问可能发生的疾病,以及这些已发生过的疾病与本次疾病间的因果关系。

(1)呼吸系统:有无咳嗽、咳痰、咯血、胸痛、呼吸困难、盗汗、体重降低,上述症状发生的时间、性质、程度及其伴随症状。

(2)消化系统:有无食欲的改变;有无吞咽困难、恶心、反酸、嗳气;呕吐发生的诱因、时间、次数方式(是否为喷射性);呕吐物的性状、量、颜色及气味;有无腹痛,其部位、性质、时间、程度、发作时间、持续时间、规律性、季节性、缓解办法及与饮食的关系;腹部有无包块,其部位、大小、硬度、疼痛否;大便的次数、性状,有无黏液、脓血,有无里急后重等。

(3)循环系统:有无心悸、气短、心前区疼痛;疼痛发生的诱因、性质、持续时间、放射部位;有无呼吸困难、咳嗽、咳痰;水肿及其出现的部位和发生顺序;曾否用过洋地黄类药物,其剂量、时间、反应;有无风湿热、高血压、动脉粥样硬化、先天性心脏病等病史。

(4)泌尿生殖系统:有无尿急、尿频、尿痛、尿中断、排尿困难、尿血、尿脓、尿浑浊、尿失禁、尿潴留;有无夜尿增加、尿量改变、水肿;有无性功能改变、遗精、早泄、阳痿、月经失调、异常生育史;有无高血压史。

(5)造血系统:有无疲乏、无力、头痛、头晕、耳鸣、眼花、心悸、气短、记忆力减退、食欲差、恶心、呕吐、腹胀、腹痛、皮肤黏膜出血、衄血、呕血、尿血、便血、肝脾及淋巴结肿大;有无贫血、传染病、寄生虫病及其他慢性病史;家族成员有无出血倾向性疾病和遗传性疾病病史。

(6)内分泌及代谢系统:有无畏寒、发热、多汗、乏力、头痛、视力障碍、心悸、食欲异常、烦渴、多尿;性格、智力、性器官发育及性功能改变;有无产后大出血、结核病、高血压及手术史;骨骼、皮肤、毛发、甲状腺、体重有无改变等。

(7)肌肉骨骼系统:有无骨骼发育畸形、外伤、骨折、关节脱位、关节肿胀、疼痛及运动障碍,四肢有无慢性溃疡、窦道、瘘管等。

(8)神经系统:主要询问头痛的部位、性质及时间,有无眩晕、失眠、嗜睡、记忆力减退、意识障碍及性格和精神状态上的改变,如幻视、幻听、躁狂、抑郁;有无感觉障碍、运动障碍及神经过敏等。

(五)个人史

1.社会经历 包括出生地、居住地区和居留时间(尤其是疫源地和地方病流行区)、受教育程度、生活状况和业余爱好等。

2.生活习惯与嗜好 饮食习惯,烟酒嗜好及其用量;有无吃生鱼、生蟹、生蝲蛄史;睡眠情况,是否常用催眠药,用量及时间。

3.劳动与职业 从事工作的性质、劳动强度及时间、劳保条件,有无毒物接触史。

4.精神状态 个人与家庭成员和工作同事间的关系;个性特征、劳动态度;病前有无精神创伤史;有无人格、兴奋度、判断力、记忆力的改变等。

5.月经史 初潮年龄,经量多少,是否规则,有无痛经、白带;末次月经时间;月经初潮、绝经及周期,常用下列格式记录:

$$初潮年龄 \frac{行经期(d)}{月经周期(d)} 末次月经时间或绝经年龄$$

如:$14 \frac{3\sim5d}{28\sim30d} 2006$ 年 1 月 8 日(或 50 岁)

6.婚姻及生育史 结婚年龄、离婚、分居、丧偶及其原因和时间,爱人健康情况,妊娠及生育次数和年龄,有无流产、早产、小产、难产或死胎,计划生育情况。

7.**冶游史**　有无不洁性交,有否患过淋病性尿道炎、尖锐湿疣、下疳等。

8.**药物治疗史**　患慢性疾病、性病、成瘾性病等患病时间、治疗药物、成瘾药物(量及用药时间长短)等。

第2章 体格检查

一、注意事项

体格检查是医师运用自己的感官,并借助一些简单的工具(如体温表、检眼镜、听诊器、血压表、叩诊锤等),了解身体状况,发现患者阳性体征最基本的检查方法。检查时要注意以下几点。

(1)医师对患者要体贴、关怀,态度和蔼,以高度的同情心和责任感,取得患者的信任与合作。

(2)只要病情允许,就应让患者采取最容易发现阳性(或有鉴别意义的阴性)症状和体征的体位与姿势,如坐位检查头颈部,仰卧位检查胸腹部,俯卧位或跪卧位检查肛门,站立位检查下肢有无静脉曲张等。

(3)医师应仪表端庄,举止大方,态度诚恳,语言得体。

(4)检查病人前,应有礼貌地对病人做自我介绍,并说明体格检查的原因、目的和要求,便于更好地取得病人密切配合,检查结束应对病人的配合与协助表示感谢。

(5)检查时,要有适当的光线、温度和安静的环境。检查部位要依次暴露和遮盖,尤其对女性患者的检查,不宜过多裸露胸腹和下体部位。

(6)全身体格检查时应全面、有序、重点、规范和正确。

(7)检查中,医师要注意卫生,防止交叉感染。

(8)体格检查,应按一定顺序进行。按躯体部位顺序是:头、颈、胸、腹、背、脊柱、四肢、肛门、会阴。而某些部位又包括皮肤、黏膜、毛发、淋巴结及神经反射或神经定位检查。局部的检查要遵循视、触、叩、听的顺序,以使整体检查过程既系统全面,有条不紊,又避免遗漏和不必要的重复。但对危重急症患者的检查,应视具体情况,重点进行,待病情缓解后,再做全面检查。

(9)在体格检查过程中,应注意左、右及相邻部位等的对照检查。

二、基 本 方 法

(一)视诊

视诊(inspection)是医师用眼睛观察病人全身或局部表现的诊断方法。其内容如下。

1.全身情况 如性别、年龄、发育、营养、意识状态、面容表情、体位、姿势与步态等。

2.局部情况 如毛发的色泽、分布、有无脱落;皮肤黏膜的颜色,有无瘢痕、皱褶、皮疹、溃疡、疖肿、静脉曲张;肌肉是否丰满、隆起、萎缩、痉挛、抽搐;骨骼的长短、突起、缺失;关节有无肿胀、膨大、畸形;局部生理活动有无异常(如呼吸困难的"三凹"征)等。此外,医师还借助检眼镜(眼底镜)观察视网膜血管情况及视盘的大小、形状、颜色、水肿等改变;借助于内镜观察食管、胃、肠道的黏膜有无水肿、出血、溃疡、憩室和赘生物等。

(二)触诊

触诊(palpation)是医师通过手的感觉来感知被检查部位变化的一种诊断方法。体表的大部分部位及肛门、直肠、阴道都可用触诊法。主要用于了解体表温度、湿度的变化;浅表淋巴结的数目、大小、硬度、压痛及活动情况;脏器(如肝脾)和包块(如腹部、直肠、阴道的肿块)的位置、大小、形态、硬度、活动度、压痛等改变及某些脏器病变引起的体表物理特性改变(如左心室肥大引起的心尖搏动位置、范围的改变,二尖瓣狭窄时出现心尖区的舒张期震颤,干性胸膜炎的胸膜摩擦感等)。

(三)叩诊

叩诊(percussion)是医师用手指叩击患者身体表面某部,使之震动而产生音响,根据音响的特点来判断脏器状态和病变性质的一种方法。通常用以确定心浊音界、肝上界、肺下缘、肺病变大小、胸膜腔积液积气多少、肠腔胀气和膀胱充盈情况等。根据被叩击部位含气含液量、组织致密度、弹性大小及与体表间距不同，其所产生的音调、音响及持续时间不同。叩诊音通常分为实音、浊音、清音、过清音、鼓音 5 种，并以此为序，其音调由高至低，音响由弱至强，震动持续时间由短至长。实音是实质性脏器（如心、肝）及胸腔大量积液或肺实变所产生的叩诊音；浊音见于心或肝被肺组织所覆盖部分及病理状态下肺含气量减少时；清音是正常肺部的叩诊音；过清音见于肺组织含气量增加的肺气肿；鼓音是叩击含有大量气体的空腔器官时所产生的，常见于左下胸的胃气泡区及腹部（肠积气），亦见于气胸、肺空洞等病理情况。

　　用拳头尺侧叩击肝区或肾区以了解有无叩击疼痛的方法亦属于叩诊范围。

（四）听诊

　　听诊（auscultation）是医师用听觉感知身体各部位活动时发出的声音而判断正常与否的一种诊断方法。广义的听诊包括患者的说话、咳嗽、啼笑、呻吟、惊呼及肠鸣音、关节活动音及骨擦音，从中可了解患者的神志、精神状态、病情严重及痛苦程度乃至疾病的性质，如喉头水肿或癌肿压迫喉返神经的声音嘶哑、支气管哮喘患者的吼喘样呼气性呼吸困难、百日咳的阵发性痉咳和高音调回声等。通常所说的听诊是指借助于听诊器，主要用于呼吸音、肺部啰音、心音、心瓣膜区杂音及传导、肠鸣音、血管的血流音及骨骼、肌腱、胸膜的摩擦音等的判断。

（五）嗅诊

　　嗅诊（smelling）是医师用嗅觉来判断发自患者的异常气味与疾病之间关系的方法，用于了解汗液、痰液、脓液、尿液、粪便、呕吐物及呼吸的气味等。如臭汗症的狐臭、脚臭，肺脓肿、肺坏疽的恶臭痰，肠梗阻呕吐物的粪臭味，有机磷农药中毒呕吐物的大蒜味，糖尿病酮症酸中毒时呼出的烂苹果样气味，尿毒症呼气时的氨尿味及肝癌、肝功能衰竭患者呼出的肝臭味等。

以上 5 种体检基本方法是同时或结合应用的,如观察呕吐物的性状时便同时嗅到气味,神经反射的检查是触诊或叩诊与视诊的结合,医师必须反复实践,熟练掌握,方能得心应手,应用自如。

三、主 要 内 容

(一)一般检查

1. 体温　　正常人的口腔温度为 36.3～37.2℃,腋下温度为 36～37℃,直肠内温度(肛温)为 36.5～37.7℃。体温低于 36℃为体温过低,体温高于正常称为发热。37.5～38℃为低热,38.1～39℃为中热,39.1～41℃为高热,41℃以上为超高热。

2. 脉搏　　正常成人安静时脉搏为 60～100 次/min,节律规整、强弱相等,脉率与心率一致。通常,心率＞100 次/min,为心动过速,＜60 次/min,为心动过缓。

3. 呼吸　　正常成人静息状态下呼吸为 16～18 次/min,呼吸节律均匀。儿童可 20～30 次/min。

4. 血压　　正常成人收缩压为 90～140mmHg,舒张压为 60～90mmHg。两上肢血压可相差 5～10mmHg,下肢血压比上肢血压高 20～40mmHg。正常脉压(即收缩压与舒张压之差)为 30～40mmHg。

各年龄组脉搏、呼吸、血压正常值见表 2-1。

表 2-1　各年龄组脉搏、呼吸、血压正常值

年　龄	脉搏 (次/min)	呼吸 (次/min)	血　　压(mmHg)	
			收缩压	舒张压
新生儿	120～160	40～45	50～60mmHg	30～40mmHg
1—5 岁	90～120	25～30	=年龄×2+80	=收缩压的 2/3
6—9 岁	80～100	20～25		到 3/5
10—12 岁	70～100	18～20		
13—15 岁	70～100	16～20		
16 岁至成人	60～100	16～18	90～140mmHg	60～90mmHg

以上4项可反映患者的生命状态,故又称生命体征。

5.意识状态 意识是大脑功能活动的综合表现,即对环境的感知觉状态。正常人意识清楚,反应敏捷,思维合理,对答确切。病理情况下可出现嗜睡、意识模糊、昏睡、昏迷及谵妄等意识障碍。判断患者意识状态多采用问诊,通过交谈了解患者的思维、反应、情感、计算及定向力等方面的情况。对较为严重者,尚应进行痛觉试验、瞳孔反射等检查,以确定患者意识障碍的程度。

6.发育、体型与营养

(1)发育:是否正常,一般从身高、体重、智力、第二性征等方面是否与年龄相称来判断。正常成人胸围等于身高的一半,两上肢平展长度(指距)等于身高(图2-1)。坐高约等于下肢的长度。头部的长度为身高的1/7～1/8。成人正常体重(kg)＝身高(cm)－105。初生儿一般为3kg,半岁以内每月增长0.6kg,以后每月增长约0.5kg,1岁为9kg,2岁以后体重(kg)＝年龄(岁)×2＋8。

(2)体型:正常成人的体型分为3种:①无力型,又称瘦长型:体高肌瘦、颈细长、肩窄、胸廓扁平;②超力型,又称矮胖型:体格粗壮、颈粗短、面红、肩平、胸廓宽阔;③正力型,又称匀称型:体格的各部分结构匀称适中,一般人多为此型。

(3)营养情况:可分为4级。①良好:皮肤光泽红润、富有弹性,皮下脂肪丰

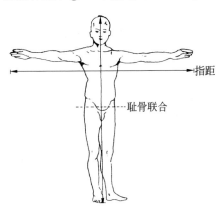

图2-1 指距与身长

满,毛发润泽,肌肉结实有力。②不良:皮肤黏膜苍白,弹性差,皮下脂肪少,肌肉松弛无力,毛发枯萎稀少。营养不良见于长期饥饿、消化吸收障碍性疾病、严重消耗性疾病如结核、恶性肿瘤等及

内分泌代谢异常的疾病如甲状腺功能亢进等。③中等:介于良好与不良之间。④营养过度:体内中性脂肪积聚过多,主要表现为体重增加,当超过标准体重的 20% 以上者称为肥胖。亦可计算体重质量指数[体重(kg)/身高的平方(m^2)],按 WHO 的标准,男性 > 27,女性 > 25 即为肥胖症。肥胖的最常见原因为热量摄入过多,超过消耗量,常与内分泌、遗传、生活方式、运动和精神因素有关。

7. **面容与表情** 健康人面色红润,精神饱满,表情自然。某些疾病可使患者呈特殊的病态面容,常见的如下。

(1)急性病容:因高热、疼痛或呼吸困难等原因而出现烦躁不安、呼吸频率增快或痛苦呻吟。见于心肌梗死、心绞痛、急性传染病、大叶性肺炎、肾结石绞痛、急腹症、严重外伤等。

(2)慢性病容:精神萎靡,面容憔悴,瘦弱无力,面色苍白,两眼无神。见于慢性消耗性疾病,如肝硬化、恶性肿瘤等。

(3)甲状腺功能亢进面容:眼球突出,目光闪烁,眼裂增大,兴奋不安,呈惊愕面容。

(4)肾病面容:颜面眼睑水肿、苍白,表情淡漠而无神采。见于慢性肾炎、肾病综合征患者。

(5)二尖瓣面容:两颊紫红,色泽灰暗,口唇发绀。见于二尖瓣狭窄患者。

(6)满月面容:面圆如满月,皮肤发红,常伴痤疮和小须。见于库欣综合征及长期应用糖皮质激素的患者。

(7)贫血面容:面色苍白,唇舌色淡,表情疲惫。见于各种原因所致的贫血。

(8)肝病面容:面色晦暗,额部、鼻背、双颊有褐色色素沉着。见于慢性肝脏疾病。

(9)黏液性水肿面容:面色苍黄,颜面水肿,睑厚而宽,目光呆滞,反应迟钝,眉毛及头发稀疏,舌色淡、肥大。见于甲状腺功能减退症。

8. **体位** 正常人或病情较轻者,能随意自如地采取某种姿势,称为自动体位。凡自己不能变换或调整体位的,称被动体位,见于昏迷、瘫痪、骨折或极度衰竭的患者。由于疾病的影响,被迫采取某种姿势以减轻其痛苦者,称为强迫体位,如心肺功能不全时的端坐呼吸、急性腹膜炎患者的仰卧屈腿等。

9. 皮肤与黏膜 观察其皮肤色泽、形态、弹性、温度、湿度,注意有无瘢痕、溃疡、瘘道、皮疹、出血点、紫癜、蜘蛛痣、水肿及毛发的增多与脱落等。

10. 淋巴结 正常人表浅淋巴结很小,圆形或椭圆形,直径多在 0.1～0.5cm,质地柔软,表面光滑,与毗邻组织无粘连、无压痛,除颌下、腋窝、腹股沟处外,一般不易触及。检查时通常按颌下、耳周、枕骨下区、颈后三角、颈前三角、锁骨上窝、腋窝、腘窝、腹股沟等顺序进行。

(二)头部检查

1. 头颅 注意有无大头畸形(脑积水)、小头畸形(前囟闭合过早,常伴有智力障碍)、方头畸形(佝偻病等),前囟门是否膨隆(颅内压增高)或凹陷(脱水)。

2. 眼 有无眉毛稀疏脱落(麻风、黏液性水肿),眼睑水肿(肾炎、营养不良、贫血),睑内翻及倒睫(严重沙眼),睑外翻(瘢痕所致),上眼睑下垂(动眼神经麻痹、重症肌无力及霍纳征),眼睑闭合不全(面神经麻痹);有无眼球突出(甲状腺功能亢进、严重近视)或下陷(脱水及恶病质),偏斜、震颤及运动障碍(脑血管病);有无眼压增高(青光眼)及降低(严重脱水);结膜有无充血、出血、水肿及翼状胬肉;巩膜有无黄染;角膜是透明或混浊,有无溃疡及结膜充血;瞳孔大小、形状、对称否;对光反应与调节反应是否正常。

3. 耳 耳有无畸形、牵引痛,外耳道有无出血或分泌物,鼓膜有无凹陷、突起、穿孔,乳突有无压痛,听力是否正常。

4. 鼻 外形是否正常,中隔有无偏曲、穿孔,黏膜有无肿胀、萎缩、溃疡、出血、分泌物,鼻旁窦(副鼻窦)有否压痛及叩击痛。

5. 口腔 呼吸气味、口唇及口腔黏膜颜色,有无色素沉着、疱疹、斑疹、溃疡、出血;有无龋齿、缺齿、义齿,齿龈出血、溢脓、增生肥厚及色素沉着;有无张口困难和口唇闭合不严;注意观察舌体大小、胖瘦、裂纹、舌质色泽和舌苔的多少、颜色。咽部黏膜有无充血、肿胀、淋巴滤泡增生;扁桃体有无红肿、增大、脓栓、假膜及周围脓肿。

(三)颈部检查

注意两侧是否对称,有无颈项强直(见于脑膜受刺激引起的颈肌痉挛和颈部软组织炎症),气管是否居中,有无明显的颈动脉搏动(有提示心排血量增加,见于主动脉瓣关闭不全、高血压、甲状腺功能亢进等)、颈静脉怒张(见于右心衰竭、缩窄性心包炎)、肝颈静脉回流征阳性(即用右手压迫右肋下缘的肝脏时颈静脉充盈,见于右心衰竭及心包炎)。甲状腺大小、形状、硬度,是否对称,有无结节、压痛、震颤及血管杂音等。检查时还应注意颈部有无溃疡、瘘管、瘢痕及肿块(图 2-2)。

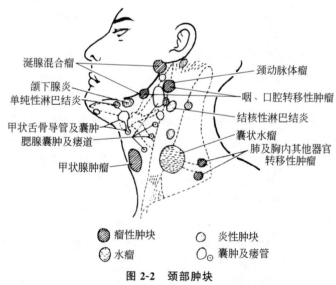

图 2-2 颈部肿块

(四)胸部检查

1. *胸廓*　正常胸廓两侧对称,两肩同高,两肩胛下角在同一水平。成人胸廓前后径与横径之比为1:1.5。扁平胸为胸廓呈扁平状,其前后径不及左右径的一半,见于瘦长体型及慢性消耗性疾病,如肺结核等。桶状胸为胸廓前后径增大,等于甚或超过左右径,呈圆桶状,肋骨的倾斜度减小,肋间隙变宽且饱满,见于支气管哮喘、肺气肿的患者。鸡胸(又称佝偻病胸)胸廓的前后径增大,横径变小,胸骨特别是下段明显前突,部分患者肋骨与肋软骨连接处变厚增大,突起如珠状,称为佝偻病串珠。漏斗胸是胸骨下部剑突处呈显著凹陷,形成一凹面,常见于佝偻病及新生儿先天发育异常。弓背驼背见于类风湿关节炎;角形驼背见于脊柱结核。检查时还应注意胸壁有无压痛、皮下气肿、静脉曲张;乳房有无红肿热痛及肿块、变形和异常分泌物(见于乳腺炎、乳腺癌等),有无增大缩小和单侧位置抬高(见于乳癌)。

2. *肺部检查*

(1)视诊:正常呼吸时,胸部两侧呼吸运动基本对称。男性以腹式呼吸为主,女性以胸式呼吸为主。检查时应观察呼吸动度、频率、节律及深度,有无"三凹"征(即吸气时胸骨上窝、锁骨上窝及肋间隙向内凹陷,见于极度呼吸困难)。

(2)触诊:检查呼吸动度是否对称,减弱侧见于胸腔积液、气胸、胸膜增厚、肺不张、肺炎等;语颤增强(见于肺组织的炎症、空洞或受压)或减弱、消失(见于胸腔积液、气胸、支气管阻塞、胸膜高度增厚粘连、胸壁皮下气肿、肺气肿等);有胸膜摩擦感(见于干性胸膜炎)。

(3)叩诊:胸腔内各部位脏器有不同的叩诊音(图 2-3)。当肺组织有炎症、纤维性变、肺不张、肺水肿、肿瘤、胸腔积液和胸膜增厚时,清音区将出现浊音或实音叩诊音。气胸及靠近胸壁的肺组织大空洞,叩诊呈鼓音。胃肠穿孔所致的气腹也可使肝浊音区变为鼓音(肝浊音区消失)。肺组织含气量增加而弹性减低(肺气肿)

时,则叩诊呈过清音(过度回响)。

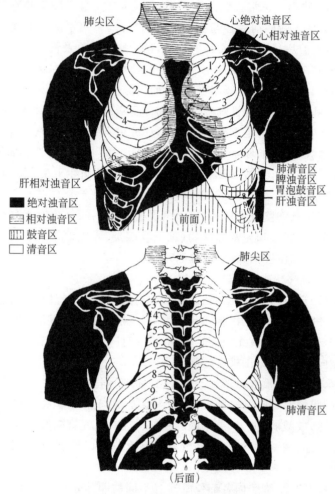

图 2-3 正常胸部分区叩诊音

（4）听诊：正常肺脏有三种基本呼吸音，即肺泡呼吸音、支气管呼吸音与支气管肺泡呼吸音(表2-2)。

表 2-2 三种呼吸音的鉴别

鉴别要点	特 点	正常分布
肺泡呼吸音	吸气音较呼气音长、强而响，声音柔和，类似吸气时发的"夫"音	除靠近气管或大支气管外，其余肺野均可听到
支气管呼吸音	呼气音较吸气音长、强、调高，声音粗糙，类似将舌尖抬高，张口呼气时发的"哈"音	喉部、胸骨上窝、背部肩胛区上部
支气管肺泡呼吸音	吸气音似肺泡呼吸音的吸气音，但较强，音调较高；呼气音似支气管呼气音，但较弱，音调较低	胸骨角两侧，肩胛间区第3、4胸椎处，右肺尖及右锁骨下窝

在正常肺泡呼吸音区内听到支气管呼吸音时，为病理性呼吸音，常见于肺实变、肺空洞、压迫性肺不张。若肺实变影响正常肺组织（如支气管肺炎、肺结核等），则可听到病理性支气管肺泡呼吸音。

当支气管因痉挛、肿胀和压迫而狭窄或有分泌物存在时，呼吸时可听到啰音。按其性质和发生情况不同可分为干啰音、湿啰音和捻发音三种。干啰音又分为哨笛音和鼾音。前者源于较小的支气管或细支气管，如支气管哮喘发作时的哮鸣音，后者则多发生于气管或主支气管。湿啰音又称水泡音，是肺或支气管炎症或淤血时气流通过液体产生的声音。捻发音实质也是因有极少量液体而形成的，多见于肺实质性病变。

语音传导是用听诊器在胸壁听到患者的低声发音，其产生方向、方式与语音震颤基本相同。正常时胸骨上窝和肩胛间区上部可听到其模糊的声音，肺实变或肺受压时，在病变部位可听到较清晰的发音。胸部常见疾病体征见表 2-3。

表 2-3 胸部常见疾病体征

疾病	视诊		触诊		叩诊		听诊			其他
	胸廓	呼吸运动	气管	语颤	叩音	肺下界	呼吸音	啰音	语音	
肺实变	两侧对称	病侧减弱	正中	病侧增强	浊音或实音	正常	病侧支气管性呼吸音	湿啰音	病侧增强	
肺气肿	桶状胸	两侧相等或减弱	正中	双侧减弱	过清音	两侧下降运动减弱	肺泡呼吸音减弱，呼吸音延长	伴有支气管炎时有干、湿啰音	减弱	心浊音界缩小，心音遥远，P2音亢进
肺不张	病侧平坦	病侧减弱	移向病侧	病侧消失	浊音	病侧升高	病侧肺泡呼吸音消失或减弱	无	病侧减弱或消失	心脏移向病侧
胸腔积液	病侧饱满	病侧减弱	移向健侧	液面以下减弱或消失，液面以上增强	液面以下呈实音，液面呈弧形浊音界	病侧升高，运动减弱或消失	液面以下肺泡呼吸音减弱或消失，液面以上可有支气管呼吸音	无	液面以下减弱或消失	心脏移向健侧

（续　表）

疾病	视诊		触诊		叩诊		听诊			其他
	胸廓	呼吸运动	气管	语颤	叩音	肺下界	呼吸音	啰音	语音	
胸膜增厚	病侧凹陷	病侧减弱	移向病侧	病侧减弱	浊音	病侧运动减弱	病侧肺泡呼吸音减弱	无	病侧减弱	心脏移向病侧
气胸	病侧饱满	病侧消失或减弱	移向健侧	病侧消失或减弱	鼓音	病侧升高	病侧肺泡呼吸音消失	无	病侧消失或减弱	心脏移向健侧
支气管炎	两侧对称	两侧相等	正中	正常	清音	正常	肺泡呼吸音正常或增强	可有干、湿啰音	正常	

(五)心脏检查

1. 视诊　主要观察心尖搏动的位置、范围、强度及心前区其他部位有无搏动。正常人平卧位时心尖搏动位于胸骨左缘第 5 肋间锁骨中线内 0.5～1.0cm 处,其搏动范围的直径为 2.0～2.5cm。小儿、肥胖、腹水、膈肌升高者,心脏呈横位,心尖搏动向上外移位,可在第 4 肋间左锁骨中线外。老年、瘦长型者心尖搏动可下移至第 6 肋间。左侧卧位时心尖搏动位置可向左移 2～3cm;右侧卧位时可向右移 1.0～2.5cm;若心尖搏动不随体位改变而移位,应考虑心包粘连的可能。左心室增大时,心尖搏动向左下方移位;右心室增大心尖搏动向左移位。高热、严重贫血、甲状腺功能亢进时,心尖搏动增强;心室增大者,心尖搏动强而范围大;心肌炎的心尖搏动弱,范围弥散;心包积液、肺气肿、左侧胸腔积液时,其心尖搏动减弱或消失。粘连性心包炎患者,其心脏收缩时,心尖部胸壁反而向胸内凹陷,称为负性心尖搏动。心前区其他部位出现搏动,都是病理现象,如胸骨上窝搏动,见于主动脉瘤、主动脉扩张、主动脉瓣关闭不全等;胸骨右缘第 2、3 肋间搏动,见于升主动脉瘤、主动脉弓瘤;胸骨左缘第 3、4 肋间搏动,见于先天性心脏病所致的右心室肥厚,如房间隔缺损等。

胸骨左缘第 2 肋间搏动,多见于肺动脉高压,或部分正常青年人。胸骨右缘第 2 肋间收缩期搏动,多为主动脉弓动脉瘤或升主动脉扩张。剑突下搏动,见于肺源性心脏病、右心室肥大和(或)腹主动脉瘤。

2. 触诊　进一步明确心尖区搏动的视诊所见,确定有无震颤和心包摩擦感,判断震颤、心音、杂音出现的时期。胸骨右缘第 2 肋间(主动脉瓣区)的收缩期震颤,多见于主动脉瓣狭窄、主动脉瘤;胸骨左缘第 2 肋间(肺动脉瓣区)的收缩期震颤,见于肺动脉瓣狭窄;胸骨左缘第 2 肋间的连续性震颤,见于动脉导管未闭;胸骨左缘第 3、4 肋间的收缩期震颤,见于室间隔缺损;心尖区的收缩期震颤,见于二尖瓣关闭不全,舒张期震颤见于二尖瓣狭窄。

3. 叩诊　叩诊可确定心脏的相对浊音界,即心脏的大小和形状。正常人心脏相对浊音界见表 2-4。

表 2-4　正常心脏相对浊音界

右界(cm)	肋　　间	左界(cm)
2～3	II	2～3
2～3	III	3.5～4.5
3～4	IV	5～6
	V	7～9

注:上表为正常成年人左、右界距胸骨中线的距离

左心室增大时,心脏左侧浊音界向左下扩大,心腰加深,心脏似靴形,见于主动脉瓣关闭不全及高血压性心脏病;右心室增大时,其相对浊音界同时向左右扩大,见于肺源性心脏病;左心房及肺动脉段扩大时,致心腰部丰满或膨出心界如梨形,多见于二尖瓣狭窄;右心房增大,浊音界向右扩大,见于肺心病、慢性右心功能不全;心包积液时,心浊音界向两侧扩大,且随体位的改变而改变;胸腔积液、气胸或肺气肿时,可使心浊音界左右移位、变小或叩不出。

4. 听诊　心脏听诊包括正常和病理性心音的频率、节律、强度及杂音的位置、时期、性质、强度和传导方向等,是医师听诊的主要内容,必须反复实践,熟练掌握。

(1)心脏瓣膜听诊区:心脏各瓣膜开放与关闭时所产生的声音,沿血流方向传导至胸壁的一定部位,在这些部位听诊最清楚,故称为听诊区。如二尖瓣听诊区在心尖部;主动脉瓣听诊区在胸骨右缘第 2 肋间处;主动脉瓣第 2 听诊区在胸骨左缘第 3 肋间;肺动脉瓣听诊区在胸骨左缘第 2 肋间;三尖瓣听诊区在胸骨下端左缘,即胸骨左缘第 4、5 肋间(图 2-4)。

(2)心动周期和心音:血液由静脉系统汇集并回流入心房后,

心脏通过心房心室的先后收缩与舒张,以及心脏各瓣膜的开放与关闭,而将血液排入心室然后再排入动脉的过程,称为心动周期,即每一心动周期包括心脏的一个收缩期和一个舒张期(图 2-5)。

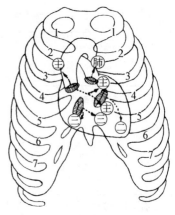

每一心动周期可产生 4 个心音,但一般只能听到第 1、2 心音,儿童和青少年有时可听到第 3 心音,第 4 心音一般听不到,如听到第 4 心音,属病理性,其产生的机制和特点见表 2-5。

图 2-4　心瓣膜在胸壁上的解剖学位置及其听诊区(空心圆圈)

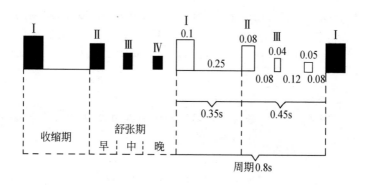

图 2-5　正常心动周期及心音时限

表 2-5　正常心音鉴别

鉴别要点	第 1 心音	第 2 心音	第 3 心音	第 4 心音
产生机制	房室瓣关闭,主动脉瓣与肺动脉瓣开放	房室瓣开放,主动脉瓣与肺动脉瓣关闭	房室压差大,血流冲入心室,室壁扩张震动,二尖瓣叶及腱索紧张震动	心房突然收缩,将其余血排入心室,房室、二尖瓣叶及腱索紧张震动
产生时间	收缩期	舒张期	舒张早期	舒张末期
音调特点	音调低钝,时限长,持续约 0.1s	音调高、清脆,时限短,0.08s	音调低、柔和、重浊,时限短,0.04s	音调低,音响弱,时限短,0.05s
听诊最响的部位	心尖部	心底部	心尖部或其内上方	心尖部及其内侧
与心尖搏动关系	同时出现	稍后出现	更晚出现	最晚出现
与心动周期关系	第 1 心音到第 2 心音间隔短	第 2 心音到后面的第 1 心音间隔长	紧接第 2 心音后	位于后面第 1 心音之前

(3)心音的改变:第 1、2 心音同时增强,见于瘦弱者、运动之后、贫血、高热、甲状腺功能亢进等;两个心音同时减弱见于肥胖者、胸腔积液、肺气肿、心肌炎、心包积液、缩窄性心包炎等;第 1 心音增强,见于期前收缩(早搏)、二尖瓣狭窄;第 1 心音减弱,见于心肌炎、心肌梗死、二尖瓣关闭不全、主动脉瓣关闭不全;主动脉瓣区第 2 心音(A_2)增强,见于高血压、主动脉硬化;主动脉瓣区第 2 心音减弱,见于主动脉瓣狭窄或关闭不全、左心衰竭、心房纤颤等;肺动脉瓣区第 2 心音(P_2)增强,见于肺气肿、肺栓塞、二尖瓣狭窄或关闭不全、左心衰竭等;肺动脉瓣区第 2 心音减弱,见于肺动脉瓣狭窄或关闭不全、右心衰竭等;A_2 强于 P_2,见于老年人;P_2 强于 A_2,见于儿童、青少年;中年人 A_2 和 P_2 强度相等。

（4）三音心律：在一个心动周期中，出现一个额外的附加心音，构成三音心律，多数为病理性，如奔马律开瓣音和心包叩击音，也可出现在 S_1 之后即收缩期，如收缩期喷射音，少数可出现两个附加心音，则构成四音心律。几种主要三音心律及心音分裂示意见图 2-6。鉴别要点见表 2-6。

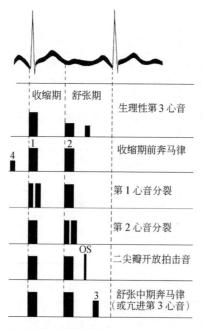

图 2-6 几种主要的三音律及心音分裂

（5）心杂音：心杂音是心脏瓣膜疾病或心脏畸形的重要体征。主要由血流通过伴有瓣膜口狭窄、瓣膜关闭不全、心脏内乳头肌断裂、血管腔突然扩大及心脏大血管间异常通道所产生的非正常心音。听诊时要注意杂音最响的部位、时间、性质、强度、传导方向及变化；要确定是生理性杂音，还是病理性杂音（表 2-7）。

表 2-6 三音心律鉴别

鉴别要点	第 1 心音分裂	第 2 心音分裂	第 3 心音	舒张期奔马律	二尖瓣开放拍击音
最响部位	心尖区	心底部肺动脉瓣区	心尖区或其内上方	心尖部稍内侧	胸骨左缘 3,4 肋间
听诊姿势	站立或左侧卧位	仰卧吸气末	左侧卧位	仰卧或左侧卧位	仰卧或坐位
形成机制	三尖瓣关闭迟于二尖瓣关闭	肺动脉瓣迟于主动脉瓣关闭	心房血流冲入心室引起震动	心房血流冲入心室引起心室、瓣膜、腱索震动	血流冲击二尖瓣叶震动
声音性质	音调低、钝，似"克-勒-达"	音调高而短促，似"勒-特-鲁"	音调较低较弱似"隆-达-得"	音调低而沉闷，三音间距相等，似马蹄音"嗒-达-得"	音调高，清脆短促似"勒-得-达"
出现时间	收缩早期	舒张早期	舒张早期，多在心率变慢时出现	舒张期，心率增快时出现	舒张早期
与前一心音的距离	两分裂音之间相隔 0.03s	两分裂音之间相隔 0.03~0.05s	与第 2 心音间隔 0.12~0.18s	与第 2 心音相隔 0.1s	与第 2 心音相隔 0.05~0.06s
临床意义	(1)正常人、儿童、青年瘦弱体型 (2)完全性右束支传导阻滞，先天性心脏病有右-左分流 (3)肺动脉高压	(1)正常青少年 (2)二尖瓣源性心脏病、慢性肺源性心脏病、房室间隔缺损、左、右束支传导阻滞 (3)肺动脉瓣狭窄	大部分青少年和青少年为生理性	见于心肌病、冠心病等所致的心力衰竭，故此音有"心脏呼救声"之称	二尖瓣狭窄

表 2-7 生理性与病理性杂音鉴别

鉴别要点	生理性(功能性)杂音	病理性(器质性)杂音
出现部位	二尖瓣区、肺动脉瓣区	听诊区或以外的听诊部位
出现时间	多为收缩期	收缩期、舒张期或兼有
持续时间	易变,暂时性	持久,变化较小
杂音性质	柔和,吹风样	音调粗糙,吹风样、隆隆样
强 度	Ⅰ~Ⅱ级	Ⅲ级以上
传 导	常局限,不向他处传导	常有,且多传导较广而远
与体位关系	卧位时出现,立位时减弱或消失	与位置改变无关
其他心脏病史及体征	无	有

[附] 杂音的强度(响度)分级

Ⅰ级:杂音弱而短暂,需仔细听诊才能听到。

Ⅱ级:较易听到,声音柔和短暂。

Ⅲ级:杂音强度居中,时限稍长,但无震颤。

Ⅳ级:杂音较响亮,时限长,常伴有震颤。

Ⅴ级:杂音响,粗糙,震耳,听诊器离开胸壁时,不能听到。

Ⅵ级:响度最强,听诊器稍离胸壁,仍能听到杂音。

杂音的传导:明确杂音的传导方向,有助于判断杂音来自于哪个病变的瓣膜。二尖瓣病变的杂音,向左腋下和左背部传导;三尖瓣病变的杂音,向心尖区传导,但不传至腋下;主动脉瓣关闭不全的杂音,向胸骨左缘及心尖区传导;主动脉瓣狭窄的杂音,向上传至颈部,向下传至心尖区,但不向左腋下传导(表2-8,表2-9)。

表 2-8　常见杂音的临床意义

杂音部位	收缩期杂音	舒张期杂音
心尖区	生理性（Ⅱ级以下不传导） 器质性 相对性 二尖瓣关闭不全	器质性 相对性 二尖瓣狭窄
主动脉瓣区	器质性 相对性 主动脉瓣狭窄	器质性主动脉瓣关闭不全
三尖瓣区	生理性（Ⅱ级以下不传导） 器质性 相对性 肺动脉瓣狭窄	相对性肺动脉瓣关闭不全
胸骨左缘第 2～3 肋间	房间隔缺损 室间隔缺损 动脉导管未闭	动脉导管未闭（连续性）

此外,心脏听诊时还应注意有无心包摩擦音和胸膜摩擦音。前者与心脏搏动一致,屏气时清楚,在心前区或胸骨左缘第3、4肋间最易听清,而胸膜摩擦音与呼吸一致,屏气时消失,胸壁两侧下部听诊最清晰。

表 2-9　常见心脏瓣膜病变检查鉴别

常见病变	视　诊	触　诊	叩　诊	听　诊
二尖瓣 关闭不全	心尖搏动增强,向左下移位	心尖搏动弥散,向左下移位,有抬举性搏动	心界向左向下扩大,后期也向心腰和向右扩大	心尖区第1心音减弱,全收缩期吹风样粗糙杂音,向左腋下传导,P_2亢进
二尖瓣 狭窄	面颊紫红,口唇发绀,心尖搏动向左移位	心尖搏动左移,有舒张期震颤(猫喘)	心界于第3肋间向左扩大,心腰消失后,向右扩大	心尖区第1心音亢进,呈拍击音,P_2音亢进,分裂,心尖部有隆隆样舒张期杂音

（续　表）

病　变	视　诊	触　诊	叩　诊	听　诊
主动脉瓣关闭不全	面色苍白，颈动脉搏动增强，口唇及甲床可见毛细血管搏动，心尖搏动向左下移位	心尖搏动增强，向左下移位，有抬举感，有水冲脉	心浊音界向左下扩大	主动脉瓣听诊区吹风样舒张期杂音，向心尖区传导，心尖区第1心音减弱，股动脉有枪击音
主动脉瓣狭窄	心尖搏动向左下移位	主动脉瓣区有收缩期震颤	心界向左下扩大	主动脉瓣区有响亮、粗糙的吹风样收缩期杂音（向颈部传导）
肺动脉瓣狭窄	面色青紫	肺动脉瓣区有"猫喘"，心尖搏动强而广泛	心浊音界向左扩大	肺动脉瓣区收缩中期杂音，向左后侧传导，P_2音减弱
三尖瓣关闭不全	面色青紫	心窝部搏动（右室肥大）	心浊音界明显向右扩大	第1心音减弱，胸骨下部有收缩期杂音

（六）腹部检查

1. 视诊　大多数人腹部平坦对称，平卧时稍凹陷。检查时应注意是否平坦对称，有无隆起（隆起见于肠胀气、腹水、气腹、肥胖或巨大肿块）或显著凹陷（见于脱水或极度消瘦，称"舟状腹"），腹式呼吸减弱或消失（见于剧烈腹痛、腹膜炎）等。有无腹壁静脉曲张，如有，应判定其血流的方向。其方法见图 2-7。正常时腹壁静脉不显露；其血流方向是，脐水平线以上为自下而上经胸壁静脉和腋静脉而进入上腔静脉，脐以下腹壁静脉为自上而下经大隐静脉而回流入下腔静脉。肝硬化门静脉高压时，静脉曲张以脐为中心向四周伸展但血流方向不变；上腔静脉梗阻时，腹壁静脉曲张，血流方向自上而下注入大隐静脉;下腔静脉梗阻时,腹壁静脉曲张,血流方向自下而上注入胸壁静脉和腋静脉。若有脐膨出(见于脐疝、腹水、妊娠)。

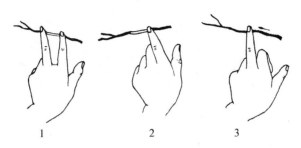

图 2-7　静脉血流方向辨别方法

2. 触诊　触诊应按一定的顺序进行,一般原则是:①先左下腹、左侧腹、左上腹,再上腹、右上腹、右侧腹、右下腹,最后脐周与下腹;②先腹壁后内脏;③先查无痛处,后查病变区域。但要根据病情灵活运用。触诊内容如下。

(1)腹壁的紧张度,有无压痛、反跳痛。

(2)腹部有无肿块,如有要明确其位置、大小、形态、质地、活动度及与腹壁的关系,有压痛。

(3)肝脏有无下移或增大:一般在说明肝浊音上界时,用右锁骨中线肋缘下多少厘米表示,可同时说明在剑突下的距离或用图示意(图 2-8)。要注意肝脏的质地、形态、边缘的厚薄钝锐、表面有无结节、压痛、搏动等。肝肿大的临床意义,详见"第 4 章,常见症状的诊断提示及治疗措施"的"肝大"。

(4)脾脏:除非脾脏移位或增大,通常肋缘下不能触及。脾大时可用 3 条线记录其大小(图 2-9)。1 线(甲乙线):从左锁骨中线肋下缘处至脾下缘的垂直距离;2 线(甲丙线):从左锁骨中线肋下缘处至脾尖的距离;3 线(丁戊线):从正中线至脾右缘的最大水平距离。若脾右缘超过正中线者用"＋"表示,不到正中线的用"－"表示。脾大的临床意义,详见"第4章,常见症状的诊断提示及治疗措施"中的"脾大"。

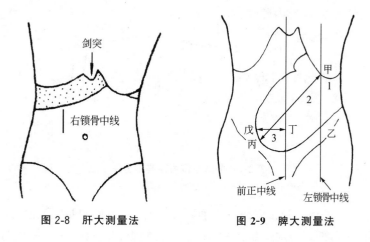

图2-8　肝大测量法　　　　　图2-9　脾大测量法

(5)胆囊:胆囊肿大(由于炎症、结石、癌肿)时,可在右侧腹直肌外缘与肋缘交界处扪及卵圆形的囊状物,随呼吸而移动,常有触痛。检查者以左手掌平放于患者右肋下部,以拇指加压于患者右腹直肌外缘与肋缘交界处,嘱患者深吸气,若患者在吸气中因疼痛而突然屏气,则为莫菲(Murphy)(胆囊压痛)征阳性,为急性胆囊炎的重要体征之一。

(6)肾脏:除瘦弱体型和内脏下垂移位可触及右肾下极外,一般不能触及。若触到肾脏,应注意其大小、形态、硬度、表面状态和移动度等。肾脏的压痛点有肋脊点(脊柱和第12肋所形成的夹角的顶点)、肋腰点(第12肋与腰肌外缘的交角顶点)和季肋点(第10肋前端)。

3. 叩诊　腹部叩诊主要是了解某些脏器的大小和叩痛,胃肠充气情况,有无积液、肿块和叩击痛,肝浊音界的变化情况及膀胱膨胀程度等。

(1)肝浊音界:正常人肝浊音上界一般在右锁骨中线第 5 肋间,下界位于右季肋下缘,二者间的距离为 9～11cm。体型不同,肝浊音界可上下移位 1 个肋间。病理情况下,肝浊音界可上移(见于腹水、肠胀气、腹腔内肿瘤、右肺萎缩等)或下移(见于肺气肿、内脏下垂、右侧张力性气胸等)。胃肠高度充气或穿孔后气体进入膈下,肝浊音界可消失。

(2)脾浊音界:正常成人脾浊音界位于左侧腋中线第 9～11 肋间,宽 4～7cm,前方不超过腋前线。脾肿大时,其浊音界扩大,肺气肿或胃肠胀气时则缩小或消失。

(3)叩击痛:检查时,患者采取坐位或侧卧位,用左手掌平置于肝区或肾区,右手半握拳后轻叩左手背。肝区叩痛见于肝炎、肝脓肿、肝肿瘤、胆囊炎等;肾区叩痛见于肾结石、肾盂肾炎、肾结核、肾周围炎等。

(4)移动性浊音:根据腹水下沉呈浊音、肠腔充气为鼓音的原理,可用改变体位的方法(仰卧位、侧卧位、肘膝位或坐位)进行叩诊,若浊音随体位的变更而移动者,说明腹水的存在,多见于肝硬化、肾炎、结核性腹膜炎等。

4. 听诊

(1)肠鸣音:正常人肠鸣音(肠蠕动音)为断续的"咕噜"音,时强时弱,每分钟 4～5 次,若超过 10 次且声音持续较响,为肠鸣音增强,见于腹泻、肠炎、消化不良;若音调高亢且带金属音,称为肠鸣音亢进,见于肠梗阻;若持续听诊 3～5min 听不到肠鸣音,称为肠鸣音消失,见于肠麻痹或急性腹膜炎。

(2)振水音:患者取仰卧位,检查者四指并拢置于患者的上腹部,迅速向下按压数次,如听到有气、液撞击的声音即为振水音。正常人仅在饭后或大量饮水后有此声音,若空腹时出现,常示胃排空不良,见于幽门梗阻、胃下垂、胃扩张等。

(3)血管杂音:正常腹部无血管杂音。肾动脉狭窄、腹主动脉狭窄、腹主动脉瘤及肿块压迫腹主动脉或肝动脉时,在脐周可听到收缩期杂音;门静脉高压时,可听到连续性"营营"音。

(七)肛门、直肠、外生殖器检查

1. 肛门、直肠检查 主要观察肛周有无红肿、肛裂、瘘管、痔及脱肛等。肛门及其病变部位一般以截石位为标准体位(也可以为肘膝位),按时钟的数字位置表示或记录(图2-10)。必要时检查者右手示指戴上指套,涂润滑油后,伸入肛管直肠内进行触诊,注意其有无压痛、波动、痔、息肉、肿块、直肠狭窄及前列腺的大小、形态和硬度等,退出后观察指套上有无脓、血等异常分泌物。可疑病例还应行肛门直肠镜检查。

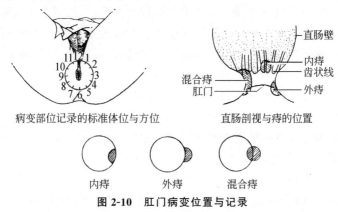

病变部位记录的标准体位与方位   直肠剖视与痔的位置

内痔   外痔   混合痔

图2-10 肛门病变位置与记录

2. 外生殖器检查 男性者应注意有无包皮过长或包茎;尿道有无畸形,尿道口有无脓液,阴茎有无结节、溃疡、瘢痕;阴囊有无皮疹、水肿、积液、瘘管及肿物;睾丸、附睾的大小及有无肿物、结节、压痛;精索有无静脉曲张、结节及压痛。几种常见阴囊病变见图2-11。女性一般不做外生殖器检查,必要时由妇产科医师协助检查。

(八)脊柱及四肢检查

1. 脊柱 正常人脊柱有4个生理性弯曲:颈椎、腰椎向前,胸椎、骶椎向后,呈S形。检查时应注意脊柱有无畸形、前凸、后凸、

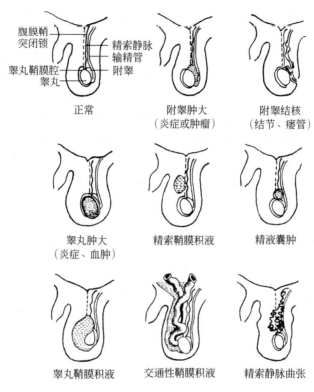

图 2-11　常见阴囊内病变类型

侧凸或角状突起,有无强直、压痛、叩击痛及活动障碍。

2.四肢　应检查两侧肢体是否对称,有无畸形、红肿、肌肉萎缩、骨折、关节脱位、运动障碍,有无杵状指(趾),下肢有无水肿、静脉曲张及溃疡,足背动脉搏动有无减弱等。

(九)神经系统检查

1.脑神经检查

(1)嗅神经:系第Ⅰ对脑神经。方法是选择无刺激有气味的物品如醋、酒、香皂、茶叶等分别试验两侧鼻孔的嗅觉。若两侧嗅觉障碍,一般见于鼻腔病变;一侧嗅觉减退或消失,见于额叶和颅前窝病变;幻嗅则见于癔症及颞叶嗅觉中枢受刺激等。

(2)视神经:系第Ⅱ对脑神经。一般检查包括视力、视野和眼底。视力障碍可见于视神经炎、视神经萎缩、屈光不正等。视野缺损见于视神经通路的损害,视交叉中央部病变为双颞侧偏盲;视交叉后视路受损为对侧同向偏盲。眼底检查重点观察视盘形状、色泽、生理凹陷及边缘是否清楚,视网膜血管比例和反光强度,有无水肿、出血、渗出等。

(3)动眼、滑车、展神经(外展神经):分别为第Ⅲ、Ⅳ、Ⅵ对脑神经。注意检查眼裂大小,瞳孔大小,形状,对光反射和辐辏反射。方法是让患者注视检查者手指,分别向左、右、左上、左下、右上、右下方移动,以检查有无眼外肌麻痹及复视,如有,应记录其虚实像在何方位距离最大,以判定麻痹的具体肌肉(图2-12)。动眼神经损害时,上睑下垂,眼裂变小,眼球向上、下、内转动受限,向外下斜视、复视、瞳孔散大,对光反射减弱或消失;滑车神经损害时,眼球向外下运动受限,复视在向外下看时最明显;展神经损害时,眼球外展受限,向内斜视、复视;若动眼、滑车、展神经均受损时,瞳孔散大,对光反射消失,上睑下垂,眼球固定,称全眼麻痹。

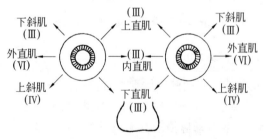

图2-12 眼外肌的作用方向及其神经支配

(4)三叉神经:系第Ⅴ对脑神经,是混合性神经。支配面部感知觉、角膜反射及双侧咀嚼肌运动。用棉签棒轻刺额、面颊与下颌区以了解三叉神经的眼支、上颌支和下颌支有无感觉障碍(眼支损害时常致角膜反射减弱或消失)。三叉神经损害时,还应观察颞肌、嚼肌是否萎缩,张口时下颌是否偏斜,并做咀嚼运动,比较两侧肌肉收缩力。

(5)面神经:系第Ⅶ对脑神经。当一侧周围性面瘫时,患侧眼裂变大,鼻唇沟变浅,口角下垂歪向健侧,不能做皱额、闭眼、示齿、鼓腮、吹口哨等动作,味觉可丧失。中枢性面瘫时,仅病灶对侧下2/3面部表情肌瘫痪,不能鼓腮、吹口哨,口角向病灶侧偏斜,鼻唇沟平坦,但蹙额、皱眉、闭眼等动作,不受影响。

(6)听神经:系第Ⅷ对脑神经。主要检查耳蜗神经及前庭神经功能。用耳语、音叉检查听力:①林尼(Rinne)试验。将振动后的音叉分别置于耳旁、乳突上测试,比较两者的声音大小和持续时间,正常时气传导较骨传导的声音大而持久;②韦伯(Weber)试验。置振动后的音叉于额正中或头顶部,正常时两耳听到的声音相等。耳蜗神经及内耳病变时,其刺激症状为耳鸣,破坏性症状为神经性聋,后者与中耳及外耳道疾病所致传导性聋的鉴别见表 2-10。

前庭神经(核)损害时,可出现眩晕、眼球震颤、呕吐和平衡障碍。

表 2-10　神经性聋与传导性聋鉴别

鉴别要点	神经性聋	传导性聋
林尼试验	气导＞骨导	骨导＞气导
韦伯试验	骨传导偏向健侧	骨传导偏向患侧
听力障碍	高音阶的听力障碍	低音阶的听力障碍

(7)舌咽、迷走神经:系第Ⅸ、Ⅹ对脑神经。注意患者有无声音嘶哑、吞咽困难、喝水发呛;观察发"啊"音时软腭、腭垂(悬雍垂)有

否偏斜;压舌板触及两侧咽后壁有无正常的恶心反应。

(8)副神经:系第Ⅺ对脑神经。检查胸锁乳突肌和斜方肌的张力与坚实度,有无萎缩、垂肩及斜颈。让患者做耸肩、转颈运动测定其左右胸锁乳突肌及斜方肌肌力。一侧副神经损害时,患侧垂肩、耸肩和转动头部困难,上肢不能举过肩的水平。

(9)舌下神经:系第Ⅻ对脑神经。嘱患者张口,观察舌有无偏斜,有无舌肌萎缩及震颤。舌下神经损害时,患侧舌肌萎缩,伸舌偏向患侧。中枢性麻痹无舌肌萎缩和震颤,伸舌偏向病灶对侧。

2.运动系统检查

(1)肌肉营养:注意对比两侧肢体肌肉的外形与体积是否正常,有无肥大、萎缩。下运动神经元损害或长期不活动,均可使肌肉萎缩。

(2)肌力:是指肌肉运动时的最大收缩力。检查时可嘱患者做各种随意运动,以观察各肌肉和关节的运动幅度、力量和速度,然后检查者给予适当阻力,让患者用力抵抗,以判断肌力的大小。通常将肌力分为 6 级(仰卧床上检查)。0 级:完全瘫痪,无任何肢体肌肉运动;Ⅰ级:可见肌肉收缩,但无肢体运动;Ⅱ级:肢体能在床面水平移动,但不能抬离床面;Ⅲ级:患肢能抬离床面,但不能对抗阻力;Ⅳ级:能做抵抗阻力的运动,但仍较正常为弱;Ⅴ级:正常肌力。瘫痪可以是脑卒中(脑出血、脑梗死、高位截瘫等)或下运动神经元损伤,也可以是其他原因如低血钾性肌无力、进行性肌营养不良等。

(3)肌张力:是指静息状态下的肌肉紧张度和被动运动时遇到的阻力,其实质是一种牵张反射,即骨骼肌受到外力牵拉时产生的收缩反应,这种收缩是通过反射中枢控制的。肌张力减低时,表现为触诊时肌肉松软无弹力,被动运动时阻力减少或消失,关节运动幅度加大。常见于下运动神经元性瘫痪、低血钾、深度昏迷和肌肉疾病。肌张力增高时,肌肉坚硬,被动运动阻力加大,关节活动幅度减少,表现为以下三种类型。①疼挛性肌张力增高(又称折刀样痉挛):上肢屈肌、下肢伸肌张力增高,如用力拉开屈曲的肘关节开始阻力大,至一定限度后,阻力突然消失,见于锥体束病变。②强直性肌张力增高:伸肌与屈肌张力增高,做被动运动时,如同弯曲铅管,故称铅管样强直,见于锥体外系病变。如在强直性肌张力增强的基础上又伴有震颤,被动运动时出现齿轮顿挫样感觉,称齿轮样强直。③去皮质强直(去大脑强直):全身紧张力均增高,见于脑干病变。

(4)姿势与步态:观察患者站立及行走的姿势。注意四肢协调情况,有无病理性步态,如脑性瘫痪的剪刀步态,小脑共济失调的醉汉步态,帕金森病的慌张步态,脑血管意外后遗症的偏瘫划弧步态,多发性神经根炎、脊髓结核的跨越步态,进行性肌营养不良或先天性双髋关节脱位的鸭步态等。

(5)不自主运动:观察有无无法控制的动作,如手足徐动、舞蹈样动作、震颤、痉挛及肌束颤动等。

(6)共济运动:可观察其日常生活动作、语言、肢体的变化,以下试验可以观察动作是否稳定、协调、准确。

①指指试验:患者用两手示指尖不同距离相对接触,先睁眼后闭眼,反复进行。

②指鼻试验:患者用左、右示指尖轮流指触自己的鼻尖,睁眼与闭眼时分别进行。

③跟膝胫试验:患者仰卧位,抬起一下肢,屈髋屈膝后将其足跟置于对侧下肢髌骨上,然后沿胫骨前嵴向下滑动至足背。

④闭目难立征:两足并拢站立,两臂向前平伸,先睁眼后闭眼,有摇摆不定或倾倒之势,为昂伯(Romberg)征阳性。

⑤轮替运动:患者做前臂迅速轮替旋前、旋后运动,或做快速、重复地翻转手掌动作,或以一侧手快速连续拍打另一手背,观察其准确性。

患有共济失调的病人,指指试验、指鼻试验、跟膝胫试验等,均不准确;小脑系统病变时,轮替运动失调,睁眼、闭眼 Romberg 征均阳性;后索病变时,闭眼出现共济失调,而睁眼做上述试验,则因视觉代偿可不出现失调,睁眼时 Romberg 征阴性或仅为摇摆不稳,闭眼时出现倾倒反应。

3. **感觉系统检查**

(1)浅感觉:包括痛觉、触觉和温觉,可分别用针尖、棉花丝和温、冷水接触患者皮肤而测知其感觉变化。

(2)深感觉(本体感觉):包括位置觉(患者闭目,检查者屈伸其手指或足趾时能否确知其运动部位和方向)、震动觉(用震动的音叉柄置于患者骨突起部位,嘱其回答是否有振动感和持续时间)。

(3)皮质感觉(复合感觉):包括皮肤定位觉、两点辨别觉、体表图形觉、实体觉等。

感觉神经纤维在脊髓内外的走向和在体表的分布呈现一定的规律(图 2-13)。

根据感觉障碍区域、感觉症状特点及其他神经障碍表现,结合病史,综合分析,可以做出初步定位,必要时进行 CT、MRI、PET-CT 等检查以确诊(表 2-11)。

4. **自主神经功能检查** 自主神经分为交感神经与副交感神经,二者功能相互对抗而又统一协调地支配内脏、血管、腺体等组织的活动。交感神经兴奋时,心跳加快,血管收缩,血压升高,瞳孔扩大,多汗,肠蠕动减弱,膀胱松弛等;而副交感神经兴奋时,恰与之相反,心跳减慢,血管扩张,血压下降,瞳孔缩小,少汗,肠蠕动增强,膀胱收缩等。检查时,应注意观察皮肤的颜色、温度、湿度,有无萎缩、粗糙、脱屑、水肿及其他损害,毛发有否增多或减少,指甲有无枯脆、弯曲、起嵴,有无排汗过多或少汗无汗,大小便有无障碍,性功能有无异常等。临床上常用以下几种方法判断自主神经功能状态。

(1)眼心反射:嘱患者静卧数分钟后测其脉搏,若非心动过缓,

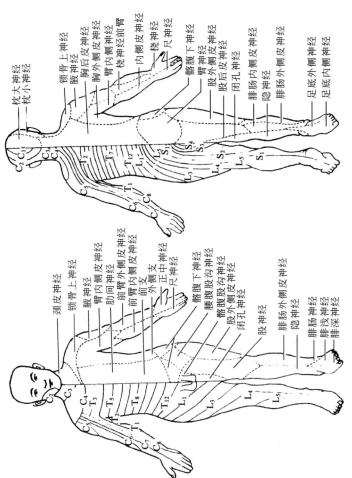

图2-13 脊髓节段与皮肤感觉分布的关系

表2-11　神经病变部位、感觉障碍及其定位诊断

类型	病变部位	感觉障碍区域	症状特点	常见疾病
末梢型	末梢神经	四肢末梢,呈手套或袜套式对称分布	深浅感觉,运动及自主神经功能均受累	多发性神经炎
神经干型	神经干	与神经干分布一致,呈带状或片状	各种感觉均有障碍,常伴有疼痛或感觉异常	股外侧皮神经炎
后根型	脊神经后根	与神经根分布一致,感觉障碍呈节段性	各种感觉障碍,咳嗽、运动或喷嚏时加重,根性疼痛明显,累及神经节时有带状疱疹	神经根炎、椎管内肿瘤、椎间盘脱出
后角型	脊髓后角	与根性分布相同,受损侧感觉障碍呈节段性分布	病侧痛温觉障碍,而其他感觉正常,呈分离性感觉障碍	脊髓空洞症、脊髓内肿瘤早期
前联合型	脊髓前联合	双侧对称性节段性分布	两侧痛温觉障碍,而触觉正常,呈分离性感觉障碍	脊髓前联合病变
传导束型	脊髓后索	同侧病灶水平以下	深浅觉障碍,两点辨别觉消失,伴有感觉性共济失调	脊髓内肿瘤、脊椎外伤
	脊髓侧索	病灶水平以下同侧	痛温觉障碍,触觉存在	
	脊髓半侧	受损节段平面以下同侧	同侧深感觉障碍和经挛性瘫痪,对侧痛温觉消失	
	脊髓横断	受损节段平面以下	全部感觉消失,截瘫,大小便障碍	

（续　表）

类型	病变部位	感觉障碍区域	症状特点	常见疾病
脑干型	延髓及脑桥下部	同侧面部,对侧半身	交叉性偏身痛温觉障碍,触觉存在	脊髓结核、脊髓空洞症
	脑桥上部及中脑	对侧面部和半身	对侧偏身各种感觉均障碍	
丘脑型	丘脑	对侧半身	各种感觉均障碍,上肢重于下肢,远端重于近端,深感觉重于浅感觉,伴有自发性半身疼痛和感觉过敏	脑血管病
内囊型	丘脑皮质束	对侧半身	感觉障碍与丘脑型相同,且可伴有偏瘫、偏盲,但无自发性半身疼痛或感觉过敏	脑血管病
皮质型	中央后回顶叶	病变对侧半身某一部分	精细复杂的感觉障碍较严重,深浅感觉障碍明显,上肢尺侧和下肢腓侧较明显	脑外伤、脑肿瘤、脑炎症

检查者可用左手中指、示指分别置于患者眼球两侧逐渐加压,以患者不痛为限,半分钟后计算脉搏,并与压迫前比较。正常人压迫后比压迫前每分钟脉搏减少 10～12 次,如减少 12 次以上,则为眼心反射阳性;减少 18 次以上为强阳性,提示迷走神经兴奋性增强。如增加 4 次以上,则为倒错反应,说明交感神经兴奋性增强。

(2)颈动脉窦反射:检查者用示、中指压迫患者一侧下颌角处,直至感到颈动脉搏动为止。正常人每分钟脉搏减少 10～12 次。如减少到 12 次以上即为阳性,意义同眼心反射。

注:以上两种检查方法均不适用于心动过缓者,且两法不能同时应用,以免引起不良后果。

(3)卧立试验:患者平卧 5min 后计数 1min 脉搏,起立后 1min 内再计数 1min 脉搏,若增加 10～12 次为交感神经兴奋增强。由直立位置改至卧位为立卧试验,若 1min 脉搏减少 10～12 次为副交感神经兴奋增强。

(4)皮肤划纹(痕)反应:用钝头小木签轻而快速地划过皮肤,数秒钟后如出现先白后红的条状划纹,持续 1～5min 自行消失,为正常反应;如变红的区域宽而隆起或持续时间很长(>10min),则示副交感神经兴奋占优势(皮肤划痕征阳性,提示过敏体质),重者局部可见水肿;若出现白色划纹,则示皮肤毛细血管痉挛,神经(交感神经)兴奋性增高所致。

5. **神经反射** 分为生理反射和病理反射,神经反射检查方法和定位见图 2-14。

(1)生理反射:根据检查部位,生理反射分为浅反射和深反射。其检查方法与定位见表 2-12。

生理反射的临床意义在于:当反射弧的任一部位出现病变时,其反射就会减弱、消失,如周围神经炎、脊髓灰质炎、颅内压增高、极度衰弱和昏迷患者,腱反射消失。锥体束病变时,浅反射减弱或消失而深反射亢进。寒冷、甲状腺功能亢进症、神经官能症等,可出现对称性腱反射增强。当深反射高度亢进时,可出现阵挛现象,

表 2-12 神经反射常用检查方法及其定位

生理反射		检查方法	反应	反射定位		
				肌肉	神经	中枢(或节段)
浅反射	角膜反射	用棉絮纤维轻触角膜	闭　眼	眼轮匝肌	三叉神经、面神经	脑桥
	咽反射	用压舌板轻触咽后壁	恶心欲吐	咽缩肌等	舌咽神经、迷走神经	延髓
	上腹壁反射	用火柴梗等从上腹外侧沿肋缘向剑突快速划去	上腹壁收缩	腹横肌	肋间神经	胸$_{7\sim8}$
	中腹壁反射	用上法从腹中部外侧划向脐部	中腹壁收缩	腹内斜肌		胸$_{9\sim10}$
	下腹壁反射	用上法从下腹部外侧划向耻骨联合	下腹壁收缩	腹外斜肌		胸$_{11\sim12}$
	提睾反射(图2-14A)	用上法自下而上轻划股内侧皮肤	同侧睾丸上提	提睾肌	生殖股神经	腰$_{1\sim2}$
	跖反射	由后向前轻划足底外侧	趾跖屈	趾屈肌	坐骨神经	骶$_{1\sim2}$
	肛门反射	轻划肛门周围	肛门收缩	肛门括约肌	肛尾神经	骶$_{4\sim5}$

— 45 —

（续　表）

生理反射		检查方法	反应	反射定位		
				肌肉	神经	中枢（或节段）
深反射	下颌反射 （图2-14B）	稍张口，叩击颏部或叩击压在下齿上的压舌板	下颌快速上举	咬肌	三叉神经下颌支	延髓、脑桥
	桡骨膜反射 （图2-14E）	略屈肘，前臂稍外旋，叩击桡茎突	前臂屈曲旋前	旋前肌等	桡神经	颈$_{5\sim6}$
	肱二头肌反射 （图2-14C）	肘微屈，叩击肱二头肌腱	肘关节屈曲	肱二头肌	肌皮神经	颈$_{5\sim6}$
	肱三头肌反射 （图2-14D）	屈肘，叩击肱三头肌腱	伸肘	肱三头肌	桡神经	颈$_{6\sim7}$
	膝腱反射 （图2-14F）	髋膝关节稍屈曲，叩击髌韧带	伸膝	股四头肌	股神经	腰$_{2\sim4}$
	跟腱反射 （图2-14G）	叩击跟腱	足跖屈曲	腓肠肌	坐骨神经	骶$_{1\sim2}$

※以上检查方法均可反复进行

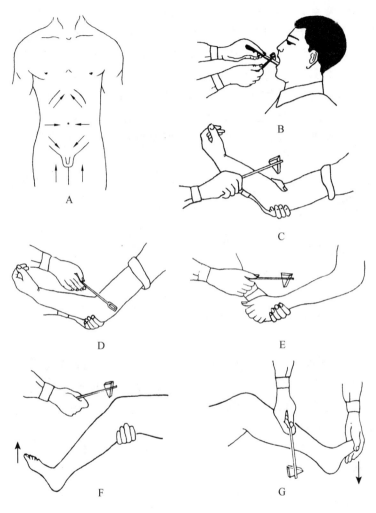

图 2-14 神经反射常用检查方法

A.腹壁反射和提睾反射检查时划刺的部位;B.下颌反射;C.肱二头肌反射;D.肱三头肌反射;E.桡骨膜反射;F.膝腱反射;G.跟腱反射

临床上常见有髌阵挛和踝阵挛。①髌阵挛:患者仰卧,下肢伸直,检查者用拇指和示指压住患者髌骨上缘,突然用力向足方向推压数次,若髌骨呈现急速而有节律的来回移动,即为阳性(图 2-15A)。②踝阵挛:患者仰卧,髋、膝关节屈曲,检查者以左手托住患者腘窝,右手握住足前部,突然用力使足向背侧屈曲,若踝关节连续有节律的屈伸运动,即为阳性(图 2-15B)。出现阵挛多见于锥体束损害,精神紧张者亦可出现,但均为双侧性,且不持久。

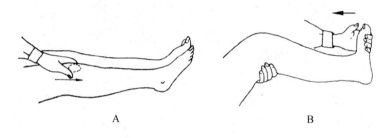

图 2-15　阵挛反射
A.髌阵挛;B.踝阵挛

(2)病理反射:正常人不出现病理反射。当神经系统特别是锥体束损害时,便可出现。常见的病理反射有以下几种。

①掌颏反射:用火柴梗类尖物由近至远端,轻划手掌小鱼际皮肤,同侧颏肌收缩时为阳性,示锥体束病变。

②吸吮反射:用手指轻弹患者口唇或口角,引起吸吮动作时为阳性,意义同掌颏反射。

③握持反射:用物轻划手掌指根部,该手即紧握刺激物,提示对侧额叶病变。

④霍夫曼(Hoffmann)征(弹中指试验):检查者托住患者的手,使其腕关节略背屈,用中、示两指夹住患者中指,并以拇指末端急速用力弹刮被夹中指的指甲,若出现拇指屈曲内收,其余各指也呈屈曲对掌运动,即为阳性,见于锥体束病变(图 2-16)。

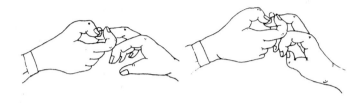

图 2-16　霍夫曼征检查

⑤巴宾斯基（Babinski）征（划足底试验）：用钝针或竹签轻划足底外侧缘，由足跟起划至小趾根部再转向内侧，如出现跗趾向足背屈曲，其余足趾呈扇形展开，则为阳性，提示锥体束损害（如脑出血、脑栓塞、脑血栓形成等），但 2 岁以内幼儿因其锥体束尚未发育完善，也可出现（图 2-17）。

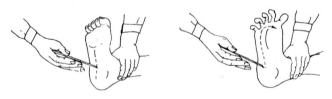

图 2-17　巴宾斯基征

⑥奥本海姆（Oppenheim）征：用拇指及示指沿被检查者的胫骨前缘由上至下滑压，阳性反应和临床意义同巴宾斯基征（图 2-18A）。

⑦戈登（Gordon）征（腓肠肌握捏试验）：握捏被检者腓肠肌肌腹而引出的体征，其阳性反应和临床意义同巴宾斯基征（图 2-18B）。

⑧查多克（Chaddock）征（划足背试验）：用钝针或竹签由后向前划足背外侧，阳性反应及临床意义同巴宾斯基征（图 2-19）。

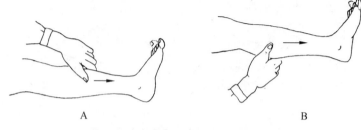

图 2-18　奥本海姆征(A)和戈登征(B)

（3）脑膜刺激征

①凯尔尼格（Kernig）征（屈髋伸膝试验）：患者仰卧位，一腿伸直，检查者将其另一腿的髋和膝关节各屈曲 90°，然后一手扶住大腿，一手握踝，用力抬高小腿。正常人大腿与小腿之间（腘窝）的夹角可＞135°；如未超过 135°，患者大腿后面的肌肉即有紧张抵抗感，且沿坐骨神经有放射性疼痛，即为阳性（图 2-20）。

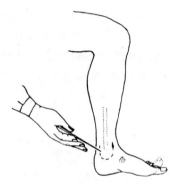

图 2-19　查多克征

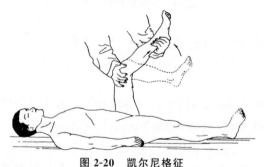

图 2-20　凯尔尼格征

②布鲁津斯基(Brudzinski)征(屈颈试验):受检者仰卧并将两下肢伸直,检查者将其头部向前屈曲,使下颌与胸部接近,引起双侧的膝关节和髋关节屈曲,即为阳性(图 2-21)。

③布氏腿征(拉腿试验):患者仰卧位,一侧下肢伸直,另一侧下肢屈曲,检查者拉直屈曲的下肢时,原伸直的下肢出现屈曲动作,即为阳性(图 2-22)。

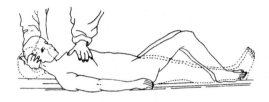

图 2-21 布鲁津斯基征

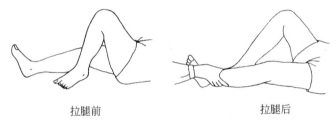

拉腿前　　　　　　　　　　　拉腿后

图 2-22 布氏腿征

④颈项强直(脑膜刺激征):嘱患者仰卧,以右手置其胸前,左手托患者枕部做被动屈颈动作以测试颈肌抵抗力,抵抗力增强,屈颈受限为阳性。

脑膜刺激征,见于脑膜炎、蛛网膜下隙出血、流行性乙型脑炎或脑脊液压力增高(如虚性脑膜炎)等。

四、体 检 体 位

在体格检查中,患者的体位,直接影响到检查的结果,也关系到患者能否充分合作。因此,医师必须根据诊断的需要和病情的允许,选择合适的体位进行检查。既要有利于阳性体征的发现,又要尽量减少患者的痛苦。临床上常用的体检体位,简介如下。

(一)站立位

1. 姿势 患者自然站立,头正直,两眼平视,两肩略松,双手自然下垂,两足平行与肩同宽。

2. 适用检查部位 颈项、肩胛、锁骨、胸廓、脊柱、四肢及髋、髌、膝等关节的畸形观察。

(二)坐位

1. 自由坐位

(1)姿势:患者自由地坐于凳上,两眼平视,略挺胸,双上肢自然下垂于体侧,两足平稳着地,髋、膝关节各屈曲约90°。全身肌肉放松,自然呼吸。

(2)适用检查部位:头颈部、胸背部、四肢及其关节的检查。但危重、衰竭、休克、出血、严重外伤和神志障碍患者,不能用此姿势检查。

2. 屈膝坐位

(1)姿势:患者坐于床上(或椅凳上)背向检查者,臀腰部与床缘相平,两下肢屈曲,两手环抱膝部(肥胖体型可盘腿而坐),头稍前屈。

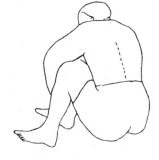

图 2-23 屈膝坐位

(2)适用检查部位:背部、腰部检查及胸腔穿刺、引流等操作(图 2-23)。

(三)仰卧位

1. 平仰卧位

(1)姿势:患者仰卧床上,头部垫一薄枕,两上肢伸直紧靠身旁,下肢自由伸直(图 2-24)。

(2)适用检查部位:头面部、胸部、四肢等的检查。

2. 屈膝仰卧位

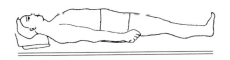

图 2-24　平仰卧位

(1)姿势:患者仰卧床上,头部垫一薄枕,两上肢伸直紧靠身旁,两膝微屈,并稍向外侧分开。

(2)适用检查部位:头面部、胸部、腹部、盆腔和四肢等的检查(图 2-25)。

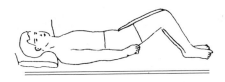

图 2-25　屈膝仰卧位

3.垂脚仰卧位

(1)姿势:患者仰卧床上,头部不用枕,两上肢屈曲于胸前,两下肢沿诊断床尾部自由下垂(图 2-26A)。

(2)适用检查部位:主要用于腹部的检查,是辅助触诊的体位之一。

4.屈膝屈髋仰卧位

(1)姿势:患者仰卧床上,屈髋屈膝,两手紧抱膝部(图 2-26B)。

(2)适用检查部位:用于肛门、直肠的检查,因此体位可增加腹压,使乙状结肠和直肠降至盆底。

(四)俯卧位

1.俯卧位一式

(1)姿势:患者俯卧床上,头不垫枕,面向一侧,两上肢向前伸

— 53 —

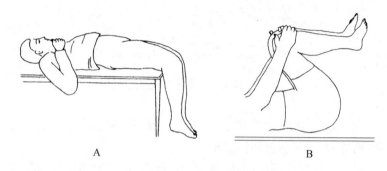

图 2-26　垂脚仰卧位(A)和屈膝屈髋仰卧位(B)

过头部,肘部自然屈曲,腹部垫一薄枕,以免压迫乳房,两下肢自由伸直(图 2-27)。

(2)适用检查部位:脊柱、背部、臀部、下肢等的检查。

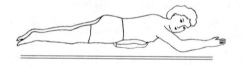

图 2-27　俯卧位一式

2. 俯卧位二式

(1)姿势:患者俯卧床上,头部垫一薄枕,面部转向一侧,两上肢靠拢身旁,下肢自由伸直(图 2-28)。

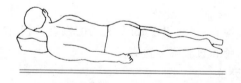

图 2-28　俯卧位二式

（2）适用检查部位：脊柱、背部、腰部、臀部、下肢等的检查。

（五）侧卧位

1. 侧卧位一式

（1）姿势：患者向左侧（或右侧）卧于床上，两上肢放于胸前，头部垫一薄枕，两下肢自由伸展，两膝微屈（图2-29）。

（2）适用检查部位：背部、右腰（左腰）部、右下肢（左下肢）等的检查。

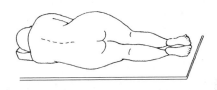

图 2-29　侧卧位一式

2. 侧卧位二式

（1）姿势：患者向左侧（或右侧）卧于床上，两膝部尽量屈曲于腹部，头部尽量屈曲，两上肢环抱于膝部（图2-30A）。

（2）适用检查部位：脊柱检查、脊髓穿刺等。

3. 半侧卧位　患者向左侧卧于床上，臀部靠近床边，左臂置于背后下垂，胸部向下，头偏于对侧，右臂屈曲于胸前面，两膝屈曲，右膝稍向前，用枕垫高骨盆部，臀部分右前、右后、左前、左后四部分（图2-30B）。

（六）肘膝卧位

患者俯卧于床上，屈髋屈膝，抬高臀部，使大腿垂直于床面，小腿与床面平行；头垫一枕，面向一侧，双肘着床，前臂稍向内，置于胸下或头侧均可（图2-31）。

（七）膀胱截石位

（1）姿势：患者上半身位置与仰卧位相同，臀部靠近手术床（或产床）尾端边缘，两腿分开并抬高向腹部屈曲，两足部套于足镫内，

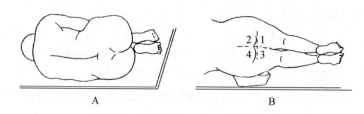

图 2-30　侧卧位二式(A)和半侧卧位(B)

（1. 右前；2. 右后；3. 左前；4. 左后）

或将两侧腘窝部放于支架上以固定(图 2-32)。

(2)适用检查部位：会阴、肛门、阴道、子宫及其附件、膀胱镜检查等。

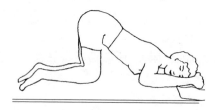

图 2-31　肘膝卧位

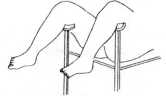

图 2-32　膀胱截石位

第3章 病历书写

一、重 要 性

病历是医护人员对患者患病期间所做的有关病情的发生、发展、检查、诊断、治疗及其转归的系统记录。它既是患者病情的真实记录，也是反映医务人员的责任、诊疗工作和技术水平的医疗文书。医师认真负责地书写好病历，有助于总结经验、吸取教训，不断提高医疗技术水平，为循证医学提供资料依据。同时，病历还具有重要法律意义。

1. **诊断、治疗和判定预后的重要依据**　正确的诊断，一方面来源于完整而真实的病史、全面而准确的体检、必要和可靠的辅助检查，同时还取决于医师能够辨证地分析和准确地判断这些资料，从而得出正确的结论。病历中记录的各项医疗护理措施和病情演变，可供医护人员随时了解治疗是否恰当、疗效是否确切及病况的进展与预后等，以便及时调整治疗方案，提高治愈率、好转率。

2. **医疗质量和管理质量的重要标志**　病历内容是否完整和真实，书写是否按时、规范和认真，入院首次治疗是否及时等，反映了医护人员的工作作风；病历中所反映的诊断符合率、手术成功率、治愈率、好转率等与医护人员的技术水平密切相关；对疑难危重患者能否及时组织会诊、讨论和抢救，也取决于医院和科室的组织管理水平。此外，医院规章制度是否健全、贯彻执行是否有力及医德医风的好坏等，都能在书写的病历中得到体现。

3. **科学研究的宝贵资料**　完整的病历，是医学理论和临床实践相结合的产物，它所包含的内容，既反映某一疾病的普遍现象和共同规律，也反映不同情况的患者罹患该病的特殊表现；既反映某些疗法对该病治疗的成功率,也反映某些措施可能产生的不良后果。随着病历数量的积累,通过回顾性(循证医学)研究,能使医务工作者更加全面、更加深刻地认识这些疾病的诊断和治疗规律,从而不断地提高临床医学科学水平。

4. 培养临床医师理论联系实际的重要方式　病历书写是综合性诊疗活动的重要组成部分,医师可从中学会独立思考、辨证分析的思维方法,养成善于发现问题及时修正错误的求实作风,并通过无数病例治疗的成功与失败,反复强化医疗实践的感性认知,不断升华和丰富医学理论。

5. 法医学和司法工作的重要依据　完整的病历记录,对于职业病、劳动工伤、交通事故、医疗纠纷、意外死亡等的鉴定和处理具有法律意义。此外,病历又是有关人员健康状况的记录,对卫生保健或再次患病时,在诊断和治疗方面具有参考价值。

二、要求和注意事项

(1)各级医疗机构对所有门诊患者,都应建立门诊病历,无论初诊与复诊都应做诊疗记录,以保持其诊断治疗的连续性和承接性。杜绝只开处方给药而不做病历记载的现象。

(2)门诊病历及时书写,急诊病历在接诊同时或处置完成后及时书写。对新入院患者,医师必须在 24h 内完成入(住)院病历或入(住)院记录。需抢救的危重急症患者,可先写首次病程记录,待情况允许后再补写入院病历(或记录)。

(3)病历内容应力求完整、规范、系统,重点突出,并要有逻辑性、科学性、思想性。语言和术语要简练、准确、恰当,结构分明,条理清楚。

(4)书写病历,应用钢笔,字体正规,字迹清楚,标点符号使用正确。打印的病历要符合有关规定并签名以示负责。在书写过程中,若出现错字、错句,应在错字、错句上用双横线标示,不得涂改、补贴或撕毁。所有记录均应注明书写时间,并签名以示负责。病历(包括各种检查治疗记录单)不得遗失,出院时必须归档保存。

(5)病历是具有一定法律责任的规范性医疗文书,书写者必须严肃认真,如实记录,不得有虚构和歪曲的描述。若遇医疗纠纷,则必须以原始病历记录为准,不得任意修改或重新整理誊写。

(6)"病历首页"是患者终止住院后的表格式概略总结,所有项目都是为医疗统计、医院管理和科学研究而设计的,必须逐项认真填写,上级医师应认真审核签字(其格式见本章末)。

(7)患者、亲属或其他人员借阅、复印病历,需经有关部门批准。

(8)归档病历应按规定妥善保管。

三、病历种类、内容和格式

(一)种类

按照患者就医的范围和方式,习惯上把病历分为门诊病历和住院病历两种。门诊病历的格式和内容都比较简要,其主要内容包括两方面:一是患者在非住院(也称院外)期间的诊疗记录;二是住院治疗经过的总结性记录。住院病历,是医护人员对患者住院期间进行的诊疗记录,其内容比较完整、系统和全面(详后)。门诊病历和住院病历二者合称病历,亦称病案。

(二)内容

病历的内容主要包括:①入院病历(也称住院病历或完整病历);②入院记录(也称住院记录);③检查治疗计划;④病案分析(诊断、治疗讨论);⑤病程记录;⑥会诊记录;⑦各种检查治疗记录(如实验室检查、X线检查、特殊仪器检查记录、危重患者抢救记录等);⑧转科记录;⑨转院记录或出院记录;⑩死亡记录;⑪门诊病历等。

(三)基本格式

目前,我国尚无统一的病历格式,多由各地区卫生部门乃至各医院自行规定。而且有关病历格式的称谓也不一致,甚至有些混乱。例如入院病历,有的称住院病历,有的称完整病历,住院记录其实际含义都是指患者入院后,医师书写的首次记录,其内容比较全面、系统而完整。入院记录,有的称住院记录,其实际含义也是指患者入院后,医师书写的首次记录,但其格式和内容比入院病历较为简略。由于医院的规模类型和性质不同,对病历的要求也不尽一致,但因其主要项目和基本内容大体相同,故其形式的差异,并不影响病历的质量和使用。以下仅介绍常用病历的基本格式。

1. 住院病历

姓名　　科别　　病区　　病室　　床号　　住院号

住　院　病　历

姓名　　　　工作单位及住址

性别　　　　联系电话

年龄　　　　入院时间

民族　　　　病史采集日期

婚姻　　　　病史记录日期

籍贯　　　　病史陈述者及可靠程度

职业

主诉

现病史

既往史

系统回顾

婚姻史

月经史和生育史

个人史

家族史

(以上各项具体内容详见本篇第 1 章)

体格检查内容如下:

生命体征:体温　脉搏　呼吸　血压　身高　体重

一般状况:发育:正常、不良、超常(肥胖或消瘦)。

营养:良好、中等、不良、恶病质。

神志:清楚、嗜睡、模糊、昏睡、昏迷、谵妄。

表情:自然、安静、兴奋、忧虑、痛苦、恐惧。

面容:急性、慢性、特殊或无急慢性特殊面容。

语言:语音响亮、语言清晰或低微、嘶哑、失语;语意清楚、模糊、谵语、语无伦次、不合逻辑等。

呼吸:加快、减慢、气喘、困难、节律改变。

气味:口臭、尿味、烂苹果味等。

体位:自动、被动、强迫。

步态:自如稳健、行路摇晃、步态蹒跚、间歇跛行等。

皮肤与黏膜:

色泽:正常、潮红、苍白、发绀、黄染、色素沉着。

皮疹:无　有(形态、类型及分布　　　)

皮下出血:无　有(面积、类型及分布　　　)

毛发分布:正常　多毛　稀疏　脱落(部位　　　)

温度与湿度:正常　冷　干　湿

弹性:正常　减退

水肿:无　有(部位及程度　　　)

肝掌:无　有

蜘蛛痣:无　有(部位　数目)

其他:

淋巴结:部位、大小、数目、硬度、压痛、活动度。

头颅:形态、大小、对称、畸形、肿块、毛发的色泽、分布,囟门的大小(提示闭合程度)、突起、凹陷。

眼:眉毛浓密、稀疏、脱落;睫毛有无倒睫;眼裂大小;眼睑有无下垂、水肿、内外翻;眼球有无运动障碍、震颤、斜视、瘫痪、突眼、内陷、眼压的高低;结膜有无充血、水肿、出血、滤泡、苍白、粒状物、乳头状物、瘢痕;巩膜有无黄染、翼状胬肉;角膜有无溃疡、瘢痕、混浊、白斑、云翳等;前房的深度、有无积水、积脓;虹膜的颜色、纹理;

有无眼球颤动;瞳孔的大小、形态、对称,边缘是否整齐,对光反应、调节反应;晶状体有无白内障、脱位;眼底检查,包括视盘的颜色、边缘、生理凹陷,视网膜动脉与静脉管径大小比例、交叉现象、黄斑、渗出液,眼底有无出血。

耳:耳郭有无畸形;外耳道有无分泌物;乳突是否压痛;听力是否正常。

鼻:畸形、鼻翼扇动、阻塞、溢液、出血、息肉、中隔偏曲或穿孔、鼻旁窦(副鼻窦)压痛、嗅觉。

口腔:有无异常气味,口唇有无歪斜、溃烂、疱疹、发绀、淡白、鲜红,色素沉着;牙齿的数目、形态、排列、龋齿、残根、义齿;齿龈有无肿胀、充血、出血、溃疡、溢脓、铅线等;口腔黏膜有无溃疡、出血、疱疹;张口度是否正常,有无偏斜,颞下颌关节动度、有无弹响;舌质颜色,乳头有无红肿突起,舌位置居中否,伸出方向有无偏斜,舌苔的厚薄、颜色;扁桃体大小,有无充血、分泌物、脓栓、假膜;咽部充血否、咽反射;喉(有无失声、嘶哑、声带有无水肿、赘生物等)。

颈部:两侧是否对称,有无强直、压痛、活动度、颈静脉怒张、肝颈静脉回流征、颈动脉异常搏动;气管居中、偏移;甲状腺大小、硬度、压痛、震颤、杂音等。

胸廓:两侧是否对称;胸型(扁平、桶状、鸡胸或其他畸形);胸壁静脉有无怒张,肋骨有无隆起、塌陷、缺失、畸形;乳房是否对称,有无肿块、压痛、红肿、分泌物。

肺脏:

视诊:呼吸类型、频率、深度、节律、呼吸运动,肋间隙有无增宽、变窄等。

触诊:呼吸动度、语音震颤、胸膜摩擦感、皮下气肿捻发感。

叩诊:音响(清音、浊音、过清音、鼓音、实音),肺下界,肺下缘移动度。

听诊:呼吸音性质、强度,有无干湿啰音、捻发音、胸膜摩擦音等,并说明部位、范围、程度。

心脏：

视诊：心尖搏动部位、范围、强度及节律，有无隆起、异常搏动。

触诊：心尖搏动部位、范围、强度、节律性质，有无抬举性搏动、震颤及其时限（收缩期、舒张期）、性质、部位，心包摩擦感。

叩诊：心脏左右浊音界（表 3-1）。

表 3-1　正常成年人心脏相对浊音界*

右界（cm）	肋间	左界（cm）
2～3	Ⅱ	2～3
2～3	Ⅲ	3.5～4.5
3～4	Ⅳ	5～6
	Ⅴ	7～9

注：＊锁骨中线距前正中线距离

听诊：心率、心律、心音强度、心音分裂；杂音的部位、时间、性质、强度及传导，心律失常与脉搏的关系，心包摩擦音。

周围血管：脉压差大小，有无毛细血管搏动征、枪击音和动脉异常搏动。

腹部：

视诊：形态（对称、平坦、膨隆、舟状、局限性突起或凹陷），呼吸运动、腹壁静脉曲张、皮疹、瘢痕、肠型、腹纹。疝和局部隆起（器官或包块）的部位、大小、轮廓和移动度。

触诊：腹壁紧张度（柔软、松弛、紧张）、喜按、拒按、压痛、反跳痛及其部位；包块（部位、大小、形态、硬度、压痛、活动度）；肝脏是否触及，其大小、质地、表面及边缘特征，有无触痛、搏动感、肝颈静脉回流征；胆囊能否触及，其大小、形态，触痛，莫菲（Murphy）征；脾脏能否触及，下缘位置、形态、质地、边缘性质、移动性、切迹、触痛；肾脏能否触及，形态、大小、位置、移动性、压痛及输尿管压痛点；膀胱能否触及，其大小、压痛、充盈度；子宫位置高度、硬度、压痛。

叩诊：腹部移动性浊音、肝浊音界、脾浊音界、肝区叩击痛、肾区叩击痛。

听诊:肠鸣音(正常、增强、减弱、消失、金属音);振水音、血管杂音、胎心音(位置、心率、节律、强弱)。

脊柱:有无畸形(前凸、侧凸、后凸)、弯曲度、活动度,有无强直、压痛、叩击痛。

四肢:是否对称,有无畸形、水肿及静脉曲张,有无关节红肿压痛、积液、脱臼、强直、摩擦音,有无肌肉紧张、松弛、萎缩,有无外生骨疣。

肛门、直肠:有无痔(有痔应注明内痔、外痔、混合痔及位置)、肛裂、脱肛(必要时直肠指检),有无肛裂、出血、肛旁脓肿。

外生殖器:发育情况,有无畸形、包茎、包皮过长、粘连或嵌顿,尿道口有无分泌物;睾丸、附睾和精索有无肿胀、压痛、精索静脉曲张、鞘膜积液,有无隐睾、阴囊水肿、湿疹及阴毛分布情况等。女性一般不作为常规检查,必要时请妇产科医师协助检查。

神经系统:

运动功能:无力、瘫痪、痉挛、共济失调、各种步态等。

感觉功能:触觉、痛觉、热觉、冷觉、位置觉。

生理反射:①浅反射,如角膜反射、腹壁反射,提睾反射;②深反射,如膝反射、跟腱反射、跖反射、肱二头肌反射、肱三头肌反射。

病理反射:巴宾斯基征、霍夫曼征、奥本海姆征、戈登征、踝阵挛、髌阵挛等。

脑膜刺激征:颈项强直、布鲁津斯基征、凯尔尼格征。

(以上检查项目、方法、临床意义参阅本篇第2章)

专科情况:记录专科特殊情况,着重点是具有诊断和鉴别意义的有关病史、症状和体征。

辅助检查:包括实验室检查、X线检查、心电图及内镜、超声、CT、磁共振等特殊仪器检查结果。

病历摘要:写出患者姓名、年龄之后,将上述病史、体检及辅助检查的结果,加以综合概述,简明扼要地列出具有鉴别诊断意义的

重要病史、体征和其他重要检查资料,以作为诊断的依据。一般以
200～300 字为宜。

初步诊断:
　　　　1.
　　　　2.
　　　　3.
　　　　　　　　　　　住院医师/实习医师(签名)
最后诊断:
　　　　1.　　　　　年　月　日　(确诊日期)
　　　　2.　　　　　年　月　日　(确诊日期)
　　　　　　　　　　　　　　×××(签名)

　　2. 入院记录　入院记录的主要项目和内容与入院病历基本
相同,但要求重点突出、简明精练。

　　3. 病程记录　病程记录由记录时间、记录内容和记录医师签
名三部分构成。记录时间一律用阿拉伯数字表述,如 1998 年 8 月
10 日 10 $\dfrac{25}{Am}$(Am 表示上午,Pm 表示下午)。

　　首次病程记录:系患者住院后第 1 次病情记录,内容简明,必
须于住院后当日(夜)由接诊医师下班前完成,如属危重急症应及
时完成。其内容及格式相当于简明病历摘要的内容及格式,应扼
要综述分析与诊断有关的病史、体征及其他检查(包括实验室、仪
器检查)资料,提出初步诊断依据和诊治计划、注意事项。病程记
录的主要内容如下。

　　(1)病情的进展与变化:一般情况的好转、恶化、稳定,新出现
的症状和体征。

　　(2)对治疗的反应:有效、无效,病情加重的依据,有无不良反
应,其表现和处理经过。

　　(3)更改医嘱的内容、理由和时间。

(4)特殊检查与治疗(包括手术)的原因、经过、结果及其判断。

(5)各种检查的结果及其临床意义的分析。

(6)会诊讨论情况,他科(院)专家意见,本科(院)上级医师的决策性意见。

(7)上级医师诊疗查房时的指示和意见,医院行政领导查房时的指示、意见。

(8)值班医师发现的病情变化及其处理经过(一般应由值班医师记录)。

(9)补充和修正诊断的依据和日期。

(10)患者及其家属的意见和要求,有关人员的答复。

(11)医师对患者或其亲属的嘱咐和要求。

(12)有关护理工作的情况。

(13)患者住院期间遵守院规、服从治疗的表现。

(14)医护人员在诊疗上的失误、失职及其所产生的后果、处理情况。

(15)危重病情时的抢救经过、参加人员名单及有关人员的配合情况。

病程记录时间应依病情而定,危重而变化较快者需每日记录几次甚至半小时 1 次;一般患者可 1～2d 记录 1 次;慢性病患者,病情变化不明显,一般情况较好者,可每周记录 1～2 次。疑难病例或住院时间较长(超过 1 个月)者应做阶段性病历小结、病情分析和进一步诊治的意见。

4. 手术记录　手术记录内容包括:患者姓名、性别、年龄、术前诊断,手术开始及结束时间,手术名称,麻醉方式及效果,手术及麻醉人员,手术原因,患者的体位,消毒方法,手术切口,重要手术步骤,术中所见,病情变化,手术是否顺利,意外及其处理,病理切片的初步检查结果,术后诊断及术后医嘱等。一些医院印制的表格式手术记录,记录方便。

5. 临床病例讨论(或会诊)　讨论或会诊目的,一般是:①明

确诊断;②拟定治疗方案;③少见而典型病例的示范教学;④总结
经验,吸取教训。

6. 转(出)科记录

(1)本科情况:①主诉、主要症状及病史摘要;②体检、辅助检
查的发现;③治疗经过及病情转归。

(2)转科原因:①专科或特殊治疗的需要;②患者或其亲属的
要求;③其他。

(3)转科时情况:①患者的主要症状、体征和重要检查结果;②
重要药物的应用方法、剂量、总量及反应,过敏药物及其他特殊处
理的交代;③应注意的问题和建议。

7. 转(入)科记录　主诉、病史、体检内容同"入院记录",可参
考转出科记录,重新重点采集病史和体检(格式从简),对辅助检查
项目,应注意避免不必要的重复。

8. 交班记录

(1)入院时情况:①主诉、主要症状及病史摘要;②体检的阳
性体征和有鉴别诊断意义的阴性体征、辅助检查结果;③初步诊
断。

(2)入院后处理及经过:①主要诊疗措施(如药物治疗的剂量、
方法、疗程等);②疗效反应及病情变化;③补充或修正诊断的依
据。

(3)交班时情况:①患者的自觉症状、体征和重要检查发现;②
存在的诊疗或护理方面的问题;③注意事项及建议。

9. 接班记录

(1)入院后处理及经过:①主诉、主要症状、体征和辅助检查结
果摘要;②治疗措施及其反应。

(2)接班时情况:①患者现在病况;②已经发现的在诊疗、护理
方面的问题。

(3)接班后的计划:①进一步的诊疗措施;②补充或修正原诊
断、治疗的理由和根据。

10. 出院记录

(1)入院时情况:①主诉、主要症状及病史摘要;②体检阳性体征和有鉴别诊断意义的阴性体征、辅助检查结果;③初步诊断。

(2)入院后处理及经过:①主要诊疗措施(如药物治疗的剂量、方法和疗程等);②疗效反应及病情变化;③补充或修正诊断的依据。

(3)出院时情况:①患者的自觉症状;②体检和辅助检查结果;③出院时诊断。

(4)出院时医嘱:①带回药物的剂量、用法及用药注意事项;②对患者的劝告和建议;③复查和随访的方式与时间。

11. 死亡记录

(1)入院时情况:与出院记录内容相同。

(2)入院后处理及经过:①主要的诊疗、护理措施及其反应和效果;②病情恶化的经过;③会诊的意见及处理情况。

(3)死亡时情况:①患者的感觉及临床主要症状体征;②辅助检查情况;③急救措施及过程;④参与急救的人员名单。

(4)最后诊断结果:

(5)死亡原因:根据临床诊断、病理学诊断和尸检结果进行分析。

12. 门诊初诊记录

(1)主诉(写主诉内容,不写标题)。

(2)现病史、既往史、个人史、家族史等(简要记录,不写标题)。

(3)体格检查:阳性体征及有鉴别诊断意义的阴性体征。

(4)辅助检查结果。

(5)诊断(或臆断)。

(6)处理与建议。

13. 门诊复诊记录

(1)病史;

（2）上次诊治后的情况；

（3）上次建议检查的结果；

（4）此次体检及辅助检查结果（注意与上次比较）；

（5）诊断意见或初诊；

（6）处理与建议。

第4章 常见症状的诊断提示及治疗措施

一、长 期 低 热

长期低热(prolonged low grad fever)是指口表体温在 37.5～38.4℃,持续 2 周以上,并伴有其他原因所不能解释的症状。长期低热可见于许多情况,一般可分为器质性和功能性两大类,其中器质性最常见,病因又以感染为主,一般只有在排除感染性疾病的存在后,才能确定为其他疾病引起的发热。

【诊断提示】

1. 慢性感染

(1)结核病:患者有慢性低热和结核中毒症状,如肺结核和肺外(肠、骨、肾、盆腔、腹膜、淋巴结等)结核,大部分有相应症状、体征及化验特点。某些感染性疾病滥用糖皮质激素和某些结缔组织疾病合理使用糖皮质激素,导致陈旧性结核活动、播散至全身各部位,也是某些长期低热的病因。

(2)慢性胆管感染:主要表现为右上腹部疼痛、食欲缺乏、恶心、肝大、呕吐、轻度黄疸、莫菲征阳性。常为细菌及梨形鞭毛虫感染。如有典型的胆绞痛、黄疸史、十二指肠引流液中找到寄生虫卵、白细胞数增多或细菌培养阳性,则可确诊其病因。

(3)慢性肾盂肾炎:多见于已婚妇女,既往史中多有发冷、发热、尿频、尿急、尿痛、腰酸等;体检时患侧肾区可有叩痛;中段尿常规高倍视野白细胞 5 个以上;中段尿培养阳性,菌落计数>10 万。

(4)肝病:慢性活动性或慢性迁延性病毒性肝炎,常有低热,伴有乏力、食欲缺乏、腹胀、肝区隐痛、肝大并有轻度压痛,肝功能可有轻度变化,也可正常,血清 HBsAg、抗-HBe 测定阳性或阴性。部分患者可伴有脾大。

(5)局部病灶:如慢性扁桃体炎、慢性鼻窦炎、牙根化脓性感染、隐源性化脓性感染、不典型感染性心内膜炎、盆腔炎、支气管扩张等均可引起长期低热。

(6)艾滋病:随着艾滋病的流行与传播,因其免疫系统破坏而致的各种机会性感染,或本身所引起的长期发热已明显增加,因此对发热待查患者也应考虑这一可能性。

2．非感染性疾病

(1)肿瘤:恶性肿瘤的发热甚为常见,特别是白血病、淋巴瘤、肝癌等。根据症状、体征和一些特殊检查,多可明确诊断。病变组织需行病理检查。

(2)风湿热:青少年多见,初发年龄常见于 6－15 岁,为轻度和中度不规则热,伴有多汗、厌食、乏力、体重减轻、多关节肿痛、心肌炎、舞蹈病、环形红斑、皮下结节,血沉快、抗"O"增高、黏蛋白增高、C 反应蛋白阳性。抗风湿治疗有效。

(3)类风湿关节炎:多数以关节疼痛和清晨关节僵硬的表现起病,早期有低热乏力,体重减轻和关节疼痛,任何关节均可受累,但以近端指(趾)关节、掌指关节及腕、踝、膝、肘关节常见,可呈梭形肿大。类风湿因子阳性、血沉增快。

(4)系统性红斑狼疮:多见于 20－40 岁女性,发热呈不规则热型。一般起病缓慢,有乏力、消瘦、贫血、对称性多关节疼痛、肿胀、面部有蝶形红斑。55%～60%的患者累及心脏,有心慌、气急、心脏扩大、心动过速。50%～70%的患者肾脏受累,尿中出现蛋白、红细胞及管型。实验室检查:抗核抗体(ANA)80%～95%阳性,从血液、骨髓或浆膜腔液中可找到狼疮细胞,多次检查的阳性率达70%～80%。

(5)甲状腺功能亢进(甲亢):因代谢亢进,可有低热,伴有多汗、精神紧张、易怒、易兴奋、甲亢面容、食量大而消瘦、手颤、心悸、心律失常,可有甲状腺肿大及其血管杂音,甲状腺吸碘率和血清蛋白结合碘测定值增高,T_3、T_4、TSH 增高。

(6)功能性低热:系自主神经功能紊乱,体温调节障碍的结果。多见于青年女性,体温大多在 37.4~38℃,上午较下午高,有头晕、乏力、畏寒、心悸、失眠、食欲差,活动和紧张后出现低热。怀疑本病时,可让患者在第 1 天下午完全卧床休息,第 2 天下午从事活动情况下,分别测定体温,每小时 1 次,共 3~5 次,如卧床时无低热,提示功能性低热的可能。但应排除器质性病变引起的发热。

(7)感染后低热:急性病毒或细菌感染得到控制后,高热消退,但可出现持续较久的低热,并伴有乏力、食欲缺乏等现象,此种发热可能与体温调节中枢功能失常或自主神经功能紊乱有关。

【治疗措施】

1. 尽快确诊,按病因治疗　未明原因尽量不用解热药及糖皮质激素,以免干扰热型。

2. 诊断性治疗　适用于一些可疑而又暂不能用检查方法确诊的病例,如感染性低热,可试用水杨酸钠 1g,3 次/d,如低热退后复升,可能感染未愈,应重新控制感染;功能性低热可试用氯喹(氯化喹啉)0.25g,2 次/d,对部分病例有效;怀疑口腔、耳、咽、鼻局灶病变者,可行相应的处理后,观察体温是否复常。

3. 中医辨证施治　如湿热蕴结可用甘露消毒丹,清热化湿;肝郁发热可用逍遥散,疏肝解郁佐以退热;寒热往来的半表半里证,可用小柴胡汤和解少阳以退热等。

二、头　痛

头痛(headache)通常是指额、顶、颞及枕部的疼痛。颅外的皮肤、肌肉、腱膜、骨膜和颅内的血管、脑膜、神经组织因炎症、血管扩张或牵引、压迫等因素的刺激,均可引起头痛。面部器官的病变常累及并反射到头部,故常伴有头痛。头痛可以是劳累、精神紧张和焦虑的一般表现,或是许多全身性疾病的一种伴随症状,但反复发作或持续的头痛,可能是某些器质性疾病的信号,应认真检查以明确诊断,及时治疗。

【诊断提示】

1. **颅内感染** 如脑炎、脑膜炎及中毒性脑病。头痛较剧烈,伴有发热、呕吐、脑膜刺激征和脑脊液的炎性改变。

2. **颅内血管性疾病**

(1)急性脑血管疾病:脑出血、蛛网膜下隙出血、脑栓塞和脑动脉血栓形成均可引起头痛。突然剧烈的似刀割、爆炸或斧劈样疼痛是蛛网膜下隙出血的特征之一,且常伴有呕吐和脑膜刺激征,也可出现精神错乱、眩晕、惊厥发作,甚至意识丧失,血性脑脊液较脑出血更明显。脑出血患者头痛常为首发症状,但往往迅速出现意识障碍与肢体偏瘫,血压可突然升高,常呈持续深度昏迷,伴有抽搐、潮式呼吸、脑膜刺激征及肢体锥体束征或病理反射。高血压脑病:发作时血压急剧升高,头痛剧烈,常伴有呕吐、黑矇、失语、抽搐、短暂的精神错乱或昏迷,并可有单侧感觉障碍或偏瘫,但上述症状为可逆性,适当处理可很快恢复,并且少有后遗症。

(2)脑动脉瘤、脑血管畸形:除血管破裂时有蛛网膜下隙出血表现外,脑动脉瘤常是固定一侧的偏头痛,伴有第Ⅲ、Ⅳ、Ⅵ对脑神经麻痹,可见单侧搏动性突眼。年轻患者的癫痫发作史、反复蛛网膜下隙出血和头痛是脑血管畸形的三大特征。

(3)偏头痛:为阵发性发作的一侧搏动性头痛,多见于年轻女性,常有家族史。发作时伴有恶心、呕吐及眩晕、出汗、心慌、流泪、鼻塞、面色苍白或潮红、腹痛、腹泻等自主神经功能紊乱症状。

(4)丛集性头痛(又称组胺性头痛):多在一侧眼眶周围发作性剧烈疼痛,有反复密集发作的特征,常于夜间或中午睡眠中突然发作,呈跳痛或烧灼样痛,每次发作持续数十分钟,极少超过 2h,发作多在同一侧,以中年男性为多见。

3. **颅内占位性病变** 其疼痛呈进行性加重,大便、咳嗽、直立时加重,晚间头痛明显。占位性病变主要引起颅内压增高症状和对脑组织压迫的局部定位症状。

4. 颅脑损伤　其头痛的轻重与外伤的程度比较一致,但也有外伤较轻而头痛异常剧烈且持续时间较长者,多见于颅内血肿、颅内压增高,如脑震荡、脑挫伤后遗症及硬脑膜下血肿等。

5. 五官科疾病　耳病以中耳炎、乳突炎常见,其疼痛在病灶周围,放射至同侧颞部,局部压痛或耳郭牵扯痛。眼病以青光眼所致的头痛最剧烈,常伴有恶心、呕吐,视力减退,瞳孔散大,结膜充血,眼压增高;其他如屈光不正、虹膜睫状体炎等也可引起头痛。鼻部疾病如鼻窦炎的头痛常在前额及鼻根部附近,清晨重,鼻窦处有叩压痛,鼻腔常有脓性分泌物。头痛伴有面部发麻或感觉障碍,出现鼻塞、鼻涕带血,耳鸣或听力减退者,应考虑鼻咽癌的可能。

6. 脑神经痛

(1)三叉神经痛:为阵发性电击样、刀割样、撕裂样或火灼样剧痛,疼痛常局限于一侧,持续数秒至数十秒后突然停止。发作时可伴有同侧面部肌肉的反射性抽搐,或有同侧面部潮红、流泪及流涎,常伴感觉异常,谈话、进食甚至冷风拂面也可引起发作。叩触患者近鼻翼处("扳机点"),可诱发典型的三叉神经(分布区的)痛。此病以中年女性为多见。

(2)舌咽神经痛:疼痛位于一侧咽喉部、扁桃体及舌根处,为发作性剧痛,可持续数秒至数分钟,常向患侧外耳道和颈部放射。刺激疼痛区域或做吞咽动作可诱发疼痛,或使疼痛加剧,于局部涂可卡因可使疼痛缓解。若上述部位疼痛呈持续性且涂布可卡因不能缓解,应警惕鼻咽或颅底部位的肿瘤存在。

7. 神经官能性疾病　此类头痛多于青壮年时起病,往往与精神因素有关。头痛部位不固定,疼痛性质也多样化,多为钝痛、胀痛,易受外界或情绪影响,常伴有头晕、失眠、注意力不易集中和记忆力及理解能力减退等,详细检查常无器质性疾病。

8. 伴随症状　头痛伴有剧烈呕吐者,多见于脑炎、脑膜炎或其他病因引起颅内压增高的患者;头痛伴有发热、呕吐和复视的年轻患者,应注意结核性脑膜炎;头痛为一侧,发作开始时有闪光、暗点、偏盲等先兆,头痛剧烈时呕吐、吐后头痛即明显缓解者见于偏头痛;头痛伴有剧烈眩晕、视力障碍及复视,呈短暂性发作,多见于小脑肿瘤、椎-基底动脉供血不足等;慢性进行性头痛加重伴有精神呆滞、表情淡漠或欣快者,应注意额叶肿瘤;慢性头痛骤然剧增、神志逐渐不清,应警惕脑疝的发生;进行性加重的头痛伴有视盘水肿(视神经乳头水肿)者,应考虑颅内占位性病变。

【治疗措施】 尽快确诊,按病因治疗,并对症处理。

(1)可行头部推拿、按摩或根据头痛部位选穴针刺止痛。

(2)镇静止痛,如口服地西泮、苯巴比妥、索米痛片等。

(3)偏头痛者,可口服苯巴比妥以减少发作。先兆症状出现时,应尽早口服麦角胺咖啡因 0.1~0.2g,2h 后无效可再服 0.1g,但总量不超过 0.6g/d。

(4)颅内压增高者,可用 20%甘露醇或 25%山梨醇 125~250ml 于 15~20min 内静滴完,亦可静注 50%葡萄糖液 40~60ml,根据病情可多次应用。

三、眩　晕

眩晕(vertigo,dizziness)是一种主观感觉障碍。按感觉的不同可分为真性眩晕和假性眩晕。前者是指患者感到自身或其周围环境物体在旋转,后者是指患者只有头昏眼花和头重脚轻而无旋转感。引起眩晕的病因很多,但最常见的是前庭系统病变,由此引起周围性眩晕(耳性眩晕)和中枢性眩晕(脑性眩晕)。

【诊断提示】

1. 周围性眩晕　是指内耳前庭至前庭神经颅外段之间的病变所引起的眩晕。常见于以下疾病。

(1)梅尼埃(Meniere)病:也称内耳眩晕症,是引起周围性眩晕的最常见疾病,多见于中年人。以发作性眩晕伴耳鸣,波动性、渐进性、感音性的听力减退及眼球震颤为主要表现,具有反复发作的特点。其眩晕为旋转性,常突然发作伴有恶心、呕吐。面色苍白和出汗,发作多短暂,很少超过 2 周。

(2)迷路炎:为中耳炎的常见并发症。如中耳炎患者出现阵发性眩晕,伴有恶心、呕吐、眼球震颤、听力丧失、平衡失调及外耳道检查有鼓膜穿孔等则有助于本病的诊断。

(3)前庭神经元炎:病前多有发热或上呼吸道感染史,发病突然,眩晕时伴有恶心、呕吐,但少有耳鸣、耳聋,眩晕持续时间较梅尼埃病持续时间长,可达 6 周,痊愈后很少复发。

(4)内耳药物中毒:以链霉素为多见,多为慢性中毒,常于用药后 2~4 周开始逐渐出现眩晕,7~10d 症状达高峰,常伴有平衡失调、步态蹒跚、听力下降、口周及四肢远端发麻,但通常无眼球震颤,闭目难立征阳性。卡那霉素、新霉素、庆大霉素也可引起眩晕,但程度较轻。

(5)晕动病:由于乘坐车船或飞机时,内耳迷路受到机械刺激而引起前庭功能紊乱所致。主要表现为眩晕、恶心、呕吐,可伴有面色苍白,出冷汗,女性多于男性。

2. **中枢性眩晕**　指前庭神经颅内段、前庭神经核及其纤维联系、小脑、大脑等的病变所引起的眩晕。常见于以下疾病。

(1)椎-基底动脉供血不足:各种原因导致椎-基底动脉管腔狭窄时,均可发生脑供血不足而引起眩晕,常突然发作并伴有头痛、运动障碍(面瘫、肢瘫、吞咽困难等)、站立不稳,感觉异常及恶心、呕吐、出汗、呼吸节律失调、血管舒缩功能紊乱等症状。颈椎 X 线摄片、经颅多普勒、脑电阻图检查,必要时做椎动脉造影。颈椎 CT、MRI 均有助于本病诊断。

(2)延髓外侧综合征(Walleuberg 综合征):由椎动脉或小脑后下动脉发生血栓闭塞引起,多见于中老年人。主要表现:①病灶侧软腭及声带麻痹,言语不清,进食吞咽困难;②交叉性感觉障碍,病灶侧面部及病灶对侧肢体的痛、温觉减弱或消失;③病灶侧出现霍纳(Horner)征;④剧烈眩晕、平衡障碍和眼球震颤。

(3)颅内肿瘤:如听神经瘤(听神经纤维瘤)、脑干肿瘤、小脑肿瘤等。其眩晕特点是发病较慢,持续时间长,常呈进行性加重;眩晕程度与体征不成比例,即眩晕轻而眼球震颤明显,常伴有其他神经系统定位体征。

3. **全身性疾病所致眩晕**　许多全身性疾病均可引起眩晕,但大多无真正旋转感,也不伴听力减退及眼球震颤,耳鸣亦不多见。根据原发病和相应症状、体征可资鉴别。

(1)心血管疾病:如高血压、低血压、心动过速、心动过缓,主动脉瓣狭窄及严重贫血等导致脑供血不足而产生眩晕。

(2)胃肠道疾病:通过迷走神经引起眩晕发作。

(3)全身中毒性、代谢性、感染性疾病。

【治疗措施】

(1)发作时应卧床休息,寻找病因,治疗原发疾病。

(2)药源性眩晕者立即停药。

(3)原因不明的眩晕者选用茶苯海明(晕海宁):50～100mg,口服;利多卡因 1mg/kg 加入 25% 葡萄糖溶液 20ml 中,静脉注射,1 次/d,6 次为 1 个疗程;或选用氯丙嗪、山莨菪碱(654-2)、氟桂利嗪(西比灵)、地巴唑等。发作间歇期可服用烟酸、谷维素、维生素 B_6 及维生素 B_1 等。

(4)呕吐频繁者,给予静注高渗葡萄糖或肌注爱茂尔、甲氧氯普胺(胃复安)。

(5)可选用针灸治疗,常用穴位如内关、足三里、太阳、印堂、百会、太冲、曲池等穴。

四、晕　　厥

晕厥(syncope,faint)是由于大脑一时性广泛性脑供血不足所引起的突然的、短暂的意识丧失伴姿势性张力丧失综合征,可自行恢复,很少有后遗症。其原因大致分为血管舒缩功能障碍、心源性、脑源性及血液成分异常。以血管抑制性晕厥和体位性低血压晕厥最常见,心律失常所致的晕厥后果最严重。

【诊断提示】

1. 血管舒缩障碍所致晕厥

(1)血管抑制性晕厥:多发生于年轻体弱的女性,常有明显诱因,如精神紧张、疼痛刺激、悲痛、恐惧、创伤等。常伴有全身无力、疲乏、四肢感觉异常、头晕、眼花、耳鸣、心悸、上肢麻木不适、恶心、出冷汗、面色苍白等先驱症状。随后表现为意识混乱或丧失而突然摔倒,瞳孔扩大,对光反射仍存在,偶有尿失禁,持续几秒或几分钟,一般不超过 30min,此时血压可暂时性下降,脉搏弱而缓慢(40～50 次/min),醒后可有头痛、遗忘、精神恍惚等,但无明显后遗症。发生机制是由于各种刺激通过迷走神经,引起短暂的血管床扩张,外周血管阻力降低,回心血量减少、心排血量减少、血压下降导致脑供血不足所致。

(2)直立性晕厥:病人由卧位或蹲位突然起立或持久站立时发生晕厥,可能是由于下肢静脉张力低、血液蓄积于下肢(体位性)、周围血管扩张淤血(服用亚硝酸盐药物)或血循环反射调节障碍等因素,使回心血量减少、心排血量减少、血压下降导致脑供血不足所致。

(3)排尿性晕厥:多见于 20-30 岁男性,在排尿开始、排尿中或排尿结束时发生晕厥。原因是睡眠时迷走神经张力增高,膀胱突然排空,产生迷走神经反射而抑制心脏、血管扩张。再加上腹内压降低使下腔静脉回流缓慢等因素,而引起晕厥。多无后遗症,部分患者可因发作造成外伤。

2. 心源性晕厥 是由于心脏疾病时心输出量减少或心脏停搏,导致脑组织缺氧而发生的,常见于病态窦房结综合征、心肌梗死、心脏瓣膜病、阵发性心动过速、心房纤颤等原发疾病。晕厥多为数秒至数分钟,可伴癫痫样抽搐,偶尔大小便失禁,常有原发疾病症状。心源性晕厥是所有晕厥中最危险的。

3. 脑源性晕厥 是由于供应脑部血流的血管或脑部血管发

生循环障碍,导致一时性、广泛性脑供血不足所致。多见于脑动脉粥样硬化、多发性大动脉炎、一过性脑缺血发作、广泛性脑小灶性梗死、慢性铅中毒性脑病等。

此外,低血糖、换气过度综合征、重度贫血及高原反应等也可发生晕厥,但较少见,且程度轻。

【治疗措施】

(1)立即平卧位或头部略低,松解衣领,通畅气道、通风。

(2)针刺人中、十宣、涌泉、中冲、足三里等穴。

(3)若以上处理仍不能使意识恢复,可给肾上腺素 0.25～0.5mg 或麻黄碱 25～30mg 皮下注射,亦可静脉注射 50％葡萄糖液 40～60ml。心源性脑缺血综合征(阿-斯综合征),应立即静脉注射阿托品 1～2mg,心脏停搏时立即行胸外心脏按压和人工呼吸等(详见第二篇)。

(4)处理外伤等并发症。

(5)尽快明确诊断,按病因治疗。

(6)注意观察并处理心肺功能障碍及血压变化。

五、昏　　迷

昏迷(coma)是由多种原因引起的脑细胞严重损害或脑干网状结构上行激活系统病变引起的高级神经活动严重抑制状态。表现为意识丧失和随意运动消失,对刺激不起反应或出现病态的反射活动。浅昏迷患者意识丧失但对外界刺激尚有反应,生命体征一般无明显改变;深昏迷对外界各种刺激均无反应,生命体征呈不同程度改变。

【昏迷程度评定】　昏迷程度评定对指导抢救、判断预后具有重要意义。目前多采用格拉斯哥(GCS)计分法进行评定。主要分为睁眼反应、语言反应、运动反应三项内容分别计分,将三类得分相加,即得到 GCS 评分,昏迷程度越重的评分越低。正常人满分15 分,低于 8 分为重度昏迷,预后不良,低于 4 分者罕有存活。选评判时的最好反应计分。运动评分左侧右侧可能不同,用较高的分数进行评分(表4-1)。

表 4-1 GCS 昏迷评分标准

项目		评分	项目		评分
Ⅰ.睁眼反应	自动睁眼	4	Ⅲ.运动反应	能按吩咐动作	6
	呼之睁眼	3		对刺痛能定位	5
	疼痛引起睁眼	2		对刺痛能躲避	4
	不睁眼	1		刺痛肢体过屈反应	3
Ⅱ.语言反应	言语正常(回答正确)	5		刺痛肢体过伸反应	2
	言语不当(回答错误)	4		不能运动(无反应)	1
	言语错乱	3			
	言语难辨	2			
	不能言语	1			

【诊断提示】

1. 中枢性非感染性病变昏迷

(1)脑血管意外:多突发昏迷偏瘫,昏迷过深者四肢弛缓性瘫痪,病因以高血压动脉硬化最常见。如活动中急骤发病,有头痛、呕吐等急性颅内压增高症状,昏迷程度较深,发病时血压增高,脑膜刺激征阳性,提示为脑出血;静态下发病,发病呈亚急性,昏迷程度较浅,血压增高不明显,特别是病前有短暂性脑缺血发作前驱症状者,多提示脑梗死。中青年有亚急性心内膜炎和心房纤颤而突然发病者,提示为脑栓塞。脑脊液检查特别是 CT 或磁共振检查,有定性和定位意义。

(2)蛛网膜下隙出血:除脑动脉硬化者外,发病年龄较轻,常在用力后突发头痛、呕吐,少数严重者可出现昏迷,脑膜刺激征明显,脑脊液呈血性。

(3)癫痫:阵挛-强直性癫痫发作后遗有昏迷,一般十几分钟至数十分钟内逐渐清醒。癫痫持续状态时的昏迷持续较久,可长达1～2周不恢复。

（4）颅内占位性病变：主要因进行性颅内压增高，特别是脑疝，使脑干受压、移位或缺血等引起。多有逐渐加重的头痛、头晕、呕吐、视物模糊、眼底视盘水肿（视神经乳头水肿）等表现；多起病缓慢，并有局限性神经定位体征。CT、磁共振、脑血管造影等有助于诊断。

（5）颅脑损伤：根据损伤程度，可有轻重不一、时间长短不同的昏迷。

2. 高热性昏迷

（1）中枢神经系统感染：常见于脑膜炎和乙型脑炎。①脑膜炎起病急，有高热、头痛、呕吐，脑膜刺激征阳性，脑脊液有蛋白，细胞数增多，可有脑神经损害等定位体征；②乙型脑炎常见于夏秋之交的流行季节，突然高热、头痛、呕吐，神经局限体征明显。

（2）散发性脑炎：主要为免疫机制障碍引起的脑部脱髓鞘性病变，部分患者以昏迷为主要临床表现。

（3）感染中毒性脑病：见于严重的脓毒血症、菌血症、中毒性肺炎、中毒性菌痢等。

（4）脑寄生虫病：如脑性疟疾等。

3. 肝性脑病（肝昏迷）　有长期肝硬化和慢性肝病史，常有消化道出血。多为感染、使用利尿药、放腹水过多、使用镇静药物或进食高蛋白饮食后引起昏迷。常有手扑翼样震颤及精神异常变化等前驱症状。检查可有黄疸、腹水、肝功能异常、血氨增高。

4. 糖尿病昏迷

（1）酮症酸中毒：多见于幼年型或重症糖尿病者，血糖多在 16.65mmol/L（300mg/dl）以上，血酮体强阳性，定量＞5mmol/L，CO_2 结合力降低。

（2）低血糖昏迷：见于胰岛细胞瘤、胰岛素注射过量、垂体或肾上腺皮质功能不全、甲状腺功能减退等。血糖＜2.77mmol/L（50mg/dl），昏迷前往往有饥饿、头晕、出汗、心慌、手抖、嗜睡、蒙眬等低血糖症状，注射葡萄糖溶液后可迅速苏醒，一般无其他症状和体征。

(3)糖尿病高渗性昏迷:见于 60 岁以上轻型糖尿病和少数幼年型患者,血糖 > 33.3mmol/L(600mg/dl),血浆渗透压 > 350mmol/L,常与脱水有关。

(4)乳酸性酸中毒:主要见于缺氧和休克状态,服用双胍类降糖药(如苯乙双胍),伴有肝肾功能低下、急性感染患者,血乳酸 > 5mmol/L,血 pH < 7.0,并有相关症状和体征。

5. **尿毒症**　有慢性肾脏病史,昏迷前有食欲减退,恶心、呕吐、腹泻等,尿少、比重低,多数有高血压病史。

6. **内分泌疾病**　甲状腺功能亢进危象、黏液性水肿、垂体危象、肾上腺皮质功能衰竭等可引起昏迷。

7. **缺氧性脑病昏迷**

(1)肺性脑病:有慢性支气管炎及阻塞性肺气肿病史,继发肺部感染,致低氧和二氧化碳潴留,引起昏迷。

(2)心源性疾病:由冠心病、心肌病、药物引起高度房室传导阻滞或阵发性心动过速而致急性心源性脑缺氧。

8. **药物及化学品中毒昏迷**　如有机磷、一氧化碳、乙醇、巴比妥类、颠茄类、氯丙嗪类中毒等引起。

9. **其他原因昏迷**　中暑、触电、淹溺、自缢等。

【治疗措施】

(1)针对不同病因积极治疗,是治疗昏迷的根本措施。

(2)密切观察意识、血压、脉搏、呼吸、体温等生命体征,注意观察瞳孔、肢体活动、血象、电解质、血气分析等,并记录出入量。

(3)保持呼吸道通畅。吸痰、吸氧,必要时气管插管或气管切开,人工辅助呼吸。

(4)维持营养及水、电解质平衡。静脉补液或鼻饲补充水分和营养,维持水、电解质平衡。

(5)促进脑代谢和维持脑功能。使用辅酶 A、三磷腺苷(ATP)、1,6-二磷酸果糖、胞磷胆碱、氨酪酸、肌苷等。

（6）促进苏醒药物。常用药如纳洛酮、胞二磷胆碱、脑活素、甲氯芬酯、克脑迷及中药醒脑静、安宫牛黄丸等。

（7）高压氧治疗。能提高脑血管含氧量及储氧量，有利于治疗和预防脑水肿，降低颅内压，特别是一氧化碳中毒、缺血性脑血管病、中毒性脑病等。

（8）加强护理。保温、防止压疮和肺部感染。昏迷时留置导管及时冲洗膀胱，加强口腔护理等。

（9）注意并发休克、肝肾功能衰竭和呼吸衰竭的防治（参阅有关章节的治疗措施）。

六、高　　热

高热（hyperpyrexia）是指由各种原因引起的体温超过 39℃产生一系列临床表现的常见症状。高热反应是机体对致病因子（感染性和非感染性）的一种强烈保护性反应，但同时又会带来组织损伤。高热引起的惊厥，临床很常见，尤其是婴幼儿。

【诊断提示】

1. 病史特点

（1）起病急缓：如大叶性肺炎、疟疾、斑疹伤寒等起病急骤，体温于数小时内达高峰。而伤寒、结核病的体温为缓慢上升，数日内达高峰。

（2）发病的季节性：如流行性脑脊髓膜炎、回归热、斑疹伤寒流行于冬春季节；乙型脑炎、伤寒、钩端螺旋体病等则流行于夏秋季节。

2. 热型

（1）稽留热：持续高热于 39～40℃达数日或数周，24h 波动在 2℃之内，见于伤寒、斑疹伤寒、粟粒型肺结核、乙型脑炎、中枢性发热及大叶性肺炎等严重感染性疾病。

（2）弛张热：体温常在 39℃，24h 内波动超过 2℃，见于风湿热、败血症、结核病、严重化脓性感染、恶性网状细胞病等。

(3)间歇热:体温上升可达 39℃ 以上,持续数小时或更长,然后下降至正常,经数小时或数日后又升高,如此反复发作,见于疟疾、回归热、严重肾盂肾炎、胆管感染伴结石梗阻、霍奇金病或淋巴瘤等。

(4)波浪热:体温逐渐上升,数日后又逐渐降至低热或正常,再数日后又逐渐上升,如此反复多次,见于布氏杆菌病、恶性淋巴瘤、回归热、脂膜炎等。

(5)消耗热:体温波动范围较大,24h 内变化在 3～5℃,见于脓毒血症、菌血症、重度肺结核等。

(6)双峰热:体温曲线每天有两个高峰出现,见于黑热病、恶性疟疾、大肠埃希菌败血症、铜绿假单胞菌败血症等。

(7)颠倒热(逆行热):早晨体温高于晚间体温,见于脓毒血症等。

(8)不规则热:1d 体温上下波动 1～3℃,无一定规律性,见于流感、风湿热等。

3. 伴随症状

(1)伴有寒战时,多见于脓毒血症、菌血症、大叶性肺炎、急性胆道感染、急性肾盂肾炎、疟疾、流脑等。而伤寒、结核、风湿热、病毒感染,多无寒战。

(2)伴有皮疹:某些传染病(如猩红热、麻疹、风疹、伤寒、斑疹伤寒等)、结缔组织疾病(如急性播散性红斑狼疮、急性皮肌炎等)、变态反应性与过敏性疾病(如风湿热、血清病、药物热、变态反应性亚败血症等)及血液病(如急性白血病、霍奇金病、恶性网状细胞病等),发热时常伴有皮疹,可根据皮疹的类型、出疹部位及其顺序等特点,加以鉴别。

(3)伴有咳嗽、咳痰、呼吸困难等,多见于呼吸道感染性疾病。

(4)伴有厌食、恶心、呕吐、腹痛、腹泻、黄疸等消化道症状,应考虑肝胆系感染、急性胰腺炎、胃肠炎和菌痢等。

(5)伴心悸、心前区痛、呼吸困难,应注意风湿热、心肌炎、亚急性细菌性心内膜炎、急性心包炎等。

(6)伴有剧烈头痛、呕吐、意识障碍,应考虑流脑、乙型脑炎及颅内感染等。

(7)伴有腰痛、尿频、尿急者,多系尿路感染。

(8)伴有肌肉与关节疼痛,一般没有特殊诊断意义,但如腓肠肌剧烈疼痛,常提示钩端螺旋体病。风湿热、系统性红斑狼疮、皮肌炎等结缔组织病也多有肌肉、关节疼痛。

(9)伴有皮肤及黏膜出血常提示重症感染、血液病及某些传染病如流行性出血热、猩红热、登革热、重症肝炎等。

4. 体检所见

(1)有出血倾向:如出血性皮疹或内脏出血等,应考虑血液病和流行性出血热、钩端螺旋体病、炭疽、鼠疫等传染病。

(2)淋巴结肿大:局部淋巴结肿大且有压痛,多为附近组织的急性感染;肿大而无压痛可能为恶性肿瘤转移或淋巴结结核,全身淋巴结肿大不伴压痛,提示结核、急性淋巴细胞性白血病、恶性肿瘤等。

(3)肝脾大及其叩痛:常见于肝炎、脓毒血症、菌血症、伤寒、疟疾、传染性单核细胞增多症、血吸虫病、白血病、恶性网状细胞病等;单纯脾大多见于脾脓肿、脾梗死、淋巴瘤、红细胞增多症等。

(4)发热伴有脑膜刺激征、病理反射,应考虑颅内血肿、颅内感染、蛛网膜下隙出血或脑膜炎。

5. 辅助检查

(1)实验室检查

①白细胞计数增高常见于细菌性特别是化脓性细菌感染、白血病等。白细胞计数正常或减少多见于病毒感染、伤寒、布氏杆菌病、疟疾、黑热病等。老年人和反应能力差者,细菌性感染时,白细胞计数可正常或减少,但中性粒细胞仍增多且伴有中毒颗粒。幼稚细胞见于各种类型白血病,异型单核细胞与淋巴细胞增多见于传染性单核细胞增多症。

②血液、骨髓穿刺液、脑脊液的病原体检查和血清学检查,有助于疟疾、黑热病、伤寒、副伤寒、斑疹伤寒、流脑等疾病的诊断。

(2)X线检查对胸腹部病变及膈下感染,超声心动图对心包、心瓣膜病变及 B 超对肝、脾、肾、胆、胰腺疾病的诊断,都有重要价值,必要时结合 CT、ECT、MRI 的检查,可提高诊断阳性率,减少误诊率。

6.诊断性治疗　对一时难以明确病因而其临床表现又极相似于某病之高热者,在对症处理的同时,给予试验性治疗(如奎宁治疗疟疾、甲硝唑治疗阿米巴病等),根据其疗效可排除或确诊某些疾病。

【治疗措施】　尽快明确诊断,按病因治疗。同时注意对症处理。

(1)物理降温:头部冷敷;用温水或 25%～30%乙醇擦澡;过高热者,可于颈侧、腋下、腹股沟处放置冰袋或用冰水灌肠。在未明确诊断之前,应尽量避免使用降温药物。

(2)镇静:非安眠类药物所致高热、烦躁不安时,可用地西泮 10～20mg,肌内或静脉注射,或用苯巴比妥钠 0.1g 肌内注射。仍有惊厥、抽搐时,可考虑冬眠疗法。氯丙嗪 25mg 加入 5%葡萄糖溶液 250ml 中静脉滴注,或氯丙嗪和异丙嗪各 25mg 加入 5%葡萄糖溶液 100～200ml 中静脉滴注。

(3)有脱水者,应及时补液并注意电解质和酸碱平衡(参阅有关章节)。

(4)明确诊断后,药物降温可选用安痛定 2ml 肌注或复方阿司匹林、吲哚美辛、布洛芬等口服。

(5)体温在 38℃以下时,一般不用降温药和物理降温,以免降低发热保护反应。

(6)加强护理:对高热病人应加强护理,充分补充液体,给予清淡、易消化食物,注意补充维生素,卧床休息,加强生命体征监护。

七、惊　厥

惊厥(convulsions)是由多种病因引起的脑运动神经元异常放电,致使肌肉抽动,并常伴意识障碍的暂时性脑功能障碍的临床综合征。抽动多为全身性。4%～5%的小儿至少发生过 1 次惊厥,5 岁以下尤为多见。

【诊断提示】

1. 病因　注意有无发热、外伤史,家族癫痫史,季节特点及出生前和围生期病史,生长发育史,或误服毒物、药物史等;并了解惊厥发作的类型、持续时间、意识状态及伴随症状等。不同年龄惊厥的病因有所不同:①新生儿期:生后 3d 内常见产伤、窒息、低血糖、缺氧缺血性脑病、颅内出血、低钙血症;4d 后常见低钙血症、低血镁症、高胆红素血症、败血症、破伤风、颅脑畸形等。②婴儿期:以低钙血症、脑膜炎、高热惊厥、癫痫(婴儿痉挛症)、脑损伤后遗症、脑发育畸形等多见。③幼儿期:以高热惊厥、颅内感染、中毒性脑病、癫痫等多见。④学龄期:以癫痫、颅内感染、中毒性脑病、脑瘤、脑脱髓鞘病变多见。

2. 体格检查　除一般体格检查及呼吸、心率、心律、血压等生命体征外,应观察抽搐的形式及惊厥时的意识状态。还应注意皮肤有无出血点、皮疹及异常色素、感染灶等,以及神经系统体征、脑膜刺激征、颅内高压征、眼底改变、瞳孔变化等。

3. 实验室检查　除血、尿、便常规检查外,根据需要选择性地做肝肾功能、血生化、血糖、血培养、脑电图检查,必要时做诱发试验和 24h 动态脑电图和视频脑电图。疑颅内感染时查脑脊液,必要时做 X 线片、CT、MRI 检查。

【治疗措施】　小儿惊厥需紧急救治如下。

1. 惊厥发作时　头偏向一侧,保持呼吸道通畅,吸氧并备好气管插管;体温高者用退热药或物理降温,开辟静脉通道。

2. 抗惊厥治疗　地西泮 0.3～0.5mg/min 注射速度,一般

5mg/次,最大剂量 10mg,缓慢静注,1～3min 即可生效,必要时 15min 后重复 1 次。苯巴比妥 5～10mg/(kg·次),肌注,是长效止惊药物。苯妥英钠 1 次负荷量为 15～25mg/kg,溶于 0.9%生理盐水滴注。10%水合氯醛 30～40mg/(kg·次)口服或加等量生理盐水保留灌肠,作用快、时间长。硫喷妥钠:以上药物仍不能控制症状时应用,开始 25～100mg(4～5mg/kg)静脉缓注,然后滴注,速度 2mg/min,发作停止后减量。

3. 病因治疗 有些比较复杂的病因需在控制发作后再根据病史、体检及实验室检查结果加以分析判断,根据病因治疗。

4. 防惊厥复发治疗 惊厥控制后,短期内继续服用苯巴比妥 4～6mg/(kg·d)。代谢异常引起者,需纠正代谢紊乱。

5. 其他治疗 包括控制高热、防治脑水肿、纠正电解质紊乱、治疗感染性疾病等。

八、咳 嗽

咳嗽(cough)是一种保护性反射动作,能将呼吸道内分泌物或异物排出体外,另一方面,咳嗽也是呼吸系疾病的常见症状。呼吸道由于炎症、充血、水肿、淤血、理化因素及过敏因素的影响,引起咳嗽反射。咳嗽持久而频繁的发作,常提示呼吸系统严重病变。

【诊断提示】

1. 病因

(1)上呼吸道疾病:上呼吸道感染、咽炎、咽喉异物、喉炎、喉结核、喉肿瘤等。

(2)支气管疾病:支气管炎、支气管异物、支气管哮喘、支气管癌、支气管扩张、百日咳等。

(3)肺部疾病:各种类型肺炎、肺结核、肺癌、肺脓肿、肺水肿、肺吸虫、肺梗死、肺棘球蚴病、肺真菌病等。

(4)胸腔疾病:结核性胸膜炎、化脓性胸膜炎、纵隔肿瘤等。

(5)心脏病:心包炎、心包积液。二尖瓣狭窄或其他原因所致左心衰竭引起肺淤血或肺水肿时,因肺泡及支气管内有浆液性或血性渗出物,可引起咳嗽。

(6)吸入刺激性气体、灰尘、烟雾,过敏反应及神经因素亦可引起咳嗽。

2.伴随症状

(1)咳嗽与身体状况:健康状况良好的咳嗽,多见于慢性咽炎。频繁、较重的咳嗽常见于喉炎及急性支气管炎,也可见于支气管扩张。进行性消瘦的慢性咳嗽,多见于肺结核、肺部恶性肿瘤等。

(2)咳嗽的时间与节律:①晨间咳嗽,见于呼吸道慢性炎症及吸烟者;夜间咳嗽见于肺结核、百日咳及支气管淋巴结肿大;熟睡中突发吼喘样咳嗽,见于左心衰竭导致的肺水肿或支气管哮喘发作。②发作性咳嗽,见于支气管哮喘、百日咳、呼吸道异物、支气管淋巴结核、结核性肺脓肿穿破气管。

(3)咳嗽与体位:平卧时咳嗽、咳痰加重,见于慢性左心衰竭引起的肺淤血;体位改变时引起的咳嗽和痰量增多,见于肺脓肿和支气管扩张。

(4)咳嗽的性质:①急性刺激性干咳,多见于急性咽喉炎,急性支气管炎及吸入刺激性物质等;②伴咳痰多,见于支气管炎、支气管扩张、肺脓肿、空洞性肺结核、脓胸伴支气管胸膜瘘及左心衰竭等;③短促而小心的咳嗽,见于胸膜炎、大叶性肺炎;④咳声嘶哑,见于久咳、声带发炎与水肿,喉癌及转移性癌对气管、支气管和喉返神经的压迫;⑤咳嗽无力无声,见于声带水肿,喉返神经麻痹及极度衰弱的患者;⑥痉挛性咳后继以蝉鸣样吸气声,见于百日咳。

(5)痰量与性状:①少量灰白色黏液痰,见于上呼吸道感染、支气管炎、支气管哮喘、早期肺炎等;②大量黏液、浆液、脓性痰,并有分层现象,见于支气管扩张、肺脓肿或脓胸伴有支气管胸膜瘘;③咳痰带血,见于肺结核、大叶性肺炎、肺脓肿、肺吸虫、肺梗死、肺真菌病、支气管扩张、支气管内膜结核、支气管肺癌。

(6)其他伴随症状或体征:①伴有发热、胸痛,多见于胸膜炎、肺炎、自发性气胸、支气管肺癌、肺栓塞、大叶性肺炎、支原体肺炎、肺脓肿等。②伴有气急,多见于支气管哮喘、喘息性支气管炎、急性肺水肿等。③伴有呕吐,多见于百日咳及吸入异物等。④咳嗽伴呼吸困难,见于喉水肿、喉肿瘤、支气管哮喘、慢性阻塞性肺病、重症肺炎、肺结核、大量胸腔积液、气胸、肺淤血、肺水肿及气管或支气管异物。⑤咳嗽伴咯血,常见于支气管扩张、肺结核、肺脓肿、支气管肺癌、二尖瓣狭窄、支气管异物、肺含铁血黄素沉着症等。⑥咳嗽伴大量脓痰,常见于支气管扩张、肺脓肿、肺囊肿合并感染和支气管胸膜瘘。⑦咳嗽伴有哮鸣音,多见于支气管哮喘、慢性喘息性支气管炎、心源性哮喘、弥漫性及细支气管炎、气管与支气管异物等。⑧慢性咳嗽伴杵状指(趾),常见于支气管扩张、慢性肺脓肿、支气管肺癌和脓胸等。⑨伴颈部及锁骨上淋巴结肿大者,需注意肺结核、肺癌等。

3. 实验室及其他检查　根据病史症状及体检线索,有选择性地进行必要的辅助检查,以明确诊断。如血沉、血常规,痰的细菌、真菌、寄生虫和癌细胞检查;胸部 X 线透视、摄片、CT、食管钡剂检查、喉镜检查、支气管造影及纤维支气管镜检查,淋巴结及其他病灶组织的活检等。

【治疗措施】

1. 尽快确诊,按病因治疗　如抗感染、抗过敏、抗结核、抗肿瘤及戒烟、取异物等。

2. 对症处理　干咳者可用止咳药物如可待因等;痰多者不宜强行镇咳,而用祛痰药物或体位排痰;哮喘发作时可用氨茶碱、沙丁胺醇(舒喘灵)等支气管解痉药。呼吸困难、发绀时应吸氧、吸痰,必要时用呼吸中枢兴奋药。对重症衰弱的咳嗽患者,切忌滥用镇咳药物。

九、咯　血

咯血(hemoptysis)指喉及喉部以下的呼吸道(气管、支气管及肺组织)出血经口腔咯出,咯血量多少因病而异。痰中带血或 24h 咯血量在 100ml 以内为小量咯血;咯血量在 100～500ml 为中等量咯血;＞500ml/d 或一次咯血＞100ml 者为大量咯血。虽然咯血引起的出血性休克少见,但即使是中等量咯血,也有引起窒息的危险。

【诊断提示】

1. 病因

(1)呼吸系统疾病:常见于肺结核、支气管扩张及肺癌;其次为肺炎、肺脓肿、慢性支气管炎及肺部外伤;少见于肺寄生虫病、肺淤血、肺栓塞等。

(2)心肺疾病:常见于二尖瓣狭窄、急性肺水肿、肺梗死等。

(3)全身性疾病:急性传染病、血液病、结缔组织病、系统性血管炎等。

2. 与呕血鉴别　先排除口腔、咽喉、鼻腔的出血,再按表 4-2 进行鉴别。

表 4-2　咯血与呕血的鉴别

鉴别要点	咯　血	呕　血
出血方式	咳出	随呕吐而出,可为喷射状
血色	鲜血,常有泡沫	暗红,不带泡沫,有时为鲜红色或呈咖啡渣样
混有物	痰液、泡沫	食物残渣、胃液
前驱症状	常有喉痒、咽部不适	常有恶心、上腹部不适、呕吐
粪便颜色	正常	黑粪
病史	有呼吸系统或心脏病史	有胃病或肝病史
痰色	少量血痰持续数天	无血痰

3. 伴随症状

(1)咯血量大而全身情况较好,多见于支气管扩张,全身情况较差者,多见于慢性纤维空洞型肺结核。

(2)青壮年咯血者,多见于肺结核和支气管扩张、二尖瓣狭窄;中老年咯血者,有长期吸烟史,应考虑肺癌的可能性;儿童慢性咳嗽伴少量咯血与低色素贫血,须注意特发性含铁血黄素沉着症的可能性。

(3)伴发热,见于肺结核、肺炎、肺脓肿或肺型钩端螺旋体病,流行性出血热等。

(4)反复小量咯血,伴阵发性剧咳、喘鸣或呼吸困难的青壮年,考虑支气管内膜结核。

(5)铁锈色痰,多见于大叶性肺炎;果酱样痰见于肺吸虫病;巧克力色带腥臭味痰,见于阿米巴肺脓肿或阿米巴肝脓肿破入支气管。砖红色胶冻样痰见于典型的肺炎克雷伯杆菌肺炎。粉红色泡沫样痰见于左心衰竭伴肺水肿,脓臭痰见于肺化脓症或支气管扩张合并感染。

(6)咯血伴有出血倾向者,考虑血小板减少性紫癜、白血病等。

(7)间歇性咯血,伴有呼吸困难与胸痛,以及有蛋白尿、血尿和管型尿乃至迅速出现尿毒症的表现,应考虑为肺出血-肾炎综合征。

(8)成年女性发生与月经期相应的周期性咯血,应考虑为"替代性月经"。

(9)伴胸痛,多见于肺炎、肺结核、肺栓塞、支气管肺癌等。

(10)伴呛咳,多见于支气管肺癌、支原体肺炎等。

【治疗措施】

1. 小量咯血 卧床休息、严密观察,进温凉易于消化的食物。口服或肌注止血药(卡巴克洛、维生素 K_1 或维生素 K_4,云南白药等)。

2. 大(中)量咯血

（1）保持呼吸道通畅：患者取俯卧位，头放低，面部向下，同时用手或吸引器除去口咽鼻部积血，以防吸入性肺炎或血液阻塞气管而窒息。必要时行气管内插管或气管切开。

（2）垂体后叶素：能使肺血管收缩和肺循环压力降低，促进血管破裂处血栓形成而达到止血目的。用 5～10U 加入 5％葡萄糖液 40ml 中静脉注射，继用 10～20U 加入 5％葡萄糖液中 500ml 静脉滴注。但本药禁用于高血压、冠心病、心力衰竭、肺源性心脏病及妊娠患者。

（3）普鲁卡因：能扩张血管，降低肺循环压力而止血，尤其对忌用垂体后叶素者可选用，150～300mg 加入 5％葡萄糖液 500ml 中静脉滴注，使用前应做皮试。亦可用扩血管药酚妥拉明 10～20mg 加入 5％葡萄糖液 250ml 中静脉滴注，可连用 5～7d，大咯血患者可先静推 5～10mg。

（4）鱼精蛋白：为肝素拮抗药，使肝素迅速失效而加速凝血过程，常用 50～100mg 加 25％葡萄糖液 40ml 中静脉注射，1～2 次/d，连续应用不超过 3d。

（5）抗纤维蛋白溶解剂：抑制蛋白溶酶原的激活因子，使其不能激活纤维蛋白溶酶而止血。还可用氨基己酸或氨甲苯酸等。

（6）输血：大咯血出现血容量不足（如收缩压＜100mmHg）时，宜少量、多次输新鲜血（100～200ml/次）以补充血容量和凝血因子。

（7）尽快确诊按病因治疗。

（8）其他对症治疗。

十、胸　　痛

胸痛（chest pain）是胸壁、胸腔内器官或邻近组织的病变刺激胸部或其相关的感觉神经引起的痛觉。其疼痛的部位与病变部位大都一致，但内脏病变（如心肌梗死、急性阑尾炎）常产生放射性痛或转移性痛，诊断时应予注意。

【诊断提示】

1. 病因

(1)胸壁疾病：常见于急性皮炎、带状疱疹、肋间神经炎、肋软骨炎；其他见于皮下蜂窝织炎、脊柱结核、流行性肌炎、肋骨骨折。

(2)呼吸系统疾病：常见于胸膜炎、自发性气胸、胸膜粘连、肺炎、肺及胸膜肿瘤。

(3)心血管疾病：常见于冠心病(心绞痛、心肌梗死)、心包炎、心肌炎、肺梗死、夹层动脉瘤、心肌病、二尖瓣或主动脉瓣病变等。

(4)其他：食管炎、食管癌、纵隔炎、肺气肿、肿瘤、膈下脓肿、膈胸膜炎、肝脓肿、过度通气综合征、痛风等。

2. 鉴别诊断

(1)胸壁病变所致胸痛的共同特点是：胸痛常固定于病变所在部位，局部常有明显压痛点，胸廓活动时(咳嗽、深呼吸、举臂)疼痛加剧。

①皮肤肌肉病变：皮肤及皮下组织炎症时，局部有红、肿、热、痛及压痛，胸背肌肉局部损伤或因慢性剧烈咳嗽引起胸肌及肋间肌劳损的疼痛，有相关病史和局限性压痛。

②肋骨病变：常见于肋软骨炎，疼痛多位于第1、第2肋软骨处见单个或多个隆起，呈针刺样或持续隐痛，局部稍隆起并有压痛。肋骨挫伤、骨折，其疼痛和压痛均限于肋骨本身。

③肋间神经病变：由病毒所引起的神经炎如流行性胸痛，可同时伴有畏寒、发热、头痛等，带状疱疹胸痛有典型的沿肋间神经分布且不超过中线的丘疹水疱。由于脊髓、脊柱病变引起神经根刺激的胸痛，其疼痛范围也都局限于病变肋间神经分布范围，呈刺痛、烧灼样痛，甚至刀割样痛。

(2)呼吸系统疾病所致胸痛的共同特点是：胸壁局部无压痛；多伴有咳嗽或咳痰；咳嗽和深呼吸可使疼痛加剧；伴随呼吸系统原发病的症状及体征；胸片及体检可发现病变。

①胸膜炎为刺痛或刀割样痛(主要为干性胸膜炎阶段)，以腋

下及季肋部显著,常有胸膜摩擦音。膈胸膜炎的下胸疼痛常向肩部、心前区或腹部放射,并伴有腹壁紧张和压痛而易误为腹部疾病(急腹症)。胸膜原发性或转移癌为日夜持续性钝痛,难以忍受。

②自发性气胸常突然以一侧剧烈胸痛起病,持续时间短,有呼吸困难及气胸的体征。

(3)心血管疾病所致胸痛的共同点是:胸壁局部无压痛,胸痛多位于胸骨后或心前区,少数在剑突下,并向左肩及左臂内侧放射。常因体力活动或情绪波动而诱发或加剧。

①心绞痛:多为沉闷的胸骨后压榨性疼痛,持续时间短暂,一般 1～2min,极少超过 15min,经休息或舌下含硝酸甘油片后迅速缓解。

②急性心肌梗死:疼痛持续较久,数小时至数日,疼痛位于胸骨后或心前区,也可在上腹部或背部,严重者常伴休克、心律失常和心力衰竭等症状,多数心电图检查可证实。心肌酶学检查有助于诊断。

③急性心包炎:可呈持续性或间歇性疼痛,伴有发热。早期局部有心包摩擦音,心电图示多数导联 ST 段上升,但无病理性 Q 波。中、晚期超声检查示心包积液。

(4)纵隔及食管病变所致胸痛的共同特点是:疼痛常位于胸骨后,呈饱胀样和烧灼样疼痛,多数伴有反酸及嗳气,吞咽时疼痛加剧,有的伴有吞咽困难。

①急性纵隔炎:大多为化脓性,多由纵隔或邻近器官外伤后感染引起。除胸骨后痛外,常伴有寒战、高热、白细胞增多,X 线检查示纵隔增宽或兼有纵隔气肿等。

②纵隔肿瘤:压迫神经、胸椎或肋骨时可引起持续性疼痛,常伴有呼吸困难、咳嗽、声音嘶哑、吞咽困难及上腔静脉阻塞综合征等压迫症状。

③食管疾病:如反流性食管炎、食管裂孔疝、弥漫性食管痉挛、食管肿瘤等均可引起胸骨后痛,吞咽时加剧并有吞咽困难。

【治疗措施】

(1)尽快确诊,按病因治疗。

(2)镇痛药:一般肌肉、神经、胸膜等疼痛可酌情选用索米痛片、阿司匹林、吲哚美辛(消炎痛)或可待因等。

(3)肋间疼痛或外伤引起的局部疼痛可用局部封闭(1%普鲁卡因 5~10ml),或肋间神经阻滞麻醉。

(4)心绞痛发作时,应立即休息,硝酸甘油 0.3~0.6mg,或硝酸异山梨酯 10mg 或硝苯地平 10mg,舌下含化;心肌梗死等剧烈胸痛,可用吗啡 5~10mg 和(或)哌替啶 50~100mg 肌注。

(5)肋骨骨折,可用 5~10cm 宽的胶布固定,注意两端应超过中线,上下应超过伤病处,以限制肋骨及肋间肌的活动,减轻疼痛。

十一、呼 吸 困 难

呼吸困难(dyspnea)是指患者主观感觉空气不足、呼吸费力,而客观表现呼吸频率、深度和节律的异常,重者呼吸肌与辅助呼吸肌均参与呼吸运动或伴有鼻翼扇动、张口呼吸、端坐呼吸,甚至发绀等。

【诊断提示】

1. 病因

(1)肺源性呼吸困难:临床常分三种类型。

①吸气性呼吸困难:由于喉、气管、大支气管的炎症、水肿、肿瘤或异物等所引起的气道狭窄或梗阻所致。其特点是吸气显著困难,严重者呼吸肌极度紧张,胸骨上窝、锁骨上窝、肋间隙在吸气时明显下陷(称为"三凹"征),常伴干咳及吸气性喘鸣。

②呼气性呼吸困难:由于肺组织弹性减弱和小支气管痉挛狭窄所致,见于慢性阻塞性肺气肿、支气管哮喘、痉挛性支气管炎等,其特点为呼气费力、延长而缓慢,常伴有哮鸣音或其他干啰音。

③混合性呼吸困难:由于广泛性肺部病变使呼吸面积减少而影响换气功能所致,见于重症肺炎、广泛性肺纤维化、大面积肺不

张、大量胸腔积液或气胸等。其特点为吸气与呼气均感费力,呼吸浅而快,常伴有呼吸音减弱、消失和病理性呼吸音等。

(2)心源性呼吸困难:由于左、右心或全心功能不全所引起,其特点为活动时发生或加重,休息时缓解或减轻,仰卧时加重,坐位时减轻,故患者常取端坐呼吸体位或半坐位。急性左心功能不全发作时,患者在睡中突感气急而憋醒,被迫坐起,轻者数分至数十分钟后症状消失,重者可有气喘、哮鸣音、发绀、双肺底部可出现中、小湿啰音。心率加快,咳粉红色泡沫痰,这种阵发性呼吸困难又称为"心源性哮喘",可见于高血压性心脏病、冠状动脉硬化性心脏病等。

(3)中毒性呼吸困难:尿毒症或糖尿病酮症酸中毒时,由于血中酸性代谢产物强烈刺激呼吸中枢引起呼吸困难,使呼吸深大,称酸中毒性深大呼吸。吗啡、巴比妥类等呼吸抑制药急性中毒时,由于呼吸中枢受到抑制,使呼吸缓慢或呈潮式呼吸。

(4)血源性呼吸困难:重度贫血、高铁血红蛋白血症或一氧化碳中毒时,由于红细胞携氧量减少、血含氧量降低,可引起呼吸浅表伴心率加快,尤以活动后加剧;大出血或休克时因缺血及血压下降,刺激呼吸中枢也可出现呼吸困难。

(5)神经精神性呼吸困难:由于呼吸中枢受增高的颅内压和供血减少的刺激,使呼吸变为慢而深,并常伴有呼吸节律的改变如双吸气(抽泣样呼吸)、呼吸遏制(吸气突然停止等),见于重症脑部疾病(脑炎、脑血管意外、脑肿瘤)等。另外癔症也可有呼吸困难发作,表现为呼吸显著频速、表浅,因呼吸性碱中毒常伴有手足搐搦症。

2. 伴随症状

(1)起病急:呼吸困难突然发作,在小儿应注意有无异物吸入;成人应考虑有否气胸;发作性呼吸困难多为支气管哮喘或心源性哮喘。

(2)伴有高热、胸痛,多见于大叶性肺炎、肺脓肿、肺结核、胸膜炎、心包炎等。

(3)伴气喘、发绀、咳嗽、咳粉红色泡沫痰,见于急性左心衰竭。

(4)伴有端坐呼吸、心悸,见于心包积液、动力不足性心力衰竭或充血性心力衰竭等。

(5)伴有意识障碍,见于重症脑病、糖尿病昏迷、药物中毒、休克型肺炎等。

(6)伴有颈部与胸壁静脉曲张,提示上腔静脉压迫症,多见于支气管肺癌、纵隔肿瘤等。

(7)发作性呼吸困难:呼吸浅表、频速,既往有类似病史,经详细检查确无器质性病变者可考虑癔症。

(8)发生于产妇破水后不久,伴有发绀、抽搐或休克昏迷等,应考虑肺羊水栓塞症。

【治疗措施】

(1)尽快确诊,按病因治疗。

(2)保持呼吸道通畅,清除口鼻咽部积物,喉与气道阻塞时及时气管切开。

(3)应用抗生素类药物,控制支气管黏膜及肺部炎症。

(4)有心功能不全时,可给予毛花苷 C(西地兰)0.2～0.4mg加入 5‰葡萄糖溶液 20ml 中静脉缓注,或加用快速利尿药,静滴酚妥拉明以降低肺循环阻力。

(5)胸腔积液、气胸者可穿刺抽液、抽气;张力性气胸进行胸腔插管闭式引流。

(6)呼吸中枢抑制者,选用呼吸兴奋药,如尼可刹米 0.25～0.375g,肌注或静注。

(7)哮喘发作时可用抗组胺药及支气管解痉药治疗,严重者可用糖皮质激素治疗。

(8)参阅有关疾病的治疗措施。

十二、呕　　吐

呕吐(vomiting)是指通过胃的强烈收缩迫使胃内容物不自主地经贲门和食管由口腔冲出的一种复杂的反射动作。大多数患者呕吐之前有恶心、烦躁、上腹部不适表现,少数患者呕吐之前无恶心,而呈喷射性发作,如中枢性呕吐。严重的呕吐常伴有皮肤苍白、出汗、流涎,并可引起脱水、电解质紊乱。

【诊断提示】

1. 年龄与性别　小儿呕吐可能为先天性幽门肥厚梗阻;青壮年呕吐多见于急性胃炎、阑尾炎、肠梗阻;青年妇女不明原因呕吐应考虑妊娠反应;老年呕吐应注意胃癌及胃肠道功能紊乱。

2. 呕吐时间　晨间呕吐,除早孕反应外,也见于尿毒症和慢性酸中毒;食后即吐,见于消化道炎症或痉挛性病变;食后数小时或夜间呕吐,多为幽门梗阻。

3. 呕吐物的性状　呕吐物呈腐酵气味,见于幽门梗阻;呕吐物带血,可能系消化性溃疡、食管下段静脉曲张、胃癌等;呕吐物为黄色味苦的胆汁,可见于十二指肠梗阻与胆管疾病;呕吐物有粪臭味,多为小肠梗阻或麻痹性肠梗阻等。

4. 呕吐特点　反射性呕吐一般先有明显恶心,而后呕吐;神经性呕吐多与精神因素有关,轻微恶心,呕吐毫不费力;中枢性呕吐者恶心缺如,呕吐呈喷射状,且吐后不感轻松,常见于恶性高血压、颅内占位性病变、脑炎、脑出血及多种原因引起的脑水肿等。

5. 伴随症状与体征

(1)伴眩晕、眼球震颤:见于前庭器官疾病。

(2)伴剧烈头痛:可见于颅内高压症、蛛网膜下隙出血、偏头痛、青光眼等。

(3)伴剧烈腹痛常见于急腹症;伴有腹泻常见于急性胃肠炎或某些药物中毒。

(4)伴黄疸多见于急性黄疸型肝炎或胆管感染等。

(5)伴有意识障碍见于颅内器质性疾病、尿毒症、肝性脑病、糖尿病酮症酸中毒等。

【治疗措施】

(1)尽快确诊,按病因治疗。

(2)为控制症状、防治并发症,对重症病例可酌情应用下列对症治疗方法:①选用甲氧氯普胺(胃复安)、多潘立酮(吗丁啉)、氯丙嗪、苯海拉明、维生素 B_6 口服或肌注。②对神经性呕吐者可用多塞平(多虑平)25～50mg,3 次/d;阿米替林 25mg,2～4 次/d。③针刺,主穴内关,备穴为中脘、足三里、合谷、太冲、胃俞。④中药藿香、半夏为主辨证施治。⑤呕吐剧烈者应暂时禁饮食,并予补液,维持水、电解质平衡(参阅重症急救篇)。

十三、慢 性 腹 泻

慢性腹泻(chronic diarrhea)是指排便次数增多,每日 3 次以上且粪质稀薄或带脓血,排便量增加,症状持续或反复发作超过 2 个月以上的症候群。消化系统和全身性疾病均可引起。

【诊断提示】

1. 病因

(1)肿瘤:常见的有结肠癌,其次为胰腺癌、胃泌素瘤,肠息肉也可出现黏液样腹泻和便血。

(2)细菌性感染:慢性菌痢、肠结核等均可引起慢性腹泻。

(3)寄生虫病:如钩虫病、姜片虫病、梨形鞭毛虫病、慢性阿米巴病和慢性血吸虫病等。

(4)小肠吸收不良综合征。

(5)炎症性肠病:如克罗恩病(克隆病)、非特异性溃疡型结肠炎。

(6)菌群失调:有长期使用广谱抗生素史,营养不良和维生素缺乏等病史。

(7)慢性肝胆疾病及慢性胰腺疾病:由于胆酸和胰酶(胰脂肪

酶)分泌减少,使脂类乳化与脂肪分解发生障碍引起腹泻。

(8)肠易激综合征:患者因饮食不当、受凉或情绪改变等因素均可引起腹泻,伴有腹痛,大便呈烂便,可有黏液,常与便秘交替发生。患者多有神经衰弱症状,需经各种检查除外器质性病变。

(9)胃肠道外的病因:甲亢、糖尿病、肾上腺皮质功能减退、尿毒症及某些药物等均可引起慢性腹泻,但各有其临床特点。

2. 伴随症状

(1)腹泻与便秘交替出现,可见于结肠癌、肠结核、肠易激综合征等结肠病变。

(2)伴发热,多见于肠结核、炎症性肠病、小肠恶性淋巴瘤等。

(3)伴消瘦者,提示恶性肿瘤、小肠吸收不良综合征、胰腺疾病、肝胆疾病等。

(4)伴有腹部肿块,应根据其部位和特征进行分析。如肿块位于左下腹,除外粪块,应考虑结肠癌。位于右下腹,需考虑右侧结肠癌、增生性肠结核,妇女应考虑卵巢肿瘤。

3. 辅助检查

(1)实验室检查:粪便检查应取新鲜标本且需反复检查。大便镜检有红白细胞、吞噬细胞、阿米巴滋养体(或包囊)、虫卵等对诊断有重要价值。大便培养有致病菌,可以确定病因。

(2)X线、内镜检查及活检,有助于明确病变性质及病变部位。

(3)血常规和生化检查:可了解有无贫血、白细胞增多和糖尿病、尿毒症等,以及了解水电解质和酸碱平衡情况。

【治疗措施】

(1)尽快确诊,按病因治疗。

(2)对症治疗,主要是适当休息,进易消化食物。腹痛伴便次数多者酌情用解痉止泻药物,如颠茄酊、阿托品、次碳酸铋、复方苯乙哌啶、洛哌丁胺等。对脱水患者,应注意补充液体,维持水、电解质平衡(参阅重症急救篇)。

十四、上消化道出血

上消化道出血(upper gastrointestinal bleeding)是指发生在食管、胃、十二指肠及胰腺、胆道的出血。胃-空肠吻合术后的空肠病变出血也属上消化道出血。急性大量出血严重威胁患者生命，应迅速确定出血部位、原因并及时止血，对预后有重要意义。

【诊断提示】

1. 病因

(1)上消化道疾病

①食管疾病：各种原因所致的肝硬化、肝内型或肝外型门静脉高压症引起的食管与胃底静脉曲张破裂最常见，其次为食管的炎症、溃疡、癌瘤及食管贲门黏膜撕裂症等。

②胃及十二指肠疾病：溃疡、炎症、肿瘤、胃黏膜脱垂、胃动脉硬化、残胃胃炎、吻合口溃疡等。

③胆管、胰腺疾病：如胆管感染、蛔虫、结石、肿瘤及创伤等，以及胰腺恶性肿瘤及急性胰腺炎。

④药物和酒精：常见为糖皮质激素、水杨酸制剂、萝芙木制剂、抗生素和大量饮酒等。

(2)全身性疾病

①血液病：如白血病、再生障碍性贫血、血友病、血小板减少性紫癜、弥散性血管内凝血(DIC)、过敏性紫癜、霍奇金病、遗传性毛细血管扩张症等。

②心脑血管疾病：如重症充血性心衰、腹主动脉瘤向肠腔穿破、胃肠道血管瘤、脑出血及遗传性出血性毛细血管扩张症。

③急性感染：如败血症、重症肝炎、流行性出血热、钩端螺旋体病。

④结缔组织疾病，如坏死性动脉炎、血管炎、系统性红斑狼疮等。

⑤其他：大面积烧伤、创伤、颅脑手术、颅脑外伤、严重脏器功

能不全、感染、癌症、休克、应激性溃疡和尿毒症等。

2. 临床表现

(1)呕血与黑粪:一般而言,幽门以上出血常出现呕血并伴有黑粪,而幽门以下出血则主要表现为黑粪。呕血必有黑粪,而黑粪不一定有呕血。如幽门以下部位出血量多,反流入胃,也可引起呕血。若出血量大,速度快,在胃内停留时间短,则呕出呈鲜红色或暗红色血液。反之,由于胃酸的作用,则呕出呈咖啡色或棕黑色血液。上消化道出血时粪便的颜色,主要取决于出血量及在肠道停留的时间,其次是出血位置的高低。若出血量大,速度快,位置低,肠蠕动强,粪便在肠道中停留时间短,大便呈鲜红色。反之,出血量小,速度慢,位置高,在肠道中停留时间长,表现为柏油样黑粪。有时低位小肠或回盲部出血量少,在肠内停留时间长,粪便亦可呈黑色,但一般不呈柏油状,勿误以为上消化道出血。

(2)失血性周围循环衰竭:当出血量较大,速度较快,循环血容量迅速减少时,可导致心排血量明显降低,造成心、脑、肾等组织血液灌注不足和细胞缺氧。患者有乏力、头昏、心悸、烦躁、恶心、口渴、尿少、皮肤苍白、四肢远端湿冷、出冷汗、脉搏细数和血压下降等失血性休克表现。少量出血或中量缓慢出血时可无明显症状或仅有头昏。

(3)氮质血症:由于消化道内血液蛋白的代谢产物在肠道吸收,使血中氮质升高,同时由于周围循环衰竭造成肾血流量减少,肾排泄功能降低,致使氮质潴留。严重而持久的休克造成肾小管坏死,或失血加重了原有肾病的肾脏损害,也可导致氮质血症。患者表现乏力、厌食、恶心、呕吐、尿少和尿闭。

(4)发热:上消化道出血后发热的原因可能是由于分解蛋白的吸收、贫血等因素导致体温调节中枢的功能障碍。大量出血后,多数患者在 24h 内出现低热,一般不超过 38.5℃,可持续 3～5d,随后可自行降至正常。

(5)失血性贫血:急性大量失血后,早期(10h 内)由于有血管及脾脏代偿性收缩,血细胞比容(红细胞压积)和血红蛋白量可无变化。随后由于机体生理性调节,血液渐被稀释,而有贫血表现。

3. 伴随症状

(1)伴黄疸:多见于肝硬化、脾功能亢进、出血性胆管炎、重症肝炎及壶腹癌等。

(2)伴肝掌、蜘蛛痣和腹壁静脉怒张:提示肝硬化致食管及胃底静脉破裂出血等。

(3)伴皮肤黏膜出血:可见于血液病、败血症、钩端螺旋体病、重症肝炎及尿毒症等。

(4)伴消瘦、左锁骨上淋巴结肿大:需考虑胃癌、胰腺癌等。

4. 辅助检查

(1)对于诊断不明、出血不止的呕血患者,可做急诊纤维胃镜检查,其准确率可达 80%～94% 或以上且能指导治疗。内镜检查尚不能明确者,可行选择性血管造影检查,以明确出血部位。

(2)出血已停止、生命体征平稳的患者可行上消化道钡剂检查,一般在出血完全停止 3d 后谨慎进行。

(3)疑肝硬化、肝癌,可行超声波、体层 CT、核素扫描和甲胎球蛋白检查。

【治疗措施】

(1)绝对卧床休息及吸氧,严密观察出血量、血压、脉搏和尿量。大量出血者应暂禁食,宜放置胃管,少量出血患者可进食流质饮食。烦躁不安者,可用镇静药。

(2)止血:可选用下列方法:①去甲肾上腺素 4～8mg 加入生理盐水 100～200ml 口服或胃管内灌入,每半小时 1 次,3～4 次/d;②云南白药 0.5g,3 次/d,口服;③静脉或肌内注射止血药如氨基己酸、酚磺乙胺和维生素 K 等;④西咪替丁 0.6g/d 或奥美拉唑 40mg,溶于生理盐水或 5% 葡萄糖液 20ml 中,2 次/d,缓慢静脉滴注;⑤对食管、胃底静脉曲张破裂出血者,先用垂体后叶素 5～10U 加入 10% 葡萄糖溶液 20～40ml 中缓慢静注,后用 10～20U 加入

10％葡萄糖溶液 250～500ml 中静脉滴注。

(3)输血:出血量大者,应补充血容量。当收缩压低于 12kPa (90mmHg)时,应立即输全血。对肝硬化、血友病患者应输入新鲜全血。大量输注库存血时应注意预防高钾血症及肝性脑病。

(4)尽快确诊,按病因治疗。

(5)手术治疗:经内科积极治疗无效者,可考虑手术治疗。手术指征:①出血量多或重度休克或持久性休克,虽给予大量输血及其他急救措施,24～48h 后症状仍未改善者;②年龄超过 45 岁,有反复呕血史的溃疡病患者,经治疗 24h 后仍出血不止者;③溃疡病大出血合并幽门狭窄、穿孔等并发症者;④每 6 小时输血 400ml 仍不能维持血压者;⑤出血停止,住院期间又再度出血者。

十五、便　　血

便血(hemafecia)是指从肛门排出血液或带血的粪便。根据出血部位的高低、血液在肠腔停留时间的长短、出血量的多少及是否相伴于粪便或黏液之中,血便可呈不同的颜色,如鲜红、暗红或柏油样,可为全血,也可以是便中带血。

便血是消化道(特别是下消化道)疾病出血的主要症状,持续或大量的便血,常提示下消化道有严重的器质性损害,应及时检查和治疗。

【诊断提示】

1. 非消化道出血的血便

(1)口腔、鼻咽、支气管、肺等部位的出血,被吞咽后由肛门排出。

(2)食用过多的动物肉、肝脏、血液产品及口服铁剂、铋剂和某些中草药时,大便可呈黑色或暗褐色,但联苯胺试验(隐血试验)阴性。

(3)口服酚酞制剂时,大便有时呈鲜红色,不注意时易误诊为大量便血。

2. 便血情况

(1)便血的颜色:肛门、直肠或结肠出血,多为鲜血;小肠出血时,可呈柏油样便,但当出血量多、排出较快时则呈暗红色,甚至呈鲜红色或紫红色血块。

(2)便血量:少量便血多来源于直肠、乙状结肠或降结肠,如痔(内、外、混合痔)、结肠溃疡、息肉与癌,也见于肠套叠;大量便血应考虑上消化道出血、急性出血性坏死性肠炎、肠伤寒、肠结核、回肠远端憩室溃疡等。

(3)便血形态:粪便干燥、血液附于粪便表面,或排便后滴血,见于痔、直肠息肉和肛裂,也可见于直肠癌;血液与粪便混杂,伴有黏液者,应注意结肠癌、结肠息肉、慢性结肠炎;脓血便或黏液脓血便,见于痢疾、血吸虫病、慢性结肠炎、结肠结核等;排出物仅含黏液和血而不含粪便者,应考虑肠套叠。

3. 伴随症状

(1)有慢性周期性与规律性上腹痛史、出血前数日病情加剧者,可能为胃、十二指肠溃疡病。

(2)伴发热,可见于急性传染病、恶性肿瘤、急性出血性坏死性肠炎等。

(3)伴急性腹痛,多见于急性胆管炎、急性出血性坏死性肠炎、肠套叠等。尤其是老年心血管病患者,应考虑肠系膜血管栓塞。

(4)伴里急后重或坠胀感,脓血黏液便,大便次数增多。常见于急性细菌性痢疾、直肠炎和直肠癌。

(5)伴腹块或不全性肠梗阻,应考虑肿瘤、肠结核、肠套叠、克罗恩病(免疫性疾病)等。

4. 辅助检查

(1)大便检查:除常规检查外,尚应注意阿米巴滋养体、血吸虫卵、钩虫卵,大便培养可发现痢疾、伤寒杆菌。

(2)血液及骨髓检查:常规查白细胞、血红蛋白及血细胞比容;疑伤寒者做血、骨髓培养及肥达反应;疑血液病者做血小板计数、出血与凝血时间及凝血功能检查,必要时尚需做骨髓检查。

(3)内镜检查:行纤维结肠镜检查,并可取组织活检,有助于了解下消化道出血部位与病因。

(4)X线钡剂灌肠与胃肠钡剂检查:一般要求出血完全停止3d后进行,钡灌肠对结肠溃疡、憩室、直肠肿瘤等病变可显示相应征象。疑小肠病变者,可行 X 线钡剂检查。

(5)选择性动脉造影:虽经多方检查仍原因不明者,可行此项检查,以确定出血部位。血管造影约有 2/3 的病例可显示肠出血来源。

(6)放射性核素检查:在^{99m}Tc 静脉注射后,因血液自破损血管流入相应的病变部位而显示出血病灶。

【治疗措施】

(1)尽快确诊,按病因治疗。

(2)食用少渣而易消化的半流质或流质饮食。

(3)便血量大者,应予输血补液。

(4)酌情选用止血药。

(5)经内科保守治疗仍出血不止,危及生命者,无论出血病变是否确诊,均应考虑手术治疗。

十六、肝　　大

正常成人的肝脏上界一般在右侧锁骨中线第 5 肋间,肝下缘于肋缘下不易触及,在剑突下不超过脐与剑突基底连线中点。瘦长体型腹壁松弛者或深吸气时在右肋缘下 1～2cm 处可触及,其质地柔软、表面光滑、边缘锐利。若上下界超出以上范围,且有质地改变则为肝大(hepatomegalia)。

【诊断提示】

1. 病因

(1)感染性疾病:病毒性肝炎、细菌性肝脓肿、布氏杆菌病、伤寒、菌血症、脓毒血症、钩端螺旋体病、回归热、血吸虫病、华支睾吸虫病、肝吸虫病、阿米巴肝病、疟疾、黑热病等。

(2)淤血性肝肿大:右心衰竭、心包炎、心肌炎、三尖瓣关闭不全等。

(3)胆汁淤滞性肝肿大:胆管炎、胆管结石、胆汁性肝硬化、胰头癌、壶腹癌等。

(4)各种中毒性疾病:药物中毒、农药中毒等。

(5)肝肿瘤与肝囊肿:肝癌、肝海绵状血管瘤、先天性多囊肝等。

(6)代谢障碍性肝肿大:脂肪肝、肝豆状核变性等。

(7)血液病:白血病、多发性骨髓瘤、恶性贫血等。

(8)各种原因引起的肝硬化。

2. 病史　年龄、性别、职业,是否到过或生活在疫区,对鉴别诊断各种疾病引起的肝脏肿大有重要意义。如儿童和青年的肝大以感染性疾病居多;原发性胆汁性肝硬化,几乎全见于女性。常与畜类接触者,易感染布氏杆菌病。急性血吸虫病、钩端螺旋体病、疟疾多发于地方病流行区。

3. 伴随症状与体征

(1)伴有发热者,多见于感染性肝大。急性高热者,多见于肝脓肿、化脓性胆管炎、急性血吸虫病、钩端螺旋体病、回归热、菌血症、脓毒血症等;发热不规则或短期发热,见于肝炎、沙门菌败血症、斑疹伤寒等;长期发热多见于伤寒、布氏杆菌病、肝结核、黑热病等。

(2)伴消瘦、乏力、食欲缺乏等消化系统症状,多见于急性肝炎、慢性肝炎活动期、肝脓肿、肝华支睾吸虫病等。

(3)伴肝区钝痛、隐痛、胀痛,多见于肝炎、肝淤血、肝癌、肝脓肿等。

(4)伴肝颈反流征阳性,多见于慢性右心衰竭、缩窄性心包炎、门静脉高压综合征等。

(5)肝大伴质地改变,正常肝脏质地柔软,指按如嘴唇样感觉。若指按如鼻尖样感觉,则为中等硬度,常见于肝炎、肝脓肿、脂肪肝、急性血吸虫病等;若指按如眉间额部的感觉则为质硬,多见于晚期肝硬化、慢性肝炎、慢性淤血性肝硬化、晚期血吸虫病等。

(6)伴有腹水或腹壁静脉曲张,见于中晚期肝硬化,肝癌引起的门静脉梗阻;肝进行性肿大、疼痛、腹水增长快,多为肝静脉血栓形成;若体循环静脉淤血,多为心包积液、缩窄性心包炎、充血性心力衰竭和心肌病等。

(7)伴有黄疸:常见于病毒性肝炎、中毒性肝炎、胆汁性肝硬化、细菌性肝脓肿、肝癌、肝外胆管梗阻和钩端螺旋体病等。

(8)伴有蜘蛛痣和肝掌见于肝炎后肝硬化、慢性肝炎。

(9)伴有脾大者,多见于慢性肝炎、肝炎后肝硬化、伤寒、疟疾、黑热病及某些网状内皮系统疾病。

4. 辅助检查　结合病史及体检,选择必要的实验室检查以助于确诊。如病毒性肝炎和肝硬化的肝功能检查;原发性肝癌的甲胎蛋白及有关酶学检查;血吸虫病和华支睾吸虫病的大便虫卵检查;以及肝内外占位性病变的超声波、X 线、MRI 及 CT 检查等。

【治疗措施】

(1)明确诊断,针对病因及原发病治疗。

(2)对症与支持疗法。

十七、脾　　大

正常脾脏在肋缘下不能触及,除极少数因移位和下垂外,凡在左肋缘下扪及脾脏者均为脾大(splenomegaly)。对脾大应注意硬度、大小、质地及与周围组织的关系。

【诊断提示】

1. 病因

(1)感染性疾病

①急性感染引起的脾大常见于菌血症、脓毒血症、伤寒、急性

病毒性肝炎、钩端螺旋体病、亚急性细菌性心内膜炎、传染性单核细胞增多症、斑疹伤寒、回归热、粟粒型肺结核等。

②慢性感染引起的脾大常见于慢性病毒性肝炎、慢性血吸虫病、慢性疟疾、梅毒、黑热病等。

(2)淤血性脾大：常见于各种肝硬化引起的门静脉高压、慢性右心衰竭、缩窄性心包炎和门静脉或脾静脉血栓形成。

(3)血液病脾大：常见于白血病、红血病和红白血病、恶性淋巴瘤及特发性血小板减少性紫癜等。

(4)网状内皮细胞增多症所致的脾大，常见于戈谢病、尼曼-匹克病、勒-雪病、黄脂瘤病、嗜酸性肉芽肿。

(5)脾恶性肿瘤、脾囊肿、皮肌炎、播散性红斑狼疮等。

2.脾大程度与疾病的种类及病程

(1)轻度脾大：深吸气时脾下缘在肋下 2～3cm，多见于病毒感染、细菌感染、立克次体病、早期血吸虫病、充血性心力衰竭、门静脉性肝硬化、霍奇金病及播散性红斑狼疮等。

(2)中度脾大：肋下 3cm 至平脐，多见于急性粒细胞性白血病、急性淋巴细胞性白血病、慢性溶血性黄疸、传染性单核细胞增多症等。

(3)极度脾大：脾下缘超过脐水平以下，多见于慢性粒细胞性白血病、慢性疟疾、晚期血吸虫病等。

3.伴随症状与体征

(1)伴发热：常见于感染性疾病，如伤寒、立克次体病、败血症、布氏杆菌病、急性粟粒型肺结核、回归热、疟疾、血吸虫病等。在感染被控制后，脾大在短期内即可恢复。一些非感染性疾病，如白血病、淋巴瘤、真性红细胞增多症等，呈慢性增生或浸润性脾大，常不易回缩。

(2)伴疼痛：见于脾梗死、脾脓肿、脾周围炎症(脾区可触及摩擦感或听到摩擦音)。

(3)伴有出血现象：见于肝硬化、肝癌、白血病、脾功能亢进、钩端螺旋体病等。出现瘀点、瘀斑多见于败血症、原发性血小板减少性紫癜、亚急性细菌性心内膜炎等。

（4）伴有淋巴结肿大：传染性单核细胞增多症，可有全身淋巴结肿大，但以颈部为著。白血病及网状内皮细胞增多症所致的脾大，也常伴有全身淋巴结肿大。

（5）肝、脾同时肿大：多见于伤寒、败血症、血液病、慢性疟疾、血吸虫病、黑热病及网状内皮细胞增生性疾病。

【治疗措施】

（1）明确诊断，对原发病进行治疗。

（2）手术切除脾脏。其指征是：①脾大出现显著压迫症状；②脾大伴有门静脉高压症；③脾大致脾功能亢进者。

十八、黄　　疸

正常血清总胆红素浓度为 $1.7\sim17.1\mu mol/L$，其中直接胆红素浓度低于 $3.4\mu mol/L$。总胆红素超过 $34.2\mu mol/L$ 时，引起巩膜、皮肤、黏膜的黄染，称为黄疸（jaundisce）。如血清胆红素浓度超过正常而临床未见黄疸表现者，称为隐性黄疸。

【诊断提示】

1. 溶血性黄疸

（1）见于先天性溶血性贫血、自身免疫性溶血性贫血、蚕豆病、恶性疟疾、误输异型血、某些药物（如伯氨喹啉）及化学因素（如铅、砷化氢、苯肼）引起的溶血等。

（2）黄疸程度较轻，呈浅柠檬黄色，伴有不同程度的贫血。

（3）可伴有高热、寒战、头痛、呕吐、腰背部疼痛等急性溶血的临床表现，并有不同程度的贫血和血红蛋白尿（尿呈酱油或茶色），严重者可有急性肾功能衰竭，慢性溶血多为先天性，除伴贫血外常有脾大。

（4）血清胆红素增高，以间接胆红素为主，一般在 $51.3\sim85.5\mu mol/L$，持续高于 $85.5\mu mol/L$ 时，则表示合并有肝细胞的损害,胆红素定性试验间接阳性、直接阴性。

(5)粪胆素原和尿胆素原增加,尿液胆红素阴性。

(6)血中网织红细胞增多,血清铁含量增加,骨髓红细胞增生旺盛。

2. 肝细胞性黄疸

(1)见于黄疸型病毒性肝炎、黄疸型传染性单核细胞增多症、钩端螺旋体病、回归热、菌血症、脓毒血症、肝硬化、肝癌、中毒性肝损害等。急性全身性感染如大叶型肺炎、疟疾、伤寒、斑疹伤寒、粟粒型肺结核等也可并发黄疸。

(2)有上述传染病的接触史及各病的相应临床表现。

(3)常伴有乏力、皮肤瘙痒、肝区疼痛、叩击痛和肝区触痛,有恶心、厌食、腹泻、腹胀等消化系统症状。

(4)肝功能试验不正常,谷丙转氨酶明显增高。

(5)血清胆红素增高,一般不超过 $171\mu mol/L$,以直接胆红素为主,胆红素定性试验直接和间接反应均阳性。

(6)尿中胆红素阳性、尿胆原增加。

3. 阻塞性黄疸

(1)肝内阻塞性黄疸

①药物性黄疸:见于氯丙嗪、甲巯咪唑(他巴唑)、异烟肼、利福平、磺胺类药物、甲睾酮、硫氧嘧啶等。其发病机制为机体对药物的变态反应,或此类药物干扰了肝细胞对胆红素和酚四溴酞钠的排泄作用。黄疸的出现与药物剂量不一定呈正相关,但停药后数日至数周内黄疸消失,再次用药,黄疸再发。

②胆汁淤积型病毒性肝炎(毛细胆管炎性病毒性肝炎):有肝炎接触史,起病较急,黄疸逐渐加深,皮肤瘙痒,可有肝脾大。血清胆红素明显增高,以直接胆红素为主,肝实质损害较轻,肝功能正常或轻度异常。

③妊娠期黄疸:黄疸出现于妊娠 3 个月的后期,除皮肤瘙痒外,其他症状轻微。可有肝大,肝功能试验正常或轻度异常。产后

1～2 周内黄疸迅速消退。再次妊娠时黄疸可再出现。

④原发性胆汁性肝硬化：为慢性阻塞性黄疸，伴有全身瘙痒、间歇性右上腹痛，肝脾大、质硬，晚期有腹水和上消化道出血等门静脉高压表现。

⑤肝癌所致阻塞性黄疸：位于肝门或肝门附近的原发性或转移性肝癌，均可引起肝内、外阻塞性黄疸。

（2）肝外阻塞性黄疸：原因有胆管内因素如结石、蛔虫、华支睾吸虫、血凝块的阻塞；胆管壁因素如胆管狭窄、胆管癌、壶腹周围癌、胆管炎、先天性胆管闭锁等；胆管外因素如胰腺癌、胰腺炎、肝门区淋巴结转移癌等。

①胆总管结石：常于阵发性右上腹绞痛后出现黄疸，既往有同样发作史，如合并感染，可有寒战高热。黄疸为中度，1～2d 后即消退。不典型病例可无剧烈胆绞痛，仅表现为长期发热与黄疸。

②胰头癌：以 40－60 岁男性居多，黄疸呈慢性进行性加深。上腹持续性钝痛，常向左腰背部放射。肝大并胆囊肿大，伴有厌食乏力，体力迅速下降，血清胰淀粉酶与胰脂肪酶早期增加。

③壶腹周围癌：黄疸进行性加深，胆红素可达 $256\sim513\mu mol/L$，临床表现与胰头癌相似，但大便隐血常持续阳性。X 线上消化道钡剂造影，十二指肠呈"倒 3"形。内镜下逆行性胰胆管造影术（ERCP）检查：肝胰壶腹部有肿瘤。

4. 先天性非溶血性黄疸　是由于先天性胆红素代谢障碍，肝脏对胆红素摄取、结合和排泄功能障碍所致。其临床特点：①发病有家族性倾向；②发病以儿童及青少年多见；③黄疸呈慢性、波动性，黄疸加重的诱因有劳累、感染、受凉、饮酒、妊娠及手术等；④血清总胆红素升高，一般黄疸较轻，多在 $85.5\mu mol/L$ 以下，如对胆红素摄取和结合功能障碍者，以间接胆红素升高为主；如为胆红素排泄功能障碍者，则以直接胆红素升高为主；⑤肝功能正常或轻度异常；⑥预后一般良好。

【治疗措施】

1. 病因治疗　参阅各有关章节。

2. 对症处理

(1)适当休息,加强营养,多吃豆制品和易消化食物,禁饮酒。

(2)补充 B 族维生素、维生素 C、维生素 K。

(3)黄疸较重者,可用 10％葡萄糖溶液 1000ml 加维生素 C 4～6g,静滴,1 次/d。

(4)阻塞性黄疸,停用损肝药物,对肝外阻塞者注射维生素 K,瘙痒者使用少量抗组胺药物,外用薄荷炉甘石洗剂,肝内阻塞者可服用考来烯胺(消胆胺)4g,3 次/d。

3. 中医　辨证施治。

十九、腹　　水

腹水(ascites)由多种疾病引起,是指腹腔内异常积聚的游离液体。正常成年人腹腔内有 200ml 液体,当超过 1000ml 时方有移动性浊音。腹水分为渗出性和漏出性。

【诊断提示】

1. 病因

(1)肝、胆、胰疾病:肝硬化、肝癌、重症肝炎、胆管术后胆汁外渗、胰腺炎、胰腺癌。

(2)腹膜疾病:腹膜炎症(细菌性、结核性、真菌性、寄生虫性)和腹膜肿瘤。

(3)心血管疾病:慢性充血性右心衰竭、渗出性或缩窄性心包炎、克山病、下腔静脉阻塞综合征、肝静脉阻塞综合征、门静脉血栓形成。

(4)肾脏疾病:如肾炎、肾病综合征等。

(5)营养不良:如低蛋白血症、维生素 B_1 缺乏症及消耗性疾病等。

(6)其他:如卵巢纤维瘤、黏液性水肿、蛋白丢失性胃肠病等。

2. 伴随症状与体征

（1）腹水与水肿的关系：单纯腹水而无全身水肿，或腹水出现在其他部位水肿之前者，多见于肝硬化失代偿期、腹腔脏器肿瘤、结核性腹膜炎、肝或门静脉血栓形成；腹水伴有全身水肿，多见于心肾疾病及营养不良；腹水出现在下肢水肿之后者，多见于充血性心力衰竭、心包炎、下腔静脉和肝静脉阻塞。

（2）腹水伴有肝大者，应考虑肝硬化、肝癌、充血性心力衰竭、心包炎、下腔静脉和肝静脉阻塞。

（3）腹水伴有脾大者常见于肝硬化和门静脉阻塞。

（4）腹水伴轻度黄疸，见于充血性心力衰竭、门脉性肝硬化、肝静脉阻塞；深度黄疸可见于重症肝炎、肝癌、胆总管肿瘤等。

（5）腹水伴腹内肿块，可见于结核性腹膜炎、腹腔恶性肿瘤。

（6）腹水伴有腹壁静脉曲张，可见于肝硬化，门静脉、下腔静脉和肝静脉阻塞。门静脉阻塞者腹壁静脉血流方向向下，而下腔静脉阻塞时则下腹壁静脉血流方向向上。

3. 辅助检查

（1）腹水的化验检查：可确定腹水是渗出液或漏出液；是炎性、血性或乳糜性，并可查找癌细胞。

（2）常规肝、肾功能及血液生化检查：可了解肝、肾功能及胰腺疾病的动态变化。淀粉酶升高者为胰性腹水。

（3）腹腔镜检查：有助于鉴别结核性腹膜炎、腹腔癌肿及肝硬化等。

（4）淋巴管造影：可确定淋巴瘘或淋巴管阻塞的部位、程度，有助于乳糜性腹水的病因诊断。

【治疗措施】

1. 病因治疗　积极治疗原发疾病和抗癌、抗结核、抗寄生虫、抗生素治疗等。

2. 支持疗法　注意休息、加强营养、适当补充维生素、微量元素和蛋白质。

3. 其他 酌情使用利尿药,控制钠的摄入,注意纠正水、电解质及酸碱失衡。对大量腹水影响呼吸或腹胀难以忍受的患者,可采取放腹水治疗,当腹水为漏出液且量大而利尿效果欠佳时,为改善肾脏血流供应,可适当应用血管扩张药。

二十、水　　肿

由于血管内外液体转移失去平衡或钠水过多潴留所致组织间隙液增多称为水肿(edema)。根据发生水肿的部位、性质和渗出液的性状可分为:①全身性水肿与局限性水肿。前者指体内各部分(主要是皮下组织)的血管外组织间隙均有体液的积聚;后者指体液仅积聚于局部组织间隙中。②炎症与非炎症水肿。前者以局部红、肿、热、痛为特征,后者不具备上述特征。③凹陷性与非凹陷性水肿。前者以水分为主,后者含黏性蛋白或淋巴液较多。

【诊断提示】

1. 全身性水肿

(1)心源性水肿:为充血性右心衰竭的主要症状之一,亦可见于渗出性或缩窄性心包炎。水肿首先发生在身体下垂部位,非卧床患者于午后出现下肢水肿(踝部较明显),卧床患者则首先出现于骶部。有相应病史和体征。

(2)肾源性水肿:见于急性肾炎、慢性肾炎急性发作、肾病综合征及其他肾脏疾病晚期。水肿发生较快,早期常于晨起时发现眼睑和颜面水肿,以后延及全身。患者有相应病史和体征。

(3)肝源性水肿:见于肝硬化、肝癌等。先出现下肢水肿,继而出现腹水或全身水肿。

(4)营养不良性水肿:见于慢性消耗性疾病和营养摄入不足,伴有消瘦、贫血、乏力等。

(5)内分泌性水肿:①黏液性水肿,为甲状腺功能降低所致。有非凹陷性的颜面及下肢水肿。②肾上腺皮质功能亢进症,可见面部及下肢轻度水肿,伴有向心性肥胖、毛发增多、面色红润、肌肉软弱、骨质疏松、糖耐量减低等。③原发性醛固酮增多症,下肢及面部轻度水肿伴有高血压、低血钾、高血钠、血浆容量增加、多尿等。④经前期紧张综合征,于月经期或经前出现眼睑、踝部与手部轻度水肿,伴有烦躁易怒、头痛失眠等神经官能症状,月经来潮后水肿及其他症状逐渐消失。⑤药物所致水肿,常见于应用肾上腺皮质激素、睾酮(睾丸酮)、雌激素等药物,停药后水肿迅速消失。⑥妊娠中毒症,多见于初产妇,产生于妊娠 24 周后,伴有高血压、蛋白尿和眼底改变等。

2. 局限性水肿　多见于下列情况:①局部炎症,如丹毒、蜂窝织炎;②淋巴管梗阻,如慢性淋巴结炎、丝虫病;③变态反应,如血管神经性水肿、过敏性皮炎;④静脉梗阻,如血栓性静脉炎、淋巴结肿大、动脉瘤压迫静脉或淋巴管、妊娠后期下肢静脉回流受阻等。

【治疗措施】

(1)尽快确诊,按病因治疗。

(2)注意休息,有心悸和呼吸困难时,取半坐或卧床休息。

(3)控制水、钠及含钠药物。

(4)酌情使用利尿药,注意水、电解质平衡。

(5)补充营养,纠正低蛋白血症。

二十一、血　　尿

血尿(hematuria)是指尿液中红细胞排泄异常增多。肉眼可见尿中有血,为肉眼血尿。在 1000ml 尿中有 1ml 血即可呈肉眼血尿。尿液经离心沉淀后在高倍视野下红细胞超过 3 个,为镜下血尿。血尿可由泌尿、生殖系统疾病引起,也可为全身疾病的一种表现。

【诊断提示】

1. 病因　常见的病因如下。

(1)泌尿系统疾病:如泌尿系感染、结石、肿瘤、创伤、各种肾炎、血管疾病、多囊肾及其他先天畸形、肾下垂等。

（2）全身性疾病：①血液病，如过敏性紫癜、血小板减少性紫癜及血友病；②心血管疾病，如充血性心力衰竭、高血压引起的肾脏病变；③感染，如流行性出血热、菌血症、脓毒血症、亚急性细菌性心内膜炎引起的肾动脉栓塞；④免疫系统疾病，如系统性红斑狼疮、结节性多动脉炎、硬皮病、皮肌炎；⑤内分泌疾病，如糖尿病、甲状旁腺功能亢进；⑥药物和化学制剂损害，如磺胺类、氨基糖苷类抗生素、甘露醇及砷、汞类中毒。

（3）尿路邻近器官疾病：如急性阑尾炎、输卵管炎、盆腔炎、直肠癌、结肠癌、宫颈癌等。

（4）其他原因：如运动性血尿，特发性血尿等。

2. 病史

（1）病程可长可短、起病可缓可急。

（2）有无发冷、发热、腰痛、腹痛。

（3）有无尿痛、尿急、尿频，有无排尿困难。

（4）是初始血尿、终末血尿还是全程血尿。

（5）有无咯血、呕血、便血、皮肤黏膜出血。

（6）曾否服用对肾脏有损害的药物。

（7）有无结核病史、高血压史、肾炎史、肾外伤史、痛风史、血液病史、肾结石史。

3. 体格检查

（1）有无水肿，皮肤及黏膜有无出血现象，贫血现象。

（2）有无心脏瓣膜病的体征。

（3）肾区有无压痛、叩击痛，肾脏是否可触及，若能触及应注意其大小、硬度、压痛，表面是否光滑。

（4）前列腺是否肿大，有无结节、触痛。

（5）尿道口有无分泌物。

（6）必要时做妇科检查。

4. 其他检查

（1）尿常规检查、三杯试验、显微镜检查、尿培养、尿蛋白测定、尿找结核菌及肿瘤细胞。

（2）血常规、出凝血时间、血小板、凝血酶原时间、纤维蛋白原等。

（3）肾功能检查。

（4）腹部 X 线片、肾盂造影、肾血管造影、肾超声波检查。

（5）必要时做膀胱镜、肾穿刺检查。

5. 伴随症状

（1）无痛血尿，青少年多因肾小球肾炎所致，中老年则常见于泌尿系统肿瘤，尤以膀胱肿瘤多见。

（2）伴绞痛，见于泌尿系结石。

（3）伴有膀胱刺激症状，尿频、尿急、尿痛等，主要见于膀胱炎、膀胱结核。膀胱结石、膀胱肿瘤也可发生此症状。

（4）伴有发冷发热、腰痛，见于急性肾盂肾炎、肾盂积脓、肾结核、肾肿病。

（5）伴有高血压、水肿，见于急性肾小球肾炎、肾病综合征。

（6）伴有排尿困难，见于前列腺疾病、膀胱结石。伴有排尿中断，见于膀胱结石。

（7）伴有皮肤出血点、瘀斑，见于血液病及某些传染病，如肾综合征出血热。

（8）伴有咯血，见于肺出血肾炎综合征。

（9）伴有脓尿，见于肾结核。

（10）伴有乳糜尿，见于血丝虫病。

（11）伴腹部肿块：单侧上腹部肿块多为肾肿瘤、肾结核、肾下垂、异位肾等；双侧上腹部肿块多为多囊肾。下腹部肿块应考虑膀胱及盆腔肿瘤。

6. 血尿真假的鉴别

（1）要将血尿与月经和子宫、阴道或直肠出血混入尿内的假性血尿相区别，用导尿检查即可。

（2）注意血尿与血红蛋白尿的区别，后者尿呈酱油色，震荡时不呈云雾状,放置后无红色沉淀,镜检一般无或仅有少量红细胞。联苯胺(隐血)试验阳性。

(3)注意血尿与紫质尿的区别,后者有血紫质病或铅中毒史,尿放置于阳光下呈红棕色或红葡萄酒色,均匀无浑浊,镜检无红细胞,联苯胺试验阴性,尿紫胆原试验阳性。

(4)注意血尿与某些药物、染料试剂如氨替比林、大黄、酚红、刚果红等所致的红色尿区别,后者镜检无红细胞,联苯胺试验阴性,停药后尿色恢复正常。

【治疗措施】　病因治疗和对症处理。

(1)一般疗法:严重出血者应卧床休息,给予少量镇静药,如氯氮䓬、地西泮等。

(2)抗炎:伴有尿频、尿急、尿痛者应使用抗生素。

(3)解痉:伴肾绞痛者可给予解痉药,如阿托品、山莨菪碱等。

(4)止血:可选用维生素 C、芦丁、卡巴克洛等,以改善毛细血管通透性,缩短出血时间。氨基己酸、氨甲苯酸等抗纤溶药物,有使血块堵塞尿路之弊,须慎用。

(5)膀胱内有血块影响排尿时,可置粗金属导尿管,用 2% 枸橼酸钠液或温生理盐水洗出血块。

(6)泌尿系结石或肿瘤可考虑手术治疗。

二十二、贫　　血

循环血液的红细胞数、血红蛋白量、血细胞比容低于正常的病理状态,称为贫血(anemia)。根据贫血的原因,将贫血分为失血性贫血、溶血性贫血和造血不良性贫血三大类;根据红细胞的平均容积和红细胞平均血红蛋白浓度,可分为正常细胞性贫血、大细胞性贫血、单纯小细胞性贫血、低血红蛋白性小细胞性贫血。临床上常将上述两种分类方法结合应用,以获得准确而全面的诊断。

【诊断提示】

1.临床表现　贫血患者常有头晕、耳鸣、眼花、气促、心悸、乏力、食欲缺乏、恶心、皮肤黏膜苍白,严重贫血者可发生心绞痛、心力衰竭。缺铁性贫血可出现舌光滑萎缩、反甲等;溶血性贫血常伴有黄疸及酱油色尿;再生障碍性贫血可有皮肤黏膜出血。

2. 发病年龄　幼儿期贫血,多见于先天性溶血性贫血、巨幼细胞性贫血、缺铁性贫血;青少年男性进行性贫血,应注意再生障碍性贫血;生育期妇女则应注意缺铁性贫血;40 岁以上进行性贫血,应警惕肿瘤。

3. 病史　急性失血性贫血,一般都有明确的失血史,如创伤性失血或呕血等;慢性隐匿性失血多见于溃疡病、胃癌、钩虫病;先天性(遗传性)贫血多有家族遗传病史;溶血性贫血患者常有发热、黄疸、血红蛋白尿(呈酱油色)、肝脾大;蚕豆病有进食蚕豆或接触蚕豆花粉史;药物所致的溶血性贫血常有明确的用药史(如服用伯氨喹啉、对氨水杨酸钠、磺胺类药物、阿司匹林等)。阵发性睡眠性血红蛋白尿常于熟睡后发生溶血,尿呈酱油色。寒冷诱发血红蛋白尿,应考虑特发性慢性冷凝集素病。

4. 发病情况　急性起病者,多见于急性大出血或急性溶血性贫血,如蚕豆病、药物、输异型血所致的贫血,可同时伴有头痛、腰背痛、四肢疼痛和高热、黄疸,严重者可有少尿、无尿等急性肾功能衰竭症状。

5. 实验室检查　准确检测周围红细胞数、血细胞比容、血红蛋白量及红细胞的形态,是提供病因学诊断的重要线索。据此线索,选择性地做一些特殊的血液学检查,可进一步明确诊断。必要时可行骨髓穿刺术以明确诊断。

【治疗措施】

1. 对症治疗　①加强营养,多食含蛋白质、铁质及维生素丰富的食物,如鸡蛋、动物肝类、黄豆、菠菜等;②严重贫血者应予输血。

2. 病因治疗　缺铁性贫血补充铁剂,如硫酸亚铁 0.3～0.6g 或枸橼酸铁胺 1～2g,3 次/d 饭后服。大细胞性贫血服叶酸 5～10mg,3 次/d,肌注维生素 B_{12} 50～100μg,隔日 1 次。再生障碍性贫血骨髓移植术等。

二十三、淋 巴 结 大

正常人于颌下、颈部、腋下和腹股沟处可扪及 1～3 个＜0.5cm 的淋巴结,其质地柔软,表面光滑,活动而无压痛。如上述区域淋巴结大,且压痛,或在枕后、耳周围、锁骨上、滑车等处扪及淋巴结,均称为淋巴结大(lymphadenectasis),分为全身性与局部性。

【诊断提示】

1. 全身淋巴结大

(1)淋巴系肿瘤:慢性淋巴细胞性白血病,淋巴结大多为散在性,一般不融合成块,中等硬度,不与皮肤粘连,无疼痛和压痛,多伴有脾大。淋巴瘤以两侧颈部为常见,腋下腹股沟次之,早期散在,不与皮肤粘连,质地稍硬而无压痛,呈进行性肿大,后期可粘连成块,质地发硬,不破溃成瘘管(此点与淋巴结核不同)。

(2)病毒性感染:主要为传染性单核细胞增多症。全身淋巴结大,可有轻度压痛,无粘连,伴有发热、咽痛、皮疹、脾大等,周围血中淋巴细胞明显增高并可出现异形淋巴细胞。

(3)结核:少数淋巴结核经血行感染也可呈全身性淋巴结大,质软、不伴有脾大(与淋巴系肿瘤和传染性单核细胞增多症不同,后者常有脾大),但可伴有全身不适、食欲差、低热等中毒症状。

(4)恶性组织细胞病:除淋巴结大外,主要有肝、脾大,长期发热,全血细胞减少,进行性贫血等。

2. 局部淋巴结大

(1)颈部淋巴结(包括颌下淋巴结)大:此区淋巴结的汇集区域是面部、口腔和咽喉,如扁桃体、牙齿、牙龈、中耳等炎性病灶,可使颈部淋巴结呈轻、中度肿大,质软、触痛、无粘连、不融合,经抗生素治疗后,淋巴结也随之缩小。淋巴结核最常发的部位为颌下及颈前三角沿胸锁乳突肌前缘,早期仅肿大而无临床症状,若未及时治疗而恶化,淋巴结继续肿大并粘连融合、液化,表皮呈紫红色,有波动感,最后可穿破流出黄棕色脓液或豆渣样物,此时可有轻度结核中毒症状。

(2)腋下淋巴结大:多见于肩、上肢、乳部、背部的慢性炎症、乳癌及肺癌的转移等。

(3)锁骨上淋巴结大:左锁骨上淋巴结大多为腹腔脏器癌肿转移,其中以胃癌、肝癌最多见,其次为胆囊、胰腺、结肠、直肠、卵巢、睾丸、肾上腺等癌肿。右锁骨上淋巴结肿大,多为胸腔脏器癌肿转移,以肺癌最多见,其次为食管、纵隔等癌肿。

(4)耳周围淋巴结大:耳前淋巴结大的常见原因为眼睑、颊、耳及颞部头皮感染;耳下及耳后淋巴结大,多为急性中耳炎及头皮感染。

(5)枕部淋巴结大:多见于后半头皮感染。

(6)滑车淋巴结大:多见于手及前臂感染。

(7)腹股沟淋巴结大:常见于下肢、臀部、背下部、外生殖器及肛门区域的感染。

(8)腘窝淋巴结大:见于足及小腿感染。

为进一步明确诊断,可对肿大的淋巴结所辖区域进行 X 线、内镜、B 超等检查和选择性的实验室检查,必要时对肿大淋巴结进行活检。

【治疗措施】 主要应尽快明确诊断,进行病因治疗。

二十四、紫　　癜

紫癜(purpura)是指皮肤和黏膜下出血引起的皮肤或黏膜红紫等颜色改变的病症。临床根据出血的大小及范围分为出血点(<2mm)、紫癜(3~5mm)和瘀斑(>5mm),如为片状出血伴皮肤隆起则为血肿。

【诊断提示】

1.病因　紫癜通常由血管因素、血小板因素、凝血机制障碍等因素所致,是临床上出血倾向的主要表现之一。

(1)血管性紫癜:是由于多种因素所致血管壁损伤或其脆性和通透性增高,使血液外渗所致。常见于免疫性的(如过敏性紫癜)、感染性的(如败血症)、血管结构异常(如遗传性出血性毛细血管扩张症)及其他(如异常蛋白血症、单纯性或老年性紫癜等)疾病等。

(2)血小板异常性紫癜:是由于血小板量或质的异常所致。血小板减少性紫癜主要见于一些血液病(如白血病、再生障碍性贫血、多发性骨髓瘤)、遗传性疾病(如 Fanconi 综合征、Epstein 综合征、巨大血小板综合征)、免疫性疾病(如原发性血小板减少性紫癜、输血后紫癜、自身免疫性溶血性贫血伴血小板减少)等。

(3)凝血机制障碍:包括凝血因子缺乏、循环中有抗凝物质或纤维蛋白溶解亢进,主要见于血友病、维生素 K_1 缺乏及某些肝脏疾病。

2. **病史** 应尽可能收集完整、详细的病史,包括诱因、起病过程、伴发症状、家族史、接触史、过敏史等,对紫癜的诊断具有重要意义。

3. **体征** 体检时除仔细的全身检查之外,应特别注意出血的部位、性质和程度。血小板及血管性疾病主要表现为皮肤黏膜的瘀点、瘀斑,多见于女性。凝血因素导致的紫癜一般主要表现为关节积血、肌肉血肿和内脏出血,较少表现皮肤紫癜,仅有时表现为大的瘀斑。过敏性紫癜常突出于皮肤之外,多分批出现,主要分布于下肢及臀部。某些原发病伴有紫癜时,还应注意原发病的体征。

4. **实验室检查** 对紫癜病人可以先针对血管异常、血小板异常或凝血功能障碍进行初筛试验,检查血小板计数、血块退缩试验、出血时间、毛细血管脆性试验、部分凝血活酶时间(APTT)、凝血酶原时间(PT)、凝血酶时间(TT)等以获得初步诊断。若血小板减少,出血时间延长,凝血时间正常,血块收缩不良,抗血小板抗体测定阳性,束臂试验阳性,则提示为血小板减少性紫癜;若出、凝血功能正常,仅束臂试验阳性,则有可能是血管性紫癜;若部分凝血活酶时间(APTT)、凝血酶原时间(PT)或凝血酶时间(TT)延长,而其他检查正常,则为凝血功能障碍。经初筛试验仍不能明确诊断的要做进一步检查骨髓、血小板形态和功能、凝血因子等。

【治疗措施】

(1)增强体质,起居有节,勿过劳,发病后应注意休息。

(2)注意避免不必要的手术、外伤、感染,日常生活中也应尽量避免使用硬性及锐性用品。

(3)病因治疗是治疗紫癜的关键。如药物性紫癜应立即停用一切可疑药物;感染性紫癜要加强抗生素力度;坏血病则需使用大剂量维生素 C;特发性血小板减少性紫癜要使用免疫抑制药治疗,如无效可做脾切除;敌鼠钠盐中毒使用大剂量维生素 K 治疗等。此外,有原发病的患者要积极治疗原发病。

(4)对症治疗,适当应用改善毛细血管通透性和脆性的药物如利血生、肌苷、叶酸等,必要时可输注新鲜血小板悬液、补充凝血因子等。

(5)抗栓治疗,部分患者是由于血栓病所致,因此如有临床血栓或有很高的血栓危险性时则有抗栓治疗的指征。肝素是抗凝治疗的首选药物,其剂量根据病情的不同也有差异,使用时应注意以凝血酶原时间(PT)等指标作动态监测,尽量减少其出血的不良反应。

第二篇 重症急救

第5章 心脏停搏

心脏停搏(cardiac arrest)是指各种原因所致心脏射血功能突然终止。心电图类型为心室颤动或无脉性室性心动过速,其次为心室静止及无脉搏电活动。心脏停搏10s左右即可出现意识丧失,经及时有效的心肺复苏部分患者可获存活。心脏性猝死指于突发心脏症状1h内发生的心脏原因死亡。心脏停搏是心脏性猝死最常见的直接死因。

【诊断提示】

1. 病史　多见于器质性心脏病、休克、电解质紊乱、酸碱失衡、药物中毒、溺水、电击、窒息、手术及各种创伤意外等。

2. 诊断要点

(1)心音消失。

(2)大动脉搏动消失,触摸不到颈、股动脉搏动。

(3)意识突然丧失,面色苍白迅速呈现发绀,可伴有短暂抽搐和大小便失禁(提示心脏停搏已20~60s)。

(4)呼吸停止或开始叹息样呼吸,逐渐缓慢,继而停止。

(5)双侧瞳孔散大(提示心脏停搏>45s)。

(6)心电图表现:心室颤动;无脉性室性心动过速;心室静止;

无脉性心电活动。

【治疗措施】 心脏停搏后,大部分患者将在停搏 4～6min 内发生不可逆的脑损害,随后数分钟内发生生物学死亡。尽早开始心肺复苏是避免发生生物学死亡的关键。只要具备突然意识丧失、大动脉搏动消失即可诊断为心脏停搏,立即按以下顺序开始心肺复苏(CPR)。

1.基础生命支持(basic life support,BLS) 突然发生心跳、呼吸停止,必须尽快建立基础生命支持,保证人体重要脏器的基本血氧供应。主要措施包括开放气道(airway,A)、人工呼吸(breathing,B)、胸外按压(compressions,C)、电除颤(defibrillation,D)。《2010 年美国心脏病协会心肺复苏指南》将基础生命支持程序从 A-B-C(开放气道、人工呼吸、胸外按压)更改为 C-A-B(胸外按压、开放气道、人工呼吸)。

(1)胸外按压:心脏按压的正确位置在胸骨中下 1/3 交界处。双肩正对病人胸骨上方,两肩、臂、肘以髋关节为轴,平稳地、有规律地垂直向下按压。成人按压幅度至少为 5cm,按压速率至少为 100 次/min,尽可能减少胸外按压的中断(必须中断时应＜10s)。

(2)开通气道:使患者去枕后仰于地面或硬板床上,解开衣领及裤带。畅通呼吸通道,清理口腔、鼻腔异物或分泌物,如有义齿一并清除。用一只手按压患者的前额,使头部后仰,同时另一只手的示指及中指将下颏托起。对疑有颈部损伤者,则仅予托举下颌而不常规使头后仰。

(3)人工呼吸:如患者自主呼吸已经停止,应迅速进行人工呼吸,以口对口人工呼吸效果最好。口对口人工呼吸时要用一手将病人的鼻孔捏紧,深吸一口气,屏气,用口唇严密地包住昏迷者的口唇(不留空隙),在保持气道畅通的操作下,将气体吹入病人的口腔到肺部,每次吹气持续 1s 以上。送气量以胸廓抬起为度(＞800ml)。吹气后,松开捏鼻的手指,使气体呼出。按压次数与通气比例为 30:2,交替进行。

(4)早期电除颤

①心律分析证实为心室纤颤(VF)/室性心动过速(VT)应立即电除颤,1次电击除颤无效,之后做5组CPR,再检查心率,必要时再次电击除颤。

②根据除颤电流的特点,分为单相波和双相波型除颤器。单相波除颤首次电击能量选择360J。双相波除颤首次电击能量选择为150～200J。

③电极位置为右侧放置在患者右锁骨下区,左侧电极放置于患者左乳头侧腋中线。

④电击时要提示在场所有人员不要接触患者身体。

⑤放电后要立即继续胸外按压,保证最少的中断时间。

2.高级生命支持(ACLS)　建立在基本生命支持的基础上,包括立即识别和启动急救反应系统、早期CPR、快速电除颤和药物治疗以进一步提高自主循环恢复、气道管理和生理参数监测。

(1)复苏药物给药途径:急救时应放置较大的外周静脉注射针,一般药物经外周静脉到达心脏需1～2min。如静脉通道不能建立,复苏药物可经由气管给药,用量为静脉给药剂量的2～2.5倍,推荐用5～10ml注射用水或生理盐水稀释后给药。由于骨髓腔有不会塌陷的血管丛,可由骨髓腔给药,其效果相当于中心静脉给药。

(2)给药时机:在1～2次电击和CPR后,如VF/VT持续存在,推荐给予血管加压药物;在2～3组电除颤、CPR和应用血管收缩药后,若VF/VT仍持续存在,可使用抗心律失常药物:对长Q-T间期的尖端扭转型室性心动过速,可尝试选用镁剂。注意不能因为给药中断CPR。

(3)复苏药物选择

①肾上腺素:主要作用为激动α受体肾上腺素能提高复苏过程中心脏和脑的灌注压。剂量为肾上腺素1mg,每隔3～5min可重复1次。

②血管加压素:是非肾上腺素能外周血管收缩药,能同时导致冠状动脉和肾动脉收缩。可选用血管加压素 40U/次代替首次或第二次肾上腺素治疗,与肾上腺素比在预后上无差异。

③抗心律失常药物:对 CPR、除颤和血管加压素治疗无反应的 VF 或无脉 VT 首选胺碘酮,首剂为 300mg 静脉注射,可以继用 150mg。室颤转复后,胺碘酮可静脉滴注维持量。在初始 6h 以内以 1mg/min 速度给药;随后 18h 以 0.5mg/min 速度给药。第一个 24h 内用药总量一般控制在 2.0g 以内。在没有胺碘酮的情况下,可考虑利多卡因,初始剂量为 1~1.5mg/kg 静脉推注。如 VF/无脉性 VT 持续,每隔 5~10min 可以再用 0.5~0.75mg/kg,直到最大剂量为 3mg/kg。静脉注射硫酸镁有助于终止尖端扭转型室速。当 VF/无脉 VT 型心脏停搏与 TDP 有关时,可给予 25%硫酸镁 10ml,用生理盐水稀释后缓慢静推。

④碳酸氢钠:目前没有证据支持复苏过程中应用碳酸氢钠对患者有益,反而会带来较多不良反应。故对心脏停搏患者,不推荐常规使用碳酸氢钠,如原有代谢性酸中毒、高钾血症、三环类抗抑郁药过量,碳酸氢钠可能有益。初始剂量为 1mmol/kg,应尽可能在血气分析检测指导下应用。使用原则:晚用、少用、慢用。

⑤钙剂:心脏停搏期间钙的研究对自主循环恢复有不同的结果,不推荐常规使用钙剂。仅在一些特殊情况下应用,如高钾血症等。

3. 复苏后处理　呼吸心跳恢复后,仍需认真细致地观察与分析病情发展,及时有效地治疗可能存在的脑缺氧、脑水肿、心功能不全、心源性休克、心律失常、肺水肿、呼吸衰竭、水及电解质紊乱、酸碱失衡、肾损伤及继发性感染等,以巩固复苏成果,维持有效循环,确保持续自主呼吸,使患者尽快神志清醒,恢复正常生理功能,避免和减少各种后遗症。具体措施参阅有关章节。

【复苏效果判断】

1. 复苏有效指征

（1）观察颈动脉搏动，有效时每次按压后就可触到一次搏动。若停止按压后搏动停止，表明应继续进行按压。如停止按压后搏动继续存在，说明病人自主心搏已恢复，可以停止心脏按压。

（2）若无自主呼吸，人工呼吸应继续进行，或自主呼吸很微弱时仍应坚持人工呼吸。

（3）复苏有效时，可见病人的眼球活动，口唇、甲床转红，甚至脚可动；观察瞳孔时，可由大变小，并有对光反射。收缩压60mmHg左右。脑功能好转，肌张力增高，自主呼吸恢复，有吞咽动作，昏迷变浅及开始挣扎。

2.复苏无效或终止抢救指征

（1）心肺复苏持续 30min 以上，病人仍无反应、无呼吸、无脉搏，瞳孔无回缩，可考虑终止复苏。

（2）出现脑死亡表现，如深度昏迷、瞳孔反射、角膜反射等脑干反射全部消失，心电图呈直线，可考虑停止复苏。

第6章 休 克

休克(shock)是急性循环功能不全,全身组织特别是心、脑、肾等重要器官因血流灌注不足而产生组织缺血缺氧、微循环功能障碍和代谢障碍的一组临床综合征。根据休克发生的原发原因,将休克分类为:失血失液性休克、创伤性休克、感染性休克、心源性休克、过敏性休克、神经源性休克等,临床上把失血失液性休克、创伤性休克合称为低血容量性休克。

各种类型的休克主要病理生理改变是微循环功能障碍,重要脏器灌注量减少,血管壁通透性和血液流变学改变,组织间质水肿和血液浓缩,血液毒素和自由基升高。抢救治疗不及时、不恰当时,极易发生弥散性血管内凝血(DIC)。DIC以机体广泛的微血栓形成,后继发出现纤维蛋白溶解亢进为主要特征。其最常见的后果是导致微循环衰竭,为治疗带来极大困难。

休克的早期诊断主要依靠临床观察,标准是:①有导致休克的因素存在;②意识异常表现,如表情淡漠、反应迟钝、精神突然改变为兴奋或抑制等;③脉搏细弱快,>100次/min或不能触知;④四肢湿冷,胸骨部皮肤指压阳性(压后再充盈时间>2s),皮肤出现花纹,黏膜苍白或发绀,尿量<30ml/h或尿闭;⑤收缩压<80mmHg;⑥脉压<20mmHg;⑦原患高血压者,收缩压下降>30%。凡符合上述第1项,以及第2、3、4项中的两项和第5、6、7项中的1项者可诊断为休克。心源性休克、失血性休克、感染性休克、过敏性休克,临床上最为常见。

一、心源性休克

心源性休克(cardiogenic shock)是在心脏原发疾病的基础上

由于心脏泵衰竭所致心输出功能障碍、心排血量急剧减少、血压下降、微循环灌注不足而引起的器官缺血、缺氧和功能失调综合征。

【诊断提示】

1. 诊断标准　符合前述休克诊断标准。

2. 病因　有急性心肌梗死、急性心肌炎、风湿性心肌炎、先天或后天性心脏瓣膜病、原发或继发性心肌病、严重恶性心律失常、具有心肌毒性的药物中毒、急性心脏压塞及心脏手术等病史。

2. 临床表现及检查

(1)意识与表情:早期患者烦躁不安、面色苍白,诉口干、出汗,但神志尚清;后逐渐出现表情淡漠、意识模糊、神志不清直至昏迷。

(2)皮肤色泽及温度:面色苍白、口唇及甲床轻度发绀、四肢湿冷、胸骨部位皮肤指压阳性(压后再充盈时间>2s)。

(3)心率增快,常>120次/min或不能触知。

(4)血压:收缩压<10.64kPa(80mmHg),脉压差<2.67kPa(20mmHg),以后逐渐降低,严重时血压测不到。脉搏细弱,四肢厥冷,肢端发绀,皮肤出现花斑样改变。心音低钝,严重者呈单音律。

(5)尿量:常明显减少,<17ml/h,甚至无尿,尿比重增高。

(6)血乳酸:常超过2.0mmol/L,若>8mmol/L提示预后不良。笔者近年采用CRRT治疗休克伴高乳酸血症患者,有多例病人>15mmol/L抢救成功。

(7)血流动力学监测提示心脏指数(CI)降低、左室舒张末压(LVEDP)升高等相应的血流动力学异常。

(8)休克晚期出现广泛性皮肤、黏膜及内脏出血,即弥散性血管内凝血(DIC)的表现,以及多器官功能不全(MODS)。

【治疗措施】

1. 一般治疗

(1)绝对卧床休息,胸痛由急性心肌梗死所致者,应有效止痛,如吗啡3~5mg,静注或皮下注射,可同时予安定、苯巴比妥。

（2）建立有效的静脉通道，必要时行 Swan-Ganz 导管。持续心电、血压、血氧饱和度监测。留置导尿管监测尿量。

（3）氧疗：持续鼻导管或面罩吸氧，一般为 4～6L/min，必要时气管插管或气管切开，人工呼吸机辅助呼吸。

2. **补充血容量**　首选低分子右旋糖酐 250～500ml 静滴，或 0.9%氯化钠液、平衡液 500ml 静滴，最好在血流动力学监护下补液，前 20min 内快速补液 100ml，如中心静脉压上升不超过 0.2kPa(1.5mmHg)，可继续补液直至休克改善，或输液总量达 500～750ml。无血流动力学监护条件者可参照以下指标进行判断：诉口渴，外周静脉充盈不良，尿量＜30ml/h，尿比重＞1.02，中心静脉压(CVP)＜0.8kPa (6mmHg)，则表明血容量不足。

3. **血管活性药物的应用**　在心源性休克时，应静脉滴注多巴胺 5～15μg/(kg·min)，使血压升至 90mmHg 以上。大剂量多巴胺无效时，也可静脉滴注去甲肾上腺素 2～8μg/min。在此基础上根据血流动力学参数选择血管扩张药。

（1）肺充血而心输出量正常，肺动脉楔压(PAWP)＞2.4kPa (18mmHg)，而心脏指数(CI)＞2.2L/(min·m²)时，宜选用静脉扩张药，如硝酸甘油 15～30μg/min 静滴或泵入，并可适当利尿。

（2）心输出量低且周围灌注不足，但无肺充血，即心脏指数 (CI)＜2.2L/(min·m²)，肺动脉楔压(PAWP)＜2.4kPa (18mmHg)而肢端湿冷时，宜选用动脉扩张药，如酚妥拉明 0.1～0.3mg/min 静滴或泵入，必要时增至 1.0～2.0mg/min。

（3）心输出量低且有肺充血及外周血管痉挛，即心脏指数＜2.2L/(min·m²)，肺动脉楔压(PAWP)＞2.4kPa (18mmHg)而肢端湿冷时，宜选用硝普钠，10μg/min 开始，每 5 分钟增加 5～10μg/min，常用量为 40～160μg/min，也有高达 430μg/min 才有效者。急性冠脉综合征者慎用。

4. **正性肌力药物**

（1）洋地黄制剂：一般在急性心肌梗死 24h 内，尤其是 6h 内应尽量避免使用洋地黄制剂,在经上述处理休克无改善时可酌情使用毛花苷 C 0.2～0.4mg,稀释后静注。

(2)拟交感胺类药物:对心输出量低,肺动脉楔压(PAWP)不高,体循环阻力正常或低下,合并低血压时选用多巴胺,用量同前;而心输出量低,肺动脉楔压(PAWP)高,体循环血管阻力和动脉压在正常范围者,宜选用多巴酚丁胺 $5～10\mu g/(kg \cdot min)$。

(3)磷酸二酯酶抑制药:氨力农 0.5～2mg/kg,稀释后静注或静滴,或米力农:负荷量 $25～75\mu g/kg$,$5～10min$ 静推,$0.25～1\mu g/(kg \cdot min)$维持,每日最大不超过 1.13mg/kg。

5. 其他治疗

(1)纠正酸中毒:常用 5%碳酸氢钠或分子乳酸钠,根据血气分析结果计算补碱量。

(2)机械性辅助循环:经上述处理后休克无法纠正者,可考虑主动脉内气囊反搏(IABP)、左室辅助泵等机械性辅助循环。

(3)原发疾病治疗:如急性心肌梗死患者应尽早进行再灌注治疗,溶栓失败或有禁忌证者应在 IABP 支持下进行急诊冠状动脉成形术(PCI);急性心包填塞者应立即心包穿刺减压;乳头肌断裂或室间隔穿孔者应尽早进行外科修补等。

(4)心肌保护:1,6-二磷酸果糖 5～10g/d,或磷酸肌酸 2～4g/d,静脉滴注。酌情使用血管紧张素转换酶抑制药(ACEI)等。

6. 防治并发症

(1)呼吸衰竭:包括持续氧疗,必要时人工呼吸机辅助呼吸;保持呼吸道通畅,定期吸痰,加强感染预防和控制等。

(2)急性肾功能衰竭:注意纠正水、电解质紊乱及酸碱失衡,及时补充血容量,酌情使用利尿药,如呋塞米 20～40mg 静注。必要时可进行血液透析、血液滤过或腹膜透析。

(3)保护脑功能:酌情使用脱水药及糖皮质激素,合理使用镇静药。

(4)防治弥散性血管内凝血(DIC):休克早期应积极应用低分

子右旋糖酐等抗血小板及改善微循环的药物,有 DIC 早期征象时应尽早使用肝素抗凝,后期适当补充消耗的凝血因子。

7. 病因治疗 在纠正休克同时要积极治疗原发病,消除心源性休克的诱发因素。具体参见有关章节。

二、低血容量休克

低血容量休克(hypovolemic shock)是指各种原因引起的循环容量丢失而导致的有效循环血量与心排血量减少、组织灌注不足、细胞代谢紊乱和功能受损的病理生理过程。低血容量休克的循环容量丢失包括显性丢失和非显性丢失。显性丢失包括失血、呕吐、腹泻、脱水等原因所致。低血容量休克的发生与否及其程度,取决于机体血容量丢失的量和速度。

【诊断提示】

1. 诊断标准 符合前述休克诊断标准。

2. 伤病史 有导致低血容量的伤病史,如创伤引起的大血管损伤和肝、脾破裂,股骨干、骨盆骨折,以及胃、十二指肠溃疡、门脉高压食管静脉曲张、宫外孕破裂等引起的大出血等。

3. 失血分级及临床表现 见表 6-1。

表 6-1 失血的分级(以体重 70 kg 为例)

分级	失血量（ml）	失血量占血容量比例（%）	心率（次/min）	血压	呼吸频率（次/min）	尿量（ml/h）	神经系统症状
I	<750	<15	<100	正常	14～20	>30	轻度焦虑
II	750～1500	15～30	>100	下降	20～30	20～30	中度焦虑
III	1500～2000	30～40	>120	下降	30～40	5～15	萎靡
IV	>2000	>40	>140	下降	>40	无尿	昏睡

注:大量失血可以定义为24h内失血超过病人的估计血容量或3h内失血量超过估计血容量的一半

【治疗措施】 尽快纠正引起容量丢失的病因是治疗低血容量休克的基本措施。对于出血部位明确、存在活动性失血的休克患者,应尽快进行手术或介入止血。应迅速利用包括超声和 CT 手段在内的各种必要方法,检查与评估出血部位不明确、存在活动性失血的患者。

1. **液体复苏** 液体复苏治疗时可以选择晶体溶液(如生理盐水和等张平衡盐溶液)和胶体溶液(如白蛋白和人工胶体)。目前,尚无足够的证据表明晶体液与胶体液用于低血容量休克液体复苏的疗效与安全性方面有明显差异。由于 5‰葡萄糖溶液很快分布到细胞内间隙,因此不推荐用于液体复苏治疗。

(1)若失血分级在Ⅰ～Ⅱ级,病人血压下降不明显,主要以晶体液补充血容量,按失血量的 2～3 倍补充容量。

(2)若失血分级在Ⅱ级,病人血压下降明显,或失血分级在Ⅲ级以上,抢救之初可迅速输注生理盐水或平衡盐液 1000～2000ml,根据血红蛋白结果输血或血制品。

2. **输血治疗** 输血及输注血制品在低血容量休克中应用广泛。失血性休克时,丧失的主要是血液。但是,在补充血液、容量的同时,并非需要全部补充血细胞成分,必须考虑到凝血因子的补充。浓缩红细胞临床输血指征为血红蛋白≤70g/L,必须注意急性失血时血红蛋白初期可无明显下降,必须结合血压等其他指标;血小板输注主要适用于血小板数量减少或功能异常伴有出血倾向的患者,血小板计数$<50\times10^9$/L,或确定血小板功能低下可考虑输注;输注新鲜冰冻血浆的目的是为了补充凝血因子的不足,大量失血时输注红细胞的同时应注意使用新鲜冰冻血浆;冷沉淀内含凝血因子Ⅴ、Ⅷ、Ⅻ、纤维蛋白原等,适用于特定凝血因子缺乏所引起的疾病及肝移植围术期,肝硬化食道静脉曲张等出血。对大量输血后并发凝血异常的患者及时输注冷沉淀可提高血循环中凝血因子及纤维蛋白原等凝血物质的含量,缩短凝血时间、纠正凝血异常。

大量输血时按等量 1000ml 全血输注 10％葡萄糖酸钙 10ml，以中和枸橼酸。需大量输血而又一时不能获得全血者，可先输注胶体液，如白蛋白等。

3. 血管活性药与正性肌力药　低血容量休克的患者一般不常规使用血管活性药。临床通常仅对于足够的液体复苏后仍存在低血压或者输液还未开始的严重低血压患者，才考虑应用血管活性药，首选多巴胺，多巴胺无效，可考虑应用去甲肾上腺素。

4. 判断血容量是否补足的依据

(1)临床表现与判断：见表 6-2。

表 6-2　临床表现与血容量的关系

临床表现	血容量不足时	血容量补足后
口渴	存在	无
颈静脉充盈表现	不良	良好
动脉收缩压	下降	接近正常
脉压差	小	＞30mmHg
心尖搏动	不清楚	清楚、广、有力
毛细血管充盈时间	延长	迅速
肢体温度	冷、潮湿、微发绀	温、干燥、红润
中心静脉压	下降	正常
脉搏	快而弱	正常有力
尿量	2～10ml/h	25～50ml/h
直立性低血压	显著	不显著

(2)补液试验：取生理盐水 250ml 于 5～10min 内静脉滴注，观察病人血压、中心静脉压。若血压升高而中心静脉压不变，提示血容量不足；若血压不变而中心静脉压升高 3～5cmH₂O，提示心功能不全。

(3)被动抬腿试验(passive leg raising，PLR)：PLR 模拟了内源性快速补液。半卧位 PLR 前的基线体位为半卧位 45°，然后将患者上身放平,被动抬高患者双下肢 45°持续 1 min(即半卧位PLR)。若病人心中静脉压上升达 2mmHg 以上,即为阳性,说明病人血压容量不足,需继续补液。

(4)上述传统临床指标对于指导低血容量休克治疗有一定的临床意义,但是不能作为复苏的终点目标。2011 年中华医学会重症医学分会制订低血容量休克复苏指南 2011 指出下列复苏目标:

①氧输送与氧消耗:心脏指数>4.5L/(min·m²)、氧输送>600 ml/(min·m²)及氧消耗>170 ml/(min·m²)可作为包括低血容量休克在内的创伤高危患者预测预后的指标。

②混合静脉氧饱和度(SvO_2):$SvO_2 \geqslant 65\%$的变化可反映全身氧摄取,在理论上能表达氧供和氧摄取的平衡状态。

③血乳酸:持续 48h 以上的高水平血乳酸(>4mmol/L)预示患者的预后不佳。血乳酸清除率比单纯的血乳酸值能更好地反映患者的预后。以达到血乳酸浓度正常($\leqslant$2mmol/L)为标准,复苏的第一个 24h 血乳酸浓度恢复正常($\leqslant$2mmol/L)极为关键。

④碱缺失:碱缺失可反映全身组织酸中毒的程度。碱缺失加重与进行性出血大多有关。对于碱缺失增加而似乎病情平稳的患者须细心检查有无进行性出血。

⑤胃黏膜内 pH(pHi)和胃黏膜内 CO_2 分压($PgCO_2$):$PgCO_2$ 正常值<6.5kPa,胃黏膜与动脉血 CO_2 分压差 P(g-a)CO_2 正常值<1.5kPa,$PgCO_2$ 或 P(g-a)CO_2 值越大,表示组织缺血越严重。

5. **特殊部位出血的治疗**　上消化道溃疡、肝硬化所致胃底或食道静脉曲张及胆管出血等,如出血量不大,一般先行保守治疗,包括应用止血药物,使用生长抑素、胃内冷冻止血、双腔三囊压迫止血、电或激光凝固止血等。当保守措施不能止血时,则应尽早采取外科手术止血。因血友病出血者,绝对禁忌手术,应及时输入新鲜血液或血浆,如已明确何种凝血因子缺乏,则可直接输注抗血友病球蛋白或凝血酶复合物。

6. 未控制出血的失血性休克复苏　未控制出血的失血性休克是低血容量休克的一种特殊类型,对此类患者早期采用控制性复苏,收缩压维持在 80～90mmHg,以保证重要脏器的基本灌注,并尽快止血;出血控制后再进行积极容量复苏。对合并颅脑损伤的多发伤患者、老年患者及高血压患者应避免控制性复苏。

三、感染性休克

感染性休克(septic shok)又称脓毒性休克,是由细菌、病毒、立克次体、支原体、真菌和原虫等感染(或高度可疑的感染)导致脓毒症诱发的组织低灌注和器官功能障碍,在经过充分液体复苏,低灌注仍持续存在的疾病状态。感染性休克来势凶猛,变化快,威胁大,需及时采取抢救措施。

【诊断提示】

1. 诊断标准　符合前述休克诊断标准。

2. 感染史　常有严重感染基础,如急性感染、近期手术、创伤、器械检查及传染病流行史。需注意部分病人临床表现与感染性休克相似,无明确感染证据,仅存在高度可疑证据,为更早发现病人,尽早进入休克治疗。

3. 临床表现

(1)神志改变:早期为兴奋状态,中、晚期为抑制状态,重者丧失意识。

(2)皮肤改变:早期皮肤厥冷、发绀、出冷汗、苍白,为低排高阻之"冷休克";中、晚期皮肤开始潮红,发绀减轻,血压进一步降低,常<80mmHg,此期为"暖休克",提示微循环扩张,为高排低阻表现。

(3)呼吸改变:呼吸急促,频率增加,全身缺氧症状明显,提示呼吸功能减退。

(4)脉搏改变:脉搏弱快或摸不到,典型者足背动脉搏动消失。

(5)尿量改变:尿少或无尿,<30ml/h。

（6）弥散性血管内凝血现象（DIC）。

（7）血液改变：多白细胞总数及中性粒细胞增高，严重感染时可不升反降，病毒性感染白细胞可降低。

（8）尿液改变：发生 DIC 时，尿液检查可出现蛋白、红细胞和管型。部分病例可发生急性肾功能衰竭。

4. 诊断标准　全身炎症反应综合征（SIRS），如出现两种或两种以上的下列表现，可以认为有这种反应的存在：①体温＞38℃ 或＜36℃；②心率＞90 次/min；③呼吸频率＞20 次/min，或 $PaCO_2$＜32mmHg（4.3kPa）；④血白细胞＞12 000/mm^3，＜4000/mm^3，或幼稚型细胞＞10%。

脓毒症（sepsis）系由致病微生物所引起的 SIRS。严重脓毒症（severe sepsis）是指感染综合征伴有器官功能不全、组织灌注不良或低血压。

感染性休克（septic shock）可以被认为是严重感染综合征的一种特殊类型。感染性休克的标准：①临床上有明确的感染；②有 SIRS 的存在；③收缩压低于 90mmHg 或较原基础值下降的幅度超过 40mmHg，至少 1h，或血压依赖输液或药物维持；④有组织灌注不良的表现，如少尿（＜30ml/h）超过 1h，或有急性神志障碍。

【治疗措施】

1. 早期液体复苏　一旦临床诊断严重感染或感染性休克，应尽快积极液体复苏，要求复苏液体选择晶体液，不推荐使用羟乙基淀粉进行液体复苏，使用大量晶体液时可使用白蛋白进行液体复苏。2012 年国际拯救脓毒症运动集束化治疗目标如下：

（1）3h 之内完成：

①测量乳酸水平

②在服用抗生素之前获得血培养标本

③应用广谱抗生素

④对于低血压或乳酸为 4mmol/L 的患者应用 30ml/kg 晶体液

(2)6h 之内完成:

①应用血管加压药(针对不响应初始液体复苏的低血压)将平均动脉压(MAP)维持在≥65mmHg

②在进行复苏后动脉持续低血压或者初始乳酸为 4mmol/L 的情况下:

-测量中心静脉压(CVP),复苏目标为 CVP≥8mmHg

-测量中心静脉氧饱和度(ScvO$_2$),复苏目标为 ScvO$_2$ 等于 70%

③如果初始乳酸升高,则重新测量乳酸,复苏目标为乳酸正常化

复苏开始后 6 个小时目标是:①中心静脉压(CVP) 8～12mmHg;②平均动脉压≥65mmHg;③尿量≥0.5ml/(kg·h);④中心静脉或者混合静脉氧饱和度分别是 ScvO$_2$:70%或 SvO$_2$:65%。

2. 抗感染治疗　确诊或高度怀疑感染性休克病人,要立即抽取血标本行细菌培养＋药敏试验。然后开始抗感染治疗。主要措施是及时处理原发感染灶,切断病原体侵袭途径,针对感染病原体,早期足量选用有效抗菌药物。

由于感染性休克来势凶猛,进展迅速,病死率高,且早期病原菌不明,目前多主张采用降阶梯疗法,根据感染部位及流行病学特点,选用广谱抗生素,严重感染可选用碳青霉烯类(亚胺培南、美罗培南等),怀疑球菌感染可选用万古霉素、利奈唑胺等,怀疑合并真菌感染可选用氟康唑、伊曲康唑、伏立康唑等,怀疑病毒感染可选用阿昔洛韦、更昔洛韦、奥司他韦等。病情极严重,不能迅速确诊何种感染时可多种药物联合应用,以覆盖更多致病微生物。

3. 血管加压药　血管加压药的最初治疗目标为将平均动脉压(MAP)保持在 65mmHg 以上。首选药物为去甲肾上腺素。常用剂量为 8mg 入生理盐水 500ml 中静脉滴注,根据血压调整滴速。有条件的单位可使用微量泵:生理盐水 46ml＋去甲肾上腺素 8mg 持续

泵入,根据血压调整泵速,常用剂量为 $0.03\sim1.5\mu g/(kg\cdot min)$。但剂量超过 $1.0\mu g/(kg\cdot min)$,可由于对 β 受体的兴奋加强而增加心肌做功与氧耗。肾上腺素是首选去甲肾上腺素替代药物。多巴胺只在病人心率缓慢时与去甲肾上腺素合用。

4. 提高心肌收缩力药物 在出现心脏充盈压升高心输出量下降表明心肌功能障碍时,考虑静脉注射多巴酚丁胺,最高剂量为 $20mg/(kg\cdot min)$。使心脏指数达到正常或稍低水平即可。

5. 糖皮质激素 严重感染和感染性休克患者充分液体复苏和血管加压药治疗效果差时可考虑应用小剂量糖皮质激素。一般宜选择氢化可的松,每日单独静脉注射 200mg,持续输注不超过 $3\sim5d$,当患者不再需要血管升压药时,建议逐渐停用糖皮质激素。

6. 血液制品 充分复苏后心肌缺血、重度低氧血症病人、急性出血病人若血红蛋白 $<70g/L$,可考虑输注红细胞,使血红蛋白浓度维持在 $70\sim90g/L$,血细胞比容 $>30\%$。对于严重贫血病人,可使用红细胞生成素治疗。病人无明显出血时血小板计数 $\leqslant10\times10^9/L$,输注血小板,当病人存在明显出血风险时血小板计数 $\leqslant20\times10^9/L$,输注血小板。当存在活动性出血、手术或创伤操作时要求血小板计数 $\geqslant50\times10^9/L$。

7. 医疗器具 对于明显体内存在脓肿或局部感染灶和感染后坏死组织要及时行病灶清除,并留取合适的标本细菌培养。

8. 其他治疗 ①持续血液净化治疗;②预防应激性溃疡;③机械通气患者采用保护性通气策略;④预防深静脉血栓形成等;⑤治疗原发疾病。

四、过敏性休克

过敏性休克(anaphylactic shock)是外界某些抗原性物质进入易致敏的机体后,使肥大细胞和白细胞释放出活性物质,作用于血管而引起血浆渗出、血容量不足、血管扩张、血压下降、微循环障碍等病理生理反应所引起的综合征。过敏性休克的表现与程度因机体反应性、抗原进入量及途径等而有很大差别。通常突然发生而且剧烈,若不及时处理,常可危及生命。

【诊断提示】

1. 诊断标准　符合前述休克诊断标准。

2. 病史　有过敏原接触史(部分患者难以确认其过敏原)。如药物、血清等。

3. 临床表现　接触过敏原后,迅速出现多系统的急症症状,常数秒或数分钟。患者可因窒息、休克、心脏停搏而死亡。

(1)中枢神经系统:头痛、头昏、意识障碍或昏迷、抽搐、失语、麻木、瘫痪、大小便失禁。

(2)消化系统:恶心、呕吐、腹泻和肠绞痛。

(3)呼吸系统:胸闷、喉头阻塞感、呼吸困难、发绀,双肺可闻及哮鸣音及湿啰音。

(4)循环系统:面色苍白、四肢发凉、脉搏细弱、血压下降、严重者可发生循环骤停。

(5)皮肤系统:皮肤黏膜充血潮红、瘙痒、荨麻疹、水肿、剥脱性皮炎及其他皮疹。

(6)血嗜酸性粒细胞增多,血清 IgE 明显增高。

【抢救程序】　以青霉素过敏休克抢救程序为例(图 6-1)。

【治疗措施】

(1)立即脱离、终止过敏原。

(2)肌内注射 0.1‰肾上腺素 0.3~0.5ml,5~10min 可重复应用。

(3)地塞米松 10~20mg 或氢化可的松 200~300mg 溶于 5%~10%葡萄糖溶液 250~500ml 中静滴或甲泼尼龙 80~200mg 加入 5%葡萄糖注射液 500ml 中静滴。

(4)补充血容量:先以平衡盐液,生理盐水或右旋糖酐-40 500~1000ml 静滴,然后酌情给予其他溶液,应注意控制补液速度和补液量以免诱发肺水肿。

(5)升压药:经上述处理后血压仍低者,应给予升压药,多巴胺

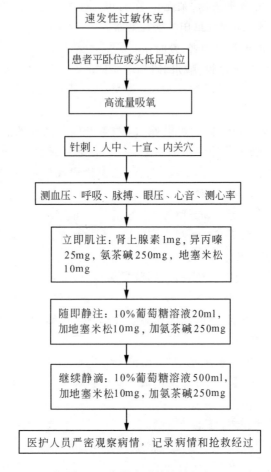

图 6-1　青霉素过敏抢救程序

或间羟胺静注。

（6）有支气管痉挛者用氨茶碱 0.25g 加入 10％葡萄糖溶液 20ml 中缓慢静注。

（7）针刺人中、十宣、内关等穴。

(8)抗组胺类药物:苯海拉明 50mg;异丙嗪 25～50mg,或氯苯那敏 4～8mg,均宜早用。

(9)严重喉头水肿者,及时做气管切开术。

(10)处理肺水肿、脑水肿或循环骤停等并发症(参阅有关章节)。

第7章　急性心力衰竭

一、急性左心衰竭

急性左心衰竭(acute left heart failure)是由于心脏瓣膜疾病、心肌损害、心律失常、左室前后负荷过重导致急性心肌收缩力下降、左室舒张末期压力增高、排血量下降,从而引起以肺循环淤血为主的缺血缺氧、呼吸困难等临床症候群。急性肺水肿是最主要表现,可发生心源性休克或心脏停搏。

【诊断提示】

(1)有急性弥漫性心肌损害(如心肌梗死、心肌炎等)、急性左室后负荷增高(如高血压危象、急进型恶性高血压、严重主动脉瓣狭窄等)、急性左室前负荷增高(如乳头肌功能不全、乳头肌断裂、主动脉瓣关闭不全、静脉补液过多过快等)及各种快速性心律失常的病史和临床表现。

(2)有急性肺水肿表现,如突然胸闷、气急、端坐呼吸、面色苍白、口唇发绀、阵咳、咯出大量粉红色泡沫痰、严重时咯血,听诊两肺有广泛湿啰音和哮鸣音;X线检查可见以肺门为中心的蝴蝶状阴影。

(3)伴发心源性休克时有烦躁、出汗、发绀、四肢发凉、心率快、血压下降、尿量减少。

(4)可有心源性昏厥(因心排血量急剧减少所致的急性脑缺血)、一过性黑矇、短暂意识丧失,晕厥持续数秒钟可有四肢抽搐、呼吸暂停、发绀等表现,称为阿-斯综合征。

(5)血流动力学监测,左室舒张末期压力增高,肺毛细血管楔压(PCWP)增高,心脏指数(CI)下降。当 PCWP<18mmHg,CI 正

常,提示肺淤血;当 PCWP 为 25～35mmHg,CI 为 2.2～2.5L/(min·m²),提示肺水肿;当 PCWP>18mmHg,CI<2.0L/(min·m²),提示心源性休克。

(6)严重心功能不全可导致心脏停搏。

【治疗措施】

1.一般处理 若无休克和心源性昏厥,应取坐位或半卧位、两腿下垂。

2.吗啡 3～5mg 静脉注射,或 5～10mg 皮下或肌内注射,必要时 10～15min 重复给药,共 2～3 次。主要不良反应是低血压和呼吸抑制。无吗啡时可肌注哌替啶 50mg。但对老年人、神志不清或呼吸功能不全者禁用。

3.吸氧和抗泡沫疗法 参阅急性肺水肿的治疗部分。

4.利尿药 呋塞米(速尿)20～40mg 静注或依他尼酸(利尿酸钠)25～50mg 稀释后缓慢静注,必要时 6～8h 重复注射 1 次。但大量利尿后要及时补充电解质,特别是钾盐。

5.血管活性药

(1)硝酸甘油 0.3～0.6mg,舌下含化,5min 后可重复 1 次,静脉滴注硝酸甘油的起始剂量为 10μg/min,每 5 分钟增加 5～10μg/min。以上用药需在血压监测下应用,收缩压下降至 90mmHg 或以下停止给药。症状缓解后予有效剂量维持。注意:持续静脉用药,易出现快速耐药,1d 内连续用药不宜超过 18h。

(2)多巴胺 20～40mg 加入 5%葡萄糖溶液 200ml 中,以 5～10μg/(kg·min)静滴,适用于心源性休克及低阻低排出量心力衰竭者,但不适于冠心病心力衰竭者。

(3)硝普钠 50mg 加入 5%葡萄糖溶液 500ml 内静滴,开始宜慢,每分钟 5～10 滴(25～50μg/min),以后每 5～10 分钟增加 5～10 滴,最快可达 80 滴/min,24～48h 内总量达 50～150mg,适用于高血压引起的顽固性心力衰竭或急性心肌梗死伴左心衰竭。静滴中应密切观察血压变化,防止突发性低血压,肾衰竭。妊娠和哺乳期妇女禁用。病情稳定后应逐步减量,以免突然停药引起反跳。应用时应避光,且每 4～6 小时更换药剂,长期应用可引起氰化物或硫氰酸盐中毒,因此连续应用不宜超过 72h。

(4)酚妥拉明 10～20mg 加入 5％葡萄糖溶液 200ml 中静滴,开始 0.1mg/min,5min 后逐渐增速调节至 0.3mg/min。

(5)磷酸二酯酶抑制药氨力农 0.5～2mg/kg,稀释后静注或静滴。或米力农:负荷量 25～75μg/kg,5～10min 静推,0.25～1μg/(kg·min)维持,每日最大量不超过 1.13mg/kg。

6.氨茶碱　0.25g 加入 10％葡萄糖溶液 20ml 内缓慢静注,必要时2～4h 重复 1 次;或 0.25～0.5g 加入 10％葡萄糖溶液 100ml 内静滴。心动过速者不宜用。

7. 洋地黄制剂　如近期(1 周内)未用过洋地黄类药物,应给予快速洋地黄制剂,如毛花苷 C 0.4mg 加入 10％葡萄糖溶液 20ml 内缓慢静注;或毒毛花苷 K 0.25mg 加入 10％葡萄糖溶液 20ml 内缓慢静注。2～4h 可重复上述剂量 1 次(具体用法、注意事项详见洋地黄疗法)。

8. 其他

(1)注意急性左心衰竭的病因、诱因和并发症的治疗。

(2)难治性心衰可用,硝酸甘油 1～5mg 或多巴酚丁胺 40～80mg,或毛花苷 C 0.1～0.2mg 加入液体中静滴或静注。还可选用中药制剂生脉注射液或参附注射液静滴。

(3)临床症状严重,常规治疗无效者,考虑气管插管,予 PEEP (呼气末正压呼吸)或 CPAP(持续气道内正压呼吸)。PEEP 宜从低水平开始,并注意调节以免因静脉回心血量减少而致前负荷降低而出现低血压。

(4)合并慢性肾功能不全或水钠潴留明显、容量负荷过重者,可考虑 CRRT 或间断透析。

二、急性右心衰竭

急性右心衰竭(acute right heart failure)是由于心肌损害、心律失常、右室前后负荷过重,导致右室心肌收缩无力、右室舒张末压增高、排血量降低、残血量增加,从而引起体循环淤血为主,表现为颈静脉怒张、肝肿大、周围性水肿和动脉系统供血不足的组织细胞缺氧临床综合征。

【诊断提示】

1. 病因 急性弥漫性心肌疾病(如风湿性心肌炎、中毒性心肌炎等)、右室前负荷增高(如静脉输液过多过快、室间隔缺损的右向左分流)、右室后负荷增加(如肺栓塞、肺动脉瓣狭窄、肺动脉高压),以及快速型心律失常等病因及临床表现。

2. 临床表现

(1)有动脉系统低灌注征象,如低血压、心动过速,严重时有神志改变、四肢发凉、出冷汗、尿少等心源性休克表现。

(2)急性右心扩张征:胸骨左缘第 2 肋间可闻及收缩期杂音,X 线检查示右心室增大,心电图示右心室肥厚图形。

(3)周围静脉淤血征:颈静脉怒张(吸气时更明显),静脉压升高,肝肿大且有压痛,肝颈静脉反流征阳性。

3. 血流动力学检查 示右心室充盈压(RVFP)明显增高,而左室充盈压(LVFP)正常或偏低,或二者增高不成比例(RVFP/LVFP>0.65)。臂-肺循环时间>8s。

【治疗措施】 急性右心衰竭的治疗主要在于原发病的治疗,以及维持心脏正常负荷,稳定血流动力学状况和增强心肌收缩力等。

1. 休息 除限制体力活动和水钠摄入外,要注意精神休息,消除紧张焦虑状态,必要时给予镇静安眠药物;适当地变更体位和进行肢体活动。

2. 吸氧 一般采用鼻塞吸氧,2～4L/min,发绀严重或大面积肺梗死时可 8L/min,或采用正压给氧。

3. 强心药的应用　快速型室上性心律失常和各种心肌炎所致的心力衰竭及慢性充血性心力衰竭,可应用洋地黄类强心药(用法、用量及注意事项参见洋地黄疗法)。

4. 非洋地黄类强心药

(1)多巴酚丁胺:因选择性地作用于 β_1 受体而使心肌收缩力加强,心排血量增加,且不影响心率、心律及心肌梗死范围,故用于心肌梗死引起的心力衰竭而血压正常的患者,有效而且安全。用法:多巴酚丁胺 20mg 加入 5% 葡萄糖溶液 100ml 内静滴,5～10μg/(kg·min),1d 总量 40～120mg。

(2)氨联吡啶酮(氨力农):增强心肌收缩力而无心率、心律和血压的影响。一般 0.5～4mg/kg,静滴,滴速 6～10μg/(kg·min),或口服 100～200mg,3 次/d。

(3)对羟苯心安:能加强心肌收缩而无收缩周围血管和导致心律失常的不良反应。适应于急性心肌梗死和革兰阴性杆菌性休克所致的低排血量心力衰竭。用 75～225μg/kg 静注,或 15μg/(kg·min)静滴,也可 30～200mg/d 分次口服。

5. 利尿药的应用　明显的水钠潴留和心脏前负荷过重者,应及时选用利尿药物。如呋塞米 20～40mg 或依他尼酸 25～50mg 静注,1～2 次/d。利尿后注意补钾,或同时服用螺内酯 20～40mg,3 次/d。

6. 选用血管扩张药　参阅急性左心衰竭的治疗措施。

7. 糖皮质激素的应用　氢化可的松 100～300mg 或地塞米松10～20mg 缓慢静滴。必要时 4～6h 可重复使用上述半量。

8. 病因治疗　如抗心律失常治疗、抗甲状腺功能亢进治疗、抗风湿治疗及肺梗死的溶栓治疗和肝素治疗等。同时应消除疲劳、感染和情绪激动等心力衰竭的诱发因素。

三、难治性心衰

【诊断提示】　难治性心力衰竭是指各种原因引起的心力衰竭,虽经休息、限盐、强心、利尿、扩血管及抗感染等治疗后,心衰症状仍不能有效改善甚或加重者。

【治疗措施】

(1)硝酸甘油 1～5mg 或多巴酚丁胺 40～80mg,或毛花苷 C 0.1～0.2mg,加入 5% 葡萄糖溶液或生理盐水 250ml 中,缓慢静脉滴注。亦可加用生脉注射液 60ml,溶入 5% 葡萄糖溶液(合并糖尿病者用生理盐水)250ml 中静滴,3～5h 滴完,1 次/d,10d 为 1个疗程。

(2)生脉注射液由红参、麦冬、五味子等精制而成,具有降低乳酸含量,改善组织缺氧和能量代谢、保护毛细血管内皮细胞,减轻线粒体损伤,并有增加心搏量和射血分数,减慢心率,增强心肌功能作用;麦冬可稳定细胞膜和具有心肌正性肌力作用;五味子有助于心脏活动,起强心作用。用生脉注射液后,左室再搏量增加,外周阻力降低,减少心肌耗氧量,从而改善心功能,尤其是对洋地黄耐受差,血压偏低,合并电解质紊乱者更为适宜。

(3)充分休息:不仅要做到体力休息,而且要充分的脑力休息,因"用脑太多"同样可以增加心脏负荷。

(4)充分限制水、盐摄入。

(5)避免利尿过度,禁忌快速大量利尿。

(6)酌情使用血管扩张药。因应用血管扩张药后可以影响心肌收缩力、肾功能和脏器灌注。

四、洋地黄疗法

【药理作用】

1. 正性肌力作用　增强心肌收缩力。

2. 负性频率作用　减慢心率。

3. 正性自律作用　容易引起异位心律。

4. 负性传导作用　抑制房室传导。

5. 对静脉和动脉均有收缩作用

【适应证】

(1)充血性心力衰竭。

(2)快速性室上性心动过速、心房扑动与心房颤动。

【禁忌证】

(1)洋地黄中毒或过量者。

(2)严重的低钾血症。

(3)肥厚型梗阻型心肌病。

(4)预激综合征伴心房扑动或心房纤颤时。

(5)病态窦房结综合征或重度房室传导阻滞者。

(6)急性心肌梗死最初72h内应尽量避免使用,确需使用时应谨慎小剂量应用。

(7)与钙剂合用。

【用药原则】

(1)心力衰竭严重、心肌损害明显,宜选择作用快、体内贮积时间短、排泄快的地高辛、毛花苷C或毒毛花苷K类洋地黄制剂。

(2)心力衰竭时心率在120次/min以上,并伴有心律失常者,选用毛花苷C为宜;心率在110次/min以下,心律规则者,以毒毛花苷K为优选。

(3)重症心力衰竭急性期,宜选用洋地黄注射剂;慢性充血性心力衰竭和用于维持治疗量,宜选用口服制剂。

(4)伴有严重肝功能不良和心力衰竭者,宜选用地高辛类制剂;肾功能不良者宜选用洋地黄毒苷类制剂。

(5)对近2周内应用过洋地黄制剂、病情紧急而需试验性给药时,可用小剂量毛花苷C或地高辛,不用毒毛花苷K或洋地黄毒苷。

【给药途径】

1. 负荷量速给法(快速洋地黄化法)　主要用于室上性心动

过速或首次急性心力衰竭且 2 周内未用过洋地黄制剂者。

(1)毛花苷 C 0.4mg 加入 5％葡萄糖溶液 10ml 内缓慢静注,如无效,2～4h 后给 0.2mg。

(2)毒毛花苷 K 0.25mg 加入 5％葡萄糖溶液 20ml 中缓慢静注,2～4h 酌情再给予 0.125～0.25mg。

(3)地高辛 0.25mg 加入 10％葡萄糖溶液 10ml 内缓慢静注;或地高辛气雾剂 0.25mg 口腔喷雾,以后根据病情及血药浓度改为口服维持。

2. 维持量法　心衰患者经选用以上治疗达到"洋地黄化"后,则应改为维持剂量。通常应用作用较快、排泄快、半衰期短的地高辛做维持量疗法,每日 0.125～0.25mg,分 1～2 次口服。

【洋地黄化指标】

(1)全身症状好转,心慌、气短较前减轻,呼吸平稳,能平卧。

(2)尿量增多,水肿逐渐消退。

(3)肝脏缩小,静脉压下降。

(4)心率减慢,降至 100 次/min 以下,房颤者脉搏短绌应减少至 5 次/min 以下。

(5)心电图的 ST-T 出现"洋地黄效应"。

(6)血清地高辛浓度在 0.5～2.0ng/ml,洋地黄毒苷在 24ng/ml 左右。

【中毒表现】

1. 消化道症状　食欲缺乏、恶心、呕吐、腹泻等。

2. 神经系统症状　头痛、失眠、眩晕、耳鸣、黄视、绿视等。

3. 各种心律失常　如室性期前收缩(二联律、三联律)、室上性心动过速或伴房室传导阻滞、室性心动过速、心室纤颤等。

【中毒处理】

1. 一般处理　立即停用洋地黄制剂和能加重洋地黄中毒的药物(如利尿药)。

2. 及时处理心律失常

(1)补充钾盐:如偶发期前收缩可口服 10％氯化钾 10ml,3次/d。如频发期前收缩、多源性期前收缩、房颤和房速等无传导阻滞者,可用 10％氯化钾 10ml 加入 5％葡萄糖溶液 250～500ml中,以 1ml/min 的速度静滴;或门冬酸钾镁20～40ml 加入 5％葡萄糖溶液 200～300ml 中静滴。

(2)对室性心动过速者,用苯妥英钠 0.1g 加入注射用水 20ml(不可用葡萄糖和生理盐水)缓慢静注,必要时每 10～20 分钟注射 1 次,注意防止呼吸抑制;或选用利多卡因 50～100mg 缓慢静注(＜25mg/min),然后以 1～3mg/min 静滴维持 6h 左右。

(3)对窦房、房室传导阻滞者可用阿托品 1～2mg 静注。

(4)依地酸二钠(EDTA-Na$_2$)可降低心肌的应激性和延长心肌不应期,用 1～2mg 溶于 5％葡萄糖溶液 20～40ml 中静注,1～2 次/d。

第8章 急性肺水肿

急性肺水肿（acute pneumonedema）是因各种原因所引起的，以肺组织间隙和肺泡内液体大量积聚，阻碍肺-血管气体交换，而致呼吸困难、组织缺氧为特征的一组临床综合征。

【诊断提示】

（1）有引起急性肺水肿的病因，如急性左心衰竭、二尖瓣狭窄、重症肺炎、肺栓塞、毒性气体吸入、输液过量、溺水、高原缺氧及有机磷中毒等。

（2）有突发的气促、胸闷、喘息性呼吸困难、鼻翼扇动、端坐呼吸，呼吸频率增强，呼吸动度减弱。

（3）咳嗽，伴有大量白色或粉红色泡沫痰。

（4）烦躁不安、大汗、发绀、四肢湿冷、心动过速、"交替脉"。

（5）两肺可闻及大量干湿啰音，尤以肺底部湿啰音最为明显。

（6）危重患者可出现心率增快，第三、四心音，舒张期奔马律或其他严重心律失常，若持续过久，可发生休克甚至死亡。

【治疗措施】

1. 减少回心血量　如无休克，应取半卧位或坐位，两腿下垂，用止血带轮流结扎四肢，每次持续时间＜30min，必要时可静脉放血300～500ml，以减少回心血量。

2. 吸氧和抗泡沫疗法　以面罩给予高浓度氧吸入，4～6L/min。清醒患者可用50%～70%乙醇（昏迷患者用20%～30%乙醇）放入氧气湿化瓶内，但刺激性毒气中毒所致的肺水肿，禁用乙醇吸入，改用二甲基硅油消泡气雾剂，效果更佳。方法是于患者吸气时将其喷入咽部或鼻孔，连续吸入40～60次，观察5～10min，必要时可20～30min重复应用。

3. 镇静药 吗啡 3～5mg,静脉缓慢注射,或 5～10mg 皮下或肌内注射(支气管哮喘、肺心病、颅内出血和休克患者忌用);氯丙嗪 5～10mg,肌注 1 次。

4. 强心、利尿药 适用于高输出量肺水肿,尤其左心衰竭所致者。

(1)毒毛花苷 K 0.25mg 稀释于 10％葡萄糖溶液 20ml 中缓慢静注,2～4h 后可酌情给予同量或半量,总剂量不超过 0.5mg。适用于心率慢者。

(2)毛花苷 C 0.4mg 加入 10％葡萄糖溶液 20ml 中缓慢静注,2～4h 后可酌情再给予同量或半量,总剂量不宜超过1.2mg。适用于心率快者。

(3)呋塞米 20～40mg,直接静注或稀释于 5％～10％葡萄糖溶液 20ml 中缓慢静注;或用依他尼酸 25～50mg 稀释后缓慢静注。

(4)氨茶碱 0.25g 加入 10％葡萄糖溶液 20ml 中缓慢静注,必要时 2～4h 后重复 1 次,或 0.25～0.5g 加入 10％葡萄糖溶液100ml 中静脉滴注。

5. 血管扩张药

(1)酚妥拉明 5mg 稀释于 5％～10％葡萄糖溶液 200ml 中缓慢静滴,亦可用酚妥拉明 10～20mg 稀释于 5％～10％葡萄糖溶液100～200ml 中缓慢静滴,于 1～2h 滴完。

(2)硝普钠 25～50mg 加入 5％～10％葡萄糖溶液 200～500ml 中避光缓慢静脉滴注,通常以 $10\mu g/min$ 的速度给药,每3～5 分钟增加 5～10μg 的剂量至达到理想效果,一般剂量可达50～100$\mu g/min$。

(3)硝酸甘油气雾剂 0.5～1mg/次,口腔喷雾,每 15 分钟 1次,或硝酸甘油 0.3～0.6mg 舌下含化,5min 后可重复 1 次或硝酸甘油 10～30$\mu g/min$ 静脉滴注,根据血压调节滴速。

6. 激素 地塞米松 40～100mg/d 或氢化可的松 400～

1000mg/d,稀释于 10％葡萄糖溶液中,分次静滴,持续 2～3d。

7. 病因及并发症的治疗　有高血压者应行降压治疗;有肺部严重感染,应用足量广谱抗生素;有机磷中毒者,则需阿托品和解磷定类药物解毒;海水淹溺者,除正压给氧和抗泡沫疗法外,应同时输入血浆及 5％葡萄糖溶液,以纠正血液浓缩。

8.其他　常规治疗无效,或血氧分压较低者,需考虑呼吸机辅助通气。多项临床研究证实,无创正压通气治疗,尤其是持续气道内正压通气(CPAP)对急性心源性肺水肿疗效明显。对于合并有高碳酸血症的肺水肿则应用无创间歇正压通气(NIPPV)。一旦病情恶化,应及时改为有创机械通气治疗。

第9章 阿-斯综合征

阿-斯综合征(Adams-Stokes syndrome),又称心源性昏厥,因各种原因引起的心排血量突然减少导致急性脑缺血而发生昏厥、抽搐等症状。可有反复发作,轻者只发生眩晕及部分意识丧失,重者可有心脏停搏。

【诊断提示】

(1)有病毒性心肌炎、风湿性心肌炎、缺血性心脏病、心脏瓣膜病、阵发性心动过速、心衰、电解质紊乱等病史。

(2)在器质性心脏病基础上,同时伴有高度房室传导阻滞(心室自搏率在 40 次/min 以下)。

(3)颈动脉窦过敏时,可引起迷走神经过度兴奋,发生心脏窦性停顿。

【治疗措施】

1. 发作时的治疗

(1)阿-斯综合征一旦出现,应立即予以胸外心脏按压。如为室颤,则予以非同步直流电除颤等(详见心脏停搏)。

(2)如心率在 40 次/min 以下,立即用阿托品0.5～1.0mg 静注。可重复使用,最大剂量为 3mg。如无效则用异丙肾上腺素1mg 加入 5％葡萄糖溶液 200ml 中静滴,根据心率调节滴速。

(3)若为室性心动过速,用利多卡因 50～100mg 加入 5％葡萄糖溶液或生理盐水 20ml 中静注,边推注边听心率、心律,一旦转复即停止推注。

(4)对室上性或 QRS 宽大,分不清是室性或室上性者,选用乙胺碘呋酮 250～300mg 静注。

(5)由心动过速引起者,可用同步直流电 50～200W/s 电击转复。

(6)由迷走神经过度兴奋引起心脏停搏者,可静注阿托品 1～2mg。

2.病因治疗　病毒性心肌炎引起者应严格卧床休息,应用糖皮质激素治疗。风湿性心肌炎引起者抗风湿治疗。

3.安装起搏器　对于反复发作,由完全性或高度房室传导阻滞、双束支阻滞、病态窦房结所引起的,病因治疗效果不明显且严重影响患者日常生活或危及生命者,应安装起搏器。

第10章　急性呼吸窘迫综合征

急性呼吸窘迫综合征(acute respiratory distress syndrome，ARDS)是指由各种肺内和肺外致病因素所导致的急性弥漫性肺损伤和进而发展的急性呼吸衰竭。主要病理特征是炎症导致的肺微血管通透性增高，肺泡腔渗出富含蛋白质的液体，进而导致肺水肿及透明膜形成，常伴肺泡出血。临床表现为呼吸窘迫、顽固性低氧血症和呼吸衰竭，肺部影像学表现为双肺渗出性病变。ARDS是一个连续的动态发病过程。1994年美欧 ARDS 共识会议同时提出了急性肺损伤(ALI)/ARDS 的概念。ALI 是这一临床综合征的早期阶段，低氧血症程度较轻，而 ARDS 则是 ALI 较为严重的阶段。2012年发表了 ARDS 柏林定义，取消了 ALI 命名，统一命名为 ARDS。现临床上广泛接受柏林定义的标准。

【诊断标准】　根据2012柏林定义，满足如下4项条件方可诊断 ARDS。

(1)明确诱因下1周内出现的急性或进展性呼吸困难。

(2)胸部 X 线片/胸部 CT 显示双肺浸润影，不能完全用胸腔积液、肺叶/全肺不张和结节影解释。

(3)呼吸衰竭不能完全用心力衰竭和液体负荷过重解释。如果临床没有危险因素，需要用客观检查(如超声心动图)来评价心源性肺水肿。

(4)低氧血症

①轻度：$PaO_2/FiO_2 = 201 \sim 300$ mmHg，且呼气末正压(PEEP)或持续气道正压(CPAP)$\geqslant 5$ cmH_2O。

②中度：$PaO_2/FiO_2 = 101 \sim 200$ mmHg，且 PEEP $\geqslant 5$ cmH_2O。

③重度:$PaO_2/FiO_2 \leqslant 100$ mmHg,且 $PEEP \geqslant 5$ cmH_2O。

如果海拔高于 1000m,校正因子应计算为 $PaO_2/FiO_2 \times$(大气压力/760)。

【诊断提示】

1. **病史**　有发生 ARDS 的病因或危险因素,包括肺内因素和肺外因素。肺内因素包括:肺炎、非肺源性感染中毒症、胃内容物吸入、大面积创伤、肺挫伤、胰腺炎、吸入肺损伤等。肺外因素包括:重度烧伤、非心源性休克、药物、输血、肺血管炎、溺水等。

2. **临床表现**

(1)在原发病抢救中或已稳定数小时至数日(18～72h,几乎不超过 7d),突然出现呼吸急促、频数(>30 次/min)、呼吸困难进行性加重、发绀、缺氧、不能用原发病解释、常规氧疗无效。

(2)早期肺部无异常体征,随着病情发展可有呼吸音粗和两肺湿啰音,甚至大片实变。

3. **胸部 X 线检查**　早期无异常,中晚期两肺出现片状浸润,中下野显著,以后片状阴影逐渐扩大,融合成大片实变阴影。

4. **血气分析和肺功能变化**

(1)PaO_2 进行性下降,<60mmHg,氧合指数 $PaO_2/FiO_2 < \leqslant 300$mmHg。

(2)肺顺应性降低,可降至 $0.882 \sim 0.186$ml/kPa(正常 7.35ml/kPa)。

(3)肺分流量(QS/QT)$>10\%$。

(4)肺泡-动脉氧分压差$[P(A-a)O_2]>13.3$kPa(100mmHg)。

(5)肺通气/血流比例失调,特别是肺内分流率$\left(\dfrac{Qs}{Qt}\right)$升高是低氧血症的主要机制。

$$\frac{Qs}{Qt} = \frac{0.0031 \times PaO_2}{0.0031 \times PaO_2 + 5}$$,当 Qs/Qt>301 时提示吸入纯氧也难以纠正低氧血症,对诊断 ARDS 有重要意义。

5. 典型的 ARDS 临床过程　分四期。

一期:称为急性损伤期,表现为呼吸开始增快,过度通气,轻度低氧血症及低碳酸血症,临床体征可不明显,胸片阴性。

二期:又称表面"稳定期",多在原发病发生 24～48h 以后,呼吸困难加重、频率常达 30 次/min 以上,肺部可听到湿啰音和哮鸣音。PaO_2 下降,$P(A-a)O_2$ 与 QS/QT 增加,肺部 X 线显示网状浸润阴影,双肺内分流量达 15%～30%。

三期:又称急性呼吸衰竭期,表现呼吸窘迫,肺部湿啰音增多,PaO_2 进一步下降,X 线胸部出现典型的弥漫性雾状浸润阴影。

四期:又称终末期,乳酸明显升高,PaO_2 进一步下降,$PaCO_2$ 升高,pH 下降,胸部 X 线因广泛肺水肿、实变而呈"白肺",最后导致心力衰竭、休克、昏迷、多脏器衰竭。自主呼吸逐渐消失,终因严重缺氧死亡。

【治疗措施】

1. 一般措施　积极处理诱发原因,限制大量输血输液,及时监测血气和电解质。

2. 吸氧浓度　一般为 40%～50%,高流量。

3. 机械通气　当 $FiO_2 > 0.50$,$SaO_2 < 90\%$,$PaO_2 < 8kPa$（60mmHg）时,可行机械通气,取呼气末正压呼吸（PEEP）,开始时呼气末正压 0.4～0.7kPa（3～5mmHg）,最高不超过 2.7kPa（20mmHg）。采用小潮气量,6～8ml/kg,控制平台压在 $35cmH_2O$ 以下,允许 $PaCO_2 \leqslant 60mmHg$。

4. 补充血容量,维持心功能

(1)每日补液 1500～2000ml,保持每日 1000ml 左右负平衡(不包括不显性失水)。

(2)可用中心静脉压和肺动脉楔压判断血容量和心功能,一旦出现血容量过度负荷,可用呋塞米 40～60mg 利尿,以改善心功能。

(3)给予血管扩张药如酚妥拉明、硝普钠等减轻右心前后负荷,增加心输出量,减低肺水肿。

(4)多巴酚丁胺或多巴胺≤10μg/(kg·min),可增加心排血量,改善肺通气不足区域的灌注。

(5)对高危患者潜伏期或 ARDS 早期,可使用糖皮质激素,一般每日用氢化可的松300～400mg 或地塞米松 20～40mg 静滴。

(6)防止 DIC,可用右旋糖酐-40,成人1000ml/d(对少尿或无尿者不宜使用),也可用肝素,首剂 50mg 加入 5％ 葡萄糖溶液100ml 中静注,以后 200mg 溶于1000ml液体中缓慢静滴,维持24h。

(7)营养及支持疗法,急性期每日需热量20～40kcal/kg,蛋白质 1～3g/kg,余下热量用葡萄糖和脂肪补充,脂肪占总热量的20％～30％;恢复期总热量需求可超过静息时的 25％～50％。

5.控制感染　选用广谱、联合 2～3 种抗生素。

6.监护、监测　主要是酸碱、电解质、通气功能、血流动力学。

7.其他　如中医中药治疗。

第11章 哮喘持续状态

哮喘持续状态(哮喘状态)(continual asthmaticus),也称顽固性哮喘,系指支气管哮喘的重度发作,即由于严重的支气管痉挛、黏膜水肿、腺体分泌亢进、痰液梗阻等致急性呼吸困难、哮鸣、胸痛、咳痰等症状,经一般治疗12h以上仍不能控制者。

【诊断提示】

(1)支气管哮喘发作前多有先兆症状,如咳嗽、胸闷或连续打喷嚏等。急性发作时有气急、哮鸣、咳嗽多痰、呼吸困难,以呼气困难为主,多采取被迫坐位,两肺布满哮鸣音,可有发绀。

(2)经治疗12h以上仍不能控制上述症状者。

(3)常与下列因素有关:①多汗、利尿等失水过多致痰液黏稠,难以咳出;②呼吸道感染和肺炎;③吸入抗原或刺激性气体持续存在;④精神过度紧张或用药不当;⑤严重缺氧、二氧化碳潴留或呼吸性酸中毒;⑥并发肺不张、气胸等。

【治疗措施】

1. 氨茶碱 0.25g稀释后静脉缓注不少于20min;或氨茶碱0.5g加入5%~10%葡萄糖溶液250~500ml中缓慢静滴,开始15~30min内按5~6mg/kg速度滴入,其后以1mg/(kg·h)速度滴入。推注时如有恶心、呕吐,则将推注速度减慢或暂停。偶尔亦有氨茶碱静脉注射时引起严重休克甚至死亡的报道。

2. 糖皮质激素 宜采用短期足量的突击疗法,如琥珀酸氢化可的松200~400mg/d,分次静注或静滴,或地塞米松10~20mg/d,分次静注或静滴。甲泼尼龙起效时间更短(2~4h)常用量为80~160mg/d。冲击剂量:30mg/(kg·d)分次静注,3~5d后减量。

3. 沙丁胺醇气雾剂 可经正压呼吸器送入气道。

4. 纠正缺氧和二氧化碳潴留　鼻导管给氧不能奏效者须使用机械通气。机械通气的适应证：①意识改变，出现谵妄、昏迷；②自主呼吸微弱甚至停止；③呼吸肌疲劳、衰竭，导致通气不足，$PaCO_2 > 60mmHg$，$PaO_2 < 40mmHg$；④药物治疗无效、病情进行性加重。其中①、②条为绝对适应证，必须尽快行气管插管机械通气。

5. 纠正失水和酸碱平衡失调　如患者饮水较少，每日需补液 2000～2500ml，并注意做血气分析，查血钾、钠、氯、二氧化碳结合力以指导诊断和治疗。以 CO_2 潴留为主的酸血症，应以改善通气为主，若失代偿明显，且不能在短时间内排出 CO_2，则可补充少量 5% $NaHCO_3$ 溶液。通常把 pH<7.2，作为补碱的指征。

6. 注意其他并发症　如自发性气胸、肺不张、肺炎等。当发现患者哮鸣音减轻甚至消失，而气急和全身状况反趋恶化者，应立即做 X 线检查，确诊后积极处理。

7. 保持呼吸道通畅　可用超声雾化吸入或气管内滴入法，5% 乙酰半胱氨酸 5mg，1∶2000 异丙肾上腺素 0.5ml，α 糜蛋白酶 5mg 加入生理盐水 20ml。亦可溴己新 8mg，肌注，2 次/d；鲜竹沥 30ml，3 次/d；或氨溴索 30mg 静注，3 次/d。

8. 其他　如查找和治疗基础疾病。

第12章 脑 水 肿

脑水肿(cerebral edema)多因颅脑病变、颅脑外伤或全身疾病引起的脑细胞内外的积液增多和压力增大,致使脑组织血液和脑脊液循环障碍,导致脑组织缺氧和损害和(或)颅内压增高,后者严重时可形成脑疝而危及生命。

【诊断提示】

1.病因 多有明确的致病因素,如颅脑外伤、脑卒中、颅内炎症、颅内占位性病变、中毒、缺氧、二氧化碳潴留、毒血症、酸中毒、电解质紊乱及心脏停搏等。

2.临床表现 轻微或缓慢发生的脑水肿,常无明显症状和体征;严重和急剧发生的脑水肿则多有颅内压增高的表现。

(1)头痛:因脑水肿发生的程度和速度不同而使头痛的程度和性质各异,有钝痛、胀痛或炸裂样痛。早期疼痛呈间断性,多于晨起时发生。咳嗽、用力等使颅内压突然升高时,头痛急剧加重。

(2)呕吐:常呈喷射状,有时恶心,但与饮食无关,常于剧烈头痛时发生。

(3)视力障碍及眼底改变:可有一过性视物模糊或黑矇。眼底检查可发现视盘水肿(视神经乳头水肿)、视网膜出血等。

(4)意识障碍:急性脑水肿可出现躁动不安,严重者可昏迷。慢性者可有表情淡漠、反应迟钝、嗜睡、记忆力减退。

(5)生命体征:急性脑水肿多有脉搏徐缓、血压升高和呼吸深慢。发生枕骨大孔疝时,随时有呼吸骤停的可能。

(6)颅内压缓慢升高时,如出现强直、惊厥、癫痫样抽搐、肢体瘫痪、瞳孔不对称、病理反射等,应警惕脑疝的发生。

【治疗措施】

1. 降低颅内压

(1)脱水利尿疗法:利用高渗溶液提高血浆渗透压,使脑组织过多的水分移入血循环,并通过利尿等排出体外,以减轻脑水肿,降低颅内压。

①20%甘露醇:每次 0.25～0.5g/kg,静注或快速滴注(15～30min 内滴完)。根据病情可 4～8h 1 次,反复应用。通常使用20%甘露醇 125～150ml 较快速静滴,每日 3 次或 4 次。

②25%山梨醇:用量与用法均同甘露醇。

③甘油:每次 0.5～1.0g/kg,溶于 10%葡萄糖溶液或生理盐水 500ml 中静滴,2～4 次/d。或将甘油与等量生理盐水混合后口服或鼻饲,6～8h 1 次。

④50%葡萄糖溶液:50～100ml 静注,4～6h 1 次,因作用短暂,且易反弹,故不宜单独使用,可与上述脱水药交替使用。

⑤呋塞米:40～60mg/次,可肌注或直接静注,亦可溶于5%～10%葡萄糖液 10ml 中静脉推注。

⑥依他尼酸:25～50mg/次,溶于 10%葡萄糖溶液 10ml 中静注,可 4～6h 1 次。

(2)糖皮质激素疗法:糖皮质激素能降低脑血管、血-脑脊液屏障及脑细胞膜的通透性,抑制脑脊液分泌,增加肾小球滤过率,减少肾小管重吸收,故有脱水利尿而减轻脑水肿的作用。

①地塞米松:20～40mg,稀释于 10%葡萄糖溶液 250～500ml 中静滴,1 次/d。

②甲泼尼龙:该药具有抗炎作用强、体内不蓄积、与糖皮质激素受体亲和力强的优点。一般用量 40～150mg。冲击量:30mg/kg,静脉滴注,2 次/d。

③氢化可的松:作用较以上二药快但较弱,一般用 200～400mg 加入 10%葡萄糖溶液 500ml 中静滴,1～2 次/d。该药常用其醇型,含乙醇,故剂量不宜过大。对伴有糖尿病或消化性溃疡

者,激素疗法应慎用;对并发感染者应同时使用足量抗生素。

(3)浓缩血清白蛋白:可通过升高血浆胶体渗透压将脑组织间液回收入血来达到脱水降颅内压的作用。白蛋白20～40g/d。

(4)低温疗法:低温能降低脑细胞代谢和脑耗氧量而改善脑水肿,降低颅内压。适用于急性脑损伤、心脏停搏、中毒性脑病等所致的脑水肿,特别是伴有高热、抽搐的患者。

①物理降温:头戴冰帽或枕于冰槽中,同时于颈部、腋下及腹股沟等体表大血管处放置冰袋。

②药物降温:氯丙嗪、异丙嗪各 25～50mg 肌注,或稀释于5%～10%葡萄糖溶液 250ml 中静滴,或用异丙嗪 50mg 和双氢麦角碱(海特琴)0.6mg静滴。可 6h 1 次重复应用。但药物降温单独使用效果差,且不良反应大,需密切观察生命体征,宜与物理降温配合使用。

(5)氧疗法:适用于缺氧性和细胞毒性脑水肿。可用密闭面罩或气管插管给予加压纯氧吸入,有条件时可行高压氧治疗。

2.病因治疗　在采取降低颅内压措施的同时,应尽快明确导致脑水肿的病因,并予以相应的治疗,以阻断脑水肿的进一步发展。

3.其他措施及注意事项

(1)密切观察呼吸、脉搏、血压、瞳孔和意识等生命体征的变化,保持呼吸道通畅并持续低流量给氧。

(2)避免一切可能突然增加颅内压的因素,如咳嗽、喷嚏、恶心呕吐、惊厥抽搐、大便秘结等,及时采取措施预防和处理。

第13章 急 腹 症

急腹症(acute abdommon syndrome)是指以腹内脏器或腹外脏器的器质性病变或功能性障碍为主要临床表现、需要紧急外科和内科处理的常见急症。外科急腹症和内科急腹症无截然界限,可互为因果。急腹症具有起病急、发展快、变化多、病情重等表现特点,提示医师需尽快明确诊断,确定以急症手术治疗为主还是以内科非手术治疗为主的治疗方法。按病变原因和性质,急腹症大致可分为炎症性、梗阻性、出血性、创伤性、血管性和功能性六大类。

【诊断提示】

1.病史　病史询问包括有无原发疾病、外伤、发病诱因、起病缓急、症状出现的先后、主次、演变过程、治疗措施等。

2. 腹痛

(1)腹痛的发作和诱因:腹内炎性病变时,腹痛起始较轻逐渐加重;胃及十二指肠溃疡穿孔、急性胰腺炎,则表现为急性发作和剧烈腹痛;梗阻性病变,则表现为阵发性绞痛;腹内出血时腹痛不显著,主要表现为出血性休克。在诱因方面,如高脂饮食或饮酒,易诱发胆囊炎、胆管炎及急性胰腺炎;暴饮暴食易引起溃疡穿孔、急性胰腺炎;饱食后剧烈活动可引起肠扭转等。

(2)腹痛的性质:炎症刺激多为持续性疼痛;强烈化学性刺激为剧烈灼样痛;肠梗阻为阵发性绞痛;若肠梗阻发展为绞窄性,则阵发性腹痛的间歇期有持续的钝痛。在疼痛程度方面,轻微炎症、出血及单纯性梗阻的腹痛较轻,而溃疡病穿孔、绞窄性梗阻、急性胰腺炎则腹痛较剧。

(3)腹痛的部位:腹痛开始的部位,不一定是病变的部位,但腹

痛固定的部位多系病变所在位置(图 13-1)。如急性阑尾炎,腹痛
往往先出现在脐周或上腹部,以后逐渐转移并固定于右下腹部;胆
囊炎、胆石症先为上腹部痛,以后固定于右上腹;溃疡病穿孔、急性
腹膜炎及宫外孕出血可引起全腹痛,但仍以病变的附近为主;全腹
痛多见于急性弥漫性腹膜炎、急性出血坏死性胰腺炎等。局限性
腹痛一般与病变位置一致,如右上腹痛为肝胆疾病,左上腹痛为
胰、脾病变;右下腹痛常为阑尾或末段回肠疾病;腰痛常为肾、输尿
管疾病,子宫及附件疾病常为两侧下腹部低位疼痛。此外,有些疾
病可出现放射痛,如膈下炎性病变,疼痛可放射至右肩胛区;肾、输
尿管病变,疼痛可放射到阴囊或大阴唇;盆腔器官炎性病变,疼痛
可放射至下腰部。

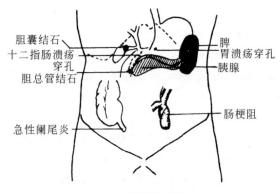

图 13-1　腹痛常发部位

3. 恶心呕吐

(1)急腹症患者恶心呕吐的原因有三:①腹膜或肠系膜神经末
梢受到严重刺激,如胃、十二指肠溃疡穿孔、急性阑尾炎及急性胰
腺炎等;②空腔脏器梗阻,如肠梗阻,可通过神经反射和肠内容物
反流引起呕吐;③毒素吸收刺激延髓呕吐中枢而引起,如腹膜炎晚
期。

(2)急腹症所致呕吐,多在腹痛之后,如先呕吐而后腹痛或只有呕吐而无腹痛,则应多考虑非外科性疾病。高位梗阻的呕吐发生早而频繁,主要为胃内容物及胆汁;低位梗阻的呕吐发生较迟,次数少而间歇时间长,呕吐物常带粪质;幽门梗阻呕吐仅为胃内容物而不含胆汁;肠蛔虫梗阻或胆道蛔虫症时,可吐出蛔虫。

4. 排便异常　腹痛、呕吐、腹胀,既不排大便也不排气,则是完全性肠梗阻的特征;大量柏油便,多系上消化道出血;急性腹痛时鲜血样大便,应警惕肠套叠及肠系膜血管栓塞等。

5. 全身症状　急性消化道穿孔、出血或腹腔内出血时,腹痛可以并发虚脱及休克;绞窄性肠梗阻则出现全身中毒症状;急性化脓性胆管炎可出现严重的中毒性休克等。急腹症的高热,为病变发展到一定阶段以后才出现,但在小儿可例外,早期即可体温升高。某些严重的急腹症如大出血或伴中毒性休克时,体温可能低于正常,但脉搏的增快有重要诊断意义。

6. 既往史　消化性溃疡穿孔患者多有溃疡病史;胆管疾病可有多次类似腹痛发作病史;粘连性肠梗阻多发生在腹部创伤、腹部手术及炎症之后;反复发热,时有寒战、高热伴腹痛,应考虑腹内炎症性病变。

7. 体格检查

(1)视诊:腹式呼吸消失是早期诊断急性腹膜炎的主要体征;全腹膨胀可能是低位小肠梗阻或麻痹性肠梗阻;局部隆起,可能是腹内肿块、扩大的肠襻或绞窄性肠梗阻;腹壁见有蠕动波,可能是慢性肠梗阻。如存在胃型及逆蠕动波提示幽门梗阻;如出现小肠肠型及蠕动波可能有小肠梗阻。

(2)听诊:听诊应放在触诊之前,避免触诊引起的肠蠕动。肠梗阻时肠鸣音亢进并可出现气过水声或金属音;腹膜炎或肠麻痹时,肠鸣音减弱或消失。胃肠道积液可听到振水音。

(3)触诊:肌紧张、压痛和反跳痛,均系腹膜刺激征,而以肌紧张和压痛更为重要,如二者不明显和不固定,多非外科急腹症;腹肌紧张呈"板状腹",是消化性溃疡急性穿孔的体征;右下腹压痛和反跳痛可能是急性阑尾炎;但老年人、婴幼儿、中毒性休克或严重衰竭者,因反应差也可无腹肌紧张。腹部触诊也要注意触诊腹部包块,了解包块的部位、大小、硬度、活动度、边界情况,是否压痛。

(4)叩诊:肝浊音界缩小或消失,表示胃肠穿孔或上腹肠腔极度充气;局限性浊音伴有压痛和叩击痛,常为炎性包块或脓肿;移动性浊音表示腹水,疑为腹内出血的休克患者应避免做此检查,以免加重出血。

(5)直肠指诊:如有触痛和波动感,表明盆腔有感染或积液;急性阑尾炎,直肠右上方多有触痛;如指套染有血迹,小儿要考虑肠套叠,成人要想到直肠癌。

8. 实验室检查

(1)白细胞计数及分类,细菌性炎症时白细胞总数及中性粒细胞均增高,但早期可正常。

(2)血红蛋白量,对疑有出血的患者有诊断参考价值。

(3)尿常规,注意有无血尿以鉴别泌尿系结石、感染和肿瘤等,老年人患软组织感染者要查尿糖,以除外糖尿病。

(4)应根据症状、体征,及时进行肝功能、肾功能、胰酶(胰淀粉酶)等检查。

9. 影像学检查

(1)X线检查:可观察有无膈下游离气体、结石阴影、肠腔积气及液平面,以间接推测有无胃肠穿孔、结石、肠道梗阻等。

(2)B超检查:B型超声的腹腔扫描可确定病变脏器形态及大小的改变,占位性病变的位置及其大小,对胆囊炎、胆石症、胆道蛔虫、泌尿系结石、腹腔炎性包块和脓肿及腹主动脉瘤、夹层动脉瘤等均有诊断价值。

(3)CT检查:CT用于急性胰腺炎的监测,因CT能显示胰腺形状、大小、结构及胰外征象,故可用以动态观察其病变,以决定治疗措施和评价预后。

(4)数字减影血管造影:主要是用于显示血管来诊断腹腔动脉、肝动脉和脏器占位病变血管等的病变,能迅速对血管栓塞性急腹症(如肠系膜血管栓塞)明确诊断,也能明确出血性疾病(如外伤性肝脾破裂)的性质。

10. 腹腔穿刺液检查　如穿刺液为血性而不凝固,说明有腹腔脏器出血,多见于肝、脾、肠系膜血管破裂及宫外孕破裂出血,也见于急性出血坏死性胰腺炎和绞窄性肠梗阻,可分别测定胰酶和涂片查找革兰阴性细菌;若抽出液为胃肠液和胆汁,则可能是胃肠道损伤;若为浑浊液体,可能为腹膜炎症,多见于消化性溃疡穿孔、渗出性腹膜炎和肠穿孔。

11. 急腹症特点

(1)急性阑尾炎:①腹痛始发于脐周或上腹部,数小时后转移至右下腹部;②右下腹麦克伯尼点(麦氏点)压痛和反跳痛明显,重者有肌紧张;③80%患者有恶心、呕吐、食欲缺乏;④低热(腹痛之后);⑤末梢血液中白细胞总数和嗜中性粒细胞增多;⑥结肠充气征(Rovsing sign)、腰大肌试验、闭孔肌试验阳性。

(2)急性胆囊炎、胆石症:①右上腹绞痛,可放射至右肩部,常在吃油腻食物后反复发作;②右上腹压痛及腹肌紧张,或可触及肿大的胆囊;③莫菲(Murphy)征阳性;④体温可达 39℃;⑤白细胞计数增多;⑥可出现黄疸。

(3)胆总管结石、化脓性胆管炎:①上腹部绞痛;②寒战及高热;③黄疸;④白细胞计数增高;⑤严重者可发生中毒性休克。

(4)胆管蛔虫病:①突发上腹部绞痛或钻顶样痛;②疼痛缓解期可无阳性体征,或仅有上腹部剑突下轻度压痛;③可有呕吐蛔虫或便出蛔虫;④低热。

(5)机械性肠梗阻:①阵发性腹部绞痛;②恶心呕吐;③无大便及排气;④腹胀病变部位有压痛,或可摸到肠型包块;⑤腹痛发作时肠鸣音亢进,或有气过水声;⑥腹部 X 线检查有气液平面。

(6)急性胰腺炎:①突发上腹部剧痛,常向腰部放射;②恶心呕吐、大汗甚至虚脱;③上腹压痛及反跳痛,可有肌紧张;④发病前有饱餐史和(或)饮酒史;⑤血清淀粉酶升高、白细胞增多;⑥出血坏死性胰腺炎腹腔穿刺多有血性腹水,血、尿淀粉酶增高。

(7)胃、十二指肠溃疡急性穿孔:①突发上腹部剧痛;②全腹压痛、肌紧张呈板样腹,肠鸣音消失;③常有溃疡病史,发病前疼痛加重;④肝浊音界缩小,X线透视膈下有游离气体;⑤血象示白细胞增多;⑥腹腔穿刺可抽出胃液或胆汁。

(8)泌尿系结石:①突发一侧腹部或腰部绞痛,向会阴部放射;②血尿;③无腹膜刺激征;④腹部X线片和腹部B超可能显示结石阴影。

(9)宫外孕破裂:①急性下腹部痛,很快发展至全腹;②一侧腹部压痛、肌紧张、肠鸣音减弱或消失;③有闭经史或阴道流血史;④严重者有出血性休克表现;⑤子宫颈触痛明显,直肠子宫窝有触痛性包块;⑥经阴道后穹隆穿刺吸引或下腹部穿刺有血。

(10)卵巢囊肿扭转:①下腹部突然剧痛;②恶心、呕吐;③多有下腹部包块史;④腹部或阴道检查可发现下腹部或盆腔有包块并触痛;⑤血象示白细胞数增多。

(11)急性盆腔炎:①两侧下腹部隐痛或坠痛;②体温常在38～40℃;③下腹部内侧有肌紧张和压痛;④阴道检查双侧附件增厚且明显压痛;⑤血象示白细胞数增高。

(12)卵巢卵泡或黄体破裂:①一侧下腹剧烈疼痛(黄体破裂多发生在月经之前,卵巢卵泡破裂多发生在月经中期);②下腹有压痛;③严重者出现休克;④血象示白细胞数增高;⑤多见于未婚妇女。

(13)腹内癌瘤:多因癌瘤引起肠梗阻、肠穿孔,癌瘤破裂或癌瘤压迫脊神经根。①有肿瘤史;②腹内多能摸到肿块;③腹痛逐渐加重并持续48h以上;④可出现便秘、腹胀、尿痛等症状;⑤多见于中老年人。

12. 腹外疾病所致腹部症状鉴别

(1)肺炎:下叶肺炎波及膈周围时,可引起第 6 对肋间神经分布的腹部区域内牵扯性疼痛,易误诊为急性胆囊炎或阑尾炎。但患者多为先发热后腹痛,有呼吸道症状,无腹肌紧张,有胸部体征和 X 线阳性发现。

(2)急性心肌梗死:可有上腹痛并伴恶心、呕吐,甚至可有肌紧张和上腹压痛而误诊为胆绞痛等。鉴别依靠过去病史及临床表现、心电图、转氨酶、血清肌酸激酶检查等。

(3)铅中毒:可有突发的脐周或下腹部剧烈绞痛,但无局限性压痛和肌紧张,病前有便秘史和长期与铅接触史,检查有牙龈铅线,点彩红细胞增多,血和尿铅含量增高。

(4)糖尿病酮症酸中毒:可有剧烈腹痛、恶心、呕吐、腹胀、发热、白细胞增高,甚至腹部压痛和肌紧张。鉴别主要靠多饮、多食、多尿病史,以及血和尿糖增高、酮体阳性且为先呕吐后腹痛等病史。

(5)血卟啉病:腹痛多突然发生,部位不定,伴恶心、呕吐、便秘。多见于女性青年,常因饮酒或服巴比妥类药物而诱发,严重腹部症状与轻微腹部体征不相称,无肌紧张和反跳痛。小便见阳光后为红色,尿卟啉胆色素原测定为阳性。

(6)原发性高脂血症:可有持续剧烈腹痛、恶心、呕吐、发热、白细胞增多、腹部压痛和肌紧张。鉴别要点为患者有黄色瘤、肝脾肿大,血清呈乳样浑浊、血清三酰甘油和胆固醇升高、视网膜血脂症等。

(7)腹型风湿热:腹痛程度轻重不一,常伴有恶心、呕吐或有腹泻。见于年轻病者,有多发性关节炎、心肌炎、皮下结节、环形红斑,伴有高热、腹痛、白细胞增加、血沉加快而腹肌紧张不明显。

(8)腹型过敏性紫癜:常有腹痛且伴有恶心、呕吐,而易误诊为急腹症。但有下列特点:①腹痛部位常不固定;②每次发作时腹部的症状和体征表现并不一致;③体征(肌紧张)不如症状(腹痛、腹泻)明显;④多数病例有明显的腹泻,与一般急腹症不同;⑤常规检查示嗜酸性粒细胞增多;⑥皮肤紫癜与关节肿痛常见。

(9)其他:如腹型癫痫、脊髓结核胃肠危象及神经官能性腹痛等。

【治疗措施】

(1)尽快明确诊断,按病因进行治疗。

(2)加强支持疗法,及时对症处理。

(3)严密观察病情,注意全身情况(脉搏、血压、体温及血常规检查)及腹部情况(腹痛及腹膜刺激症状等)。在未确诊的观察期间,要做到"四禁"(禁食、禁用止痛药、禁用泻药、禁止灌肠)和"四抗"(抗休克、抗腹胀、抗感染及抗水、电解质紊乱)(参阅有关章节)。

(4)剖腹探查指征:①一般处理后病情不好转,发生腹膜炎症状或腹膜炎症状加重者;②疑有腹内出血者;③疑有内脏穿孔或绞窄性病变者。

(5)非手术治疗指征:①急性腹痛好转,或腹痛已愈 3d 而病情无恶化者;②腹膜刺激症状不明显,或腹膜炎已局限化者。

(6)明确诊断的内科急腹症,可用止痛镇静药以缓解疼痛。吗啡、哌替啶、阿托品,用于肝胆疾病及肾、输尿管结石所致的疼痛;阿托品、颠茄浸膏片于胃肠道痉挛引起的腹痛;针刺疗法,电刺激镇痛法,神经阻滞药及精神安定药,用于功能性腹痛。

(7)创伤性急腹症,根据脏器损害程度选择非手术、手术及手术方式。

第 14 章　急性肾损伤

急性肾损伤(acute kidney injury,AKI)是由于各种原因引起的肾功能急骤进行性减退并伴有进行性氮质血症和水、电解质及酸碱平衡失调为特点的临床综合征。常有少尿(24h 尿量＜400ml)或无尿(少于 50ml/d)。按照病因分肾前性、肾实质性和肾后性三种类型。

【诊断提示】

(1)有引起急性肾损伤的病因,如严重创伤、烧伤、大量出血、严重感染、脱水及电解质失衡等所致的肾缺血,药物、生物毒素、细菌毒素、重金属等所致的肾中毒,以及溶血和挤压伤等。

(2)在充分补充血容量、纠正休克后,每小时尿量仍≤17ml,或 24h＜400ml。

(3)尿比重固定在 1.010 左右(1.010±0.003)。

(4)尿液检查有较多的蛋白质、红细胞、粗大的上皮细胞管型。

(5)尿/血浆肌酐＜15;尿/血浆尿素≤5。

(6)滤过钠排泄分数(FE$_{Na}$)＝$\dfrac{尿钠/血钠}{尿肌酐/血肌酐}$×100％＞1

(该试验是 AKI 监测诊断有效而无害的试验,准确可靠。其优点是:①测定生理钠的再吸收,是一种最敏感的肾功能指标;②计算肌酐和钠的清除率,可估计钠的滤过和再吸收;③少钠期之前该值即增加,故可做急性肾衰竭(AKI)的早期预测;④该检查只需要检测血清和尿中的钠及肌酐浓度,运算简便。＞1 可见于急性肾小管坏死、急性非少尿性肾小管坏死、尿路梗阻引起的 AKI;＜1 见于急性肾小球肾炎、肾前性氮质血症等非肾损伤者。

(7)血钾迅速和持续升高。

(8)在纠正血容量后,仍然有少尿,静脉注射 5%葡萄糖 200～250ml 或呋塞米 40～60mg,2h 尿量仍<40ml。

(9)急性肾损伤起病呈多尿型者易被误诊,尿量正常,但尿比重固定在 1.010 左右,血尿素氮直线上升,一般每日可递增1.78～5.37mmol/L(5%～10%)。

(10)代谢性酸中毒:一般出现于少尿期第 3～4 天,主要表现为疲倦、嗜睡、呼吸深而快(Kussmaul 呼吸)、恶心、呕吐,甚至昏迷。血 pH<7.35,HCO_3^- <21mmol/L。

【治疗措施】

1. 少尿期

(1)控制液体入量,24h 补液量＝前一天(24h)显性失液量(尿量、粪、呕吐、引流液、创面渗出液等)＋500ml(为不显性失水减去内生水量),以"量出为入,宁少毋多"为原则。

(2)饮食管理,每日供热量 16.7～20.9kJ/kg,生物价值高的蛋白质(牛奶、蛋)0.3～0.4g/kg(约每日供应蛋白质 20～30g),其余热量由糖类和脂肪供应(前者 40%,后者 60%),严格限制钠的摄入。

(3)纠正电解质失调和代谢性酸中毒

①当血钾上升达 6.5mmol/L 时,用 50%葡萄糖 50ml 加普通胰岛素 10～15U,快速静脉注入,30～60min 可使血钾下降并可维持 4～6h。

②用 5%碳酸氢钠 50～100ml 静脉注射。

③应静脉注射 10%葡萄糖酸钙 10～30ml,并可酌情重复应用。

以上属于暂时性应急措施,应适时准备透析治疗。

④低钠血症,稀释性低钠血症主要是限制水的摄入。缺钠性低钠血症应补充 5%氯化钠溶液。公式:

需补钠 mmol/L＝总水量(60%体重)×缺钠(142－血钠测定 mmol/L)。

以计算所得 1/3～1/2 给患者输入,复查血钠后再进行纠正。若输入的第 1 个 1/3～1/2 量后,血钠未上升,尿量未增加,应停止输入高渗盐水,做透析治疗。

⑤高镁血症:血镁>2.46mmol/L 时,出现中毒症状,可用 10％葡萄糖酸钙 10～20ml 静脉注射或加入液体中滴注,必要时可重复数次。

⑥低钙高磷血症:10％葡萄糖酸钙 20ml 静脉注射。

⑦代谢性酸中毒:不严重的酸中毒通过水和电解质的调整处理就可以纠正,严重的酸中毒要做透析处理。

(4)透析疗法:急性肾衰应及早进行透析疗法,透析方法包括间歇性血透治疗、腹透(IPD、CAPD)和连续性肾脏替代治疗(CRRT)。CRRT 具有持续低流率替代肾小球滤过的特点,并可以床旁进行,适用于危重病例的急救。一般认为下列情况必须进行透析。

①血尿素氮达 35.7mmol/L 以上,肌酐>818.82μmol/L。

②血钾在 6.5mmol/L 以上,心电图出现明显异位心律伴 QRS 波增宽。

③严重的酸中毒,血 pH<7.2。

④高血压对降压药治疗无反应者,严重的高血容量状态,包括高血压脑病、心力衰竭、肺水肿等。接受透析的患者对盐水无须过分限制,成人每日热量最高可达 12 550kJ,蛋白质 40～60g。

血液透析的优点是:对分子量较小的物质如尿素氮等,其清除率较高,高于间断性腹透的 4～5 倍,故能在较短时间内使患者的生化指标恢复正常。

⑤某些病例少尿期大剂量呋塞米(100～160mg)静脉注射,有时能获得意外效果,注意注射速度不宜过快。

2. 多尿期 多尿期开始常为尿毒症及稀血症的高峰,因此仍按少尿期处理。其后尿量增加,水肿消退,血尿素氮也逐步下降,尿量增多,仍不可大量补液,以不发生脱水为原则;调整体液量,必须重视钾的平衡,每日测定尿钾总量和血钾含量,以指导补钾。

非少尿性肾功能衰竭的处理:①防止电解质紊乱,尤其是钾;②当排出的尿液实际上缺少溶质时,排出量用 5% 葡萄糖溶液补充;③纠正酸中毒可用碳酸氢钠;④血尿素氮＞64.26mmol/L,严重酸中毒和不能控制的高血钾患者需要透析治疗。

少尿期或多尿期患者,均应积极预防和治疗泌尿系及全身性感染。选择药物根据感染种类、药物半衰期和肾功能情况。

第15章 意外创伤急症及中暑

一、电击伤(触电)

电击伤(electric injuries)是因一定量的电流或电能量通过人体,造成机体损伤或功能障碍,俗称触电。电流通过心脏和中枢神经系统时,可以引起心室纤颤或心脏停搏、呼吸抑制,造成死亡或假死,如电流仅局限于一侧肢体,可造成该侧肢体残疾。

【诊断提示】

(1)有接触电源或雷击(闪电)史。

(2)电流量越大损伤越严重,6mA以上可能使患者不易解脱电源,50mA以上电流通过心脏,易致心室纤颤或心脏停搏。

(3)电流经过心、脑、延髓等重要脏器时,则危害更大。从左手流经右手(经心脏),从左手流经右足(经心脏),从颅顶流经足底(经大脑、延髓、脊髓等),均为致命性电击伤。

(4)轻度触电者出现头晕、心悸、面色苍白、惊慌、四肢软弱。较重者有抽搐和休克症状,可伴有心律失常并迅速转入假死状态(即心搏、呼吸处于极微弱状态,心电图可呈心室颤动)。尸检发现假死状态缘于神经中枢和全身组织缺氧引起的出血、瘀斑、水肿、变性等改变。

(5)触电局部可出现无疼痛、边界清楚的焦化或炭化伴组织坏死。

(6)可致耳聋、失明、精神失常、肢体瘫痪。血管损伤可致出血或供血障碍。触电往往伴其他外伤。

【治疗措施】

(1)立即切断电源,抢救人员切勿再触电。

(2)对于神志清楚、头晕、乏力、全身软弱者,应对症处理,卧床休息数日,严密观察。因少数患者可出现迟发性"假死"状态(几分钟到 10d 内)。

(3)对呼吸停止、心搏存在者要做人工呼吸,现场要进行口对口人工呼吸。

(4)对心脏停搏(包括室颤及电、机械分离和心脏停搏)者须立即做胸前叩击术,无效时做人工呼吸和胸外心脏按压,静脉注射肾上腺素和电击除颤,必要时开胸做胸内心脏按压(详见本篇第 5 章)。因为可出现"假死"状态,心脏按压持续至患者清醒或出现尸僵、尸斑。

(5)电灼创面和外伤要妥善外科处理。

(6)呼吸、心跳恢复后,做好合并症的处理。

二、溺　　水

溺水(drowning)是因人体淹没于水中,使呼吸道充满水,或咽喉、支气管痉挛造成低氧、窒息,甚至心跳、呼吸停止的一组临床综合征。

【诊断提示】

(1)注意询问落水时间,水深度,海水或淡水。

(2)濒临死亡者被抢救上岸后往往神志不清,呼吸停止,心搏微弱,甚至心搏停止及发绀、四肢冰冷、口鼻腔充满泡沫,胃部扩张等。

(3)经抢救成功后易发生肺水肿和肺部感染;溺水被救后 48～72h 可发生急性呼吸窘迫综合征。

【治疗措施】

(1)抢救上岸后立即撬开牙关,清除口鼻腔的水和污物。将舌头拉出,以免阻塞气道。使患者俯卧或者俯卧于救护者的腿上(救护者一腿跪下,一腿向前屈曲),迅速倒出其呼吸道及胃内积水。淡水淹溺,低渗性液体渗入血液循环,肺内残留不多,因此倒水时间不宜过长;如海水淹溺,高渗性液体使血浆渗入肺部,宜取低头仰卧位以利水分引流。倒水过程中应慎防胃内容物吸入肺内。

（2）若心跳呼吸停止,立即做人工呼吸,心脏按压,静脉注射肾上腺素（上肢）,电击除颤（详见本篇第 5 章）。

（3）心跳呼吸恢复后,纠正水、电解质紊乱,淡水淹溺者可静脉注射 3％氯化钠溶液或输全血、红细胞,以纠正血液稀释。海水淹溺者用 5％葡萄糖溶液或血浆以纠正血液浓缩。

（4）抗泡沫疗法,50％的乙醇加入氧气湿化瓶内,中流量吸氧。

（5）纠正酸中毒,可在血气分析指导下用碱性药物。

（6）皮质激素、支气管扩张药、强心药及呼吸机的合理应用,有利于呼吸循环功能的维持。忌用呼吸兴奋药。

（7）合理选用抗生素。

（8）注意防治肺水肿、脑水肿和肾功能衰竭（参阅有关章节）。

三、中　暑

中暑（heat stroke）是指在高温环境或烈日暴晒下,导致体温调节功能紊乱而引起的高热、惊厥、昏迷、痉挛等一系列中枢神经系统症状。

【诊断提示】

1. 高温高湿环境　在气温骤然升高及湿度亦高时易发病,尤其是产妇、老年人、体弱或慢性病者。

2. 先兆中暑　在高温环境中大量出汗伴有口渴、头昏、胸闷、恶心等症状。

3. 轻症中暑　有先兆中暑症状和（或）体温 38.5℃ 以上,但无神志改变;有面色潮红、皮肤干热及早期循环衰竭的症状（如面色苍白、恶心呕吐、血压逐渐下降、脉搏细快等）,但无休克及昏迷。

4. 重症中暑　有上述症状并伴有昏厥、昏迷、痉挛,1d 内不能恢复者。重症中暑分为四型:

（1）热痉挛:高温环境和剧烈运动致大量汗出,水、钠丢失过多导致肌肉痉挛(以腓肠肌多见),并引起疼痛。一般可仅有肌肉抽动和收缩疼痛,重者强直痉挛。

(2)热衰竭:是热痉挛的继续和发展。常见于老年人和慢性疾病患者,由于周围血管扩张,循环血量不足而发生虚脱,出现面色苍白、皮肤湿冷,脉搏细快,血压降低,甚至休克。

(3)热射病:是一种致命性急症,由长时间热衰竭或产热过多、散热减少所致。典型表现为高热(>41℃)、无汗、意识障碍。

(4)日射病:是由于在烈日的暴晒下,引起脑细胞受损,进而造成脑组织的充血、水肿。主要表现为剧烈头痛、恶心呕吐、烦躁不安,继而可出现昏迷及抽搐。

【治疗措施】

1. 先兆中暑与轻症中暑　脱离高热环境,给予清凉含盐饮料或用5%葡萄糖生理盐水静脉滴注。

2. 重症中暑

(1)物理降温:脱离高温环境,在头部、两腋下、腹股沟放置冰袋,用冷水或乙醇擦浴,必要时可用冷水浸泡,或浸泡在4℃水浴中,治疗过程中要按摩四肢,以防止周围血液循环淤滞。

(2)药物降温:一般高热患者用氯丙嗪25~50mg溶于生理盐水500ml中静脉滴注,1~2h滴注完毕。对高热昏迷及抽搐患者,用冬眠Ⅰ号(氯丙嗪25mg,异丙嗪25mg,哌替啶50mg加入25%葡萄糖溶液20ml)中静脉注射,15min内注完,若2h体温不降,可按上述用量重复给药。

在降温过程中,若肛温降到30℃左右时,应立即停止降温,以免发生体温过低而虚脱。老年人和有心功能不全者补液不宜太快,有心衰时要及时用洋地黄制剂。有肾功能障碍者要严格控制水和钠的摄入,尤其要注意血钾浓度。有昏迷者要用抗生素,以防止吸入性肺炎和其他感染(具体方法参阅有关章节)。

第16章　多器官功能障碍综合征

多器官功能障碍综合征(multiple organ dlysfunction syndrome,MODS)是指某种创伤或危重症引起的 2 个或 2 个以上器官的序贯性功能衰竭。常与急症腹腔大手术、大面积烧伤、严重休克、心脏停搏、复合伤、严重菌血症和毒血症有关。主要表现为重要系统和脏器微循环障碍,组织细胞缺血缺氧,相继发生急性功能衰竭。MODS 的病死率很高,并随衰竭器官的数目增加而增高。累及 1 个器官者的病死率为 30%,累及 2 个者的病死率为 50%～60%,累及 3 个以上者的病死率为 72%～100%。病死率还与病人的年龄、病因和基础病变等因素有关。20 世纪 90 年代后,为提高对第一个器官衰竭之外的其他器官功能变化的警觉,相继提出了全身性炎性反应综合征(systemic inflammatory response syndrome,SIRS)和多器官功能障碍综合征(MODS)的概念,以利于早期识别与防治。多脏器功能衰竭(MOF)是 SIRS、MODS 的发展终末期。

【诊断标准】

1.SIRS 诊断标准　1991 年美国胸科医师学会(ACCP)、重症病医学会(SCCM)联合会议提出 SIRS 的概念,指任何致病因素作用于机体所引起的全身炎症反应,并且具备以下两项或两项以上体征:①体温高于 38℃ 或低于 36℃;②心率 90 次/min 以上;③呼吸超过 20 次/min 或动脉血二氧化碳分压低于 32mmHg;④血白细胞计数超过 12×10^9/L 或低于 4.0×10^9/L 或杆状核白细胞计数超过 10%。

SIRS 的诊断标准相当宽松,包括的范围很广,因而敏感性很高,但特异性较差。符合 SIRS 诊断标准者不一定都有全身炎症反应存在。SIRS 概念的提出为早期发现、早期治疗 MODS 提供了有利的时机。临床医师不应满足于 SIRS 的诊断,而更应注意从 SIRS 可能发展为 MODS 的过程。

2.MODS 诊断标准　目前尚无统一的 MODS 诊断标准,临床可参照我国"MODS 中西医结合诊治/降低病死率研究课题"组提出的"多器官功能障碍综合征诊断标准(表 16-1)、病情严重度评分及预后评估系统(表 16-2)"。

表 16-1　MODS 诊断标准

功能障碍分类	主要依据	诊断标准
心血管功能障碍	(1)收缩压<90mmHg(1mmHg =0.133kPa); (2)平均动脉压(MAP)<70mmHg; (3)发生休克、室性心动过速(室速)或心室纤颤(室颤)等严重心律失常、心肌梗死	具备一项即可诊断
呼吸系统功能障碍	氧合指数（PaO_2/FiO_2）<300mmHg	具备即可诊断
中枢神经功能障碍	(1)意识出现淡漠或躁动、嗜睡、浅昏迷、深昏迷; (2)格拉斯哥昏迷评分(GCS)≤14 分	具备一项即可诊断
凝血系统功能障碍	(1)血小板计数(PLT)<100×10⁹/L; (2)凝血时间(CT)、活化部分凝血酶原时间(APTT)、凝血酶原时间(PT)延长或缩短;3P 试验阳性	具备一项即可诊断
肝脏系统功能障碍	(1)总胆红素(TBIL)>20.5μmol/L; (2)血白蛋白(ALB)<28g/L	具备一项即可诊断

（续 表）

功能障碍分类	主要依据	诊断标准
肾脏系统功能障碍	(1)血肌酐(SCr)＞123.76μmol/L； (2)尿量＜500ml/24h	具备一项即可诊断
胃肠系统功能障碍	(1)肠鸣音减弱或消失； (2)胃引流液,便隐血阳性或出现黑粪,呕血； (3)腹内压(膀胱内压)≥11cmH_2O (1cmH_2O＝0.098kPa)	具备一项即可诊断

表 16-2 MODS 病情严重程度评分系统

器官、系统	指标	0 分	1 分	2 分	3 分	4 分
心血管	收缩压(mmHg)	≥90	75～90	65～74	≤64	
肺	PaO_2/FiO_2(mmHg)	≥300	260～300	190～259	90～189	≤89
脑	意识状态	清楚	躁动或淡漠	嗜睡或浅昏迷	深昏迷	
凝血	PLT($\times10^9$/L)	≥100	80～99	60～81	≤60	
肝脏	TBIL(μmol/L)	≤22.2	22.3～34.1	34.2～102.5	102.6～203.4	≥203.5
肾脏	SCr(μmol/L)	≤124	125～177	178～265	266～486	≥487
胃肠	症状/体征	肠鸣音无减弱,便隐血试验阴性,无黑粪或呕血	肠鸣音减弱或消失,或便隐血试验阳性	肠鸣音减弱或消失,便隐血试验阳性	肠鸣音减弱或消失,有黑粪或呕血	

【诊断提示】

（1）原发病症。急症腹腔大手术后（发生率可高达30％～50％）、严重创伤、各种原因引起的休克、严重菌血症、毒血症，特别是革兰阴性杆菌败血症、心脏停搏等。

（2）生命体征。血压、心跳、呼吸、瞳孔、神经反射急剧变化。

（3）神经系统功能。出现神志不清、表情呆滞、昏迷、抽搐。

（4）具有原发病症的各种表现。

（5）早期呼吸频率>30次/min，低血压、低血容量，肝、肾、心功能损害，凝血机制障碍，代谢加速、代谢不全产物增多等全身衰竭表现。

（6）脏器功能、代谢、电解质、血气分析等检查异常。

（7）多数人认为成人呼吸窘迫综合征（ARDS）是MODS首发综合征，而此征常是由弥散性血管内凝血（DIC）引起。

（8）病死率：2个脏器衰竭病死率为60％，3个脏器衰竭病死率为79％～85％，4个以上高达100％。

【治疗措施】

（1）监护观察生命体征及病理生理变化。

（2）维护循环呼吸功能。

（3）治疗原发病症。如彻底清创，脓性病灶引流，骨折固定，心肺复苏后的进一步处理，有效的抗休克、抗感染，改善心肺功能及微循环功能，纠正水、电解质及酸碱失调等（参阅有关章节）。

（4）营养支持。以静脉营养为主，选用能量合剂、氨基酸、维生素、微量元素等，根据病情和化验结果供给。

（5）抗凝治疗。MODS累及血液系统可出现DIC，需及早进行有效的抗凝治疗，终止DIC的病理进程。DIC早期均表现为高凝状态，在除外禁忌证的前提下给予普通肝素5000U/d皮下注射，或低分子肝素75～150U/(kg·d)连用5～7d。当患者有明显血小板或凝血因子减少时，应补充血小板或凝血因子替代治疗。可输入血小板、纤维蛋白原或冷沉淀等。

(6)菌毒并治。选用针对性强的抗生素,同时应用抗毒解毒中药制剂。

(7)免疫支持疗法:选用激素静滴。或给予乌司他汀 80～160U/d,静脉滴注,亦可予免疫球蛋白增强免疫功能。

(8)正确使用呼吸机及对症治疗。

(9)血液净化疗法。血液透析或持续性肾替代治疗(CRRT)可有效清除炎性介质,维持水、电解质和酸碱平衡,降低 MODS 的病死率。

第17章 水、电解质平衡失调

体液的主要成分是水和电解质。成年男性约占体重的60%，女性为55%，其中细胞内液男性占体重的40%，女性为35%。而细胞外液均占体重的20%。在细胞外液中，组织间液占15%，血浆占5%。

细胞外液中主要的阳离子是Na^+，主要阴离子是Cl^-和HCO_3^-。细胞内液中的主要阳离子是K^+和Mg^{2+}，主要阴离子是HPO_4^{2-}和蛋白质。细胞内液和细胞外液渗透压是相等的，一般为280~310mmol/L。

肾脏是体液调节的主要器官，肾脏的调节功能受神经和内分泌的影响。正常情况下，体液处于动态平衡，各种原因导致的摄入不足或丢失过多，超过机体自身调节的限度，就会引起机体水、电解质平衡失调。

一、缺　　水

【诊断提示】

1. **病史**　有水摄入不足或丢失过多的病史，如大量出汗、腹泻、服用利尿药等。

2. **临床表现**

(1)轻度缺水：表现口渴，缺水量占体重的2%~3%。

(2)中度缺水：表现严重口渴，唇舌干燥，乏力，尿少，眼球下陷，皮肤弹性减低，缺水量占体重的4%~6%。

(3)重度缺水：除上述症状外，可出现高热躁动、谵妄、幻觉、昏迷、血压下降，以至休克，尿量明显减少甚至无尿，缺水量约占体重的7%以上。

3. **主要特征**　根据水与电解质特别是钠丢失的比例与性质，脱水又可分为高渗性脱水、等渗性脱水与低渗性脱水三种类型，主要特征见表 17-1。

表 17-1　三种类型脱水的临床特征比较

比较要点	高渗性脱水	等渗性脱水	低渗性脱水
特征	失水＞失钠	水钠丢失程度相等	失水＜失钠
血清钠浓度（mmol/L）	＞145	130～145	＜130
血浆渗透压（mmol/L）	＞310	280～310	＜280
红细胞平均容积（MCV）	缩小	正常	增大
尿比重	增高（＞1.030）	正常	降低
体温	升高	有时升高	不升高
血压	可正常	易降低	易降低,可发生休克
黏膜	极干	干	湿
口渴感	严重	明显	早期无,严重者有
尿量	极少	少	正常,休克时减少

【治疗措施】　除治疗原发病外,主要是补液。

1.补液量

(1)根据缺水程度,体液丢失占体重的百分数计算,体重每下降 1kg 补液 1000ml。

(2)根据现有体重和血钠计算,适用于高渗性脱水。计算公式为:男性缺水量 ＝ 4×体重（kg）×（所测血清钠 mmol/L － 142mmol/L）;女性缺水量＝3×体重(kg)×(所测血清钠 mmol/L －142mmol/L)。以上计算量先补 1/2～2/3,再加当日生理需要量2000ml。

2.补液种类　高渗性脱水以补水为主,补钠为辅,适当补充钾及碱性溶液,必要时可用0.45%氯化钠溶液。等渗性脱水,以补充等渗液为主,首选0.9%的氯化钠溶液。低渗性脱水以补充高渗溶液为主,严重者补充3%～5%氯化钠溶液。

3.补液途径　轻者口服,重者或不能口服者静脉滴入。

4.补液原则　先快后慢,中、重度失水在初始4～8h内补入总液体量的1/3～1/2,其余部分在24～48h内补足。注意观察病人意识、血压、尿量、实验室检查等情况,随时调整补液量、速度与种类。注意补钾,一般尿量增至30～40ml/h后,即开始补钾。

二、低 钠 血 症

【诊断提示】

1. 病史　有丢钠或摄入钠不足的病史,如呕吐、腹泻等大量丢失胃肠液,肾小球再吸收功能下降或控盐饮食及服大量利尿药。

2. 临床症状

(1)轻度缺钠:表现乏力、头晕、手足麻木,血清钠在130～135mmol/L。

(2)中度缺钠:除上述症状外,有恶心,呕吐,脉细数,血压下降,脉压小,直立性晕倒甚至休克,尿少,血清钠在120～130mmol/L。

(3)重度缺钠:患者表现神志不清,肌肉抽搐,周围循环衰竭,血压测不出,出现昏迷以至休克,血清钠120mmol/L以下。低钠血症脑病可表现为呼吸抑制,反应性低下,幻觉、去皮质强直、惊厥、大小便失禁等。

3. 实验室检查　血清钠低于135mmol/L,血浆渗透压降低,血非蛋白氮和尿素氮增高,血细胞比容和红细胞计数增高,尿Na^+、Cl^-明显下降,尿比重降低。

【治疗措施】　首先治疗原发病,重点是补液。

(1)根据缺钠程度补液:轻中度缺钠补给 5％葡萄糖生理盐水 1000～2000ml,重度缺钠先快速补给生理盐水 1000ml,然后再根据化验结果补给,必要时补给高渗盐水及胶体液。

(2)根据测得血清钠计算补液:补氯化钠(g)＝[142mmol/L－测得血清钠 mmol/L]×体重(kg)×0.2÷17。以上计算量,再加当日需要量 4.5g。

(3)补液方法:轻中度缺钠补 5％葡萄糖生理盐水,重度者可适当补给高渗盐水及胶体液。补钠速度不可过快,在最初 3～4h 不超过 1mmol/(L·h),24h 不超过 8mmol/L,48h 不超过 18mmol/L,否则易诱发渗透性脱髓鞘,主要是脑桥部损害,称为脑桥中央髓鞘溶解症(CPM)。

三、高 钾 血 症

【诊断提示】

(1)有引起高钾的病因,如肾功能衰竭或其他原因引起排尿减少及短时间内输入大量含钾液体等。

(2)临床表现:四肢无力或软瘫,呼吸肌麻痹,严重时呼吸衰竭、心率缓慢、心律失常,甚至心脏停搏。

(3)心电图检查:早期 T 波高尖,P-R 间期延长,QRS 波增宽,严重时有心律失常。

(4)实验室检查:血清钾＞5.5mmol/L。

(5)除外因为溶血等原因引起的假性高钾血症。

【治疗措施】

(1)积极治疗原发病,并立即停用含钾药物。

(2)5％氯化钙 10ml 或 10％葡萄糖酸钙 10～20ml 直接或稀释后缓慢静注,亦可加入液体中静滴,静注。1～3min 可以起效,持续时间为 30～60min,10～20min 后可重复。

(3)5％碳酸氢钠 60～100ml 或 11.2％乳酸钠 60ml 静注,然后应用上液 100～200ml 缓慢静滴。

(4)10％葡萄糖液 500ml 加胰岛素 8～16U 静滴,30min 后起效,持续时间 4～6h。

(5)应用排钾利尿药。如呋塞米、氢氯噻嗪等。

(6)严重时采用透析疗法。

四、低 钾 血 症

【诊断提示】

(1)有摄入钾不足及丢失钾过多的病史,如偏食及长期禁食,大量胃肠液丢失及长期应用排钾利尿药。

(2)临床表现:表情淡漠、肌无力、腹胀、肠麻痹、腱反射迟钝或消失,甚至软瘫;轻者表现为窦性心动过速、房性或室性早搏;重者可出现室上性或室性心动过速及室颤等严重心律失常。

(3)心电图检查:ST 段降低,Q-T 间期延长,T 波低平、双向或倒置,U 波高大。

(4)实验室检查:血清钾＜3.5mmol/L。

【治疗措施】

(1)积极治疗原发病,并纠正酸碱失衡。

(2)轻度低钾(血清钾 3～3.5mmol/L),口服 10％氯化钾10～20ml,3 次/d。或用氯化钾控释片,3～6g/d,并鼓励病人进食含钾丰富的水果、蔬菜和肉类。

(3)中重度低钾(血清钾＜3mmol/L),需静脉补钾。一般用5％葡萄糖溶液 500ml 加 10％氯化钾 15ml,静脉滴注,滴速保持在每小时滴氯化钾 1g 之内。因缺钾致严重心律失常或呼吸肌麻痹危及生命时,可每小时补钾 1.5g,但必须是平均速度滴注,禁止10％氯化钾直接静脉注射。补钾时尿量必须维持在每小时30～40ml 或以上,同时应密切监测心电图及血清钾变化。静脉补钾应尽量选择较大静脉滴注,一旦发现血栓性静脉症状,应停止滴注并局部热敷。

五、高 钙 血 症

【诊断提示】

(1)有引起高血钙的病因,如甲状旁腺功能亢进,恶性肿瘤溶骨性转移。

(2)临床表现:早期乏力、嗜睡、肌张力减退、恶心呕吐、厌食;血钙进行性增高,可出现严重头痛、精神异常甚至昏迷;高血钙危象时患者严重呕吐、高热、酸中毒,进一步发展致肾功能衰竭、心律失常以至死亡。

(3)实验室检查:血清钙>2.75mmol/L。

(4)心电图检查:特征性表现为 ST 段缩短或消失,Q-T 间期缩短。其他可有心律不齐、心动过速、T 波倒置、传导阻滞等。

【治疗措施】

(1)治疗原发病,并对症治疗。

(2)轻度高血钙,应限制钙剂,并给磷酸盐饮食。补充钠盐,应用呋塞米利尿。

(3)高钙危象的处理:根据失水情况,快速补给生理盐水,同时应用大剂量呋塞米。降钙素适用于肾功能和心功能有损害的患者。必要时用透析疗法。

六、低 钙 血 症

【诊断提示】

1. 病因　如出血坏死性胰腺炎,胰瘘或小肠瘘,甲状旁腺功能减退,急慢性肾功能衰竭,严重创伤,维生素 D 缺乏症等。

2. 临床表现　早期易激动,唇周及指尖麻木、刺痛。严重时,肌腱反射亢进,骨骼肌及腹部痛性痉挛,手痉挛,有时出现惊厥,心肌受累时出现心动过速、心律不齐、心绞痛、心力衰竭,甚至猝死。面神经叩击致面肌痉挛(即 Chavoster 征阳性),束臂加压试验(Trousseau 征)阳性。病史长者可有骨痛、病理性骨折、骨骼变形。

3. 实验室检查　血清钙<2.25mmol/L。

4. 心电图检查　ST 段平坦,Q-T 间期延长。严重时出现二度甚至三度 AVB。

【治疗措施】

(1)治疗原发病,并对症治疗。

(2)轻症可给口服钙剂;严重时需静脉补给 10％葡萄糖酸钙 10～30ml 或 5％氯化钙 20ml,静注要缓慢。必要时可重复给药或静脉滴注维持。24h 总量一般不超过 1000mg。

七、高 镁 血 症

【诊断提示】

1. 病因　有引起高镁血症的病因,如急慢性肾功能衰竭,严重腹水及用镁过多过快等。

2. 临床表现　恶心、呕吐、昏睡、软弱无力,检查可见腱反射迟钝或消失,心率缓慢,严重时可出现房室传导阻滞,以至呼吸心脏停搏。

3. 实验室检查　血清镁>1.25mmol/L。

4. 心电图检查　P-R 间期延长,T 波高耸,QRS 波增宽,传导阻滞,心动过缓,严重时可致心脏停搏。

【治疗措施】

(1)治疗原发病。

(2)应用 10％葡萄糖酸钙或 5％氯化钙 10～20ml 静注,10～20min 内注完。注射后 5～10min 仍未见效,可重复使用,最高剂量可达 10g/d。

(3)利尿药:呋塞米(速尿)40mg,静注。

(4)透析疗法:适用于伴有肾功能衰竭者。

第18章　酸碱平衡失调

细胞外液的 pH 能经常保持在 7.35～7.45,是由于缓冲系统、肺、肾及离子交换等参与调节而保持相对平衡。各种原因引起的酸或碱排出、丢失或摄入、潴留超过机体调节能力,均可产生酸碱平衡失调。

一、代谢性酸中毒

【诊断提示】

1. 病因　如多种疾病引起的组织灌注不足及组织缺氧所致的分解代谢增加;糖尿病酮症;肾功能不全所致的酸性物质排泄障碍;剧烈腹泻;肠、胆、胰瘘及肠道引流所致的碱性物质丢失过多。

2. 临床表现　呼吸深而快,严重时可不规则;心率增快,血压下降,心律失常;反应迟钝、嗜睡甚至昏迷。有时表现烦躁不安,面色潮红,口唇暗红。

3. 实验室检查　血 pH$<$7.35,二氧化碳结合力(CO_2CP)下降(正常值 23～30mmol/L),标准碳酸氢盐(SB)或碳酸氢盐(AB)均降低(正常值 22～27mmol/L),碱剩余(BE)负值增大(正常值-3～$+3$mmol/L),缓冲碱(BB)减少(正常值 45～55mmol/L),二氧化碳分压下降(正常值 4.5～6.0kPa)。

【治疗措施】

1. 积极治疗原发病

2. 静脉补给碱性药物　5％碳酸氢钠最为常用。乳酸钠需经肝脏氧化,转为 HCO_3^- 后才能发挥作用,缺氧或肝功损害时不宜用。氨丁三醇(THAM)不含钠,适用于限制钠盐的患者,但大剂量时可发生呼吸抑制、降低血压和血糖等不良反应。

补碱计算法：

(1)急救时，先给 5％碳酸氢钠 2～4ml/kg，或 11.2％乳酸钠 1～2ml/kg，或 3.6％ THAM 2～3ml/kg，然后根据化验结果进行调整。纠正 pH 在 7.2～7.25 即可。

(2)按检验结果计算

①根据测得 CO_2CP 计算

补碱量(mmol)＝[正常 CO_2CP 值－测得 CO_2CP 值(mmol/L)]×体重(kg)×0.3

②根据测得剩余碱(BE)值计算

补碱量(mmol)＝[(－2.3－测得 BE 值)]mmol/L×体重(kg)×0.3

③根据测得 HCO_3^- 值计算

补碱量(mmol)＝[正常 HCO_3^-－实测 HCO_3^-]mmol/L×体重(kg)×0.3

3. 补钾 酸中毒时，钾从细胞内逸出，纠正后则进入细胞内，可能引起低钾血症，因此要注意补钾。

4.血液净化疗法 对于重度代谢性酸中毒病人，如合并严重肾功能衰竭，特别是合并多器官功能障碍综合征，或不能承受盐水或碳酸氢钠注射时，应采用血液净化疗法。

二、代谢性碱中毒

【诊断提示】

1. 病因 有引起代谢性碱中毒的病因，如大量胃液丢失，长期应用大剂量排钾利尿药及服用或输入碱性药物。

2. 临床表现 呼吸浅而慢，手足麻木或搐搦，腱反射亢进，头昏、嗜睡甚至昏迷，脉率增快。

3. 实验室检查 血 pH＞7.45，HCO_3^- 浓度增高，CO_2CP 增高，PCO_2 代偿性增高，血清 Cl^- 及 K^+ 降低。

【治疗措施】

(1)治疗原发病。

(2)轻度碱中毒。口服或静脉补给生理盐水即可纠正;缺钾和氯者,应补给氯化钾液,以口服为主,2~4g/d。

(3)中度碱中毒。口服氯化铵 1~2g,每日 3 次。

(4)重度碱中毒。需要静脉补给酸性药物,一般补充氯化铵,每千克体重降低 CO_2CP 0.45mmol/L,需补 2% 氯化铵 1ml,将其中的一半加入 5% 葡萄糖溶液内稀释成 0.9% 的等渗液,缓慢均匀在 3~4h 滴入,然后再根据检查结果调整。不能用氯化铵者,亦可应用 2% 盐酸精氨酸 20~40g/d,加入液体内静滴。

(5)低钾血症者,有尿时注意补钾。

(6)血液净化疗法。重度代谢性碱中毒病人,合并严重肾功能衰竭或心功能衰竭,不能耐受盐水或 K^+ 盐溶液注射时,应采用血液净化疗法。

三、呼吸性酸中毒

【诊断提示】

1. **病因** 有引起肺内二氧化碳呼出障碍的病因及疾病,如呼吸中枢麻痹,呼吸肌麻痹,呼吸道阻塞及肺广泛的病变。

2. **临床表现** 有呼吸困难,缺氧,发绀;严重时,血压下降,昏迷甚至心脏停搏。慢性呼吸性酸中毒,早期常为慢性肺部疾病掩盖,可有红细胞增高、头痛、胸闷、发绀等。

3. **实验室检查** 血 pH < 7.35,CO_2CP 增高,$PaCO_2$ > 6.4kPa(48mmHg),AB、SB 增高,AB>SB,血清钾增高。

【治疗措施】

(1)治疗原发病,尽快解除呼吸道梗阻。

(2)加压给氧,必要时气管插管或气管切开,用人工呼吸机进行机械通气。

(3)如系中枢麻痹,应用呼吸兴奋药;脑水肿,应脱水治疗。慢性阻塞性肺病,应采取控制感染、祛痰等措施。

(4)尽量不用碱性药物,合并代谢性酸中毒时可适当补给碱性药物,将 pH 升至 7.20 以上即可。

第19章 急性中毒

急性中毒(acute poisoning)是指人体在短时间内接触、吸入或误服大量有害物质而引起的机体损害。其严重程度与后果取决于毒物的剂量、作用的时间及诊断和救治是否及时与正确。因此，对急性中毒者，务必迅速做出准确判断，及时果断地采取有效救治措施，以挽救生命、减轻损害程度、避免和减少后遗症。毒物种类繁多，对机体作用方式不同。概括起来有如下几种：①局部作用，如强酸、强碱有局部腐蚀作用；②缺氧，如一氧化碳、氰化物中毒；③抑制酶活力，如有机磷农药中毒，胆碱酯酶活力受抑制；④干扰细胞膜或细胞器的生理功能，如四氯化碳在体内产生自由基，损害线粒体，致细胞死亡；⑤麻醉作用，如乙醚、可卡因、酒精中毒等。⑥受体的竞争：如阿托品可竞争和阻断毒蕈碱受体，阿托品中毒可出现胆碱能神经抑制现象。

一、概　　述

【诊断提示】

1. **病史**　向患者和(或)有关人员了解毒物被接触或摄入情况(包括接触方式、时间及毒物作用剂量等)，索取残余可疑毒物。明确有关原发病史及中毒前后情况。

2. **体格检查**　除应仔细观察患者的神志、精神状态、呼吸、血压、心律和瞳孔等生命体征及一般临床表现外，还要特别注意有无毒物所致的特异性体征，如阿托品中毒的瞳孔扩大，有机磷农药中毒的瞳孔缩小和腺体分泌增多，氰化物中毒的呼出气有苦杏仁味，一氧化碳中毒的皮肤黏膜呈樱桃红色，四氯化碳、鱼胆中毒可致黄疸等。

3.毒物鉴定　对残留食物、可疑毒物容器、呕吐物、洗胃液、排泄物等进行毒物的定性和定量检查,并根据毒物的中毒原理,进行选择性的实验检查,如有机磷类可抑制体内胆碱酯酶活性,测出胆碱酯酶活性降低,有助于有机磷中毒的诊断。

【治疗措施】

1.排出毒物、减少吸收

(1)尽快脱离中毒现场(特别是气体、液体毒物中毒时),在通风良好的地方松开衣领、腰带并积极吸氧,如呼吸、心跳停止立即进行心肺脑复苏。

(2)脱去毒物污染的衣服,用清水彻底清洗污染的皮肤,忌用热水,不强调用中和剂。眼睛污染者,用清水或生理盐水冲洗。

(3)口服毒物时,应行催吐、洗胃、导泻,以清除胃肠道毒物。

①催吐:患者饮温水(或2%～4%温盐水或牛奶)300～500ml后,用手指、压舌板、棉棒、筷子等物刺激咽部催吐;或0.2%～1%的硫酸铜液,每5分钟1汤匙,直至呕吐为止;也可皮下注射阿扑吗啡5mg。但昏迷、惊厥或强腐蚀剂内服中毒者,不宜催吐,以免发生吸入性肺炎。

②洗胃:口服中毒时,洗胃在服毒6h内最有效。应尽快进行彻底洗胃,除去胃内容物,避免和减少其吸收,洗胃液的选择原则是:中毒物不明时,可用大量清水或生理盐水;一般情况可用1:5000高锰酸钾液,但禁用于对硫磷中毒,因可将其氧化成更毒的对氧磷;砷化物中毒,可用生理盐水或1:3000～5000高锰酸钾液;有机磷中毒,用5%碳酸氢钠溶液或肥皂水,但禁用于曲美膦酯(敌百虫)中毒,因可使后者变为更毒的敌敌畏;无机磷中毒可用0.5%～1%硫酸铜液;钡盐中毒可用0.5%硫酸钠液(芒硝);碘中毒可用10%硫代硫酸钠液;氟化物中毒可用1%葡萄糖酸钙、1%氯化钙或生石灰水上清液;腐蚀性毒物中毒,为避免黏膜损伤不宜洗胃,可灌入牛奶、豆汁、蛋清等。

③导泻:导泻药一般采用无机盐类泻药,如硫酸镁或硫酸钠

20～30g,溶于 200ml 水中,1 次口服或洗胃管注入。但巴比妥类、阿片类、颠茄类及磷化锌中毒时,禁用硫酸镁导泻。油类泻药不宜作为清除肠道毒物的导泻药。重度中毒者,因其肠麻痹而多采用灌肠导泻法。

④利尿:输液,以增加尿量,补液速度可每小时 200～400ml,同时应用呋塞米或 20％甘露醇等利尿药,加速毒物排出。补液时应加入适量氯化钾。

⑤吸氧:可促进有毒气体的排出。高压氧治疗急性一氧化碳中毒是特效治疗。

⑥血液净化疗法:常用血液净化疗法包括血液透析、血液灌流和血浆置换。对于中毒量大,预后严重,发生急性肾功能衰竭者,应尽早使用。

⑦换血疗法:用于巴比妥、水杨酸盐、一氧化碳、有机磷农药、硼酸等严重中毒。对硝酸盐、亚硝酸盐、氯化物、硝基苯等中毒所致的高血红蛋白血症效果较好。

2. 解毒方法

(1)一般解毒剂

①氧化剂:1∶5000 高锰酸钾液,可使有机化合物氧化解毒。

②保护剂:如牛奶、蛋清、面汤、米糊等可保护胃肠黏膜,并有止痛作用。

③中和剂:如经胃肠道的强酸中毒,可用镁乳、肥皂水、氢氧化铝凝胶等弱碱中和。强碱中毒时,可用 1％醋酸、稀食醋或果汁等弱酸中和。

④吸附剂:药用炭可用于吸附生物碱、水杨酸、苯酚、砷、氯化汞等。

⑤沉淀剂:可与毒物作用生成溶解度低且毒性小的物质。如乳酸钙或葡萄糖酸钙,可与氟化物或草酸盐作用,生成氟化钙或草酸钙;生理盐水与硝酸银作用生成氯化银等。

⑥还原剂:常用维生素 C 和葡萄糖。

⑦溶剂:口服液状石蜡 150～200ml,可将汽油、煤油或三氯乙烯等毒物溶于其中,然后洗胃排出。

(2)应用特殊解毒药:指对毒物有特异对抗解毒作用的药物,如巯基络合药对砷、汞、锑、铋等金属中毒,阿托品和胆碱酯酶复能药对有机磷农药中毒,都具有良好的解毒作用(详见后述)。

3. 对症治疗

(1)躁动惊厥时,应用镇静药物,如地西泮 10mg,肌内或静脉注射;10%水合氯醛 15～20ml 或副醛 5～10ml 保留灌肠。

(2)呼吸困难时,应保持呼吸道通畅,吸氧,应用呼吸兴奋药,必要时行人工呼吸、气管插管或气管切开。

(3)纠正水、电解质和酸碱平衡失调,预防和治疗感染。

(4)积极救治并发症,如休克、脑水肿、肺水肿、心律失常、心脏停搏等。并发重症的救治方法详见有关章节。

二、急性一氧化碳中毒

【诊断提示】

1. 病史　有煤气接触史或煤烟炉使用通风不良环境,尤以冬天取暖季节最为多见。长期低浓度接触可见头晕、头痛、失眠、乏力、记忆力减退等症状。

2. 临床表现

(1)轻度中毒:头痛、乏力、眩晕、耳鸣、心悸、恶心、呕吐、视物模糊,甚至有短暂的晕厥、血中碳氧血红蛋白为 10%～30%。离开中毒环境,呼吸新鲜空气,症状可迅速缓解。

(2)中度中毒:剧烈头痛、呕吐、面部潮红、心率加快、烦躁不安、出汗、气急,唇黏膜及指甲呈樱桃红色,或有短暂昏迷,碳氧血红蛋白为 30%～40%。积极治疗,数日后多恢复正常。

(3)重度中毒:神志模糊或昏迷、呼吸短浅、脉数而弱、血压下降、大小便失禁、软瘫或阵发性肌强直及抽搐。常并发脑水肿、肺水肿、心肌损害等,碳氧血红蛋白在 40%以上。

3. **实验室检查**　碳氧血红蛋白快速测定法:采血 1～2 滴置于 4ml 蒸馏水试管内,混匀后,若立即变为草黄色为正常;若呈淡红色且需一定时间(随碳氧血红蛋白饱和度的增高而延长)才变为草黄色者,示碳氧血红蛋白阳性。

【治疗措施】

(1)迅速脱离中毒现场,置患者于空气新鲜、通风良好处,注意保暖。

(2)充分供氧,可用有活瓣的面罩吸氧,流量 10～20L/min。高压氧治疗是一氧化碳中毒的特效疗法,应尽早进行且应维持足够疗程(参阅第十篇高压氧疗法)。

(3)维持呼吸循环功能,防治肺部感染,促进脑细胞功能恢复的治疗措施(参阅有关章节)。

(4)防治脑水肿(参阅脑水肿章节)。

(5)血液置换疗法。

三、急性酒精中毒

【诊断提示】

(1)有饮酒史,呼气或呕吐物有酒味。询问饮酒的具体时间、饮用量,有无服用其他药物。

(2)临床表现为中枢神经不同程度的兴奋或抑制。兴奋期:面红,兴奋躁动,言多语无伦次,动作笨拙,共济失调,步态不稳。抑制期:沉默寡言、嗜睡、面色苍白、出冷汗、血压下降、呼吸深大,进而昏睡有鼾声,大小便失禁,严重者可因呼吸肌麻痹而死亡。

【治疗措施】

1. **轻者**　保暖,多饮水,2h 内的重度中毒患者,可考虑用 1% 碳酸氢钠或生理盐水洗胃。兴奋和极度烦躁者可肌注地西泮 10mg。禁用吗啡及巴比妥类药物。

2. **重者**　①输液以加速排泄;②苯甲酸钠咖啡因 0.5g,或哌甲酯 10～20mg 肌注,可 2～3h 重复 1 次;③50% 葡萄糖溶液

100ml静注,胰岛素8～10U皮下注射;④维生素B_1、维生素B_6或烟酰胺肌注或维生素B_6 200mg加液体中静滴;⑤纳洛酮:0.4～0.8mg加入25%葡萄糖溶液20ml中静注,或1.2～2mg加入5%或10%葡萄糖溶液中持续静滴,直至清醒;⑥维持水、电解质及酸碱平衡,防治吸入性肺炎和脑、肺水肿等(参阅有关章节)。⑦防止低血糖。

四、急性汞中毒

【诊断提示】

1. 病史　主要是口服汞的化合物和突然大量吸入汞蒸气或汞化合物的粉尘引起。

2. 临床表现　主要为急性腐蚀性口腔炎、胃肠炎、坏死性肾病及神经系统症状。

(1)剧烈恶心、呕吐,口腔和咽部黏膜充血,糜烂甚至溃疡形成,口内有腥臭味,有灼热痛。并有腹痛、腹泻、黏液脓血便。严重者伴有周围循环衰竭和胃肠道穿孔。

(2)中毒4～10d后发生坏死性肾病,出现蛋白尿、血尿及管型尿;严重者发生少尿、尿闭等急性肾功能衰竭症状。

(3)常有头痛、头昏、烦躁、共济失调、抽搐、瘫痪,甚至昏迷。

3. 实验室检查　尿汞、血汞、发汞、唾液汞增高。

【治疗措施】

(1)及早用2%碳酸氢钠溶液(忌用生理盐水)洗胃,但动作宜轻巧,以防止胃壁穿孔。洗胃后应灌入蛋清、牛奶及药用炭。

(2)内服磷酸钠及醋酸钠混合液(磷酸钠1～2g,醋酸钠1g,加水200ml),每次30ml,1h 1次,共4～6次,可使升汞还原成毒性较低的甘汞。

(3)选用解毒药:①首剂5%二巯丙磺酸钠溶液2～3ml肌注,以后1～2.5 ml肌注,4～6h 1次;1～2d后,2.5ml肌注,1～2次/d,疗程5～7d;②二巯丙醇,剂量为2.5～3.0mg/kg,深部肌注,

4～6h 1 次,第 3 天按病情改为 6～12h 1 次,以后每日 1～2 次,疗程 7～14d;③二巯丁二钠 2g,静脉注射,1h 1 次,4～5 次后改为 6～8h 1 次 ,共 3～5d;④青霉胺 0.3g,口服,3 次/d,连服 3d,停药 4d,同时加服维生素 B_6 100mg,3 次/d,7d 为一疗程,共 3 个疗程;⑤10％硫代硫酸钠 10ml,静脉注射,4～8h 1 次,疗程 5～7d。

(4)对症治疗:防治休克和肾功能衰竭,注意有无胃肠穿孔,纠正水、电解质及酸碱平衡紊乱(参阅有关章节)。

五、急性苯酚中毒

【诊断提示】

1. 病史　有接触、吸入或误服苯酚类(石炭酸、煤酚皂溶液)史。

2. 临床表现

(1)口服中毒者,口腔、咽部、食管和胃部有灼热感,并有恶心、呕吐、腹痛、腹泻。黏膜灰白糜烂,呼气有酚味。

(2)吸入中毒,有头昏、眩晕、视物模糊、耳鸣、呼吸困难、胸闷、乏力、血压下降、抽搐、昏迷,甚至呼吸衰竭。

(3)肾脏损害症状:血尿、蛋白尿、尿闭等。

(4)皮肤接触处有灼伤。

3. 实验室检查　24h 尿酚测定增高＞20～50mg。

【治疗措施】

(1)口服中毒者,立即用植物油反复洗胃至洗出液无酚味为止,并灌入蛋清、牛奶以保护胃黏膜,然后用硫酸镁导泻。

(2)皮肤接触者,用水反复冲洗干净后,用硫酸钠饱和液湿敷。

(3)防治休克、肾功能衰竭等并发症(参阅有关章节)。

六、氰化物中毒

氰化物中毒是指包括氰化氢、氰化钠、氰化钾和氰化物食物(如苦杏仁、木薯、桃仁、枇杷、樱桃仁等),进入体内后迅速抑制细胞色素氧化酶而出现细胞内氧化障碍所产生的临床综合征。

【诊断提示】

1. 病史　有口服或吸入氰化物史。

2. 临床表现

(1)吸入中毒者,眼、咽喉、上呼吸道有刺激症状,呼吸加快,呼气有苦杏仁味并伴有头晕、恶心。

(2)口服中毒者口咽唇发麻,流涎、恶心、呕吐,很快出现头晕、头痛、胸闷、乏力、耳鸣、嗜睡及呼吸、心跳加快、血压下降、皮肤黏膜呈樱桃红色。

(3)如吸入高浓度的氰化氢或吞服致死量的氰化钠(0.15g)或氰化钾(0.2g),可发生猝死。

3. 实验室检查　口服者胃内容物可查出氰化物;尿液检查硫氰酸盐增加(正常人为3.09mg/L,吸烟者平均为6.29mg/L)。

【治疗措施】

(1)脱离中毒环境,脱去污染衣物,至通风处立即吸入亚硝酸异戊酯1～2支;2～3min 1次,可连用5～6支。

(2)3%亚硝酸钠10～20ml,加入5%葡萄糖溶液40ml中,2～3ml/min缓慢静脉注射,然后用50%硫代硫酸钠20～40ml静脉注射。必要时于1h内再用其半量或全量1次。也可静注乙二胺四乙酸二钴80ml,或1%亚甲蓝10ml加入25%葡萄糖溶液40ml静脉注射,每4小时1次。4-二甲基氨基苯酚(4-DMAP)是一种高铁血红蛋白形成药,使用方便,不良反应小,抗氰效果优于亚硝酸钠。轻度中毒口服本药1片和氨基苯丙酮(PAPP)1片;中度中毒立即肌注10% 4-DMAP 2ml;重度中毒立即肌注10% 4-DMAP 2ml,并静注50%硫代硫酸钠20ml。若症状缓解或有反复,可在1h后重复半量1次。用本品后严禁并用亚硝酸类化合物。重复用药亦应慎重。

(3)对症处理。高浓度氧气吸入,高压氧治疗,给予能量合剂和维生素 B_1、维生素 B_6、维生素 C,积极防治并发症。

七、急性砷中毒

砷化物包括三氧化二砷(俗称砒霜、信石)、三氯化砷和砷化氢等,毒性剧烈。三氧化二砷的致死量为 $60\sim600\,mg$,敏感者 $1\,mg$ 可致病,$20\,mg$ 可致死。主要病理变化是,砷与机体细胞中的蛋白质和酶系统中的巯基和羟基相结合,使酶失去活性,使代谢过程发生障碍;糖代谢停止,蛋白质分解,细胞死亡,从而引起广泛性神经系统、消化系统、泌尿系统症状。中毒后若及时抢救,轻者 1 周内可恢复健康,重者需数周。重度中毒抢救不及时,往往在 $24\,h$ 内死亡。

【诊断提示】

1. 病史　有误服或吸入砷化物史。

2. 临床表现

(1)吸入中毒者:有眼和呼吸道黏膜刺激症状,如流泪、眼刺痛、咳嗽、喷嚏、胸痛、呼吸困难等;同时有头痛、头昏、眩晕、甚至昏迷和休克。吸入砷化氢中毒,引起大量溶血,表现为发热、畏寒、恶心、腹痛、血红蛋白尿及黄疸,常发生急性肾功能衰竭。

(2)口服中毒者:表现恶心、呕吐、口内有金属味、烧灼感、剧烈腹泻、腹痛、里急后重,常有肝大压痛。泌尿系统症状为尿少、尿闭、血尿、尿毒症等;并可有脉细弱,血压下降,心肌损害,循环衰竭、休克等循环系统症状。

3. 实验室检查　尿砷含量超过 $1.0\,mg/L$,呕吐物中检出有砷化物,血砷 $>8.54\,\mu mol/L$。

【治疗措施】

(1)口服中毒者:应及时催吐、洗胃、导泻。洗胃前可服新鲜配制的砷化物沉淀剂(12%硫酸亚铁和 20%氧化镁混悬液等量混合),然后连服药用炭 $2\sim3$ 次,后用蛋清、牛奶灌入胃内。

(2)解毒药:选用二巯丙磺钠、二巯丙醇、二巯丁二钠等(用法、用量、疗程见"急性汞中毒")。急性肾功能衰竭时宜用对肾毒性较小的青霉胺 0.3g,口服,3 次/d,连服 3d,停药 4d,7d 为一疗程,共 3 个疗程。

(3)对症治疗。

八、急性有机磷农药中毒

有机磷农药种类繁多,按其毒性大小可分为四类:剧毒类有甲拌磷(3911)、对硫磷(1605)、内吸磷(1059)、特普(TEPP)等;高毒类有甲基对硫磷、甲胺磷、三硫磷、敌敌畏等;中毒类有乐果、碘依可酯(乙硫磷)、丙氟磷、曲美膦酯、敌百虫等;低毒类有马拉硫磷、氯硫磷、独效磷等。主要病理改变是有机磷农药通过消化道、呼吸道或皮肤黏膜进入人体后,其磷酸根与酶的活性部分紧密结合,从而抑制了胆碱酯酶的活性,使乙酰胆碱过多积聚而出现胆碱能神经先兴奋(肌肉紧张)后抑制(肌肉麻痹)的毒蕈碱样、烟碱样和中枢神经系统中毒症状。

【诊断提示】

1. 病史　有接触、口服或吸入有机磷农药史。

2. 临床表现

(1)轻度中毒:主要表现为轻度毒蕈碱样症状和中枢神经症状如头痛、头晕、恶心、呕吐、乏力、多汗、胸闷、腹痛、视力障碍等。血胆碱酯酶活力降至 50%~70%。

(2)中度中毒:上述症状明显,精神恍惚、言语不清、流涎、肌肉颤动、瞳孔缩小、肺部有湿啰音、多汗。血胆碱酯酶活力降至 30%~50%。

(3)重度中毒:神志昏迷、惊厥、抽搐、呼吸困难、瞳孔极度缩小、口唇发绀、脉搏细速、血压下降、肺水肿、脑水肿。血胆碱酯酶活力降至 30%以下。

【治疗措施】

1. 洗消处理　脱离中毒环境,脱去被污染衣服,用肥皂水或 2%~5%碳酸氢钠液反复清洗被污染的皮肤和头发。

2. 洗胃　口服中毒者洗胃,可用清水或用 20％碳酸氢钠(敌百虫忌用)或 1∶5000高锰酸钾(对硫磷忌用)反复洗胃,然后给予硫酸镁导泻。

3. 应用解毒药

(1)阿托品

①轻度中毒:首剂 2mg,肌内注射,1～2h 1 次。阿托品化后,0.5mg,4～6h 1 次。

②中度中毒:首剂 2～4mg,静脉注射,15～20min 1 次;阿托品化后,1mg,皮下注射,4～6h 1 次。

③重度中毒:首剂 5～10mg,静脉注射,10～20min 1 次。阿托品化后,1～5mg,皮下注射,2～6h 1 次。如症状不改善,可加大剂量。

(2)碘解磷定

①轻度中毒:碘解磷定(解磷定)0.5g 稀释于 25％葡萄糖溶液 20ml 中,静脉注射,2h 可重复 1 次。或用氯解磷定(氯磷定)0.25～0.5g,肌内注射,2h 后可重复 1 次,共 3 次。

②中度中毒:碘解磷定 0.5～1.0g 稀释于 25％葡萄糖溶液 40ml 中,缓慢静注。以后每 1～2 小时静注 0.5～1.0g,共 4 次。或用氯解磷定 0.5～0.75g,肌内注射,以后每 2 小时肌内注射 0.5g,共 3 次。

③重度中毒:碘解磷定 1.0～2.0g 稀释于 25％葡萄糖溶液 40ml 中,静脉注射,半小时后可重复 1 次,以后每小时静注 0.4g,直至症状好转。或用氯解磷定 0.75～1.0g,肌内注射或稀释后静脉注射,以后每 2 小时肌内注射或静滴 0.5～1.0g,直至症状好转。

(3)盐酸戊乙奎醚(长托宁):长托宁是一种新型抗胆碱药。它对胆碱能 M 受体亚型具有选择性,和阿托品(对 M 受体亚型无选择性)相比,具有毒副作用少或轻,有效剂量小,抗胆碱作用强而全面,持续作用时间长等优点。除轻度外,长托宁首次用药均需与氯解磷定伍用,其用法与用量见表 19-1。

表 19-1　中毒程度与两药伍用用量关系

中毒程度	首次用药剂量（mg/人）		重复用药剂量（mg/人）	
	长托宁	氯解磷定	长托宁	氯解磷定
轻　度	1～2	0～1000	1	0～500
中　度	2～4	1000～2000	1～2	500～1000
重　度	4～6	2000～3000	2～3	1000～1500

（4）解磷（苯克磷）：轻度者首剂 1～1.5g，全程用药 3～4g；中度者首剂 2g，全程 4～6g；重度者首剂 2～3g，全程 6～8g；均肌内注射，每 4～6 小时重复 1 次。

4. 危重患者　可输血或换血，以补充胆碱酯酶。

5. 对症治疗　包括维持呼吸功能，必要时行气管插管或切开，防治脑水肿、心脏停搏及感染，及时纠正水、电解质紊乱和酸碱平衡紊乱。中毒症状缓解后要继续治疗观察 3～5d，以防复发（参见有关章节）。

6. 其他　治疗过程中出现反跳时，可加大阿托品用量，0.5～1mg/kg，10min 1 次。及早发现，及时处理是抢救成功的关键。乐果中毒治疗，症状缓解后需观察 10～15d。

九、除虫菊酯类农药中毒

【诊断提示】

1. 病史　有该类农药（包括敌杀死、敌卡菊酯、速灭杀丁、氯氰菊酯、二氯苯菊酯等）接触、吸入或误服史。

2. 临床表现　轻度中毒者有头痛、头晕、恶心、呕吐、胸闷、乏力、视物不清和结膜充血，可有皮疹。重度中毒者，可神志不清，气急流涎，颜面潮红，全身肌张力增强，伸肌强直，反复抽搐可致死亡。

3. 心电图检查

4. 实验室检查　呕吐物或洗出胃内容物中可测定毒物。少数患者心电图 ST 段下移及 T 波低平,窦性心动过缓或过速,室性早搏或房室传导阻滞等。

【治疗措施】

1. 一般处理　皮肤局部污染者用清水冲洗,眼睛污染者可用2%硼酸溶液洗眼,口服者用清水或 2%～4%碳酸氢钠洗胃,继用50%硫酸镁导泻。

2. 对症治疗　流涎、出汗明显者可用阿托品 0.5～1mg 皮下或肌内注射 1～2 次。烦躁不安、抽搐时用地西泮 10～20mg,肌注。可用能量合剂以促进脑细胞代谢,有脑水肿时用脱水药。

十、有机氟类农药中毒

【诊断提示】

1. 病史　有接触或误服该类农药(包括氟乙酸钠、氟乙酰胺等)史。

2. 临床表现　轻度中毒者有头痛、头晕、恶心、呕吐、视物模糊、上腹部烧灼感及四肢麻木。重者可出现呼吸困难、抽搐、瞳孔缩小、血压下降、心律失常、心肺功能衰竭甚至昏迷。

3. 实验室检查　血及尿氟含量增高。

【治疗措施】

(1)脱离中毒环境,除去污染衣物,温清水清洗皮肤。

(2)口服中毒者用 1:5000 高锰酸钾溶液彻底洗胃,然后注入150～300ml 食醋。

(3)用乙酰胺(解氟灵)2.5～5g,肌内注射,6～8h 1 次,一般用 2～4 次。重症者可予 5.0～10.0g,一般连用 7d。

(4) L-半胱氨酸 200mg,肌内注射,2 次/d。

(5)无水乙醇 5ml 加入 10%葡萄糖液 100ml 中,静脉滴注,2～4 次/d。

(6)对症处理。抽搐时可用地西泮或水合氯醛;注意防治脑水肿及呼吸衰竭(方法参阅有关章节)。

(7)昏迷者可进行高压氧治疗。

(8)给予大剂量葡萄糖和能量合剂治疗,可明显改善中毒症状。

十一、急性磷化锌中毒

【诊断提示】

1. 病史　有误服灭鼠毒饵或其污染食物史,常见于儿童及幼儿。

2. 临床表现　口服中毒者,多数患者首先出现消化道症状,口、咽及上腹部有烧灼感,恶心、呕吐,呕吐物呈暗灰色(磷化锌为灰黑色),有蒜臭味。上腹或全腹有持续性或阵发性疼痛,或有腹泻。继之出现心慌、气短、心动过缓,血压下降,全身麻木,运动不灵,部分有黄疸、尿少、血尿,严重者神志不清、昏迷、抽搐乃至死亡。

3. 实验室检查　血磷增高,尿中可有蛋白和管型。用5%～10%硝酸银溶液浸渍过的滤纸与呕吐物接触后变黑,提示有磷化氢(磷化锌与胃酸作用后生成的)存在。

【治疗措施】

(1)催吐:先口服1%硫酸铜溶液400～500ml,无呕吐时,可重复,至呕吐为止,或饮大量水后再刺激咽部引吐。

(2)洗胃:1:5000高锰酸钾液,可使磷化锌变为磷酸盐。

(3)导泻:口服20～30g硫酸钠(禁用硫酸镁和植物油)。

(4)输液:5%葡萄糖液或生理盐水500～1000ml(可加入10%葡萄糖酸钙10ml),静脉滴注。

(5)忌食鸡蛋、牛奶、脂肪及油类食物。

(6)对症治疗。

十二、急性阿片类中毒

【诊断提示】

1. 病史　有服用或注射阿片类(包括吗啡、可待因、阿片、罂粟碱等)史。

2. 临床表现　中毒轻者,初始有欣快感、兴奋、心慌,随后有口渴、出汗、头痛、头晕、恶心、呕吐,还可有幻想,失去时间、空间感觉,可有便秘、尿潴留、血糖增高等。中毒重者出现呼吸浅慢不规则、发绀、惊厥,血压下降,瞳孔缩小如针尖,神志昏迷并可有肺水肿、休克,常因呼吸麻痹而死亡。

3. 实验室检查　呕吐物、洗出胃内容物及尿液阿片类定性试验阳性。

【治疗措施】

(1)用高锰酸钾液洗胃,硫酸镁导泻。禁用阿扑吗啡催吐。如为皮下注射吗啡等过量,应立即用止血带扎紧注射部位上方,局部冷敷,以延缓吸收。

(2)纳洛酮为阿片受体拮抗药,用药后可迅速翻转阿片碱的作用。用法为 0.4～0.8mg 静脉注射,必要时 5～10min 可重复 1 次。盐酸烯丙吗啡(丙烯吗啡)有对抗吗啡类药物引起的呼吸抑制作用,可用 5～10mg 静注,每 1～10 分钟 1 次,直至呼吸增强平稳为止,但总量不宜超过 40mg。也可选用洛贝林、尼可刹米或安钠咖(苯甲酸钠咖啡因)等中枢兴奋药,但忌用士的宁或印防己毒素。

(3)对症治疗。保持气道通畅,吸氧。

十三、急性阿托品类中毒

【诊断提示】

1. 病史　有服毒或应用阿托品类(包括颠茄、山莨菪碱、曼陀罗素等)过量史。部分病例为抢救有机磷中毒应用阿托品过量。

2. 临床表现　为副交感神经抑制症状,面红、口干、皮肤干燥、发热,瞳孔散大,视物模糊,心跳加快,排尿困难。重症患者出现精神错乱、幻觉、谵妄、定向力丧失、阵发性强直性抽搐,乃至休克、昏迷、呼吸中枢麻痹而死亡。

【治疗措施】

(1)立即停用阿托品类药物。

(2)口服中毒者用 1∶5000 高锰酸钾液或 3%～5%鞣酸溶液洗胃,50%硫酸镁 50ml 导泻。

(3)静脉输入大量葡萄糖溶液,以利毒物排出体外。

(4)重症可用毛果芸香碱5～10mg 皮下注射,5～15min 1 次,直至口干消失。根据症状增减剂量。

(5)对症治疗。兴奋躁动时,可肌内注射地西泮 10～20mg;呼吸困难时应吸氧,人工呼吸和给予呼吸中枢兴奋药。避免用吗啡及长效巴比妥类药物。阿托品应用过程中有中毒反应(副交感神经抑制症状)时需停药观察。

十四、急性巴比妥类药物中毒

临床常用的巴比妥类药物包括巴比妥、苯巴比妥、戊巴比妥、异戊巴比妥、司可巴比妥(速可眠)等。其中毒剂量各不相同,且有个体差异。一般认为,超过其治疗剂量的 5～10 倍,均可视为致死量,可抑制延脑呼吸中枢和血管运动中枢,导致呼吸循环衰竭。

【诊断提示】

1. 病史　有服用或误服该类药物史。

2. 临床表现　轻度中毒者只有嗜睡、反应迟钝、言语不清、判断及定向障碍,但能被叫醒。中度中毒者神志障碍明显,呈浅昏迷,强刺激有反应,但不言语,呼吸浅慢,肌肉松弛,有眼球震颤。重度中毒者呈深昏迷,体温下降,皮肤湿冷、发绀,反射消失,血压下降,尿量减少或尿闭,可因呼吸循环衰竭而死亡。

3. 实验室检查　胃内容物、尿液、血液毒物定性、定量检查。

【治疗措施】

(1)用温清水、生理盐水或 1∶5000 高锰酸钾液洗胃,再用硫酸钠 20g 导泻。洗胃后可经胃管灌入硫酸钠 30g 及药用炭混悬液于胃中。

(2)保持呼吸道通畅,吸氧,必要时气管切开或插管人工呼吸。

(3)静脉输液,可给予葡萄糖溶液、生理盐水,每日 3000～4000ml,加 5％碳酸氢钠 100～250ml,还可用利尿药(如呋塞米 20～40mg,肌注或静注)促进药物排泄。

(4)纠正循环衰竭。补充血容量后若血压仍低,可静滴多巴胺、间羟胺(阿拉明)等血管活性药物。

(5)深度昏迷或呼吸衰竭者,选用中枢神经兴奋药。①贝美洛(美解眠)100～200mg 加入 10％葡萄糖溶液 250～500ml 中,静脉滴注,3～4ml/min。亦可每 3～5 分钟静注 50mg,至呼吸肌张力或反射恢复正常时减量。②尼可刹米、洛贝林或咖啡因,可酌情每 0.5～4h 交替肌内注射,苏醒后减量。③盐酸哌甲酯(ritalin,利他林)30～50mg,肌内或静脉注射,每 0.5～1 小时可重复,直至苏醒。青光眼、高血压及孕妇慎用。④印防己毒素 3～6mg 溶于 6ml 生理盐水中,以每分钟 1.0ml 的速度静脉缓注,至产生轻度肌肉震颤抽搐、角膜反射恢复为止。

(6)解毒疗法。氟马西尼 0.1～0.2mg,静注,必要时 30min 后可重复静滴,0.2～1mg/h,总量<3mg。

(7)重症患者,及早做血液透析。

(8)有肝功能损害,出现黄疸、皮疹者,可应用糖皮质激素及各种护肝药物。

(9)对症治疗。防治脑水肿、肺水肿,常规应用抗生素预防感染。参阅有关章节。

(10)必要时行透析治疗。

十五、急性毒蕈中毒

【诊断提示】

1. 病史　有误食毒蕈史。

2. 临床表现　毒蕈种类较多,各种毒蕈所含有毒成分各异,毒素致病力和引起的症状也不尽相同,常见有如下几种类型。

（1）胃肠型：潜伏期数分钟至数小时，主要表现为恶心、呕吐、腹痛、腹泻。轻者对症处理可很快痊愈，重者可有腹绞痛、严重脱水、休克、昏迷及电解质紊乱。

（2）神经精神型：除胃肠炎症状外，有流涎、流泪、多汗、脉搏缓慢、瞳孔缩小等副交感神经兴奋症状，严重者可引起急性肺水肿。牛肝蕈等中毒尚可有谵妄、兴奋、幻觉、幻听及迫害妄想等中枢神经兴奋性表现。

（3）溶血型：除胃肠道症状外，尚有溶血现象如黄疸、贫血、肝脏进行性肿大、血红蛋白尿和尿闭等。此外还可使肌肉溶解，偶有致中毒性心肌炎。

（4）中毒肝炎型：主要损害肝、肾、心、脑等器官，其中以肝脏损害最为严重，出现肝大、黄疸、出血、昏迷、肝功能异常、转氨酶增高等急性重症性肝炎（急性肝坏死）症状。也可出现中毒性心肌炎和（或）中毒性脑病。

【治疗措施】

（1）催吐、洗胃、灌入药用炭、导泻。

（2）有流涎、多汗、瞳孔缩小者，用阿托品 0.5～1.0mg，皮下注射，0.5～6h 1 次，直至症状好转。

（3）保肝治疗：5％二巯丙磺钠 5ml，肌内注射，第 1 天 6～8h 1 次，第 2 天 8～12h 1 次，以后 1～2 次/d，5～7d 为一疗程。可同时应用维生素 B_6、维生素 C 及输注葡萄糖等。

（4）有溶血型损害、中毒性心肌炎或中毒性脑病者，可用激素、保肝和促进脑细胞功能恢复药物（参见有关章节）。

（5）对症治疗：防治水、电解质及酸碱平衡紊乱，在此基础上可予利尿药；有精神症状或惊厥者应予镇静或止惊药物治疗，并可试用脱水药。

十六、急性百草枯中毒

百草枯（paraquat，PQ）又名克芜踪（gramoxone），为联苯吡啶杂环化合物,是一种常用的除草剂。对人有很强的毒性作用。急性百草枯中毒常为口服自杀或误服中毒,也可经皮肤吸收中毒。成人口服致死量为 2～6g。口服百草枯可出现口腔、咽喉部黏膜腐蚀性损伤,吸收后迅速分布至全身组织器官,1～4h 血浓度达高峰,几乎不与血浆蛋白结合。肺组织对百草枯有主动摄取和蓄积特性,因此肺组织中浓度最高,肺组织损伤最严重。体内几乎不降解,24h 经肾脏排出 50%～70%,约 30% 经粪便排出,也可经乳汁排出。中毒机制尚不完全清楚,主要参与体内细胞氧化还原反应,形成大量活性氧自由基及过氧化物,引起组织细胞膜脂质过氧化,口服后 4～15d,出现渐进性不可逆性肺纤维化,导致呼吸衰竭,最终死于顽固性低氧血症。

【诊断提示】

1. 病史　有百草枯接触、吸入或口服史。

2. 临床表现　中毒表现与百草枯摄入途径、量、速度等有关。口服中毒者口腔、食管黏膜灼伤及溃烂。早期可无系统器官损伤表现。呼吸系统:中毒后 2～4d 后出现呼吸系统症状。表现为咳嗽、呼吸急促、肺水肿等。中毒者多于 2～3 周死于弥漫性肺纤维化所致呼吸衰竭。消化系统:服毒后胸骨后烧灼感、恶心、呕吐、腹泻、消化道穿孔和出血。1～3d 出现肝损伤和肝坏死。肾:中毒 24h 可发生急性肾损伤,表现血尿、蛋白尿或急性肾衰竭。另外,中毒后可出现中毒性心肌炎症状、溶血性贫血等表现。发生 MODS 者多于数天内死亡。

3. 辅助检查　可行胃液或血标本检测百草枯。血百草枯浓度≥30mg/L,预后不良。胸部 X 线或 CT 检查早期下肺呈散在细斑点状阴影,可迅速发展为肺水肿。

【治疗措施】　目前对百草枯中毒无特效解毒药。

1. 减少毒物吸收

(1)催吐、洗胃:口服中毒者,立即催吐。用碱性液体充分洗胃;采用蒙脱石散及药用炭口服吸附毒物。

（2）导泻：洗胃及口服蒙脱石散、药用炭后给予硫酸镁、甘露醇、生大黄粉导泻。

2. 促进毒物排出　利尿、血液灌流等促进毒物排出。

3. 抗氧化剂　应用大剂量维生素 C、维生素 E、乙酰半胱氨酸、还原型谷胱甘肽、乌司他丁、依达拉奉等减少氧化作用。

4. 百草枯竞争剂　普萘洛尔（10～20mg，口服，3 次/d）可促使与肺组织结合的百草枯释放。

第三篇　内科疾病

第 20 章　呼吸系统疾病

一、急性气管-支气管炎

急性气管-支气管炎（acute tracheo bronchitis）是由病毒或细菌感染、物理、化学刺激或过敏造成气管-支气管黏膜的急性炎症，临床主要症状为咳嗽、咳痰。常见于寒冷季节或气候突变时，肺部听诊可有散在干、湿啰音。

【诊断提示】

（1）初期有流涕、鼻塞、咽痛、头痛、发热、肌肉酸痛等上呼吸道感染症状。

（2）刺激性频咳和胸骨后钝痛。开始为干咳，继之黏液脓痰，重者伴有血丝，咳嗽呈阵发性，吸入冷空气和活动后加重。

（3）早期肺部体征多不明显，有时可闻及散在的不固定干、湿啰音，咳嗽后可减少或消失。

（4）胸透正常或肺纹理增粗。血白细胞大多正常，细菌感染时白细胞总数及中性粒细胞增高，痰培养可见致病菌。过敏引起者嗜酸性粒细胞增高。

（5）本病需与肺炎、肺结核、流感、支气管肺癌等鉴别。

【治疗措施】

(1)休息,多饮水,注意保暖,避免冷空气刺激。

(2)解痉、止咳祛痰:有支气管痉挛者,用氨茶碱 0.1g,复方茶碱1～2 片或沙丁胺醇(舒喘灵)2～4mg,3 次/d;如干咳剧烈无痰,可用喷托维林(咳必清)25～50mg 或可待因 15～30mg,3 次/d;有痰者可给盐酸氨溴索 30～60mg,氯化铵 0.3g 或溴己新(必嗽平)8～16mg,3 次/d;亦可服蛇胆川贝液、复方甘草合剂、急支糖浆等。

(3)超声雾化吸入:有较好的湿化气管和祛痰作用,痰黏稠时选用生理盐水、蒸馏水或 2%～4%碳酸氢钠 10～20ml;还可加用沙丁胺醇、特布他林各 2.5mg,异丙托溴铵 50mg,布地奈德 1mg,氨溴索 15mg 雾化吸入。伴有细菌感染时加入庆大霉素 4 万～8 万 U,必要时加地塞米松 2.5～5mg,1～2 次/d 雾化吸入。

(4)抗菌药物:原有肺部疾病或发热伴有咳痰、细菌感染者,应及早给予青霉素类、头孢菌素类、大环内酯类、氟喹诺酮类等抗生素静滴或口服。

(5)中药桑菊饮加减或麻杏石甘汤加减。

二、慢性支气管炎

慢性支气管炎(chronic bronchitis)是由长期的物理、化学性刺激或反复病毒、细菌感染等综合因素引起的气管、支气管黏膜及其周围组织的慢性非特异性炎症。表现为反复发作性咳嗽、咳痰或伴有喘息,每年发病持续 3 个月或更长时间,连续 2 年或 2 年以上,且有冬重夏轻的季节特征。患病率北方高于南方,农村高于城市。需排除伴有咳嗽、咳痰、喘息症状的其他疾病。

【诊断提示】

(1)中老年人多见,有反复发作的慢性咳嗽病史,咳白色泡沫痰或黏痰,尤以清晨痰多,寒冷季节及感冒后加重。

(2)咳嗽、咳痰、喘息等症状每年发病持续 3 个月,连续 2 年以上,并排除其他心肺疾病(如肺结核、尘肺、支气管哮喘、支气管扩张、肺癌、心功能不全等),可作出诊断。如每年发病持续不足 3 个月,而有明确的客观检查依据(如 X 线、肺功能等),亦可诊断。

(3)临床表现以咳嗽、咳痰为主者,称单纯型慢性支气管炎;同时合并哮鸣及喘息者,称喘息型慢性支气管炎,此型与过敏有关。

(4)临床上分为急性发作期、慢性迁延期及临床缓解期。不同时期体征亦不同,肺部可有干、湿啰音和哮鸣音。少数患者可引起阻塞性肺气肿、支气管扩张,晚期可致肺源性心脏病。

(5)X 线检查:早期无异常,急性感染或后期肺纹理增多增粗,以两肺中、下野为著,有时肺纹理粗乱、纡曲或小斑片状阴影,管壁增厚呈"轨道影",双下肺可见网状阴影。

(6)肺功能测定:早期可无异常,如有小气道阻塞时,频率依赖的顺应性降低。如病情进一步发展,表现为时间肺活量降低,第 1 秒用力呼气量占用力肺活量的比值减少,$<70\%$;最大通气量减少,低于预计值的 80%;流速-容量曲线的减低更为明显。

(7)痰液检查:培养可见肺炎链球菌、肺炎克雷伯杆菌、流感嗜血杆菌、奈瑟球菌等。涂片可见大量中性粒细胞及破坏的杯状细胞。急性发作期并发细菌感染时白细胞及中性粒细胞明显增高。喘息型嗜酸性粒细胞可增多。缓解期多无变化。

【治疗措施】

1. 急性发作期及慢性迁延期

(1)控制感染:常用青霉素类、头孢菌素类、大环内酯类、氟喹诺酮类,轻者可口服,重者需肌注或静脉滴注。

(2)祛痰止咳:选用盐酸氨溴索、氯化铵、复方甘草片、蛇胆川贝液、川贝枇杷露等,应避免应用强镇咳药如可待因等。

(3)解痉平喘:选用氨茶碱、二羟丙茶碱(喘定)、沙丁胺醇、特布他林等。

(4)雾化吸入药物:包括支气管扩张药如沙丁胺醇、特布他林各 2.5mg,异丙托溴铵 50mg;吸入性皮质激素(ICS)布地奈德

1mg;祛痰药氨溴索 15mg 加入蒸馏水中雾化吸入,每日 2～3 次。

(5)用健脾益气、宣肺化痰的中草药以扶正固本。

(6)吸氧:出现低氧血症时,用鼻导管或面罩吸氧。

2. 缓解期

(1)戒烟酒,适当锻炼身体,及时治疗上呼吸道感染。

(2)注意保暖,避免受凉,预防感冒。

(3)改善环境卫生,消除及避免烟雾、粉尘及刺激性气体对呼吸道的影响。

(4)坚持呼吸功能训练。

三、支气管哮喘

支气管哮喘(bronchial asthma)是由多种细胞(如嗜酸性粒细胞、肥大细胞、淋巴细胞、中性粒细胞、平滑肌细胞和气道上皮细胞等)和细胞组分参与的气道慢性炎症疾病。这种慢性炎症导致气道高反应性。由于支气管对各种抗原性或非抗原性刺激的反应性过度增高,引起支气管平滑肌痉挛、管腔狭窄而导致发作性呼气性呼吸困难。临床上以反复发作性喘息、气急、胸闷和(或)咳嗽为特征。

【诊断提示】

1. 症状与体征

(1)常于夜间和(或)清晨突然发生,先鼻痒、流涕、轻咳,继之胸闷、呼吸困难、喘鸣、咳嗽,被迫坐起,多与接触变应原、冷空气、物理或化学刺激、病毒性上呼吸道感染、运动等有关,每次发作数分钟至数日不等。经平喘祛痰等治疗无效,哮喘时间超过 24h 以上者称为哮喘持续状态,严重者导致呼吸衰竭。

(2)发作时可有胸部胀满,心率增快,端坐呼吸,发绀,大汗。肺部叩诊呈过清音,肺界下移,听诊呼吸音减弱,呼气延长伴有散在或广泛哮鸣音。部分病例可自行缓解症状。

(3)需与心源性哮喘、喘息性支气管炎(毛细支气管炎)、支气管及气管肿瘤、热带性嗜酸粒细胞增多症等病鉴别。

（4）症状不典型者，至少以下一项试验阳性：①支气管激发试验或运动试验阳性；②支气管舒张试验阳性；③PEF 日变异率或昼夜波动率≥20%。

2. 辅助检查

（1）肺部 X 线：急性发作期表现肺透亮度增加，膈肌位置下移，肺呈过度充气状态。缓解期则恢复正常。病史长者 CT 检查可见支气管壁增厚、黏液阻塞。

（2）白细胞正常或稍高，嗜酸性粒细胞增高。

（3）肺功能测定：哮喘发作时，通气功能降低，用力肺活量（FVC），第 1 秒用力呼气容积（FEV_1），第 1 秒用力呼气容积占用力肺活量比值（$FEV_1/FVC\%$），最大呼气流量（PEF），最大呼气中段流量（MMEF）均降低；功能残气量（FRC），残气量/肺总量（RV/TLC）增高；动态肺顺应性下降。哮喘缓解后肺功能逐渐恢复正常。根据需要可行支气管激发试验、支气管舒张试验、变异率测定。

（4）血气分析，如出现氧分压（PaO_2）下降及二氧化碳分压（$PaCO_2$）升高，pH 增高，常提示较严重的气道阻塞。

（5）血清免疫球蛋白 E（IgE）增高，多为外源性哮喘。

【治疗措施】

1. 发作期治疗

（1）β_2 受体激动药：是缓解哮喘急性发作的首选药物，如沙丁胺醇 4mg，3～4 次/d，口服或 100～200μg，吸入，3 次/d；或硫酸特布他林（博利康尼）1.25～2.5mg，3 次/d，饭后服或 250～500μg 吸入，3 次/d。本类药物应按需间歇使用。不宜长期使用。

（2）茶碱类：氨茶碱 0.1～0.2g，3 次/d，口服，或 4mg/kg，加入 250～500ml 液体中静滴。

（3）联合用药：异丙托溴铵 50～100mg，特布他林 2.5mg，沙丁胺醇 2.5～5mg 联合用药以提高疗效，降低不良反应。

(4)糖皮质激素:是当前控制哮喘发作有效的药物,可分为吸入、口服或静脉给药。吸入给药是目前推荐长期抗炎治疗哮喘最常用的方法,常用者有二丙酸倍氯米松、布地奈德、丙酸氟替卡松等。

(5)白三烯受体拮抗药:孟鲁司特 10mg,1 次/d,口服;扎鲁司特 20mg,2 次/d,口服。

(6)色甘酸钠:吸入给药适用于轻度哮喘的长期治疗。

(7)过敏介质阻释药:酮替芬 1mg,睡前服用,可降低气道高反应性。

(8)H_1 受体拮抗药:氯雷他啶 10mg,1 次/d,口服。

2.**哮喘持续状态治疗**

(1)吸氧、保暖、改善通气功能。

(2)迅速缓解气道痉挛:首选雾化吸入 β_2 受体激动药,其疗效明显优于气雾剂。亦可选用氨茶碱 0.25g,静注或静滴,每日总量不宜超过 1.0g。

(3)激素的使用要足量及时。氢化可的松 200~300mg,甲泼尼龙 80~160mg,或地塞米松 10~20mg,加入液体中静滴,1~2 次/d;症状缓解后,改用泼尼松口服,30mg/d,分次口服,逐渐减量停用。

(4)适当补液,避免痰液黏稠;防治酸中毒,当 pH<7.20 时,应适当补碱。

(5)抗感染:感染是哮喘持续状态的主要诱因,可用青霉素、氨苄西林或头孢菌素等。

(6)有呼吸衰竭者,可气管插管、气管切开、使用人工呼吸机等综合性急救治疗。

3.**缓解期治疗**

(1)根据哮喘的严重程度,可雾化吸入糖皮质激素。

(2)选用哮喘疫苗、核酪、转移因子及胎盘球蛋白等以增强机体免疫功能。

（3）色甘酸钠 20mg,3 次/d,吸入;酮替芬 1mg,2 次/d,6 周为一疗程,对外源性哮喘有较好效果。

（4）脱敏疗法,以皮试法选定的过敏原的稀释液从低浓度小剂量开始皮下注射,逐渐加大药量和浓度,维持 3~6 个月治疗。

（5）中医辨证施治,寒喘用小青龙汤合三子养亲汤加减;热喘用麻杏石甘汤或定喘汤。

（6）加强体育锻炼和忌烟酒。

四、支气管扩张

支气管扩张（bronchiectasis）是因肺部反复感染引起的支气管壁受损、扩张、变形、弹性降低,多继发于呼吸道感染和支气管阻塞,尤其是儿童和青年时期的麻疹、百日咳后的支气管肺炎。临床表现湿性（痰多）者为长期咳嗽,大量脓痰;干性（痰少）者可有反复咯血。支气管碘油造影有特征性改变。

【诊断提示】

（1）多起病于儿童及青年期,呈慢性过程,男女无显著差异。

（2）湿性者长期咳嗽,大量脓痰,每天可达数百毫升,痰液静置后分为三层:上层为泡沫,下悬脓性成分,中层为黏液,下层为坏死组织。

（3）干性者仅有反复咯血,而无咳嗽、咳痰等呼吸道症状。由于反复感染、咯血、发热,可致体质消瘦、衰弱、贫血,常影响青少年发育。

（4）轻症体征不明显,或仅能听到部位固定而持久存在的湿啰音。久病可有杵状指（趾）、贫血貌和营养不良。后期出现肺气肿、呼吸功能不全及心功能不全。

（5）辅助检查

①血常规:细菌感染时,白细胞总数及中性粒细胞升高,血沉增快。

②痰涂片或痰培养:涂片镜检可见弹力纤维、脓细胞和大量

细胞碎片;培养可发现多种化脓菌如金黄色葡萄球菌、链球菌、克雷伯杆菌、大肠埃希菌、变形杆菌、铜绿假单胞菌(绿脓杆菌)等。

③X 线检查:早期可无异常或有肺纹理粗乱、增多。典型 X 线表现为粗乱肺纹理中有多个环状透亮阴影或卷发状、蜂窝状阴影。继发感染时,可见液平面。支气管碘油造影可见支气管扩张,对明确病变范围、部位和程度有重要价值,因是创伤性检查,已为 CT 代替。

④纤维支气管镜检查:可发现支气管扩张、出血及支气管阻塞的部位,对病因诊断及定位诊断有帮助。

⑤胸部 CT 检查:胸部 CT 检查显示支气管管壁增厚的柱状扩张,或成串成簇的囊状改变。

⑥肺功能:表现为阻塞性通气功能障碍,FEV_1、FVC、$FEV_1/FVC\%$、PEF 均降低,残气量占肺总量百分比增高。

⑦痰培养＋药敏:可判断致病微生物,并对抗生素的选择具有重要的指导意义。

(6)应与肺结核、肺脓肿、慢性支气管炎等鉴别。

【治疗措施】

1. **保持呼吸道通畅** ①体位引流,按不同病变部位采取不同的引流体位,每次约 15min,2～4 次/d。②祛痰药,选用氯化铵、溴己新、盐酸氨溴索,亦可用胰脱氧核糖核酸酶 5 万～10 万 U,稀释后雾化吸入,2～3 次/d。③支气管扩张药,对出现支气管痉挛的患者可给予沙丁胺醇或异丙托溴铵雾化吸入;也可给予氨茶碱或茶碱缓释片口服。④支气管镜下引流排痰,体位引流效果不佳的,可用支气管镜吸痰,并进行生理盐水冲洗,可局部应用抗生素如林可霉素、丁胺卡那霉素等。

2. **抗生素治疗** 常选用青霉素类、头孢菌素类、氟喹诺酮类、氨基糖苷类药物。或根据痰培养和药敏结果选用。如有厌氧菌混合感染,加用甲硝唑或替硝唑或克林霉素等治疗。需要时,加用皮质激素如氟美松,抗真菌药,如伊曲康唑等联合治疗。

3. 咯血的治疗　①小量咯血(24h 咯血量<100ml),若为痰中带血,无须特殊处理。②咯血多,应安静休息,消除紧张情绪,酌情给予镇静药如地西泮 2.5～5mg,或苯巴比妥 30mg,3 次/d 口服。③咯血量大,可于患侧胸部置冰袋,有助于止血,同时用脑垂体后叶素 5～10U 加入 5％葡萄糖液 40ml 中缓慢静注(10～20min),然后将垂体后叶素按 0.1U/(kg·h),加入 5％葡萄糖液中静滴,每天总量以不超过 40U 为宜。高血压、冠心病、心力衰竭及孕妇禁用。④对垂体后叶素禁忌者可用 0.25％普鲁卡因 20ml 缓慢静注,而后以 0.1％普鲁卡因 400～500ml,维持缓慢静滴,以降低肺循环压力;亦可选用其他血管扩张药,如酚妥拉明 10～20mg 加入 5％葡萄糖 250～500ml 中静滴。或硝酸甘油 5～10mg 加入 5％葡萄糖 250～500ml 中静滴。⑤也可选用立止血 1～2kU,静脉注射,第 2～3 天 1kU 各 1 次肌注;此外也可选用止血敏、止血芳酸、6-氨基己酸、维生素 K_1 等一般止血药物。⑥失血量过多时,可小量(150～200ml)输血。⑦大咯血不止者,可经纤维支气管镜局部止血或行支气管动脉栓塞止血。

4. 手术治疗　适应证:①一侧肺部病变,反复急性感染而药物疗效不佳者;②反复大咯血者;③病变虽为双侧,但范围小而反复感染与咯血者;④年龄在 40 岁以下,无手术禁忌证者。

五、原发性支气管肺癌

原发性支气管肺癌(idiopathic bronchogenic carcinoma of lung)是指起源于支气管黏膜、腺体或肺泡上皮的恶性肿瘤,是最常见的肺部原发性恶性肿瘤,多发生在 40 岁以上吸烟男性,习惯上称为肺癌(lung cancer)。按肿瘤发生的部位分为中心型与周围型,中心型者较常见,占 3/4;按组织学分为鳞癌、腺癌、大细胞癌、小细胞癌。

【诊断提示】

1. 呼吸道症状

(1)阵发性呛咳或高音调阻塞性咳嗽,无原因的刺激性干咳或经久不愈的咳嗽。

(2)平素"健康"者发现痰中带血或咯血。多见于中央型肺癌。

(3)胸痛,早期为钝痛或隐痛,后期可出现持续性剧痛。

(4)肺功能不全、肺气肿、呼吸困难等表现。如气短、喘息。听诊可有哮鸣音(多局限或单侧)。

2. 全身症状

(1)早期可无明显自觉症状或仅有发热、食欲缺乏、消瘦、明显乏力等一般症状。

(2)因压迫和转移部位不同可出现声音嘶哑、吞咽困难、胸部及上肢水肿、静脉怒张、瞳孔缩小、偏瘫、精神异常等症状及体征。

(3)晚期常见有杵状指,肥大性骨关节病,库欣综合征,男性乳房增大,甲状旁腺分泌引起的高血钙、低血磷,重症肌无力和精神异常。

3. 辅助检查

(1)X线胸片是发现肺癌的最基本方法,正侧位胸片,可发现肿块影或可疑病灶。

(2)3次以上的痰脱落细胞检查,阳性率达 $60\%\sim80\%$,对诊断"隐性肺癌"有很大帮助。

(3)纤维支气管镜,对中心型肺癌可直接观察到肿瘤或浸润的黏膜及管腔狭窄等,也可取活组织做病理切片检查。

(4)CT能发现X线难以发现的纵隔及心后大血管等部位的肿瘤。

(5)核素扫描,用 ^{67}Ga 和 ^{168}Yb 做亲肿瘤扫描,出现肿瘤浓集影,用 ^{99m}Tc、^{113}In 行肺灌注扫描,可显示肿瘤的缺损区。

(6)CT与磁共振(MRI)对病变位置、大小、形态、性质及有无肺门和纵隔转移有较高的诊断价值。

(7)组织病理学检查:在 X 线透视、胸部 CT、B 超引导下采用经皮穿刺肺组织活检,对肺癌的诊断具有决定性意义。

(8)肿瘤标志物检查:如癌胚抗原(CEA)、神经元特异性烯醇化酶(NSE)等。

(9)正电子发射计算机断层显像(PET):敏感性和特异性可达95％和 90％,但对肺泡细胞癌敏感性较差。

4. 鉴别诊断　支气管肺癌临床表现多种多样且常有变化,应与肺结核、肺脓肿、肺包虫囊肿和淋巴瘤等鉴别。

【治疗措施】

1. 手术治疗　对于比较局限的病灶,早期手术切除癌肿为首选治疗。手术的指征是:①已经确诊为肺癌且没有手术禁忌证者;②肺部球形病灶,性质不能确定,年龄在 40 岁以上,支气管造影或体层摄影显示支气管有阻塞或狭窄者;③高度怀疑肺癌者。

2. 化学药物疗法　用于不适宜手术或手术前准备或术后治疗,小细胞未分化癌对化疗最敏感,鳞癌次之,腺癌最差。多采用间歇、短程、联合用药。常用的抗癌药物有环磷酰胺、长春新碱、甲氨蝶呤、多柔比星(阿霉素)、氟尿嘧啶、丝裂霉素、依托泊苷、顺铂、卡铂、异环磷酰胺、去甲长春碱、紫杉醇、吉西他滨、长春地辛等,可配成多种化疗方案,针对不同类型肺癌治疗。

3. 放射治疗　一般用于癌肿远处转移,不适合手术治疗者。

4. 支气管动脉内灌注疗法　将抗癌药物注入病变动脉内,每2～3 周 1 次,连用 2～3 次。

5. 免疫治疗　多采用非特异性免疫,如卡介苗、短小棒状杆菌、左旋咪唑、免疫核糖核酸、转移因子、白介素及干扰素等,可增强机体免疫力,提高机体对放、化疗的耐受性。

6. 靶向治疗　目前已用的药物主要是吉非替尼、厄洛替尼、埃克替尼等。治疗原理参阅本书第 78 章"二十一、癌症"。

7. 营养支持　略。

六、肺 炎

肺炎(pneumonia)是由多种病原体所引起的肺实质炎症,包括终末气道、肺泡、肺间质的炎症性改变,各个年龄组均可发生。按解剖学分类,可分大叶性、小叶性与间质性肺炎。按病因分类,分为细菌性、衣原体性、支原体性、病毒性、立克次体性、真菌性、寄生虫性、过敏性、化学性与放射性肺炎等。按环境患病还可分为社区获得性肺炎(CAP)和医院获得性肺炎(HAP)。其中以细菌性肺炎最为常见,肺炎球菌引起的肺炎占90%以上。

【诊断提示】

1. 病史 常有受凉、上呼吸道感染、过度劳累等诱因。

2. 临床表现

(1)起病急骤,有寒战、高热、胸痛、咳嗽、咯血丝痰或铁锈色痰。如为下叶性肺炎,疼痛可放射至上腹及肩背部。重症可发生周围循环衰竭、休克等。

(2)早期可有肺部呼吸音减低及胸膜摩擦音,实变期叩诊浊音、语颤增强、呼吸音减低或消失,并可出现管性呼吸音。实变消散期出现湿啰音。

3. 辅助检查

(1)血象:白细胞及中性粒细胞明显升高并有核左移现象。年老体弱或重症患者白细胞总数可不增加,但中性粒细胞偏高。

(2)X线检查:早期肺纹理增多或淡薄阴影,实变期出现大片状均匀致密阴影,呈叶、段性分布,治疗2~3周后阴影消散。

(3)痰液检查:痰涂片或培养发现肺炎球菌。

4. 鉴别诊断 应与肺结核、肺癌及胸、腹部急症和其他感染性休克等相鉴别。

【治疗措施】

(1)卧床休息,进食易消化食物。

(2)首选青霉素80万~160万U,4~6h1次,肌内注射,重症者可用青霉素 640 万～800 万 U 静脉滴注,1～2 次/d,7～10d 为疗程。病情稳定,体温正常 3～4d 后停药。对青霉素过敏者,可选用大环内酯类、林可霉素、克林霉素、头孢菌素类等。

(3)对休克型肺炎,应及时扩容、纠正酸中毒、升压、强心和使用激素等综合性治疗,且要防止心肾功能不全及呼吸衰竭。

(4)对症治疗如止咳化痰、解热、镇静、止痛等。

(5)针对不同病原体引起的肺炎,选择敏感抗生素。

(6)停用抗生素标准主要是体温≤37.8℃;心率＜100 次/min;呼吸频率＜24 次/min;收缩压≥90mmHg;精神状态正常;进食正常。

七、肺　脓　肿

肺脓肿(lung abscess)是由多种病原菌引起的肺组织化脓性病变,临床上分为原发性和继发性两类。原发性多为混合细菌感染,继发性为菌血症或脓毒血症经血源性感染所致,常致多发性脓肿。病程超过 3 个月者,为慢性肺脓肿。

【诊断提示】

1. 病因　在昏迷、麻醉、口腔手术等诱因下吸入口腔或上呼吸道的细菌引起肺化脓性感染,部分是脓毒血症菌栓经血流播散到肺或继发于支气管肺疾患。

2. 临床表现

(1)急性者起病突然,畏寒、发热,体温可达 39℃ 以上,慢性肺脓肿者,可有不规则的发热。

(2)胸痛、咳嗽、咳痰,初为少量脓性痰,1 周后咳大量脓痰或黄绿色臭味痰,每日可达 300～500ml。部分患者痰中带血丝或咯血。

(3)病变部位叩诊呈浊音,语颤增强,呼吸音减低,闻及支气管呼吸音和湿啰音,慢性者可有杵状指(趾)。

3. 辅助检查

(1)血液检查:白细胞总数及中性粒细胞显著增加,核左移。慢性患者有贫血、血沉快。

(2)痰液:痰量增多,每日可达 300～500ml,脓性或脓血性,静置后可分三层,上层为泡沫和黏液;中层为浆液;下层为坏死组织及脓块。痰涂片和痰培养能发现致病菌。

(3)X 线检查:早期为大片状模糊阴影,脓肿形成后可出现液平面及圆形透亮区。

(4)纤维支气管镜检查:能发现异物、肿瘤等阻塞支气管的原因,并能吸痰、引流痰液,进行细菌学及细胞学检查。

(5)胸部 CT 检查:多呈类圆形的厚壁脓腔,脓腔内可有液平面出现,脓腔壁常表现为不规则状,周围有模糊炎性影。

4. 鉴别诊断 早期很难与肺炎、肺癌鉴别,形成脓肿后应与空洞性肺结核及肺囊肿合并感染鉴别。

【治疗措施】

1. 一般治疗 急性期卧床休息,加强营养,补充维生素和对症处理。

2. 祛痰治疗

(1)盐酸氨溴索 30～60mg,3 次/d,口服;溴己新 8～16mg,3 次/d,口服;氯化铵 0.3～0.6g,3 次/d,口服;或复方甘草合剂,急支糖浆等口服。

(2)体位引流,按病变位置,向健侧卧位将病灶置于最高处进行引流,每次 20～30min,2～3 次/d。

(3)有明显痰液阻塞征象,可经纤支镜负压吸引和冲洗。

3. 抗生素 早期足量,首选青霉素,每日 400 万～960 万 U 分 2 次静滴。青霉素过敏者,可选用红霉素、林可霉素。对耐青霉素的金黄色葡萄球菌感染可选用苯唑西林 6～8g/d,或头孢噻吩 4～6g/d。厌氧菌感染可加用甲硝唑 0.4g,3 次/d,口服或 200mg 静滴 1 次/d。亦可根据痰培养及药敏试验选用抗生素。抗感染治疗,疗程一般 6～12 周,直至症状消失、炎症吸收、脓腔闭合,仅残留条索状纤维影为止。

4. **脓液引流**　痰黏稠不易咳出者,可用祛痰药或雾化吸入生理盐水、祛痰药或选用支气管舒张药以利痰液引流。身体状况较好者,可采取体位引流排痰,引流的体位应使脓肿处于最高位,每日 2～3 次,每次 10～15min。经纤维支气管镜冲洗及吸引也非常有效。

5. **手术治疗**　有下列情况者需考虑手术治疗:

(1)急性肺脓肿内科治疗 3 个月以上,病变无明显吸收或反复发作者。

(2)大咯血危及生命,或大咯血内科治疗无效者。

(3)支气管高度阻塞,使感染难以控制者。

(4)并发支气管扩张、脓胸、支气管胸膜瘘者。

(5)诊断不明,不能与肺癌鉴别者。

八、自发性气胸

自发性气胸(spontaneous pneumothorax)系指在无外伤、针刺等因素作用下(但多有原发疾病),肺组织及脏层胸膜破裂,气体进入胸膜腔所引起的临床综合征。分为单纯性(闭合性)、张力性(高压性)和开放性(交通性)三种类型,以突然起病,剧烈胸痛、气短和极度呼吸困难为特征。气胸反复发作为复发性气胸,持续 3 个月以上,为慢性气胸。

【诊断提示】

1. **诱因**　发病前多有慢性肺部疾病病史,以继发于慢性阻塞性肺病及肺结核为常见,其次是特发性气胸。用力过度、剧烈咳嗽、屏气、大笑及运动等是促使气胸发生的诱因。

2. **临床表现**

(1)典型气胸:起病急骤,有阵发性干咳、剧烈胸痛和呼吸困难。张力性气胸极度呼吸困难、烦躁不安、口唇发绀、大汗淋漓并可出现休克、昏迷。慢性发病者症状可不明显。

（2）检查可见患侧胸廓饱满，呼吸动度减弱，触觉语颤减弱或消失，叩诊呈鼓音，气管向健侧移位，呼吸音减弱或消失。

3. X 线检查 表现为肺组织向肺门区萎陷，并见一纤细气胸线，气胸线以外呈均一的透光带，无肺纹理，透光度增强。重者可见纵隔和心脏向健侧移位。

4. CT 检查 表现为胸膜腔内出现极低密度的气体影，伴有肺组织不同程度的萎缩改变。CT 对于小量气胸、局限性气胸、肺大疱的鉴别比 X 线胸片更敏感、准确。对气胸量大小的评价更为准确。

5. 胸腔镜检查 气胸持续 3 个月以上，仍不能完全吸收者称慢性气胸；气胸反复发作者，称复发性气胸。上述病例可通过胸腔镜窥视胸膜粘连及肺表面病变情况，以助诊断。

6. 鉴别诊断 需与心肌梗死、支气管囊肿、膈疝、肺气肿、肺大疱等鉴别。

【治疗措施】

1. 一般治疗 卧床休息、吸氧、止痛、镇咳、治疗便秘。开放性、张力性气胸或有继发感染时，应用抗生素治疗。

2. 胸腔排气 适用于小量气胸，呼吸困难较轻，心肺功能尚好的闭合性气胸患者。1 次排气勿过多（＜1000ml，每日或隔日抽气 1 次）。如为闭合性气胸，胸腔内气体不多，肺压缩＜20％，症状不重者，可不抽气，可待气体自行吸收。如胸腔气体较多，肺压缩明显（＞20％以上），胸腔压为正压，临床症状明显者，可经胸穿刺排气。过多抽气不利于穿破口的愈合。

3. 胸腔闭式引流 对交通性、张力性气胸，胸腔气体较多，症状明显者，常需采用胸腔闭式引流，引流管的一端置于胸腔内，另一端接水封引流瓶，引流管要插入液面下 1～2cm，过浅不能保证水封，过深影响胸腔气体排出。要注意观察引流管水封瓶液面的波动，保证导管的通畅。气泡由引流管逸出，引流有效。如肺已复张，无气体排出，则夹闭引流管，观察 24～48h，如无胸腔气体再度增加的征象,则可拔除引流管。

4. 胸膜粘连术　对复发性气胸叵行胸膜粘连术。可用四环素、50%葡萄糖和滑石粉等注入胸腔,使胸膜粘连,以防气胸再发。

5. 手术治疗　经胸腔闭式引流无效,或治疗后肺仍不能复张者;复发性气胸具有多发肺大疱者或由于胸膜粘连使破口不能愈合者,可行手术治疗。

九、慢性肺源性心脏病

慢性肺源性心脏病(chronic cor pulmonale)是由慢性胸肺疾病或肺血管病变引起肺循环阻力增高,导致肺动脉高压及右心负荷过重,最终发展为右心衰竭的一组疾病,简称肺心病。病变呈慢性过程,逐渐出现呼吸和循环功能障碍,慢性支气管炎引起者最为多见。

【诊断提示】

1. 病史　有慢性支气管炎及胸肺等原发性疾病史。

2. 临床表现　病情发展阶段不同,可有下列表现。

(1)呼吸道症状和体征:咳嗽、咳痰及肺部干、湿啰音等。

(2)右心衰竭表现:呼吸困难、心悸、发绀、颈静脉怒张、肝肿大、肝颈静脉反流征阳性和下肢水肿等。

(3)精神症状:头痛、神志恍惚、嗜睡或精神错乱、烦躁不安、抽搐、双手扑翼样震颤,重者可致昏迷。

(4)后期可出现心律失常、消化道出血、水及电解质紊乱、酸碱平衡失调、DIC 及肝肾功能衰竭等。

3. 辅助检查

(1)血液检查:红细胞计数及血红蛋白增高,合并感染时白细胞及中性粒细胞升高,心衰时可有谷丙转氨酶及尿素氮升高,血清钾、钠、氯等电解质异常。

(2)X 线检查:可见右下肺动脉干扩张,横径≥15mm,其横径与气管横径比值≥1.07;肺动脉圆锥部显著凸出,≥7mm 右心室肥大,中心肺动脉扩张和外周分支纤细,肺动脉段明显突出,其高度≥3mm。

(3)心电图:肺型 P 波,电轴右偏,重度顺钟向转位及右束支传导阻滞等表现。

(4)超声心动图:右心室流出道内径增大,≥30mm;右心室内径增大,≥20mm;右心室前壁厚度增大,≥5mm;左、右心室内径的比值<2;右肺动脉内径≥18mm 或肺动脉干≥20mm;右心室流出道/左心房内径>1.4;肺动脉瓣曲线出现肺动脉高压征象。

(5)血气分析:常有明显的低氧血症、高碳酸血症及呼吸性酸中毒。

(6)痰液检查:进行痰液的病原微生物培养,并做药敏试验,以指导抗菌药物的选用。

【治疗措施】

(1)保持呼吸道通畅:①吸痰、雾化吸入。②祛痰药物:氨溴索30~60mg 口服,3 次/d;或复方甘草合剂 10ml 口服,3 次/d。③支气管扩张药:氨茶碱 0.1g 口服,3 次/d;或特布他林 2.5mg 口服,3 次/d。

(2)控制呼吸道感染,是重要治疗措施之一,原则是及时、足量、联合、静脉给抗生素。尽早做痰菌培养,参照结果及时调整用药或用广谱抗生素,疗程一般宜长,至少 2 周左右。

(3)氧疗:低流量持续吸氧,0.5~2L/min,使氧分压达6.67~8.0kPa(50~60mmHg),使二氧化碳分压不过度上升。

(4)降低肺动脉压:可用酚妥拉明、硝苯地平(硝苯吡啶)等。

(5)治疗心力衰竭:在上述治疗基础上可以小剂量利尿药间歇给药,如氢氯噻嗪 25mg,1~3 次/d,联用螺内酯 20~40mg,1~2次/d。心衰明显者用小剂量强心药如地高辛 0.125mg,1 次/d 口服,或毛花苷 C 0.2mg 加入 50%葡萄糖 20ml 缓慢静注。用药前应注意纠正缺氧,防治低钾血症,以免发生药物毒性反应。

(6)糖皮质激素的应用:可解除支气管痉挛,改善通气,降低肺泡内压力,减轻右心负荷,在有效控制感染的情况下,短期应用大量糖皮质激素,对抢救呼吸衰竭及心力衰竭均有利。一般可用氢化可的松 100～200mg 或地塞米松 5～10mg 加入 5％葡萄糖液中静滴,待病情好转后逐渐停用。

(7)注意纠正电解质紊乱或酸碱平衡失调,防治消化道出血、休克、DIC 及多器官功能衰竭等其他并发症(参阅本书重症急救篇)。

十、慢性阻塞性肺疾病

慢性阻塞性肺疾病(chronic obstructive pulmonary disease,COPD)是一种由多种原因引起、具有气流受限特征的疾病,气流受限不完全可逆,呈进行性发展,与肺部对有害气体或有害颗粒的异常炎症反应有关。COPD 与吸烟、感染、大气污染等有关,近年来患病率有逐渐增加的趋势。

【诊断提示】

1.病史　有慢性支气管炎、肺气肿等病史及吸烟等高危因素。分为急性加重期与稳定期。

2.临床表现　早期体征可不明显。随着病情发展,可出现桶状胸,呼吸动度减弱,触觉语颤减弱或消失;叩诊呈过清音,心浊音界缩小或不易叩出,肺下界和肝浊音界下移;听诊心音遥远,呼吸音减弱,呼气延长。并发感染时可闻及干、湿啰音。

3.辅助检查

(1)血常规:合并感染时,可有白细胞计数增高,中性粒细胞比例增加。

(2)胸部 X 线检查:早期可无明显变化,后期出现桶状胸,肺野透亮度增高,肺纹理增多、紊乱,膈肌位置低平,心影狭长,有时可有肺大疱形成,CT 检查可见慢阻肺小气道病变、肺气肿及并发症的表现。

(3)肺功能检查:第 1 秒用力呼吸容积(FEV$_1$)和第 1 秒用力

呼气容积(FEV_1)占用力肺活量的比值(FEV_1/FVC)降低可确定为气流受限。吸入支气管舒张药后,$FEV_1 < 80\%$预计值且$FEV_1/FVC < 70\%$可确定为不完全可逆的气流受限。肺总量(TLC)、功能残气量(FRC)、残气容积(RV)增加,肺活量(VC)降低,RV/TLC增高。肺功能评估,可使用 Gold 分级,见表 20-1。

表 20-1　慢阻肺患者气流受限严重程度的肺功能分级

肺功能分级	患者肺功能 FEV_1 占预计值的百分比($FEV_1 \% pred$)
Gold 1 级:轻度	$FEV_1 \% pred \geqslant 80\%$
Gold 2 级:中度	$50\% \leqslant FEV_1 \% pred < 80\%$
Gold 3 级:重度	$30\% \leqslant FEV_1 \% pred < 50\%$
Gold 4 级:极重度	$FEV_1 \% pred < 30\%$

(4)血气分析:早期可无变化,后期可出现低氧血症、高碳酸血症、酸碱失衡及呼吸衰竭等。

(5)痰培养:并发感染时,痰培养,可检测出各种致病菌。

(6)心电图、心脏超声等检查:有助于鉴别心血管疾病。

4.鉴别诊断　应与支气管哮喘、支气管扩张、心力衰竭等疾病相鉴别。

【治疗措施】

1.稳定期治疗

(1)戒烟,控制职业性污染或环境污染。

(2)康复治疗:①缩唇呼吸及避免浅表快速呼吸;②进行全身性运动与呼吸肌锻炼,包括步行、踏车、腹式呼吸锻炼;③避免过高碳水化合物和过高热量摄入。

(3)氧疗指征是:①$PaO_2 \leqslant 55mmHg$ 或 $SaO_2 \leqslant 88\%$,有或没有高碳酸血症;②$PaO_2\ 55\sim60mmHg$ 或 $SaO_2 < 89\%$,并有肺动脉高压、心力衰竭、红细胞增多症等。一般经鼻导管给氧,氧流量

1～2L/min,吸氧时间 10～15h/d。

2.急性加重期治疗

(1)控制性氧疗:经鼻导管给氧时,吸入氧浓度为 28%～30%,避免吸入过高氧浓度引起二氧化碳潴留。

(2)控制感染:一般选用广谱抗生素如大环内酯类、头孢菌素类、氟喹诺酮类等;并及时行痰培养,根据药敏结果选择抗生素。

(3)支气管扩张:沙丁胺醇气雾剂 100～200μg 吸入,3～4 次/d;异丙托溴铵气雾剂 40～80μg 吸入,3～4 次/d;氨茶碱,可口服、静注或静滴,但要掌握好剂量。

(4)糖皮质激素:宜在支气管扩张药基础上口服或静脉应用糖皮质激素。可口服甲泼尼龙 30～40mg/d,也可静脉滴注甲泼尼龙 40～80mg/d,连用 5～7d。

(5)祛痰药物:常用药物有盐酸氨溴索 30～60mg,3 次/d,口服。亦可选用溴己新、复方甘草合剂、急支糖浆等口服。

十一、特发性肺间质纤维化

特发性肺间质纤维化(idiopathic pulmonary fibrosis,IPF),又称隐源性致纤维化肺泡炎,是指原因不明并以普通型间质性肺炎为特征性病理改变的一种慢性炎症性间质性肺疾病。主要表现为进行性呼吸困难伴有刺激性干咳,双肺闻及啰音,常伴有杵状指。

【诊断提示】

1. 临床表现

(1)多于 50 岁以后发病,男女无显著差异,且起病隐匿,呈进行性发展。

(2)呼吸困难进行性加重,干咳呈刺激性,或咳少量白痰或偶见血痰。

(3)深吸气时于中下肺或肺底可闻及粗糙而密集的爆裂音(Velcro 啰音),似尼龙袋拉开的声音,具有一定的特征性。

(4)50％～85％的病人可有杵状指。

2. 辅助检查

(1)血液检查:晚期患者因缺氧导致红细胞和血细胞比容增加,血沉多增快。

(2)免疫学检查:血清免疫球蛋白IgG、IgM、IgA可升高,自身免疫抗体如类风湿因子、抗核抗体、狼疮细胞等可为阳性。

(3)胸部X线检查:阴影分布呈弥漫性、散在性、边缘性,下肺野多于上肺野,两侧肺门无淋巴结肿大。阴影形状可呈磨玻璃状、小结节状、结节网状、广泛统一网状、蜂窝状等。

(4)肺功能:典型改变是限制性通气功能障碍,表现为肺总量(TLC)、功能残气量(FRC)、残气量(RV)下降。FEV_1/FVC正常或增加;通气-血流比例失调,PaO_2下降,$P_{(A-a)}O_2$下降。弥散功能障碍,一氧化碳弥散量(DL_{CO})下降。

(5)支气管肺泡灌洗液(BALF):肺泡炎以中性粒细胞和肺泡巨噬细胞增加为主,可见嗜酸性粒细胞。

(6)肺活组织检查:可经支气管镜肺活检(TBLB)、经胸腔镜肺活检(TPLB)、局限性开胸肺活检(OLB)。早期病变表现为非特异性肺泡炎,晚期病变为广泛纤维化,蜂窝肺多见。

(7)胸部HRCT:成为诊断IPF的重要方法,可以替代外科肺活检。典型普通型间质性肺炎表现为:病变呈网格改变,蜂窝改变伴或不伴牵拉性支气管扩张;以胸膜下、基底部分布为主。

3. 鉴别诊断 应与尘肺、放射性肺炎、药物性肺炎、过敏性肺炎、肺结节病、肺血管炎、肺泡癌、弥漫性细支气管炎等鉴别。

【治疗措施】

1.一般治疗 祛除致病因素,对已出现呼吸衰竭者应进行氧疗,高浓度氧疗以缓解低氧血症,提高生活质量。

2.药物治疗

(1)糖皮质激素:泼尼松每日0.5mg/kg,口服4周;然后每日0.25mg/kg,口服8周;继之减量至每日0.125mg/kg或0.25mg/

kg,隔日 1 次口服。

(2)免疫抑制药:一般为细胞毒药物,若糖皮质激素不能耐受、疗效差或无效,可联用或改用此类药物。硫唑嘌呤为首选药物,提倡小剂量疗法,15mg/周,疗程 1 年。亦可选用环磷酰胺、环孢菌素 A 等。

(3)其他药物:γ-干扰素、吡格列酮、秋水仙碱、前列腺素 E_2、转化生长因子等有一定的抗纤维化作用。

3.肺移植　单肺移植可用于药物治疗无效的终末期肺纤维化病人。

十二、肺血栓栓塞

肺血栓栓塞(pulmonary thromboembolism,PTE)为来自静脉系统或右心的血栓阻塞肺动脉或其分支所致的疾病,以肺循环和呼吸功能障碍为主要临床和病理生理特征。临床上最常见的血栓来自下肢深静脉及盆腔静脉。凡能及时做出诊断和治疗的肺栓塞患者只有 7% 死亡,而没有被诊断的肺栓塞患者 60% 死亡,其中 33% 在发病后 1h 内迅速死亡。

【诊断提示】

1.危险因素　如外科手术、分娩、骨折、长期卧床、肿瘤、心脏病(尤其合并房颤时)、肥胖、长期口服避孕药、下肢深静脉炎等,而年龄是独立的危险因素,随着年龄的增长,PTE 的发病率逐渐增高。

2.临床表现

(1)多种多样,可以从无症状到血流动力学不稳定,甚或发生猝死。临床表现为呼吸困难、气促、胸痛、咯血、咳嗽、心悸、烦躁不安、晕厥等。有时出现所谓"三联征",即同时出现呼吸困难、胸痛及咯血,但仅见于 20% 的患者。

(2)常见体征有呼吸急促,呼吸频率>20 次/min;心动过速;血压下降,严重时可出现休克;发绀;发热;颈静脉充盈或搏动;肺部可闻及哮鸣音和(或)细湿啰音;肺动脉瓣区第 2 心音亢进或分裂。

(3)可分为循环衰竭型、肺出血型、单纯性呼吸困难型。按栓子大小和阻塞部位可分为急性巨大肺栓塞、急性次巨大肺栓塞、中等肺栓塞、小肺动脉栓塞。

3. 辅助检查

(1)血液检查:白细胞、血沉、乳酸脱氢酶、肌酸磷酸激酶等可升高,但无特异性。

(2)血浆 D-二聚体:敏感性在 90% 以上,但特异性不高。含量低于 $500\mu g/L$,则基本可以排除肺栓塞。

(3)血气分析:常有过度通气,出现低氧血症,但无特异性。

(4)肺功能:$P_{(A-a)}O_2$ 梯度常明显增高,V_D/V_T 增高。

(5)心电图:主要表现为急性右心室扩张和肺动脉高压,显示典型 $S_I Q_{III} T_{III}$(Ⅰ导联 S 波深、Ⅲ导联 Q 波显著和 T 波倒置)改变,心电轴显著右偏、极度顺钟向转位、不完全或完全性右束支传导阻滞。对心电图改变需做动态观察,注意与急性冠状动脉综合征相鉴别。

(6)X 线检查:典型的形态为楔状或截断的圆锥体,位于肺的外周,底部与胸膜相连接,顶部指向肺门。

(7)双肺 CT 扫描:可显示左右肺动脉及其分支的血栓栓塞,表现为腔内的充盈缺损及截断性阻塞。

(8)CT 肺动脉造影(CTPA):是诊断肺栓塞的重要方法。

(9)肺通气灌注(V/Q)显像:典型征象是呈肺段分布的肺灌注缺损,并与通气显像不匹配。

(10)肺动脉造影:是诊断肺栓塞准确可靠的方法。

【治疗措施】

1.一般治疗　严密监护,监测呼吸、心率、血压、心电图及血气的变化;吸氧;绝对卧床,保持大便通畅,避免用力;对于有焦虑和惊恐症状的患者,可适当使用镇静药;胸痛者可给予止痛药;发热、咳嗽者可予相应的对症治疗;严重低氧血症者可予有创或无创机械通气治疗。

2.抗凝治疗　常用的药物有肝素和华法林。开始口服华法林之前,需给予肝素治疗。肝素的使用方法①持续静脉滴注法:首剂为 3000～5000U 或 80U/kg,继之以 18U/(kg・h)持续静脉滴注。当病人 APTT 达到正常值的 1.5～2.5 倍时,表明已达到足够的抗凝药治疗;②间歇给药法:一般先予负荷量 3000～5000U 静脉注射,然后按 250U/kg 剂量每 12 小时皮下注射一次,调节注射剂量,使注射后 6～8h 的 APTT 达到治疗水平。目前多采用持续静脉滴注法。低分子肝素半衰期长,可产生预期抗凝反应,出血并发症也较少,治疗剂量个体差异性较大。无论是肝素还是低分子肝素,使用 48h 后或达到治疗性 APTT 水平后,即应开始口服华法林,开始剂量通常为 3～5mg,使 APTT 的国际标准化比值(INR)达到2.0～3.0,维持该水平至少 2d,应口服华法林 3 个月以上。

3.溶栓治疗　主要适应于大面积 PTE 病例,常用的溶栓药物有尿激酶(UK)、链激酶(SK)、重组组织型纤溶酶原激活药(rt-PA)。以下方案与剂量主要参照欧美的推荐方案。

(1)尿激酶负荷量 4400U/kg,静注 10min,随后以 2200U/(kg・h)持续静滴 12h。

(2)链激酶负荷量 25 万 U,静注 30min,随后以 10 万 U/h 持续静滴 24h。链激酶具有抗原性,故用药前需肌注苯海拉明或地塞米松,以防止过敏反应,链激酶 6 个月内不宜再次使用。

(3)rt-PA 50～100mg 持续静滴 2h。

溶栓治疗越早进行越好,其主要并发症为出血,如胃肠道、腹膜后、颅内及穿刺部位的出血,要严格掌握禁忌证。

4.外科治疗　如肺栓塞取栓术、导管去栓术、腔静脉阻断术等。

第21章 循环系统疾病

一、风 湿 热

风湿热(rheumatic fever)系由 A 族乙型溶血性链球菌感染后机体过度反应而发生的一种急性或慢性自身免疫性疾病,可引起全身结缔组织的病变,尤其好侵犯关节、心脏、皮肤,部分可累及神经系统、血管、浆膜及肺、肾等内脏。急性发作后可遗留程度不同的心脏损害,特别是瓣膜损害的反复发作易形成慢性风湿性心瓣膜病。由于抗生素的广泛应用,近些年很少见到典型病例。

【诊断提示】

1. 临床表现

(1)多发于气候多变和寒冷季节。发病前 1～3 周常有咽炎、扁桃体炎或上呼吸道感染等病史。多在 5—15 岁发病。

(2)全身症状:多为低热或中等度发热,小儿可有鼻出血、腹痛,常伴多汗、心慌、食欲减退、全身无力等。

(3)关节炎表现:为多发性、对称性、游走性关节痛,约发生在 70% 的病例,多发生于大关节,急性期可有红肿热痛,急性期过后不遗留关节变形。

(4)心脏炎表现:①心尖区第 1 心音减低,似胎心音或钟摆律,心前区可有舒张期奔马律;②心动过速与体温升高不成比例,体温下降、休息、睡眠时心率仍＞100 次/min;③过去无风湿热或风湿性心脏瓣膜病史,病程中心尖部新出现Ⅱ级以上粗糙、高调全收缩期杂音,可同时有轻微、柔和、短促的舒张中期杂音或心底部舒张期杂音;④心包炎可有心前区疼痛,胸骨左缘可闻及心包摩擦音,X 线检查可有心影(坐位)呈烧瓶样增大等心包积液征象,超声心动图可准确检测心包积液;⑤病情严重时可有充血性心力衰竭的症状和体征,如心动过速、呼吸困难、端坐呼吸等;⑥25 岁以下青年发生无其他原因可查的充血性心力衰竭。

(5)舞蹈病表现:①无目的的不自主运动,颜面或上肢明显,下肢轻微;②可在睡眠时消失;③多为 5-15 岁儿童;④女性多于男性;⑤可以单独出现,不伴有其他风湿热表现;⑥预后良好;⑦抗风湿治疗有效;⑧发病缓慢,开始表现轻微,逐渐加重。

(6)环形红斑和皮下结节:环形红斑为轮廓清楚、边缘隆起、压之退色、中央苍白的淡红色环形红斑,无凸起、无瘙痒,热水浴和热毛巾使红斑明显。躯干及四肢内侧多见,红斑时隐时现,历时可达数日。皮下结节呈圆形或椭圆形结节,米粒至豌豆大小,坚硬无压痛,多见于四肢伸侧,常提示严重的心脏炎。

2. 心电图检查　窦性心动过速最常见,可有 P-R 间期、Q-T 间期延长,ST-T 异常,房性或室性期前收缩。

3. 实验室检查　血沉快,轻度贫血,白细胞总数及中性粒细胞增多,抗链球菌溶血素 O(ASO)效价增高(＞500U),链球激酶(ASK)＞80U,抗透明质酸酶(AHD)＞128U,C 反应蛋白阳性,黏蛋白升高,咽拭子链球菌培养可阳性。

4. 急性期反应物测定　急性期反应物指标包括:红细胞沉降率、C 反应蛋白、外周血白细胞数和血清糖蛋白(α_1、α_2)、黏蛋白测定。血清糖蛋白 α_1 升高提示急性发作的早期,血清糖蛋白 α_2 升高则提示急性发作后期或慢性增殖期。

【治疗措施】

1. 一般治疗　风湿热活动期卧床 2~3 周,有心脏炎者 4 周,心脏扩大者 6 周。有心衰者,在心衰控制后 1 周,可逐渐下床活动。饮食以富含维生素、高蛋白为主。

2. 抗生素　青霉素 80 万~160 万 U,2~3 次/d 肌注,疗程为 10~14d,全心脏炎者可每日静滴 400 万~800 万 U,连用 10~14d。青霉素过敏者,可选用红霉素、乙酰螺旋霉素或头孢类药物治疗 10～14d。

3. 抗风湿治疗

(1)阿司匹林:首选药,儿童 50～80mg/(kg·d),成人 3～6g/d,分 3～4 次饭后口服。症状控制或出现药物毒性反应(头晕、耳鸣等)时,逐渐减量 1/3～1/4,直到症状缓解、风湿活动停止。一般用药 6～8 周。

(2)糖皮质激素:仅在严重心脏炎并伴有充血性心力衰竭时才被推荐使用,不作为常规治疗。可用泼尼松成人 30～60mg/d,小儿 1～2mg/(kg·d),分 2～3 次口服,2～4 周为一疗程。全心脏炎或发生完全性房室传导阻滞者,可静滴地塞米松 10～20mg,1～2 次/d,或氢化可的松 200～400mg/d。一般用到风湿活动停止后 2～3 周,逐渐减量,或在减量过程中加用阿司匹林,以防"反跳现象"。停用激素前 2 周加用阿司匹林,持续服用 1～3 个月。

(3)其他非甾体抗炎药:对阿司匹林不能耐受者,可选用吲哚美辛、吡罗昔康(炎痛喜康)等治疗。

4. 预防治疗

(1)初发预防(一级预防):5 岁以上,18 岁以下患者有发热、咽喉炎等症状拟诊上呼吸道链球菌感染者,即给予青霉素或其他有效抗生素为期 10d 的治疗。

(2)预防复发(二级预防):①急性风湿热稳定后,每 3 周肌注苄星青霉素 60 万～120 万 U。青霉素过敏或其他原因不能注射者,可口服红霉素 0.25g,2 次/d。儿童患者最少预防至 18 岁,成人不少于 5 年。②对反复发作的慢性扁桃体炎(每年 4 次以上)或其他局部病灶,风湿活动停止后应行扁桃体摘除术或病灶清除术。

二、慢性风湿性心瓣膜病

慢性风湿性心瓣膜病(chronic rheumatic valvular heart disease),也称风湿性心脏病,系由急性风湿性心脏炎引起的慢性心脏瓣膜病变。以二尖瓣病变或二尖瓣合并主动脉瓣病变最常见。

早期仅限于瓣膜边缘产生粘连、瓣膜本身增厚,严重者可同时影响腱索、乳头肌,导致腱索、乳头肌粘连、缩短,瓣膜活动受限,发生狭窄合并关闭不全或单独关闭不全;亦可同时 2 个或 2 个以上瓣膜先后受累。早期可无自觉症状,风湿活动反复发作,使心脏扩大,出现心律失常,逐渐发展到心力衰竭。因此,需有效控制风湿活动。

(一)二尖瓣狭窄

【诊断提示】

1. **症状**　因慢性肺淤血,临床症状主要是劳力性呼吸困难、咳喘及咯血、无力、心悸、胸痛等。其程度与瓣口狭窄的程度有关。一般起病较缓慢,多为进行性劳力性症状加重。重度狭窄常伴有明显的呼吸困难及右心衰竭症状。

2. **体征**　二尖瓣面容(双颊呈紫红色,口唇发绀),心前区隆起,常于儿童期罹病。心前区有抬举性搏动及舒张期细震颤,心浊音界向左扩大。心尖区可闻低调的隆隆样舒张中晚期杂音,呈递增型,用力呼气、体力活动后及左侧卧位时明显,这是本病最主要的体征。心尖区第 1 心音亢进。多数胸骨左缘第 3、4 肋间有二尖瓣开放拍击音,肺动脉瓣区第 2 心音亢进或分裂。重度二尖瓣狭窄伴三尖瓣关闭不全时,三尖瓣区可出现全收缩期杂音。

3. **X 线检查**　轻者,心影可正常。狭窄较重者左房、右室扩大,肺动脉干凸出,右前斜位见食管被压,后前位见心脏双心影。长期肺淤血可于肺野下部外侧见到纤细致密而不透光的水平线 Kerley B 线。

4. **心电图**　P 波正常或增宽、有切迹(二尖瓣 P 波),电轴右偏,晚期常有房颤。

5. **超声心动图**　M 型超声可见二尖瓣前后叶同向运动、回声增强、呈"城墙样改变"。二维超声示二尖瓣叶增厚,回声增强,活动受限,腱索可增厚、缩短,左房大,肺动脉瓣扩大,重度狭窄时,可有右心室肥大及三尖瓣关闭不全。

【治疗措施】

1. 预防风湿热复发,预防感染性心内膜炎。无明显自觉症状、无风湿活动、窦性心律、心脏不大者不需治疗,但不宜参加较重的体力活动。有症状者应减少体力活动,限制水钠摄入,口服利尿药,避免和控制诱发急性肺水肿的因素。

2. 快速房颤

(1)房颤持续 1 年以内,无心脏附壁血栓者可用药物或直流电转复(详见心房颤动的治疗),转复后可用普罗帕酮或胺碘酮维持,以防复发。

(2)房颤持续 1 年以上,左房太大者不宜转复,心室率控制在 $60\sim90$ 次/min 为宜。常选用维拉帕米(异搏定)$40\sim80$mg,3 次/d;阿替洛尔 $6.25\sim25$mg,2 次/d;美托洛尔 $6.25\sim25$mg,2 次/d。从小剂量用起,一般不合用,并严密观察不良反应。

(3)伴有瓣膜关闭不全的心力衰竭者,首选洋地黄类药物毛花苷 C 0.4mg 稀释后缓慢静脉注射,必要时 $2\sim4$h 用半量重复。也可口服地高辛 $0.125\sim0.25$mg/d,分 $1\sim2$ 次服。

3. 抗血栓治疗。可口服华法林,开始 5mg/d,连用 5d,以后以 $1\sim1.5$mg/d 维持,将国际标准化比率(INR)控制在 $2\sim3$ 范围内。

4. 右心衰竭治疗。详见慢性心功能不全的治疗。

5. 外科手术。经全面的内科治疗后仍处于心功能Ⅲ级的病人,应考虑外科手术治疗。瓣膜活动度好,以狭窄为主,可做二尖瓣分离术,或介入性经皮二尖瓣球囊成形术。若瓣膜明显钙化、固定,合并二尖瓣关闭不全时应行瓣膜置换术。若有风湿活动,应在风湿活动控制 6 个月后选择手术。

(二)二尖瓣关闭不全

【诊断提示】

1. 症状　轻度者可无症状,中度以上关闭不全可因反流量大引起心排血量降低而出现疲劳、乏力、心悸及劳力性呼吸困难,也可发生咯血及肺水肿,通常较二尖瓣狭窄者为少且轻。一旦发生左心衰竭,病情常急转直下,呈进行性加重。

2. **体征**　心界向左下扩大,心尖搏动向左下移位。第 1 心音减弱,心尖区可闻及Ⅲ级以上、音调高亢、粗糙的吹风样全收缩期杂音,向左腋下传导,呼气末增强。肺动脉瓣区第 2 心音正常或亢进、分裂。心尖部可闻及第 3 心音,随后可有一短促的舒张期滚筒样杂音。

3. **X 线检查**　左室扩大,后前位示心尖向左下增大,左前斜位于心后透明区消失;左房扩大可在心影后缘示双重阴影。食管钡透显示食管受压。常有二尖瓣叶和瓣环的钙化。

4. **心电图**　P 波双峰,时限延长,左室肥厚及电轴左偏。

5. **超声心动图**　M 型超声心动图示左房明显扩大,左房后壁曲线上有较深的 C 凹。左室扩大,后壁活动幅度增加。二维超声可直视瓣膜关闭不全。

【治疗措施】

(1)心功能衰竭的治疗:参见有关章节。

(2)房颤的治疗:参见有关章节。

(3)对症治疗。

(4)手术治疗:人工瓣膜置换术或瓣膜修复术,参见胸部外科疾病。

(三)主动脉瓣狭窄

【诊断提示】

1. **症状**　特征性表现,也称为典型三联征(晕厥、心绞痛及劳力性呼吸困难)。1/4～1/5 的患者发生猝死。常多年无症状,早期可有劳力性呼吸困难,进一步可发生黑矇、晕厥,体力活动、卧位变化及含化硝酸甘油可诱发。

2. **体征**　血压偏低,脉压差缩小。主动脉瓣区第 2 心音减弱及全收缩期粗糙的喷射性杂音,向颈部及其他瓣膜区传导,第 1 心音多正常。主动脉瓣区可有收缩期震颤,重度狭窄者心尖部可听到第 4 心音,左心衰竭时,可听到第 3 心音。

3. X线 左室增大及主动脉根部狭窄后扩张,主动脉变小而搏动弱,左房增大,可出现双重影。

4. 心电图 电轴左偏,左室肥大,房颤,Ⅱ-aVL-V$_{4\sim6}$导联 ST 段下移及 T 波倒置。

5. 超声心动图 可显示主动脉瓣叶增厚及活动度变小,左室壁增厚。

【治疗措施】

1. 内科治疗

(1)限制体力活动,预防晕厥及心绞痛,心绞痛可用硝酸酯类药物,但重度狭窄者不宜用。

(2)预防心内膜炎,预防风湿活动。

(3)频发房性期前收缩,应用抗心律失常药物,预防心房颤动。主动脉狭窄者不能耐受心房颤动,一旦出现,应及时转复为窦性心律。

(4)心力衰竭者应限制钠盐摄入,谨慎使用洋地黄类药物和利尿药,不可使用小动脉血管扩张药,以防血压过低。应避免使用 β 受体阻滞药等负性肌力药物。

2. 外科治疗 见胸部外科疾病。

(四)主动脉瓣关闭不全

【诊断提示】

1. 症状 早期常无症状,或仅有心悸和头部搏动感、心前区不适。随着心功能的减低,出现劳力性心悸、气促,继而阵发性夜间呼吸困难、端坐呼吸、肺水肿等。晚期可出现右心功能衰竭,重度关闭不全者常有心绞痛、头晕、昏厥与猝死等。

2. 体征 周围血管征阳性(毛细血管搏动征,水冲脉,枪击音,点头征),颈动脉搏动增强,脉压差增大,心界向左下扩大,心尖搏动增强,呈抬举性。主动脉瓣区可闻及叹气样或泼水样舒张期递减型杂音,向心尖部传导。主动脉瓣第 2 心音消失或减弱,可有相对性主动脉瓣狭窄的收缩期杂音及反流明显时的心尖部杂音。

3. X 线检查 左心室增大,心影呈靴型,主动脉弓突出,搏动明显。

4. 心电图 左室肥大和劳损,电轴左偏,可有 P-R 延长。

5. 超声心动图 M 型超声显示主动脉瓣关闭呈双线,距离>2mm。多普勒超声心动图可见舒张期主动脉向左室反流束,主动脉增宽、搏动增强,壁增厚,二尖瓣前叶舒张期纤细搏动。

【治疗措施】

1. 内科治疗

(1)适当限制体力活动,当有上呼吸道感染、口腔感染及牙科、尿道、肠道手术时,须用抗生素预防细菌性心内膜炎。

(2)有心力衰竭表现时可给予扩血管药、利尿药、强心药治疗(详见有关章节),心绞痛时可使用硝酸酯类药,出现有症状的心律失常,需抗心律失常治疗。

2. 外科治疗 适用于急性主动脉瓣关闭不全的治疗,术前宜静滴正性肌力药(多巴胺或多巴酚丁胺)和(或)血管扩张药(如硝普钠)。具体方法参见胸部外科疾病。

三、冠状动脉粥样硬化性心脏病

冠状动脉粥样硬化性心脏病(coronary atherosclerotic cardiopathy),简称冠心病(coronary heart disease,CHD),有时又称冠状动脉病(coronary artery disease,CAD)或缺血性心脏病(ischemic heart disease,IHD),系指由于冠状动脉粥样硬化,使血管腔狭窄或阻塞和(或)因冠状动脉功能性改变(痉挛),导致心肌缺血、缺氧而引起的心脏病。易患因素包括血脂异常、高血压病、吸烟、糖尿病、长期紧张、缺乏锻炼及遗传因素等。由于冠状动脉病变的部位、范围和程度的不同,本病有不同的临床特点,一般可分为六型。

1. 隐匿型或无症状性心肌缺血 具有心肌缺血的客观证据

（心电图、左室功能、心肌血流灌注及心肌代谢异常），但缺乏胸痛或与心肌缺血有关的主观症状。

2. **心绞痛**　系冠状动脉供血不足导致心肌急剧的、暂时的缺血与缺氧所引起的临床综合征。

3. **心肌梗死**　症状严重，为冠状动脉阻塞、微血栓形成、心肌急性缺血性坏死所引起。

4. **缺血性心肌病**　长期心肌缺血所导致的心肌逐渐纤维化，称为心肌纤维化或心肌硬化。表现为心脏增大、心力衰竭和（或）心律失常。

5. **猝死**　突发心脏停搏而死亡，多为心脏局部发生电生理紊乱、电解质失衡及严重心律失常（如室颤）所致。

6. **心律失常**　心律失常可以是冠心病的唯一症状。

通常，人们所理解的冠心病，多指 1、4 型，最为常见，经有效治疗后，多可稳定。而急性冠状动脉综合征（acute coronary syndrome）是指由于冠状动脉急性痉挛性变化、血流突然减少，引起不稳定型心绞痛、急性心肌梗死或猝死。发病前，可能没有冠心病的症状、体征、心电图改变，心脏功能检查可能完全"正常"。一旦发生过，应按冠心病诊治。

（一）心绞痛

【诊断提示】

1. 临床表现

（1）疼痛部位：在胸骨中上段（相当两侧乳房的水平线），为内里痛，而不是表皮痛。疼痛为一片，而不是一点。

（2）疼痛的性质：为憋闷感、压榨感、紧缩感等异常感觉，少数表现为刺痛感和割痛感。疼痛剧烈，多伴出汗，难以忍受。

（3）发作诱因：常见的诱因为劳累，发作于劳累当时，而不是劳累过后。其次饱餐、寒冷、情绪激动等可诱发，也有的无明显诱因。

（4）放射性：常放射至左肩臂及左手指的尺侧，或两肩臂及两手指尺侧，有时放射至左下颌部或腭部、颅部及其他部位。

(5)疼痛时限:疼痛的持续时间一般为 3～5min,很少超过 15min,最长不超过 30min,最短不短于 5s。

(6)缓解方式:停止原来活动经休息或舌下含服硝酸甘油或速效救心丸数分钟即可缓解。

(7)每次发作相对不变:部位、性质、诱因、放射部位及时限、缓解方式等无大的变化。

2. 临床分型　心绞痛分为稳定型心绞痛和不稳定型心绞痛。稳定型心绞痛是指稳定劳累性心绞痛,不稳定型心绞痛分为静息性心绞痛、初发性心绞痛、恶化性心绞痛。变异型心绞痛是不稳定型心绞痛的一种特殊形式。

劳累性心绞痛分级如下。

Ⅰ级:一般体力活动不引起心绞痛,例如行走和上楼,仅费力、快速或长时间用力方引起心绞痛。

Ⅱ级:日常体力活动稍受限制,快步行走或快步上楼、登高、饭后行走、风中行走、情绪激动时发作心绞痛,或仅在睡醒后数小时内发作。以一般速度在一般条件下平地步行 200～400m 或以上的距离或上一层以上的楼梯时受限。

Ⅲ级:日常活动体力明显受限,以一般速度在一般条件下平地步行 100～400m 或上一层楼梯时受限。

Ⅳ级:不能无症状地进行任何体力活动,休息时即可出现心绞痛。

3. 辅助检查

(1)心电图:典型者可出现缺血型 ST-T 改变,表现为 ST 段下移,T 波倒置,变异型心绞痛 ST 段则抬高,但阳性率不足 50%,如多次或心绞痛发作时记录可提高阳性率,静息时心电图多数正常。

(2)心电图负荷试验:可提高诊断的阳性率。

(3)动态心电图:可有发作性心肌缺血的 ST 改变(ST 段水平或下斜型下移≥1mV,ST 段明显移位,两次心肌缺血发作至少有 1min 的间隔)。

（4）超声心动图：主要表现为缺血部位心肌的运动异常（节段性运动障碍）及心功能的降低。

（5）血管内超声：可直接显示冠状动脉病变的部位、性质及程度。

（6）放射性核素检查：单光子断层显像（SPECT）和正电子断层显像（PET）可准确显示缺血心肌的部位及范围。

（7）选择性冠状动脉造影：可直接显示病变血管，狭窄程度一般＞50％或75％。目前该检查仍是临床诊断冠状动脉病变并确定其部位和程度的可靠方法，也是支架置入和搭桥手术的依据。

【治疗措施】

1. 发作时的治疗

（1）休息：发作时立刻休息，停止活动后症状多可消除。

（2）硝酸甘油片剂 0.3～0.6mg，舌下含化，1～2min 见效，半小时后作用消失，3～5min 后胸痛不能缓解，可重复应用。

（3）硝酸异山梨酯（消心痛）片剂 5～10mg 舌下含化，2～5min 见效，作用维持 2～3h。

（4）以上两种药物亦可用其喷雾剂或静脉滴注。

（5）变异性心绞痛可选用：硝苯地平 10mg 舌下含化或吞服；地尔硫䓬 30～60mg 口服或 20mg 静滴。以上两药也可与硝酸甘油交替应用。

（6）中药：冠心苏合丸、麝香保心丸、速效救心丸等。

（7）吸氧。

2. 缓解期的治疗

（1）消除及治疗各种诱发因素（如吸烟、高血压、高血脂、糖尿病、肥胖症等）。

（2）硝酸酯类：可选用作用时间较长的药物如二硝酸异山梨酯（消心痛）3 次/d，每次 5～10mg，或该药的缓释片 12h 1 次，每次 20～40mg。硝酸甘油软膏或膜片，涂或粘贴在胸前或上臂内侧皮肤上，作用可维持 12～24h。一般任选一种，也可与其他抗心绞痛药合用。长期应用硝酸甘油和长效硝酸酯制剂的主要问题是发生耐药。给予足够(8～12h)"无药期"可能是预防耐药性的最有效方法。

(3)钙拮抗药:地尔硫䓬(硫氮草酮)30～60mg,每 6～8 小时服 1 次;硝苯地平 10～20mg,3 次/d;维拉帕米 80～120mg,3 次/d。此类药物为变异性心绞痛的首选药,一般选用 1 种。

(4)β受体阻滞药:常用倍他乐克 12.5～25mg,2～3 次/d;阿替洛尔(氨酰心安),2 次/d,每次 12.5～100mg。一般选用一种,常与硝苯地平合用。

(5)抗凝治疗:不稳定型心绞痛可行此治疗。肝素:先静注 5000U,然后持续静滴 700～1000U/h,也可皮下注射 5000～7500U,2 次/d,5～7d 为一疗程。

(6)抗血小板聚集治疗:阿司匹林,最初 3d,300mg/d,以后 100mg/d。对阿司匹林过敏或不能应用阿司匹林者可用氯吡格雷代替。

(7)改善微循环:右旋糖酐-40 注射液或羟乙基淀粉(706 代血浆)250～500ml/d,静滴,10～14d 为一疗程。

(8)调脂治疗:确诊或拟诊心绞痛且 LDL-C>130mg/dl 的患者应改变生活方式,和(或)使用药物治疗,将 LDL-C 降低到<100mg/dl;心绞痛伴糖尿病等高危因素患者可考虑将 LDL-C 降至 70mg/dl 以下。

(9)中药制剂,如复方丹参滴丸、通心络胶囊、速效救心丸、麝香保心丸等。

3. 经皮腔内冠状动脉成形术(PTCA)　手术的指征如下。

(1)心绞痛病程在 1 年内,药物治疗效果不佳者。

(2)1 支冠状动脉病变,且病变在近端,无钙化或痉挛。

(3)有心肌缺血的客观证据。

(4)左心室功能和侧支循环都较好。

4. 冠状动脉旁路移植术(CABG)　对反复发作的心绞痛,具有适应指征者,可选择支架介入治疗或冠状动脉旁路移植术。

(二)急性心肌梗死

急性心肌梗死(acute myocardial infarction,AMI)系由于冠状动脉闭塞(冠状动脉粥样硬化最为常见)、局部斑块破裂,血栓形成导致血流中断,使部分心肌因严重的持久性缺血而发生局部坏死。临床上突然出现胸骨后或心前区持续性剧痛、血清心肌酶活力升高及进行性心电图特征性变化,可发生休克、心律失常或心力衰竭。年老体弱者症状可不典型。

【诊断提示】

(1)突发胸骨后或心前区绞窄样剧痛,多持续半小时以上,休息或硝酸甘油制剂不能缓解。部分患者疼痛位于上腹部,部分放射至下颌、颈、背部上方;少数患者无疼痛,开始即表现为休克或急性心力衰竭。

(2)可伴有低血压、休克、心力衰竭或心律失常。

(3)心电图示急性心肌梗死的演变过程。

(4)血清心肌坏死标记物(肌红蛋白、肌钙蛋白、CK-MB)升高。

(5)不典型者可无胸痛,但有上述2、3、4项表现,或无胸痛而突然晕厥,或仅有呕吐、腹泻而误诊为急性胃肠炎,或上腹痛而误诊为急腹症,或无任何症状和体征,仅有急性心肌梗死心电图的特征性演变和血清心肌酶升高。

(6)可有发热、白细胞增多和血沉增快等。

【治疗措施】

1. 一般处理 严密观察体温、心率、心律、呼吸、血压、神志、胸痛等变化。进行心电监护,绝对卧床休息至少1周,间断吸氧72h,进食低脂、清淡、易消化食物,保持大便通畅,病情稳定2周后酌情适当活动。

2. 止痛与镇静,改善心肌缺血 肌注哌替啶50~100mg,或皮下注射吗啡5~10mg。必要时1~2h后再注射1次。也可肌注、静滴或口服罂粟碱30~60mg。无低血压或休克者可试用硝酸甘油 0.6mg,硝酸异山梨酯 10mg 舌下含服,或用硝酸甘油 1mg 溶于 5％葡萄糖溶液 100ml 中静滴。收缩压低于 90mmHg 或较基础血压降低≥30mmHg、严重心动过缓(＜50 次/min)、心动过速(＞100 次/min)或诊断为右室梗死的患者应避免应用硝酸甘油。中药可用冠心苏合丸、苏合香丸、速效救心丸等。烦躁恐惧者给地西泮(安定)10mg,肌注或口服。

3. 再灌注治疗

(1)适应证:发病≤12h;相邻 2 个或以上导联 ST 段抬高≥0.2mV;年龄≤70 岁,而无近期活动性出血、脑出血、出血倾向、糖尿病视网膜病变、严重高血压和严重肝肾功能障碍等禁忌证者。

(2)静脉用药:可选用尿激酶 100 万～150 万 U,溶于生理盐水或 5％葡萄糖溶液 50～100ml 中静滴,30～60min 内滴完;链激酶 100 万～150 万 U,溶于生理盐水 100ml(同时用地塞米松 2.5～5mg 预防药物反应),1h 内滴完;重组组织型纤溶酶原激活剂(rt-PA),先推注 10mg,继而 50mg,1h 滴完,再 40mg 2h 滴完。用药前服用阿司匹林 300mg/d,3d 后改为 50～75mg/d,长期服用。

(3)静脉用药的再通指征:2h 内胸痛解除;2h 内抬高的 ST 段＞50％;血清心肌酶 CPK-MB 峰值提前于发病后 14h 内出现;2h 内出现窦性心律失常或传导阻滞等再灌注心律失常。

(4)冠状动脉内溶栓或行 PTCA:条件具备者,可行冠状动脉注入溶栓药,如血管不能再通可行 PTCA。

4. 抗凝治疗　梗死范围较广或为复发性梗死未用溶栓治疗,又有高血凝状态者,先用肝素 5000～7500U 静脉滴注,6h 1 次或 1 万 U 深部肌内注射,8h 1 次,共用 2～5d。维持凝血时间在正常对照值的 1.5～2.0 倍。年龄＜75 岁可应用低分子肝素替代普通肝素,如依诺肝素 30mg 静推,随后 1.0mg/kg 皮下注射,每 12 小时 1 次至出院。

5. 抗血小板治疗　阿司匹林首次 300mg 嚼服,以后 100mg/

d,口服。氯吡格雷首次 300～600mg 顿服,以后 75mg/d 口服。阿司匹林与氯吡格雷联合应用于急性期的患者,特别是置入冠状动脉支架的患者。

6. 抗休克治疗

(1)一般处理:吸氧、保暖、祛除诱因等。

(2)补充血容量。

(3)血管收缩药。

(4)血管扩张药。

(5)纠正酸中毒和电解质紊乱:参阅有关章节。

(6)辅助循环和外科手术:必要时可给予主动脉内球囊反搏、PTCA 或冠状动脉旁路移植术。

(7)右心室心肌梗死并发休克:常显示中心静脉压、右房、右室充盈压增高,肺楔嵌压、左心室充盈压正常。应迅速补充血容量,24h 可输入液体 2000～4000ml。

7. 纠正心律失常

(1)预防室性心律失常:发病后立即肌注利多卡因 200～250mg,8h 1 次,连续 2～3d。

(2)室性期前收缩或室性心动过速:利多卡因 50～100mg 静注,每 5～10 分钟可重复使用至期前收缩消失,或总量达 300mg,继以 1～3mg/min 静滴。

(3)室颤:应立即进行非同步直流电除颤,无电除颤条件时可立即做胸外心脏按压和口对口人工呼吸及其他心脏复苏处理。

(4)室上性快速心律失常:如窦性心动过速、频发房性期前收缩、阵发性室上性心动过速、心房扑动和心房颤动等,可选用胺碘酮转复或 β 受体阻滞药、洋地黄类、维拉帕米等。

(5)缓慢性心律失常:心率低于 50 次/min 者,可选用阿托品 0.3～0.6mg 或山莨菪碱(654-2)10mg 口服、肌注或静滴异丙肾上腺素 1mg＋5％葡萄糖 500ml 缓慢静滴。注意监护心率。

8. 治疗心力衰竭　主要是治疗急性左心衰竭,起初 1～2d 出现心衰时宜先用利尿药和(或)血管扩张药。洋地黄类强心药尽量于心肌梗死 24h 后应用,剂量宜小,一般为正常量的 1/3～2/3。

9. 机械性并发症　如左室游离壁破裂、室间隔穿孔、乳头肌和邻近腱索断裂等需手术治疗。

10. 其他治疗

(1)极化液疗法:氯化钾 1.5g、普通胰岛素 8～12U 加入 10% 葡萄糖溶液 500ml 中静滴,1～2 次/d,7～14d 为 1 个疗程。

(2)β受体阻滞药:多用于前壁梗死伴有心率快和血压高者,可降低病死率,宜选用心脏选择性制剂如美托洛尔或阿替洛尔。

11. 康复期治疗　参照冠心病的治疗。

(三)急性冠脉综合征(ACS)

急性冠状动脉综合征(ACS)是一大类包含不同临床特征、临床危险性及预后的临床综合征,其共同的病理机制是冠状动脉硬化斑块破裂、血栓形成,并导致病变血管不同程度的阻塞。根据心电图表现分为 ST 段抬高和非 ST 段抬高两大类。

目前认为,ACS 最主要的原因是炎症因素导致粥样斑块不稳定,发生糜烂和破裂,继而血栓形成、冠脉痉挛、管腔狭窄加重。主要以静息心绞痛、初发心绞痛、恶化劳力型心绞痛为主要症状,大部分无明显体征,临床包括不稳定性心绞痛(UA)和非 ST 段抬高型心肌梗死(NSTEMI)。

【诊断提示】

(1)典型的缺血性胸痛,临床有不稳定的特点。

(2)症状发作时可记录到一过性 ST-T 改变,症状缓解后恢复具有诊断价值。

(3)心肌标记物包括肌酸激酶同工酶(CK-MB)、肌钙蛋白 T(cTnT)或 I(cTnI)。

【治疗措施】

1. 一般处理　卧床休息 1～3d,床边 24h 心电监测,吸氧维持血氧饱和度达到 90% 以上。镇静、镇痛、相关检查。

2. 抗缺血治疗　β受体阻滞药、ACEI类，应个体化治疗。钙拮抗药对变异型心绞痛疗效最好，硫氮草酮$1\sim5\mu g/(kg\cdot min)$持续静脉滴注，稳定后可用口服制剂，停药时宜逐渐减量，以免诱发冠脉痉挛。顽固性严重缺血者采用主动脉内气囊反搏IABP。

3. 抗栓治疗　阿司匹林首次300mg嚼服，以后100mg/d口服。氯吡格雷首次$300\sim600$mg顿服，以后75mg/d口服。肝素或低分子肝素是非ST段抬高ACS中主要的治疗措施，溶栓药物有促进发心肌梗死的危险。

4. 调脂治疗　他汀类药物还具有抗炎、改善内皮功能、稳定斑块等调脂以外的作用。应尽早使用他汀类药物强化治疗。

5. 其他　当伴有明显血流动力学不稳定、经药物积极治疗症状仍反复出现，或临床表现高危，均应尽早冠脉造影和恢复血供重建治疗，参考心绞痛治疗措施。

四、高血压病

高血压病(essential hypertension)又称原发性高血压，与遗传和长期精神紧张有关，早期动脉压进行性升高、头痛、头晕等为主要表现。病史长者均可伴有动脉血管、心、脑、肾等器官不同程度的损害。本病是冠心病、脑卒中、心力衰竭、肾功能衰竭的主要危险因素。

【诊断提示】

(1)中国高血压指南2010年版高血压的诊断标准：非同日三次血压测量，收缩压≥140mmHg和(或)舒张压≥90mmHg。

(2)排除暂时性血管加压反应和肾脏疾病、内分泌疾病、大动脉疾病、妊娠、药物及颅内压增高等引起的继发性高血压。

(3)收缩压≥140mmHg，舒张压＜90mmHg为单纯收缩期高血压。

(4)高血压病分为缓进型和急进型，前者属绝大多数，早期可无自觉症状而不易发现。急进型多见于青壮年，病情进展快，血压显著升高,不及时处理可发生高血压危象、高血压脑病、心力衰竭和肾功能不全。WHO/ISH 关于高血压的标准与分类见表 21-1。

表 21-1　WHO/ISH 关于高血压的标准与分类(1999)

血　　压	收缩压(mmHg)	舒张压(mmHg)
理想血压	<120	<80
正常血压	<130	<85
正常血压高值	130~139	85~89
1 级高血压(轻度)	140~159	90~99
2 级高血压(中度)	160~179	100~109
3 级高血压(重度)	≥180	≥110
单纯收缩期高血压	≥140	<90

注:引自 J Hypertension,1999,17(2):151-183

(5)眼底检查可发现视网膜动脉痉挛与动脉硬化改变。

(6)心电图、X 线、超声心动图,可证实左心室增厚。

(7)血压突然显著升高,可发生高血压危象和高血压脑病。

【治疗措施】

1. 一般治疗　劳逸结合,避免过度紧张,保证充足睡眠,必要时用镇静药;限制脂肪和钠盐摄入,肥胖者控制主食和热量,减轻体重;适当的体育锻炼,限酒戒烟。参阅第 78 章高血压病防治。

2. 药物治疗

(1)利尿药:尤其适用于单纯收缩期高血压患者,常用氢氯噻嗪(双氢克尿塞)、呋塞米(速尿)、螺内酯(安体舒通)、氨苯蝶啶等。宜小剂量用药,长期应用,应注意电解质紊乱,尤其是高血钾、低血钾。糖尿病、高尿酸血症或有痛风、肾功能不全血肌酐大于 $290\mu mol/L$ 者不宜用氢氯噻嗪。

(2)β 受体阻滞药:在心血管疾病中应用极广,哮喘和支气管痉挛为禁忌证,慢性阻塞性肺病并非绝对禁忌。常选用普萘洛尔 10~30mg,3 次/d;阿替洛尔 12.5~50mg, 2 次/d;美托洛尔 12.5~50mg,2 次/d。比索洛尔 2.5~10mg,1 次/d。较大剂量、长期用药患者突然停药会出现反跳现象,包括心绞痛、血压升高、心率加快等。

(3)钙离子拮抗药:适用于老年人及各类高血压。常选用硝苯地平 20～80mg/d;地尔硫䓬 90～240mg/d;维拉帕米 120～480mg/d,适宜心率偏快及室上性心动过速者;非洛地平(波依定)2.5～10mg/d。每日分 2～3 次服用。临床上常用硝苯地平缓释片 20mg 或控释片 30mg,复方降压片,复方氨苯蝶啶利血平片(北京降压 0 号)等长效制剂,一般 1 次/d。

(4)血管紧张素转换酶抑制药(ACEI):宜用于青年、心衰、蛋白尿、肾病、糖尿病等患者,妊娠、高血钾及双侧肾动脉狭窄者禁用。常选用卡托普利 12.5～75mg,3 次/d,口服;依那普利 5～20mg,2 次/d,口服;贝那普利(洛丁新)5～20mg,1 次/d,口服;培哚普利(雅施达)2～8mg,1 次/d 口服。

(5)血管紧张素Ⅱ受体拮抗药:氯沙坦 50～100mg,1 次/d,口服;缬沙坦 80～160mg,1 次/d,口服。适应证及禁忌证同 ACEI。

3. 高血压急症(高血压危象和高血压脑病)的治疗

(1)监测血压及其他生命指征。

(2)选择起效快、作用时间短、不良反应小的药物,如硝普钠、硝酸甘油、乌拉地尔、拉贝洛尔、酚妥拉明等。掌握降压速度、幅度,避免主要脏器低灌注。一般在 1～2h 内将血压降低 20%～25%,在以后 2～6h 内继续降至安全范围(160/100mmHg),可以静脉用药与口服用药联合应用,并监测血压及肾功能,可在静脉用药的 6～12h 后加用口服降压药。具体用药选择、剂量、方法、适应证参考重症急救篇。

(3)制止抽搐可用地西泮 10～20mg,肌注或静注;苯巴比妥0.1～0.2g,肌注。

(4)降低颅内压:呋塞米 40～80mg,静注;也可用 20%甘露醇250ml 快速静滴。

4. 药物治疗的注意事项

(1)用药的种类和剂量应个体化。

(2)循序渐进:除非紧急情况,一般降压药应从低剂量的单一药物开始渐增加剂量。当足量不能满意控制血压时,则加用第2种或更多种药物联合治疗。

(3)持之以恒:血压降到满意水平后,应继续服维持量。

(4)尽量选用不良反应小、疗效维持时间长的药物,目前多选用长效制剂。

(5)降压目标:中青年血压＜130/85mmHg;老年人＜140/90mmHg;糖尿病合并高血压＜130/80mmHg;高血压合并肾功能不全＜130/80mmHg。

五、感染性心内膜炎

感染性心内膜炎(infectious endocarditis)系指因细菌、真菌和其他微生物(如病毒、立克次体、衣原体、螺旋体等)直接感染而产生心瓣膜、心室壁内膜及大动脉内膜的炎性病变,主要病理改变是纤维蛋白、血小板、病原菌、红细胞、白细胞聚集形成赘生物,附着于心瓣膜,造成瓣膜损害。赘生物可破碎脱落,形成栓子,引起菌血症和组织器官栓塞。临床上以亚急性细菌性感染者多见,急性与亚急性有时难以区别。

【诊断提示】

1. 急性感染性心内膜炎

(1)发病急骤,进展迅速,常继发于脓毒血症、化脓性感染、真菌感染或心脏手术等。

(2)多发生于原来无心脏病变的患者。全身感染表现严重,有高热、寒战、全身衰弱、呼吸急促及贫血等。病原体主要为金黄色葡萄球菌,常并发脑脓肿或化脓性脑膜炎。

(3)心脏原无杂音,发病后出现杂音,或原有杂音轻,在短期内迅速变为高调粗糙的新杂音。可有急性心力衰竭、皮肤瘀点、多发性栓塞及转移性脓肿。

（4）化验：白细胞计数明显增多，核左移，有进行性贫血，血培养阳性率较高，呈持续菌血症表现（持续时间在 1d 以上）。

2. 亚急性感染性心内膜炎

（1）原有慢性心瓣膜病或先天性心脏病史，发病前常有感染病灶，如上呼吸道感染、拔牙、分娩、扁桃体摘除、皮肤化脓性感染、继发性真菌感染及器械检查、心脏手术等诱因。病原体以草绿色链球菌多见，次为肠球菌、凝固酶阴性葡萄球菌和革兰阴性杆菌。

（2）发病缓慢，全身感染表现较轻。常有持续不规则发热 1 周以上，亦可见低热、间歇热、弛张热。常伴有消瘦、乏力、关节和肌肉酸痛、进行性贫血。

（3）绝大多数患者有病理性杂音并有进行性性质改变，杂音变粗糙或出现新杂音。皮肤、黏膜可见瘀点，可有肺、肾、脑、脾及四肢动脉栓塞表现。

（4）化验：白细胞常中度增加，核左移；红细胞减少；血沉增快；尿中可见蛋白、红细胞，血培养阳性率较低。

（5）超声心动图检查：心瓣膜或心腔壁上赘生物的异常回声。

（6）放射性核素^{111m}In 标记的血小板沉积扫描可以发现心内赘生物及感染部位。

【治疗措施】

1. 一般治疗　卧床休息，高热量、高蛋白饮食，补充铁剂及维生素，必要时小量输血。

2. 药物治疗

（1）对疑患本病的患者，连续送血培养（每 2～4 小时 1 次，连续4～6 次）后立即给予青霉素，600 万～1200 万 U/d，并与甲硝唑合用，口服或静脉滴注。若治疗 3d 发热不退，应加大青霉素剂量至2000 万U 静脉滴注。对青霉素敏感的细菌至少用药 4 周；对青霉素耐药的链球菌主张联合用药 4 周；金黄色葡萄球菌和表皮葡萄球菌至少用药 4～6 周，真菌性心内膜炎用药时间甚至长达数月。应用大剂量青霉素时，应注意药物对神经系统的毒性，大剂量钾盐应警惕高血钾的发生。

(2)早期大剂量长疗程静脉应用杀菌性抗生素,若血培养获得阳性,根据细菌的药敏适当调整抗生素的种类。链球菌:以青霉素为首选,对青霉素敏感性差者加用氨基糖苷类抗生素,如庆大霉素12万～24万 U/d 或阿米卡星 1g/d;肠球菌:选氨苄西林 6～12g/d,或环丙沙星;金黄色葡萄球菌:非耐青霉素菌株,仍选用青霉素1000万～2000万 U/d 和庆大霉素联合应用,耐药菌株可选用头孢菌素类、万古霉素、利福平、甲硝唑和各种耐青霉素酶的青霉素;革兰阴性杆菌:选用头孢哌酮钠 4～8g/d,头孢曲松(菌必治)2～4g/d,头孢三嗪 2g/d,也可用氨苄西林 12g/d;真菌感染病死率高达80％～100％,可用两性霉素 B 0.1mg/(kg·d)开始,逐渐增加至 1mg/(kg·d),总剂量 1.5～3g。

3. 手术治疗 药物治疗无效应及早择期手术切除受累的瓣膜组织。

六、病毒性心肌炎

病毒性心肌炎(viral myocarditis)系由于心肌细胞及细胞间质被柯萨奇、艾柯、流感、腺病毒、脊髓灰质炎、流脑等病毒直接浸润和机体对病毒反应的炎性细胞浸润所引起的局限性或弥漫性非特异性心肌病变。也可导致心包炎及心内膜炎,部分进入慢性阶段,病变可累及心脏传导系统,亦可造成心脏扩大、心力衰竭等。

【诊断提示】

1. 病史 发病前1～2周内多有明显的或隐袭的上呼吸道或消化道病毒感染史。

2. 症状 可有发热、胸闷、心慌、心前区疼痛、呼吸困难、心率增快等表现。

3. 体征 安静时心率增快,心脏增大,可有不同类型的心律失常。听诊可有心包摩擦音、第 3 心音、奔马律和收缩期杂音等。伴心功能不全者可有周围性水肿的表现,如下肢水肿。重者可发生心源性休克或心力衰竭。

4. 病毒累及其他脏器的症状和体征

5. 实验室及特殊检查

(1)心电图:有明显的心律失常(室性期前收缩及一至二度房室传导阻滞最多见)、ST-T广泛改变(持续4d以上,可有动态变化)、心肌梗死样图型。

(2)心肌损伤的血清生化标志:心肌肌钙蛋白T与I可评价心肌损伤,具有高度敏感性与特异性。血清肌酸激酶同工酶(CK-MB)、乳酸脱氢酶-1(LDH-1)或谷草转氨酶(AST)急性期增高,但持续时间短。

(3)病毒学检查:感染早期,心包液、大便、心肌、心内膜及咽拭子中可分离出病毒,或查到病毒核酸或特异性抗体阳性。

(4)X线检查:心功能不全者可见肺野不同程度的充血、心脏扩大及心搏动减弱。

(5)超声心动图:可见局限或弥散的室壁活动减弱、心包少量积液、心室扩大等。

(6)心脏核素显像:可见心肌弥散性病变及心功能降低。

【临床分期】

1. 急性期　新发病者,临床症状多变,病程在6个月以内。

2. 恢复期　临床症状和心电图逐渐好转,但尚未痊愈,病程多在1年以上。

3. 迁延期　临床症状反复出现,心电图及X线表现迁延不愈,实验室检查有病情活动的表现,病程在1年以上。

4. 慢性期　进行性心脏增大或反复心力衰竭,病程1年以上。

5. 后遗症期　临床已无明显症状,但留有较稳定的心电图异常,如房室或束支传导阻滞、期前收缩及交界性心律等。

【治疗措施】

1. 卧床休息及饮食　急性期应休息3~6个月,病情好转、心脏缩小、心电图稳定后,逐渐增加活动量。给予易消化富含维生素及蛋白质的饮食,心功能不全者进流质或半流质饮食。

2. 病因治疗　早期可试用吗啉胍 10～20mg/(kg·d),利巴韦林 10～15mg/(kg·d),分为 2～3 次/d,口服,根据病情连用数日至 1 周。干扰素肌内注射。也可用中药黄芪、板蓝根、大青叶、金银花等。

3. 改善心肌代谢　维生素 C 100～200mg/(kg·d),溶于 10%葡萄糖溶液静滴,10～14d 为 1 个疗程,与三磷腺苷 10～20mg、辅酶 A 50～100U、普通胰岛素 4～10U、10%氯化钾 5～10ml 合用;复方丹参注射液 20～40ml 加入葡萄糖溶液中静滴,10～14d 为一疗程;泛癸利酮(辅酶 Q_{10})静滴或口服;肌苷静滴或口服。

4. 糖皮质激素　急性期,病情较重者可用,病情较轻者一般不用,发病 10～14d 内慎用。可用泼尼松 20～30mg/d 或 1～2mg/(kg·d),顿服。

5. 纠正心力衰竭　见本书心力衰竭的治疗。

6. 纠正心律失常　见本书心律失常的治疗。

7. 其他　可选用干扰素、胸腺素、转移因子、免疫核糖核酸治疗。

8. 恢复期　休息 3 个月,中小学生在 6 个月内不宜上体育课。

七、急性心包炎

心包脏层和壁层的感染性和非感染性急性炎性变称为急性心包炎(acute pericarditis),病理改变包括"炎性浸润""渗液积聚""瘢痕形成"三大过程,常为其他疾病的表现或并发症。分为纤维蛋白性(干性)和渗出性(湿性)两个阶段。瘢痕形成后可引起缩窄性心包炎。

【诊断提示】

1. 病因　常见有风湿性、结核性、急性非特异性、化脓性、尿毒症性及肿瘤性心包炎等。心肌梗死后心包炎并不少见,至少2/3

以上病例有过心包炎征象。

2.纤维蛋白性心包炎阶段

(1)全身毒血症表现:如发热、出汗、乏力、心悸等。

(2)心前区痛及心包摩擦音(急性非特异性和感染性心包炎疼痛最为突出)。

3.渗出性心包炎阶段

(1)心脏压塞(心包填塞)症状:可有心前区不适或上腹胀痛、呼吸困难、面色苍白、烦躁不安、发绀、下肢水肿,甚至休克。

(2)体征:心界向两侧扩大,并随体位改变,心动过速,心音遥远,心尖搏动减弱或消失,动脉收缩压降低,脉压变小,脉搏细弱,可出现绌脉。颈静脉怒张,肝大伴触痛,肝颈静脉回流征阳性,腹水,下肢水肿等。

(3)血常规:可有白细胞计数增多,血沉增快。

(4)心电图:初期可见 R 波为主的导联 S-T 段抬高,弓背向下,T 波高耸。之后 S-T 段回复到基线,T 波开始变平。最后 T 波在原有 S-T 段抬高的导联中明显倒置,持续 2～3 个月后 T 波恢复正常。心包积液时可伴有 QRS 波群低电压,Q-T 间期延长。可有心律失常,以窦性心动过速多见。

(5)X 线检查:心影向两侧扩大,呈梨状或烧瓶状,心影形态随体位移动而改变。透视或 X 线摄影示心脏搏动减弱或消失。

(6)超声心动图:可见心包腔有液性暗区,心包增厚和钙化。可评估心包积液量的多少及分布,并进行定位。

(7)心包穿刺可抽出积液,并有助于确定病变性质及病因。

【治疗措施】

(1)一般处理。卧床休息,呼吸困难者取半卧位和给氧,胸痛给予镇痛药。低盐饮食。

(2)病因治疗。

(3)心脏明显受压或经 2 周内科治疗无效,可行心包穿刺减压、心包切开引流、心包切除术等,必要时向心包腔内注射有关治疗药物。

（4）药物治疗首选非甾体抗炎药，如布洛芬 300～800mg，每 6～8 小时 1 次，可用至心包积液消失，同时给予胃黏膜保护药。心包积液吸收阶段可加用泼尼松 20～30mg/d，以防止心包粘连。

八、原发性心肌病

原发性心肌病（primary or idiopathic cardiomyopathy）是一组原因不明的心肌病变，临床上分为扩张型（充血型）、肥厚型、限制型、致心律失常性右室心肌病和未分类心肌病，病理变化以心肌变性、坏死或肥大、间质纤维化为主。原因明确的为继发性心肌病。

【诊断提示】

1. 扩张型（充血型）心肌病

（1）多发病缓慢，心功能代偿期无症状，失代偿期出现充血性心力衰竭的表现，以胸闷、气急、乏力为常见。可发生动脉栓塞症状，心律失常可能是唯一表现。半数以上与病毒性心肌炎有关，柯萨奇病毒感染导致为最多见。

（2）以左心室和（或）右心室腔扩大、心力衰竭、心律失常、栓塞为基本特征。心界扩大，心音减弱，心率快，常听到舒张期奔马律或第 4 心音奔马律，心尖部可闻及收缩期吹风样杂音，心衰加重时杂音增强，心衰好转时杂音减弱。可反复出现各种心律失常，两肺底部可有湿啰音，常有肝大，下肢水肿，胸腹水等。栓塞发生于病程后期，可发生于肺、脑、肾及冠状动脉。

（3）X 线检查：心影呈普通性增大，外形似球形，心脏搏动减弱，肺动脉可轻度扩张。

（4）心电图：广泛 ST-T 改变，多有左室肥厚或双室肥厚图形，或有异常 Q 波，酷似心肌梗死，但无心肌梗死病史及心电图演变过程。晚期呈低电压，病程中可有各种类型心律失常，室性期前收缩、房颤多见。

(5)超声心动图:左右心室内径增大,左右心室壁运动幅度普遍减弱,射血分数减少。

(6)排除其病因引起的继发性心肌病。

2. 肥厚型心肌病

(1)非梗阻型症状较少,早期以呼吸困难为主,晚期可有心房颤动及心力衰竭。梗阻型可表现为呼吸困难、非典型性心绞痛、晕厥及猝死。其中非典型心绞痛,常因劳累或体力活动诱发,持续时间较长,含硝酸甘油后症状加重,应当注意与冠心病心绞痛鉴别。

(2)心尖搏动呈抬举性,心界向左下扩大,梗阻型常于胸骨左缘第 3~4 肋间与心尖内侧出现收缩期杂音。

(3)静滴异丙肾上腺素,使用洋地黄制剂、硝酸酯类药物等,可使左心室流出道收缩期压力增加,杂音增强。反之,使心肌收缩力减弱,增加前、后负荷等因素,如静滴去甲肾上腺素、β 受体阻滞药、下蹲位或卧位两腿上抬时,可使左心室流出道梗阻减轻,杂音减弱。

(4)心电图:常有 ST 段下降,T 波低平或倒置,左室肥厚劳损及左束支传导阻滞。可有病理性 Q 波和各类心律失常。

(5)超声心动图:心室间隔厚度≥15mm,心室间隔厚度/左心室后壁厚度>1.3,收缩期二尖瓣前叶异常向前运动,左室流出道狭窄。

(6)左心导管检查:梗阻型左心室腔与左室流出道间有收缩期压力阶差。

3. 限制型心肌病

(1)发病缓慢,以乏力、头晕、水肿和气急为主,逐渐出现心脏充盈受限、舒张功能受损症状,可分为左室型、右室型及双室型。左室型以左心衰竭表现为主,右室型以右心衰竭表现为主,其中以左室型最多见。

(2)心脏轻度增大,心尖搏动减弱,心音低钝,心率快,可有舒张期奔马律,颈静脉怒张,肝脏肿大,腹水,下肢水肿,脉压小,脉搏细弱。

（3）心电图：无特异性，常有 ST-T 改变，部分病例有异常 Q 波。

（4）X 线检查：70％可见心胸比例增大，右心室扩大，心影呈球形。心室相对缩小，心搏减弱，心内膜可有线状钙化现象。

（5）超声心动图：心室壁增厚，心腔内径缩短，心内膜反光（回声）增强，心房扩大。

【治疗措施】

1. 一般处理：卧床休息，时间根据病情调整。无症状和活动性心肌炎者应适当限制其活动。

2. 心律失常者，按心律失常处理（详见心律失常章节）。

3. 扩张型心肌病的早期主要给予改善心肌代谢药物，补充必要的微量元素，口服血管紧张素转换酶抑制药、硝酸酯类血管扩张药等治疗。巨大心脏者应警惕洋地黄中毒，初始用药应适当减小剂量。

4. 肥厚型心肌病的治疗主要针对舒张功能不全。β 肾上腺素能阻滞药和钙离子拮抗药单用或合用是主要的治疗方法。主要选用普萘洛尔、阿替洛尔、美托洛尔、维拉帕米（异搏定）等药物。降低心脏前负荷的药（如硝酸酯类和利尿药），加重流出道梗阻的洋地黄等正性肌力药及加大心室流出道压力阶差的药（血管扩张药）不宜应用。

5. 限制性心肌病症状轻者以对症治疗为主，重者可试行手术剥离增厚的心内膜。

6. 口服阿司匹林 100mg/d，预防血栓形成，如有血栓形成或栓塞发生可给予抗凝治疗。

7. 伴严重的心律失常及心力衰竭，可加用肾上腺皮质激素。

8. 药物治疗无效者，可安装起搏器、心脏移植及切除肥厚的心肌等治疗。

九、心律失常

心律失常(arrhythmia)指心脏冲动的起源部位、频率、节律、传导速度、激动秩序等异常,在临床上很常见,可见于各类心脏病患者,也可见于正常人。有些心律失常如偶发性室早可不影响健康,不需特殊处理;但有些心律失常如快速房颤、室性心动过速可严重降低心搏出量,需迅速纠正,而室扑、室颤则可危及生命,应立即抢救。

引起心律失常的原因很多,包括心脏本身病变、电解质紊乱、药物过量或中毒、缺氧、情绪激动、吸烟、喝浓茶或酗酒等。少数无病因可查。心律失常病因繁多,病情复杂,临床上分为功能性和器质性两大类,后者多见。按其发作时心率的快慢,可分为快速型和缓慢型两大类。

(一)期前收缩(早搏)

【诊断提示】

1. 病因

(1)期前收缩是最常见的心律失常,分为房性、房室交界性和室性三类。见于正常人或无器质性心脏病的期前收缩,称功能性期前收缩,室早最多见。功能性期前收缩以青年人居多,常无明显诱因,有时与精神紧张、情绪波动、疲劳、消化不良、吸烟、酗酒、喝浓茶及咖啡等有关。

(2)器质性见于多种心脏病,如心肌炎、冠心病、风湿性心脏病、肺心病、心脏瓣膜病变、充血性心力衰竭及心肌病等。

(3)药物引起,如洋地黄、奎尼丁、肾上腺素、锑剂等。

(4)机械性刺激,如心脏手术、心导管检查及起搏器的使用等。

(5)其他:迷走及交感神经兴奋、胸腔及腹腔手术、急性感染、胃肠道及胆道疾病,以及电解质紊乱等。

2. 临床表现　有心悸,心前区不适,自觉心律不规则,乏力、头晕等,冠心病时可有心绞痛。发作一次心搏突然提早而其后有较长的间歇。功能性期前收缩常发生于安静时,运动后可消失。器质性心脏病者,运动后期前收缩增多。

3. 期前收缩的类型

(1)配对型:期前收缩与前一心动周期有固定的联律间距,可形成二联、三联或四联律。

(2)平行收缩型:心脏内同时存在两个节律点,各自独立地发放激动。期前收缩的间歇有一定的规律,每一长的异位搏动间歇是最短的异位搏动间歇的倍数,可有融合波。

4. 心电图检查　心电图检查可以明确是何种类型早搏。

【治疗措施】

1.一般处理

(1)消除各种期前收缩的病因和诱因。

(2)偶发期前收缩、功能性期前收缩无自觉症状时,可不予治疗或用少量镇静药。

2.药物治疗

(1)房性和交界性期前收缩:可选用维拉帕米 $40\sim80mg$,3 次/d;或普罗帕酮(心律平)$150\sim200mg$,每 8 小时 1 次。频发多源房性期前收缩可用胺碘酮 $0.2g$,3 次/d,1 周后或病情控制后,改为 $0.2g$,1 次/d 维持。

(2)室性期前收缩:选用美西律(慢心律)$100\sim150mg$,每 8 小时 1 次;或妥卡尼(室安卡因)$0.2\sim0.4g$,3 次/d;或改用普罗帕酮、胺碘酮、普萘洛尔、莫雷西嗪(乙吗噻嗪)等;情况紧急或不能口服者可静注利多卡因($1mg/kg$),$1\sim2min$ 注完,有效后继以 $1\sim4mg/min$ 维持,病情稳定后改为口服药物治疗。

(3)洋地黄中毒引起者停用洋地黄制剂,口服或静滴氯化钾 $2\sim4g/d$,或苯妥英钠 $0.1g$,3 次/d;或苯妥英钠 $125\sim250mg$ 溶于 5% 葡萄糖液 20ml 静注。

(4)心力衰竭出现的室早,如非洋地黄引起者,可用洋地黄类药物治疗,需要时可加服美西律或普罗帕酮等。

（5）心动过缓时出现室早,宜给予阿托品、山莨菪碱等。

(二)阵发性室上性心动过速

【诊断提示】

1. 病因　常见于无器质性心脏病的青年人,也可见于风湿性心脏病(风心病)、冠心病、甲状腺功能亢进(甲亢)、预激综合征、心肌炎、洋地黄中毒和低血钾等。

2. 临床表现

(1)阵发性发作,心率可达 160～250 次/min,一般＜200 次/min,心律规则,发作及消失均急骤,每次发作可数分钟至数小时,有时可持续数日。

(2)发作时常有心悸、胸闷、气急、心前区不适、头晕、乏力、血压下降、晕厥。原有心脏病者可诱发心力衰竭或心绞痛。

(3)压迫颈动脉窦或其他兴奋迷走神经的方法(如深呼吸,吞咽动作,快速摄入高渗葡萄糖溶液等)可恢复窦性心律。

3. 心电图特点　①室率 160～250 次/min,一般＜200 次/min;②心律规则;③QRS 形态同窦性(除非伴有室内差异性传导);④P 波形态异常,如 P 波在 Ⅱ、Ⅲ、aVF 导联中直立,P-R＞0.12s 为房速,如 P 波逆行,P-R＜0.12s 或在 QRS 之后为房室交界性心动过速,如无法辨认,统称室上性心动过速;⑤无夺获或心室融合波。

【治疗措施】

1. 防治措施　防治病因及祛除诱因。

2. 终止发作的方法

(1)兴奋迷走神经:深吸气后屏气,压迫眼球,刺激咽部引发呕吐反射,压迫颈动脉窦(不能双侧同时压迫,每侧压 10s 左右)。针刺内关、通里、神门穴。

(2)药物疗法:毛花苷 C 0.4mg 加 25％葡萄糖溶液 20ml,＞5min 静注,如无效,2h 后可再给 0.2mg,总量不超过 1.2mg/d,适用于心脏明显扩大或心功能不全者,不宜用于预激综合征所致的阵发性室上性心动过速;或用维拉帕米 5mg 加 5% 葡萄糖溶液 5～10ml 3～5min 静注,如有效,即停止注射。注射中要进行心电监护,心功能不全及病态窦房结综合征者禁用;或用普罗帕酮 35～70mg 加 5% 葡萄糖溶液 20ml,>10min 缓慢静注;也可用三磷腺苷(ATP)20mg 加生理盐水 5ml 1～2s 内快速静脉注射,老年人及病态窦房结综合征、冠心病患者不宜用;或用胺碘酮 150mg 加 5% 葡萄糖溶液 20ml 缓慢静注。

(3)同步直流电转复:上述治疗无效时,可行电转复术,但洋地黄所致者及低血钾者不宜用。

3. 预防发作

(1)药物:维拉帕米 40mg,2～3 次/d;或普罗帕酮 100～150mg,每 8 小时 1 次;或胺碘酮 0.2g,1 次/d。

(2)导管射频消融术:适用于药物治疗不理想,发作时对血流动力学有明显影响及预激综合征并反复发作室上速者。

(三)阵发性室性心动过速

【诊断提示】

1. 病因　多见于器质性心脏病,如冠心病、高血压心脏病、风湿性心脏病、心肌病、洋地黄中毒、奎尼丁过量,电解质紊乱或发生在心脏插管术、心血管造影术、二尖瓣分离术等过程中。

2. 临床表现

(1)阵发性发作,心率可达 120～200 次/min,心律大致规则,发作及消失均急骤,发作可达数分钟,部分可长达数日甚至数月。

(2)发作时可出现心绞痛、心衰、休克,特别是并发于心肌梗死者。也可发展为室颤、心脏停搏及急性心源性脑缺血综合征。听诊第 1 心音强弱不等。

(3)采用兴奋迷走神经的方法不能终止发作。

3. 心电图特点　①室率 120～200 次/min;②心律大致规则,可有 0.02～0.03s 的微小差别;③QRS 波群畸形,时间>0.12s,T 波与主波方向相反;④P 波为窦性,常埋于心室波内,不易发现,P

波与 QRS 之间无固定关系;⑤如 P 波能传入心室,则形成夺获或心室融合波。

【治疗措施】

1. 防治措施　防治病因及祛除诱因。

2. 终止发作

(1)心前区叩击,连续 1～3 次。

(2)同步直流电转复。洋地黄中毒者禁用。

(3)药物治疗:利多卡因静注(用法同期前收缩治疗);或用胺碘酮、普罗帕酮(用法同室上性心动过速治疗);或用溴苄胺 250mg 加入 5% 葡萄糖溶液 20ml,缓慢(5～10min)静注;氯化钾 1g、硫酸镁 5g 加入 5% 葡萄糖溶液 500ml 中静滴,适用于洋地黄中毒、低血钾所致的室速;扭转性室速宜用 25% 硫酸镁 20ml 加入 5% 葡萄糖溶液 250ml 静滴或异丙肾上腺素 0.5～1mg 加入 5% 葡萄糖溶液 250～500ml 中静滴。

3. 预防发作

(1)可口服上列药物,根据静脉用药的疗效选用。

(2)导管射频消融术:用于特发性及折返引起的室速。

(四)心房颤动

【诊断提示】

1. 病因　多见于器质性心脏病,如冠心病、高血压性心脏病、风湿性心脏病、甲亢、病态窦房结综合征、充血性心力衰竭,还可见于急性感染、胸腔手术、洋地黄中毒等,少数阵发性房颤者原因不明,部分患者与遗传有关。

2. 临床表现

(1)心悸、气急、焦虑、胸闷,自觉心搏不规则,阵发性发作或心室率较快。急性者可伴心衰、心绞痛、头晕或晕厥。持续性房颤或心室率缓慢者,可无症状。少数因血栓脱落而致脑栓塞。

(2)心律绝对不齐,心音强弱不等,第 2 心音可消失或出现短绌脉。

3. 心电图特点　①无 P 波,代之以一系列细小而不规则的小 f 波,房率为 350～600 次/min;②QRS 呈室上性波型;③心室律完全不规则,快室率型心室率在 100～200 次/min,慢室率型心室率在 100 次/min 以下。

【治疗措施】

1. 病因治疗　治疗原发病及消除诱发因素。

2. 阵发性房颤的治疗

(1)发作时心室率不快又无明显症状者,仅需对症用药,可用谷维素、维生素 B_6、地西泮等,使其自行缓解。

(2)发作时心室率＞120 次/min,症状明显者,应尽快控制心室率。可用毛花苷 C 0.2～0.4mg 加 10％葡萄糖溶液 20ml 缓慢静注(预激综合征并发房颤者禁用);或美托洛尔 25～50mg 或阿替洛尔 12.5～25mg 口服(伴有心功能不全者慎用);必要时用同步直流电复律。

(3)防止复发:可选用胺碘酮、地高辛、维拉帕米、普罗帕酮、奎尼丁或 β 受体阻滞药,用量为常规用药量的 1/3～1/2。

3. 持续性房颤的治疗

(1)心室率不快且无心力衰竭者,仅需对症治疗。

(2)心室率快而无心衰者,以控制心室率为主,多用地高辛、阿替洛尔或维拉帕米等药,将静息心室率控制在＜110 次/min。

(3)伴心力衰竭者,按心力衰竭治疗(见心力衰竭节)。

(4)服用华法林抗凝治疗,使国际标准化比值(INR)的范围为 2.0～3.0。年龄≥70 岁者 INR 目标值为 1.6～2.5。

(5)对于症状严重、药物治疗失败的阵发性或持续性房颤可行房颤导管消融。

(五)心房扑动

【诊断提示】

(1)病因与症状:与房颤相似。心房扑动与心房颤动在短时间内可相互转变,称为不纯扑动或扑动-颤动。

（2）当房扑伴有固定的 2:1、3:1 房室传导阻滞时,室律可规则,易漏诊;如呈 3:2、4:3 或变化不定的房室传导阻滞时,易误诊为房颤或期前收缩。极少数呈 1:1 房室传导,尤其在伴有预激综合征时易误为心动过速。

（3）心电图特点:①无 P 波,代之以锯齿样 F 波,F 波形态大小相同,频率规则,房率为 250～350 次/min;②QRS-T 波呈室上性波型;③F 波与 QRS 往往呈 2:1、3:1 或 4:1 等传导,当传导比例不变时,室律规则,反之则室律不规则。

【治疗措施】 除治疗病因外,要尽快终止发作。

（1）同步直流电心脏复律。

（2）β 受体阻滞药和钙拮抗药能够有效地控制心室率,索他洛尔、胺碘酮可维持转复后的窦律。

（3）用洋地黄使心室率变慢或使之转为房颤,然后停用洋地黄,有时可恢复为窦性心律。

（4）奎尼丁,适用于洋地黄治疗无效或转为房颤已持续 1 周未能转为窦性心律者。

（5）预防发作可选用奎尼丁或地高辛。导管消融是根治的方法。

（六）房室传导阻滞（AVB）

【诊断提示】

1. 病因 多见于冠心病、急性下壁心肌梗死、急性心肌炎、高血压病、风湿性心脏病、先天性心脏病、洋地黄或奎尼丁中毒、电解质紊乱等。少数系迷走神经张力过高、颈动脉窦综合征及病窦综合征引起。

2. 临床表现

（1）有各种原发病的症状和体征。

（2）可短暂发作或呈持久性。

①一度 AVB:无自觉症状,可仅有第 1 心音减弱。

②二度 AVB:心室率较慢时,可有心悸、头晕、乏力。其中又

可分为两型。Ⅰ型(又称文氏现象或莫氏Ⅰ型)较多见,常为短暂性,顶后好。Ⅱ型(又称莫氏Ⅱ型)多为持续性,较严重,心律规则或不规则,可发展为三度 AVB。

③三度 AVB:即完全性房室传导阻滞。先天性者,心率多在 40～60 次/min,无心肌病变及明显症状;后天性者多有心肌病变,心率常在 40 次/min 以下,常有心悸、头晕甚至发生心衰及急性心源性脑缺血综合征。表现为第 1 心音强弱不等,偶可出现大炮音(即响亮清晰的第 1 心音),脉压差增大,运动试验及注射阿托品后心室率不增加或增加甚少。

3. 心电图特点

一度:P-R 间期＞0.20s,P-R 间期相等,每个 P 波后均有 QRS 波群。

二度Ⅰ型:P-R 间期逐渐延长,R-R 间期逐渐缩短,直到 P 波不能传入心室而发生心室漏搏,QRS 波群脱落的 R-R 间期较任何其他两个 R-R 间期短,周而复始,形成 5:4,4:3,3:2 等周期。

二度Ⅱ型:P-R 间期固定,突然发生心搏脱落,呈 4:3,3:2,2:1 等周期。有时仅有少数 P 波下传,形成不同比例关系的 AVB。

三度:P-P 与 R-R 间期各有其固定的节律,但 P 波与 QRS 波各不相关,P-P 频率较 R-R 为快。异搏节律点在束支分叉以上时,QRS 波群时间、形态均正常,在分叉以下时,QRS 波群宽大畸形,时间＞0.12s。

【治疗措施】

1. 一般处理

(1)治疗原发病。

(2)轻度 AVB 或无自觉症状、心率在 50 次/min 以上者,可不进行特殊治疗。

2. 药物治疗　重度阻滞或心室率＜40 次/min 或症状明显者可选用以下药物治疗。

(1)麻黄碱 25mg,3～5 次/d。

(2)阿托品注射或口服。口服,0.3～0.6mg,2～3次/d;肌注或静注0.5～1mg,2～3次/d。

(3)山莨菪碱5～10mg,口服、肌注或静注,1～2次/d。

(4)氨茶碱0.1～0.2g,3次/d,口服。

(5)硝苯地平10～20mg,6～8h 1次,口服。

(6)异丙肾上腺素10mg,舌下含化,2～6h 1次,或1mg加入5％葡萄糖溶液500ml缓慢静滴。

(7)可用糖皮质激素。

3. 其他 上述治疗无法防止阿-斯综合征发作时,应安装临时或永久性人工心脏起搏器。

(七)病态窦房结综合征(病窦)

【诊断提示】

1. 临床表现 常有头晕、乏力、胸闷、心悸、一过性黑矇,甚至因长时间窦性停搏而发生阿-斯综合征及猝死。

2. 心电图特点

(1)持续严重的窦性心动过缓(心率<45～50次/min),且不因运动、发热而相应增加。

(2)窦性停搏或窦房阻滞伴或不伴有结性逸搏性心律。

(3)心动过缓-心动过速综合征(窦性心动过缓、窦性停搏或窦房阻滞后,继之出现房性心动过速、房颤、房扑或室性心动过速)。

(4)慢性房颤伴缓慢心室率。

(5)房室交界性逸搏心律。

【治疗措施】

1. 治疗原发病

2. 药物治疗 维持一定的心室率(>50次/min)和有效心排血量。选用:

(1)阿托品0.3～0.6mg,3次/d,口服,或1～2mg加入5％葡萄糖溶液500ml中静滴。

(2)异丙肾上腺素 0.5～2mg 加入 5％葡萄糖溶液 500ml 中缓慢静滴,使心室率维持在 45 次/min 以上。

(3)近期发病者可用地塞米松 5～15mg/d 加入液体中静滴。

(4)避免使用减慢心率及延缓传导的药物。伴有心衰时,慎用洋地黄及一切抑制心肌的药物。

3.人工起搏器治疗的适应证

(1)有症状的窦性心动过缓、窦房阻滞、窦性停搏、快慢综合征及药物治疗无效者。

(2)频发晕厥或有阿-斯综合征者。

(3)房扑、房颤伴有缓慢心室率及心力衰竭不能控制者。

(八)预激综合征

【诊断提示】

1.临床表现

(1)多数无器质性心脏病,少数伴发埃勃斯坦(Ebstein)畸形、室间隔缺损、主动脉瓣狭窄、二尖瓣脱垂等。

(2)多无症状,可伴发室上性心动过速、房颤、房扑。

2.典型心电图特点

(1)P-R 间期＜0.12s,P 波为窦性。

(2)QRS 时限＞0.11s。

(3)QRS 波群起始部粗钝或有切迹,称预激(delta)波。

(4)P-J 间期＜0.25s。

(5)常有继发性 S-T 段、T 波改变,通常 T 波与预激波的方向相反。

(6)常有阵发性室上性心动过速。

【治疗措施】

(1)预激综合征一般不需特殊治疗。

(2)并发阵发性室上性心动过速、快速房颤或房扑者,可选用普罗帕酮,静脉注射,70mg/次,稀释后 3～5min 注完,如无效 20min 后可再注射 1 次,也可口服 100～200mg,3～4 次/d;胺碘酮静脉注射 5～10mg/kg,以葡萄糖溶液稀释后缓慢注射(>5min),亦可 600～1000mg 溶于葡萄糖溶液中静滴,口服 0.2g/次,3～4 次/d,不宜选用洋地黄类及维拉帕米等药物。药物治疗无效时,行同步直流电转复。

(3)导管射频消融治疗:对合并快速性心律失常影响日常生活及药物治疗无效者,可行导管射频消融予以根治。

十、慢性心功能不全

慢性心功能不全(chronic cardiac insufficiency)也称充血性心力衰竭,是由于心脏长时间负荷过重、心肌损害、收缩力减弱引起心排血量(即心输出量)绝对或相对不足,不能满足机体代谢需要而引起的以循环功能障碍为主的临床综合征。循环功能障碍主要表现在体(或肺)循环静脉系统淤血,而动脉系统和组织血流灌注不足。

【诊断提示】

1. 左心衰竭

(1)疲劳、乏力:此为早期表现,一般体力活动即感疲劳乏力(即运动耐量降低)。

(2)呼吸困难:为最常见的症状,初始表现为缓进性劳力性呼吸困难,逐渐发展为休息时呼吸困难或阵发性夜间呼吸困难、不能平卧、哮喘样发作、端坐呼吸等。

(3)咳嗽与咯血:咳嗽是左心衰竭的主要症状之一,有时是心衰发作前的主要表现,尤其是在体力活动或夜间平卧时易出现。严重的肺淤血、急性肺水肿及伴肺梗死时可出现咯血。

(4)急性肺水肿:突然出现严重呼吸困难,端坐呼吸,咳嗽伴有大量粉红色泡沫痰,两肺对称性布满湿啰音及哮鸣音,是左心衰竭最严重的表现。

(5)体征可有心脏扩大、血压下降、脉速、心动过速、心尖部舒张期奔马律、P_2 亢进、心尖区收缩期杂音、双肺底部湿啰音,重者全肺布满湿啰音和(或)哮鸣音。

(6)X 线检查可见左心扩大、肺淤血、肺纹理增粗,急性肺水肿时可见肺门向肺野呈蝶形的云雾状阴影。

2. 右心衰竭

(1)单纯右心衰竭多由急性或慢性肺源性心脏病(肺心病)所致。

(2)体循环淤血临床表现,如右上腹胀痛、沉重感、腹胀、食欲差、恶心、呕吐、少尿、夜尿相对增多等。

(3)体征:四肢发绀、颈静脉怒张、脉压降低或奇脉、右心增大、剑突下可见明显搏动、肝大,有压痛,肝颈静脉反流征阳性、下肢水肿,重者可有胸腔积液、腹水、全身水肿。

(4)静脉压增高:肘静脉压超过 1.4kPa(14cmH$_2$O)。

(5)X 线检查:心影增大,上腔静脉增宽、右房、右室增大,可伴有双侧或单侧胸腔积液。

3. 舒张期功能衰竭

(1)常见病因为冠心病、肥厚型和限制型心肌病、高血压病、心肌间质纤维化等。

(2)症状:早期可有运动耐力降低,严重者可出现气促,甚至肺水肿、昏厥等。

(3)X 线检查:心影多不增大,可有肺淤血。

(4)超声心动图检查:左室舒张早期最大血流速度(E)及舒张早期快速充盈加速(AC)降低,而左室舒张晚期最大血流速度(A)增大,等容舒张期延长,A/E 比值增大。

4. 全心衰竭　诊断依据包括左心衰竭、右心衰竭及舒张期功能衰竭。

【心功能分级】

Ⅰ级:一般体力活动不引起疲劳、心悸、气促和心绞痛。

Ⅱ级:轻度体力活动受限,休息时无症状,但一般体力活动时(如常速步行 1500～2000m、上 3 楼及上坡等)即引起上述症状。

Ⅲ级:体力活动明显受限,休息时无症状,轻微体力活动(如常速步行500～1000m,上2楼及上小坡等)即出现上述症状。

Ⅳ级:不能胜任任何体力活动,休息时仍有上述症状。

【治疗措施】

1. 一般治疗　休息、镇静、吸氧、限钠饮食。

2. 治疗原则

(1)祛除病因及诱因。

(2)减轻心脏负荷。

(3)增强心肌收缩力。

(4)改善心脏功能。

3. 利尿药

(1)氢氯噻嗪:25～100mg/d,分1～2次口服。

(2)呋塞米:口服适用于病情较轻的病例,每次20～40mg,1～2次/d,必要时增至80～100mg/d。静注或肌注适用于重症或口服无效时,20～40mg/次,必要时可用至120～600mg。

(3)布美他尼(丁尿胺):口服,0.5～1mg/次,1～3次/d,肌注或静注0.5～1mg,必要时每次可用至3～6mg。

(4)螺内酯(保钾利尿药):20～40mg,3次/d口服,必要时增至160～240mg/d,20mg可抵消氢氯噻嗪25mg的排钾作用。

(5)氨苯蝶啶(保钾利尿药):150～300mg/d,分2～3次口服。

4. 血管扩张药

(1)硝普钠:适用于急性左心衰竭、肺水肿及难治性心力衰竭。50mg加入5％葡萄糖溶液250～500ml内(浓度100μg/ml),静滴,从小剂量15μg/min或0.25μg/(kg·min)用起,无效时每5～10分钟增加剂量5～10μg/min,直到所需效果。

(2)硝酸甘油:用于急性左心衰竭和肺水肿。肥厚型心肌病、严重贫血者禁用。舌下含化,0.3mg/次,疗效不显著时,每5～10分钟增加0.1～0.3mg,最大剂量0.9mg/次;静脉滴注,最初10μg/min,无效时每5～10分钟增加剂量1次,每次增加5～

$10\mu g/min$,最大剂量 $200\mu g/min$。

（3）酚妥拉明：静滴，开始速度 $0.1mg/min$,以后可渐增至 $2mg/min$,通常 $0.1\sim0.5mg/min$,最高可达 $7mg/min$。肺水肿者,可第 1 分钟给予 $5mg$,然后继以小剂量静滴。对血压偏低者,可与多巴胺或多巴酚丁胺合用。

5. **强心治疗**

（1）地高辛 $0.25mg$,2 次/d 口服,2d 后改为每日或隔日 $0.125mg$ 维持。

（2）毛花苷 C $0.2\sim0.4mg$ 加入 $5\%\sim25\%$ 葡萄糖溶液 20ml 缓慢静注,$2\sim4h$ 后可重复 $0.2\sim0.4mg$。

（3）多巴胺：静滴,滴速以 $0.5\mu g/(kg \cdot min)$ 开始,逐渐加速,每分钟增加 $1\mu g/kg$,直至出现满意疗效或已达 $10\mu g/(kg \cdot min)$。常用剂量 $0.75\sim1.0mg/(kg \cdot d)$,用于血压偏低、洋地黄中毒或伴有缓慢性心律失常的心衰患者。

（4）多巴酚丁胺：先以 $2\sim5\mu g/(kg \cdot min)$ 开始静滴,至 $5\sim10\mu g/(kg \cdot min)$ 的速度时作用最强。

6. **其他**　在常规强心、利尿、扩血管治疗的基础上,自小剂量开始服用心脏选择性制剂（如美托洛尔、阿替洛尔）,每周增加剂量,用药 $2\sim3$ 个月可达到改善心功能的疗效。同时还应尽早并坚持使用血管紧张素转换酶抑制药（ACEI）,如卡托普利、依那普利、培哚普利、贝那普利及血管紧张素 Ⅱ 受体拮抗药（ARB）等。

7. **舒张功能衰竭的治疗**

（1）收缩功能正常的左室舒张功能不全长期应用 ACEI 或 ARB、钙拮抗药和 β 受体阻滞药可以改善左室舒张功能。

（2）如临床表现为肺淤血或肺水肿,可用硝酸甘油静滴维持,或加用利尿药。

（3）收缩功能与舒张功能同时不全者,用洋地黄类强心药（参阅重症急救篇,洋地黄疗法）。

第22章 消化系统疾病

一、贲门失弛缓症

贲门失弛缓症(achalasia)是一种较常见的食管神经肌肉运动紊乱、功能失调性疾病。由于食管生理、病理研究的不断深入,尤其是食管内测压的研究,使食管下括约肌功能及贲门失弛缓症的发病机制有了新的发展。本病属神经源性疾病,病理改变为食管壁内神经丛损害和退行性变,自主神经功能失调,或血管活性肠肽含量在食管括约肌降低,致食管平滑肌张力增加。

【诊断提示】

1. **吞咽困难** 是常见最早出现的症状,早期呈间歇性,时轻时重,后期转为持续性,咽下固体和液体食物同样困难。常与精神因素如生气、紧张、疲劳有关,暴饮暴食或吃过冷过热食物可引起发作。

2. **呕吐及反流** 随着吞咽困难的加重,食管不断扩张和食物滞留引起不同程度的呕吐或反流。病程早期呕吐物无臭味,晚期由于食物滞留于食管内发酵变臭,呕吐物有强烈腐败臭味。夜间睡眠时引起呕吐和呛咳尤甚,有时可并发吸入性肺炎。

3. **胸痛及腹痛** 病程早期食管内滞留食物刺激迷走神经致食管肌肉收缩引起疼痛。随着病情发展,反流性食管炎可引起胸骨后疼痛或中上腹隐痛,可放射至胸背部、心前区和上肢,有时酷似心绞痛。

4. **体重下降** 由于影响进食,引起体重下降及贫血。

5. **X线钡剂检查** 食管下端呈圆锥形,逐渐变细,似漏斗或鸟嘴状狭窄,边缘光滑,其上端食管明显扩张。食管吞钡后用高血糖素 1mg 静注,狭窄处可扩张。用醋甲胆碱(乙酰甲胆碱)1.5~

6mg 肌注后,食管强力性收缩,食管内压增加,从而产生剧烈疼痛和呕吐。

6. 内镜检查　食管腔扩大,下端及贲门狭窄,局部黏膜充血水肿或糜烂。必要时取活检以排除食管癌。

7. 食管压力测定　食管测压检查是诊断和研究食管运动功能障碍重要的方法之一,其特征是缺少正常人的食管蠕动波,食管向下推动力减弱,食管下括约肌的平均静止压显著高于正常。

【治疗措施】

1. 一般治疗　少食多餐,避免进食过快及过冷、过热或刺激性食物,解除精神紧张,必要时可予以镇静药。

2. 药物治疗　发作时舌下含化硝酸甘油 0.3～0.6mg,或口服双环维林(双环胺)30mg,可使痉挛缓解。亦可口服钙离子拮抗药如硝苯地平 10～20mg,3 次/d。

3. 扩张治疗　用探条或囊式扩张器扩张,可缓解梗阻症状,但常需反复扩张。

4. 手术治疗　内科治疗无效或食管下段重度收缩并发良性狭窄时,行手术治疗,常用食管贲门黏膜外肌层纵行切开术。

二、食管裂孔疝

食管裂孔疝(esophageal hiatus hernia)是胃的一部分经膈肌食管裂孔突入胸腔。按其病变部位及形态,一般分为滑脱疝、食管旁疝及混合型疝。滑脱疝最多见,占 85%～90%,是膈下食管段、贲门及胃上部通过松弛及扩大的食管裂孔滑脱至胸腔,常于平卧时出现,站立时消失,较多发生胃食管反流。食管旁疝也称滚动疝,较少见,是胃体前壁或胃底大弯侧从食管左前方疝入胸腔,而贲门仍在正常位置。由于膈下段食管及食管-胃交接角仍保持正常位置,故较少发生胃食管反流,但巨大食管旁裂孔疝易发生嵌顿。混合型裂孔疝指前两种裂孔疝并存。

食管裂孔疝多见于中老年人。发生在儿童的裂孔疝常伴有先天性短食管。体质肥胖、多孕、慢性便秘及其他原因使腹内压增高者,裂孔疝的发病率增高。

【诊断提示】

1. 由反流引起的症状 食管裂孔疝患者临床症状轻重不一,与胃酸反流的程度有关。有的基本无症状,而是在胃肠道钡剂检查时偶然发现。典型反流症状是胸骨后烧灼样不适、疼痛、反酸、嗳气和腹胀。胸骨后或剑突下烧灼样疼痛,多在饱餐后发生。平卧、弯腰等可加重。站立、半卧位、散步时或呕吐食物后可减轻。伴有食管炎或溃疡者常有咽下困难及疼痛,开始为间歇性,进过冷、过热食物时发作。

2. 裂孔疝嵌顿或扭转产生的症状 裂孔疝疝入胃,如发生嵌顿可引起胃潴留、急性胃扩张,患者出现胸骨后闷胀和压迫感,常随着嗳气和反流而减轻。胃扩张可造成患者胸痛,类似心绞痛。疝入胃嵌顿后血供差可致胃出血。如发生疝入胃扭转,引起食管胃连接部和幽门完全梗阻,发生绞窄、坏死、破裂穿孔,胃内容物进入胸腔和纵隔,患者可剧烈胸痛甚至休克。

3. X线检查 巨大的食管裂孔疝在胸透或胸部平片中,可在心脏左后方见到含气的囊腔,吞钡检查直接征象为疝囊内可见胃黏膜影,有膈上食管胃环,食管下段括约肌升高。间接征象为膈食管裂孔增宽>2cm,钡剂反流入膈上囊>4cm,食管胃角变钝,膈上3cm以上出现功能性收缩环。

4. 内镜检查 可见贲门松弛、增宽,食管齿状线上移,可见橘红色胃黏膜突入食管。合并反流性食管炎时,可见到食管、贲门、胃体小弯黏膜出血、水肿、糜烂、溃疡及瘢痕性狭窄。

【治疗措施】

1. 一般治疗 进餐不过饱,饭后不宜立即入睡,减少腹内压增加的因素。抬高床头,以减少胃内容物反流。勿食刺激性食物,少量多餐,餐后坐位休息或适当活动。

2. 促动力药 多潘立酮(吗丁啉)可促进食管蠕动,每次10~

20mg,3～4 次/d;莫沙必利可增强食管下端括约肌压力,5～10mg/次,3 次/d。

3. 抑制胃酸药 西咪替丁 0.2g,4 次/d,或法莫替丁 20mg,2 次/d。疗程均为 4～6 周。另外,质子泵抑制药奥美拉唑(洛赛克)有更好的抑制胃酸分泌作用,20mg,1～2 次/d,疗程为 2～4 周。本病禁用抗胆碱能药物。

4. 外科治疗 手术治疗可纠正裂孔疝的解剖缺陷,但术后易发生食管胃连接部功能障碍,手术复发率也较高,故大多数患者宜内科治疗。

三、食管贲门黏膜撕裂症

食管贲门黏膜撕裂症(mallory-weiss syndrome)系指由于剧烈频繁恶心呕吐引起食管内压力突然增高,导致下端食管或贲门部黏膜纵行撕裂,发生上消化道出血的一组病症,是上消化道大出血的原因之一。本病发病男性多于女性,常见病因有腹内压或胃内压突然增高冲击,如剧烈恶心、呕吐,剧烈咳嗽、喷嚏、呃逆,大便过于用力,分娩时用力及癫痫大发作等。

【诊断提示】

1. 病史与临床表现 对具有上述病史,又有反复发作的恶心、呕出新鲜血液者,应考虑本病。呕血量随撕裂程度而不同。患者有不同程度的上腹痛。

2. 内镜检查 食管下段、食管与胃连接处见到黏膜及黏膜下层,有一处或多处纵行裂伤及出血。裂伤多与食管纵轴平行,长度 2～4cm,黏膜撕裂常在 72h 愈合。

3. X 线钡剂检查 由于黏膜撕裂常较表浅,所以 X 线钡剂检查难以发现,只有撕裂较深,超过黏膜下层达到肌层时,才可见食管胃接合部有线状损伤。

【治疗措施】

1. 止血治疗 轻者经胃管抽空胃内容物后,多可自行止血,出血停止后 24h 可拔去胃管,开始给流质低温饮食。出血较多者可口服去甲肾上腺素或凝血酶,注意补充血容量及纠正休克。

2. 对症治疗　呕吐者可给予止吐药,如甲氧氯普胺(胃复安)、爱茂尔、异丙嗪;疼痛不安者可给镇静止痛药;胃酸多者,可给予 H_2 受体拮抗药西咪替丁或质子泵抑制药奥美拉唑。

3. 手术治疗　对大量出血,内科治疗无效或可能合并食管穿孔者,需手术结扎出血血管,缝合黏膜及修复穿孔。

4. 其他　尽量减少或避免增加腹压的动作。

四、自发性食管破裂

自发性食管破裂(spontaneous rupture of esophagus)是指完全正常的食管发生全层破裂而言。多发生于腹内压力骤然升高的情况下,如醉酒者剧烈呕吐。破裂多数发生在食管下端的左后外侧壁,在贲门上方 2.5～7.5cm,裂口呈线状、纵行,一般长 2～8cm,宽 2～3cm。

【诊断提示】

1. 疼痛　呕吐或干呕之后,常突然发生剧烈的下胸部或上腹部撕裂状锐痛,甚至吗啡也不能止痛。疼痛可向肩背部放射,吞咽、深呼吸或体位变动均可使之加重。

2. 休克　由于剧烈疼痛、缺氧和失血,患者常迅速进入休克状态。

3. 纵隔炎和纵隔气肿　食管破裂后,食管及胃的内容物可通过食管裂口进入纵隔引起纵隔炎,表现为高热、白细胞增高等,X线显示纵隔增宽及气液面;气体进入纵隔则可发生纵隔气肿,表现为呼吸困难和发绀,在心前区可听到与心跳同步的"嘎吱"声。如食管下段破裂,气体可弥散于纵隔与膈胸膜下,形成似 V 形的气体影,即 Naclerio V 形征。气体如继续上升,可达主动脉弓旁、气管后方、胸前、颈部及面部,出现左颈部皮下气肿,按之可有捻发音。

4．液气胸 食管破裂后如有纵隔胸膜穿通,气体及食物进入胸腔,可引起气胸、脓胸、液气胸、脓气胸,并出现相应的症状和体征。

5．瘘管形成 食管破裂后引起纵隔炎和胸膜炎继而转为慢性阶段,食管与胸膜穿通处被结缔组织包绕形成食管胸膜瘘或食管纵隔瘘,患者呈慢性炎症表现。

6．辅助检查

(1)用碘化油或水溶性造影剂注入食管做食管造影,可见造影剂自破口溢出,从而证实破口存在。

(2)口服亚甲蓝后再行胸腔穿刺,如抽出蓝色胸腔积液或先向胸腔内注入亚甲蓝再从食管内抽出蓝色液体,均可证实诊断。

(3)患者条件允许时可行内镜检查,能明确食管破裂的部位及范围,但操作应轻柔。

【治疗措施】 迅速作出诊断和手术修复是使患者免予死亡的关键,绝不可因休克采取姑息疗法而拖延手术时机。应积极地抗感染及全身综合治疗,创造手术条件。

1．食管修补术 发病在 24h 内,尤其在 12h 内的纵隔型及液气胸型患者,裂口在 6cm 以下者,修补成功机会多。

2．食管胃吻合术 适合食管破裂范围较长,不易修补缝合者。

3．胸腔闭式引流术 适用于液气胸型患者。

4．食管镜下经破口吸引 适合于感染局限在纵隔,中毒症状轻的患者。

五、弥漫性食管痉挛

弥漫性食管痉挛(diffuse esophageal spasm)是一种食管运动失调性疾病。其特征为食管,特别是食管的下 1/3～2/3 缺乏正常推进性蠕动,而为一种异常强烈的、非推进性的和持续性的收缩所取代,致使食管呈螺旋状、串珠状,因而又有螺旋状食管和串珠状食管之称。

【诊断提示】

1. 胸痛　胸痛是最具有特征性的症状之一,特别是在老年人,疼痛位于胸骨后并向背及肩部区域放射,因而有时酷似心绞痛。疼痛不一定与吞咽动作有关,有时可为进食过热或过冷食物而诱发。疼痛发作时,患者往往不愿经口进食任何食品,包括治疗药物。

2. 吞咽困难　咽下困难最常见,呈发作性,非进行性加重。有时食团停留在食管的"痉挛"段,吐出后才能缓解。

3. X线检查　食管 X 线钡剂检查可见蠕动波仅达主动脉弓水平,食管下 2/3 为一种异常强烈的、不协调的、非推进性收缩,因而食管腔出现一系列同轴性狭窄,致使食管呈螺旋状或串珠状。

【治疗措施】

(1)首先使患者充分了解这是一种良性病变,从而解除其思想顾虑。饭前应用镇静药可使患者的心情放松。

(2)进食时应细嚼慢咽,避免过冷、过热和过于黏稠的食物。

(3)就餐前应用硝酸甘油可使症状得到满意的控制。抗胆碱能药往往无效。

(4)症状严重,有括约肌功能异常的患者,可以采用扩张疗法扩张痉挛的食管。

六、急性胃炎

急性胃炎(acute gastritis)是由各种原因所致的急性胃黏膜炎症性变化,根据胃黏膜损害程度和特点,临床上可分为单纯性、糜烂性、化脓性和腐蚀性四种,以单纯性最为常见。本节仅介绍急性单纯性胃炎和急性糜烂性胃炎。

(一)急性单纯性胃炎

急性单纯性胃炎(acute simple gastritis)可由化学物质、物理因素、微生物感染及其毒素、应激等引起。化学因素有药物(如水杨酸类、糖皮质激素、利血平、某些抗生素及抗癌药物等)、烈酒、胆汁酸盐和胰酶等;物理因素如进食过冷、过热或粗糙的食物,损伤胃黏膜引起炎症;微生物有沙门菌属、嗜盐杆菌和幽门螺杆菌,以及某些流感病毒和肠道病毒等,细菌毒素以金黄色葡萄球菌毒素为多见,偶为肉毒杆菌毒素。细菌和(或)其毒素常同时累及肠道,引起急性胃肠炎。临床上以感染或细菌毒素所致急性单纯性胃炎为多见。

【诊断提示】

1. 病史　有暴饮暴食、不洁饮食、酗酒或服刺激性药物史。

2. 临床表现　发病急,多于进食后数小时至 24h 发病,表现为上腹痛、纳差、恶心、呕吐。因感染而致病者常伴有急性肠炎而有腹泻、脐周疼痛,重者可有发热、脱水、酸中毒,甚至休克。

3. 体检　上腹部或脐周有压痛,肠鸣音亢进。症状多在数日内消失。

4. 实验室检查　细菌感染者,白细胞总数及中性粒细胞数升高。

5. 胃镜检查　胃镜下可见胃黏膜局限性或弥漫性充血水肿及糜烂,表面有炎性渗出物。

【治疗措施】

1. 祛除病因　卧床休息,停进一切对胃有刺激的饮食和药物,给予清淡流质饮食或短时禁食(24h 以内)。

2. 对症治疗　腹痛者可予解痉止痛药,如阿托品、溴丙胺太林(普鲁本辛)、颠茄片等。恶心、呕吐者给予甲氧氯普胺(胃复安)或多潘立酮(吗丁啉)。

3. 抗生素　一般不用抗生素,但由细菌引起,特别是伴有腹泻者,可口服小檗碱(黄连素)、吡哌酸、诺氟沙星、庆大霉素等。

4. 纠正水、电解质紊乱　因呕吐、腹泻导致失水及电解质紊乱时,可用口服补液法,重者静脉补液,可选用平衡盐液或 5% 葡萄糖盐水,并注意补钾,酸中毒者静滴 5% 碳酸氢钠,休克者经补液、纠酸效果不佳时,可用升压药。

(二)急性糜烂性胃炎

急性糜烂性胃炎(acute gastric mucosal lesion)是以胃黏膜浅表性损害为特征的一组急性胃黏膜出血性病变,约占上消化道出血病例的 20％。各种理化因素、微生物感染及细菌毒素等均可破坏胃黏膜屏障而导致 H^+ 及胃蛋白酶的反弥散,引起胃黏膜的损伤而发生出血及糜烂。一些危重疾病如菌血症、大面积的烧伤、颅内病变、大手术后、创伤、休克或心、肺、肝、肾衰竭等严重应激反应引起者更为常见。

【诊断提示】

1. 病史　病前有服用解热镇痛药、某些抗生素、激素等药物,酗酒或有上述各种严重疾病的应激状态的病史。

2. 临床表现　常突然呕血及黑粪,但出血量一般不大,且常呈间歇性,伴有上腹痛、烧灼感、腹胀、恶心、呕吐,严重者可出现休克。

3. 内镜检查　争取在出血后 12～48h 内检查,对本病有重要诊断价值。内镜下可见黏膜充血、水肿、点片状糜烂出血、大小不一的浅表多发性溃疡。

【治疗措施】

1. 一般治疗　积极治疗原发病,祛除诱发因素。合理饮食,饮食宜清淡,必要时禁食。

2. 药物治疗

(1)止血:①测定胃内容物 pH 值:由胃管抽吸胃内容物 pH 值低于 5 时,先用 200ml 抗酸液洗胃,然后缓慢注入 60ml 氢氧化铝凝胶,多数胃黏膜出血可获治愈。②局部应用止血药:去甲肾上腺素 4～8mg 加生理盐水 30～40ml 口服或胃管内注入,一般 4～6h 重复 1 次。口服云南白药或三七粉。凝血酶 400～1000U 加水 50ml 口服,3～4 次/d。③内镜下止血可用 5％～10％孟氏液 20ml 局部喷洒,亦可采用高频电凝、激光止血。

(2)补充血容量:输血、输液,纠正休克及水、电解质失衡。

(3)抑制胃酸分泌药物:西咪替丁 0.4g,静脉滴注,8h 1 次,或法莫替丁 20mg 静滴,8~12h 1 次,可持续应用至病情好转后,改为口服。亦可用质子泵抑制药奥美拉唑,每次 20mg,1~2 次/d,口服;或每次 40mg,静脉滴注,1~2 次/d。还可口服牛奶、米汤、蛋清等。

3. **手术治疗**　手术治疗的指征:①出血量多,迅速出现休克,经内科治疗无效者;②内科止血后,于48h 内又大出血者;③伴有穿孔或有动脉硬化不易止血者;④近期内有反复上消化道大出血者;⑤急性化脓性胃炎,根据患者病情需要可采用胃部分切除术、迷走神经切断加幽门成形术等。

七、慢 性 胃 炎

慢性胃炎(chronic gastritis)是指一组与自身免疫反应有关、由不同病因所引起的慢性胃黏膜炎性病变。其病因尚未完全明确,临床上以上腹饱满、不适、隐痛为主要表现。随年龄的增长其发病率有所增加。病程呈慢性经过,症状与体征无特异性。根据胃镜和胃黏膜活检,分为浅表性胃炎、萎缩性胃炎、肥厚性胃炎。

【诊断提示】

1. **临床表现**　病程呈缓慢经过,症状无特异性,可有上腹部隐痛、纳差和饱胀,常有嗳气、恶心、腹泻等消化不良症状。常见体征为上腹部轻压痛,多数无明显体征,胃窦炎酷似消化性溃疡时,可有少量出血。

2. **内镜检查**

(1)慢性浅表性胃炎可见黏膜充血水肿,红白相间,以红为主,有斑点状出血、糜烂、黏稠液附着。胃黏膜活组织检查可见淋巴细胞和浆细胞浸润黏膜浅层,腺体正常,上皮有变性、再生、增生等变化。

(2)慢性萎缩性胃炎黏膜呈灰白色或苍白色,也可呈红白相间,以白为主。黏膜变薄,皱襞变细或平坦,黏膜下血管显露呈网状,可见不规则的颗粒或结节。

(3)慢性肥厚性胃炎可见黏膜皱襞隆起粗大,呈铺路石状或结节状,有时伴有糜烂、出血。

3. 血清学检测 慢性萎缩性胃体胃炎血清促胃液素(胃泌素)常中度增高,血清壁细胞抗体(PCA)及抗内因子抗体常呈阳性;慢性浅表性胃窦胃炎血清促胃液素正常或偏低,血清壁细胞抗体阴性。

4. 其他检查 X线钡透、胃液分析、幽门螺杆菌检查有助于本病的诊断。

【治疗措施】

1. 一般治疗 消除病因,避免进食对胃有刺激性的食物和药物;忌烟酒,选用少渣、软性食物;饮食要有规律。

2. 药物治疗

(1)疼痛发作时,可用解痉药,如阿托品、颠茄片、溴丙胺太林等。

(2)胃酸增多时,可口服氢氧化铝凝胶 10ml,3 次/d;雷尼替丁 150mg,2 次/d;或法莫替丁 20mg,2 次/d;或质子泵抑制药奥美拉唑 20mg,1～2 次/d。

(3)有胆汁反流者可用考来烯胺(消胆胺)1.0～2.0g/d,分 4 次口服或多潘立酮 10mg,3 次/d;伴有腹胀者,可用多潘立酮 10mg 或西沙必利 5～10mg,3 次/d 口服。

(4)胃黏膜保护药:硫糖铝 0.5～1.0g,3 次/d 口服;胃得乐冲剂 110mg,4 次/d,分别于餐前半小时及睡前服,4 周为一疗程。

(5)胃酸降低者可口服 1% 稀盐酸或胃蛋白酶合剂 10ml,3 次/d。合并贫血者,口服硫酸亚铁 0.3～0.6g,3 次/d。口服铁剂胃肠反应严重不能耐受者,可给予右旋糖酐铁,首剂 50mg,肌注,如无不良反应可继续给予 100mg,1 次/d。严格掌握总剂量。亦可用维生素 B_{12} 100μg,1 次/d 肌注。

(6)对幽门螺杆菌阳性的慢性胃炎患者应采用抗菌治疗,可选用阿莫西林 0.5g,3 次/d;克拉霉素 0.5g,2 次/d;左氧氟沙星 0.1g,2 次/d;胶态次枸橼酸铋 120mg,4 次/d;奥美拉唑 20mg,2 次/d,疗程 2 周。国际上推荐四联疗法,如胶态次枸橼酸铋＋奥美拉唑＋克拉霉素＋阿莫西林。

3. 手术治疗　慢性萎缩性胃炎伴重度不典型增生,可行胃次全切除术。

4. 中医中药　选用香砂养胃丸、胃苏冲剂、舒肝和胃丸或黄芪建中汤加减或一贯煎加味。

八、消化性溃疡

消化性溃疡(peptic ulcer)是指胃和十二指肠等处发生的溃疡,分为急性期和慢性期,临床上以慢性期多见。溃疡的形成往往与胃酸和胃蛋白酶的消化作用有关。其病因是多因素的,包括环境、遗传、饮食、非甾体抗炎药(如阿司匹林、保泰松、吲哚美辛等)、微生物幽门螺杆菌感染及应激等致溃疡因素对黏膜屏障的破坏引起。十二指肠溃疡较胃溃疡多见,男性多于女性,以青壮年发病率最高。

【诊断提示】

1. 临床表现

(1)典型表现为周期性、节律性、局限性的中上腹部疼痛。胃溃疡疼痛多位于剑突下偏左,进食后半小时到 2h 发作,持续 1～2h,胃排空后缓解。十二指肠溃疡疼痛多在剑突下偏右,进食后 3～4h 发作,多在进食后缓解,常有夜间空腹痛。

(2)伴有食欲减退、嗳气、反酸、恶心、呕吐等。症状常因生活不规律、疲劳、气候变化诱发或加重。

(3)发作期上腹部可有局限性压痛,胃溃疡在剑突下偏左,十二指肠溃疡在剑突下偏右。十二指肠壶腹后壁穿透性溃疡在背部第 11～12 胸椎两侧常有压痛。缓解期无明显症状和体征。

2. 辅助检查

（1）X线钡剂检查:直接征象为龛影,间接征象为激惹(水肿征象)。慢性者十二指肠壶腹部变形。

（2）内镜:镜下可见单发或多发溃疡病灶,呈圆形或椭圆形,边缘光滑,无结节及隆起,周围黏膜可充血、水肿,溃疡表面有白色或灰白色苔,应常规活检做病理与胃癌鉴别。同时检测有否幽门螺杆菌存在。

（3）胃酸测定:胃溃疡正常或偏低,十二指肠溃疡多增高。

（4）大便隐血试验:溃疡活动期阳性。

3. 常见并发症 溃疡活动、进展时,可有大出血、穿孔、幽门梗阻等并发症。胃溃疡少数可发生癌变。

【治疗措施】

1. 一般治疗 生活规律,情绪稳定,劳逸结合。进易消化食物,避免浓茶、辛辣等刺激性食物。禁用对胃黏膜有损害的药物,如非甾体抗炎药、糖皮质激素等。活动期适当休息,必要时短期应用镇静药物。

2. 药物治疗

（1）制酸药:常用氢氧化铝凝胶 10～20ml,3 次/d;氧化镁 0.5～1.0g,3 次/d,亦可选用复方氢氧化铝(胃舒平)、胃得乐、胃得安等。

（2）抗胆碱药:常用溴丙胺太林(普鲁本辛)或颠茄浸膏片。选择性抗 M 胆碱能药哌仑西平(哌吡氮平)作用强,不良反应较少,常用量 50mg,2～3 次/d,连服 4～6 周。

（3）H_2 受体拮抗药:选用西咪替丁 0.2g,4 次/d;雷尼替丁 150mg,2 次/d;法莫替丁 20mg,2 次/d;尼扎替丁 300mg,每晚 1 次。4～8 周为一疗程。

（4）质子泵抑制药:奥美拉唑(洛赛克),其愈合溃疡和缓解疼痛都较 H_2 受体拮抗药为优。剂量为 20mg,1～2 次/d,4～6 周为一疗程,溃疡愈合率可达 95％～100％。

（5）前列腺素 E 制剂:有抑制胃酸和胃蛋白酶分泌的作用,同时有刺激胃黏液和碱的分泌、保护胃黏膜的作用。常用米索前列醇 20μg,4 次/d;恩前列腺素 35μg,2 次/d。

(6)黏膜保护药:硫糖铝 1g,3～4 次/d;替普瑞酮(施维舒)50mg,3 次/d,可降低胃溃疡复发率。

(7)三钾二枸橼络合铋(TDB),可抑制幽门螺杆菌,形成对胃酸和消化酶的保护屏障。胃得乐冲剂 100mg,4 次/d,分别于饭前半小时及睡前服,4 周为一疗程。

(8)根除幽门螺杆菌:呋喃唑酮、甲硝唑、庆大霉素、克拉霉素、阿莫西林、左氧氟沙星等可抑制幽门螺杆菌生长,有促进溃疡愈合作用,且可防止溃疡复发。联合用药的治疗方案很多,最常用的方案是:奥美拉唑 20mg,2 次/d＋枸橼酸铋钾 600mg,4 次/d＋阿莫西林 0.5g,3 次/d＋克拉霉素 0.5g,2 次/d。

3. 治疗并发症　大出血按上消化道出血处理;穿孔或癌变争取早期手术;幽门梗阻时禁食,胃肠减压,纠正水、电解质紊乱,必要时手术治疗(参见重症急救篇)。

4. 中医中药　可选用黄芪建中汤、柴胡疏肝汤、舒肝和胃丸、附子理中丸等。

5. 手术治疗　出现溃疡面大、反复出血及严重并发症,长期内科治疗无效,疑恶变者选用。

九、肠易激综合征

肠易激综合征(irritable bowel syndrome)过去称过敏性结肠,是由于肠道功能紊乱所致的肠道运动或分泌功能失调,而肠道无器质性病变。多见于青壮年,以腹痛、腹胀、大便次数增多或便秘等结肠功能障碍为主要表现,常伴有胸闷、心悸、失眠、多汗等自主神经功能紊乱表现。

【诊断提示】

(1)结肠功能障碍表现为左下腹痉挛性痛、腹胀、便秘,有时便前腹痛,便后缓解。小肠易激者脐周围痛、腹泻、肠鸣音活跃。

(2)结肠分泌功能紊乱者为间歇性腹泻,清晨或餐后发生,便量不多,便意感明显,大便含有大量黏液,腹泻、便秘交替出现。

(3)有消化不良症状,如嗳气、厌食、上腹部不适及失眠、多汗、胸闷、心悸、乏力等自主神经功能紊乱表现。

(4)可扪及乙状结肠或粪块,便后消失。

(5)粪便检查可见黏液,偶见白细胞,培养无致病菌。

(6)X线钡剂及钡灌肠检查有肠功能紊乱征象,无狭窄、黏膜破坏及溃疡。

(7)肠镜检查无器质性病变。

【治疗措施】

1. 一般治疗 消除患者顾虑,增强治疗信心,生活规律,适当文体活动,调节内脏神经功能。饮食以少渣、易消化食物为主,避免刺激性食物,便秘者增加含纤维素多的食物。

2. 药物治疗

(1)调节自主神经功能,保证充足睡眠。选用谷维素 20mg,3次/d;谷氨酸 1~2g,3次/d;或地西泮 2.5mg,3次/d;或多塞平(多虑平)25mg,3次/d。

(2)解痉止痛:阿托品 0.3mg,3次/d;山莨菪碱(654-2)10mg,3次/d;硝苯地平 10mg,3次/d。匹维溴铵片是一种选择性胃肠道钙离子拮抗药,直接作用于胃肠道平滑肌细胞、缓解肠道痉挛,使之恢复正常运动功能。

(3)止泻:复方地芬诺酯 1~2 片,3次/d;洛哌丁胺(易蒙停)2mg,3次/d;小剂量的可待因 15mg,3~4次/d,对控制腹泻有效。

(4)便秘者系痉挛引起,可给予镇静药。尽量避免各种泻药。西沙必利 10mg,4次/d,可加速胃排空和肠道的转运时间,使便秘解除。乳果糖 30ml,1次/d,可使粪便变软,次数增加。

3. 中医中药 腹痛腹泻,排便后腹痛缓解者用痛泻要方加减,五更泻用附子理中汤加减,腹痛便秘者用大柴胡汤加减。

十、溃疡性结肠炎

溃疡性结肠炎(ulcerative colitis)是一种原因未明的非特异性炎症,主要侵犯远端结肠及直肠。以黏液脓血便、腹痛、腹泻、里急后重等下消化道症状为主要临床表现。发病与自身免疫、遗传、感染、过敏和精神神经因素有关。病程缓慢,反复发作。

【诊断提示】

1. 临床表现

(1)病情严重者有全身症状,如发热、贫血、消瘦、水和电解质紊乱及低蛋白血症等。

(2)腹痛:多位于左下腹,为隐痛或绞痛。直肠受累时有里急后重。

(3)腹泻:每日数次至十数次,多为糊状,混有黏液、脓血,重者为血水样便。腹泻的量、次数与病情严重程度成正比,便血量也反映病变的轻重。

(4)肠外表现:部分有结节性红斑、虹膜炎、葡萄膜炎、角膜溃疡、口腔黏膜顽固性溃疡、慢性活动性肝炎、关节炎等。

2. 辅助检查

(1)血液检查:可有不同程度的低色素性贫血,血沉快,血浆蛋白低,α 和 γ 球蛋白可增高。

(2)大便检查黏液脓血便,有红、白细胞和巨噬细胞,反复培养阴性。

(3)肠镜检查:可见黏膜充血、水肿,黏膜表面粗糙,颗粒状。有散在的糜烂、溃疡,覆有黏液脓性渗出物。重者可见直肠溃疡、假息肉及黏膜桥形成。

(4)黏膜活检:呈炎症反应,常可见糜烂、隐窝脓肿、腺体排列异常、杯状细胞减少及上皮变性等。

(5)X 线检查:钡剂灌肠示肠袋分布失去正常的规律性与对称性,或变浅甚至完全消失,成为边缘平滑的管状肠腔。黏膜皱襞紊乱,可完全消失、变平。肠管边缘模糊,出现纤细或粗大的锯齿状边缘。有假息肉时可见多发、大小不等的充盈缺损影。

3. 常见并发症 主要有中毒性结肠扩张、肠穿孔、下消化道大出血、假性息肉、癌变及结肠狭窄、肠梗阻、肛门脓肿及瘘管等。

【治疗措施】

1. 一般治疗 急性期或严重者卧床休息,给予易消化、维生素丰富、高热量的食物。对重症伴有贫血、失水、营养不良的患者,应酌情输血、补液及全身性支持治疗。

2. 药物治疗

(1)腹痛腹泻明显者,可给予少量阿托品、溴丙胺太林及复方地芬诺酯(复方苯乙哌啶)、洛哌丁胺,要注意大剂量有引起中毒性结肠扩张的危险。

(2)抗菌药物:水杨酸偶氮磺吡啶。发作期 4~6g/d,分 4 次口服;病情缓解后改为 2g/d,疗程 1~2 年。亦可用衍生物 5-氨基水杨酸。有继发感染者可用青霉素、庆大霉素、氨苄西林等。

(3)甲硝唑 0.4g,3 次/d 口服,疗程 3~6 个月。

(4)泼尼松 10~15mg,3 次/d 口服,病情控制后逐渐减量至 10~15mg/d,一般维持半年左右然后停药。暴发型和发作期,可静滴氢化可的松 200~300mg/d,或地塞米松 10~20mg/d,疗程一般为 10~14d,于病情控制后,代以口服制剂。

(5)免疫抑制药:对磺胺药和糖皮质激素治疗无效者,可谨慎试用硫嘌呤 1.5mg/(kg·d),分次口服,硫唑嘌呤 1.5~2.5mg/(kg·d),分次口服;疗程约 1 年。若与糖皮质激素联合应用,两者剂量均可减少。

(6)局部治疗:适用于病变在直肠及乙状结肠者,可用氢化可的松 100~200mg 或地塞米松 5~10mg 加云南白药或锡类散 1.0g,庆大霉素 16 万 U,小檗碱(黄连素)1.0g,生理盐水或 0.5% 普鲁卡因 100ml 保留灌肠,每晚 1 次,疗程 2~3 个月。

3. 外科治疗 出现肠穿孔、肠腔严重狭窄、癌变、持续便血、脓肿与瘘管形成或中毒性巨结肠,可手术治疗。

十一、急性胆囊炎

急性胆囊炎(acute cholecystitis)系由于化学性刺激和细菌感染引起的急性胆囊炎症性疾病。主要细菌为大肠埃希菌,次为葡萄球菌、链球菌、厌氧菌等。急性起病,右上腹绞痛,压痛明显,肌紧张,常伴有发热及白细胞增高。

【诊断提示】

(1)急性起病,疼痛阵发性加剧,开始上腹部,渐转移至右上腹部,可放射至右肩部。常在饱餐或脂肪餐后及夜间发作,常有畏寒发热,并发胆管炎时有寒战、高热、恶心、呕吐。

(2)体征:胆囊区有明显压痛、肌紧张、反跳痛,莫菲征阳性,少数可触及肿大的胆囊,可有轻度黄疸。当肌紧张范围扩大时提示胆囊穿孔、化脓或坏死,或并发化脓性胆管炎。

(3)白细胞总数及中性粒细胞增多;约 10% 患者 X 线腹部片有结石影;B 超检查见胆囊张力大,囊壁水肿或增厚,有时可检出胆囊或胆管结石。

【治疗措施】

1. 一般治疗　卧床休息,轻者给予清淡流质饮食,重者禁食、胃肠减压、补液、纠正电解质紊乱。

2. 解痉镇痛药　明确诊断者可用哌替啶 50mg 或阿托品 0.5mg 或 654-2 10mg 和维生素 K_3 10mg 联合肌注。

3. 抗生素　常选氨苄西林、头孢菌素与喹诺酮类或硝唑类联用,可根据胆汁细菌培养及药敏试验调整治疗。

4. 手术治疗　参见外科疾病篇。

十二、慢性胆囊炎

慢性胆囊炎(chronic cholecystitis)系常见胆囊病变,大多数与胆囊结石、胆固醇代谢紊乱及胆汁浓缩刺激或感染反复发作有关,呈慢性临床经过,多无急性发作史。

【诊断提示】

(1)有程度不同的腹胀、上腹部或右上腹部不适,持续性钝痛或右肩胛区痛,进食后加剧;胆囊管或胆总管发生结石嵌顿时,可产生胆绞痛、呕吐、发热或黄疸。右上腹压痛,莫菲征阳性。

(2)B超可见胆囊肿大或胆囊壁增厚粗糙,收缩功能不良。

(3)X线腹部片可见结石、胆囊内钙化灶。

(4)胆囊造影。显示胆囊缩小、变形,排空功能减退或消失及胆石影。

(5)十二指肠引流可发现胆固醇结晶、胆红素钙沉着和寄生虫卵等;胆汁培养可发现致病菌。

【治疗措施】

(1)低脂饮食,避免过度劳累。

(2)抗生素:宜用从胆汁排出,对厌氧菌、革兰阴性菌有效的广谱抗生素,如喹诺酮类、氨苄西林、头孢菌素、硝唑类等。

(3)利胆药物:选用33%硫酸镁 15～30ml,羟甲烟胺(利胆素)1.0g,曲匹布通 1 片,消炎利胆片 6 片,鸡骨草丸 4 丸,上药均3 次/d 口服。

(4)十二指肠引流发现有寄生虫时应驱虫治疗。

(5)中医中药:排石汤加减;或玄明粉、海金沙、广郁金等量研末,3.0g,3 次/d 吞服。

(6)手术治疗:症状明显并有结石者,无手术禁忌时,可行胆囊切除术或腹腔镜下胆囊摘除术。

十三、肝　硬　化

肝硬化(cirrhosis of liver)是由多种原因引起的慢性进行性、弥漫性肝病,是各种肝、胆疾病发展至晚期的表现,以慢性肝炎所致者最为多见。主要病理特点为广泛的肝细胞变性、坏死、纤维组织弥漫性增生,有再生结节及假小叶形成。肝功能损害和门静脉高压为临床主要表现。

【诊断提示】

(1)有病毒性肝炎、原发性脾功能亢进、血吸虫病、长期酗酒、营养不良或接触损肝药物等病史。

(2)代偿期(早期)全身症状较轻或仅有乏力、食欲减退、恶心、腹胀、腹泻等症状。失代偿期(晚期)以上症状加重,还有消瘦、面色灰暗、下肢水肿、腹水等,也可有反复鼻出血、牙龈出血、皮下瘀斑等。可出现性功能减退、男性乳房发育、女性月经失调,以及蜘蛛痣、肝掌等。

(3)门静脉高压症表现为脾大、脾亢、腹水、侧支循环形成(腹壁及食管下段、胃底静脉曲张、痔核等)。

(4)肝功能:代偿期可正常或轻度异常。失代偿期血浆白蛋白降低,球蛋白增高,白、球蛋白比例降低或倒置,α 球蛋白及 γ 球蛋白增高。凝血酶原时间延长,血清胆红素有不同程度的增高,转氨酶升高。

(5)血常规:血红蛋白、红细胞数可降低,白细胞、血小板减少。

(6)B 超:早期肝肿大,晚期缩小,表面不平,肝内回声增强、增粗,分布不均匀;脾大,门静脉增粗,常伴腹水征象。

(7)X 线及内镜检查:可见食管、胃底静脉曲张。

(8)CT 检查:肝影缩小,边缘不规则,表面有结节,脾大,门静脉增粗等。

(9)常见并发症:上消化道出血、严重感染、肝癌、肝性昏迷。

【治疗措施】

1. 一般治疗　肝功能代偿期可参加部分轻松的工作,注意休息。失代偿期卧床休息,饮食给予低盐、高蛋白、高热量、高维生素、易消化食物;病情重或出现肝性脑病时限制蛋白质摄入。

2. 支持治疗　病情重不能进食者,可给予 50% 或 25% 葡萄糖液及 10% 葡萄糖溶液静滴,内加维生素 C、肌苷、胰岛素和氯化钾等,必要时可少量输入新鲜血或支链氨基酸,注意纠正水、电解质及酸碱紊乱。可输注肝细胞生长素、表皮生长因子等。

3. 保肝治疗　予维生素 B_2、维生素 C、维生素 E、肝素乐、水飞蓟宾、丹参、冬虫夏草等护肝药物。

4. 腹水的治疗

(1)高蛋白饮食,少量多次输血,静滴无盐血清白蛋白或血浆。

(2)限制钠水摄入:每日液体量以 1000ml 为宜,氯化钠不超过 2g。

(3)利尿药的应用:利尿药可联合、交替、间歇应用,首选螺内酯 20～100mg,3 次/d,同时或 3d 后加氢氯噻嗪(双氢克尿塞)25～50mg,3 次/d,腹水严重时可临时用呋塞米 40～60mg 肌注,或腹腔内注入。

(4)腹水浓缩回输法:适用于顽固性腹水,无感染、无癌肿者。

(5)腹腔穿刺放液:适用于大量腹水,有心肺压迫症状、腹胀严重者。一次放液量不宜超过 3000ml,并按每放腹水 1000ml 滴注白蛋白 6～8g,可增加利尿及消除腹水。

(6)外科治疗:胸导管颈内静脉吻合术;腹水颈静脉回流术;脾肾或门腔静脉分流术及经颈静脉肝内门体分流术等。

5. 并发症治疗

(1)食管及胃底静脉曲张破裂出血:参见"上消化道出血"节。

(2)原发性腹膜炎:加强支持疗法,尽早应用抗生素,如氨苄西林、头孢菌素、甲硝唑、喹诺酮类,必要时可腹腔冲洗,注入抗生素。

(3)肝性昏迷治疗见"肝性昏迷"节。

(4)肝肾综合征的治疗:积极治疗肝病,维持有效血容量,严格控制输液量,纠正水、电解质及酸碱平衡失调。可试用扩容疗法及腹水回输。应用血管活性药物,如多巴胺、卡托普利(巯甲丙脯酸)、八肽血管紧张素胺(加压素)等。

十四、肝性脑病

肝性脑病(hepatic encephalopathy)是严重肝病引起的、以氨代谢紊乱为基础的中枢神经系统功能障碍综合征。临床表现为中枢神经系统功能障碍,产生神经精神症状。

【诊断提示】

(1)有急、慢性严重肝病或广泛门体静脉侧支循环存在。

(2)有神经精神症状,如精神错乱、昏睡或昏迷。

(3)扑翼样震颤。

(4)血氨增高>70.44μmol/L。

(5)脑电图典型表现为节律变慢,出现普遍性每秒4~7次的θ波或三相波,有的出现每秒1~3次的δ波。

【临床分级(期)】

1. 一级(前驱期)　轻度性格改变和行为异常,无或有轻度扑翼样震颤。脑电图多数正常。

2. 二级(昏迷前期)　以意识错乱、睡眠障碍、行为反常为主,出现扑翼样震颤。脑电图表现异常。

3. 三级(昏睡期)　以木僵、严重精神错乱、昏睡为主,叫之可醒。扑翼样震颤仍可引出。脑电图有异常改变。

4. 四级(昏迷期)　神志完全丧失,不能唤醒。脑电图明显异常,有肝臭,常合并感染及肝肾综合征。

【治疗措施】

1. 一般治疗　治疗原发病,消除发病诱因。昏迷期限制蛋白质的摄入,以糖类为主;不能进食者鼻饲或输高张葡萄糖溶液为主。补充维生素,纠正水、电解质及酸碱平衡失调。

2. 阻断氨的产生和吸收

(1)乳果糖60g/d,分2~3次口服或鼻饲。

(2)新霉素0.5~1.5g,3次/d或甲硝唑200mg,4次/d口服。

(3)嗜酸乳杆菌,每次20g,3次/d。

(4)导泻:用生理盐水或弱酸性溶液清洁灌肠,或50%硫酸镁30~60ml鼻饲导泻。

3. 降低血氨

(1)谷氨酸 2.0～5.0g,3 次/d；昏迷者可选用谷氨酸钾 25.2g/d,或谷氨酸钠 23g 稀释于 10％葡萄糖溶液内静滴,尿少慎用钾剂,腹水多或水肿时慎用钠剂。

(2)精氨酸 10～20g/d 加入葡萄糖溶液内静滴,尿少时慎用,伴有酸中毒或肝功能损害严重者不宜应用。

(3)γ-氨酪酸 2～4g 稀释后静滴。

(4)醋谷胺(乙酰谷酰胺)600～900mg,稀释后静滴。以上药物交替应用效果较好。

(5)左旋多巴 0.5～1.0g,4～5 次/d,口服。也可 200～600mg 加入 10％葡萄糖溶液 250ml 中静滴,2 次/d。

4. 调节氨基酸代谢 可输注支链氨基酸,每日 250～500ml,同时补充锌剂可提高疗效。

5. 其他

(1)溴隐亭(溴麦角隐亭),服法为 2.5mg,1 次/d,每周递增,可加至 15mg/d。

(2)防治脑水肿、感染、出血。参见重症急救篇。

(3)中药:安宫牛黄丸、苏合香丸、局方至宝丹等,均有促苏醒作用,可酌情应用。

十五、急性胰腺炎

急性胰腺炎(acute pancreatitis)是胰腺分泌的消化酶被激活而发生的自身消化性疾病,多由胆结石、感染、蛔虫、酗酒和暴饮暴食等引起。以局限于小叶间质的浆液性水肿为主要病理改变,临床分为水肿型和出血坏死型,前者占 90％。

【诊断提示】

1. 水肿型 多在饱食或饮酒后 1～2h 出现持续性中上腹刀割样、绞窄样或压榨样剧痛,上腹部压痛(尤其左上腹),无明显肌紧张和反跳痛,症状 12～18h 达到高峰。多伴有中度以上发热,约 1/4 病例出现黄疸。恶心、呕吐进行性加重,持续时间长。

2. 坏死型　较少见,病情严重,高热持续不退,上腹和全腹压痛明显,并有腹肌紧张和反跳痛等腹膜炎体征,肠鸣音减弱或消失,可出现移动性浊音,并发脓肿时可触及有明显压痛的肿块,Grey-Turner 征或 Cullen 征,手足抽搐等,常有休克、腹水、多器官衰竭等。

3. 辅助检查

(1)淀粉酶测定:血淀粉酶＞350U(苏氏法),尿淀粉酶＞500U(苏氏法)。

(2)血脂肪酶测定:在发病后 24h 增高,可持续 5～10d,超过 1U 有诊断价值。

(3)血清正铁血红蛋白:出血坏死型胰腺炎多为阳性,需与腹腔其他疾病引起的出血鉴别。出血坏死型血钙下降,转氨酶、血清胆红素、血糖可升高。

(4) X 线检查:腹部平片可见局限性肠麻痹、胰管内结石和胰、胆道钙化影等,胸部 X 线可有肺不张、胸腔积液。

(5)B 超检查:可见胰腺呈弥漫性均匀性肿大,边缘模糊,回声减低或不均质。可发现脓肿及假囊肿形成,偶见胆石或胆总管扩张。

(6)CT 及 MRI 检查:显示胰腺多呈弥漫性肿大,边缘模糊。坏死型胰腺炎可见胰腺低密度、不规则的透亮区。增强对比扫描后,坏死区的低密度透亮区更为明显,呈气泡状,坏死区显示更清楚。

【治疗措施】

1. 一般处理　禁食、胃肠减压,纠正水、电解质紊乱及抗休克,改善肺功能,肠外营养或肠内支持营养及输新鲜血可增强抗病能力,促进康复。参见有关章节。

2. 抑制胰腺分泌

(1)H_2 受体拮抗药及质子泵抑制药:可减少胃酸对胰腺的分泌刺激。西咪替丁 1.2g 加 5％葡萄糖溶液中静滴,1 次/d,奥美拉唑(洛赛克)40～80mg,静注或静滴,1～2 次/d。

(2)奥曲肽 0.1mg,每 8 小时 1 次皮下或肌注或静注。亦可首剂 100μg 静注,以后每小时 25μg 持续静脉滴注,维持 3～7d,并应尽早应用。

3. 抑酶制剂

(1)抑肽酶每日 20 万～30 万 U,溶于葡萄糖溶液中静滴,早期使用可能对抑制胰蛋白酶有效。

(2)加贝酯 100mg 干冻粉溶于 5ml 注射用水中,再加入 5％葡萄糖溶液 500ml 中缓慢静滴,2 次/d。逐渐增加剂量至每日 1000mg,连用 1 周。

4. 止痛　可用哌替啶、异丙嗪和(或)阿托品肌注。

5. 抗生素　水肿型一般不用,但临床上习惯应用;出血坏死型胰腺炎要给予足量有效的抗生素,可选用头孢菌素类、氟喹诺酮类、硝唑类等。

6. 糖皮质激素　一般不用;在出血坏死型胰腺炎时,可酌情短期内应用。

7. 外科治疗　手术适应证:①诊断未明确与其他急腹症难以鉴别时;②出血坏死型胰腺炎经内科治疗无效;③胰腺炎并发脓肿、假囊肿、弥漫性腹膜炎、肠麻痹坏死;④胆源性胰腺炎处于应激状态,需手术解除梗阻。

十六、慢性胰腺炎

慢性胰腺炎(chronic pancreatitis)是由于胰腺反复发作性或持续性炎症,引起胰腺广泛的纤维化,致使胰腺泡和胰岛萎缩,内外分泌功能减退而引起一系列临床表现,主要为腹痛、消化吸收障碍、腹部包块、消瘦、黄疸、糖尿病等表现。

【诊断提示】

(1)反复发作的左上腹部疼痛,可向后背两胁下、前胸等处放射,饮食、饮酒可诱发或加重症状,间隔数月或数年发作一次,以后逐渐缩短,直至变为持续性疼痛。

(2)急性发作时,可有发热、黄疸;出现内外分泌功能不足时,可有腹胀、脂肪泻、食欲减退、恶心、嗳气、厌食油腻、乏力、消瘦,后期血糖耐量减低,有隐性或显性糖尿病。

(3)部分病例可无体征或仅有上腹部轻压痛,并发假性囊肿时可触及包块。胰腺纤维化或假性囊肿挤压血管可引起脾大和静脉血栓形成,血栓延伸至门静脉可致门静脉高压和胸腹水形成。肿大的胰腺可压迫胆总管致阻塞性黄疸和胆汁性肝硬化。

(4)血清和尿淀粉酶急性发作时升高,平时可不增高。

(5)粪便检查:镜下可见脂肪滴和未消化的肌肉纤维。

(6)苯替酪胺胰功肽(BT-PABA)试验:口服苯甲酰-酪氨酸-对氨苯甲酸 0.5g,胰腺分泌的糜蛋白酶将其分解后,自尿中排出对氨苯甲酸,若 6h 回收率<60%,表示胰外分泌功能不良。血清缩胆囊素:正常为 30～300pg/ml,慢性胰腺炎可高达 8000pg/ml。血浆胰多肽:主要由胰腺 PP 细胞分泌,空腹血浓度正常为 8～313pmol/L,餐后血浆中浓度迅速增高,而慢性胰腺炎患者血浆胰多肽明显下降。

(7) X 线腹部平片可见胰腺部位钙化、胰管结石及假性囊肿。B 超示胰腺增大或缩小,形态不规则,回声低,胰管狭窄、不规则,偶见结石、钙化及假性囊肿。

(8) MRI、CT 同 B 超所见相似,但对胰周围血管变化可显示更清楚。经十二指肠镜逆行胰胆管造影、胰胆管造影、超声内镜等检查手段,必要时亦可选用。

【治疗措施】

(1)急性发作期同急性胰腺炎治疗。

(2)胰性腹泻者,少食多餐,减少脂肪摄入,可用胰酶片,餐后 3～5g,餐间 1～2g;间歇期给予高热量、高蛋白、低脂饮食;营养不良、消瘦者可静脉内给高营养物质;基础胃酸高者可给西咪替丁、奥美拉唑等;补充维生素,尤其是 B 族维生素。腹痛者可给予非麻醉性止痛药如布洛芬、扑热息痛等。糖尿病轻者口服降糖药,重者予胰岛素皮下注射。

(3)内镜介入治疗:经十二指肠镜行乳头括约肌切开,可减压止痛,并可用超细径内镜插入胰管,或用气囊导管、套篮取出胰管结石或蛋白栓子。

(4)外科治疗:对胰腺假性囊肿、胆总管梗阻、难以消退的黄疸、持续性剧痛、脾静脉及门静脉受压或血栓形成、不能排除癌变者应进行手术治疗。

第 23 章　泌尿系统疾病

一、急性肾小球肾炎

急性肾小球肾炎(acute glomerulonephritis)简称急性肾炎,可发生于任何年龄,但以儿童最为多见,大部分患者与甲族 B 组溶血性链球菌感染有关,部分由病毒感染引起。起病较急,临床上以血尿、少尿、蛋白尿、水肿、高血压等为主要表现。患者预后一般良好,儿童 90%、成年 70% 以上经过 2～8 周可以完全康复。部分病例演变成慢性肾小球肾炎。

【诊断提示】

(1)多有急性链球菌前驱感染史,如上呼吸道感染、扁桃体炎等,1～3 周后发病,病程一般在 1 年以内。

(2)多起病较急,晨起眼睑或全身水肿,出现血尿(镜下或肉眼血尿)、少尿、蛋白尿、高血压或者短暂的氮质血症。B 超或者 CT 检查肾脏无缩小。病情轻者可无临床症状。

(3)临床表现轻重不一,少数患者可发生急性心力衰竭、高血压脑病、急性肾功能衰竭或者严重感染等并发症。

(4)尿液检查,可见镜下血尿、蛋白尿,红细胞管型。血沉常增快,抗"O"抗体可升高,内生肌酐清除率可降低。血清 C3 和 CH50 水平在 2 周内下降,C4 水平正常,补体水平常在 6～8 周恢复正常。

【治疗措施】

1. 一般治疗　有明显血尿、水肿及高血压者,卧床休息 4～6 周。上述症状好转,尿常规接近正常时,可允许室内活动。有明显水肿、高血压者应低盐饮食及适当限制水摄入量。肾功能不全时应限制蛋白质摄入。饮食应富有营养、易消化和含有多种维生素。

2. **药物治疗**　抗生素主要用于潜在的上呼吸道感染或者皮肤感染,疗程一般 2 周左右。常选用青霉素、林可霉素、乙酰螺旋霉素、红霉素或者头孢菌素等药物。慎用氨基糖苷类抗生素。对症治疗(包括利尿、降压、纠正水、电解质紊乱)及中西药综合疗法。多数病例,可用青霉素 640 万～1000 万 U 加入生理盐水 250ml 中,静脉滴注,10～14d 为一疗程。

3. **常用针灸穴位及偏方**　干玉米须 30～60g、白茅根 90g、车前草 30g,任选其中一种,水煎服,每日 1 剂。针刺肾俞、三阴交、足三里等穴位。

4. **处理并发症**　包括水肿、高血压、肾功能损害。

二、急进性肾小球肾炎

急进性肾小球肾炎(rapidly progressing glomerulonephritis)起病急骤,病初类似急性肾小球肾炎的临床表现,唯其症状明显,病情在数日、数周内迅速恶化,肾功能持续性进行性损害,经数周或者数月,多数患者死于尿毒症。典型病理表现为大部分肾小球有新月体形成(新月体性肾小球肾炎)。

【诊断提示】

(1)发病急骤,病情进行性加重,发展迅速。

(2)临床表现为迅速加重的蛋白尿、血尿(镜下或者肉眼血尿)、管型尿和进行性发展的少尿、全身水肿、贫血及不同程度的低蛋白血症,多数患者伴发高血压。

(3)肾功能呈持续性进行性损害。

(4)肾脏 B 超或者 CT 检查可正常或者明显肿大,但皮髓质交界不清。

(5)肾活检病理证实为新月体性肾小球肾炎。

【治疗措施】

(1)卧床休息,限盐及低蛋白饮食。

（2）早期轻症患者，给予泼尼松用量按 0.8～1.2mg/(kg·d)，分 3 次口服，连服 4～6 周，此后，将 1d 剂量改为每日 8 时顿服，并逐渐减量，每周减量 5～10mg；肝素 5000～12 500U 加入 5%葡萄糖溶液 250ml 内静脉滴注，1 次/d，2～3 周为一疗程，以凝血时间延长至正常的一倍为度，或加双嘧达莫 100mg，3 次/d 口服；环磷酰胺 0.6g 加入 5%葡萄糖溶液 250～500ml 内静脉滴注，1 次/d，连用 2d，每半个月重复上述剂量及用法，总剂量 4～6g；复方丹参片或复方丹参滴丸，口服；雷公藤总苷（雷公藤多苷）片，3 次/d，每次 20mg 口服。治疗期间，每周复查白细胞总数、分类计数、血小板计数、出凝血时间、凝血酶原时间及肝、肾功能等项目。若出现上述检验异常改变，及时调整剂量或者停药，对症处理。可行血浆置换疗法，每日或隔日 1 次，1 周后改为每周 2 次，共 10～12 次。

（3）对重症患者出现持续性少（无）尿状态尽早行血液透析治疗，以维持生命，在此基础上予以上述药物疗法。必要时给予激素冲击疗法，即甲泼尼龙 1.0g 或者琥珀酸钠氢化可的松 3g 加入 5%葡萄糖溶液 250ml 内静脉滴注，连用 3d，以后可酌情每 1～2 周追加 1 次量，一般最多追加 3 次量。

（4）常用中药方剂。党参 9g，白术 9g，五味子 9g，茯苓 12g，枸杞子 12g，生黄芪 15g，炒麦芽 15g，车前子 6g，陈皮 6g，水煎服，每日 1 剂，2～3 周为一疗程。

（5）其他：病史长、病情重、药物治疗无效者，选用透析疗法或行肾移植。

三、慢性肾小球肾炎

慢性肾小球肾炎（chronic glomerulonephritis）简称慢性肾炎，具有进行性加重倾向，以蛋白尿、血尿、高血压、水肿为基本临床表现，发病缓慢，病情迁延，病情发展的快慢与不同病因、肾脏病理类型、诱发加重的因素、机体的反应性及医疗监护条件的优劣有关。应早期发现、早期治疗，争取在未出现肾功能严重损害时，终止或者延缓其发展。

【诊断提示】

(1)多无明确病因,少数病例(15%～20%)既往有急性肾小球肾炎史(1年以上)。多起病缓慢,临床表现为不同程度的蛋白尿、血尿(以镜下血尿为主)、水肿及高血压等。

(2)部分患者无明显自觉症状,仅在病程的某一阶段可因上呼吸道感染、尿路感染、其他疾病所引起的严重的水与电解质紊乱、严重创伤或手术、应用肾毒性药物等因素诱发本病急性发作,出现类似急性肾小球肾炎的各种临床表现。

(3)本病后期可出现头昏、乏力、纳差、恶心、呕吐、视力障碍及夜尿增多等肾功能损害的临床表现。

(4)肾脏B超或者CT检查显示双肾缩小,有助于诊断。必要时肾穿刺组织活检。

(5)根据临床表现不同,可进一步区分为普通型、高血压型、肾病型、混合型及急性发作型。常见病理类型有系膜增生性肾小球肾炎、系膜毛细血管性肾小球肾炎、膜性肾病及局灶性节段性肾小球硬化。

【治疗措施】

1. 一般治疗　低盐饮食,限制摄水量,避免受凉、潮湿及过度劳累,控制饮食蛋白,根据肾功能情况调整,一般控制在30～40g/d,且大部分应是优质蛋白,必要时加上必需氨基酸。给予易于消化、含足够热量及各种水溶性维生素的饮食。加强医疗监护,避免使用肾毒性药物,如氨基糖苷类、呋喃类抗生素及磺胺类药物等。积极防治各种感染和水、电解质紊乱等诱发加重因素。

2. 药物治疗　临床症状明显且无肾功能不全者,可用泼尼松0.8～1.0mg/(kg·d),分3次口服,连服4～6周,症状缓解后,每周减量5～10mg,当减至10～15mg,改为每日晨服1次,维持3～6个月。环磷酰胺50mg,2次/d口服,或者0.8～1.0g加入5%葡萄糖溶液内静滴,1次/d,每个疗程4～6g。用药期间每周检查血常规,若白细胞总数低于 $3.0×10^9/L$ 停用。肝素 $6250\sim12\,500U$ 加入 5% 葡萄糖溶液 250ml 内静脉滴注,1 次/d,疗程以 $2\sim3$ 周为宜。用药过程中注意监测出、凝血时间、凝血酶原时间。双嘧达莫 $75\sim100mg$,3 次/d 口服。复方丹参、雷公藤等药物均可选用。

3. 其他　对症处理如降压、利尿及扩血管药物可根据病情选用。已有明确肾功能不全者按尿毒症和肾病综合征治疗原则。

四、肾病综合征

肾病综合征(nephrotic syndrome)并非一种独立疾病,而是由多种疾病(如慢性肾炎、原发性肾小球肾炎)损伤肾小球毛细血管滤过膜的通透性而引起的临床综合征。多发生于学龄前儿童,分为原发和继发(如红斑狼疮、糖尿病、过敏性紫癜、恶性肿瘤及某些遗传性疾病)两大类。临床上以明显水肿、大量蛋白尿、低蛋白血症、血脂异常、高血压为特征。

【诊断提示】

(1)大量蛋白尿(24h 尿蛋白定量≥3.5g)。

(2)低蛋白血症(血浆总蛋白≤60g/L,白蛋白≤30g/L)。

(3)明显水肿(全身性)。

(4)血脂异常。

上述四项中前两项为诊断本病的必备条件。

【临床分型】　原发性肾病综合征根据其临床表现的不同又分为两型。

Ⅰ型:无持续性高血压,离心尿红细胞少于 10 个/高倍镜,无贫血、无持续性肾功能不全,尿纤维蛋白降解产物(FDP)及 C3 值在正常范围内。

Ⅱ型:常伴有高血压、镜下或者肉眼血尿及肾脏功能不全。尿 FDP 及 C3 值往往超过正常值,尿蛋白为非选择性。

肾活检组织学检查,可明确分型。

【治疗措施】

1. **一般治疗** 卧床休息或者适度室内活动,高血压或者有明显水肿者,低盐优质蛋白质饮食。

2. **药物治疗** 根据肾活检病理形态学改变指导临床用药较为合理。通常微小病变肾病、局灶增殖性肾小球肾炎、系膜细胞增殖性肾小球肾炎对激素及免疫抑制药反应较好;膜性肾病、膜增殖性肾小球肾炎疗效次之;局灶性节段性硬化性肾小球肾炎疗效最差。若无肾活检条件,可根据临床病情选择如下药物治疗。

(1)免疫抑制治疗:泼尼松 1mg/(kg·d)口服,4～6 周后每周减量 5～10mg,当减至 10～20mg/d,维持服药 3 个月至半年;采取全日量顿服或在维持用药期间两日量隔日一次顿服,以减少激素不良反应。

(2)化学治疗:环磷酰胺每月 16～20mg/kg,分 2d 使用,累计达 150mg/kg 后,改为每 3 个月冲击一次,直至病情稳定 1～2 年后可考虑停止冲击。或环孢菌素 5mg/(kg·d),分 2 次口服,连服 3～6 个月,如获显效后,每隔 4 周减 1mg/(kg·d)。雷公藤总苷 20mg 3 次/d 口服,连服 1～3 个月。

(3)并发症治疗:肝素 6250～12 500U 加入 5％葡萄糖溶液 250ml 内静脉滴注,1 次/d,2～3 周为一疗程。

(4)双嘧达莫 75～100mg,3 次/d 口服。

(5)保肾康 100～150mg,3 次/d 口服。

(6)复方丹参片 4 片,3 次/d 口服,或复方丹参注射液 10～20ml 加入 5％葡萄糖溶液 250ml 内静脉滴注,1 次/d。

(7)新鲜血浆 200～300ml 静脉滴注,每周 1～2 次。

(8)白蛋白 10g 用生理盐水 20ml 溶解后静脉注射,每周 1～2 次。

3.其他治疗

(1)经上述药物治疗欠佳者或属于顽固性肾病综合征者,可选用激素或者环磷酰胺"冲击疗法"(参阅急进性肾小球肾炎治疗节）。若经上述药物综合治疗仍不能奏效,提示患者对激素治疗不敏感或存在并发症,如肾静脉血栓形成、潜在感染灶等。对此类病例应及时撤减激素,选用蝮蛇抗栓酶、链激酶或者尿激酶等。

(2)对合并潜在感染者宜选用两种以上抗生素联合用药。

(3)选用利尿药以消肿,ARB 或 ACEI 类减少尿蛋白,酌情选用调血脂药。

五、隐匿性肾小球肾炎

隐匿性肾小球肾炎(latent glomerulonephritis)常因感染、受凉、劳累后起病,病理改变为肾小球局灶性或节段性增生,部分为系膜增生和局灶硬化病变,起病隐匿,病程绵长,临床一般无水肿、高血压等肾炎症状,肾功能正常,仅表现为尿检异常,主要表现是无症状性蛋白尿及多形性红细胞尿。

【诊断提示】

(1)既往无明确急、慢性肾炎或者肾病史,常在健康查体或者患有其他疾病就医时,检查出蛋白尿、管型尿或镜下血尿。

(2)肾功能正常。

(3)24h 尿蛋白定量$<1.0\sim2.0g$。显微镜检呈多形性红细胞尿,尿红细胞计数$\geqslant8\times10^3/L$。

(4)排除各种继发性及遗传性肾小球疾病所致蛋白尿及血尿。

【治疗措施】 一般无需特殊治疗。注意预防感染,避免过分劳累,慎用肾毒性药物。对持续性蛋白尿或者反复血尿病例,可适当应用激素、免疫抑制药治疗。若病程中出现高血压、水肿或者肾功能损害等,则归类于慢性肾小球肾炎。

六、狼疮性肾炎

系统性红斑狼疮是一种自身免疫性疾病,如合并肾损害则称为狼疮性肾炎(lupus nephritis)。本病有显著的性别差异,男女比例为$1:5\sim10$,女性发病多集中于生育期。临床表现为多系统、多脏器累及,其中肾脏为主要受累器官。狼疮性肾炎是导致系统性红斑狼疮患者死亡的主要原因之一。患者血液内含有多种抗自身组织的抗体及免疫复合物。

【诊断提示】

(1)多见于年轻女性。

(2)临床上除具有肾炎或者肾病综合征的症状、体征外,常伴有多系统、多脏器受累的临床表现,如反复发热、面颊部蝶状红斑、关节肿痛、脱发、浆膜炎、肝脏肿大、心动过速、心律失常等。

(3)血常规表现为不同程度的红、白细胞减少,部分患者血小板减少,血沉增快,γ-球蛋白增高,狼疮细胞阳性,血清抗核抗体、抗 SM 抗体、抗 dsDNA 抗体阳性,DNA 结合率≥0.20,总补体及补体成分不同程度的减低。IgA、IgG 不同程度的升高。

【临床分型】　WHO 将狼疮肾炎分型如下。

Ⅰ型:正常或轻微病变性。

Ⅱ型:系膜增生性狼疮肾炎。

Ⅲ型:局灶性狼疮肾炎。

Ⅳ型:弥漫性节段性和球性狼疮肾炎。

Ⅴ型:膜性狼疮肾炎。

Ⅵ型:严重硬化性狼疮肾炎。

【治疗措施】

1. 一般治疗　狼疮活动期卧床休息,增加营养,避免日光暴晒。缓解期可适当参加学习和一般工作。应避免过度劳累,注意防治感染,避免应用磺胺类药物及增加肾脏毒性的其他药物。

2. 药物治疗　一般采用“四联疗法”,对于表现持续高热、神经精神症状明显、皮肤广泛性红斑或紫癜、显著蛋白尿或血尿,或者“四联疗法”临床症状无明显缓解者,可给予大剂量激素冲击疗法(参见急进性肾小球肾炎的治疗)。

3.其他治疗　必要时,可行血浆置换疗法、血液透析及肾移植等治疗。

七、过敏性紫癜性肾炎

过敏性紫癜性肾炎(anaphylactoid purpura nephritis)为一种毛细血管变态反应性疾病,其临床主要表现为四肢皮肤紫癜、关节肿痛或胃肠道症状(如腹痛、腹胀、恶心、呕吐等);肾炎表现为水肿、血尿(肉眼或者镜下血尿)和蛋白尿。多数病例预后良好,部分患者有自愈倾向。

【诊断提示】

1. 发病年龄　本病好发于青少年,10 岁以下儿童多见。

2. 病史　既往或者新近有过敏性紫癜史,"肾炎"多数发生在过敏性紫癜后 4 周左右。

3. 临床表现　为四肢伸侧呈不对称分布的皮肤紫癜,可有腹部不定部位绞痛及黑粪或血便。大关节、多关节的游走性肿痛,不留后遗症。病程中或紫癜消失后出现血尿、蛋白尿、管型、水肿等肾炎各种特点,病情重者可伴有高血压及肾功能损害。

【临床分型】　根据患者的临床表现和病理表现不同,紫癜性肾炎可分为轻、中、重三种类型。

1. 轻型　表现为镜下血尿、少量尿蛋白($<2.0g/24h$),通常无高血压和肾功能损害,病理改变为肾小球系膜增生性病变,无明显肾小管间质损伤。

2. 中型　表现介于轻型和重型之间,有下列情形之一者即属于此型:①肉眼血尿或大量镜下血尿;②尿蛋白$>2g/24h$;③伴有高血压;④伴有轻度肾功能损害;⑤病理改变为肾小球弥漫系膜增生性病变或局灶性节段硬化性病变,可伴有新月体形成($<30\%$)及肾小球毛细血管襻坏死。

3. 重型　表现为肉眼血尿、大量蛋白尿、高血压、肾功能损害,部分患者表现为急进性肾小球肾炎。病理改变为重度肾小球系膜增生性病变,表现为膜增殖样病变,大量新月体形成($>30\%$),伴肾小球毛细血管襻坏死、血栓等急性病变。

【治疗措施】

1. 一般治疗　急性期应注意休息,控制感染,查找并除去可能的过敏原,停用引起过敏的可疑药物及食物。

2. 药物治疗　根据病情选择用药。急性期给予泼尼松 0.5mg/(kg·d),服用 4 周后逐渐减量,每 2 周减 5mg,逐渐减量至隔日顿服,维持量为隔日 10mg。雷公藤总苷 1mg/(kg·d)。待尿蛋白转阴后,可停用糖皮质激素,继用雷公藤总苷维持,维持总疗程不短于 1 年。重型者可用"四联疗法"(参见慢性肾小球肾炎治疗)。轻症者以中医中药辨证施治,急性期多属血热实证,治以清热凉血、活血化瘀或者清热解毒。

3. 其他治疗　非那根、扑尔敏或特非那定片以抗过敏。有微血栓和新月体形成的重症患者予以抗凝血药物,以防发生血栓。

八、糖尿病肾病

糖尿病肾病(diabetic glomerulopathy)是糖尿病后期较为常见的并发症之一,临床上以糖尿病患者出现持续的蛋白尿为主要标志,既有糖尿病表现,又有肾病表现。患糖尿病 10～15 年后,约半数病例会导致肾脏损害及肾功能不全。控制糖尿病有利于延缓肾动脉硬化的进展,从而减轻肾脏的损害。

【诊断提示】

(1)多发生于糖尿病史较长(一般 10～15 年以上)且未能得到有效控制的患者。

(2)有不同程度的蛋白尿、水肿、血尿(镜下或者肉眼血尿)、低蛋白血症、高血压等。晚期可出现肾功能不全的表现。

(3)眼底检查部分病例可发现微动脉瘤。肾脏活体组织检查呈结节性肾小球硬化型病变。

(4)肾脏 B 超检查:早期双肾体积增大,随病程进展呈慢性肾损害声像图。

【临床分期】　糖尿病肾病分 5 期。至第 3 期才能诊断为糖尿病肾病。

第 1 期:肾小球高滤过期。

第 2 期:正常蛋白尿期。

第 3 期:早期糖尿病肾病期,此时尿白蛋白排泄率持续增高($20\sim200\mu g/min$),尿常规化验仍正常。

第 4 期:临床糖尿病肾病期,尿常规显示尿蛋白阳性。

第 5 期:肾衰竭期。

1 型糖尿病肾损害每 4～5 年进展 1 期,2 型糖尿病肾损害进展比 1 型快。

【治疗措施】

(1)参照糖尿病治疗原则。有效地控制糖尿病是根本治疗,可延缓或者减轻糖尿病性肾小动脉硬化症的发生和发展。

(2)已发生明显肾小动脉硬化者,采用中医活血化瘀方剂、调血脂药及对症处理。

(3)出现肾功能障碍者,参照慢性肾功能衰竭治疗。肾功能不全时,肾脏对胰岛素的降解能力减弱,容易出现低血糖。因此,胰岛素用量应以血糖水平作为剂量调整指标,不能以尿糖量的多寡为指标,因为肾功能衰竭时,肾脏的排糖阈是增高的。

九、肾小管性酸中毒

肾小管性酸中毒(renal tubular acidosis)是由于近端肾小管对碳酸氢盐的重吸收障碍和(或)远端肾小管泌氢(H^+)功能障碍造成管腔液 pH 失衡所引起的一组临床综合征。在肾间质-肾小管疾病中较为常见,属于常染色体显性遗传病。按病因分为原发性与继发性肾小管酸中毒两类。继发性多见于自身免疫性疾病如干燥综合征、原发性甲状腺功能减退症及高球蛋白血症等,亦可见于肝豆状核变性、胆汁性肝硬化等。主要生化特征是血液碳酸氢盐浓度低伴有血氯升高。

【诊断提示】

(1)儿童多表现为发育障碍,如侏儒症或者佝偻病。成人表现为营养不良、骨软化、病理性骨折等。伴有全身肌无力、周期性麻痹或瘫痪和烦渴、多饮、多尿、手足搐搦等。

(2)按肾小管功能障碍的部位不同,分为四型。即Ⅰ型(低血钾型远端肾小管酸中毒)、Ⅱ型(近端肾小管酸中毒)、Ⅲ型(肾功能不全型肾小管酸中毒)、Ⅳ型(高钾血症型肾小管酸中毒)。我国以Ⅰ型最多见。

(3)血气分析:高氯血症代谢性酸中毒,血浆阴离子间隙正常。

(4)电解质:Ⅰ型、Ⅱ型为低钾血症;Ⅳ型为高钾血症。

(5)尿常规:Ⅰ型尿 pH>5.5;Ⅱ型尿 pH 可变,常<5.5;Ⅳ型尿 pH 可变,一般<5.5。

【治疗措施】

1. 纠正高氯性代谢性酸中毒　主要用碱性药物治疗,用量应足以维持血 pH 和二氧化碳结合力接近正常值。临床上常选用枸橼酸合剂(枸橼酸钠 100g,枸橼酸钾 50～100g 加水至1000ml),50～100ml/d,分次口服。

2. 纠正水、电解质紊乱　根据血生化检验结果,结合临床表现综合分析治疗。有明显高氯血症者,治疗用药应尽量避免含氯的制剂,临床上多选用碳酸氢钠、枸橼酸钾、乳酸钠、葡萄糖酸钙或乳酸钙等口服或静滴。

3. 并发症的防治　肾小管酸中毒并发尿路感染、尿路结石和骨病者,应根据临床具体情况进行积极治疗。

4. 治疗原发病

十、尿 路 感 染

尿路感染(urinary tract infection)是由病原体侵犯尿路任何部位引起的炎症性病变,以细菌性尿路感染最常见。根据炎症部位及起病急缓不同分为上尿路(如肾盂炎、肾盂肾炎)或下尿路(如膀胱炎、尿道炎)、急性或慢性感染。临床常有不同程度的尿急、尿频、尿痛等症状。致病菌以大肠埃希菌为最常见(约 80%),其次为副大肠埃希菌、变性杆菌、克雷伯杆菌、产气杆菌、粪链球菌、铜绿假单胞菌(绿脓杆菌)及葡萄球菌等,感染途径分为上行感染和血行感染,前者多见。

【诊断提示】

1. **尿检**　清晨清洁中段尿细菌定量培养,尿菌含量≥1 万/ml 或白细胞数每高倍镜视野≥10 个,并伴有尿路感染症状者。

2. **上、下尿路感染的区别**

(1)上尿路感染:临床上有发热、腰痛、肾区压痛及叩击痛,伴有尿中白细胞管型,或者经治疗后上述症状消失,但又在短期内复发者;或者静脉肾盂造影示肾盏、肾盂变形及肾功能不全表现者。

(2)下尿路感染:符合尿路感染诊断标准,下腹部或者膀胱区压痛伴有尿急、尿频、尿痛症状者。

3. **急、慢性肾盂肾炎的鉴别**

(1)急性肾盂肾炎:急性起病,有寒战、高热,体温常达 38.5℃以上,腰痛,明显肾区压痛及叩击者,伴有尿急、尿频、尿痛症状。尿检符合尿路感染诊断标准。

(2)慢性肾盂肾炎:符合上尿路感染诊断条件,病史在 1 年以上,伴有肾功能不全或者肾小管功能减退(如尿浓缩功能障碍等)。

4. **辅助检查**

(1)尿常规尿色可浑浊,常有白细胞尿,镜下血尿,尿蛋白可阴性或微量。

(2)1h 尿白细胞排泄率:正常人尿白细胞排泄率<20 万/h,>30 万/h 为阳性,20 万～30 万/h 为可疑。

(3)尿沉渣镜检细菌:中段尿没有染色的沉渣用高倍镜找细菌,如平均每视野≥20 个细菌即为有意义的细菌尿。

(4)血常规:急性肾盂肾炎患者血液白细胞显著增高;急性膀胱炎患者血白细胞正常或轻度升高。

(5)尿 NAG,尿 β_2-MG 急性肾盂肾炎患者增高,急性膀胱炎患者正常。

(6)其他检查如泌尿系 B 超、X 线片及 X 线静脉肾盂造影检查(IVP)、尿亚硝酸盐实验等可进一步明确诊断。

【治疗措施】

1. 一般治疗　有发热及全身症状者,卧床休息,鼓励多饮水,保持每日尿量 2000ml 以上。

2. 药物治疗　应根据炎症部位及性质选择用药。

(1)急性膀胱炎:多主张单剂量抗生素治疗法。即复方磺胺甲噁唑(SMZ)2.0g。也可用氧氟沙星 2.0g/d,或环丙沙星 0.25g,2次/d,或阿莫西林 3.0g 1 次顿服。对上述药物过敏者,可根据中段尿细菌培养及药敏试验结果选择有效抗生素(如庆大霉素、阿米卡星、头孢菌素等),疗程为 5～7d。另外口服碳酸氢钠片 1.0g 3/d,以碱化尿液。

(2)急性肾盂肾炎:常采用 2 周疗程,根据病菌种、药敏试验结果选择用药。

①常用药物有诺氟沙星、氧氟沙星、环丙沙星、左氧氟沙星等。

②复方磺胺甲噁唑对多数革兰阴性、阳性菌都有抑制作用,但可在尿路析出结晶,应与碳酸氢钠(每日 1～1.5g)合用,以碱化尿路、减少结晶形成。

③呋喃妥因干扰细菌的氧化酶系统,干扰其糖代谢,达到抑菌、杀菌目的,但不宜与碳酸氢钠合用。

④阿莫西林临床主要用于大肠埃希菌、变形杆菌及非溶血性链球菌引起的尿路感染。临床常用的是阿莫西林与克拉维酸的复方制剂。

(3)慢性肾盂肾炎:急性发作者应选用两种以上有效抗生素联合治疗,或辅以中医中药辨证施治及其他支持疗法。如经 4～6 周治疗效果欠佳者,则采用长程抑菌疗法,方法是每晚临睡前排尿,然后口服 1 次量抗生素,剂量为每日用量的 1/3～1/2,具体可选用呋喃坦啶、SMZ、诺氟沙星、氧氟沙星、阿莫西林或头孢氨苄等。上述药物可每周交替服用,若患者能够耐受药物,又无其他细菌交叉感染或混合感染,长程抑菌疗法可用 1 年或者更长时间。

3．其他疗法

(1)蒲公英、石韦各 30g,水煎服,每日 1 剂。

(2)分清止淋丸 6g,2 次/d 口服。

(3)针刺足三里、关元、中极、三阴交、委中穴等。

(4)合并尿路结石、畸形,选择排石、碎石、手术等方法。

十一、慢性肾功能衰竭

慢性肾功能衰竭(chronic renal failure)是由不同病因导致的肾单位严重毁损,氮质代谢产物在体内积聚,引起全身各个系统及重要脏器功能障碍,水、电解质紊乱及酸碱平衡失调的临床综合征。分为肾功能代偿期、氮质血症期、尿毒症早期和尿毒症晚期。预后差,是威胁患者生命的严重病症之一。

【诊断提示】

(1)多数病例可询及既往肾脏病史,如慢性肾小球肾炎、慢性肾盂肾炎、肾小动脉硬化症、狼疮性肾炎、结节性多动脉炎、糖尿病肾病、尿酸性肾病、多囊肾及各种药物、毒物、重金属等所致的慢性间质性肾小管疾病等。

(2)少数病例既往肾脏病史不清楚,只是在病程的某一阶段,由于存在诱发肾功能损害的因素(如严重感染、重度水、电解质紊乱及酸碱失衡、大手术或创伤等)作用下,出现水肿、头昏、乏力、纳差、恶心、呕吐、血压升高、尿量减少、皮肤瘙痒及神经精神症状等。

(3)尿液检查异常,因原发病不同而有较大差异。不同程度的贫血,pH 及二氧化碳结合力降低,低钙高磷血症,水、电解质紊乱,血尿素氮、肌酐随肾功能损害的程度不同而有较大变化,早期可正常或者轻度升高,晚期则明显升高。内生肌酐清除率减低,尿浓缩稀释功能明显减退。

(4)X 线尿路摄片或造影、肾脏 B 超、CT 扫描、核素肾图、肾活检等对明确病因有帮助。

【临床分期】 详见表 23-1。

表 23-1 慢性肾衰竭分期

分期	GFR (ml/min)	BUN (mmol/L)	SCr	
			μmol/L	mg/dl
代偿期	80~50	<7.1	133~177	1.5~2.0
失代偿期	50~20	7.1~17.9	186~442	2~5
肾衰竭期	20~10	17.9~28.6	451~707	5~8
尿毒症期	<10	>28.6	>707	>8

【治疗措施】

1. 治疗原发病 引起慢性肾功能衰竭的原发病经治疗稳定后,肾功能可望有不同程度的好转,少数病例甚至可恢复到肾功能的代偿期,大部分病例至少也能起到防止肾功能进一步恶化的作用。

2. 祛除诱发肾衰加重的因素 如纠正水、电解质及酸碱平衡失调、有效地控制感染、解除尿路梗阻、治疗心力衰竭及停止肾毒性药物的应用等。

3. 饮食疗法 个体化优质低蛋白[0.5~0.8g/(kg·d)]、高热量饮食以减轻肾脏负担、延缓"健存"肾单位的破坏。优质蛋白指高生物效价蛋白,其中动物蛋白如鸡蛋、牛奶、瘦肉、鱼等应占60%以上,植物蛋白(如花生、黄豆及其制品等)应占 40%以下,并保证热量每天达 126~147kcal/kg。有高血压、水肿及尿量减少者,应适当限制水及食盐的摄入量。对明显少尿的高钾血症者,应限制富含钾的蔬菜、水果及某些含钾药物的摄入。

4. 纠正水、电解质及酸碱平衡失调 参阅本书有关章节。

5. 治疗高血压及心力衰竭 如 ACEI 或 ARB 类、钙拮抗药、利尿约。具体参阅本书有关章节。

6. 纠正贫血及出血倾向 慢性肾衰竭患者的贫血,铁剂治疗效果差。可皮下注射重组人红细胞生成素(阿法依泊汀)分 2～3 次注射(每周 80～120U/kg)。血红蛋白低于 50g/L,临床有明显贫血症状者,给予血浆或新鲜全血 150～200ml,每周 1 次。对鼻出血、口腔黏膜渗血、皮肤瘀斑或消化道出血者,及时应用止血药物或者局部压迫止血。

7. 控制感染 抗生素剂量应根据内生肌酐清除率调整,避免使用肾毒性药物。

8. 促进蛋白质代谢终末产物的利用和排泄 在纠正代谢性酸中毒及保证足够能量供应的前提下,静脉滴注肾必氨注射液 250ml,1 次/d,或肾灵(酮酸类制剂)3 片,3 次/d 口服,促进氮质的利用。高钙血症者应禁用或慎用 α-酮酸制剂。也可选用氧化淀粉、药用炭(爱西特)、尿毒清冲剂或者消氮饮冲剂口服,剂量视每日大便次数调整,以每日大便 2～3 次为宜,以促进氮质代谢废物的排泄。

9. 降脂治疗 研究表明,降脂药物有延缓肾功能恶化的作用,降低血脂可降低周围血管阻力,增加心排出量,改善内皮细胞功能,减少蛋白尿。常选用 HMG-CoA 还原酶抑制药。

10. 抗凝和抗血小板治疗 抗凝和抗血小板治疗能延缓肾衰竭发展。常用药物如肝素、尿激酶、丹参、川芎嗪、水蛭等。

11. 中医药疗法 某些中药如大黄、黄芪、冬虫夏草,对慢性肾功能衰竭患者有一定疗效。也可用大黄、牡蛎、蒲公英、黄芪、益母草、白花蛇舌草水煎剂保留灌肠。

12. 对症处理 如利尿、镇静、止痉等措施。

13. 透析疗法及肾移植手术 根据病情及肾功能损害程度,选择血液透析等血液净化技术。经过充分的透析治疗后,可行肾移植手术。

第24章　血液系统疾病

一、缺铁性贫血

缺铁性贫血(iron-deficiency anemia,IDA)系由慢性失血、铁剂供应不足、胃肠吸收不良等多种原因引起,其病理基础为血清铁含量低,造血材料不足。主要临床表现为皮肤苍白、头晕、目眩、乏力,育龄期女性及儿童多见,成年男性和绝经期妇女最常见的原因是消化道出血和吸收不良。典型者为小细胞低色素性贫血。

【诊断提示】

1. 病史　有引起缺铁性贫血的病史,如慢性失血(月经过多、溃疡病、胃肠道肿瘤、钩虫病及痔);吸收障碍(萎缩性胃炎、胃肠道术后、长期饮浓茶);营养不良和铁需要量增加(偏食、妊娠、哺乳及儿童生长期)等。儿童可伴发育障碍和智力低下。

2. 临床表现　皮肤黏膜苍白、倦怠无力、心慌、气短,部分患者可出现口腔炎、舌炎、毛发枯干、平甲、反甲、吞咽疼痛或困难。严重者可发生心力衰竭、下肢水肿、夜间不能平卧。

3. 实验室检查

(1)小细胞低色素性贫血:血片示红细胞体积变小,中央浅染;血红蛋白(Hb),男性<120g/L,女性<110g/L,孕妇<100g/L;平均红细胞体(容)积(MCV)<80fl,平均红细胞血红蛋白量(MCH)<27pg,平均红细胞血红蛋白浓度(MCHC)<0.32;网织红细胞计数在正常范围内。白细胞及血小板数正常或减低。

(2)血清铁<8.95μmol/L,总铁结合力>64.4μmol/L,运铁蛋白饱和度<0.15,血清铁蛋白(SF)<12μg/L,血清转铁蛋白受体(sTfR)>8mg/L。

(3)骨髓象示:红细胞系增生、活跃,幼稚红细胞体积小,核染色质致密,胞质少,着色偏蓝、边缘不整齐,粒系及巨核系无明显改变。铁粒幼红细胞<0.15,骨髓小粒可染铁减少或消失。

4. 其他　对铁剂治疗反应较好。如果患者应用硫酸亚铁补充 60mg 铁剂 1～2 小时检测血清铁升高少于 18μmol/L,应考虑为吸收不良。

【治疗措施】

1. 补充铁剂

(1)硫酸亚铁 0.3～0.6g,3 次/d 饭后服,3～6 个月为一疗程;有消化道反应者改 10% 枸橼酸铁胺 10～20ml,3 次/d 口服。琥珀酸亚铁 0.1～0.2g,3 次/d;福乃得 1 片,1 次/d。至血红蛋白正常后继续服用 4～6 个月或服用至血清铁蛋白正常。

(2)口服效果不佳,有较重的消化道反应或溃疡病者,可肌内注射或静脉注射铁剂。

①右旋糖酐铁,有导致过敏性休克而死亡的危险,过敏试验十分重要,成人首剂 50mg 深部肌内注射,无不良反应,第 2 天增至 100mg/d。也可静脉应用,在应用抗过敏药物后,将右旋糖酐铁 100mg 溶于 500ml 生理盐水缓慢静滴,开始 5 分钟 20～30ml,如没过敏反应,剩余剂量在 3～4h 内给予。

②山梨醇铁,肌注吸收迅速。

③2% 含糖氧化铁溶液静脉注射,每支 5ml(含铁 100mg)。

2. 病因治疗　对缺铁性贫血,在补铁剂的同时,注意病因的治疗,如溃疡病、月经过多的治疗及钩虫病的驱虫治疗等(参阅有关章节)。

3. 一般治疗　食用含铁丰富的新鲜蔬菜和食物,如菠菜、动物肝脏、瘦肉、蛋、豆类及豆制品等。

4. 中医中药治疗　中医辨证认为本病为"黄病",脾气虚弱者可用香砂六君子汤或当归补血汤加减;气血双亏用八珍汤加减。"黄病效药"处方:醋煅铁砂 15g,淮山药、明矾各 9g,红枣 20 枚,水煎服,每日1剂。

5. 其他治疗 严重贫血,血红蛋白 60g/L 以下,急需手术或需迅速纠正贫血者,给予输血或红细胞悬液。

二、巨幼红细胞性贫血

巨幼红细胞性贫血(megaloblastic anemia)系由于叶酸和(或)维生素 B_{12} 缺乏导致 DNA 合成障碍所致的贫血。其特点是外周血的红细胞体积增大,骨髓中出现形态及功能异常的巨型变细胞,还常累及粒细胞系和巨细胞系,临床上表现为慢性进行性贫血、胃肠道及神经系统症状。

【诊断提示】

1. 病史 有缺乏维生素 B_{12} 及叶酸的病史。如偏食、多素食,肉蛋和绿叶菜等摄入不足;脂肪泻或慢性腹泻、胃癌、胃肠道手术、阔节裂头虫等致吸收障碍;慢性肝病,蛋白质缺乏,合成或利用障碍;妊娠、溶血、婴儿等需要量增加。

2. 症状与体征 除一般贫血症状外,舌炎(舌痛、色红、舌乳头萎缩)。可有黄疸及皮肤色素沉着。维生素 B_{12} 缺乏时可出现神经系统症状。

3. 实验室检查

(1)血象:大细胞性贫血,多数红细胞呈大卵圆形,中心淡染区消失。血红蛋白降低,红细胞减少,红细胞减少比血红蛋白下降更突出,网织红细胞计数正常或轻度增高。中性粒细胞核分叶增多。

(2)骨髓涂片检查:红细胞增生呈典型巨幼细胞生成,巨幼红细胞>10%。粒细胞系统及巨核细胞系统亦有巨型改变,骨髓铁染色带增多。

(3)血清叶酸 < 6.81mmol/L(3ng/ml),红细胞叶酸 < 227nmol/L(100ng/ml),血清维生素 B_{12} < 74~103pmol/L(100~140pg/ml)。

4. 其他

(1)如无条件进行叶酸和维生素 B_{12} 水平测定,可行诊断性治疗达到诊断目的。方法是服用生理剂量的叶酸(0.2mg/d)或肌注维生素 B_{12}(1μg/d)10d,用药后患者的症状、血象、骨髓象会改善。

(2)排除某些药物的影响、恶性贫血、白血病、铁粒幼细胞贫血、溶血性贫血及骨髓增生异常综合征等。

【治疗措施】

1. 一般处理　治疗基础疾病,祛除病因,纠正偏食。

2. 药物治疗

(1)叶酸缺乏者可给予叶酸 5~10mg,3 次/d,口服,一般于服药 1~2 个月时血象和骨髓象恢复正常。胃肠道不能吸收者可肌注四氢叶酸钙 5~10mg 每日 1 次,用至血红蛋白恢复正常。同时合并维生素 B_{12} 缺乏,不宜单用叶酸治疗,否则会加重维生素 B_{12} 缺乏的症状,易导致神经系统症状加重。

(2)维生素 B_{12} 缺乏者可用维生素 B_{12} 每次 500μg,每周 2 次。无吸收障碍者也可口服维生素 B_{12} 片剂,500μg 每日 1 次,至血红蛋白恢复正常。恶性贫血及胃切除后的患者需终身接受维持治疗。

(3)治疗后期宜加服铁剂(用法同缺铁性贫血的治疗)以纠正并存的缺铁。

(4)重症患者应适当口服氯化钾 1.0g,3 次/d。

(5)叶酸、维生素 B_{12} 治疗后 8~12h 内骨髓的巨幼细胞开始转变,48~72h 后巨型变消失。

3. 其他　在骨髓检查确诊以前不宜应用维生素 B_{12} 或叶酸,以免影响诊断。

三、再生障碍性贫血

再生障碍性贫血(aplastic anemia)简称再障,系由多种原因所致的骨髓造血功能障碍、周围全血细胞减少,但不伴骨髓异常浸润和骨髓网硬蛋白增多的一种综合病症。临床上以严重进行性贫血、广泛出血、反复感染、全血细胞减少为特征,骨髓检查对诊断有重要价值。

【诊断提示】

(1)周围血象:全血细胞减少(至少符合下列两项:①Hb<100g/L;②血小板<100×10⁹/L;③中性粒细胞<1.5×10⁹/L),网织红细胞绝对值减少,网织红细胞计数<0.05。

(2)一般无肝脾大。可有广泛出血,易感染。

(3)骨髓象:增生低下(至少一个部位增生减低或重度减低)。典型病例粒系、红系和巨核细胞明显减少,淋巴细胞比例增高,非造血细胞或脂肪粒增多(有条件者应做骨髓活检)。

(4)骨髓活检:造血组织减少,脂肪组织增加,可伴有不同程度的脂肪液化和坏死,典型病例可见残存的孤立性幼红细胞岛(簇),成纤维细胞不增生。

(5)排除引起全血细胞减少的其他疾病,如巨幼细胞性贫血、系统性红斑狼疮、阵发性睡眠性血红蛋白尿、骨髓增生异常综合征、急性造血功能停滞、骨髓纤维化、急性白血病、恶性组织细胞病、脾功能亢进等。

(6)一般抗贫血治疗无效。

【诊断标准】

1. 急性再障的诊断标准(重型再障)

(1)临床:发病急,贫血呈进行性加剧,常伴有严重感染、内脏出血。

(2)血象:血红蛋白下降速度快;网织红细胞<0.01,绝对值<15×10⁹/L,白细胞明显减少,中性粒细胞绝对值<0.5×10⁹/L;血小板<20×10⁹/L。极重型再障中性粒细胞<0.2×10⁹/L。

(3)骨髓象:骨髓多部位增生减低,三系造血细胞明显减少,有核细胞比例少于25%,非造血细胞增多,如增生活跃须有淋巴细胞增多。骨髓小粒非造血细胞增多。

2. 慢性再障的诊断标准(非重型再障)

(1)临床:发病慢,以贫血为主,感染、出血较轻。

(2)血象:血红蛋白下降速度较慢,网织红细胞、白细胞、中性粒细胞及血小板值较急性型为高。

(3)骨髓象:骨髓至少有一个部位增生不良,如增生良好,红系中常有晚幼红(炭核)比例增多,巨核细胞减少,骨髓小粒脂肪细胞增加。病程中如病情恶化,症状、血象、骨髓象与急性再障相似,则称重型再障Ⅱ型。

【治疗措施】

1. 一般治疗　避免劳累,增加营养。停止接触及应用能损害骨髓造血功能的一切物品。止血、控制感染及酌情少量多次输血。

2. 药物治疗

(1)雄激素:十一酸睾酮(安雄)80mg,2 次/d,肌内注射,丙酸睾酮 50～100mg/d,深部肌注;司坦唑醇(康力龙)2mg,3 次/d,口服;达那唑 0.2g,3 次/d,口服。疗程至少 3 个月以上,有效后维持 1～2 年。适用于慢性型。

(2)免疫抑制药:①抗淋巴/胸腺细胞球蛋白(ALG/ATG),主要用于重型再障。用马 ALG 10～15mg/(kg·d),连用 5d,或兔 ATG 3～5mg/(kg·d),连用 5d,每日剂量应静脉滴注维持 12～16h,用药前需做过敏试验,用药过程中合用糖皮质激素防治过敏反应。②环孢菌素 A,适用于急、慢性再障,剂量为 3～5mg/kg,2 次/d,使用时应个体化,以稳定血药浓度在 100～200μg/L 为宜。③重型再障采用联合免疫抑制治疗,即 ALG/ATG 联合环孢菌素 A,后者 3～6mg/(kg·d),至少 6 个月,ALG/ATG 用法同前。

(3)造血生成因子:重型再障者,需用粒细胞集落刺激因子(G-CSF)或粒单细胞集落刺激因子(GM-CSF),以减轻粒细胞缺乏的程度,控制感染。剂量一般为 150～300μg,皮下注射,1 次/d,至粒细胞恢复正常。

(4)中医中药:肾阳虚型以当归补血汤与河车大造丸加减。肾阴虚型,首以归芍地黄汤加味,继以归脾汤,后期以补血汤为主。

3. 造血干细胞移植 HLA 相合同胞供者造血干细胞移植适用于急性型 40 岁以下及未经多次输血的早期患者。非亲缘 HLA 相合造血干细胞移植适用于 40 岁以下重型或极重型再障无相合同胞供者,成人至少两个疗程 ATG/环孢菌素治疗无效者。

四、原发性血小板减少性紫癜

原发性血小板减少性紫癜(idiopathic thrombocytopenic pur-pura,ITP)又称免疫性或特发性血小板减少性紫癜,是因血液内血小板数量减少、质量降低引起的以皮肤、黏膜出血为特征的出血性疾病。一般认为该病的发生是由于自身抗体致敏的血小板被单核-巨噬细胞系统过度破坏所致。慢性者血清中存有血小板抗体,与血小板结合后形成复合物,对血小板有毒性作用。

【诊断提示】

1. 急性型(病程 6 个月以内) 常见于儿童、青年,发病高峰年龄为 1—5 岁,好发于冬春季节。起病急,畏寒、高热,继之皮肤出现斑点,黏膜、牙龈出血,严重者可发生内脏出血及引起贫血。约有 80% 患者发病前 1~3 周有感染或服用药物等诱因。多数能痊愈或缓解,部分转为慢性。

2. 慢性型(病程 6 个月以上) 常见于年轻女性。起病缓慢,不易查到诱因,反复发生黏膜、皮肤出血和女性可伴月经过多、经期延长。常迁延不愈,有的可转为再生障碍性贫血或白血病。

3. 辅助检查

(1)血小板计数明显减少[急性型一般 $<20 \times 10^9$/L,慢性型多在 $(30 \sim 80) \times 10^9$/L 之间],体积大、颗粒少,染色过深;出血时间延长,血块固缩不良,凝血时间可正常;束臂试验阳性。

(2)骨髓检查:急性型巨核细胞正常,巨幼核细胞计数正常或增多,形成血小板的巨核细胞减少,血小板形成减少或缺乏,或成熟血小板巨大、畸形。慢性型巨核细胞多增高,以颗粒为主,出血严重者红系增生明显。

(3)放射性核素标记血小板寿命缩短。

(4)血小板表面相关抗体(PAIgG)、相关补体(PAC3)测定增加。

【诊断标准】　ITP 国内诊断标准如下。

1. 基本标准

(1)至少 2 次化验检查血小板计数减少。

(2)脾脏不增大或仅轻度增大。

(3)骨髓检查巨核细胞数增多或正常,有成熟障碍。

(4)应具备以下 5 点中任何一点:①泼尼松治疗有效;②切脾治疗有效;③PAIg 增多;④PAC3 增多;⑤血小板寿命测定缩短。

(5)排除继发性血小板减少症。

2. ITP 重型标准

(1)有 3 个以上出血部位。

(2)血小板计数$<10\times10^9/L$。

3. 慢性难治性 ITP 诊断标准

(1)糖皮质激素和脾切除治疗无效。

(2)年龄>10 岁。

(3)病程>3 个月。

(4)无其他导致血小板减少的疾病。

(5)血小板计数$<50\times10^9/L$。

【治疗措施】　一般来说,血小板计数$>50\times10^9/L$,无出血情况的慢性 ITP 可不需治疗,定期观察。反之则应积极治疗。

1. 糖皮质激素　是治疗 ITP 的首选药物。轻者泼尼松 40～60mg/d 口服;或地塞米松 6～9mg/d 口服,也可静注 5～10mg/d,待血小板恢复正常后,每周递减至最小维持量,持续 2～3 个月。重者可采用大剂量地塞米松(HD-DXM)治疗慢性 ITP,地塞米松 40mg/d,连用 4d,间隔 4 周后重复,共 6 个疗程;或地塞米松 40mg/d 连用 4d,间隔 2 周后重复上一疗程,共 4 个疗程。

2. 免疫抑制药　糖皮质激素和脾切除疗效不佳,或不能接受以上 2 种治疗者,可选下列免疫抑制药之一。

(1)一线治疗

①长春新碱 1～2mg,静注或静滴,每周 1 次,一般注射 3 次无效者停用。

②氨苯砜:75～100mg/d,持续数月,停药后血小板又下降,重复使用仍有效。

(2)二线治疗

①环磷酰胺 100～150mg/d,口服或静注,一般于 2～4 周内血小板上升,稳定后再用药 2～3 个月。多与糖皮质激素合用,有效后只减激素至最小维持剂量或完全停药再减环磷酰胺用量。

②硫唑嘌呤 100～150mg/d,口服,共 4～6 周,无效者停用,有效者给予最小维持量。

③环孢菌素 A,用于难治性患者,3～5mg/(kg·d),口服,有效后逐渐减为维持量 50～100mg,1 次/d,持续半年以上。

④紧急治疗:输注血小板、大剂量静脉输注丙种球蛋白、大剂量静脉输注甲泼尼松龙、血浆置换、紧急脾切除。

3. 脾脏切除 适应证包括:①正规激素治疗>6 个月无效;②糖皮质激素依赖,维持剂量>30mg/d;③有糖皮质激素应用禁忌证。

4. 中医中药

(1)清热止血方:侧柏炭、墨旱莲、鲜竹茹、炒黄芩、鲜白茅根、丹皮炭、茜草炭、山栀子炭。

(2)泻火止血方:黄连、黄芩、黄柏、龙胆草、生地黄炭、丹皮炭、侧柏炭。

(3)养阴止血方:大生地黄、熟女贞子、墨旱莲、炙龟甲、阿胶、黄芩炭、侧柏炭、茜草炭。

5. 其他 根据病情选用维生素 C、丙种球蛋白、血小板输注及血浆置换疗法等。

五、过敏性紫癜

过敏性紫癜(allergic purpura)又称出血性毛细血管中毒症，是由多种原因引起的毛细血管变态反应性疾病。主要为毛细血管的渗透性和通透性增高，出现程度不同的皮肤、黏膜出血斑点，且血小板计数和出凝血时间正常。部分病例累及肾脏，演变成紫癜性肾炎。本病常见发病年龄为7—14岁，2岁以前和20岁以后少见，发病有明显季节性，以春、秋两季为多。

【诊断提示】

1. 诱发因素　常有病毒、细菌或寄生虫感染，或有某种食物、药物、植物花粉接触、虫叮咬等病史。

2. 临床表现

(1)皮肤紫癜(单纯皮肤型)，可有腹痛、便血(腹型)，关节肿痛(关节型)，血尿、水肿(肾型)，少数病例可有神经及呼吸系统症状。

(2)紫癜高于皮肤，多对称分布于下肢及臀部，表现不一；可有荨麻疹、血管神经性水肿、多形性红斑和皮肤坏死等。

3. 实验室检查　血象、骨髓象、血小板计数、出凝血时间正常，嗜酸性粒细胞增加；可有血尿及蛋白尿；束臂试验可阳性。

【治疗措施】

1. 病因治疗　消除致病因素，避免过敏原。

2. 药物治疗

(1)轻者用抗组胺药物。选用异丙嗪25mg，2～3次/d或每晚1次；苯海拉明25mg，2～3次/d口服；氯苯那敏4mg，3次/d口服。

(2)维生素C、芦丁及钙剂可作辅助治疗。

(3)重者用糖皮质激素。泼尼松30～60mg，分次口服；地塞米松6～9mg，分次口服；严重者可静脉应用。

(4)紫癜性肾炎：在采用上述治疗基础上可用中药、免疫抑制药，如硫唑嘌呤100～200mg，1次/d口服；环磷酰胺100～

200mg,1 次/d 静注。可与糖皮质激素联合应用。

3. 中医中药

(1)凉血活血法:紫草、茜草、益母草、生地黄各 15～30g,赤芍、牡丹皮各 15g,桃仁、红花、生甘草各 9g,水煎服。气虚加黄芪、党参、黄精;阴虚加龟甲、鳖甲、丹参、知母、玄参;关节肿痛加防己、乳香、没药;腹痛加白芍、延胡索;尿血加白茅根、小蓟、琥珀。

(2)凉血解毒法:水牛角、生地黄各 30g,玄参、金银花各 12g,连翘、大青叶、丹参、牡丹皮各 9g;水煎服,每日 1 剂。

六、急性白血病

急性白血病(acute leukemia)系一种造血系统恶性肿瘤。其特点是骨髓中某型未成熟和形态异常的细胞无控制地增生,出现血液细胞质量和数量的变化,并向组织、器官浸润;周围血液中出现白血病细胞;起病急,进展快,主要表现为贫血、出血、感染及脏器浸润等变化。病因为病毒、理化、遗传、药物等因素。周围血及骨髓细胞学检查可确诊。

【诊断提示】

1. 临床表现

(1)起病急剧,常有发热、贫血、出血、脏器浸润等症状。症状亦可能较轻,但呈进行性加重。部分病例可有神经系统损害。

(2)常有胸骨下段压痛,淋巴结、肝、脾轻中度肿大。可有皮肤、睾丸或其他部位白血病细胞浸润的体征。

2. 周围血象　血红蛋白及血小板减少,白细胞数量不定,可增高、减少或正常。外周血涂片可见原始及幼稚细胞。

3. 骨髓象　骨髓有核细胞明显至极度活跃,原始及幼稚细胞>30％。红系及巨核细胞高度减少,正常造血细胞严重受抑制。常规以瑞氏和过氧化酶染色进行细胞形态鉴别。白血病细胞有明显的异常改变,可见切迹、凹陷等。Auer 小体是白血病细胞的形态标记,仅见于 AMI,有独立诊断意义。

【治疗措施】

1. **化学治疗**　包括长春新碱(VCR)、柔红霉素(DNK)、泼尼松(P)、左旋门冬酰胺酶(L-ASP)、依托泊苷、阿糖胞苷、巯鸟嘌呤、甲氨嘌呤、三尖杉酯碱等,分别不同方案用于各类白血病之诱导缓解、巩固缓解、维持缓解,因用法复杂、药源困难,常需专科医疗机构治疗,具体方法参考有关专科治疗方法。

2. **造血干细胞移植**　可行同种异基因外周造血干细胞移植。

3. **支持治疗**

(1)纠正贫血:可输新鲜血或浓缩红细胞悬液,使血红蛋白至少保持在 80g/L 左右。

(2)预防及治疗感染:严重粒细胞缺乏者($<0.5\times10^9$/L)应预防性应用抗生素。一旦出现感染,应立即足量使用强有力的抗生素。

(3)预防及治疗出血:血小板$\leqslant20\times10^9$/L 或已有较多皮肤瘀点、瘀斑者,应补充血小板。出血严重者可用止血药,如氨基己酸 $6\sim8$g/d,静脉注射;抗纤溶芳酸 $0.2\sim0.4$g,静脉注射;三七粉 $6\sim9$g/d,分 3 次口服;云南白药 0.5g,3 次/d,口服。

(4)进食高蛋白、高热量及维生素丰富的食物,适当调节活动量。

4. **中药治疗**

(1)急性期治疗:柴胡、知母、甘草、青蒿、秦艽、当归、赤芍、黄芩、丹参各 9g,生地黄 20g,葛根 12g,川芎 6g。热甚加石膏,羚羊角、水牛角;口渴加麦冬、五味子;气虚加人参、黄芪、白术;出血加生地黄炭、藕节、三七、仙鹤草、侧柏、地榆、小蓟、阿胶。

(2)缓解期治疗:人参、阿胶各 12g,北沙参、党参、山茱萸各 30g,山药 15g,生白芍、炙甘草、麦冬、酸枣仁各 10g,生龙牡 20g,黄芪、浮小麦各 30g,当归、五味子各 6g,红枣 10 枚,水煎服,每日 1 剂。

七、慢性粒细胞白血病

慢性粒细胞白血病(chronic myelognous leukemia,CML)在我国较为常见,系由于多能干细胞及其定向祖细胞过度增生和分化成熟的不平衡而造成的一种粒细胞总体极度扩增的恶性血液病,属于造血干细胞克隆性疾病。临床上表现为起病缓,病程长。

【诊断提示】

1. 慢性期

(1)临床表现:无症状或有低热、乏力、多汗、体重减轻、脾脏肿大,胸骨下段压痛、贫血、出血和易感染。

(2)血象:白细胞增高常$>50\times10^9/L$,有时达$500\times10^9/L$。部分患者有大细胞正色素性贫血。血小板往往增多。可见各阶段幼稚粒细胞,以中、晚幼粒细胞居多,原始细胞$<10\%$,嗜酸及嗜碱性粒细胞增多,有少量有核红细胞出现。

(3)骨髓象:增生极度或明显活跃,红系、粒系、巨核系普遍增生,以粒系增生最明显,粒红比值可达$(15\sim20):1$,粒系各阶段细胞均增加,以中、晚幼粒细胞增加最显著,嗜酸性和嗜碱性粒细胞明显高于正常。原始及早幼粒细胞不超过10%。

(4)血液生化:血尿酸浓度增高,LDH增高,维生素B_{12}水平明显增高,维生素B_{12}结合蛋白增高。

(5)染色体:Ph'染色体90%以上阳性,10%为阴性,后者多为儿童或老年患者。

(6)中性粒细胞碱性磷酸酶染色:骨髓及外周血以中性粒细胞碱性磷酸酶染色阳性率及积分明显减低,甚至为0。

(7)骨髓活检:示各系细胞增生旺盛,网硬蛋白增加,有不同程度的骨髓纤维化。

(8)B超:有明显脾大,少数患者合并有肝大。

(9)CFU-GM培养:集落或集簇较正常明显增加,有部分CML患者无明显的加速期,而直接进入急变期。

2. 加速期　具下列 2 项者,可考虑为本期。

(1)不明原因的发热、贫血、出血加重和(或)骨骼疼痛。

(2)脾脏进行性肿大。

(3)血小板进行性降低或增高。

(4)原始细胞(原粒加早幼粒)在血中和(或)骨髓中>10%。

(5)外周血嗜碱性粒细胞>20%。

(6)骨髓中胶原纤维增生。

(7)出现 Ph^{1} 以外的其他染色体异常。

(8)对传统的抗慢粒药物治疗无效。

(9)CFU-GM 增生和分化缺陷,集簇增多,集簇与集落比值增高。

3. 急变期　具有下列之一者可诊断为本期。

(1)原始加早幼粒或原淋加幼淋或原单加幼单在外周血或骨髓中>20%。

(2)外周血中原始加早幼粒细胞>30%。

(3)骨髓中原始加早幼粒细胞>50%。

(4)有髓外原始细胞浸润。

(5)临床症状比加速期更恶化,CFU-GM 培养呈小簇生长或不生长。

【治疗措施】

1. 化学治疗

(1)慢性期:①羟基脲起始剂量为 1～4g/d,分 2～3 次口服,当白细胞<20×10^{9}/L 时,剂量减半,当白细胞<10×10^{9}/L 时,维持治疗,剂量为 0.5～1g/d。用药期间,定期查血象,使白细胞维持在 $(4.0～10)\times10^{9}$/L。②伊马替尼(IM)在 2004 年 NCCN 治疗指南中被确立为 CML-CP 的一线治疗药物。常规剂量为 400mg/d,加速期和急变期为 600mg/d,疗效欠佳或失效时可用至 600～800mg/d,最高剂量为 1000mg/d。

(2)加速期及急变期:参照急性白血病的化疗方案。

2. 放射治疗及脾切除　脾脏明显增大,药物治疗无效时,可做脾区深部 X 线照射或行脾切除术。

3. 中药治疗

(1)当归 9g,赤芍 9g,川芎 5g,生地黄 24g,牡丹皮 9g,山茱萸 9g,枸杞子 9g,鳖甲 10g,仙鹤草 10g,水煎服,每日 1 剂。

(2)慢粒片组成:猫爪草、苦参、黄芩、黄柏、雄黄、当归、诃子肉、青黛、土鳖子、水蛭,每片含生药 0.25g,每日 5～7.5g,分次口服,维持量 2.5～5g。

4. 造血干细胞移植　包括同种异基因骨髓或异基因外周血造血干细胞移植。慢性期患者 5 年无病生存率可达 60% 以上,约 20% 患者死于移植相关并发症。

5. 干扰素治疗　起始剂量通常为 300 万 U/d 皮下或肌内注射,每周 3 次,2～3 周后可增至 500 万～600 万 U/d 或达到血液学疗效[即 WBC 在 $(2～4)×10^9/L$,血小板计数接近 $50×10^9/L$],至少用药 6 个月,出现不能耐受的药物毒性或病情进展应停药。加速期比慢性期差,急变期无效。

【疗效标准】

1. 完全缓解

(1)临床:无贫血、出血、感染及白血病细胞浸润表现。

(2)血象:血红蛋白 $>100g/L$;白细胞总数 $<10×10^9/L$,分类无幼稚细胞;血小板 $(100～400)×10^9/L$。

(3)骨髓象正常。

2. 部分缓解　临床表现、血象、骨髓象 3 项中有 1 或 2 项未达完全缓解标准。

3. 未缓解　临床表现、血象及骨髓象 3 项均未达到完全缓解标准。

八、慢性淋巴细胞白血病

慢性淋巴细胞白血病(chronic lymphocytic leukemia,CLL)

系由形态上成熟的小淋巴细胞单克隆性增殖的慢性疾病。绝大多数起源于 B 淋巴细胞,仅少数起源于 T 淋巴细胞。恶性程度较低,疾病晚期常伴有骨髓和免疫功能的衰竭。临床上以病程缓慢、浅表淋巴结及肝脾进行性肿大为主要特点。

【诊断提示】

1. 临床表现　患者多为老年,发病隐袭,可有疲乏、消瘦、低热、贫血或出血表现。可有浅表淋巴结对称性肿大及肝、脾肿大。

2. 血象　白细胞$>10×10^9/L$,成熟淋巴$≥50\%$,成熟淋巴细胞绝对值$>5×10^9/L$,持续增高时间>3 个月(每月至少检查 1 次白细胞和分类)。

3. 骨髓　增生活跃,成熟淋巴细胞$≥40\%$,细胞大小、形态与外周血相同。红系和粒系细胞减少,晚期巨核细胞减少。

4. 组织学检查(骨髓、淋巴结、其他部位)　以成熟淋巴细胞为主的浸润表现。

5. 鉴别诊断　排除其他引起淋巴细胞增多的疾病,如病毒感染、传染性淋巴细胞增多症、结核病等。

【临床分期】

0 期:仅有血和骨髓中淋巴细胞增高。

Ⅰ 期:淋巴细胞增多伴有淋巴肿大。

Ⅱ 期:0 期加肝和(或)脾肿大。

Ⅲ 期:0 期加贫血(血红蛋白$≤100g/L$)。

Ⅳ 期:0 期加血小板数减少($<100×10^9/L$)。

【治疗措施】　淋巴细胞轻度增多的早期患者不宜急于化疗,但须定期复查,对进展型患者伴有贫血、血小板减少或淋巴结、肝、脾显著肿大者,应予治疗。

1. 化学治疗

(1)首选瘤可宁,口服耐受好。$4～8mg/(m^2·d)$,连用 $4～8$ 周,或 $0.4～0.8mg/kg$,1d 或分 4d 口服,根据骨髓恢复情况,每 $2～4$ 周重复一次。

（2）氟达拉滨:常用剂量为 $25\sim30mg/(m^2\cdot d)$,连用 5d 静脉滴注,每 4 周一疗程,可用 $4\sim6$ 个疗程。

（3）环磷酰胺:适宜伴血小板减少的患者。$2\sim3mg/(kg\cdot d)$口服,或 1 次给药 20mg/kg,每 $2\sim3$ 周 1 次口服或静注。

（4）晚期患者可酌情使用联合化疗。COP 方案:环磷酰胺$600\sim800mg$,第 1 天静注;长春新碱 2mg,第 1 天静注;泼尼松 $40\sim60mg/d$,第 $1\sim5$ 天口服。CHOP 方案:在 COP 方案中加入多柔比星(阿霉素)$30\sim40mg$,第 1 天静注。

2. 免疫治疗　利妥昔单抗,常用剂量为 $375mg/m^2$,每周 1 次,共 4 次,常见不良反应为过敏。初次用药从小剂量开始。

3. 造血干细胞移植　在缓解期,可采用自体造血干细胞移植或异基因造血干细胞移植。

【疗效标准】

1. 完全缓解　周围血白细胞$\leqslant10\times10^9/L$,淋巴细胞比例正常（或$<40\%$）,骨髓淋巴细胞比例正常（或$<30\%$）,临床症状消失,受累淋巴结和肝脾回缩至正常。

2. 部分缓解　周围血白细胞、淋巴细胞数和骨髓淋巴细胞比例降至治疗前 50% 以下,症状减轻,累及淋巴结、肝脾的区域数和（或）肿大体积比治疗前减少 50% 以上。

3. 无效　临床及实验室未达到上述标准或反而恶化。

九、白细胞减少症和粒细胞缺乏症

白细胞减少症(leukopenia)系血液中白细胞总数反复多次检查低于正常下限;粒细胞缺乏症(agranulocytopenia)系周围血液白细胞显著减少而以粒细胞极度缺乏为特点。临床都可出现头痛、头晕、乏力、低热、食欲减退,易造成感染。多由某些药物、放射性物质、细菌病毒感染有关。

【诊断提示】

1. 白细胞减少症

(1)起病缓慢,多数有乏力、头晕、感染等症状,可有轻度脾肿大,常在查体时无意中发现白细胞减少。

(2)血象:反复多次检查白细胞总数:成人$<4.0\times10^9$/L;儿童 10—14 岁$<4.5\times10^9$/L,5—9 岁$<5.0\times10^9$/L,小于 5 岁$<5.5\times10^9$/L。中性粒细胞百分比正常或轻度减低,淋巴细胞相对增多,粒细胞可有核左移或右移,胞质可有毒性颗粒、空泡等变性。红细胞及血小板大致正常。

(3)骨髓象:粒细胞系可正常、增生减低或成熟抑制。

2. 粒细胞缺乏症

(1)发病急骤,多有近期服用某种药物史,如氯霉素、磺胺类、抗癌药、抗甲状腺药等。少数病例有感染或放射性物质接触史。

(2)畏寒、高热、出汗、咽痛,随之出现口腔、咽喉、直肠与肛门等处溃疡,并伴有全身中毒症状。严重者常并发肺炎。

(3)白细胞总数$<2.0\times10^9$/L,中性粒细胞$<0.5\times10^9$/L,甚至缺如。粒细胞呈显著毒性变性,淋巴细胞比值明显增多。红细胞和血小板一般正常。

(4)骨髓:粒系细胞增生极度低下,或呈显著成熟障碍。淋巴细胞、浆细胞、网状细胞可相对增加。红系和巨核细胞系多正常。

【治疗措施】

1. 常规处理

(1)祛除病因:药物引起者,立即停药;理化因素引起者避免接触;感染引起者积极控制感染。

(2)进食易消化、高热量、高维生素饮食,注意全身卫生,特别是口腔、肛门和皮肤等的卫生。

(3)可少量多次输新鲜血液,或输白细胞悬液。

(4)病情严重者尽早进隔离室,住无菌病房。

(5)一旦疑有或出现感染,应及时联合应用足量广谱抗生素。

2. 促白细胞生长药　维生素 B_4 10～20mg,3 次/d,口服;维生素 B_6 10～20mg,3 次/d,口服;碳酸锂 20～30mg,3 次/d,口服;

利血生 10mg,3 次/d,口服;鲨肝醇 50～100mg,3 次/d,口服;脱氧核苷酸钠 10～20mg,3 次/d,口服;辅酶 A 100U,1 次/d,肌注;ATP 20mg,1 次/d,肌注。可选其中 2～3 种联合用。

3. **糖皮质激素**　对部分免疫性粒细胞减少症患者有效。可用泼尼松 10～20mg,3 次/d,口服;或用氢化可的松 200～300mg/d 静滴。白细胞回升,体温下降后,逐渐减量至停药。

4. **造血细胞生长因子**　伴有严重感染时,可考虑使用造血细胞生长因子,如 GM-CSF、G-CSF,150～300μg/d,皮下注射,疗程一般为 7～14d,或至中性粒细胞升高＞$1.0×10^9$/L。

5. **免疫抑制药**　确诊为免疫性粒细胞减少症,糖皮质激素无效时,可慎用:硫唑嘌呤 50mg,2～3 次/d,口服;或环磷酰胺100～150mg,1 次/d,口服;或长春新碱 2mg,每周 1 次,静注。

6. **脾切除术**　仅用于确诊为脾功能亢进患者。

7. **中医中药治疗**　当归 9g,芍药 9g,川芎 5g,生地黄 18g,熟地黄 18g,炙甘草 10g,人参 9g,白术 9g,茯苓 9g,山茱萸 9g,牡丹皮 9g,麦冬 9g,鳖甲 9g,水煎服,每日 1 剂。随症加减:身热加知母、黄柏、柴胡、莲心、地骨皮、青蒿;心悸、多汗加五味子、黄芪、牡蛎;食欲减退、恶心加橘皮、生姜、砂仁、丁香。

第25章　内分泌与代谢性疾病

一、甲状腺毒症与甲状腺功能亢进症

甲状腺毒症(thyrotoxicosis),系指由多种因素引起的甲状腺素分泌过多而发生的高代谢综合征。典型者临床表现为食欲增强、易激动、心率增快等代谢亢进和交感神经兴奋症状。由甲状腺本身产生甲状腺激素过多引起的称为甲状腺功能亢进症(hyperthyroidism)。二症共同病理变化为甲状腺弥漫性、结节性或混合性肿大所引起,临床表现类似。

【诊断提示】

(1)多无明确病因,部分病例发病前可有精神刺激、感染、妊娠、手术等病因,部分可有其他自身免疫性疾病史。

(2)怕热、多汗、易倦、烦躁、心悸、无力、手抖、食欲亢进而消瘦、大便次数增多等高代谢症候群表现,女性月经稀少。

(3)心动过速、心音增强、脉压增大,可有期前收缩、房颤、周围血管征阳性(水冲脉、毛细血管搏动和枪击音)。

(4)甲状腺弥漫性或结节性肿大,局部可有细震颤及血管杂音。

(5)可伴有突眼症及甲亢眼症,部分病例可有浸润性突眼和手指细震颤,胫前黏液性水肿,杵状指(趾),皮肤温湿、潮红。

(6)基础代谢率升高,甲状腺摄^{131}I率升高(3h>25%;24h>45%),高峰值提前(3h的摄^{131}I率为24h的80%以上)。T_3抑制试验阴性(不能抑制)。

(7)血清总甲状腺素(TT_4)、总三碘甲状腺原氨酸(TT_3)、游离甲状腺素(FT_4)升高。血清促甲状腺素(TSH)水平降低,促甲状腺激素释放激素(TRH)兴奋试验无反应。

(8)甲状腺刺激性抗体(TSAb)可阳性,甲状腺自身抗体如甲状腺球蛋白抗体、甲状腺微粒体(过氧化酶)抗体的阳性率和滴度可升高,缓解期可阴性或滴度正常。

(9)甲状腺核素扫描可见甲状腺弥漫性肿大,也可发现冷、热结节。

(10)淡漠型甲亢及甲亢危象等有特殊临床表现和类型。

【治疗措施】

1. 一般治疗 适当休息,避免各种刺激因素,宜"三高"饮食,高能量、高蛋白、高维生素,口服少量镇静药,如地西泮 2.5mg,3次/d。忌服含碘药物及食物,勿揉捏甲状腺。

2. 抗甲状腺药物治疗

(1)药物及用法:甲巯咪唑(他巴唑)或卡比马唑(甲亢平)10mg,8h 1 次,重症短期内可用至 20mg,8h 1 次;或用丙或甲硫氧嘧啶 100mg,8h 1 次,重症可用至 600mg/d,连服 4~6 周。如症状好转,基础代谢率下降,血清甲状腺素降至正常水平,应酌情减至维持量,他巴唑 5~10mg/d,丙/甲硫氧嘧啶 50~100mg/d,并连续服药 1.5~2 年。甲巯咪唑初治剂量可用 15mg/d,1 次/d,疗效与常规量相仿,不良反应少。

(2)注意事项:治疗初 3 个月内每周查白细胞计数及分类 1~2次,如白细胞计数下降至 3.5×10^9/L 以下,中性粒细胞低于 1.5×10^9/L,应暂停服药,可加用升白细胞药物;如有明显发热、皮疹等过敏反应立即停药,可用抗组胺药物;定期复查血中甲状腺素水平以指导治疗;孕早期最好用丙硫氧嘧啶,剂量宜小,哺乳期妇女应用甲巯咪唑。

(3)终止治疗指征:已服用 1.5~2 年,且需要维持量小(如甲巯咪唑 2.5~5mg/d)者;原甲状腺肿缩小,血管杂音消失;抗甲状腺微粒体抗体阴性或滴度正常,或 TRAb 转为正常者。

3. 放射性碘(^{131}I)治疗

（1）适应证：甲状腺弥漫性中度肿大，用抗甲状腺药过敏者；长期抗甲状腺药治疗后复发者；年老及有心、肝、肾严重合并症者；有出血性疾病及白细胞减低、拒绝手术、浸润性突眼者。

（2）禁忌证：妊娠及哺乳期妇女。

（3）方法：在服碘前 2～4 周，避免用碘剂或其他含碘的食物及药物。病情重者在服^{131}I 后 1～7d 可加服硫脲类药或普萘洛尔，直至甲状腺功能恢复正常。一般服^{131}I 后 2～3 周症状开始好转，3～6 个月缓解。根据病情必要时于 6～9 个月以后再考虑进行第 2 次^{131}I 治疗。

4. 手术治疗

（1）手术适应证：毒性结节性甲状腺肿；甲状腺显著肿大；服抗甲状腺药后，甲状腺增大明显，甲状腺肿大压迫邻近器官；抗甲状腺药治疗后无效或病情复发；胸骨后毒性甲状腺肿；坚持长期治疗有困难者。

（2）手术禁忌证：年老体弱，伴有心脏及其他严重疾病者；突眼明显者；重度活动性突眼或慢性淋巴性甲状腺炎者；早或晚期妊娠者。

5. 对症治疗　对心率较快者可用 β 受体阻滞药，如普萘洛尔（心得安）10～30mg，6～8h 1 次。

二、甲状腺危象

甲状腺危象（thyroid crisis）系指在甲亢未经治疗或治疗但病情未控制的情况下，由于应激使大量甲状腺素释放入血，致使甲亢病情突然加剧出现危及生命的状态。其诱因主要有感染、精神刺激、劳累、手术（包括甲状腺手术）、外伤、不适当停用抗甲状腺药及放射性^{131}I 治疗等。临床表现为多系统、多脏器功能障碍。

【诊断提示】

1. 典型的甲状腺危象

（1）全身反应：体温升高（38.5～41℃），皮肤潮红、大汗淋漓，甚至虚脱。

(2)消化道反应:恶心、呕吐、腹泻、体重下降、黄疸或肝功能异常。

(3)心血管反应:心悸、气短、心率增快(140 次/min 以上),可有心律失常、心衰及休克。

(4)中枢神经系统反应:烦躁不安,可有嗜睡、谵妄、昏迷。

(5)实验室检查符合甲亢,也可有低血钾、低血钠等。

2. 淡漠型甲亢症危象

(1)淡漠、嗜睡、无力、消瘦甚至恶病质,体温稍高,脉率稍快或变慢,脉压差小,可有心衰、谵妄、昏迷,多见于老年患者。

(2)甲状腺轻度肿大,甲状腺功能检查符合甲亢症、血清 FT_3、FT_4 水平增高。

【治疗措施】

1. 降低周围组织对甲状腺激素的反应

(1)普萘洛尔 20～40mg,口服,6～8h 1 次;或在密切监护下,静脉内缓慢注射,不超过 1mg。

(2)利血平 1～2mg 肌注,6～8h 1 次,症状好转后减量。

2. 抑制甲状腺激素的生成和分泌

(1)用碘前 1h 同时口服或鼻饲丙硫氧嘧啶 600～1000mg/d,以后每次 250mg,每 4 小时口服。也可用甲巯咪唑为 60～100mg/d,手术后发生的甲状腺危象不需再用硫脲类药。

(2)复方碘溶液(卢戈溶液)30 滴,以后 5～10 滴,每 8 小时 1 次口服,或碘化钠 0.5～1.0g 加入 5％葡萄糖盐水 500ml 中,缓慢静滴 12～24h,危象消除即可停用。

3. 对症处理

(1)吸氧、物理降温,避免用水杨酸制剂降温。

(2)纠正水及电解质失衡,补充葡萄糖和维生素(参见重症急救篇)。

(3)抗感染,根据病情和病原菌选用。

(4)烦躁不安时可用地西泮 10～20mg 肌注,必要时可行人工冬眠(异丙嗪 50mg,哌替啶 50mg 加入 5％或 10％葡萄糖溶液中静滴,根据病情调整滴速和剂量)。

4. 糖皮质激素　氢化可的松 100～300mg 或氟美松 10～20mg 加入 10％葡萄糖溶液 500ml 中静滴,6～8h 1 次,症状改善后逐渐减量停药。

三、甲状腺功能减退症

甲状腺功能减退症(hypothyroidism)简称甲减症,系指甲状腺激素缺乏或甲状腺激素抵抗,机体代谢及各系统功能下降引起的临床综合征。成人甲减也称黏液性水肿,婴儿期发病者称为克汀病(Cretinism)或呆小病。病因与甲状腺、垂体、下丘脑及受体的原发疾病有关。

【诊断提示】

1. 病史　有地方性甲状腺肿、自身免疫性疾病、甲状腺手术、放射性碘治疗甲亢症,以及用抗甲状腺药物治疗史,有甲状腺炎或丘脑-垂体疾病史等。

2. 临床表现

(1)主要表现为无力、嗜睡、畏寒、少汗、反应迟钝、精神不振、记忆力减退、腹胀、便秘、发音低沉、体重增加、月经血量多。

(2)皮肤干燥无光泽、粗厚、发凉、非凹陷性黏液性水肿。毛发干枯、稀少、易脱落。体温低、脉率慢、脉压差小、心脏扩大、腱反射迟钝、掌心发黄。

(3)严重者可出现黏液性水肿昏迷:体温低于 35℃,呼吸浅慢,心动过缓,血压降低,反射消失,意识模糊或昏迷。

3.辅助检查

(1)基础代谢率低于正常。

(2)血清 TSH 值升高,TT_4、FT_4 减低。

(3)原发性甲减症可有血清免疫复合物(CIC)及 IgG 升高,甲状腺球蛋白抗体、甲状腺微粒体(过氧化酶)抗体阳性,滴度增高。

(4)X线检查可有心脏扩大、心包积液。

(5)心电图示心动过缓,低电压,Q-T间期延长,ST-T异常。

(6)超声心动图示心肌增厚,可有心包积液。

(7)可有血脂升高、血糖降低、肌酸磷酸激酶(CPK)增高、葡萄糖耐量曲线低平。

(8)蝶鞍X线照片、垂体CT或MRI可发现有关病变。

【治疗措施】

1. 替代治疗

(1)甲状腺素片:开始10~20mg/d,以后每2~3周增加10~20mg,直至奏效。维持量为60~180mg/d,目前已较少使用。

(2)左旋甲状腺素钠(L-T_4)25μg/d,逐渐增加至100~200μg/d,每1~2周增加50μg;碘塞罗宁(三碘甲状腺氨酸,L-T_3)30~50μg/d。二者也可合用,按3:1或4:1配制。

(3)糖皮质激素:如合并有糖皮质功能减退,应先用小剂量氢化可的松再行甲状腺素片替代治疗。

2. 中药治疗　可用黄芪、党参、仙灵脾、仙茅、补骨脂等治疗。

3. 其他治疗　贫血者补铁剂、维生素B_{12}、叶酸等。

4. 黏液性水肿昏迷的治疗

(1)保暖,给氧,保持呼吸道通畅,必要时气管切开,机械通气。

(2)首选LT_3静脉注射,每4小时10mg或$LT_4$300μg静注,以后静注50μg/d,患者清醒后改口服LT_4。

(3)氢化可的松200~300mg/d加入5%~10%葡萄糖溶液中静滴。病情好转后迅速减量,数天后停用。

5. 控制感染,治疗原发病

四、慢性淋巴细胞性甲状腺炎

慢性淋巴细胞性甲状腺炎(chronic lymphocytic thyroiditis)又称桥本病(Hashimoto's disease)或自身免疫性甲状腺炎,系甲状腺炎中最常见的一种。这是由于自身免疫因子引起的伴有甲状腺淋巴细胞浸润及纤维化的慢性炎症。

【诊断提示】

(1)中年女性多见,早期无明显症状,部分患者有甲亢症状,晚期可有甲减症表现。

(2)甲状腺中度弥漫性肿大,表面光滑,坚实,分叶状,一般无疼痛及压痛,少数早期可有压痛。

(3)血沉增快,血清球蛋白升高。

(4)甲状腺摄^{131}I率减低。过氯酸盐排泌试验阳性,甲状腺片 T_3 抑制试验阳性。血清 TT_3、TT_4、TSH 水平早期正常或可升高或减低,晚期血清 TT_3、TT_4 水平下降,TSH 水平升高。

(5)免疫学检查:IgG、IgA 水平升高,淋巴细胞转换率增高,辅助性 T 淋巴细胞百分数增加,甲状腺自身抗体强阳性,滴度明显升高。

(6)本病易与其他自身免疫性疾病并存,如恶性贫血、系统性红斑狼疮、类风湿关节炎、萎缩性胃炎等。本病可与甲亢症(桥本-甲亢症)、结节性甲状腺肿、甲状腺癌并存。必要时做甲状腺扫描、活检或手术探查,确定诊断。

【治疗措施】

(1)如存在甲减,给予甲状腺素片 80~160mg/d,或 L-$T_4$50~200μg/d,剂量根据是否有甲减和有无心血管合并症而定。

(2)伴有甲亢者可同时给予抗甲状腺药。

(3)甲状腺肿大明显而迅速发展或伴有压迫症状者可短期应用泼尼松 30mg/d,分 3 次口服,症状缓解后减量。

(4)压迫症状明显经以上治疗无效或疑及甲状腺癌者可考虑手术治疗。

五、单纯性甲状腺肿

单纯性甲状腺肿(simple goiter)俗称"粗脖子病",系以缺碘为主的代偿性甲状腺肿大。起病缓慢,常无自觉症状,表现为甲状腺部位弥漫性、对称性肿大,甲状腺功能基本正常。

【诊断提示】

(1)女性多见,青春期、妊娠期、哺乳期发病或加重。可有家族遗传史及地方性病史(地方性甲状腺肿)。感染可诱发。

(2)颈前下方甲状腺部位进行性肿大,随吞咽上下移动,一般无疼痛、无甲状腺功能障碍。

(3)甲状腺肿大,程度和质地不一,严重者可呈巨大甲状腺肿。常有大小不等的多个结节,可有纤维性变、钙化。无震颤及血管杂音。肿大显著者,可引起压迫症状如咽部紧缩感,刺激性干咳,劳累后气促,吞咽困难,发音嘶哑等。

(4)基础代谢率正常,少数可偏低。血清三碘甲状腺原氨酸总量(TT_3)正常或升高、甲状腺素总量(TT_4)水平正常或偏低,血清 TSH 水平正常,严重缺碘时升高。甲状腺摄[131]I率正常或升高,但高峰值不提前,甲状腺素片或 T_3 抑制试验呈阳性(可抑制)。

(5)放射性核素甲状腺扫描可发现甲状腺弥漫性增大或间有多个温结节和(或)冷结节。

(6)X线胸片可发现胸内甲状腺肿、气管受压情况。

(7)B型超声可见甲状腺弥漫性增大和(或)多个实质性结节和(或)冷肿。

(8)排除甲状腺炎、结节性甲状腺肿、腺瘤、癌肿等。

【治疗措施】

(1)自觉症状不明显、无压迫症状的散发性甲状腺肿,尤其是青春期患者,可不给药物治疗。

(2)碘化食盐,100mg/d,食用海带等含碘高的食物,改善碘营养状态,MUI 100～200μg/L 是碘摄入量的适宜和安全范围,妊娠和哺乳妇女碘摄入量的推荐标准 MUI 150～250μg/L。

(3)酌情使用甲状腺素片或 LT_4。

(4)中药治疗,可选用海藻、昆布、浙贝母、青皮、海浮石、半夏、夏枯草等。

（5）压迫症状明显或疑有恶变者,可手术治疗。

六、尿　崩　症

尿崩症(diabetes insipidus)系由下丘脑-神经、脑垂体多个部位病变引起的抗利尿激素缺乏或肾脏对抗利尿激素不敏感,导致肾小管重吸收水的功能障碍。临床上以多尿、烦渴、多饮、脱水为主要表现,尿比重和尿渗透压均低。

【诊断提示】

（1）青壮年多见,原发性者可有家族史。继发者多见于头颅创伤、下丘脑-垂体手术、肿瘤、感染、血管病变、血液病等。

（2）多尿,每日尿量可达 5～10L,严重者可达 18L;烦渴、多饮、皮肤干燥;唾液、汗液减少;便秘、消瘦、困倦无力;重者可有精神失常、虚脱及电解质紊乱。

（3）尿渗透压持续<200mmol/L(200mOsm/L),尿比重常<1.005,肾功能正常。

（4）禁水-加压素试验,禁水一定时间,当尿浓缩至最大渗透压而不能再上升时,注射加压素,正常人注射外源性 AVP 后,尿渗透压不再升高,肾性尿崩症对注射 AVP 无反应。

（5）血浆抗利尿激素(ADH)水平低下。

（6）需排除肾源性多尿、糖尿病、高钙血症、低血钾等代谢性多尿。

【治疗措施】

1. 饮食调节　限制钠盐、咖啡及茶类。

2. 激素替代治疗

（1）去氨基右旋精氨酸加压素(DDAVP):鼻腔喷雾,每次10～20μg,疗效维持 10～12h,2 次/d;去氨加压素(弥凝)片 300～1200μg/d,分 3 次口服。

（2）垂体后叶素水剂 0.5～1ml(5～10U)皮下注射,4～8h1 次,适用于颅脑手术或外伤后病情骤变者。

（3）鞣酸加压素油剂（长效尿崩停），1次肌注 1～2.5U，疗效维持 3～4d。宜从小剂量（0.5U）开始，防止发生水中毒。

3．非激素药物治疗选择

（1）氢氯噻嗪 25～50mg，3 次/d，用药期间应进低盐饮食及注意补钾。

（2）氯磺丙脲 100～200mg/d，1 次口服。用药期间注意有无发生低血糖。

4．病因治疗　颅内肿瘤引起者可行放射治疗或手术切除肿瘤；结核感染引起者抗结核治疗。

5．中药治疗　鲜芦根 50g，麦冬 9g，知母 6g，天花粉 15g，竹叶 6g，北沙参 15g，葛根 9g，乌梅 9g，黄芩 9g，水煎服，每日 1 剂。

七、皮质醇增多症

皮质醇增多症（hypercortisolism）又称库欣综合征（Cushing's syndrome），系由于垂体或垂体外的某些肿瘤组织分泌过量促肾上腺皮质激素（ACTH），使双侧肾上腺皮质增生，或由肾上腺皮质的肿瘤生长而分泌过量的皮质醇所致的临床综合征。

【诊断提示】

（1）多见于青中年女性，男女发病之比约为 1∶5。

（2）多呈向心性肥胖，以面、颈及躯干部最为明显，四肢相对瘦小，脸圆如满月，常有痤疮。皮肤菲薄多毛，松弛无弹性，多有皮脂溢出，晚期全身呈淡红色，常有皮肤脱屑。典型者在大腿上部、肩、膝等处出现紫红色、对称性、中间宽两端细的粗大紫纹。青少年发育迟缓，男性可出现阳痿，女性出现月经减少或闭经。骨质疏松，病理性骨折是本病晚期特征。可有佝偻、胸痛、背痛、血糖升高、精神异常、水盐代谢紊乱和高血压，中晚期引起心肌损害。

（3）血嗜酸性粒细胞、淋巴细胞减少，血钠、氯偏高，血钾偏低，碱血症，高血糖，葡萄糖耐量降低，尿钙增多。

（4）尿游离皮质醇增高，血浆皮质醇升高，且昼夜周期性波动消失。

（5）血浆促肾上腺皮质激素（ACTH）测定：双侧肾上腺皮质增生者增高，异位 ACTH 分泌综合征常显著升高，而皮质腺瘤或癌肿时降低，库欣综合征时降低甚至测不出。

（6）地塞米松抑制试验：隔夜单剂量试验，次晨血皮质醇不受明显抑制；小剂量抑制试验，不能抑制，但须除外单纯性肥胖症；大剂量抑制试验，肿瘤者不被抑制。

（7）ACTH 兴奋试验：注射 ACTH 后，血浆皮质醇、24h 尿游离皮质醇，在双侧肾上腺皮质增生者明显升高；腺瘤或异位 ACTH 分泌综合征可稍升高；腺癌无反应。

（8）颅骨平片可有蝶鞍扩大，骨质吸收。CT 或 MRI 可发现垂体微腺瘤，胸片可见异位 ACTH 肿瘤，骨骼片示骨质疏松、病理性骨折。

（9）肾上腺 B 超、CT、MRI、放射性核素（^{125}I-胆固醇）扫描、肾上腺血管造影等检查可鉴别双侧肾上腺增生或肿瘤，并做定位诊断。

（10）应除外长期应用糖皮质激素或饮用乙醇饮料引起的类库欣综合征。

【治疗措施】

1. 肾上腺皮质增生治疗

（1）垂体无明确病变者，用 ^{60}Co 或深度 X 线照射垂体，也可用重离子或质子线照射。

（2）垂体有微腺瘤者经蝶窦切除。

（3）症状明显又不能做垂体手术者，行肾上腺次全切除或全切除。术后 3 个月内做垂体放疗。

（4）药物治疗：可用赛庚啶（24mg/d，分 3～4 次服）或溴隐亭；也可用糖皮质激素合成阻滞药，如美替拉酮（1～2g/d，分 3～4 次服）；也可用中药龙胆泻肝汤等。

2. 肾上腺腺癌　尽量早期切除根治。如不能手术，试用下列化疗：

（1）米托坦（双氯苯二氯乙烷），2～6g/d，分 3～4 次服，持续治疗 4～6 个月以上。

（2）美替拉酮 250～500mg，分 3～4 次，口服，必要时增至6g/d。

（3）氨鲁米特 0.75～1.5g/d，分次口服。

（4）酮康唑 400～1200mg/d，维持量 600～800mg/d，治疗过程中需观察肝功能。

3. 对症处理　补钾、抗生素、防治病理性骨折。

八、肾上腺危象（急性肾上腺皮质功能衰竭）

肾上腺危象所表现的是急性肾上腺皮质功能衰竭（acute adrenocortical insufficiency）是由于感染、较大手术、严重创伤、变态反应、静脉血栓形成及激素治疗后减量过快等原因所引起，临床上以过高热、嗜睡或烦躁、休克、昏迷、皮肤紫癜和急性消化道症状为主要表现。

【诊断提示】

1. 病史　常有肾上腺切除或其他大手术、创伤、慢性肾上腺皮质功能减退、长期使用激素、骤然停药和急性感染病史。

2. 临床表现　常有高热、头痛，皮肤及黏膜广泛出血，体温可达 41℃以上，恶心、呕吐频繁、低血压、休克及意识障碍，严重者出现全身衰竭和昏迷。

3. 实验室检查　①白细胞总数及嗜酸性粒细胞明显升高；②低钠、低血糖；③血尿素氮和肌酐增高；④血浆皮质醇呈低水平。

【治疗措施】

1. 对症治疗　吸氧，监护呼吸、血压、心率、瞳孔等生命体征，惊厥抽搐者慎用巴比妥及吗啡类药物。

2. 激素治疗　氢化可的松 100～300mg 加入 5% 葡萄糖生理盐水 500ml 中静滴，4～8h 可重复，第 1 天可用 400～600mg，病情好转后渐减量；或改用泼尼松（强的松）口服。

3. 补液治疗　通常第 1 天 2500～3000ml,以后根据血压、尿量调整用量,注意补钾。

4. 抗休克治疗　有休克表现,或经补液和激素治疗临床症状仍不能缓解,可用血管活性药物(参见重症急救篇休克的治疗措施)。

5. 抗感染治疗　根据病情和细菌感染类型选择有效的抗生素。

6. 其他治疗　发生弥散性血管内凝血(DIC)时可用低分子肝素等。

九、糖　尿　病

糖尿病(diabetes mellitus)是由各种原因造成胰岛素相对或绝对缺乏及不同程度的胰岛素抵抗,使体内糖类、脂肪及蛋白质代谢紊乱而引起的临床综合征。临床上表现为血糖过高、持续尿糖、多饮、多尿、多食、体重下降、疲乏无力,易继发化脓性感染、肺结核、广泛的微血管病变、失明、肾功能衰竭及心脑血管病变等。临床分为 1 型糖尿病、2 型糖尿病、特殊类型的糖尿病和妊娠糖尿病。

【诊断提示】

1. 单一条件　有下列情形之一者即可诊断糖尿病。

(1)有糖尿病症状,空腹血糖≥7.0mmol/L,(空腹指 8～14h 内没有热量摄入)。

(2)有糖尿病症状,任意时间的血糖≥11.1mmol/L。

(3)空腹血糖＜7.0mmol/L,糖耐量试验 2h 血糖≥11.1mmol/L 重复 2 次以上。

(4)无糖尿病症状,空腹血糖≥7mmol/L 或随机血糖≥11.1mmol/L,重复 2 次以上。

2. 糖耐量减低(IGT)　糖尿病症状不明显,空腹血糖＜7.0mmol/L,口服葡萄糖 75g 后 2h 血糖在 7.8～11.1mmol/L。

3. 1 型糖尿病

(1)发病较急。

(2)血浆胰岛素水平低于正常,必须依赖胰岛素治疗,如停用胰岛素则有酮症发生倾向。

(3)多发病于青少年。

(4)多在遗传基础上加外来因素(如病毒感染)而发病。

4.2 型糖尿病

(1)常无或很少有糖尿病症状,呈慢性进行性发展。

(2)通常不依赖胰岛素治疗,多无酮症发生倾向,因严重感染或应激反应时可出现酮症。

(3)口服降糖药不能控制时,应激反应或感染诱发高血糖症时也需胰岛素治疗。

(4)血浆胰岛素水平往往正常或稍低,肥胖者可高于正常,有胰岛素抵抗者可增高。

(5)多数发病于 40 岁以后。

(6)胰岛细胞抗体常阴性,与 HLA 相关抗原无明确关系。

5. 妊娠糖尿病　妊娠期间发生或发现,只要血糖高于正常就可诊断。用胰岛素治疗,必须控制血糖和血压正常,产后 6 周需重新定型。

6. 其他特殊类型糖尿病　患者不多,种类多,常见疾患有胰原外分泌疾病、内分泌疾病、与遗传有关的糖尿病,药物引起的糖尿病等。

7. 晚期病例　常合并心脑肾损害、眼底病变及周围神经病变。

8. 排除继发性糖尿病　如肢端肥大症、皮质醇增多症、嗜铬细胞瘤、慢性胰腺炎等。

【治疗措施】

1. 一般治疗　养成规律的生活习惯,少食多餐,注意个人卫生,预防各种感染。适当体育活动,避免过于肥胖,充分认识糖尿病,并掌握自我管理技能。参阅第 78 章之糖尿病。

2. 饮食治疗

(1)根据理想体重和劳动强度来决定每日摄取热能的多少。理想体重(kg)＝身高(cm)－105。BMI＜18kg/m² ,为体重过低, ≥28kg/m²为肥胖。每日摄取热能见表 25-1。

表 25-1　糖尿病患者活动强度、体重与热能摄取的关系

[kJ/(kg・d)]

	消　　瘦	正　　常	肥　　胖
轻体力活动	146.65	125.7	83.8～104.75
中体力活动	163.6	146.65	125.7
重体力活动	184.05～209.5	163.6	146.65

(2)食物成分比例:蛋白质成人按 0.8～1.2g/(kg・d),小儿、孕妇及营养不良者加至 1.5～2g/(kg・d);有肾功能损害者应减至 0.6～0.8g/(kg・d),糖 3～5g/(kg・d),脂肪 0.5～1.0g/(kg・d)。糖与脂肪比率为 3:1 或 2.5:1,脂肪不应超过总热能的 2/5。应多食用纤维含量多的食品,如糙米、蔬菜、水果、豆类制品等,少用或不用糖制品。

(3)三餐热能分配:根据所用胰岛素种类、血糖或尿糖情况,并结合饮食习惯决定,一般按早 1/5、午 2/5、晚 2/5 或三餐各 1/3 比例分配。

3. 口服降糖药(根据血糖、尿糖水平调整药物剂量)

(1)磺脲类:格列本脲(优降糖)2.5～7.5mg/d,早餐前 1 次服用,如超过 10mg/d,可分 2 次服;格列齐特(达美康)40～240mg/d,早餐前 1 次顿服,剂量大时亦可分 2 次服;格列吡嗪(美吡达)25～30mg/d,分 2～3 次于每餐前 30min 口服。若同时服用水杨酸盐、普萘洛尔、胍乙啶、利舍平(利血平)及可乐定等,可能增强磺脲类降糖作用。若同时服用维拉帕米、硝苯地平、利福平、噻嗪类利尿药、呋塞米等,可能减弱其降血糖作用。其中,优降糖易引起低血糖反应,甚至导致顽固或严重低血糖。老年人、肝肾功能不全及有心脑血管并发症的病人应慎用或不用。

(2)双胍类:二甲双胍 250mg,2～3 次/d,最大量2000mg/d。肥胖患者最为适用,饮酒可加强其降糖作用;苯乙双胍(降糖灵)因易致乳酸性酸中毒,现已不常用。

(3)葡萄糖苷酶抑制药:阿卡波糖(acarbose)150～300mg/d,分 3 次进餐时嚼碎吞下。有严重胃肠功能紊乱、慢性腹泻、恶性肿瘤、酗酒、肝功能不良和严重肾功能障碍者禁用。妊娠、哺乳期妇女亦不宜用。

(4)噻唑烷二酮类:可提高胰岛素敏感性,降低空腹及餐后血糖并降低血胰岛素、C 肽胰岛素原,降低游离脂肪酸。1 型糖尿病患者、儿童、孕妇、哺乳期妇女禁用。

(5)非磺脲类促泌药:苯甲酸衍生物瑞格列奈及 D-苯甲酸衍生物那格列奈为临床常用药物,主要作用机制是刺激胰岛素的分泌,不推荐与磺脲类联合使用。

(6)GLP-1 受体激动药:如艾塞那肽、利拉鲁肽。通过激动GLP-1 受体而发挥降糖作用。有显著的降低体重作用,需皮下注射,可单独或与其他降糖药物合用治疗 T2DM,尤其是肥胖、胰岛素抵抗明显者。胰腺炎患者、甲状腺髓样癌患者、T1DM 或 DKA者禁用。

(7)DPP-4 抑制药:如西格列汀、阿格列汀。抑制 DPP-4 活性而减少 GLP-1 的失活。单独使用或与二甲双胍联合应用治疗T2DM。禁用于孕妇、儿童和对本品任何成分过敏者,不推荐用于重度肝肾功能不全、T1DM、DKA 的患者。

4. 胰岛素治疗

(1)适应证:①1 型糖尿病;②2 型糖尿病,包括经合理饮食和口服降糖药物治疗血糖未达标或无效者,难以分型的消瘦患者,并发急性代谢紊乱、严重感染、消耗性疾病及严重肝、肾、神经、视网膜病变、急性心肌梗死、脑血管意外等应激状态、妊娠、分娩、严重外伤和大中手术的围手术期;③各种特异型糖尿病,如胰源性糖尿病、类固醇性糖尿病、垂体性糖尿病。

（2）应用方法：包括 1 型糖尿病患者的胰岛素替代治疗和 2 型糖尿病患者的胰岛素补充治疗。1 型糖尿病患者因自身胰岛素分泌绝对缺乏，基本或完全依靠外源性胰岛素替代，且需模拟体内生理的胰岛素分泌模式。常采用中效或长效胰岛素制剂提供基础胰岛素；采用短效或速效胰岛素提供餐时胰岛素。1 型糖尿病患者每日的胰岛素需要量为 0.5～1.0U/kg。1 型糖尿病常用的胰岛素替代治疗方案见表 25-2。

表 25-2　1 型糖尿病常用胰岛素替代治疗方案

胰岛素注射时间	早餐前	午餐前	晚餐前	睡前(10pm)
方案 1	RI 或 IA＋NPH	RI 或 IA	RI 或 IA	NPH
方案 2	RI 或 IA		RI 或 IA＋NPH	
方案 3	RI	RI 或 IA	RI 或 IA	

注：RI＝普通（常规、短效）胰岛素；IA＝胰岛素类似物（超短效、速效胰岛素）；NPH＝中效胰岛素

5. **糖尿病控制的理想标准**　空腹血糖＜6.1mmol/L，餐后 2h 血糖＜7.8mmol/L，糖化血红蛋白（HbA1c）＜6.5％，但应根据患者年龄、慢性并发症等作调整。

6. **糖尿病酮症酸中毒治疗**

（1）纠正失水：补生理盐水，初 2～4h 补液 2000ml，第 1 天 4000ml 左右，至血糖降至 13.9mmol/L 以下，改用 5％葡萄糖溶液，或 5％葡萄溶糖生理盐水，并按比例加入胰岛素。

（2）小剂量胰岛素疗法：剂量按 0.1U/(kg·h) 计算加入生理盐水中静滴。治疗 2～3h 后血糖仍不降，系胰岛素抵抗，可将 RI 剂量加倍，血糖下降速度以每小时降低 3.9～6.1mmol/L 为宜，每 1～2 小时复查血糖。

（3）纠正电解质失调。治疗前血钾低于正常或血钾正常，尿量

＞40ml/h,可立即补钾;血钾正常,尿量＜40ml/h,暂缓补钾。

(4)纠正酸中毒:血 pH＞7.15 时不用碱剂,pH＜7.1 时用 5％碳酸氢钠 84ml 加注射用水至 300ml 配成 1.4％等渗溶液,使用 1～2 次。

(5)注意检查电解质和肝肾功能等,以便于调整治疗方案。

7. 高渗性高血糖综合征的治疗　治疗原则与酮症酸中毒基本一致,注意防治脑水肿及心衰。休克已纠正,在输入生理盐水后,血浆渗透压高于 350mOsm/L,血钠高于 155mmol/L,可考虑输入适量低渗溶液。

8.其他

(1)合并心脑眼底损害及血脂紊乱的综合治疗。

(2)原发或继发性疾病的治疗。

十、低 血 糖 症

低血糖症(hypoglycemia)是一组多种病因引起的以静脉血浆葡萄糖(简称血糖)浓度过低,临床上以交感神经兴奋和脑细胞缺糖为主要特点的综合征。一般以血糖浓度低于 2.8mmol/L 作为低血糖的标准。

【诊断提示】

1. 自主(交感)神经过度兴奋表现　出汗、饥饿、感觉异常、流涎、颤抖、心悸、紧张、软弱无力、四肢冰凉等。青、中年人由于摄入不足或其他原因亦可发生低血糖症。糖尿病患者治疗期间由于血糖快速下降,即使血糖高于 2.8mmol/L,仍可出现明显的交感神经兴奋症状,称为低血糖反应。

2. 脑神经功能障碍的表现　初期表现为头晕、视物不清、易怒等。继之出现躁动不安,惊厥,严重时昏迷,甚至死亡。低血糖时临床表现的严重程度取决于低血糖的程度、低血糖发生的速度及持续时间、机体对低血糖的反应性、年龄等。

3. 低血糖症　根据低血糖典型表现(Whipple 三联征)可确

定低血糖症：低血糖症状、发作时血糖低于 2.8mmol/L、供糖后低血糖症状迅速缓解。低血糖发作时应同时测定血浆葡萄糖、胰岛素和 C 肽水平，以证实有无胰岛素和 C 肽不适当分泌。

4. 胰岛素释放指数　为血浆胰岛素（mU/L）与同一血标本血糖值（mg/dl）之比。正常人该比值＜0.3，多数胰岛素瘤患者＞0.4，甚至＞1.0 血糖不低时测定此值无意义。

5. 48～72h 饥饿试验　高度怀疑胰岛素瘤的患者应在严密观察下进行。开始前取标本测定血糖、胰岛素、C 肽，之后每 6 小时 1 次测定上述指标，如血糖≤3.3mmol/L 时，应改为每 1～2 小时 1 次，血糖＜2.8mmol/L 且患者出现低血糖症状时结束试验。

6. 延长(5h)口服葡萄糖耐量试验　口服 75g 葡萄糖，测定服糖前、服糖后 30min 及 1、2、3、4、5h 的血糖、胰岛素和 C 肽。

7. 其他　以脑缺糖为主要表现者，有时可误诊为精神病、精神疾病或脑血管意外等。

【治疗措施】

(1)了解掌握低血糖的诊断线索，如酗酒史、服用降糖药物史等，对于不明原因脑功能障碍者需及时监测血糖。

(2)青壮年轻中度低血糖，口服糖水、含糖饮料、饼干、馒头等即可缓解。对于药物性低血糖，及时停用相关药物。重者或疑似低血糖昏迷者，及时监测血糖给予 50％葡萄糖液静推，继之以 5％～10％葡萄糖液静滴，必要时静滴氢化可的松。神志不清者避免喂食以避免窒息。

十一、高尿酸血症

高尿酸血症（hyperuricemia）是嘌呤代谢障碍引起的代谢性疾病。少数患者可发展为痛风，出现急性关节炎、痛风肾和痛风石等临床症状和阳性体征。临床上分为原发性和继发性。

【诊断提示】

1. 发病特点　多见于 40 岁以上的男性，女性多在更年期后发病,常有家族遗传史。

2. 无症状期 仅有波动性或持续性高尿酸血症,可长达数年或数十年,随年龄增长痛风患病率增加,但有些终身不出现症状。

3. 急性痛风性关节炎期 多在午夜或清晨突发起病,关节剧痛,受累关节红肿热痛、功能障碍。单侧第 1 跖趾关节最常见。发作常呈自限性,多于 2 周内自行缓解。可伴高尿酸血症,部分患者急性发作时血尿酸正常。关节液或皮下痛风石可见针形尿酸盐结晶。秋水仙碱可迅速缓解症状。可有发热。

4. 慢性痛风性关节炎期 痛风石是痛风的特征性临床表现,较少继发感染。关节内大量沉积的痛风石可造成关节骨质破坏、关节周围组织纤维化、继发退行性改变等,临床表现为持续关节肿痛、压痛、畸形、关节功能障碍。

5. 痛风性肾病 起病隐匿,早期仅间歇性蛋白尿,随病情进展可呈持续性,伴肾浓缩功能受损时夜尿增多,晚期可出现肾功能不全,表现为水肿、高血压、血肌酐升高,少数患者可表现为急性肾衰竭。部分痛风患者肾有尿酸结石,结石较大者可发生肾绞痛、血尿。结石引起梗阻时导致肾积水、肾盂肾炎、肾积脓或肾周围炎、急性肾衰竭。

6. 痛风眼部病变 肥胖痛风患者常反复发生睑缘炎,眼睑皮下组织中发生痛风石。

7. 其他

(1)血尿酸升高。

(2)滑囊液或痛风石内容物在偏振光显微镜下可见针形尿酸盐结晶。

(3)急性关节炎期可见非特征性软组织肿胀,慢性期可见软骨缘破坏,关节面不规则,穿凿样、虫蚀样圆形或弧形骨质缺损为特征性改变。

(4)排除继发性高尿酸血症、类风湿关节炎、化脓性关节炎、假性痛风、肾石病等。

【治疗措施】

1. **一般治疗**　控制饮食总热量,限制饮酒,低嘌呤饮食,每日饮水 2000ml 以上以增加尿酸排泄,慎用抑制尿酸排泄的药物如噻嗪类利尿药等,避免诱发因素。在放疗及化疗时严密监测血尿酸水平。

2. **高尿酸血症的治疗**　①排尿酸药物,如苯溴马隆、丙磺舒。但内生肌酐清除率＜ 30ml/min 时无效,已有尿酸结石时不宜使用。②抑制尿酸合成药物:非布司他、别嘌醇。③碳酸氢钠可碱化尿液,使尿酸不易在尿中形成结晶,每日口服 3～6g,长期服用可致代谢性碱中毒。

3. **急性痛风性关节炎期的治疗**　卧床,抬高患肢。①秋水仙碱是治疗急性痛风性关节炎的特效药物。口服 0.5g 每日 3 次。不良反应为恶心、呕吐、厌食、腹胀、白细胞减少、血小板减少等。②非甾体抗炎药如吲哚美辛、双氯芬酸、布洛芬等。活动性消化性溃疡、消化道出血为其禁忌证。③糖皮质激素如泼尼松,疗程不超过 1 周。

预防方法,间歇期或慢性期治疗参阅本书第 78 章的高尿酸血症。

第26章　结缔组织病

一、系统性红斑狼疮

系统性红斑狼疮(systemic lupus erythematosus,SLE)是一种与基因缺陷、感染、药物等因素有关,累及全身多个系统,血清中存在以抗核抗体为主的、多种自身抗体的慢性系统性自身免疫疾病,结缔组织受累最为明显,在免疫学上有一系列变化或畸变。患者血液及组织中有多种自身抗体,如 ANA、抗双链 DNA 及抗 SM 抗体等。当抗体滴度高时,常因抗体直接侵袭或形成免疫复合物沉积于中小血管壁,导致无菌性血管炎及脏器病变。

【诊断提示】

1. 临床表现　本病好发于 20-40 岁青年女性,主要临床表现如下。

(1)面颊部皮疹,典型者为蝶形红斑,固定红斑,扁平或高起,在两颧部突出部位。

(2)盘状红斑。

(3)光过敏。

(4)口腔溃疡。反复出现,进行性加重。

(5)慢性进行性非侵蚀性多关节炎,累及两个或更多外周关节,有压痛、肿胀或积液。

(6)浆膜炎、胸膜和(或)心包炎。

(7)严重者出现神经系统症状,如癫痫发作或精神病。

2. 辅助检查

(1)肾功能异常,见蛋白尿[(>0.5g/d)或(+++)以上],或管型(红细胞、血红蛋白、颗粒或混合管型)。

（2）血液系统异常：并发自身免疫性溶血性贫血、淋巴细胞减少或血小板减少或白细胞减少。

（3）免疫学异常：抗 dsDNA 抗体阳性或抗 SM 抗体阳性，或抗磷脂抗体阳性（包括抗心磷脂抗体、或狼疮抗凝物、或梅毒血清试验假阳性＞6 个月这三者中具备一项阳性）。抗核抗体（ANA）效价增高。

3. 鉴别诊断　与发热性疾病、急性关节炎、急性肾炎和肾病综合征鉴别。

【治疗措施】

1. 一般治疗　急性活动期宜卧床休息，避免日光暴晒。慢性期或病情稳定期可适当参加各项活动，但应避免过度劳累。生育期妇女病情稳定半年以上，没有中枢神经系统、肾脏或其他脏器严重损害、口服泼尼松＜10mg/d，才可考虑妊娠。

2. 控制感染　有感染者应积极控制感染，尽量避免使用肼苯达嗪、普鲁卡因、磺胺药、青霉素族及其他易引起过敏的药物。

3. 退热或止痛　有发热及关节疼痛时可选用吲哚美辛或双氯芬酸钠（扶他林），或布洛芬（芬必得）。

4. 糖皮质激素　诱导缓解期，根据病情用泼尼松 0.5～1mg/kg，病情稳定后 2 周或疗程 6 周内缓慢减量。病情允许，可＜10mg/d 泼尼松小剂量维持应用。危重或顽固者用静脉冲击治疗，甲泼尼龙 0.5～1g/d，加入 5% 葡萄糖溶液 250ml 中，3～5d 为 1 疗程，如病情需要，可在 1～2 周后重复使用，之后换用泼尼松 1mg/(kg·d) 口服。

5. 免疫抑制药　适用于病情活动时不宜使用糖皮质激素或疗效不佳时，加用下列一种免疫抑制药。

（1）环磷酰胺：主要用于重症狼疮的治疗，包括狼疮肾炎、中枢神经性狼疮、肺泡出血、系统性血管炎，剂量为 0.4g 静脉滴注或 0.5～1.0g/m²，每 3～4 周 1 次，口服剂量 1～2mg/(kg·d)。

（2）硫唑嘌呤 50～100mg/d，通常用于轻、中活动度的患者，且可作为应用环磷酰胺治疗的狼疮肾炎及其他脏器损害的患者维持治疗的药物。

(3)环孢菌素(Cys A)3～5mg/(kg·d),分 2 次口服。有效 3 个月后,每隔 1～2 个月减少 0.5～1mg/(kg·d),以最低有效剂量予以维持到病情缓解后半年。

(4)霉酚酸酯:治疗狼疮性肾炎有效,剂量为 10～30mg/(kg·d),分 2 次口服。

6. 抗疟药 对皮疹、光敏感和关节症状有效。可服磷酸氯喹 0.25g/d,或羟氯喹 0.2g,1 天 2 次。当累计总量前者达 450g 或后者达 200g 时即应停服。

7. 免疫球蛋白 400mg/(kg·d)静脉注射,连用 3d,然后改为每月 1 次,持续 12 个月。

8. 血浆置换疗法和血液透析疗法 适用于重型系统性红斑狼疮伴有高水平循环免疫复合物和急性弥漫增殖性肾炎者,不宜列入常规治疗,应视具体情况而定。

9. 中药治疗 六味地黄丸、金匮肾气丸等;雷公藤片 2 片,3 次/d;昆明山海棠片 0.75g,3 次/d。

二、类风湿关节炎

类风湿关节炎(rhematoid arthritis)系一种以关节滑膜出现反复发作的反应性炎性病变为主要表现的慢性进行性、全身性、自身免疫性疾病。最终导致关节软骨和关节面骨质破坏而引起关节变形和功能障碍。疾病晚期可致关节僵硬和畸形,功能丧失,并有骨与骨骼肌的萎缩,若无有效治疗,在发病的几年内丧失劳动力,生活能力可部分或完全丧失。

【诊断提示】

(1)青壮年期发病,多呈缓慢进展过程。

(2)病变早期可有多发性(≥3 个关节)关节炎,尤以四肢小关节最常受累,多为对称性。急性期可有发热、受累关节肿痛等全身症状。

(3)晨起关节僵硬多持续≥1h。

(4)中、晚期关节呈畸形改变。

(5)在骨突出处的伸侧及关节附近可出现皮下结节。

(6)血清类风湿因子多阳性,活动期血沉增快。

(7)血清免疫学检查,抗环瓜氨酸抗体(抗 CCP 抗体)对 RA 诊断敏感性和特异性高。

(8) X 线检查可有脊柱关节间隙变小、骨质侵蚀或典型的骨质脱钙。

(9)滑膜活检和皮下结节活检对诊断有帮助。

(10)早期与风湿性关节炎鉴别。

【治疗措施】 治疗原则包括早期治疗、联合用药、个体化治疗方案和功能锻炼。

1. 一般治疗 包括患者教育、休息、关节制动(急性期)、关节功能锻炼(恢复期)、物理疗法等。有发热及明显关节肿痛时卧床休息,直至症状消失。饮食中应富含蛋白质及各种维生素。避免受潮、受凉。

2. 非甾体抗炎药 选用阿司匹林 4～6g/d,分 4 次服,亦可用肠溶片或水溶剂;布洛芬(芬必得)400～600mg,3～4 次/d;双氯芬酸 25～50mg,3 次/d;吲哚美辛(消炎痛)25mg,3 次/d;吡罗昔康 20mg,1 次/d,选择性 COX-2 抑制药可减少胃肠道的不良反应。

3. 主张早期使用,联合用药

(1)抗风湿药:①甲氨蝶呤每周 7.5～25mg,1～2 个月起效;疗程至少半年,多作为首选,并作为联合治疗的基本药物。②柳氮磺吡啶,从小剂量开始 0.25～0.5g/次,每日 3 次,逐渐加量至每日 2～3g,分次餐中服,磺胺过敏者禁用。

(2)抗疟药:磷酸氯喹 250mg/d,或羟氯喹 200～400mg/d,服药前及用药后每半年查眼底。

(3)来氟米特:前 3 日先给负荷量 50mg/d,以后 10～20mg/d 维持。与甲氨蝶呤合用,疗效确切。

(4)青霉胺:0.25～0.75g/d,每日 1 次,维持量 0.25g/d,不良反应较大,现很少使用。

(5)环孢菌素 A:3～5.0mg/(kg・d)。

(6)金制剂:适用于早期和轻型患者,现很少使用。

4. 糖皮质激素　非首选药,适用于以上治疗不奏效或关节外器官受累的病情严重者。常用泼尼松 10mg,1 次/d,病情严重者可适当加大剂量,疗程不宜过长。关节腔内注射激素有利于减轻关节炎症状,改善关节功能,但 1 年不宜超过 3 次。

5. 中药　植物药制剂:常用有雷公藤总苷、白藤碱、白芍总苷等,其中雷公藤最为常用。

6. 理疗及对症处理

7. 外科手术治疗　包括关节置换和滑膜切除手术。

三、结节性多动脉炎

结节性多动脉炎(polyarteritis nodosa)是一种与自身免疫缺陷有关、累及多个器官或系统的节段性坏死性中小动脉炎为特征的全身性疾病。皮损为多形性,以沿小动脉分布的结节最多见,病变以肾脏、皮肤、关节、肌肉为主,常伴有发热、食欲减退、体重下降和关节酸痛等症状。

【诊断提示】

1.临床表现

(1)男女发病数比为 3～4:1。

(2)不规则发热、乏力、体重减轻和肌肉、关节酸痛等。

(3)可扪及沿表浅动脉排列、黄豆大小、表面潮红的皮下结节,伴有疼痛和压痛,好发于四肢,若局部血管完全阻塞可出现瘀斑、坏死或溃疡,可伴睾丸疼痛或压痛,常有舒张期高血压。

(4)内脏损害以肾脏损害最常见,常表现为严重高血压及轻至中度氮质血症。其他重要脏器或系统受累常出现相应的症状和体征。

2.实验室检查　多数病例白细胞轻度升高,中性粒细胞增加;部分病例嗜酸性粒细胞增多,血沉快,出现高球蛋白血症和肝、肾功能减退,类风湿因子及抗核抗体可阳性,ANCA 阴性,部分患者 HBsAg 阳性。

3.动脉造影异常　显示内脏动脉闭塞或微小动脉瘤,排除其他原因引起者。

4.中小动脉活检　血管壁有中性粒细胞或中性粒细胞与单核细胞浸润。

5.诊断参考标准

(1)体重下降≥4kg(发病后表现)。

(2)网状青斑(四肢和躯干)。

(3)睾丸痛和(或)压痛(非感染、外伤或其他原因引起)。

(4)肌痛、乏力或下肢触痛。

(5)单神经炎、多发性单神经炎或多神经炎。

(6)舒张压≥90mmHg。

(7)血尿素氮>40mg/dl(14.3mmol/L)或肌酐>1.5mg/dl(133μmol/L)(非肾前因素)。

(8)血清 HBV 标记阳性(HBs 抗原或抗体)。

(9)动脉造影见动脉瘤或血管闭塞(除外动脉硬化、纤维肌发育不良等其他非炎症性病变)。

(10)中小动脉壁活检见有包括中性粒细胞、单核细胞的炎性细胞浸润。

具有 10 条标准中 3 条以上者,可考虑诊断。

【治疗措施】

1.一般治疗　发作期要适当休息,祛除感染病灶,避免应用过敏性药物及食物。

2.药物治疗　目的是控制病情,防止并发症的发生。糖皮质激素为首选药物,泼尼松 1mg/(kg·d),病情缓解后逐渐减量维持。激素治疗效果不佳、激素抵抗或病情加重的,通常加用免疫抑制药,肾脏损害明显者可予以"四联疗法"(参阅急进性肾小球肾炎的治疗),即激素、环磷酰胺、肝素或双嘧达莫及中药制剂综合治疗,其他如吲哚美辛、阿司匹林等亦可作为辅助治疗。丹参注射液有促进纤溶、改善动脉壁弹性的作用。

3. 其他治疗　血浆置换、免疫球蛋白可用于重症患者。

四、干燥综合征

干燥综合征(Sjögren syndrome)是一种以侵犯唾液腺、泪腺为主的慢性系统性自身免疫病,30-60 岁女性多见。由于它以全身外分泌腺体为靶器官,因此亦被称为自身免疫性外分泌病。本病病程冗长,但预后尚好。

【诊断提示】

1.临床表现

(1)常有眼内异物感、烧灼感和眼痒、眼干,局部受刺激或情绪激动时流泪少等表现。

(2)大多数患者感口干,常伴舌及口角碎裂疼痛,吞咽干粗食物困难,约半数患者出现双侧对称性腮腺肿大,顽固性龋齿是本病特征之一。

(3)因皮肤汗腺萎缩可致表皮干涩、痛痒;还可因表皮性血管炎出现紫癜样皮疹;少数患者有结节性红斑、反复发作的荨麻疹和皮肤溃疡。

(4)各系统受累的表现,如远端肾小管受累引起的Ⅰ型肾小管性酸中毒,可表现为多尿、周期性低血钾性麻痹和肾结石;还可伴有肺间质纤维化、萎缩性胃炎、关节痛、淋巴结肿大、肝脾肿大等。

(5)关节痛常见,70%～80%。有关节痛、关节破坏的本病特点,有些关节表现与类风湿性关节炎类似,3%～14%,患者有皮肌炎、结节性多动脉炎、多发性肌炎表现。

2. 实验室检查　轻度贫血和白细胞减少,嗜酸性粒细胞增高60%～70%患者可出现血沉增快,C 反应蛋白可增高,血清免疫球蛋白升高以 IgG 增高最明显最常见,类风湿因子阳性(滤纸试验<15mm 为阳性),抗核抗体、抗 SSA 抗体、抗 SSB 抗体可阳性。腮腺造影可见腮腺导管不同程度的狭窄和扩张。

【治疗措施】　主要是采取措施改善症状,控制继发感染和延缓因免疫反应而导致的组织器官的进一步损害。

(1)症状明显,病情较重者可给予糖皮质激素及免疫抑制药治疗(用量及用法参照其他结缔组织病的治疗)。必要时行血浆置换疗法、造血干细胞移植。

(2)非甾体抗炎药,如布洛芬、吲哚美辛等。

(3)对症治疗。唾液代用品、泪液代用品及局部润滑或保湿剂,戒烟、戒酒,避免服用抗胆碱能药物,纠正低钾血症以静脉补钾为主,平稳后口服补钾,出现恶性淋巴瘤进行联合化疗。

(4)中药调理肝脾、滋补肾阴药物治疗。

第27章 精神疾病和神经系统疾病

第一节 精 神 疾 病

一、神 经 衰 弱

神经衰弱(neurasthenia)是以脑功能衰弱、精神活动能力下降并伴有躯体的疲乏无力和多种不适感的常见疾病。长期精神过度紧张,心理障碍难以调适,生活不规律是主要发病因素。临床症状无特异性,很难查出器质性病变。症状不是继发于躯体或脑的疾病,也不是其他任何精神障碍的一部分。脑力工作和情感型者多见。

【诊断提示】

1. 脑功能衰弱 至少有下述症状中的三项。

(1)衰弱症状:脑力易疲劳,感到没有精神,自感脑子迟钝,注意力不集中或不能持久,阅读不能持久,记忆差,效率显著下降,体力易疲劳。

(2)情绪症状:烦恼、心情紧张而不能松弛或情绪不稳定、缺乏耐心、易激惹等,可有轻度焦虑或抑郁。就诊时,常再三补述病情,惟恐遗漏。

(3)兴奋症状:感到精神易兴奋,表现为回忆和联想增多,且控制不住,伴有不快感。不愉快的事件及生活习惯改变可引起或加重症状。

(4)肌肉紧张性疼痛:焦虑紧张性头痛,肢体肌肉酸痛。

(5)睡眠障碍:入睡困难,多梦,醒后感到不解乏,睡眠感丧失,睡眠节律紊乱,即夜间不眠,白天无精打采和打瞌睡。

(6)内脏功能失调症状:可出现胸闷、心悸、血压波动、食欲减退、嗳气、腹胀、便秘或腹泻、尿频、性欲减退或月经不调等许多亚健康症状,主诉症状严重,而无客观体征。

因上述症状造成至少下述情况之一:①妨碍工作、学习、生活及社交;②无法摆脱的精神痛苦,以致主动求医;③持续病程至少3个月。相当一部分人自认为是"神经衰弱",仅是有部分衰弱症状,而非构成病。

2. 鉴别诊断　确诊必须排除器质性精神障碍、精神活动性物质所致精神障碍,以及各种精神病性障碍和情感性精神障碍。还应排除高血压病、肝炎、消化性溃疡、慢性中毒等引起的神经衰弱综合征和精神分裂症与抑郁症早期。

【治疗措施】

1. 心理治疗　解除患者顾虑,消除紧张情绪,树立信心,调动患者的主观能动性,积极配合医师治疗(参阅第 80 章)。

2. 药物治疗

(1)艾司唑仑(舒乐安定)1mg,3 次/d;硝西泮(硝基安定)1～2mg,3 次/d;阿普唑仑 0.4mg,3 次/d;丙米嗪或多塞平 25～50mg,3 次/d;还可选用劳拉西泮(氯羟安定)、氟西泮(氟安定)、苯佐他明(太息定)等药物。

(2)中药治疗:根据病情辨证施治,如补心丹、养血安神丸、人参归脾丸、金匮肾气丸、朱砂安神丸及北五味子酊等。

(3)针灸和物理疗法:针灸和耳针,电针治疗,也可用电兴奋或直流电离子透入,或共鸣火花等治疗。

(4)劳动及锻炼:根据个人情况、衰弱程度及工作性质,选择适宜的劳动和体育锻炼,松弛精神紧张,调节生活节奏。

(5)睡前不要看电视和较长时间读书报,特别是刺激、惊险的影片和书籍。睡前自行按摩风池、太阳、足三里等穴,先由轻到重,再由重到轻,每穴按压 20～30 次。

(6)睡前 30min,饮纯牛奶 200ml 加复方丹参片 3 片,有助于改善睡眠障碍。

二、癔 症

癔症（hysteria）是一种常见的神经症也称歇斯底里（Hysteria），多由精神创伤所致，并因精神因素的影响突然发病，部分有遗传史，可有阵发性精神失常。患者具有浓厚情感色彩的精神障碍或躯体功能障碍，常带有戏剧性和幻想性行为，富于暗示性，发作短暂，短者数分钟，长者可 30～60min；可有诱因性反复发作，但预后良好。女性多见，与性格特征有关。经济文化落后地区患病率较高。

【诊断提示】

（1）多有明确的精神因素及引起发作的精神诱因，如婆媳不合、夫妻纠纷、亲人亡故、人际关系紧张、遭受强烈刺激、工作学习受挫折及失恋、失学等。尤其是感到委屈、悔恨、内疚、悲伤的事件更容易引起发病。

（2）症状多种多样，可有富于幻想、情感极端、情感爆发、蒙眬状态、木僵状态、梦游症、假性痴呆、双重人格等。症状消失与暗示治疗密切相关，查体无神经系统病理性体征。

（3）行为动作具有自主性（自我中心）和目的性，发作在客观上有利于保护自己，可自我或由他人诱发。常有发作性意识范围缩小、急剧情绪爆发、阶段性记忆缺失、身份障碍、假性痴呆、类似发作史等特征性表现。

（4）发作时可有痉挛、瘫痪、震颤、失语、耳聋、视力障碍、呕吐、呃逆、皮肤感觉减退或消失等躯体症状。还可有发作性剧痛，以头部和腹部多见，但不能说明疼痛性质和具体部位。

（5）发作前有个体精神因素和性格特征；病者对发作时有关精神创伤的事件全部遗忘，而无一般性记忆障碍。

（6）可有内脏功能紊乱的躯体障碍症状，以消化道症状为多，但无营养障碍表现。

(7)每次发作时间短(多<5min)、恢复快、易复发,复发时多表现为相同症状。

(8)应排除反应性精神病、癫痫性精神障碍(表 27-1)、精神分裂症、症状性精神病及各类脑实质性疾病。本病早期与感染性多发性神经根炎、重症肌无力、额叶肿瘤症状相似,应详细询问病史,全面查体,避免误诊。

表 27-1　癔症发作与癫痫发作鉴别

	癔症发作	癫痫发作
1. 影响因素	明显精神创伤因素,无先兆	无精神因素、多有先兆
2. 意识范围	缩小,有自主性和目的性	无意识,对外界刺激无反应
3. 发作时间	数分钟,少数半小时	一般<6min
4. 二便失禁	无	有
5. 脑电图	正常	异常
6. 发作记忆	多能回忆	完全遗忘

【治疗措施】

1. 心理治疗　根据患者情况因势利导,深入浅出地做好解释工作,取得患者信任。让患者树立信心,正确对待疾病,消除顾虑和紧张情绪,必要时离开当时环境,做好家人、朋友、周围同事的工作,积极配合治疗,对精神障碍患者要做好护理工作,防止意外。

2. 暗示疗法　采用有说服力的语言暗示,辅以针刺、电针、电兴奋或静脉注射 10% 葡萄糖酸钙。

3. 针刺、电针等物理疗法　对于发作时意识丧失、木僵者针刺人中、十宣、涌泉等穴,癔症性瘫痪可针刺合谷、曲池、足三里、三阴交等穴。

4. 药物治疗　选用氯丙嗪、地西泮、艾司唑仑、氯氮草、多塞平等。

三、强迫性神经症

强迫性神经症(obsessive compulsive neurosis)简称强迫症,是以强迫症状为主要临床表现的神经症。病理生理基础是大脑皮质兴奋或抑制过程相互冲突,形成孤立性病理兴奋灶。强迫症状的特点是有意识的自我强迫和自我反强迫同时存在,二者的尖锐冲突使患者焦虑和痛苦。患者体验到观念或冲动来源于自我,但违反本身的意愿,遂极力抵抗和排斥,但无法控制,认识到强迫症状是异常的,但无法摆脱。病程迁延的强迫可表现为程式化动作为主而精神痛苦显著减轻,但往往社会功能和生活能力受损。

【诊断提示】

1. **不良个性特点** 过分注意生活小节和形式、做任何事情都要程式化、程序化、规范化,凡做完事情总要反复检查,惟恐疏忽。常有不安全感和危机感。多在青少年期发病。

2. **强迫症状** 常有下述形式之一或混合出现。

(1)以强迫思维为主,包括强迫观念、强迫回忆、强迫想象、强迫怀疑、强迫情绪、强迫意志、强迫动作、强迫对立、强迫性穷思竭虑、强迫性害怕等而丧失自控能力。

(2)强迫动作表现,如:反复洗涤、反复核对检查、反复询问,或其他反复的程式化动作等。

3.其他

(1)排除恐怖性神经症、抑郁症、精神分裂症等引起的继发性强迫症状。

(2)病程>3个月。

(3)因上述症状造成的工作、学习、生活及社交受影响。无法摆脱的精神痛苦,以致主动求医。

【治疗措施】

1. **药物治疗** 氯丙米嗪(氯米帕明)150～300mg/d,分3次服。宜从小剂量开始,整个治疗时间不宜短于3～6个月,过早减

药或停药,常导致复发,部分患者需长期服药才能控制症状。其他
药物,如氟西汀、氟伏沙明(氟伏草胺)、氯硝西泮等抗焦虑药可选
用地西泮 2.5～5mg,3 次/d,艾司唑仑 1～2mg 或氟西泮 15～
30mg,每晚 1 次。

2. 心理治疗 可采用支持性心理治疗,行为疗法(参阅本书
第 80 章社区心理咨询与心理治疗)。

四、精神分裂症

精神分裂症(schizophrenia)是一组病因未明的精神病,多起
病于青少年,发病于青壮年,常有感知、思维、情感、行为等多方面
的障碍和精神活动的不协调。一般无意识障碍,病程多迁延,呈慢
性进行性过程。发病与精神创伤、内分泌失调、遗传因素及心理、
社会、生物因素有关。治疗不及时、不得当可发展为慢性精神衰退
而影响正常生活和生产劳动。

【诊断提示】

1. 症状提示 有下述症状中的至少两项,且各症状并非继发
于意识障碍、智能障碍及情感障碍。

(1)联想障碍:明显的思维松弛或破裂性思维,或逻辑倒错,或
病理性象征性思维等病态联想。

(2)妄想:原发性妄想,如妄想知觉,妄想心境,或妄想内容自
相矛盾,或毫无联系的两个或多个妄想,或妄想内容荒诞离奇,变
化不定。继发性妄想是发生在错觉、幻觉或情感因素基础上的多
种表现,部分是原发性妄想的演变。

(3)情感障碍:情感倒错或情感不协调,自制力缺乏或不安
全感。

(4)幻听:评议性幻听,或争议性幻听,或命令性幻听,或持续
1 个月以上反复出现的言语性幻听,或所听到的语言声来自体内
某一部位。

(5)行为障碍:紧张综合征,或怪异愚蠢行为,或作态表现自

己,但无明确目的。

(6)意志减退:显著的孤僻、懒散或思维贫乏或情感淡漠。

(7)有被动或被控制体验,或有被洞悉感或思维被播散体验,以为别人在控制自己和危害自己。

(8)思维被插入,或被撤走,或思维中断或强制性思维,表现为多疑、敏感、乖僻。

2. 病情严重程度 自知力丧失或不完整。

(1)社会功能明显受损。

(2)现实检验能力受损。

(3)无法与他人进行有效的交谈和交往。

3. 病程标准 精神障碍的病期至少持续3个月。

4. 鉴别诊断 排除上述症状并非由于脑器质性精神障碍、躯体疾病所致精神障碍及精神活性物质所致精神障碍。

5. 辅助检查 CT、磁共振及脑电图检查排除器质性病变。

【临床分型】

1. 偏执型 最多见。多在25-40岁发病,起病较缓慢,以妄想为主要临床表现,常伴有幻觉。

2. 单纯型 多在青少年期发病,病程进展缓慢,以思维贫乏、情感淡漠、意志缺乏、社会性功能退缩等症状为主要临床表现;病程至少2年,并逐渐趋向精神衰退。追询病史,既往无明显器质性脑病变引起的精神病性症状。

3. 青春型 青年期起病,以思维、情感和行为的不协调或解体为主要临床表现,如明显的情感不协调或思维破裂,或明显的思维松弛或怪异愚蠢行为。可有性冲动行为。

4. 紧张型 青壮年多急性起病,以紧张综合征为主要临床表现,如发作性、运动性兴奋和自伤、伤人、木僵等。

5. 其他类型 符合精神分裂症的症状提示且有明显的精神病性症状,但不符合上述几种类型的诊断特点。根据发病特点,还可分为假性神经官能症型、假性病态人格型、分裂情感型、混合型等。晚发性精神分裂症是指 40 岁以后发病、症状轻微、女性多见,治疗效果较好的病例。情感和感知障碍等精神分裂症症状较轻,无智力缺损。

【治疗措施】

1. 药物治疗　根据不同类型可选用:氯氮平 300～600mg/d,分 3 次服,或氯丙嗪 400～800mg/d,分 3 次服。亦可选用舒必利、奋乃静、氟哌啶醇等。长效抗精神病药,如可癸氟哌啶醇(安度利)、五氟利多适用于缓解期患者,以减少每日服药的麻烦,又可巩固疗效。新型抗精神病药利培酮抗精神分裂症的症状多、作用强而迅速,对偏执型及紧张型疗效较优,不良反应少。

长期药物治疗可引起肝、肾功能损害、锥体外系统反应,以及心脑血管损害、粒细胞下降,故应严密观察,及时检查有关项目,采取相应措施。

2. 电休克和胰岛素休克治疗　对急性发病,兴奋躁动、紧张木僵、难以控制发作患者也可选用电休克治疗,但必须排除禁忌证。

3. 其他

(1)缓解期可采取工娱疗法、体疗和心理治疗。

(2)经常发作者应送专科医院诊治。

五、人格障碍

人格障碍(personality disturbance)也称人格异常、人格变态,是指人格特征显著偏离正常,使患者形成了特有的行为模式,对生活环境、自然环境和社会环境适应不良,明显影响其社会功能和职业功能及患者自己感到精神痛苦。多数人格障碍通常开始于童年或青少年,并一直持续到成年或终身,无严重脑和躯体疾病,不少病例 40—50 岁后病情趋于缓和。精神疾病或精神创伤后所致的人格特征偏离,称为人格改变。

【诊断提示】

1. 病因 社会心理学因素,如家庭关系不和,不合理的教育方式,精神创伤和不幸遭遇,不良的社会风尚、道德观念及生物学因素所致。人格障碍的发生率与血缘关系成正比。

2. 常见人格障碍的类型

(1)偏执型人格障碍:这是一种以猜疑和偏执为主要特点的人格障碍。

(2)反社会型人格障碍:这是一种以行为不符合社会规范为主要特点的人格障碍,在 18 岁前多有品行障碍的证据。

(3)冲动型人格障碍:这是一种以行为和情绪具有明显冲动性为主要特点的人格障碍,又称为暴发型或攻击型人格障碍。

(4)分裂型人格障碍:这是一种以观念、外貌和行为奇特,人际关系有明显缺陷,且情感冷淡为主要特点的人格障碍。

(5)其他类型人格障碍:根据发病主要特征分为情感型、癔症型、强迫型、衰弱型及说谎癖、偷窃癖、纵火癖等。

【治疗措施】

(1)重在预防,从幼年起注意培养良好的性格品行,对一些不良行为及早预防纠正。创造良好的社会环境和家庭环境,以利于孩子的身心健康。参阅本书第80章。

(2)精神病学检查和咨询及优生、优育及婚前指导。参阅社区卫生服务篇。

(3)可应用情绪稳定剂和抗冲动药物,如抗抑郁焦虑药中多塞平、安定类药、卡马西平、普萘洛尔等。

(4)必要时采取强制性手段,同时加强管理教育。

六、症状性精神病

症状性精神病(symptopsychosis)是由于感染、中毒、心肺肝肾等脏器严重病变、某些药物或内分泌紊乱等多种躯体疾病引起的精神障碍;既有躯体疾病的症状与体征,又有精神分裂症表现,可以是躯体临床表现的一部分,与躯体疾病和药物增减呈平行关系。症状性精神病不包括脑器质性精神障碍和精神活动性物质所致的精神障碍。

【诊断提示】　详细追询病史,仔细查体、用药史及必要实验室检查,综合系统地分析,以明确躯体疾病。

1. 意识障碍　最常见。常有意识模糊、精神错乱或昏睡。躯体疾病在前,精神障碍在后,不同的病因可产生类似的精神障碍,相同的疾病也可出现不同的精神障碍。

2. 类精神分裂症　有焦虑、躁狂、敏感、记忆障碍、行为怪异、任性、说谎、冲动等精神分裂症和人格障碍的表现。

3. 鉴别诊断　躯体疾病与精神症状,程度相一致,躯体疾病治愈、精神症状消失;躯体疾病不明确时,可给予抗精神药物诊断性的治疗和较长时间的动态观察。

【治疗措施】

1. 原发躯体疾病的治疗　原发病治疗的及时合理,或得以控制,精神障碍即可消失。如对感染性躯体病,要针对感染选择有效的抗生素;对中毒性疾病要采取积极排毒、解毒等治疗。

2. 支持疗法　合理调节饮食、增加营养、补充血容量,拒食者可行鼻饲,或每日补充液体 $2500\sim3000ml$。纠正电解质紊乱和酸碱失衡,补充足量的维生素和使用促进神经细胞代谢的药物,如三磷腺苷、辅酶 A、谷氨酸、酪氨酸、肌苷、维生素等。

3. 控制精神症状　躁动兴奋者,用奋乃静 $5\sim10mg$ 或氯丙嗪 $25\sim50mg$ 肌注,$1\sim2$ 次/d,也可口服;有呼吸困难者,可酌用呼吸兴奋药。

4. 加强护理　有异常活动、躁动兴奋,或自杀征兆,要加强管理,适当约束,防止意外。对意识清楚者,要耐心、热情、详细解释有关问题,得到患者信任,使其积极配合治疗。

5. 阿托品类　阿托品类药物所致精神症状,停药后可逐渐改善症状,尽量不用镇静药物,必要时补充液体,加快排泄。

七、精神发育迟滞

精神发育迟滞（oligophrenia）也称精神发育不全、精神幼稚症，是由于遗传、先天性或后天获得的有害因素在胎儿期、围产期和出生后发育阶段（18岁以前）作用于机体，影响大脑结构和功能发育或发生畸形，引起智能发育障碍的一组疾病。主要表现为智能低下，各种适应能力下降或丧失。调查报告指出：发病率涉及人口3%，分轻、中、重三度。

【诊断提示】

1. 病史 可有胎儿期、分娩期或幼儿期的感染、中毒、内分泌障碍、营养不良、遗传缺陷的病史或近亲结婚史。

2. 临床表现 根据临床症状分为重度、中度和轻度，传统上分为白痴、痴愚和鲁钝；根据精神活动的特点分为安定型和不安定型。

(1)重度：智能缺损最为严重，不会说话或只能讲个别简单的单字，或只能从简单的音调表示喜怒哀乐及要求。不分亲疏，不能独立生活，不知道逃避和防御危险，需他人照顾，常有头部畸形和躯体的先天性缺损，抵抗疾病的能力较常人低，易患感染性疾病。

(2)中度：智能较白痴为高，可以学会讲话，但词汇缺乏，发音不正确，词不达意，对语言的理解力也不够。经教育和训练可以学会简单劳动和自理生活。

(3)轻度：智能缺损较轻，语言发育较好可以参加学习，但不能完成学业；抽象的思维活动，如理解、判断、推理、分析、综合能力明显低下，不能区别主要与次要、易被人支配驱使，可进行一些简单的生产劳动。

(4)各种类型的精神发育迟滞常伴有不同程度的感知觉、注意、记忆、思维、情感、行为等障碍及躯体畸形、神经系统损害的症状和体征，接近一半伴有癫痫。

3. 辅助检查　智力测验,头颅及骨骼拍片,超声、脑电图检查等,必要时进行酶学、内分泌和染色体分析。

4. 精神发育迟滞的生物学因素　见表27-2。

表 27-2　精神发育迟滞的生物学因素

出生前因素	产期因素	产后因素
1. 遗传异常(多基因、染色体、遗传性代谢缺陷等) 2. 先天获得性异常(胎儿期感染、放射性损害、化学毒物、营养不良、多胎、宫内出血、母体严重疾病、先天性甲状腺或垂体功能低下等)	1. 未成熟儿 2. 脑部损伤(产伤、缺氧)	1. 婴儿期感染;2. 颅脑外伤;3. 脑血管病变;4. 有害物质;5. 脑缺氧;6. 内分泌异常;7. 代谢障碍;8. 疫苗接种后脑炎;9. 核黄疸;10. 器官缺陷;11. 癫痫;12. 营养不良(重度);13. 儿童期精神疾病等

【治疗措施】

(1)重在预防:注意妊娠期和哺乳期卫生和营养,避免各种可能造成不利胎儿的有害因素,如产伤、各类感染,预防和及时治疗婴幼儿的各种疾病。做好婚育咨询,避免近亲婚育。参阅第81章。

(2)进行语言训练、生活能力的培养等。

(3)针刺疗法:选用大椎、安眠、足三里、哑门、内关、肾俞、副哑门等穴;刺血疗法选用中冲、天枢、涌泉、劳宫等穴;还可用耳针疗法,取神门、皮质下、肾、脑干、脑点等穴。

(4)不安定型给予小剂量氯丙嗪、氯普噻吨(泰尔登)等药物,也可试用谷氨酸、酪氨酸、吡拉西坦、三磷腺苷、肌苷等药物。

第二节 神经、脊髓疾病

一、多发性神经病

多发性神经病(polyneuropathy)也称末梢神经病,是一种由多种原因引起的肢体远端多发性神经损害。主要表现为四肢远端对称性运动感觉障碍和自主神经功能障碍。主要病理改变是周围神经轴索变性、节段性脱髓鞘及神经元变性等。

【诊断提示】

(1)四肢远端对称性进展的肌无力,呈弛缓性瘫痪,多有腱反射减弱或消失,重者有垂腕、垂足或肌肉萎缩等。

(2)早期可出现肢体远端感觉异常,如针刺、蚁走、烧灼等,随病程进展渐出现手套-袜套样深浅感觉减退或缺失。

(3)自主神经功能障碍,表现为出汗异常、皮肤粗糙、水肿、潮红或发绀。

(4)可有感染、中毒、营养代谢障碍、躯体慢性疾病、内分泌疾病、结缔组织病、有用抗革兰阴性菌药物史或癌症等病史。

【治疗措施】 除针对病因治疗外,主要措施如下。

(1)维生素 B_{12} 500μg 加维生素 B_1 100mg 肌注,1 次/d。

(2)辅酶 A、三磷腺苷等药物肌注或静滴,疼痛明显者可用各种止痛药,严重者可用卡马西平或苯妥英钠。

(3)物理疗法:急性期应卧床休息,加强营养,瘫痪肢体应使用夹板或支架维持功能位,防止关节挛缩、畸形。恢复期可针灸、理疗及康复训练等。

二、急性炎性脱髓鞘性多发神经根神经病

急性炎性脱髓鞘性多发神经根神经病(acute inflammatory demyelinating polyneuropathies,AIDP)是一种与病毒或细菌感染

有关、自身免疫介导的周围神经病，以多发神经根及周围神经淋巴细胞浸润和髓鞘脱失为特征的综合征。急性或亚急性起病，为进展性四肢弛缓性瘫痪，重者累及呼吸肌。

【诊断提示】

(1)起病前 1～3 周多有呼吸道或胃肠道感染病史或疫苗接种史。

(2)出现肢体弛缓性瘫痪，常由双下肢开始逐渐向上扩展，呈急性、对称性、进展性表现。多在 24～48h 内出现运动障碍。

(3)典型病例呈手套-袜套样感觉障碍，多数患者主观感觉障碍重于客观感觉缺失。

(4)脑神经障碍，常见双侧周围性面瘫，其次为舌咽神经和迷走神经麻痹。可出现吞咽和发音困难。

(5)重者可致呼吸肌受累，出现吸气性呼吸困难或呼吸停止。

(6)部分患者有自主神经功能障碍，表现为皮肤潮红、出汗过多、心动过速、心律失常、尿便障碍等。

(7)脑脊液检查，早期正常，2 周后出现蛋白-细胞分离现象及免疫功能异常。

(8)肌电图检查可见下运动神经元损害及传导速度变慢。

(9)需与急性脊髓灰质炎、周期性麻痹、重症肌无力、癔症性瘫痪、急性横贯性脊髓炎等鉴别。

【治疗措施】

(1)长期卧床者需预防压疮、坠积性肺炎和关节畸形。

(2)支持疗法:补充液体和热量，纠正水与电解质紊乱。

(3)保持呼吸道通畅，吸痰给氧，重症气管切开，辅助呼吸。

(4)神经营养药物:维生素 B_1、维生素 B_6、维生素 B_{12} 及能量。

(5)激素:甲泼尼龙 500mg/d,静脉滴注，连用 5d 后逐渐减量或地塞米松 10～20mg 加入 5％葡萄糖溶液 250～500ml 中静滴，1 次/d,7～10d 为一个疗程。

(6)抗生素:考虑有胃肠道空肠弯曲菌感染的，可用大环内酯类抗生素治疗,抗生素预防和控制坠积性肺炎、尿路感染。

(7)加兰他敏 $2.5\sim5mg$,1次/d 肌注。

(8)根据细胞免疫功能情况,选用免疫球蛋白静脉注射。

(9)康复治疗:病情稳定后,早期进行正规的神经功能康复锻炼,包括被动或主动运动、理疗、针灸及推拿按摩等。

(10)血浆置换疗法。

三、面神经麻痹

面神经麻痹(facial paralysis)是一种与寒冷刺激或病毒感染有关的非特异性炎症,表现为急性周围性面瘫。病理改变为供应面神经的血管痉挛,神经缺血,局部水肿后致面神经受压,早期病理改变主要为神经水肿和脱髓鞘,严重者可出现轴索变性。男性多于女性。

【诊断提示】

(1)多数患者急性起病,在数小时至数天达到高峰,有面部受风寒或病毒感染后突然起病,部分为外伤、肿瘤、脑膜炎、中耳炎所致,后者多为慢性发病,有原发病史。

(2)急性或亚急性发病,患侧额纹和鼻唇沟变浅,口角下垂,不能做皱额、闭目、露齿、鼓腮和吹口哨等动作。

(3)病侧眼轮匝肌反射减弱或消失,眼裂变大不能闭合。

(4)病变在鼓索支以前,有舌前 2/3 味觉丧失。

(5)病变累及镫骨支出现听觉过敏、膝状神经节受累时,除有周围性面瘫,舌前 2/3 味觉消失及听觉过敏外,患者还可有乳突部疼痛,耳郭、外耳道感觉减退和外耳道、鼓膜疱疹,称为 Ramsay-Hunt 综合征。

(6)排除其他原因所致周围性面瘫,如小脑脑桥角及脑干病变、手术损伤、腮腺病变、吉兰-巴雷综合征、耳源性面神经麻痹、颅后窝肿瘤或脑膜炎等。

【治疗措施】

(1)急性期乳突附近热敷、红外线照射和(或)局部按摩。

(2)保护角膜,使用眼罩,点眼药水或眼膏,避免再受凉。

(3)维生素 B_1 100mg,维生素 B_{12} 500μg 肌注,1 次/d。

(4)急性期尽早选用地塞米松 10～20mg/d,连用 7～10d 逐渐减量或泼尼松 30mg/d,顿服或分 2 次口服,1 周后渐停用。

(5)阿昔洛韦:Ramsay-Hunt 综合征患者可口服 0.2g,每日 3 次,连服 7～10d。

(6)康复治疗:恢复期可行碘离子透入疗法、针刺或电针治疗等。

(7)治疗原发疾病。

四、三叉神经痛

三叉神经痛(trigeminal neuralgia)是由多种原因引起的三叉神经分布区短暂的反复发作的剧痛,可因触摸、进食、寒冷等诱发,常突发骤停,间歇期长短不一,分为继发性和原发性两种,原发性与三叉神经脱髓鞘病变有关,继发性可见于脑肿瘤、蛛网膜粘连、多发性硬化、血管畸形、颅骨病变、脑外伤等。

【诊断提示】

(1)多 40 岁以上起病,女性多于男性。

(2)发作呈阵发性电击样、针刺样、刀割样或撕裂样剧痛,位于一侧三叉神经分布区,以上颌支、下颌支多见,每次持续几秒,长者数分钟。发作及恢复均突然。

(3)面部常有"扳机点",刺激此点,可诱发疼痛。

(4)间歇期疼痛完全消失,无其他异常体征。

(5)疼痛发作时可伴有同侧面肌抽搐和面部潮红、流泪、流涎等。睡眠中通常不发作。病程长者,可持续性疼痛,进行性加重。

(6)部分病例头颅扫描或 MRI 扫描,可发现三叉神经与脑桥小脑的占位性病变,为继发性三叉神经痛。

【治疗措施】

1. 病因治疗　对继发性患者,首先进行病因治疗。

2. 常用药物　苯妥英钠 0.1g 或卡马西平 0.1～0.2g,3 次/d;地西泮 2.5mg,2～3 次/d 及大剂量维生素 B_{12} 1000～2000 μg 肌注,2～3 次/周,4～8 周为一疗程。卡马西平可作为一线用药。

3. 封闭治疗　可试用无水乙醇或甘油封闭三叉神经分支或半月神经节。

4. 手术治疗　反复治疗无效者可行三叉神经感觉根部分切断术、经皮三叉神经半月节射频热凝固术或微血管减压术。

五、坐骨神经痛

坐骨神经痛(sciatica neralgia)是由多种原因引起的坐骨神经根(L_4～S_3)、神经丛或神经干病变,发生自腰骶至足踝部的阵发性、放射性疼痛,坐骨神经分布区有压痛点,分为原发性和继发性。占腰痛原因的 5%～10%。

【诊断提示】

(1)典型者是自腰骶部、臀部、大腿后侧、小腿后外侧至踝及足外侧部放射性疼痛。

(2)以臀、大腿疼痛为著,用力或咳嗽时疼痛加重,称为神经根性坐骨神经痛,多急性或亚急性起病;以小腿或踝、足部疼痛明显者,称神经干性坐骨神经痛,多慢性或亚急性起病。

(3)沿坐骨神经分布区压痛点有:腰椎旁点、髂点、臀点、腘窝点、腓点、踝及蹠点。

(4)直腿抬高试验阳性(正常直腿抬高>70°,<70°者为阳性)。

(5)跟腱反射减弱或消失,臀肌肌张力降低。

(6)站立时以健侧下肢着力,腰椎侧弯,坐位时患肢屈曲。

(7)腰椎摄片、MRI、CT 检查可明确诊断。

(8)根性坐骨神经痛主要是椎管内和脊柱疾病、腰椎间盘突出最常见;干性坐骨神经痛多为腰骶丛和神经干邻近病变,如骶髂关节炎、骨盆与盆腔病变、腰大肌脓肿、筋膜病变等。

【治疗措施】 除针对病因治疗外,主要措施如下。

1. 对症治疗 急性期卧硬板床,减少腰部和下肢活动。

2. 止痛药物 选用吲哚美辛、卡马西平、吡罗昔康、阿司匹林、布洛芬。

3. 神经营养药物 选用 B 族维生素、三磷腺苷、烟酸、地巴唑等。

4. 局部封闭疗法 用 2% 普鲁卡因 5～10ml 加醋酸氢化可的松 25mg(1ml)做腰椎管、骶管或坐骨神经周围封闭。

5. 物理疗法 急性期可选用超短波、红外线照射,疼痛减轻后可用感应电、碘离子透入及热疗等。

6. 针灸常用穴位 环跳、承扶、殷门、委中、阳陵泉、承山、昆仑等。

7. 推拿治疗

8. 其他 并有椎间盘突出者可行腰椎牵引治疗,非手术治疗无效可手术切除突出的髓核及游离的纤维环组织。

六、急性脊髓炎

急性脊髓炎(acute myelitis)是指病毒感染或其他急性感染(并无病原体和抗体证据)或疫苗接种等原因引起自身免疫反应所致的急性横贯性脊髓炎性病变,又称急性横贯性脊髓炎,以病损平面以下肢体瘫痪、传导束性感觉障碍和尿便障碍为特征。病理改变为脊髓充血、水肿、炎性细胞浸润、脊髓软化、坏死、细胞萎缩、神经脱髓鞘、轴突变性和胶质增生。

【诊断提示】

1. 临床表现

(1)发病前 1～2 周常有外伤、劳累、受凉等发病诱因,起病时多有低热、上呼吸道感染、消化道感染症状或疫苗接种等病史。

(2)急性或亚急性起病,肢体截瘫或四肢瘫痪,病变部位以下感觉障碍及大小便失禁等。

(3)病变以胸髓多见,在颈髓可出现呼吸困难及呼吸衰竭。

(4)发病早期出现肢体软瘫,主要表现肌张力低,腱反射消失,无病理反射。2～4周后逐渐为痉挛性瘫痪,也称为上神经元性瘫痪或硬瘫,肌张力高,腱反射亢进,出现病理反射。

2.脑脊液检查压力正常,外观无色透明 白细胞和蛋白轻度增高或正常,以淋巴细胞为主,糖、氯化物正常。

3.MRI检查 若脊髓肿胀严重,MRI显示病变部脊髓增粗,病变节段髓内多发片状或较弥散的 T_2 高信号,强度不均,可有融合。部分病例可始终无异常。

4.电生理检查

(1)视觉诱发电位:正常,可作为与视神经脊髓炎及多发性硬化的鉴别依据。

(2)下肢体感诱发电位:波幅可明显降低。

(3)运动诱发电位异常:可作为判断预后和疗效的指标。

(4)肌电图:可正常或呈失神经改变。

5.鉴别诊断 需与视神经脊髓炎、急性硬膜外脓肿、脊髓血管病变、脊柱结核或转移癌等所致急性截瘫鉴别。

【治疗措施】

1.急性期

(1)激素治疗:急性期,可采用大剂量甲泼尼龙短程冲击疗法,500～1000mg 静脉滴注,每日1次,连用3～5d;也可用地塞米松10～20mg 静脉滴注,每日1次,7～14d 为一疗程。使用上述药物后改用泼尼松口服,按每千克体重 1mg 或成人每日剂量 60mg,维持4～6周逐渐减量至停药。

(2)神经营养药物:B族维生素、胞二磷胆碱、烟酰胺、三磷腺苷(ATP)等。

(3)呼吸困难者给予吸氧、吸痰、保持呼吸道通畅,必要时,人工呼吸机辅助呼吸,同时做好气管切开的准备和护理。尿潴留者留置导尿,高热者物理降温,酌用退热药。

(4)预防和处理并发症,如肺炎、压疮、尿路感染、胸肌麻痹等。

(5)血浆置换或免疫球蛋白治疗。

2. 恢复期

(1)加强患肢功能锻炼,肢体主动或被动锻炼,辅以多种维生素肌注或口服。

(2)针灸、理疗、体疗、推拿和中药治疗。

七、亚急性联合变性

亚急性联合变性(subacute conbined degeneration)是由于维生素 B_{12} 的摄入、吸收、结合、转运或代谢障碍导致体内含量不足而引起的中枢和周围神经系统变性的疾病,临床表现为双下肢深感觉缺失、感觉性共济失调、痉挛性瘫痪及周围性神经病变等,常伴贫血。

【诊断提示】

(1)隐匿起病,缓慢进展,多见于中老年,常伴有恶性贫血、胃大部切除、胃癌等病史。

(2)可出现对称性肢体远端麻木、烧灼、发冷、刺痛等感觉异常,少数患者有手套-袜套样浅感觉减退或消失。

(3)深感觉障碍产生肢体共济失调,表现为肢体动作笨拙,步态不稳如踩棉花感,闭目和黑暗处更为明显,可见步态蹒跚、步幅增宽,检查双下肢振动觉、位置觉障碍,以远端明显。

(4)双下肢不同程度的瘫痪,肌张力高,腱反射亢进,有病理反射等锥体束征。

(5)视力障碍,有哑铃形暗点,视力减退,甚至失明。

(6)实验室检查巨细胞性低色素性贫血,胃液游离酸缺乏,脑脊液多正常,MRI 可示脊髓病变部位,呈条形、点片状病灶,T_1 低信号,T_2 高信号。

【治疗措施】

(1)神经营养药物:维生素 B_{12} 500~1000μg/d,肌内注射,连

用 2～4 周;然后相同剂量,每周 2～3 次;连续 2～3 个月后改为
500μg 口服,2 次/d,总疗程 6 个月。维生素 B_{12} 吸收障碍者需终
身用药,合用维生素 B_1 和维生素 B_6 等效果更佳。

(2)稀盐酸合剂 10ml,3 次/d,饭前服。

(3)针对病因和对症治疗:贫血患者用铁剂,如硫酸亚铁 0.3～
0.6g 口服,3 次/d;或 10%枸橼酸铁胺溶液 10ml 口服,3 次/d;有
恶性贫血者,建议叶酸每次 5～10mg 与维生素 B_{12} 共同使用,3
次/d。

(4)针灸、理疗、推拿治疗。

八、多发性硬化

多发性硬化(multiple sclerosis MS),是一种免疫介导的与遗
传、慢性病毒感染和环境因素有关的中枢神经系统白质脱髓鞘为
主要病理改变的自身免疫性疾病,脑和脊髓的白质主要为淋巴细
胞浸润,呈多灶性和不规则、不对称性改变,临床症状复杂多样,病
程中常缓解与复发交替出现。临床分为复发缓解型、继发进展型、
原发进展型和进展复发型。

【诊断提示】

(1)多中青年时期起病(20-40 岁,女性略多)。

(2)感染、过度疲劳、外伤或妊娠可诱发。

(3)脑和脊髓病变呈多灶性、不对称、不规则和散在性分布,同
时或先后出现,常伴有球后视神经炎。

(4)多急性或亚急性起病,临床症状和体征因病变部位不同而
不同,可有眩晕、视力减退、复视、语言含糊不清、肢体感觉异常、肢
体无力,有时出现瘫痪、共济失调、震颤和视神经萎缩。

(5)病程较长,易缓解和复发,复发后又出现新的症状和体征。

(6)早期精神症状以抑郁为主,晚期淡漠、狂躁等。

(7)视、听和体感诱发电位检查,早期呈延迟反应。

(8)脑 MRI 和 CT 检查可早期发现病变。

（9）脑脊液检查：①CSF-IgG 指数约 70％以上 MS 患者增高；②CSF IgG 寡克隆区带（OB）阳性率可达 95％以上，同时检测血清中缺如才支持 MS 的诊断。

【治疗措施】

1. 急性发作期治疗

（1）首选大剂量甲泼尼龙冲击治疗：①病情较轻者，甲泼尼龙 1g/d 加入生理盐水 500ml，静脉滴注 3～4h，共 3～5d 后停药。②对于病情较严重者，从 1g/d 开始，共冲击 3～5d，以后剂量阶梯依次减半，每个剂量使用 2～3d，直至停药，原则上总疗程不超过 3 周。

（2）血浆置换或静脉注射大剂量免疫球蛋白治疗。

2. 疾病调节治疗

（1）复发型 MS：可选用 β-干扰素、醋酸格拉默、他珠单抗、米托蒽醌、芬戈莫德和特立氟胺，还可选用硫唑嘌呤和静脉注射人免疫球蛋白。

（2）继发进展型 MS：米托蒽醌为目前被美国 FDA 批准用于治疗 SP-MS 的唯一药物。其他药物如环孢菌素 A、甲氨蝶呤、环磷酰胺可能有效。

（3）原发进展型 MS：目前尚无有效的治疗药物，主要是对症治疗和康复治疗。

3. 对症治疗　疼痛可给予卡马西平或苯妥英钠；加巴喷丁和阿米替林对感觉异常如烧灼感、紧束感、瘙痒感可能有效；抑郁可选用选择 5-羟色胺再摄取抑制药（SSRI）类药物。

第三节　脑血管疾病

一、脑动脉硬化

脑动脉硬化（cerebral arteriosclerosis）是中老年常见疾病，常是全身性动脉硬化的一部分,同时也是急性脑血循环尤其是脑缺血发作的主要发病基础,是各种因素导致的脑动脉管壁变性和硬化的总称。包括医学上常常提到的脑动脉粥样硬化(大、中动脉)、小动脉硬化、微小动脉的玻璃样变都称为脑动脉硬化。慢性起病,进展缓慢,早期表现头晕、睡眠障碍、记忆力减退,一般无阳性病理表现。

【诊断提示】

1.临床表现

(1)年龄多在45岁以上,早期男多于女,晚期渐趋平行,脑力劳动者多见。

(2)大脑神经活动功能减退,如思维能力、记忆力等,呈间歇性加重。

(3)有促发动脉硬化的危险因素,如高血压、糖尿病、血脂异常、肥胖、吸烟、少运动等。

(4)具有全身性动脉硬化的表现,可有视动脉、颞动脉、眼底动脉、颈动脉、冠状动脉硬化改变。症状缓慢进行性加重,呈阶梯性表现。

(5)病情由轻到重分为3个阶段,即早期动脉硬化性脑功能障碍综合征、中期动脉硬化性脑实质轻度损害综合征、晚期动脉硬化性脑功能重度损害综合征。

2. 辅助检查

(1)血脂(胆固醇、三酰甘油、低密度脂蛋白)多高于正常,血液流变学检查对诊断和治疗有帮助。

(2)脑电图、脑阻抗血流图、颅脑多普勒超声检查有动脉硬化征象。

(3)MRI 和 CT 早期可无病理改变,中晚期可见脑萎缩和(或)多发性梗死、腔隙性梗死表现。

(4)眼底检查:可见动、静脉交叉压迫现象,动脉变细,反光增强,呈银丝样。

【治疗措施】

(1)指导患者早期防治,积极有效地治疗高血压、糖尿病、肥胖、代谢综合征和血脂异常(参阅第78章有关疾病)。

(2)合理饮食。总热量酌减,蛋白质质量提高,维生素充足。体重维持在:身高(cm)-105=体重(kg)左右为宜。少食高脂、高热量食物,多食水果、青菜、海产品,参阅第77章中的"饮食与健康"。

(3)限酒、戒烟。

(4)调血脂药物:选用氯化胆碱5~6g,1次/d;蛋氨酸5g,分2次服;氯贝丁酯0.5g,3次/d。辛伐他汀滴丸5~20mg,1次/d。还可选用脂必妥、复方降脂片、益多酯、吡卡酯、复方磷酸酶等。药物作用机制、具体用法和剂量、不良反应等参阅本书第78章"血脂异常"。

(5)血管扩张药:选用烟酸0.1g、烟酸肌醇0.2~0.4g、山莨菪碱10mg、地巴唑20mg、曲克芦丁(维脑路通)0.1g、桂利嗪25mg,一般3次/d服用。

(6)维生素类和神经细胞活化剂。选用维生素C、维生素B_6、维生素B_2口服。

(7)抗血小板聚集药物。选用阿司匹林100mg,1次/d,也可用长效制剂;双嘧达莫25~50mg,3次/d。也可选用蛇毒制剂(参阅脑血栓形成的治疗措施)。

(8)治疗并发症。

二、脑血栓形成

脑血栓形成(cerebral thrombosis)是多种原因引起的供应脑部的动脉(主要是颈内动脉)血管壁粗糙、硬化、血流变慢、血液成分和黏度改变,致使斑块形成、管腔变窄、斑块脱落、血管闭塞和局部脑组织缺血和坏死,不同动脉的闭塞、栓子影响部位和程度不同,临床出现相应的神经系统症状与体征。

【诊断提示】

1. 临床表现

（1）动脉粥样硬化、糖尿病、高血压及血脂异常是最常见的病因。部分起因于结缔组织病、细菌、病毒、螺旋体感染等导致的动脉炎症；其他原因还有真性红细胞增多症等血液系统疾病及遗传性高凝状态、脑淀粉样血管病、烟雾病等。

（2）发病前常有头痛、眩晕等先兆表现，多在睡眠和安静时发病，症状可在几分钟或几小时出现，多在 1～2d 内达到高峰，部分患者有近期反复出现"一过性脑缺血发作"病史。

（3）脑部局灶性症状和体征与梗死部位有关，可有肢体麻木，不同程度偏瘫、偏盲及偏身感觉障碍。可有失语、失认、耳聋、震颤等症状。多意识清醒，当发生基底动脉血栓或大面积脑梗死时，可意识丧失。

2. 辅助检查

（1）脑脊液检查多正常。

（2）脑电图检查病灶侧可出现多形性慢波，波幅低而慢的 α 节律。脑血管造影可见病变动脉闭塞、狭窄。

（3）MRI、CT 检查可见低密度梗死区，对定性、定位及治疗有指导意义。

因梗死部位不同，常命名为颈内动脉血栓形成，大脑前、中、后和小脑后下动脉血栓形成等，以大脑中动脉血栓形成最为多见。

【治疗措施】 治疗目的是降低血液黏稠度，扩张血管，溶解血栓，促进缺血脑细胞功能恢复和缺血区脑组织微循环重建，使瘫痪肢体复原，防止再度形成血栓。治疗原则：超早期治疗、个体化治疗及整体化治疗。

1. 药物治疗 治疗药物种类繁多，根据病情需要选用。包括超早期溶栓治疗、抗血小板治疗、抗凝治疗等。根据用药情况，注意检查血小板、纤维蛋白原、凝血酶原时间、出凝血时间及全身情况。可根据血流动力学检查增减药物用量，选择用法如下。

（1）静脉溶栓：适应证：①年龄 18－80 岁；②临床诊断急性缺血性卒中；③发病至静脉溶栓治疗开始时间＜4.5h；④脑 CT 等影像学检查已排除颅内出血；⑤患者或家属签署知情同意书。常用溶栓药物包括：①尿激酶：常用 100 万～150 万 U 加入 0.9％生理盐水 100～200ml；持续静滴 30min；②重组组织型纤溶酶原激活物（rt-PA）：一次用量 0.9mg/kg，最大剂量＜90mg，先予 10％的剂量静脉推注，其余剂量持续静脉滴注，共 60min。

（2）动脉溶栓：对大脑中动脉等大动脉闭塞引起的严重卒中患者，如果发病时间在 6h 内（椎-基底动脉血栓可适当放宽治疗时间窗），经慎重选择后可进行动脉溶栓治疗。常用药物为 UK 和 rt-PA。

（3）抗血小板治疗：常用药物为阿司匹林和氯吡格雷。未行溶栓的急性脑梗死患者应在 48h 之内尽早服用阿司匹林（150～325mg/d），2 周后按二级预防方案选择抗栓治疗药物和剂量。

（4）抗凝治疗：主要包括肝素、低分子肝素和华法林。一般不推荐急性期应用，对于合并高凝状态有形成深静脉血栓和肺栓塞的高危者，可预防性抗凝治疗。

（5）脑保护治疗：包括自由基清除药、阿片受体阻断药、电压门控性钙通道阻断药、兴奋性氨基酸受体阻断药和镁离子等。

（6）其他药物治疗：①降纤治疗：可选用巴曲酶、降纤酶和安克洛酶等。②中药制剂：可应用丹参、川芎嗪、三七和葛根素等。

2. 一般治疗

（1）血压：在发病 24h 内，通常只有当收缩压＞200mmHg 或舒张压＞110mmHg 时，才需要降低血压。

（2）吸氧和通气支持：对于脑干卒中和大面积脑梗死等病情危重患者，需要气道支持和辅助通气。

（3）血糖：应常规检查血糖，当超过 10mmol/L 时，应立即予胰岛素治疗，将血糖控制在 7.8～10mmol/L，避免低血糖。

（4）脑水肿：多见于大面积脑梗死，脑水肿常于发病后 3～5d

达高峰。可应用20%甘露醇每次125～250ml静滴,6～8h1次;对心肾功能不全者可改用呋塞米20～40mg静脉注射,6～8h1次;还可应用甘油果糖、注射用七叶皂苷钠和白蛋白。

(5)感染:如发生呼吸道、泌尿系等感染,应给予抗生素治疗。

(6)上消化道出血:高龄和重症脑卒中患者急性期容易发生应激性溃疡,建议常规应用静脉抗溃疡药。

(7)发热:应以物理降温为主。

3.其他治疗

(1)紧急血管内治疗:机械取栓治疗的时间窗为8h。

(2)外科治疗:大面积脑梗死伴有严重脑水肿、占位效应和脑疝形成征象者,可行去骨瓣减压术。

(3)康复治疗:早期进行,对患者进行针对性体能和技能训练,降低致残率,增进神经功能恢复。

三、短暂性脑缺血发作

短暂性脑缺血发作(TIA)是由于局部脑或视网膜缺血引起的短暂性神经功能缺损,临床症状一般不超过1h,最长不超过24h,且无典型病灶的证据。凡是影像学检查有神经功能缺损对应的明确病灶者不宜称为TIA。TIA的发病与动脉粥样硬化、动脉狭窄、心脏病、血液成分,改变及血液动力学变化等多种病因有关,发病机制主要有两种类型:血液动力学改变和微栓塞。表现为发作性肢体麻木、活动不灵及失语,视力下降或缺失,一般持续10～15min,多在1h内,不超过24h。

【诊断提示】

(1)发病急剧,可有颈内和(或)椎-基底动脉供血区局灶性神经功能异常。

(2)反复发作,在短时间内症状完全恢复(多不超过1h)。

(3)症状缘于大的脑血管区,如前、中、后大脑动脉区,颈内动脉区,椎-基底动脉区微栓子、脑与椎动脉病变、血液系统疾病。最常见的症状是肢体无力、活动不灵、麻木、语言障碍、眩晕、呕吐。

(4)可有动脉粥样硬化和高血压、糖尿病、心动过缓、心律失常、颈椎病或血压过低病史。

(5)MRI 与 CT 检查无典型病灶。

(6)血流动力学检查,对诊断有帮助,对治疗有指导意义。

(7)颈椎摄片可有骨质增生,数字减影血管造影可确定颅内外的病变血管和狭窄部位。颈部动脉超声可检测出颈动脉和椎动脉病变;彩色多普勒超声(TCD)可检测颅内动脉狭窄,评价侧支循环的类型和范围。

【治疗措施】

TIA 是急症。TIA 发病后 2~7d 内为卒中的高风险期,对患者进行紧急评估与干预可以减少卒中的发生。

1. TIA 短期卒中风险评估　常用的 TIA 危险分层工具为 $ABCD^2$ 评分,见表 27-3。症状发作在 72h 内并存在以下情况之一者,建议住院治疗:①$ABCD^2$ 评分>3 分;②$ABCD^2$ 评分 0~2 分,但门诊不能在 2d 之内完成 TIA 系统检查;③$ABCD^2$ 评分 0~2 分,并有其他证据提示症状由局部缺血造成。

表 27-3　TIA 的 $ABCD^2$ 评分

TIA 的临床特征		
年龄(A)	>60 岁	1
血压(B)	收缩压>140mmHg 或舒张压>90mmHg	1
临床症状(C)	单侧无力	2
	不伴无力的言语障碍	1
症状持续时间(D)	>60min	2
	10~59min	1
糖尿病(D)	有	1

2. 药物治疗

(1)抗血小板治疗:非心源性栓塞性 TIA 推荐抗血小板治疗。一般单独使用:①阿司匹林(50～325mg/d);②氯吡格雷(75mg/d);③小剂量阿司匹林和缓释的双嘧达莫(分别为 25mg 和 200mg,2 次/d)。

(2)抗凝治疗:心源性栓塞性 TIA 可采用抗凝治疗。频繁发作的 TIA 或椎-基底动脉系统 TIA 及对抗血小板治疗无效的病例也可考虑抗凝治疗。主要包括肝素、低分子肝素和华法林。

(3)扩容治疗:纠正低灌注,适用于血液动力型 TIA。

(4)溶栓治疗。

(5)其他:对高纤维蛋白原血症的 TIA 患者,可选用降纤酶治疗,活血化瘀型中药制剂也有一定的治疗作用。

3. TIA 的外科治疗　可选用颈动脉内膜切除术或颈动脉血管成形和支架置入术。

4. 控制危险因素　如高血压等。

四、脑　栓　塞

脑栓塞(cerebral embolism)是指各种栓子随血流进入颅内动脉使血管腔急性闭塞或严重狭窄,引起相应供血区脑组织发生缺血坏死及功能障碍的一组临床综合征。根据栓子来源可分为心源性、非心源性和来源不明性三种。脑栓塞临床上主要指心源性脑栓塞。多数患者是在原发病的基础上突然出现意识障碍、偏瘫和失语。多无前驱症状,可伴皮肤及脏器栓塞症。脑梗死后,由于脑组织水肿,颅内局部压力高,血液循环障碍,可致脑疝;炎性栓子可引起脑脓肿;空气栓子可引起血流中断;发生于不同脏器的栓塞,可引起相应脏器损害的症状和体征。

【诊断提示】

(1)有形成栓子的心源性或非心源性疾病,以中青年突然发病多见,可在数秒或数分钟内症状达到高峰。

（2）以偏瘫、失语、癫痫样发作最常见，可伴黏膜、皮肤和（或）脏器栓塞表现。

（3）常在风湿性心脏瓣膜病、心房纤颤、细菌性心内膜炎、菌血症、动脉粥样硬化斑块脱落、心脏手术、心肌梗死等疾病基础上发病，也可由癌性栓子、寄生虫虫卵、空气、脂肪栓子引起。

（4）临床上可出现栓塞血管供应区的症状和体征，与脑血栓形成症状和体征相近。

（5）患者多数意识清楚，发生于较大脑动脉栓塞可迅速昏迷甚至出现脑疝。

（6）脑脊液多无色透明，一般压力正常，压力增高提示大面积脑梗死，如非必要尽量避免行此项检查。

（7）MRI 与 CT 可显示缺血性梗死或出血性梗死表现，合并出血性梗死高度支持脑栓塞诊断。CT 检查早期无异常，在发病后 24～48h 内可见病变部位呈低密度改变。

（8）伴有其他部位动脉栓塞表现。

【治疗措施】

1. 脑栓塞治疗　与脑血栓形成治疗原则基本相同，主要是改善循环、减轻脑水肿、防止出血、减小梗死范围。注意在合并出血性梗死时，应暂停溶栓、抗凝和抗血小板药，防止出血加重。

2. 原发病治疗　对感染性栓塞应使用抗生素，并禁用溶栓和抗凝治疗，防止感染扩散；对脂肪栓塞，可采用肝素、5％碳酸氢钠及脂溶剂，有助于脂肪颗粒溶解；有心律失常者，应予以纠正；空气栓塞者可进行高压氧治疗。

3. 抗栓治疗　心源性脑栓塞急性期一般不推荐抗凝治疗。房颤或有再栓塞高度风险的心源性疾病、动脉夹层或高度狭窄的患者推荐抗凝治疗。心源性脑栓塞低度风险的患者，如来自下肢深静脉血栓形成的栓子，经未闭卵圆孔，直接进入颅内动脉的脑栓塞，一般推荐抗血小板治疗；有抗凝指征但无条件使用抗凝药物时，也可采用小剂量阿司匹林（50～150mg/d）与氯吡格雷（75mg/

d)联合抗血小板治疗。

4.其他治疗和恢复期治疗　参阅脑血栓形成。

五、脑　出　血

脑出血(cerebral hemorrhage)是指原发性非外伤性脑实质出血,也称自发性脑出血,常有高血压、动脉硬化病史,部分为脑血管畸形、脑瘤、脑血管淀粉样变、出血性疾病、抗凝或溶栓治疗等引起,70%发生在基底节区(内囊),脑叶、脑干及小脑齿状核出血各占约10%。急性期病死率为30%～40%。基础病变是长期高血压→脑细小动脉发生玻璃样变性或小动脉壁纤维素样坏死→微小动脉瘤或微夹层动脉瘤→血压剧烈波动时,动脉瘤破裂出血。

【诊断提示】

1.临床表现

(1)常见于50岁以上患者,多在情绪激动或活动时发病。

(2)发病早期常有剧烈头痛或惊厥抽搐,不同程度的意识障碍,轻者仅有精神症状或意识模糊,重者昏迷。神经功能缺损症状在数分钟至数小时内达到高峰。

(3)发病时血压呈进行性或急剧性升高,收缩压常达200mmHg以上。

(4)常有喷射性呕吐伴咖啡样呕吐物。

(5)一侧肢体完全性或不完全性瘫痪。

(6)呼吸深、慢或伴鼾声呼吸,脉搏慢而有力,可有视网膜出血或视盘水肿。

(7)大脑半球出血,双眼球偏向病侧;脑桥大量出血(血肿＞5ml)累及双侧被盖部和基底部,常破入第四脑室,患者迅速出现深昏迷、高热、四肢瘫痪、双侧针尖样瞳孔;小脑半球出血,枕后疼痛、眩晕、呕吐频繁、共济失调,多无肢体瘫痪;脑室出血常有头痛、呕吐,严重者出现意识障碍如深昏迷、脑膜刺激征、针尖样瞳孔、眼球分离斜视或浮动,四肢弛缓性瘫痪及去脑强直发作、高热、呼吸不规则、脉搏和血压不稳定等症状。

2.辅助检查

(1)脑脊液检查,不宜作为常规。压力高,80%镜检有红细胞,50%外观呈血性。

(2)早期白细胞可暂时增高(反应性),血糖和尿素氮水平也可暂时升高,心电图可有 ST-T 改变、房室传导阻滞和心律失常等。

(3)CT 检查是诊断脑出血的首选方法,可显示出血部位、血肿大小和形状及脑室有无受压、移位、积血,以及病灶周围水肿情况。

(4)MRI 和 MRA 检查对发现结构异常、明确脑出血的病因很有帮助。MRI 对检出脑干和小脑的出血灶和监测脑出血的演进过程优于 CT 扫描,对急性脑出血诊断不及 CT。MRA 可发现脑血管畸形、血管瘤等病变。

(5)DSA:脑出血患者一般不需要进行 DSA 检查,除非疑有血管畸形、血管炎或烟雾病又需外科手术或血管介入治疗时才考虑进行。

【治疗措施】

1. 急性期治疗

(1)保持安静,减少搬动,平卧或头稍高位。烦躁者给予地西泮 10mg 或苯巴比妥钠 100mg 肌注,10%水合氯醛 15～30ml 灌肠。

(2)调整血压,降低血压应首先以进行脱水降颅压治疗为基础。但如果血压过高,又会增加再出血的风险,因此需要控制血压。一般来说,当收缩压>200mmHg 或平均动脉压>150mmHg 时,需要持续静脉降压药物积极降低血压;当收缩压>180mmHg 或平均动脉压>130mmHg 时,如果同时有疑似颅内压增高的证据,要考虑监测颅内压后降压;如果没有颅内压增高的证据,降压目标则为 160/90mmHg。注意降压不宜过快。

(3)降低颅内压、防治脑水肿,选用 20%甘露醇 250ml 静滴,

6～8h 1 次,可与呋塞米交替应用。

（4）及时清除呼吸道分泌物,保持呼吸道通畅。

（5）地塞米松 10～20mg 加入液体中静滴或静注(无消化道出血及血压高情况)。

（6）高热者头部和两侧颈动脉放置冰帽和冰袋等物理方法降温。

（7）非凝血障碍性疾病脑出血,止血药利少弊多需慎用,必要时选用酚磺乙胺、氨基己酸或口服脑血康。

（8）保持水、电解质与酸碱平衡(参阅本书第二篇)。液体控制在1500～2000ml/d,有昏迷呕吐者病初 3d 禁食,静脉补充营养及电解质,3d 后可鼻饲。

（9）加强护理,定期翻身,按摩受压部位,防治压疮,防治感染。呃逆严重时可肌注甲氧氯普胺 10mg。

（10）颅压增高、血肿压迫,严重脑出血危及患者生命内科治疗无效时,可行颅骨钻孔血肿引流、去骨瓣减压术、小骨窗开颅血肿清除术和脑室穿刺引流术等。通常下列情况需要考虑手术治疗：

①基底核区中等量以上出血(壳核出血≥30ml,丘脑出血≥15ml)。

②小脑出血≥10ml 或直径≥3cm,或合并明显脑积水。

③重症脑室出血(脑室铸型)。

④合并脑血管畸形、动脉瘤等血管病变。

（11）消化道出血可给予三七片或粉、云南白药或去甲肾上腺素 2～4mg 加生理盐水 10～20ml,以及西咪替丁口服或鼻饲。

（12）防治出血后高血糖症。

2. 恢复期治疗

（1）观察血压、心肾功能变化,根据血压变化调整降压药物,防治心肾功能不全。

（2）治疗原发病和并发症。

（3）针灸可选曲池透少海、养老透间使、阳陵泉透阴陵泉、悬钟透三阴交和肩髃、外关、合谷、环跳等穴,配合理疗、体疗。

(4)防止情绪激动,进行失语功能训练和生活、工作能力锻炼。

(5)继续选用神经营养药物及中药。

六、蛛网膜下隙出血

蛛网膜下隙出血(subarachnoid hemorrhage,SAH)是脑底部或脑表面血管破裂,血液进入蛛网膜下隙而引起的一组临床综合征。颅内动脉瘤、血管炎、夹层动脉瘤、凝血障碍性疾病、脑血管畸形、高血压动脉硬化、脑底异常血管网是常见病因。以上原因引起的出血为原发性出血。继发性出血为脑实质、脑室内出血,硬膜外或硬膜下血管破裂,进入蛛网膜下隙。

【诊断提示】

1.临床表现

(1)青壮年发病居多,多数患者骤然起病、情绪激动、精神兴奋、剧烈运动、过度疲劳、用力排便等是常见诱因。可有慢性发作性头痛病史。

(2)迅速出现剧烈头痛(首发部位常提示病变定位)、频繁呕吐、烦躁不安,可伴有癫痫样发作和精神症状。多意识清楚或短暂意识障碍,无局灶性神经体征。

(3)颈项强直等脑膜刺激征。

(4)眼底玻璃体下点片状出血对诊断有帮助。

(5)常有中等度非炎症性发热。

2.辅助检查

(1)急性期心电图可有心肌缺血性 ST-T 改变。

(2)脑脊液检查压力高,呈均匀血性。

(3)头颅 CT:临床疑诊 SAH 首选头颅 CT 平扫检查,可检出90%以上的 SAH。

(4)头颅 MRI:当 SAH 发病后数天时,MRI 比 CT 敏感。

(5)CTA、MRA 及 DSA:有助于病因诊断。

3. 鉴别诊断　需与其他脑血管病、颅内感染、颅静脉窦血栓形成、脑肿瘤等疾病相鉴别。

【治疗措施】　治疗目的是降低颅内压,防治再出血、血管痉挛及脑水肿等并发症,降低病死率和致残率,寻找出血原因,治疗原发病和预防复发。

(1)卧床 4～6 周,避免用力和情绪激动,酌用镇静止痛药,如地西泮、氯氮䓬、罗痛定、苯巴比妥等。

(2)保持大便通畅,可用缓泻药,如液状石蜡 30～50ml 或生理盐水 800～1000ml 低压灌肠。

(3)抗血管痉挛药物:尼莫地平 10～30mg,3 次/d 或静脉泵入尼莫地平。

(4)调整血压:如果平均动脉压＞125mmHg 或收缩压＞180mmHg,可在血压监测下静脉持续输注短效安全的降压药。可选用尼卡地平、拉贝洛尔和艾司洛尔等降压药,一般应将收缩压控制在 160mmHg 以下。

(5)抗纤溶药物:可适当应用止血药物,如 6-氨基己酸、氨甲苯酸和酚磺乙胺等抗纤溶药物。

(6)脑积水处理:SAH 急性期合并症状性脑积水应进行脑脊液分流术治疗。对 SAH 后合并慢性症状性脑积水患者,推荐进行永久性脑脊液分流术。

(7)癫痫的防治:可在 SAH 出血后的早期,对患者预防性应用抗惊厥药。

(8)降低高颅压:主要使用脱水药,如甘露醇、呋塞米、甘油果糖或甘油氯化钠。

(9)放脑脊液疗法:每次释放 CSF 10～20ml,每周 2 次,可以促进血液吸收和缓解头痛,也可以减少脑血管痉挛和脑积水的发生。

(10)防治感染,适当使用抗生素。

(11)检查证实为动脉瘤或脑动静脉畸形可手术结扎瘤蒂或病

侧颈内动脉。有血肿可手术清除血块。

七、高血压性脑病

高血压性脑病(hypertensive encephalopathy)是在原有高血压病基础上,由于血压突然升高达 200/120mmHg 以上,致脑血循环发生急剧障碍,引起脑水肿和颅内压增高为主要表现的一组临床综合征,降压后症状可很快减轻或消失。

【诊断提示】

(1)高血压病史,易发生在高血压病 Ⅱ 期和急进型高血压、各种肾性高血压、嗜铬细胞瘤及妊娠高血压综合征。

(2)精神创伤、情绪激动、过度疲劳、寒冷刺激、气候突变、突然停用降压药和内分泌失调是常见诱因。

(3)血压急骤升高>200/120mmHg,剧烈头痛,神志改变,视物模糊,常有喷射性呕吐。

(4)可有癫痫样发作和(或)意识障碍。

(5)部分病例有短暂偏盲、视物模糊、失语或瘫痪,也可有眼底小动脉痉挛缺血、高血压视网膜病变及视盘水肿(视乳头水肿)、渗出和出血。

(6)脑脊液检查。压力高,蛋白增高,可有少量红、白细胞。血压高时尽量避免腰穿。

(7)脑 CT:出现局限或广泛的低密度灶脑水肿表现,主要累及皮质下白质,偶尔累及皮质。

(8)脑 MRI:长 T_1、长 T_2 信号。

【治疗措施】

1. 一般措施 卧床休息,严密观察血压变化,避免精神刺激。

2. 降血压药物

(1)二氮嗪 200~300mg,快速静脉注射,30min 内血压下降,30~60min 可重复;此药可引起血钠、血糖升高及锥体外系症状,糖尿病者不宜应用。

（2）硝普钠 30～100mg 加入 5％葡萄糖溶液 250～500ml 中静滴,根据血压变化调整滴速,3～5min 测量 1 次血压。

（3）尼卡地平:5～15mg/h 静脉滴注,5～10min 开始起作用,持续 1～4h(长时间使用不超过 12h)。

（4）拉贝洛尔:每 10 分钟静注 20～40mg,或 0.5～2mg/min 静滴,5～10min 开始起作用,持续 2～6h。

（5）嗜铬细胞瘤所致者,用酚妥拉明 5mg 或哌氧环烷 10～20mg 肌注或静脉注射,10～20min 起作用,维持 3～4h。

（6）降低颅内压、控制脑水肿选用 20％甘露醇 250ml 静滴及呋塞米、氢氯噻嗪等。

（7）硝酸甘油 25mg 加入 500ml 生理盐水中静滴,根据血压调整滴速。

3. 对症治疗　伴有癫痫样发作或烦躁不安选用地西泮、苯巴比妥、苯妥英钠、水合氯醛,也可用阿米妥钠 0.25～0.5g 加入葡萄糖溶液中静滴。

4. 病因治疗　包括高血压、各种原发疾病和动脉硬化的治疗。

八、颈　椎　病

颈椎病(cervial spondylopathy)是中老年人常见的一种退行性病变,约 30％出现颈椎病症状,发病率仅次于脑血管病变。颈椎间盘软骨退行性病变所造成的局部无菌性炎症及其所产生的自由基使局部渗出水肿,与骨质增生互为因果;加之椎间盘逐渐失去弹性和韧性,软骨丧失了保护垫和缓冲作用,更容易发生椎间盘突出和加重损伤。自由基、水肿和骨质增生等因素刺激和压迫神经、血管与脊髓而引发一系列临床症状。可分为颈型颈椎病、神经根型颈椎病、脊髓型颈椎病、椎动脉型颈椎病、交感神经型颈椎病、食管压迫型颈椎病。

【诊断提示】

(1)多发生于中老年人、脑力工作者和长期低头工作者(如电脑、文秘、编辑人员等)。

(2)因水肿、骨质增生和椎间盘软骨病变压迫部位不同可出现不同的临床症状。常见症状有颈部僵硬,颈部活动受限,肩颈痛,上肢放射性痛和麻木感(多为单侧),重者可有远端运动和感觉障碍,步态不稳及头痛、头晕、耳鸣,视物模糊,视力下降,心动过速,心前区压痛等。

(3)一般无病理反射和瘫痪表现。

(4)椎-基底动脉狭窄时,可有颈性眩晕。

(5)颈椎正侧位片、CT 和 MRI 检查可发现椎间盘间隙变小及骨质增生改变,颈动脉造影可见椎动脉、基底动脉狭窄。

(6)可伴有或合并高血压、血脂异常、脑动脉硬化、糖尿病、冠心病,需注意鉴别。

【治疗措施】

1. 预防　从青少年开始就应注意不要低头读书或低头工作时间过长(每次少于 30min)。经常做颈部旋转、前后运动和颈部肌肉按摩。补充胶原蛋白、钙剂及微量元素。具体预防方法,参阅本书第 78 章之颈椎病。

2. 中医药治疗

(1)可选用颈痛颗粒、颈复康胶囊及中药活血化瘀方剂。

(2)外用活血化瘀贴剂,如痛瘀消膏、消痛贴、骨质增生一贴灵、东方活血膏等。

(3)可选用针灸、推拿、耳针、刮痧及离子透入、磁疗和药疗枕等。

3. 扩张血管、营养神经及抗自由基治疗　可选用地巴唑、曲克芦丁、尼莫地平、维生素 B_1、维生素 B_{12}、维生素 E、维生素 C,必要时 20% 甘露醇 250ml,1~2 次/d 静滴。

4. 颈椎病手法治疗

(1)舒筋法:患者取坐位,术者站在其后,用双手掌根部从头部开始,使颈项放松,再沿斜方肌、背阔肌等肌纤维方向,分别向颈外侧肌方向由轻到重推压,再反向操作3次。

(2)推拿法:术者用双手推拿颈后、颈两侧及肩部肌肉,3～5次。

(3)贯通点穴法:术者用拇指或示指点按肩井、天宗及压痛点,达到麻胀、酸痛为度,继续按压腋下神经到手指麻木为宜。

(4)运摇法:术者站在患者后侧,双手置于颈后,并慢慢用力使头左右旋转30°～40°,6～8次。

(5)旋转法:在放松后,将患者颈向前屈至30°,再屈到最大幅度,这时术者一手顶住颈椎棘突,另一手托住下颌向同侧方向慢慢旋转,有阻力时稍加用力,与此同时,顶住偏歪的棘突,拇指用力向棘突对侧推。椎动脉型颈椎病时颈部旋转运动宜轻柔缓慢,幅度适当。

(6)击打法:在颈背及肩胛部用手掌进行击打,使局部紧张肌肉舒展和缓解。

上述方法可每日或隔日1次。

5.急性发作期治疗措施　参阅本书第78章之颈椎病。

6.其他方法

(1)颈椎牵引疗法。

(2)治疗合并症及并发症:参阅有关章节。

九、血管性痴呆

血管性痴呆(vascular dementias),又称多发性梗死性痴呆或卒中后血管性痴呆(包括出血性和缺血性血管病)。本病是脑血管病变引起的脑损害所致的痴呆,以多灶性脑梗死为多见。脑动脉硬化、脑动脉血管狭窄、闭塞所致的脑组织灌流量降低、结构受损、脑细胞兴奋性下降、脑代谢率降低是发生痴呆的病理生理学基础。发病与高血压病、糖尿病、心脏病、血脂异常、脑小血管病变、吸烟等脑卒中相关因素及卒中、缺血性白质病变、高龄、受教育程度低、第 19 对染色体位点基因等密切相关。

【诊断提示】

1. 诊断基本要素　①肯定为痴呆;②客观上有脑血管疾病存在;③以上两者具有相关性;④排除其他疾病引起的痴呆。

2. 临床类型　①多梗死性痴呆;②关键部位梗死性痴呆;③皮质下缺血性血管性痴呆;④混合性痴呆。

3. 临床表现

(1)进行性认知功能衰退,呈阶梯性加重,部分患者可突然发病。记忆障碍至少伴有下列一项——失语、失用、失忆、定向力、注意力及视觉空间功能障碍,或者动作执行功能障碍,此区别于卒中引起的身体反应。记忆障碍多较轻,而以执行功能障碍为主。

(2)局灶性神经功能缺损的症状和体征,如嘴眼歪斜、肢体失灵、偏瘫等,或者有脑血管病变的客观证据。

(3)有证据表明痴呆之认知、功能衰退不是由于其他原因引起的如意识障碍、阿尔茨海默病、全身疾病及精神疾病引起的痴呆(排除法)。

4. 辅助检查

(1)头颅 CT 或 MRI 检查证实有脑血管病变。

(2)神经心理学检查(MMSE 量表等):可了解认知功能损害情况。

【治疗措施】

1. 病因、病原治疗　包括高血压病、血脂异常、糖尿病、心律失常等危险因素的预防和治疗。

2. 脑血管病(缺血性和出血性)治疗　包括阿司匹林、神经功能恢复药的应用(参阅本书有关章节)。

3. 药物治疗

(1)胆碱酯酶抑制药:多奈哌齐(donepezil,安理申),5mg/d,睡前口服,4~6 周后加至 10mg/d,12 周后疗效达到高峰,一般需 3 个月。也可选用加兰他敏、卡巴拉汀、美金刚等。

（2）钙离子拮抗药：尼莫地平 90mg/d，分 3 次服，连续 52 周，安全性良好。

（3）脑代谢活化药：麦角溴烟酯 60mg/d，也可应用尼麦角林、吡拉西坦、茴拉西坦、奥拉西坦，但要注意其不良反应。

（4）抗氧化药：维生素 E、辅酶 Q_{10} 及司来吉兰。

（5）神经肽制剂：脑活素 30ml/d，每周 5d，连续 4 周。

（6）脑血管扩张药：包括肉桂苯哌嗪、丁咯地尔等。

（7）其他药物：维生素 B_{12} 和叶酸、维生素 B_6、神经节苷脂、银杏制剂、胞二磷胆碱等。

（8）抗精神病药物。以小剂量开始，注意不良反应。

4．其他治疗方法

（1）针灸治疗。辅助治疗手段。

（2）行为障碍和心理障碍的治疗（参阅本书第 80 章）。

（3）控制高血压，尤其是控制单纯收缩期高血压，可降低痴呆的发病率。还要注意从青中年开始，改变不良生活方式，治疗血脂异常，防治动脉硬化（包括平衡膳食、心理调适、适当运动等）。参阅本书有关篇章。

第四节　脑细胞病变

一、癫　痫

癫痫（epilepsy）是某些致病因素促使大脑神经元群高度同步化放电、异常电流传播受限所引起的脑神经功能紊乱综合征。发作具有突然性、暂时性和反复性三大特点。根据病因、类型不同，发作时表现差异，分为原发性和继发性两大类。原发性癫痫（特发性癫痫）患者脑部没有可解释症状的结构改变和代谢异常，主要与遗传因素有关。可有运动、感觉、行为、自主神经等异常表现。继发性癫痫也称症状性癫痫，多为脑部损伤、脑畸形、脑积水、染色体异常、感染、中毒、脑血管病变、结节性硬化和代谢障碍所致。

【诊断提示】

1. 全面性发作

(1)部分患者发作前有先兆症状,如肢体麻木、上腹部不适、眩晕、幻觉等,每次发作先兆常不雷同。

(2)典型者突然起病,常尖叫一声,意识随即丧失,全身肌肉抽搐,口吐白沫,牙关紧闭,头后仰,两眼上翻,口唇发绀,大小便失禁,瞳孔散大,对光反应消失,重者可呼吸暂停。

(3)常因咀嚼肌收缩口强张,随后猛烈闭合而咬破舌头,吐血性泡沫,历时 30s~2min。

(4)发作停止后,可意识清楚或呈昏睡状态,历时几分钟或数小时。遗留有头痛、全身肌肉酸痛及疲乏无力,对发作无记忆。

(5)脑电图:高波幅棘波,棘-慢综合波。颅底 X 线片、脑干诱发电位、CT、脑脊液检查、脑血管造影、血糖检测等检查对继发性癫痫病因诊断有帮助。

(6)部分患者可有脑部疾病或癫痫病家族史。

(7)长期反复发作,可能产生智能衰退甚至痴呆。

2. 部分性发作　分为单纯部分性发作和复杂部分性发作。

(1)单纯部分性发作:除具有癫痫的共性外,发作时意识始终存在,发作后能复述发作的抽动细节是单纯部分性发作的主要特征,包括:①运动性发作:表现为身体某一局部发生不自主抽动。②感觉性发作:表现为一侧面部、肢体或躯干的麻术、刺痛,眩晕性发作表现为坠落感或漂动感。③自主神经性发作:表现为上腹不适、恶心呕吐、面色苍白、出汗、竖毛、瞳孔散大等。④精神症状性发作:可表现为各种类型的遗忘症(如似曾相识、似不相识)、情感异常(恐惧、忧郁、欣快、愤怒)、错觉(视物变形)等。

(2)复杂部分性发作:主要特征是有意识障碍,发作时患者对外界刺激没有反应,发作后不能或部分不能回忆发作的细节,临床表现分为 4 种类型:①自动症:意识障碍和看起来有目的,但实际上没有目的的发作性行为异常,如反复咂嘴、咀嚼或吞咽(口消化道自动症)或反复搓手、解衣扣、摸索衣裳(手足自动症),也可表现为游走、奔跑,还可表现为自言自语、叫喊(语言性自动症)。②仅有意识障碍。③先有单纯部分性发作继之出现意识障碍。④先有单纯部分性发作后出现自动症。

3. 癫痫持续状态 是指在短时间内癫痫大发作持续发生,强直-阵挛性发作在 5min 以上,间歇期意识仍不清楚,可持续几小时或数天,病情危重,病死率高,多因改换或停用抗癫痫药不当、感染、精神刺激、过度疲劳、肿瘤、孕产、大量饮酒等所引起,需立即处理。

4. 其他类型发作 如头痛型、腹型及反射型癫痫,脑电图、感觉诱发电位、CT、MRI、颅骨 X 线片等检查有助于诊断和鉴别诊断。

【治疗措施】

1. 发作时的治疗

(1)一般处置

①取侧卧位或平卧位,头偏向一侧,防止外伤及坠床。

②及时清除口腔分泌物,保持呼吸道通畅,必要时(持续状态)气管切开。

③上下齿之间放置牙垫,避免舌与口唇咬伤。

④持续或间断性吸氧。

(2)选用控制癫痫发作药物

①地西泮 10～20mg 静注,若有效,再予 50～100mg 加入生理盐水 500～1000ml 中静滴,根据病情调整滴速。

②氯硝西泮 4mg 静注。

③苯巴比妥钠首量 200mg 静注,以后每 15～20 分钟用 25～50mg,2h 内＜400mg。

④苯妥英钠首量 150～200mg 静注,以后酌情静滴维持。

⑤阿米妥钠 0.25～0.5g 加入 5％葡萄糖溶液 10～20ml 中静

脉缓注。

⑥利多卡因首量 2～3mg/kg 静注或静滴。

(3)治疗高热、低氧、感染、颅内压增高等并发症(参阅有关章节)。

(4)保护脑细胞功能,选用能量合剂、B 族维生素、氨酪酸等。

2. 间歇期治疗　用药从小剂量开始,逐渐调整剂量;开始以一种药为主,必要时可几种药联合应用,根据发作次数,决定给药方法和次数;更换新药采用逐减的方法,即先服新药,再逐渐减少至停止原药物,并需严密观察;定期复查血常规及肝肾功能;癫痫发作控制后仍要继续服药至少 1～2 年,一般来说,全身强直-阵挛性发作完全控制 4～5 年后,或小发作停止半年后可考虑停药,自动症可能需要长期服药,停药时要逐渐减量。可选用下列药物(按发作类型选择合适的抗癫痫药物)。

(1)选用或联合应用苯妥英钠 0.1～0.15g,2 次/d;儿童剂量 5～7mg/(kg・d);苯巴比妥 0.03g,1～3 次/d;扑米酮 0.25～0.5g,卡马西平 0.1g,3 次/d。

(2)丙戊酸钠、地西泮、氯硝西泮、硝西泮、氯氮平、丙米嗪等。

(3)中医中药和针灸治疗。

(4)明确病因、常规治疗无效者可行癫痫病灶局部切除,胼胝体切断等手术。

二、帕 金 森 病

帕金森病(震颤麻痹,paralysis agitans)是锥体外系最常见的一种慢性进行性变性疾病。多认为与年龄老化、环境因素和家族遗传有关。病理改变以苍白球和黑质神经细胞的变性最为显著,黑质和基底节多巴胺含量减少,乙酰胆碱功能相对增强,常伴新纹状体的损害。发病多起始于 40－60 岁,70－79 岁年龄组达到高峰。主要表现为静止性震颤、肌强直、动作徐缓、姿势步态异常四联征。发病率、患病率随年龄增大而增加。

【诊断提示】　四项主征(静止性震颤、肌强直、运动迟缓、姿势步态异常)中必备运动迟缓一项及其他三项至少之一。

1. 运动症状

(1)震颤是首发症状,且最突出。以上肢远端显著,手指出现搓丸样动作,每秒钟 4～6 次,静止时明显,情绪激动时加重,运动时减弱或消失,睡眠时完全消失。常有头项不自主运动、偏侧震颤、姿势和步态异常的表现。部分病例尤其高龄老人可不出现明显震颤。

(2)缓慢起病,进行性、阶梯性加重。

(3)受累肢体动作缓慢,伸肌和屈肌张力增高,被动伸展关节时呈均匀一致的阻抗。"铅管样肌强直"或"齿轮样肌强直"。

(4)站立时头前倾,躯体前屈,两手置于前胸,腕屈曲,手指内收,拇指对掌;行走时联合动作减少,急速小步,向前冲去,呈"慌张步态",越走越快。肢体长期强直可引起疼痛、挛缩和畸形。

(5)随意运动始动困难,动作缓慢和运动减少。表情呆板,面具脸,语言慢而单调,写字困难,越写越小,称"写字过小症"。

2. 非运动症状

(1)感觉障碍:包括嗅觉障碍(80%～90%)、疼痛(60%～70%)。

(2)睡眠障碍:包括入睡困难、睡眠维持困难、日间过度嗜睡。

(3)神经精神症状:包括抑郁、焦虑、情感淡漠、精神障碍和认知功能障碍。

(4)自主神经功能障碍:包括便秘、多汗、流涎、吞咽困难、排尿异常、性功能障碍等。

3. 高龄患者(80 岁以上)　出现智能减退,称震颤麻痹性痴呆。

4. 脑电图检查　40%病例有异常。

5. 鉴别诊断　需与脑血管病、药物中毒、脑炎、脑外伤、癔症性震颤、脑动脉硬化及某些变性疾病(如肝豆状核变性、多系统萎缩)等鉴别。

【治疗措施】

1. 药物治疗　坚持"细水长流,不求全效"的用药原则,以最小效量达到相对满意效果,药物分类如下。

(1)多巴制剂:美多芭、息宁,为治疗"金标准",小剂量开始,缓慢加量,饭前或饭后 1h 服用,62.5～125mg 2～3 次/d 起始。

(2)多巴胺受体激动药:泰舒达、普拉克索(森福罗)。泰舒达50mg qd-tid,森福罗 0.125mg tid 逐渐增加。

(3)抗胆碱能制剂:盐酸苯海索适用于震颤突出而强直较轻的患者,1～2mg tid。

(4)金刚烷胺:100mg bid。

(5)单胺氧化酶 B 型抑制药(MAO-BI):司来吉兰 5mg bid,避免夜间服用。

(6)儿茶酚-氧位-甲基转移酶抑制药(COMT-I):恩他卡朋(珂丹)100～200mg,每天 3 或 4 次与复方左旋多巴同服有优化作用并减少后者剂量,单用无效。

2. 手术治疗　脑立体定向手术治疗,破坏苍白球或视丘腹外侧核,或行肾上腺髓质脑内移植术。

3. 其他　体针、头针、耳针治疗,10 次为一疗程。

三、肝豆状核变性

肝豆状核变性(hepatolenticular degeneration)是一种常染色体隐性遗传的全身性代谢障碍疾病,以铜代谢障碍最为突出,多并发基底节变性、肾脏病变和肝硬化。临床表现为粗大震颤、肌张力增高和语言障碍。在静止时震颤也不停止,运动时加重。

【诊断提示】

(1)半数以上有家族遗传史,多起病隐匿,缺乏特征性改变。

(2)多在 5—35 岁起病。40 岁以后发病少见。儿童震颤伴有原因不明的肝硬化和肾脏病变,尤应注意本病。早期诊断治疗是改善预后的关键。

（3）四肢肌张力增高,运动度减少,吞咽困难,语言含糊不清,流涎多,手足有不自主的抽动,共济失调等。

（4）角膜与巩膜交界处有金黄色或黄绿色色素环(K-F 环),具有诊断价值。

（5）可有肝脾大、肝区疼痛、腹水、蜘蛛痣、食管静脉曲张及消化道出血。部分患者可有自发性骨折。

（6）精神呆滞、情感不稳、人格改变、不自主的哭笑,动作及行为异常,少数发生局限性癫痫或偏瘫。

（7）化验检查:24h 尿排铜量增加(正常 24h＜100μg),血清铜和铜蓝蛋白降低,铜氧化酶活性降低,直接反映铜增加。肝功能可出现异常,血红蛋白降低,白细胞及血小板计数可减少。

（8）部分病例可有肾脏损害,急慢性溶血性贫血。

（9）需要排除胆管阻塞、酒精性肝硬化、特发性血小板减少性紫癜、病毒或药物诱发的肝炎等。

【治疗措施】

1. 驱铜治疗　青霉胺 0.25～0.5g,3 次/d;二巯丙醇(BAL)5mg/(kg・d)肌注,2 次/d,10d 为一疗程;二巯丁二酸钠(DMS)1～2g 加入生理盐水配成 10％溶液,缓慢静注,1 次/d,5d 为一疗程,间隔 1 周可重复。亦可选用曲恩汀、四硫钼酸铵。

2. 阻止铜胃肠道吸收

（1）5％硫酸锌 2～4ml,3 次/d,还可选用醋酸锌、甘草锌、葡萄糖酸锌、维生素 E 或中药黄连、大黄、半枝莲等。

（2）低铜、高蛋白、高糖饮食,避免使用铜制餐具,减少贝类、螺类、鲜鱼、虾类、玉米、蘑菇、豆类、坚果、巧克力、动物肝脏和血等食物。可进食低铜如精白米面、萝卜、藕、芹菜、白菜、猪瘦肉、马铃薯等。禁用龟甲、珍珠、牡蛎、地龙等高铜药物。

（3）保护脑、肝、肾,给予能量合剂、氨酪酸、肌苷、B 族维生素、维生素 C 等。

3. 对症治疗　肌张力高者可用苯海索、左旋多巴、卡比多巴、东莨菪碱、丙环定等药物,用法参阅帕金森病。躁动不安可给予地西泮 10mg,静注。

4. 肝移植　适用于暴发性肝功能衰竭、长期治疗无效者。

第五节　神经-肌肉接头和肌肉疾病

一、重症肌无力

重症肌无力(myasthenia gravis)是一种神经肌肉间传递功能障碍的慢性自身免疫性疾病,受累横纹肌收缩后极易疲劳,而休息后可恢复。主要表现为脑神经运动核所支配的肌群及四肢肌和躯干肌、眼外肌无力,90%患者血清中抗乙酰胆碱受体抗体升高。病情缓解与复发交替进行。用抗胆碱酯酶药物后症状可迅速缓解。

【诊断提示】

(1)病肌的易疲劳性和症状的波动性是本病特点之一。病肌无力,上午轻,下午重或傍晚症状加重,休息后逐渐好转。

(2)眼肌最易受累,此外咀嚼肌、颈肌、肩胛带肌、四肢近端肌和呼吸肌也常累及。

(3)发病多为慢性,少数为亚急性。感染、中毒、外伤、受惊、分娩、过劳、情绪激动可诱发。

(4)疲劳试验。反复运动受累肌群,如眼睑活动、下蹲活动或连续叩击肌腱,肌肉活动力逐渐减弱为阳性,无变化为正常。

(5)新斯的明试验。新斯的明 0.5～1mg,皮下或肌内注射,15～30min 后症状明显好转者为阳性。也可采用依酚氯铵(腾喜龙,tensilon)10mg,注射后 30s～10min 作用最为明显,症状好转者为阳性,症状无改善者为阴性。此可与其他肌无力鉴别。

(6)全身肌无力,重者伴呼吸肌麻痹,引起呼吸困难,烦躁不安,甚至意识障碍。

(7)部分重症肌无力患者伴有甲状腺功能亢进。

(8)胸部 X 线检查可能发现胸腺增大或肿瘤。

(9)肌电图、抗乙酰胆碱抗体滴定检查有助诊断。

(10)重复神经电刺激检查具有确诊价值。

【治疗措施】

1. 药物治疗

(1)抗胆碱药:溴吡斯的明 60～180mg,3～4 次/d,对眼咽型肌无力效果好。溴新斯的明 15～45mg,3～4 次/d(易发生积累中毒),安贝氯铵 5～15mg,3～4 次/d。以上药物宜从小剂量开始。

(2)免疫抑制药:甲泼尼龙 1000mg 静滴,1 次/d,连用 3～5d 逐渐减量后口服维持;或泼尼松 60～100mg,1 次/d,取得疗效后改为 15～20mg,1 次/2d。环磷酰胺 200mg,1 次/d,静注或静滴,硫唑嘌呤 50～150mg/d,分 2～3 次口服。亦可选用甲氨蝶呤、环孢菌素等。

(3)辅助药选用:氯化钾 1.0g、麻黄碱 25mg、螺内酯 100mg、胍乙啶 5mg,3 次/d。

(4)避免使用的药物:箭毒、奎宁、奎尼丁、琥珀酰胆碱、氯仿、链霉素、庆大霉素、新霉素、卡那霉素、多黏菌素 E、多黏菌素 B、氯丙嗪和静脉滴注四环素,因可能使症状加重。禁用吗啡、巴比妥类药物。抗心律失常药物也影响神经肌肉传递功能。

(5)重症肌无力危象时,除一般抢救治疗外,可用溴新斯的明静滴,呼吸道分泌物过多时加用阿托品。需与胆碱能危象鉴别,见表 27-4。

(6)还可选用胸腺素、转移因子、左旋咪唑等。

2. 胸腺放射治疗　胸腺肥大或对抗胆碱酯酶药物疗效不佳者,可采用深部 X 线照射。

3. 胸腺切除　胸腺肿瘤或胸腺肥大者,可行胸腺切除,对病程在 5 年以内的青年患者效果较好。

4. 其他

(1)血浆交换疗法,适用于其他治疗无效病例。

(2)避免过度疲劳和情绪波动,预防和及时治疗各种感染。

表 27-4　肌无力危象与胆碱能危象鉴别

鉴别要点	肌无力危象	胆碱能危象
病因	胆碱酯酶活力抑制药量不足	胆碱酯酶活力抑制药量过量
瞳孔	正常或较大	小
分泌物	不多	增多
肌颤	无	明显
肠蠕动及大便	肠蠕动正常、大便正常	肠鸣音亢进,腹痛、腹泻
出汗情况	正常	增多
抗胆碱药物	有效	症状加重

二、肌营养不良

肌营养不良(muscular dystrophy)是一种由遗传因素所致、缓慢进展的原发性横纹肌变性疾病。病理生理变化主要是由于血清多种酶和肌酸代谢失常,遗传性肌细胞膜代谢缺陷,细胞膜功能改变,肌纤维坏死和再生,肌组织损害、变性、萎缩,临床表现为进行性骨骼肌无力,部分累及心肌和平滑肌。

【诊断提示】

1. 病史　多在儿童和青少年期发病,常有家族遗传病史。多伴有精神发育迟滞(隐性遗传和显性遗传均可引起)。

2. 临床表现

(1)对称性进行性肌肉萎缩和无力,以近端肌为重,远端较轻,可伴括约肌障碍。

(2)早期表现行走笨拙,易跌倒,呈鸭行步态、翼状肩胛,躯干肌及四肢近端肌萎缩或假性肥大,但无肌肉压痛,面及手部肌肉多受损害。

(3)肌营养不良临床分型见表 27-5。

3. 特殊检查

(1)24h 尿中肌酸排泄增加,肌酐排泄减少。

（2）早期和进展阶段血清中肌酸磷酸激酶、乳酸脱氢酶、醛缩酶、磷酸葡萄糖变位酶及谷草转氨酶均升高，晚期不明显。

（3）肌电图：受累肌肉为肌源性损害，表现为静息电位，多相波明显增多，电位时限缩短，波幅降低，并有病理干扰相。

表 27-5　肌营养不良的鉴别

	假肥大型	肢带型	面肩肱型	眼肌型	远端型
遗传形式	X-连锁隐性	常染色体隐性	常染色体显性	不明	常染色体显性
发病年龄	5 岁以前	青春期	青春期	20 岁左右	40—50 岁
性别	男性	无区别	无区别	无区别	无区别
首先受累部位	骨盆带肌群	肩胛带或骨盆带肌	双侧面、肩胛带肌	眼外肌	手足肌
假性肥大	明显	轻度	轻度	无	无
进展速度	青春期重	不定	慢	慢	慢
心肌损害	晚期	无	无	无	无
血清酶	明显升高	轻度或正常	轻度或正常	不高	轻度或正常
发病率	最多	其次	较少	少见	甚少

（4）肌肉活检：肌纤维肿胀、变性或萎缩，直径大小不一，横纹肌可消失，大量脂肪和结缔组织增生，无炎症反应。

（5）基因检测可发现相关基因突变。

【治疗措施】　迄今无特异性治疗，只能对症治疗及支持治疗。

1. 支持治疗　坚持正常活动，适当锻炼，被动运动和按摩；注意营养，高蛋白饮食；及时防治各种感染。

2. 药物治疗

（1）胰岛素葡萄糖治疗：正规胰岛素皮下注射，第 1 周 4U，第

2 周 8U,第 3、4 周各 12U,第 5 周 16U,均 1 次/d。上述方法每次注射前和注射后 15min 各服葡萄糖 50g,如有效,2～3 个月后可重复。

(2)其他药物:赤霉素 20mg,3 次/d,口服;加兰他敏 2.5mg,1 次/d 肌注;三磷腺苷 40mg 或三磷酸尿核苷 20mg,1 次/d 肌注,疗程根据病情而定;各种维生素(含维生素 E)、肌酸(creatine)、氨基酸和苯丙酸诺龙、丙酸睾酮等;还可选用白阿胶、毛果芸香碱、肾上腺素、别嘌醇等药。

(3)激素治疗,间断使用。

3. 其他

(1)中医中药和针灸治疗。

(2)合并甲状腺功能亢进者,两病同时治疗。

(3)对肢体挛缩和畸形的晚期患者可行理疗和矫形手术。

三、周期性麻痹

周期性麻痹(periodic paralysis)是一种与钾代谢障碍有关、呈周期性发作的骨骼肌弛缓性瘫痪的一组肌肉疾病。散发病例多,且多为低血钾性周期性麻痹,少数为正常血钾性和高血钾性周期性麻痹,与常染色体显性遗传有关。临床表现大致相同。

【诊断提示】

(1)多见于男性,发病较急,常于熟睡或清晨初醒时发生,部分病例有家族史。

(2)青春期发病,随年龄增长而发作次数减少。

(3)发病前多有受凉、过度疲劳、饱餐、高糖饮食、剧烈运动和感染等诱因。

(4)常有反复发作史。发作初有口渴、出汗、肢体酸痛、感觉异常等症状;继之四肢松弛性、对称性瘫痪,下肢重于上肢,近端重于远端,腱反射减弱或消失。无病理反射,括约肌不受累,意识清醒,感觉正常。发作一般在 0.5～2h 后达到高峰,数小时至数天恢复正常。

(5)严重者可累及肋间肌和膈肌,引起呼吸困难。

(6)大部分患者血清钾低,小部分患者血清钾正常或升高。

(7)心电图多提示 Q-T 间期延长,S-T 段下降,T 波低平或倒置,U 波明显且常与 T 波融合等心电图改变,重者可有心律失常。

(8)诱发试验。疑难病例葡萄糖、胰岛素诱发试验阳性。

(9)需与癔症性瘫痪、吉兰-巴雷综合征、甲亢伴发的周期性麻痹、激素及利尿药所致肌无力、原发性醛固酮增多症相鉴别。

【治疗措施】

(1)低血钾性周期性麻痹选用低钠、低糖、高钾饮食。

(2)轻者 10%氯化钾 30~60ml,3 次/d,重者或不能口服者可给 10%氯化钾 15ml 加入 500ml 生理盐水中静脉缓滴。

(3)补钾不易纠正者,适当补镁盐。

(4)正常血钾型发作以补氯化钠为主,高血钾型发作限制钾盐摄入,发作频繁者用利尿药氢氯噻嗪、呋塞米等,重者注射葡萄糖酸钙,或氯化钙 1~2g 加入生理盐水中静滴。

(5)伴有呼吸困难时辅助呼吸、给氧、吸痰,治疗并发症。

(6)发作时可针刺大椎、肩井、曲池、合谷、环跳、足三里、太冲、伏兔等穴,强刺激或电针。

(7)补充维生素 B_1,150~200mg,1 次/d。

四、多发性肌炎

多发性肌炎(polymyositis)是一种弥漫性骨骼肌间质性病变和肌纤维变性的自身免疫缺陷性疾病,急性或亚急性起病,部分为慢性起病。临床特点是四肢近端的肌肉进行性无力和萎缩,受累肌肉多有明显疼痛及压痛,一般无脑神经损害和感觉障碍,对激素治疗有效。

【诊断提示】

(1)肢体、躯干肌和颈肌对称性无力、酸痛,并可侵犯咽肌和呼吸肌。

（□）常合并其他系统受损，如间质性肺炎、心脏损害、消化道及肾脏受累，严重者可导致死亡。

（3）患部肌肉疼痛，活动受限，晚期可有肌肉萎缩。

（4）部分患者有感染、胶原-血管疾病或恶性肿瘤病史。

（5）发病初期多有低热和关节痛，1/3 病人可有皮肤损害。

（6）血沉快，血清转氨酶、肌酸磷酸激酶、免疫球蛋白、血和尿肌红蛋白增高。

（7）肌电图可见典型肌源性损害。

（8）肌肉活检可见横纹肌空泡样变性，间质炎性细胞浸润，脂肪和结缔组织增殖，肌纤维再生现象及局限性肌源性萎缩。

（9）病程中有缓解现象。

（10）需与系统性红斑性狼疮、风湿性肌痛、肌营养不良及硬皮病鉴别。

【治疗措施】

（1）注意休息与营养。

（2）急性期用氢化可的松 200～300mg 或地塞米松 10～20mg 加入 10％葡萄糖液 500ml 中静滴，1 次/d，病情稳定后改泼尼松口服，逐渐减至维持量，持续 2～3 年。

（3）选用环磷酰胺、硫唑嘌呤、氟尿嘧啶等，与激素合用效果可能更好。

（4）静脉注射免疫球蛋白：有条件者可为首选，$0.4g/(kg \cdot d)$，连续 3～5d。

（5）辅酶 A、三磷腺苷及阿司匹林、维生素 E 等。

（6）苯丙酸诺龙 25mg，每周 2 次肌注。

（7）口服维生素 B_1，150～200mg，1 次/d。

（8）吞咽困难者可鼻饲饮食，防止吸入性肺炎。

（9）中医中药可用清热解毒、祛风利湿药等。

（10）选用全身放射治疗、血浆置换疗法等。

五、雷　诺　病

雷诺病(Raynaud's disease)是一种功能性疾病,主要是自主神经功能紊乱引起周围小动脉痉挛所致。特征是阵发性对称性肢端皮肤苍白、发绀和潮红,常因寒冷或情绪激动诱发。多为有遗传因素所致。

【诊断提示】

(1)多发于青年女性。

(2)发作时手及手指,足趾对称性苍白、麻木、发绀,以后变潮红、局部发热及疼痛。

(3)每次发作数分钟或数小时后缓解,常有感觉异常。

(4)发作间歇期肢端可有疼痛和酸麻烧灼感。

(5)反复发作,病程长者,可有全身营养障碍,皮肤变硬、溃疡及坏死。

(6)患肢浸泡冷水或冰水中可诱发,水加温后缓解。

【治疗措施】

(1)避免受寒和情绪激动,注意肢体保暖。

(2)理疗:可采用热疗、光疗、按摩以改善血液循环,还可根据发病部位,行交感神经封闭疗法。

(3)药物治疗:硝苯地平为治疗的金标准:10～20mg tid 或用缓释剂减轻不良反应。烟酸 0.1g,3 次/d;血管舒缓素 10U 肌注,1 次/d;妥拉唑啉(妥拉苏林)80mg,2 次/d;地巴唑 10～20mg,3 次/d;罂粟碱30～60mg肌注,2 次/d;复方丹参注射液 2～4ml 肌注,1 次/d。还可选用维生素 E、维生素 B_1、维生素 B_6 等口服。

(4)反复内科治疗无效者,可行交感神经节切除术,下肢患病者更为有效。

第四篇 儿科疾病

第 28 章 新生儿疾病

一、正常新生儿的特殊表现

正常新生儿(normal newborn)是指出生时胎龄满 37 周至不满 42 周,体重在 2500～3999g(通常在 3000g 左右),身长 47cm 以上(多 50cm 左右),无任何畸形和疾病的活产新生儿。出生后的新生儿为了适应环境的突然变化,全身组织、器官在解剖、生理诸方面都发生一系列变化,构成新生儿特征,但在出生后最初数日内可见到几种接近于病理,但仍属于生理性的特殊表现,临床上需要加以鉴别。

(一)生理性黄疸

【诊断提示】

(1)50％～60％的足月儿和 80％以上的早产儿出生后 2～3d 出现黄疸,4～6d 达高峰。足月儿在生后 7～10d 消退;早产儿可持续 3～4 周消退。

(2)虽有黄疸,不伴其他症状,小儿精神、反应好,个别新生儿轻度嗜睡或纳差。

(3)血清胆红素测定:足月儿血清胆红素不超过 220.6μmol/L,早产儿不超过 255μmol/L。若出生后 24h 内出现黄疸,或足月儿血清胆红素＞220.6μmol/L、早产儿＞255μmol/L、直接胆红素＞34μmol/L、血清胆红素每天上升＞85μmol/L，黄疸持续时间长，超过2～4周，或有进行性加重者，应考虑为病理性黄疸，需做全面检查。

【治疗措施】

(1)一般为自限性的，不需要治疗。

(2)注意保暖，尽早母乳喂养或适当提早喂养，供应足够的水分和热量，及早排出胎粪。

(3)临床应根据胎龄、体重及疾病情况，密切监测胆红素，及时诊断并给予相应处理。

(二)生理性体重下降

【诊断提示】

(1)新生儿在出生后2～3d内可出现不同程度的体重下降。

(2)减轻的体重不超过出生时体重的10％，一般在7～10d内体重恢复。

(3)体重下降＞10％或恢复过晚，检查有无病理性原因。

【治疗措施】

(1)生后早吸吮(出生后30min内)，早开奶(出生后30min内)，以保证新生儿足够的热量和水分。

(2)保持室内相对湿度40％～50％，温度18～22℃，减少新生儿不显性失水。

(三)脱水热

【诊断提示】

(1)出生后2～3d内体温骤然上升，体温＞37.5℃，为一过性发热。

(2)可有轻度发热和烦渴、躁动不安、尿少等表现。

(3)注意与感染引起的发热鉴别。

【治疗措施】

(1)口服或静脉补液后，发热即消退。

(2)保持室温20～22℃，减少包裹。

(四)乳腺肿大

【诊断提示】

(1)男女新生儿在出生后 4～7d 出现一过性乳房肿大(如蚕豆或鸽蛋)或伴泌乳。

(2)多在生后 2～3 周自行消失。

【治疗措施】 乳腺肿大系来自母体的雌激素中断所致,无须特殊处理,切不可挤压以防感染。

(五)阴道出血

【诊断提示】

(1)部分女婴由于来自母体的雌激素中断,在出生后5～7d 可见少量阴道出血或大量非脓性分泌物。

(2)出血持续 1～2d 消失。

(3)阴道出血量多或伴其他部位出血,需注意与新生儿自然出血症鉴别。

【治疗措施】 不需特殊处理。

(六)马牙

【诊断提示】

(1)新生儿口腔上腭牙龈可见到由上皮细胞堆积形成的黄白色小点或白色颗粒状物,俗称"马牙"或"板牙"。

(2)生后数周或数月可自行消失。

【治疗措施】

(1)不需处理。

(2)禁用针挑刺或用布、手指等局部摩擦,以免发生感染。

二、低出生体重儿与过期产儿

低出生体重儿(low birth weight)是指不论胎龄多少、成熟程度如何,出生时体重不足 2500g 的新生儿。体重＜1500g 者称极低出生体重儿。体重＜1000g 者称超低出生体重儿。低出生体重儿包括早产儿,胎龄在 37～42 周的足月小样儿及胎龄满 42 周及以上的胎盘功能不全过期产儿,属于高危新生儿范围。诊断后应进一步确定是否为早产儿、足月小样儿及过期产儿,以便根据病因、解剖生理特点和临床表现的不同采取相应治疗措施。

（一）早产儿

【诊断提示】

(1)由于各种原因,促使子宫收缩引致胎龄未满 37 周出生的活产婴儿,出生时体重多数不足 2500g,身长不足 45cm。

(2)表现为活动能力低下,体温低于正常,哭声弱而无力或不会哭,吸吮及吞咽反射弱,甚至不会吞咽,呼吸浅表或不规则,易出现发绀。

(3)头大,约占身长的 1/3,颅骨重叠或骨缝分离,发稀疏,皮肤呈鲜红薄嫩、皮下脂肪少,全身毳毛多,指甲未达指端,男婴睾丸未降,女婴大阴唇不能遮盖小阴唇。耳壳软,缺乏软骨,耳郭不清楚,乳结节常<3mm 或触不到,足跖纹少。

（二）足月小样儿

【诊断提示】

(1)胎龄 37～42 周出生的活产婴儿,由于宫内慢性缺氧引起胎儿生长发育障碍,出生时体重低于 2500g,身长一般超过 45cm。

(2)较早产儿精神活泼,哭声响亮、吸吮力强,无毳毛,耳郭软骨较富有弹性,乳腺可触到结节,足跖纹理多,指甲已超过指尖,男婴睾丸已降,女婴大阴唇已遮盖小阴唇。

(3)皮肤干燥松弛易起皱褶,皮下脂肪少,头发稀疏,颅骨硬。

(4)出生后常有吸入性肺炎、红细胞增多症、低血糖、代谢性酸中毒、血尿素氮增高、智能低下等表现。有宫内感染者常有肝、脾、淋巴结大、黄疸、视网膜脉络膜炎等。

(5)合并先天畸形发病率较正常新生儿明显增高。

（三）过期产儿

【诊断提示】

(1)胎龄满 42 周及以上者,无论体重多少的活产儿都为过期产儿。其中因妊娠后期胎盘功能减退致胎儿营养物质减少,造成出生体重不足 2 500g 者也属低出生体重儿范畴。

(2)头占身长 1/4,外表机灵,精神活泼;明显消瘦,皮下脂肪少,皮肤松弛,多皱褶和脱皮;无毳毛,头发丰茂,指甲过长,体重落后于身长。

(3)由于胎盘功能减退,常有不同程度的宫内缺氧表现,如胎心不规则,皮肤、黏膜、指甲黄染,生后严重的呼吸道症状;部分有缺氧性脑、心等脏器损伤表现。

【治疗措施】

1.防治感染　室温保持在 24～27℃,室内严格消毒。加强脐部、皮肤皱褶及臀部的护理,出现轻微病灶都要及时处理。

2.保温　出生时体重在 2 000g 以下者需放于暖箱内,根据体重大小将箱温调节在 32～36.5℃,保持相对湿度 55%～65%;无条件者可用电热器、暖水袋(预防烫伤)或贴皮肤怀抱(袋鼠式抚育,见图 28-1),早产儿体温应保持在 36.5～37.5℃。所进行的各项检查、操作和护理措施应集中进行。

3.呼吸管理　出生后应立即清理呼吸道并保持通畅,除有呼吸困难和发绀外,一般不宜持续给氧,氧浓度不宜超过 40%。或测定动脉血氧分压值,<13.33kPa(100mmHg)属安全范围。呼吸暂停时,先弹足底、拍背等刺激呼吸或吸氧使之缓解;无效时,用氨茶碱,首剂 5mg/kg,静脉滴注,然后每次 2.5mg/kg,每6～8 小时重复 1 次(监测血浓度在 7～13μg/ml 范围)。严重时需呼吸机辅助通气。

4.合理喂养　是提高低体重儿成活的关键。主张采用袋鼠式抚育(图 28-1)并早期喂养,始于生后 4～6h,可以预防低血糖、高胆红素血症。母乳喂养易于消化和吸收,并能增强呼吸道和消化道的防御能力。需人工喂养时,应给予低体重配方奶,奶量从每次 2～4ml/kg 开始,每次递增 1～2ml/kg,至每日总奶量达到 150ml/(kg·d),喂奶间隔依体重大小,每 1～3 小时 1 次。吸吮

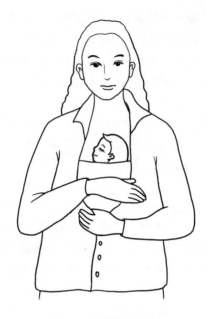

图 28-1　袋鼠式抚育

力差者用鼻胃管或静脉高营养液,注意补充电解质、多种维生素及微量元素。

5. 防治并发症　监护生长发育速度、观察感染征象和并发症。早期发现、早期治疗,降低病死率和伤残率。

三、新生儿缺氧缺血性脑病

新生儿缺氧缺血性脑病(hypoxic ischemic encephalopathy,HIE)是指围产期窒息导致脑的缺氧缺血性损害,临床出现一系列中枢神经异常的表现。目前新生儿缺氧缺血性脑病诊断及治疗指南为 2004 年修订版。

【诊断提示】

1. 临床表现　是诊断 HIE 的主要依据,同时具备以下 4 条者可确诊,第 4 条暂时不能确定者可作为拟诊病例。

(1)有明确的可导致胎儿宫内窘迫的异常产科病史,以及严重的胎儿宫内窘迫表现[胎心<100 次/min,持续 5min 以上;和(或)羊水Ⅲ度污染]或者在分娩过程中有明显窒息史。

(2)出生时有重度窒息,指 Apgar 评分 1min≤3 分,并延续至 5min 时仍≤5 分;和(或)出生时脐动脉血气 pH≤7.00。

(3)出生后不久出现神经系统症状,并持续至 24h 以上,如意识改变(过度兴奋、嗜睡、昏迷),肌张力改变(增高或减弱),原始反射异常(吸吮、拥抱反射减弱或消失),其中 50%～70% 可有惊厥,脑干症状(呼吸节律改变、瞳孔改变、对光反应迟钝或消失)和前囟张力增高。

(4)排除电解质紊乱、颅内出血和产伤等原因引起的抽搐,以及宫内感染、遗传代谢性疾病和其他先天性疾病所引起的脑损伤。

2. 辅助检查　可协助临床了解 HIE 时脑功能和结构的变化及明确 HIE 的神经病理类型,有助于对病情的判断,作为估计预后的参考。

(1)脑电图:在生后 1 周内检查。表现为脑电活动延迟(落后于实际胎龄)、异常放电,缺乏变异,背景活动异常(以低电压和爆发抑制为主)等。有条件时,可在出生早期进行振幅整合脑电图(aEEG)连续监测,与常规脑电图相比,具有经济、简便、有效和可连续监测等优点。

(2)B 超:可在 HIE 病程早期(72h 内)开始检查。有助于了解脑水肿、脑室内出血、基底核损伤和脑动脉梗死等 HIE 的病变类型。B 超具有可床旁动态检查、无放射线损害等优点。但需有经验者操作。

(3)CT:待患儿生命体征稳定后检查,一般以生后 2～5d 为宜。有病变者 3～4 周后宜复查。要排除与新生儿脑发育过程有关的正常低密度现象。CT 图像清晰,但不能做床旁检查,且有一定量的放射线。

(4)MRI:对 HIE 病变性质与程度评价方面优于 CT,对矢状旁区和基底核损伤的诊断尤为敏感,有条件时可进行检查。MRI可多轴面成像、分辨率高、无放射性损害,但检查所需时间长、噪声大,检查费用高。

【临床分度】　HIE 的神经症状在出生后是动态变化的,症状可逐渐加重,一般于 72h 达高峰,随后逐渐好转,严重者病情可恶化。临床应对出生 3d 内的新生儿神经症状进行仔细的动态观察,并给予分度。HIE 的临床分度见表 28-1。

表 28-1　HIE 的临床分度

主要指标		轻度	中度	重度
意识		兴奋抑制交替	嗜睡、迟钝	昏迷
肌张力		正常或稍增高	减低	松软或肌张力增加
原始反射	拥抱反射	活跃	减弱	消失
	吸吮反射	正常	减弱	消失
惊厥		可有肌阵挛	常有	有,可呈持续状态
中枢呼吸衰竭		无	有	明显
瞳孔改变		正常或扩大	常缩小	不对称或扩大,光反应迟钝
EEG		正常	低电压,可有痫样放电	爆发抑制
病程及预后		症状在 72h 内消失,预后好	症状在 14d 内消失,可能有后遗症	症状可持续数周。病死率高。存活者多有后遗症

【治疗原则】

(1)早期综合治疗,最好在神经系统症状出现即开始,在生后

24h 内,不迟于 48h。首先稳定机体内环境,各脏器功能正常运转,其次对症处理和恢复神经细胞的能量代谢。

(2)在规定时间内精心操作,保证每个阶段的治疗效果。3d内稳定内环境,4～5d 症状好转,7～9d 应明显好转,10d 应为巩固治疗。

(3)足疗程治疗,中度 HIE 治疗 10～14d,重度者治疗 20～28d,甚至至新生儿期后。

(4)医务人员要做好随访工作,早期干预,积极康复,努力减少致残率。

【治疗措施】　在出生 3d 内要做好"三项支持"和"三项对症"处理。

1. 三项支持

(1)维持良好的通气和换气,使空气指标维持在正常范围。

(2)维持周身和脏器的足够灌注,使心率和血压维持在正常范围。

(3)维持血糖在正常值高限($>5mmol/L$),以保证神经细胞能量代谢。

2. 三项对症

(1)控制惊厥:苯巴比妥负荷量 15～20mg/kg,12～24h 后给予维持量 5mg/(kg·d)。

(2)降低颅内压:限制液体入量在 60～80ml/(kg·d);严重者可用甘露醇 0.25～0.5g/kg,每 6～8 小时 1 次;颅内压增高时首选呋塞米 0.5～1mg/kg,争取 2～3d 内使颅内压明显降低。若合并有颅内出血者,给予止血治疗,24h 后可给予甘露醇治疗。

(3)消除脑干症状:可应用纳洛酮,首剂 0.05～0.1mg/kg 静脉注射,之后按 0.03～0.05mg/(kg·h)的速度维持静滴,每日维持 4～6h,连用 2～3d,症状好转后停用。

3. 其他治疗　可给予维生素 C、维生素 E 等清除氧自由基;24h 后可使用促进神经细胞代谢药物,病情急性期给予头部亚低温,降低脑部代谢。

在出生后4～10d应给予促进神经细胞代谢药物,改善脑血流,消除能量代谢障碍:①胞二磷胆碱及脑蛋白水解物治疗10～14d;②复方丹参:24h后即可使用,6～10ml/d,稀释后静滴,应用10～14d;③中、重度HIE病情好转,继续治疗10～14d,病情稳定后可出院;④重度HIE治疗10d病情无好转者,需延长和强化治疗。

在出生10d后应行以下治疗:①脑蛋白水解物及复方丹参治疗2～3个疗程(每疗程10d);②脑细胞生长肽治疗2～3个疗程(每疗程10d);③早期干预:给予视觉激发、听觉训练、前庭功能训练、抚触及按摩等。

新生儿期后的治疗对象为:①治疗至28d,新生儿神经行为测定(NBNA)评分<36分者;②生后2～3个月头颅CT、B超或MRI检查提示脑软化、脑室扩大者;③随访发现生后2～3个月发育落后,中枢协调障碍者。方法:脑蛋白水解物及脑细胞生长肽或复方丹参每日1次静滴,连用10d,间隔20d;共2～3个疗程,或至生后6个月,同时按年龄及发育缺陷进行功能训练和早期干预。

四、新生儿颅内出血

新生儿颅内出血(intracranial hemorrhage,ICH)主要由于产伤和低氧引起,少数因出血性疾病或颅内先天性血管畸形所致。临床可分为低氧性及产伤性,前者多见于早产儿,后者多见于足月儿及异常分娩(以臀位居多)新生儿。主要表现为硬脑膜下隙出血、蛛网膜下隙出血、脑室周围-脑室内出血、脑实质出血、小脑出血、丘脑、基底节出血。颅内出血是新生儿常见严重疾病,病死率高,存活者也常留有神经系统后遗症。

【诊断提示】

(1)常有妊娠分娩异常、成熟程度差、缺氧复苏史;或其他出血的因素。

(2)出生后第 1 天内表现激惹、呼吸暂停、凝视、脑性尖叫、肌震颤、惊厥,重者昏迷。

(3)神志异常,多前囟饱满、眼球震颤,瞳孔大小不等,对光反射消失,全身肌张力减低,吸吮、吞咽及拥抱反射消失或伴有中枢性呼吸节律异常,甚至呼吸骤停。

(4)无其他系统失血史(如消化道或广泛皮下、黏膜出血),而血细胞比容下降较明显。

(5)头颅超声检查对脑室出血清晰可见;CT 对硬脑膜下出血、蛛网膜下隙和小脑内出血的正确性较超声好;MRI 检查对出血 3d 后阳性率高。

【治疗措施】

1. 加强护理　注意保暖,保持安静,减少啼哭,保证液体及热量供给,呼吸道保持通畅。

2. 对症治疗　可选择使用维生素 K_1 5～10mg 肌注;可输新鲜血或血浆,每次 10ml/kg。发绀给予吸氧,氧分压维持在 6.6～10.6kPa(50～80mmHg)。惊厥时给予苯巴比妥钠 5～15mg/kg 肌注,12h 后用维持量 5mg/(kg·d);顽固性抽搐者可用地西泮 0.1～0.3mg/kg 静脉滴注。有脑水肿症状时,可用呋塞米,每次 0.5～1mg/kg,每日 2～3 次静注;对中枢性呼吸衰竭者可用小剂量甘露醇,每次 0.25～0.5g/kg,每 6～8 小时 1 次,静注。

3. 保护脑细胞　可应用能量合剂、胞磷胆碱静脉滴注。

4. 防治感染　选用抗生素。

5. 脑积水的治疗　乙酰唑胺可减少脑脊液的产生,每日 50～100mg/kg,分 3～4 次口服;可行外科分流术。

五、新生儿肺炎

新生儿肺炎(neonatal pneumonia)临床上分为:①吸入性肺炎:因吸入胎粪、羊水等引起继发感染,也可因吞咽反射不成熟,吞咽动作不协调,食管反流或腭裂等因素致乳汁或分泌物吸入引起。

②感染性肺炎:出生前感染性肺炎常因胎膜早破、母亲有感染、病原体通过胎盘屏障至胎儿,或分娩过程胎儿吸入母亲产道中污染分泌物引起;出生后感染性肺炎则常因消毒隔离制度不严,与呼吸道感染患者接触,或患败血症后血行播散引起。病原体以 B 组溶血性链球菌、金黄色葡萄球菌、大肠埃希菌及呼吸道病毒等多见,而医源性肺炎可由铜绿假单胞菌、厌氧菌及某些致病力低的细菌引起。

【诊断提示】

1. 病因 有引起吸入和发生感染的原因。

2. 临床表现 症状常不典型,大多数患儿体温可正常,部分患儿可有发热,严重者或早产儿可伴体温不升,常表现为呼吸急促,每分钟>60 次,可伴有拒奶、精神差、烦躁、口吐泡沫、哭声无力、面色灰白、鼻唇或口周发绀、体重不增等。日龄 2 周以上者可见咳嗽、气促、鼻翼扇动、呻吟、三凹征、心率增快。早产儿易发生呼吸暂停。在吸气期末,肺部可闻捻发音或干性或细湿啰音,也可完全正常。

3. 胸部 X 线片 病毒性肺炎以间质改变为主;细菌性肺炎以支气管肺炎为主,有时似肺透明膜病样改变;易伴发肺气肿、肺不张;衣原体肺炎以间质性肺炎的局灶性浸润多见。

4. 细菌培养 气管内吸出物送细菌培养,同时行血培养。

【治疗措施】

1. 抗生素治疗 依据细菌药物敏感试验选用抗生素。一般选用青霉素、氨苄西林,其他如红霉素、头孢菌素等酌情选用。合胞病毒性肺炎可用利巴韦林 15mg/(kg·d)雾化吸入,同时用0.5%溶液滴鼻。

2. 对症治疗 注意保温,使体温保持在 36.5℃左右,体温不升者应置暖箱内。低氧发绀者予吸氧。烦躁不安者予镇静药。静脉补液量视肺炎轻重而异,一般总量为 60~100ml/(kg·d)。反复呼吸暂停者予氨茶碱 2~3mg/kg 肌注,必要时可 q6h;也可每次 5mg/kg 加 10％葡萄糖溶液中缓慢静滴。合并脓、气胸时应穿刺或手术引流。

3. 激素的应用　危重病例或伴有休克、脑炎或心肌炎者,在应用广谱抗生素的同时,可用泼尼松或地塞米松。

4. 支持治疗　危重者给予静脉注射丙种球蛋白 200～400mg/(kg·d),连用 3～5d。

5. 并发症治疗　合并心力衰竭时宜用快速洋地黄制剂静注或肌注,同时限制液体量,可用呋塞米等。

6. 胸部叩击/震动　应用非损伤性叩击器或以术者手指手掌叩击患儿胸部,产生震动,促使分泌物排出。适用于肺炎、肺不张及支气管发育不良等。

六、新生儿病理性黄疸

病理性黄疸(pathologic jaundice),常合并在新生儿其他疾病中,具备以下特点之一:发生时间早、进展速度快、程度重、直接胆红素增高、持续时间长、黄疸退而复现。

【诊断提示】

1. 病因　详细了解有无胆红素生成过多(如新生儿溶血病、红细胞缺陷或形态异常、红细胞增多症、感染、体内出血等)、胆红素结合障碍(肝酶系统发育不成熟或异常)及胆红素排泄异常(感染、先天性胆管闭锁、胆汁黏稠综合征、α_1 抗胰蛋白酶缺乏等)方面的病因。

2. 临床表现

(1)在生后 24h 内出现黄疸,生后第 1 天血清胆红素＞102μmol/L;黄疸进展速度快,胆红素每日增高＞85μmol/L;黄疸程度重,足月儿＞220.6μmol/L,早产儿＞255μmol/L;血清直接胆红素＞26μmol/L;黄疸持续时间长,足月儿超过生后 2 周,早产儿超过生后 4 周,或黄疸退而复现。

(2)黄疸严重者可因胆红素沉积在基底神经核和脑干神经元

引起胆红素脑病(核黄疸),可导致神经系统后遗症,甚至死亡。

(3)常可见引起黄疸原发病的伴随症状。

3. 实验室检查 常规进行血细胞分析、肝功能及胆红素分类检查;必要时查母子血型;寻找宫内感染的证据,做 TORCH 筛查;进行红细胞形态及酶学检查;部分患儿需行遗传代谢病筛查。

【治疗措施】

1. 病因治疗 明确致病因素,祛除病因。

2. 药物治疗 苯巴比妥每日 5mg/kg,口服;尼可刹米 100mg/(kg·d);为预防胆红素脑病可用白蛋白 1g/(kg·d),连用 2～3d;也可用血浆代替 10～20ml/(kg·d);诊断为新生儿溶血病者给予静脉丙种球蛋白 1～2g/kg;中药以茵陈蒿汤为主:茵陈 9g,栀子 6g,黄柏 6g,郁金 6g,茯苓 6g,白茅根 9g,大黄 3g。

3. 光疗 各种原因引起的间接胆红素升高,均可进行光疗。多采用波长 425～475nm 的蓝光,光疗总瓦数 200～400W,注意保护眼睛及生殖器,无光疗条件者,给予日光照射。

4. 换血治疗 血清胆红素>342μmol/L 时,尤其是新生儿溶血病,有核黄疸早期症状者、早产儿或前一胎发生溶血病者,脐血胆红素>68μmol/L 时,为换血指征。

5. 干预方案 中华医学会儿科分会新生儿学组推荐新生儿黄疸干预方案见表 28-2,表 28-3。

表 28-2 不同出生时龄的足月新生儿黄疸干预推荐标准

时龄 (h)	血清总胆红素水平(μmol/L)			
	考虑光疗	光疗	光疗失败换血	换血加光疗
～24	≥103	≥154	≥205	≥257
～48	≥154	≥205	≥291	≥342
～72	≥205	≥257	≥342	≥428
>72	≥257	≥291	≥376	≥428

表 28-3　不同胎龄/出生体重的早产儿黄疸干预推荐标准(总胆红素界值，μmol/L)

胎龄 (出生体重)	出生～24h		～48h		～72h	
	光疗	换血	光疗	换血	光疗	换血
～28 周 (<1000g)	≥17～86	≥86～120	≥86～120	≥120～154	≥120	≥154～171
28～31 周 (1000～1500g)	≥17～103	≥86～154	≥103～154	≥137～222	≥154	≥188～257
32～34 周 (1500～2000g)	≥17～103	≥86～171	≥103～171	≥171～257	≥171～205	≥257～291
35～36 周 (2000～2500g)	≥17～120	≥86～188	≥120～205	≥205～291	≥205～239	≥274～308

七、新生儿出血病

新生儿出血病(hemorrhagic disease of newborn)又名新生儿自然出血、新生儿低凝血酶原血症。是一种因维生素 K 依赖因子生理性下降所致的自限性疾病。一般病情轻，偶有重者可因颅内出血致死或遗留神经系统后遗症。

【诊断提示】

1. 病因　母体内维生素 K 不易通过胎盘，婴儿出生时体内维生素 K 普遍较低;产前母亲应用影响维生素 K 代谢的药物;人奶中维生素 K 含量很少，或新生儿胆道或肠道疾病引起对维生素 K 吸收障碍，或产伤致凝血因子消耗增加等因素。

2. 临床表现　根据临床表现分为:

(1)早发型:可在娩出过程中或生后 24h 内即发病，轻重不一，轻者仅有皮肤出血，脐带残端渗血，严重者表视为消化道大量出血，致死性颅内出血等。

(2)经典型:多数发生在生后 2～5d，最迟可于生后 1 周内，多发生于母乳喂养儿，多表现为脐带残端、胃肠道出血，穿刺处渗血不止，还可见鼻出血、尿血和阴道出血。个别患儿会发生大部脐带残端、消化道出血及肾上腺皮质出血而致休克。

（3）迟发型：纯母乳喂养儿，生后 1～3 个月发生出血，最常见颅内出血，常遗留中枢神经系统后遗症。

3. 实验室检查 凝血时间延长或正常，凝血酶原时间延长，凝血因子Ⅱ、Ⅶ、Ⅸ、Ⅹ活性低下，血小板计数正常。

4. 鉴别诊断 应排除新生儿咽血综合征、新生儿消化道出血、DIC 等。

【治疗措施】

（1）主要措施：用维生素 K_1 5mg/d 肌注，连续 3～5d。

（2）严重出血：可输新鲜全血或血浆，以补充凝血因子，输血量 10～20ml/(kg·d)。出血停止后酌情纠正贫血。

（3）生后早喂养：有利于肠道菌群的形成及维生素 K 的合成。消化道出血时禁食，出血控制后及早喂奶。

（4）为预防出血症的发生：婴儿出生后应立即肌内注射维生素 K_1，足月儿 1mg，早产儿 0.5mg，早产儿连用 3d。对纯母乳喂养儿定期补充维生素 K_1。

八、新生儿硬肿症

新生儿硬肿症（scleredema neonatorum）是指新生儿时期由多种原因引起的皮肤和皮下脂肪变硬，常伴有水肿和低体温，重症可出现多器官功能损害。寒冷季节，未成熟儿发病率较高。

【诊断提示】

1. 诱因 多见于冬季，有保暖和喂养不当或受凉史，感染、产伤、窒息、出血及先天畸形常为诱发因素。

2. 临床表现

（1）低出生体重儿多见。

（2）常于生后 1 周内发病，体温不升，常在 35℃ 以下，反应差，哭声弱，吸吮无力或不会吸吮。皮肤发凉，全身皮下脂肪积聚部位变硬不能用手捏起，关节活动受限，多伴有水肿。

(3)常并发肺炎、败血症等,严重时可发生肺出血、DIC、心力衰竭、肾功能衰竭等。

3. 辅助检查　根据需要检测血常规、动脉血氧、血糖、血钾、血钠、血钙、血磷、血尿素氮及肌酐、心电图、胸片等。

4. 病情分度　见表 28-4。

表 28-4　新生儿硬肿症诊断分度评分标准

| 评　分 | 体　温(℃) | | 硬肿范围(%) | 器官功能改变 |
	肛　温	腋-肛温差		
0	≥35	正值	<20	无或轻度
1～	<35	0 或正值	20～50	功能损害明显
4～	<35 <30	负值	>50	功能衰竭

注:①体温、硬肿范围和器官功能改变分别评分,总分 0 分者属轻度,1～3 分为中度,4 分以上为重度。②体温检测:肛温在直肠内距肛门约 3cm 测,持续 4min 以上;腋温将上臂紧贴胸部测 8～10min。③硬肿范围计算:头颈部 20%,双上肢 18%,前胸及腹部 14%,背部及腰骶部 14%,臀部 8%,双下肢 26%。④器官功能低下,包括不吃、不哭、反应低下、心率慢或心电图及血生化异常;器官功能衰竭指休克、心力衰竭、DIC、肺出血、肾功能衰竭等。⑤无条件测肛温时,腋温<35℃为 1 分,<30℃为 4 分

【治疗措施】

1. 复温　轻中度(体温>30℃)患儿可置入预热至 30℃的暖箱内,调节箱温于 30～34℃,使患儿 6～12h 内恢复正常体温。重度患儿(体温<30℃)则先以高于患儿体温 1～2℃的暖箱温度(不超过 34℃),开始复温,每小时提高箱温 0.5～1℃,于 12～24h 内恢复正常体温。必要时辅以恒温水浴(水温 39～40℃,1～2 次/d,每次 15min);浴后暖箱内保温,或远红外线抢救台等。也可用热水袋、热炕或母怀抱取暖等方法复温。注意避免复温过快。

2. 热量及液体补充　开始每天按 50kcal/kg,随体温上升渐

增加至 $100\sim120kcal/kg$。重症患儿应严格限制液量及输液速度。有吸吮力时应尽量母乳或配方喂养。

3. 控制感染 根据血培养和药敏结果应用抗生素。慎用肾毒性药物。

4. 改善循环 防治 DIC、治疗肾衰、防止高血钾、预防和治疗肺出血。

5. 预防 加强孕期保健，提高产科技术，做好宣教，预防疾病。

九、新生儿肺透明膜病

新生儿肺透明膜病（neonatal hyaline membrane disease，NHMD）临床上表现为新生儿呼吸窘迫综合征的特点，而 NHMD 主要由于肺泡表面活性物质相对缺乏所致，病理变化为广泛性的肺不胀、肺泡及细支气管壁上附着透明膜，临床上以出生后进行性呼吸困难、发绀和呼吸衰竭为特点。发病率与胎龄有密切关系，是早产儿死亡的主要原因。

【诊断提示】

1. 诱因 多发生于早产儿，剖宫产儿，母亲有糖尿病、妊娠毒血症及其他围生期缺氧的高危因素。

2. 临床表现 多数于出生 $6\sim12h$ 内出现呼吸增快、浅表，进行性呼吸困难和发绀，伴呼气性呻吟及心动过速。$12\sim72h$ 达高峰。呼吸 60 次/min 以上，有鼻翼扇动及三凹征，呼吸音低，深吸气时肺底部有细小湿啰音。重症者呼吸缓慢，甚至可暂停。出生后 12h 尚未发病者，本病可能性较小。

3. X 线胸片 早期肺野透光度普遍降低，见有均匀分布细小颗粒阴影，可见支气管充气征，重者肺野呈磨玻璃样，甚至"白肺"。

4. 实验室检查 血 pH 值降低，血氧分压降低，二氧化碳分压增高，碳酸氢根值及血钠减少，血钾和血氯偏高。

【治疗措施】

1. 监护与护理　密切观察病情变化,动态监测呼吸、心率、血压及血气变化;保暖;保持呼吸道通畅;不会吸吮者每日补液量 60ml/kg 左右,供给热能 209kJ/kg(50kcal/kg);可输新鲜血或血浆 10ml/kg。

2. 氧疗及人工通气　轻症用鼻导管、面罩或头罩给氧,维持 PaO_2 在 6.7～10.7kPa(50～80mmHg)。重者可给予经鼻持续呼吸道正压吸氧(NCPAP)。NCPAP 使用失败,或呼吸暂停,或无自主呼吸的重症者应考虑间歇正压呼吸(IPPV)或间歇指令通气(IMV)。

3. 肺泡表面活性物质(PS)替代治疗　常用制剂有猪肺 PS(固尔苏)和牛肺 PS(阿立苏),首剂剂量分别为 100～200mg/kg 和 70～140mg/kg,应用时给予气管插管,PS 从气管插管内直接注入肺中。根据病情可给予第二剂及第三剂,各剂间隔 6～12h。

4. 防治感染　因肺不张,气管内插管等感染,全身应用抗生素,需严格遵守消毒隔离制度。

5. 液体治疗　轻症时只需维持量,第一天总量为 60～80ml/(kg·d),第 2 天后增至 80～100ml/(kg·d)。重症者应适当控制液体入量,同时注意稳定内环境。

十、新生儿败血症

新生儿败血症(neonatal septicemia)是指各种致病原体侵入新生儿血循环,并在体内形成多发病灶或在血液中生长繁殖、产生毒素使患儿出现严重感染中毒症状的全身感染性疾病。是新生儿常见的危急重症及死亡的主要原因之一。早期诊断和治疗可改变预后。

【诊断提示】

1. 病史　母亲有产前或临产感染,胎膜早破,羊水污染,产程延长或助产过程中消毒不严等病史;患儿常有羊水吸入,出生后复苏时气管插管、脐部感染或皮肤黏膜破损史。

2. 临床表现

(1)部分发病较缓,症状常不典型,可有进奶少,吸吮无力;少哭、哭声低微;少动,精神萎靡嗜睡;皮肤可发青、发白、发灰或进行性黄疸;发热或体温不升;可有呕吐、腹泻、腹胀、烦躁不安或惊厥等。重症者常拒奶、不哭、不动、体温不升、面色不佳、神志不清。可发生 DIC,出现呕血、便血、肺出血而死亡。

(2)出现病理性黄疸(黄疸出现早、迅速加重或退而复现)、可有皮肤出血点,紫癜、化脓性感染灶,肝脾轻度肿大,或深部脓肿、浆膜腔积液等,可出现休克表现,半数患儿可合并中枢神经系统感染。

3. 辅助检查 白细胞计数增多或减少,中性粒细胞增加,核左移,可有中毒颗粒及空泡,血红蛋白及血小板常降低。白细胞层涂片可找到细菌。血培养可阳性;局部病灶的脓液培养阳性。C-反应蛋白明显增高。

【治疗措施】

1. 抗生素治疗 在抽血送细菌培养后,根据发病时间,感染来源及原发感染灶等初步判断立即开始应用抗生素。在不能确定病原菌时应先针对葡萄球菌及大肠埃希菌采用联合用药,如在 1 周内,尤其是 3d 内发病或估计由消化道侵入者,可选用氨苄青霉素加第三代头孢菌素类;1 周后发病,以葡萄球菌感染可能性大时,可采用耐酶青霉素及第三代头孢菌素类。得到细菌培养结果后则按药敏试验调整抗生素,药敏试验不敏感,但临床有效者可暂不换药。疗程以病情严重程度和疗效而定,一般为 14d。有深部组织病灶者,用药时间延长至 3~4 周。用药见表 28-5。

2. 激素治疗 只用于感染性休克者,在应用抗生素的同时加用氢化可的松 10mg/(kg·d),或地塞米松 0.5~1mg/kg,2 次/d,静滴。

表 28-5　新生儿感染的抗菌药物治疗

病 原 菌		药 物	剂量(kg·d)**	用 法
病原菌未明	一般病例	青霉素或	5 万～10 万 U	肌注或静注
		氨苄西林	50～100mg	肌注或静注
	危重病例	氨苄西林或	100*～200mg	肌注或静注
		苯唑西林加	50*～200mg	肌注或静注
		头孢呋辛或	60～100mg	肌注或静注
		头孢曲松钠	20～80mg	肌注或静注
病原菌已明	肺炎球菌	青霉素或	10 万～20 万 U	肌注或静注
		氨苄西林	50～200mg	肌注或静注
	葡萄球菌 (耐青霉素)	苯唑西林或	50*～200mg	肌注或静注
		邻氯西林或	40*～60mg	肌注或静注
		红霉素或	20～30mg	肌注或静注
		头孢呋辛或	60～100mg	肌注或静注
		万古霉素	2 万～4 万 U	肌注或静注
	大肠埃希菌 流感杆菌	氨苄西林或	100*～200mg	肌注或静注
		头孢噻肟或	50～100mg	肌注或静注
		头孢曲松或	20～80mg	肌注或静注
		头孢他啶或	25～60mg	肌注或静注
		多黏菌素 E	1～2mg	肌注或静注
	铜绿假单胞菌 (绿脓杆菌)	阿米卡星或	7～10mg	肌注或静注
		妥布霉素加	3*～5mg	肌注或静注
		羧苄西林或	200*～400mg	肌注或静注
		多黏菌素 E	1～2mg	肌注或静注
		头孢他啶	25～60mg	肌注或静注
	厌氧菌	甲硝唑或	50mg	口服或静注
		红霉素	20～30mg	静注

注：＊1 周内新生儿剂量，＊＊每日剂量(分 2～3 次注射)

3. 免疫治疗　适用于病情重或感染迁延,体质衰弱者。可少量多次输新鲜血或血浆,静脉注射丙种球蛋白或白细胞悬液,必要时行换血疗法等。

4. 对症治疗　注意保暖,维持水、电解质平衡,纠正低氧,治疗局部感染灶等。

5. 治疗并发症　如肺炎、心衰、休克、脑膜炎等。

十一、新生儿坏死性小肠结肠炎

新生儿坏死性小肠结肠炎(neonatal necrotizing enterocolitis,NEC)以腹胀、呕吐、便血为主要症状,腹部X线片以门静脉充盈、肠壁囊样积气为特点,病理改变以小肠和结肠的坏死为特征,是新生儿期严重疾病之一,早产儿及低出生体重儿多见。

【诊断提示】

1. 临床表现

(1)低出生体重儿伴有缺氧、感染、高渗乳汁喂养、换血输血等情况时多见。

(2)多发生于生后 2～12d。

(3)主要症状和体征:腹胀,呕吐物带胆汁或咖啡样物;发病初期大便可正常或便秘,以后转为稀水样便,带血或黏液;肠鸣音减弱或消失;发热或体温不升;四肢厥冷,面色苍白,阵发性呼吸暂停,心率慢,皮肤有瘀点。

(4)严重者并发肠穿孔、败血症或 DIC。

2. X线片　早期显示气液面及肠腔扩大,肠壁水肿,肠腔内积气,进而肠曲固定。肠穿孔者有气腹。

(1)肠曲胀气:出现最早,可早于临床症状,以小肠为主。

(2)肠壁积气:肠壁内可见泡沫状或沿肠壁的线条状、环状透亮影。

(3)门静脉积气:肝内门静脉呈细小树枝透亮影,从肝门向外围伸展。

(4)腹腔积液或气液影。

【治疗措施】

1. 禁食　需立即禁食,胃肠减压,至腹胀消失。大便隐血阴性时可试行喂养(以母乳为佳,对只可喂配方奶者,乳品需从稀到浓,从少到多,逐渐增加),如进食后又出现腹胀呕吐,则应继续禁食至症状消失,再重新开始喂养。

2. 补液及纠正酸中毒　总液量为 120～150ml/(kg·d)。轻度酸中毒,可给 5%碳酸氢钠 3～5ml/(kg·次)。胃肠减压者含钠液可用生理盐水补充,及时测定血钠、氯、钾浓度以调整输液成分。补充热量 209.2～418.4kJ/(kg·d)[50～100kcal/(kg·d)],除 10%葡萄糖外,给予复方氨基酸溶液,为增加热量还可给予脂肪乳,以中长链脂肪乳为宜,并注意微量元素及多种维生素补充,选用中央静脉维持营养。

3. 抗感染　按败血症处理。

4. 对症与支持治疗　伴休克者可予右旋糖酐-40 10ml/kg,并输血浆或全血,可静滴氢化可的松 10～20mg/(kg·次),1～2次/d。密切观察病情,注意血象、血小板及腹部 X 线片变化。

5. 外科治疗　气腹、腹水,内科积极治疗后,病情仍继续恶化(休克、酸中毒、不能纠正或出现 DIC)和腹部出现肿块者均应手术治疗。

十二、新生儿破伤风

新生儿破伤风(tetanus of newborn)是新生儿脐部感染破伤风杆菌所致的急性感染性疾病。常在生后 7d 左右发病,临床上以牙关紧闭、全身性骨骼肌强直性痉挛为特征,民间有"脐风""七日风""锁口风"之称谓。

【诊断提示】

(1)分娩时有脐带处理不洁史或外伤史。

(2)潜伏期 3～14d,常于出生后 7d 前后发病。发病越早,预后越差。

（3）病初哭闹不安，牙关紧闭呈"苦笑"面容，继而四肢呈痉挛性抽搐，重者角弓反张，呼吸困难，青紫和窒息，声、光和触动等轻微刺激可诱发抽搐发作。体温升高或不升。

（4）晚期常并发肺炎、败血症、营养不良、心力衰竭等。

【治疗措施】

1. 病因治疗　①尽早用破伤风抗毒素（TAT）：1万～2万U/次肌注或静脉滴注，采用脱敏注射法；预防性使用 TAT 1500～3000U 肌注，用前须做皮肤过敏试验。②人体破伤风免疫球蛋白：500U/次肌注（深部）。③青霉素：20万 U/（kg·d）分次静滴，共7～10d。④脐部处理：用3％过氧化氢或1:4000高锰酸钾溶液清洗脐部后涂以2％碘酊，1次/d，脐部感染严重或脐周有脓肿时需引流，脐周注射破伤风抗毒素3000U。

2. 控制痉挛　是治疗成功的关键。首选安定：每次 0.3～0.5mg/kg，缓慢静注，可于半小时后重复使用，全天总量可达6～10mg/kg。也可选用苯巴比妥、水合氯醛等。严重病例在使用人工呼吸机的情况下可选用神经肌肉阻滞药。

3. 其他治疗　以护理为重点，集中安排各项护理与治疗，操作要轻；保持呼吸道通畅，酌情给氧。保证热量，禁食时用鼻饲或静脉补充营养，亦可输血浆或全血；将患儿严密隔离于环境安静、光线较暗房间，使用后的污物要彻底消毒处理。

十三、新生儿低血糖

新生儿低血糖（hypoglycemia of the newborn）是指新生儿全血标本检测血糖＜2.2mmol/L。严重而持续的低血糖可造成不可逆的神经系统损害。

【诊断提示】

1. 病史　孕母妊娠糖尿病史、妊娠高血压史、婴儿红细胞增多、新生儿溶血病或有出生窒息、感染、硬肿症等病史，尤其是小于胎龄儿及足月小样儿。

2. 临床表现　常缺乏特异性症状,多出现在生后数小时至 1 周内,可见反应差、阵发性青紫、震颤、嗜睡、不吃、少动、多汗、苍白,甚至反复惊厥及呼吸暂停。

3. 其他　对于高危患儿应给予监测血糖。

【治疗措施】

1. 预防　密切监护,积极喂养母乳或配方奶。

2. 低血糖治疗　10％葡萄糖 2ml/kg 静脉注射,速度 1ml/min,随后给予 10％葡萄糖持续静滴,速度为 4～6mg/(kg·min);20min 后复查血糖,如仍低,可再次给予葡萄糖静脉注射,提高输糖速度至 8～10mg/(kg·min);如血糖仍不能维持,可给予氢化可的松 5～10mg/(kg·d),至症状消失,血糖恢复正常 24h 后逐渐减慢输注速率,48～72h 停用。

第 29 章　营养性疾病

一、营养不良

营养不良(malnutrition)是一种慢性营养缺乏症,大多因能量和蛋白质摄入不足或食物不能充分吸收利用,以致不能维持正常代谢,发生全身各系统功能紊乱,多见于 3 岁以下的婴幼儿。

【诊断提示】

(1)有长期喂养不当、膳食摄入不足、消化系统疾病致吸收利用不良或慢性消耗性疾病的病史。

(2)早期症状为体重不增或减轻;见皮下脂肪减少或消失,出现消瘦,顺序依次为腹部、胸、背、腰、四肢、臀部,最后为面颊部;继之出现头发干枯、细脆、无光泽或棕红色;面色苍白、肌肉萎缩、表情淡漠、低体温、低血压、全身凹陷性水肿、心率慢、四肢发凉等脏器功能减低及生长发育停滞表现。

(3)常伴有贫血,各种维生素缺乏症,自发性低血糖症,免疫功能低下而易伴发细菌、病毒、真菌感染。

(4)小儿营养不良的分度诊断标准依临床表现不同而定(表29-1)。

【治疗措施】

(1)寻找病因,纠正不良饮食习惯,治疗原发病、并发症及继发感染等。

(2)提倡母乳喂养:母乳不足或不能母乳喂养时,应指导其母亲采用混合或人工喂养,注意补充动物蛋白、脂肪和各种维生素,须从小量开始逐步缓增,总热量不超过 750kJ/(kg·d)[180kcal/(kg·d)],蛋白质不超过 5~6g/(kg·d)。

表 29-1　婴幼儿营养不良分度诊断标准

分　　度		初生至 3 岁		
		一　度	二　度	三　度
体重低于正常平均值(％)(1)		15～25	25～40	＞40
皮下脂肪	腹部(2)	0.8～0.4cm	0.4cm 以下	消失
	臀部	无明显变化	明显变薄	消失或接近消失
	面部	无明显变化	减少	明显减少或消失
其他临床表现	消瘦	不明显	明显	皮包骨状
	精神萎靡、不安或呆滞	无或轻微	轻微或明显	严重
	肌肉松弛	轻微	明显	肌肉松弛或肌张力增高
	皮肤颜色及弹性	正常或稍苍白	苍白、弹性差	多皱纹，弹性消失

注：①体重应空腹去衣时测量；②腹部皮脂层测量法：在腹部脐旁乳头线上，以拇指和示指相距 3cm 处与皮肤垂直成 90°角，将皮脂层捏起，然后量其下缘厚度

(3)病情严重，贫血或营养性水肿者，可多次、少量输新鲜全血或血浆。

(4)食欲缺乏者口服各种消化酶以助消化，补充各种维生素和微量元素；必要时加用钙剂、铁剂、锌剂及维生素 B_{12}；或使用小量苯丙酸诺龙：每次 10～25mg，每周 1～2 次；或试用胰岛素葡萄糖疗法：胰岛素 2～4U/d 皮下注射，注射前先服 20～30g 葡萄糖，可持续用 1～2 周，水肿者不用。

(5)可选用中医中药治疗，如捏脊、推拿、针灸等，或健脾补气方药——四君子汤、参苓白术散加减。

二、维生素 D 缺乏病

维生素 D 缺乏病(vitamin D deficiency-rickets)是指因缺乏维生素 D 引起体内钙磷代谢异常,造成骨骼钙化不良而致骨骼软化性病变。多见于 6 个月至 2 岁的婴幼儿。本病重症患儿已不多见,也很少直接危及生命,但因生长发育受阻,免疫力降低,易并发肺炎、肠炎等感染而迁延不愈,是儿童保健重点防治的疾病之一。

【诊断提示】

1. 病史　婴幼儿期有很少户外活动或不晒太阳或未按时添加辅食及鱼肝油等病史。

2. 临床表现　有易惊、夜啼、多汗等神经精神症状。颅骨软化,方颅,鞍状头,囟门大或闭合迟,出牙晚,串珠肋,鸡胸,手(足)镯样隆起,X 形或 O 形腿,肌肉软弱,韧带松弛等。表现为坐、站、行走延迟。按其发展阶段,可分为活动性佝偻病(初期、激期)、恢复期和后遗症期,各期特征见表 29-2。

3. 血液生化检查　血清钙,磷降低(钙磷乘积<30%为活动期),碱性磷酸酶升高。

4. X 线检查　长骨骺端可见临时钙化带模糊或消失,干骺端膨大呈杯状,骨质脱钙,骨骼变形或病理性骨折等。

表 29-2　佝偻病各期特征

分　　期	症状	骨骼、肌肉体征	钙	磷	碱性磷酸酶	X 线骨骼改变
初　　期	多汗易惊	轻　微改　变	正常或稍　低	降低	增　高	临时钙化带模糊
激　　期	明显	明　显	降低	降低	明　显增　高	中度者:明显 重度者:可有脱钙变形、病理骨折
恢复期	好转	好　转	正　常	正常	多增高	出现粗厚的临时钙化带
后遗症	无	骨骼变形	正　常	正常	正　常	骨骼变形但骨骺正常

【治疗措施】

(1)加强护理、合理喂养、坚持户外活动和晒太阳,防治并发症。

(2)维生素 D 疗法:初期每日口服维生素 D 5000～10000U,连服 1 个月;不能口服者可肌注维生素 D_2,每次 40 万 U(或维生素 D_3 30 万 U),连用 1～2 次,每次间隔 1 个月。激期每日口服维生素 D 1 万～2 万 U,连服 1 个月;不能口服者可肌注维生素 D_2,每次 40 万 U(或维生素 D_3 30 万 U),连用 2～3 次,每次间隔 1 个月。在维生素 D 治疗同时,给予适量的钙剂,尤其用肌注维生素 D 疗法开始前,方法见婴幼儿维生素 D 缺乏性手足搐搦症。恢复期在夏秋季多晒太阳即可,冬季给予维生素 D_2 10 万～20 万 U,1 次口服或肌注。

(3)对骨骼畸形后遗症可采取主动或被动运动的方法矫正。严重上下肢畸形,在 4 岁后佝偻病已愈者,可考虑手术矫形。

三、维生素 D 缺乏性手足搐搦症

维生素 D 缺乏性手足搐搦症(tetany of vitamin D deficiency)又称佝偻病性低钙惊厥。本病因缺乏维生素 D 引起血液、组织中钙离子降低,使神经肌肉兴奋性增强,出现全身惊厥,手足肌肉兴奋性增强,全身肌肉抽搐或喉痉挛等。多见于 4 个月至 3 岁的婴幼儿。

【诊断提示】

(1)对婴幼儿,特别 1 岁以内(尤其 3～9 个月)人工喂养或早产儿,有反复发作的无热惊厥,发作间歇期意识清楚。其母孕期中多有下肢痉挛史;在冬春季节发病率更高。

(2)轻症没有典型发作的症状,但可通过刺激神经肌肉而引出体征,典型发作者可有惊厥、喉痉挛和手足搐搦。

(3)有维生素 D 缺乏史或佝偻病体征,血钙低于 1.75～1.88mmol/L 或离子钙<1.0mmol/L。

【治疗措施】

1. 急救处理 喉痉挛时,应先将舌拉出进行人工呼吸或加压给氧,必要时做气管插管以保证呼吸道通畅,惊厥发作时应立即肌内或静脉注射苯巴比妥钠 7～10mg/(kg・次),或地西泮 0.2～0.5mg/(kg・次),或 10%水合氯醛 0.5ml/(kg・次)保留灌肠。发作停止后以小量镇静药维持:苯巴比妥钠 2～3mg/(kg・次),1次/6～8h,用 2～3d。

2. 钙剂治疗 立即用 10%葡萄糖酸钙 1～2ml/kg 加等量10%葡萄糖液稀释后缓慢静脉注射,如发生心动过缓即减慢注入速度或停止,每日注射 1～3 次。痉挛停止后可改口服 10%氯化钙 5～10ml,3～4 次/d,5～7d 后改用葡萄糖酸钙 0.25～0.5g,3～4 次/d,维持 3 周以上。

3. 维生素 D 治疗 补钙治疗 3～5d 后可给维生素 D,由小剂量开始 2500～5000U/d,1 周后可增至 5000～1 万 U/d,疗程与佝偻病相同。

4. 其他 若以上治疗后发作仍不停止,应测血清镁,伴有低镁血症时,给予 25%硫酸镁 0.25ml/kg,深部肌内注射。

四、维生素 A 缺乏症

维生素 A 缺乏症(vitamin A deficiency),也称干眼病、夜盲症等。本症是因体内维生素 A 缺乏引起的全身性疾病,主要表现为眼结膜与角膜干燥,暗光下视力差、皮肤干燥、毛囊角化等。多见于婴幼儿。

【诊断提示】

1. 饮食结构和疾病史 有长期低维生素 A、低胡萝卜素的膳食摄入、脂肪吸收障碍性疾病及消耗性疾病史等。

2. 眼部症状 夜盲为早期表现,畏光、眼干、结合膜干燥、视敏度降低。眼结膜可见色素斑,严重者角膜软化、溃疡、穿孔、虹膜脱出以致失明。

3. 皮肤症状　全身皮肤干燥、粗糙、脱屑,毛发干、脆、易脱落,指(趾)甲多纹少光泽。

4. 其他症状　舌乳头肥大或萎缩;易反复发生呼吸道、泌尿道等部位感染;身体发育迟缓,常伴营养不良或其他维生素缺乏。

5. 实验室检查　血清维生素 A<0.68μmol/L(20μg/dl)。中段尿上皮细胞计数>3×10^9/L(3000/mm^3),或尿沉淀中过多上皮角质变性细胞。生理盐水棉拭子轻刮结膜涂片,镜下可见角质上皮细胞。

【治疗措施】

1. 供给维生素 A 含量丰富的食物,如动物肝、肾、蛋、奶,以及深色蔬菜和新鲜水果。同时积极治疗原发病。

2. 早期轻症可口服维生素 A 2.5 万 U/d,眼症好转后逐渐减量。重症或消化吸收障碍者可用维生素 AD 注射剂(每 0.5ml 内含维生素 A 2.5 万 U 及维生素 D 2500U)0.5~1ml 肌注,1 次/d,2~3 次症状明显好转即改口服并逐渐减量。

3. 干眼病时用消毒鱼肝油滴双眼,并用抗生素眼药水或膏防治感染。角膜溃疡者滴 1% 阿托品扩瞳以防虹膜粘连。

五、维生素 B$_1$ 缺乏症

维生素 B$_1$ 缺乏症(vitamin B$_1$ deficiency)又称脚气病。维生素 B$_1$ 常与其他 B 族维生素同存于食物中,属水溶性维生素,为体内重要的生物催化剂,尤其在糖类氧化产能过程中起作用。体内维生素 B$_1$ 储存量少,缺乏时出现消化系统、神经系统及心血管系统的表现。

【诊断提示】

1. 病史　有长期食用精米面史;有煮饭加碱、蔬菜先切后洗、去掉米汤的烹调史;有挑食、偏食或慢性肝病、胃肠病史。

2. 临床表现　根据临床表现可以分为心型、脑型、神经型。

(1)婴儿常有食欲减退、腹泻、呕吐、腹胀、便秘及肝大,以及不同程度的全身性水肿。

（2）婴幼儿还可表现为神经麻痹和中枢神经系统症状：声音嘶哑、哭无声、上眼睑下垂、吸吮无力、手不能抓握、各种腱反射减弱或消失、嗜睡、昏迷、抽搐。年长儿则以多发性周围神经病变为主：先有对称性感觉异常，如发胀麻木、针刺样痛和烧灼感、腓肠肌触压痛，然后自下而上的进行性运动麻痹，如足下垂、腕下垂、易跌倒、蹲起困难等。

（3）可突发心力衰竭，婴幼儿为烦躁不安、气促、面色苍白、唇周发绀、咳嗽及皮肤花纹。小婴儿可因轻微感染而发生急性心力衰竭。年长儿可表现心悸、呼吸急促。

（4）尿维生素 B_1 排出量＜15μg/24h，红细胞转酮醇活性在加入维生素 B_1 后较加入前增高＞20％，全血乳酸和丙酮酸含量明显增高。

（5）用维生素 B_1 治疗后，症状明显好转有助于诊断。

【治疗措施】

1. 维生素 B_1 治疗　轻症口服，5～10mg/d，症状消失后改为3～5mg维持。重症可用100mg肌注。暴发性心力衰竭时用50～100mg静注，2～4次/d，至心衰控制后改为2～3次/d，同时治疗心衰，尽量不用高渗葡萄糖液和糖皮质激素。

2. 其他治疗　母乳喂养的婴儿治疗时应同时治疗乳母，每日给口服维生素 B_1 100mg。应同时补充其他B族维生素，但烟酸、叶酸不宜过多以免阻碍维生素 B_1 的磷酸化作用。其他营养素也应给足量。

六、维生素C缺乏症

维生素C缺乏症（vitamin C deficiency）也称坏血病。维生素C为水溶性维生素，人体自身不能合成，靠外源性补充，当人体长期缺乏有效供给或患慢性疾病吸收不足和需要量增加时就会引起本症。临床主要表现为出血倾向和骨骼病变，多见于婴幼儿。

【诊断提示】

（1）有较长期维生素C摄入不足（冬季、人工喂养、未及时添加蔬菜水果等)及需要量增加(早产儿,急慢性感染、代谢率增高等)病史。

(2)常有虚弱、苍白、食欲减退、体重不增、烦躁易哭及呕吐、腹泻和牙龈、皮肤、黏膜出血。婴儿可有下肢肿痛,呈假性瘫痪(骨膜下出血所致)及坏血病肋骨串珠。

(3)X线检查:四肢长骨主要改变为临时钙化带致密度增厚。

(4)空腹血浆维生素 C<11.36μmol/L,或做维生素 C 耐量试验。维生素 C 试验性治疗具有诊断意义。

(5)毛细血管脆性试验阳性。

【治疗措施】

(1)一般口服大剂量维生素 C:每日婴儿 100～300mg,儿童 300～500mg,分 3～4 次;胃肠道功能紊乱者可静注。

(2)供给含维生素 C 丰富的水果或蔬菜,如橘汁、西红柿汁等;治疗其他营养缺乏症及感染。

(3)出血或骨骼病变应对症处理,加强护理,注意休息,纠正出血,防止骨折。

(4)严重贫血者可输血。

七、锌 缺 乏 症

锌是体内微量元素之一,具有促进生长发育、益智健体、参与酶代谢等重要功能,其含量仅次于铁,是人体的重要营养素。锌缺乏症(zine deficiency)是人体长期缺乏微量元素锌所引起的营养缺乏病,临床主要表现为食欲缺乏、异食癖、生长发育迟缓、皮炎和免疫力低下、易感染。

【诊断提示】

(1)有营养不良及长期偏食、挑食、吃零食,或有慢性腹泻、肾脏疾病等病史。

(2)有食欲下降、生长发育迟缓、皮肤损伤经久不愈、反复感染、异食癖等临床表现。

(3)空腹血清锌浓度＜11.47μmol/L(原子吸收法)。

(4)餐后血清锌浓度反应试验＞15％。

(5)用锌剂治疗1个月后有显效。

【治疗措施】

1. 口服补锌盐 小儿每日口服元素锌1mg/kg。如有过量丢失或吸收不良可适当加大剂量,最大量20mg/d。常用的锌盐有硫酸锌、葡萄糖酸锌、醋酸锌等。

2. 食物补锌 应长期采用食物补充,以防愈后复发。如牡蛎、鲱鱼,其次肉类、肝、蛋类、紫菜、墨鱼和奶酪等。

3. 其他 锌可经皮肤吸收,锌剂应用于烫伤、慢性溃疡及开放性伤口的治疗同时应摄入足量蛋白质,治疗贫血。注意防止锌中毒。

八、单纯性肥胖症

单纯性肥胖症(simple obesity)是一种由于长期能量摄入超过消耗,导致体内脂肪积聚过多而造成的疾病。国内近些年来发病率有增加趋势,小儿肥胖症与成人肥胖症、冠心病、高血压、糖尿病、代谢综合征、血脂异常等有密切关系,故应重视并及早预防。

【诊断提示】

(1)体重超过(按男、女的身高与体重)均值20％以上。超过均值20％～30％为轻度肥胖,超过均值30％～50％为中度肥胖,超过均值50％～60％为重度肥胖,超过均值60％以上为极重度肥胖。

(2)有进食过多,好吃零食,活动少或有肥胖症的家族史。

(3)全身皮下脂肪均匀积聚,腹部可出现白色或紫色纹。男童阴茎可埋入会阴部脂肪中。无身材矮小、智力迟缓、高血压等疾病.极度肥胖者可有呼吸急促、发绀、红细胞增多或心脏扩大。

(4)胆固醇、三酰甘油多数正常,部分低密度脂蛋白增高,高密度脂蛋白降低。

(5)需与内分泌异常所致肥胖鉴别。

【治疗措施】

(1)加强膳食管理,既要达到控制体重目的,又要维持正常生长发育。体重减少过程要降中求稳,当体重下降到只超过平均体重的 10% 时,即可停止膳食限制。膳食中应高蛋白、低糖类、低脂肪,一般需要量的维生素和矿物质,可给大量的蔬菜和含糖低的水果如柑橘、梨、草莓等。

(2)逐渐增加活动量和活动时间,进行有规律的、每天进行并坚持多年而不断的运动。

(3)一般不需要药物治疗,轻度肥胖以每月减轻体重 0.5~1.0kg,中、重度肥胖以每周减轻体重 0.5~1.0kg 为宜,避免短期快速减重。

(4)控制体重,促进生长发育,保证身心健康,学会正确的饮食营养方法。

第30章 消化系统疾病

一、鹅 口 疮

鹅口疮(thrush)又名雪口病,是白色念珠菌感染所致的口腔炎症。

【诊断提示】

(1)多见于营养不良,长期腹泻及长期使用广谱抗生素或激素的婴幼儿。

(2)舌、颊黏膜、咽、腭,甚至食管、气管、鼻腔等处覆盖点片或膜状,白色乳凝块样物不易擦去,如强行擦去可见到黏膜充血。一般不影响吃奶,也无全身症状,偶有呕吐。声音嘶哑,应排除白喉。

(3)白苔镜检可见到真菌孢子和菌丝。

【治疗措施】

(1)用2%碳酸氢钠溶液于哺乳前后清洁口腔。局部涂10万～20万 U/ml 制霉菌素鱼肝油混悬溶液,2～3 次/d,亦可口服。

(2)肠道微生态制剂,纠正肠道菌群失调,如双歧杆菌、乳酸杆菌等。

(3)避免长期大量应用广谱抗生素和激素。

(4)鼓励患儿多食蔬菜、水果。

二、疱疹性口腔炎

疱疹性口腔炎(herpetic stomatitis)是由单纯疱疹病毒感染所致,多见于1－3岁小儿,四季均有发病,以冬季为多。

【诊断提示】

(1)常骤然发热、烦躁、拒食、流涎。

(2)疱疹可见于舌、唇、齿龈、颊黏膜及软腭等部位。周围有红晕,很快破溃,形成大小不等的黄白色浅溃疡。疱疹从数个至数十个不等。

(3)常伴有齿龈红肿,颌下淋巴结大。

(4)可伴有口周皮肤疱疹。

(5)可分离出单纯疱疹Ⅰ型病毒。

【治疗措施】

(1)保持口腔清洁,多饮水。

(2)局部可涂疱疹净和(或)涂 2.5％～5％金霉素鱼肝油膏,每1～2 小时1 次,或涂冰硼散、锡类散等中药。疼痛严重者进食前用 2％利多卡因涂局部。

(3)吗啉胍(病毒灵)10～20mg/(kg·d),分 3 次口服,或利巴韦林(病毒唑)10～15mg/(kg·d)口服、肌注或静脉滴注。发热者可给退热药。

三、小儿腹泻病

小儿腹泻病(diarrhea in infancy and childhood)是由不同病因引起的消化系统疾病,临床表现为腹泻及呕吐,严重者可引起脱水及电解质紊乱。本病是婴幼儿时期的常见病之一。病原体明确后按病原体命名。

【诊断提示】

1. 大便异常　大便性状有改变,呈稀便、水样便、黏液便或脓血便;且大便次数比平时增多。

2. 病因分类

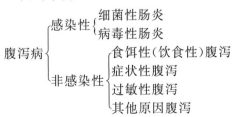

腹泻病 {
感染性 { 细菌性肠炎 / 病毒性肠炎
非感染性 { 食饵性(饮食性)腹泻 / 症状性腹泻 / 过敏性腹泻 / 其他原因腹泻
}

3. 酸中毒与电解质紊乱

(1)酸中毒:重型腹泻常引起代谢性酸中毒,表现为呼吸深快,口唇樱桃红,唇周灰暗,呼气有烂苹果味,血CO_2CP<15mmol/L。

(2)低钾血症:血清钾<3.5mmol/L时出现心音低钝,腹胀,肠鸣音弱或消失,肌张力减低,膝反射迟钝或消失,呼吸表浅甚至呼吸肌麻痹。心电图ST-T降低,T波平坦、倒置、出现高于T波的U波(在同一导联中)。

(3)低钙及低镁血症:当脱水、酸中毒被纠正后血钙降低而出现震颤、手足搐搦或惊厥等低钙血症的临床表现。当血清镁<0.9mmol/L时也可出现手足搐搦症状,钙剂治疗无效,用镁治疗可有较好疗效。

【临床分型】

1. 轻型　无脱水和中毒症状。

2. 中型　轻至中度脱水或有轻度中毒症状。

3. 重型　重度脱水或明显中毒症状(烦躁、精神萎靡、嗜睡、面色苍白、高热或体温不升,外周血白细胞计数明显增高)。

婴幼儿脱水临床分度和各型脱水特点见表30-1,表30-2。

表30-1　婴幼儿脱水临床分度

脱水程度	失水占体重(%)	口干	前囟、眼球下凹	眼泪	尿量	皮肤弹性	四肢末梢	精神状态
轻	5	稍干	不明显	有	有	正常	暖	正常
中	5~10	明显	较明显	少	少	较差	凉	烦躁或萎靡
重	>10	极显	明显	无	极少	极差或无	厥冷发绀	昏睡或昏迷

表 30-2　各型脱水的特点

脱水类型	血钠（mmol/L）	主要脱水部位	主要临床表现
等渗脱水	130～150	细胞内外均等	重者可有循环障碍
高渗脱水	＞150	细胞内	脱水症状不明显、口渴明显、神经症状突出
低渗脱水	＜130	细胞外	脱水症状明显、口渴不明显、循环障碍突出

【临床分期】

1. 急性期　腹泻病程持续在 2 周以内。

2. 迁延期　腹泻病程持续在 2 周至 2 个月。

3. 慢性期　腹泻病程持续在 2 个月以上。

【治疗措施】　治疗原则是：预防脱水，纠正脱水；继续饮食，合理用药，良好护理。

1. 主张腹泻患儿不禁食，母乳可继续喂养　腹泻严重，水便者，可换用去乳糖配方奶喂养。6 个月以上可用已习惯的平常饮食，如稠粥、面条、蔬菜等。

2. 无脱水患儿应口服补液预防脱水　如口服补液盐（ORS）、米汤加盐溶液或糖盐水，20～40ml/kg，4h 内补完，以后随时口服。对轻、中度脱水无呕吐和腹胀者，可应用 ORS 或改良 ORS 纠正脱水。吐泻重或腹胀及中、重度脱水患儿则采用静脉补液。

3. 纠正脱水　轻症小儿腹泻发生脱水可经口服补液纠正；吐泻严重、腹胀或合并重度脱水者需静脉补液。

（1）第 1 天补液：包括累计损失量、继续丢失量和生理需要量三部分。累计损失量根据脱水程度计算：轻度脱水按 50ml/kg，中度脱水 50～100ml/kg，重度脱水 100～120ml/kg；溶液种类按照脱水性质而定，低渗脱水用 2/3 张含钠液，高渗脱水用 1/3 张液，等渗脱水用 1/2 张液；输液速度宜稍快，累计损失量一般在 8～12h 内补完，重度脱水合并循环障碍者给予等张含钠液 20ml/kg，于 30～60min 内快速扩容。高渗性脱水累计损失量宜在 48h 内缓慢补入,控制血钠下降速度在 10mmol/(L·d),以防血钠下降过快而致脑水肿。生理需要量 60~80ml/kg,用 1/5 张含钠液,继续丢失量按"失多少补多少"的原则,用 1/3 张含钠液补充,二者合并,在剩余 12~16h 内补入。

(2)第 2 天补液:重新评估脱水情况,仍有脱水者继续按照第 1 天补液方案进行,无脱水者补充继续丢失量和生理需要量,能口服者方法同预防脱水,不能口服者,于 24h 内均匀补入。

(3)纠正代谢性酸中毒:轻中度酸中毒无需另行处理,给予积极补足液体后可自行纠正;严重代谢性酸中毒者,根据血气分析结果计算碱性液体的需要量,需要同时扩容者可用 1.4% 碳酸氢钠 20ml/kg 扩容。根据血气分析结果按公式计算:

$$5\% 碳酸氢钠需要量(ml)=BE\times0.5\times体重(kg)$$

(4)钾的补入:低钾者一般给予 10% 氯化钾 2~3ml/(kg·d)口服或静脉滴注,浓度常为 0.15%~0.3%,切勿输注过快。一般情况下见尿补钾,合并酸中毒、营养不良、病程长、多日不进食者应给予积极补钾。

(5)钙和镁的补入:当脱水、酸中毒纠正后,应注意补钙和镁,方法同维生素 D 缺乏性手足搐搦症。

4. 微生态疗法　可选用微生态调节剂,如双歧杆菌、乳酸杆菌等。

5. 肠黏膜保护药　可吸附病原体和毒素,维持肠黏膜细胞正常吸收及分泌功能,常用制剂如蒙脱石散。

6. 抗生素治疗　临床见有脓血便、里急后重、大便常规镜检白细胞满视野、大便 pH 值＞7 者,对于新生儿、小婴儿和体质虚弱、原有严重消耗性疾病者应适当放宽抗生素使用指征。

(1)第三代头孢菌素类:常用头孢噻肟钠、头孢唑肟、头孢曲松、拉氧头孢等。

(2)氨基糖苷类:因其耳肾毒性临床少用,常用阿米卡星、妥布霉素、奈替米星;6 岁以下小儿慎用。

（3）盐酸小檗碱：用于轻型细菌感染性肠炎。

（4）喹诺酮类：囚动物实验发现此类药物可致关节软骨损害，＜12 岁小儿禁用，常用诺氟沙星和环丙沙星。

（5）其他类抗生素：红霉素是治疗空肠弯曲菌的首选；真菌性肠炎采用制霉菌素、氟康唑或克霉唑；假膜性肠炎应停用原来抗菌药物，选用甲硝唑、万古霉素、利福平口服。

7. 其他治疗　针灸、推拿、理疗、中药贴膏及穴位封闭等可选用。

第 31 章　呼吸系统疾病

一、急性上呼吸道感染

急性上呼吸道感染(acute upper respiratory infection)简称上感,俗称"感冒",是指各种病原体所致的鼻咽部和咽喉部的急性感染。病原体以病毒为主,不同致病原引起的上感有特殊的临床表现,如"疱疹性咽峡炎""咽结合膜热"等。上感常累及中耳、副鼻窦、淋巴结、气管等邻近器官等。本病是儿科最常见的疾病。若表现为局部症状明显者,亦可以局部炎症命名,如急性鼻炎、急性咽炎、急性喉炎等。

【诊断提示】

(1)冬春季多见,有受凉、受潮,或有与本病患者接触史。

(2)年长儿仅有鼻塞、流涕、微热及咽部干痛或恶心、呕吐、腹痛等。婴幼儿患者可突然高热,或高热惊厥。新生儿患者常有烦躁不安、呼吸急促等全身症状。

(3)咽部充血明显,部分病例扁桃体充血、肿胀及咽后壁淋巴滤泡增生。部分病例以急性鼻炎、急性咽炎、急性扁桃体炎、急性喉炎为主要表现。

(4)体征除鼻咽部有不同程度的充血外,余可正常。有时有痰鸣音,咳嗽后消失。

(5)白细胞计数减少或接近正常,早期中性粒细胞可稍增高,并发细菌感染时白细胞计数及中性粒细胞可增高。

(6)X线胸部检查多无异常,鼻咽部分泌物细菌培养或病毒分离、双份血清病毒抗体效价测定或荧光免疫检查可有阳性发现。

(7)发热、咽炎、眼结合膜炎(红眼病)常三者同时存在,由腺病毒(3、7、11 型)引起。

(8)疱疹性咽峡炎:多发病急,高热、咽痛、流涎、咽部充血,咽腭弓、腭垂和上腭有疱疹或溃疡。多由柯萨奇病毒 A 组 1～6、8、10、22 型或艾柯病毒引起。

【治疗措施】

1. 一般治疗　轻者,适当休息,进食易消化食物。室温、湿度适宜,补充水分等。

2. 对症治疗　高热时用解热药降温(新生儿、小婴儿慎用),物理降温用 35%～40%乙醇擦浴、头部冷敷,冷盐水灌肠。鼻塞用 0.5%麻黄碱液滴鼻。烦躁不安或抽搐时选用苯巴比妥、地西泮等。止咳祛痰可用小儿止咳糖浆。

3. 中医治疗　①风寒感冒:多见于较大儿童感冒的早期,治以辛温解表法,可用桑菊感冒片;②风热感冒:多见于婴幼儿,治以辛凉解表、清热解毒法,可用银翘解毒片。其他如板蓝根冲剂、大青叶冲剂、清开灵冲剂等中药制剂亦可应用。

4. 抗病毒药物　阿昔洛韦(无环鸟苷)10～20mg/(kg·d),分 4 次口服,疗程 3～7d。利巴韦林(病毒唑)静滴或肌注,10～15mg/(kg·d),分 2 次注射;或用其口含片;或用 10%利巴韦林点鼻或雾化吸入。

5. 抗生素应用　发生细菌感染等并发症者可选用青霉素或阿奇霉素、头孢类等抗菌药物治疗。

6. 糖皮质激素　并发急性喉炎时可用。

二、急性支气管炎

急性支气管炎(acute bronchitis)为支气管黏膜发生感染所引起的下呼吸道急性炎症,常继发于上呼吸道感染之后,也可以是流感、麻疹、百日咳等病的合并症,婴幼儿多见,临床以咳嗽或伴有支气管分泌物增加为特征,病原体可以是各种病毒和细菌。是儿科多发病。

【诊断提示】

(1)干咳或有痰,可发热,有食欲缺乏,呕吐或腹泻等。婴幼儿全身症状较重,重者可有气急、呼吸困难。

(2)咽部多有充血,肺部呼吸音粗或干湿啰音,其性质及部位易变。

(3)胸部 X 线检查正常或见肺纹理增多或仅有肺门阴影加深。

(4)白细胞计数正常或稍高。

【治疗措施】

1. 一般治疗及抗病毒药物　同上呼吸道感染。

2. 对症治疗　主要是镇咳祛痰。干咳期可用喷托维林(咳必清)6.25～12.5mg/次,2～3 次/d。痰多时应常翻身拍背,有利于咳出;雾化吸入可以稀释痰液;也可服止咳祛痰药,如复方甘草合剂、川贝止咳糖浆、急支糖浆等。

3. 抗生素治疗　一般首选青霉素 80 万～160 万 U/次,肌内注射,2 次/d;也可口服青霉素衍生物(如氨苄西林、阿莫西林)、大环内酯类药物或复方磺胺甲噁唑(复方新诺明)等。

4. 其他　婴幼儿或症状严重者参考肺炎治疗措施。

三、毛细支气管炎

毛细支气管炎(little bronchiolitis)是一组由多种病原引起的,以突然喘憋为主要表现的婴儿期常见下呼吸道疾病。以往根据临床表现称为喘息性支气管炎。本病多发生于冬、春两季,可由多种病原所致,呼吸道合胞病毒最为常见。主要病理表现为支气管黏膜充血肿胀,分泌物增多,引发支气管阻力增加。

【诊断提示】

(1)见于 2 岁以下婴幼儿,2-6 个月龄婴儿最为常见。

(2)常以上呼吸道症状开始,迅速出现发作性喘憋,可伴有不同程度发热,查体可见桶状胸,双肺布满高调哮鸣音,可伴有中小水泡音。重者呼气性呼吸困难、面色苍白、发绀、鼻扇、三凹征阳性，心率增快、双肺呼吸音低，肝大，出现心力衰竭。

(3)白细胞计数多偏低或正常，淋巴细胞计数增高，若白细胞计数增高提示继发细菌感染；血气分析可表现Ⅰ型或Ⅱ型呼衰。

(4)胸部 X 线表现不均一，可见全肺不同程度阻塞性肺气肿，肺纹理增多，小点片状阴影；少数患儿可见肺不张。

(5)早产儿、未成熟儿、原有心肺疾病和免疫功能缺陷病是严重病例的高危因素。首次患病后可有再发，约 1/3 患者日后可能发展为支气管哮喘。

【治疗措施】

1. 对症治疗　加强护理，合理营养，补充液体，纠止脱水及酸中毒；保持气道通畅和吸入气体湿化，可给予氧驱动雾化吸入，雾化后拍背吸痰，加强物理疗法。

2. 喘憋　喘憋重者给予头高体位，酌情镇静，可给予短期糖皮质激素治疗；止喘药物可选用氨茶碱，必要时可每 6～8 小时用药 1 次。婴幼儿对氨茶碱耐受性差，应密切注意药物中毒表现；β受体兴奋药物应谨慎应用，以免加快心率或诱发心律失常。

3. 呼吸衰竭　加强呼吸道管理，必要时给予气管插管，行机械通气；并发心力衰竭者治疗参见心力衰竭章节。

4. 抗生素　病情严重者、病程≥7d 者、早产儿、未成熟儿、营养不良、原有心肺疾病和免疫功能缺陷病者或已明确有细菌感染者。抗生素选择：首选青霉素、羟氨苄青霉素、氨苄青霉素，或第 1 代头孢菌素，如头孢唑林、头孢羟氨苄等。病原明确为肺炎支原体、衣原体者选用大环内酯类，包括红霉素、罗红霉素、阿奇霉素和克拉霉素等。抗菌药物剂量见表 31-2。疗程一般为 5～10d，平均 7d 左右。对严重细菌感染或高危儿及支原体、衣原体感染者，疗程需延长至 2 周或更长。应根据细菌培养和药敏结果调整抗生素的使用。

5. 预防　广泛宣教，普及育儿及常见病预防知识；加强护理，合理喂养，及时防治佝偻病及营养不良；呼吸道合胞病毒疫苗尚在研制中。

四、急性支气管肺炎

急性支气管肺炎(acute bronchopneumonia)为小儿最常见的肺炎。大部分由肺炎链球菌引起，多见于5岁以下婴幼儿。四季均可发病，北方以冬、春季多见，南方则以夏、秋季多见。

【诊断提示】

(1)发热、咳嗽、气急、发绀和肺部出现细湿啰音或捻发音。发热无定型，重症营养不良及新生儿患者体温不高或降低。呼吸快，表浅，鼻翼扇动，出现三凹征。口周、指(趾)末端发绀。重症患儿可出现呼吸衰竭、心力衰竭、DIC、超高热或体温不升、中毒性脑病等。

(2)胸部X线检查可见两肺有斑片状或点状阴影。

(3)实验室检查：有条件者可进行病原学检查；全血分析，多数细菌性肺炎，白细胞和中性粒细胞增高，C反应蛋白明显升高；病毒性肺炎则白细胞总数正常或减少；C反应蛋白正常。

(4)重型肺炎诊断依据：①体温持续在39℃以上(稽留热或弛张热)或体温不升。②呼吸困难，三凹征明显，发绀，烦躁不安较重。③肺部细湿啰音广泛或实变范围大。④X线检查示一侧或双侧有大片阴影，或融合阴影。⑤除呼吸系统症状外，并有心力衰竭、呼吸衰竭、脑水肿、弥散性血管内凝血、酸中毒或休克等。⑥具备以下6种高危因素之一者：低出生体重儿；出生时窒息或羊水吸入；营养不良，佝偻病或贫血；经常感冒或患过肺炎；先天性心脏病等先天畸形；3个月以内的婴幼儿。

【治疗措施】

1. 一般治疗 室内空气清新，卧床休息，加强呼吸道管理，翻身拍背，酌情吸氧，适当镇静，合理饮食。

2. 支持治疗 病程长、病情重、体弱、营养不良、中重度贫血者,可给予输血纠正贫血,静滴人血丙种球蛋白,肌注干扰素以提高机体抵抗力。

3. 抗菌药物治疗　根据当地流行情况、患儿发病情况进行经验性治疗,之后根据细菌学检查及药敏试验结果选用敏感抗菌药物。对于社区获得性肺炎,根据患儿年龄及发病情况推荐使用以下药物(表 31-1,表 31-2)。

表 31-1　社区获得性肺炎推荐使用的抗菌药物

年龄	轻症		重症
出 生 至 产后 20d	氨苄西林,也可联合使用头孢噻肟等		联合使用氨苄西林和头孢噻肟
3 周—3 个月	无热肺炎	静脉应用红霉素	静脉应用头孢噻肟
	发热性肺炎	加用头孢噻肟	
4 个月—4 岁	静脉应用氨苄西林、阿莫西林		静脉应用头孢噻肟或头孢呋辛
5—15 岁	静脉应用红霉素或阿奇霉素,有细菌感染者加用氨苄西林		静脉应用头孢噻肟或头孢呋辛,如病情无改善加用大环内酯类药物

4. 对症疗法

(1)有高热者可给予药物降温,酌情进行物理降温。

(2)酌情应用镇咳药物,鼓励咳痰,咳重者可给予适当镇咳祛痰药,痰多者可给予口服止咳化痰药,配合雾化吸入,拍背吸痰。

(3)重症肺炎合并呼吸衰竭者,加强呼吸道管理,必要时行气管插管机械通气。

(4)重症肺炎合并心力衰竭,表现为:①呼吸突然增快,>60 次/min;②心率突然增快,>180 次/min;③骤发极度烦躁不安,明显发绀,面色发灰,毛细血管再充盈时间延长;④心音低钝,奔马

律,颈静脉怒张;⑤肝脏短期内增大;⑥尿少或无尿,颜面浮肿或双
下肢水肿。处理参见心力衰竭章节。

(5)糖皮质激素疗法:对病情危重,感染中毒症状重,炎症反应
过度,中毒性脑病或喘憋严重者可应用氢化可的松 4～8mg/kg 静
滴,一般应用 3～5d,病情改善后停用。

(6)液体疗法:肺炎者有水钠潴留的趋势,应适当限制液体入
量。因进食少或吐泻严重等需要静脉补液者,应根据血气分析及
血生化检查结果补液,液体量 60～80ml/(kg·d),以 1/3～1/5 张
液为宜。

5.预防　一般预防同呼吸道系统其他疾病,另外重视预防接
种,完成计划内免疫接种程序,还可选择疫苗接种,如流感疫苗、流
感嗜血杆菌疫苗、肺炎链球菌七价疫苗等。

表 31-2　小儿急性呼吸系统常用抗生素剂量和方法

抗生素	剂量 [mg/(kg·次)]	最大剂量 (g/次)	给药间隔 给药途径
青霉素类 青霉素 G(Penicillin G)	常用量 2 万～5 万 U/(kg·次) 大剂量 5 万～10 万 U/(kg·次)		q6h im 或 id q6h im 或 id
青霉素 V(Penicillin V)	8～12		q6～8h po
氨苄青霉素(Ampicillin)	25～50	2	q6～8h po 或 im 或 id
羟氨苄青霉素(Amoxicillin)	15～25	1	q6～8h po
羧苄青霉素(Carbenicillin)	25～50	2	q6h im 或 id
美洛西林(Mezlocillin)	75	3	q6～8h im 或 id
哌拉西林(Piperacillin)	25～50	2	q6～8h im 或 id
苯唑青霉素(Oxacillin)	12.5～50	2	q6～8h id

抗生素	剂量 [mg/(kg·次)]	最大剂量 (g/次)	给药间隔 给药途径
氯唑青霉素(Cloxacillin)	12.5～50	2	q6～8h id
氨苄青霉素＋舒巴坦(Ampicillin/Sulbactam)	(25/12.5)	(1/0.5)	q6～8h id
羟氨苄青霉素＋克拉维酸 (Amoxicillin/Clavulanic acid)	(25/5) (25/6.25)～ (50/12.5)mg/ (kg·d)	(1/0.2) (0.5/0.125)	q6～8h id 分成 3～4 次 po
替卡西林＋克拉维酸(Ticarcillin/Clavulanic acid)	(75/5)	(3/0.2)	q6～8h id
哌拉西林＋他唑巴坦(Piperacillin/Tazobactam)	(50/6.25)	(2/0.25)	q6～8h im 或 id
头孢菌素类			
头孢拉定(Cefradine)	15～25	1	q6～8h im 或 id 或 po
头孢唑林(Cefazolin)	15～25	1	q6～8h im 或 id
头孢羟氨苄(Cefadroxil)	15～25	1	q12h po
头孢克洛(Cefaclor)	10	0.5	q8h po
头孢丙烯(Cefprozil)	15	0.5	q12h po
头孢呋辛(Cefuroxlme)	15～25	1	q8h im 或 id
头孢噻肟(Cefotaxime)	50	2	q8h id
头孢曲松(Ceftriaxone)	50	2	qd im 或 id
头孢哌酮(Cefoperazone) 头孢他啶(Ceftazidime)	15～25	1	q8h id
头孢哌酮＋舒巴坦(Cefoperazone/Sulbactam)	(10/10)	(1/1)	q8h id
头孢吡肟(Cefepime)	30～50	1.5	q8～12h im 或 id
氨基糖苷类			
丁胺卡那霉素(Amikacin)	6～8	0.5	qd im 或慢 id

抗生素	剂量 [mg/(kg·次)]	最大剂量 (g/次)	给药间隔 给药途径
庆大霉素(Gentamycin)	5～7	0.2	qd im 或慢 id
大环内酯类			
红霉素(Erythromycin)	15	0.5	q8h poq 12h id
罗红霉素(Roxithromycin)	4	0.15	q 12h po
阿奇霉素(Azithromycin)	10	0.5	qd 连服 3d,停药 4d 为一疗程
克拉霉素(Clarithomycin)	10	0.5	q 12h po
其他			
万古霉素(Vancomycin)	10～15	0.5	q6～8h id
利福平(Rifampin)	6	0.3	bid po
氨曲南(Aztreonea)	15～25	0.5	q6～8h im 或 id
亚胺培南(Imipenem)	15	0.5	q6h id
美洛培南(Meropenem)	10～20	0.5	q8h id
克林霉素(Clindamycin)	10	0.45	q6～8h id
甲硝唑(Metronidazole)	12.5	0.5	q12h id
抗真菌药			
氟康唑(Fluconazole)	6	0.2	qd id
两性霉素 B(AmphotericinB)	初始 0.1～0.2, 渐增至 1	0.05	qod～qd id
5-氟胞嘧啶(5-Fluorocytosine)	15～25	1	q6～8h id
酮康唑(Ketoconazole)	4～8	0.4	qd 1 次顿服
咪康唑(Miconazole)	10～15	0.6	q8h id
伊曲康唑(Itraconazole)	2～4	0.2	qd 1 次顿服

五、金黄色葡萄球菌肺炎

金黄色葡萄球菌肺炎(staphy lococus aures pneumonia)是由凝固酶阳性的金黄色葡萄球菌感染所致,由于滥用抗生素,耐药菌感染日益增多,治疗难度加大。肺部广泛性出血、坏死、多发性小脓肿为其特点。临床起病急、病情发展迅速,易于形成化脓病灶。

【诊断提示】

(1)新生儿及婴幼儿多见,常见外周化脓感染灶,细菌由呼吸道入侵或经血行播散入肺。起病急,病情重,进展快。

(2)发热不规则,多为弛张热,除肺部体征外,全身中毒症状严重,少数出现中毒性休克,部分可见猩红热或麻疹样皮疹。

(3)常并发脓胸、脓气胸、肺脓肿,伴有相应的体征。

(4)血白细胞总数及中性粒细胞计数明显增多,可见中毒颗粒。病情严重者白细胞计数可减少,但中性粒细胞仍高。痰、胸腔积液和血培养可有金黄色葡萄球菌生长。

(5)胸部 X 线检查,胸部 X 线表现常与临床不一致。病初,临床症状严重,但胸片仅见肺纹理增多,或肺野内小斑片影;当临床症状好转时,却可见胸片明显病灶,如肺脓肿、肺大疱等。病变发展迅速,甚至数小时内小片炎症影就可发展为脓肿;病程中可见小脓肿、脓气胸、肺大疱、纵隔积气、皮下气肿、支气管胸膜瘘;胸片病灶阴影持续时间长,2 个月仍不能完全消散。

【治疗措施】

(1)抗生素治疗:MSSA(甲氧西林敏感的金黄色葡萄球菌)首选苯唑青霉素或氯唑青霉素,备选第 1 代、第 2 代头孢菌素;MRSA(耐甲氧西林的金黄色葡萄球菌)首选万古霉素或联用利福平,疗程至少 3～4 周。

(2)并发脓胸、脓气胸者及时抽脓、排气,必要时外科治疗。

(3)其他治疗措施同急性支气管肺炎。

六、腺病毒肺炎

腺病毒肺炎(adenovirus pneumonia)由腺病毒 3、7、11 等型引起,病情重,病程迁延,可留有严重的肺功能损害。冬、春季多见,有明显的局部地区流行。

【诊断提示】

(1)多见于 3 个月至 3 岁的婴幼儿,有本地流行或接触史。

(2)发病急,高热呈稽留热或弛张热型,精神萎靡,苍白。其自然病程为 10～15d。

(3)频咳或阵咳,可出现喘憋、呼吸困难、发绀等,多伴有心功能不全。

(4)肺部体征出现晚,发热后 3～5d 开始听到啰音,肺部病变融合,呼吸音减低或呈管性呼吸音。部分病儿可有渗出性胸膜炎。肝常增大。

(5)X 线特点为"四多三少两一致":肺纹理多,肺气肿多,大病灶多,融合病灶多;圆形病灶少,肺大疱少,胸腔积液少;X 线与临床表现一致,病灶吸收缓慢,需数周至数月。

(6)血白细胞计数偏低,碱性磷酸酶偏低。

(7)鼻咽分泌物、痰、大便分离出病毒,双份血清检查可阳性,或酶联免疫吸附试验、免疫荧光技术检查病毒结果阳性。

【治疗措施】

(1)对症治疗,可多次输新鲜血或血浆。

(2)抗病毒治疗,发病早期可用利巴韦林,肌注或静脉滴注。

(3)继发细菌感染多为金黄色葡萄球菌,按金黄色葡萄球菌肺炎治疗。

(4)其他治疗同急性支气管肺炎。

七、支原体肺炎

支原体肺炎(mycoplasmal pneumonia)是由肺炎支原体感染

所致,也称原发性非典型肺炎。肺炎支原体是介于细菌与病毒之间的一种微生物,含有 DNA 和 RNA,无细胞壁,主要通过呼吸道飞沫传染,全年皆可发生,秋冬季较多。

【诊断提示】

1. 确诊标准

(1)多发年龄 5～18 岁;起病急缓不一;发热、畏寒、头痛、全身不适为常见主诉;轻症精神状况良好,重症可有感染中毒表现。

(2)咳嗽主要为刺激性干咳,严重时可呈百日咳样及痉挛性咳嗽,影响进食与睡眠。少数患儿咳白色黏痰。可诉胸骨后疼痛,胸闷、呼吸困难少见。查体多无阳性所见或仅呼吸音粗糙。

(3)肺外损害有心肌炎、渗出性心包炎、脑炎、神经炎或多发性神经根炎、一过性肾损害等,部分病例可发生充血性丘疹或斑丘疹。

(4)胸部 X 线检查:75%～90%侵犯肺下野,呈斑片状阴影。约 20%呈均匀浸润与大叶性肺炎类似。吸收较慢,常需 4～6 周时间。

(5)血清冷凝集试验在起病 1 周可呈阳性。可用补体结合试验、间接血凝试验、间接免疫荧光法及酶联免疫吸附试验等方法测定血清特异性抗体。

(6)大环内酯类抗生素(红霉素、阿奇霉素等)治疗有效。

2. 参考指标

(1)持续中度或高热,全身不适,频繁干咳伴咽痛,头痛、胸痛。

(2)全身症状较肺部体征明显。

(3)咽炎伴出血性疱疹或耳鼓膜炎。

(4)白细胞下降或正常,伴血沉增快。

(5）X 线示肺野云雾扇状阴影。

(6)青霉素治疗无效,红霉素治疗有效。

具有 1、3、5 项者应先考虑支原体肺炎诊断。凡具有 1～6 项者可作出临床诊断。

【治疗措施】

(1)首选红霉素 30～50mg/(kg·d)，口服，3 次/d。也可溶于 5%葡萄糖液内静滴，但浓度不宜超过 1mg/ml。疗程 10d 至 3 周。重症可加用糖皮质激素。无严重并发症预后大多良好。

(2)对症、支持等治疗同其他病原菌所致肺炎。

第32章　循环系统疾病

一、先天性心脏病

先天性心脏病(congenital heart disease)是由于基因缺陷、内外环境影响引起的胎儿时期心脏血管发育异常所致的畸形疾病，分为左向右分流、右向左分流、无分流三种类型，是小儿最常见的心脏病。随着对心血管胚胎学、病理学、血流动力学的深入研究，诊断新技术的广泛应用，以及外科手术、麻醉技术及体外循环技术的飞速发展，使临床上许多常见的先天性心脏病得到确诊，大多数可以得到根治。由于科技发展和适时手术，先天性心脏病的病死率已显著下降，多数患儿经过综合治疗可较健康地发育成长。

【诊断提示】

(1)母亲妊娠3个月内可有风疹或其他病毒感染、放射线接触和服用影响胎儿发育的药物史。

(2)分流量小者可无特殊症状。分流量大者大都在婴儿期即有喂养困难，气促，多汗，发绀，活动受限，易疲劳，生长发育迟缓，哭时声音嘶哑，阵发性哭闹，发作性呼吸困难或昏厥；易患呼吸道感染和反复心衰。

(3)分流量小者外观多正常，分流量大者生长发育较同年龄小儿差。可有中心性发绀，杵状指(趾)，呼吸气促，常有心脏增大，肺动脉瓣区第2心音亢进提示有肺动脉高压，减低则可能有右室流出道或肺动脉瓣狭窄。器质性杂音多位于胸骨左缘第2～4肋间，少数位于胸骨右缘第2肋间或心尖部。杂音多为收缩期，较粗糙响亮，可伴有震颤。由左向右分流时二尖瓣或三尖瓣区或可听到舒张早中期杂音，且为分流量大的标志，杂音也可呈双期连续性,位于胸骨左缘第 2 肋间,多为动脉导管未闭所致。

(4)X 线检查,分流量大者,显示左右心室均增大,肺动脉段突出,肺门影深,肺血管影粗而多。分流量小者,心肺正常或仅心影丰满。选用心电图、心音图、超声心动图、心脏扇形切面显像及多普勒脉冲检查。必要时可行右心导管、左心导管、选择性心血管造影检查。

【治疗措施】

1. 一般治疗　合理安排生活,避免剧烈活动,治疗贫血并预防感染。定期检查,依病情发展及早采取治疗措施。

2. 内科治疗

(1)缺氧发作治疗:取胸膝位;吸氧;可给吗啡 0.1～0.2mg/kg,皮下注射;或普萘洛尔 0.1～0.5mg/kg 用 10％葡萄糖溶液稀释后缓慢静注;也可静注碳酸氢钠纠正酸中毒;发作频繁或严重者可口服普萘洛尔预防发作,剂量 0.5～1mg/(kg·次),3～4 次/d。

(2)药物关闭动脉导管:吲哚美辛可治疗未成熟儿未闭的动脉导管,剂量 0.1～0.2mg/(kg·次),经胃管或保留灌肠,用药 12～24h 可见心脏杂音消失,无效时可隔 8～12h 重复 1～2 次,总剂量不超过 0.3～0.6mg/kg。

(3)充血性心力衰竭:是先天性心脏病主要病死原因之一,根本治疗是手术纠正畸形,但术前积极抗心衰治疗以改善心功能,治疗以洋地黄类强心苷药物为主,利尿药为辅。

(4)感染性心内膜炎:应及早选用杀菌力强的两种抗生素联合应用,疗程 4～6 周。

(5)根据心脏畸形情况可选择心导管介入治疗,用于动脉导管未闭、房间隔缺损及部分室间隔缺损等。

3. 外科治疗　根据病情及条件,尽早施行(参阅外科疾病篇)。

二、病毒性心肌炎

病毒性心肌炎（viral myocarditis）是病毒侵犯心脏所致的局灶性或弥漫性心肌间质性炎症改变和心肌纤维变性或坏死性病变，可伴有心包或心内膜炎症改变。本病临床表现轻重不一，病程长短不等，预后大多良好。少数可发生心力衰竭、心律失常、心源性休克甚至猝死。

【诊断提示】

1. 临床诊断依据

（1）心功能不全、心源性休克或心脑综合征。

（2）心脏扩大（X 线、超声心动图检查具有表现之一）。

（3）心电图改变：以 R 波为主的 2 个或 2 个以上主要导联（Ⅰ、Ⅱ、aVF、V_5）的 ST-T 改变持续 4d 以上伴动态变化，窦房传导阻滞，房室传导阻滞，完全性右或左束支阻滞，成联律、多形、多源、成对或并行性早搏，非房室结及房室折返引起的异位性心动过速，低电压（新生儿除外）及异常 Q 波。

（4）CK-MB 升高或心肌肌钙蛋白（cTnI 或 cTnT）阳性。

2. 确诊指标　患儿心内膜、心肌、心包（活检、病理）或心包穿刺液检查，发现以下之一者可确诊心肌炎由病毒引起。

（1）分离到病毒。

（2）用病毒核酸探针查到病毒核酸。

（3）特异性病毒抗体阳性。

3. 参考依据　有以下之一者结合临床表现可考虑心肌炎系病毒引起。

（1）自患儿粪便、咽拭子或血液中分离到病毒，且恢复期血清同型抗体滴度较第一份血清升高或降低 4 倍以上。

（2）病程早期患儿血中特异性 IgM 抗体阳性。

（3）用病毒核酸探针自患儿血中查到病毒核酸。

4. 确诊依据

（1）具备临床诊断依据 2 项,可临床诊断为心肌炎。发病同时或发病前 1～3 周有病毒感染的证据支持诊断。

（2）同时具备病原学确诊依据之一,可确诊为病毒性心肌炎,具备病原学参考依据之一,可临床诊断为病毒性心肌炎。

（3）不具备确诊依据,应给予必要的治疗或随诊,根据病情变化,确诊或除外心肌炎。

（4）应除外风湿性心肌炎、中毒性心肌炎、先天性心脏病、结缔组织病及代谢性疾病的心肌损害、甲状腺功能亢进症、原发性心肌病、原发性心内膜弹力纤维增生症、先天性房室传导阻滞、心脏自主神经功能异常、β受体功能亢进及药物引起的心电图改变。

【临床分期】

1. 急性期　新发病,症状及检查阳性发现明显且多变,病程在半年以内。

2. 迁延期　临床症状反复出现,客观检查指标迁延不愈,病程多在半年以上。

3. 慢性期　进行性心脏增大,反复心力衰竭或心律失常,病情时轻时重,病程在 1 年以上。

【治疗措施】

1. 休息　急性期应充分休息 4～6 周,重症者严格卧床休息不少于 6 个月。

2. 病因治疗　早期可用吗啉胍 10～20mg/(kg·d)或利巴韦林 10～15mg/(kg·d),分 2～3 次口服。中药可用板蓝根、大青叶、贯众、虎杖、金银花等。可用青霉素防治链球菌感染,1～2 周,肌注或静滴。

3. 改善心肌代谢　维生素 C 100～200mg/(kg·d)溶于 10% 葡萄糖液静脉滴入,10～14d 为一疗程;亦可与"极化液"(三磷腺苷 10～20mg,辅酶 A 100U,普通胰岛素 4～8U,10% 氯化钾 5～10ml 合用),或丹参注射液加入葡萄糖液中静滴。泛癸利酮 5mg/d,肌注,或每次 5～10mg,3 次/d,口服。1,6-二磷酸果糖100～250mg/(kg

·d),快速静脉滴注,疗程 5～7d。

4.糖皮质激素　病情严重,如高度房室传导阻滞、急性心力衰竭、阿-斯综合征、心源性休克等情况尽早应用,氢化可的松 5～10mg/(kg·d),或地塞米松 0.2～0.4mg/(kg·d)静滴,病情稳定后改为口服泼尼松,注意逐步减量。

5.心力衰竭　发绀、烦躁不安时吸氧,镇静药用苯巴比妥或地西泮,必要时使用吗啡 0.1～0.2mg/kg,皮下注射。选用毛花苷 C 或地高辛,剂量为常用量的 1/2～2/3。

6.心源性休克　对完全性传导阻滞或心率缓慢者,用异丙肾上腺素 0.25～1mg 溶于 5%～10%葡萄糖溶液 250ml 中缓慢静滴。可输少量全血或血浆,静滴升压药间羟胺或多巴胺。静脉补液量应限制在 60～80ml/(kg·d)以内,滴速宜慢,防止发生肺水肿。

三、充血性心力衰竭

充血性心力衰竭(congestive heart failure,CHF)是由各种病因使心脏舒缩功能减退,表现为休息或正常活动下,心搏出量不能满足周身循环及组织代谢需要,出现肺静脉淤血、体静脉充血及机体组织代谢缺氧等临床症状,是儿科临床常见的危重急症。多见于先天性心脏病、风湿性心脏病、心肌炎、重症肺炎、急性肾炎等。

【诊断提示】

1.病史　有先天或后天性心脏病、肾炎、重症呼吸道感染和贫血、维生素 B_1 缺乏等病史。

2.临床表现

(1)发病急,烦躁不安,面色苍白或青紫,咳嗽、咳血性泡沫痰,呼吸急促及表浅,呼吸困难,端坐呼吸,肺底湿啰音,拒食、喂哺困难等肺循环淤血表现。

(2)颈静脉怒张,肝脏进行性增大,肝颈反流试验阳性,颜面、眼睑等部位水肿、尿量减少等体循环淤血的表现。

(3)心率增快,心尖区第 1 心音减低和奔马律、心脏扩大等心功能减低的表现。

3.诊断标准　具备以下 4 项考虑为心力衰竭。

(1)呼吸急促:安静时,婴儿>60 次/min,幼儿>50 次/min,儿童>40 次/min。

(2)心动过速:心率,婴儿>180 次/min,幼儿>160 次/min。

(3)心脏扩大(体检、X 线或超声心动图证实)。

(4)烦躁,喂哺困难,体重增加,尿少,水肿,多汗,青紫,呛咳,阵发性呼吸困难(2 项以上)。

具备以上 4 项加以下 1 项,或以上 2 项加以下 2 项可确诊心力衰竭。①肝大:婴幼儿在肋下≥3cm,进行性肝大或伴触痛者更有意义。②肺水肿。③奔马律。

4.其他　严重心力衰竭可出现周围循环衰竭。

【治疗措施】

1.病因治疗　重视病因的治疗,治疗原发病,消除诱因。

2.一般治疗　休息,必要时给予镇静药。低盐饮食,少量多餐,每日液体入量 1000～1200ml。用氧。半坐位,床头抬高15°～30°,勤翻身或变换体位等。

3.洋地黄制剂应用　首选地高辛,必要时使用毛花苷 C。

(1)地高辛。①洋地黄化法:口服剂量<2 岁 0.04～0.06mg/kg;>2 岁 0.03～0.04mg/kg;新生儿、早产儿 0.025～0.03mg/kg。静脉注射为口服量的 2/3～3/4。用法:首次为化量的 1/3～1/2,余量分 2～3 次,各间隔 4～8h。末次给药后 12h 开始用维持量,剂量为化量的 1/5～1/4,分 2 次。②维持法:同以上维持量,每 12 小时 1 次。

(2)毛花苷 C。急性心衰静脉推注或小壶中滴入,<2 岁 0.05～0.06mg/kg,>2 岁 0.03～0.05mg/kg,用法同地高辛,完成洋地黄化量后可给予维持量地高辛维持。

4.利尿药应用　使用洋地黄类药物而心衰仍未完全控制或

伴有显著水肿者宜加用氢氯噻嗪 $2\sim4mg/(kg\cdot d)$,分 $2\sim3$ 次,并用氨苯蝶啶 $2\sim4mg/(kg\cdot d)$,分 $2\sim3$ 次口服。心衰水肿重者用呋塞米 $1\sim2mg/(kg\cdot 次)$肌注或静脉注射。

5. 其他药物治疗　心衰伴血压下降时可用多巴胺:$5\sim10mg/(kg\cdot min)$静滴,一般不超过 $30\mu g/(kg\cdot min)$。硝普钠:有效剂量 $1\sim8\mu g/(kg\cdot min)$,从小剂量开始,结合临床逐渐增加剂量,作用强、见效快和持续时间短,对一些难治性心衰,尤对先心病患儿术中及术后低心排血量时疗效显著。酚妥拉明:每次$0.1\sim0.3mg/kg$ 溶于 10%葡萄糖液 $10\sim20ml$,$15min$ 左右缓慢静脉注射,最大剂量为每次 $0.5\sim1mg/kg$,但每次用量不超过 $10mg$,可重复使用。巯甲丙脯酸:新生儿口服从每次 $0.1mg/kg$ 开始,$2\sim3$次/d,渐加到 $1mg/kg$,每 6 小时 1 次,一般每次 $0.5mg/kg$,每 8 小时 1 次。婴幼儿及学龄前儿童,从 $0.3\sim6mg/(kg\cdot d)$不等,分 $2\sim3$ 次口服;青少年每次从 $6.25\sim12.5mg$ 开始,逐步加至每次 $50mg$,$2\sim3$ 次/d。应用血管扩张药时,注意血容量是否充足,密切观察血压变化,及时调整剂量。

6. 补钾　用洋地黄及利尿药时,注意补钾。

7. 能量　可选用 ATP、辅酶 A、维生素 C 等加入液体静滴。

第33章　泌尿系统疾病

一、泌尿道感染

泌尿道感染(urinary tract infection,UTI)是指病原体直接或间接侵入尿路,在尿液中生长繁殖,并侵犯尿路黏膜或组织而引起损伤,按病原体侵袭的部位不同,可分为肾盂肾炎、膀胱炎和尿道炎。

【诊断提示】

1. 临床表现　女孩多见,症状轻重不一,轻者可无症状;重者可有发热、尿频、尿急及尿痛。

(1)新生儿尿路感染以败血症、脑膜炎及全身中毒症状为主要表现。常表现为表情淡漠、激惹、拒奶或体重不增。

(2)婴幼儿尿路感染有时局部症状不明显,多出现全身症状如发热、食欲缺乏、呕吐、腹泻及体重不增。

(3)儿童尿路感染除有发热、寒战外,常有局部症状,如尿频、尿急、下腹部痛、腰痛及肾区叩击痛等。

2.辅助检查

(1)尿常规白细胞高于10个/HP,或见大量白细胞管型,亦可见红细胞。

(2)清晨中段尿培养。尿培养菌落计数≥10万/ml可确诊;细菌1万~10万/ml为可疑,若具有明显临床症状,有诊断价值;细菌<1万/ml可能污染。若通过膀胱穿刺尿培养阳性或严格无菌操作下导尿培养,细菌>1万/ml,亦可确诊。若2次培养生长同一细菌,可确定为致病菌;若所得病菌极不相同,可能为污染。

(3)久治不愈的反复尿路感染应先做静脉肾盂造影、膀胱镜逆行肾盂造影及肾血流图等检查,可发现肾脏畸形、尿路梗阻或反流等异常。

(4)肾功能检查:肾盂肾炎急性期可正常,慢性期可有尿素氮、肌酐升高等肾功能损害。

【治疗措施】

1. 一般治疗　休息、多饮水、勤排尿、注意外阴清洁等。

2. 对症治疗　①对高热、头痛、腰痛者给予解热镇痛药;②尿路刺激症状明显者,可用阿托品、山莨菪碱等抗胆碱药物治疗,口服碳酸氢钠碱化尿液。

3. 抗菌治疗　用药前应留尿标本做细菌培养及药敏试验。治疗48h尚未缓解则应根据细菌培养结果以了解首选药物是否合适。未获培养结果前先采用大肠埃希菌敏感药物。

(1)磺胺药:复方磺胺甲噁唑:50mg/(kg·d),分 2 次口服。同时加碳酸氢钠碱化尿液及多饮水。

(2)半合成广谱青霉素类:氨苄西林 50～100mg/(kg·d),口服或静滴;阿莫西林 20mg/(kg·d),分 3 次口服;舒他西林 150mg/(kg·d),肌注或静滴。

(3)半合成广谱抗生素:头孢氨苄 25～50mg/(kg·d),分 3 次口服;头孢唑林钠 25～50mg/(kg·d)肌注或静滴。

(4)用药疗程 7～10d;上尿路感染则应治疗 10～14d;新生儿感染按败血症治疗;反复再发者应在急性症状控制后给予小量(通常量的 1/3)每晚睡前服用 1 次,疗程 3～6 个月。

4. 矫治尿路结构异常　对伴发梗阻、结石、反流等情况者予以相应的治疗。

5. 加强随访　对于急性、反复发作者应定期随访复查,除注意一般症状,尿常规检查外,还应行细菌学、肾功能、肾区 X 线片或超声波等检查。

二、急性肾小球肾炎

急性肾小球肾炎(acute glomerulonephritis,AGN),简称急性

肾炎,是由多种病因引起,起病急,以血尿、蛋白尿、水肿、高血压、肾小球滤过率降低为特点的一种全身性感染免疫性疾病。

【诊断提示】

(1)急性起病,多见于5—14岁小儿,2岁以下少见。

(2)常在上感、皮肤感染、猩红热等先驱感染后1～4周起病。自然病程在1年以内。

(3)临床表现:①典型表现:急性期常伴有全身不适、食欲缺乏、低热头痛、恶心呕吐等,有少尿、血尿、水肿及高血压;②严重表现:在疾病早期出现严重循环充血、高血压脑病[血压可高达24～26.7/10.7～13.3kPa(180～200/80～100mmHg),头痛、呕吐、眼花,一过性失明甚至惊厥、昏迷等,眼底可见血管痉挛、视盘水肿]、急性肾功能衰竭;③非典型表现:无症状性急性肾炎、肾外症状性急性肾炎及以肾病综合征为表现的急性肾炎。

(4)尿常规示血尿及蛋白尿,可见颗粒管型、透明管型或红细胞管型。

(5)外周血白细胞正常或轻度增高,血沉加快。

(6)咽拭子或皮肤化脓感染灶可培养出A族β溶血性链球菌。抗链球菌溶血素"O"(ASO)或抗链球菌激酶(ASK)或抗玻璃酸酶(透明质酸酶)升高。血清总补体及C3下降,多在4～6周内恢复正常。纤维蛋白降解物(FDP)可阳性。内源性肌酐清除率多减低。血尿素氮升高。

(7)部分病儿胸部X线透视心脏呈普遍增大;心电图有ST-T改变;肾图有不同程度肾功能损害。

【治疗措施】

1. 一般治疗 急性期应卧床休息2～3周,直至肉眼血尿消失、水肿消退,血压正常可下床活动;血沉正常可上学,3个月内避免重体力活动,尿沉渣绝对计数正常可恢复体力活动。

2. 饮食 有水肿、高血压者限盐及水;有氮质血症者应限蛋白,给予优质动物蛋白。

3. 抗生素治疗　彻底清除链球菌感染灶,用青霉素 10～14d,肌注或静滴。

4. 利尿药治疗　控制水盐入量,对有水肿、高血压、尿少者给予利尿药。一般用氢氯噻嗪 1～2mg/(kg·d),分 2～3 次口服。无效时用呋塞米 2～4mg/(kg·d)口服,注射时每次 1mg/kg,1～2 次/d。

5. 降压药治疗　经休息、限盐、利尿而血压仍高者需用降压药治疗。硝苯地平:0.25～0.5mg/(kg·d)口服,作用较迅速。卡托普利:自 0.3mg/(kg·d)开始口服。小儿可用利血平:首剂 0.07mg/kg(最大 1 次量<2.0mg),口服或肌注,血压未降时,8～12h 后可重复 1 次;然后按 0.02～0.03mg/(kg·d)分 2～3 次口服;可并用肼屈嗪:0.1～0.15mg/kg,肌注,口服时可 1～2mg/(kg·d)。

6. 严重并发症的治疗

(1)高血压脑病时需紧急治疗,迅速降压,用硝普钠 5～10mg 加入 5% 葡萄糖溶液 100ml 中(每毫升含 50～100μg),避光持续输注,以每分钟 1μg/kg 速度连续静滴。同时静注呋塞米 2mg/(kg·次),有惊厥者抗惊厥治疗。

(2)严重循环充血时可用硝普钠静滴减轻心脏前后负荷。一般不用洋地黄类药物。

(3)急性肾功能不全(参阅本书重症急救篇有关章节治疗)。

三、肾病综合征

肾病综合征(nephrotic syndrome,NS)是由多种病因引起肾小球基底膜对血浆蛋白通透性增高,大量血浆蛋白自尿中丢失的一组临床综合征。具有大量蛋白尿、低白蛋白血症、高胆固醇血症、水肿四大特点。临床上分为原发性和继发性两大类。原发性又分为:单纯性、肾炎性及先天性(生后 6 个月内起病者)。

【诊断提示】

(1)大量蛋白尿(＋＋＋～＋＋＋＋)持续 2 周或 24h 尿蛋白定量高于 50mg/(kg·d)。

(2)血清白蛋白<25g/L。

(3)胆固醇>5.7mmol/L。

(4)水肿可轻可重。

(5)单纯型或特发型肾病综合征：①多见于1—6岁儿童；②具有肾病综合征的特点；③无或有一过性高血压，无肉眼血尿或镜下血尿（或偶见红细胞），无氮质血症，肾功能正常，高度选择性蛋白尿，总补体及C3正常；④绝大部分对激素治疗敏感；⑤肾活检属于微小病变型。

(6)肾炎型肾病综合征：①具有肾病综合征四大特点。②具下列一项或多项改变：2周内3次以上尿离心沉渣含红细胞高于10个/HP；反复出现高血压，学龄儿童超过17.3/12.0kPa（130/90mmHg），学龄前儿童超过16.0/10.7kPa（120/80mmHg），并排除皮质激素类固醇所致者；持续性氮质血症，血尿素氮>10.7mmol/L（30mg/dl），并排除由于血容量不足所致者；血总补体或C3反复下降；肾活检可有各型肾炎的病理改变，以膜增殖型多见。

【治疗措施】

1. 一般治疗　水肿阶段卧床休息，低盐饮食，缓解后尽量保持接近正常的生活及饮食。供给足够热量、钙剂及维生素。

2. 利尿药应用　一般用氢氯噻嗪，每次1mg/kg，3次/d，2d内不利尿可倍量给药，同时加氯化钾。无效时同用螺内酯（安体舒通）每次0.6mg/kg，3次/d，不必另加服钾。严重水肿并少尿者用呋塞米口服或注射，每次1～2mg/kg，2～4次/d。对显著白蛋白低下，血容量不足者，可给右旋糖酐-40 5～10ml/kg后应用呋塞米，1次/d，连用数日。显著利尿时应注意水、电解质失衡，特别是低钾血症。同时予激素治疗，尿蛋白减少后给予静脉补充白蛋白。

3. 激素治疗　泼尼松1.5～2.0mg/(kg·d)（总量每日不超过60mg），分3次口服，用药4～8周（不短于4周，或尿蛋白阴转后3周）；然后改为1～1.5mg/(kg·d)，每日晨顿服，或2～3mg/

kg 隔日晨顿服,后渐减量,疗程 6～9 个月或更长。对泼尼松耐药者,尤其伴有一定肾功能损伤者可行甲泼尼龙冲击治疗,剂量每次 15～30mg/kg,加入葡萄糖液 100～200ml 静滴,每日或隔日 1 次,3 次为一疗程。冲击后 48h 继用泼尼松,隔日晨顿服。

4. 免疫抑制药　可用环磷酸胺 2～3mg/(kg·d),分三次口服,8 周为一疗程,总剂量不宜＞200mg/kg,疗程不超过 12 周;还可用 8～12mg/kg 静滴,2d 为一疗程,间隔 15～30d,连用 6 个疗程,累计量＜150mg/kg。苯丁酸氮芥 0.2mg/(kg·d)口服,8 周为一疗程,总量＜10mg/kg。注意药物不良反应。

5. 免疫调节药治疗　可应用胸腺肽、转移因子口服液及中药黄芪等。

6. 其他治疗　抗凝治疗:可服用藻酸双酯钠、双嘧达莫、丹参,还可应用肝素及蝮蛇抗栓酶。

第34章　血液系统疾病

一、缺铁性贫血

缺铁性贫血(iron deficiecy anemia)是由于体内贮存铁缺乏致使血红蛋白合成减少而引起的一种低色素小细胞性贫血。为小儿贫血中最常见的一种,以婴幼儿发病率高,对小儿健康危害较大,为我国重点防治的小儿疾病之一。

【诊断提示】

1. 病史　发病缓慢,常为人工喂养或营养不足及未按时添加辅食;或为早产儿,多胎儿;或有慢性腹泻、钩虫病、溃疡病等病史。

2. 临床表现

(1)常有精神不振、乏力、食欲减退、异嗜癖等。重症患儿有低热、发育迟缓、多动、注意力不集中、易患感染性疾病。较大儿童诉心慌、气短、头晕、眼花及咽部异物感。

(2)面、唇、甲床及睑结合膜苍白,毛发枯干、脱发,指甲变形或失去光泽、易碎,舌面光滑、少苔,肌肉松弛。可有贫血性心脏病。

3. 实验室检查

(1)低色素性贫血:6个月至6岁血红蛋白<110g/L,6-14岁<120g/L。海拔每增高1000m,血红蛋白升高约4%。

(2)红细胞形态:有明显低色素表现,红细胞平均容积(MCV)<80fl,红细胞平均血红蛋白量(MCH)<27pg,红细胞平均血红蛋白浓度(MCHC)<31%。

(3)血清铁<10.7μmol/L。

(4)运铁蛋白饱和度<0.15有参考意义,<0.1有确诊意义。总铁结合力>62.7μmol/L。

(5)骨髓铁粒幼细胞<0.15,细胞外铁明显减少或基本消失。

(6)红细胞内游离原卟啉>0.89μmol/L(>500μg/dl),是红细胞内缺铁的证据。

(7)血清铁蛋白<16μg/L。

(8)骨髓增生活跃,幼红细胞增多,以中晚幼红细胞为主。细胞体积小,形态不规则,胞质发育不均衡,核较致密,胞质少,染色体偏碱。

4. 其他　铁剂治疗有效。

【治疗措施】

1. 一般治疗　加强护理,防治感染,注意休息,合理喂养,注意饮食搭配,增加富含铁质的食品。

2. 病因治疗　积极查明和祛除病因。

3. 铁剂治疗　口服铁剂:常用硫酸亚铁(含元素铁 20%),富马酸亚铁(含元素铁 30%),葡萄糖酸亚铁(含元素铁 11%)等。一般剂量为元素铁 4.5～6mg/(kg・d),分 3 次于两餐之间服用,同时口服维生素 C 以促进铁的吸收;铁剂用至血红蛋白达正常水平后 2 个月左右再停药。

4. 输血治疗　重症贫血并发心功能不全或明显感染者可输血。血红蛋白<30g/L 者每次输血 5～7ml/kg,血红蛋白 30～60g/L 者不宜超过 10ml/kg,极重度患儿以输注浓缩红细胞为宜。

5. 预防

(1)提倡母乳喂养;

(2)指导喂养,按时添加辅食;

(3)选用强化铁剂婴幼儿食品;

(4)早产儿及低出生体重儿应在出生后 1～2 个月给予口服铁剂。

二、营养性巨幼红细胞性贫血

营养性巨幼红细胞性贫血(nutritional megaloblastic anemia)

是由于缺乏维生素 B_{12} 或叶酸,或同时缺乏两者所引起的一种大细胞性贫血。

【诊断提示】

1. **病史** 有缺乏叶酸或维生素 B_{12} 的病史,如摄入不足——长期偏食、营养不良等;吸收障碍——胃肠道或肝脏疾病;需要增加——婴幼儿,尤其是早产儿及生长发育过快,或疾病时消耗增多。

2.临床表现

(1)起病缓慢,多见于婴幼儿期,6－12月龄发病者占患者总数的 2/3。

(2)面色蜡黄、易倦、头发细黄稀疏,颜面水肿,虚胖,重症可有心脏扩大,心功能不全。

(3)表情淡漠,嗜睡,反应迟钝,少哭不笑,哭时少泪,不出汗。智力及动作发育落后,或有倒退现象。还可出现头部、肢体或全身震颤,肌张力增强。

(4)常有畏食、恶心、呕吐、腹泻、舌尖下溃疡、舌炎(舌痛、色红、舌乳头萎缩)。

3. 实验室检查

(1)血象:红细胞减少比血红蛋白降低明显,外周血涂片可见红细胞大小不一,以大细胞为多,可见嗜多色和嗜碱点彩红细胞,可见巨幼变的有核红细胞。白细胞和血小板常减少,中性粒细胞核分叶过多,还可见到巨大血小板。

(2)骨髓象:红系增生呈典型巨幼红细胞生成,巨幼红细胞＞10％。粒系及巨核细胞系统亦有巨型变,如巨大的杆状核细胞及分叶过多的巨核细胞,血小板生成障碍。

(3)测定血清叶酸＜6.81nmol/L;红细胞叶酸测定≤227nmol/L(100ng/ml)。血清维生素 B_{12}＜74～103pmol/L(100～140pg/ml)。

4.其他

(1)用叶酸和(或)维生素 B_{12} 治疗有效。

(2)排除恶性贫血、红白血病、铁粒幼细胞贫血、溶血性贫血、骨髓异常增生症及某些药物(如苯妥英钠、巴比妥盐、PAS)所致影响等。

【治疗措施】

1. 一般治疗　祛除病因,改善营养,加强喂养及护理,纠正不良饮食习惯。

2. 维生素 B_{12} 及叶酸应用　有精神神经症状者,以应用维生素 B_{12} 为主,一般剂量为每次肌注 $100\mu g$,每周 $2\sim 3$ 次,连用 $2\sim 4$ 周,或至血红蛋白恢复正常为止;有叶酸缺乏者加用叶酸口服,每次 5mg,3 次/d,连用 $2\sim 3$ 周后改为 1 次/d,共用 $4\sim 5$ 周。

3. 其他治疗　口服维生素 C、维生素 B_6;重症者注意补钾盐;恢复期应加用铁剂;重度贫血者可给予红细胞输注。

三、再生障碍性贫血

再生障碍性贫血(aplostic anemia)是由于骨髓造血功能衰竭或低下所致的一类贫血。一般分为先天性(与遗传因素有关)及后天性(又分原发性再障及继发性再障)两大类。依发病机制分为:①造血干细胞受损;②造血微环境缺陷;③免疫性造血抑制。依病程分为急性及慢性两型。发病多>3 岁,慢性型较成人为少。

【诊断提示】

(1)有应用、接触有损骨髓造血组织的药物、化学物质或放射物质,或患过肝炎病史,部分病例原因不明。

(2)临床呈进行性面色苍白、乏力、紫癜、鼻出血等出血倾向及感染表现。一般无肝、脾、淋巴结大。

(3)骨髓至少一个部位增生减低或重度减低(如增生减低,巨核细胞明显减少)。骨髓小粒非造血细胞增多。

(4)全血细胞减少,网织红细胞绝对值减少。

(5)应除外引起全血细胞减少的其他疾病。

（6）一般抗贫血治疗无效。

（7）急性再生障碍性贫血(亦称重型再障-Ⅰ型)：①发病急，贫血进行性加剧，常伴有严重感染，内脏出血。②血象：血红蛋白下降速度快，网织红细胞<0.01；绝对值<$15×10^9$/L，白细胞明显减少，中性粒细胞绝对值<$0.5×10^9$/L，血小板<$20×10^9$/L。③骨髓象：骨髓多部位增生减低，三个系统造血细胞明显减少，非造血细胞增多。

（8）慢性再生障碍性贫血：①发病缓慢、贫血、感染、出血较轻；②血象：血红蛋白下降速度较慢，网织红细胞、白细胞、中性粒细胞及血小板较急性再障高；③骨髓象：三系或两系细胞减少，多部位骨髓穿刺至少一个部位增生不良；④病程中若病情恶化，临床、血象及骨髓象与急性再障相同，称为重型再障-Ⅱ型。

【治疗措施】

1. 一般治疗　尽可能查出病因，加强护理，保证营养供给，防治出血和感染。必要时予以输血维持血红蛋白至少在 60g/L 左右(慢性再障可低些)，按需要行成分输血。对决定行骨髓移植的患儿尽量避免移植前输血。

2. 急性再障的治疗

（1）抗胸腺细胞球蛋白(ATG)或抗淋巴细胞球蛋白(ALG)的应用：ATG 剂量 10mg/(kg·d)，持续静脉滴注 12～18h，连用 5d。ALG 20～40mg/(kg·d)，连续静滴 4d 至 1 周，与足量皮质激素合用。注意血清病、血小板减少等不良反应。

（2）甲泼尼龙，剂量 30mg/(kg·d)，连续静滴 3d，一般每周减半量，直至 1mg/(kg·d)后停药。

（3）环孢菌素的应用：先予 10～20mg/(kg·d)，使血浓度达 500～800ng/ml 后渐减量到 1～5mg/(kg·d)，维持 3 个月以上；或单独用 5～8mg/(kg·d)，分 2 次。

（4）骨髓移植：应用组织相容性一致的供者骨髓做同种异体骨髓移植。

(5)胚胎肝输注的应用:输注新鲜水囊引产的胚胎肝单核细胞悬液,连续数次,对改善症状有一定疗效。

3. 慢性再障的治疗

(1)雄性激素:丙酸睾酮 $1\sim2mg/(kg\cdot次)$,1 次/d 肌注。美雄酮(大力补)$0.25\sim0.5mg/(kg\cdot d)$,最大剂量可 $1mg/(kg\cdot d)$,分次口服。司坦唑醇(康力龙)$0.1\sim0.3mg/(kg\cdot d)$,分次口服。羟甲烯龙(复康龙)$0.25\sim2mg/(kg\cdot d)$,分次口服。上述药至少用2~3 个月以上,长期用药注意肝功能损害等不良反应。

(2)糖皮质激素:泼尼松 $0.5\sim1mg/(kg\cdot d)$ 分次口服,可减少出血倾向。

(3)神经兴奋或血管扩张药:一叶萩碱 $8mg/d$ 肌注,1 次/d,疗程不少于 4 个月,与司坦唑醇合用疗效好。山莨菪碱 $0.5\sim2mg/(kg\cdot d)$,分 2 次静滴,晚睡前加服片剂 $0.2\sim0.8mg/(kg\cdot d)$,连服 30d,间隔 7d 重复应用。硝酸士的宁①5d 疗法:分别用 $1mg$、$1mg$、$2mg$、$3mg$ 连续肌注 5d,间隔 2d 重复应用;②10d 疗法:连续肌注 10d,为 $1mg$ 用 2d,$2mg$ 用 5d,$3mg$ 用 3d,间隔 4d 重复应用直至缓解;③20d 疗法:$2\sim3mg/d$,连续肌注 20d,间隔 5d 重复应用。

(4)胎肝输注:用于慢性再障,近期疗效 72.5%,远期疗效 35.6%。

(5)脐血输注:治疗慢性再障可以在近期内改善血象、稳定病情、减少输血。

(6)脾切除:对骨髓增生接近正常,有红细胞寿命缩短证据,或内科疗法无效的较重的病例可考虑脾切除。

【疗效评定】

(1)基本治愈:临床症状消失,<6 岁,血红蛋白>100g/L;>6 岁,血红蛋白>110g/L,白细胞>4.2×10^9/L,血小板>80×10^9/L,随诊 1 年以上无复发。

(2)缓解:临床症状消失,血红蛋白>100g/L,白细胞及血小板未达以上标准,随访 3 个月病情稳定。

(3)进步:血红蛋白＞30g/L 或增加 10％以上且病情稳定,输血间歇 2 个月以上。

(4)无效:未达明显进步标准。

四、特发性血小板减少性紫癜

特发性血小板减少性紫癜(idiopathic thrombocytopenic pur-pura,ITP)是小儿出血性疾病中较常见的一种。多认为本病是由于抗原抗体复合物吸附在血小板表面引起血小板被吞噬和破坏,或由于产生自身抗血小板抗体而使血小板破坏和减少。临床上分为急性型和慢性型。

【诊断提示】

1. 急性型 发病急,病前有预防接种,或病毒感染史等。以自发性皮肤紫癜(从针尖到米粒大小,不隆起)、瘀斑、鼻出血、牙龈出血最多见,也可便血、呕血、尿血等。淋巴结不肿大,脾不增大或仅轻度增大。病程在 6 个月以内,85％～90％病例为自限性经过。

2. 慢性型 起病缓慢,出血症状一般较轻,主要为皮肤和黏膜出血。重者也可发生瘀斑、血肿。颅内出血常见。病程在 6 个月以上。

3. 血液学检查

(1)血小板计数减少、出血时间延长、血块收缩不良或不收缩、毛细血管脆性试验阳性。

(2)骨髓细胞增生活跃,红粒系一般正常。巨核细胞增多或正常,有成熟障碍。

(3)血小板相关抗体 G(PAIgG)增多,血小板寿命缩短。

4. 其他

(1)泼尼松,或脾切除治疗有效。

(2)排除继发性血小板减少症。

【治疗措施】

1. 一般治疗　急性发作出血、血小板过低时应卧床休息,合并感染者予相应抗生素治疗;不需卧床者也应限制活动量,加强防护;忌用具有抑制血小板功能的药物,如阿司匹林等。

2. 糖皮质激素的应用　急性 ITP 症状明显者,早期应用泼尼松 $1 \sim 2$mg/(kg·d),分次口服,连用 $2 \sim 3$ 周(第 3 周减量、逐渐停药)。停药后,如再发生出血症状,可给小量泼尼松($2.5 \sim 5$mg, 2 次/d)维持,至不出血为止。病情危重者可短期用地塞米松 $0.5 \sim 1$mg/kg 静滴,或氢化可的松 $4 \sim 10$mg/kg 静滴,$3 \sim 5$d 后改泼尼松口服。慢性 ITP 如有出血症状,血小板$< 0.5 \times 10^9$/L 可用泼尼松 $1 \sim 2$mg/(kg·d),连用 $3 \sim 4$ 周后渐减量(每周减 1/4 量)并改隔日 1 次晨顿服;如有效,用小剂量[0.25mg/(kg·d)隔日 1 次]维持,至不出血为止。如无效改用其他疗法。

3. 大剂量静脉输注丙种球蛋白　常用剂量为 400mg/(kg·d),连用 5d;或每次 1g/kg,连用 2d。以后每 $3 \sim 4$ 周 1 次,每次 1g/kg。

4. 输血或输血小板　在抢救危重出血病儿可输浓缩血小板,应同时输注较大剂量糖皮质激素,以减少输入血小板的破坏,出血重致明显贫血者可输新鲜全血。

5. 止血药及辅助生血药　维生素 C、维生素 P、卡巴克洛(< 5 岁 $1.25 \sim 2.5$mg/次,> 5 岁 $2.5 \sim 5$mg/kg,$2 \sim 3$ 次/d 口服)、酚磺乙胺($250 \sim 750$mg/次,肌注或静滴,$2 \sim 3$ 次/d),可有止血效果。恢复期可加用氨肽素、利血生等有利于血小板再生和恢复功能。

6. 脾切除　急性 ITP 发生危及生命出血,应用其他治疗无效时,可考虑急性脾切除;病程超过 1 年,出血重,经用激素治疗无效或依赖者,年龄在 6 岁以上时,可考虑本方法,有效率达 $65\% \sim 85\%$。

7. 免疫抑制药　激素及脾切除无效的慢性难治病例可选用硫唑嘌呤 $2 \sim 2.5$mg/(kg·d)分 2 次口服,或环磷酰胺$2.5 \sim 3$mg/(kg·d),分 2 次口服,或每次 400mg/m²,每周 1 次静滴。如用药

2 个月无效则应停药,有效者用 8～12 周。还可用长春新碱 0.02mg/(kg·次)于 6～8h 内缓慢滴入,每周 1 次,连用 4～6 周后延长间隔时间,逐渐停药,少数可长期缓解。

8. **其他治疗** 抗 D 免疫球蛋白:亦称抗 Rh 球蛋白,适用于 RhD 阳性、未行脾切除者,常用剂量 25mg/(kg·d)连用 2d,其后每周 1 次并增加 10mg/kg,3 周后或血小板升至 $150×10^9$/L 或血红蛋白降至 100g/L 以下时停药,对治疗慢性 ITP 有安全、有效、价格低廉的优点。主要不良反应是轻度溶血反应。

五、小儿急性白血病

小儿急性白血病(acute leukemia)是造血系统恶性增殖性疾病,它不仅影响骨髓及整个造血系统,还浸润身体其他器官,主要表现为贫血及皮肤、牙龈、鼻腔等出血或便血、尿血,反复感染及白血病细胞浸润各组织、器官引起相应症状,占小儿恶性肿瘤的首位,分为急性淋巴细胞白血病(急淋)及急性非淋巴细胞白血病(急非淋),小儿以急淋多见。

【诊断提示】

1. 临床表现

(1)起病:大多较急,少数缓慢。早期表现为苍白、乏力、精神不振、食欲下降、鼻出血或牙龈出血等;少数患儿以发热和骨关节痛为首发症状。

(2)发热、贫血、出血、衰弱:多数患儿伴有发热,热型不定,一般无寒战,称为白血病性发热,也可为继发感染性发热;贫血常发生较早,随病情进展而加重,表现为苍白、无力、气促;以皮肤黏膜出血多见,表现为皮肤出血点、紫癜、瘀斑、鼻出血、牙龈出血、消化道出血和尿血。

(3)组织浸润表现:肝、脾、淋巴结大,可有骨关节疼痛,皮肤可见丘疹、斑疹、结节或肿块;中枢神经系统白血病表现为颅压增高、惊厥、昏迷、脑膜刺激征、脑神经麻痹、截瘫;睾丸白血病可见局部肿大、触痛、阴囊皮肤发黑;绿色瘤是急性粒细胞白血病的特殊类型,是白血病细胞浸润眶骨、颅骨、胸骨、肋骨或肝、肾、肌肉等,在局部形成的块状隆起。

2. 辅助检查

(1)白细胞可增多、减少或正常,红细胞及血红蛋白、血小板下降,可见原始和幼稚细胞。

(2)骨髓中该类型的原始及幼稚细胞极度增生,幼红和巨核细胞减少。但少数患儿骨髓增生低下。可分为急性淋巴细胞性白血病(形态学分型分为 L1～3 共 3 型)和急性非淋巴细胞性白血病(形态学分型分为 M1～7 共 7 型)。

【治疗措施】 以化疗为主,早诊断,早治疗,根据白血病类型选择药物联合治疗;早期给予连续强烈化疗,长期交替使用多种药物治疗;早期防治中枢神经系统白血病及睾丸白血病。

1. 一般治疗 卧床休息、加强支持疗法、保护性隔离;防治感染;输血或成分输血;可给予集落刺激因子治疗;化疗早期大量白血病细胞破坏应碱化尿液,防止高尿酸血症。

2. 急性淋巴细胞白血病 治疗方案如下。

(1)诱导缓解治疗:常用的化疗方案是 VP(长春新碱＋泼尼松)方案,以 VP 方案为基础再与 DRN(柔红霉素),ADM(阿霉素),Ara-C(阿糖胞苷),L-ASP(左旋门冬酰胺酶)和 6-MP(巯嘌呤)等药物组成许多有效的多药联用方案。儿童初治病例完全缓解率可达 90%～95%。

(2)维持治疗:凡用上述方案达到完全缓解后,应继续用原方案巩固疗效。用 VP 和 VDP(长春新碱＋柔红霉素＋泼尼松)方案者,应再继续 2～3 周;用 POMP(泼尼松＋长春新碱＋甲氨蝶呤＋巯嘌呤)方案者可再用两个疗程。缓解期间用 6-MP 100mg/d,连续口服 7d,继之给 CTX(环磷酰胺)400mg 静注;间歇 7d 再给 MTX(甲氨蝶呤)15mg,静注或口服,第 1、5、9 天;间歇 3 天后依次重复上述治疗。

(3)复发的治疗:可继续使用 VP 方案或 Ara-C 5～10mg,每日 1 次,静注,共 4 次,或 DRN 1mg/(kg·d),静注,共 4d。

3. 急性非淋巴细胞性白血病 治疗方案如下。

(1)诱导缓解治疗:化疗方案常用 DA(柔红霉素＋阿糖胞苷)方案、VPP(长春新碱＋阿糖胞苷＋柔红霉素)方案、COAP(环磷酰胺＋长春新碱＋阿糖胞苷＋泼尼松)方案、HOP(三尖杉酯碱＋长春新碱＋泼尼松)方案。

(2)维持治疗:一般以 MTX 15mg 肌注或口服,6-MP 100mg/d,CTX 200mg/m^2 口服,每周 1 次,长期维持,并在维持治疗开始后的 1/2、1、2、4、7、16 个月加用原诱导方案巩固、强化,16 个月后每半年 1 次,至少 2～4 年。

4. 中枢神经系统白血病 首选药物以 MTX 做鞘内注射,但多数预后不佳,因此要强调预防治疗。一般 MTX 0.25～0.5mg/(kg·次)或 42mg/(m^2·次)(极量 20.0mg)鞘内注射直至症状缓解。其后于 6～8 周再以相同剂量鞘内注射以防止复发。亦可放射治疗,如^{60}Co 颅脑照射、脊髓照射。

5. 睾丸白血病 给予局部放疗。

第 35 章　神经、精神系统疾病

一、化脓性脑膜炎

化脓性脑膜炎(purulent meningitis,简称化脑)又称细菌性脑膜炎(becterial meningitis),是小儿时期,尤其是婴幼儿时期的一种常见的中枢神经系统感染性疾病,由多种化脓性细菌引起。

【诊断提示】

(1)多在上感、肺炎、败血症等后发生。

(2)多数起病急,可见明显全身感染中毒症状:发热、头痛、精神萎靡、乏力、皮肤出血点、瘀斑等;常出现中枢神经系统症状、脑膜刺激征、颅内压增高、惊厥、意识障碍,部分患儿可见脑神经受累、肢体瘫痪或感觉异常等。

(3)3 个月以下婴儿可不发热,甚至体温不升。可见拒奶、吐奶、嗜睡、凝视、尖叫、惊厥、面色青灰及囟门隆起等。新生儿患病多在生后1～7d,中毒症状重,皮肤黄染。

(4)外周血象:白细胞及中性粒细胞明显增多。脑脊液压力升高,外观浑浊甚至脓样,细胞数由数百至数千,以中性粒细胞占多数,蛋白增多,糖明显降低,涂片可找到细菌,培养阳性。

【治疗措施】

1. 对症和支持治疗　保证能量和营养供给,维持水和电解质平衡;必要时可输血浆或全血;急性期可用地塞米松静滴;及时应用脱水药减轻颅内高压;及时处理高热、惊厥,纠正呼吸、循环衰竭;注意及时发现和治疗并发症等。

2. 抗生素治疗　应及早选用抗生素治疗。

(1)抗生素选择:①病原菌未明时,应选用对常见三种病原菌——脑膜炎双球菌、肺炎链球菌和流感杆菌都有效的抗生素,如青霉素[80万～100万U/(kg·d)分3～4次静滴]加氨苄西林[150～300mg/(kg·d)分3～4次静滴]或青霉素加氯霉素[60～100mg/(kg·d),总量不超过2g,分3～4次静滴]。目前多主张选用第三代头孢菌素,如头孢曲松[100mg/(kg·d)]或头孢噻肟[200mg/(kg·d),分2～3次静滴]。②病原菌明确时可参照药敏给药:肺炎链球菌可选大剂量青霉素,对其过敏者,可改用氯霉素、红霉素[30～50mg/(kg·d),分2次静滴]等;青霉素耐药者可选用头孢曲松、头孢噻肟、氯霉素、万古霉素,流感杆菌首选氨苄西林,如耐药,改用第二、三代头孢菌素,如头孢呋辛钠或头孢噻肟钠,100～200mg/(kg·d),分2～4次静注;或头孢曲松钠80mg/(kg·d),1次/d,静滴;大肠埃希菌对氨苄西林敏感者可继续应用;耐药者可换用头孢呋辛、头孢曲松或加用氨基糖苷类抗生素,必要时可给予碳青霉烯类等药物治疗。

(2)用药治疗时间:临床症状消失、体温正常、脑脊液正常后再用药3～5d;一般总疗程为3～4周。

二、病毒性脑炎、脑膜脑炎

病毒性脑炎、脑膜脑炎(viral encephalitis,viral meningoencephalitis)是除乙型脑炎病毒外,由多种病毒引起的急性中枢神经系统感染性疾病。常见病毒为艾柯病毒、柯萨奇病毒、腺病毒、腮腺炎病毒、EB病毒和淋巴细胞性脉络丛脑膜炎病毒等。症状表现程度轻重不一,预后各异。

【诊断提示】

(1)多在夏季及初秋发病,有病毒(主要为肠道病毒)感染史。

(2)前驱症状可有发热、头痛、上呼吸道感染、精神萎靡、恶心、呕吐、全身酸痛等。

(3)神经系统症状体征:颅内压增高、意识障碍、惊厥、病理征和脑膜刺激征、肢体瘫痪、失语、脑神经障碍、急性偏瘫、共济失调、中枢性呼吸衰竭等。

(4)脑脊液外观清亮或微浑,压力轻度增高,细胞计数由数十至数百个,淋巴细胞占多数,蛋白增高,糖正常或稍高,氯化物正常。脑脊液抗体或用荧光标记法检测抗原阳性。

(5)补体结合试验、血凝抑制试验及中和试验等血清学检查,从脑脊液中测得特异性抗体(IgM 或 IgG),恢复期滴度较急性期增高 4 倍以上。

【治疗措施】

1. 抗病毒治疗 利巴韦林(病毒唑)10~15mg/(kg·d),分 2 次缓慢静滴,对疱疹脑炎可用疱疹净 50~100mg/(kg·d),静滴,5d 为 1 个疗程,或阿糖胞苷 10~15mg/(kg·d),连续静滴,或阿昔洛韦 15~30mg/(kg·d),每 8 小时静滴(>30~60min)1 次。干扰素、转移因子、双嘧达莫及具有抗病毒、提高免疫力的中药也可选用。

2. 对症支持治疗

(1)严密观察神志、体温、脉搏、呼吸和血压、瞳孔大小的变化,及时给予必要的处理。注意营养供给,维持水、电解质平衡,保持呼吸道通畅,保护皮肤和黏膜清洁,预防压疮继发感染。

(2)高热者给予物理降温,用温水或 30%~50%乙醇擦浴,头敷冷水毛巾或枕冰袋。配合小剂量退热药物。也可应用亚冬眠疗法:氯丙嗪、异丙嗪各 0.5~1mg/(kg·次),肌注 4~6h 1 次。

(3)惊厥者可用解痉药,苯巴比妥 5~8mg/(kg·次),肌注;西地泮 0.1~0.3mg/(kg·次),静脉缓注;10%水合氯醛 40mg/(kg·次),保留灌肠。

(4)颅内压增高或惊厥频繁解痉药效果不佳者,给予脱水药。20%甘露醇 1.0~2.0g/(kg·次),快速静滴,每 4~8 小时 1 次,病情稳定后逐渐延长间隔而停药。还可与呋塞米[0.5~1mg/(kg·次)肌注或静注]交替使用。

(5)重症用地塞米松 0.25~0.5mg/(kg·次)或氢化可的松 5mg/(kg·次)静注,疗程不超过 5~7d。急性期应用可减轻炎症反应,减轻脑水肿,降低颅内压,但目前尚有争议。

(6)B族维生素、维生素 C、三磷腺苷、辅酶 A、氨酪酸、胞磷胆碱等。

(7)高压氧治疗,有利于脑功能恢复,并减少后遗症。针灸、按摩、理疗及功能训练,对肢体瘫痪后遗症和失语的恢复有帮助。

三、结核性脑膜炎、脑炎

结核性脑膜炎(tuberculous meningitis)简称结脑,为严重的结核病之一,部分结核菌侵袭脑组织,故称为结核性脑炎。多见于婴幼儿,常在原发感染 6 个月至 1 年内发生。多由结核菌血行播散引起,如诊断、治疗不及时、不得当,可造成死亡和留有后遗症。

【诊断提示】

(1)多见于<3 岁的婴幼儿,常在原发感染后 6 个月内或急性传染病(麻疹、百日咳等)后发病。常有结核病的密切接触史,卡介苗漏种史。

(2)发病缓慢:早期出现性情改变、精神淡漠、懒动、少语、易怒、低热、不明原因的呕吐及头痛。中期有颅内压增高、脑膜刺激征或脑神经损害等表现。晚期以上症状渐加重,呈持续抽搐或进入昏迷,反射消失,极度消瘦;可有水、电解质紊乱;临危时体温骤升或高热骤降,脉细速,出现呼吸衰竭。

(3)血白细胞总数及中性粒细胞增高,血沉增快或偶尔正常。

(4)胸部 X 线摄片可有结核病灶或粟粒性肺结核或钙化点。

(5)脑脊液压力增高,外观多微浑呈磨玻璃状,细胞数一般在数十至数百之间,以淋巴细胞为主(早期可有中性粒细胞增多),静置 12~24h 后有薄膜形成;蛋白明显升高,糖及氯化物降低。用沉淀法或以薄膜做涂片,可找到抗酸杆菌;直接荧光抗体法检查阳性;脑脊液培养或动物接种阳性。

(6)脑 CT 检查可见基底节阴影增强,脑池密度增高、模糊、钙化、脑室扩大、脑水肿或早期局灶性脑梗死征。

【治疗措施】　重点为及时抗结核治疗及降低颅内压。

1. 一般治疗　应卧床休息,加强护理,定时翻身、拍背,注意眼、口腔、皮肤等处清洁,供给丰富营养,昏迷者应鼻饲等。

2. 抗结核药物治疗　联合用药,分阶段治疗。

(1)强化治疗阶段:应联合三种药使用。①异烟肼(isoniazid, INH)[15~20mg/(kg·d),全日量的一半加 10%葡萄糖溶液内,以 5mg/(kg·h)速度静滴,余量口服,经 1~2 周病情好转后,改为口服,疗程 3 个月]＋链霉素(streptomycin,SM)[15~20mg/(kg·d)分 2 次或 1 次肌注,连用 4 周后,改为 1 周 3 次,每日总量不超过 0.75g,疗程 3 个月]＋利福平(rifampin,RFP)[10~15mg/(kg·d),1 次顿服,疗程 3 个月];②INH＋RFP＋乙胺丁醇(ethambutol,EMB)[15~20mg/(kg·d),1 次顿服]疗程 3 个月;③INH＋EMB＋吡嗪酰胺(pyrazinamide,PZA)[25~35mg/(kg·d),最大剂量不超过 750mg/d]疗程 3 个月。

(2)巩固治疗阶段:INH、RFP 或 EMB 剂量同上,INH 的总疗程为 18~24 个月,RFP 12~15 个月,EMB 9~12 个月。EMB 出现不良反应,可改用乙硫异烟胺(elhionamide,ETH)[10~15mg/(kg·d)]。

(3)鞘内注射或侧脑室注射:每次用药量:INH 25~50mg,地塞米松 1~2mg 加生理盐水到 5ml,先放出等量脑脊液后将药缓慢注入。初期每周 2~3 次,后按病情改为每周 1~2 次,10 次为一疗程。

3. 糖皮质激素应用　早期在足量抗结核药物同时应用,对降低颅压,防止颅底粘连有益。泼尼松 1~2mg/(kg·d),病情好转后减量停药,疗程为 2~3 个月。

4. 颅内压增高的治疗　可选用 20%甘露醇:1~2g/(kg·次),快速静滴,每 6 小时 1 次,与 50%葡萄糖溶液交替;乙酰唑胺(醋氮酰胺):20~40mg/(kg·d),分 2~3 次口服,服 4d 停 1d;呋塞米:2mg/(kg·次)加生理盐水 50ml 静滴,2~3 次/d。必要时行侧脑室引流减压。

5. 对症治疗　参见病毒性脑炎、脑膜脑炎。

四、小儿注意缺陷及多动障碍

注意缺陷及多动障碍(attention deficit hyperactivity disorder,ADHD)又称儿童多动症,为轻微脑功能障碍。临床特征是注意力不集中、动作过多、冲动行为、学习困难及精神发育障碍。

【诊断提示】

(1)7 岁前发病,多在学龄期症状日渐明显而引起注意。

(2)注意力涣散,以主动注意功能减退为主,被动注意功能相对亢进,容易随环境转移。

(3)活动过多。有的表现为放肆,大幅度活动;有的为悄悄的小动作,活动量并不增多,只是活动方式的变化。

(4)冲动任性。情绪不稳定,易受激惹而冲动,不听劝阻,有时会作出危险动作或破坏行为,甚至自伤或伤人。

(5)脑电图正常或有轻度改变。翻手试验和乙酰胆碱内皮试验阳性。

(6)应与正常儿童的顽皮鉴别,并与精神发育不全、儿童过度焦虑反应、儿童精神分裂症、狂躁症、儿童抽动-秽语综合征等行为和性格的异常加以鉴别。

【治疗措施】

1. 心理、行为治疗　本症属病态,对患儿不应歧视、责骂、惩罚,以免造成患儿或家长的精神负担。要进行个别教育,训练注意力集中,纠正不良行为,鼓励取得的任何进步,提高自信心(具体方法参见本书第十一篇心理咨询、心理治疗相关章节)。

2. 药物治疗

(1)中枢兴奋药:哌甲酯(利他林)0.2～0.5mg/(kg・d),最大量不超过 40mg/d,分 2 次,晨起和中午服,周末及节假日停药,一般需用 6 个月至 1 年。右旋苯丙胺 0.1～0.3mg/(kg・d),每日晨起服药 1 次。匹莫林 1.5～5mg/(kg·d),1d最大量为 80～100mg,服此药数日至 5～6 周见效。

(2)三环类抗抑郁药:丙米嗪 12.5mg,早晚各服 1 次,必要时每周增加 12.5mg,每日最大剂量 50mg。

第36章　结缔组织病

一、风　湿　热

风湿热(rheumaitic fever)是 A 组 B 型溶血性链球菌感染后引起的一种自身免疫反应,累及全身结缔组织,但主要侵犯心脏、关节、皮肤、血管及中枢神经系统。近年来发病率已明显下降,部分农村地区发病率仍高达 3%。

【诊断提示】

1. **病史**　多急性起病,有溶血性链球菌感染的证据。血清抗"O"及抗链球菌抗体滴度增高,咽拭子培养 A 组链球菌阳性,或近期患猩红热等。

2. **主要表现**

(1)心脏炎:临床常有心肌炎、心内膜炎、心包炎的表现和体征,重症可并发急性充血性心力衰竭。心尖部有明显的收缩期杂音和(或)舒张期杂音,或主动脉瓣区舒张早期杂音。心脏明显的增大,心包摩擦音,心动过速,心音低钝,或明显的心电图或超声心动图的改变。

(2)关节炎:以多发性游走性关节炎为特征,局部红肿热痛及功能障碍,常累及膝、肘、腕、踝等大关节。治疗后可痊愈,不留畸形。

(3)舞蹈症:女孩多见,为不协调无目的不自主的快速运动,伴肌肉软弱或行为异常。可单独出现。

(4)环形红斑:多见于躯干及四肢屈侧一种轮廓清楚的粉红色皮疹,中央苍白,呈环形或半环形,边缘常微隆起,大小各异、压之褪色,反复出现,愈后不留痕迹。

(5)皮下结节:好发于肘、腕、膝、踝等大关节伸侧,呈圆形,直径 0.5～1.0cm 隆起于皮面的坚硬无痛结节,多与心脏炎并存。

3. 次要表现

(1)过去有明确的风湿热病史或有风湿性心脏病的依据。

(2)关节痛:具有 1 个以上关节疼痛,但无炎症表现,无触痛及活动受限。如已具多发性关节炎的主要特征时,此项不宜再作为诊断条件。

(3)发热:未经治疗的早期风湿热患儿,几乎总有发热,体温＞39℃,热型不规则。

(4)血沉增快,白细胞增多,CRP 阳性。

(5)心电图,以 P-R 间期延长为主的改变。

具有 2 个主要表现或 1 个主要表现和 2 个次要表现,同时伴有近期链球菌感染的证据,则诊断成立。若只有 1 项主要表现和 2 项次要表现而近期无链球菌感染证据,则诊断可疑,需先排除其他与本病相似的疾病后才能诊断。

4. 风湿热活动指标

(1)体温不稳定,体重不增,易疲劳;

(2)心率快,易变化;

(3)血沉增快,CRP 增高,抗"O"滴度不降或中性粒细胞计数增高。

【治疗措施】

1. 卧床休息　急性期绝对卧床不少于 2 周,合并心肌炎者卧床 6 周,心脏扩大伴心功能不全者则应卧床 3～6 个月,至心衰控制后逐渐下床活动,恢复正常生活。

2. 清除病灶　轻症者,青霉素:80 万 U 肌注,每日 2 次,持续 2 周。重症者可静滴。

3. 抗风湿治疗

(1)阿司匹林 80～100mg/(kg·d),分 3～4 次口服,发热及症状消失后,剂量减半,疗程 4～6 周。

（2）肾上腺皮质激素：心肌炎时宜早期使用糖皮质激素，无心肌炎的患儿可用阿司匹林。泼尼松 $1.5\sim2.0mg/(kg \cdot d)$，或地塞米松 $0.15\sim0.3mg/(kg \cdot d)$，均分 $3\sim4$ 次口服，$3\sim4$ 周后开始逐渐减量，疗程 $8\sim12$ 周，停药前 1 周加服阿司匹林防反跳现象。

（3）舞蹈病时可用苯巴比妥药物并避免刺激。

（4）充血性心力衰竭时及时给予大剂量静脉注射糖皮质激素，应慎用或不用洋地黄制剂以免发生洋地黄中毒。

4. 其他治疗　宜给高蛋白、高糖及富含维生素 C 且易消化的饮食，少量多餐。

5. 预防

（1）预防风湿复发：应用长效青霉素（Benzathine Peniciuine）120 万 U 深部肌注，每月 1 次；预防期限不少于 5 年。

（2）预防细菌性心内膜炎：当拔牙或其他手术时，术前、术后给予青霉素类抗菌药物滴注。

二、幼年类风湿关节炎

幼年类风湿关节炎（juvenile rheumatoid arthritis，JRA）是小儿时期较常见的全身性结缔组织病，16 岁以前发病，以发热、皮疹及全身淋巴结肿大为主要表现，伴肝脾、心包等内脏损害，并迟早会出现关节症状，有一个或多个关节受累，关节炎症状至少持续 6 周以上。女多于男，多数患儿经治疗后病情缓解，有自愈倾向。亦可反复发作，造成关节运动障碍。

【诊断提示】

1. 病史　常有感染史，如链球菌、柯萨奇病毒或支原体等。

2. 临床表现　根据病程最初 6 个月内的临床表现及受累关节数分为三种类型。

（1）全身型 JRA：典型弛张高热虽为本型特征，但确诊需具备 3 条：①每日弛张高热 $37\sim41℃$，至少持续 2 周以上；②一过性、随发热隐现的不固定的红色皮疹；③单发或多发性关节炎，关节炎可能在起病后几周或几个月才出现。

疑诊全身型 JRA：上述 3 条中只具备 2 条者，尤其是缺乏客观关节炎症状者，仅能疑似诊断本病。

待诊全身型 JRA：部分患儿仅有弛张高热 1 条表现，且能除外其他发热性疾病，可作为全身型 JRA 待诊病例，密切随访到其余 2 条出现后再确诊。

（2）多关节型 JRA：病初 6 个月内关节炎累及 5 个或 5 个以上关节。本型无弛张高热，可有低热或类风湿结节。本型中类风湿因子（RF）阳性者，关节炎程度重，较易发生关节破坏，全身症状也较为常见，年长女孩较多。RF 阴性者多见于各年龄组女孩，大小关节包括颞颌、颈椎关节均可受累，关节病变较 RF 阳性者轻。

（3）少关节型 JRA：病初 6 个月内关节炎累及 1～4 个，多为大关节受累。本型可分为两个亚型：①少关节 I 型：女孩多见，年龄多在 4 岁前，若弛张高热，约半数发生慢性虹膜睫状体炎，可致盲。②少关节 II 型：年长儿（>8 岁），男孩多见，部分患儿发生急性虹膜睫状体炎，但不易致盲。本型患儿中若有强直性脊柱炎、Reiter 综合征（关节炎、尿道炎及结膜炎）阳性家族史或组织相容性抗原（HLA）B27 阳性，即应密切随访是否发生髋关节炎、骶髂关节炎、跟腱炎、筋膜炎。一旦发现上述情况应考虑诊断幼年型强直性脊柱炎，而不再诊断为小关节型。

病程迁延长久之后受累关节数可能发生变化，但诊断仍以病初 6 个月内受累关节数为准。

确诊幼年 JRA 的同时，需除外其他结缔组织病及症状相关疾病。

3. 辅助检查

（1）血常规检查：白细胞计数增多，中性粒细胞增多，可见中毒颗粒，呈类白血病反应，轻者中度贫血，血小板正常或偏高。血沉明显加快，CRP 阳性，血清蛋白正常或增高，多有 α_2 和 γ 球蛋白增多，白蛋白相对降低。IgG、IgA 和 IgM 增多，抗 DNA 抗体偶有阳性,类风湿因子(RF)可阳性。

(2)X线检查:早期仅见关节周围软组织肿胀,有关节囊积液时关节腔增宽。随病变发展可出现骨质疏松,甚至软骨或骨皮质破坏,关节畸形或半脱位等。

【治疗措施】

1. 一般治疗　急性期应卧床休息,给予必要的营养,病情好转时应适当活动,进行适当的体疗、理疗及功能锻炼。

2. 非甾体抗炎药物(NSAID)　萘普生:10~15mg/(kg·d),分两次服用;布洛芬 30~40mg/(kg·d),分 4 次服用;双氯芬酸钠(扶他林):0.5~3mg/(kg·d),分 3~4 次服用;吲哚美辛(消炎痛):1~3mg/(kg·d),分 3~4 次服用。

3. 泼尼松　不作为 JRA 首选或单独用药,仅适用于 JRA 全身型及多关节型,应用足量 NSAID 等未能控制者。剂量为 1~2mg/(kg·d),分 2~3 次口服,症状缓解,血沉正常时逐渐减量,用药数月或更长。

4. 甲氨蝶呤(MTX)　每周 $10mg/m^2$,宜空腹服用,1h 后进餐,起效时间 3~12 周,病情缓解后仍需维持数日或数周。

5. 其他　还可选用环磷酰胺、硫唑嘌呤等。

三、过敏性紫癜

过敏性紫癜(anaphylactoid purpura)又称许兰-亨诺(Schönlein-Henöch)综合征,是小儿时期常见的一种以小血管炎为主要病理改变的变态反应性疾病,临床以反复出现皮肤紫癜为主要表现,可伴关节肿痛、腹痛、便血、血尿、水肿等。多于 2-8 岁发病,以学龄期发病率最高,男:女约2:1。

【诊断提示】

1. 病史　近期内有病毒、细菌或寄生虫感染,食品、药物、植物花粉过敏,疫苗注射,寒冷,虫蚊叮咬等诱因。

2. 皮肤症状　四肢伸侧、关节附近,其次为臀部,出现对称分布,分批出现,大小不等,新旧不一,高出皮面的斑丘疹样紫癜或渗出性红斑。可伴血管神经性水肿,少数见有血性疱疹。多次反复发作后留下色素沉着。

3. 消化道症状　半数以上患儿有腹痛、吐,甚至便血。腹痛可出现于皮肤紫癜前数日或数周。部分病例可并发肠套叠、肠梗阻或肠穿孔。

4. 关节症状　近半数患儿出现多发性大关节痛或肿胀。多见于肘、腕、膝、踝等,可有积液,愈后无畸形及功能障碍。

5. 肾脏症状　可有血尿、水肿、高血压、蛋白尿等。重者呈现少尿、氮质血症和高血压脑病。多数患儿很快或持续数月后恢复正常。少数转为慢性肾炎。

6. 血象、骨髓象、血小板功能、凝血时间　均正常,偶有嗜酸性粒细胞增多。肾脏受损时尿中有红细胞、蛋白及颗粒管型。部分患儿毛细血管脆性试验、抗"O"、CRP 可阳性;IgA 可增高;大便隐血阳性。

7. 其他　除外其他疾病引起的血管炎,如冷球蛋白综合征、环形毛细血管扩张型紫癜、血小板减少性紫癜等。

【治疗措施】

(1)卧床休息,积极寻找和祛除致病因素,控制感染,针对病因治疗,停用可疑的药物、食品。

(2)对症治疗:关节肿痛、发热者适当用解热镇痛药;消化道出血时应限制饮食,必要时暂禁食;肾损害者按肾小球肾炎治疗处理。可给予维生素 C、烟酸及补液支持治疗。

(3)泼尼松 1～2mg/(kg·d)口服,疗程 3～4 周,用于关节痛、腹痛病例。对重症消化道症状者可给氢化可的松 4～8mg/(kg·次),静滴,改善症状后改口服泼尼松。

(4)选用脱敏药物,如氯苯那敏、赛庚啶、葡萄糖酸钙等。

第37章 其他疾病

一、先天性甲状腺功能减低症

先天性甲状腺功能减低症(congenital hypothyroidism)分为散发性和地方性。原因为体内甲状腺激素合成不足,或甲状腺激素不能发挥正常生物学效应而引起机体代谢功能障碍(以代谢率降低为特点)的疾病。通过新生儿筛查获得早期诊断和治疗,可获得良好预后。

【诊断提示】

1. 病史 多见于甲状腺肿流行的地区,或有家族史,或母孕期患有自身免疫性甲状腺炎,而妊娠期服用抗甲状腺药物、孕母或婴儿出生后接触含碘化合物可引起暂时性甲低。

2. 临床表现 甲减的主要临床表现是生长发育落后、智力低下和基础代谢率低。

(1)新生儿和婴儿甲减:大多数新生儿症状和体征轻微,甚至缺如,常有孕期胎动少、过期产、出生体重大、身长较正常矮小约20%、全身可水肿、面部臃肿、皮肤粗糙、生理性黄疸延迟、黄疸加深。另有嗜睡、少哭、哭声低下、纳呆、吸吮力差、体温低、便秘、前囟增大、后囟未闭、腹胀、脐疝、心率缓慢、心音低钝等。

(2)幼儿和儿童期甲减:多数为先天性甲减,常在出生后数月或1—2岁后就诊,典型症状:特殊面容,面部臃肿,毛发稀疏,唇厚舌大,舌外伸,眼睑浮肿;表情淡漠,反应迟钝,智力低下,记忆力、注意力均下降,运动发育障碍,行走延迟。还常有体力减退、感觉迟钝、嗜睡,严重可产生全身性黏液性水肿、昏迷;生长发育停滞,身材矮小,上下部量比值常>1.5,骨龄发育迟缓;脉搏微弱,心音低钝,心脏扩大,伴心包积液,心电图呈低电压,P-R 延长,传导阻滞等。食欲减退,胃酸减少,腹胀,便秘。

(3)地方性甲减:有两种症候群:①神经性综合征,以共济失调、痉挛性瘫痪、聋哑和智力低下为特点;②黏液水肿性综合征,以生长和性发育明显落后、黏液性水肿、智力低下为特点。

3. 辅助检查

(1)新生儿筛查:多采用出生后 2~3d 的新生儿干血滴纸片检测促甲状腺激素(TSH)浓度作为初筛,结果大于 20mU/L 时,再检测血清甲状腺素(T_4)、TSH 以确诊。

(2)血清 T_4、三碘甲状腺原氨酸(T_3)、TSH 测定:任何新生儿筛查结果可疑或临床可疑的小儿都应检测血清游离 T_4(FT_4)、TSH 浓度,如 FT_4 降低、TSH 明显升高即可确诊。血清 T_3 浓度可降低或正常。

(3)促甲状腺素释放激素(TRH)刺激试验:若血清 T_4、TSH 均低,则疑 TRH、TSH 分泌不足,应进一步做 TRH 刺激试验:静注 TRH7μg/kg,正常者在注射 20~30min 内出现 TSH 峰值,90min 后回至基础值。若未出现高峰,应考虑垂体病变;若 TSH 峰值出现时间延长,则提示下丘脑病变。

(4)X 线检查:左手和腕部 X 线片,评定患儿的骨龄。患儿骨龄常明显落后于实际年龄。

(5)核素检查:单光子发射计算机断层摄影术(SPECT)检测患儿甲状腺发育情况及甲状腺的大小、形状和位置。

【治疗措施】

1. 甲状腺素替代治疗　服用甲状腺制剂以补充甲状腺激素分泌量不足。甲状腺干粉片:自小量开始,婴儿 5~10mg/d,儿童 10~20mg/d,以后隔 1~2 周每日增加 5~10mg,直至症状消失。一般维持量 1 岁以下 20~40mg/d,1—3 岁 30~60mg/d,3—6 岁 60~80mg/d,6—9 岁 80~100mg/d。左甲状腺素(L-T_4):新生儿期至 3 个月为 10~15μg/(kg·d),3 个月至 1 岁 5~10μg/

$(kg \cdot d)$，1—5 岁 5～6$\mu g/(kg \cdot d)$，6—12 岁 4～5$\mu g/(kg \cdot d)$，＞12 岁 2～3$\mu g/(kg \cdot d)$，此药效力恒定，每日服药 1 次即可。

2. 促生长发育药 治疗期间应供给丰富的蛋白质、钙剂、锌制剂、维生素 B_1、维生素 C、维生素 D 等以供生长发育所需。除定期复查 FT_3、FT_4、TSH 调整治疗用药外，还应每年做腕骨 X 线摄片观察骨龄及身高、智力等。

二、21 三体综合征

21 三体综合征(21 trisomy syndrome)又称唐氏综合征(Down's syndrome)，是常染色体畸变中最多见的一种，国外报道本病发生率在活产婴中为 1/600～800，国内报道为 0.56‰～0.64‰。

【诊断提示】

(1)其母多为高龄产妇或近亲结婚。

(2)愚笨面容、表情呆滞、眼距宽、眼裂小且外侧上斜、内眦赘皮、鼻梁低平、腭弓高、口半张、舌常伸出口外、流涎、耳郭小。

(3)有不同程度的智力障碍。

(4)出生时体重、身长较正常儿低，生后体格及运动能力发育较迟缓。肌张力低下，关节过伸，手指短而粗，小指向内侧弯，指纹异常(通贯掌)。出牙迟、顺序异常、牙呈楔形、牙釉质发育不全。骨骼发育迟缓。

(5)半数患儿有先天性心脏病，偶有脐疝、小阴茎、隐睾等。

(6)X 线骨骼检查。可见多中心钙化、新生儿可见胸骨多中心钙化，小指中、末节发育不良，可有 12 肋缺如。

(7)染色体检查。92.5%的患儿属典型 21 三体型，2.5%～5%的患儿属易位型(D/G，G/G 易位)，2.5%～5%属嵌合体型异常。

【治疗措施】

(1)避免近亲结婚，预防畸胎形成；检出携带者并采取相应措施；适时进行遗传病的产前诊断，实施优生优育(参阅第十一篇计划生育技术指导）。

（2）加强患儿护理和喂养训练，防止发生和加重症状；早期防治各种感染及传染性疾病。

（3）试用维生素 B_1、维生素 B_6、谷氨酸等。

（4）对症治疗。

三、原发性免疫缺陷病

原发性免疫缺陷病（primary immunodeficiency disease，PID）是由于免疫活性细胞在发生、分化或在其相互作用中异常而引起免疫功能低下的一组疾病。一般分为 B 细胞缺陷病、T 细胞缺陷病、联合免疫缺陷病、吞噬细胞缺陷病及补体系统缺陷病五大类。临床上有其共同特点。

【诊断提示】

1. 病史

（1）感染病史：反复感染是免疫缺陷病最重要和常见的临床表现，严重者可死于不可控制的感染。发病年龄越小提示免疫缺陷越严重；重要脏器的严重感染提示免疫缺陷的存在；易发生化脓菌的感染提示体液免疫、吞噬细胞或补体缺陷；细胞免疫缺陷在临床上可表现为严重的病毒、真菌、胞内寄生菌（如结核杆菌等）及某些原虫的感染。

（2）预防接种史：接种减毒活疫苗后可发生疫苗病。

（3）自身免疫病及恶性肿瘤的发病率明显增高。

（4）家族史：家族中可见类似患者，常有反复严重感染、恶性肿瘤、自身免疫性疾病的家族史。

2. 体格检查及 X 线检查　可见特殊面容，浅表淋巴结、扁桃体、脾等淋巴样组织发育不良或缺如。

3. 辅助检查　白细胞计数和分类，免疫球蛋白及其亚群，同族凝集素试验；T 淋巴细胞计数、迟发型皮肤超敏反应、T 细胞亚群；补体活性 C3、C4 水平测定等。新生儿及婴儿 X 线检查见上纵隔窄,无胸腺组织。

【治疗措施】

1. 一般治疗　防治各种感染;加强护理,对症处理;对细胞免疫缺陷病和联合免疫缺陷病患儿禁忌接种活疫苗或菌苗,输血也需极其慎重,若用时需冷冻2周以上库存血或先用X线照射过的全血。

2. 替代治疗　输血液制品时需经X线照射。

(1)丙种球蛋白:治疗指征仅限于低IgG血症。每月0.3～0.5g/kg静脉滴注,每日1次。

(2)新鲜全血或冷冻血浆可治疗各种体液免疫缺陷病,10～15ml/(kg·次),每3～4周1次。已确诊为T细胞缺陷者不宜输新鲜血制品,必要时,血制品应先射线处理,并严格筛查HBV和HIV等。

(3)新鲜白细胞或新鲜全血可治疗中性粒细胞功能缺陷伴严重感染者。

(4)红细胞输注可用于治疗腺苷脱氢酶缺乏和嘌呤核苷酸磷酸化酶缺乏症。

3. 免疫重建　主要有骨髓移植、造血干细胞移植、胎儿胸腺移植、胚肝移植;或应用胸腺素、转移因子、左旋咪唑等治疗。

4. 控制和预防感染　本组疾病大多因感染就诊,常为导致死亡的主要原因。需尽快根据感染部位及细菌药敏试验,选择有效1～2种广谱抗生素与甲氧苄啶(TMP)联合应用,直至感染被控制。

5. 其他　一般不做扁桃体切除术和淋巴结切除术,禁做脾切除术,免疫抑制类药物应慎用。

第五篇　感染性疾病

第38章　病毒感染性疾病

一、流行性感冒

流行性感冒(influenza)简称流感,是由多种流感病毒引起的急性呼吸道传染性疾病,病毒在呼吸道纤毛柱状上皮细胞内繁殖,引起上皮细胞变性、坏死和脱落,可引起明显中毒症状。其临床特点为起病急,有发热、头痛、全身酸痛而咽痛、咳嗽等上呼吸道症状轻微,人群普遍易感,可有区域性大流行趋势。老年人和慢性病者可引起较严重的并发症。近些年来,病毒耐药和变异,新流感病毒感染,治疗难度加大。

【诊断提示】

1. 流行病学　患者常有与流行性感冒患者的接触史,最显著特点为突然发病、迅速扩散,从而造成不同程度流行。发病率高,但病死率低。

2. 临床表现　潜伏期通常 1～3d,多 2～4d。根据临床表现如下。

(1)典型流感。最常见。突然起病,高热,体温可达 39～40℃,可有畏寒、寒战,多伴头痛、全身肌肉关节酸痛、极度乏力、食欲减退等全身症状,常有咽喉痛、干咳,可有鼻塞、流涕、胸骨后不适等。颜面潮红,眼结膜外眦轻度充血症状多见,部分病例如无并发症呈自限性过程,多于发病 3～4d 后体温逐渐消退,全身症状好转,但咳嗽、体力恢复常需 1～2 周。轻症者如普通感冒,症状轻,2～3d 可恢复。

(2)轻型流感。急性起病,轻或中度发热,全身及呼吸道症状轻微,多 2～3d 内自愈。

(3)中毒型流感。极少见。表现为高热、休克及弥散性血管内凝血(DIC)等严重症状,病死率高。

(4)胃肠型流感。除发热外,以呕吐、腹泻为显著特点,儿童多于成人。

(5)肺炎型流感。多发生于老、幼、慢性病患者及免疫力低下者,病初同典型流感者,1d 后病情进展迅速,可伴心、肝、肺、肾功能衰竭。

(6)其他类型。根据病毒主要侵袭脏器,还可分脑膜炎型、心肌炎型、肌炎型等。

3. 特殊人群

(1)儿童。在流感流行季节,有超过 40％的学龄前儿童及 30％的学龄儿童罹患流感。一般健康儿童感染流感病毒可能表现为轻型流感。婴幼儿流感的临床症状往往不典型,可出现高热惊厥。新生儿流感少见,但易合并肺炎。在小儿,流感病毒引起的喉炎、气管炎、支气管炎、毛细支气管炎、肺炎及胃肠道症状较成人常见。

(2)老年人。老年人感染流感病毒后病情多较重,病情进展快,发生肺炎率高,其他系统损伤主要包括流感病毒性心肌炎导致的心电图异常、心功能衰竭、急性心肌梗死表现,也可并发脑炎及血糖控制不佳等。

(3)妊娠妇女。中晚期妊娠妇女感染流感病毒后易发生肺炎,出现呼吸困难、低氧血症,可导致流产、早产、胎儿窘迫及胎死宫内。可诱发原有基础疾病的加重。

(4)免疫缺陷人群。免疫缺陷人群如器官移植人群、艾滋病患者、长期使用免疫抑制药者,感染流感病毒后发生重症流感的危险性明显增加。

4. 重症病例

(1)流感病毒性肺炎。季节性甲型流感(H1N1、H2N2 和 H3N2 等)所致的病毒性肺炎,主要发生于婴幼儿、老年人、慢性心肺疾病及免疫功能低下者。

(2)肺外表现包括:①心脏损害;②神经系统损伤;③肌炎和横纹肌溶解综合征。危重症患者可发展为多器官功能衰竭(MODF)和弥散性血管内凝血(DIC)等严重并发症。

5. 确诊标准 具有临床表现,以下 1 种或 1 种以上的病原学检测结果呈阳性者,可以确诊为流感。

(1)流感病毒核酸检测阳性。

(2)流感病毒快速抗原检测阳性,需结合流行病学史作综合判断。

(3)流感病毒分离培养阳性。

(4)急性期和恢复期双份血清的流感病毒特异性 IgG 抗体水平呈 4 倍或 4 倍以上升高。

【治疗措施】

1. 住院治疗标准

(1)妊娠中晚期妇女。

(2)基础疾病明显加重。

(3)符合重症流感诊断标准。

(4)伴有器官功能障碍。

2. 非住院患者居家隔离 保持房间通风,充分休息,多饮水,饮食要易于消化和富有营养。密切观察病情变化,尤其是老年人、儿童患者。

3. 抗流感病毒药物治疗 甲型流感病毒可选用扎那米韦、奥司他韦、金刚乙胺和金刚烷胺;乙型流感病毒可选用奥司他韦或扎那米韦(表 38-1)。

表 38-1 抗流感常用药物使用方法

药物	年龄组	治疗	预防
神经氨酸酶抑制药			
奥司他韦	成人	75mg,每日 2 次,疗程 5d	75mg,每日 1 次,疗程 7～10d
	儿童≥1 岁		
	≤15kg	60mg/d,每日 2 次	30mg,每日 1 次
	15～23kg	90mg/d,每日 2 次	45mg,每日 1 次
	24～40kg	120mg/d,每日 2 次	60mg,每日 1 次
	>40kg	150mg/d,每日 2 次	75mg,每日 1 次
	1 岁以下婴幼儿不推荐使用		
扎那米韦	成人	10mg(5mg/粒)吸入,每日 2 次	10mg(5mg/粒)吸入每日 1 次
	儿童	10mg(5mg/粒)吸入每日 2 次(>7 岁)	10mg(5mg/粒)吸入每日 1 次(>5 岁)
M_2 离子通道阻滞药			
金刚乙胺	成人	200mg/d,1 次或分 2 次	同治疗量
	儿童		
	1—9 岁	5mg/(kg·d)[6.6mg/(kg·d)] 1 次或分 2 次 不超过 150mg/d	5mg/(kg·d)[6.6mg/(kg·d)] 1 次 不超过 150mg/d
	≥10 岁	200mg/d,1 次或分 2 次	同治疗量
金刚烷胺	成人	200mg/d,1 次或分 2 次	同治疗量

（续　表）

药物	年龄组	治疗	预防
	儿童		
	1—9 岁	5～8mg/(kg·d),1 次或分 2 次(不超过 150mg/d),用至症状消失后 24～48h	5～8mg/(kg·d) 1 次或分 2 次(不超过 150mg/d)
	≥10 岁	200mg/d,1 次或分 2 次	同治疗量

4. 其他

(1)避免盲目或不恰当使用抗菌药物。

(2)合理使用对症治疗药物。与普通感冒不同,已有特异性抗流感病毒药物(表 38-1)。非流感病毒变异引起的流感患者只要早期应用抗病毒药物,大多不再需要对症治疗(解热镇痛、缓解鼻黏膜充血、抗过敏、止咳等药物)。如果使用,应提高针对性,不一定都用复方制剂。儿童忌用阿司匹林或含阿司匹林药物及其他水杨酸制剂。

二、麻　疹

麻疹(measles)是由麻疹病毒引起的急性病毒性呼吸道传染病,临床特征为发热、流涕、咳嗽、眼结膜炎、上呼吸道炎症、口腔黏膜斑及全身皮肤斑丘疹。重者可引起喉炎、肺炎和脑炎等并发症。麻疹传染性强,易发生流行,未患过麻疹或未接种过减毒活疫苗者,均为易感者。病后获持久免疫,二次发病少见。接种疫苗,发病率大为降低。

【诊断提示】

1. 流行病学　在流行地区,病前 6～21d 有麻疹接触史。

2. 临床表现　潜伏期 6～21d,根据临床表现分为以下四型。

(1)典型麻疹:典型麻疹常分为以下三期。①出疹前期(前驱期):有发热、喷嚏、流泪、畏光、干咳、结膜充血、眼分泌物增多等表现。起病 2～3d 后各种症状逐渐加重,出现口腔黏膜灰白色小斑点(麻疹黏膜斑,科氏斑);②出疹期:发病 3～5d 后,疹前期症状进一步加重,耳后、发际、颈部、胸部、躯干、四肢直至手足心顺序发展的充血性斑丘疹,皮疹呈玫瑰色,大小不等,初时稀疏淡红,渐转为暗红色,可融合成不规则小片,疹间皮肤正常,多 2～4d 疹出透,出疹时体温上升,咳嗽症状加重,肺部常可听到干、湿啰音;③恢复期:体温下降,症状减轻,皮疹按照出疹的顺序消退,有糠秕状脱屑和色素沉着。

(2)非典型麻疹

①轻型麻疹:发热低,症状轻,麻疹黏膜斑不明显,皮疹少而色淡,并发症少,见于接种过麻疹疫苗者。

②重型麻疹:根据临床表现分为:中毒型麻疹、休克型麻疹、疱疹型麻疹。预后差。

③异型麻疹:起病急,症状较重,无口腔黏膜斑,出疹从四肢远端开始,逐渐侵及躯干与面部,皮疹为多形性。

(3)常见并发症:如支气管肺炎、喉炎、心肌炎、心功能不全、脑炎等。

3. 实验室检查 周围血象初期正常,出疹期淋巴细胞增多,早期 IgM 抗体阳性,初期可于尿、血和鼻咽分泌物中分离麻疹病毒或检测到病毒抗原。血清学检查恢复期血清抗体效价高达初期 4 倍以上有诊断意义。

【治疗措施】

1. 对症治疗 严密隔离,卧床休息,流质饮食,保持皮肤和五官清洁。烦躁不安或抽搐者给苯巴比妥、地西泮,或水合氯醛等;高热者可适当小剂量应用退热药,咳嗽重者可用祛痰镇咳药,注意水、电解质平衡,并补充足够热量。病重者可予丙种球蛋白注射。

2. 并发症的治疗　麻疹肺炎的治疗:按一般肺炎选用抗菌药物,有条件者应参考痰菌药敏选用抗生素。高热、中毒症状重者可用小量糖皮质激素静滴。麻疹喉炎的治疗:可选用抗菌药物肌注或静滴;超声或氧驱动雾化吸入(氢化可的松 25mg、麻黄碱 1mg、庆大霉素 8 万 U,加水至 300ml,4~6/d,每次 20min)或用糖皮质激素静滴;喉梗阻严重者应行气管切开。并发脑炎、心肌炎时,治疗措施同病毒性脑炎、病毒性心肌炎。

三、风　疹

风疹(rubella,german measles)是由风疹病毒引起的急性病毒感染性传染病,其临床特点为发热,皮疹,耳后、枕后与颈部淋巴结肿大。一般临床症状轻,预后好。但妊娠早期感染,可影响胎儿发育,出现多器官先天性缺陷的先天性风疹综合征。

【诊断提示】

1. 流行病学　患者是唯一传染源,通过空气飞沫经呼吸道传播,亦可宫内传播。春季多发。

2. 临床表现　潜伏期 14~21d,平均 18d。前驱期短,症状轻,可有低热或中度发热、头痛、乏力、流涕、喷嚏、咽痛、咳嗽等症状。起病 1~2d 内出疹,由面部开始,1d 内布满全身。手掌和足底多数无皮疹。皮疹细小,呈淡红色斑丘疹,稀疏分布,不融合,多在 3d 内消退,除个别重症病例外一般无色素沉着及脱屑。表浅淋巴结肿大,以耳后、枕后和颈部更明显,伴轻度压痛,但不融合,亦不化脓。

3. 实验室检查　白细胞减少,淋巴细胞增多,可出现异型淋巴细胞。患者鼻咽分泌物可分离出病毒。双份血清抗体效价增高 4 倍以上有诊断价值。早期 IgM 抗体可阳性。

【治疗措施】

1. 对症治疗　隔离、卧床休息。发热、头痛者可给解热镇痛药。咳嗽用祛痰镇咳药。

2. **并发症治疗**　并发关节痛,可用布洛芬等药物。

3. **预防**　婚前或孕前1～2年接种风疹疫苗,妊娠早期感染风疹病毒如证实胎儿已受感染或出现畸形时应中止妊娠。

四、水痘及带状疱疹

水痘及带状疱疹(varicella-herpes zoster)是由水痘-带状疱疹病毒原发感染引起的临床表现不同的两种疾病,经飞沫和接触传播。水痘病愈后,病毒潜伏在脊神经后根和脑神经感觉神经节细胞内,一旦被激活(主要是机体免疫能力下降时),可引起带状疱疹。

【诊断提示】

1. **临床表现**

(1)水痘:潜伏期10～24d,平均14d,起病时有发热、头痛,也可有上呼吸道或消化道症状,如咳嗽、恶心等。1～2d后出现皮疹。皮疹呈向心性分布,躯干及头部为多,分批出现,初为红色斑丘疹,很快形成疱疹,呈椭圆形,疱疹初为透明,后变浑浊,大小不一,壁薄易破,可与结痂疹同时存在,有痒感。结痂干枯后自然脱落,不留瘢痕。重者可继发淋巴结炎、水痘肺炎、水痘脑炎及肝炎等。

(2)带状疱疹:潜伏期为7～12d,在出疹前数日,受累皮肤常有瘙痒,感觉过敏,针刺痛或烧灼痛,部分患者可有轻度发热、乏力、局部淋巴结肿痛,2～4d后出现红色斑疹,数小时后可转为丘疹、疱疹,成簇的疱疹沿周围神经排列成带状。皮疹多局限于身体的一侧,以胸段肋间神经分布区多见(占60%),亦有发生于三叉神经第1分支区者,从眼至头顶部皮肤出现密集的疱疹,10～12d疱疹可结痂,疼痛减轻,2周左右脱痂。中老年者,亦可发生于臀部、下肢,遗留疼痛持续时间较长。

2. **实验室检查**　周围血象正常或稍增高。疱疹液涂片可见多核巨细胞和包涵体,电镜下可见病毒颗粒,血清抗体阳性。

【治疗措施】

1. 对症治疗　保持皮肤清洁,防止继发感染,局部涂 5%甲紫;止痒可外涂 0.25%石炭酸炉甘石洗剂或 5%碳酸氢钠溶液。口服维生素 C 和 B 族维生素,早期可用维生素 B_{12} 250~500μg/次,1 次/d 肌注,连用 7~10d。

2. 抗病毒治疗　阿糖胞苷 5~10mg/(kg·d),静脉滴注,连续 5~7d,阿昔洛韦 10mg/kg,1 次/8h,静脉滴注,5~7d 为一疗程,亦可用干扰素。

3. 抗感染治疗　明显继发感染者可用抗生素治疗。

4. 其他　疼痛明显者,可用镇静、止痛药。

5. 预防　隔离患者至疱疹完全结痂。如有接触史,可肌注丙种球蛋白 0.4~0.6ml/kg 或带状疱疹免疫球蛋白 0.1ml/kg。

五、流行性腮腺炎

流行性腮腺炎(mumps,epidemic parotitis)是由腮腺炎病毒引起的急性呼吸道传染病,可侵犯各种腺组织,最突出的临床表现为腮腺和唾液腺的非化脓性肿胀触痛,尤见腮腺。

【诊断提示】

1. 流行病学　冬春为流行高峰,多有接触史。患者为主要传染源,发病前 7d 至腮腺肿胀后 9d 内均有传染性。

2. 临床表现　潜伏期 7~25d,平均 18d,起病急,有发热、头痛、食欲减退等症状,2~3d 后腮腺逐渐肿大,体温上升 39℃以上。腮腺肿大先由一侧开始,1~4d 后累及另一侧,腮腺肿大以耳垂为中心,边缘不清楚,触之有弹性、压痛,局部皮肤发亮,但不红、不化脓。肿胀在 2~3d 达高峰,4~5d 后逐渐消退。全程 10~14d。腮腺管口早期可有红肿。颌下腺、舌下腺也可同时受累。青春期后患者可并发睾丸炎、卵巢炎。部分患者可出现脑膜炎、脑膜脑炎、胰腺炎、心肌炎、肾炎、乳腺炎、不典型者可无腮腺肿胀仅表现脑膜脑炎,也可只有颌下腺或舌下腺肿胀。

3. 实验室检查　白细胞总数正常或稍高,出现并发症后,白细胞总数增高。血清和尿中淀粉酶增高。血液、尿液、脑脊液中可分离出腮腺炎病毒(90%);脑脊液中白细胞数增高。血清补体结合试验阳性,血凝抑制试验 4 倍以上增高。

【治疗措施】

1. 对症治疗　隔离,卧床休息至腮腺肿胀消退为止,饮食以流食为宜,避免酸性食物刺激。头痛、腮腺胀痛可用镇痛药。

2. 抗病毒治疗　早期可应用利巴韦林抗病毒治疗。

3. 并发症治疗　并发脑膜炎或脑膜脑炎者,按病毒性脑膜炎治疗;睾丸炎用"T"字带托起阴囊,可服己烯雌酚 1mg,3 次/d,局部冷敷,症状较重者可用皮质激素治疗。

4. 中药治疗　治则清热解毒、消肿散瘀,随症加减。可选用紫金锭、板蓝根、大青叶片;青黛散醋调外敷,2～3 次/d,还可耳针治疗。

六、传染性单核细胞增多症

传染性单核细胞增多症(infectious mononucleosis)是由 EB 病毒所致的传染病,多为急性。病理变化主要是单核巨噬细胞系统增生,以发热、"原发感染"咽峡炎、淋巴结肿大、出现异型淋巴细胞为主要特征。通过口腔分泌物和飞沫传播,部分经血液传播。人群普遍易感。

【诊断提示】

1. 流行病学　秋冬季发病多,多有接触史。

2. 临床表现　潜伏期儿童 9～11d,成人 4～7 周,发热伴头痛、肌痛和关节痛,热型不规则,热程数日或数周,长者可达数月;淋巴结肿大,颈部为甚,可有单纯型或多形性皮疹,可有肝脾肿大、黄疸、肝功能异常、肺部炎症等,少数可有神经系统和肾损害表现。急性咽峡炎常为首发表现。

3. 实验室检查　白细胞总数正常或偏低,淋巴细胞 1 周后可达 50%以上,异型淋巴细胞超过 10%有诊断价值;嗜异性凝集试验,羊红细胞凝集素高效价,经豚鼠吸附后在 1:64 以上有诊断价值;EB 病毒 IgM 特异抗体急性期阳性率达 85%以上。肝功能检查转氨酶多升高。

【治疗措施】　①卧床休息,流质饮食。保持口腔清洁。②淋巴结肿痛者局部冷敷。③肝功能损害者进行保肝治疗。④重症者可用糖皮质激素治疗,咽部继发感染可选用抗菌药物治疗。⑤可试用利巴韦林、阿昔洛韦等抗病毒药物。

七、手足口病

手足口病(hand，foot，and mouth disease)是由肠道病毒[以柯萨奇 A 组 16 型(CoxA16)、肠道病毒 71 型(EV71)多见]引起的急性传染病,多发生于学龄前儿童,尤以 3 岁以下年龄组发病率最高。病人和隐性感染者均为传染源,主要通过消化道、呼吸道和密切接触等途径传播。主要症状表现为手、足、口腔等部位的斑丘疹、疱疹。部分病人累及呼吸、消化、循环、神经系统。

【诊断提示】

1. 潜伏期　多为 2~10d,平均 3~5d。

2. 临床表现

(1)轻症病例:急性起病,发热,口腔黏膜出现散在疱疹,手、足和臀部出现斑丘疹、疱疹,疱疹周围可有炎性红晕,疱内液体较少。可伴有咳嗽、流涕、食欲缺乏等呼吸系统和消化道症状。部分病例仅表现为皮疹或疱疹性咽峡炎。多在 1 周内痊愈,预后良好。典型表现为单一部位斑丘疹。

(2)重症病例:少数病例(尤其是 7-12 个月患儿)病情进展迅速,在发病 1~5d 出现脑膜炎、脑炎(以脑干脑炎最为凶险)、脑脊髓炎、肺水肿、循环障碍等,极少数病例病情危重,可致死亡,存活病例可留有后遗症,包括神经系统、呼吸系统和循环系统。

3. 实验室检查

(1)血常规白细胞计数正常或降低,病情危重者白细胞计数可明显升高或显著降低。血生化检查,部分病例可有轻度谷丙转氨酶(ALT)、谷草转氨酶(AST)、肌酸激酶同工酶(CK-MB)升高,病情危重者可有肌钙蛋白(cTnI)、血糖升高。

(2)病原学检查 CoxA16、EV71 等肠道病毒特异性核酸阳性或分离到肠道病毒。咽、气道分泌物、疱疹液、粪便阳性率较高。血清学检查:急性期与恢复期血清 CoxA16、EV71 等肠道病毒中和抗体有 4 倍以上的升高。

【临床分类】

1. **轻症病例** 手、足、口、臀部皮疹,伴或不伴发热。

2. **重症病例** 具有以下特征,尤其 7～12 个月的患者,有可能在短期内发展为危重病例,应密切观察病情变化,进行必要的辅助检查,有针对性地做好救治工作。①持续高热不退;②精神差、呕吐、易惊、肢体抖动、无力;③呼吸、心率增快;④出冷汗、末梢循环不良;⑤高血压;⑥外周血白细胞计数明显增高;⑦高血糖及低血压。

【治疗措施】

1. 普通病例

(1)一般治疗:注意隔离,避免交叉感染。适当休息,清淡饮食,做好口腔和皮肤护理。

(2)对症治疗:发热等症状采用中西医结合治疗。

2. 重症病例

(1)神经系统受累:①控制颅内高压。限制液体入量,积极给予甘露醇降颅压治疗,每次 0.5～1.0g/kg,每 4～8 小时 1 次,20～30min 快速静脉注射。根据病情调整给药间隔时间及剂量。必要时加用呋塞米。②选用糖皮质激素治疗,剂量为甲泼尼龙1～2mg/(kg·d);氢化可的松 3～5mg/(kg·d);地塞米松 0.2～0.5mg/(kg·d),病情稳定后,尽早减量或停用。个别病例进展快、病情凶险可考虑加大剂量,如在 2～3d 内给予甲泼尼龙 10～20mg/(kg·d)(单次最大剂量不超过 1g)或地塞米松 0.5～1.0mg/(kg·d)。③静脉注射免疫球蛋白,总量 2g/kg,分 2～5d 给予。④其他对症治疗:降温、镇静、止惊。⑤严密观察病情变化,密切监护。

(2)呼吸、循环系统衰竭:①保持呼吸道通畅,吸氧。确保两条静脉通道通畅,监测呼吸、心率、血压和血氧饱和度。②呼吸功能障碍时,及时气管插管使用正压机械通气。③在维持血压稳定的情况下,限制液体入量。④根据血压、循环的变化可选用米力农、多巴胺、多巴酚丁胺等药物,酌情应用利尿药物治疗。⑤保护重要脏器功能,维持内环境的稳定。监测血糖变化,严重高血糖时可应用胰岛素。抑制胃酸分泌:可应用胃黏膜保护药及抑酸药等。⑥继发感染时给予抗生素治疗。

(3)恢复期治疗:促进各脏器功能恢复;功能康复治疗;中西医结合治疗。

【预防】　该病传播方式多种多样,以通过人群密切接触的传播为主。病毒可由唾液、粪便等污染的手和其他物品引起直接和间接传播。托幼机构发现患病病例应采取有效隔离措施(送病儿回家或送医院),彻底消毒各活动场所。医疗单位应避免交叉感染和医疗器材传播。

八、病毒性肝炎

病毒性肝炎(viral hepatitis)是由甲型(HAV)、乙型(HBV)、丙型(HCV)、丁型(HDV)、戊型(HEV)肝炎病毒引起的(有人提出了 F 型、G 型和 TT 病毒,尚需证实),以肝细胞变性、坏死、炎症细胞浸润、间质增生和肝细胞再生等肝损害为主要病理改变为主的一组全身性传染病。

【诊断提示】

1. 流行病学　潜伏期长短不一,甲肝最短 2～6 周,其他 6～

26周。甲型肝炎和戊型肝炎主要由粪-口途径传播。乙型、丙型和丁型肝炎可经血液及血制品输入、体液接触、母-婴垂直传播及不洁注射、针灸、手术治疗等传播。

2. **急性肝炎** 各型均可引起。甲、戊型一般不转为慢性。

(1)急性黄疸型肝炎。黄疸前期：起病较急,多伴畏寒、发热,体温38℃左右,全身乏力、厌油、食欲减退、上腹不适、恶心、呕吐、腹泻等,本期持续5～7d。黄疸期：皮肤巩膜不同程度黄染,尿色加深,发热消退,症状缓解,肝大,有压痛和叩痛,可有轻度脾大,本期持续2～6周。恢复期：症状逐渐消失,黄疸逐渐消退,肝脾回缩,肝功能恢复正常,本期持续1～2个月。

(2)急性无黄疸型肝炎：起病较缓,除无黄疸外,其他表现与黄疸型相似,症状较轻,大多在3个月内恢复。

3. **慢性肝炎**

(1)急性肝炎病程超过半年或既往有乙型、丙型、丁型肝炎或HBsAg携带史,因同一病原再次出现肝炎症状、体征及肝功异常者,可诊断为慢性肝炎。

(2)发病日期不明或虽无肝炎病史,但肝活检组织符合慢性肝炎改变。

(3)根据症状、体征和化验及B超检查,亦可做出相应诊断。

(4)慢性肝炎的症状主要有：体力下降、食欲减退、厌油、尿黄、肝区不适等。体征主要有肝病面容、肝掌、蜘蛛痣、面部毛细血管扩张及肝、脾肿大、男性乳房发育等。

4. **重型肝炎(肝衰竭)**

(1)急性重型：以急性黄疸型肝炎起病,在2周内迅速出现精神神经症状(肝性脑病Ⅱ度以上),凝血酶原活动度低于40%,常有肝浊音界进行性缩小,黄疸急剧加深(血清胆红素>171μmol/L)及严重的消化道症状。

(2)亚急性重型：以急性黄疸型肝炎起病,2～26周内出现凝血酶原时间明显延长(PTA≤40%),具备以下指征之一者：Ⅱ度以上的肝性脑病;出现"酶胆分离"现象,A/G 倒置;黄疸迅速加深,TBIL 每日上升≥17.1μmol/L 或大于正常值 10 倍。严重消化道症状,重度腹胀或腹水者,可有明显出血倾向。

(3)慢加急性重型肝炎:是在慢性肝病基础上出现的急性或亚急性肝功能失代偿。

(4)慢性重型肝炎:是在肝硬化基础上,肝功能进行性减退导致的以腹水或门脉高压、凝血功能障碍和肝性脑病等为主要表现的慢性肝功能失代偿。

5. 淤胆型肝炎　起病类似急性黄疸型肝炎,但症状轻微,常有肝大,皮肤瘙痒,粪便颜色变浅,表现为梗阻性黄疸持续 3 周以上,除外其他原因所致肝内外梗阻可诊断为急性淤胆型肝炎。在慢性肝炎基础上发生上述临床表现者,可诊断为慢性淤胆型肝炎。

6. 肝炎肝硬化　根据肝脏炎症情况分为活动性与静止性两型。活动性肝硬化:有慢性肝炎活动的表现,乏力及消化道症状明显,ALT 升高,黄疸,白蛋白下降。伴腹壁、食管静脉曲张,腹水,肝缩小质地变硬,脾大。静止性肝硬化:无肝脏炎症活动的表现,症状较轻,可有上述体征。

根据肝组织病理及临床表现分为代偿性肝硬化和失代偿性肝硬化。代偿性肝硬化:指早期肝硬化。ALB≥35g/L,TBiL<35μmol/L,PTA>60%,可有门脉高压,但无腹水,肝性脑病或上消化道大出血。失代偿性肝硬化:指中晚期肝硬化。ALB<35g/L,TBiL>35μmol/L,PTA<60%,可有腹水、肝性脑病或上消化道大出血。

7. 实验室检查

(1)肝功能检查:可有不同程度的胆红素、谷丙转氨酶、谷草转氨酶及 γ-球蛋白升高,胆碱酯酶活力、白蛋白减低,A/G 比例倒置。

(2)可有凝血酶原时间延长,凝血酶原活动度降低,血小板减少,出、凝血时间延长。

(3)肝活组织检查:可见肝细胞肿胀、坏死及炎性细胞浸润,嗜酸性变,纤维组织增生,小叶结构破坏及假小叶形成等。

(4)血清学检查

①甲型肝炎:急性肝炎患者血清抗-HAV-IgM 阳性,可确诊为 HAV 近期感染。

②乙型肝炎:有以下任何一项阳性可诊断为 HBV 现症感染:HBsAg 阳性;HBV-DNA 阳性或 HBV-DNA 聚合酶阳性;抗-HBc-IgM 阳性;肝内 HBcAg 和(或)HBsAg 阳性,或 HBV-DNA阳性。

③丙型肝炎:抗-HCV 阳性和 HCV-RNA 阳性。

④丁型肝炎:HDV 为缺陷病毒,依赖 HBsAg 才能复制,可表现为 HDV、HBV 同时或重叠感染。除了 HBV 感染的标志以外,抗-HDV-IgM 阳性,血清和(或)肝内 HDV Ag、HDV-RNA 阳性。

⑤戊型肝炎:抗-HEV-IgM 阳性,血清或粪便中 HEV-RNA阳性。

各型肝炎病毒血清标志物英文缩写及中文名称见表 38-2。

表 38-2　肝炎病毒血清标志物英文缩写及中文名称

病毒类型	缩写形式	中文名称
1. 甲型肝炎病毒(HAV)	HAVAg	甲型肝炎抗原
	抗-HAV	抗甲肝病毒的抗体
	抗-HAV-IgM	抗甲肝病毒 IgM 抗体
	抗-HAV-IgG	抗甲肝病毒 IgG 抗体
	HAV-RNA	甲肝病毒核糖核酸

（续　表）

病毒类型	缩写形式	中文名称
2. 乙肝病毒（HBV）	HBsAg	乙肝病毒表面抗原
	抗-HBs	乙肝病毒表面抗体
	HBeAg	乙肝病毒 e 抗原
	抗-HBe	乙肝病毒 e 抗体
	HBcAg	乙肝病毒核心抗原
	抗-HBc	乙肝病毒核心抗体
	抗-HBc-IgM	乙肝病毒核心抗体的 IgM 抗体
	抗-HBc-IgG	乙肝病毒核心抗体的 IgG 抗体
	HBV-DNA	乙肝病毒脱氧核糖核酸
	HBV-DNAP	乙肝病毒 DNA 多聚酶
	前 S_1 抗原	乙肝病毒前 S_1 抗原
	抗-前 S_1	乙肝病毒前 S_1 抗原的抗体
	前 S_2 抗原	乙肝病毒前 S_2 抗原抗-前
	抗-前 S_2	乙肝病毒前 S_2 抗原的抗体
	HBxAg	乙肝病毒 x 抗原
	抗-HBx	乙肝病毒 x 抗原的抗体
3. 丙型肝炎病毒（HCV）	抗-HCV	抗丙肝病毒的抗体
	抗-HCV-IgM	抗丙肝病毒 IgM 抗体
	HCV-RNA	丙肝病毒核糖核酸
4. 丁型肝炎病毒（HDV）	抗-HDV	抗丁肝病毒的抗体
	抗-HDV-IgM	抗丁肝病毒 IgM 抗体
	HDVAg	丁肝病毒抗原
	HDV-RNA	丁肝病毒核糖核酸
5. 戊型肝炎病毒（HEV）	抗-HEV	抗戊肝病毒的抗体
	抗-HEV-IgM	抗戊肝病毒 IgM 抗体
	HEV-RNA	戊型肝炎病毒核糖核酸

【治疗措施】

1. **休息** 急性肝炎住院隔离治疗,强调卧床休息。慢性肝炎适当休息,避免劳累。乙型肝炎表面抗原携带者需要随访,可以正常工作。

2. **饮食及保肝治疗** 应进易消化、维生素含量丰富的清淡饮食。若食欲下降,且有呕吐者可静滴 $10\%\sim25\%$ 葡萄糖及维生素 C。慢性肝炎患者宜高蛋白饮食,但应注意不要过分强调高营养,以防发生脂肪肝,肝炎患者禁止饮酒。

3. **药物治疗**

(1)急性肝炎的治疗:热重者可服茵陈蒿汤、栀子柏皮汤加减,湿重者可服茵陈胃苓汤加减,湿热并重者宜用茵陈蒿汤和胃苓汤合方加减,肝气郁结者可用逍遥散,脾虚湿困者可用平胃散。

(2)慢性肝炎的治疗:①抗肝细胞损害药物:甘利欣 $20\sim30$ml/d,静滴或 $50\sim150$mg/次,3 次/d 口服;水飞蓟宾(益肝灵、水飞蓟素)2 片,3 次/d;联苯双酯,$15\sim25$mg,3 次/d,转氨酶正常后改为 $1.5\sim15$mg,疗程 1 年以上为宜;肝炎灵 4ml,1 次/d 肌注,疗程 3 个月。②免疫调节药物:胸腺肽 α_1 1.6mg 皮下注射,2 次/周,6 个月为一疗程;胸腺五肽 10mg 皮下注射,隔日或每周 2 次。③抗病毒治疗:慢性 HBV 感染抗病毒治疗的一般适应证:ALT$<$2 倍正常值上限,组织学显示 Knodell HAI$\geq$4 或炎症坏死$\geq G_2$,或纤维化$\geq S_2$;ALT$\geq$2 倍正常值上限,如 HBeAg 阳性 HBV-DNA$\geq10^5$ 拷贝/ml,HBeAg 阴性 HBV-DNA$\geq10^4$ 拷贝/ml;干扰素(IFN)治疗 ALT 应$\leq$10 倍正常值上限,血清总胆红素$<$2ULN。普通干扰素 α $3\sim5$MU,每周 3 次或隔日 1 次,皮下注射,一般疗程为 $6\sim12$ 个月。聚乙二醇干扰素(Peg IFNα-2a)180μg,每周 1 次,皮下注射或 Peg IFNα-2b $1.0\sim1.5\mu$g/kg,每周 1 次皮下注射,疗程至少 1 年;拉米夫定 100mg/次,1 次/d,或阿德福韦酯 10mg/次,1 次/d,或恩替卡韦 0.5mg/次,1 次/d,或替比夫定 600mg/次,1 次/d,至少治疗 2 年至 2 年半。HCV 感染者主张干

扰素（IFN-α）联合利巴韦林（RBV）治疗：RBV 每日 800～1000mg，分次口服，丁扰素用法参照慢性乙肝，按不同基因分型疗程分为 24 周或 48 周，根据应答情况可延长至 72 周。

（3）重型肝炎的治疗：①一般支持治疗，每日补液量 1500～2000ml，内加能量合剂和大剂量维生素 C。酌情每日或 2～3d 输新鲜血浆、白蛋白等。②维持电解质及酸碱平衡，特别注意纠正低血糖、低钠、低钾、低氧及碱中毒等。③促进肝细胞代谢和再生，门冬氨酸钾镁 20ml 溶于 10％葡萄糖溶液中静滴；前列腺素 E_1（PGE_1）100～200μg，溶于 10％葡萄糖溶液中缓慢静滴；肝细胞生长因子（HGF）120～200mg/d，静滴，1 次/d。④调节免疫功能：α-IFN，用重组 α-IFN-2b 治疗。糖皮质激素：早期病例，未出现腹水或脑病时使用。可用氢化可的松或泼尼松龙，中等剂量即可。肝衰竭中期及晚期病例糖皮质激素应忌用。⑤防治肝性脑病，每日蛋白质摄入量 1～1.5g/kg，诺氟沙星 0.2g，3～4/d；乳果糖浆 25g，2～3 次/d。纠正氨基酸失衡，给予支链氨基酸溶液 250～500ml/d，静滴。门冬氨酸-鸟氨酸，用法：1～2 度肝性脑病 20～40g/d，3～4 度肝性脑病 40～100g/d，稀释静滴，意识改善后减量。⑥防治脑水肿，可用 20％甘露醇或 25％山梨醇每次1～2g/kg，加压静滴，4～6 h 1 次，可与 50％葡萄糖溶液 100ml，交替使用。⑦防治消化道大出血，可用奥美拉唑，维生素 K_1，凝血酶原复合物等。生长抑素：250μg 静脉推注，250μg/h 连续静脉滴注维持。⑧防治肝肾综合征：禁用肾毒性药物，严格限制水入量，并用大剂量呋塞米。⑨腹水及自发性腹膜炎的治疗：宜排钾与保钾利尿药合用，常用螺内酯与呋塞米口服。如腹水感染，宜选用新型喹诺酮类及第三代头孢菌素（头孢哌酮）等治疗。⑩人工肝支持治疗。⑪肝移植。

（4）淤胆型肝炎的治疗：急性病例用一般护肝药物即可。慢性病例可选用糖皮质激素疗法，小剂量泼尼松（15mg/d）加硫唑嘌呤（100mg/d）联合治疗。苯巴比妥可诱导葡萄糖醛酸转换酶活性,促进胆红素代谢,剂量 30～60mg,3 次/d 口服。熊去氧胆酸(优思弗)250mg/次,2～3 次/d。腺苷蛋氨酸(思美泰)先静滴后口服。

【预防】 按程序接种各类肝炎疫苗。

九、脊髓灰质炎

脊髓灰质炎(poliomyelitis)是由脊髓灰质炎病毒(肠道病毒)引起的急性消化道传染病,病毒主要侵袭脊髓灰质部分。临床表现有发热、上呼吸道症状、肢体疼痛,部分患者可发生弛缓性瘫痪,因多见于儿童,故称小儿麻痹症。近些年发病很少。

【诊断提示】

1. 流行病学 在发病季节,当地有本病流行,病前 2～3 周有与患者密切接触史和食用被该病毒污染的不洁食物史。

2. 临床表现 潜伏期 5～35d,一般 9～12d。按症状轻重及有无瘫痪可分为隐性感染型、顿挫型、无瘫痪型及瘫痪型。瘫痪型病程大致可分为五期:

(1)前驱期:患者多有低热或中度发热、纳差、乏力、多汗、咽痛、咳嗽或恶心、呕吐、腹泻、便秘等症状,1～4d 后多数患者体温下降,症状消失称顿挫型,部分患者进入瘫痪前期。

(2)瘫痪前期:患者可于热退后 1～6d 体温再次上升或不退,有部分病例可无前驱期直接进入瘫痪前期,并出现头痛、颈背、四肢肌痛、感觉过敏、颈背强直。可有脑膜刺激征,脑脊液多有改变。可伴有多汗、呕吐、幼儿拒抱。起坐时以上肢向后支撑躯干呈特殊三脚架体态。部分患儿发展至此而不出现瘫痪,1～5d 后热退而康复,称为无瘫痪型。少数病例进入瘫痪期。

(3)瘫痪期:占感染者的 1‰～2‰。多在起病后 3～10d 或第 2 次发热 1～2d 后发生瘫痪,根据病变部位,临床分为脊髓型、延髓型、脑型和混合型。

(4)恢复期:瘫痪后 1～2 周,肢体功能逐渐恢复,最初 3～6 个月恢复较快,以后逐渐减慢。轻者 1~3 个月可恢复,重者需 6~18 个月或更长时间。

(5)后遗症期:瘫痪 1~2 年后仍不恢复为后遗症期,可出现肌肉萎缩和肢体畸形等后遗症。

3. 实验室检查　外周血象大多正常,脑脊液细胞数可增高(50~500)×10⁶/L,蛋白增高。后期细胞数恢复正常,蛋白仍持续升高,这种细胞蛋白分离现象对诊断有一定价值。血液或脑脊液内可分离到病毒。血清学检查,特异性免疫抗体第 1 周末达高峰,双份血清效价 4 倍以上可以确诊。

【治疗措施】　目前无特效疗法,对症治疗恰当可减少病死率和后遗症。

1. 前驱期及瘫痪前期　卧床休息,局部湿热敷,或用镇痛药,以放松肌肉。尽量避免肌内注射。注意补充营养,维持水、电解质平衡。

2. 瘫痪期　保护瘫痪肢体,防止外伤与压迫,吞咽困难者给予鼻饲,有发绀时吸氧,必要时气管切开;呼吸中枢瘫痪应用人工呼吸器、呼吸兴奋药及预防肺部感染,脑型患者按乙型脑炎处理。辅助药物,地巴唑、加兰他敏、B 族维生素等可在急性期后应用。选用加兰他敏 0.05~0.1mg/(kg·d),肌注,30d 为 1 个疗程;新斯的明 0.02~0.04mg/(kg·d),10d 为 1 个疗程;地巴唑 0.1~0.2mg/(kg·d)顿服,10d 为 1 个疗程;亦可用胞磷胆碱及 B 族维生素。

3. 恢复期　以针灸、推拿、理疗及功能锻炼为主。

4. 后遗症期　根据畸形部位,选择性手术矫正治疗。

【预防】　根据计划免疫程序服用脊髓灰质炎减毒活疫苗糖丸。参阅附录儿童计划免疫。

十、病毒性胃肠炎

病毒性胃肠炎(viral gastroenteritis)是由肠道内病毒感染引

起,以呕吐和(或)腹泻为特征的一组急性肠道传染病,主要为轮状病毒、诺罗病毒等。

【诊断提示】

1. 流行病学　易感者主要是 6 个月至 2 岁的儿童和老年体弱者。主要流行于秋冬季。

2. 临床表现　潜伏期大多在 24～48h。起病急,有发热、恶心、呕吐、腹痛、腹泻。一般先吐后泻,呕吐 1～2d 即消失,发热持续 2～5d,腹泻持续 5～8d。大便为黄绿色,不成型,有恶臭或水样便,也可黏液样便或米泔样便,新生儿可出现血便。少数人可并发肠套叠、胃肠出血、过敏性紫癜、脑炎、DIC、溶血尿毒综合征等。儿童患者 30%～50% 早期有呼吸道症状,成人感染者发热及呼吸道症状较儿童少。

3. 实验室检查　大便常规检查多数无脓细胞,外周血象淋巴细胞可增高。早期可用电镜或免疫电镜在粪便中检出病毒,双份血清抗体检查滴度升至 4 倍以上有诊断意义。ELISA 法检查粪便标本,可以区分人轮状病毒和动物轮状病毒。

【治疗措施】

(1)目前无特异性治疗,主要通过饮食疗法和液体疗法控制症状,纠正水、电解质紊乱。

(2)吐泻重者禁食 12～24h,奶制品及糖水等可加重腹泻。可静滴葡萄糖生理盐水,口服补液盐(GS 20g,NaCl 3.5g,NaHCO$_3$ 2.5g,KCl 1.5g 加水 1000ml),轻度脱水 50ml/kg,中度脱水 100ml/kg,4～6h 服完。

(3)恢复饮食,根据不同情况给予不同比例的脱脂奶与米汤混合液,从 1:1或 1:2开始,逐步增加牛奶浓度和总量,2～3d 恢复至病前饮食。

十一、流行性乙型脑炎

流行性乙型脑炎(epidemic encephalitis type B),简称乙脑,

是由乙脑病毒引起的以脑实质炎症为主要病变的中枢神经系统急性传染病。其临床特征为急性起病、高热、意识障碍、抽搐、病理反射与脑膜刺激征阳性等。重症患者可留有神经系统后遗症。

【诊断提示】

1. 流行病学 流行具有严格的季节性,以夏、秋季为主,80%以上病例集中在 7、8、9 月份。家畜、家禽为主要传染源,尤其是猪,通过蚊虫叮咬传播。

2. 临床表现

(1)潜伏期平均 10～14d,病程分为四期:①初期:起病急,常有高热、头痛、呕吐、嗜睡或烦躁不安等表现。本期持续 1～3d。②极期:初期症状加重,出现抽搐、昏迷,脑膜刺激征阳性,并出现病理反射、浅反射消失,重者可发生脑水肿、脑疝和呼吸循环衰竭。其中高热是必有症状,体温越高,热程越长,病情越重;昏迷发生时间越早,病情越重,呼吸衰竭是常见死因。本期持续 4～10d。③恢复期:各种症状逐渐消失,多数经积极治疗后在 6 个月内恢复正常,部分患者遗留精神异常、肢体瘫痪或痉挛、失语、癫痫、智力下降等后遗症。④后遗症期:5%～20%重型乙脑患者留有后遗症,主要有失语、肢体瘫痪、意识障碍、精神失常及痴呆等。

(2)根据病情轻重程度临床分为四型:①轻型:发热 39℃ 以下,神志清楚,有头痛、呕吐及嗜睡,无抽搐,无病理反射,病程 5～7d。②普通型:发热 39～40℃,有头痛、呕吐、嗜睡伴浅昏迷,脑膜刺激征明显,轻度抽搐和(或)病理反射,病程 7～14d。③重型:高热 40℃以上,反复抽搐,昏迷,明显病理反射及生理反射消失或减弱,不发生呼吸衰竭。病程常超过 2 周。恢复期有精神症状,多有后遗症。④极重型:体温 40℃以上,反复抽搐、迅速昏迷,有呼吸衰竭,多在极期死亡。

3. 实验室检查

(1)血象:白细胞总数及中性粒细胞增高、嗜酸性粒细胞减少。

(2)脑脊液检查:外观微混,白细胞数$(5～50)×10^7/L$,个别

可达 $1.0 \times 10^9/L$ 以上。2～5d 内以中性粒细胞为主,以后以淋巴细胞为主,蛋白轻度增高,糖和氯化物正常。

(3)血清学检查:血清特异性 IgM 阳性率可达 90%。1 周内死亡病例脑组织可分离出病毒。

【治疗措施】

1. 一般治疗 卧床休息,加强护理,保持呼吸道通畅,防止压疮和肺炎。进流质饮食或鼻饲,补充维生素及热量,维持水、电解质平衡。密切监测精神、意识、体温、呼吸、脉搏、血压及瞳孔变化。

2. 高热处理 降低室温,物理降温可用冰袋、冰帽、40%乙醇擦浴、温水灌肠等。药物降温可用吲哚美辛 12.5～25mg,1 次/4～6h;超高热者,氢化可的松 100～400mg/d 或地塞米松 5～15mg/d,加入液体中静滴,体温下降后停用。必要时可用亚冬眠疗法,氯丙嗪、异丙嗪各 0.5～1mg/kg 肌内注射。

3. 止惊和控制抽搐 地西泮为首选药物,成人每次 10～20mg,小儿每次 0.1～0.3mg/kg,肌注或静注。苯巴比妥钠,成人每次 0.1g,小儿每次 3～6mg/kg,肌注。亚冬眠疗法:氯丙嗪及异丙嗪每次各 1mg/kg,4～6h 1 次肌注,配合其他物理降温。10%水合氯醛,成人每次 10～15ml,小儿每次 1ml/岁,直肠灌入。脑水肿可用20%甘露醇或 25%山梨醇 1～2.0g/(kg·次)快速静滴,4～6h 1 次;50%葡萄糖溶液或 10%甘油等。可交替应用。

4. 呼吸衰竭的处理 及时清除呼吸道分泌物,定时翻身拍背,雾化吸入异丙肾上腺素,解除支气管痉挛。根据血气分析结果实施氧疗。有脑水肿、脑疝者给予脱水药。必要时行气管切开,用人工呼吸器。呼吸兴奋药:洛贝林,成人每次 3～6mg,小儿酌减,肌注或静注;尼可刹米,成人每次 0.375～0.75g,小儿酌减,肌注或静注;二甲弗林每次 8mg,肌注或静注。

5. 恢复期及后遗症的治疗 主要进行理疗、推拿和功能锻炼等综合性措施,并给予多种维生素、谷氨酸、谷维素、γ-氨酪酸及其他改善神经细胞功能的药物。

【预防】　避免蚊虫叮咬、灭蚊及乙脑疫苗预防接种。

十二、肾综合征出血热

肾综合征出血热(hemorrhagic fever with renal syndrome, HFRS),惯称流行性出血热(EHF),是由汉坦病毒属的各型病毒引起,以发热、低血压休克、充血出血和肾损害为主要表现的急性自然疫源性疾病。病理改变主要是全身小血管和毛细血管广泛性损害导致出血和血浆渗出,致使有效血容量降低而发生休克和肾功能不全。

【诊断提示】

1. 流行病学　流行区域内,病前有在疫区居留或有与鼠类直接或间接接触史,或进食过被鼠类污染的食物。潜伏期 7～14d。

2. 临床表现　典型病程可分为五期。

(1)发热期:起病急,发热、头痛、腰痛、眼眶痛(俗称三痛);面、颈、胸潮红,似酒醉貌,结膜和面部明显充血。皮肤黏膜有瘀点,以腋下、胸背部、软腭为甚,重者可有腔道出血;胃肠道症状明显或呈急腹症表现,球结膜及面部水肿,可出现神经精神症状,上腹部和腰部压痛。可出现蛋白尿、血尿,甚至管型尿,本期持续 3～7d。体温越高,病程越长,病情越重。

(2)低血压休克期:多数患者热退时病情反而加重,脉快而细,血压波动,脉压差开始缩小,脉压差≤30mmHg 为低血压倾向,≤26mmHg 为低血压,≤20mmHg 为休克。四肢厥冷、苍白或发绀,胃肠道症状和出血症状加重,血压下降以致休克,本期 1～3d。当血压测不到≥2h 或救治后休克持续超过 12～24h 仍不能完全纠正为难治性休克,预后极差。

(3)少尿期:常随低血压休克期而来或与低血压休克期重叠。每日尿量<400ml,甚至无尿。发生高血容量综合征时表现为体表静脉充盈,水肿,血压回升并进行性升高,尿蛋白增多,血红蛋白下降,血细胞比容<40%,重者并发肺水肿、脑水肿、尿毒症、电解

质紊乱及酸中毒。本期一般 2～5d,长者达十余日。

（4）多尿期:尿量渐增至每日 3000ml 以上,有的可达 1.5 万 ml。尿比重降低,易发生脱水、低钾、继发感染等,可诱发再次休克和肾功能衰竭。本期持续 7～20d。

（5）恢复期:临床症状、体征逐渐消失,尿量恢复正常,肾功能亦逐渐恢复。但仍可有高血压、肾浓缩功能不全或尿路感染等并发症。体力恢复一般需 4～16 周。

3. 实验室检查　外周血象:白细胞总数 1～2d 内偏低或正常,3d 后升高达 $10×10^9/L$ 以上,有异型淋巴细胞,红细胞及血红蛋白在发热末期增高,低血压休克期达高峰,血小板减少;蛋白尿在发热期出现,少尿期达高峰,常出现白细胞、红细胞、管型、膜状物及包涵体细胞;血生化:发热末期肌酐、尿素氮增高,CO_2 结合力下降,到少尿期达高峰,凝血机制检查:凝血酶原时间延长,纤维蛋白原减少、凝血时间缩短,多与 DIC 有关;血清学检查:特异性 IgM 抗体一般在第 2 病日后出现,IgG 出现稍晚于 IgM,特异性抗体具有确诊意义。

4. 重型指征　主要为高热、出血、休克和肾损害。

【治疗措施】　治疗原则是早发现、早休息、早治疗;把好休克、出血、肾衰"三关"。防治并发症,按各期特点进行不同治疗。

1. 发热期治疗　卧床休息,给予高热量、高维生素及易消化饮食,补足液体,以每日尿量加 1000～1500ml 为宜,口服为主,不足者可静脉输入平衡盐液;高热、全身症状重者可用氢化可的松 100～200mg/d 或地塞米松 5～10mg 静滴,退热后停用。可用物理降温,禁用发汗退热药。出血者可用卡巴克洛(安络血)10mg,2 次/d 肌注,酚磺乙胺(止血敏)1.0～2.0g,1 次/d,静滴。抗病毒治疗:利巴韦林 800～1000mg/d,分 2 次加 10% 葡萄糖溶液内静滴,连用 3～5d。

2. 低血压休克治疗

（1）补充血容量:每日补液 2000～3000ml。以平衡盐液和人血白蛋白、血浆等为主。右旋糖酐目前应用较少,24h 用量<1000ml。一般先输晶体液后输胶体液。全天量晶·胶—3·1。外渗明显时可提高晶胶比例至 1:1。

(2)纠正酸中毒:用 5‰碳酸氢钠静滴,维持二氧化碳结合力在 18mmol/L 以上;血管活性药物,补足血容量后血压仍不稳定时可根据休克类型选用血管扩张或血管收缩药物。可用氢化可的松 200～300mg 或地塞米松 20～30mg 静滴(参阅休克章)。

(3)其他:如心功能不全,可给予强心药,有 DIC 者给予肝素治疗。用药方法及适应证参阅有关章节。

3. **少尿期治疗**　补液量限制在出量＋500～700ml 内,尽量口服,限制钠盐,纠正酸中毒。利尿:呋塞米每次 20～100mg 静注,最大每次 300mg,连用 2～3 次,无效,表明已进入器质性少尿。导泻:甘露醇粉 30g 或硫酸镁口服或用大黄 10～30g,泡水后冲芒硝 15g 内服。透析疗法:选用结肠透析、腹膜透析或血液透析。出血的治疗:根据出血原因可选用卡巴克洛、酚磺乙胺、肝素、鱼精蛋白、新鲜血浆等。

4. **多尿期**　注意补充适量电解质及液体,防止继发感染,做好口腔及皮肤护理。

5. **恢复期治疗**　加强营养,休息 1～3 个月,逐步恢复体力活动。

【预防】　疫区普遍疫苗注射。

十三、狂　犬　病

狂犬病(rabies)是由狂犬病毒侵犯中枢神经系统引起的急性人兽共患传染病。主要病理变化是急性弥漫性脑脊髓变性和炎症性改变,临床表现为特有的恐水、怕风、恐惧不安、咽肌痉挛、进行性瘫痪等。病死率极高。人群普遍易感。

【诊断提示】

1. **流行病学**　潜伏期 5 日至 19 年不等,多数为 20d 到 2 个月。注意追寻是否有犬、狼、猫等咬伤史。

2. 临床表现　典型临床经过可分为三期：

(1)前驱期：发病多以低热、头痛、倦怠、恶心、烦躁、恐惧不安开始，继而对疼痛、声、光、风等刺激敏感，有喉部发紧感觉。具有早期诊断意义的症状是已愈合的伤口及其附近出现麻、痛、痒等异常感觉。本期持续 2～4d。

(2)兴奋期：患者逐渐进入高度兴奋状态，突出表现为极度恐惧、恐水、怕风、发作性喉肌痉挛，患者的神志大多清晰，但部分患者可出现精神失常。交感神经常呈兴奋表现，如大量流涎、大汗、心率增快、血压上升、尿潴留，部分男性可反复阴茎勃起。本期为1～3d。

(3)瘫痪期：患者渐趋安静，痉挛发作停止而出现各部肌肉瘫痪，尤以肢体弛缓性瘫痪为多见；可因呼吸循环衰竭而死亡。本期持续 6～18h。

临床还可见到麻痹型狂犬病，无兴奋期表现，而以高热、头痛、呕吐、咬伤部位疼痛继之全身逐渐瘫痪死亡。

3. 实验室检查　周围血白细胞及中性白细胞增高，脑脊液呈无菌性脑膜炎改变。荧光抗体染色狂犬病毒抗原可呈阳性。脑组织涂片染色可发现细胞浆内嗜酸性包涵体(内基小体)。唾液及脑组织可分离出病毒。

【治疗措施】

1. 对症治疗　严密隔离，减少一切不必要的刺激和声响。烦躁者给予苯巴比妥、地西泮等，脑水肿者给 20％甘露醇脱水。注意纠正水、电解质平衡紊乱，补充足够热量。

2. 伤口处理　病兽咬伤或抓伤之伤口应立即处理，以 20％肥皂水或 0.1％苯扎溴铵(新洁尔灭)彻底冲洗伤口，至少半小时，冲洗后用高度白酒或 75％乙醇涂擦伤口底部及周围，再以火罐拔毒，三级暴露及伤及头面的二级暴露者应在伤口底部和周围局部浸润注射高效价免疫血清或狂犬免疫球蛋白。伤口不可缝合或包扎。

3. 预防接种　地鼠肾疫苗(狂犬疫苗):被犬、猫、狼伤后,按规定程序接种。其他如人二倍体细胞疫苗和鸡胚疫苗均可采用。

十四、传染性非典型肺炎

传染性非典型肺炎(infectious atypical pneumonia),国内简称"非典",世界卫生组织称为"严重急性呼吸综合征"(severe acute respiratory syndrome,SARS),是一种由 SARS 冠状病毒感染、传染性较强、主要损害呼吸系统、以肺功能损害为主要临床表现的急性呼吸道传染病。本病与支原体肺炎、衣原体肺炎、军团菌肺炎及呼吸系统病毒、细菌等引起的肺炎主要区别在于:病原体不同、传染性强、病情进展快且严重、危害大。

【诊断提示】

1. 流行病学　①重点了解疫源地,与发病者是否有密切接触史,有否群体发病(如实验室工作人员);②发病前 2～3 周内到过或在疫区居住,或实验室工作人员。

2. 症状与体征　典型患者通常分为三期。

(1)早期:起病急,多以发热为始发症状,体温多＞38℃,可伴有畏寒、头痛、关节酸痛、乏力、腹泻;早期一般无呼吸道卡他症状和体征,可有咳嗽,多为干咳,但不严重,偶有血丝痰,可有胸闷,严重者出现呼吸加速、气促或明显呼吸窘迫。肺部体征不明显,部分患者可有少许湿啰音或肺实变体征。

(2)进展期:病情于 10～14d 达到高峰,发热、乏力加重,并出现频繁咳嗽、气促和呼吸困难,肺实变体征进一步加重。少数患者出现急性呼吸窘迫综合征而危及生命。

(3)恢复期:病程进入 2～3 周后,发热渐退,其他症状与体征减轻乃至消失。肺部炎症改变的吸收和恢复较为缓慢,体温正常后仍需 2 周左右才能完全吸收恢复正常。

注意:少数患者不以发热为首发症状,尤其是近期大手术或患有基础疾病的患者。

3. **实验室检查**　白细胞计数一般不高或降低,常有淋巴细胞计数减少。病毒及抗体检测常滞后。

4. **胸部 X 线检查**　肺部有不同程度的片状、斑片状浸润性阴影或呈网状改变,部分患者进展迅速,呈大片状阴影,为多叶或双侧改变,阴影吸收消散较慢;肺部阴影与症状体征可不一致。若胸片结果阴性,1～2d 后应予复查(X 线透视或胸片)。

5. **抗菌药物治疗**　无明显效果。注意排除其他临床表现类似的呼吸系统疾病。

【诊断标准】

1. **疑似病例**　符合【诊断提示】1.①＋2＋3 条或 1.②＋2＋4 条或 2＋3＋4 条。

2. **临床病例**　符合【诊断提示】1.①＋2＋4 条及以上,或 1.②＋2＋4＋5 条,或 1.②＋2＋3＋4 条。

3. **医学观察**　符合【诊断提示】1.②＋2＋3 条。符合医学观察标准者,应在指定地点接受隔离观察,也可以在家中隔离观察,由疾病控制部门按规定进行医学观察(通常 15～20d)。符合疑似或临床诊断标准者,由专门交通工具送往指定医院隔离治疗,同时对密切接触者行医学观察。

4. **重症传染性非典型肺炎**　疫源地疑似病例或医学观察病例符合下列标准中任意一条即可诊断。

(1)呼吸困难,呼吸频率＞30 次/min。

(2)低氧血症,在吸氧量 3～5L/min 条件下,动脉血氧分压(PaO$_2$)＜9.33kPa(＜70mmHg),或脉搏容积血氧饱和度(SpO$_2$)＜93%;或已可诊为急性肺损伤(ALI)或急性呼吸窘迫综合征(ARDS)。

(3)多叶病变且病变范围＞1/3,或 X 线胸片显示:48h 内病灶进展＞50%。

(4)休克或多脏器功能障碍综合征(MODS)。

(5)具有严重基础性疾病或合并其他感染或年龄>50岁。

【防治措施】　按甲类传染病报告有关部门。

1.预防　"非典"潜伏期一般在1~16d,常见为3~5d,潜伏期即具有较强传染性,严密隔离疑似诊断病例和患者,切断传播途径至关重要,要努力做到以下几点。

(1)尽量避免和减少与患者或潜伏期感染者接触,尤其是近距离接触,疫情期间减少去公共场所和规模性集会。

(2)注意个人卫生(包括洗手,必要时戴口罩),注意公共卫生,培养健康、科学的生活和卫生习惯。

(3)保持室内空气清新,经常开门窗通风换气。

(4)保持正常的生活规律,避免过度劳累。疫情期间可酌用抗病毒中药、干扰素等,但预防效果尚未肯定。

(5)室内、周围环境根据需要用3%过氧化氢或含氯消毒剂喷洒消毒。

(6)出现相关症状,如发热≥38℃、咳嗽、全身酸痛等症状和肺部体征,及时到医院发热门诊治疗。

(7)尽量不探视"非典"患者、疑似病例和医学观察者。

2.隔离治疗

(1)隔离期21d,医学观察期14d。

(2)疑似病例及诊断病例,通常需定点医院隔离治疗,方法主要是对症、中药和激素应用(参见呼吸窘迫综合征治疗有关部分)。

十五、人感染高致病性禽流感

人感染高致病性禽流感(简称人禽流感)是由禽甲型流行性感冒病毒(禽流感病毒)引起的急性呼吸道传染病。严重者多因呼吸和多器官功能衰竭死亡。引起人禽流感的病毒亚型主要是H5N1、H9N2、H7N7,1997年香港首先发现禽流感病毒由禽到人的传播。

【诊断提示】

1. 流行病学　当地有禽流感的疫情,在疫区工作或1周内到过疫区,或与被感染的禽类及其分泌物、排泄物等有密切接触史,或实验室工作人员,或有与患者密切接触史。

2. 症状与体征　主要为发热、流涕、咳嗽、咽痛等呼吸道症状;部分有恶心、腹痛、腹泻、稀水样便等消化系统症状;小部分可见眼结膜炎;严重者表现为重症肺炎、急性呼吸窘迫综合征、肺出血、胸腔积液、全血细胞减少、肾功能衰竭、感染性休克等多种并发症。

3. 实验室检查　采取呼吸道和血液标本进行病毒学分离、基因诊断和抗原抗体检查,阳性者可确诊。

4. 分类诊断　根据流行病学、接触史、临床表现及实验室检查结果,分为医学观察病例、疑似病例、临床诊断病例和确诊病例。

【防治措施】

1. 隔离治疗　对疑似病例、临床诊断病例和确诊病例进行隔离观察、治疗。

2. 对症治疗　可应用解热药、缓解鼻黏膜充血药、止咳祛痰药等。儿童忌用阿司匹林或含阿司匹林,以及其他水杨酸制剂的药物。

3. 抗病毒治疗　应在发病48h内试用抗流感病毒药物。

(1)神经氨酸酶抑制药:奥司他韦(Oseltamivir,达菲)为新型抗流感病毒药物,成人剂量每日150mg,分2次服用。15kg以内的儿童每次给药30mg,15～23kg每次给药45mg,24～40kg每次给药60mg。13岁以上儿童剂量同成人。

(2)离子通道 M_2 阻滞药:金刚烷胺(amantadine)和金刚乙胺(rimantadine)。金刚烷胺和金刚乙胺成人剂量每日 100～200mg,儿童每日5mg/kg,分2次口服,疗程3～4d。肾功能受损者酌减剂量。治疗过程中应注意中枢神经系统和胃肠道不良反应。老年患者及孕妇应慎用。哺乳期妇女、新生儿和 1 岁以内的婴儿禁用。金刚乙胺的毒副作用相对较轻。

4. 加强支持治疗和预防并发症 注意休息、多饮水、增加营养,给易于消化的饮食。密切观察,监测并预防并发症。

5. 重症患者的治疗 重症患者应当送入 ICU 病房进行救治。对于低氧血症的患者应积极进行氧疗,保证患者血氧分压≥60mmHg。如经常规氧疗患者低氧血症不能纠正,应及时进行机械通气治疗,治疗应按照急性呼吸窘迫综合征(ARDS)的治疗原则。

6. 预防用药 与禽类或与患者密切接触者,可口服金刚烷胺 0.1～0.2g,3 次/d,连用 3～5d。

十六、中东呼吸综合征

中东呼吸综合征(Middle East respiratory syndrome, MERS),全称为中东呼吸症候群冠状病毒感染症(MERS-CoV)。最早发现于中东国家沙特(2012.9),此病与 SARS(非典)病因同属冠状病毒,但病毒基因有明确差异,且作用于不同受体,系变异冠状病毒。这种以呼吸系统症状为主要表现的病毒性呼吸道传染病是跨物种传播,人畜共患的疾病。

在中东地区和非洲的骆驼中发现 MERS-CoV 抗体,此类动物可能是重要传染源,但不排除蝙蝠或其他动物也可能是 MERS-CoV 的自然宿主。人与人之间传染主要是密切接触和呼吸道传播,消化道途径传播尚缺乏足够证据。报告病死率 27%、40.7%、50.4%,与发现时间早晚,治疗措施是否得当有关。免疫力低下、老年人、患慢性疾病(如糖尿病、癌症、肺部疾病)人群患病后病情加重,治疗困难。目前尚无有效疫苗。

【诊断提示】

1. 流行病学 要深入了解是否来自疫源地及群体发病情况;与患者和带菌者有否密切接触史(如医务人员、亲朋好友、集中居住和密切接触史);2周内是否去过疫区或疫区居住的外出人员。

2. 潜伏期 2～14d,平均7d。

3. 症状与体征 早期症状类似于普通上呼吸道感染,多先低热,后中等发热,一般<39℃,常伴有畏寒、肢冷;呼吸系统症状先为干咳,少量痰液,重者伴有气短,呼吸困难;多伴有食欲减退、纳差、腹泻等症状,不伴脓血便;抢救治疗不及时,重者可发生肾功能衰竭、感染性休克、呼吸衰竭等严重并发症。

4. 实验室检查 白细胞总数一般不高,可伴有淋巴细胞减少,2～3周后可出现抗体,器官衰竭时可有相应检查阳性结果。

5. X线检查 胸片或X线胸透,早期多无典型表现;中晚期常有胸部模糊影,呈浸润状,斑片状,多为双侧改变。需1～2d后复查肺部阴影变化情况。

6. 抗生素治疗 多无明显效果。

7. 医学观察 来自疫区或密切接触者或出现症状不能确诊者,需医学观察15～20d(隔离观察)。

8. 鉴别诊断 主要与流感病毒、SARS冠状病毒等呼吸道病毒和细菌感染等所致的肺炎进行鉴别。

【防治措施】 按甲类传染病规定报告有关部门。

1. 隔离 疑似、临床诊断和确诊病例均需严密隔离,接触者和医护人员要采取防护措施(同SARS)。

2. 预防 流行季节及疫区主要防护措施如下。

(1)保持个人良好习惯,勤洗手,避免用手直接接触眼睛、鼻子和口腔,尤其是与带菌者和伴有呼吸道症状人员接触需要做好个人防护。

(2)保持均衡营养饮食,注意饮食卫生,避免过度劳累,保持室内和交通工具空气流通。

(3)尽量避免和减少去动物饲养、屠宰、生肉制品、野生动物栖息场所,避免接触这些动物及其排泄物。

(4)对出现呼吸道症状的病人,要求及时就医并佩戴口罩,妥善处理排泄物以保护他人。

(5)来自疫区人员，与病人密切接触者，要做好入境检查和隔离观察并及时报告疾病预防机构，进行相关医学检验和医学观察。

(6)从疫区返回或在疫区居住人员，14d 内出现呼吸道症状时要及时到有关医疗机构就医并做好个人防护。

(7)尽量减少和避免探视病人，减少近距离接触机会，必须探视时要在医务人员指导下采取防护措施。疫情期间尽量不进行规模性集会，少去或不去人多的公共场所。

(8)由有关部门和人员指导，采取室内外消毒措施。

3. 隔离治疗　诊断明确者由专业医疗机构或指定医院治疗。

4. 抗病毒治疗　目前尚无明确有效的抗 MERS 冠状病毒药物。体外实验表明，干扰素-α 具有一定抗病毒作用。

5. 抗菌药物治疗　避免盲目或不恰当使用抗菌药物，加强细菌学监测，出现继发细菌感染时应用抗菌药物。

6. 中医中药治疗　依据中医学"温病、外感热病、风温肺热病"等病证辨证论治。

7. 对症治疗　保持呼吸道通畅，纠正水、电解质失衡。根据病情变化和需要选用化痰止咳、能量合剂、激素等药物，具体用量、用法、适应证、禁忌证参阅本书急性呼吸窘迫综合征和"非典"(SARS)治疗措施。

8. 治疗基础性疾病　参阅本书有关篇章之疾病治疗措施。

第 39 章　衣原体和支原体感染性疾病

一、鹦　鹉　热

鹦鹉热(psittacosis)是由鹦鹉热衣原体引起的急性全身性自然疫源性疾病。具有多种临床表现,以发热、头痛、肌痛、寒战及呼吸道感染症状为常见。

【诊断提示】

1. 流行病学　有密切接触鸟类及家禽类史。

2. 临床表现　潜伏期 7～15d 或更长,早期一般无症状或轻度流感样症状,严重感染者少见,起病可隐袭或突然寒战、高热、体温 39～40℃,相对缓脉。常有严重的头痛、疲乏、恶心、呕吐,肌痛尤其背颈部显著。咳嗽吐少量黏痰或痰中带血丝,重症患者在 1 周内出现嗜睡、谵妄、抽搐或木僵。主要体征为咽充血与脾大。当脾大与肺炎同时存在时应注意本病可能。

3. 实验室检查　外周血象白细胞正常或轻度升高,血沉一般增快。血清学检查,特异性 IgM 或 IgG 抗体≥1∶64 有诊断价值。痰直接涂片染色,在上皮细胞胞质中检查特异性包涵体。

4. 胸部 X 线检查　为片状、棉絮状、结节状、粟粒状阴影,由肺门部向外呈楔状或扇形扩大。

【治疗措施】

(1)一般治疗:高热、头痛、胸痛应给予对症处理。呼吸困难时吸氧,不能进食者应输液补充足够热量,注意水、电解质平衡。

(2)抗菌药物治疗:四环素 1.0g,2 次/d,10～14d 为一疗程,不能口服者静滴四环素 0.5g,2 次/d,疗程一般 10d。此外利福平、多西环素、阿奇霉素、氟喹诺酮、红霉素亦可选用。

（3）对症治疗。

二、肺炎支原体呼吸道感染

本组疾病是由肺炎支原体所引起的呼吸道感染。临床表现为咽炎、气管炎、支气管炎、肺炎等疾病的症状和体征。

【诊断提示】

1. 流行病学　有患者或支原体带菌者接触史。

2. 临床表现　潜伏期 2～3 周,以起病缓慢、发热、头痛、乏力和咳嗽而肺部特征不明显为特征。多数患者出现咽炎、气管炎、支气管炎的临床表现,约 10％的患者发生肺炎。患者有咽痛、发热、咳嗽,常有干性呛咳,有少量黏痰或脓性痰,偶可有血痰。肺部可听到干、湿啰音,成人肺部体征不明显。发热 37.8～40℃,一般持续 2～3 周。吸气时胸痛或肋骨间歇性痛常见。亦可有恶心、呕吐等消化道症状。部分患者可出现关节痛、溶血性贫血、心包炎、心肌炎、脑炎及脑膜炎等。少数可见皮肤红斑、斑丘疹、口唇疱疹。

3. 实验室检查　白细胞总数大多正常,中性细胞增高,淋巴细胞偏低,血沉增快;血清学检查:“O”型红细胞冷凝集试验,阳性率达 50％～70％;支原体补体结合试验可呈阳性。

4. 胸部 X 线检查　肺野呈斑点状或云雾状阴影,亦可见从肺门向肺野外周伸展的扇形阴影。

【治疗措施】

1. 一般疗法及对症治疗　呼吸道隔离,对用品应进行消毒处理。重症者氢化可的松 200～300mg/d 静滴,剧咳时可用可待因;咳嗽痰多时,用复方甘草合剂、急支糖浆等。

2. 特效治疗　红霉素,成人 1.0～2.0g/d,分 3～4 次口服,四环素成人 2.0g/d,分 4 次口服。耐药者可应用氟喹诺酮类。疗程 10～14d。以上药物能缩短病程,加速肺部病灶吸收,但不能完全消灭支原体,肺炎支原体仍可存在于呼吸道黏膜和分泌物中达数月之久,有症状时可继续应用。本病预后良好,一般病死率＜0.1%,若出现中枢神经系统并发症则预后较差。

　　3. 并发症治疗　　如心包炎、心肌炎、脑炎、脑膜炎、溶血性贫血及 DIC 时,参阅有关疾病治疗措施。

第40章　立克次体感染性疾病

一、流行性斑疹伤寒

流行性斑疹伤寒(epidemic typhus)是普氏立克次体感染以人虱为传播媒介的急性传染病,基本病理改变是小血管炎和全身性毒血症。临床以急性起病、持续高热、严重头痛,充血或出血性皮疹及中枢神经系统损害为特征。近数十年,发病率逐渐降低。

【诊断提示】

1. 流行病学　患者为唯一传染源,体虱、头虱、阴虱为传播媒介,一次患病后可获持久免疫力。多发于冬春季,有虱叮咬或进入疫区生活史。

2. 临床表现　潜伏期一般 10～14d,急性发病,寒战,高热,剧烈头痛,全身肌肉、关节酸痛,颜面潮红,肝、脾大,数日后出现充血性斑丘疹,渐渐变成暗红色或出血性皮疹,疹退后留有色素沉着。皮疹见于 80% 以上病例。常伴食欲缺乏、呕吐、腹胀、便秘等。皮疹出现后体温仍持续 40℃ 以上。多数神经精神症状明显,可有萎靡、谵妄、狂躁、神志错乱及昏迷。偶有脑膜刺激征。重者并发心肌损害和肺炎。2 周左右体温开始下降渐趋恢复。轻型和复发型患者症状较轻、高热时间短、皮疹少、恢复快。

3. 实验室检查　白细胞数多在正常范围内,中性粒白细胞增多,嗜酸性粒细胞减少或消失,血小板减少。尿中可有蛋白、红细胞、白细胞和管型。血清学检查:外斐反应,效价 1:160 以上有参考价值;立克次体凝集反应及补体结合试验阳性率高,特异性强。

4. 其他检查　心电图可有 ST-T 缺血性改变,胸部 X 线检查两肺可见小片状阴影,少数可有胸腔积液及肝肾功能损害。

【防治措施】

1. 支持与对症治疗　卧床休息,注意保持口腔清洁,彻底灭蚤虱,定时翻身,防止肺部并发症及压疮。高热量半流质饮食,每日入水量应在 3000ml 左右,必要时给予静脉补液。高热者可给予物理降温或小剂量退热药,如吲哚美辛、阿司匹林等。心功能不全者可给予强心药,严重毒血症状伴低血容量者可补右旋糖酐-40、血浆,并短期使用糖皮质激素,如继发感染,应根据药敏试验选择抗菌药物。

2. 病原治疗　首选四环素:成人 1.5～2.0g/d,分 4 次口服。体温正常后继续用 3～4d,不能口服者可静脉给药,但剂量宜小,成人<1.5g/d;或多西环素 200mg 顿服。

3. 预防　灭虱及流行区注射斑疹伤寒疫苗。

二、地方性斑疹伤寒

地方性斑疹伤寒(endemic typhus)是由莫氏立克次体所致的急性传染病,临床表现与流行性斑疹伤寒相似,但症状轻,病程短,预后好。

【诊断提示】

1. 流行病学　鼠为传染源,蚤为传播媒介,有鼠及蚤接触史,可有皮肤破损受染史。

2. 临床表现　潜伏期 1～2 周。症状体征与临床过程与流行性斑疹伤寒类似,但病情较轻,发热常于第 1 周末达高峰,体温 38～40℃,常有畏寒、无力、头痛、全身肌肉酸痛、结膜和咽部充血等,热程 4～25d。70%患者有皮疹,于病程 2～8d 出现,初见于胸腹,24h 遍布全身。皮疹为 1～4mm 的斑丘疹,初鲜红,渐转为暗红,可持续 7～10d。神经系统症状可有头晕、失眠和听力减退。可有心动过缓及低血压。脾大见于过半数病例。

3. 实验室检查　外周血象大多正常。血清学检查,同流行性斑疹伤寒。莫氏立克次体凝集反应,补体结合反应阳性,可以与流行性出血热相鉴别。病原分离,可与普氏立克次体相鉴别。

【治疗措施】　同流行性斑疹伤寒。

三、恙　虫　病

恙虫病(tsutsugamushi disease)是恙虫病东方体经恙螨传播引起的自然疫源性疾病。临床以皮肤焦痂、溃疡、局部淋巴结炎和全身器官受损为特征,重者可出现毒血症症状。

【诊断提示】

1. 流行病学　我国南方一般 5～11 月份为发病季节,6～8 月份为高峰,有野外工作史和疫区生活或接触鼠类啮齿动物史。以鼠等啮齿类动物为传染源,以恙螨为传播媒介。

2. 临床表现　潜伏期 10～14d,突然发病,急起高热,呈弛张热型。皮肤损害,多见于皮肤皱褶和压迫处,如腹股沟、外阴、腋下等处,先是红斑丘疹,继之形成水疱,很快出现中心坏死形成褐色焦痂,直径 0.5～1.0cm。随着焦痂脱落形成溃疡,患者突然开始头痛、发热、寒战,几日后,体温进一步上升,头痛剧烈并可出现脑膜脑炎的症状和体征。部分患者可出现心功能受损的表现。全身淋巴结肿大,尤以焦痂附近为甚。脾大多于肝大。未经治疗的严重病例可出现发音障碍,吞咽困难及听力下降、耳聋等神经系统症状,但多为一过性。起病第 4 日全身可见暗红色斑丘疹,手掌足底无疹,愈后无脱屑。

3. 实验室检查　多数患者白细胞数减少,分类常有核左移。血清学检查:外斐反应(OXk),为诊断本病的依据之一,效价＞1:160 有意义。第 4 周开始下降,至 8～9 周多转为阴性。立克次体补体结合试验,特异性强,阳性率高。

【防治措施】

1. 一般治疗及对症处理　高热者应卧床休息,给予高热量营养丰富食物,不能进食者应补液,防治水、电解质平衡紊乱。发热者给予小剂量退热药和物理降温。

2. 病原治疗　氯霉素、四环素和红霉素对本病有良好效果，氯霉素剂量，成人 2.0g/d，分 4 次口服。退热后剂量减半，再用 7d。红霉素成人剂量为 1g/d。近年来国外多以多西环素取代，疗效优于氯霉素，成人 200mg/d，单剂顿服，连用 7d。部分患者可有复发，复发时再治疗仍有效。

3. 预防　同流行性斑疹伤寒。

四、Q　热

Q 热（Q fever）是由伯纳特立克次体感染后引起的一种自然疫源性疾病，其临床表现有发热、寒战、头痛、肌痛，约半数患者伴有间质性肺炎。

【诊断提示】

1. 流行病学　本病以牛羊等家畜为主要传染源。可经呼吸道、胃肠道及皮肤黏膜接触传播。有直接或间接接触病原体及食用生奶或奶制品史。

2. 临床表现　潜伏期 9～26d，大量感染可缩短至 3d。体温可于 2～4d 内升高达 39～40℃，为弛张热型，常伴大汗。发热可持续 5～57d，大多为 3～14d，可有双峰热，头痛剧烈，亦可有眼眶和眼球后痛。腰肌和腓肠肌疼痛，亦有明显关节痛及胸痛，脑膜刺激征等。多数有肺部病变，于 5～6 病日开始干咳，少数可有黏痰、少量血痰、肺部可闻及啰音。部分患者可有心肌、心内膜损害并可发生肝炎，引起肝大。

慢性 Q 热是由于急性期后，病原体在体内器官潜伏，在一定条件下，引致疾病复发或引起慢性经过。血沉持续加快，抗体滴度进行性增加，而病程在 1 年以上者应考虑为慢性 Q 热。慢性 Q 热可表现为肺炎、肺梗死、胸膜炎、心内膜炎、心肌炎、心肌梗死、血栓性脉管炎、骨髓炎、间质性肾炎、肝炎、胰腺炎、食管炎、关节炎、睾丸炎、脑膜炎及锥体外系的损害。

3. 实验室检查　白细胞数正常，中性粒细胞轻度左移，血沉增快。血清学检查贝氏立克次体;补体结合试验,病程 7d 出现效价大于 1∶64 阳性或见抗体效价 4 倍以上增高。荧光抗体快速检验,准确率可达 90% 以上。血、尿、痰和骨髓病原体分离可获阳性结果。

4. 胸部 X 线检查　　肺下叶有节段性或大叶浸润性模糊阴影,与支原体肺炎相似。

【治疗措施】

1. 一般治疗　　卧床休息,纠正水、电解质平衡,给予高热量,富含维生素食物。

2. 对症治疗　　高热、头痛、肌痛者给予吲哚美辛或阿司匹林口服。不能进食者给予补液。

3. 病原治疗　　首选四环素,成人及 8 岁以上儿童每日剂量为 25mg/kg,分 4 次口服,连服 2 周。成人亦可用多西环素,每日 200mg,分 2 次口服,热退后至少服用 3d。还可用氯霉素及复方磺胺甲噁唑、红霉素、利福平等。但疗效不如四环素。

慢性 Q 热的治愈率比较低,一般采用至少两种有效药物联合治疗,如多西环素联合利福平,疗程至少 3 年。对于 Q 热引起的心内膜炎用利福平治疗已获肯定疗效,也可用多西环素和羟基氯喹联合应用。Q 热伴发心内膜炎预后差。抗菌药物治疗不满意时,需同时进行人工瓣膜置换术。

4. 并发症治疗　　参阅有关病症治疗措施。

第41章 细菌感染性疾病

一、流行性脑脊髓膜炎

流行性脑脊髓膜炎(meningococcal meningitis)简称流脑,是由脑膜炎球菌引起的急性化脓性脑膜炎。临床表现以突发高热、剧烈头痛、频繁呕吐、皮肤黏膜瘀点及脑膜刺激征为主要特征。脑脊液呈化脓性改变。

【诊断提示】

1. 流行病学 冬春季节多发,有与患者或带菌者接触史。学龄前儿童多见。

2. 临床表现 潜伏期1~7d,一般2~3d。根据病情和病程可分为四种临床类型。

(1)普通型:本型占90%,典型病例可分为四期:①上呼吸道感染期:主要表现为上呼吸道感染症状,如低热、鼻塞、咽痛等,咽拭子培养可分离出脑膜炎球菌,此期1~2d。②败血症期:患者突然寒战、高热、头痛、呕吐、乏力、全身及关节疼痛、表情呆滞、烦躁不安等毒血症表现。全身皮肤黏膜可见出血点和瘀斑,严重者瘀斑迅速扩大,中央因血栓形成而坏死或形成大疱,少数患者出现口唇疱疹。多数于1~2d内发展至脑膜炎期。③脑膜炎期:败血症表现仍持续存在,因颅内高压而剧烈头痛、频繁呕吐、畏光、惊厥、狂躁、脑膜刺激征阳性。可并发休克、脑疝等。婴儿可有囟门紧张隆起、拒食及昏迷等。④恢复期:体温降至正常,皮疹停止发展,神经系统症状体征逐渐消失,精神状态和食欲随之恢复。此期1~3周。

(2)暴发型:起病急骤,病情凶险且发展迅猛,如不及时抢救,常在 24h 内死亡。按其临床特点又分为三型：①休克型：突发高热、寒战、迅速出现精神极度萎靡，意识障碍并有抽搐。皮肤瘀点、瘀斑迅速增多融合成片，并迅速出现周围循环衰竭。②脑膜炎型：除高热、瘀斑外，严重颅内高压为本型突出特点。表现为剧烈头痛、频繁而剧烈的呕吐，反复或持续抽搐，迅速昏迷，血压增高，锥体束征阳性，部分患者可发生脑疝。③混合型：兼有上述两型的表现，病情最重，病死率极高。

（3）轻型：患者表现为低热、轻微头痛及咽痛等上呼吸道症状，可见少量出血点，瘀点和咽拭子培养可获病原菌，儿童多见。

（4）慢性型：此型病程可迁延数周甚至数月，间歇出现寒战、发热、皮肤瘀点和皮疹、大关节疼痛，少数患者伴有脾大，12h 后缓解，2～3d 再次发作，需多次做血培养方能获阳性结果，如延误诊治也可能发展成化脓性脑膜炎、心内膜炎或心包炎。

3. 实验室检查　白细胞总数及中性粒细胞明显增高，可出现中毒颗粒或空泡。严重者可有类白血病现象；脑脊液检查早期压力增高，但外观正常，稍后变浑浊或脓性，细胞数在 $1 \times 10^9/L$ 以上，以中性粒细胞为主，蛋白明显增高，糖明显减少，氯化物降低；脑脊液或瘀点涂片可获病原学阳性结果。

【防治措施】

1. 普通型的治疗

（1）一般治疗：卧床休息，保持室内空气流通，昏迷患者应加强护理，防止呼吸道感染，压疮和角膜溃疡，能进食者以流质为宜。保持水、电解质平衡，保持尿量在 1000ml/d 以上。

（2）病原治疗：①青霉素 40 万 U/(kg·d)，分 4～6 次肌注或成人 800 万 U 静滴，1 次/8h，疗程根据脑脊液恢复情况及临床表现决定。不宜鞘内注射。②头孢噻肟、头孢曲松钠等，成人 2.0～6.0g/d，1～2 次静注或静滴，疗程 7d。③氯霉素：成人 50mg/(kg·d)，肌注或静注，疗程5～7d。

（3）对症治疗：高热时可行物理降温，抽搐时可用 10% 水合氯醛灌肠或地西泮肌注。20％甘露醇降颅压,中毒症状严重者可用糖皮质激素。

2. 暴发型流脑休克型的治疗

(1)病原治疗:青霉素为首选,剂量为 40 万 U/(kg·d),用法同前。亦可联合用药。

(2)抗休克治疗:参阅重症急救篇,感染性休克。

3. 暴发型流脑脑膜脑炎的治疗　除了青霉素和氯霉素治疗外,减轻脑水肿、防止脑疝和呼吸衰竭是本型防治重点。常用20％甘露醇每次 1.0~2.0g/kg,加压静滴,1 次/3~6h,直至血压恢复正常,颅内高压症状好转。也可与 50％葡萄糖交替使用,糖皮质激素具有降颅压作用,可用地塞米松 20~40mg/d 静滴。呼吸衰竭时可给氧,呼吸兴奋药,如尼可刹米、洛贝林等,必要时气管切开,行机械通气,禁忌压胸做人工呼吸。

4. 慢性型治疗　本型以抗菌疗法为主,可结合药物敏感试验,选用或联合应用抗生素治疗。

5. 预防　流脑 A 群多糖菌苗预防注射;复方新诺明 2 片,1~2 次/d,连用 3~5d。

二、猩 红 热

猩红热(scarlet fever)是由 A 组 B 型链球菌引起的急性呼吸道传染病,主要病理变化是咽部黏膜炎性变、病原菌红疹毒素引起的毒血症和皮疹,临床特征有发热、咽峡炎、全身弥漫性红疹、片状脱屑,少数患者恢复期出现变态反应性心、肾、关节损害。

【诊断提示】

1. 流行病学　儿童发病率高,冬春季明显多于夏秋季,病前有猩红热患者接触史。

2. 临床表现　潜伏期 1~7d(平均 2~3d)。临床可有以下几种类型。

(1)普通型:起病急,发热、畏寒,有寒战,体温多在 39℃左右。

可伴头痛、头晕,小儿多有恶心和呕吐。同时出现咽痛,咽部及扁桃体明显充血、肿大,扁桃体腺窝处可有点片状脓性分泌物,甚至可呈大片假膜状。舌被白苔,乳头红肿并突出于白苔之外称为草莓舌,2d 后白苔开始脱落,舌面光滑呈肉红色,乳头仍然突起称为杨梅舌。颈及颌下淋巴结肿大并有压痛。患者发热后多在第 2 日出疹,从耳后及颈部开始,很快扩展到躯干及四肢。在全身皮肤弥漫性潮红基础上,散布着与毛囊一致的针尖大小密集而均匀的充血性丘疹,压之褪色,去压后又复现。皮疹多为斑疹,也可稍隆起成丘疹,因与毛囊一致,故称"鸡皮样"疹。皮肤皱褶处,皮疹密集并伴有皮下出血,形成紫红色线条,称帕氏线。面部潮红,可有少量皮疹,口周苍白圈。48h 内出疹达高峰,然后依出疹时间顺序 2～3d 内消退,1 周后呈片状脱皮。脱皮可持续 1～2 周。

(2)脓毒型猩红热:高热 40℃以上,咽部和扁桃体明显充血和水肿,可有溃疡形成,常形成大片脓性假膜。病原菌侵犯附近组织引起化脓性中耳炎、乳突炎、鼻窦炎、颈部淋巴结炎及颈部软组织炎,可出现败血症休克。

(3)中毒型猩红热:本型患者毒血症症状明显,高热达 40℃以上,并可出现程度不同的意识障碍,皮疹多为出血性皮疹,可很快出现血压下降及中毒性休克,休克发生后皮疹褪色或隐约可见。

(4)外科型及产科型猩红热:细菌经损伤的皮肤或产道侵入,故无咽峡炎表现。皮疹首先出现于伤口附近,然后向他处扩展,病情大多较轻。

3. 实验室检查　白细胞总数及嗜中性粒细胞增高,核左移,有中毒颗粒,嗜酸性粒细胞在前驱期减少或消失,出疹后增高。90％以上咽拭子培养,血液和脓液培养可分离出溶血性链球菌。

4. 鉴别诊断　注意与麻疹、风疹、药物疹鉴别。

【治疗措施】

1. 一般治疗　卧床休息,呼吸道隔离适当补充维生素 B_1、维生素 C。高热、头痛、烦躁不安者,物理降温或阿司匹林、苯巴比妥等退热镇静药物。咽痛者可给予温盐水或复方硼砂液含漱。中毒症状重者给予补液,可用泼尼松。

2. 病原治疗　首选青霉素,成人每次 80 万 U,2～3 次/d,肌注,连用 5～7d。脓毒型患者加大剂量至 800 万～2000 万 U/d,分 2～3 次静滴,小儿每日 20 万～30 万 U/kg,分 2～3 次静滴,连用 10d。重症者 1800 万 U/d,小儿 20 万～30 万 U/kg,疗程至少 10d。对青霉素过敏者可选用红霉素、阿奇霉素、林可霉素、头孢菌素、利福平等。

3. 并发症治疗　中毒型伴有休克者按中毒性休克的抢救原则,给予扩容、纠正酸中毒、吸氧、输血等处理。参见有关章节。

4. 中药治疗　选用银翘解毒片、板蓝根冲剂、蒲公英等。

三、百　日　咳

百日咳(pertussis)是由百日咳杆菌所致的急性呼吸道传染病。临床上以阵发性痉挛性咳嗽及咳嗽终止时伴有鸡鸣样吸气吼声为特征。病程可迁延 2～3 个月以上。

【诊断提示】

1. 流行病学　病前 1～2 周有患者接触史,无菌苗接种史。

2. 临床表现　潜伏期 2～21d,平均 7～10d,典型临床经过分为 3 期。

(1)前驱期(卡他期):患儿出现咳嗽、流涕、低度或中度发热,似上呼吸道感染,3～4d 后热退,上感症状消失,但咳嗽进行性加重,尤以夜晚为甚,此期传染性最强,持续 7～10d。

(2)痉咳期(症状期):在原有单声咳嗽基础上,演变为阵发性一连串痉挛性咳嗽,终末伴一口深长吸气,而发出高音调的鸡鸣样吼声为止,多伴有黏痰咳出或胃内容物吐出而告终。反复发作,呈昼轻夜重。新生儿及婴幼儿常缺乏典型的痉咳时鸡鸣样吼声,易发生窒息死亡。此期持续 2～6 周或更长。曾接种百日咳疫苗者无典型痉咳。

(3)恢复期:阵咳逐渐减轻至完全消失,如无并发症,本期为2～3周,若并发支气管肺炎或脑病等,可迁延数周。

3. 并发症　百日咳危及患儿生命的原因,包括支气管肺炎、肺不张、肺气肿、皮下气肿、百日咳脑病等。

4. 实验室检查　白细胞总数及淋巴细胞显著增高。细菌培养目前常用鼻咽拭子培养法,培养越早阳性率越高。荧光抗体检查,鼻咽拭子涂片后可直接荧光抗体染色法检查,具有阳性率高、特异性强和诊断快速等优点。

【防治措施】

1. 一般治疗　按呼吸道传染病隔离,保持呼吸道通畅,窒息者应立即进行吸痰及人工呼吸、吸氧等。抽搐时给予苯巴比妥,每次 3～5mg/kg,肌内注射或地西泮每次 0.25～0.5mg/kg,静脉滴注,可用氯苯那敏和赛庚啶等抗过敏药物。

2. 抗菌治疗　首选红霉素 30～50mg/(kg·d),分 3～4 次口服或 1～2 次/d 静滴,连用 10～14d。氯霉素 30～50mg/(kg·d),分3～4 次口服,或 1～2 次/d 静滴,连用 7～10d。氨苄西林、复方磺胺甲噁唑亦可选用。

3. 高效价免疫球蛋白　高效价免疫球蛋白适用于重症患儿,婴幼儿剂量减半。

4. 糖皮质激素　6－9 个月龄以内婴儿可用氢化可的松 30mg/(kg·d),2d 后减量,连用 7～8d。

5. 预防　按计划免疫程序接种百日咳疫苗。参阅附录儿童计划免疫。

四、白　　喉

白喉(diphtheria)是由白喉杆菌引起的急性呼吸道传染病。临床表现主要是咽、喉部灰白色假膜形成,以及发热、乏力、食欲缺乏、面色苍白等全身中毒症状。重症患者可并发心肌炎及周围神经麻痹。

【诊断提示】

1. 流行病学 注意发病年龄,以及与患者的接触史。以秋冬季发病率高,10—12 月份为高峰。

2. 临床表现 潜伏期 1～7d,多数 2～4d。根据病变部位和中毒症状轻重,临床分为以下类型。

(1)咽白喉:最常见,占 80% 以上。①轻型:低热、轻微咽痛、扁桃体红肿,假膜呈点状或小片状,局限于扁桃体上,个别可无假膜。②普通型:起病缓慢、中度发热、乏力、纳差、呕吐,以及咽部疼痛等。婴幼儿可有流涎。咽部充血、扁桃体明显肿大,并有片状灰白色假膜附着,边界清楚,表面光滑,不易剥脱。不超过腭弓,强行剥离易出血。③重型:全身中毒症状重、高热、极度乏力、面色苍白、畏食、恶心、呕吐等。咽部疼痛,吞咽时加重,多伴口臭。咽部假膜范围扩大,波及软腭悬雍垂、咽后壁。颈部淋巴结大,颈部软组织水肿,大多数伴发心肌炎和外周神经麻痹,严重者出现心衰。④极重型:起病急骤,局部假膜迅速扩大,呈蓝绿色或污黑色,扁桃体及咽部明显肿胀,可阻塞咽部引起吞咽及呼吸困难。口中可有明显腐臭味。颈部淋巴结及软组织高度水肿,使颈部粗短,形成所谓“牛颈”。全身症状重笃,常有高热、烦躁、脉细、血压下降、呼吸急促、口周发绀、心脏扩大、心律失常、心衰等。

(2)喉白喉:较少见,多为咽白喉向下蔓延所致。除咽白喉的症状外,突出表现为喉梗阻症状,呈犬吠样咳嗽,声音嘶哑,吸气性呼吸困难,并进行性加重,如不及时行气管切开,可迅速死亡。

(3)鼻白喉:较少见,单独发生或与咽白喉同时发生。常出现鼻塞、浆液血性鼻涕、鼻孔外周及上唇皮肤流血、糜烂、结痂,全身症状轻微,仅有低热、张口呼吸、睡眠不安等。

(4)其他部位白喉:如眼结膜、舌、女婴外生殖器等部位,皮肤白喉在热带地区多见。病程长,无全身症状,病灶多在四肢。为圆而深的溃疡,覆以灰黄或灰棕色假膜。

3. 实验室检查 白细胞总数及中性粒细胞明显增高。分泌物涂片或培养可找到病原菌,免疫荧光检查,可迅速做出诊断。如临床表现不典型,细菌学检查阳性,应做锡克试验与细菌毒力试验,如均为阳性可诊断白喉。

【防治措施】

1. 一般治疗　卧床休息,宜卧床 2～3 周,重者 4～6 周,给高能量饮食及维生素,中毒症状重者可用肾上腺皮质激素。

2. 病原治疗　临床高度怀疑白喉时,应立即给予白喉抗毒素,越早越好。普通白喉,一般用 3 万～5 万 U,重症用 5 万～10 万 U,肌注或静脉滴注。治疗 24h 后,如局部病变继续扩大,中毒症状加重,应以同剂量补充注射 1 次。注射抗毒素前应注意过敏史,并做皮肤过敏试验。如为阳性,需用脱敏法注射。抗生素治疗,首选青霉素,用量每次 80 万～160 万 U,2～4 次/d 肌注,疗程 7～10d;也可选用红霉素,剂量 10～15mg/(kg·d),分 4 次口服,头孢菌素亦可选用。

3. 并发症的治疗　心肌炎患者绝对卧床休息 6 周以上,并给予大剂量维生素 C 与高渗葡萄糖静滴,亦可用地塞米松、三磷腺苷、辅酶 A 等加入葡萄糖溶液内静滴,心衰者可用洋地黄制剂。喉及气管梗阻严重时,应及时做气管切开,吸出假膜和分泌物。

4. 预防　按计划免疫程序接种疫苗。

五、军　团　病

军团病(legionnaires disease)是 20 世纪 70 年代发现,由军团菌引起,以呼吸系统为主要损害的一种人类急性传染病。临床常见的是军团菌肺炎和庞堤阿克热。

【诊断提示】

1. 流行病学　夏末秋初为本病的流行高峰季节。注意本地流行情况、与患者的接触史、应用空调及建筑施工等。

2. 临床表现　有军团菌肺炎和庞堤阿克热两种类型。

(1)军团菌肺炎:潜伏期 2～10d,主要表现为肺部感染,呈单纯性肺炎或伴肺外多系统表现。前驱期有发热、头痛、食欲缺乏、轻咳等,1~2d后体温升至39.5℃以上,伴畏寒、寒战、干咳、胸痛、气急,咳少量白痰,痰内常带少量血丝,肺部有啰音及胸膜摩擦音。重症或免疫受抑制者,可出现肺空洞、肺脓肿或胸腔积液、肺梗死、成人呼吸窘迫综合征(ARDS)。肺外表现可有消化道症状、神经系统表现和急性肾功能衰竭、心肌炎、心包炎、肝炎甚至肝衰竭等。

(2)庞堤阿克热:潜伏期1~2d,起病急,但症状轻微,呈一种自限性过程,不发生肺炎或休克,也无肺外器官受累表现,病程1周左右顺利康复。

3. 实验室检查　多数患者白细胞>$10×10^9$/L,个别患者可达$40×10^9$/L,分类以中性分叶核为主,有明显核左移现象。血沉快,尿中可出现蛋白和红细胞。肺组织、血痰、胸腔积液、呼吸道分泌物培养可分离到军团菌。用直接免疫荧光法检测肺组织和痰涂片,可见军团菌。放射免疫测定可在患者尿液中检出嗜肺军团菌Ⅰ型抗原。

【治疗措施】

1. 一般支持疗法及对症处理　卧床休息,注意水、电解质平衡紊乱的处理,保持呼吸道通畅,防治并发症。

2. 病原治疗　首选红霉素,每日2.0~4.0g,口服,若效果不佳,给予静脉滴注,疗程应在3周以上。肺部病变常需1~2个月消失。有免疫缺陷或病情严重者,可加利福平300~600mg,1次/12h口服。其他如多西环素、喹诺酮类药物亦有一定疗效,可以选用。氨基糖苷类、β-内酰胺类无效。

六、伤寒和副伤寒

伤寒和副伤寒(typhoid fever and paratyphoid fever)是由伤寒和副伤寒甲、乙、丙沙门菌引起的急性肠道传染病。临床以持续发热、相对缓脉、神经系统中毒症状、肝脾大、玫瑰疹及白细胞减少为特征,少数病例可并发肠出血或肠穿孔。

【诊断提示】

1. 流行病学　注意发病季节,流行地区预防接种史等。

2. 临床表现　潜伏期 3～60d,平均 7～14d。

(1)典型伤寒:病程 4～5 周,可分四期:①初期(病程第 1 周),缓慢起病,有发热、咽痛、食欲减退、咳嗽,体温阶梯状逐渐上升,5～7d 达 39～40℃。②极期(病程 2～3 周),高热、多呈稽留热型,由于早期不规律使用抗生素或糖皮质激素,使弛张热及不规则热型增多。多有表情淡漠,反应迟钝,听力减退,重者可有谵妄、精神错乱和昏迷,虚性脑膜炎可出现脑膜刺激征。一般 7～14d 出现胸、腹和背部皮肤玫瑰疹,经 2～5d 消退。可出现食欲减退、便秘、腹胀、中毒性肠麻痹。20%～73%的病人体温高而脉率相对缓慢,即体温每升高 1℃,每分钟脉搏增加少于 15～20 次。③缓解期(病程第 4 周),体温呈弛张型下降,各种症状逐渐消失,此期易并发肠穿孔、肠出血。④恢复期(病程第 5 周起),体温已趋正常,临床症状基本消失,但体质虚弱,约 1 个月后方能恢复。

(2)非典型伤寒:①轻型:体温 38℃左右,症状轻,1～2 周自愈;②顿挫型:初期病情重,但恢复快,1～2 周自愈;③迁延型:病情不严重,但发热持续 5 周以上,甚至长达数月;④逍遥型:症状很轻,常因突发肠出血或肠穿孔而被发现;⑤暴发型:骤发高热,脉搏细速,血压下降,循环衰竭,谵妄,昏迷,中毒性心肌炎,全身出血现象等。如未能及时抢救,可 1～2 周内死亡。

(3)小儿和老人伤寒:起病较急,多为不规则热或弛张热,胃肠道症状明显,白细胞数常不减少,年长儿轻型和顿挫型较多。老人易并发支气管炎与心功能不全,恢复缓慢,病死率较高。

(4)伤寒的复发与再燃:复发:进入恢复期症状消失 1～3 周后,发热等临床表现又出现但较初发为轻,与胆囊或单核吞噬细胞系统中潜伏的伤寒沙门菌大量繁殖再侵入血循环有关。再燃:部分患者体温尚未降至正常再次升高,与细菌感染尚未完全控制有关。

(5)并发症:包括肠穿孔、肠出血、中毒性肝炎、中毒性心肌炎、支气管肺炎、溶血尿毒综合征、肾盂肾炎等。

3. **实验室检查** 白细胞减少,嗜酸性粒细胞减少或消失。细菌培养:血培养第1周阳性率70％～80％,以后逐渐下降,粪培养第3周阳性率可达60％～70％,骨髓培养各期阳性率均较高。肥达反应第1周不出现阳性,第4周可达90％。

【治疗措施】

1. **一般治疗及护理** 胃肠道隔离,卧床休息,注意皮肤及口腔卫生、防止压疮及肺炎。发热期间宜给流质或半流质饮食,适量维生素 B_1 及维生素 C,少用糖及牛奶,注意水及电解质平衡。恢复期渐增食量,热退后5～7d改用少渣饮食。高热者可用物理降温,不宜用阿司匹林等退热药,便秘者忌用泻药,可用开塞露或生理盐水低压灌肠,腹泻者忌用阿片制剂,可用铋剂或复方颠茄片,腹胀者忌用新斯的明,可用肛管排气或松节油腹部热敷。慎用糖皮质激素。

2. **病原治疗** 在没有伤寒药物敏感性试验的结果之前,伤寒经验治疗首选药物推荐使用第3代喹诺酮类药物,儿童和孕妇伤寒患者宜首选第3代头孢菌素。左氧氟沙星每次 0.2～0.4g,口服2～3次,疗程14d。氧氟沙星每次 0.2g,口服3次,疗程14d。或依诺沙星,剂量同上,或用环丙沙星 0.4g,1 次/6h,亦可改为静脉用药。疗程10～14d。但近年有报道耐药率增高。本类药物孕妇及小儿忌用。氯霉素,成人 1.5～2.0g/d,分4次口服,退热2～3d后停药,1周后再服全量1周。儿童剂量酌减。复方磺胺甲噁唑 1.0g,成人 2 次/d,口服,首剂加倍,儿童酌减,疗程14d。第3代头孢菌素疗效较好,如头孢曲松、头孢噻肟、头孢噻肟钠,均为每次 2g,静脉滴注,每天2次,疗程14d。亦可选用氨苄西林。

3. **并发症的处理** 肠出血:禁食、静卧、用镇静药和止血药物、输血等;肠穿孔:禁食、胃肠减压,一般应立即手术治疗,并用敏感抗生素;溶血性尿毒综合征:应加强抗菌治疗,停用复方磺胺甲噁唑,加用糖皮质激素及小量肝素,按急性溶血和肾功能衰竭处理。参阅有关章节。

七、细菌性痢疾

细菌性痢疾(bacillary dysentery)简称菌痢。是由痢疾杆菌引起的常见肠道传染病,主要病理变化是直肠、乙状结肠的炎症与溃疡,因毒素吸收可出现全身中毒症状。夏秋季多发。主要临床表现为发热、腹泻、腹痛、里急后重和黏液脓血便,病情轻重悬殊。

【诊断提示】

1. 流行病学 发病有明显的季节性,一般 5－6 月开始上升,7－9 月为高峰。常有明确的不洁饮食史和与带菌者接触史等。

2. 临床表现 潜伏期数小时至 7d,多数为 1～4d。根据病情轻重和缓急,可分为两类六型。

(1)急性细菌性痢疾:①急性典型菌痢(普通型):突然发热、全身不适、恶心、呕吐,继而腹泻。大便初为稀便,1～2d 后转为黏液脓血便,每日排便 10～20 次或更多,有时为纯脓血或呈黏胨状。常有腹痛,便前加重,排便后缓解,里急后重。左下腹有压痛,肠鸣音亢进,自然病程 1～2 周。②急性非典型菌痢(轻型):全身症状轻,排稀便,日数次,有黏液,无脓血,显微镜下见少量红、白细胞。病程数日,可不治自愈,部分可演变成慢性。③中毒性菌痢(中毒型):儿童多见,起病急骤,高热或体温不升,迅速发生休克,昏迷和呼吸衰竭,而肠道症状轻微或缺如。根据临床表现又分三型:休克型、脑型和混合型。

(2)慢性细菌性痢疾:病程超过 2 个月。分为三型。①慢性迁延型:急性菌痢后迁延不愈,大便不成形或稀便,常带黏液,偶有脓血,左下腹压痛,伴乏力、贫血、营养不良表现;②慢性菌痢急性发作型:半年内有痢疾病史,因受凉或进生冷饮食而导致急性发作者;③慢性隐匿型:1 年内有痢疾病史,无临床症状,仅大便培养阳性,或乙状镜检发现有菌痢慢性期变化者。

3. **实验室检查**　大便镜检有较多红细胞、白细胞或脓细胞,可见吞噬细胞。中毒性菌痢直肠拭子或灌肠采集大便标本镜检可见大量红细胞、白细胞。慢性菌痢乙状结肠镜检查可见肠壁黏膜充血、水肿、渗出、溃疡等。大便痢疾杆菌培养阳性。血常规白细胞及中性粒细胞增高。

【防治措施】

1. **一般治疗**　急性期应卧床休息,按肠道传染病隔离,补充维生素及足够热量。脱水酸中毒者应补液,纠正水、电解质及酸碱平衡失调。脱水轻者可口服补液;应用世界卫生组织推荐的口服补液盐溶液(ORS)。高热者给予解热镇痛药,腹痛可给予颠茄或阿托品制剂。亦可用复方樟脑酊,但不宜使用复方地芬诺酯(苯乙哌啶)等止泻药物。

2. **病原治疗**　喹诺酮类药物为首选,诺氟沙星 $0.2\sim0.3g$,$2\sim4$ 次/d,口服或环丙沙星 $0.25\sim0.5g$,2 次/d,口服。需静脉给药者可用环丙沙星 $0.2g$,$2\sim3$ 次/d,静滴。复方磺胺甲噁唑 $1.0g$,2 次/d,口服,儿童剂量酌减,首次加倍。呋喃唑酮(痢特灵) $0.2g$,2 次/d;黄连素 $0.3g$,3 次/d;以上药物疗程 $5\sim7d$。亦可用氨苄西林或其他氨基糖苷类抗生素。

3. **中毒型菌痢治疗**　①抗菌治疗同前,先静脉用药,病情好转后改口服。②解除血管痉挛:可用阿托品 $5\sim10mg$,儿童 $0.03\sim0.05mg/kg$ 静注,1 次/5 ~ 15min ,或山莨菪碱(654-2) $20\sim40mg$,儿童 $0.2\sim2mg/kg$,用法同阿托品。③降温止痉:可用亚冬眠疗法,氯丙嗪和异丙嗪各 $1\sim2mg/kg$,肌注或以生理盐水稀释至 5ml 静脉注射,$2\sim4h$ 1 次 ,一般 $3\sim4$ 次,冬眠时间不超过 24h。惊厥时可静注地西泮 $0.1\sim0.4mg/kg$,或水合氯醛溶液灌肠 $30\sim60mg/kg$ 或苯巴比妥钠 $5\sim8mg/kg$ 肌注。④防治循环衰竭:扩充血容量可用平衡盐液和右旋糖酐-40;纠正酸中毒可用 5%碳酸氢钠,液体补足后血压仍不升,可用多巴胺和间羟胺(阿拉明)等。⑤防治脑水肿和呼吸衰竭,可用 20％甘露醇或 25％山梨醇 1～?g/(kg·次),6～8h 静脉加压滴注。⑥保持呼吸道通畅、给氧。可用洛贝林和哌甲酯等呼吸兴奋药。具体用药选择和注意事项参阅重症急救篇。

4. 慢性菌痢治疗　采取以抗菌和中医药治疗为主的综合性措施,治疗并发症和寄生虫感染,处理肠道菌群失调和肠功能紊乱。抗生素药物的使用,根据细菌培养药敏试验,采用两种抗生素联合应用。

5. 预防　注意个人饮食卫生,口服多价痢疾减毒活疫苗。

八、霍　　乱

霍乱(cholera)是由霍乱弧菌引起的一种烈性肠道传染病,主要病理变化是病菌在肠道内繁殖产生肠毒素。临床以起病急骤、剧烈泻吐、排泄大量米泔水样大便、脱水、肌肉痉挛为特征。严重者可因休克、尿毒症和酸中毒而死亡。

【诊断提示】

1. 流行病学　注意流行季节与流行区、接触史、接种史等。

2. 临床表现　潜伏期数小时至 5d,多数为 1～3d,典型病例临床分为三期。

(1)泻吐期:大多数病例突起剧烈腹泻,继而呕吐。腹泻为无痛性,亦无里急后重。每日大便可数次至数十次,甚至不可计数,大便性状初为黄色稀水样,量多,转而变为米泔水样。呕吐为喷射状、次数不等,也渐呈米泔水样。此期持续数小时,多不超过 2d。除 O139 型霍乱弧菌引起者外,多无发热。

(2)脱水期:由于持续而频繁的呕吐与腹泻,患者迅速出现失水和循环衰竭。可有烦躁不安,或神志淡漠,声音嘶哑,口渴,呼吸短促,脉搏细小,心音微弱,血压下降甚至测不到。由于低钠常引起腹直肌及腓肠肌痉挛。由于低钾可致肠鸣音减弱,心动过速,心律失常。患者可出现少尿、无尿、肾功能衰竭表现。此期持续数小时至 2～3d。

(3)恢复期:脱水纠正后,患者迅速恢复。吐泻停止,体温、脉搏及血压恢复正常,尿量增多。临床上通常根据脱水程度将霍乱分为轻、中、重三型。除此以外还有暴发型(极罕见),其特点是起病急,尚未见吐泻即死于循环衰竭,故又称干性霍乱。

3. 实验室检查 白细胞总数升高,中性粒细胞及单核细胞增多。尿中出现蛋白、红细胞和管型。血浆比重与血细胞比容升高,血钾、钠、氯及 CO_2 结合力降低,尿素氮增加。吐泻物直接涂片或镜检容易找到弧菌。荧光抗体技术检查可获得较快速的病原学结果。碱性蛋白脱水增菌后进一步培养有助于确诊、鉴别和分型。血凝集试验效价达到 1:80 以上或有动态升高。

4. 确诊标准 有下列两项之一者即可诊断为霍乱:①有腹泻、呕吐等症状,粪便、呕吐物或肛拭子细菌培养霍乱弧菌阳性者;②在疫源检索中,粪便培养检出 O1 群和(或)O139 群霍乱弧菌前后各 5d 内有腹泻症状者。

5. 疑似诊断标准 ①有典型临床症状的首发病例,在病原学尚未肯定前,应作为疑似患者处理;②流行期间有腹泻症状而无其他原因可查,且有接触史者。凡疑似病例均应按规定时间做传染病报告、隔离及消毒处理,大便培养每日 1 次,连查 3 次阴性则可做否定诊断的更正报告。

【防治措施】 霍乱最重要的治疗是及时足量补充液体,纠正失水、酸中毒与电解质失衡,使心肾功能改善。其次是给予抗菌药物以迅速控制腹泻和消灭病原菌。

1. 静脉补液 遵循"先盐后糖、先快后慢、纠酸补钙、见尿补钾"的原则。一般采用 541 溶液(每升含氯化钠 5g,碳酸氢钠 4g和氯化钾 1g,另加 50% 葡萄糖 20ml),配制可按以下比例:0.9%氯化钠 550ml,1.4% 碳酸氢钠 300ml,10% 氯化钾 10ml,10% 葡萄糖 140ml。酸中毒严重者可增加碱性液量。补液量可根据失水程度决定,按前 24h 计,轻型者 3000～4000ml,儿童 120～150ml/

kg；中型者 4000～8000ml，儿童 150～200ml/kg；重型者 8000～12 000ml，儿童 200～250ml/kg。中度以上患者最初 2h 内应快速输入 2000～4000ml 液体，病情改善后，渐减慢速度。如血容量改善，血压仍不回升者，可加用血管活性药物，多巴胺、间羟胺(阿拉明)等，直到血压恢复正常保持稳定为止。在脱水纠正且有排尿时，应注意补充氯化钾，每 1000ml 液体中可加氯化钾 1～3g，以纠正低钾。

2. 口服补液疗法(ORT)　适用对象是轻型、中型患者或经静脉补液纠正休克后的重型患者。口服液(ORS)的配方有多种。几种口服糖/电解质补液合剂(OSEM)(表 41-1)。治疗 6h 后，成人口服 750ml 1h，儿童 250ml，以后每 6 小时服入量为前 6h 吐泻量的 1.5 倍。

表 41-1　几种口服糖/电解质(OSEM)的成分(mmol/L)

种　类	钠	钾	镁	氯	碳酸氢根	枸橼酸乳酸	磷	糖(g/L)	附注
WHO-ORS	90	20		80	30			20	WHO
新的 WHO-ORS	90	20		80		30		20	WHO
Lon mixture 7^5～7^5	75	15		60		30		20	美国
Solita T_2 颗粒	60	20	3	50		20	10	22	日本
电解质溶液(EA)	80	20		60	35			12.6	伊朗

3. 抗菌疗法　首选喹诺酮类药物，可选用吡哌酸 0.5g，3 次/d，口服；诺氟沙星 200～400mg，2～3 次/d，或氧氟沙星 500mg，2 次/d，口服。

4. 针对发病机制进行治疗　口服氯丙嗪 1～4mg/kg。亦可口服小檗碱(黄连素)。吲哚美辛、糖皮质激素，有抑制霍乱菌致体液分泌作用。

5. 对症治疗　有心功能不全者，给予快速洋地黄制剂；由低钙引起肌肉痉挛者可静注 10% 葡萄糖酸钙 10～20ml；避免与洋地黄类药物同时应用。肾衰竭在脱水治疗后仍不能好转者进行人工肾或腹膜透析。

6. 预防　接触者及疫区人群常规口服霍乱疫苗。

九、细菌性食物中毒

细菌性食物中毒（bacterial food poisoning）是由于食用被细菌或细菌毒素所污染的食物后引起的急性感染中毒性疾病。按临床表现分为胃肠型和神经型两大类。

（一）胃肠型食物中毒

本型食物中毒较常见，其特点为集体发病多见，潜伏期短，以恶心、呕吐、腹泻、腹痛表现为特征，多发生于夏秋季。引起本型食物中毒的细菌主要有沙门菌属、副溶血弧菌、大肠埃希菌、蜡样芽胞杆菌、空肠弯曲菌、变形杆菌、耶尔森菌等。

【诊断提示】

1. 流行病学　有不洁饮食史（如冰箱存放食物）及集体发病的特点。

2. 临床表现　潜伏期大多较短，1～24h 不等，多数在 10h 内，表现为腹痛、腹泻、呕吐等胃肠炎症状。初期呕吐物为进食的食物。剧烈呕吐可伴有胆汁和血液。腹泻每天数次至数十次，多为黄色稀便、水样或黏液便，侵袭性细菌引起的食物中毒可有黏液脓血便，副溶血弧菌食物中毒可有血水样大便，重者出现脱水、酸中毒，甚至休克，部分可有发热等全身中毒症状。

3. 实验室检查　白细胞总数及中性粒细胞增高。大便镜检可见大量白细胞及脓细胞。可疑食品细菌培养可获阳性结果。

【治疗措施】

1. 一般治疗及对症处理　适当休息，注意水、电解质平衡，有脱水症状者可给予口服补液，不能口服者静脉补液。有酸中毒者适当补充 5％碳酸氢钠液或 11.2％乳酸钠溶液。有休克者应进行抗休克治疗。腹痛剧烈者给予阿托品 0.5mg 或山莨菪碱 10mg 肌注或溴丙胺太林（普鲁本辛）15～30mg，口服。

2. 抗菌治疗　轻者一般不用抗生素治疗,如有高热或脓血便者可选用喹诺酮类药物:吡哌酸 0.5g,3 次/d 口服或诺氟沙星 0.2～0.4g,2～3 次/d 口服。其他如第 3 代头孢菌素、氨苄西林、氯霉素亦可选用。

(二)神经型食物中毒

神经型食物中毒是由于进食含有肉毒梭状芽胞杆菌(简称肉毒杆菌)外毒素的食物而引起的中毒性疾病,临床上以神经系统症状如眼肌与吞咽肌麻痹为主要表现。

【诊断提示】

1. 流行病学　有进食可疑食物史,特别是变质的罐头、真空包装的肉类、腌肉等。

2. 临床表现　潜伏期一般 12～36h,可短至 2h,长达 10d。潜伏期越短病情越严重。起病急骤,早期表现头晕、头痛、乏力,继而出现视物模糊、复视、眼睑下垂、瞳孔不等大、对光反射减弱等。常有吞咽、发音及呼吸困难等脑神经麻痹症状。体温多正常,意识清楚。大多在 6～10d 内恢复。重者多死于中枢性呼吸衰竭。

3. 实验室检查　对可疑食物及粪便进行厌氧菌培养,可能发现肉毒杆菌。可疑食物之浸出物做动物实验,以检测其外毒素。

【治疗措施】

1. 一般对症治疗　早期可用 5% 碳酸氢钠或 1:4000 高锰酸钾溶液洗胃。进食 4h 内者不管发病不发病均应使用。用导泻剂或灌肠清洁肠道。不用镇静药。呼吸困难时给氧,人工呼吸或气管插管。吞咽困难可进行鼻饲或静脉补充营养。

2. 抗菌及抗毒素治疗　抗毒素血清 5 万～10 万 U 静脉及肌内各半量注射,必要时 6h 后重复 1 次。一般于发病后 24h 内注射较好。注射前需做过敏试验,阳性者进行脱敏注射。如无继发感染不用抗生素,继发感染者根据菌敏试验选用抗菌药物治疗。

十、破　伤　风

破伤风(tetanus)是破伤风杆菌侵入人体伤口并生长繁殖,进入机体后产生的嗜神经外毒素引起的急性感染性疾病。临床表现以牙关紧闭、全身肌肉强直及阵发性抽搐为特征。

【诊断提示】

1. 流行病学　注意外伤史及受伤现场的卫生状况、预防接种史、旧法接生史等。

2. 临床表现　潜伏期一般 1~2 周,可短至 2d 或长达数月。潜伏期越短,预后越差。起病大多缓慢,四肢无力,肢痛,咀嚼不便,继而出现肌肉强直和痉挛。全身肌肉均可被累及,最初是咬肌,顺次为面肌、颈项肌、背腹肌、四肢肌群、膈肌和肋间肌。表现为张口困难、牙关紧闭、腹肌坚如木板、角弓反张等。紧张强直在痉挛间歇期仍持续存在,是本病临床特征之一。阵发性肌肉痉挛由每日几次至数十次不等,面肌抽搐而呈苦笑状,咽肌和膈肌痉挛而致吞咽困难、饮水呛咳、呼吸困难、发绀等可自发,也可由声、光接触、饮水诱发。根据潜伏期及临床表现分轻、中、重三型;另外可有局限性破伤风,痉挛不累及全身肌肉,而只限于面肌或身体的个别肌肉群。肛门及膀胱括约肌痉挛可致顽固性便秘、尿潴留。交感神经兴奋可致血压上升、心率增快,出汗,周围血管收缩。

3. 实验室检查　白细胞总数正常或偏高,中性粒细胞可增高。脑脊液外观澄清,细胞数一般在正常范围内,蛋白量稍增高。伤口分泌物培养可分离出病原菌。

【防治措施】

1. 支持治疗　避免各种刺激,如光、声、风等,保持安静,给予静脉输液或鼻饲高热量饮食。对痉挛发作频繁及病情进展快者应做气管切开,以免喉痉挛窒息。

2. 抗痉挛治疗　地西泮 10~20mg 肌注或加入 250ml 葡萄糖盐水或生理盐水中静滴。同时加用氯丙嗪 25~50mg,交替静滴或肌注,2～4 次/d,以维持患者安静入睡,呼之能应为宜。小儿可用 10％水合氯醛灌肠,剂量每次 20～40ml,新生儿每次 0.5ml/kg。

3. 病原治疗　首选青霉素、四环素等。常用青霉素,每日 640 万～800 万 U,静滴,疗程 7～10d。抗毒素(TAT),首次成人或儿童肌内或静脉注射 50 000～200 000U,以后据病情决定注射剂量与间隔时间。

新生儿破伤风 24h 内分次肌内或静脉注射 2 万～10 万 U。

4. 伤口清创处理　及时彻底清创伤口,特别是创面已愈合而抽搐不易控制者,应检查是否有残余感染或异物,如感染肢体无法保留,应及时截肢。清创后用 3％过氧化氢溶液,伤口周围用抗生素浸润,不宜包扎。清创时可于伤口周围皮下或肌内注射 1500～3000U 破伤风抗毒素预防。儿童与成人用量相同,伤势重可增加用量 1～2 倍。

5. 预防　按计划免疫程序接种疫苗。

十一、布鲁菌病

布鲁菌病(brucellosis)又称波状热。是由布鲁菌引起的动物源性传染病,主要病理改变是肝、脾、骨髓、淋巴结的炎性变,以及由此而产生的菌血症及变态反应。其临床特点是长期发热、多汗、关节痛及肝脾大。人群普遍易感。

【诊断提示】

1. 流行病学　注意患者的职业情况及与病畜及皮毛接触的程度,尤其是与流产的动物接触史。

2. 临床表现　潜伏期一般 1～3 周,最短 3d,最长达 1 年。起病大多缓慢。①发热、多汗,开始为低热,以后逐渐加重,以弛张热多见,也可表现为不规则热或持续低热。发热数周后,体温逐渐消退,经数日或 1～2 周的缓解期,症状重新出现,反复发作,可迁延数月而形成波浪热型。多数患者于每日热退时常伴有大汗,是本病的特征之一。②关节痛,多数患者表现为游走性肌肉和关节疼痛,多见于大关节及脊柱。③肝、脾、淋巴结肿大。④生殖系统症状,男性患者可发生睾丸炎、附睾炎。多为一侧睾丸肿大;女性患者可有子宫内膜炎、输卵管炎、卵巢炎,可致流产。⑤神经系统症状:主要表现为神经痛,以腰骶神经痛及坐骨神经痛多见,亦可引起脑膜炎。轻型病人只有低热、乏力、食欲缺乏等。如病程迁延而进入慢性期,则有消瘦、贫血、关节及肌肉痛,甚至出现关节强直。

3. 实验室检查　白细胞计数正常或轻度减少,淋巴细胞增高、血沉增快,提示病情活动。血液、骨髓、乳汁、子宫分泌物等细菌培养可获阳性结果。血清学检查:血清凝集试验,多在两周出现阳性反应,1:160 以上有诊断价值。补体结合试验,1:16 以上即为阳性,对慢性患者有较高的特异性。皮肤试验,方法是以布鲁菌抗原做皮内试验,阴性有助于排除布鲁菌感染。阳性仅反映曾有过感染,接种疫苗者可呈阳性。

【防治措施】

1. 病原治疗　急性期及病情活动时采用抗菌治疗,需联合用药:多西环素 200mg/d,分 2 次口服,加利福平 600～900mg/d,空腹分 2 次服,疗程 6 周,复发率 15%。亦可选用多西环素联合复方磺胺甲噁唑或利福平联合氟喹诺酮类药物。

2. 对症治疗　重症患者或有心、脑及生殖系统并发症者,可静滴氢化可的松,100～200mg/d,或口服泼尼松 30～50mg/d,疗程 5～7d,但激素必须与抗生素联合应用。慢性关节炎采用物理疗法等治疗。

3. 预防　易感人群及从业人员接种减毒活疫苗。

十二、炭　疽

炭疽(anthrax)是由炭疽杆菌感染引起的急性自然疫源性疾病,基本病理改变是受侵袭组织的出血性浸润、水肿和坏死。主要是马、牛、羊等家畜罹患。人感染后临床上主要表现为局部皮肤坏死及特异性黑焦痂,以及周围组织的广泛非凹陷性水肿。在病程中常伴炭疽杆菌败血症。

【诊断提示】

1. 流行病学　注意患者的职业,与病畜及皮毛接触的程度等。2 周内有与病畜、畜产品的接触史。

2. 临床表现　潜伏期一般 1～5d。短者 12h,长者 12d。根据病原菌入侵部位不同,临床分为以下类型。

(1)皮肤炭疽(占 90%以上):多发于面、颈、肩、手、脚等裸露部位,一般只有 1 个病灶。感染部位最初表现为瘙痒、红斑,继而成丘疹,次日顶部变为水疱,内含浆液血性渗液,周围组织发硬,呈现非凹陷性肿胀。第 3～4 天中心区出血性坏死,周围继发多数小水疱,坏死区于第 5～7 天形成溃疡,有血性渗出物凝固而成黑色结痂,病变组织明显水肿,疼痛不明显,稍有痒感不化脓。可有区域淋巴结肿大、发热、头痛等全身反应和重度毒血症状,并发展成菌血症及脓毒血症。

(2)肺炭疽:常在吸入病菌后 1～5d 发病,病初有低热、轻咳和肺部干啰音。数日后病情急骤加重,表现严重的呼吸窘迫、发绀、大汗、高热。胸颈部可有皮下水肿、肺部湿啰音或捻发音。可有大量胸腔积液。X 线片示纵隔增宽、胸腔积液和支气管肺炎征象。可发生休克。

(3)肠炭疽:感染后 2～5d 发病,表现为急性胃肠炎症状,有发热、恶心、呕吐、腹痛、血性腹泻,可有腹水,有时表现为急腹症。以上三型在兼有脓毒血症、炭疽性脑膜炎时,起病急骤,有剧烈头痛、呕吐、发热、昏迷、脑膜刺激征。脑脊液呈血性,可找到病原菌,预后差。

(4)还可见脑膜炎型炭疽、败血症型炭疽、口咽型炭疽。

3. 实验室检查　白细胞总数及中性粒细胞增高,明显核左移。病灶渗出液、痰、呕吐物、粪便和脑脊液涂片,染色镜检可发现典型的呈竹节状革兰阳性杆菌。细菌培养阳性。

【防治措施】

1. 一般治疗及对症处理 卧床休息,补充足够的水分及热量,注意水、电解质平衡。有脓毒血症时可给予氢化可的松100～300mg/d,静滴,1次/d,但必须在青霉素保护下使用,出血严重者适当输血。皮肤炭疽局部可用1∶20 000高锰酸钾湿敷或涂搽磺胺软膏,切忌挤压和切开引流。

2. 病原治疗 首选青霉素G,轻型皮肤炭疽每日320万～640万U,静滴,疗程7～10d,内脏炭疽需1800万～2400万U,静脉滴入,并用链霉素1.0～2.0g/d,分次肌注。也可应用环丙沙星和多西环素作为一线用药。环丙沙星400mg,静滴,1次/12h,或多西环素100mg,静滴,1次/12h并且合用1～2种抗生素(包括利福平、万古霉素、青霉素G、氨苄西林、氯霉素、亚胺培南、克林霉素、克拉霉素),症状改善后改口服。

3. 预防 从业人员及密切接触病人和病畜者预防接种。

十三、鼠 疫

鼠疫(plague)是由鼠疫杆菌引起,经鼠蚤传播的自然疫源性疾病,主要病理改变是淋巴管与血管的急性出血性炎症坏死和严重的毒血症。人被感染后,临床以急性淋巴炎最常见,其次是脓毒血症、肺炎、脑膜炎和皮肤型鼠疫。

【诊断提示】

1. 流行病学 注意疫区生活史及接触史。人群普遍高度易感。

2. 临床表现 潜伏期2～8d,常见有四种临床类型。

(1)腺型:骤起寒战、高热、头痛,很快发生淋巴结肿大,多见于腹股沟,其次是腋下、颈部和颌下,多为单侧因剧痛而拒碰触。肿大淋巴结坚实无波动,表面红肿,紧张或可压陷。颜面潮红,结膜充血,嗜睡,烦躁不安,血压常降低,肝、脾大有压痛。约1/4患者可有皮肤红斑,丘疹,发展成水疱、脓疱及溃疡,可结黑痂。多数患者 4～5d 后淋巴结破溃或逐渐消散,溃破后伤口愈合较慢。

(2)肺型:起病急,全身中毒症状重,寒战、高热、咳嗽、胸痛、咯血、呼吸困难、发绀,肺部有少许湿啰音或胸膜摩擦音。X 线显示支气管肺炎或融合性病变。痰呈脓性、带血,含鼠疫杆菌。

(3)败血症型:亦称暴发型,全身中毒症状极重,常有高热、寒战、谵妄、昏迷、呼吸急促、脉搏细弱、血压下降或出现中毒性休克。皮肤黏膜出血,有鼻出血、呕血、便血与血尿。病情进展异常迅猛,常于 1～3d 死亡。

(4)轻型:又称小鼠疫,发热轻,局部淋巴结肿大,轻度压痛,偶见化脓。多见于流行初、末期或预防接种者。

3. 实验室检查　白细胞总数及中性粒细胞均升高,尿中可出现蛋白及病理管型;大便内混有黏液和血,淋巴穿刺液、脓、痰、血、脑脊液涂片或细菌培养可获阳性结果。血清学检查,可采用凝集试验,补体结合试验及荧光抗体试验等。

【防治措施】

1. 严密隔离　严密隔离,病室灭鼠、灭蚤,患者分泌物和排泄物彻底消毒。医护人员应采取特殊的防护措施,着"五紧"防护服,并做预防接种。

2. 病原治疗　链霉素,成人首次 1g,以后 2.0～4.0g/d,分 4 次肌注,2d 后剂量减半,好转后改为 0.5g,2～3 次/d,疗程 10～20d,与其他药物联合应用,则可减量。庆大霉素,24 万～32 万 U/d,分 3～4 次肌注或 1～2 次静滴,疗程 7～10d。四环素,2.0～4.0g/d,分次静滴,好转后减量,轻者口服,疗程 7～10d。氯霉素 2～3.0g/d,分 3～4 次静滴或肌注,好转后减量,疗程 7～10d。磺胺药物:常用磺胺嘧啶或复方磺胺甲噁唑,疗程 7～10d。

3. 局部处理　皮肤型可用 0.5%～1%链霉素软膏或 5%磺胺软膏。对腺型可给予热敷,脓肿形成可切开引流,避免过早切开及挤压,以免播散。

4. 对症支持治疗　补液,纠正水、电解质及酸碱平衡失调,降温,输血或血浆,中毒症状严重者可用激素,有休克者给予抗休克治疗等。

5. 预防　接触者口服四环素 250mg,4 次/d,连续 7d,及接种鼠疫减毒活疫苗。

十四、麻　风　病

麻风病(leprosy)是由麻风分枝杆菌引起的人类慢性感染性肉芽肿性疾病,主要侵犯皮肤和周围神经,少数病例可累及深部组织及内脏器官。

【诊断提示】

1. 流行病学　注意是否有麻风患者的密切接触史,当地流行情况及环境因素。主要经呼吸道及破损皮肤传播。

2. 临床表现

(1)潜伏期 3 个月至 26 年,多为 2～5 年。主要症状表现为皮肤和周围神经损害两方面:①皮肤为形态多样化损害,有斑疹、丘疹、结节、斑块、浸润、水疱、溃疡及萎缩等。皮肤的附件如毛发、眉毛脱落,汗腺和皮脂腺被破坏,造成汗闭和皮肤干燥。②周围神经症状:受累的周围神经呈梭状、结节状或均匀粗大,常被侵犯的周围神经有尺、耳大、正中、腓总、眶上、面、桡及胫神经等。可有浅感觉、运动、营养及周围循环等障碍。

(2)麻风反应:在麻风病慢性过程中,突然出现原有的皮肤和神经损害表现加剧,或出现新的损害,并伴有畏寒、发热、乏力、食欲减退等症状,称麻风反应。分为二型:Ⅰ型麻风反应,表现为部分或全部皮肤红肿、浸润、局部发热,多无全身症状;Ⅱ型麻风反应,表现为发热、头痛、皮肤出现结节性红斑,以及急性虹膜睫状体炎、急性睾丸炎、附睾炎、关节肿痛等。兼有两种变态反应者,称为混合型变态反应。

3. 实验室检查　麻风杆菌检查,眶上、下颌、耳垂及活动性皮损处刮片行抗酸染色镜检,可获阳性结果。血清学检查,血清麻风杆菌抗体吸收试验及抗麻风单克隆抗体测定可做辅助诊断。

【防治措施】　为防止耐药性产生,应采用多种抗麻风药物联合治疗。所采用治疗方案,依疾病型别而定。

1. 多菌型　利福平 600mg,1 次/月,氯法齐明 300mg,1 次/月,或 50mg/d,氨苯砜 100mg,1 次/d,疗程至少 24 个月,或皮肤涂片查菌阴性时为止。

2. 少菌型　利福平 600mg,每月 1 次服,氨苯砜 100mg/d,口服,疗程 6 个月。必须强调足量与规则治疗。

3. 麻风反应的处理　糖皮质激素对以上两型反应均有效,初始剂量泼尼松 30～60mg/d,分 2 次口服,反应停止后药量递减至停药。沙利度胺(反应停)只适用于 Ⅱ 型反应,每日剂量 200～400mg,分 3～4 次口服,控制症状后递减为每日 25～50mg。

十五、肺　结　核

肺结核(pulmonary tuberculosis)是由结核分枝杆菌引起的肺部感染性疾病。临床表现形式多样,多呈慢性过程,以长期低热、盗汗、咳嗽、咯血、胸痛为主要特征。肺结核扩散可引起肺外结核。近年发病率有上升趋势。

【诊断提示】

1. 流行病学　注意是否与排菌的结核患者密切接触,有无卡介苗接种史及当地结核病流行情况。

2. 临床表现　肺结核的类型以临床表现、X 线特征、病理结果、流行病学及细菌学五方面为基础制定。一般分为:

(1)原发型肺结核:含原发综合征及胸内淋巴结结核。多见于少年儿童,无症状或症状轻微,多有结核病家庭接触史,结核菌素试验多为强阳性,X 线胸片表现为哑铃型阴影,即原发病灶、引流淋巴管炎和肺门淋巴结肿大,形成典型的原发综合征。原发病灶一般吸收较快,可不留任何痕迹。

(2)血行播散型肺结核:含急性血行播散型肺结核(急性粟粒

型肺结核)及亚急性、慢性血行播散型肺结核。急性粟粒型肺结核多见于婴幼儿和青少年,特别是营养不良、患传染病和长期应用免疫抑制药导致抵抗力明显下降的小儿,多同时伴有原发型肺结核。成人也可发生急性粟粒型肺结核,可由病变中和淋巴结内的结核分枝杆菌侵入血液所致。起病急,持续高热,中毒症状严重,约一半以上的小儿和成人合并结核性脑膜炎。X 线胸片和 CT 检查开始为肺纹理重,在症状出现两周左右可发现由肺尖至肺底呈大小、密度和分布均匀的粟粒状结节阴影,结节直径 2mm 左右。亚急性、慢性血行播散型肺结核起病较缓,症状较轻,X 线胸片呈双上、中肺野为主的大小不等、密度不同和分布不均的粟粒状或结节状阴影,新鲜渗出与陈旧硬结和钙化病灶共存。多无明显中毒症状。

(3)继发型肺结核:多发生在成人,病程长,易反复。肺内病变多为含有大量结核分枝杆菌的早期渗出性病变,易进展,多发生干酪样坏死、液化、空洞形成和支气管播散;同时又多出现病变周围纤维组织增生,使病变局限化和瘢痕形成。病变轻重多寡相差悬殊,活动性渗出病变、干酪样病变和愈合性病变共存。继发型肺结核 X 线表现特点为多态性,好发在上叶尖后段和下叶尖段。痰结核分枝杆菌检查常为阳性。

继发型肺结核包括浸润性肺结核、纤维空洞性肺结核、渗出型肺结核、增殖型肺结核、结核球和干酪样肺炎等。

(4)结核性胸膜炎:含结核性干性胸膜炎、结核性渗出性胸膜炎、结核性脓胸(见本书第六篇第 46 章)。

(5)其他肺外结核:按部位和脏器命名,如骨结核、肾结核、肠结核等。

3. **实验室检查**　包括痰涂片、痰培养结核杆菌及结核菌素试验和结核抗体检测。

4. **影像学检查**

(1)胸部 X 线表现:可有如下特点。①多发生在肺上叶尖后段、肺下叶尖段、后基底段。②病变可局限也可多肺段侵犯。③X

线影像呈多形态表现(即同时呈现渗出、增殖、纤维和干酪性病变),也可伴有钙化。可伴胸腔积液、胸膜增厚与粘连。④易合并空洞。⑤可伴有支气管播散灶。⑥呈球形病灶时(结核球)直径多在 3cm 以内,周围可有卫星病灶,内侧端可有引流支气管征。⑦病变吸收慢(一个月以内变化较小)。

(2)胸部 CT 扫描:有补充性诊断价值。①发现胸内隐匿部位病变,包括气管、支气管内的病变。②早期发现肺内粟粒阴影。③诊断有困难的肿块阴影、空洞、孤立结节和浸润阴影的鉴别诊断。④了解肺门、纵隔淋巴结肿大情况,鉴别纵隔淋巴结结核与肿瘤。⑤少量胸腔积液、包裹性积液、叶间积液和其他胸膜病变的检出。⑥囊肿与实体肿块的鉴别。

【防治措施】

1. 抗结核药物(表 41-2)治疗　为早期、规律、全程、适量、联合五项原则。分为强化和巩固两个阶段。

(1)初治方案:强化期 2 个月/巩固期 4 个月。药名前数字表示用药月数,药名右下方数字表示每周用药次数。常用方案:2S(E)HRZ/4HR;2S(E)HRZ/4H$_3$R$_3$;2S$_3$(E$_3$)H$_3$R$_3$Z$_3$/4H$_3$R$_3$;2S(E)HRZ/4HRE;2RIFATER/4RIFINAH(RIFATER:卫非特,RIFINAH:卫非宁)。初治强化期第 2 个月末痰涂片仍阳性,强化方案可延长 1 个月,总疗程 6 个月不变(巩固期缩短 1 个月)。若第 5 个月痰涂片仍阳性,第 6 个月阴性,巩固期延长 2 个月,总疗程为 8 个月。对粟粒型肺结核(无结核性脑膜炎者)上述方案疗程可适当延长,不采用间歇治疗方案,强化期 3 个月,巩固期为HR 方案 6~9 个月,总疗程为 9~12 个月。

菌阴肺结核患者可在上述方案的强化期中删除链霉素或乙胺丁醇。

(2)复治方案:强化期 3 个月/巩固期 5 个月。常用方案:2SHRZE/1HRZE/5HRE;2SHRZE/1HRZE/5H$_3$R$_3$E$_3$S;2S$_3$H$_3$R$_3$-Z$_3$E$_3$/1H$_3$R$_3$Z$_3$E$_3$/5H$_3$R$_3$E$_3$。

表 41-2 常用抗结核药物剂量、不良反应

药　名	成人(g)		儿童(mg/kg)	成人间歇疗法(g)		主要不良反应及用法
	50kg	>50kg		50kg	>50kg	
异烟肼(INH、H)	0.3	0.3	10~15	0.5	0.6	肝毒性,每日1次顿服
链霉素(SM、S)	0.75	0.75	15~30	0.75	0.75	听力障碍、眩晕、肾功能障碍、过敏反应,每日1次
利福平(RFP、R)	0.45	0.6	10~20	0.6	0.6	肝毒性、胃肠反应、过敏反应,每日1次,饭前2h顿服
利福喷丁(RFT、L)				0.45	0.6	同利福平,每日1次,饭前或饭后顿服
吡嗪酰胺(PZA、Z)	1.5	1.5	20~30	2.0	2.0	肝毒性、胃肠反应、过敏反应、高尿酸血症,每日1次顿服或分2~3次服用
乙胺丁醇(EMB、E)	0.75	1.0	15~25	1.0	1.2	视力障碍、视野缩小,每日1次顿服
丙硫异烟胺(PTH、TH)	0.75	1.0	10~20			胃肠反应、口感金属味,每日分3次服用
对氨基水杨酸钠(PAS、P)	8.0	8.0	150~250	10	12	肝毒性、胃肠反应、过敏反应,每日分3次服用
阿米卡星(AMK、丁胺卡那霉素)	0.4	0.4	10~20	0.4	0.4	同链霉素,每日1次肌注
卷曲霉素(CPM)	0.75	0.75		0.75	0.75	同链霉素、电解质紊乱,每日1次肌注
氧氟沙星(OFLX、O)	0.4	0.6				肝肾毒性、胃肠反应、过敏、光敏反应、中枢神经系统反应、肌腱反应,每日1次或分2~3次

（续　表）

药　名	成人（g）		儿童（mg/kg）	成人间歇疗法（g）		主要不良反应及用法
	50kg	>50kg		50kg	>50kg	
左氧氟沙星（LVFX、V）	0.3	0.3				同氧氟沙星，每日 1 次或分 2～3 次
异烟肼对氨基水杨酸盐（帕星肼、PSNZ）	0.6	0.9				同异烟肼，每日分 2～3 次

　　用上述方案疗效不理想，具备手术指征时可行手术治疗。对久治不愈的排菌者要警惕非结核分枝杆菌感染的可能性。

　　（3）耐多药肺结核：包括 INH 和 RFP 两种或两种以上药物产生耐药的结核病。耐多药肺结核化疗方案：主张采用每日用药，疗程要延长至 21 个月。强化期至少 3 个月，巩固期至少 18 个月，总疗程 21 个月以上。对病变范围较局限，化疗 4 个月痰菌不阴转，有手术适应证者可进行外科治疗。

　　2. 手术治疗　适用于长期痰菌阳性，纤维厚壁空洞，一侧毁损肺伴有支气管扩张，已丧失肺功能及反复咯血或感染，抗结核药物长期治疗无效者可做肺叶切除。

　　3. 其他治疗　包括营养支持、心理平衡、适度运动及对症处理。

十六、结核性脑膜炎

　　结核性脑膜炎（tuberculous meningitis）是由结核杆菌引起的软脑膜和蛛网膜非化脓性炎症。主要临床表现为发热、头痛、呕吐、神态改变及脑膜刺激征和脑神经受损等。

　　【诊断提示】

　　1. 流行病学　注意发病年龄，卡介苗接种史及全身其他部位结核病灶活动情况，是否有开放性结核患者的密切接触史。

2. 临床表现

(1)一般症状:起病多缓慢,97%有发热,低或中度发热,偶见高热,常伴全身酸痛乏力、精神萎靡、食欲减退。儿童患者多缺上述表现。

(2)神经系统表现。①高颅压表现:头痛、喷射性呕吐、视盘水肿、严重者脑疝。②意识障碍:占 70%。③脑膜刺激征:80%早期即可出现,婴幼儿可不典型。④脑神经损害:占 40%,面神经常被累及,其次为展神经、动眼神经。有时可为首发征象。⑤脑实质损害:可见偏瘫。⑥自主神经受损及脊髓受损表现。

3. 实验室检查 脑脊液检查典型改变为脑压升高,外观清亮至轻度浑浊,偶可呈黄色。白细胞数多在$(0.1\sim0.5)\times10^9/L$,分类以淋巴细胞为主,蛋白含量增高,糖和氯化物降低。脑脊液静置后可形成网状薄膜,做耐酸染色涂片,可能找到耐酸杆菌,亦可做结核菌培养。

【治疗措施】

1. 抗结核药物治疗 异烟肼和吡嗪酰胺为抗结核首选药物。异烟肼开始剂量宜大,$0.6\sim1.0g/d$,儿童 $15\sim25mg/kg$ 静脉滴注,1 次/d。症状减轻或消失,脑脊液恢复正常后改为常规量。常用方案举例:异烟肼+吡嗪酰胺+利福平+链霉素治疗 3 个月后,改为异烟肼+利福平+乙胺丁醇 9 个月,继之用异烟肼+乙胺丁醇 6 个月,总疗程 18 个月。

2. 糖皮质激素治疗 泼尼松成人 $40\sim80mg/d$,儿童 $1\sim2mg/kg$。在第 2 或第 3 周内可快速减量至 $30mg/d$,以后根据脑膜刺激征及其他体征变化逐渐减量,可于 $6\sim12$ 周后完全停用。

3. 对症治疗及支持疗法 可给予镇静、止痛药,颅内高压者可用 20% 甘露醇或 25% 山梨醇 $1\sim2g/(kg\cdot 次)$加压静滴,$3\sim4$ 次/d。

十七、结核性胸膜炎

结核性胸膜炎(tuberculous pleurisy)多继发于肺结核。临床以低热、盗汗、咳嗽、胸痛、呼吸困难为主要特征。按病程和病变性质分为干性胸膜炎和渗出性胸膜炎两种或二个阶段。

【诊断提示】

1. 流行病学　有开放性肺结核患者接触史,或患者有肺结核病史。

2. 临床表现　开始有发热、盗汗、胸痛、咳嗽、乏力。干性胸膜炎可突出表现为剧烈胸痛,呈局限性针刺样疼痛,咳嗽或用力时加重,可有局部压痛,呼吸音减低及胸膜摩擦音;胸部 X 线片,可无明显异常。渗出性胸膜炎,胸痛减轻或消失,咳嗽亦减轻,逐渐出现胸闷,呼吸困难,不规则发热,胸腔积液较多时,纵隔可向健侧移位,病侧呼吸音减弱或消失,局部膨隆,肋间隙饱满,叩诊呈浊音。胸部 X 线片检查:示胸腔积液。

3. 实验室检查　血沉增快,白细胞数正常或偏高,淋巴细胞明显增高。痰抗酸杆菌检查可呈阳性。胸腔积液涂片、培养,结核杆菌可呈阳性,结核菌素试验阳性。

【治疗措施】

(1)一般治疗:卧床休息,胸腔积液量大时,可行穿刺抽液,以减轻中毒症状及压迫感,并防止胸膜粘连。每周抽液 2～3 次,每次抽取 1000～1500ml 为宜。

(2)抗结核药物治疗:可参见肺结核治疗方法,如肺部无活动性肺结核病灶,可用糖皮质激素治疗,通常口服泼尼松 5～10mg,3 次/d,病情好转后逐渐减量至停药,疗程 4～6 周。

(3)营养支持和对症治疗。

第42章　螺旋体感染性疾病

一、钩端螺旋体病

钩端螺旋体病(leptospirosis)简称钩体病,是由致病性钩端螺旋体引起的急性动物源性传染病,基本病理改变是感染中毒性全身毛细血管损害,早期表现缘于钩端螺旋体血症所致的全身中毒症状,后期发生内脏损害。

【诊断提示】

1. 流行病学　了解患者是否在疫区有疫水接触史或鼠、猪等排泄物接触史。传染源为猪、鼠,可通过皮肤、黏膜传染,并可通过哺乳及胎盘感染。

2. 临床表现　潜伏期 2～28d,平均 7～14d。临床表现复杂多样,根据病程,大致可分为三期。

(1)钩体败血症期:起病后 3d 内,表现为突然寒战、高热,体温39℃以上,常呈稽留热型,伴有头痛及全身疼痛,软弱无力,行动困难,结膜充血或出血,特点为疼痛或畏光而无分泌物;持续充血至热退后仍持续存在,眼眶痛及腓肠肌疼痛和压痛,少数患者可有中毒性精神症状、脑膜刺激征、低血压等表现。可有全身淋巴结大,部分患者可肝脾大。

(2)器官损害期:病后 3～10d。此期根据临床表现分为不同类型:①流感伤寒型:为早期症状的继续,多数为轻型病例。无明显器官损害,经治疗热退或自然缓解。②肺出血型:除了初期的钩体败血症外,可有咳嗽、咯血、胸痛、心慌、气急等,并进行性加重。③黄疸出血型:体温开始下降时出现进行性黄疸、肝大、压痛、肝功能异常、出血和肾损害,大多数病例有不同程度的全身出血倾向。

④肾衰竭型：急性期尿中常有少量蛋白、红白细胞及管型，可出现少尿、无尿、尿毒症、酸中毒、昏迷等。⑤脑膜脑炎型：患病数日后出现严重头痛、呕吐、烦躁、神志不清、谵妄、颈项强直、克尼格征阳性，重者可有抽搐、昏迷、脑疝、呼吸衰竭及各种神经损害体征。

（3）恢复期：一般起病 10d 以后多数患者各种症状体征消失，趋于痊愈。少数患者热退后经几日至几个月可再次出现症状，称后发症，如发热、眼葡萄膜炎、闭塞性脑动脉炎及神经系统症状等。

3. **实验室检查**　黄疸出血型，白细胞和中性粒细胞可明显增高。出血患者可有贫血、血小板减少。脑膜脑炎型患者脑脊液可异常，其他型无明显异常。病原学检查、显微凝集试验（≥1：400）、间接血凝试验可出现阳性反应，检测特异性 IgM 抗体有助于早期诊断。单克隆抗体可用于病原学分型。病原体分离和 DNA 技术有敏感度高、特异性强等特点，用于早期诊断。

【治疗措施】

1. *病原治疗*　青霉素为首选，320 万～640 万 U/d，分 2～4 次肌注或 2～3 次/d 静滴。首剂青霉素 40 万 U 静注或肌注加氢化可的松静脉滴注，以防止赫氏反应。疗程 5～7d。或用四环素、红霉素、庆大霉素、氨苄西林等。

2. *一般支持疗法及对症处理*　包括补充足够的营养，维生素 C 及维生素 K 等。注意水、电解质平衡，及时纠正脱水与酸中毒。黄疸出血型应适当加大抗生素的剂量，避免使用损害肝脏的药物，重症者按重型肝炎处理。肺出血者，可用异丙嗪和氯丙嗪各 25～50mg 肌注，30min 仍不能镇静者可再用 1 次，呼吸衰竭者慎用。止血药可用维生素 K_1、卡巴克洛（安络血）、云南白药等。有 DIC 者可用肝素。晚期可用氨甲苯酸、氨甲环酸或输新鲜血。有心衰者可给毒毛花苷 K 0.25mg 或毛花苷 C 0.4mg，稀释后缓慢静注。有肺大出血趋势者可用酚妥拉明 10mg 加脑垂体后叶素 5～10U，加入 5％葡萄糖溶液中缓慢静滴。少尿或尿闭者按急性肾功能衰竭处理。脑膜脑炎型注意使用脱水药。具体方法参见重症急救篇。

3. 后发症的治疗 眼后发症用可的松眼药水点眼或泼尼松结膜下注射,眼部热敷、散瞳等,重症者可口服泼尼松或促肾上腺皮质激素肌注。止痛可用盐酸乙基吗啡滴眼。

二、回 归 热

回归热(relapsing fever)是由多种回归热螺旋体引起的一种急性虫媒传染病,主要病理改变是螺旋体及其代谢产物引起的红细胞破坏,损伤小血管内皮细胞,脾脏散在性坏死灶和肝细胞变性。临床表现为阵发性高热,伴全身疼痛、肝脾大,重症可出现黄疸和出血倾向,发作期与间歇期交替出现,寒热往来,故称回归热。

【诊断提示】

1. 流行病学 了解患者的职业及居住环境,个人卫生情况,有无体虱发现。

2. 临床表现 虱传回归热潜伏期 1~14d,一般 7~8d;蜱传为 4~9d。绝大多数突然起病,畏寒、发热、全身关节酸痛、头痛。剧烈头痛、全身肌肉骨骼疼痛为本病突出症状。体温 38~40℃以上。1/3 患者出现纳差、恶心、呕吐,偶有听觉减退,可有神志不清、谵妄、抽搐、眼球震颤、颈项强直等神经症状。半数以上伴有肝脾大,重症病例可有黄疸、鼻出血、皮肤瘀斑及便血等表现。高热持续平均6~7d 后,绝大多数骤退,可在 2~4h 降至正常,并伴有大量出汗。血内螺旋体常在热退前消失。热退之前大多数患者可出现自发危象,表现为发病 2~7d 时寒战、僵直、体温上升、代谢加快,随后体温下降、出汗、外周血容量减少,甚至休克。经过平均约9d(3~27d)的无热期后,部分患者复发。复发时各种症状重新出现。本病并发症可见支气管肺炎、脾破裂、DIC、脑膜脑炎等。

3. 实验室检查 发热期间做血涂片、无热期骨髓涂片查螺旋体阳性。多数患者白细胞总数及中性粒细胞增高。谷丙转氨酶及胆红素可升高。脑脊液检查可有压力增高、球蛋白增加、淋巴细胞数增多。

【治疗措施】

1. 一般治疗及对症疗法　彻底灭虱,消毒。卧床休息,给予高热量流质饮食,足量液体。高热发生神经精神症状时,给予镇静药物。在退热时注意防止休克和循环衰竭。

2. 病原治疗　四环素:成人 0.5g,1 次/6h,连服 5d,继以每次 1.0g,2 次/d,再连服 5d。如不能口服,可采用静脉给药,按 10mg/(kg·d)分 2～3 次注射。10 岁以下儿童剂量减半。还可选用强力霉素(多西环素)、红霉素、氯霉素等。在应用抗生素时,必须严密注意螺旋体大量溶解所致的赫氏反应,可同时口服或静注泼尼松。

三、莱　姆　病

莱姆病(Lyme disease)是由伯氏疏螺旋体所引起的自然疫源性疾病。临床表现:早期以特定的皮肤损害,如慢性游走性红斑,后期感染可向全身播散,导致心脏、神经和关节损害。

【诊断提示】

1. 流行病学　可有蜱叮咬史。

2. 临床表现　根据临床表现分为三期,但并非皆为三期典型经过,3 期可重叠,也可第一、二期症状不明显,直接进入第三期。

(1)早期(第一期)表现:慢性游走性红斑是本病的独特临床表现,开始在蜱叮咬处出现红色斑丘疹,红疹逐渐扩大而呈环状,直径可达3～6.8mm,中心可稍硬而清晰,病变边缘不清呈红色,一般扁平,偶尔皮疹中心出现水疱及坏死。游走性红斑和继发性病变在3～4 周消失。伴畏寒、发热、淋巴结肿大。脑膜刺激征阳性、流感样症状常在 1 周左右消退,乏力可持续几周至几月。

(2)晚期(第二、三期)表现:数周至数月后出现的神经、心脏异常,骨骼肌肉症状或周期性关节损害为第二期,数月至数年后表现为慢性的皮肤、关节、神经系统受累为第三期。主要损害表现是①

神经系统损害(15%),包括脑膜炎、脑炎、舞蹈病、脑神经炎;②心脏损害(8%),常为不同程度的房室传导阻滞、心肌炎、心包炎、心脏增大等;③关节炎:表现为间歇性、对称性的关节肿痛,以大关节为主,特别是膝关节。④慢性萎缩性肢端皮炎:也是莱姆期的主要表现。主要表现为四肢肢端皮肤变成蓝红色,常怀疑为脉管炎或淋巴水肿,本病难以自愈,可导致局限性萎缩、硬化和溃疡。

3. 实验室检查 可检测出抗螺旋体抗体。特异性 IgM 抗体常在 2～4 周出现。多可从皮损部位和前列腺液查到螺旋体。

【治疗措施】

1. 病原治疗 第一期成人常采用多西环素 100mg,2 次/d 口服或红霉素 0.25g,每天 4 次口服。儿童:首选阿莫西林,50mg/kg,分 4 次口服。第二期:患者出现脑膜炎应静脉滴注青霉素 G,每天 2000 万 U 以上,疗程 10d。第三期:晚期有严重心脏、神经或关节损害者,可应用青霉素,每天 2000 万 U,静滴,也可应用头孢曲松 2.0g,每天 1 次,疗程均为 14～21d。以上药物疗程为 10～21d。

2. 对症治疗 卧床休息,补充液体,高热者给予皮质激素。

3. 其他并发症治疗 参阅有关疾病。

第43章 原虫和寄生虫感染性疾病

一、疟 疾

疟疾(malaria)是由人类疟原虫感染引起的寄生虫病,基本病理生理改变是疟原虫所侵袭的红细胞破裂时释放出大量裂殖子、疟色素、疟原虫代谢产物及变性血红蛋白进入血液引起的机体反应性改变。临床以反复发作的间歇性寒战、高热、大汗,以及贫血和脾大为特征。

【诊断提示】

1. 流行病学 了解疟疾流行区居住或旅行史,近年是否有疟疾发作史或近期接受输血者。雌性按蚊为传播媒介。潜伏期12~20d。

2. 临床表现 各型的特点分述如下。

(1)各型疟疾的共同特点:分为四期。①前驱期,如疲乏、头痛、肌肉酸痛、食欲减退等;②发冷期,突起畏寒,继之寒战,常伴有头痛、恶心和呕吐,同时体温迅速升高,此期持续数分钟至1~2h;③发热期,体温可达40℃以上,面色潮红,结膜充血,口干思饮,呼吸加快,患者烦躁不安,重者可出现谵妄,此期持续3~8h;④出汗期,先是颜面和双手微汗,渐至全身大汗淋漓,体温迅速下降,除感疲乏外,上述症状随之消失,此期持续1~5h。此后视疟原虫种类不同呈现不同周期间歇性发作。起病后3~4d脾脏开始肿大,肝脏亦可肿大。

(2)各型疟疾的特点:①间日疟:隔日发作1次,开始可不规则且症状轻,逐渐呈典型的间日发作,症状加重。如不经治疗,发作5~7次后可自行停止。经2~3个月后再行发作。②三日疟,相隔3d发作1次,周期规律,症状同间日疟。③恶性疟,多数起病突然,无寒战而仅有畏寒,发热时间长,热型不规则,出汗期不明显,头痛、恶心、呕吐、贫血等症状显著。疟疾的凶险发作多见于恶性疟,包括脑型、肺型、胃肠型。还可见肾型、黄疸弛张型、厥冷型,病情凶险,可引起死亡。其他并发症可见黑尿热、肝肾损害。

3. 实验室检查　白细胞总数正常或偏低,单核细胞相对增高,多次发作后可有贫血。疟原虫检查、外周血涂片找疟原虫是可靠的诊断方法。在发冷期或发作 6h 内易检出。骨髓中找疟原虫的阳性率高于血液中。

【防治措施】

1. 一般治疗　患者按虫媒隔离,病情较重者应卧床休息,补充足够的营养及维生素,保持水、电解质及酸碱平衡。高热、全身中毒症状重者可给予氢化可的松静滴。有抽搐者可氯丙嗪或地西泮肌注。脑水肿者给予 20% 甘露醇或 25% 山梨醇快速静滴。严重贫血者可输血。

2. 病原治疗

(1)发作期治疗:绝大多数间日疟患者对氯喹敏感,多数恶性疟对氯喹耐药。

①氯喹:用磷酸氯喹 1g(含基质 0.6g)口服,6～8h 后再服用 0.5g(含基质 0.6g),于第 2、3 日再各服用磷酸氯喹 0.5g,总量为 2.5g。

②磷酸伯氨喹:与氯喹同时开始服用,每次 39.6mg(含基质 22.5mg),每日 1 次,连续 8d。可杀灭肝内迟发子孢子,控制间日疟。虽然恶性疟、三日疟无复发问题,但是为了杀灭其配子体,防止传播,应每日服用同样剂量 2～4d。

(2)耐氯喹疟疾发作治疗

①甲氟喹:半衰期长达 14d,仅需 1 次顿服 750mg,广泛用于耐氯喹恶性疟。

②磷酸咯萘啶:有效杀灭红细胞内裂体增殖的疟原虫,第 1 日 0.4g,分两次服用,第 2、3 日再顿服 0.4g,总量 1.2g(基质)。

③青蒿素衍生品：蒿甲醚：成人首剂 300mg，肌内注射，第 2、3 日，各注射 150mg。也可首剂 160mg，肌内注射，第 2 日起每日 1 次，每次 80mg，连用 5d。青蒿琥酯 100mg 顿服，第 2～5 日每日 100mg 分 2 次服用，总量 600mg。双氢青蒿素哌喹片：每片含双氢青蒿素 40mg、磷酸哌喹 320mg。16 岁以上使用时首剂 2 片，此后 6～8h、24h、32h 分别口服 2 片。

（3）凶险疟疾（重要脏器病变/衰竭）发作的治疗：凶险疟多由恶性疟引起，可静脉用药。首选青蒿琥酯 60mg 加入 5％碳酸氢钠 0.6ml，摇匀至完全溶解，再加 5％葡萄糖溶液 5.4ml，最终成青蒿琥酯 10mg/ml。或按 1.2mg/kg 计算每次用量。首剂缓慢静脉注射后 4h、24h、48h 各再注射 1 次。也可使用磷酸咯萘啶，按 3～6mg/kg，用生理盐水或等渗糖水稀释后静脉滴注。

3. 预防　防蚊、灭蚊。彻底治疗患者。疫区或易感者口服乙胺嘧啶 4 片/周，或氯喹 0.5g，或防疟 3 号 4 片，每 20～30d 1 次。

二、黑　热　病

黑热病（kala-azar）是由杜氏利什曼原虫经白蛉传播引起的一种慢性地方性传染病，基本病变是全身单核-巨噬细胞系统显著增生，临床以长期发热、肝脾大、消瘦、贫血、全血细胞减少和血清球蛋白增高为特征。

【诊断提示】

1. 流行病学　有流行区居住及居留史。病犬及某些野生动物为传染源，通过白蛉叮刺传播。

2. 临床表现　潜伏期 10d 至 9 年不等。平均 3～5 个月。

（1）早期：起病缓慢，症状轻而不典型，发热为主要症状，多为双峰型。可伴有畏寒、盗汗、食欲缺乏等。可持续数周；开始有脾大。

（2）晚期：病后 3～6 个月，早期的症状、体征加重，可出现贫血、血小板减少、心脏扩大、心衰、鼻出血和牙龈出血。脾脏进行性肿大,肝大轻于脾大,出现亦较晚,可有淋巴结肿大。多有营养不良、极度消瘦、皮肤粗糙干燥、面部皮肤色素沉着。病情缓解与发作交替出现是本病的特点。缓解期脾脏缩小,持续数日至数周不等,以后体温又升高,如此反复发作数月。

(3)特殊类型:①皮肤型:主要发生在黑热病流行区,成人多见。先为暗红色斑丘疹,逐渐形成结节,易误诊为瘤型麻风。病变处可找到利杜体。②淋巴结型:表现为全身浅表淋巴结肿大,尤以腹股沟部多见,可融合成肿块,无红肿和压痛。

3. 实验室检查　全血细胞减少,白细胞减少尤甚,严重者可表现为粒细胞缺乏,嗜酸性粒细胞减少或消失。血浆球蛋白升高,白蛋白减少。血清抗体测定阳性达 95％以上。用单克隆抗体检测血清中黑热病原虫的循环抗原,敏感性、特异性及重复性都较好。病原学检查,骨髓、淋巴结或脾穿刺涂片查利杜体。

【防治措施】

1. 一般治疗　卧床休息,补充蛋白及多种维生素,保持口腔和皮肤卫生。贫血者应补充铁剂、叶酸、维生素 B_{12} 等,重者输血。防治继发性感染。

2. 病原治疗　葡萄糖酸锑钠,总剂量按成人 90～130mg/kg,儿童 150～200mg/kg,共 6 次,每日 1 次,静脉或肌注。有心、肝疾病者慎用。戊烷脒,每次剂量为 4mg/(kg·d),新鲜配制成 10％溶液肌注,每日或间日 1 次,10～15 次为 1 个疗程。两性霉素 B,每日剂量自 0.1mg/kg 开始,逐渐递增到 1mg/(kg·d),或间日静脉缓滴,总剂量成人 2.0g。本品毒性较大,宜并用糖皮质激素。

3. 手术治疗　经上述多种治疗无效,脾脏高度肿大者可考虑做脾切除。术后再按原方案治疗,1 年无复发为治愈。

4. 预防　普查普治,防白蛉叮咬,灭蛉。

三、阿米巴病

阿米巴病(amebic dysentery)是由溶组织内阿米巴感染引起

的感染性疾病,原发病变在结肠,表现为痢疾样症状,可经血流引起肝、肺、脑等部位脓肿等继发性病变,亦可直接蔓延至邻近组织器官发生病变。临床常见阿米巴痢疾和阿米巴肝脓肿。

(一)阿米巴痢疾

【诊断提示】

1. 流行病学　有不洁饮食史,卫生条件和生活习惯不良等以及病者接触史。患者、携带者为传染源,经消化道传播。

2. 临床表现　潜伏期一般 3 周。短者 4d,长者数月至数年。临床可分为以下类型。

(1)无症状型:粪便中排阿米巴包囊而无症状,少数患者表现为间歇性腹泻,部分可转为阿米巴痢疾或肝脓肿。

(2)急性阿米巴痢疾:大多起病缓,全身症状轻,常无发热而以腹痛、腹泻开始,每日大便可达 10 次左右,病变累及直肠时可出现里急后重感。右下腹部压痛明显,大便带脓血和黏液,典型大便呈暗红色糊状、果酱样,有腥臭味,含滋养体,有时仅表现为血便或单纯性腹泻,仅有稀便或水样便。数日或数周后自行缓解。

(3)重型:起病急,进展快,中毒症状重,高热,寒战,恶心,呕吐,肠绞痛,腹泻次数频繁,日达数十次,甚至失禁,呈水样或血水样,奇臭,含大量滋养体。可有不同程度的脱水,电解质紊乱。严重者可有意识障碍和循环衰竭。易出现肠出血、肠穿孔和腹膜炎等并发症。

(4)慢性阿米巴痢疾:常为普通型未彻底治愈延续,症状可持续存在达 2 个月以上反复发作。大便每日 3～5 次,呈黄糊状,少量脓血和黏液,有腐臭味。可查到滋养体或包囊。多伴有脐周或下腹部疼痛,病程持续数月甚至数年不愈。

3. 实验室检查　大便镜检见大量聚集成团的红细胞,少量白细胞,查到溶组织阿米巴滋养体可确诊。慢性者粪便中查到包囊有助诊断。血清学检查:常用方法有间接血凝试验、间接荧光抗体试验、酶联免疫吸附试验等。

【治疗措施】

1. **一般治疗** 急性期卧床休息,给予流质或半流质饮食。暴发型患者及时纠正水、电解质紊乱,酌情输血。治疗并发症,肠穿孔者及时手术修复,合并细菌感染者给予抗菌药物治疗。

2. **病原治疗** 甲硝唑为首选,成人剂量每次 400mg,3 次/d口服,儿童 35mg/(kg·d),分 3 次服,连服 10d。危重病例可按此剂量静脉给药。替硝唑:成人每天 2g,1 次口服,连服 5d 为一疗程。重型阿米巴病可静滴。二氯散糠酸酯(糠酯酰胺),成人 500mg,3 次/d,儿童 20mg/(kg·d),分 3 次服,连服 10d。

(二)阿米巴肝脓肿

【诊断提示】

1. **临床表现** 多有肠道阿米巴病史。起病大多缓慢,常有不规则发热、盗汗等,可伴有寒战、食欲缺乏、腹胀及体重减轻。肝区痛,常为持续性钝痛,深呼吸及体位变动时增剧,夜间加重。肝脏进行性肿大、肝区叩痛及挤压痛,脓肿接近膈肌,则有反应性胸膜炎和右侧胸腔积液表现。多发性脓肿可出现黄疸。慢性患者常消瘦、贫血,肝大质坚,易误诊为肝癌。主要并发症为继发细菌感染及脓肿向周围组织穿破。

2. **实验室检查** 白细胞总数及中性粒细胞常增高。粪便及脓液中阿米巴滋养体阳性率均较低。血清学检查:方法同阿米巴痢疾,其阳性率可达 95% 以上。肝脏超声波、放射性核素检查以及肝脓肿穿刺有助诊断。

【治疗措施】

1. **病原治疗** 甲硝唑:口服剂量同阿米巴痢疾,疗程可延长到 3~4 周以上。替硝唑(甲硝磺酰咪唑),成人剂量 2.0g,清晨 1次服,连服 5d。氯喹,成人 0.5g,2 次/d,2d 后改为 0.25g,2 次/d,连服 2~3 周。依米丁与去氢依米丁剂量和用法同阿米巴痢疾。

2. **肝穿刺引流** 在 B 超引导下进行,适应于脓肿部位表浅者,每次穿刺应尽量抽尽脓液,脓液黏稠者用生理盐水稀释后再抽吸,每 3~5 天 1 次,直至脓液抽净。较大脓肿在抽脓后注入甲硝唑 0.5g,有助于脓腔愈合。

3. 外科手术治疗　适用于经药物治疗和穿刺抽脓治疗无效,以及脓肿穿破入腹腔或邻近脏器而引流不畅者。肝左叶脓肿过深,不适宜穿刺者。

4. 营养支持治疗　高蛋白、高热量、维生素、输液、输血及血液制品。

四、弓 形 虫 病

弓形虫病(toxoplasmosis)是由刚地弓形体虫所引起的人畜共患性疾病,传染源主要为猫科哺乳动物,人群普遍易感。临床表现复杂多样,分先天和后天两大类。

【诊断提示】

1. 流行病学　可通过胎盘传染致先天性弓形虫病。后天获得性弓形体病主要经消化道、损伤的皮肤黏膜、输血等传播。常有食用被污染的肉类史,以及饮用被污染的水源史,注意是否有输血或器官移植史及家族史。

2. 临床表现

(1)先天性弓形虫病:幼年发病,主要表现为脑膜炎、脑脊髓膜炎和视网膜脉络膜炎。常有发热、呕吐、抽搐、青紫、黄疸及淋巴结肿大,肝脾肿大。先天性感染可表现为流产、早产、死胎或畸形。多数婴儿为隐性感染,有的可在出生后数月至数年出现症状。表现为失明、癫痫发作、精神或智力发育不良等。

(2)后天性弓形虫病:可有发热、头痛、呕吐、肌痛、关节痛、斑丘疹、黄疸及淋巴结肿大等表现。亦可有脑炎、心肌炎、肺炎、肝炎的症状。隐性感染者多无症状而由血清学检查发现。

3. 实验室检查　血液、骨髓、脑脊液涂片,用瑞氏液或吉姆萨染色检查病原体。血清学检查,可采用补体结合、免疫荧光及酶联免疫吸附等方法。

【治疗措施】

1. 病原治疗　磺胺嘧啶 100mg/(kg·d),最大量 4～8g/d,分 4 次服用;乙胺嘧啶首日 2mg/(kg·d),以后 25mg/d。急性期,以上二药可并用,疗程 15～30d。并用叶酸 5～10mg/d 肌注。磺胺药过敏可用克林霉素 300mg,1 次/6h,代替磺胺嘧啶。

2. 受染孕妇　妊娠 3 个月以内应单用磺胺嘧啶。亦可使用乙酰螺旋霉素 2～4g/d,分 4 次服。

3. 眼弓形虫病　应用糖皮质激素结膜下注射,可抑制滋养体增生和视网膜坏死。

4. 重症病例　在上述治疗的基础上用泼尼松 30～40mg/d,儿童 1～2mg/(kg·d),分 3 次服,5～7d 后逐渐减量。

五、贾第虫病

贾第虫病(giardiasis)是由蓝氏贾第鞭毛虫引起的肠道寄生虫病。临床上以无症状排包囊者为多,部分可有肠道症状。

【诊断提示】

1. 流行病学　有不洁饮食史,或与患者和原虫包囊携带者有密切接触史。

2. 临床表现　潜伏期 7～14d。根据病情可分急性、亚急性和慢性。急性起病者,主要表现为暴发性腹泻、水样或糊状脂肪便、有恶臭、上腹饱胀、纳差、腹痛。鞭毛虫大量寄生在阑尾,可有急性阑尾炎表现,侵及胆管,可有胆囊炎、黄疸及肝大表现。儿童患者生长滞缓、营养不良、贫血。

3. 实验室检查　粪便及十二指肠引流液中可查到鞭毛虫滋养体和包囊,血清鞭毛虫抗体阳性。

【治疗措施】

(1)甲硝唑 0.2～0.4g,儿童酌减,3 次/d 服,连用 5～7d。呋喃唑酮(痢特灵)0.1g,儿童 5mg/(kg·d),3 次/d,连服 10d。氯喹 0.25g,3 次/d,儿童 7～10mg/(kg·d),分 3 次服,连用 5～7d。

替硝唑:成人 2g,儿童 50～60mg/(kg·d),1 次/d。

(2)对症治疗。

六、日本血吸虫病

日本血吸虫病(schistosomiasis japonica)是由日本血吸虫寄生于人的门静脉系统所致的疾病。传染源为病人和含虫宿主,钉螺为必需的唯一中间宿主,疫水感染,主要病变位于结肠与肝脏。临床以发热、痢疾样症状、肝脾大和肝硬化为特征。

【诊断提示】

1. 流行病学　病前有流行区居住及疫水接触史。

2. 临床表现　潜伏期 30～60d,平均 40d,病程可分 4 期。

(1)侵袭期:与疫水接触后数小时至 2～3d 内,尾蚴侵入皮肤处出现粟粒大的红色丘疹,奇痒,3～5d 自行消退,称尾蚴性皮炎。皮炎出现后 1 周,常有咳嗽及咯血丝痰或有低热、荨麻疹。

(2)急性期:多见于初次或重新感染者,可有腹膜刺激征,腹部柔韧感,似结核性腹膜炎。有畏寒、发热、午后自行退热并有夜间盗汗,重者持续高热、腹痛、腹泻、排黏液脓血便,每日 3～5 次,肝右叶肿大并压痛,脾亦可肿大。重症患者可出现精神差、意识淡漠、相对缓脉,易误诊为伤寒。发热时间 2 周至数月,亦可有肾损害。

(3)慢性期:发病半年以上,亦可无急性病史。乏力、纳差、轻度腹泻或黏液脓血便,腹泻可长期反复发作,大便中可找到虫卵。下腹部可扪及包块,肝脾明显肿大,贫血消瘦,劳动力减退及内分泌功能障碍。

(4)晚期:感染后数年,或 10～20 年,可有巨脾、脾功能亢进、门静脉高压、腹水、肝脏缩小、消瘦、食管-胃底静脉曲张破裂出血等。部分患者身材矮小,但智力正常。

(5)部分病例因血吸虫侵袭脑、肺而致异位血吸虫病。

3. 实验室检查　急性期白细胞总数及嗜酸性粒细胞增多,晚期全血细胞减少。粪便沉淀孵化试验,急性期阳性率较高,慢性和晚期阳性率降低。直肠黏膜活检可见虫卵。

【防治措施】

1. 病原治疗 通常用吡喹酮。

(1)急性血吸虫病:成人总剂量为120mg/kg,儿童140mg/kg,6d分次服完,其中50%必须在前两天服完。一般病例可采用每次10mg/kg,3次/d,连续4d。

(2)慢性血吸虫病:成人剂量60mg/kg,2d疗法,分2~3次口服。儿童体重<30kg者,总剂量为70mg/kg,分次口服。晚期血吸虫病的治疗,适当减少剂量并延长疗程。

(3)预防性服药:在重疫区特定人群,如防洪、抢险人员须预防性服药,可选择蒿甲醚或青蒿琥酯。

2. 对症治疗 急性期应卧床休息,重型患者需加强营养,保持水、电解质平衡。腹水者应给予低盐、高蛋白质饮食,使用利尿药或腹水回输术等。对门静脉高压、上消化道大出血者应首选硬化剂治疗,脾功能亢进者可考虑脾切除术。

3. 预防 加强个人防护,尽量避免接触疫水。

七、华支睾吸虫病

华支睾吸虫病(clonorchiasis sinensis)是由华支睾吸虫寄生于人体胆道系统所致的寄生虫病,基本病理改变是胆管壁增厚、管腔变窄,以及肝脏淤血、肿大。

【诊断提示】

1. 流行病学 有食用未煮熟的淡水鱼、虾史。

2. 临床表现 轻者无症状,仅在粪便中发现虫卵,多数病例可表现为乏力、上腹部隐痛、腹泻、肝左叶肿大。部分患者有慢性胆管炎症状,反复感染可发展为胆汁性肝硬化及门脉高压症。

3. 实验室检查 粪便或十二指肠引流液查虫卵。抗原皮内试验:成虫抗原液0.1ml皮内注射。15min后皮丘直径在1.5cm

以上,有红晕、伪足,或直径 3cm 以上者为阳性。外周血中嗜酸性粒细胞增加,血清中特异性抗体阳性,肝脏 B 超、CT、MRI 检查可见肝内中小胆管扩张或呈肝硬化、肝癌图像。少数患者肝功能异常。

【治疗措施】

1. 特效疗法

(1)吡喹酮:儿童 25mg/(kg·次),每日 3 次,连服 2d,成人 20mg/(kg·次),每日 3 次,连服 2d。

(2)阿苯达唑:10～20mg/(kg·d),分 2 次服,连服 7d。

2. 一般治疗 包括营养支持、护肝、休息等。

3. 手术 胆总管梗阻者及时手术,然后驱虫治疗。

八、姜片虫病

姜片虫病(fasciolopsiasis)是由布氏姜片吸虫寄生于人体小肠所引起的人畜共患寄生虫病。

【诊断提示】

1. 流行病学 曾有流行地区生食菱角、藕史,青少年多见。

2. 临床表现 潜伏期多为 1～3 个月,轻者可无症状,重者可有上腹部隐痛,类似溃疡病者,恶心、呕吐、便秘或腹泻。晚期以腹泻为主,大便量多,含有不消化食物,奇臭。儿童可有局部或全身水肿、贫血或发育障碍,全身中毒反应,可产生急性肠梗阻,晚期可有腹水。

3. 实验室检查 嗜酸性粒细胞增高,粪便镜检可找到虫卵或成虫。

【防治措施】

1. 病原治疗 吡喹酮:总量为 10～20mg/kg,1 次顿服或分 2 次服。硫氯酚(硫双二氯酚):成人 3g,儿童 40～50mg/kg,于晚间空腹顿服,或连服 2 晚。呋喃丙胺:60～80mg/kg,最大量 3.0g,分 4 次服,连服 2d。槟榔:成人 50g/d,儿童每岁 2.0～3.0g,每日总量不超过 30g,加水煎煮 1h,浓缩成 100ml,晨空腹 1 次服,连服 3d。

2. 对症治疗 包括抗过敏、防治贫血治疗。

3. 预防 避免生食菱角、藕等水生植物。

九、丝 虫 病

丝虫病(filariasis)是由丝虫成虫寄生在人体淋巴系统或其他组织所致的地方性寄生虫病。早期病变为淋巴管炎与淋巴结炎,晚期为淋巴管阻塞。传染源为早期病人与带虫者。

【诊断提示】

1. 流行病学 有蚊季节曾在流行区旅居史。

2. 临床表现 根据病程分为两期。

(1)急性期:畏寒、发热、肌肉酸痛,呈周期性发作。同时伴有表浅和(或)深部的淋巴管炎、淋巴结炎、精索炎、睾丸及附睾炎;肺部可有嗜酸性粒细胞浸润征,表现为发热、咳嗽或哮喘等。

(2)慢性期:多为淋巴系统增生、阻塞、反复感染引起。表现为:淋巴结肿大和淋巴管曲张;间歇性发作的乳糜尿;淋巴性水肿;象皮肿等。象皮肿以下肢多见。

3. 实验室检查 血检微丝蚴:厚片法,在夜间 10 时至次日凌晨 2 时采耳垂血 3 滴,涂成长方形血膜,染色镜检。亦可采用薄膜过滤法镜检。病变淋巴结或皮下淋巴管活检可找到成虫。

【防治措施】

1. 病原治疗 乙胺嗪(海群生):短疗程法,成人 1.5g 晚间顿服,或 0.75g,2 次/d,连服 2d。中疗程法,成人 0.3g,2 次/d,连服 5~7d。间歇疗程法,成人 0.5g/d,每周 1 次,连服 7 周。呋喃嘧酮:20mg/(kg·d),3 次/d 口服,连用 7d 为 1 个疗程。左旋咪唑:成人 8mg/(kg·d),儿童 4mg/(kg·d),2 次/d 口服,连服 3d,可另加乙胺嗪 2mg/(kg·d)。

2. 对症治疗 急性淋巴管、淋巴结、精索、附睾、睾丸炎等患者,卧床休息,局部抬高。鞘膜积液,可行鞘膜翻转术。淋巴肿及象皮肿:轻者可抬高患肢,着弹性袜套或用绷带包扎,重者手术治疗。阴囊淋巴肿用提睾带。

3. 预防　流行区普查普治,食用含乙胺嗪食盐(500g 食盐加药 1.5g,拌匀)。食用 6 个月,可取得一定疗效。

十、钩 虫 病

钩虫病(ancylostomiasis)是由十二指肠钩虫和(或)美洲钩虫寄生于小肠上段引起的一种寄生虫病,主要病理变化是小肠局灶性炎症和小出血点。临床以进行性贫血、营养不良、水肿、胃肠功能紊乱为特征。

【诊断提示】

1. 流行病学　在流行区有可疑土壤接触和皮炎史。

2. 临床表现　幼虫钻入皮肤后可引起局部皮炎,有瘙痒、红斑或水疱,抓破可引起细菌感染。部分患者表现钩蚴肺炎症状,如咳嗽、痰中带血、发热、气促等。成虫感染以慢性失血引起的贫血为主,病史长者可有心脏扩大,心肌损害,部分患者有嗜异食症。儿童可有营养不良、发育迟缓等。

3. 实验室检查　粪便涂片找虫卵或饱和盐水漂浮法可找到钩虫卵。大便隐血试验可呈阳性。血象:红细胞减少,属低色素性小细胞贫血,嗜酸性粒细胞增多。血浆白蛋白、血清铁含量降低。重者骨髓呈增生现象,以中幼红细胞增生为主。

【防治措施】

1. 对症治疗　贫血严重者可在驱虫前给予硫酸亚铁、维生素 B_{12}、叶酸等。患者宜进高蛋白、高维生素饮食。

2. 驱虫治疗　甲苯达唑(甲苯咪唑):200mg,1 次/d 口服,连服 3d。阿苯达唑:400mg,每天 1 次,连服 2～3d。左旋咪唑 90～100mg,每晚顿服,连服 2～3d。钩虫幼虫性皮炎,可用左旋咪唑软膏,2～3 次/d,外涂。

3. 预防 加强粪便管理,流行区不宜赤手赤足操作,冬季普查普治。

十一、蛔 虫 病

蛔虫病(ascariasis)是由蛔虫寄生于人体肠道或其他器官所引起的寄生虫病。卫生条件和生活习惯改变,发病率大为降低。

【诊断提示】

1. 流行病学 有不良卫生习惯和食用生蔬菜史。

2. 临床表现 部分病例可无症状。大量幼虫经过肺部时,可有发热、咳嗽、呼吸急促、哮喘,部分可有荨麻疹样表现,一般 3～5d 症状消失。儿童可有腹部不适,反复发作的脐周疼痛,畏食,消化不良等症状。可有面部、球结膜"蛔虫斑"。部分病例可有便出或呕出蛔虫病史。严重感染者有烦躁不安、夜间磨牙等。常见的并发症有:胆道蛔虫病、蛔虫性肠梗阻。

3. 实验室检查 嗜酸性粒细胞增高,大便可找到蛔虫卵,肠道 X 线检查可见到蛔虫阴影。

【防治措施】

1. 驱虫治疗 常用药物及用法:阿苯达唑(肠虫清):400mg 晚睡前顿服,必要时连服 3d。伊维菌素:每天服 $100\mu g/kg$,连用 2d。

2. 并发症治疗 详见腹部外科。

3. 预防 卫生宣教,粪便无害化处理,注意饮食及个人卫生。

十二、鞭 虫 病

鞭虫病(trichuriasis)是由鞭虫寄生于肠道引起的寄生虫病。

【诊断提示】

1. 流行病学 有食入虫卵污染的水果或水源史。常与蛔虫病并存。

2. 临床表现 轻度感染者可无症状,严重感染可出现上腹部及右下腹部隐痛及腹泻、大便带血丝,患者面色苍白、消瘦、乏力、失眠、贫血、直肠脱垂等。

3. 实验室检查　粪便中可找到鞭虫卵,肠镜检查可发现鞭虫成虫。嗜酸性粒细胞增高。

【防治措施】

1. 药物治疗　甲苯达唑:100mg/次,2 次/d,连服 3d。复方甲苯达唑:每片含甲苯达唑 100mg,盐酸左旋咪唑 25mg,2 次/d,连服 3d。奥克太尔(间酚嘧啶):每次 10～20mg/kg,严重感染者可连服 2～3d。氟苯达唑:200mg/d,连服 3d。

2. 预防　同蛔虫病。

十三、蛲　虫　病

蛲虫病(enterobiasis)是蛲虫寄生于人体结肠所引起的寄生虫病。临床以肛门周围和会阴部夜间瘙痒为主要表现,有时因搔抓而继发皮肤感染。

【诊断提示】

1. 流行病学　5—9 岁多见,尤为儿童集体机构。

2. 临床表现　主要表现为肛门及会阴部奇痒,夜间为甚,可伴有食欲缺乏、消化不良、腹痛、腹泻及注意力不集中、烦躁不安、失眠、夜惊、磨牙等表现。长期搔抓刺激,肛周呈湿疹样皮损。

3. 实验室检查　肛周拭子涂片可查到虫卵,夜间在患儿肛门周围可找到成虫。

【防治措施】

1. 防止自身感染　睡前穿整裆裤,紧扎裤脚,可戴手套,防止手搔肛门。

2. 局部治疗　用 1:(2500～5000)高锰酸钾溶液或肥皂水洗肛门,涂白降汞软膏。早晚各 1 次,睡前可用 1% 苯酚软膏,10% 鹤虱浊膏或 2% 氯化氨基汞软膏涂搽肛门周围。

3. 驱虫治疗　甲苯达唑:100mg/次,2 次/d,或 1 次/d,连服

3d。阿苯达唑：成人 400mg，儿童 100～200mg 顿服，2 周后重复 1 次。双萘羟酸噻嘧啶、司替碘铵（驱蛲净）等。

4. 预防　饭前、便后洗手，床单、内衣裤煮沸消毒后穿戴，儿童集中机构定期普查普治。

十四、肠绦虫病及囊虫病

(一)肠绦虫病

本病为猪肉绦虫或牛肉绦虫的成虫寄生于人体小肠引起的寄生虫病。人群普遍易感。

【诊断提示】

1. 流行病学　有食含活囊尾蚴的猪、牛肉史。

2. 临床表现　潜伏期 2～3 个月。肠道寄生者多无临床症状，可从大便中排出虫体节片，部分可有上腹隐痛、腹泻、食欲亢进、体重减轻。

3. 实验室检查　患者粪便中大多可找到绦虫卵或妊娠节片。肛拭子涂片可查到虫卵。血象：嗜酸性粒细胞可增高。

【治疗措施】

1. 驱虫疗法　吡喹酮：15～20mg/kg，清晨空腹顿服。甲苯达唑（甲苯咪唑）：成人和儿童均为每次 300mg，2 次/d，连服 3d。阿苯达唑：疗效优于甲苯达唑，每天 8mg/kg，疗程 3d，孕妇忌用。南瓜子、槟榔联合疗法：成人先服南瓜子仁 60g，嚼碎后咽下，2h 后，再服槟榔煎剂（槟榔 60g，用水煎 1h），30min 后服 50% 硫酸镁 40～50ml。氯硝柳胺（灭绦灵）：成人清晨空腹 1 次口服，2g，儿童 1g，嚼碎后小量开水送服。

2. 注意事项　驱猪肉绦虫时，应防止恶心、呕吐反应，以免妊娠节片因逆蠕动反流至胃或十二指肠，使虫卵内六钩蚴孵出，产生自身感染，可用氯丙嗪于驱虫前服用。驱虫治疗后应留 24h 粪便寻找虫头，未获虫头不一定表示治疗失败，因虫头不一定在当日排出或虫头变形不易辨认等。3～4 个月后未发现体节或虫卵，一般认为治愈。

(二)囊虫病

囊虫病是猪肉绦虫的幼虫(囊尾蚴)寄生于人体所致的疾病。

【诊断提示】

1. 流行病学　有生食或食用不熟猪肉史,尤其患者粪便中曾发现过成虫节片或虫卵者。

2. 临床表现　囊虫病的症状因囊尾蚴寄生部位不同,可有皮下结节、癫痫、瘫痪、视力障碍、共济失调等表现。

3. 实验室检查　若有皮下结节,可做活体组织检查。血清学及皮内注射试验均有助于诊断。

【防治措施】

1. 囊虫治疗　吡喹酮:每次 10～20mg/kg,3 次/d,连服 2d,总量 60～120mg/kg。阿苯达唑(肠虫清):每次 300mg,1～2 次/d,儿童酌减,孕妇及肝、肾、心功能不全者忌用。

2. 对症治疗　有癫痫发作时应用苯妥英钠、苯巴比妥、地西泮等药物。

3. 手术治疗　对脑囊虫如能定位,具有手术指征者,应及时予以手术摘除。

4. 预防　肉品检疫,禁止病肉出售,不食未煮熟猪、牛肉。加强粪便管理。

第44章　性传播疾病

性传播疾病(性病)是流行传播范围极为广泛、以性活动混乱感染为主的一组传染病,引起性病的病原体多种多样,包括细菌、病毒、衣原体、螺旋体、真菌、阴道毛滴虫及寄生虫(阴虱、疥螨)。传染源是现症患者、病原携带者、血源及被病原体污染的物品。已知病种有20余种,其中淋病、非淋菌性尿道炎、尖锐湿疣、梅毒是目前最主要的性病,而艾滋病则是病死率最高、危害最严重的现代"瘟疫"。在我国,性病(含艾滋病)蔓延、发病率呈明显上升趋势,对个体身心健康、家庭幸福、社会稳定构成了严重威胁。

性病的发生与性不洁行为密切相关,相当一部分患者的发病和难以治愈缘于对性病的无知。如果预防措施得力,诊断治疗及时,治疗药物足剂量、足疗程,大多数性病其实并不可怕。本章涉及常见性病。

一、淋　　病

淋病(gonorrhea)是由淋病奈瑟菌(淋球菌)引起的泌尿生殖系统化脓性感染为主要表现的性传播疾病,主要由性接触传染,发病过程中可发生多种并发症,是我国目前最常见的一种性传播疾病。

【诊断提示】

1. 流行病学　传播速度快,影响范围广,发病率相当高,仅次于流行性感冒而居第2位,无季节性特点。潜伏期2～10d,平均3～5d。

2. 传染方式　性交传染,包括正常性交和异常性交(如肛交、口交),此为淋病主要传播方式。另外,包括羊水、产道和密切接触等方式。间接接触,包括接触患者的分泌物污染的衣裤、寝具、浴具等,以及医源性直接、间接接触传染。

3. 临床分型

(1)无症状性淋球菌感染(包括亚临床淋球菌感染、淋球菌带菌者)。

(2)单纯性淋病(无并发症者),包括急性淋菌性尿道炎、慢性淋菌性尿道炎、伴发宫颈炎及妊娠期淋病、幼女淋菌性外阴阴道炎。

(3)有并发症型淋病(伴泌尿生殖系统并发症)。

(4)泌尿生殖器外型淋病,包括淋菌性眼炎、咽炎、直肠炎、肛周炎。

(5)播散型淋病(自身性感染,可感染全身多个部位和器官)。

4. 临床表现　最常见是尿痛、尿急、尿频,排尿终末疼痛,其他如尿道口瘙痒、刺痛、尿道口红肿、流脓等,此类表现见于早期。随着炎症发展,症状加重,可有血尿。部分患者可引起前列腺炎、精囊炎、附睾炎、膀胱炎、宫颈炎、阴道炎、输卵管炎、盆腔炎、结膜炎、咽炎、肛门直肠炎、肛周炎,有时播散全身,并有相应症状和体征。

5. 实验室检查　尿道、宫颈分泌物、前列腺按摩液,革兰染色可找到革兰阴性双球菌。淋球菌培养阳性。

6. 鉴别　需与非特异性尿道炎、非淋菌性尿道炎及真菌性、滴虫性尿道炎和其他非特异性生殖道感染鉴别。

【治疗原则】

(1)早期诊断,及时治疗。

(2)明确临床类型,有无耐药及是否合并衣原体、支原体感染。

(3)正确、足量、规则、全面治疗。

(4)严格考核疗效并追踪观察。

(5)同时检查治疗性伴侣。

【治疗措施】

1. **选用药物**　淋球菌对许多抗生素敏感,可供选择的药物很多,可单用,可联合。

(1)青霉素类,用于非青霉素耐药菌株的感染。

(2)四环素类,青霉素过敏或合并衣原体、支原体感染者,可用四环素、多西环素、米诺环素(美满霉素、二甲胺四环素)。

(3)红霉素类,可用红霉素、罗红霉素、阿奇霉素。

(4)头孢菌素类,用于产青霉素酶的淋球菌感染,有头孢呋辛(头孢呋肟)、头孢噻肟、头孢曲松等,后者常用。

(5)氟喹诺酮类,常用的有诺氟沙星、氧氟沙星、环丙沙星。

(6)利福平类,有利福平、利福定等,多与四环素、磺胺类联合应用。

(7)氨基糖苷类,有大观霉素、卡那霉素、阿米卡星、妥布霉素等,常与其他抗生素联合应用。

2. **治疗方案**　因感染的部位不同而不同。

(1)无并发症淋病:淋菌性尿道炎及宫颈炎,口服可选用诺氟沙星 1000mg,氧氟沙星 400mg,环丙沙星 500mg(肾功能不全、孕妇、儿童禁用)。肌注可用头孢曲松 250～1000mg,大观霉素 2.0g(宫颈炎 4.0g)。

(注:上述均为 1 次用量,可根据病情增加用药天数、剂量和联合用药,以达治愈目的。)

分离出淋球菌对青霉素敏感者,可用:普鲁卡因青霉素 480 万 U(1 次分臀部两侧肌注);氨苄西林 3.5g,1 次口服;阿莫西林 3.0g,1 次口服,疗程 5～7d。

伴有衣原体感染者,可在上述药物治疗中加用多西环素 0.1g,2 次/d,连用 7d;或用四环素、米诺环素、红霉素、阿奇霉素等,疗程 1 周。

淋菌性眼炎(结膜炎),新生儿:头孢曲松 25～50mg/(kg·d)静脉或肌注,连续 7d,或大观霉素 40mg/(kg·d)肌注,连续 7d。

成人淋菌性眼炎可用头孢曲松钠 1.0g,肌注,1 次/d;头孢噻肟钠 1.0g,肌注,2 次/d;大观霉素 2.0g,肌注,2 次/d;青霉素敏感者,青霉素 1200 万 U,静滴,1 次/d。上述药均连用 7d。

儿童淋病患者,上述药物适当减量。

妊娠期淋病者,禁用四环素类、喹诺酮类药物。

淋菌性直肠炎者,选用氨苄西林、阿莫西林。

淋菌性咽炎者,选用头孢曲松 250mg 一次肌注,或环丙沙星 0.5g 一次口服,或氧氟沙星 0.4g 一次口服。

(2)有并发症淋病(包括淋菌性输卵管炎和附睾炎):可给予头孢曲松钠 1.0g,肌注,1 次/d,连续 10d;大观霉素 2.0g,肌注,1 次/d,连续 10d。

上药连用 10d,肝肾功能不全、孕妇、儿童禁用。

合并沙眼衣原体和支原体感染,在治疗后再服用多西环素 0.1g,2 次/d,共服 15～21d。孕妇用红霉素 0.5g,4 次/d,共服 15～21d。

(3)局部治疗:可选用高锰酸钾、洁尔阴、生理盐水、溶菌酶片、红霉素眼膏外用。

二、梅 毒

梅毒(syphilis)是由梅毒螺旋体感染引起的慢性全身性传染病。本病表现复杂多变,早期以皮肤黏膜损害为主,中晚期几乎可以损害全身各个脏器,造成多器官损害,如骨关节、心血管、神经系统等,因损害脏器不同,症状、体征多种多样,严重者可造成残疾和死亡。梅毒早期传染性很强,对人类危害仅次于艾滋病。晚期传染性下降。

【诊断提示】

1. 流行病学 应详细询问病史,特别是冶游史、不洁性交史、家族史及输血史。

2. 传染方式 传染源主要是患者和带菌者,早期传染性强。

性交接触、湿性接吻或触摸性性行为接触是主要传染方式。部分为输血、母胎传染。

3. 临床表现和分期

(1)一期梅毒(原发梅毒或初期梅毒):感染多发生在与梅毒患者性接触2~4周。因感染方式不同,可在外生殖器、口唇、舌部、乳房、肛周、直肠或手指等部位出现硬下疳损害(称为初疱)。女性见于大小阴唇、阴唇系带、阴蒂及宫颈等处,男性见于阴茎、龟头、冠状沟、包皮、尿道口,早期为无痛性丘疹,表面呈暗红色,继之形成圆形、椭圆形糜烂溃疡,溃疡表面平坦,边缘清楚,硬如软骨,直径1~2cm。可发生腹股沟淋巴结大,多无自觉症状。如及时治疗,可迅速消退而不留瘢痕,此期传染性最强。梅毒血清学反应开始表现阳性。

(2)二期梅毒(从感染后3个月至2年内):主要表现为全身广泛、对称、传染性强的梅毒疹。表现为斑疹性、丘疹性、脓疱性梅毒疹,以黏膜、骨膜、关节、眼、神经等损害为主。常伴有头痛、低热、关节酸痛、乏力、肝脾大、淋巴结肿大等全身非特异性症状。梅毒血清学反应强阳性。此期传染性很强。

(3)三期梅毒(晚期梅毒):感染2年以后,皮损及黏膜损害小、传染性低,但对组织破坏性大,可侵犯内脏。皮肤结节性梅毒疹为破坏性损害,形成大硬性结节(树胶肿),呈不规则形,易破溃形成瘢痕,中心消退、周围扩展,病程可达数年。侵犯主动脉弓,发生主动脉瓣关闭不全,即梅毒性心脏病;也可累及中枢神经系统,发生梅毒性脑膜炎、脑血管梅毒、脑膜树胶样肿、麻痹性痴呆及脊髓结核。此期传染性低。梅毒血清学反应阳性。

(4)先天性梅毒(胎传梅毒):多于2岁内发病,称早期先天性梅毒,可影响幼儿发育,皮疹与二期梅毒相似。患儿体质消瘦,皮肤干燥,发育差,貌似老人皮肤。全身淋巴结肿大,多有梅毒性鼻炎、骨软骨炎、骨膜炎、肝脾大、血小板减少及贫血。2岁以后,晚期先天性梅毒皮疹与三期梅毒相似,以结节性梅毒疹和"树胶肿"

多见。若出现基质性角膜炎、神经性聋、半月形切牙(Hutchinson 牙)有诊断意义。

(5)孕妇梅毒:除有各期表现外,还易发生早产、流产、死胎。晚期可娩出梅毒儿,近 1/6 的梅毒孕妇可娩出健康儿。

(6)潜伏梅毒(隐性梅毒):患者无临床症状,脑脊液正常,仅梅毒血清反应阳性。感染<2 年为早期,>2 年为晚期潜伏梅毒。

4. 实验室检查　暗视野显微镜检查可见活动的梅毒螺旋体。免疫荧光检查螺旋体显亮绿色。梅毒螺旋体荧光抗体吸收试验(FTA-ABS)、梅毒螺旋体制动试验(TPI)、梅毒螺旋体血细胞凝集试验(TPHA)等可阳性,此类试验特异性和敏感性较高。而康(KT)、华(UF)氏反应,敏感性高,但特异性差。

另外,还可以根据临床需要做脑脊液、组织切片等检查。

【治疗措施】

1. 治疗原则　强调早诊断、早治疗,用药足量、足疗程;治疗后定期临床和实验室随访;性伙伴同查同治。

2. 治疗方案

(1)早期梅毒(包括一期、二期、病程在 2 年以内的潜伏期梅毒)选用:普鲁卡因青霉素,每日 80 万 U,肌注,连续 10～15d,总量 800 万～1200 万 U。苄星青霉素(长效西林),240 万 U,分两侧臀部肌注,每周 1 次,共 2～3 次。青霉素过敏者可选用头孢曲松钠 1.0g/d 静滴,连续 10～14d,或选用四环素或红霉素 500mg,4 次/d,口服连用 15d(肝肾功能不全者禁用),或多西环素(强力霉素)100mg,2 次/d,连服 15d。

(2)晚期梅毒(包括三期皮肤、黏膜、骨骼梅毒、晚期潜伏或不能确定病期的潜伏梅毒)及二期复发梅毒,选用:苄星青霉素 240 万 U,分两侧臀部肌注,每周 1 次,连续 3～4 次。普鲁卡因青霉素,80 万 U/d,肌注,连用 20d。青霉素过敏者,可选用四环素或红霉素 500mg,4 次/d,口服,连服 30d,或多西环素 100mg,2 次/d,连服 30d。

(3)心血管梅毒:如有心衰,先治疗心衰,稳定后,以小剂量水溶性青霉素注射,以避免赫氏反应,加重病情或死亡。方法是,注射前1d开始服泼尼松10mg,2次/d,连服3d;次日始青霉素10万U,1次注射,第2天10万U,2次/d;第3天青霉素20万U,2次/d;第4天起按下述方案治疗。

普鲁卡因青霉素,每日80万U,肌注连续15d为一疗程,每疗程总量1200万U,共2个疗程,疗程间间歇2周。必要时,可给予多个疗程。

青霉素过敏者,选用四环素或红霉素,500mg,4次/d,连服30d。或多西环素100mg,2次/d,连服30d。

(4)神经梅毒:症状复杂,病情变化快,需住院系统治疗(略)。

(5)妊娠期梅毒:普鲁卡因青霉素80万U,1次/d,肌注,连续10d;妊娠初3个月内和妊娠末3个月内各注射1个疗程。

青霉素过敏者用红霉素(禁用四环素)500mg,4次/d,口服,早期梅毒15d,二期梅毒复发及晚期梅毒连服30d。妊娠初3个月及妊娠末3个月各行1个疗程治疗。但所生婴儿应给予青霉素补治。

(6)胎传梅毒(先天梅毒):早期胎传(2岁以内)梅毒,脑脊液异常者选用水剂青霉素10万~15万U/(kg·d),分2~3次静滴,连续10~14d。或者普鲁卡因青霉素5万U/(kg·d),肌注,每日1次,连续10~14d。脑脊液正常者选用苄星青霉素5万U/(kg·d),分两侧臀部1次注射,连续10~14d。

晚期胎传(2岁以上)梅毒,普鲁卡因青霉素5万U/(kg·d),肌注,连续10~14d。根据需要给予第2个疗程。水剂青霉素20万~30万U/(kg·d),4~6h1次,静脉滴注,连续10~14d。

对较大儿童不应超过成人同期用量。青霉素过敏者,可选用红霉素20~30mg/(kg·d),分4次口服,连服30d。8岁以下儿童禁用四环素。

三、非淋菌性尿道炎

非淋菌性尿道炎(non-gonococcal urethritis),是由沙眼衣原体、解脲支原体及白色念珠菌、单纯疱疹病毒、生殖支原体、滴虫、腺病毒、类杆菌等引起的尿道炎。不包括由结核杆菌、大肠埃希菌、金黄色葡萄球菌、变形杆菌、铜绿假单胞菌及产碱杆菌等引起的尿道炎。本病由于传染性很强和广泛流行需引起重视。非淋菌性尿道炎临床表现酷似淋病,但分泌物检查或培养都找不到淋病双球菌。沙眼衣原体、解脲支原体等可以是健康携带者,而在性乱者、同性恋者、淋病患者中检出率较高。

【诊断提示】

1. 流行病学　发病率逐年升高,女:男=4:1。婚外性生活、卖淫嫖娼、性行为混乱者多见。潜伏期1～3周。

2. 传染源　显性感染者和病原体携带者(包括潜伏期、恢复期及隐性感染者,部分为健康携带者)。

3. 传染方式　性活动传染(正常和异常性方式)及产道接触和生活密切接触。部分病例为医源性间接接触和一般性间接接触引起。

4. 分型　临床分为单纯型非淋菌性尿道炎;有并发症型非淋菌性尿道炎(合并前列腺炎、附睾炎、睾丸炎、子宫内膜炎、输卵管炎、盆腔炎及肛周炎);妊娠期可并发流产、早产、死产及娩出低体重儿;泌尿生殖器外型(包括Reiter病,即关节炎、结膜炎、尿道炎综合征)、新生儿衣原体性结膜炎、新生儿衣原体性肺炎、直肠炎、肾盂肾炎等。

5. 临床表现　部分患者无症状,或尿路感染症状与体征,有自愈倾向,可同时有淋球菌双重感染。合并附睾炎、睾丸炎、前列腺炎、Reiter病、衣原体性结膜炎、衣原体肺炎时可有相应临床表现。女性的并发症主要有急性输卵管炎、附件炎,可引起异位妊娠、流产、不孕、宫内死胎及新生儿死亡。

6. 实验室检查 包括衣原体和支原体培养、细胞学检查、聚合酶链反应(PCR)和酶联免疫吸附试验(ELISA)等,此类实验室检查,特异性强、敏感,但实验室条件和操作技术要求高。

7. 需与淋菌性尿道炎鉴别 见表44-1。

【治疗原则】

(1)尽可能先查明病原体,做针对性治疗。

表 44-1 淋菌性尿道炎与非淋菌性尿道炎的鉴别

鉴别要点	淋菌性尿道炎	非淋菌性尿道炎
潜伏期	3～5d	1～3周或更长
尿痛、排尿困难	多见	轻或无
尿道分泌物	量多、脓性	少或无,较稀薄
全身症状	偶见	无
淋病球菌	＋	－
病原菌培养	革兰阴性双球菌	沙眼衣原体或解脲支原体

(2)连续不间断地用药,停药不能过早。

(3)强调规则、足量和彻底的治疗。

(4)不能做衣原体和支原体检查时,凭经验采用广谱抗生素。

(5)治疗期间及痊愈后10d内禁止性生活。

(6)禁食辛辣食物、酒、浓茶和咖啡。

(7)污染衣物及时消毒清洗。

(8)防治重复感染和再感染。

【治疗措施】

1. 药物选择

(1)对衣原体感染有效的抗生素。四环素类:四环素、多西环素和米诺环素等;大环内酯类:红霉素、罗红霉素、克拉霉素、阿奇霉素等;利福霉素类:利福平等;磺胺类:复方磺胺甲噁唑等,常做二线药物用。

（2）对支原体感染有效的抗生素：基本同（1），还可选用氧氟沙星、环丙沙星、氯霉素、林可霉素。

2. 用药方法

（1）常用治疗方案：多西环素 0.1g，2 次/d，连服 7～10d。或阿奇霉素，1.0g 饭前 1h 或饭后 2h 一次顿服；或美满霉素 0.2g/d，分两次口服，连服 10d；或红霉素 2.0g/d，分 4 次口服，连服 7d。

（2）妊娠期非淋菌性尿道炎：红霉素 2.0g/d，分 4 次口服，连服 7d；或红霉素 1.0g/d，分 4 次口服，连服 14d；或阿奇霉素 1.0g 一次顿服。

（3）新生儿衣原体结膜炎：红霉素干糖浆粉剂 50mg/（kg·d），分 4 次口服，连服 2 周，有效再延长 1～2 周。0.5% 红霉素眼膏或 1% 四环素眼膏出生后立即点眼有一定预防作用。

四、尖锐湿疣

尖锐湿疣（pointed condyloma）也称生殖器疣或性病疣，是由人类乳头瘤病毒（HPV）引起的增殖性疾病，好发于外生殖器、会阴与肛门等部位，是目前国内最常见的性传播疾病之一，与肛门生殖器癌有一定关系。

【诊断提示】

1. 流行病学　发病与不洁性交率成正比，发病率逐年升高，国内占性病第 2 位。

2. 传染源　主要为患者，新发损害传染性最强，随着病程延长，传染性逐渐下降；其次为尖锐湿疣亚临床患者和人类乳头瘤病毒携带者。

3. 传播方式　主要是性交传播，其次为产道和生活密切接触及医源性间接接触和经胎盘感染胎儿，造成垂直传播。

4. 临床表现　潜伏期 1～6 个月，通常 3 个月，多为青、中年男女，发病高峰年龄为 20－25 岁。好发于男女外生殖器、阴道、肛门和直肠,部分可发生于口腔及生殖器官以外部位。主要表现为发病部位的淡红色丘疹,逐渐增大、增多,融合成乳头状、菜花状或鸡冠状增生物,损害形态、大小不一,疣根部可有蒂,一般无自觉症状。巨大损害呈乳头瘤状,形态似癌,而组织病理为良性病变。

5. 实验室检查 疣组织涂片,可见空泡细胞和角化不良细胞,为人类乳头瘤病毒感染的细胞学证据。病理检查类似鳞癌,但细胞排列规则,空泡细胞大,胞质着色淡,中央有大而圆着色深的核,并有真皮水肿及炎细胞浸润。

6. 鉴别 需与Ⅱ期梅毒扁平湿疣、生殖器癌、珍珠样丘疹、女性假性湿疣、皮脂腺异位症鉴别。

【治疗措施】

(1)治愈前禁止性生活或采取屏障式性生活方式,以防传染他人。

(2)物理疗法包括:二氧化碳激光疗法、冷冻疗法、电灼疗法、电凝或电干燥疗法、微波疗法。

(3)手术疗法包括刮除疗法、结扎疗法、切除疗法。

(4)局部药物疗法,包括足叶草酯、5-氟尿嘧啶、酞丁安、博来霉素、苯扎溴铵、环孢苷酸及板蓝根液局部湿敷。还可选用三氯醋酸、冰醋酸、甲醛酚、过氧乙酸、高浓度碘、无痛酚等。

(5)全身用药包括干扰素(IFN)、聚肌苷酸-聚胞苷酸(聚肌胞)、吗啉双胍、左旋咪唑、胸腺素、转移因子(TF)等,10d 为一疗程。还可选用中药及单验方,如鸦胆子仁 1 份,花生油 2 份,浸泡半个月后涂患处,1~2 次/d。

五、肛门、生殖器疱疹

肛门、生殖器疱疹(anus and genital herpes)主要是由单纯疱疹Ⅱ型病毒(HSV-Ⅱ)引起的一种性传播疾病,其特点是肛门及生殖部位发生群集水疱,易复发,发病率高,传染性强,我国发病人数年增长率 70%,南方较北方发病率高。

【诊断提示】

1. 传染源　人群中疱疹病毒感染较为普遍,人是自然宿主,生殖器疱疹患者和无症状的病毒携带者是主要传染源。

2. 传染方式　性交传染是主要传染方式,产道接触和母婴接触、分泌物和医源性间接接触,以及胎盘感染胎儿也是常见传染方式。

3. 临床表现　性接触后 2~14d 发病,平均 3~5d。发病部位开始痒、热、红,继之出现米粒大小丘疹,呈群集性,很快变成脓疱,破溃后形成糜烂和溃疡,有疼痛感。2~3 周后结痂愈合,不留瘢痕。可发生于生殖器官各个部位。根据发病部位、发病方式和受累对象不同而分为单纯性、复发性、直肠性、直肠和肛门性、胎儿和新生儿疱疹病毒感染。新生儿患病可侵及肝、肾上腺、咽、食管、眼睛、皮肤等许多器官,为血行播散感染,后果严重。

4. 实验室检查　包括细胞学诊断,培养分离病毒、病毒抗体及病毒抗原检测。

5. 鉴别　应与Ⅰ期梅毒、软下疳、外生殖器溃疡、生殖部位接触性皮炎及固定性药疹相鉴别。

【治疗措施】

(1)隔离,正规治疗。

(2)一般治疗包括保持局部卫生、治疗合并感染、局部麻药止痛、精神安慰等。早期妊娠妇女患病应中止妊娠,晚期者宜剖宫产。

(3)抗病毒药物治疗。包括阿昔洛韦(无环鸟苷)、伐昔洛韦、泛昔洛韦等,口服或静滴。频繁复发或感染症状严重可加大剂量。还可选用免疫调节药如干扰素、聚肌苷酸-聚胞苷酸、转移因子等。10d 为一疗程。

(4)外用药物治疗,皮损处可外用 3% 阿昔洛韦软膏、1% 喷昔洛韦乳膏和酞丁安霜等。

六、艾　滋　病

艾滋病（acquired immune deficiency syndrome，AIDS）全称是获得性免疫缺陷综合征，由人类免疫缺陷病毒（反转录病毒）引起的一种性传播疾病。其特点为患者细胞免疫功能特别是 T 细胞免疫功能缺陷，引起一系列的条件性感染或肿瘤，病死率极高。目前尚无特效疫苗和药物治疗方法，因而预防感染是重中之重。

【诊断提示】

1. 病原体及传染途径　病原体为人类免疫缺陷病毒（HIV，反转录病毒）。病毒广泛存在于患者的精液、血液、涎液、尿液、泪液、脑脊液、乳汁、宫颈分泌物、淋巴、脑组织及脊髓中。通过性交传播占 80％，以同性恋者最多（73％），夫妻间传染率＞75％；还可因注射（患者污染针管、肌内注射麻醉毒品）；血液（输血及血制品污染）；胎盘和产道感染及其他（如伤口、母乳等）感染。

2. 临床表现　根据 HIV 感染及对 $CD4^+$ T 淋巴细胞破坏情况，大致将 AIDS 分为三期。

（1）感染期（包括窗口期、潜伏期、无症状带病毒期），一般为感染后 6 个月以内，长者达 10 年以上，可有上呼吸道感染症状，或仅有部分表浅淋巴结肿大。

（2）艾滋病性淋巴腺病期（PGL）和相关综合征（ARC）期：此期全身淋巴结肿大，可有免疫功能低下，持续不规则发热＞1 个月，慢性腹泻，4～5 次/d。3 个月内体重下降 10％以上。抗-HIV阳性，$CD4^+/CD8^+$ T 淋巴细胞≤1。可合并口腔念珠菌和巨细胞病毒感染、弓形虫病、隐球菌性脑膜炎、活动性肺结核、皮肤黏膜肉瘤、淋巴瘤等，$CD4^+/CD8^+$ T 淋巴细胞比例倒置，抗-HIV 阳性，病毒检查阳性。

（3）AIDS 期：此期机体受到 HIV 破坏，$CD4^+$ T 淋巴细胞枯竭，细胞免疫功能丧失，引起频繁的机会性感染和机会性肿瘤，常发生间质性肺炎、肺孢子虫肺炎、弓形体肺炎、真菌感染，以及皮肤多发性出血性肉瘤。

3. 实验室检查 各期检查有所差异,但均可表现全血细胞减少,淋巴细胞极度减少或消失,CD4$^+$/CD8$^+$ T 淋巴细胞比值降低或倒置,血清免疫复合物增加,碱性磷酸酶及转氨酶升高;活检可证实卡波西肉瘤;血液、精液可分离出 HIV,艾滋病抗体阳性,免疫功能检查可有 TH 细胞减少,TH∶TS<1.0,β_2 微球蛋白增高。合并感染时可查到相关病原体。

【治疗措施】

(1)预防措施参见本书第十一篇第 77 章性传播疾病干预。

(2)抗病毒治疗,采用蛋白酶抑制药(如沙奎那韦、英地那韦、瑞托那韦等)与逆转录酶抑制剂(如叠氮胸苷、扎西他滨、奈韦拉平、地拉维定等)联合治疗。

(3)免疫调节治疗:可用 α-干扰素、白细胞介素-2、粒细胞集落刺激因子、丙种球蛋白等。

(4)针对机会性感染和肿瘤治疗。

(5)中医药治疗:人参、当归、女贞子等能够提高机体免疫功能;紫花地丁、天花粉蛋白、甘草素等对 HIV 有抑制作用。

(6)支持疗法和对症治疗。

第六篇 外科疾病

第45章 普通外科疾病

第一节 皮肤及全身炎症性疾病

一、疖和疖病

疖和疖病(furuncle and furunculosis)是单个毛囊及周围组织的急性化脓性感染。不同部位同时发生几处疖,或者在一段时间内反复发生疖,称为疖病。多发生于毛发丛生和皮脂腺较多的部位,致病菌多为金黄色葡萄球菌。

【诊断提示】

(1)以毛囊及皮脂腺为核心的圆形小硬结,红肿、疼痛,硬结逐渐增大,呈锥形,顶端出现黄白色脓头。

(2)小疖多无全身症状,大疖或疖病可有全身不适、发热、畏寒、头痛等。疖肿发生于面部"危险三角区"内,病情加剧或被挤碰时,可引起化脓性海绵窦炎,出现全身中毒症状,病死率高。

【治疗措施】

(1)早期可予以热敷、理疗。范围较大时,外敷鱼石脂软膏。

(2)出现白色脓头后,在无菌操作下将脓头去掉,放置引流条。若脓液多,引流不畅,应切开引流。严禁挤压排脓,尤其是口鼻三角区,以免炎症扩散,引起颅内严重感染。

(3)有全身中毒症状者应用抗生素,可选用青霉素或复方磺胺甲噁唑等抗菌药物。

(4)疖病应针对原发病加以治疗,如患糖尿病、营养不良等。

二、痈

痈(carbuncle)是指相邻的多个毛囊及其周围组织的急性化脓性感染,也可由多处疖融合而成。多发生于颈及背部厚韧皮肤部。该处感染常沿深筋膜向四周脂肪组织扩散,致病菌多为金黄色葡萄球菌。

【诊断提示】

(1)多个相邻的毛囊和皮脂腺呈大片酱红色炎症性浸润区,稍隆起,质地坚韧,局部剧痛,继之出现多个脓栓,破溃后呈蜂窝状。中心皮肤坏死、溶解、塌陷,呈"火山口"状,内有大量脓液。

(2)有畏寒、高热、食欲缺乏、头痛、头晕等全身中毒症状。

(3)血白细胞及中性粒细胞计数增高。

(4)区域淋巴结肿大和压痛,病变周围呈浸润性水肿。

(5)查血糖,以除外并存的糖尿病。

【治疗措施】

(1)早期局部用 50%硫酸镁或 3%高渗盐水湿热敷或理疗。

(2)急性期卧床休息,用青霉素类及头孢菌素类抗生素静滴。最好根据培养及药敏试验选用抗生素。

(3)脓肿形成后,应做"＋"或"＋＋"形切开,切口要超过病变边缘皮肤,深达筋膜,去除坏死组织,伤口填以盐水纱布。经常更换敷料,每日或隔日 1 次,保持创面清洁。缺损较大,肉芽组织长出后及时植皮。

(4)合并糖尿病或其他疾病时,应同时治疗。

三、急性蜂窝织炎

急性蜂窝织炎(acute cellulitis)是指疏松结缔组织的急性感染,可发生在皮下、筋膜下、肌肉间隙或是深部蜂窝组织。病变没有包壁,扩散迅速,与正常组织无明显界线,多因外伤感染或附近感染灶扩散引起。致病菌主要是溶血性链球菌,次为金黄色葡萄球菌、大肠埃希菌等。

【诊断提示】

(1)浅部蜂窝织炎局部红、肿、热、痛,中心区域较深,与周围皮肤组织界线不清,有明显压痛。深部蜂窝织炎局部炎症表现不明显,但有深压痛和压陷性水肿,全身症状重,形成脓肿后,穿刺可抽到脓液。根据部位不同,可伴不同程度的功能障碍。下颌或颈部者,可发生喉头水肿及呼吸困难。

(2)病变形成脓肿,破溃后流脓,常并发淋巴管炎及淋巴结炎。

(3)多有高热、寒战、头痛、食欲缺乏等全身中毒症状。

(4)血白细胞及中性粒细胞计数增高。

【治疗措施】

(1)早期患部局部 50％硫酸镁湿敷。

(2)加强支持治疗,联合应用抗生素,先选用青霉素或头孢类抗菌药物,疑有厌氧菌感染时加用甲硝唑。并根据细菌培养及药敏结果调整用药。

(3)脓肿形成后,及时切开引流。

(4)必要时应用退热止痛药。

四、丹　　毒

丹毒(erysipelas)是由 β-溶血性链球菌侵入皮肤及其网状淋巴管引起的急性炎症。多发生于下肢小腿和面部。感染蔓延很快,很少有组织坏死及化脓,治愈后,容易复发,小腿反复发生者可导致象皮腿。

【诊断提示】

(1)局部皮肤呈火红色,略隆起,扩散迅速,与正常皮肤界线清楚是本病的特点。下肢丹毒多与足癣合并细菌感染有关。

(2)红肿区压之退色。区域淋巴结肿大,有压痛。常反复发作最终形成淋巴性水肿。

(3)全身症状明显,有高热、寒战、周身不适及头痛等。

(4)血白细胞及中性粒细胞计数增高。

【治疗措施】

(1)卧床休息并抬高患肢。

(2)早期理疗或 50% 硫酸镁湿热敷患处。

(3)应用青霉素类或头孢菌素类抗生素,控制感染,局部及全身症状消失后,继续用药 3~5d,以防复发。

(4)治疗足癣、溃疡、鼻窦炎等。

五、急性淋巴管炎和急性淋巴结炎

急性淋巴管炎和急性淋巴结炎(acute lymphangitis and acute lymphadenitis)是指病菌从皮肤、黏膜破损处或其他感染病灶侵入淋巴,导致淋巴管与淋巴结的急性炎症。致病菌多为金黄色葡萄球菌和溶血性链球菌。

【诊断提示】

(1)常有原发感染灶或皮肤黏膜破损。

(2)淋巴管炎:浅层淋巴管炎在伤口或感染灶附近出现一条或多条"红线",向近心端延伸。深层淋巴管炎表现患肢肿胀,无红线,有条形触痛区。

(3)淋巴结炎:局部淋巴结大,有红、肿、热、痛及压痛,炎症扩展至淋巴结周围,有数个淋巴结粘连成团,感染严重可形成脓肿。

(4)严重时伴有发热、寒战、头痛、乏力、全身不适。

(5)白细胞总数及中性粒细胞计数升高。

【治疗措施】

(1)积极治疗原发灶。

(2)应用青霉素或头孢菌素类抗生素。

(3)有脓肿形成后,及时切开引流,注意防止损伤邻近血管。

六、脓　　肿

脓肿(abscess)是急性感染的病变组织坏死、液化形成脓液积聚,四周形成完整脓腔壁的肿块。多是急性化脓性感染或感染灶转移而来形成脓肿。由结核杆菌感染形成的脓肿称冷脓肿或寒性脓肿。

【诊断提示】

1.化脓性脓肿

(1)浅表脓肿:局部隆起,有红、肿、热、痛,能触及肿块,有压痛及波动感。

(2)深部脓肿:局部急性炎症表现不明显,但有疼痛及压痛。

(3)较大脓肿:有寒战、发热、食欲缺乏等全身症状。

(4)白细胞及中性粒细胞计数升高。

(5)穿刺可抽出脓液。

2.结核性脓肿

(1)病程长,起病慢,无急性炎症表现,常有肺结核、骨关节结核病史。

(2)穿刺抽脓有干酪样物质。

【治疗措施】

(1)脓肿未形成时,局部热敷、理疗。应用抗生素,多选用青霉素或头孢类抗生素,必要时加用甲硝唑二联用药。

(2)脓肿形成,及时切开充分引流。

(3)结核性脓肿抗结核治疗2周后,行脓肿及原发灶清除手术。

七、甲　沟　炎

甲沟炎(paronychia)是甲沟及其周围组织的感染。多因微小的刺伤、挫伤或剪指甲损伤引起,致病菌多为金黄色葡萄球菌。

【诊断提示】

(1)有局部损伤史,如拔倒刺、嵌甲、修甲损伤引起。

(2)指甲一侧或两侧皮下组织红肿、疼痛及压痛,有时见黄白色脓液。继续发展,形成甲下脓肿,使甲床与指甲分离,因脓肿不易破溃,疼痛加剧。

(3)严重者形成甲下积脓,可有全身症状。

【治疗措施】

(1)早期局部热敷、理疗。伴有全身反应者应用青霉素类抗生素药物。

(2)脓肿形成后,在甲沟处行纵行切开引流。甲下积脓多时,可拔除指甲,应避免损伤甲床。

(3)因嵌甲刺激引起疼痛,不伴炎症者可经修脚改善症状,长期、反复疼痛可手术切除部分嵌甲。

八、脓性指头炎

脓性指头炎(felon)是手指末节掌面的皮下组织急性化脓性感染。又称"瘭疽",俗称"蛇头疔"。多由刺伤引起,特点是指腹张力大,疼痛剧烈,可引起指骨坏死及骨髓炎,致病菌多为金黄色葡萄球菌。

【诊断提示】

(1)常有手指末节刺伤史。

(2)早期指尖有针刺样疼痛,轻度肿胀继之掌侧肿胀,出现剧烈跳痛,患肢下垂时加重。局部皮肤稍红,有时呈黄白色、发硬,明显触痛。

(3)有发热、畏寒、周身不适、食欲缺乏等全身症状。

(4)血白细胞及中性粒细胞计数增高。

(5)感染加重时,神经末梢因受压和营养障碍而麻痹,指头疼痛反而减轻;皮色由红转白,反映局部组织趋于坏死,末节指骨常发生骨髓炎。

【治疗措施】

(1)应用青霉素或头孢类抗生素治疗。

(2)悬吊固定患肢。

(3)早期切开减压引流,不应等待出现波动。切开后保持引流通畅。有脓肿形成及时切开引流,必要时做对口引流。选择末节指侧面纵切口,切口远侧不超过甲沟的1/2,近侧不超过指节横纹,切口内放引流条,有死骨应去除。

九、急性化脓性腱鞘炎

急性化脓性腱鞘炎(acute suppurative tenosynovitis)是指手的掌面腱鞘急性化脓性感染。多因深部刺伤引起,亦可由附近组织感染蔓延而致。致病菌多为金黄色葡萄球菌。

【诊断提示】

(1)手指掌侧面有深部刺伤或感染史。

(2)患指明显肿胀,皮肤极度紧张,剧痛、皮温高。沿腱鞘有明显压痛。

(3)患指关节轻度屈曲,被动伸直疼痛剧烈。

(4)多有发热、畏寒、周身不适等全身症状。

(5)血白细胞及中性粒细胞计数增高。

(6)炎症扩散可蔓延到手掌筋膜间隙或经滑液囊扩散到腕部和前臂,肌腱常可发生坏死和粘连,引起功能障碍。

【治疗措施】

(1)局部热敷、理疗,悬吊固定患肢。

(2)应用有效抗生素治疗。

(3)尽早切开减压引流。在手指侧面,平行沿手指长轴切开,直视下切开整个腱鞘,清除脓液。引起滑囊炎时,尺侧可沿小鱼际肌桡侧切开,桡侧可沿大鱼际肌尺侧切开,切口应当避升手指、掌的横纹。

十、手掌间隙感染

手掌间隙感染(palmar space infection)多由腱鞘炎蔓延引起,亦可因直接刺伤发生感染。是手部的严重感染,致病菌多为金黄色葡萄球菌。

【诊断提示】

(1)有手部外伤和手指化脓性腱鞘炎史。

(2)掌中间隙感染,掌心隆起,正常凹陷消失,皮肤紧张、发白、压痛明显,手背水肿严重;中指、环指和小指处于半屈位,被动伸指可引起剧痛。

(3)鱼际间隙感染,掌心凹陷仍在,大鱼际和拇指蹼处肿胀并有压痛。示指半屈,拇指外展略屈,活动受限,不能对掌。

(4)高热、寒战、头痛、食欲缺乏等全身症状。

(5)血白细胞及中性粒细胞计数升高。

【治疗措施】　在有效抗生素的配合下及早手术。

(1)大剂量抗生素静脉滴注。

(2)及时切开减压引流,掌中间隙感染切口可在中指和示指间的指蹼掌面纵行切开。切口不能超过掌横纹,以免损伤掌动脉弓。鱼际间隙感染切口,可直接在大鱼际肿胀和波动最明显处,亦可在拇指、示指间指蹼处切开。

十一、脓毒症和菌血症

脓毒症是指病原菌及毒素引起的全身性炎症反应,体温、循环、呼吸、神志有明显的改变者;菌血症是脓毒症的一种,即血培养检出病原菌者。常见的致病菌为大肠埃希菌、铜绿假单胞菌、金黄色葡萄球菌、无芽胞厌氧菌、真菌等。

【诊断提示】

(1)病前常有严重创伤后的感染和各种化脓性感染。

(2)主要表现:骤起寒战,继以高热可达 40～41℃,起病急,病情重,发展迅速;头痛、头晕、恶心、呕吐、腹胀、面色苍白或潮红、出冷汗。神志淡漠或烦躁、谵妄和昏迷;心率加快、脉搏细速,呼吸急促或困难;肝脾可肿大,严重者出现黄疸或皮下出血瘀斑等。部分患者可发生休克或脏器功能障碍。

(3)白细胞总数及中性粒细胞明显升高,核左移,出现中毒颗粒。

(4)寒战、发热时抽血进行细菌培养较易发现细菌,对多次血液细菌培养阴性者,应考虑厌氧菌或真菌脓毒症,可抽血做厌氧菌培养,或做尿和血液真菌检查和培养。必要时做骨髓培养。

【治疗措施】

(1)应及早彻底清除原发灶。

(2)早期联合应用抗生素,不要等待培养结果,选用广谱或联合用药,并应用足够剂量。有培养和药敏结果时,及时调整敏感抗生素、疗程要够长,通常体温正常后再用 1 周以上,对真菌脓毒症,应用抗真菌药。

(3)提高机体抵抗力,严重患者多次输新鲜血。纠正水、电解质酸碱失衡。高热量、高蛋白、易消化饮食,适当补充维生素 C。

(4)高热者用药物或物理降温。严重患者可采用人工冬眠,应用糖皮质激素,减轻中毒症状。

(5)休克或脏器功能衰竭者,应积极迅速抢救。对患者进行外科监护,及时处理。

(6)对原有的糖尿病、肝硬化、尿毒症等同时相应治疗。

十二、气 性 坏 疽

气性坏疽(gas gangrene)是由梭状芽胞杆菌属侵入肌肉组织引起广泛坏死的严重的急性特异性感染。致病源是一种多菌性混合感染,在低氧的环境下,迅速繁殖,产生多种外毒素,引起肌肉等组织广泛坏死,发展急剧,预后严重,致病菌主要有产气荚膜杆菌、水肿杆菌等。

【诊断提示】

1. 病史 有开放性损伤史,并发此症的时间最早为伤后 8～10h,最迟为 5～6d,通常在伤后 1～4d。

2. 临床表现

(1)进行性加重的伤口剧痛和明显的软组织肿胀,止痛药无效。

(2)伤口周围皮下气肿,能触到捻发音。迅速出现伤口肌肉等组织坏死,溢出血性液,伤口恶臭。

(3)早期患者表情淡漠、头痛、头晕、恶心、呕吐、烦躁不安;皮肤、口唇变白,大量出汗、脉搏快速、体温逐步上升。随着病情的发展,可发生溶血性贫血、黄疸、血红蛋白尿、酸中毒,全身情况可在 12～24h 内全面迅速恶化。晚期出现多系统器官功能衰竭。

3. 辅助检查

(1) X 线检查。伤口周围及肌肉组织间有气体。

(2)伤口分泌物涂片检查。有粗短的革兰阴性杆菌,做厌氧菌培养有迅速生长的杆菌。

【治疗措施】

(1)手术治疗:诊断一经确立,应紧急手术。在全麻下扩大伤口,进行广泛、多处纵行切开,彻底清除失去活力的肌肉组织,直到正常肌肉为止。伤口用 3% 过氧化氢溶液或 1:5000 高锰酸钾溶液反复冲洗并湿敷伤口,伤口要敞开。

(2)肌肉广泛坏死,伴有严重菌血症状,危及生命时,可考虑高位截肢,残端敞开,不予缝合。

(3)应用青霉素,1000 万 U/d 以上静滴,亦可选用第 3 代头孢菌素类药物,同时甲硝唑静滴。

(4)高压氧治疗,能提高存活组织功能,减低截肢率。

（5）对症及支持治疗,给予高蛋白、高热量、高维生素饮食。及时纠正水、电解质紊乱,多次少量输血。

（6）患者要严密隔离,用具和敷料要彻底消毒或焚毁。

第二节　烧　伤

烧伤(burn)是由火焰、蒸汽、热水、电流、放射线或强酸强碱等作用于人体所引起的损伤。除皮肤损伤外,还可伤及肌肉、骨骼、呼吸道、消化道。严重时能引起一系列的全身变化,如休克、感染等。

【诊断提示】

1. 病史　有热力烧伤、化学烧伤、电烧伤和放射烧伤的病史。

2. 烧伤面积计算

（1）中国九分法:将体表面积划分为几个区,每个区简略为 9 的倍数,以便记忆。

成年人的计算法:头、颈部面积占 9％×1;双上肢面积占 9％×2;躯干前后面积占 9％×3(包括会阴部);双下肢面积占 9％×5＋1％(包括两臀部)。

小儿的计算法:头颈＝9％＋(12－年龄)％;双下肢和臀部＝46％－(12－年龄)％;双上肢和躯干同成人计算法。

（2）手掌计算法:患者五指并拢手掌面积为自身体表面积的1％。可用于估计小面积烧伤。

3. 烧伤深度估计　采用三度四分法。

（1）Ⅰ度烧伤:仅伤及表皮浅层,仅有轻微红肿热痛,无水疱,生发层健在,再生能力强。表面红斑状、干燥、烧灼感,3～7d 脱屑痊愈,短期内有色素沉着。

（2）Ⅱ度烧伤

①浅Ⅱ度烧伤:伤及表皮的生发层、真皮乳头层。剧痛、感觉过敏,有大小不等水疱,愈后不留瘢痕。水疱皮肤脱落后可见创面发红,有散在均匀鲜红色斑点、湿润、水肿明显。

②深Ⅱ度烧伤:伤及皮肤的真皮层,介于浅Ⅱ度和Ⅲ度之间,深浅不尽一致。创面痛觉迟钝,可见小水疱,水疱去皮后可见基底微湿,苍白或红白相间。质地较韧,水肿明显。愈后留有瘢痕,但基本保留皮肤功能。

(3)Ⅲ度烧伤:是全皮层烧伤甚至达到皮下、肌肉和骨骼,伤处皮肤呈苍白色、棕褐色或焦炭色。弹性丧失,呈皮革样感。表面干燥,痛觉消失,可见有栓塞的静脉支。皮肤功能丧失。

4. 烧伤严重程度分类　见表 45-1。

表 45-1　烧伤严重程度分类

严重程度	成人		小儿	
	总面积(%)	Ⅲ度(%)	总面积(%)	Ⅲ度(%)
轻	<9	<5	<10	无
中	9～30	5～10	10～29	<5
重	31～50	11～20	30～49	5～15
特重	>50	>20	≥50	>15

如烧伤面积不足 30%,但手、足等功能部位烧伤均为Ⅲ度,或伴有化学中毒、吸入性损伤或其他创伤者均列为重度烧伤。

【治疗措施】

1. 急救和转运　解除致伤原因,做好现场抢救和复苏,维护呼吸道通畅。清除污染,保护创面,做好转运准备工作。

2. 烧伤休克的防治　给口服烧伤饮料(100ml 水中加氯化钠 0.3g,碳酸氢钠 0.15g)。有休克症状,应立即建立静脉输液通道,输入晶体和胶体液。由于烧伤患者的病情和机体条件有差别,补液效应也有不同,所以必须密切观察病情变化,根据尿量、神志变化及末梢循环灌注情况,及时调整。

3. 烧伤创面的处理　主要原则是减轻疼痛,防止创面感染,及早去除坏死组织和植皮封闭创面。根据病情条件及部位采用包扎或暴露疗法。

（1）包扎疗法：清创后，创面上放置一层油质纱布或抗生素浸泡的纱布，外加吸水性强的无菌纱布或棉垫包扎。松紧适度、压力均匀、指（趾）间用纱布隔开，以免粘连。关节部位要保持功能位。通常用于污染轻的Ⅱ度创面，四肢多用。

（2）暴露疗法：清创后，创面不覆盖任何敷料。可涂具有收敛消炎作用的药物或直接暴露于温暖干燥的空气中，使创面迅速干燥结痂，减少感染机会。适于头面、会阴及Ⅲ度烧伤或污染严重的Ⅱ度烧伤。

4. 烧伤脓毒症和菌血症的防治　烧伤脓毒症和菌血症通常发生在组织水肿回吸收期（伤后 $48\sim72h$）和焦痂分离或广泛切痂时。主要临床表现是突然高热达 $39℃$ 以上，伴寒战或低于 $36℃$。呼吸浅而快，脉速。烦躁不安，很快转入半昏迷或昏迷。创面坏死组织增多，有臭味。血白细胞和中性粒细胞计数明显增高或减少。血培养多呈阳性。

防治措施：妥善处理和早期闭合创面可大大减少脓毒症和菌血症，感染创面要及时清除。致病菌需氧菌最多见，另有少量真菌和厌氧菌。应合理使用抗生素，原则是早期、足量、联合应用。

5. 营养支持　重度、特重度烧伤病员的代谢变化是超高代谢，营养摄入途径最好是经胃肠道补足蛋白、糖、脂肪、必需维生素及微量元素、精氨酸和谷氨酰胺等，不能口服采用全静脉营养（TPN）。同时注意水、电解质、酸碱失衡的纠正。

6. 其他　注意有无多发伤、内出血、心肌损害和多器官衰竭，并加以防治。

第三节　皮肤肿瘤及颈淋巴病变

一、脂　肪　瘤

脂肪瘤为正常脂肪样组织的瘤状物，好发于四肢及躯干，生长缓慢,深部者可恶变,多发者常有家族史。

【诊断提示】　单发大肿块,外观圆形或呈分叶状,质地柔软有弹性,边界尚清,表面皮肤正常,无疼痛,生长缓慢,但可达巨大体积。多发者瘤体常较小,常呈对称性,有家族史。可伴疼痛,称痛性脂肪瘤。深部者可恶变,注意观察。病理检查可确诊。

【治疗措施】

(1)无症状的小肿瘤不必治疗。

(2)皮下大肿瘤可切除。

二、纤　维　瘤

纤维瘤(fibroma)是分化良好的纤维结缔组织构成的肿块。分硬性和软性两种。

【诊断提示】　肿块位于皮肤下、皮下组织或筋膜中,瘤体小,生长缓慢。肿块表面光滑,无压痛,界线清,质地较硬,可活动,与周围皮肤无粘连。软纤维瘤是一种带蒂的乳头状瘤。需与巨细胞瘤鉴别。

【治疗措施】　手术切除治疗。应做病理检查确诊。

三、带状纤维瘤

带状纤维瘤(desmoid fibromatosis)是一种发生于骨骼肌、筋膜、腱鞘等部位,由分化良好的纤维组织构成的肿块。组织形态属良性,呈浸润性生长,极易复发,但不转移。

【诊断提示】

(1)肿块生长缓慢,无痛或轻度疼痛。瘤体大小不定。可发生在任何年龄任何部位,但最多见于妊娠时或妊娠后的青、中年妇女下腹壁腹直肌部位或腹肌外伤后。

(2)肿块位于深部组织,与肌肉、腱膜、筋膜相连。边缘不规则,无明显包膜,呈浸润性生长,质地坚硬。

(3)切除后极易复发。病理检查确诊。

【治疗措施】

1. 手术治疗 需扩大切除,切除范围包括正常肌肉组织 2～3cm 或以上整块切除。

2. 放射治疗 对于肿瘤切除不彻底或无法切除者可采用。

四、瘢痕疙瘩

瘢痕疙瘩(keloma)是皮肤损伤后,真皮内纤维组织的一种增殖性病变。可能具有一种先天性素质。多见于 10—25 岁青少年。瘢痕生长旺盛,逐渐超出瘢痕范围,呈蟹足样向周围伸展。手术切除,很快复发。

【诊断提示】

(1)有手术或损伤史,少数患者无明确损伤史。

(2)病变处组织增厚、隆起,可达数毫米,呈索状,片状或不规则。瘢痕呈蟹足状向周围组织伸展。隆起皮肤菲薄呈红色、粉红色或无色。表面光滑且有光泽,质坚硬。可在数月至数年长到最大而不再发展。局部感觉可减退,可出现瘙痒或疼痛。

【治疗措施】

(1)尽量避免再次手术。

(2)手术切除后合并放疗或局部注射糖皮质激素制剂。

(3)可用激光或液氮冷冻治疗。

五、皮脂腺囊肿

皮脂腺囊肿(sebaceous cyst)是皮脂腺导管阻塞后内容物潴留所形成的囊性肿块,俗称"粉瘤"。多见于皮脂腺分布密集部位,如头面及背部。

【诊断提示】 缓慢增大的圆形隆起。囊壁与皮肤有粘连而与深层组织无粘连,可推动。质软无压痛,囊肿表面常见一凹陷的皮脂腺管口,合并感染后出现囊肿表面及周围皮肤红肿及触痛。囊内为皮脂与表皮角化物集聚的油脂样"豆渣物"。

【治疗措施】　在局部麻醉下将囊壁完整切除,残留囊壁易复发。有感染时,应用抗生素及局部理疗。严重感染,出现波动时,应行切开引流术。

六、血　管　瘤

血管瘤(angioma)是由扩张增生的血管组织构成的团块。是一种先天性血管发育畸形,属良性肿瘤。按其结构分为三类:毛细血管瘤、海绵状血管瘤、蔓状血管瘤。

【诊断提示】

1. **毛细血管瘤**　多见于婴儿,大多数是女性。出生时即可发现略突出皮肤表面的红色斑点,随年龄增长逐渐增大,颜色加深,呈鲜红或紫红色。界线清楚,可单发或多发。多1年内停止生长或消退。

2. **海绵状血管瘤**　一般由小静脉和脂肪组织构成。多数位于皮下组织内,部分在肌肉,少数可在骨骼及内脏部位。皮下组织的血管瘤局部稍隆起。皮肤正常或微青紫色,有压缩性,挤压可变小,放手立即充盈。柔软,界线不太清,无压痛。肿块穿刺可抽得鲜血。

3. **蔓状血管瘤**　多见于成人。由较粗的纡曲血管构成,大多数为静脉,也可有动脉或动静脉瘘。局部隆起,表面可见扩张、盘曲的血管。有明显压缩性和膨胀性。有的可扪及震颤和搏动,可闻及血管杂音。血管瘤可侵犯皮下、肌肉及骨组织,范围较广泛。根据生长部位不同,可出现相应症状及功能障碍。

【治疗措施】

1. **毛细血管瘤**　瘤体小时,采用激光或液氮冷冻治疗。瘤体大时,可手术切除,为避免切除后瘢痕影响功能,应及时植皮。小儿患者可行 X 线照射或^{32}P 局部敷贴。

2. **海绵状血管瘤**　局限性血管瘤应及早行切除术。对弥漫性者,术前须充分估计病变范围,必要时行血管造影。术中注意止血,尽量彻底切除血管瘤组织。如切除不彻底,可在残留部分注射5‰鱼肝油酸钠溶液或缝扎法。

3.蔓状血管瘤 应争取手术切除。术前应做血管造影,了解其范围及血液来源。特别是了解供应瘤体的主要动脉支予以结扎,并切除肿瘤组织。瘤体大者术前做好输血准备。

七、黑痣及黑色素瘤

黑痣(pigmented nevus)为皮肤表面的黑色斑块。黑色素瘤(melanoma)是发生在皮肤、黏膜的肿瘤,恶性程度高。

【诊断提示】

1.黑痣 皮内痣病变高出皮面,光滑,常有毛发生长。交界痣痣细胞位于基底细胞层,病变扁平,色素深,不高出皮肤,无毛发生长,有恶变趋势。混合痣为以上两种同时存在。黑痣少有恶变,当色素加深、变大或有瘙痒和疼痛时,可能为恶变。

2.黑色素瘤 边缘呈膨胀性扩张,生长快,色素加深,表面呈结节状隆起,易溃破及出血,受伤后迅速出现卫星结节或转移。

【治疗措施】

1.皮内痣 一般不需要治疗,而掌跖部交界痣应及时切除,特别是当病变增大、色素加深、痒痛及破溃出血时,应考虑恶性变,应行扩大切除。切忌做不完整的切除或化学烧灼。

2.黑色素瘤 手术为治疗黑色素瘤的主要手段。早期应做广泛切除,忌用电灼、腐蚀治疗及活组织检查,以防扩散。术后及晚期患者可采用化疗,常用药物有达卡巴嗪、莫司汀等,亦可采用放疗及免疫等治疗。

八、颈淋巴结结核

颈淋巴结结核(tuberculous of cervical lymph nodes)是由结核杆菌引起颈淋巴结的慢性感染疾病。主要是结核杆菌经口咽部或扁桃体侵入。部分继发于支气管结核和肺结核,多见于儿童和青年人。

【诊断提示】

(1)一侧或两侧胸锁乳突肌前后缘有大小不等、呈串珠状肿大淋巴结。质地硬,无痛,可活动。病情继续发展引起淋巴结周围炎而相互粘连,融合成团块,较固定。晚期发生干酪样坏死、液化,形成寒性脓肿。破溃后形成经久不愈的慢性窦道或溃疡。

(2)部分患者有午后低热、盗汗、消瘦、食欲缺乏等全身症状。

(3)胸部 X 线透视可发现结核灶。

(4)与颈部转移性肿瘤不易区别时,行组织活检确诊。

【治疗措施】

(1)抗结核药物治疗(方法参见感染性疾病篇)。

(2)较大的淋巴结,如活动性好、无粘连,可考虑切除。手术时注意勿损伤副神经。

(3)未破的寒性脓肿可先行穿刺抽脓,抽后注入 5% 异烟肼液冲洗,并留适量于脓腔内,每周 2 次。

(4)寒性脓肿继发感染时,应先切开引流,感染控制后,再行病灶清除。

(5)慢性窦道或溃疡,应彻底刮除,伤口不加缝合,开放引流。

九、颈部转移性肿瘤

颈部转移性肿瘤(cervical matastatic tumor)是指瘤细胞经淋巴液转移到颈部淋巴结形成的癌灶。表现是成年人颈部出现逐渐增大质硬的无痛肿块。

【诊断提示】

(1)多有其他部位恶性肿瘤病史。颈上部以鼻咽癌或甲状腺癌转移多见。锁骨上窝以胸腹部恶性肿瘤转移多见,但胃肠道、胰腺癌肿多经胸导管转移至左锁骨上淋巴结。

（2）肿块进行性迅速增大，无痛，质地坚硬，多单发。早期可活动，晚期较固定，易破溃。肿块坏死破溃后，呈菜花状生长。

（3）活组织病理检查，可确诊。

【治疗措施】

（1）切除原发灶同时清扫颈部淋巴结。

（2）根据原发灶的性质，采用放疗或化疗。单个孤立的早期病灶，亦可切除。

（3）针对原发肿瘤治疗。

（4）支持治疗。

第四节　腺 体 病 变

一、单纯性甲状腺肿

单纯性甲状腺肿（simple goiter）是指单纯性甲状腺肿大的一类疾病，形态学分弥漫性和结节性甲状腺肿，按流行特点分地方性和散发性两类。主要病因是甲状腺素分泌不足和碘缺乏，或甲状腺素需要量增高，甲状腺素合成和分泌障碍。

【诊断提示】

（1）有地区流行病史。

（2）甲状腺肿大，早期甲状腺呈弥漫肿大，质软、光滑、无震颤和血管杂音。长期得不到治疗的甲状腺内可形成单个或多个结节，大小不等，两侧甲状腺不对称，随吞咽上下移动。

（3）较大甲状腺肿可压迫周围的气管、食管和喉返神经，出现呼吸困难、吞咽困难、声音嘶哑。

（4）甲状腺功能一般正常，可继发甲状腺功能亢进，可发生恶变。

【治疗措施】

（1）青春期或妊娠期的生理性甲状腺肿可不治疗，多食含碘丰富食物，如加碘盐、海带、紫菜等。

(2)青少年甲状腺肿,可服甲状腺片,60～120mg/d,连服 3～6 个月。

(3)手术治疗:适应证是因气管、食管或喉返神经受压引起临床症状者;胸骨后甲状腺肿;巨大甲状腺肿影响生活和工作者;结节性甲状腺肿继发功能亢进者;结节性甲状腺肿疑有恶变者。手术方法多采用双侧甲状腺大部切除术。

二、慢性淋巴细胞性甲状腺炎

慢性淋巴细胞性甲状腺炎(chronic lymphocytic thyroiditis),又称桥本病。是一种自身免疫性疾病,多见于中年女性,甲状腺呈弥漫性增大,质地坚硬。

【诊断提示】

(1)多起病隐匿,无特殊症状。甲状腺呈弥漫性增大。也可局限在一侧叶或其中一部分。质地坚韧,有结节感,可有压痛。多表现为甲状腺功能减退,少数有甲状腺功能亢进症状。

(2)血清抗甲状腺球蛋白抗体和抗甲状腺微粒体抗体滴度明显增高,TSH 升高。甲状腺摄^{131}I量减少。

(3)甲状腺核素扫描显示放射性分布不均匀。

【治疗措施】

1. 甲状腺素片　成人 40～60mg/d,3 次/d。腺体缩小后减半量维持,长期服用。

2. 泼尼松　20～30mg/d,分 2～3 次服,症状改善后逐渐减量。常与甲状腺素片联合应用。

3. 手术　有下列情况可手术。

(1)药物治疗无效,仍有压迫症状,可行甲状腺峡部切除或部分切除,解除压迫。

(2)疑有甲状腺癌时,术中应做快速活检,证实为癌,按甲状腺癌根治。

三、甲状腺腺瘤

甲状腺腺瘤(thyroid adenoma)是分化良好的甲状腺组织形成的肿块。是甲状腺常见的良性肿瘤。好发于 20－40 岁的妇女。常无自觉症状,但有恶变倾向(恶变率达 10％),还可继发甲状腺功能亢进(发生率约 20％)。按形态学可分为滤泡状和乳头状囊性腺瘤两种。

【诊断提示】

(1)甲状腺出现无痛性肿块,生长缓慢,早期多无自觉症状。

(2)多数为单发结节,呈圆形,表面光滑,界线清楚。质地常较正常甲状腺组织稍硬。随吞咽动作而活动,无压痛,伴囊内出血时可迅速增大。

(3)核素扫描多呈温结节,囊性为冷结节。

(4)B 超探查甲状腺内为实质或囊性肿物。

(5)活组织病理学检查或穿刺细胞学检查可明确诊断。

【治疗措施】 确诊后甲状腺瘤不宜长期观察,应积极手术治疗。手术方式有腺瘤切除术、甲状腺次全切除术。术中行快速病理检查证实癌变,按甲状腺癌处理。

四、甲 状 腺 癌

甲状腺癌(carcinoma of thyroid)占甲状腺恶性肿瘤的 95％,其次是甲状腺的恶性淋巴瘤。甲状腺癌的病理类型不同,又有各自的特性。乳头状癌最常见(60％),生长缓慢,属低度恶性,易早期发生颈淋巴结转移。滤泡状腺癌(20％)占第 2 位,中度恶性,以血供转移为主。髓样癌(7％)恶性程度高,可通过血行或淋巴结转移。未分化癌(15％)恶性程度极高,生长迅速,短期内可浸润周围组织,亦可发生血行转移或淋巴结转移。

【诊断提示】

(1)颈前发现肿块或结节,无痛,短期生长迅速。中晚期出现声音嘶哑、呼吸困难、吞咽困难,与交感神经、气管、食管受压有关。

(2)肿块质地坚硬而不平整,界限不清,活动度差。晚期肿块固定。颈部淋巴结有转移或发现肺及骨骼转移灶。

(3)间接喉镜检查,如压迫喉返神经,可见侧声带活动受限。

(4)细针穿刺细胞学检查或肿块及转移淋巴结活组织病理学检查可明确诊断。

【治疗措施】

1.手术治疗　根据病理类型和局部受侵程度决定手术方式和切除范围。手术方式有单侧叶切除(包括峡切除)、全甲状腺切除;有颈淋巴结转移应清扫颈淋巴结。

2.化疗和放射治疗　适合于未分化癌局部浸润严重或切除不彻底的甲状腺癌。

3.放射性核素治疗　术后应用[131]I治疗。

4.压迫气管发生呼吸困难时　应行气管切开,以减轻痛苦,延长生命。

5.手术治疗的甲状腺癌患者　术后应常规服用甲状腺素片40mg/d,1～2次/d,以预防或延迟复发,也可用左旋甲状腺素,每天100μg,长期服用,并定期测定血浆 T_3、T_4 和 TSH,以此调整用药剂量。

五、急性乳腺炎和乳腺脓肿

急性乳腺炎和乳腺脓肿(acute mastitis and abscess of breast),前者指乳房的急性化脓性感染,后者指脓液被局限在乳房组织内。多发生于产后 3～4 周,乳头因婴儿吸吮损伤致使细菌沿乳腺管或淋巴管侵入乳房,引发感染,致病菌多为金黄色葡萄球菌。

【诊断提示】

(1)多发生在初产妇的授乳期。发病前常有乳头或乳晕皲裂和乳汁淤积等诱因。

（2）起病时常有乳房胀痛及高热、寒战等全身中毒症状。严重者可发生脓毒症和菌血症。

（3）乳腺局部红肿热痛，明显压痛，脓肿形成后有波动感。同侧腋窝淋巴结有肿大和触痛。

（4）血白细胞及中性粒细胞计数增高。

（5）脓肿形成后，超声检查有液回声。穿刺可抽出脓液。

【治疗措施】

（1）起病初期，用吸奶器或按摩方法消除乳汁淤积。局部理疗或热敷。

（2）感染严重，中毒症状明显者，应静脉滴注抗生素。如青霉素、头孢菌素等。

（3）脓肿形成后，切开引流。一般用局麻，在波动最明显的低位，以乳头为中心放射状切开，不要损伤乳晕。乳晕下的浅脓肿，沿乳晕做环形切口。多房性脓腔，用手指将脓腔间隔分开。必要时做多切口对穿引流。

六、乳腺囊性增生病

乳腺囊性增生病（cystic hyperplasia of breast）简称乳腺病，是指乳腺组织增生形成乳房肿块的疾病。多见于25—45岁妇女。是一种非炎症非肿瘤的良性病变。

【诊断提示】

（1）乳腺胀痛轻重不一，可累及肩部、上肢及胸背部，多数月经前加重，经后减轻。

（2）乳腺肿块可发生双侧、单侧乳房或乳房某象限，肿块呈颗粒状、结节状或片状，大小不一，质韧而不硬，界限不清，与皮肤、基底不粘连。少数有乳头溢棕色透明液体。腋窝淋巴结不肿大。

（3）乳房钼靶摄片及超声波检查可协助诊断。

（4）穿刺细胞学检查或活检可确诊。

（5）如发现肿块迅速增大，质地变硬，应高度怀疑恶变。

【治疗措施】

1. 中药治疗　以软坚散结、活血化瘀为主的中药组成。成方如逍遥丸 6～9g,3 次/d 口服。乳癖消片 1.6g,3 次/d 口服。

2. 西药治疗　口服碘化钾、维生素 E 等药物,可以减轻症状。

3. 手术治疗　对药物治疗无效,病变较局限的行局部切除;如发现细胞显著增生或囊性弥漫增生,做单纯乳腺切除。有恶变时,按乳腺癌处理。

七、乳腺纤维腺瘤

乳腺纤维腺瘤(fibroadenoma of breast)是由乳房分化良好的纤维结缔组织构成的肿块。好发年龄在 20－25 岁,好发于乳房外上象限,约 75％为单发,少数属多发。表现为乳房内无痛性、生长缓慢的硬块。

【诊断提示】

(1)乳房内发现无痛性肿块,生长缓慢。

(2)乳房内触及单个或多个圆形肿块,表面光滑,质地韧而硬,边界清,与周围组织无粘连,无压痛,腋窝淋巴结不肿大。少数肿瘤超过 7cm 时,称巨大纤维瘤,月经周期对肿块的大小无影响。

(3)乳房钼靶摄片、B 超等检查,可帮助诊断。

(4)穿刺细胞学检查或活检,可明确诊断。

【治疗措施】　手术切除肿瘤,快速活检,如系恶性肿瘤,按乳腺癌处理。

八、乳　腺　癌

乳腺癌(carcinoma of breast)是女性常见的恶性肿瘤。发病确切原因尚不清楚;但与雌激素特别是雌酮和雌二醇有关。多发生于 40－60 岁绝经期前后的妇女,是威胁妇女健康和生命的严重疾病。男性乳腺癌约占 1％。发病高危因素:月经初潮早(<12

岁),停经晚(>60岁),行经期>35年者;未生育或35岁以上生育者;遗传因素;家族中有肿瘤病史者;长期高脂饮食者。

【诊断提示】

(1)乳房内无痛性单发肿块,生长迅速,肿块质硬,边缘不齐,表面不平呈结节状,早期可活动。中晚期乳头抬高或内陷,肿块与皮肤或胸大肌粘连固定,局部皮肤凹陷或橘皮样改变。破溃形成溃疡,恶臭易出血,同侧腋窝和锁骨上淋巴结肿大。可远处转移至肺、肝、脊椎等。

(2)炎性乳腺癌多发生于青年妇女,尤其在妊娠期和哺乳期,发展迅速,预后差。局部皮肤可呈炎症样表现,开始时比较局限,不久即扩展到乳房大部分皮肤,皮肤发红、水肿、增厚、粗糙、表面温度升高。

(3)湿疹样乳腺癌,早期乳头刺痒,灼痛,出现湿疹样改变,乳头乳晕处皮肤出现红肿、糜烂、潮湿。表面覆盖着黄褐色痂皮,病变皮肤发硬,边界尚清。晚期乳头形成溃疡,经久不愈,多不能触及肿块而呈弥漫性肿大。恶性程度低,发展慢。

(4)乳腺钼靶摄片是有效的检查方法。B超和远红外线诊断方法有助于诊断。

(5)穿刺细胞学检查或活检可明确诊断。

【治疗措施】 以手术为主的综合治疗方法,即手术、放疗、化疗、内分泌治疗等。

1. 手术治疗 是治疗乳腺癌的重要措施,手术方式有乳腺癌根治术、乳腺癌扩大根治术、乳腺癌改良根治术、全乳房切除术、保留乳房的乳腺癌切除术。

2. 放疗 高能射线的应用,对乳癌有更好的控制和治疗作用。临床常采用手术后放疗,亦用于乳腺癌晚期不宜手术切除或手术后复发的病例。

3. 化疗 目的是预防和治疗癌瘤的扩散。常用联合化疗方案,如 CMF 方案(环磷酰胺 $400mg/m^2$,甲氨蝶呤 $20mg/m^2$,氟尿

嘧啶 $400mg/m^2$）。只要全身情况允许，术后 2～3 年内给予多疗程化疗。

4. 内分泌治疗　适用于激素依赖型肿瘤[即从乳癌组织中测定雌激素受体（ER）阳性者]。常用他莫昔芬（三苯氧胺）10mg，2次/d，服 2 年以上。还可用氢化可的松、丙酸睾丸素等。

5. 生物治疗　使用曲妥珠单抗注射液对 HER2 过度表达的乳腺癌病人有一定效果。

6. 其他　全身营养支持治疗。

第46章　胸部外科疾病

第一节　普胸疾病

一、肋骨骨折

肋骨骨折(fracture of rib)最常见于胸部挤压伤。多发生于第4～7肋骨。合并胸膜、肺及血管损伤时,可致气胸和血胸。

【诊断提示】

(1)有胸部外伤史。

(2)伤处疼痛,深呼吸、咳嗽和打喷嚏时加重,偶有血痰。

(3)伤处肿胀,明显压痛,可触及骨擦感。胸膜、肺损伤时,可有皮下积气,触及捻发感。

(4)多根多处肋骨骨折常有胸壁下陷及反常呼吸运动。严重时有呼吸困难、发绀,甚至出现休克。

(5)X线检查:显示骨折部位、数目及血、气胸情况。必要时重复检查以除外延迟性血、气胸。

【治疗措施】

(1)闭合性单处骨折:首先固定胸廓,无合并伤,给予镇静止痛药。疼痛严重时,1%普鲁卡因 10～20ml 行肋间神经或伤处封闭。

(2)多根多处骨折:轻者胸部包扎固定。胸壁软化范围大、反常呼吸运动明显的病人,需在伤侧胸壁放置牵引支架,在体表用毛巾钳或导入不锈钢丝,抓持住游离段肋骨,并固定在牵引支架上,消除胸壁反常呼吸运动。必要时,在胸腔镜直视下导入钢丝固定肋骨断端。

（3）开放伤口·应彻底清创包扎，用不锈钢丝固定肋骨断端。

（4）应用祛痰药以助患者排痰，严重呼吸困难有低氧血症时，应做气管切开吸痰，必要时呼吸机辅助呼吸。

（5）应用抗生素预防和治疗肺部感染。

二、创伤性气胸

创伤性气胸（traumatic pneumothorax）是胸部创伤后致肺、支气管、气管或食管破裂，空气进入胸膜腔，或胸壁伤口穿破壁层胸膜致胸膜腔与外界相通，外界空气进入所致。分为闭合性、开放性和张力性气胸三类。

【诊断提示】

1. 病史　有胸部外伤史。

2. 闭合性气胸　常合并有肋骨骨折。

（1）小量气胸，肺压缩＜30％，无自觉症状或略感胸闷。

（2）大量气胸，肺压缩＞50％，有呼吸困难，气管向健侧移位，伤侧肺呼吸音减弱或消失。胸腔穿刺抽出气体。

3. 开放性气胸　常合并内脏、胸腹损伤。

（1）胸壁有开放伤口并伴有气体进出的响声。

（2）呼吸困难和发绀，有时伴休克，尤其是伤口直径大于气管直径时更为显著。伤侧呼吸音低或消失。

4. 张力性气胸　多并发于较大较深肺裂伤或支气管破裂。

（1）进行性极度呼吸困难、发绀和严重休克。

（2）气管明显移向健侧，伤侧胸饱满，多有皮下积气、呼吸音消失或极弱。

（3）胸腔穿刺抽出高压气体。

5. X 线检查　显示纵隔向健侧移位，伤侧胸膜腔积气及肺萎陷征象。

【治疗措施】

1. 闭合性气胸

(1)临床症状不明显,肺压缩＜30％者不做特殊治疗,积气一般 1～2 周可自行吸收。

(2)临床症状严重,肺压缩＞30％,胸膜腔穿刺抽气。如气体抽不净或抽后很快又增加者,应行胸腔闭式引流术。同时应用抗生素预防感染。

2. 开放性气胸

(1)立即用灭菌厚敷料或其他代用品封闭包扎伤口。有呼吸困难时,行胸膜腔穿刺抽气减压。

(2)疑有肺严重破裂或大出血者,剖胸探查,修补损伤的脏器并彻底止血,并行胸腔闭式引流术。

(3)有休克时,积极抢救休克(参阅第二篇第 6 章)。

(4)应用抗生素,鼓励患者咳嗽排痰。

3. 张力性气胸

(1)急救时应立即用粗针头于伤侧第 2 肋间锁骨中线插入胸膜腔排气减压,并在穿刺针头尾部缚以橡皮指套,指套顶端剪开 1cm 的小口排气。或直接用带套管的胸腔穿刺针刺入胸膜腔,拔除内穿刺针,留外套管接闭式引流瓶。

(2)合并血胸时应于第 8 肋间腋中线置粗管胸膜腔闭式引流。有活动性出血或疑有胸腔脏器严重损伤时,尽快行剖胸探查术。

(3)有休克征象时抗休克治疗。应用抗生素防治感染。

三、创伤性血胸

创伤性血胸(traumatic hemothorax)是胸部创伤后,致肺、心脏及血管破裂,血液积存于胸膜腔内。常见于胸部穿透伤,多与气胸并存。大出血是创伤早期死亡的重要原因。

【诊断提示】

1. 病史　有胸部外伤史。

2. 血胸

(1)小量血胸(500ml 以下)可无明显症状和体征。

(2)中量血胸(750ml 左右)有呼吸困难及失血征象,如面色苍白、脉细数、血压下降。下胸部叩诊浊音、呼吸音弱。

(3)大量血胸(1000ml 以上)除上述症状外,表现为低血容量性休克。伤侧肋间饱满,呼吸动度降低,气管向健侧移位,叩诊浊音,呼吸音减弱或消失。

3. X 线检查　显示胸腔内不同程度的血气腔征象。

4. 超声波探查　了解积液的多少并指导穿刺定位抽液。如能抽出不凝固血性液体,即确诊。

5. 胸内活动性出血　指标如下。

(1)持续脉搏加快、血压降低,或虽经补充血容量,血压仍不稳定。

(2)胸膜腔闭式引流量每小时超过 200ml,持续 3h 以上。

(3)血红蛋白、红细胞计数及血细胞比容,呈进行性下降,引流胸腔积血的血红蛋白量和红细胞计数与外周血象接近,且迅速凝固。

6. 血胸并发感染　指标如下。

(1)有畏寒、高热等感染的全身表现。

(2)抽出胸腔积血 1ml,加入 5ml 蒸馏水,无感染呈淡红透明状,出现浑浊或絮状物提示感染。

(3)胸膜腔穿刺抽出血液细胞计数,正常红细胞:白细胞＝500:1。白细胞值增高,提示有感染。

(4)抽出的积血进行涂片及细菌培养,找到细菌可诊断,并能指导应用抗生素。

【治疗措施】

1. 少量血胸　行胸膜腔穿刺抽出积血或让其自行吸收。在排除活动性出血时,不需要做特殊治疗。

2. 中量以上血胸

(1)胸膜腔穿刺抽血或置闭式引流管。

(2)低血容量休克时,输血输液抗休克治疗(参考第二篇第 6 章)。

（3）应用抗生素预防感染。

（4）剖胸探查指征：①活动性出血；②疑心脏、大血管、食管、气管、支气管及肺等重要脏器损伤；③凝固性血胸，病情稳定后尽早进行；④感染性血胸粘连形成多房，不能彻底引流。

四、肋 软 骨 炎

肋软骨炎(costal chondritis)是一种非化脓性肋软骨肿大。女性发病略多。多位于第2～4肋软骨，单侧较多。

【诊断提示】

（1）单根或多根肋软骨局限性肿大隆起。

（2）局部有疼痛及压痛，但皮肤及皮下组织无急性炎症反应。疼痛时轻时重，以劳累后疼痛较重，反复发作。

（3）X线检查无阳性发现，但可排除胸内病变，肋骨结核。

【治疗措施】

1. 药物治疗　吲哚美辛25～50mg，3次/d，口服。泼尼松5mg，3次/d，口服。

2. 局部治疗　局部用泼尼松龙封闭、理疗、热敷。

3. 手术治疗　若不能排除软骨恶性肿瘤或局部明显隆起、疼痛，影响工作时，可考虑肋软骨切除。

4. 中药治疗　三七片、云南白药及复元活血汤等。

五、胸 壁 结 核

胸壁结核(tuberculosis of chest wall)是指继发于肺或胸膜结核感染的胸壁软组织、肋骨、肋软骨或胸骨的结核病变。可形成冷脓肿，脓肿破溃后形成经久不愈的慢性胸壁窦道。

【诊断提示】

（1）胸壁进行性增大的无痛性肿块，无急性炎症改变。若合并化脓性细菌感染，可有红、肿、热、痛表现。肿块破溃后形成瘘管。

（2）肿块有波动、无压痛。穿刺抽出无臭味的黄白色脓液或干酪样脓液。

（3）X 线检查：局部胸膜增厚及软组织致密阴影。有时发现肺部结核灶或胸骨、肋骨及胸椎破坏征象。但 X 线检查阴性并不能排除胸壁结核的诊断。

（4）超声波检查：可发现深部脓肿。

（5）窦道或溃疡处活组织病理检查，能证实有结核病变。

【治疗措施】

（1）抗结核药物治疗（详见第五篇第 41 章）。

（2）小脓肿可反复在无菌条件下穿刺抽液。穿刺部位选在脓肿上方，距脓肿 1cm 以外的正常皮肤，匍行刺入。抽后注入抗结核药物，并加压包扎。

（3）大脓肿或结核窦道，可在病情稳定，正规抗结核治疗 2～4 周后，彻底清除病灶（包括脓腔、窦道壁及破坏的骨组织）。用 5％碳酸氢钠溶液冲洗伤口，并放入链霉素粉剂。利用邻近肌瓣充填伤口，术后加压包扎 2～3 周，力求一期愈合。术后继续抗结核治疗 6～12 个月。

（4）合并化脓感染时，应先切开引流，感染控制后，再按上述治疗原则处理。

六、胸 壁 肿 瘤

胸壁肿瘤（tumor of chest wall）是指胸廓深部软组织、肌及骨骼的肿瘤。多为原发，继发多为转移瘤。原发肿瘤分良性和恶性。主要表现是局部疼痛及胸壁肿块。

【诊断提示】

（1）早期小肿瘤多无明显症状。骨骼肿瘤多有疼痛。肿块生长比较迅速，边缘不清，表面有扩张血管伴疼痛等，往往是恶性肿瘤的表现。

（2）体检发现胸壁肿块。骨骼肿瘤一般较硬，且固定。

（3）切线位片或多轴透视对鉴别胸壁与肺内病变有帮助。

CT 扫描能确定部位、大小、范围及有无转移等。

（4）肿瘤穿刺细胞学检查或活检可确诊。

【治疗措施】

1. 手术治疗 是胸壁肿瘤的主要治疗方法。根据肿瘤的性质选用不同方法。一般良性肿瘤做局部切除，部分易复发的良性肿瘤需扩大切除，如纤维瘤、软骨骨瘤等；恶性肿瘤应扩大切除范围，胸壁大块缺损可修补重建。

2. 放疗、化疗 软组织肉瘤不敏感，骨骼的肉瘤可采用。

七、急 性 脓 胸

急性脓胸(acute empyema)是胸膜受致病菌感染，产生脓性渗出液积聚于胸膜腔内的急性感染性疾病。多为继发，由胸腔内脏器或身体其他部位的感染引起。部分为手术操作或胸外伤直接污染引起。

【诊断提示】

（1）有肺部感染，胸部外伤或手术史。

（2）有高热、咳嗽、胸痛、呼吸困难、食欲缺乏及乏力等症状。

（3）查体见患侧肋间饱满，胸壁组织水肿。患侧语颤音减弱，叩诊浊音。呼吸音减弱或消失。积脓多时，气管向健侧移位，心率增快。

（4）X 线检查或超声波检查胸腔内有积液。

（5）实验室检查：血白细胞及中性粒细胞计数明显增高。胸膜腔穿刺抽出浑浊或脓性液体，有大量脓细胞。培养有细菌生长。

（6）脓腔注入 1‰亚甲蓝液 2～3ml，短期（2～3h）内，咳痰呈蓝色，证明有支气管胸膜瘘。口服 1‰亚甲蓝液 2～4ml，短期（1～2h）内抽出脓性蓝色液，证明有食管胸膜瘘。

【治疗措施】

（1）抗感染治疗：根据致病菌对药物的敏感性，选用有效抗生素。

(2)早期脓液稀薄,脓腔反复粗针头穿刺抽脓,1～2d 1 次,抽后注入抗生素。

(3)若脓液稠厚不易抽出,或经过治疗脓量不见减少,病人症状无明显改善,或发现有大量气体,疑伴有气管、食管瘘或腐败性脓胸等,均宜及早施行胸膜腔闭式引流术。

(4)脓液变稠,纵隔已固定,改开放引流,置口径较大的短管。

(5)加强营养,输红细胞或血浆,纠正低蛋白血症,增强抵抗力。

八、慢 性 脓 胸

慢性脓胸(chronic empyema)是急性脓胸处理不当、治疗不及时或治疗不彻底而致。一般急性脓胸经治疗 6～12 周,脓腔不再缩小,脏层和壁层胸膜形成厚纤维板,提示进入慢性期。

【诊断提示】

(1)有急性脓胸处理不当、引流不畅、脓腔内有异物存留或合并支气管胸膜瘘及食管瘘病史。病程 6 周以上,脓液稠厚,脓腔不再缩小。

(2)有慢性全身中毒的症状,如低热、食欲缺乏、消瘦、贫血等。合并支气管胸膜瘘时,咳脓性痰。

(3)查体见胸壁下陷,动度减弱或消失,叩诊呈实音,呼吸音减弱或消失,气管移向患侧,脊柱侧弯。部分病人有杵状指(趾)。

(4)X 线检查见胸膜增厚,肋间隙变窄,有积液或气液平面。胸壁窦道注入碘油造影可示脓腔大小及部位。

(5)胸腔穿刺抽出脓液,培养有细菌。

【治疗措施】

1. 加强营养　给高热量、高蛋白和高维生素饮食。多次输新鲜血或血浆。鼓励患者多做活动,以增强体质及心肺功能。选用有效抗生素控制感染。

2. 引流　改进脓腔引流,及时调整引流位置及更换较粗引流管。

3. 手术治疗 经采取多种措施治疗,脓腔仍不缩小,可考虑手术治疗。手术方法如下。

(1)胸膜纤维板剥脱术:剥除脏层及壁层增厚的纤维板,使肺组织重新复张,消除脓腔,同时可恢复胸壁的正常活动。适用于肺内无活动病灶、肺无广泛纤维性变的早期慢性脓胸。

(2)胸廓成形术:清除脓腔内肉芽组织及脓块,切除患部肋骨,使胸壁塌陷,以消灭脓腔。适于慢性脓胸或结核性脓胸,肺内有活动性结核病灶。

(3)胸膜肺切除术:适用于慢性脓胸同时又有肺内广泛而严重病变者。

九、结核性脓胸

结核性脓胸(tuberculous empyema)是结核杆菌感染胸膜腔,引起脓性渗出液的疾病。

【诊断提示】

(1)有肺结核或其他部位结核史。

(2)起病缓慢,有低热、盗汗、乏力、轻微胸痛。伴有支气管胸膜瘘时,有刺激性咳嗽。有继发感染时,症状同急性脓胸。后期可见患侧胸廓下陷,脊柱侧弯畸形。

(3)X线检查示胸膜增厚、胸腔积液及肺部结核病灶。

(4)超声波检查发现液回声,可指导穿刺抽液定位。

(5)胸膜腔穿刺抽出液体直接涂片及培养可发现结核杆菌。但阳性率很低。

【治疗措施】

(1)应用抗结核药物(详见第五篇)。

(2)单纯结核性脓胸早期,可间断胸腔穿刺抽液,腔内注入抗结核药物。

(3)合并继发感染时,行胸腔闭式引流,并应用抗生素。

十、慢性肺脓肿

慢性肺脓肿（chronic pulmonary abscess）是由于多种病原菌所引起的肺组织炎变、液化、坏死而形成脓肿。急性期治疗不及时或支气管引流不畅，局部反复感染而转为慢性。临床以咳嗽、咳大量脓臭痰、咯血、间歇发热及胸痛为特点。

【诊断提示】

(1)有上呼吸道感染、支气管炎及肺炎或急性肺脓肿病史。经内科治疗 2 个月以上，仍有咳嗽、咳脓臭痰，每日达 200ml 以上，静置后可分为三层。咯血，间歇性发热及胸痛。部分患者出现贫血、消瘦及慢性缺氧表现。

(2)查体见肺呼吸音减低，可闻及啰音。部分病人有杵状指（趾）。

(3)X 线检查、CT 扫描可见厚壁空洞，其周围边界不清，可见到支气管扩张征象。

【治疗措施】

1. 内科治疗　见第三篇相关章节。

2. 外科治疗适应证

(1)经积极的内科治疗 3 个月以上不见好转者。

(2)伴有支气管阻塞或感染难以控制者。

(3)突然大咯血，经积极药物治疗不能控制者。

3. 肺切除范围　一般行肺叶切除。病期长、病变范围广，行全肺切除。目的是彻底切除病灶。尽量不做肺段或楔形切除。

十一、支气管扩张

支气管扩张（bronchiectasis）是由于支气管壁及其周围肺组织的炎症性破坏所造成。多因支气管阻塞及其远端发生感染，这两者互为因果。临床以慢性咳嗽、咳大量脓痰和反复咯血为特点。

【诊断提示】

1．临床表现

(1)反复咳嗽、咳脓痰、咯血、肺部感染及全身中毒症状。后期可并发肺不张、肺气肿而致呼吸困难,甚至发绀。

(2)早期体征不明显。肺部感染时可闻及痰鸣音及干、湿啰音。久病多有杵状指(趾)和肺性关节病变。

(3)肺部急性感染时,白细胞及中性粒细胞增高。脓痰培养有细菌生长。

2．辅助检查

(1)胸部 X 线片,表现肺纹理增多,呈蜂窝状阴影,支气管周围纤维化、节段性肺不张。CT 扫描可见囊状扩张的支气管。

(2)支气管碘油造影是最可靠的诊断方法。

【治疗措施】

1．内科治疗　详见第三篇有关章节。

2．外科治疗指征

(1)症状明显,且病灶较局限。

(2)反复咯血患者、大咯血不止,应急症手术。

(3)双肺病变,且集中于一叶者,可先做重的一侧,以后再做另一侧。如肺代偿功能良好,也可同期两侧肺叶切除。

3．手术目的　切除病肺,控制出血,减少肺无效腔(死腔),改善肺功能。尽量不做全肺切除。

十二、肺　　癌

肺癌(carcinoma of lung)发生于支气管黏膜上皮,亦称支气管肺癌。大量资料表明,发病与长期大量吸烟或接触有害的致癌物质有关。刺激性干咳伴咯血、胸痛为特点。

【诊断提示】

1．临床表现　早期患者可无症状,查体或常规胸透时发现,后出现刺激性咳嗽及痰中带血或咯血,伴有胸痛及呼吸困难。晚期出现消瘦、贫血及恶病质改变。部分患者首发症状为四肢关节肿痛、癌性神经肌痛，称肺癌肺外表现。

2. 辅助检查

(1) X 线检查：肺内有分叶状的团块影，边缘毛糙。中央型肺癌可见阻塞性肺炎、肺不张。有时肿块内形成空洞，为偏心性、内壁凹凸不平。晚期侵及胸膜或转移，可出现胸腔积液。

(2)胸部 CT 和 MRI 检查：能更清晰地显示病灶，纵隔淋巴结转移灶及肿块与周围组织的关系。

(3)痰脱落细胞学检查：连续 3d 查痰找癌细胞，阳性率可达 80％左右。

(4)纤维支气管镜检查：应列为肺癌患者常规检查方法。约 50％患者可直接窥见病变，并取活组织做病理学检查或冲洗刷片做细胞学检查。

(5)ECT 核素扫描：阳性率达 90％左右。

(6)经皮穿刺活检、转移淋巴结活检、胸腔镜检查等。

(7)胸腔积液检查：抽取胸腔积液经离心处理后，做涂片检查，寻找癌细胞。

【治疗措施】

1. 手术治疗

(1)适应证：凡是诊断肺癌或高度怀疑肺癌，无手术禁忌证，应尽早手术探查。根据病变部位、大小、侵犯的范围，采取肺段切除术、肺叶切除术、一侧全肺切除术、袖状肺叶切除术或支气管肺动脉联合袖状切除术。对于未分化小细胞肺癌，应先放疗、化疗、再手术。手术原则：最大限度地切除病变和最大限度地保留健康肺组织。

(2)禁忌证

①有胸外血行或淋巴道转移者。

②出现大量癌性胸腔积液或严重上腔静脉综合征者。

③全身衰竭，有严重的心肺功能损害者。

④有远处转移，如脑、骨、肝等器官转移。

⑤严重侵犯周围组织及器官,估计切除困难者。

2. 放射治疗　适用于晚期不能切除或与手术、药物的综合性治疗,以提高手术切除率和治愈率。可用于各种类型肺癌,未分化细胞癌最敏感,鳞状细胞癌次之,腺癌及细支气管肺泡癌最差。

3. 化学治疗　适用于晚期病例、病变已有广泛转移;未分化小细胞癌术前先应用一疗程及术后有淋巴结转移者。根据细胞类型选用药物,常用药物有:环磷酰胺、氟尿嘧啶、多柔比星、长春新碱、甲氨蝶呤、顺铂、卡铂、依托泊苷等。具体方案见第三篇。

4. 免疫治疗　适用于各类型肿瘤,主要激发人体的免疫功能。常用药物:干扰素、转移因子、左旋咪唑等。

十三、食管腐蚀性灼伤

食管腐蚀性灼伤(corrosive burn of esophagus)是误服强酸强碱或其他腐蚀性物质致食管灼伤。其灼伤程度与腐蚀物的种类、浓度、量和性质有关。轻者黏膜破坏,重者累及食管全层,甚至发生食管穿孔。

【诊断提示】

(1)有误服强酸强碱或其他腐蚀性物质的病史。服后立即引起唇、口腔、咽部、胸骨后及上腹部剧烈疼痛,随即有反射性呕吐,呕吐物常带血性。若灼伤涉及会厌、喉部及呼吸道,可出现咳嗽、声音嘶哑、呼吸困难。严重灼伤患者可有高热、呕血、昏迷等全身中毒症状。

(2)伤后因食管急性炎症、充血、水肿而出现吞咽困难,1～2周后症状缓解,2～3周后吞咽困难呈进行性加重,出现部分或完全梗阻,全身营养状况下降,体质消瘦。

(3)食管钡剂造影,可明确狭窄的部位及程度。对疑有食管穿孔或狭窄严重时选用碘油造影。

【治疗措施】

1. 早期治疗

（1）口服植物油、蛋白水（蛋清水调）等，保护食管和胃黏膜。立即静脉补液并给止痛药。有呼吸困难者可行气管切开。

（2）应用抗生素和激素，预防感染及减轻炎性反应和纤维组织增生及瘢痕形成，便于后期扩张。对疑有食管、胃穿孔者禁用激素。

（3）能进食者给予高营养流质饮食。不能进食者可置胃管或胃造瘘补给营养。

2. 食管扩张术　适用于狭窄较短的病例，可用食管镜直接扩张。病变呈节段性多发狭窄，应用吞线方法引导扩张。一般在伤后 2～3 周进行。要定期重复扩张。炎症未控制时，应暂缓扩张。

3. 手术治疗　适用严重长段狭窄及扩张疗法失败者，根据病变范围采用胃代食管，结肠或空肠代食管术。

十四、贲门失弛缓症

贲门失弛缓症（achalasia of cardia）是指吞咽时食管体部无蠕动、贲门括约肌松弛不良。其病因尚未明确。主要表现有吞咽困难、胸骨后沉重感或阻塞感。

【诊断提示】

（1）多见于 20－50 岁，吞咽固体或液体食物均有困难。时轻时重，常与情绪变化有关。病程较长，多数患者一般情况尚好，部分患者体重下降及贫血。

（2）X 线食管钡剂透视见钡剂在食管胃结合部停留。上段食管明显扩张，贲门部管壁光滑，管腔突然狭窄呈鸟嘴样改变。

（3）食管镜检查可以排除食管肿瘤。

【治疗措施】

1. 内科治疗　症状轻、病程短、食管扩张不重者，可给解痉药物。

2. 扩张治疗　可短期缓解症状，长期疗效不理想，注意防止并发症，如食管穿孔。

3. 手术治疗　经非手术治疗效果不明显，可行食管肌层切开术,切开肌层应彻底,直至黏膜膨出,尽量不切破黏膜,切破后要仔细修补。经胸或腹均可,必要时加抗反流术式。

十五、食管平滑肌瘤

食管平滑肌瘤(lieomyoma of esophagus)是食管内常见的良性肿瘤,多发生于食管中段。约占食管良性肿瘤的 3/4。

【诊断提示】

(1)早期多无症状,肿瘤增大时,患者可出现进展缓慢的吞咽困难或伴有胸骨后及上腹部疼痛。

(2)X 线食管钡剂检查:食管有半月形压迹,黏膜光整、肿物阴影与食管壁两端呈锐角。

(3)食管镜检查:肿瘤向腔内突出,黏膜正常,肿物在黏膜下可活动。

【治疗措施】

(1)2cm 以下肿瘤,无症状,可定期观察。

(2)肿瘤较大,有症状,除身体条件不允许手术者均应手术切除。根据肿瘤部位、大小、形态,可采用不同径路行肿瘤摘除术,尽量避免损伤黏膜,若发现有破损应立即修补。

十六、食管贲门癌

食管贲门癌(carcinoma of esophagus and cardia)是常见的恶性肿瘤之一,有区域性流行趋势。以胸骨后不适、咽下痛及进行性加重的吞咽困难为特点。男多于女,年龄多在 40 岁以上。

【诊断提示】

1. 临床表现 早期症状不明显,但下咽粗干食物时,有哽噎感,胸骨后烧灼样或针刺样疼痛。中晚期表现进行性加重的吞咽困难,经常咳吐黏液样痰。癌肿侵及食管周围组织时,出现胸背疼痛及压迫症状,如声音嘶哑、呼吸困难等。晚期出现消瘦、贫血及恶病质改变,锁骨上淋巴及远处转移。

2. X线钡剂检查　早期病变处钡剂通过缓慢或暂时滞留。局部黏膜紊乱增粗或中断。中晚期出现管腔狭窄、充盈缺损、黏膜破坏、管壁僵硬、通过受阻，甚至完全梗阻，上段食管扩张。

3. 细胞学检查　食管气囊拉网法脱落细胞检查阳性率高达90％以上，且可发现早期病变。

4. 食管镜检查　直接窥镜见局部食管黏膜粗糙、糜烂，突起肿物，触之易出血。应同时取活组织病理检查。

5. CT和MRI检查　可清晰显示食管癌向腔外扩展及与周围器官的关系和淋巴结转移情况。

【治疗措施】

1. 手术治疗　确诊或高度怀疑食管癌，全身情况尚好，无其他严重疾病或远处转移者，应争取及早手术探查。治疗原则是：早期比较局限的食管贲门癌，应彻底切除病灶，用胃、结肠或小肠重建食管。如癌已属中晚期，应尽可能切除病变及转移淋巴结，术后辅以放疗和化疗。

2. 放射治疗　适用于颈或胸上段食管癌；与手术配合的综合治疗，术前放疗可提高切除率，术后放疗提高生存率；患者拒绝手术治疗者。

3. 化学治疗　适用于晚期不宜手术，已有远处转移或综合性治疗。常用药物有环磷酰胺、氟尿嘧啶、平阳霉素、多柔比星、顺铂、卡铂、丝裂霉素、长春新碱等。多采用联合化疗方案。

4. 免疫治疗　激发人体免疫功能，常用药物有干扰素、转移因子等。

十七、原发性纵隔肿瘤

原发性纵隔肿瘤（primary mediastinal tumor）种类繁多，但大多数各有其好发部位，有一定的组织来源。胸腺瘤、畸胎瘤、胸内甲状腺肿、淋巴瘤多发生于前上纵隔。支气管囊肿、心包囊肿多发于中纵隔。神经源性肿瘤主要发生于后纵隔。纵隔肿瘤多属良性。

【诊断提示】

(1)早期可无症状。多在其他疾病或健康查体时发现。部分患者有胸闷、胸痛、呼吸困难、咳嗽等症状。晚期压迫气管、食管、血管及神经而出现相应的症状。畸胎瘤有咳出皮脂样物及毛发史。神经源性肿瘤出现Horner综合征、脊髓压迫症状等。

(2)X线检查。包括胸透、各种体位摄片、食管钡剂等。了解肿瘤生长部位、大小、形态、活动度、密度及与周围组织间的关系。

(3)CT及MRI检查能清楚地显示与周围组织间的关系。神经源性肿瘤能确定肿瘤是否侵入到椎管内。

(4)超声波检查可显示肿瘤部位、大小、囊性和实性,肿块与周围结构的关系。

(5)核素扫描:^{131}I诊断胸内甲状腺肿阳性率较高。

【治疗措施】

(1)淋巴类肿瘤多为恶性,可放射治疗或化学治疗。

(2)局限性肿瘤及囊肿,应尽早手术,以免增大产生压迫症状或恶性变。如证实恶性,术后辅以放疗或化疗。侵及大血管或远处转移者应禁忌手术。胸腺瘤伴重症肌无力者,要警惕肌无力危象。一旦发生,立即气管插管或气管切开用呼吸机支持。

第二节　心脏大血管疾病

一、心脏穿透伤

心脏穿透伤(penetrating cardiac trauma)占心脏损伤的绝大部分,损伤部位以右室面多见。

【诊断提示】

(1)有心脏投影区枪弹伤或锐器刺伤史。

(2)心脏损伤后,心包创口较小,出现心脏压塞(心包填塞)症状(Beck 三联征)。心包破口较大,血液流入胸腔,出现失血性休克症状及血胸征。

(3)心脏穿透伤病情发展迅速,企图依靠胸部 X 线、心电图、B超,甚至心包穿刺明确诊断都是耗时、准确性不高的方法。

(4)抢救成功的关键是尽早开胸手术,手术前不应采用其他任何检查治疗措施而延误手术时间。

【治疗措施】

(1)有休克时积极抗休克治疗(参见第二篇)。有血气胸应做相应处理(参见本章第一节)。

(2)心包穿刺适于创口小,出血已停止,无心脏压塞症状。

(3)手术治疗:已有心脏压塞或失血性休克者应立即行开胸手术,根据伤情,直接缝合修补;创口较大,先做荷包缝合止血,再缝合修补;创口大,用心包或涤纶片修补;合并冠状动脉损伤时,需做冠状动脉旁路移植术(冠状动脉搭桥术)。

二、慢性缩窄性心包炎

慢性缩窄性心包炎(chronic constrictive pericarditis)是由于心包的慢性炎症病变所致心包增厚、粘连甚至钙化,使心脏的舒张和收缩受限,心功能减退,造成全身血液循环障碍的疾病。心包腔为纤维组织填塞,纤维瘢痕收缩,使心包缩窄而压迫心脏及大血管,引起静脉回流受阻,静脉压升高,心搏减弱,心排出量减少,脉压差缩小等一系列临床表现。

【诊断提示】

(1)有结核性或急性化脓性心包炎及心脏手术或心脏外伤史。劳累后有心慌、气急、腹胀,常有下肢水肿等。

(2)颈静脉怒张,脉细弱,有奇脉,收缩压下降、脉压缩小,心尖搏动减弱或消失。心率快,心音弱而远。肝肿大,腹水征阳性。

(3)X 线检查,心脏大小可正常或稍大,搏动减弱或消失。有时显示心包钙化及少量胸腔积液和两肺淤血表现。

(4)心电图显示低电压，T 波低平或倒置，心律失常。

(5)超声心动图显示心包增厚、钙化、心搏减弱。

【治疗措施】

(1)诊断明确、急性症状已控制，应积极手术治疗。心包剥脱术是心脏及大血管解除压迫的有效方法。

(2)充分做好术前准备，包括营养补给，纠正水、电解质紊乱及低蛋白血症和贫血，给予低盐饮食和利尿药物。

(3)结核性心包炎，术前应正规抗结核治疗 3～6 个月，术后继续抗结核治疗 6 个月。

三、动脉导管未闭

动脉导管未闭(patent ductus arteriosus)是一种常见的先天性心脏病。胎儿时期，动脉导管是肺动脉和主动脉间正常生理通道。通常出生后 2 个月内自行闭合，若 3 个月仍不闭合，称动脉导管未闭。

【诊断提示】

(1)未闭之动脉导管细者可无自觉症状，粗者可早期出现气促、咳嗽、乏力、多汗、心悸及反复呼吸道感染。合并严重肺动脉高压时，可有咯血、发绀及充血性心力衰竭。

(2)胸骨左缘第 2 肋间可闻及响亮而粗糙的连续性机器样杂音。伴有震颤，收缩期增强，肺动脉第 2 心音亢进或分裂。当肺动脉压和主动脉相近时，连续性杂音可减弱或消失。伴脉压增宽，股动脉枪击音、水冲脉及毛细血管搏动等外周血管征象。

(3)X 线检查：心脏中度增大，肺动脉突出，肺充血。

(4)心电图可无异常或显示不同程度的左、右心室肥大。

(5)超声心动图检查：部分患者可显示未闭的动脉导管。彩色多普勒可见降主动脉的血流经过导管流入肺动脉的分流束。

(6)右心导管检查：肺动脉血氧含量较右心室高 0.5 容积百分比以上。肺动脉压有不同程度的增高。选择性主动脉造影可见肺动脉及主动脉同时显影。

【治疗措施】

1. 手术适应证　早产儿、婴幼儿反复发生肺炎、呼吸窘迫、心力衰竭,或喂养困难时,应即时手术。无明显症状者,除部分直径较细<0.5cm 的动脉导管未闭的患儿可行介入治疗外,均应手术治疗,多主张学龄前择期手术。

2. 手术禁忌证　合并严重的肺动脉高压,有右向左分流、出现发绀者;复杂性先天性心脏病,动脉导管未闭作为代偿通道而存在者。

3. 手术方式　动脉导管结扎、钳闭或切断缝合术。对导管粗大、重度肺动脉高压、导管壁有钙化、细菌性导管炎及部分年龄较大的患者,可在体外循环下,切开肺动脉直视缝合动脉导管口。合并心内畸形者,同时行根治性手术。

四、主动脉缩窄

主动脉缩窄(coarctation of aorta)是一种先天性主动脉局限性狭窄。多位于主动脉峡部,靠左锁骨下动脉开口的远端。部分合并动脉导管未闭。

【诊断提示】

(1)青少年时有头痛、头晕、眼花耳鸣、心慌气短等。活动后下肢无力,小腿痛或间歇性跛行等症状。严重主动脉缩窄合并心血管畸形者,症状出现早,婴幼儿期即有充血性心力衰竭、喂养困难和发育迟缓。

(2)上肢血压高,脉压差大,下肢血压低,脉压差小。股动脉及足背动脉搏动减弱或消失。大部分患者可在左胸背、肩胛周围发现搏动,触及震颤,并闻及收缩期杂音。

(3)心电图示左室肥厚及 ST-T 缺血性变化。

(4) X 线检查:左室增大,有时见到第 3～7 肋下缘虫蚀样切迹。胸主动脉造影可明确狭窄段的位置、长短及程度。

【治疗措施】 婴幼儿顽固性心力衰竭,内科治疗无效需手术。儿童及青年患者,一旦确诊应手术治疗。一般4-8岁手术为宜。根据病变部位、长短及狭窄程度可选用以下手术方法。

1. 狭窄部楔形切除术 适于狭窄局限且偏于主动脉一侧者。

2. 狭窄部切除、端端吻合术 适于切除段<2～2.5cm者。

3. 狭窄部成形术 狭窄部纵行切开,用锁骨下动脉或人造血管贴补缺口,扩大管腔。适用狭窄段较长的成年病人。

4. 补片成形术 适用于年长病人。

5. 球囊扩张术 适用于婴幼儿,尤其是合并严重心衰,难以接受开胸手术者。

五、肺动脉口狭窄

肺动脉口狭窄(pulmonary artery stenosis)是右心室与肺动脉主干间的先天性畸形。分右心室漏斗部狭窄、肺动脉瓣狭窄及肺动脉瓣环、主干及其分支狭窄三种类型。以肺动脉瓣狭窄多见。

【诊断提示】

1. 临床表现

(1)轻度狭窄临床无症状。中、重度狭窄早期出现劳累后心慌、气急、胸痛、易疲劳,甚至晕厥,逐渐加重。中、晚期出现发绀及右心衰竭的症状。

(2)肺动脉狭窄者胸骨左缘第2肋间闻及粗糙的喷射性收缩期杂音,向颈部传导,伴收缩期细震颤。肺动脉第2心音减弱或消失。漏斗部狭窄杂音位置偏低。

2. 辅助检查

(1)X线检查:中、重度狭窄肺血管细小,肺野清晰,右房室增大。肺动脉狭窄,肺动脉段突出。漏斗部狭窄,肺动脉段不扩大。

(2)心电图示电轴右偏,右室肥厚劳损,出现高尖P波,T波倒置。

(3)超声心动图可测知瓣口狭窄的部位及程度。

(4)右心导管检查。可准确测知右心室和肺动脉之间的压力阶差。右室造影确定狭窄部位及程度。

【治疗措施】　临床无症状的轻度狭窄,不需要手术治疗。有较明显临床症状,心电图示右室肥厚劳损,胸片示心影增大,右室与肺动脉间压力阶差＞6kPa(45mmHg)以上,应手术。右室收缩压超过 13.3kPa(100mmHg)时,必须手术。手术年龄 5－12 岁,一般不超过 25 岁,45 岁以上手术效果差。婴儿期有右心衰竭时,应积极纠正心衰,尽早手术。

单纯肺动脉瓣狭窄,可在低温麻醉下阻断循环瓣膜切开术。右室漏斗部及混合性狭窄,在低温体外循环下直视手术,切除右室肥厚的肌肉,若右室流出道疏通不满意需加宽右室流出道及肺动脉。

六、房间隔缺损

房间隔缺损(atrial septal defect)是最常见的先天性心脏病之一,是心房间隔先天性发育不全所致的左右心房间异常交通。根据缺损部位分上腔型、中央型、下腔型及混合型。通常在青年期出现劳累后心慌气短症状。

【诊断提示】

1. 临床表现

(1)心房间隔缺损小,常无症状。缺损较大者,劳累时出现心慌气短,易疲劳及反复上呼吸道感染,甚至心力衰竭。

(2)胸骨左缘第 2 肋间可闻及柔和的吹风样 2～3 级收缩期杂音。肺动脉瓣区第 2 心音亢进伴固定性分裂。

2. 辅助检查

(1) X 线检查:右房室增大,肺动脉段突出。肺血管影增多。

(2)心电图示不完全性或完全性右束支传导阻滞。电轴右偏,右室肥厚。

(3)超声心动图示肺动脉增宽,右房室增大,房间隔连续中断、彩色多普勒示左向右分流束。

（4）右心导管检查：右房血氧含量高于上下腔静脉容积 2.0％以上。测肺动脉压力和肺血管阻力，对手术指征的选择有帮助。

【治疗措施】　诊断明确，应手术治疗。肺动脉高压，为左向右分流者应争取手术。出现右向左分流时，应禁忌手术治疗。手术年龄 3－5 岁,50 岁以上高龄心房纤颤和内科治疗能控制的心力衰竭不是手术禁忌证。

小的房间隔缺损可在低温麻醉下直视缝合，较大的缺损可在体外循环下缝闭或用涤纶片修补。

七、房室管畸形

房室管畸形(atrioventricular canal anomalies)亦称心内膜垫缺损。是胚胎发育期原发孔、房间隔发育不全或吸收过多而形成的。可分为部分型房室管畸形和完全型房室管畸形两种，心房水平左向右分流量大，出现症状早，病情较重。

【诊断提示】

1. 临床表现

（1）患儿发育迟缓、活动后心慌气短、乏力，易上呼吸道感染。症状出现较早、发展快。

（2）胸骨左缘第 2～3 肋间闻及吹风样收缩期杂音。肺动脉第 2 心音亢进及固定分裂。

2. 辅助检查

（1）X 线检查右房室增大外，也常伴左房室增大，肺淤血。

（2）心电图示电轴左偏，左室肥大，不完全右束支传导阻滞。

（3）超声心动图可测知心内膜垫缺损大小及部位，有无大瓣裂及室缺。并示左房左室内径增大。彩超示左向右分流束。

（4）右心导管检查提示有右房右室水平左向右分流。分流量大，肺动脉有高压。有时导管从右房直接进入左房或左室。选择性左室造影可见造影剂经二尖瓣反流入左右心房。

【治疗措施】　诊断明确,应手术治疗,手术适应证及禁忌证同原发性房间隔缺损。手术年龄以 4—6 岁为宜。在体外循环下补片修补,有二尖瓣裂及室缺应同时修补。

八、室间隔缺损

室间隔缺损(ventricular septal defect)是胎儿期室间隔发育不全所致的心室间异常交通,引起血液自左向右分流,导致血流动力学异常。以膜部缺损多见。

【诊断提示】

1. 临床表现

(1)缺损小,一般无症状。缺损较大,症状出现早且明显。主要是劳累后心慌气急、易疲劳、反复发生呼吸道感染、喂养困难、发育迟缓。肺动脉高压严重的可出现咯血、发绀及右心衰竭。

(2)胸骨左缘第 2~4 肋间可闻及响亮而粗糙的全收缩期杂音,多伴收缩期震颤。肺动脉瓣区第 2 心音亢进。显著肺动脉高压时,杂音可减轻或消失。

2. 辅助检查

(1)X 线检查:小缺损无异常发现。分流量大时,可有肺充血,肺动脉段突出,左右心室增大。

(2)心电图示左室或双室肥厚。

(3)超声心动图显示室间隔连续性中断。彩色多普勒示左室内血流进入右室的分流束。

(4)右心导管检查。右心室血氧含量增高,右心室压、肺动脉压不同程度的升高。

【治疗措施】　小室间隔缺损若无症状,可随访观察。中小缺损、有临床症状,应手术治疗。手术年龄在学龄前为宜。大缺损伴中度肺动脉高压,术前应给予扩血管药物治疗,早期手术。

在体外循环下心内直视修补术。小缺损有较完整的纤维缘,可直接缝合。缺损直径＞1.0cm,且为肌肉缘,则用补片修补。

九、法洛四联症

法洛四联症(tetralogy of Fallot)是右室漏斗部或圆锥发育不全所致的一种具有特征性肺动脉狭窄和室间隔缺损的心脏畸形,主要包括四种解剖畸形,肺动脉狭窄、室间隔缺损、主动脉骑跨和右心室肥厚。

【诊断提示】

1. 临床表现

(1)早期出现发绀,进行性加重。劳累后心慌气短,易疲劳,喜蹲位,部分患者有晕厥及抽搐史。

(2)口唇及肢端发绀,有杵状指(趾)。胸骨左缘 2～4 肋间可闻及粗糙的吹风样收缩期杂音,并伴震颤,严重右室流出道狭窄可无此杂音。肺动脉瓣区第 2 心音减弱或消失。血红蛋白及血细胞比容增高。

2. 辅助检查

(1) X 线检查示肺纹理少,心影呈靴形。

(2)心电图示右室肥厚劳损,电轴右偏。

(3)超声心动图可探及肺动脉口狭窄的类型及程度,室间隔缺损的部位及大小,主动脉骑跨的程度和右心室肥厚。

(4)右心室导管检查显示右心室压力增高,接近左心室压力。肺动脉与右心室有明显压力阶差。选择性右室造影见右室、主动脉、肺动脉同时显影,并显示肺动脉口狭窄类型及肺动脉分支发育情况,室缺的位置、大小和主动脉骑跨的程度。

【治疗措施】 诊断明确后,手术矫正。手术年龄 1－2 岁为宜,但不受年龄限制,从婴儿到成人均可获得满意效果。手术方式如下。

1. 姑息性手术 在肺循环和体循环之间建立吻合通道,以增加肺血流量,提高血氧合程度。

2.根治性手术　在中低温体外循环下,彻底疏通右室流出道及肺动脉,必要时加补片扩大流出道,同时用涤纶补片修补室间隔缺损,并矫正主动脉骑跨。

十、三尖瓣下移畸形

三尖瓣下移畸形(downward displacement of tricuspid valve)亦称 Ebstein 畸形,是指部分或整个的三尖瓣瓣环向下移位,而将右心室分为两个腔,形成心房化右心室和功能性右心室,可引起三尖瓣关闭不全。

【诊断提示】

1.临床表现

(1)劳累后有心慌气短、乏力,绝大多数有发绀。

(2)心前区可闻及柔和的收缩期杂音和舒张中期杂音。常有第 3 心音,如同奔马律为本病特点。

2.辅助检查

(1)心电图示完全性或不完全性右束支传导阻滞。

(2)超声心动图示三尖瓣下移,右房增大。

(3) X 线检查:心影增大呈球形,右心房增大明显。

(4)右心导管检查:右房压力增高。选择性右室或右房造影可显示畸形的三尖瓣及巨大的右房。

【治疗措施】　心功能Ⅰ～Ⅱ级可暂不手术。心功能有下降,心脏迅速增大和发绀加重者,应考虑手术;心功能Ⅲ～Ⅳ级,尤其出现心力衰竭者,均应手术治疗。手术年龄 12 岁以上为佳,婴儿期出现症状,应早期手术。

如三尖瓣前瓣发育正常,可采用 Hardy 成形术;如三尖瓣叶发育不全,可行三尖瓣置换术。

十一、主动脉窦瘤破裂

主动脉窦瘤破裂(rupture of aortic sinusal aneurysm)是一种

少见的先天性心脏病,男性多于女性。由于主动脉窦壁的环形纤维管状带局部发育不良,缺乏中层弹性组织,长期承受高压血流冲击,逐渐向外膨出而形成主动脉窦动脉瘤。在遭受剧烈增强的压力时,而发生破裂。常合并有室间隔缺损。

【诊断提示】

1. 临床表现

(1)多在剧烈活动后突然出现剧烈胸痛、心慌气短,重者出现心力衰竭。发病年龄多在 15－30 岁。

(2)胸骨左缘 3、4 肋间闻及连续性机械样杂音或收缩期、舒张期双杂音,向心尖传导,常伴有表浅的震颤。伴脉压差增大,水冲脉,大血管枪击音及毛细血管搏动等。

2. 辅助检查

(1) X 线检查,肺纹理明显增多,心影增大,肺门舞蹈现象。

(2)心电图示左室肥厚劳损或双室肥厚。

(3)超声心动图显示主动脉窦瘤的部位及破裂口的大小。

(4)右心导管检查右房、右室水平由左向右的分流。

(5)逆行主动脉造影可明确窦瘤破入的部位及分流量的大小。

【治疗措施】　诊断确立后,及时手术。有心力衰竭,强心利尿,创造条件急症手术。合并有感染性心内膜炎,控制感染后尽早手术。

十二、心脏黏液瘤

心脏黏液瘤(myxoma of heart)是心脏原发肿瘤中常见的肿瘤。属良性肿瘤,各心腔均可发生,左房多见,产生酷似二尖瓣狭窄和关闭不全的症状和体征。

【诊断提示】

1. 临床表现

(1)有反复发热、体重下降、贫血、关节疼痛等全身症状。较大而带蒂的肿瘤可堵塞房室瓣口,产生心慌气短,严重时出现晕厥及心力衰竭,甚至猝死等。改变体位时,有症状缓解的病史。少数有周围动脉栓塞史。

(2)较大肿瘤引起血流的阻塞,影响房室瓣功能,在相应的瓣膜区可闻及舒张期和(或)收缩期杂音。杂音可随体位改变而减弱或消失。

2. 辅助检查

(1)X线及心电图检查,类似二尖瓣或三尖瓣病变的征象。

(2)超声心动图显示黏液瘤呈云雾光团,随心脏的舒缩而活动,有诊断价值。二维超声心动图可直接观察肿瘤的位置、大小、活动度及对瓣膜的影响。

(3)心血管造影示心腔内有充盈缺损,证实肿瘤大小及位置。

【治疗措施】　手术切除肿瘤是有效的治疗方法。一旦确诊,应尽早手术。若肿瘤严重影响血流动力学,应急症手术。有心力衰竭或感染时,应积极治疗,创造手术时机,争取手术。手术包括受损瓣膜修复和置换。

第 47 章　腹部外科疾病

第一节　腹腔脏器先天性病变

一、先天性肥厚性幽门狭窄

先天性肥厚性幽门狭窄（congenital hypertrophic pyloric stenosis）是新生儿胃幽门环肌肥厚增生致使幽门管狭窄引起的梗阻性疾病。男女之比约 4∶1。

【诊断提示】

1. 临床表现

（1）新生儿 2～3 周发生幽门梗阻表现。早期表现为溢乳，数日后频繁呕吐，不含胆汁。中、晚期有消瘦、营养不良。

（2）体格检查，发现上腹部明显隆起，胃蠕动波，右上腹触及 2cm×1cm 光滑肿物。

2. 辅助检查

（1）上消化道钡剂，见胃扩张，有强烈胃蠕动波，钡剂通过幽门管腔时见细长线状影。

（2）B 超检查，幽门区探及肿块，显示低回声圆柱体。

【治疗措施】

1. 非手术治疗　补液，纠正电解质、酸碱失衡，维持营养。可应用抗痉挛药物，如 1∶500～1∶1000 阿托品溶液，哺乳前 20min 给予 1～5 滴。

2. 手术治疗　幽门肌层切开术是简易和有效的手术方法。

二、肛 门 闭 锁

肛门闭锁(atresia of anus)是一种常见的肠道先天性畸形。以直肠末端与肛提肌(提肛肌)为界限,分高、中、低位三型,又分有瘘和无瘘两型。

【诊断提示】

1. 临床表现

(1)新生儿无胎粪排出。哺乳后可致腹胀、呕吐等。

(2)肛门无正常开口。

(3)注意检查是否有肠瘘存在,如直肠尿道或直肠膀胱瘘时,粪便或气体从尿道排出。如直肠阴道瘘时,阴道有粪便排出。

2. 辅助检查

(1)倒立侧位照片,可以测定直肠闭锁的高度。

(2)有瘘管者可行探针探查或瘘管造影,了解瘘管方向、长度。

【治疗措施】

(1)膜性肛门闭锁,可行"十"字切开,术后行肛门扩张。

(2)直肠闭锁的治疗,原则是结肠造瘘解除梗阻,6~12 个月后行肛门成形术。亦可经腹、会阴切口做一期整复手术。

(3)合并直肠尿道瘘或直肠阴道瘘时,处理同直肠闭锁的治疗原则。合并直肠阴道瘘或直肠会阴瘘时,可扩张其瘘口排便,半年后行肛门成形术。

三、先天性巨结肠症

先天性巨结肠症(congenital megacolon)是由巨结肠末端运动功能紊乱和肠管长期痉挛,引起功能性肠梗阻的疾病。病因是该段结肠壁内神经节细胞缺如,好发于直肠、乙状结肠交界处,临床表现为顽固性便秘,以手术治疗为主。

【诊断提示】

1. 临床表现

(1)出生后有排胎粪延迟病史,逐渐变为顽固性便秘,不排便,部分有肠梗阻表现。

(2)腹部膨隆,有时可见肠型或蠕动波,下腹可扪及粪块。直肠指诊可发现直肠壶腹空虚,粪便停留在扩张的结肠内,指检退指,大量粪便和气体随之排出。

2.辅助检查

(1)X线腹部摄片或B超检查,可见扩张充气的结肠影或结肠梗阻表现。

(2)钡剂灌肠检查可查明结肠狭窄部及扩张部的位置,钡剂24h后仍有残留是巨结肠的佐证。

【治疗措施】

1.非手术治疗　在婴儿期和症状轻时,采用非手术治疗。

(1)口服缓泻药,如蜂蜜、液状石蜡等。

(2)刺激肛门括约肌,诱发排便,如开塞露、甘油栓等。

(3)灌肠,可采用结肠灌洗,插入肛管用温等渗盐水多次反复灌肠,将积粪排出。

2.手术治疗　多采用根治术治疗,即将乙状结肠下段和直肠上段切除,然后行结肠直肠下端直肠后吻合术(Duhamel手术),或采用Duhamel改良手术,手术后效果良好。

四、先天性胆总管囊肿

先天性胆总管囊肿(congenital choledochus cyst)表现为胆总管球形囊性扩张。10岁内多见,女多于男。腹痛、肿块、黄疸是本病三个基本表现。

【诊断提示】

(1)起病缓慢,自幼年开始有间歇腹痛、黄疸,右上腹可触及囊性肿块。合并感染时常有发热。

(2)B超和CT、MRI检查胆总管显示液性包块。

(3)胆管造影术可直接观察胆总管扩张情况。

【治疗措施】　手术治疗方法,以胆总管囊肿切除＋胆总管与空肠 Y 形吻合手术效果较好。身体条件不允许可行胆总管囊肿外引流术或囊肠吻合术,待症状控制,一般情况改善,黄疸消退后,再行二期囊肿切除和胆肠内引流术。

第二节　腹　外　疝

一、腹股沟斜疝

腹股沟斜疝(oblique inguinal hernia)指腹内脏器和(或)大网膜经内环进入腹股沟管或再突出外环(皮下环)达阴囊的疝。是临床最常见的疝,从婴儿到老年各年龄组均可发生,其中 90％为男性,60％发生在右侧。

【诊断提示】

(1)早期症状为腹股沟区有质软的可回复性包块。

(2)包块由内环突出,经外环可坠入阴囊或大阴唇。外观呈梨形,一般无自觉症状,偶有牵涉痛、胀痛等症状。

(3)压迫内环口时包块不再出现,手指伸入外环口,咳嗽时有冲击感和冲击性膨大。疝块多数可以还纳,且能大能小。

(4)疝嵌顿或绞窄时,包块不能还纳,常有急性肠梗阻或腹膜炎的表现。部分病例可有脓毒症表现。

【治疗措施】

1. 非手术疗法　1 岁以内的婴儿斜疝可试用棉线束带或绷带压迫内环。不能耐受或不宜手术的老年人,白天可佩戴疝带,夜间去除。咳嗽或腹部用力时,注意保护疝口。

2. 手术疗法　常用手术方法如下。

(1)疝囊高位结扎术:适于小儿斜疝。

(2)疝修补术:即疝囊高位结扎加内环和腹股沟管的修补。

(3)疝成形术:适于腹股沟管后壁严重缺损或上述方法难以修

补的疝。

(4)无张力疝修补术:利用人工高分子修补材料进行缝合修补。

(5)经腹腔镜疝修补术。

二、腹股沟直疝

腹股沟直疝(direct inguinal hernia)是指腹内脏器由腹股沟管内侧的 Hesselback 三角直接向前突出的疝。其不经过内环,也不进入阴囊。多见于老年人。

【诊断提示】

(1)在耻骨结节的外上方有半球形包块。多无自觉症状。

(2)站立包块即刻出现,卧位时消失。压迫内环口包块仍可出现,但不进入阴囊。包块还纳后在直疝三角触及腹壁缺损。

【治疗措施】　直疝多采用手术治疗,修补方法基本上与腹股沟斜疝修补法相似,宜选用加强后壁的修补方法。

三、脐　　疝

脐疝(umbilical hernia)指腹内脏器经脐环突出的疝。临床上分小儿脐疝和成人脐疝。

【诊断提示】

(1)脐环处有大小不一的可回复性包块。

(2)脐疝易还纳,当嵌顿时有急性肠梗阻表现。

【治疗措施】

1. 非手术治疗　　适于 2 岁以内患儿,疝口直径＜1cm 的脐疝。

(1)疝块还纳后,用大于脐环而外包纱布木片抵压脐环部,后用胶布或绷带加压固定。

(2)疝块还纳后,推挤脐两侧腹壁使脐环闭拢,取 5cm 宽胶布横贴脐部,1～2 周更换胶布,维持半年。或用弹性绷带固定。

2.手术治疗 对大多数患者是最合理的治疗方法。有绞窄或嵌顿现象必须紧急手术。手术原则是切除疝囊,缝合疝环,必要时缝合疝环两旁组织。

第三节 腹腔脏器损伤

一、脾 破 裂

脾破裂(rupture of spleen)是指脾脏遭受直接或间接暴力引起的开放或闭合损伤。主要表现腹膜刺激症状和出血性休克,多需手术治疗。按病理解剖脾破裂可分为中央型破裂、被膜下破裂和真性破裂三种。

【诊断提示】

1.临床表现

(1)左上腹或左下胸部外伤史。

(2)血性腹膜炎表现,表现为腹肌紧张、压痛、反跳痛。叩诊有移动性浊音。

(3)低血压或出血性休克的表现,如脾门脾蒂撕裂,造成迅猛大出血导致严重休克;如脾及被膜破裂,在伤后 24~48h,因出血性休克,症状、体征明显;如脾被膜下破裂出血缓慢,可在 2 周内发生出血性休克。

2.辅助检查

(1)B 超、CT 检查,可提示腹腔内血肿或积液,脾增大,脾表面不完整。

(2)诊断性腹腔穿刺,可抽出不凝的血液。

(3)血红蛋白和红细胞,呈进行性下降。

【治疗措施】 脾破裂诊断明确,需急症手术治疗,轻微破裂可采用非手术治疗。常用手术方法如下。

1.脾切除术 手术简单,是一种有效治疗手段。

2. 保脾手术 如脾修补术、脾部分切除术。

3. 腹腔镜技术 可在诊断同时进行治疗。

二、肝 破 裂

肝破裂(rupture of liver)是肝脏遭受直接或间接暴力造成直接或间接损伤。主要临床表现是出血性休克和腹膜炎表现。

【诊断提示】

1. 临床表现

(1)有右上腹或腰背部外伤史。

(2)腹膜刺激症状,表现腹肌紧张、压痛、反跳痛。可因胆汁泄漏,表现严重的腹膜刺激症状。

(3)低血压或出血性休克表现,当肝实质和被膜同时破裂,休克症状和体征明显。

2. 辅助检查

(1)B 超、CT 检查,腹腔内有血肿、积液、肝肿大,肝包膜不完整。

(2)腹腔穿刺抽出不凝血液,有时含胆汁。

(3)血红蛋白、红细胞呈进行性下降。

(4)病情允许,腹腔选择性动脉造影有助于肝损伤诊断。

【治疗措施】 肝破裂诊断明确需急症手术,原则是彻底清创、确切止血、消除胆汁溢漏和建立通畅的引流。手术方法采用肝修补术,填塞止血,肝部分切除术,肝动脉结扎术,纱布块填塞法。诊断肝包膜下出血或肝裂伤口小,出血量少,可经非手术疗法治疗,要严密观察,一旦再出血或继发感染仍需手术治疗。

三、十二指肠损伤

十二指肠损伤(duodenal injury)是穿透性或非穿透性暴力引起的十二指肠损伤。常合并肝、胆、胰损伤,治疗比较困难,病死率高。

【诊断提示】

1. 临床表现

(1)有上腹部严重钝挫伤或穿透损伤史。

(2)对症状、体征做动态观察,如十二指肠第 1 段损伤,有类似球部溃疡穿孔的症状、体征。第 2、3 段损伤,则腹膜后间隙感染严重,表现腰区疼痛,右上腹固定性压痛,高热、脉快、血压下降等。

2. 辅助检查

(1)X 线检查,见膈下游离气体,腰大肌和肾影模糊或见气体影,口服碘剂造影,可见造影剂从十二指肠破口流出,CT 显示腹腔后及右肾前间隙有气泡。

(2)腹腔穿刺可抽出肠液、胆汁及混合液。

(3)血淀粉酶升高。

【治疗措施】　治疗成败的关键,是早诊断早手术。常用手术方法为损伤处缝合修补加引流术(腹膜后引流、肠腔内引流)、十二指肠空肠 Y 形吻合术。

四、空、回肠损伤

空、回肠损伤(injury of jejuno-ileum)因直接或间接外伤造成空、回肠穿透或非穿透损伤。以肠穿孔伤多见,临床表现是伤后很快出现的弥漫性腹膜炎。

【诊断提示】

(1)有腹部特别是中腹部外伤史。

(2)伤后持续腹痛,腹壁强直,全腹压痛、反跳痛,肠鸣音减弱或消失。

(3) X 线腹部透视、摄片可见膈下游离气体,只有少数病人有气腹。

(4)腹腔穿刺可抽出稀薄的肠内容物。

【治疗措施】　关键是早诊断,及时行剖腹探查术,根据损伤情况采用穿孔修补缝合术或损伤肠段切除吻合术。

五、结 肠 损 伤

结肠损伤(injury of colon)是直接或间接外力造成结肠开放或闭合性损伤。损伤后可引起严重弥漫性腹膜炎及腹膜后感染,处理较困难,易漏诊。

【诊断提示】

(1)有腹部周围、腰背部外伤史,伤后腹痛、血便。

(2)腹膜炎表现,全身中毒症状重。

(3) X线腹部透视、摄片,可见膈下游离气体。

(4)腹腔穿刺可抽出粪臭味浑浊液体。

【治疗措施】

1. 早期诊断行剖腹探查术,结肠损伤处理的基本方法是损伤部位修补缝合、损伤部位切除吻合术、肠造口术、肠外置术。

2. 防治感染,静脉营养支持。

六、直 肠 损 伤

直肠损伤(injury of rectum)多由开放伤造成直肠损伤。损伤常同时伴有骨盆和膀胱的损伤。直肠腹膜反折以上损伤主要表现为粪性腹膜炎,其反折以下损伤主要表现为直肠周围严重感染,不表现为腹膜炎,诊断易延误。

【诊断提示】

(1)锐器或钝性暴力作用于会阴及骨盆可致直肠损伤。

(2)伤后肛管内有血液流出。腹膜反折以上合并有粪性腹膜炎,反折以下造成直肠周围感染。

(3)直肠镜或指诊,可查明损伤部位和范围。

【治疗措施】　直肠损伤在腹膜反折以上,治疗原则同结肠损伤,在其反折以下应充分引流直肠周围间隙,并应施行乙状结肠造口术,使粪便改道至直肠伤口愈合。

第四节　腹腔脏器病变

一、急性腹膜炎

急性腹膜炎(acute peritonitis)是由细菌感染、化学刺激或损伤所引起的急性腹膜炎症。主要表现为腹膜刺激征和全身中毒症状。根据病因分细菌性和非细菌性两种;根据病变范围分局限性和弥漫性两种;根据发病情况分继发性和原发性两种。以急性继发性腹膜炎为多见,属外科急重症,如不及时去除病灶和抗感染治疗,常合并脓毒症和菌血症、中毒性休克、多脏器功能衰竭而增加治疗难度。

【诊断提示】

1. 剧烈腹痛　多自原发灶开始,然后波及病变附近或全腹,常为持续性剧痛伴恶心、呕吐。

2. 腹膜刺激征　表现为腹肌紧张、腹部压痛和反跳痛。压痛最明显的部位即病变所在的部位。病情严重者肠鸣音减弱或消失。

3. 全身感染中毒表现　面容憔悴、高热、脉快、四肢冷、血压低等中毒性休克表现和(或)重要器官功能衰竭表现。

4. 辅助检查

(1)血白细胞和中性粒细胞计数显著升高。

(2)X 线腹部透视常有膈下游离气体或有液平面。

(3)诊断性腹腔穿刺或腹腔灌洗,根据穿刺液的颜色、性状及镜检结果可提供有价值的诊断资料。

(4) B 超、CT、MRI 检查可以判断腹腔脏器损伤、胆道梗阻及肿瘤。

【治疗措施】　中毒性休克或多器官功能衰竭患者,要进行外科监护,抗休克、抗感染及相应治疗(参阅有关章节)。原发性腹膜炎采用非手术治疗。

1. **非手术治疗**　适应证主要是局限性腹膜炎、溃疡病穿孔腹腔渗液少的或已形成脓肿者。治疗包括胃肠减压、维持电解质及酸碱平衡、全身联合应用抗生素、补充热量和营养支持、中药等治疗。

2. **手术治疗**　适用于：①经非手术治疗6～8h后（一般不超过12h）腹膜炎症状体征不缓解反而加重者。②腹腔内原发病严重，如胃肠道穿孔或胆囊坏疽，绞窄性肠梗阻，腹腔内脏器破裂，胃肠道手术后短期内吻合口漏所致的腹膜炎。③腹腔内炎症较重，有大量积液，出现严重的肠麻痹或中毒症状，尤其是有休克表现者。④腹膜炎病因不明确，且无局限趋势者。手术方法包括病灶切除、清除异物、腹腔灌洗、充分引流等。

二、盆腔脓肿

盆腔脓肿（pelvis abscess）是脓液积聚于膀胱直肠窝或子宫直肠窝内形成的脓肿。是腹腔脓肿常见的一种，多发生在阑尾穿孔和盆腔炎症之后，临床表现局部刺激症状明显，全身中毒症状轻。脓液少可吸收，脓液多需手术切开引流。

【诊断提示】

（1）多发生于阑尾及胃、肠道穿孔或结直肠手术之后。

（2）表现为下腹痛、里急后重、大便频、黏液便，可伴有尿频、尿急及发热症状。

（3）直肠指诊检查于直肠前壁触及波动性肿块，直肠内穿刺肿块可抽出脓液，腹部检查多无阴性表现。

（4）B超、CT、MRI检查，可探及脓肿位置及大小并指导治疗。

【治疗措施】

（1）早期除治疗原发病外，应用有效抗生素，热水坐浴，温热盐水灌肠，会阴部理疗等。

（2）脓肿形成后可行切开引流。可直肠前壁或阴道后穹隆切开排脓,放橡皮管引流3～4d。

三、膈下脓肿

膈下脓肿(subphrenic abscess)是膈肌之下、横结肠及其系膜上间隙内的局限性脓肿。常发生于溃疡病穿孔、胆囊穿孔及其手术后。致病菌多是大肠埃希菌及金黄色葡萄球菌。

【诊断提示】

(1)常发生于急性腹膜炎恢复期或上腹部大手术后1周左右。

(2)季肋部疼痛,深呼吸痛,向肩背放射痛,季肋区局限性压痛、叩击痛。常伴有发热、乏力、衰弱、盗汗、厌食、消瘦等全身症状。

(3)B超及CT、MRI检查可确定脓肿数目、大小和位置。可在B超引导下穿刺抽出脓液。

(4)血白细胞计数升高。

(5)X线透视患侧膈肌升高,动度减弱。

【治疗措施】

1. 非手术治疗　针对感染细菌选用有效抗生素,如青霉素类、头孢菌素类,并加强支持治疗。

2. 手术治疗　对较大膈下脓肿应及早手术引流。

(1)穿刺置管引流法:在B超引导下穿刺置管抽脓,冲洗,可向腔内注抗生素,如有残留脓肿,可再次穿刺。

(2)切开引流法:腹膜外进路适于肝上后间隙脓肿。腹膜内进路适于腹腔内脓肿。

四、髂窝脓肿

髂窝脓肿(abscess of iliac fossa)指脓液被局限在髂窝疏松组织间隙形成的脓肿。致病菌经血行或淋巴管达髂窝。因炎症刺激髂腰肌,使患髋关节屈曲。急性期,若治疗不及时可出现全身中毒症状。

【诊断提示】

(1)继发于全身或局部化脓性感染。

(2)发病急、寒战、高热、腹股沟外上方压痛,可触及包块,患髋屈曲挛缩不能伸直。

(3)B超、CT、MRI显示脓肿大小和部位,在B超引导下穿刺抽出脓液。

(4)血白细胞、中性粒细胞计数升高。

【治疗措施】

1. **非手术治疗**　脓肿未形成期可行热敷、理疗,全身配合应用有效抗生素治疗。

2. **手术疗法**　脓肿形成后尽早切开引流,手术中防止腹膜破裂及髂血管损伤。

五、胃　　癌

胃癌(carcinoma of stomach)发病率和病死率居消化道恶性肿瘤首位,病因未完全阐明。好发年龄在50岁以上,男多于女。

【诊断提示】

1. **临床表现**

(1)早期胃癌:往往无明显症状,但有下列情况应行胃镜等检查。如长期消化不良、食欲缺乏、食后上腹饱胀不适等;以往无胃病史,突然出现上腹痛,或有胃痛史而疼痛节律变为持续性,抗酸药多不奏效;呕血、黑粪、大便隐血试验持续阳性者。

(2)中晚期胃癌:有持续上腹痛、进行性消瘦、贫血、上腹包块、幽门梗阻、锁骨上淋巴结肿大、腹水、黄疸等。

2. **辅助检查**

(1)上消化道钡剂示胃内充盈缺损、龛影、胃腔狭窄、胃壁强直和蠕动消失等。若用钡气双重对比造影检出率更高。

(2)胃镜检查,能直接观察病变情况并可取活检,病理学检查是诊断胃癌的最有效方法。

【治疗措施】

1. **手术治疗**　胃癌根治术是有效的治疗手段,根据病情行胃癌根治术、全胃切除术或全胃切除并联合脏器切除术,以提高生存率。晚期胃癌行姑息性切除、胃空肠吻合术等。

2. **化疗**　可单一用药,如氟尿嘧啶、替加氟(呋喃氟尿嘧啶)、优福定(尿嘧啶)等。

3. **其他**　中药治疗、免疫治疗、营养支持治疗、放疗、热疗等。

六、胃、十二指肠溃疡急性穿孔

胃、十二指肠溃疡急性穿孔(acute perforation due to peptic ulcer)是因溃疡侵蚀穿透胃、十二指肠壁引起的疾病。是溃疡病进展过程中的一个严重并发症,6～8h 后细菌开始繁殖并逐渐转变为化脓性腹膜炎,多需急症手术处理。

【诊断提示】

1. **病史**　多数有溃疡病史。

2. **腹痛**　典型的腹痛为突然发生上腹或全腹剧痛,呈持续性,伴有高度精神紧张、恐惧。

3. **腹膜炎体征**　穿孔早期腹肌紧张呈板状,压痛、反跳痛明显,晚期肠鸣音减弱、消失。

4. **气腹**　肝浊音界消失,腹部透视或摄片见膈下游离气体。

5. **腹腔穿刺**　可抽出淡黄色浑浊液体。

【治疗措施】

1. **非手术治疗**　适用于小穿孔、空腹穿孔、腹膜炎局限,或年轻患者症状轻者,或穿孔数日已形成脓肿者。采用禁食、胃肠减压、营养支持,纠正水、电解质酸碱失衡,联合应用有效抗生素等治疗。非手术治疗不适用于伴有出血、幽门梗阻,疑有癌肿的穿孔病人。

2. **手术治疗**

(1)溃疡病穿孔修补术,适于不能耐受大手术、腹腔污染严重、穿孔超过 8h 者。

(2)胃大部切除术:可一次性治疗穿孔及溃疡病。

(3)穿孔修补加高选择性迷走神经切断术,溃疡病穿孔早期病例采用。

七、胃、十二指肠溃疡大出血

胃、十二指肠溃疡大出血(massive hemorrhage due to peptic ulcer)指溃疡基底部血管被腐蚀、穿通引起的上消化道出血。是溃疡病的严重并发症之一。

【诊断提示】

1. 病史 多有典型的溃疡病史。

2. 临床表现

(1)突然大量呕血及便血,多数为柏油样便。

(2)有出血性休克表现。

3. 辅助检查

(1)血红蛋白、红细胞进行性下降。

(2)胃镜检查,既能明确诊断又能止血治疗。

(3)选择性腹腔动脉造影,明确出血部位,给予止血治疗。

【治疗措施】

1. 非手术治疗

(1)补充血容量,静滴平衡盐液扩容、适量输血等治疗。

(2)静脉滴注止血药物及制酸药物等。

(3)胃管内注入去甲肾上腺素盐水(去甲肾上腺素 8mg 加生理盐水 200ml),或云南白药、凝血酶等。

(4)胃镜下电凝止血或注射、喷洒止血药物,检查前必须纠正低血容量状态。

2. 手术治疗 目的是治疗继续出血、避免再发生出血。手术方法是行胃大部切除术。不能耐受胃大部切除者,可行溃疡面缝扎止血。

八、瘢痕性幽门梗阻

瘢痕性幽门梗阻(cicatrical pyloric abstruction)是溃疡愈合形成瘢痕收缩引起的器质性狭窄。腹痛、呕吐是本病的特点。

【诊断提示】

(1)多年的溃疡病史。

(2)早期进食后上腹胀满,吐后症状减轻,重时呕吐大量隔夜饮食,不含胆汁,可致营养不良,水、电解质紊乱。

(3)上腹部见胃型、蠕动波,有振水声。

(4)钡剂检查时钡剂难以通过或不能通过幽门。

【治疗措施】 手术治疗,一般采用胃大部切除术,也可行迷走神经切断术加胃窦部切除术。

九、胃溃疡恶变

胃溃疡恶变(canceration of gastric ulcer)是胃溃疡病的严重并发症。其恶变率各家报道不一,差别很大(从 4%～15%)。

【诊断提示】

(1)失去原溃疡病疼痛的规律性,服药难以缓解疼痛。

(2)消瘦、贫血、上腹部肿块、大便隐血试验持续阳性。

(3)胃镜检查取活检多能明确诊断。

(4)钡剂检查示溃疡面大(直径>2.5cm),胃壁僵硬等。

【治疗措施】 诊断明确,同胃癌治疗。

十、粘连性肠梗阻

粘连性肠梗阻(adhesive ileus)是指肠粘连或腹腔粘连带引起的肠梗阻。多见于腹腔内手术、炎症、出血等,分为膜状粘连及带状粘连两种,带状粘连常致绞窄型肠梗阻。

【诊断提示】

(1)有腹腔手术、创伤、感染及出血史。

（2）腹痛、腹胀、呕吐、肛门不排便不排气。体征是肠型、包块、肠鸣音亢进或气过水声。

（3）腹部透视或拍片检查，可见肠胀气及多个气-液平面。

（4）B超、CT检查可见肠管扩张，可明确梗阻的原因。

【治疗措施】

1. **非手术治疗**　适用于单纯性粘连性不完全性肠梗阻，包括禁食、胃肠减压、补液、纠正水与电解质酸碱失衡，应用抗生素等治疗。亦可中药复方大承气汤［川朴 15～30g，炒莱菔子 30g，枳实 9g，桃仁 9g，赤芍 15g，大黄（后下）15g，芒硝 9～15g］灌肠。

2. **手术治疗**　适应证是非手术治疗无效、完全性肠梗阻或绞窄性肠梗阻。方法有肠粘连松解术、肠切除吻合术、短路吻合术。广泛肠粘连或多次手术者，可行肠折叠术或小肠内支架术。

十一、小 肠 扭 转

小肠扭转（enteric volvulus）是一段肠襻沿其系膜长轴旋转造成的肠梗阻。该病易形成绞窄性肠梗阻和闭襻性肠梗阻。多见于青壮年。

【诊断提示】

（1）饱食剧烈活动后突然发生脐周持续性疼痛，阵发性加重，可放射至腰背部，有频繁呕吐。

（2）局限性腹胀，压痛，可触及扩张肠襻，听诊肠鸣音亢进等。如绞窄性肠梗阻肠坏死时，有腹膜刺激征和全身中毒反应。

（3）腹部透视或摄片检查见肠胀气及多个气-液平面，可见空肠和回肠换位，或排列成多种形态的小跨度卷曲肠襻征象。

【治疗措施】

1. **非手术治疗**　适于小肠扭转的早期，除禁食、胃肠减压、补液、应用抗生素外，可试用颠簸疗法复位，方法是患者胸膝卧位，用手颠簸或沿逆时针方向按摩腹部，使扭转小肠复位。

2. **手术治疗**　诊断确立后手术，根据探查情况施行手术复位,有肠坏死者行肠切除吻合术。

十二、乙状结肠扭转

乙状结肠扭转(volvulus of sigmoid)是指乙状结肠发生扭曲形成的肠梗阻。常见于老年人,突出表现是极度腹胀,不及时处理易发生肠坏死。

【诊断提示】

(1)常见于老年慢性便秘者。

(2)表现除腹部绞痛外,有明显腹胀,而呕吐一般不明显。左下腹压痛,可触及膨胀肠襻,听诊肠鸣音亢进。

(3)腹部 X 线摄片显示单个胀大的双襻肠曲,钡灌肠时钡剂在受阻部呈锥形狭窄或"鸟嘴"形。

(4)盐水低压灌肠,灌入量在 500ml 以下,有助于本病的诊断。

【治疗措施】

1. 非手术治疗　除按肠梗阻一般处理外,乙状结肠早期可试行复位,方法是通过乙状结肠镜将细肛管缓缓插入扭转部肠腔内进行减压,扭转肠管可以复位,并将肛管保留 2～3d。

2. 手术治疗　适用于非手术治疗失败或有肠穿孔、肠坏死者,行肠坏死切除吻合术,亦可行结肠造口术,二期肠吻合术。

十三、肠　套　叠

肠套叠(intususception)是一段肠管套入其相连的肠腔内所致的肠梗阻。急性肠套叠多发生于婴幼儿,主要表现阵发性哭闹、呕吐、血便、腹部包块。

【诊断提示】

1. 肠胶痛　病儿表现突然阵发性哭闹。

2. 呕吐　阵痛发作常伴呕吐,患儿不肯吮乳或进食。

3. 便血　起病后 4～12h 可排出果酱样黏液血便。

4. 腹部肿块 在脐右侧常可触到光滑可移动包块。

5. 气或钡灌肠检查 可见气或钡剂在套入部位受阻或受阻端呈杯口形影或有弹簧状阴影。

6. B超检查 纵切面可见套筒征,横切面见靶环征。

【治疗措施】

1. 非手术治疗 主要适用于回盲部急性套叠,常用稀钡灌肠法或空气加压灌肠器使套叠复位。

2. 手术治疗 非手术治疗无效或疑有穿孔病儿,应即刻手术。手术方法有套叠单纯复位,套叠切除吻合术。如病人全身情况不良,可行腹壁造瘘,以后再行二期肠吻合术。成人肠套叠多有诱发病因,以手术治疗为主。

十四、蛔虫性肠梗阻

蛔虫性肠梗阻(ascaris intestinal obstruction)是由蛔虫扭结成团堵塞肠腔或其分泌毒素使肠管痉挛造成机械性肠梗阻。多见于儿童。

【诊断提示】

1. 常有大便排蛔虫史或吐蛔虫史。

2. 突发脐周阵发性疼痛伴呕吐。

3. 腹部触及可有变形、变位的条索团块,无明显压痛。

4. 腹部 X 线摄片,显示成团的蛔虫体阴影,部分可见小肠充气或有气-液平面。

【治疗措施】

1. 非手术治疗 蛔虫性肠梗阻多为不完全性肠梗阻,采用禁食、补液、解痉镇痛药物治疗。可服用豆油或花生油,按 1—2 岁 60ml,3—5 岁 80ml,5—10 岁 100ml,口服后 4～6h 无效可重复。梗阻症状解除后服驱虫药,如阿苯达唑(肠虫清)、左旋咪唑等。

2. 手术治疗 适于非手术治疗无效或有穿孔、肠扭转者,可行手法挤压使蛔虫团疏散或挤入结肠内,亦可切开肠管取出蛔虫,术后应继续驱虫治疗。

十五、急性阑尾炎

急性阑尾炎(acute appendicitis)是常见的外科急腹症之一,多发生于青年男性。阑尾腔阻塞和细菌侵入阑尾壁是发病的主要原因。诊断治疗及时,在短期内康复;反之可发生阑尾穿孔、化脓性腹膜炎、腹腔脓肿等并发症。

【诊断提示】

(1)病初有上腹部或脐周阵发性疼痛,常伴恶心、呕吐。

(2)转移性右下腹痛,病后数小时或十几小时转移至右下腹,呈持续性疼痛。

(3)右下腹有局限性固定的压痛点(一般在麦氏点或其附近)。当炎症波及腹膜时有腹肌紧张、反跳痛。

(4)阑尾坏疽穿孔时,腹膜刺激征明显,有发热等全身反应。

(5)血白细胞及中性粒细胞升高。

(6)小儿压痛点范围广,部位或高或低。老年人反应差,压痛反跳痛可不明显。孕妇压痛点随子宫增大逐渐升高,当阑尾位于子宫后方时,腰部有压痛点。

【治疗措施】

1. 非手术治疗　适应证为急性单纯性阑尾炎或阑尾周围脓肿。包括禁食、补液、联合应用有效抗生素,还可选用针灸、耳针、中药大黄牡丹汤加减方剂。

2. 手术治疗　适应证为单纯性阑尾炎或坏疽性阑尾炎或阑尾穿孔并发腹膜炎患者。阑尾切除术是简单有效、较安全的疗法,对未能吸收的阑尾周围脓肿可行脓肿切开引流术,如阑尾显露方便,也应切除阑尾。

十六、慢性阑尾炎

慢性阑尾炎(chronic appendicitis)多为急性阑尾炎未彻底治愈,或阑尾粪石、寄生虫卵或先天性粘连引起。

【诊断提示】

(1)有急性阑尾炎发作史,间歇发作,多不如初次剧烈。

(2)无急性阑尾炎发作史,常有右下腹痛伴有消化不良症状。

(3)右下腹有局限、固定压痛点。部分病人右下腹可扪及阑尾条索。

(4)钡灌肠可发现阑尾不充盈或充盈不规则,或排空迟缓,72h后透视复查阑尾腔内仍有钡剂残留。

【治疗措施】　注意鉴别诊断,诊断明确后行阑尾切除术,并行病理检查证实诊断。

第五节　肛肠病变

一、外　痔

外痔(external hemorrhoid)是齿线远侧皮下静脉丛的病理性扩张或血栓形成。外痔位于齿线下方,为皮肤所覆盖。临床常见有静脉曲张外痔、结缔组织外痔、血栓性外痔、炎性外痔。

【诊断提示】

1. 静脉曲张外痔　肛门缘有圆或椭圆形暗紫色隆起。一般无症状,部分患者感觉肛门部发胀,并有异物感。

2. 结缔组织外痔　肛周皮肤皱褶增大形成皮赘。

3. 血栓性外痔　起病突然有剧痛,肛缘见1个或数个紫色硬块,触痛明显。

4. 炎性外痔　即外痔合并感染,有红、肿、痛急性炎症表现。

【治疗措施】

1. 非手术治疗

(1)静脉血管外痔、结缔组织外痔无明显症状,可行热坐浴,外用化痔膏。

(2)血栓性外痔轻者可坐浴、通便、内服外敷消炎止痛药物。重者在24h内可在局麻下切开取出血块。常用1%～2%普鲁卡因局麻,表面做放射状切口,取出血栓,切口一般不缝合。术后保持局部清洁,口服甲硝唑(灭滴灵)等药物。

(3)炎性外痔:坐浴通便治疗,应用有效抗生素。

(4)冷冻疗法:适用于较小的出血性痔。

2. 手术治疗 痔单纯切除术,血栓外痔剥离术。

二、内 痔

内痔(internal hemorrhoid)是肛垫的支持结构、静脉丛及动静脉吻合支发生病理性改变或移位。位于齿线上,表面由黏膜覆盖。内痔原发位置常在截石位3、7、11点处。

【诊断提示】

(1)大便时带血,常呈间歇性。

(2)内痔的分度。Ⅰ度:便时带血、滴血或喷射状出血,便后出血可自行停止,无痔脱出;Ⅱ度:常有便血,排便时有痔脱出,便后可自行还纳;Ⅲ度:偶有便血,排便或久站、咳嗽、劳累、负重时痔脱出,需用手还纳;Ⅳ度:偶有便血,痔脱出不能还纳或还纳后又脱出。

(3)内痔块脱出嵌顿后有剧痛,常继发感染、坏死。

(4)肛门镜检查,常见右前、右后方,左正中处有向肠腔内突起暗紫色痔块(截石位3、7、11点处)。

【治疗措施】

1. 一般疗法 包括多食含纤维素的食物,通便,内服外敷消炎镇痛药物。如痔根断每次2片,3次/d。应用氯己定(洗必泰)

痔疮栓、九华痔疮栓、麝香化痔栓等。

2. 特殊疗法

(1)注射疗法:适于Ⅰ、Ⅱ度内痔或伴有出血者。常用硬化剂注射,如5％鱼肝油酸钠、消痔灵等。注射方法是术区消毒,1％普鲁卡因局麻,将硬化剂注射到痔核上方及痔表面,每个痔核注0.5～1ml,每次2～3个痔核,每周1次,3次为一疗程。

(2)胶圈套扎法:套扎痔根部7～10d坏死脱落。

(3)激光、射频、电子痔疮治疗机治疗,Ⅰ、Ⅱ、Ⅲ度内痔均可应用。

3. 手术疗法

(1)结扎切除术:适于多发内痔。消毒麻醉后,在痔块下端近肛缘处做Ⅴ形切口,分离痔块至根部,钳夹,结扎。较大的痔块结扎后切除。

(2)痔核静脉丛切除术:适于Ⅱ度、Ⅲ度内痔及混合痔。消毒麻醉后,将痔核提起,于其两侧切开黏膜及皮肤,分离至静脉丛根部,钳夹后缝扎,切除多余痔核。

(3)环痔切除术:即一次性将痔核全切除,易致感染及瘢痕挛缩,手术应慎重。

(4)吻合器痔上黏膜环切术:适用于Ⅱ、Ⅲ度内痔、环状痔和部分Ⅳ度内痔。

三、肛旁皮下脓肿

肛旁皮下脓肿(perianal subcutaneous abscess)多由肛腺感染经外括约肌皮下向外扩散而成。常位于肛门后方或侧方皮下部。

【诊断提示】

(1)主要表现是肛门区持续性跳痛,排便时加重,行走不便,全身症状不明显。

(2)局部皮肤红肿,肛门缘和齿线可触及痛性肿块,有波动感,穿刺可抽出脓液。

【治疗措施】

1. 非手术疗法　包括温水坐浴、软化大便、理疗、应用有效抗生素治疗。

2. 手术疗法　脓肿形成即行切开排脓,做肛门放射方向切口,充分引流。如能找到内口,行一期挂线治疗,预防肛瘘形成。脓肿切开引流或自行破溃者,待炎症消退后再处理肛瘘。

四、坐骨肛管窝脓肿

坐骨肛管窝脓肿(ischiorectal abscess)多由肛腺感染经外括约肌向外扩散到坐骨直肠间隙而成,也可由肛管直肠周围脓肿扩散而成。

【诊断提示】

(1)除感染区红肿和疼痛外,常有发热、头痛、食欲缺乏等。

(2)可伴有里急后重或排尿困难。

(3)感染区触痛性硬结,直肠指诊患侧触痛,波动感,穿刺抽出脓液。

【治疗措施】

1. 非手术治疗　包括休息、坐浴、通便、理疗、应用有效抗生素。如氨苄西林、头孢菌类素药物、甲硝唑治疗。

2. 手术治疗　脓肿形成,即时切开排脓,做距肛门约 3cm 的弧形切口,探及脓肿后切开充分引流。如能找到内口,行一期挂线治疗,炎症消退后再处理肛瘘。

五、骨盆、直肠间隙脓肿

骨盆、直肠间隙脓肿(pelvirectal abscess)多由肛腺脓肿或坐骨直肠间隙脓肿向上穿破肛提肌进入骨盆直肠间隙引起,也可以由直肠炎、直肠溃疡、直肠外伤所引起。因位置深隐,局部症状多不明显,全身感染症状显著。

【诊断提示】

(1)盆腔有沉重痛感,便意不尽,肛门周围多无异常。

(2)全身感染症状显著,如发热、畏寒、头痛、食欲缺乏等。

(3)直肠指诊检查发现直肠上部患侧肠壁压痛、隆起甚至波动,穿刺抽出脓液。

【治疗措施】

1. 非手术治疗　包括休息、补液、联合应用有效抗生素。如青霉素类、头孢菌素类、甲硝唑等药物。

2. 手术治疗　脓肿诊断确定,应及时切开排脓。引流途径有二:一是通过皮肤切口向外引流;二是通过直肠壁上纵切口引入直肠腔内。

六、肛　　瘘

肛瘘(anal fistula)是肛管、直肠与皮肤间的异常瘘管。常由肛旁脓肿破溃或切开引流后形成,肛瘘由原发内口、中空瘘管和继发外口组成。分为单纯性、复合性内外瘘,多见于青壮年男性,手术是主要的治疗手段。

【诊断提示】

(1)肛旁脓肿破溃或切开引流术病史。

(2)瘘外口流出少量脓性、血性、黏液性分泌物为主要症状,当外口愈合,瘘管中有脓肿形成时,可感明显疼痛,同时可伴发热、寒战、乏力等全身症状。

(3)直肠指诊,能触及硬索状瘘管,常在齿线附近触到凹陷小硬结(即内口的位置)。

【治疗措施】

1. 肛瘘挂线疗法　适于各型肛瘘尤其是高位肛瘘。手术方法,局部麻醉,将一橡皮筋从外口入,经瘘管由内口引出,切开收缩皮筋的皮肤,将橡皮筋扎紧,使其组织绞窄坏死。

2. 肛瘘切除术或肛瘘切开术　两种手术方法都适合于低位

肛瘘。手术时注意不能切断肛管直肠环,以免引起大便失禁。

七、肛　　裂

肛裂(anal fissure)是齿线下肛管皮肤层裂伤后形成的小溃疡。绝大多数位于肛管后正中,少数在肛管前方,多见于青、中年人。典型症状为疼痛、便秘和出血。

【诊断提示】

(1)排大便时产生肛管烧灼样或刀割样疼痛,便后数分钟可缓解,随后因肛门括约肌持续痉挛产生剧烈的疼痛。患者因怕痛而忍便,结果便干,排便更痛。

(2)大便时常有少量鲜血。

(3)检查时发现肛管前或后正中有梭形或椭圆形溃疡,其下可有哨兵痔,其上有肥大乳头,称肛裂三联征。

【治疗措施】

1. 非手术治疗

(1)软化大便,减少痛苦,便后坐浴,应用缓泻药,局部涂消炎止痛油膏。

(2)扩肛术:在局麻下,先用示指扩肛后,逐渐进入两指,维持扩张 5min。

2. 手术治疗　适于久治不愈的陈旧肛裂,采用肛裂切除术或肛门内括约肌切断术。

八、直肠息肉

直肠息肉(rectal polyp)是指发生在直肠黏膜表面隆起性病变。儿童单发的直肠息肉多见,常见的症状是便血。家族性多发性息肉病,容易恶变;黑色素斑肠道多发息肉综合征,多无恶变倾向。

【诊断提示】

(1)常有大便后少量新鲜出血,有时便后肛门有脱出红色肉样肿物。

(2)直肠指诊触及光滑、质软的息肉组织。

(3)纤维结肠镜、钡灌肠检查能确定息肉大小、数目及位置,活检能确定是否恶变。

【治疗措施】　直肠内息肉应手术切除或电灼。乙状结肠以上的较大息肉,多需剖腹手术切除。家族性多发性息肉病,可行大肠部分切除或全大肠切除术。

九、直 肠 脱 垂

直肠脱垂(prolapse of rectum)俗称脱肛,是肛管、直肠,甚至乙状结肠外翻脱出肛门外的一种病变。临床将其分为黏膜脱垂(不完全性脱垂)和全层脱垂(完全性脱垂)两大类。

【诊断提示】

(1)大便后或腹内压增高时肛门有脱出物,可用手回纳,伴排便不尽和下坠感。脱垂肠黏膜常有慢性炎症改变,可发生充血水肿,或有溃疡形成。

(2)蹲位检查见脱肛现象,若脱出黏膜呈花瓣状为直肠黏膜脱垂,若脱出黏膜呈环形皱襞为直肠完全性脱垂。

【治疗措施】

1. 小儿一般采取非手术疗法　可卧床排便,脱肛后及时还纳,采用宽胶布拉紧两臀部。

2. 儿童可行硬化剂注射疗法　常用硬化剂有 5% 鱼肝油酸钠、55% 碳酸植物油等。注射方法:通过肛门镜在直肠内分别分 3点或 4 点处注射直肠黏膜下,每点注射 1～2ml。间隔 1～2 周注射 1 次。此外有直肠周围注射法,此法对儿童、老人疗效较好,成人易复发。

3. 老年人可采用手术疗法　如直肠黏膜切除缝合术、直肠固定术或直肠逆套叠术。

十、结　肠　癌

结肠癌(carcinoma of colon)是肠道常见的癌肿之一,多发生在 40 岁以上的男性。结肠癌大多为腺癌,多发生在乙状结肠、盲肠等部位。

【诊断提示】

(1)右侧结肠癌依次以右侧腹部肿块、腹痛及贫血最为多见。

(2)左侧结肠癌依次以便血、腹痛及便频最为多见。

(3)晚期出现贫血、消瘦、乏力、低热等,并可有肠梗阻表现,如果癌穿孔有腹膜炎表现。

(4)钡灌肠和气钡对比检查有诊断价值。

(5)纤维结肠镜能对大肠黏膜做广泛的直视下观察,病变部位可取活检明确诊断。

(6) B 超、CT、MRI 检查,可发现病灶原发部位,明确肠外浸润及转移。

【治疗措施】

1. 手术治疗　手术是结肠癌主要治疗手段。根据肿瘤部位不同行根治性右或左半结肠切除术,或根治性横结肠切除术。

2. 结肠癌姑息性手术　晚期结肠癌可行肠段切除或捷径吻合术等。对肝、肺转移病灶,具备手术条件者可手术切除。

3. 辅以化疗、放疗　采用以氟尿嘧啶为主的联合化疗及选择性动脉插管化疗。术前放疗可提高切除率,术后放疗降低复发率。

十一、直　肠　癌

直肠癌(rectal carcinoma)发病率仅次于胃癌,多发在 40 岁以上的男性。凡有大便习惯改变的患者,早期直肠指诊是关键性的检查方法。

【诊断提示】

(1)直肠癌患者依次以便血、便频及便细为最常见。中晚期直肠癌患者有盆腔直肠疼痛及肠梗阻表现。

(2)直肠指诊检查,直肠壁上可触及硬结、肿块、溃疡或肠腔狭窄。

(3)直肠镜检查可直接观察病变并取活检。

(4)经肛门直肠内 B 超检查,可明确直肠癌病变范围,对估计分期、决定手术方式有帮助。

【治疗措施】

1. 局部切除术　适用于早期瘤体小、局限于黏膜或黏膜下层、分化程度高的直肠癌。

2. 经腹会阴联合直肠癌根治术(Miles 手术)　适用腹膜反折以下的直肠癌。

3. 经腹直肠癌切除术(Dixon 手术)　适用于距齿线 5cm 以上的直肠癌。

4. 经腹直肠癌切除近端造口远端封闭手术　适用于因全身一般情况差,又不能耐受 Miles 手术或急性梗阻不宜行 Dixon 手术的直肠癌病人。

5. 放疗和(或)化疗　术前、术中或术后辅以放疗和(或)化疗。

第六节　肝胆胰病变

一、原发性肝癌

原发性肝癌(primary hepatic carcinoma)是我国常见的恶性肿瘤之一。我国沿海地区比内陆发病率高。40－50 岁年龄组高发。病理分型分为肝细胞型、胆管细胞型和混合型。

【诊断提示】

(1)大部分有慢性肝炎病史,肝功能化验异常,HBsAg 阳性。

(2)食欲下降、乏力、消瘦、肝区隐痛。晚期有黄疸、腹水等。

(3)进行性肝大,肝区叩痛,右肋缘下可触及表面不平滑或结节状硬块。

(4)甲胎蛋白(AFP)阳性、AFP>400μg/L。

(5) B 超、CT、MRI、ECT 检查能检出肝内病变。

(6)选择性肝血管造影对早期肝癌的诊断有帮助。

(7)肝穿刺活检,适于难以明确诊断的患者。

【治疗措施】　肝癌的治疗采用综合治疗,能切除的肿瘤最佳选择仍然是手术治疗,不能手术切除的患者,采用肝动脉导管栓塞和化疗。其他治疗方法如全身化疗、分割放疗、免疫治疗、中草药治疗、冷冻治疗、介入治疗及全身支持治疗等方法,可根据病情选用。

1. 手术治疗　适应证是全身情况及肝功能代偿良好,病变局限一段或一叶。手术方法有局部切除、肝叶切除、半肝切除术。

2. 肝动脉栓塞化疗　适用于中晚期肝癌和难以手术切除的肝癌。在栓塞的同时加用化疗药物或放射性元素等以杀灭癌细胞。

二、细菌性肝脓肿

细菌性肝脓肿(bacterial liver abscess)是由化脓性细菌侵入肝脏形成的脓肿。病原菌多为大肠埃希菌、金黄色葡萄球菌、厌氧菌,可经胆道上行感染或经门静脉、肝动脉入肝引起肝脓肿。开放性肝损伤,细菌可直接自伤口侵入肝脏。

【诊断提示】

(1)常有胆管感染或脓毒症病史。

(2)起病急,寒战、高热,有肝区痛、食欲缺乏等。

(3)右上腹可有肌紧张和触痛,进行性肝大,肝区触痛和叩痛明显。

(4)化验血白细胞总数,中性粒细胞升高,血培养可阳性。

(5)B超、CT、MRI检查可确定脓肿大小、部位、距体表深度和数目,在此引导下穿刺可抽出脓液。

【治疗措施】

1. 非手术治疗　控制感染,联合应用抗生素,常选用头孢菌素类和甲硝唑等药物。加强全身支持治疗如补液、输血、纠正水与电解质失衡等。小脓肿多数可治愈,单个大脓肿可在B超引导下穿刺抽脓或置管引流冲洗。

2. 手术治疗　非手术难以治愈者可手术切开排脓并充分引流。慢性局限性的厚壁脓肿可行肝段或肝叶切除术。

3. 中医中药治疗　以清热解毒为主。

三、阿米巴肝脓肿

阿米巴肝脓肿(amebic liver abscess)是由肠内阿米巴原虫经结肠溃疡处穿入门静脉所属分支抵达肝脏形成的脓肿。多数阿米巴肝脓肿在阿米巴痢疾期内形成,部分数月、数年后发生,多单发。

【诊断提示】

(1)有阿米巴痢疾病史。

(2)起病缓慢,有持续或间歇发热,肝区痛,消瘦、贫血。有混合感染时同细菌性肝脓肿的表现。

(3)肝大,叩痛。

(4)查血清阿米巴抗体对诊断很有帮助。大便查阿米巴滋养体或病变黏膜查阿米巴滋养体对本病诊断亦有帮助。

(5)B超、CT、MRI检查可明确脓肿大小、部位,在此引导下脓肿穿刺可抽出巧克力色无臭味脓液。

【治疗措施】

(1)首先采用药物治疗,如甲硝唑,每次0.4~0.8g,3~4次/d,5~7d为一疗程,可重复几个疗程。又如氯喹啉,每次0.5g,2次/d,2d后改每次0.25g,14~20d为一疗程。

(2)对较大脓肿行穿刺抽脓或置管闭式引流术。当脓肿破溃或混合感染时手术治疗。

(3)其他治疗:同阿米巴痢疾。

四、肝棘球蚴病

肝棘球蚴病(又称肝包虫病)指吞食被犬绦虫卵污染的食物后发育成幼虫侵入肝脏引起的一种囊性病变。人作为中间宿主而受害,多见于我国西北和西南牧区。该病可单独发生于肝脏,也可合并身体其他部位的棘球蚴病。主要表现是肝内囊肿逐渐增长产生的压迫症状。

【诊断提示】

(1)有牧区居住史或有犬、羊等动物密切接触史。

(2)病程缓慢,包虫囊肿增大到一定程度时可压迫胃肠道、胆管等,可有上腹不适、食欲减退、恶心呕吐、腹胀、黄疸、脾大、腹水等症状和体征。

(3)肝大,可触及圆形、光滑囊肿。

(4)包虫皮内试验或补体结合试验阳性。

(5) B超、CT、MRI检查可确定囊肿大小和位置,能发现大的囊肿内有子囊。

【治疗措施】　目前尚无有效的药物,主要是手术治疗。

1. 手术治疗　手术方法有囊肿内囊摘除术、囊肿内容物清除术或肝部分切除术或肝叶切除术。

2. 不能手术或术后复发者　服用甲苯达唑治疗,每次 0.4~0.6g,3 次/d,3~4 周为 1 个疗程,用药 6~24 个月。

五、急性胆囊炎

急性胆囊炎(acute cholecystitis)是胆汁淤滞、黏膜损伤和细菌感染及化学刺激、胰液反流引起的急性炎症。主要致病菌是大肠埃希菌、厌氧菌等,轻者为急性单纯性胆囊炎表现,重者可致胆囊坏疽和(或)穿孔,引起严重的胆汁性腹膜炎。95%以上病人合并有胆囊结石。

【诊断提示】

(1)常因进食油腻食物后出现右上腹持续性疼痛并阵发性加重,常向右肩背放射,伴有发热、恶心、呕吐等。

(2)右上腹肌紧张、压痛、反跳痛,可触及肿大胆囊或边界不清的肿块(大网膜包裹形成胆囊周围炎性团块),胆囊压痛(莫菲征,Murphy)阳性。

(3)B超、CT、ECT、MRT检查,对本病诊断很有价值。

(4)实验室检查:白细胞,中性粒细胞显著升高,老年人可不升高。

【治疗措施】

1. 非手术治疗 包括禁食、补液、解痉止痛、全身联合应用有效抗生素,多数患者能得到缓解。

2. 手术治疗 如化脓性胆囊炎或疑有穿孔或合并结石时,早期行胆囊切除术,病情不允许可行胆囊造瘘术,3个月后再行胆囊切除术,近年来多选腹腔镜胆囊切除术。

六、慢性胆囊炎

慢性胆囊炎(chronic cholecystitis)多是急性胆囊炎迁延或由胆结石刺激引起慢性炎症。由于炎症反复发作使囊壁纤维组织增生,胆囊体积缩小,最后功能丧失。少数因胆囊管梗阻致胆囊内积脓或白胆汁。

【诊断提示】

(1)有急性胆囊炎或胆囊结石病史。

(2)急性发作间歇期有右上腹闷胀、隐痛和消化不良症状。胆囊区有压痛。

(3)B超、CT多能明确诊断,可见胆囊壁厚、毛糙、腔小或胆囊内结石影。

(4)胆囊造影显示胆囊显影淡薄或不显影,收缩功能减低。

【治疗措施】

（1）无论有无结石，只要胆囊丧失功能，且成为感染病灶者，均行胆囊切除术，多选腹腔镜胆囊切除。

（2）药物治疗（参阅内科疾病篇）。

七、胆总管结石

胆总管结石（choledocholithiasis）病因尚不清楚，原发结石少见，大多继发于胆囊结石（以胆固醇为主）或肝内胆管结石（以胆色素为主）。临床症状决定于结石梗阻程度和有无感染，当结石嵌顿合并感染常表现剧烈右上腹痛、黄疸、寒战和发热。本病可并发胰腺炎、化脓性胆管炎。

【诊断提示】

（1）典型表现为夏科（Charcot）综合征，即腹痛、黄疸、寒战和高热。右上腹绞痛由结石引起机械性胆管梗阻所致，黄疸是因梗阻不缓解，先出现尿黄，后出现巩膜和皮肤黄染，寒战和高热是急性胆管炎症所致。

（2）右上腹肌紧张、压痛和反跳痛，可触及肿大胆囊。

（3）B超、CT检查显示胆管扩张和结石影。

（4）经皮肝穿刺胆管造影（PTC）或逆行胆、胰管造影（ERCP）可帮助诊断。

（5）白细胞总数和中性粒细胞升高，血清胆红素升高、尿胆红素阳性。肝功能可有不同程度的变化。

【治疗措施】

1. 非手术治疗

（1）一般疗法包括休息、禁食、补液、联合应用有效抗生素，应用解痉、止痛、利胆等药物。

（2）中药排石，服用疏肝利胆的中药，可使小结石或泥沙样结石排出。

（3）器械取石，纤维十二指肠镜切开奥狄括约肌，再取出胆总管结石。

2. **手术治疗**　经非手术疗法不能治愈者,应及时手术治疗。手术的原则:术中尽可能取尽结石;解除胆管狭窄和梗阻,去除感染病灶;术后保持胆汁引流通畅,预防胆石再发。

(1)胆总管切开取石行 T 形管引流术,根据情况决定是否同时行胆囊切除术。

(2)胆管内引流术,取石后根据情况可采用奥狄括约肌成形术、胆总管空肠 Y 形吻合术、空肠胆总管十二指肠吻合术。

八、胆 囊 结 石

胆囊结石(cholecystolithiasis)多为胆固醇结石或以胆固醇为主的混合结石,约半数以上患者可长期无明显症状。当结石阻塞胆囊管时有胆绞痛,合并感染后则有急性胆囊炎表现。

【诊断提示】

(1)常有右上腹隐痛、闷胀、消化不良等症状。

(2)结石阻塞胆囊管可引起胆绞痛,可继发急性胆囊炎。疼痛位于上腹部或右上腹部,呈阵发性,可向肩胛部和背部放射,多伴恶心、呕吐。

(3) B 超检查对胆囊结石准确率接近 100%。

(4)CT、MRI 也可显示胆囊结石,但不作为常规检查。

【治疗措施】　凡胆囊结石并反复发作胆囊炎或胆囊已无功能或患糖尿病者应考虑手术。

1. **手术治疗**　胆囊切除术为根本疗法。首选腹腔镜胆囊切除。

2. **非手术治疗**　无症状的胆囊结石一般不需手术治疗,可观察和随诊。可试用溶石、排石药物,体外震波碎石。

九、肝内胆管结石

肝内胆管结石(hepatolithiasis)又称肝胆管结石,常合并肝外胆管结石,临床表现不典型,治疗又比较困难,在诊断治疗上均有其特殊性。

【诊断提示】

(1)临床症状不典型,少数患者无典型胆管症状,多数表现为上腹持续闷胀、隐痛或绞痛,当左右肝管阻塞后可出现腹痛、黄疸、寒战和高热。如胆管内并发化脓性感染,可出现脓毒症表现。

(2)肝区触痛、叩痛,长期梗阻造成肝叶萎缩、胆汁性肝硬化。有时可以触及肿大的肝与胆囊。

(3) B超、CT、经皮肝穿刺胆管造影(PTC)检查显示肝内胆管扩张及结石影。

【治疗措施】

1. 非手术治疗 结石位于Ⅱ级肝胆管分支以上,症状不严重,无需特殊治疗。

2. 手术治疗 适于频繁发作胆管梗阻合并感染或合并有胆总管结石者。手术方法如充分显露肝内胆管切开取石术,肝内胆管空肠 Y 形吻合术,肝叶切除术。术中可采用胆道镜帮助取石。

3. 残留结石的处理 术后胆道镜取石,激光超声碎石及溶石等。

4. 中西医结合治疗 在手术和其他综合治疗的同时,配合针灸和口服消炎利胆类中药。

十、急性梗阻性化脓性胆管炎

急性梗阻性化脓性胆管炎(acute obstructive suppurative cholangitis)又称急性重型胆管炎,是在胆管梗阻的基础上发生严重的化脓菌感染。发病急,病情重,休克发生率和病死率较高。可并发胆源性肝脓肿、膈下脓肿。

【诊断提示】

(1)有多次胆管疾病发作史和胆管手术史,青壮年多见。

(2)出现雷诺(Raynaud)五联征,即右上腹剧痛、黄疸、寒战和高热、休克、精神症状(谵妄或嗜睡)。

(3)B超、CT等检查显示胆管扩张,可发现结石或肿瘤影。

(4)白细胞总数、中性粒细胞明显升高,血小板下降。

【治疗措施】 本病治疗原则是及早手术,引流梗阻以上胆汁,解除梗阻因素。抗休克治疗,控制感染,胆总管切开减压"T"形管引流。

十一、胆管蛔虫病

胆管蛔虫病(ascariasis of biliary tract)是指肠道蛔虫进入胆管,导致胆管阻塞、胆绞痛、胆管感染等一系列症状。边远地区农村儿童发病率高,内科治疗多可取得满意效果。

【诊断提示】

(1)有肠蛔虫病史。

(2)阵发剧烈的右上腹钻顶样痛,腹部检查仅有剑突下深压痛。症状与体征不相称是本病的特点。

(3)合并胆管感染,可出现畏寒、发热和黄疸。

(4)B超、CT检查显示胆管内蛔虫影。

【治疗措施】

1. 非手术治疗

(1)解痉止痛,用镇痛药、冬眠类药物等。

(2)驱虫,服阿苯达唑、左旋咪唑等药物。

(3)抗生素防治感染。

(4)纤维十二指肠镜取蛔虫。

2. 手术治疗 手术指征:经积极治疗3～5d或以上,症状无缓解或反有加重者;进入胆管内蛔虫较多,难用非手术疗法治愈者;或蛔虫与结石并存者;胆囊蛔虫病;合并严重并发症,如重症型胆管炎、急性坏死性胰腺炎、肝脓肿、胆汁性腹膜炎等。手术方式:切开胆总管取蛔虫并 T 管引流。

十二、急性胰腺炎

急性胰腺炎(acute pancreatitis)是胰腺酶自身消化胰腺所引起的炎性病变。轻者胰腺充血、水肿;重者出血、坏死,以胆源性胰腺炎多见,其次是酒精中毒。高发年龄 20－50 岁,临床分水肿型和出血坏死型两类,前者非手术治疗,预后良好,后者病情严重,病死率较高。

【诊断提示】

(1)发病急剧,上腹部持续性疼痛,向左腰背放射,起病数小时内恶心、呕吐较重。可早期出现休克、腹膜炎症状。

(2)急性水肿性胰腺炎时压痛多只限于上腹部,腹肌紧张不明显。急性出血坏死性胰腺炎压痛明显,并有肌紧张和反跳痛,范围较广或延及全腹,肠鸣音减弱或消失。

(3)血清淀粉酶于发病后 3～12h 有升高,24～48h 达高峰,温氏法＞128U 有诊断意义。尿淀粉酶稍迟于血清淀粉酶,温氏法＞256U 有诊断意义。

(4)白细胞明显升高,血糖升高。血钙明显降低时考虑坏死性胰腺炎。

(5)B 超、CT、MRI 检查对本病诊断意义大,可发现胰腺肿大,外形不清,胰腺外积液或脓肿。

【治疗措施】

1. 非手术治疗　参阅内科疾病篇。

2. 手术治疗　胰组织坏死继发感染是手术适应证,手术方式有腹腔灌洗引流术、坏死组织清除加引流术、胰腺切除术。胆源性胰腺炎应行切开取石及胆管引流术。

十三、慢性胰腺炎

慢性胰腺炎(chronic pancreatitis)是由多种原因引起胰腺实质渐进性坏死与纤维化,致使胰腺功能减退的疾病。主要症状是反复发作的上腹痛伴有胰内、外分泌功能减退或丧失。

【诊断提示】

(1)多有胆管疾病病史和(或)急性胰腺炎病史。

(2)长期持续或间歇上腹疼痛,多数患者有上腹压痛,常有消化不良、消瘦、脂肪泻或糖尿病。

(3)腹部X线片见胰区钙化或胰结石影。B超、CT检查可见胰腺增大或缩小,胰管扩张或结石影。

(4)逆行胰胆管造影(ERCP)显示胰管不规则狭窄和扩张或结石影。

【治疗措施】

1. 非手术治疗　参阅内科疾病篇。

2. 手术治疗　主要适应于长期非手术治疗腹痛仍严重者或疑有癌肿者。手术方法有胰管引流术和胰腺切除术。

十四、胰　腺　癌

胰腺癌(carcinoma of pancreas)是一种恶性程度很高、进展迅速的癌肿,约80%发生在胰头部。早期症状不明显,确诊困难,癌肿压迫胆总管出现黄疸多属晚期。手术切除率和5年生存率均较低。

【诊断提示】

(1)多数有上腹胀满、隐痛,常向背部放射,伴食欲减退和体重进行性下降。晚期可出现恶病质。

(2)进行性加重的阻塞性黄疸,开始小便黄,逐渐出现巩膜和皮肤黄疸。

(3)腰背疼痛,胆囊肿大,上腹部肿块,腹水。

(4)B超、CT、MRI检查,对本病诊断价值很大。

（5）逆行胰胆管造影（ERCP）对胰腺癌诊断有很大帮助。

【治疗措施】

1.手术治疗　胰头部肿瘤采用胰头十二指肠切除（Whipple）术,胰体尾部肿瘤做胰体尾部切除术,对分布广泛胰腺癌做全胰切除。对不能做根治切除的晚期患者,可做胆肠吻合术。

2.辅以导管化疗　可试用 γ 刀、X 刀治疗。对年老体衰晚期胰头癌,为减轻黄疸,延长生命,可做经皮肝穿刺胆管（PTCD）外引流胆汁。

十五、门静脉高压症

门静脉高压症（portal hypertension）指门静脉血液回流障碍和门静脉系统压力增高引起的病症。正常门静脉压力 1.27～2.35kPa（13～24cmH$_2$O）。临床表现为门静脉侧支循环大量开放形成静脉曲张、脾功能亢进、腹水等,最重要的并发症是食管胃底静脉曲张破裂大出血。

【诊断提示】

（1）多有肝硬化或血吸虫病史。

（2）常有鼻出血或牙龈出血现象,有呕血、黑粪史,严重呕血可导致出血性休克。

（3）不同程度脾大,通常有红细胞、粒细胞及血小板三种血液成分的减少。

（4）肝功能测定,白蛋白降低,球蛋白升高,A/G 比例倒置,转氨酶、胆红素升高。

（5）食管镜或钡剂检查,显示食管下段和胃底静脉曲张。

（6）腹水或非特异性全身症状（如疲乏、厌食）。

（7）B 超、CT 检查,显示肝硬化、脾大、门静脉及脾静脉主干增粗。

【治疗措施】

1.急性上消化道大出血的治疗

（1）进行外科监护。

（2）抗休克治疗，快速补充血容量，适当输血、输液治疗，合理使用血管活性物质（参阅第二篇）。

（3）控制出血，垂体后叶素 10～20U 缓慢静注（1～2U/min），1～4h 后可重复。亦可采用静滴法，以 0.1～0.3U/ml 的浓度、1ml/min 的速度持续静滴。生长抑素及其八肽衍生物奥曲肽：生长抑素首次剂量 250μg 静注，以后每小时 250μg 持续静脉滴注；奥曲肽首次剂量 50μg 静注，以后每小时 25～50μg 持续微泵静推。推荐 5d 药物治疗。可用去甲肾上腺素 8～12mg 加入凉生理盐水 100ml 内，分次口服或胃管注入。

（4）三腔管压迫，方法正确，止血可靠。

（5）经食管镜于食管下段注硬化剂或食管静脉曲张套扎。

（6）急症期手术治疗，经非手术方法无法控制出血，手术止血效果满意，手术方法有断流术和分流术两类，手术死亡率及术后并发症发生率相对高。

（7）经颈静脉肝内门体分流术，主要适应证是药物和内镜治疗无效、肝功能差的静脉曲张破裂出血病人和用于等待行肝移植的病人。

2. 门静脉高压症择期手术疗法　目的在于纠正脾功能亢进，防止上消化道再次大出血。手术方法有脾切除，门奇静脉断流术，如贲门周围血管离断术、食管下端胃底切除术等。门体静脉分流术，包括脾肾分流、肠腔分流术等。

3. 伴发肝硬化、腹水、肝性脑病等治疗　参考内科疾病篇治疗方法。

第48章　泌尿生殖外科疾病

第一节　泌尿生殖系损伤

一、肾损伤

肾损伤(injury of kidney),无论平时或战时均较多见。伤后主要表现为血尿,局部疼痛,腰(腹)部疼痛。严重者可伴有创伤性及失血性休克和(或)其他脏器损伤的症状和体征。分为闭合性损伤和开放性损伤。

【诊断提示】

(1)有造成肾损伤的外伤史。

(2)伤后出现全程肉眼血尿或镜下血尿,对不能排尿的伤员,应导尿进行检查。伤侧腰部疼痛,重者伴有创伤性及失血性休克和其他脏器损伤的症状和体征。患者多伴有不同程度的发热。

(3)伤侧肾区压痛及叩击痛,腹肌紧张或上腹部触及边界不清的包块。若有开放伤口可见血、尿混合流出。

(4)尿常规检查,有大量红细胞。

(5)泌尿系 X 线片示肾影增大,腰大肌阴影模糊。

(6)B 型超声、CT 扫描对诊断均有重要帮助,CT 可显示肾皮质裂伤,尿外渗和血肿范围。

【治疗措施】

1. 非手术治疗　对闭合性肾挫伤,应绝对卧床休息 2 周,观察生命体征变化及局部症状体征的变化,并对症处理。严重肾裂伤致休克者,应积极输液、输血或血浆等抗休克措施,应用止血药、镇静药及对肾损害轻的抗生素预防感染。

2.手术治疗　在抗休克治疗的同时,做好手术准备。

(1)手术指征:肾碎裂伤、肾蒂断裂、肾盂破裂伴大量尿外渗、开放性肾损伤合并有腹腔其他脏器损伤等。

(2)手术方式:根据病情可选择肾区引流、肾修补、肾部分切除、全肾切除或肾移植。手术入路以腹部为好,可同时探查并处理腹内合并伤。

二、输尿管损伤

输尿管损伤(traumatic of ureter)多为医源性损伤,常见于输尿管器械操作损伤或盆腔及腹腔手术损伤。外伤多由枪伤、车祸、高处坠落引起。单侧损伤致肾积水、肾损害。双侧损伤常致无尿。

【诊断提示】

(1)有外伤史或腹腔、盆腔手术史。

(2)伤后有肉眼血尿或镜下血尿,开放伤可见尿外渗。双侧同时损伤常致无尿。伤侧腰痛、腹胀。

(3)静脉尿路造影,可见输尿管段有造影剂外漏。

(4)膀胱镜下输尿管造影是诊断输尿管损伤的可靠方法。

【治疗措施】

1.非手术治疗　对单纯黏膜损伤,充分休息,多饮水及应用抗生素以预防感染。一般不用止血药物。

2.手术治疗　对外伤或手术造成的输尿管梗阻、穿孔、部分或全部断裂者,应及时给以解除梗阻、引流尿液、修补及吻合术。

三、膀　胱　损　伤

膀胱损伤(injury of bladder)大多发生于膀胱充盈情况下。单纯挫伤,以肉眼血尿或镜下血尿为主。破裂伤以下腹部疼痛为主,伴排尿困难、无尿、血尿或伤口漏尿,严重者可致休克。

【诊断提示】

(1)有腹部、骨盆及膀胱外伤史。

（2）伤后下腹部及会阴部疼痛，伴血尿及排尿困难。严重者可出现失血性休克。体检时有耻骨上区压痛，直肠指诊触及直肠前壁饱满感。

（3）膀胱腹膜内破裂时，引起严重腹膜刺激症状。开放伤口流出血、尿混合液。

（4）导尿无尿液引流出或仅有少量血尿，注入无菌生理盐水，抽出量明显少于注入量，证实膀胱破裂。

（5）膀胱造影见造影剂自膀胱外溢。骨盆 X 线片可显示有无骨盆骨折。

【治疗措施】

1. 非手术治疗　对单纯膀胱挫伤或小穿孔，可留置导尿 7～10d，并给予镇静止痛、止血药及抗生素预防感染。对较重的膀胱破裂伴休克者，应积极输液、输血或血浆、止血药及止痛药等抗休克治疗，同时应用抗生素。

2. 手术治疗　尽早手术探查。根据膀胱破裂的程度采取膀胱修补、引流尿液，同时行膀胱造口。有合并伤时，应同时处理。

四、尿 道 损 伤

尿道损伤(injury of urethra)是泌尿系统最常见的合并损伤，以青壮年多见。常见于会阴部骑跨伤、骨盆骨折及器械检查等损伤。不及时处理或处理不当会发生严重的并发症及后遗症，如尿道狭窄、漏尿。

【诊断提示】

（1）尿道损伤史。

（2）伤后局部疼痛，尿道外口流血，排尿困难，尿潴留。

（3）前尿道损伤时，会阴、阴茎、阴囊及下腹部肿胀淤血。后尿道损伤时，尿外渗在膀胱腹膜外间隙。肛门指诊时，可扪及血肿及尿外渗的软性包块，有压痛。

（4）在无菌条件下试插尿管有一定阻力，一旦插入，引流尿液前段为血性,后段变清。插入失败不得再插。

(5)X线检查确定有无骨盆骨折。尿道造影可确诊。

【治疗措施】

(1)防治休克并应用抗生素预防感染。

(2)轻度损伤伴排尿困难者,应留置导尿1～2周,导尿失败即行经会阴尿道修补并留置导尿2～3周。拔管后仍有尿道狭窄,定期行扩张术。

(3)对前尿道部分或全部断裂者,可行尿道修补或端-端吻合术。对后尿道断裂,可行尿道牵引术,并引流外渗尿液。

(4)伤情重,生命体征不稳定时,可只行膀胱造口,以后再择期行二期手术。

(5)并发症处理:①尿外渗。在尿外渗区域做多个皮肤切口引流尿液,深达浅筋膜以下,并做耻骨上膀胱造瘘,3个月后修补尿道。②尿道狭窄。定期做尿道扩张术。晚期发生的尿道狭窄可用腔内技术经尿道切开,或切除狭窄的瘢痕组织,或经会阴部切口行尿道吻合术。若有尿瘘,应切除或刮瘘管。

第二节　泌尿生殖系统炎症

一、肾周围炎及肾周围脓肿

肾周围炎及肾周围脓肿(perinephritis and perinephric abscess)是指炎症位于肾包膜与肾周围膜之间的脂肪组织中。炎症未及时控制,可形成脓肿,致病菌多为金黄色葡萄球菌及大肠埃希菌(血源性或直接扩散均可引起)。主要表现为肾区疼痛伴高热、畏寒及肌紧张。

【诊断提示】

(1)身体其他部位有感染灶或尿路感染史。

(2)患侧腰痛或上腹部疼痛、高热、寒战伴肾区压痛及叩击痛。

腰大肌刺激征阳性。重者肾区饱满、触痛。

（3）实验室检查白细胞计数及中性粒细胞增高。部分患者有脓尿。

（4）腹部 X 线片检查示患侧肾外形模糊，腰大肌影消失、脊柱侧弯等。CT 扫描显示肾增大，周围有低密度肿块。磁共振检查示肾周筋膜不规则增厚。

（5）B 超检查提示肾周围低回声肿块，壁不规则。在 B 超引导下穿刺抽出脓液。

【治疗措施】

1. 肾周围炎　应给予足够剂量、联合抗生素疗法，配合热敷、理疗等。常用的药物：①氨苄西林 2.0g 静滴，1 次/8h；②头孢菌素 2.0g 静滴，1 次/8h；③庆大霉素 8 万～16 万 U 肌注或静滴，2 次/d；④卡那霉素 0.5g 肌注，2 次/d；⑤头孢曲松钠 2～4.0g 静滴，1～2 次/d。

2. 肾周围脓肿　可穿刺引流或及时切开引流。根据细菌培养和药敏，给以足量抗生素。

3. 原发病灶　积极治疗原发病灶。

二、肾　结　核

肾结核（tuberculosis of kidney）多是继发于全身其他脏器的结核病灶，尤其是肺结核。一般为单侧受累，主要表现是尿路刺激症状及全程肉眼血尿或脓尿。

【诊断提示】

1. 临床表现　其他脏器有活动性结核灶或无明显原因出现尿急、尿频、尿痛、全程肉眼血尿或脓尿。一般抗感染治疗无效，症状呈进行性加重。晚期肾结核或伴有其他器官活动结核时，可伴有低热、盗汗、消瘦、乏力等。一般无明显腰痛，仅少数病人发生结核性脓肾或继发肾周围感染时，可出现腰痛及肿块。双侧肾结核晚期出现尿毒症。

2. 辅助检查

(1)尿常规检查:尿浑浊,有较多的红、白细胞及脓细胞。24h尿浓缩涂片可查到抗酸杆菌。血沉增快。

(2)膀胱镜检查是肾结核的重要诊断手段,可观察到膀胱黏膜及输尿管口典型的结核改变。挛缩膀胱禁做此项检查。

(3)腹部 X 线片可见到肾有钙化灶。静脉肾盂造影示肾盏破坏,边缘如虫蚀改变。CT 扫描、MRI 检查、B 超检查均是重要的检查手段。

【治疗措施】

1. 一般支持治疗 适当休息并加强营养。

2. 抗结核药物治疗 早期、足量、联合用药。常选用吡嗪酰胺,1.0~1.5g/d(2 个月为限,避免肝毒性)。链霉素,1.0g/d,肌注,连用 30~60g,以后改为每 3 天 1.0g,总量 120g。异烟肼0.3g,1 次/d,连用 1 年,利福平 0.6g,1 次/d,或乙胺丁醇450mg,1 次/d,配合维生素 C 1.0g/d,维生素 B_6 60mg/d,顿服。每 2~3个月查血常规及肝功能,若有异常及时递减抗结核药物,并给以相应处理。

3. 手术治疗 根据肾结核病变范围、破坏程度及对抗结核药物的反应决定手术方案。单个结核性脓肿与肾盏不相通,可行病灶清除术。单侧肾破坏严重或自截肾应切除,药物治疗 6 个月无效,应在药物治疗配合下进行手术,术前抗结核治疗不应少于 2 周。

三、膀 胱 炎

膀胱炎(cystitis)分为细菌性及结核性两种。细菌性以大肠埃希菌为最常见,多由上行感染引起,很少有血行感染及淋巴感染,女性多于男性;结核性者多继发于肾结核。

【诊断提示】

1. 急性膀胱炎 新婚、蜜月期及夫妻久别重逢时多见,病初排尿有烧灼感,逐渐出现尿急、尿频、尿痛等膀胱刺激症状,部分伴有脓血或血尿。膀胱区有压痛。中段尿检查有大量红、白细胞及脓细胞,培养有致病菌生长。急性感染期禁忌做膀胱镜检查及尿道扩张。

2. 慢性膀胱炎　反复发作较轻的膀胱刺激症状。中段尿检查及培养对诊断和治疗有帮助。膀胱镜检查见黏膜苍白、粗糙、增厚等,有时发现膀胱内结石、异物或尿道狭窄等。

3. 结核性膀胱炎　多是肾结核的并发症。有尿频、尿痛、尿急、血尿或脓尿,晚期出现膀胱挛缩。膀胱造影可了解膀胱缩小的情况。膀胱镜检查可窥见结核结节或暗红色大小不等的溃疡面。

【治疗措施】

1. 急性期　卧床休息,多饮水,口服碳酸氢钠碱化尿液,避免刺激性食物。颠茄合剂 10ml,3 次/d,减轻膀胱刺激症状。根据细菌培养及药敏试验选用抗生素。常用药物:诺氟沙星 200mg,3 次/d,口服或静滴。庆大霉素 8 万 U,2 次/d,肌注。复方磺胺甲噁唑 2 片,2 次/d,口服。头孢菌素 2.0g,1 次/8h,静滴。配合膀胱区热敷、热水坐浴以解除膀胱痉挛。绝经期后妇女可采用雌激素替代疗法以维持正常的阴道内环境,增加乳酸杆菌并清除致病菌,可以减少尿路感染的发生。

2. 慢性期　尿道狭窄给以扩张,结石或异物给予取出。

3. 结核性　药物治疗同肾结核。手术治疗主要针对膀胱挛缩,可选用肠襻膀胱成形术或尿流改道术。

四、非特异性尿道炎

非特异性尿道炎(aspecific urethritis)指普通化脓性细菌引起的尿道感染。致病菌多为大肠埃希菌、变形杆菌、链球菌、葡萄球菌等。表现为尿道刺激症状及尿道口有脓性分泌物。

【诊断提示】

1. 急性炎症　有尿急、尿频和排尿烧灼感,尿道口红、肿,挤压尿道口有脓液。

2.慢性炎症　尿道内瘙痒不适,排尿灼热或尿不尽感。

3.尿三杯试验　第1杯多浑浊,中段及终末尿正常。尿常规示红、白细胞及脓细胞。分泌物涂片染色或培养可明确病原菌。

4.其他检查　慢性期可行尿道镜检查,急性期忌用。

【治疗措施】

1.祛除导致尿道炎的各种因素　如尿道内异物、狭窄等。

2.急性期　鼓励患者多饮水,增加尿量,同时予碱性药物以减轻尿道刺激症状。口服吡哌酸、诺氟沙星(同膀胱炎)。重者根据尿道分泌物培养及药敏结果,选用敏感抗生素。

3.慢性期　除以上治疗外,可辅以尿道扩张、理疗或药物离子导入,亦可用1:1000硝酸银液行尿道冲洗。尿道内有溃疡或肉芽组织时,行尿道镜电灼术。

4.其他　注意外阴卫生。治疗期间避免性生活。

五、前　列　腺　炎

前列腺炎(prostatitis)是成年男性常见病,但50岁以下的成年男性患病率较高。致病菌以葡萄球菌、链球菌、大肠埃希菌及变形杆菌为多见。诱发因素与受凉、性生活过度及长期大量饮酒等引起前列腺充血、下尿路机械性刺激及上行感染有关。

【诊断提示】

1.急性炎症期　常有明显尿急、尿频、尿痛、排尿烧灼感或尿不尽感。重者有畏寒、发热、排尿困难及血尿。白细胞明显增高。直肠指诊可触及肿大的前列腺,压痛明显,脓肿形成后可触及波动感。感染蔓延可致精囊炎、附睾炎、菌血症,急性期禁忌前列腺按摩和穿刺。

2.慢性炎症期　多有不同程度的会阴部或腰骶部坠胀不适及尿路刺激症状。尿道口常流出白色浑浊分泌物,俗称"滴白"。常伴有头昏、乏力、失眠、性欲减退、阳痿及遗精,并可出现变态反应性病变,如虹膜炎、关节炎、神经炎、肌炎、不育等。前列腺按摩液镜检有红、白细胞或脓细胞,卵磷脂小体减少或消失。前列腺液细菌培养加药敏对诊断及治疗有重要意义。

3. B 超检查　前列腺 B 超检查有助于诊断。

【治疗措施】

1. 急性期　卧床休息,大量饮水,根据前列腺液培养和药敏结果选用有效抗生素。并使用止痛、解痉、退热等药物缓解症状。常选用复方磺胺甲噁唑;喹诺酮类如诺氟沙星、环丙沙星、氧氟沙星;还可选用青霉素、庆大霉素或头孢菌素,配以理疗或热水坐浴。脓肿形成后可经会阴穿刺抽脓或切开排脓引流。

2. 慢性期　首选红霉素、复方磺胺甲噁唑、多西环素等具有较强穿透力的抗菌药物,亦可应用中医中药,以解毒、通淋、活血、散瘀;前列腺按摩,每周 1 次,连续 5～6 次。鼓励患者建立规律的生活、工作制度,合理性生活,戒酒,禁食刺激性食物。配合热水坐浴、理疗、针灸。

3. 其他措施　前列腺微波、射频及热疗等。

六、急性睾丸炎及附睾炎

急性睾丸炎及附睾炎(acute didymitis and epididymitis)常见于中青年,多由泌尿系感染或前列腺炎、精囊炎扩散所致。感染从输精管逆行传播,血行感染少见。两者多同时存在,睾丸炎常继发于附睾炎,故称附睾睾丸炎。主要表现为局部剧烈疼痛并向腹股沟放射。

【诊断提示】

1. 急性睾丸炎　常有畏寒、高热、睾丸疼痛并向腹股沟部放射。阴囊红肿、睾丸肿大、压痛,可伴有膀胱刺激症状。白细胞及中性粒细胞增高。可有肉眼血尿或镜下血尿,可形成脓肿。

2. 急性附睾炎　起病急,阴囊皮肤肿痛。刺激附睾可剧痛,向腹股沟部放射。可伴高热寒战。白细胞及中性粒细胞增高,可形成脓肿。

3. **以上两病多并存**　B超显示睾丸与附睾肿胀,血常规可见白细胞及中性粒细胞增高。

【治疗措施】

(1)卧床休息,托高阴囊,局部早期冷敷,后期热敷。急性期避免性生活。可用 $0.5\%\sim1\%$ 利多卡因 20ml 皮下环口封闭,减轻疼痛。

(2)应用抗生素:如复方磺胺甲噁唑 2 片,2 次/d,口服,同时碳酸氢钠 0.6g,3 次/d。全身症状重者,应早期静脉应用广谱抗生素。

(3)脓肿形成时切开引流。

第三节　泌尿生殖系结石

一、肾及输尿管结石

肾及输尿管结石(renal and ureteral culculi)多发于中青年,男女比例相近。绝大多数输尿管结石是由肾结石下行而来。主要症状是疼痛和血尿。肾结石固定多无症状。

【诊断提示】

(1)多有运动或体力劳动诱发腰部或相应的上腹部持续性钝痛或突发的剧烈绞痛,向患侧下腹部、外阴及大腿内侧放射,结石活动时,伴有面色苍白、恶心、呕吐及大汗淋漓等。

(2)多数患者疼痛过后出现肉眼血尿或镜下血尿。若痛时或其后有尿石排出,具有诊断意义。并发感染时,可有脓尿及尿路刺激症状。

(3)患侧肾区有叩击痛,输尿管走行区有压痛。结石引起梗阻发生肾积水时,可扪及肿大肾。

(4)尿常规可见肉眼及镜下血尿,伴感染时可有脓尿。腹部正侧位 X 线片检查 95% 可发现结石影,静脉肾盂造影或逆行肾盂造影,CT 扫描诊断更明确。B 超可提示肾积水及结石情况。肾图、ECT、肾功能检查可了解肾功能的损害程度。

【治疗措施】

1. 非手术治疗

(1)解痉止痛:阿托品 0.3～0.5mg 配伍哌替啶 50mg 肌注;1‰普鲁卡因 20ml 做痛点封闭;针刺肾俞、足三里、三阴交等可缓解疼痛。

(2)结石<1cm,且表面光滑,无明显梗阻和感染者,采取大量饮水,使每日尿量在 2000～3000ml 或以上;配合中药排石汤、平滑肌松弛药等,并加大运动量、跳台阶等措施,促使结石排出。亦可用震荡治疗仪治疗。

(3)对上述方法不能排出的结石,可采用输尿管镜或经皮肾镜取石、体外冲击波碎石及腹腔镜输尿管取石。

2. 手术治疗　适用于一些复杂性肾结石、肾盂肾盏内的结石。根据病情及肾功能状况,采用肾切开取石、肾部分切除、肾切除。

3. 病因治疗　部分病人能找到结石的病因,如甲状旁腺功能亢进(主要是甲状旁腺瘤),切除腺瘤,结石可自行消融。尿路梗阻者需解除梗阻。

二、膀胱结石

膀胱结石(vesical calculus)可发生于任何年龄,原发性膀胱结石多发生于男孩,与酸性水、过多酸性食物、营养不良和低蛋白饮食有关,其发生率在我国已明显降低。继发性膀胱结石常见于良性前列腺增生、膀胱憩室、神经源性膀胱、异物或肾、输尿管结石排入膀胱。主要症状为尿流中断及血尿、排尿疼痛并放射至远端尿道及阴茎头部,伴排尿困难,有继发感染时常伴尿路刺激症状。

【诊断提示】

(1)尿末时出现排尿疼痛,小儿常哭闹,抓阴茎及会阴部。伴有肉眼血尿或镜下血尿。也可出现排尿困难、尿流中断或急性尿潴留。改变体位可缓解。

(2)继发膀胱感染时有尿急、尿频、尿痛等症状。

(3)膀胱镜检查可发现结石及其他病理改变。

(4)腹部 X 线片、膀胱 B 超有助于诊断。

(5)较大的结石常可经直肠腹壁双合诊被扪及。

【治疗措施】

1. 非手术治疗

(1)结石直径<1.0cm 者,可大量饮水后 30min 做弹跳活动或跳台阶运动,以利排石。合并感染时应用抗生素。

(2)碎石术:结石直径在 2～3cm 以内者,可直视下膀胱镜机械碎石;较大结石可采用膀胱镜直视液电碎石或体外冲击波膀胱碎石。

2. 手术治疗　耻骨上膀胱切开取石术,适用于结石过大或上述治疗失败者。

三、尿 道 结 石

尿道结石(urethral calculi)见于男性,系指结石停留于尿道不能自行排出体外。分为原发性和继发性两类,后者最常见,绝大多数来自肾和膀胱。有尿道狭窄、尿道憩室及异物存在时亦可导致尿道结石。多数尿道结石位于前尿道。

【诊断提示】

(1)结石嵌顿尿道内引起排尿困难,点滴状排尿伴尿痛,严重者可发生急性尿潴留及会阴部剧痛。部分患者尿道口有血性分泌物。

(2)绝大多数能在尿道结石部位扪及硬结。后尿道通过肛门指诊可触及。

(3)尿道探子插入有阻挡,尿道镜可直接窥见结石。

(4) X 线片及 B 超均可证实结石影。

【治疗措施】

1. 非手术治疗

(1)较小的结石,可向尿道内注入滑润剂,如无菌液状石蜡,将结石挤出。位置较深者可用导尿管注入润滑剂,用力排尿冲出。

前尿道结石采用阴茎根部阻滞麻醉,压迫结石近端尿道,阻止结石后退。注入无菌液状石蜡将结石取出或钳出。

(2)尿道镜直视下取出。

(3)合并感染者,应用抗生素。

2. 手术治疗　适于较大、表面不光滑在尿道内嵌顿的结石。后尿道结石可采用金属探子将其推入膀胱,再做耻骨上切开取石或机械碎石、液电碎石或冲击波碎石。尽量不做尿道切开取石,以免尿道狭窄。

第四节　泌尿生殖系肿瘤

一、肾细胞癌

肾细胞癌(carcinoma of kidney)又称肾癌、肾腺癌,是成年男性常见的肾恶性肿瘤,占原发性肾恶性肿瘤的 85% 左右。发病年龄多在 50—70 岁,好发于肾上极或下极,来源于肾小管上皮细胞。主要表现是间歇性无痛性全程肉眼血尿。

【诊断提示】　血尿、疼痛、肿块是肾癌的主要症状。

(1)无痛性间歇性全程肉眼血尿或显微镜下血尿,伴持续性腰部钝痛。10%～40%的肾癌病人可出现副瘤综合征,常见有发热、高血压、血沉增快等。其他表现有高钙血症、高血糖、红细胞增多症、肝功能异常、消瘦、贫血、体重减轻及恶病质等。晚期可出现转移症状,如病理性骨折、咳嗽、咯血、神经麻痹及转移部位疼痛等。

(2)肾区或上腹部可扪及质硬、表面尚光滑的包块,伴有触痛及叩击痛。

(3)尿检可见红细胞,有时见脱落癌细胞。

(4)腹部 X 线片示患侧肾影增大,外缘不整齐或呈分叶状。静脉肾盂造影示肾盂肾盏受压变形,不规则,充盈缺损。显影不清者行逆行肾盂造影。

（5）B超或CT、MRI检查,可显示肾实质肿物的大小、部位,并可发现早期病变。

【治疗措施】

1. **肾动脉栓塞术**　作为根治性切除的术前准备或晚期肾癌的姑息性治疗。

2. **手术治疗**　根治性肾切除术是肾癌最主要的治疗方法,切除范围包括肾、肾周组织、肾上腺、淋巴结及输尿管上段。需要保留肾组织者可采用肾部分切除或肾肿瘤摘除术,近年来用腹腔镜行肾癌根治术。

3. **放射治疗**　因其具有多种耐药基因,对放射治疗不敏感,而免疫治疗对预防和治疗有一定作用。

4. **化学治疗**　主要适于晚期肾癌及术后的补充治疗,一般用长春新碱,10～15mg/次,每周1次,总量60～80mg为1个疗程。亦可联合加用多柔比星。

二、肾胚胎瘤

肾胚胎瘤(nephroblastoma)亦称肾母细胞瘤或Wilms瘤。是幼儿最常见的肾恶性肿瘤,无性别差异,多数为一侧单发。主要表现为迅速增大的腹部包块。

【诊断提示】

（1）5岁以下儿童,无意中发现腹部无痛性迅速增大的质硬包块。1/3有镜下血尿,肉眼血尿少见,全身乏力、进行性消瘦、食欲缺乏、不同程度的腹痛、发热、高血压及红细胞增多症。

（2）腹部X线片可见腹部巨大肿块影及钙化灶。静脉肾盂造影示肾盂、肾盏受压变形。

（3）双肾B超、CT及MRI检查,对鉴别诊断有帮助,并可了解周围转移情况。

【治疗措施】

1. **手术治疗**　对肿瘤较小者,应早期行根治性切除;若肿瘤体积过大者,先放疗,肿瘤缩小后再行根治性切除。

2. 放射治疗　对放射线比较敏感。

3. 化学治疗　与放疗有协同作用。

三、输尿管肿瘤

输尿管肿瘤(tumor of ureter)以输尿管癌最常见。主要表现为肉眼血尿或镜下血尿,可伴有肾绞痛或轻度腰痛。

【诊断提示】

(1)肉眼血尿或镜下血尿,有时排出条索状血块。当肿瘤侵及周围神经组织时可引起疼痛,并伴肾绞痛或轻度腰痛,多为血块通过输尿管所致。

(2)腹部包块:肿瘤增大后可扪及肿块。梗阻造成肾积水时可扪及肿大的肾。

(3)膀胱镜检查,患侧输尿管口可有喷血现象,下段输尿管肿瘤可于输尿管口发现肿块,插管受阻且有出血。静脉尿路造影显示病变部位充盈缺损或完全梗阻。并可结合造影、输尿管镜、B超及 CT 等检查方法。

(4)尿液脱落细胞学检查,有时可找到癌细胞。

【治疗措施】

1. 手术治疗　对侧肾功能良好,做根治性切除,包括患侧肾、全输尿管及部分膀胱壁。

2. 放疗或化疗　适用于晚期有转移者。

四、膀 胱 肿 瘤

膀胱肿瘤(tumor of bladder)占泌尿系肿瘤的首位。男多于女,50 岁以上多见。好发于膀胱三角区及其附近部位。间歇性无痛性全程肉眼血尿为其特点。

【诊断提示】

(1)出现间歇性、无痛性全程肉眼血尿,有时可见血块或烂肉样组织。原位癌仅有镜下血尿。晚期可出现膀胱刺激症状,少数广泛原位癌或浸润性癌起始即有膀胱刺激症状及排尿困难,预后不良。阻塞输尿管口可引起肾积水。

(2)尿脱落细胞学检查阳性率较高。取晨尿及新鲜尿进行检查。尿液检查端粒酶活性、膀胱肿瘤抗原(BTA)、核基质蛋白(NMP_{22}、BLCA-4)等有助于提高膀胱癌的检出率。

(3)膀胱镜检查可直接窥见肿物大小、部位,并可取活组织检查明确诊断。

(4)静脉肾盂造影可了解上尿路有无肿物。

(5)膀胱造影、B超、CT及MRI检查对诊断有重要帮助。

【治疗措施】

1. 手术治疗　膀胱肿瘤以手术治疗为主。根据肿瘤大小、位置、形态及浸润深度选择手术方式。表浅肿物经尿道行肿物电切术或膀胱部分切除术;浸润性癌可行全膀胱切除或根治性切除术。

2. 化学治疗　原位癌或术后可采用膀胱内灌注。①卡介苗50mg+生理盐水50ml;②丝裂霉素40mg+生理盐水40ml;③塞替派60mg+生理盐水60ml。排空尿,经尿管注入,保留2h。已有转移者应以化疗为主,常用药物有顺铂、卡铂、甲氨蝶呤、阿霉素、丝裂霉素、长春新碱等。目前多主张联合用药。

3. 放射治疗　适于晚期,体外或腔内放疗,效果不确切。

五、前列腺癌

前列腺癌(carcinoma of prostate)是高度恶性肿瘤,易侵犯前列腺尖部,绝大多数为腺癌,主要表现为排尿困难,进行性加重。部分患者早期可无症状,而在前列腺标本病理检查时发现。

【诊断提示】

(1)肿瘤发展缓慢,当肿瘤逐渐增大时,出现尿频、尿线变细、排尿困难等症状。肿瘤浸润周围有腰骶部、髋部疼痛。远处转移可出现相应的症状。

(2)直肠指诊:前列腺肿大,质地坚硬,表面凹凸不平,呈结节状,大小不一。周围有浸润时较固定,前列腺穿刺活组织检查可确诊。

(3)血清前列腺特异性抗原(PSA)及酸性磷酸酶升高。

(4)经直肠 B 超、前列腺 B 超、CT 及 MRI 检查有助于诊断,可发现晚期前列腺癌浸润膀胱、压迫输尿管引起肾积水。全身核素显像和 MRI 可早期发现骨转移灶。

【治疗措施】

1. 手术治疗　治疗应根据患者的年龄、全身状况、临床分期及病理分级等综合因素考虑。局限于前列腺包膜内的行根治性切除。侵出包膜外者行扩大根治切除。一般不主张对 75 岁以上,预测寿命低于 10 年的病人行根治性前列腺切除术。

2. 放射治疗　适于晚期、不能耐受手术者,检查未发现远处转移及术后辅助治疗者。

3. 化学治疗　适于各期病例,但疗效差。常用联合方案:多柔比星 $50mg/m^2$ 静注,第 1 天;顺铂 $50mg/m^2$,静注,第 2 天,每 3 周重复 1 次,3～5 次为一疗程。

4. 内分泌治疗　甲基氯地孕酮 100mg,3 次/d,口服;氨鲁米特(氨苯哌酮)250mg,3 次/d,口服。己烯雌酚 2mg,3 次/d,口服。

5. 微波治疗　用于晚期癌肿。

六、阴　茎　癌

阴茎癌(carcinoma of penis)多发生于 50 岁以上男性,与包茎或包皮过长有关,是可以预防的肿瘤。一些恶性倾向的病变,如阴茎黏膜白斑、凯拉增生性红斑、阴茎乳头状瘤、巨大尖锐湿疣等,亦可发展为阴茎癌。

【诊断提示】

(1)阴茎头部出现红色斑块、丘疹、疣、硬结或溃疡,肿块逐渐增大多呈菜花状,其分泌物有恶臭味。

(2)有包茎或包皮过长及反复感染史。

（3）检查尿道海绵体是否受累。

（4）病变活组织检查可确诊。

（5）胸部 X 线片、B 超、CT 检查可发现远处转移灶。

【防治措施】

1. **手术治疗**　瘤体较小，局限于包皮者，可仅行包皮环切术。癌肿局限于龟头，无转移可采用阴茎部分切除。癌肿较大或位于阴茎根部应行阴茎全部切除。有腹股沟淋巴结转移者，行阴茎全部切除加双侧腹股沟淋巴结清扫。

2. **非手术治疗**

（1）放射治疗：主要用于手术后腹股沟淋巴结有转移的病例，亦可用于癌肿较小，需要保持性功能者。

（2）化学治疗：选用博来霉素、顺铂、环磷酰胺、甲氨蝶呤、氟尿嘧啶等。

（3）激光治疗或液氮冷冻治疗。

3. **预防**　对阴茎包皮过长或包茎者，尽早行包皮环切术，是预防阴茎癌的有效方法。

七、睾丸肿瘤

睾丸肿瘤（tumor of testis）比较少见，仅占全身恶性肿瘤的 1%。多发生在 20—40 岁，恶性程度高，原因尚不确切，但隐睾症与之有关。分为原发性和继发性两大类。原发性睾丸肿瘤又分为生殖细胞肿瘤和非生殖细胞肿瘤两类。前者约占睾丸肿瘤的 90%～95%，根据组织学的变化又可分为精原细胞瘤与非精原细胞瘤两大类。后者包括胚胎癌、畸胎癌、畸胎瘤、绒毛上皮细胞癌和卵黄囊肿瘤等。睾丸无痛性进行性肿大为其特点。

【诊断提示】

（1）睾丸有下坠或沉重感，透光反射阴性。

（2）睾丸逐渐增大，表面光滑，质地坚实，隐睾患者于腹股沟处可扪及肿大包块或原为隐睾，腹股沟部包块逐渐增大。

(3)检测甲胎蛋白(AFP)及绒毛膜促性腺激素(β-hCG),对睾丸生殖细胞瘤特异性较强。

(4)B超及CT检查有助于诊断,并可发现腹膜后转移灶。胸部X线片可了解肺部和纵隔有无转移病变。

【治疗措施】

1. **手术治疗** 一般采用根治性睾丸切除,包括清除腹股沟及腹膜后淋巴结。术后辅以放疗及化疗等综合性治疗。

2. **放射治疗** 精原细胞瘤对放疗较敏感,其他肿瘤敏感性较低。

3. **化学治疗** 精原细胞瘤最敏感,其他恶性肿瘤亦有效,一般采用联合用药:顺铂 $20mg/m^2$,静滴,1 次/d,共 5d;长春新碱 $3mg/m^2$,静滴,每 3 周 1 次,共 3~5 次。

第五节 泌尿生殖系其他疾病

一、多 囊 肾

多囊肾(polycystic kidney)是一种先天性遗传疾病,分婴儿型和成人型。前者少见,后者多为双侧型,占晚期肾病的 10%。主要症状为疼痛、腰部肿块与肾功能损害。可伴发结石或尿路感染,并发症包括尿毒症、高血压、心肌梗死和颅内出血。

【诊断提示】

(1)多有明显家族史,患者出现不明原因的腰部胀痛或坠胀不适,多伴头痛、头晕及全身虚弱等。中期,多数患者有无痛性肉眼血尿或镜下血尿。并发感染时有尿频、尿急、尿痛等膀胱刺激症状。晚期可出现高血压、心脏损害、肾功能不全,甚至肾功能衰竭。

(2)多数患者两侧上腹部可触及肿大的肾,表面不光滑,随呼吸上下运动。

(3)尿检查可见红、白细胞或脓细胞,尿渗透压减低。晚期肌酐及非蛋白氮升高。

（4）腹部 X 线片，绝大多数肾影增大。静脉肾盂造影示双肾盏变形，有多数弧形压迹。

（5）B 超及 CT 扫描呈大小不等的囊性包块改变。

【治疗措施】

1. 非手术治疗　包括休息、抗感染、控制高血压、低盐低蛋白饮食、避免剧烈运动、注意保护心肝肾功能等措施。

2. 手术治疗　有结石并梗阻及严重挤压症状时，可行切开取石及囊肿去顶减压术。严重感染应切开引流。肾衰竭者可行肾移植。

3. 透析　出现肾衰竭患者血液透析。

4. 其他　治疗并发症及原发疾病。

二、前列腺增生症

前列腺增生症（benign prostatic hyperplasia，BPH）亦称前列腺肥大，病理学表现为细胞增生，而不是肥大，故应命名为前列腺增生。是 50 岁以上老年男性常见病。其主要表现是进行性加重的排尿困难，以致尿潴留。

【诊断提示】

（1）早期可出现尿频，尤其是夜间次数明显增多，逐渐出现排尿困难、尿失禁、尿不尽，表现为排尿等待、时间延长、尿线变细、尿滴沥、尿潴留，久病者可以引起慢性肾功能衰竭。部分患者有血尿。合并感染时出现膀胱刺激症状。

（2）直肠指检：前列腺增大，中间沟变浅、消失或略突出。表面光滑，质地中等，有弹性。

（3）前列腺 B 超可观察前列腺形态、结构及大小。经直肠超声检查，目前已被普遍采用。

（4）膀胱造影，膀胱镜检查可了解前列腺增大的程度及膀胱内其他病变。

（5）尿流率检查可以确定前列腺增生病人排尿的梗阻程度，常是确定是否需要手术的指征之一。前列腺特异性抗原(PSA)测定对排除前列腺癌有一定意义。

【治疗措施】

1. 调整日常生活　适当活动,增强体质,避免受凉、劳累、大量饮酒及过度性生活。

2. 药物治疗　选用甲基氯地孕酮 50mg,1 次/d,口服;羟基黄体素己酸 300mg 肌注,1 次/周;己烯雌酚 10mg,1 次/d,口服;戊酸雌二醇5～10mg 肌注,1 次/周;特拉唑嗪(高特灵,四喃唑嗪)2mg,1 次/晚;坦索罗辛 0.2mg,1 次/d;前列康 4 片,3 次/d。合并前列腺炎者,加用抗生素。

3. 手术治疗　①对体质尚好,能耐受手术者,选择前列腺摘除术;②前列腺较小,可采用前列腺电切术;③体质差,合并其他脏器严重疾病者采用去势术(切除双侧睾丸);④合并慢性肾功能不全者,先引流尿液,待病情改善,视病情选择手术。

三、睾丸下降不全

睾丸下降不全(incomplete orchiocatabasis)亦称隐睾症,是指一侧或两侧睾丸未进入阴囊而停留于下降途中的任何部位。隐睾易发生恶变,概率较正常人高 20～35 倍。此外隐睾易导致精子生成障碍而致不育。

【诊断提示】

(1)一侧或两侧阴囊内无睾丸,睾丸位于腹膜后或腹股沟部。发育差,睾丸不能进入阴囊。

(2)可合并腹股沟斜疝或阴囊发育不良。

(3)对高位不能触及的隐睾,可行 B 超或精索静脉造影定位。CT 检查对腹膜后恶变而肿大的隐睾具有重要的诊断价值。

【治疗措施】

(1)1 岁内的睾丸有自行下降可能,若 1 岁以后仍未下降,可试用绒促性素治疗,1000U,肌注,2 次/周,5 周为一疗程。总剂量为 5000~10 000U。

(2)对单侧隐睾或合并腹股沟斜疝及药物治疗无效者,应行睾丸松解固定术,将睾丸固定于阴囊内,同时修补斜疝。高位隐睾可分期手术或自体睾丸移植。手术时机以 2 岁以内为佳。

(3)睾丸萎缩或疑有恶变者,应切除。

四、包皮过长与包茎

包皮过长(redundant prepuce)是指包皮不能使阴茎头外露,但可以翻转。包茎(phimosis)是指包皮外口过小,紧箍阴茎头部,不能向上外翻。

【诊断提示】

1. 包皮过长 一般无症状,有时污垢积聚引起痒感。包皮嵌顿时,可出现包皮及龟头水肿、疼痛,并可影响阴茎正常发育。

2. 包茎 包皮口严重狭窄时,表现排尿困难,尿线细,排尿时呈囊状隆起,有时引起尿潴留,以致肾积水,肾功能损害。

3. 其他 长期尿垢积聚,慢性刺激可诱发感染、癌变、白斑病等。

【治疗措施】

1. 包皮过长 注意局部卫生,经常翻转清洗。青春期后,包皮垢积聚,经常引起感染者,应行包皮环切术。

2. 包茎 小儿包茎可在局麻下用小血管钳扩张包皮口。包皮龟头炎可行包皮背侧切开引流。

3. 包皮嵌顿 手法复位,失败者亦可背侧切开,包皮长者可采取包皮环切术。

五、鞘 膜 积 液

鞘膜积液(hydrocele of tunica vaginalis)是指鞘膜囊内液体超过正常而形成囊肿者。多为先天性因素,少数为阴囊外伤、睾丸或附睾炎症、肿瘤或丝虫病等继发所致。分为睾丸鞘膜积液、精索鞘膜积液。

【诊断提示】

（1）一侧或双侧阴囊无痛性肿大，积液量多时，有下坠感。扪及包块表面光滑有囊性感。肿块内无肠型及肠鸣音。

（2）交通性鞘膜积液随体位缓慢变化，可逐渐缩小或完全消失。

（3）肿块透光试验阳性，穿刺可抽出透明浅黄色液体。

（4）B超检查，阴囊内有液性暗区。

【治疗措施】

1. 非手术治疗

（1）婴儿鞘膜积液有自愈的可能，可观察1年。成人睾丸鞘膜积液，如积液量少，无任何症状，无须手术。

（2）穿刺抽液适于婴幼儿积液较多；老年人拒绝手术或有手术禁忌证者。抽液后可注入高渗葡萄糖、鱼肝油酸钠、四环素等，促使鞘膜粘连闭合。

2. 手术治疗　一般行鞘膜部分切除并翻转缝合术。交通性鞘膜积液应做鞘膜高位结扎术，术中仔细止血，术后引流，加压包扎。

六、精索静脉曲张

精索静脉曲张（varicocele）是指阴囊精索蔓状静脉丛异常伸长、扩张及纤曲，致血液回流不畅。青壮年、长久站立工作者多见，发病率占男性人群的10％～15％，左侧明显高于右侧，可引起男性不育症。

【诊断提示】

（1）阴囊坠胀不适且肿大，站立或活动后明显加重。

（2）阴囊内扪及蚯蚓状静脉团，站立或加大腹压时明显，平卧位可消失。如平卧位静脉曲张不消失，则可能为继发性，应查明原因。注意有无下肢静脉曲张、附睾炎、前列腺炎及阴囊肿块。

（3）部分患者精子数目减少，质量下降，或无精症。

（4）精索内静脉造影是可靠的诊断方法。

（5）B超检查、放射性核素阴囊血池扫描，有助于诊断。

【治疗措施】

1. **非手术治疗**　轻症患者可用阴囊托带或穿护身裤。

2. **手术治疗**　症状重、静脉曲张明显或精子数目明显减少者，应尽早手术。常用方法：腹膜后精索内静脉高位结扎术或腹股沟精索内静脉高位结扎术并精索内静脉与腹壁下静脉转流术。腹腔镜下行精索内静脉高位结扎，具有创伤小、疗效好、恢复快的优点。

第49章　神经外科疾病

第一节　颅脑损伤

一、头皮损伤

头皮损伤(injury of scalp)是指颅骨以外的损伤。包括头皮裂伤、头皮血肿及头皮撕脱伤等。

【诊断提示】

1. 头皮裂伤　头皮有伤口和出血,仅伤及头皮各层,严重者可引起失血性休克。

2. 头皮血肿　头皮闭合伤,多为钝器伤,无伤口,可分为皮下血肿、帽状腱膜下血肿和骨膜下血肿。

3. 头皮撕脱伤　头皮连同头发撕脱,颅骨外露,出血较多,可导致失血性或疼痛性休克。

【治疗措施】

1. 头皮裂伤　应在24h之内彻底清创全层缝合。大伤口应连同帽状腱膜一起缝合,同时给予抗生素及TAT注射。

2. 头皮血肿　血肿多能自行吸收。小儿帽状腱膜下血肿应加压包扎,为避免感染,一般不采用穿刺抽吸。

3. 头皮撕脱伤　皮瓣有蒂相连,清创后原位缝合,帽状腱膜下放引流管。若皮片完全脱离,污染不重,应行显微外科手术吻合血管。若不能吻合血管,可制成中厚皮片植皮。若皮片污染严重,可先清创包扎伤口,待肉芽组织长出后再植皮。

二、颅盖骨骨折

颅盖骨骨折(fracture of skull)是指在外力直接作用下,造成颅盖骨的不同形态的骨折。最常见有线性骨折、凹陷性骨折。前者包括颅缝分离,后者包括粉碎性骨折。颅盖骨骨折的重要性并不在于骨折本身,而在于与骨折同时合并的脑、脑膜、颅内血管及脑神经损伤。

【诊断提示】

(1)头部外伤史。

(2)骨折部位常伴有头皮损伤或脑损伤。

(3)X线片及CT扫描可显示骨折线的数目、形态、部位。骨折线跨越静脉窦或脑膜血管沟时,可形成硬膜外血肿。

(4)骨折凹陷较深者,可出现神经系统定位体征。压迫较大静脉窦时,可出现颅内压增高症。

【治疗措施】

1. 线性骨折 无需处理,但骨折线跨越静脉窦或脑膜中动脉沟时要严密观察,警惕硬脑膜外血肿的发生。

2. 凹陷性骨折 位于功能区或深度超过1.0cm以上者,手术复位。

3. 粉碎凹陷性骨折 骨折片刺入脑内,伴有脑损伤的定位体征及颅压增高时应手术取出。若横跨大静脉窦伴有硬脑膜血肿引起颅压增高者,应清除骨片,静脉窦修补止血。

4. 颅内压增高 选用20%甘露醇、25%山梨醇静滴。

三、颅 底 骨 折

颅底骨折(fracture of cranial base)绝大多数为颅盖骨骨折延伸而来的线性骨折,只有少数可在枕骨基底部或蝶骨大翼处发生凹陷性骨折。颅底骨折常合并脑脊液漏和(或)脑神经损伤。分为颅前窝骨折、颅中窝骨折、颅后窝骨折。

【诊断提示】

1. **颅底骨折**　仅有30％病例能被X线片检查所证实。CT扫描可利用窗宽和窗距的调节了解骨折的部位、程度及有无血肿。

2. **颅前窝骨折**　累及眶顶和筛骨。

(1)"熊猫眼"征:系眶周皮下及眼结膜下淤血所致。

(2)口鼻出血或脑脊液鼻漏。

(3)脑神经损伤:多为嗅神经、视神经。

3. **颅中窝骨折**

(1)耳部软组织肿胀、压痛。

(2)外耳道出血或脑脊液耳漏,若累及蝶骨,可出现鼻出血或合并脑脊液鼻漏。

(3)脑神经损伤:多为听神经、动眼神经、面神经、外展神经及三叉神经。

4. **颅后窝骨折**

(1)乳突处皮下淤血、肿胀、压痛。

(2)脑神经损伤:多为舌咽神经、迷走神经、副神经、舌下神经损伤。

(3)小脑和(或)脑干损伤。

【治疗措施】

(1)应用抗生素及止血药物。

(2)注重脑损伤、脑神经损伤及并发症的处理。

(3)合并脑脊液耳鼻漏者,要注意局部消毒,勿擤鼻、用力咳嗽、打喷嚏等。严禁填塞冲洗,一般1～2周可自行停止。若持续4周以上仍不停止,可考虑手术修补硬脑膜。

(4)对症治疗。

四、脑　震　荡

脑震荡(cerebral concusson)为头部受伤后立即出现短暂性的

意识障碍,一般不超过半小时,可为神志不清或完全昏迷,但清醒后神经系统检查无阳性体征。部分患者可遗留短期(<10d)轻微的头痛、头晕、恶心、呕吐等症状。

【诊断提示】

(1)有确切的头部外伤史。

(2)有短暂的意识丧失或意识障碍,时间不超过半小时,醒后对受伤经过不能记忆,称为进行性遗忘。

(3)可伴有头痛、头晕、恶心、呕吐等症状。神经系统检查无阳性体征。

(4)颅内压力及脑脊液成分正常。

(5)CT 或 MRI 检查无阳性发现。

【治疗措施】

(1)伤后 48h 内注意观察生命体征变化。

(2)卧床休息 1~2 周,逐渐恢复正常生活。

(3)头痛、头昏、呕吐等症状可对症治疗。

(4)给予 B 族维生素、谷维素、吡硫醇等治疗。亦可用中药活血化瘀、针灸、理疗治疗。

五、脑挫裂伤

脑挫裂伤(cerebral contusion and laceration),为主要发生于大脑皮质的损伤,可为单发,亦可多发,是头部在外力打击下,着力部位及其附近产生脑组织器质性损伤,引起一系列的临床症状和体征,常有生命体征的变化。

【诊断提示】

(1)伤后昏迷时间绝大多数超过 30min,重者可长期昏迷,少数患者仅有短暂意识障碍。

(2)出现相应的脑损伤症状,如偏瘫、失语、癫痫及脑神经损伤的症状和体征。

(3)可有蛛网膜下腔出血及颅内压增高的症状和体征,如头痛、恶心、呕吐、颈项强直、凯尔尼格征阳性等。

(4)生命体征改变,如脉搏加快、血压偏高、呼吸急促及瞳孔、眼底改变等。

(5)腰椎穿刺:脑脊液压力高,可发现红细胞。有明显颅内压增高的患者,应禁忌腰穿检查,以免促发脑疝。

(6)CT 及 MRI 检查可显示脑挫裂伤处出血、水肿。

【治疗措施】

1. 非手术治疗

(1)严密观察生命体征变化。

(2)躁动不安者给予镇静药或冬眠治疗。保持呼吸道通畅,保证供氧。

(3)控制液体入量(1500ml/d 左右),纠正水、电解质失衡,防治高血糖症。

(4)脱水药(20%甘露醇 250ml,快速滴入,2～4 次/d,可与呋塞米联合应用,或呋塞米与清蛋白联合应用)及糖皮质激素。

(5)脑细胞活化药,如三磷腺苷(ATP)、辅酶 A、胞磷胆碱、脑活素等。

(6)严重蛛网膜下腔出血、无明显颅内高压者,应尽早腰穿放血性脑脊液。宜缓慢放出。

(7)应用抗生素预防呼吸系、泌尿系感染。

2. 手术治疗　脑挫裂伤脑水肿合并脑疝者,尽快行开颅去骨瓣减压术。

六、脑 干 损 伤

脑干损伤(brain stem injury),主要表现为持续昏迷、去皮质强直、生命体征严重变化。临床分为原发性和继发性两种。

【诊断提示】

(1)头部外伤后立即昏迷,昏迷程度较深,时间较长。出现去皮质强直,表现为四肢过度伸直、颈后仰,呈角弓反张状态。

（2）双侧瞳孔大小不等、形态不一，两眼球分离或同向凝视。

（3）呼吸浅慢、间歇、不规则或出现潮式呼吸。脉搏细弱而快，血压低而不稳，可伴有持续非感染性高热。

（4）锥体束征。开始呈松弛性瘫痪，以后为痉挛性瘫痪，为肌张力增高，腱反射亢进，出现病理反射。晚期肌张力消失，深浅反射消失。

（5）CT 或 MRI 检查可显示脑干出血、水肿及损伤部位。

【治疗措施】

（1）昏迷时间较长者，应尽早气管切开，保证氧供。

（2）高热及躁动不安者，采用冬眠低温疗法。

（3）应用肾上腺皮质激素及脱水药。

（4）应用抗生素及脑细胞活化药。

（5）加强护理，预防压疮及坠积性肺炎，鼻饲饮食。

七、硬脑膜外血肿

硬脑膜外血肿（epidural hematoma）是因颅骨骨折伤及硬脑膜动脉或静脉窦或颅骨板障静脉，致使血液积聚于颅骨与硬脑膜之间，形成血肿，表现为脑受压及颅内压增高症状。多见于颅盖部。临床上以急性多见。

【诊断提示】

（1）有确切的头部外伤史，特别是颞部的直接暴力伤，血肿多位于头部直接着力部位，部分为对应部位。可有软组织损伤及皮下淤血。

（2）伤后意识障碍多有中间清醒或好转期，或者呈进行性加重。部分患者可无原发昏迷，后逐渐出现症状。

（3）颅压增高、脑受压表现。剧烈头痛、呕吐、躁动不安、血压升高、脉搏浅慢，一侧瞳孔散大，对侧肢体瘫痪。

（4）头颅 X 线片显示颅骨骨折。

（5）CT 及 MRI 检查可确定血肿部位、大小及中线有无移位。

【治疗措施】

1. 非手术治疗 仅用于病情稳定的小血肿,治疗方法基本同脑挫裂伤,但应特别注意生命体征的变化。

2. 手术治疗 适用于颅内压增高、脑受压的症状和体征及意识障碍进行性加重者。手术方式采用开颅血肿清除术,以解除脑受压,彻底止血。

八、硬膜下血肿

硬膜下血肿(subdural hematoma)是指出血积聚于硬脑膜下腔,主要为脑挫裂伤所致皮质层的动脉或静脉出血,穿破皮质流到硬脑膜下腔,小部分因外伤伤及桥静脉出血所致,是颅内血肿中最常见者,呈多发性血肿。多见于枕部着力引起双额颞部的对冲性脑挫裂伤。

【诊断提示】

1. 急性(3d内)和亚急性(3周内)硬脑膜下血肿

(1)头部外伤后昏迷进行性加重,迅速出现颅内压增高和脑疝的症状。

(2)CT或MRI检查显示硬脑膜下新月形高密度高信号影像。

2. 慢性(3周以上)硬脑膜下血肿

(1)头部外伤轻微或不明显,出现慢性进行性颅内压增高的症状。可有明显神经精神症状。

(2)对侧肢体轻度偏瘫或无力。此外可有失语、视力障碍、局限性癫痫发作等。

(3)CT或MRI检查显示低密度或等信号的血肿区。

【治疗措施】

1. 急性硬脑膜下血肿 立即钻孔探查,清除血肿。伴有颅内压增高者,应扩大骨窗或去骨瓣减压术。术后继续脱水降颅压治疗。

2. 慢性硬脑膜下血肿 行钻孔引流术;婴幼儿可行前囟穿刺

引流术。

九、脑 内 血 肿

脑内血肿(intracerebral hematoma)是指伤后脑实质内形成的血肿,因部位不同,临床症状与体征各不相同。多因脑挫裂伤或破碎骨片刺入脑内致脑皮质血管破裂出血。

【诊断提示】

(1)进行性意识障碍加重,昏迷时间长,中间清醒期不明显。

(2)有脑挫裂伤及颅内压增高的症状和体征。

(3)CT 或 MRI 检查显示脑挫裂伤灶附近或脑深部白质内见到高密度血肿影,形态不一,周围为低密度水肿区。脑室受压变形移位。

【治疗措施】

1. 非手术治疗　幕上脑内小血肿,临床症状不明显,可非手术治疗,应用脱水利尿药,减轻脑水肿和脑受压。应严密监测生命体征变化。

2. 手术治疗　有颅内压增高、脑受压的症状,应及时开颅探查,清除血肿。脑水肿严重者采用去骨瓣减压。

第二节　颅 脑 炎 症

一、脑　脓　肿

脑脓肿(abscess of brain)是由化脓性细菌经各种途径侵入脑组织引起化脓性炎症及局限性脓肿,导致颅内压增高及局灶性神经损害症状。病原体最常由头面部邻近组织(耳、鼻旁窦、牙齿)的感染灶播散而来,部分病例由血行播散引起。

【诊断提示】

(1)多有原发感染灶,如中耳炎、鼻窦炎、全身性脓肿或疖肿等,或头部有开放性脑损伤史。

(2)常有进行性加重的头痛、呕吐、发热、全身乏力、精神不振及意识障碍等症状。头痛迅速加重伴颈项疼痛和体温升高为本病的危象。

(3)因脓肿部位及大小不同,可出现不同的神经损害症状和体征。如颞叶脓肿,出现视野缺损、偏瘫及精神障碍;额顶叶脓肿,出现偏瘫、失语、半身感觉障碍及精神障碍;小脑脓肿可出现眼球震颤及共济失调等症状。

(4)腰椎穿刺检查,急性期颅内压增高,脑脊液白细胞数增高,蛋白含量增高,糖及氯化物降低。慢性期只有颅内压增高而无脑脊液化验异常。

(5)CT 及 MRI 显示占位性病灶,病灶周围环形增强征象,并伴轻度周围组织水肿。疾病早期无增强征象。

【治疗措施】

1. 抗感染治疗　适于脑部感染的初期,常用药物选择如下。

(1)青霉素 600 万～800 万 U,静脉滴注,2 次/d。

(2)氯霉素 0.5～1.0g,静脉滴注,2 次/d。

(3)磺胺嘧啶钠 2～4g,静脉滴注,1 次/6～8h。

(4)严重感染时,可选用头孢类抗生素加用甲硝唑,要足量应用,最好根据药敏结果选用有效抗生素。

2. 手术治疗

(1)脓肿穿刺冲洗或置管引流术:适于单腔脓肿,脓肿部位较深或位于重要功能区及患者体弱难以耐受手术者。

(2)脓肿切除术:适于多次穿刺脓腔不消失已形成厚壁、多房性脓肿、脓腔内有异物存留及脓肿破入脑室。

二、硬脑膜外及硬脑膜下脓肿

硬脑膜外及硬脑膜下脓肿(epidural and subdural abscess)是指硬脑膜外及下腔隙的化脓性感染,后者多见。感染源多由鼻窦炎、中耳炎、乳突炎等引起。

【诊断提示】

(1)有鼻窦炎、中耳炎、乳突炎、头皮、颅骨及其他部位感染的病史。

(2)有颅内压增高及全身感染的症状。可有脑膜刺激征及脑病灶压迫脑实质和脑神经的体征。病情常迅速恶化。

(3)CT 或 MRI 检查可发现病灶,并与脑内脓肿相鉴别。

【治疗措施】

1. 手术治疗

(1)钻孔排脓引流术:可做对孔或多个钻孔,以清除积脓和冲洗。多用于脓液稀且较局限者,同时放置引流管排出脓液,冲洗脓腔。

(2)骨瓣开颅术:彻底清除积脓并冲洗干净。硬脑膜下腔脓肿,做硬脑膜开放,去除骨瓣,放置引流管。

2. 抗感染治疗 并同时治疗原发灶,根据引流物病原体培养及药敏结果选用敏感抗生素,用药方法同脑脓肿。

第三节 颅脑及椎管肿瘤

一、脑神经胶质瘤

脑神经胶质瘤(cerebral glioma)在颅内各类型肿瘤中占第一位,占颅内肿瘤的 40%～50%,根据瘤细胞的分化情况又分:星形细胞瘤、少突胶质瘤、室管膜瘤、髓母细胞瘤和多形性胶质母细胞瘤等,表现慢性颅内占位性病变及颅内压增高的症状和体征。

【诊断提示】

(1)缓慢出现的颅内压增高症状,表现为进行性加重的头痛、恶心、呕吐、视盘水肿及视力障碍。有时出现精神障碍,如表情淡漠或兴奋状态、记忆力减退、定向力障碍、性格及行为改变。部分患者可伴有癫痫发作。

（2）由于肿瘤生长部位不同,直接刺激或损害不同的脑组织或脑神经,可引起不同的定位症状和体征,如偏瘫、失语、共济失调、眼球震颤、脑神经瘫等。最早出现的局灶性体征有定位意义。

（3）颅骨 X 线片显示颅内压增高征象,脑浅部肿瘤可致颅骨变薄、破坏或增生。CT 或 MRI 检查显示肿瘤的部位及大小,甚至可做定性诊断。

（4）腰椎穿刺有促进脑疝的危险,故一般仅在必要时才做,且操作需慎重。

【治疗措施】

1. 手术治疗　对某些分化不良的较大肿瘤或位于重要功能区的肿瘤可做次全或部分切除术。对引起颅内高压或梗阻性脑积水,且肿瘤不能切除的,可行减压术或脑脊液分流术。

2. 放射治疗　对不能手术或不能彻底切除肿瘤者,尤其恶性程度高者,应放射治疗。放射治疗宜在手术后,一般情况恢复后尽早进行,各类型肿瘤对放疗的敏感性不同,一般认为分化差的肿瘤较分化好的更为敏感,其中以髓母细胞瘤最为敏感。

3. 化学治疗

（1）卡莫司汀（BCNU）：每次用量 125mg,溶于 10％葡萄糖溶液 250ml 内静滴,1 次/d,连用 3 次为一疗程,每 6～8 周进行一疗程。儿童用量每次 2.5～3mg/kg。

（2）洛莫司汀（CCNU）：每次用量 120～200mg,口服,6～8 周重复 1 次,连用 5 次。

（3）联合用药：多柔比星（每次 45mg/m^2,即 1 次静滴）＋依托泊苷（每次 60mg/m^2 静滴,连用 2～3 次）＋洛莫司汀（每次 60mg/m^2 口服,连用 4～5 次）为一疗程,每 5 周重复一疗程。

二、脑　膜　瘤

脑膜瘤（meningioma）发病率仅次于脑神经胶质瘤,约占颅内肿瘤的 20％。具有部位表浅,生长缓慢,与脑组织分界清楚等特点,多属良性。脑膜瘤来源于蛛网膜内皮细胞,以大脑凸面、矢状窦旁和大脑镰旁最多。主要表现慢性颅内压增高和相邻部位脑受压的症状。往往以头痛和癫痫为首发症状。

【诊断提示】

(1)慢性颅内压增高的症状:初期仅表现轻微头痛,呈间歇性,易被忽视,经过数月、数年,临床症状逐渐加重,如恶心、呕吐、头痛、视力下降、肢体运动障碍等。

(2)矢状窦旁、大脑镰旁或大脑凸面脑膜瘤常伴有癫痫发作、偏瘫、失语等。

(3)头颅 X 线片显示肿瘤部位颅骨骨质增生增厚或变薄、破坏根部可含肿瘤组织,颅骨血管沟增多,扩大及颅内压增高的颅骨改变。

(4)脑血管造影可确定诊断,并了解肿瘤的血供情况。

(5)头颅 CT 或 MRI 检查,可明确肿瘤部位及大小,甚至可以定性。CT 显示边界清晰的均匀高密度影,增强后显著;MRI 显示肿瘤多数呈等信号,增强后更明显。

【治疗措施】

1. 手术治疗　是脑膜瘤治疗主要手段,因大多属良性,手术效果好,争取完全切除,达到根治目的。但由于肿瘤与脑的重要结构或大血管粘连,仅能行大部或部分切除。

2. 放射治疗　恶性肿瘤及未能彻底切除者,采用放疗。

3. 其他治疗　基因治疗;脑膜瘤直径小于 3cm 可行 X 刀或伽马刀治疗。

三、垂 体 腺 瘤

垂体腺瘤(pituitary adenoma)是颅内常见的良性肿瘤之一,多位于鞍内,晚期可突破鞍膈向鞍上生长,甚至进入第 3 脑室内。临床上常出现内分泌紊乱、视力及视野改变。按肿瘤细胞的分类及瘤体大小又分为催乳素腺瘤(PRL 瘤)、生长激素腺瘤(GH

瘤)、促肾上腺皮质激素瘤(ACTH 瘤)及混合性腺瘤等。肿瘤直径<1cm,生长限于鞍内者称为微腺瘤;肿瘤直径>1cm,并已超越鞍膈者称为大腺瘤;直径>3cm 者称为巨腺瘤。

【诊断提示】

(1)常有头痛、头昏及视力视野改变。视力呈进行性下降,眼底可见原发性视乳头萎缩。

(2)可出现闭经、泌乳、性功能减退、尿崩症、肢端肥大症。

(3)血液检查:泌乳素、生长激素及皮质激素等可增高。

(4)头颅 X 线片显示蝶鞍扩大,骨质破坏,或局部钙化与骨质增生。

(5)CT 或 MRI 检查结合血清内分泌素含量测定,可确定诊断,并明确肿瘤大小及其与周围结构的关系。

【治疗措施】

1. 手术治疗　应用显微外科技术切除垂体的微腺瘤。根据肿瘤的位置采用不同入路。

2. 内分泌治疗　对泌乳型腺瘤可用溴隐亭治疗,2.5~10mg,3 次/d,口服;生长激素型腺瘤亦可用溴隐亭治疗,10~15mg,3 次/d,口服;皮质激素型腺瘤可用赛庚啶治疗,4~8mg,3 次/d,口服;甲状腺功能减退者,应用甲状腺素,40mg,2~3 次/d,口服;皮质功能减退者,应用地塞米松,0.5mg,3 次/d,口服。

3. 放射治疗　术后一般应行放疗。

4. 伽马刀治疗

四、颅咽管瘤

颅咽管瘤(craniopharyngioma)是鞍区常见的先天性良性肿瘤,它发生于胚胎期的颅咽管的残余上皮细胞,多见于儿童及少年。肿瘤大小不一,多为囊性。瘤细胞主要由鳞状或柱状上皮组成。主要表现有视力障碍、视野缺损、尿崩、肥胖、发育延迟等。成年男性有性功能障碍,女性有月经不调。晚期可有颅内压增高。

【诊断提示】

1. 内分泌功能障碍 儿童期多表现生长发育迟缓,称垂体性侏儒症。成人表现性欲消失,女性为闭经、泌乳。晚期有尿崩症、嗜睡、精神异常等。

2. 视力障碍 视力下降,视野缺损,视乳头原发性萎缩。晚期可失明。

3. 颅内压增高 头痛、恶心、呕吐、视盘水肿,婴儿有脑积水症状和体征。

4. 辅助检查

(1)头颅 X 线片多显示鞍区钙化斑,可见蝶鞍扩大变浅等。

(2)CT 或 MRI 检查可确定诊断。

【治疗措施】

1. 手术治疗 是颅咽管瘤的主要治疗手段,最好完整切除。若肿瘤体积过大,与血管或重要结构粘连,可行次全或部分切除。若肿瘤部分切除后室间孔或导水管仍有梗阻者,行侧脑室-小脑延髓池或脑室-心房分流术。囊性者可穿刺放出囊液,放置囊性导管,定期抽出囊液,缓解压迫症状。术后激素治疗和术后监护,对提高疗效有重要意义。

2. 放射治疗 对切除不彻底者,术后放疗。对囊性者,可采用抽出液体,囊内注入放射性核素 ^{32}P 或 ^{198}Au 等。

3. 尿崩症的药物治疗 垂体后叶素 5～10U,1～2 次/d,皮下注射。其他内分泌障碍者,可给激素治疗。

五、听神经瘤

听神经瘤(acoustic neuroma),起源于第Ⅷ对脑神经前庭支上的良性肿瘤。早期出现耳鸣、耳聋及眩晕,并可出现第Ⅴ、Ⅶ、Ⅸ、Ⅹ对脑神经及小脑损害症状。

【诊断提示】

(1)早期出现耳鸣、耳聋、前庭反应减弱等,逐渐出现共济失调,步态蹒跚,眼球震颤,头痛,呕吐等颅内压增高的症状。

（2）出现第Ⅸ、Ⅹ、Ⅺ对脑神经受累症状,如声音嘶哑、吞咽困难、饮水呛咳等。

（3）腰椎穿刺颅内压增高,脑脊液蛋白增高。

（4）内听道摄片示同侧内耳孔扩大。听力测定示感音神经性聋,无复聪现象,提示病变部位在耳蜗之后。

（5）CT 或 MRI 检查可确定诊断。

【治疗措施】

1. 手术治疗　绝大多数均能获得一期全切除。术中尽量保护第Ⅴ、Ⅶ、Ⅸ、Ⅹ、Ⅺ对脑神经的功能。如肿瘤直径＜3cm 用伽马刀治疗可取得良好疗效。

2. 脱水及激素治疗　可缓解临床症状。

六、椎管内肿瘤

椎管内肿瘤（intravertebral tumor）起源于椎管内的脊髓、神经根、脊膜和椎管壁等组织的原发性肿瘤或转移性肿瘤的总称,又称为脊髓肿瘤。肿瘤压迫脊髓及神经根,引起肢体运动障碍、瘫痪、感觉障碍及大小便失禁。

【诊断提示】

（1）位于肿瘤节段的神经或脊膜,受肿瘤的压迫常引起剧烈的神经根性疼痛,为此病的早期症状。逐渐出现运动力弱、感觉麻木。后期病变部位以下出现不完全性或完全性瘫痪,感觉减退或丧失,大小便功能障碍。

（2）腰椎穿刺检查。多有蛛网膜下腔部分或完全梗阻现象。脑脊液蛋白质增高。

（3）脊柱 X 线片可见椎弓根变窄,间距增宽,椎间孔扩大,椎体变形或破坏性改变等。

（4）CT 或 MRI 检查可确定诊断,尤其是 MRI 不仅精确显示肿瘤的大小、数目、形态,并可显示肿瘤与脊髓、神经、椎骨的关系。

(5)脊髓造影。常用水溶性造影剂,对肿瘤的定位准确率可达80%～100%。

【治疗措施】

1. 手术治疗 确定诊断,争取早期手术。对脊髓内肿瘤采用显微外科技术可取得满意的效果。

2. 放射治疗 适于脊髓的恶性肿瘤或转移瘤。

第四节 脑血管病

一、颅内动脉瘤

颅内动脉瘤(intracranial aneurysm)系颅内动脉壁的囊性膨出,是造成蛛网膜下腔出血的首位原因。多为先天性或动脉硬化、感染等原因所致,是颅内出血常见的原因。好发于颈内动脉的后交通动脉的起始部。其次是大脑前动脉的前交通动脉、大脑中动脉及基底动脉等,40－60岁发病最多。临床以瘤体破裂出血及局部神经损害症状多见。

【诊断提示】

1. 未破裂的动脉瘤 多无自觉症状,或仅有局部压迫症状,如头痛、眩晕等。

2. 破裂的动脉瘤 可出现突然剧烈头痛、呕吐、项强等蛛网膜下腔出血的症状。小的局部出血可形成动脉瘤邻近压迫症状,如动眼神经麻痹、偏瘫、失语、精神症状及视力障碍等。若形成脑内血肿,出现颅内压增高、昏迷、偏瘫及脑疝的症状,严重者可很快瞳孔散大、呼吸停止。根据临床症状轻重程度分为:轻微出血、少量出血、中等量出血、较大量出血和严重出血。

3. 脑血管造影 可明确动脉瘤部位、形态、大小及与周围组织的关系,一般认为在出血后3d内造影并发症最少。

4. CT及MRI检查 CT能显示直径1.0cm以上较大肿瘤。

动脉瘤破裂后,可显示蛛网膜下腔出血及脑内或脑室内出血的分布情况,提示动脉瘤的部位及出血程度。MRI 可显示动脉瘤,并提示载瘤动脉。

5. 腰椎穿刺　可能诱发动脉瘤破裂出血和引起脑疝,一般不选择。

【治疗措施】

1. 非手术治疗　适于危重、年老体弱伴有严重器质性病变、拒绝手术患者及术前准备患者。治疗包括卧床休息、镇静、止痛、脱水;适当降低血压;抗纤维蛋白溶解疗法:氨甲苯酸 0.1～0.3g 加入 5% 葡萄糖溶液内静滴,或氨甲环酸 0.25～0.5g 静滴,1 次/6h;氨基己酸 4～8g,加入 5% 葡萄糖溶液内滴注,1 次/12h,导泻通便。

2. 手术治疗　多采用显微外科技术,可使动脉瘤的死亡率降至 2% 以下。根据动脉瘤的部位采用不同的手术方法:如颞浅动脉-大脑中动脉吻合术;动脉瘤蒂夹闭或结扎术;动脉瘤孤立术及动脉瘤切除术。

3. 应用介入放射学行血管内栓塞术　常用材料有可脱性球囊、可脱性微弹簧圈和液体栓塞药。

二、脑动静脉畸形

脑动静脉畸形(cerebral arteriovenous malformation)是一团发育异常的病态脑血管,其体积可随人体发育而生长。可位于大脑半球的任何部位,多呈楔形,其尖端指向侧脑室。早期多无症状,首次发病多为偏头痛、癫痫及蛛网膜下腔出血表现。还有部分成年患者以抽搐为首发症状。

【诊断提示】

(1)常有脑内或蛛网膜下腔出血史,平时有偏头痛、癫痫发作或一侧肢体进行性偏瘫,或有颅内压增高表现。

(2)大的表浅畸形,在头部可听到吹风样杂音,压迫同侧颈动脉,杂音可减弱或消失。

(3)由于病变部位不同,而表现为不同的脑部定位症状和体征。

(4)选择性脑血管造影能提供病变部位、供血动脉、畸形血管团及引流静脉。

(5)CT 或 MRI 检查有助诊断。

【治疗措施】

1. 非手术治疗　适于伴有蛛网膜下腔出血而无血肿者。治疗方法同颅内动脉瘤与脑出血。参阅内科疾病篇有关章节。

2. 手术治疗　多采用显微神经外科技术切除病变血管团。

3. 血管内栓塞术　适于病变较深,位于功能区或高血流病变。方法同颅内动脉瘤。

4. 立体定向放射治疗　适于深部直径＜3cm 或栓塞后残余病变。

三、高血压性脑内血肿

高血压性脑内血肿(hypertensive intracerebral hematoma)又称脑出血,是指脑实质内大块出血。是由于高血压情况下血管破裂出血。多发生于大脑基底节壳部,表现突发意识障碍、偏瘫、失语及颅内压增高。根据临床症状、体征的不同,脑出血分为轻、中、重三型。

【诊断提示】

(1)有高血压与脑动脉硬化史,出血部位多发生于大脑基底节区,多为一侧性。

(2)发病急,开始有头痛、眩晕、呕吐,随即出现意识障碍、偏瘫、失语等症状。

(3)腰椎穿刺脑脊液可为血性、压力增高。

(4)脑血管造影多显示占位病变。

(5)CT 或 MRI 检查。能确定血肿部位、大小。

【治疗措施】

1. **非手术治疗**　参见神经内科脑出血的治疗措施。

2. **手术治疗**　目的是清除血肿，降低颅内压，防止和治疗脑疝的发生与发展，改善脑血供，促进脑功能的改善和恢复。

(1)适应证：确诊血肿位于一侧大脑半球，有颅内压增高；经内科治疗病情稳定，但意识无改善，CT 或脑血管造影证实有较大血肿（出血量＞30ml）；小脑内血肿（出血量＞10ml），伴有颅内压增高；外侧型或内侧型血肿，病情进行性加重，应尽早手术。

(2)禁忌证：年迈体弱，伴有严重的心肾功能障碍；发病急，很快进入深昏迷；脑干出血；血肿较小，经内科治疗病情明显改善者。

(3)手术方法：根据血肿的部位采用相应部位行骨瓣开颅或骨窗开颅，清除血肿并止血。亦可行定位穿刺血肿碎吸术，即在立体定位下颅骨钻孔和引流，抽出部分血液，注入尿激酶、链激酶等溶血药物，并留置导管引流。

第五节　先天性畸形

一、脑　积　水

脑积水（hydrocephalus）是由于先天性或某些疾病原因引起脑脊液的分泌、吸收及循环障碍导致脑脊液过多地积存于脑室及蛛网膜下腔内，导致脑室和蛛网膜下腔扩大，形成的头颅扩大、颅内压增高和脑功能障碍。较大儿童和成人的脑积水则无头颅扩大表现。

【诊断提示】

(1) 6 个月以内的婴儿头颅进行性异常增大，囟门扩大、膨隆，颅缝分离，头皮静脉怒张。叩诊呈"破壳音"。前额突出，颜面狭小，眼球下沉呈"落日"征象。眼底原发性视神经萎缩。视力减退以致失明。智力低下，全身性营养不良。可有抽搐发作。

(2)头颅 X 线片显示颅腔扩大,颅骨变薄,颅缝增宽。脑室造影见脑室对称性扩大。

(3)头颅 CT 或 MRI 检查显示脑组织受压萎缩,并可排除占位性病变。

(4)放射性核素扫描(ECT)有助于明确是否存在脑脊液吸收障碍。

【治疗措施】

1. 非手术治疗　应用脱水利尿药。

2. 手术治疗

(1)适应证:脑积水不严重,智力及视力良好,无严重的其他先天性畸形。

(2)禁忌证:严重脑积水,脑实质受压萎缩不足 1cm 者。

(3)手术方法:脑室-心房分流术或脑室-腹腔分流术,脑室-枕大池分流术;腰椎蛛网膜下腔-腹腔分流术。

二、颅底凹陷症

颅底凹陷症(basilar invagination)病理改变是以枕骨大孔为中心的颅底骨内翻,寰枢椎向颅底陷入,枢椎齿状突进入枕骨大孔,枕骨大孔前后缩短和颅后窝缩小以致压迫小脑、延髓及牵拉后组脑神经而引起一系列临床症状。

【诊断提示】

(1)多见于青壮年,病情呈进行性加重。临床表现为颈部疼痛,活动受限以致强迫头位。颈部粗短,后发际低,头颅歪斜,面颊、耳郭不对称,双上肢麻木,痛觉减退,肌肉萎缩、腱反射减弱或消失。

(2)声音低弱,语言不清,吞咽困难,面部感觉障碍等。

(3)眼球震颤,小脑性共济失调,双侧锥体束征阳性。

(4)颅颈部 X 线片检查有异常改变。

【治疗措施】　无明显症状者,可暂不手术,要注意保护,防止外伤。有神经功能障碍者应行手术,切除枕大孔区部分畸形骨质及硬脊膜外纤维带,解除或减轻对神经和脑脊液循环通路的压迫,缓解或减轻临床症状。

三、脊 膜 膨 出

脊膜膨出(meningocele)为先天性棘突和椎板缺如所致,多发生于脊柱背侧中线部位,以腰骶部最常见。多为单发,出生后背部即有一囊性肿物,随年龄增长而逐渐增大。

【诊断提示】

(1)婴儿出生时颈、背及腰骶部中线处即有囊性肿物,大小不等,哭闹时张力增大,随年龄增长而逐渐增大。表面皮肤多不完整或仅为一层薄膜覆盖。

(2)触之软,呈囊性,可扪及脊椎缺损。根据囊内容物不同,可伴有不同程度的双下肢瘫痪、大小便失禁及足部畸形等。

(3)X线片显示椎板缺如。

(4)MRI检查显示囊内脊髓和神经根,并能发现其他畸形。

【治疗措施】

(1)神经症状较轻和无脑积水者,应早期手术。一般在出生后2～3个月即可进行。有神经损害体征者术后多无改善。

(2)双下肢瘫痪、大小便失禁和伴有脑积水者,为手术禁忌。

(3)手术方式:切除囊肿,松解脊髓和神经根粘连,修补软组织缺损,防止囊肿破裂感染和神经组织受牵拉而加重症状。

第50章 骨科疾病

第一节 骨 折

一、锁 骨 骨 折

锁骨骨折(fracture of clavicle)是常见骨折之一,多由间接暴力引起,少数可由直接暴力引起,好发于中 1/3 段,多为斜行骨折,常见于儿童及青壮年。

【诊断提示】

(1)有肩背部外伤史。

(2)局部肿胀、畸形、压痛,一侧肢体不敢活动,常以健手托住患肢肘部以缓解疼痛,头部向患侧倾斜。

(3)可有明显移位,异常活动及骨擦音,并可触及骨折断端。

(4)X线正位片检查可显示骨折形态及程度。

【治疗措施】

1. 非手术治疗

(1)斜行骨折或无骨折移位及儿童青枝骨折者,用三角巾或颈腕吊带悬吊 3~4 周。

(2)有移位的锁骨骨折,行手法复位,以∞形绷带固定 4~5 周。固定时应注意松紧适度。

(3)可用特制的锁骨牵引固定带固定,可任意调整松紧度。

2. 手术治疗 开放或合并神经血管损伤、复位后再移位;锁骨外端骨折合并喙锁韧带断裂;病人不能忍受∞形绷带痛苦,以及骨折不愈合病例,可行切开复位,重建钢板或解剖钢板螺钉内固定。术后最好给予外固定,以免钢板断裂。

二、肱骨外科颈骨折

肱骨外科颈骨折(fracture of surgical neck of humerus)由肩部外伤引起。分为无移位骨折、外展型骨折、内收型骨折、粉碎型骨折。

【诊断提示】

(1)肩部外伤后肿胀、疼痛。

(2)肱骨上端压痛,肩关节活动障碍。

(3)肩部 X 线正位片可显示骨折类型。

【治疗措施】

1. 裂纹骨折　用三角巾悬吊患肢 2～3 周,早期开始肩关节功能练习。

2. 外展型骨折　主要采用手法复位,可用超肩小夹板或 U 型石膏固定。

3. 内收型骨折　仍以手法复位,外固定方法治疗为主。手法复位失败或陈旧性骨折不愈合,可行切开复位内固定术。

4. 粉碎型骨折　根据具体情况可采用以下治疗措施。

(1)如病人年龄过大,全身情况差,可用三角巾悬吊患肢,任其自然愈合。

(2)手术治疗。手法复位不成功,或不稳定性骨折,可行切开复位,解剖型钢板内固定。

(3)对于青壮年严重粉碎型骨折,估计切开复位难以固定,可做尺骨鹰嘴外展位牵引,辅以手法复位,小夹板固定。

三、肱骨干骨折

肱骨干骨折(fracture of humeral shaft)是指肱骨外科颈下 1～2cm 至肱骨髁上 2cm 段内的骨折。在肱骨干中下 1/3 段后外侧有桡神经沟,此处骨折容易发生桡神经损伤。

【诊断提示】

(1)上臂外伤后肿痛、畸形、骨擦音、上肢活动障碍及假关节活动。

(2)除诊断骨折外,常规检查有无神经血管损伤,对于中下1/3骨折,尤应注意有无桡神经损伤。合并桡神经损伤者,可致垂腕、掌指关节不能伸展,拇指不能外翻,前臂旋后功能障碍,手背桡侧皮肤感觉减退或消失。

(3)X线片可显示骨折类型。

【治疗措施】　早期在透视下复位后,用小夹板或石膏固定。对于反复手法复位失败、骨折端对位对线不良、开放性骨折、多发性骨折或合并神经血管损伤的患者,应尽早切开复位加压钢板或带锁髓内针内固定治疗。近年来,人们对治疗标准要求越来越高,多要求手术治疗。可根据骨折类型,给予动力加压钢板、锁定钢板或髓内钉固定。

四、前 臂 骨 折

前臂骨折(fracture of forearm)较为常见的是尺桡骨双骨折。可由直接暴力、间接暴力和扭转暴力引起。前臂的主要功能是旋转活动,骨折后的骨端畸形,关节损伤及肌肉、骨间膜挛缩等都会影响前臂功能。

【诊断提示】

(1)伤后前臂肿胀、疼痛、畸形、旋转活动受限。

(2)部分有假关节活动及骨擦音。

(3)X线片检查可确定骨折类型及其对周围关节和组织的影响。

【治疗措施】

1.闭合复位外固定　多数闭合性尺桡骨骨折均可应用闭合复位。复位后用夹板或石膏固定。尺桡骨双骨折不能同时复位时,发生在上1/3的骨折,先复位尺骨;发生在下1/3的骨折,先复位桡骨;发生在中段的骨折,先复位尺骨。有时也可先复位较稳定的一侧,然后再复位另一侧。外固定时间一般需要 6～10 周。

2. **闭合复位髓内针固定**　采用手法复位,行尺桡骨髓内针穿针固定。尺骨可从尺骨鹰嘴进针。桡骨可以从桡骨茎突处进针。内固定后再用夹板或石膏外固定。

3. **切开复位内固定**　适合于:

(1)开放性骨折伤后在 8h 以内,或软组织损伤严重者。

(2)多段骨折或不稳定性骨折,不能满意复位或不能维持功能复位时。

(3)多发性骨折,尤其同一肢体多发性骨折。

(4)对位不良的陈旧性骨折,手法已不能复位时。

(5)合并血管、神经、肌腱损伤。

(6)根据骨折类型选择重建钢板或锁定钢板内固定。

五、桡骨下端骨折

桡骨下端骨折(fracture of distal radius)是指距桡骨下端关节面 3cm 以内的骨折。多由间接暴力引起。分为伸直型骨折、屈曲型骨折、关节面骨折伴腕关节脱位。

【诊断提示】

(1)桡骨下端骨折分为伸直型桡骨下端骨折(克雷骨折)和屈曲型骨折(史密斯骨折)、关节面骨折伴腕关节脱位。

(2)腕部外伤后肿胀、疼痛、局部压痛,腕关节活动受限。

(3)因不同的受伤机制,表现为餐叉样畸形者为克雷骨折,如为相反畸形则为史密斯骨折。

(4)检查有无神经损伤。

(5)X 线片可显示骨折类型及移位情况。

(6)骨折累及关节面者,应行 CT 三维重建检查,更能清晰了解骨折移位情况。

【治疗措施】

(1)无骨折移位可用石膏或夹板固定 3～4 周。

(2)多数骨折采用手法复位后,用石膏或夹板外固定 4 周,固定期可适当握拳活动。

(3)陈旧性骨折,手法复位无效时,或有神经刺激症状时,应手术切开复位,选用解剖型钢板内固定治疗。

(4)对于严重粉碎型骨折,手术不能用钢板内固定时,可选用克氏针有限内固定加外固定架固定治疗。

六、脊 柱 骨 折

外伤所致脊柱骨折(spine fracture)以胸腰段较为常见,可伴有骨折脱位合并截瘫,尤其是颈胸段脊柱外伤,对人体创伤损害更为严重。脊柱骨折临床常根据骨折发生机制、损伤部位、稳定程度及有无脊髓损伤来分类。

【诊断提示】　外伤后脊柱部位自发性疼痛及活动时加重,即应考虑有骨折的可能。结合体检如发现脊柱局部有畸形、血肿及叩击痛即可做出诊断。X 线片可确定损伤部位及损伤类型。

诊断脊柱骨折的同时,应详细检查肢体运动功能及反射、皮肤感觉、肛门括约肌和膀胱的功能,以确定有无脊髓压迫和判断损伤部位。

CT 或 MRI 检查,可清晰显示骨折部位、程度及有无脊髓损伤情况,为选择治疗提供可靠依据。

【治疗措施】

1. 急救措施　对怀疑有脊柱损伤的患者,严禁坐起或身体扭曲,进行急救和搬运时,切忌使脊柱发生屈伸、扭转动作,以免增加骨折移位或损伤脊髓神经。正确的方法是采用担架、木板、门板运送。先使伤员双下肢伸直,木板放在伤员一侧,三人用手将伤员平移至门板上或二三人采用滚动法,使伤员身体保持平直状态。如为颈椎损伤时,急救者应以双手托住患者枕部及下颌部,并略加牵引,其他人托住肩部及髋部,缓慢搬动,搬运中尽量使颈部稳定以避免脊髓损伤或损伤加重。

2.颈椎骨折

(1)颈椎稳定性骨折,无神经症状者可用 Minerva 石膏固定 3 个月。

(2)颈椎不稳定性骨折,伴有脱位,或神经损伤症状时,在颈椎微屈曲位下,颅骨牵引 3 周后,改用石膏固定 3 个月。

(3)脱位有脊髓压迫症状,牵引效果不佳时,可在牵引下行前路减压、椎体间植骨融合＋钢板内固定术。

3.胸腰段骨折

(1)胸腰段稳定性骨折,卧平板床休息 4～6 周,石膏背心固定。

(2)胸腰段不稳定性骨折,无神经损伤症状者,采用逐步后伸复位,腰部逐渐加垫法,1～2 周后骨折可达到一定复位。此法对于椎体压缩性骨折尤为适用。

(3)不稳定性骨折,伴有神经压迫症状者,给予前或后路切开复位,减压并用脊柱内固定器械固定、植骨融合。

七、脊 髓 损 伤

脊髓损伤(spinal cord injury)是脊柱骨折的严重并发症,大多有脊柱骨折的特点,同时伴有损伤平面以下感觉、运动丧失及大小便功能障碍,因脊髓损伤的部位和程度不同,表现不一,损伤的部位越高,损害越大。严重的脊髓损伤,常常造成终身残废。按脊髓损伤的部位和程度可分为:脊髓震荡、脊髓挫伤与出血、脊髓断裂、脊髓受压和马尾神经损伤。

【诊断提示】

(1)脊柱有直接或间接外伤史,患处疼痛,功能障碍。

(2)脊柱骨折患者必须详细检查有无脊髓和(或)神经根损伤。

(3)根据感觉丧失的程度、肌肉运动和腱反射的改变、椎体束征、肛门括约肌和膀胱功能,判断脊髓损伤的程度及截瘫平面。

(4)X线片和CT检查可显示脊柱骨折及脊髓损伤部位、性质和程度。

(5)MRI检查,对脊髓损伤的诊断特异性更强,较X线片及CT更能了解脊髓损伤的部位、程度,并可对预后做出大致评估。

【治疗措施】

(1)开放性损伤应早期清创探查、清除异物及压迫骨块。

(2)闭合性脊柱骨折合并截瘫,经CT、MRI检查有压迫者应早期手术治疗,解除压迫,并同时给予固定,压迫时间不要超过8h,一旦延误时机,将造成不可逆性损害。

(3)伤后及时应用激素、脱水药物及神经营养药物治疗,避免更多神经细胞的损害。早期局部理疗和高压氧治疗。

(4)脊髓损伤患者,要保持呼吸道通畅,防止肺炎。截瘫患者多因肋间肌麻痹,呼吸及排痰功能受到很大影响,易造成坠积性炎症。应定时翻身拍背,利用体位引流,并选用合适的抗生素,必要时可用呼吸机辅助呼吸。

(5)防治泌尿系感染,放置导尿管,定时关放,按时膀胱冲洗。

(6)防止压疮,应按时翻身,骶尾部气圈保护,局部按摩。保持皮肤干燥。

(7)全身支持疗法:高蛋白、高脂肪、富有纤维素的食物。少量多次输血或血浆。

(8)功能锻炼:截瘫早期,不能活动的肢体应给予被动活动,维持于功能位,防止关节僵直和畸形。晚期可练习坐立,使用双拐下床练习步行。

(9)对症处理:如高热时,给予物理降温。

八、骨盆骨折

骨盆骨折(fracture of pelvis)多由直接暴力引起,严重的损伤可同时合并有大量出血、内脏损伤,甚至危及生命。开放性骨盆骨折极难处理,据报道死亡率高达50%。

【诊断提示】

(1)多由较大暴力的直接损伤所致。常伴有全身多处损伤。

(2)骨折局部肿胀、疼痛,活动时疼痛加剧。

(3)下腹部、腹股沟、会阴部等皮下有瘀血斑。

(4)有骨盆挤压或分离时疼痛(即挤压分离试验阳性),下肢长度不对称。

(5)合并大出血者应注意有无失血性休克及腹腔内脏器复合性损伤。必要时行诊断性腹腔穿刺。

(6)注意有无泌尿、生殖系损伤,如尿道断裂等。所有开放伤应常规进行会阴和直肠检查。

(7)骨盆 X 线正位片可确定骨折部位及程度。

【治疗措施】

(1)检测生命体征,建立输血补液途径。有失血性休克者,应积极抗休克治疗(参阅第二篇),必要时行髂内动脉结扎术。

(2)无移位、无并发症的髂骨翼骨折,骨折线不通过骨盆环或同侧耻骨上下支的骨折,卧床休息 4 周以上即可。

(3)耻骨联合分离明显者,用帆布兜带悬吊或手术切开复位钢板内固定治疗。

(4)骶髂关节脱位或邻近髂骨骨折亦用帆布兜带固定。

(5)耻骨坐骨支骨折并骶髂关节脱位或髂骨骨折错位严重时,采用股骨髁上或胫骨结节牵引,必要时行下肢牵引或骨盆悬吊牵引。治疗效果不满意时,应切开复位内固定。

(6)骶尾骨骨折或脱位无移位者休息 2～3 周即可,有移位的骨折或脱位,可行肛诊手法复位。

(7)合并有膀胱、直肠、尿道等损伤时,先处理内脏伤。

(8)女性骨盆骨折,估计以后会影响分娩者应给予手术治疗。

(9)开放性骨折应及时清创,外固定架固定可减少骨折和软组织的进一步损伤。

九、股骨颈骨折

股骨颈骨折(fracture of femoral neck)多见于老年人,主要是摔倒时引起,与骨质疏松导致的骨密度下降有关。常继发骨折不愈合和股骨头缺血坏死,此类患者多合并心脑血管疾病,而使治疗变得复杂和困难。

【诊断提示】

(1)60 岁以上老年人多见。

(2)髋部外伤后疼痛,活动受限。

(3)股骨大转子上移,患肢短缩、外旋畸形。

(4)股三角及大粗隆处叩痛。

(5)髋关节 X 线片可显示骨折程度、部位和类型。

【治疗措施】

1. 外展型骨折　无明显移位者可牵引治疗。可用皮牵引 6～8 周,练习扶双拐下地,患肢不负重,直至骨折愈合。

2. 骨折移位　选用以下几种方法。

(1)闭合复位,三刃钉固定:使用范围较广,对 60 岁以下有移位骨折尤为适用。

(2)骨圆针固定:骨折复位后可用 3～4 根骨圆针代替三刃钉固定,此法适用于青年或儿童病例。骨圆针固定后辅以髋人字石膏外固定或牵引。

(3)骨松质加压螺钉固定:方法类似骨圆针。复位后,用克氏针打入做导针,然后将骨松质加压螺钉套入导针后拧入。

(4)鹅头钉或 130°钢板内固定:这种器械前端为一骨松质螺钉,打入复位后的股骨颈头部位后,与一接骨板连接,并固定于股骨干端。由于稳定性好,患者术后即可伸屈髋关节,7d 后即能挂拐下床活动。

(5)人工股骨头置换术:适用于年龄较大和头下型骨折,且能耐受一次较大手术的患者,可行人工股骨头置换术。对髋臼已有退行性变者,需行全髋关节置换术。

十、股骨干骨折

股骨干骨折(fracture of femoral shaft)是指转子下、股骨髁上段骨干的骨折。多因较大暴力引起。

【诊断提示】

(1)有较严重的外伤病史。

(2)伤肢局部肿胀、疼痛、畸形及假关节活动。常伴有明显的肢体缩短。

(3)X 线片可显示骨折部位、类型和移位方向。

(4)应注意有无休克及血管、神经损伤。

【治疗措施】

1. 早期急救　可用木板固定,注意预防休克和并发损伤。

2. 非手术治疗

(1)1 岁内的小儿骨折,用木板或纸板固定 2～3 周即可。

(2)3 岁以下的小儿骨折,用悬吊牵引架牵引 3～4 周,儿童自行矫正塑形能力强,不必强求解剖复位。

(3)皮牵引:适用于 13 岁以下儿童,或骨折无移位,但肌肉不发达的成年人。牵引重量不宜超过 3kg。

(4)Thomas 架或 Bohler-Braun 架滑动骨牵引:应用范围较广,适用于中段及 1/3 处斜行、螺旋形及粉碎性骨折,对中段骨折可配合应用夹板。初牵引重量为体重的 1/7,复位 1～2d 后则需减少牵引重量,以防过度牵引。

(5)固定骨牵引:适用于中段或下 1/3 横断骨折,一次闭合复位使骨折端顶住,利用固定牵引架固定作用,维持肢体一定长度不变,可防止发生缩短重叠移位,也可避免骨折过度牵引。

(6)外固定架:使用外固定架治疗股骨干骨折适用于:不宜应用内固定的开放骨折;伴严重软组织损伤、烧伤的骨折及不宜长期卧床且不能经受大手术者。

3. 切开复位内固定术 手术指征如下。

(1)无污染或污染很轻的开放性骨折。

(2)闭合复位或牵引不能达到复位的骨折。

(3)多发性骨折,尤其同一肢体多发骨折。

(4)合并神经、血管损伤者。

(5)骨折不愈合者。

(6)骨折畸形愈合,成角 15°以上,旋转 30°以上,或肢体缩短 3cm 以上者。

(7)60 岁以上老年人的骨折,不宜长期卧床者。

4. 手术内固定器械选用 可选用锁定钢板或加压钢板或带锁髓内针固定,粉碎严重的骨折可用钢丝绑扎。内固定后是否用石膏固定,应根据内固定是否牢固而定。应注意早期股四头肌收缩练习和正确的膝关节伸屈锻炼,这样会有效地促进骨折愈合。

十一、胫骨髁骨折

胫骨髁骨折(fracture of tibial condyle)是下肢常见骨折,占全身骨折的 0.38%,以内侧髁多见,好发于青少年,男性多于女性。常为外力击打或外伤引起。胫骨平台是膝关节的重要负荷结构,早期处理不当将产生骨关节炎。

【诊断提示】

(1)外伤后膝关节肿胀、疼痛、活动受限。

(2)膝关节有异常外翻。

(3)X 线片、CT 及 MRI 可确定骨折类型。

【治疗措施】

1. 骨折无移位或关节错位<0.5cm 者 可用石膏固定 4~6 周。

2. 严重粉碎性骨折 手术难以复位时,在跟骨牵引下早期活动膝关节,6 周后去除牵引,3 个月后开始负重练习。一般应在骨折坚固愈合后再负重。

3. 移位明显的骨折或累及胫骨干的平台骨折　可手术切开复位,骨松质加压螺钉,或螺钉螺栓及角度钢板内固定。

4. 陈旧性骨折　有明显创伤性关节炎时,可行胫骨高位截骨,膝关节融合术,或膝关节置换术。

十二、髌 骨 骨 折

髌骨骨折(patellar fracture)是由直接或间接外力引起,单独者较少,分为横断性骨折和粉碎性骨折。髌骨骨折为关节内骨折,常合并其他外伤和骨折。若修复不好,可导致创伤性关节炎或膝关节活动受限。

【诊断提示】

(1)外伤后膝部肿胀、疼痛,不能主动伸膝。

(2)检查时可触及骨折间隙,关节腔有积液,浮髌试验阳性。

(3)X 线片可显示骨折类型、移位程度和积液情况。

【治疗措施】

1. 无移位骨折　保持关节伸直位,加压包扎或用石膏托固定4~6周,6周后开始屈伸练习。

2. 移位 1cm 以内或老年人　用抱膝圈固定。

3. 移位>0.5cm 及粉碎性骨折　可行手术治疗。可选用以下几种方法。

(1)切开复位,髌骨周围缝合固定。

(2)切开复位,髌骨用钢丝 U 形贯穿捆扎,或髌骨张力带固定,或髌骨爪钢板固定。

(3)髌骨部分切除术,适用于完整部分大于髌骨一半,而粉碎部位又不能复位固定。

(4)髌骨切除术:严重粉碎性骨折,不能恢复完整光滑的关节面,可采用髌骨切除术。髌骨切除时应注意修复髌韧带(将股四头肌腱与髌韧带牢固缝合)。

4. 功能锻炼　术后宜尽早行关节和下肢功能锻炼。

十三、胫腓骨骨折

胫腓骨骨折(fracture of tibia and fibula)非常多见,在全身骨折中占 9.54%,好发于胫腓骨中下 1/3 处,上 1/3 较少见,多为直接暴力所致。间接暴力易导致胫腓骨骨折不在同一平面。因胫腓骨位于皮下,易发生开放性骨折,且易形成假关节。分为三种类型:胫腓骨干双骨折,最多见,并发症多;单纯腓骨骨干骨折,预后好;单纯胫骨骨干骨折,治疗效果好。

【诊断提示】

(1)有明确的外伤史。

(2)局部肿胀、疼痛、可触及骨擦音、畸形及异常活动。

(3)X 线片可明确骨折部位和类型。并估计骨折愈合程度及有无并发症。

(4)应注意动脉及腓总神经损伤可能。

【治疗措施】

(1)无移位及斜行骨折,可用石膏或小夹板固定 3 周。

(2)对有移位的稳定型骨折,如横断或齿状骨折,闭合复位后可用石膏或夹板固定 6~8 周。

(3)不稳定型骨折或粉碎性骨折,行跟骨牵引配合小夹板固定。

(4)可利用骨折外固定架,在 X 线透视下复位并固定。

(5)多段骨折可用髓内针或锁定钢板内固定,对软组织损伤严重者,应选用外固定架固定。

(6)开放性骨折伤口<3cm、伤后 8h 内、伤口污染不严重,清创后皮肤张力较小,可一期缝合,根据骨折类型按闭合骨折处理,或外固定支架固定。

(7)切开复位内固定对于斜行、蝶形骨折如皮肤允许,可切开复位,做钢板螺钉内固定,术后辅以石膏制动。

(8)骨折伴严重软组织挫伤,清创后根据情况行延期缝合或局部皮瓣转移术。伴有筋膜间室综合征者,尽早切开深筋膜减压。

十四、踝 部 骨 折

踝部骨折(fracture of ankle)是最常见的关节内骨折,因外力的作用方向、力量大小和肢体受伤时所持的位置不同,可造成不同类型的骨折。重建踝关节的解剖关系是预防痛性关节炎的关键。

【诊断提示】

(1)有直接或间接暴力外伤史。

(2)踝部关节肿痛、局部畸形,功能障碍。

(3)X 线片可显示骨折类型。疑有韧带损伤时,要使其患足外展,外旋,或内收应力下摄片。

(4)踝关节骨折按 Davis-Weber 和 Lange-Hanson 分类法相结合的方法分为四型。Ⅰ型内翻内收型;Ⅱ型分为两个亚型:外翻外展型和内翻外旋型;Ⅲ型外翻外旋型;Ⅳ型垂直压缩型(Pilon 骨折)。

【治疗措施】

1. 无移位骨折　用小腿 U 形石膏或小夹板固定 6～8 周,2～3 个月开始负重。

2. 移位骨折　由于韧带松弛,复位困难,应切开复位钢板螺钉内固定。复位后用小腿石膏前后托或 U 形石膏固定。外固定时间 6～10 周。3 个月后练习功能并负重。

3. 垂直压缩性骨折　多需切开复位内固定,并应将压缩塌陷部位复位后遗留空隙用骨质或人工骨填充。

4. 创伤性关节炎　陈旧性骨折并发创伤性关节炎者,非手术治疗无效时,可行踝关节融合术。

5. 外踝韧带损伤合并跟腓韧带损伤　可手术行外踝韧带修复或重建。

6. 手术治疗指征

(1)闭合复位不成功,不能达到前述复位要求时。

（2）骨折不稳定，如原始损伤有距骨的脱位，且前唇或后唇骨折块＞1/4关节面者。

（3）关节内有游离骨片，应取出小骨块。

（4）开放性骨折，清创后可同时内固定。

（5）内踝及后唇可用螺丝钉或可吸收螺钉内固定。外踝骨折可根据骨折类型选用螺丝钉或钢板螺丝钉固定。稳定的解剖复位是关节内骨折的治疗目标。

第二节　关节脱位

一、肩关节脱位

肩关节脱位（dislocation of shoulder joint）发生率仅次于肘关节脱位，居全身关节脱位中第2位，分为前脱位、后脱位、上脱位、下脱位四种，以前脱位多见。

【诊断提示】

（1）伤后肩关节主动活动丧失，被动活动受限，且伴有剧痛。

（2）肩部呈方肩畸形，手托患侧前臂，头向患侧移位，上肢处于轻度外展位，触之三角肌下空虚，可在腋部或肩前方摸到肱骨头，上肢弹性固定。

（3）肩关节正位片及腋位或穿胸位X线片可以明确脱位的部位，如盂下、喙突下或锁骨下等类型。

（4）Dugas征阳性：在正常情况下将手搭到对侧肩部，肘部可以贴近胸壁，称Dugas征阴性。有脱位时，将患侧肘部紧贴胸壁时，手掌摸不到健侧肩部；或手掌搭在健侧肩部时，肘关节无法贴近胸壁，称为Dugas征阳性。

（5）X线片检查可确定肩关节脱位的类型、移位方向及有无撕脱骨折。

【治疗措施】

1. **闭合复位**　人部分病例不用麻醉,手法即可复位。复位困难者采用局部浸润麻醉。肌肉特别发达,精神异常紧张者,可用颈丛麻醉或静脉麻醉。复位方法如下。

(1)Kocher 法:患者仰卧,助手用宽布带绕过腋下向上牵引,术者握住肘部持续向下牵引。

(2)几分钟后将肩外旋,再逐渐内收及内旋,如肘部有突然弹跳感,"方肩"畸形消失,提示已复位。X 线片证实后,屈肘后上肢固定于胸壁,维持 3～4 周。

(3)Hippocrates 法:又称足蹬法,以右肩为例,伤者仰卧于床上,术者右脚掌置于患者腋窝内,双手握住腕部向下牵引,同时用足掌蹬推腋部,持续 1～2min 后,外旋上肢并轻度内收,如突然有一弹跳感,说明已复位。未用麻醉者,肩部可立即恢复活动,异常体征消失。

(4)肩关节后脱位,术者沿肱骨纵轴牵引,并自后向前推挤肱骨头,同时外旋上臂即可复位。

2. **复位后固定**　肩关节创伤性脱位复位后,应严格固定 3～4 周。用三角巾悬吊,在屈肘位将上臂用绷带固定于胸壁。

3. **手术复位**　肩关节脱位伴有臂丛神经损伤和骨折(形成游离骨),或大结节撕脱骨折,可手术复位。复位术后处理同上。

二、肘关节脱位

肘关节脱位(dislocation of elbow joint)在全身各大关节脱位中占 1/2 左右。临床根据解剖结构及暴力关系分为后脱位、前脱位及侧方脱位三种。后脱位多见,常为间接暴力所致。

【诊断提示】

(1)外伤史明确,如跌倒时手撑地等。

(2)肘关节肿胀,活动功能障碍,前臂长度改变,肘关节保持在某一位置上,被动活动时会感到弹性阻力,即弹性固定。

(3)肘部明显畸形,肘后三角关系失常。

(4)脱位类型不同而肘后表现为饱满或空虚。

(5)X线正侧位片可确定脱位类型。

【治疗措施】 新发生的脱位可手法复位。各型复位要点如下。

1. 后脱位 患者仰卧,两助手分别在上臂及腕部做牵引,术者双手握住肘部,两拇指在肘后向前下推挤尺骨鹰嘴,其余手指从肘前向后推压肱骨下端,逐渐屈肘即可复位。亦可采用一人复位法,术者站在病人前面,将患肢提起,环抱术者腰部,使肘关节置于半屈曲位。一手握患者腕部沿前臂纵轴方向牵引,另一手拇指压住尺骨鹰嘴突,亦沿前臂纵轴方向做持续推挤动作直至复位。

2. 前脱位 置肘关节半屈曲位,一助手向近心端牵引上臂,另一助手向远方牵引前臂,术者一手向屈侧牵拉上臂下端,另一手向后推压尺桡骨近端,即可复位。

3. 侧方脱位 以肘外侧脱位为例,术者双手握住肘部,两拇指由外向内按压桡骨头部位,同时其余手指在肘内侧向外推挤肱骨下端,如有弹跳感则说明已复位。

4. 复位后 将肘关节屈至90°,用长臂石膏托固定或三角巾悬吊于胸前3周,然后练习关节功能。

5. 手术切开复位 陈旧性脱位复位不成功者可手术切开复位。脱位时间长,关节软骨破坏,关节疼痛者,可行肘关节成形术或人工肘关节置换。

三、桡骨小头半脱位

桡骨小头半脱位(subluxation of the radial head)是5岁以下儿童的一种常见损伤,又称牵拉肘。绝大多数情况下,桡骨头为向桡侧的半脱位,完全脱位的很少发生,向前方的脱位更为少见。

【诊断提示】

(1)多见于5岁以下儿童。有上肢被牵拉史。

（2）肘部疼痛,桡骨头处压痛,拒触摸,不肯用患手取物和肘部活动。

（3）肘关节被动屈伸及前臂旋转时疼痛加剧。

（4）检查时所见体征很少,无肿胀、畸形。

（5）X 线片无异常。

【治疗措施】　诊断明确后,手法复位。术者一手握住腕部,另一手托住肘部,以拇指压在桡骨头部位,肘关节屈曲至 90°,做轻柔的前臂旋后、旋前活动,反复数次,并用拇指轻轻推压桡骨头即可复位。复位成功的标志是可有轻微的弹响声,肘关节旋转、屈伸活动正常。复位后无需特殊处理,但须告诫家长不可再暴力牵拉。

四、髋关节脱位

髋关节脱位(dislocation of hip joint)多由间接暴力所致,分为后脱位、前脱位和中心性脱位三种类型。后脱位多见。

(一)髋关节后脱位

【诊断提示】

（1）有明确的外伤史。

（2）髋部痛,主动活动丧失,被动活动时引起剧痛。

（3）髋关节处于屈曲、内收、内旋畸形,下肢短缩。股骨头上移,大粗隆位于 Nelaton 线后上方。在臀部可摸到脱出的股骨头。

（4）部分有坐骨神经损伤表现大都为挫伤,2～3 个月后自行恢复。可口服营养神经类药物,如甲钴胺等,以促进神经恢复。

（5）髋关节 X 线正位或切线位片可确诊。

【治疗措施】

1. **手法复位**　伤后 24～48h,可用 Allis 复位法。方法是在全麻或椎管内麻醉下,患者仰卧于木板床上,助手向下按压两髂前上棘部以固定骨盆。术者站于患侧,一手握住踝部,并用对侧前臂套住腘部。逐渐将髋及膝屈曲 90°,然后用套住腘部的前臂沿股骨长轴牵引,并用握住踝部的手向下按压小腿,经牵引片刻后,可突然感到有一弹跳声,说明已复位,然后将髋膝伸直,畸形消失,被动活动自如;如复位有困难,可在牵引的同时将髋内收,屈曲外展及外旋后伸直,可得复位。复位后患肢皮牵引或"T"字鞋 2～3 周,练习股四头肌收缩,3 周后活动关节,3 个月内免负重,以免发生股骨头缺血坏死和受压变形。

2. 手术复位

(1)手法复位失败者可行手术切开复位。

(2)合并髋臼后缘大块骨折,或有坐骨神经损伤者应切开复位。

(3)合并有股骨头粉碎性骨折时,行人工股骨头置换或全髋关节置换。

(二)髋关节前脱位

【诊断提示】

(1)有明确的髋关节暴力外伤史。

(2)典型体征为患肢较健侧长,髋处于外展外旋屈曲畸形。腹股沟区肿胀,可及股骨头。

(3)髋部 X 线片可确诊。

【治疗措施】

1. 闭合复位　应在充分麻醉下复位。方法是助手站在术者对侧,以双手按住患者大腿上 1/3 的内侧面与腹股沟处固定之,术者沿肢体纵轴牵引,做内收及内旋动作,片刻后感到有股骨头突然滑入髋臼之弹跳声。如不能复位,在牵引下伤肢外展外旋,术者自前、后推挤股骨头,同时内收下肢即可复位。

2. 术后处理　证实复位后,行皮牵引 3～4 周,避免髋外展及过伸动作。

(三)中心性脱位

【诊断提示】

(1)髋部有严重的外伤史,往往伴有其他部位损伤,后腹膜间隙内出血甚多,严重者可出现失血性休克。

（2）脱位轻者,畸形不明显,有髋部肿胀、骨盆挤压及分离实验阳性。被动活动髋关节时,疼痛及轴向叩击痛。

（3）脱位明显时,有肢体缩短或外旋畸形,功能受限。

（4）X 线片检查可明确骨折移位程度,股骨头进入盆腔者称髋臼骨折。三维重建 CT 检查可以进一步了解骨折情况。

【治疗措施】　髋臼骨折后,特别是在有股骨头突入盆腔者,难于做切开复位及内固定,难度较大,故以非手术治疗为主。

1. 牵引及早期活动　髋臼粉碎性骨折,但股骨头未突入盆腔者可用此法。牵引过程中可早期做起活动。牵引应维持 4～6 周,3 个月后方能负重。

2. 切开复位加牵引　股骨头突入盆腔后,髋臼骨折影响股骨头复位,或是髋臼底骨折经牵引不能满意地复位,可考虑切开复位,用特殊钢板螺丝钉固定。必要时可施行关节融合术或全髋置换术,术后用牵引维持 10 周。

以上各型脱位,复位后均应尽早开始足、踝部功能锻炼及股四头肌收缩活动。

五、髌 骨 脱 位

髌骨脱位(dislocation of patella)是指髌骨的后关节面与股骨下端两髁之间的关节面发生移位。多在先天异常的基础上发生,创伤可能是诱因。髌骨可向上、向内或向外侧脱位,以向外侧脱位最多见。

【诊断提示】

（1）感膝关节突然剧痛,走路时有打"软腿"现象,易跌倒,在跑步及上下楼梯时更为明显。

（2）体检时可发现股四头肌萎缩,也可有外翻畸形,屈膝时髌骨向外脱位,伸膝后可复位。Fairbank 试验阳性,即向外推挤髌骨时,患者立即保护膝部。

（3）膝关节正位 X 线片,可发现股骨外髁较小,髌骨切线位片可发现股骨外髁及髌骨关节面扁平。

（4）关节镜检查，评估损害程度，根据髌骨病变程度决定选用何种手术方法。

（5）CT 及 MRI，可清晰显示有无脱位及其他伴随损伤。

【治疗措施】

1. **石膏托固定**　新鲜（＜10d）髌骨脱位及年龄较大半脱位并继发关节炎时，用石膏托固定伸膝位 4～6 周。

2. **手术复位固定**　习惯性、复发性及先天性髌骨脱位应考虑手术治疗，可根据髌骨脱位情况选用以下几种方法。

（1）胫骨结节移位法，将髌腱同其止点的一骨片（1.5cm×1.5cm）移向内侧，以改变股四头肌的牵拉方向。12 岁以下的儿童慎用，注意避免损伤骨骺而造成发育畸形。有髌骨倾斜者需同时行外侧支持带松解术。髌骨软骨面损伤明显者做胫骨结节抬高术。

（2）髌腱外侧半内移术（Roux-Goldthwait）：12 岁以下儿童可采用。将髌腱外侧半止点切下，并由内侧半深面牵向内侧再缝到内侧软组织及胫骨上端内侧。

（3）截骨术：在股骨下端或胫骨上端施行。适用于严重膝外翻或膝内翻者。如系膝外翻引起的外侧脱位，截骨后远侧段应相对内旋些。如膝内翻引起内侧脱位，截骨后远侧段可相对外旋。术后固定 6～8 周。

（4）外伤性脱位者，骨关节如无特殊异常，外伤可造成髌骨创伤性脱位，应及时修复缝合撕裂的关节囊，以防形成复发性脱位。

第三节　骨伤骨病

一、肩腱袖病

肩腱袖病（rotator cuff injury）属肩关节软组织慢性损伤性疾

病。多与长期局部受累、受凉有关。肩关节活动受限,局部疼痛为其主要表现。

【诊断提示】

(1)肩关节反复发作性疼痛,疼痛的部位多在肩外侧,可有上臂部至手部牵涉痛,肱骨大结节处压痛。早期多为冈上肌炎,如疼痛逐渐加重,肩外展完全受限应考虑为冈上肌钙化。40 岁以上有明显外伤史者,应考虑肩袖断裂。

(2)肩外展在 60°～120°范围内疼痛,60°以下或 120°以上疼痛反而缓解。

(3)肩部撞击试验阳性。

(4)X 线片检查,早期无异常,如大结节有斑块样钙化阴影,则为冈上肌腱钙化。肩关节造影剂进入肩峰下滑囊则为肩袖断裂。

【治疗措施】

1. 非手术治疗　早期及老年患者,给予休息、理疗、患肢制动、局部封闭等治疗。

2. 手术治疗　非手术治疗无效可手术治疗。如为钙化,刮除钙化灶;如为肩袖断裂行手术修补裂口,将断腱直接固定于肱骨大结节上。

3. 对症治疗　包括理疗、针灸、按摩、推拿、小针刀等。

二、肩　周　炎

肩周炎(periarthritis of shoulder)统称为粘连性肩关节囊炎,是以逐渐加重的肩部疼痛、肩关节活动障碍为特征的常见病。男女均可罹患,好发于 50 岁左右,有阶段性自愈倾向,一般 1～2 年可自愈,俗称“五十肩”。

【诊断提示】

(1)主要症状为疼痛及肩关节活动受限或僵硬。疼痛的程度及性质可有较大差异,或为钝痛,或为刀割样痛,夜间加重甚至痛醒,放射至前臂或手指,亦可因运动而加重。

(2)局部压痛点在肩峰下滑囊、肱二头肌腱长头、喙突、冈上肌附着点等处。大部分为广泛性压痛而无局限性压痛点。肩关节活动受限,但以外展外旋为显著。晚期可呈僵硬状态。病期较长者可见肩部肌肉萎缩。

(3)X线片检查肩关节多无异常发现,有时可见骨质疏松。肩关节造影容量<10ml,多数<5ml(正常为15~18ml)。MRI见关节囊增厚,当厚度>4mm时对诊断本病的特异性可达到95%。

【治疗措施】

(1)早期,主动和被动肩关节活动锻炼,在发病之初就应进行。肩关节活动包括肩关节外展运动、肘关节高举过肩的环绕运动、外展外旋的联合动作等,配合理疗、针灸、适度推拿按摩。

(2)轻者,肩疼痛点泼尼松龙封闭,并结合热疗、超短波治疗等。严重者可给予口服水杨酸类等止痛药物。

(3)肩关节周围粘连较重者,可在麻醉下推拿关节,但手法必须柔和。

(4)关节粘连严重,经麻醉下推拿无效者,可行关节粘连松解术。

(5)温泉浴及矿泉浴也有较好的疗效。本病预后良好,多能自愈,但痊愈后也可再复发。

(6)小针刀治疗。

三、网　球　肘

网球肘(tennis elbow)又称肱骨外上髁炎,是一种肱骨外上髁处,伸肌总腱起点附近的慢性损伤性炎症。因早年发现网球运动员易发生此种损伤,故俗称"网球肘"。其局部病理改变表现为前臂伸肌总腱部分撕裂、扭伤、钙化或无菌坏死;皮下血管神经束的卡压及桡神经关节支的神经炎等。

【诊断提示】

(1)绝大多数为中年人,男女比例为3:1,右侧多见。主要表现为肱骨外上髁部局限性疼痛,持续性酸痛。约 1/3 的病例放射至前臂、腕部或上臂,部分病例有夜间疼痛。

(2)检查有局限性压痛点,压痛的部位位于肱骨外上髁、环状韧带或肱桡关节间隙处,常为锐痛。前臂伸肌或屈肌抗阻力收缩和旋转可使疼痛加重,患手握力减弱,有前臂无力的感觉,肘关节不肿胀,屈伸范围不受限。

(3)前臂伸肌腱牵拉试验(Mills 征)阳性。

(4)X 线片检查多无异常改变,有时可见肱骨外上髁处骨密度增高,或在其附近有浅淡的钙化灶。

【治疗措施】

1. 非手术治疗　适用于大多数患者,包括限制腕关节活动、局部固定和休息、理疗、中药熏洗等。能缓解症状,但易复发。用泼尼松龙局部封闭可取得良好的近期效果。方法是泼尼松龙 25mg 加 2%普鲁卡因 3～5ml 或利多卡因做痛点注射,每周 1 次,3～5 周为一疗程。

2. 手术治疗　病程长,非手术治疗无效的患者可考虑下列手术方式:伸肌总腱松解术;环状韧带部分切除术;皮下神经血管束切断术;桡神经关节支切断术;旋后肌浅层筋膜弓切开、桡神经深支松解术。

四、膝关节创伤性滑膜炎和关节积血

膝关节创伤性滑膜炎和关节积血(traumatic synovitis and hemarthrosis of knee joint)是较为常见的创伤。创伤性滑膜炎是有滑膜损伤和刺激后出现的无菌性炎症反应。滑膜血管损伤可引起关节内出血,在骨性关节炎时,可有自发性关节积血、积液,二者常有连带关系。

(一)创伤性滑膜炎

【诊断提示】

(1)膝关节外伤后,早期症状较轻,逐渐发生肿胀、疼痛、屈膝活动受限。

（2）膝关节张力大,液体超过 50ml 后浮髌试验阳性。

（3）膝部 X 线片,骨质无异常。中老年患者可合并有骨关节退行性改变。

（4）关节穿刺液为淡红色液体,表面无脂肪滴。

【治疗措施】

（1）及时休息,少活动,外用消肿止痛药物,注意保暖并配合物理疗法以解除症状,促进渗液吸收。

（2）如膝部张力大,抽液后加压包扎。尽早练习股四头肌收缩活动。预后较好。

（二）创伤性关节积血

【诊断提示】　膝关节外伤后,由于滑膜血管损伤引起关节内出血。常在伤后 1～2h 内出现明显肿胀、疼痛、局部张力大,可伴有低热。

【治疗措施】　张力大时,及时抽液,并加压包扎。石膏固定膝关节功能位 4～6 周。数日后练习股四头肌收缩,以免引起复发及粘连。

五、膝关节半月板损伤

膝关节半月板损伤(injury of meniscus of knee joint)属于运动性损伤,多发于青壮年男性,分为内侧和外侧损伤。损伤的类型分为:纵裂(亦称"桶柄样撕裂")、中 1/3 撕裂(又名"体部撕裂")、前角撕裂、前 1/3 撕裂和分层撕裂 6 种类型。

【诊断提示】

1. 病史　部分急性损伤病例有膝关节扭伤史,扭伤后即出现关节内侧或外侧剧痛,数小时后肿痛加剧,经 5～6d 后减轻,以后又反复发作。慢性损伤病例无明确外伤史。

2. 临床表现

（1）多见于运动员与体力劳动者,男性多于女性。

（2）约 70％的患者局部有疼痛,40％有肿胀,少数人有关节内积血。

（3）约半数患者有膝关节外伤史及关节交锁表现,这对诊断有重要意义。

（4）肌肉萎缩,膝关节软弱无力,尤以股内侧肌最为明显。

（5）膝关节不稳及滑落感特别是在不平的道路上行走,或上下楼梯时最为明显,自觉关节内不平点且往往有摩擦感或响声。

（6）在损伤位置有压痛点。检查时置患膝于半屈曲位,检查者用自己的双膝夹住患者的小腿,然后沿关节间隙逐点压迫,此时常可触及前后活动的半月板,但应与副韧带损伤鉴别。

（7）过伸试验、过屈试验、半月板旋转试验、蹲走试验、研磨试验阳性。

3. 辅助检查

（1）X 线片检查不能显示半月板形态,可排除膝关节其他病变与损伤。关节造影(如空气或碘剂造影)阳性率在 53％～95％,但目前已被 MRI 所取代。

（2）CT 或 MRI 检查,可清楚显示损伤类型及程度,对治疗有指导意义。

（3）关节镜检查,能够在直视下观察到半月板损伤的情况。

【治疗措施】

1. 初次发生者　要早期限制关节活动。有积血者应在局麻下抽尽关节内积血,用弹性绷带包扎或长腿石膏托将膝关节于功能位固定 4 周。急性期过后开始锻炼股四头肌。

2. 伤后不能自动复位者　手法整复。方法是:一手拇指按住关节间隙,另一手握住踝关节逐渐将膝关节伸直,阻力大时,内收外展小腿数次即可复位。

3. 疑有边缘破裂者　不必手术,但屡次发作及具有典型半月板损伤症状者,急性期症状消失后,可在关节镜下局部切除破裂的半月板,边缘分离的半月板可以缝合。

六、急性腰扭伤

急性腰扭伤(acute lumbar sprain)是腰部肌肉、筋膜、韧带等组织因外力作用突然受到过度牵拉而引起的急性撕裂伤,常发生于搬抬重物、腰部肌肉强力收缩时。多系突然遭受间接外力所致。

【诊断提示】

(1)伤后立即出现腰部剧痛,严重者不能翻身和下床。疼痛为持续性,活动时加重,休息后亦不能完全消除。咳嗽、大声说话、腹部用力都可使疼痛加重。

(2)腰部僵硬,腰前突功能消失,可有脊柱侧弯和骶棘肌痉挛。腰椎各方向活动均有明显限制。在扭伤的部位可找到相应压痛点,脊柱生理弧度可有改变。

(3)局部压痛,损伤部位有明显固定性压痛。

(4)急性腰扭伤一般无下肢放射痛,部分患者有牵涉性下肢痛,直腿抬高试验时腰部疼痛,但直腿抬高踝背屈试验阴性。鉴别困难时,可做压痛点局部封闭,腰痛消失或减轻,则为牵涉痛。

(5)CT检查可与腰椎间盘突出症相鉴别。X线片检查多无异常。

【治疗措施】

(1)卧硬板床休息1~2周,可减轻肌肉痉挛和疼痛。严重者可在腰部两旁置沙袋固定。

(2)骨盆牵引,可解除肌肉痉挛。

(3)用泼尼松龙1ml加0.5%普鲁卡因20ml,做局部痛点封闭,效果良好。

(4)旋转推拿法对椎间小关节滑膜嵌顿有立竿见影的效果。

(5)腰背筋膜破裂产生肌疝者,应手术探查,修补筋膜。

(6)可服用水杨酸制剂、中枢性神经松弛药、七厘散、跌打丸等药物。

(7)急性疼痛减轻后应逐渐锻炼腰部肌力,防止粘连和肌肉萎缩,增强肌力。

(8)可用埋疗、针灸、磁疗、电针、膏约、拔火罐等治疗。

七、慢性腰肌劳损

慢性腰肌劳损(chronic lumbar muscle strain)是腰腿痛中最常见的疾病,也称为功能性腰痛。其主要原因有:长期弯腰工作或工作姿势不良;急性腰扭伤治疗不及时或治疗不当;腰椎先天或后天畸形;腰肌长期过度疲劳等。

【诊断提示】

(1)反复腰部损伤或长期不良工作体位造成腰部酸痛或胀痛,休息时减轻,劳累后加重,不能久站或久坐,经常要变换体位。

(2)少数患者腰部活动稍有受限,并有压痛点,压痛部位多在骶棘肌处、髂骨嵴后部或骶骨后面骶棘肌止点处,或腰椎棘突部。

(3)X线片、CT检查多无异常,少数患者可有骨质增生或脊柱畸形。

【治疗措施】

(1)病因治疗,如工作姿势不良、弯腰过久、肥胖、腹肌或腰肌力量不足等,应予以纠正。

(2)指导患者做腰背肌及腹肌的锻炼。

(3)如局部有压痛点,可用泼尼松龙注射液 25mg(即 1ml)加 0.5％普鲁卡因 10～20ml 做痛点封闭。

(4)疼痛明显者,可用解热镇痛药,如吲哚美辛、双氯芬酸(扶他林)等,但不宜久服。激素类药不宜使用。

(5)针灸、理疗、按摩或各种活血化瘀膏药贴敷。

(6)严重者可行腰部软组织松解术,或小针刀治疗。

(7)症状缓解后加强康复锻炼。

八、腰椎椎弓峡部裂及椎体滑脱

腰椎椎弓峡部裂及椎体滑脱(spondylolisis and spondylolisthesis)多见于 20—40 岁男性,以第 4、5 腰椎及双侧者多见。其棘突可以是正常、缺如或合并脊椎裂等其他畸形。峡部裂的腰痛一般为来自腰椎松动不稳,产生崩裂的原因多为一种应力性疲劳骨折或先天性畸形。

【诊断提示】

(1)长期反复下腰痛,站立、负重或弯腰时疼痛加重,卧床休息后减轻。部分患者有坐骨神经痛。少数严重者有下肢肌力减弱、肌肉萎缩、疼痛减退,甚至发生马尾神经压迫综合征。

(2)腰部后伸活动受限,患椎棘突压痛,腰椎前凸增大。

(3)拍摄腰椎正侧位、左、右前斜位片,可明确诊断。CT 或 MRI 可清晰显示病变部位及程度。

【治疗措施】

1. 非手术治疗 症状较轻者,可采用非手术治疗。如卧床休息、骨盆牵引及采用支具腰围保护措施等。

2. 手术治疗 主要掌握三个环节:即减压、复位、固定植骨。目前常用的内固定器械有 Steff 钢板、RF 滑脱固定器及 RFⅢ型固定复位螺钉等。手术适应证如下。

(1)非手术治疗半年以上,放射性腰腿痛症状不见好转。

(2)有明显的神经传导功能障碍,尤其是肌力明显减弱者。

(3)有马尾受压,大小便功能障碍,应急诊手术。

(4)X 线片或 CT 示椎体滑脱继续加重者。

(5)对于站立时疼痛,平卧时疼痛消失的患者,采用前路椎体融合手术,术后卧床 3 个月。因前路手术创伤较小,出血少,无神经压迫症状者应首先采用。

九、腰椎间盘突出症

腰椎间盘突出症(prolapse of lumbar intervertebral disc)是由于椎间盘变性,纤维环破裂,髓核突出刺激或压迫脊神经根、马尾神经引起的症状和体征,以腰椎$_{4\sim5}$或腰椎$_5$～骶椎$_1$ 间隙发病率最高,占 90％～96％。腰椎间盘由纤维环、透明软骨板和髓核组成,20 岁以后逐渐变性。如受到外伤,纤维环可能破裂,髓核突出,压迫神经根、血管、脊髓,致使周围组织的渗出、水肿及大量自由基而产生症状。腰椎间盘突出症为腰腿痛常见原因之一。CT、MRI 的广泛应用,本病的诊断率大大提高,为临床治疗提供了依据。

【诊断提示】

1. 病史　发病多为 30－50 岁患者,男女之比为 4～6∶1,常有腰部慢性损伤史。

2. 临床表现

(1)多主诉先发生腰痛,后逐渐向臀部及下肢放射,即坐骨神经痛。疼痛多为单侧,症状时轻时重,咳嗽、喷嚏、行走着力、弯腰时症状加重,休息后可缓解。反复发作。

(2)腰部活动障碍。

(3)感觉障碍:受压神经分布区感觉过敏或迟钝。

(4)肌力减退:病程长者下肢肌肉萎缩。中央型者压迫马尾神经可出现括约肌功能障碍(大小便失禁)。

(5)腱反射:股四头肌反射与跟腱反射可减弱或消失。

(6)神经根刺激征阳性:脊柱轻度侧弯,腰椎前凸消失。

(7)椎管内压增加试验阳性,如闭气试验、挺腹闭气试验、颈静脉压迫试验等。

(8)神经干及神经根牵拉试验,如直腿抬高试验、直腿抬高踝关节背伸加压试验、下肢牵拉试验等均可表现为阳性。

3. 辅助检查

(1)X 线片检查。早期可无变化。晚期可见椎管间隙变窄,或前宽后窄,椎体前缘或后缘有骨质增生。

(2)脊髓造影检查可见有髓核突出的压迹。

(3) CT 或 MRI 检查可明确腰椎间盘突出的部位、方向及突出的大小,准确率 80％～95％。

4.鉴别诊断　需与腰扭伤、腰肌劳损、马尾部肿瘤、腰椎椎管狭窄、椎弓根崩裂、腰椎结核、类风湿脊柱炎等相鉴别。

【治疗措施】

1.非手术治疗

(1)卧床休息:急性期宜严格卧硬板床休息,3周后多可好转,症状基本消失后可在腰围保护下起床活动。

(2)骨盆重力牵引:用于腰椎间盘突出较小的患者,牵引重量一般20～40kg,每日不少于1h,15～20d为一疗程。

(3)硬膜外封闭法:可用醋酸泼尼松龙30mg,加2%普鲁卡因或利多卡因2～5ml注入硬膜外腔,每周1次,3次为一疗程。

(4)慢性期,选用推拿、按摩、针灸、理疗、拔火罐等。

(5)胶原蛋白酶注射溶核疗法:胶原蛋白酶局部注射治疗,目的是通过胶原蛋白酶将突出的椎间盘溶解。

(6)口服非甾体类镇痛药、中枢性肌肉松弛药及营养神经类药物,急性期可静滴皮质类固醇制剂,辅以脱水药。

2.手术治疗　非手术疗法效果不理想,或有马尾神经压迫综合症状并影响生活和工作的,可手术治疗。

(1)腰椎间盘突出切吸疗法:技术要求较高。主要适用于膨出或轻度突出型,且不合并侧隐窝狭窄者。

(2)最常用的是通过后路将突出的椎间盘切除。适用于疑为中心性膨出,椎间盘突出并椎管狭窄者术后卧床3～4个月,4～6个月后逐渐恢复正常活动。

(3)椎间盘内镜微创手术。经皮椎间孔镜椎间盘切除术。

十、急性血源性骨髓炎

急性血源性骨髓炎(acute hematogenos osteomyelitis)是由身体其他部位感染病灶经血液循环到达骨髓,引起骨髓的急性炎性病变,并产生一系列的临床症状。病理改变以骨质的吸收破坏为主。常见致病菌是金黄色葡萄球菌,其次为乙型链球菌。

【诊断提示】

1. 临床表现

(1)多发生于儿童长管骨的干骺端,以胫骨、股骨多见,肱骨、桡骨、髂骨次之,脊柱与其他四肢骨骼都可发病,肋骨和颅骨少见。

(2)身体虚弱,常有外伤史。

(3)起病急,有脓毒症和菌血症表现,体温在 39℃ 之上,伴寒战、脉快、口干,或有呕吐、惊厥。重者有昏迷和感染性休克。

(4)患处剧痛和肌肉痉挛,患者不敢主、被动活动患肢。局部皮肤温度增高,有深压痛,早期无明显肿胀。几天后出现皮肤水肿、发红,表示已形成骨膜下脓肿,脓肿穿破骨膜,进入软组织后,压力减轻,疼痛减轻,局部出现红、肿、热、痛,有波动感。脓肿穿破皮肤后疼痛可消失,伤口经久不愈。

2. 辅助检查

(1)穿刺液细菌检查或培养阳性,有助于诊断。

(2)白细胞计数和中性粒细胞增高,白细胞可达 $(20\sim40)\times10^9/L$。血培养可为阳性。

(3)X 线片检查 14d 内骨质无变化,2 周后轻度骨膜反应,3 周后骨膜增厚,以后可见死骨和新生骨。骨质呈虫蚀样破坏,严重时可出现病理性骨折。

(4)CT 和 MRI 检查可发现病灶,显示病变范围。

(5)核素骨显像一般于发病后 48h 即可有阳性结果,但只能显示出病变的部位,而不能做出定性诊断。

【治疗措施】

1. 全身治疗　高热时降温,补液,纠正酸中毒,补充营养,必要时多次少量输血,以增强病人抵抗力。补充维生素 C、维生素 B_1 及能量,以保护心肌。

2. 联合应用抗生素　早期依据细菌培养及药物敏感试验,调整抗生素。体温下降后继续应用抗生素 $2\sim3$ 周。

3. 局部减压和引流　抗生素不能控制症状时,须尽早切开、钻孔引流,或开窗减压,置管持续冲洗 10～14d。

4. 局部固定　早期持续皮牵引或石膏托固定于功能位,防止发生病理性骨折及肢体畸形。

十一、慢性骨髓炎

慢性骨髓炎(chronic osteomyelitis)多是由急性骨髓炎治疗不当或不及时或急性炎症消退后,留有死骨、窦道或死腔所致,也有一部分急性骨髓炎的致病菌毒力低,或患者抵抗力强,从一开始即为亚急性或慢性骨髓炎过程。

【诊断提示】

(1)常有急性发作或开放性骨折史;静止期无全身症状,但常有局部肿痛。患者有反复发作的局部红肿、疼痛、流脓、或有死骨流出。

(2)病灶处有经久不愈的窦道,窦道有肉芽组织增生,流出恶臭脓液。局部肢体增粗、变形或畸形。皮肤薄而无弹性,有色素沉着。对肢体功能影响较大,伴有肌肉萎缩。

(3)X 线片示,骨膜下层新骨形成,骨质硬化,密度增高,形成包壳,内有死骨或无效腔(死腔),小儿可见骨骺被破坏,甚至消失。

(4)窦道造影可了解窦道与骨腔的关系。

【治疗措施】

(1)慢性骨髓炎一般均需手术治疗。

(2)手术前需取窦道溢液做细菌培养和药物敏感试验。

(3)经抗生素治疗后,可手术清除病灶。死骨未分离清楚时,不可过早摘除死骨。

(4)病灶清除后,可用带蒂肌瓣填塞与灌洗疗法。如死骨已分离清楚,包壳骨已形成,可摘除死骨。

(5)病灶切除。适用于腓骨、肋骨、髂骨处骨髓炎。

(6)庆大霉素-骨水泥珠链填塞和二期植骨:扩创后将珠链填

塞在骨腔内,2 周后拔除珠链。小的骨腔可治愈,大的骨腔需植骨术。

(7)中药外洗、内服。

十二、慢性骨脓肿

慢性骨脓肿(chronic bone abscess)是慢性化脓性骨髓炎的一种特殊类型,病变比较局限,病程可迁延数年之久。系低毒力细菌感染所致,或因身体对病菌抵抗力强而使化脓性骨髓炎局限于骨髓的某一部分。多见于胫骨、股骨与肱骨。

【诊断提示】

(1)多见于青少年及儿童,好发于长管骨干骺端,好发部位为胫骨上端和下端,股骨、肱骨和桡骨下端。

(2)早期症状不明显或仅有局部疼痛症状。

(3)常反复发作,发作时局部有红、肿、热、痛反应表现,抗生素抗感染治疗后好转,停药后常复发。

(4)X 线片示长骨干骺端或骨干皮质显示 1～2cm 圆形或椭圆形低密度骨质破坏区,边缘较整齐,周围密度增高为骨质硬化反应,称之为硬化带,硬化带与正常骨质无明确分界。

(5)脓液病菌培养常为阴性。

【治疗措施】

1. 抗生素治疗　如脓液细菌培养呈阳性,应根据培养结果和药敏试验及时调整抗生素治疗。

2. 手术引流　凿开脓肿腔,清除脓液,彻底刮除脓壁肉芽组织,缝合伤口,油纱条引流。如脓腔较大,手术刮除脓肿,行自体骨松质植骨治疗,手术时间最好在两次急性发作的间歇期。手术前后都需使用抗生素。

3. 支持治疗　补充营养,同时可口服维生素类药物治疗。

十三、化脓性关节炎

化脓性关节炎(pyogenic arthritis)是细菌从身体其他部位的化脓性病灶经血液循环传播至关节腔,或关节附近的化脓性骨髓炎直接蔓延所致,也可因开放性损伤、医源性感染,细菌经伤口进入关节。多见于儿童,好发于髋、膝关节。常见的致病菌为金黄色葡萄球菌。

【诊断提示】

(1)多急骤发病,有寒战,高热,全身不适等菌血症表现,甚至出现谵妄与昏迷,小儿惊厥多见。白细胞计数增高,血培养可为阳性。

(2)受累关节剧痛,局部有红肿、温度高、压痛,关节有波动感,活动受限。常发生于膝、髋关节,其次为肘、肩、踝关节。

(3)X 线片检查,早期关节肿胀、关节间隙增宽;中期关节间隙变窄,软骨下骨质疏松和破坏,继之软骨下骨质增生、硬化;晚期关节间隙消失,发生纤维性或骨性强直。

(4)关节腔穿刺和关节液检查是确定诊断和选择治疗方法的重要依据,关节液需做涂片检查和细菌培养。

(5)化验检查白细胞计数增高,血沉增快。

【治疗措施】

1. 非手术治疗

(1)早期应用足量有效抗生素,原则同急性血源性骨髓炎。

(2)局部固定休息,防止关节活动造成脱位或半脱位。

(3)每日或隔日穿刺关节腔并注入有效抗生素。先用生理盐水反复冲洗,直至冲洗液清澈,再注入抗生素,穿刺治疗直到关节肿胀消失,体温正常为止。也可在局麻下置入冲洗装置,行关节内持续冲洗,至冲洗液变清,引流液培养阴性为止。

2. 手术引流

(1)浅表大关节如膝关节,如有黏稠脓液,应于关节两侧分别穿刺安置塑料管或硅胶管做关节腔持续性灌洗,滴入抗生素溶液2000~3000ml,直至引流液变清后停止灌洗,继续引流直至无引流液可吸出。局部症状和体征消失,可以拔除引流管。

(2)关节切开引流适用于较深的大关节、穿刺插管难以成功的部位,应该及时做切开引流术。

(3)经关节镜灌洗,在关节镜直视下反复冲洗关节腔,并留置敏感抗生素。

3.功能锻炼　恢复期应适时进行功能锻炼,并辅以理疗、按摩、热敷,以防止关节内粘连和僵直。

4.手术矫治　炎症消失后,关节疼痛严重,强直于非功能位或陈旧性病理性脱位未能复位,严重影响功能者,须行矫形手术或关节融合术。关节置换术感染率高,应慎用。

十四、骨性关节炎

骨性关节炎(osteoarthritis)是一种慢性关节疾病,是关节软骨退行性变和继发性骨质增生所致,也可继发于创伤性关节炎、畸形性关节炎等。多见于中老年人,女性多于男性。好发生于膝、髋关节,脊柱及远侧指间关节等部位。

【诊断提示】

(1)发病多在中年以后,随年龄增大而发病率增高。好发于负重大、活动多的关节。

(2)关节疼痛为主要症状,早期表现为关节疼痛和僵硬,开始活动时明显,活动后减轻,活动多时加重,休息后缓解。晚期患者休息或活动时都有疼痛,呈持续性,活动明显受限,也可出现关节腔积液、畸形和关节内游离体。有些患者关节活动不太灵活,活动时有不同响声,部分可出现肌肉痉挛,有些老年人可出现远侧指间关节增粗,指间关节背侧出现 Heberden 结节,其为软骨,X 线无异常,同一患者可出现多个部位的病变。

(3)检查:关节肿胀,有中度积液,膝关节浮髌试验阳性;髋关节内旋角度增大时,疼痛加重,Thomas 征阳性。关节有不同程度的活动受限和肌痉挛,关节内伴有吱嘎声,晚期出现关节畸形。

(4)X 线片示关节间隙变窄,软骨下骨质致密,骨小梁断裂,关节缘呈唇样骨质增生,有时见关节内游离体。

(5)关节镜检查是骨关节炎诊断的金标准,可以直接观察关节软骨的肿胀、磨损情况。

【治疗措施】

(1)注意保护关节避免过度负重活动或损伤,严重者应休息、支具制动。

(2)轻者口服解热镇痛药,关节内注入透明质酸钠,有滑润关节,保护软骨作用。并行理疗治疗等。重度疼痛可用疗效显著的贴剂。

(3)骨刺较大及有游离体者可切除骨刺,并适度活动关节,不可过度活动。

(4)疼痛严重,关节活动好者,行神经关节支切断术。

(5)如有持续性疼痛及进行性加重的畸形,关节破坏严重者可手术治疗。方法包括行关节融合、关节成形、截骨、关节置换术等。

十五、先天性髋关节脱位

先天性髋关节脱位(congenital dislocation of hipjoint)是小儿常见的一种疾病。先天发育异常所致的髋关节脱位,以后脱位多见,出生时即存在,在我国发病率约 4‰。女性比男性多 5~8 倍,单侧为主,左侧比右侧多 1 倍。

【诊断提示】

(1)当检查新生儿或幼儿时,髋外展受限,蛙式试验阳性,Allis 征阳性,完全脱位者 Ortolani 试验阳性。

(2)患儿开始行走时间晚 3~6 个月,双侧脱位者行走如同鸭步,单侧者跛行摇摆。检查可见臀纹不对称,臀部扁宽,大粗隆凸出,会阴部增宽,股三角空虚,股动脉搏动减弱,骨盆前倾,腰前凸增大,肢体不等长。

(3)X 线片可见股骨头及髋臼发育不良,股骨头脱位,股骨头骨骺比对侧小。股骨头在 Pevkin 方格的外下方或外上象限中。Shenton 线不连续,CE 角<20°,甚至呈负角。髋臼角度增大(超过 20°),前倾角及颈干角异常增大。拍摄 X 线片时应注意对性腺的保护。

(4)B 超检查:发现股骨头在髋臼外即可确诊。

【治疗措施】

1. **外展支架固定**　1 岁以内患儿可采用髋外展尿垫、"凸"字形木板、外展支架等方式。保持髋关节外展位 6~12 个月。1－3 岁患儿仍可采用此法,如 4~6 周不能复位,可改用手法整复,石膏外固定。

2. **手法闭合复位后蛙形石膏固定**　1－3 岁不能复位者可在麻醉下手法闭合复位蛙形石膏固定,因蛙式石膏易导致股骨头发育不良及产生缺血性改变,目前国内外已采用"人"字位石膏固定,即髋关节外展 80°左右,膝关节微屈位固定。

3. **手术矫治**　对于 2 岁以上,非手术治疗失败,复位后髋臼基本能覆盖股骨头,而前倾角<30°~40°者,可行切开复位。术后行髋"人"字石膏固定 6 周。常用手术如下。

(1)股骨旋转截骨术:对于髋臼发育良好,而主要由于前倾角>45°,造成半脱位者。

(2)骨盆旋转截骨术:适用于 6 岁以内患儿,髋臼发育不良,其方向过于向前外,致使髋关节内收伸直位即发生脱位者。术后行髋"人"字石膏固定 6 周。

(3)髋臼加盖成形术:对患儿年龄较大、髋臼发育差,头大臼小很不相称,在股骨头复位后可采用此手术。

(4)骨盆内移截骨术:即在髋臼上沿紧贴关节囊,向内上方 10°倾斜截断髂骨,将截骨远端连同髋关节一起向内推移至髂骨厚度的 1/2。缺点是骨盆变形。术后髋"人"字石膏固定 4~6 周。

此法适用于 6—12 岁半脱位患儿。

4. 牵引后造盖成形术　12 岁以上的年龄较大患儿,可先行患肢牵引(一般用股骨髁上牵引)1～2 个月后,行牵引后的位置造盖成形术。

十六、先天性斜颈

先天性斜颈(congenital torticollis)主要是指肌性斜颈,是一侧胸锁乳突肌纤维性挛缩,导致颈部和头面部向患侧偏斜畸形。病因不同,如宫内胎位不正、产伤、肌肉缺血变性等。少数病例有家族史。

【诊断提示】

(1)畸形表现为颈项偏向患侧,下颌转向健侧肩部,面部健侧饱满,患侧变小。

(2)新生儿胸锁乳突肌下端可触及梭形纤维肿块,肿块可在 5～8 个月内消退,胸锁乳突肌变短并挛缩。

(3)头面五官不对称,如双眼不在同一水平甚至大小不等;患侧颅骨发育扁平而小,颈椎出现代偿性侧弯;双肩不平等一系列畸形表现。

(4)通过 X 线片及有关检查排除先天性颈椎畸形、颈椎半脱位、颈椎外伤、结核、类风湿眼肌异常等病。

【治疗措施】

1. 非手术治疗　出生确诊后由患儿家长每天给患儿做 3～5 次,每次 2～3min 头颈相反方向的活动。以牵拉挛缩的胸锁乳突肌。并给予轻柔按摩热敷。

2. 手术治疗

(1)1 岁以上畸形严重、非手术治疗失败者,应尽早手术矫正,以使头面部畸形得以完全恢复正常。

(2)4 岁以上者,手术切除胸锁乳突肌的胸骨头及锁骨头 2cm,手术松解要彻底,切勿损伤颈内静脉、颈总动脉及副神经等。

（3）术后将头颈置于过度矫正位，可用石膏或帽绳肩部捆拉法。

第四节　骨　肿　瘤

一、良性骨肿瘤

良性骨肿瘤（benign tumor of bone）常见的有骨瘤、软骨瘤、骨软骨瘤、骨样骨瘤、内生软骨瘤等几种，其共同特点是生长缓慢，局部疼痛轻，压痛不明显，对功能影响小。X 线表现为膨胀性生长，边缘清楚，无骨膜反应。

（一）骨瘤

【诊断提示】

（1）隆突于骨面，多见于颅骨和下颌骨，有时可长入鼻旁窦（副鼻窦）。

（2）局部隆起，质硬，无压痛。

（3）X 线片表现为致密的骨性肿块，密度均匀。

【治疗措施】

（1）对没有症状，不再生长的骨瘤，可以不做治疗。

（2）对有症状或影响功能者可在基底部做广泛切除。本病预后良好。

（二）骨软骨瘤

【诊断提示】

（1）多见于青少年，有单发和多发之分，生长缓慢，可持续至成年才被发现或出现症状。

（2）生长部位多位于长骨干骺端，向偏离最近骨骺板方向生长，上有正常的软骨帽。

（3）软骨骨瘤本身有自己的骺板，生长年龄结束后，软骨骨瘤也停止生长。

（4）X线片表现为骨性病损自干骺端突出。有的很长,有一狭窄基底;有的很短,有一宽阔基底。

（5）如发生恶性变可出现疼痛、肿胀、软组织包块等,恶变率约为1%。

（6）可通过病理检查最后确诊。

【治疗措施】

（1）早期无症状,不需处理,平时注意观察。

（2）生长较快或影响功能,如压迫神经、肌腱,影响日常生活者,可手术切除。切除范围要广,包括基底部正常部分的骨组织。

（三）软骨瘤

【诊断提示】

（1）好发于青少年的手、足短管状骨。

（2）局部呈梭状肿大,轻度疼痛及压痛,皮肤无改变,多发性软骨瘤可恶变形成软骨肉瘤。

（3）X线片可见局部有局限的边缘整齐的椭圆形透光区。

【治疗措施】　以手术治疗为主,采用刮除或病段切除植骨术,预后较好。

（四）骨样骨瘤

【诊断提示】

（1）为一少见良性肿瘤。其重要特征为持久性疼痛,阿司匹林止痛效果较好。此可作为诊断依据之一。

（2）多见于儿童和青少年,好发部位以下肢的长管骨为主。

（3）X线片可见一小而圆的骨组织核心,被反应骨包围,一般<1cm直径。

（4）疼痛是主要症状,夜间加剧,骨瘤靠近关节者影响关节功能,受影响关节出现活动障碍。

【治疗措施】　手术治疗,将瘤巢及其外周的骨组织彻底清除,可防止复发,预后较好。

二、骨巨细胞瘤

骨巨细胞瘤(maligenant giant cell tumor of bone)又称破骨细胞瘤,为交界性或行为不确定的肿瘤,可分为巨细胞瘤和恶性细胞瘤。是起源于骨松质的溶骨性肿瘤,多见于年青人,女性多于男性,主要发生在长管骨骨骺部,表现为局部肿胀、疼痛及压痛。此瘤易复发和恶性变。

【诊断提示】

(1)好发于长管骨骨骺部,以膝关节附近多见。

(2)局部疼痛及肿胀,其程度与肿瘤生长速度有关。局部皮肤温度增高,表浅静脉充盈,侵及关节软骨时,影响关节功能,压之包块有乒乓球样感觉。

(3)电镜组织学及生化检查,肿瘤细胞有较高的酸性磷酸酶、氨基磷酸酶和"中性"溶酶体反应。

(4)X线片可见不同形态,主要表现为病灶在骨端,局部有骨质破坏,骨端膨胀,骨骺部偏心性肥皂泡样囊肿阴影或溶解性改变,囊壁清楚,骨皮质膨胀,可破坏并侵入软组织。

(5)病理检查可以确定诊断及鉴别良性或恶性。

【治疗措施】

(1)手术治疗可行局部刮除病骨。刮除后用物理(如液氮)或化学(如氯化锌)处理,然后植骨或用骨水泥填塞。

(2)如复发,应做广泛切除和大块骨或假体植入。恶性变者应截肢,化疗无效,放疗易发生照射后肉瘤变。对Ⅲ期骨巨细胞瘤,可行整块瘤段切除,带血供的腓骨移植术。

(3)手术后取出病灶应做病理检查,尤其截肢患者。

三、骨 肉 瘤

骨肉瘤(Osteosarcoma)是恶性程度很高的骨肿瘤,多见于青少年的长管骨干骺端,如股骨下端,胫骨上端等,起源于原始分化不良的细胞,即原始间充质细胞的成骨细胞类,故又称成骨肉瘤。可产生极多的肿瘤骨或溶骨表现为主,易发生病理性骨折。

【诊断提示】

(1)局部疼痛,初为隐痛,间歇性发作,后变为持续性剧痛,尤以夜间为重。可伴有局部肿胀,附近关节活动受限。

(2)多见于骨骺端,且生长速度快,极易影响关节功能。

(3)局部皮肤温度增高,静脉充盈,有时可有震颤和血管杂音。

(4)全身中毒反应大,伴有食欲缺乏、消瘦、贫血,重者呈恶病质。白细胞计数增高,血沉快、碱性磷酸酶增高。

(5)X线片检查,早期可见骨质破坏,骨膜下新生骨呈Codman三角表现;不规则新生骨呈放射状,称为"日光射线"现象。亦可有溶骨征象。

(6)病理检查可明确确诊。

【治疗措施】

(1)明确诊断后宜尽早手术,手术前先用化疗3～8周,然后做截肢手术或根治切除瘤段后置入假体,或异体骨移植,或异体骨与假体联合术的肢体保留手术,术后继续应用化疗。

(2)骨肉瘤恶性程度和肺转移发生率高,手术切除转移灶后,继续采用化疗5～10疗程,每2～3周为一个疗程。持续时间为6～12个月。

四、软骨肉瘤

软骨肉瘤(chondrosarcoma)是生长缓慢,起源于软骨细胞的恶性肿瘤,它可以是原发性肿瘤,也可继发于软骨骨瘤。多见于30岁以上的成年人,以骨盆多见,其次是股骨上端、肱骨上端和肋骨。

【诊断提示】

(1)本病发病部位以骨盆多见,发病缓慢。

(2)局部疼痛,开始程度较轻,呈间歇性钝痛,以后为持续性剧痛,肿块生长缓慢,体积大时可出现压迫症状。局部可摸及质较硬包块。

(3)X线片示长骨干骺端有透明阴影,其间有不规则密度增高的斑点或团块影为溶骨性破坏及钙化所致。

(4)病理检查可确诊。部分病例碱性磷酸酶增高。

(5)骨扫描、CT和MRI可确定肿瘤的范围。

【治疗措施】

(1)放疗或化疗对本病无效。

(2)截肢或关节离断术。

五、尤 因 肉 瘤

尤因肉瘤(Ewing's sarcoma)又称未分化网状细胞瘤,原名尤文肉瘤。源于髓腔内未分化的网状细胞瘤。多发于青少年,发病部位广泛,以四肢骨多见。是一种生长迅速的恶性肿瘤。肺转移率高。

【诊断提示】

(1)多发生于儿童及青少年,以四肢骨及骨盆多见,部分见于扁平骨,如髂骨、肋骨。

(2)局部疼痛、肿胀,进行性加重,始为间歇性,很快转为持续性剧痛,压痛明显。

(3)局部皮肤温度增高,静脉充盈,可有发热及白细胞计数增高,血沉加快,全身情况迅速恶化。

(4)X线片示软组织肿胀阴影明显,骨皮质虫蚀样破坏,骨质溶解,局限性骨髓腔扩大,范围广,界限不清,近骨干处可见葱皮样骨膜反应。

(5)病理检查确诊并可与慢性骨髓炎鉴别。

【治疗措施】

(1)对放疗和化疗均敏感,可选用。治疗方案为化疗、手术、放疗的综合治疗。

(2)截肢术前应选用化疗,术后辅以化疗和放疗,降低转移。

六、转移性骨肿瘤

转移性骨肿瘤(metastatic tumor of bone)是指原发于骨外器官或组织的恶性肿瘤,经血液或淋巴转移至骨骼并生长。成年人,特别是老年人,多从远处的癌症转移而来,儿童则多从神经母细胞瘤转移而来。原发病灶以乳腺癌居多,其他依次为前列腺、肺、肾、膀胱、甲状腺、胃肠道、女性生殖器癌肿等。骨转移灶多为溶骨性,部分为成骨性或成骨性与溶骨性的混合性。

【诊断提示】

(1)有其他部位恶性肿瘤病史。

(2)局部剧烈疼痛,常合并病理性骨折,也可因压迫脊髓而出现完全性和不完全性截瘫。

(3)生化检查溶骨性骨转移可出现血清钙升高,而成骨性骨转移可出现血清碱性磷酸酶升高。血清酸性磷酸酶升高,多为晚期前列腺癌的骨转移。

(4)X线片示转移骨病灶有骨质破坏。

(5)ECT核素扫描阳性率极高,病灶区核素浓聚。

(6)病理检查可明确诊断。

【治疗措施】

1. 非手术治疗　选用对原发癌敏感的化疗药物。放疗敏感者局部放疗以减慢转移速度,从而减轻疼痛。并可结合内分泌治疗。

2. 手术治疗

(1)对剧烈疼痛者,可手术及对症处理,一般采用止痛麻醉药物,减轻疼痛。

(2)采用睾丸摘除术、肾上腺皮质切除术、垂体切除术等内分泌腺手术,可能会减慢转移速度。

(3)脊柱转移性瘤应做固定手术,防止发生截瘫;骨盆肿瘤可做局部切除、内固定或髋关节置换。

(4)骨转移瘤是肿瘤发展至晚期的标志,治愈的希望渺茫,骨科治疗的目的一是延长生命,二是减轻痛苦,提高生存质量。

第五节 其他骨折与脱位

一、肱骨髁上骨折

肱骨髁上骨折(supracondylar fracture of humerus)多发生于10 岁以下儿童,在肘关节前内方有重要的肱动脉及正中神经,内外侧有尺、桡神经经过,这些血管神经组织骨折后均有可能受到损伤,损伤后如早期处理不当,可造成终身残疾。骨折因暴力不同可造成不同方向的骨折移位,临床上常分为屈曲型和伸直型骨折,以后者最为常见。此种骨折往往累及骨骺板损伤,骨折愈合后常出现肘关节内翻或外翻畸形。

【诊断提示】

1. 有受伤史,手部着地受伤时可造成伸直型髁上骨折,肘部着地多造成屈曲型骨折。

2. 伤后肘部疼痛、肿胀、皮下瘀血、畸形。

3. 肘部压痛,有骨擦音及假关节活动,肘后三角关系正常。

4. 检查时需特别注意桡动脉的搏动情况,肿胀程度及手部感觉运动功能等。

5. X 线拍片检查不仅可以确定有无骨折,更主要的是可以了解骨折的程度及损伤类型,为治疗方案提供依据。

【治疗措施】

1. 非手术治疗 受伤时间短,局部轻度肿胀,远端血供正常者可行手法复位外固定。伸直型肱骨髁上骨折复位后用石膏托或小夹板固定屈肘 90°～100°位。固定后注意观察桡动脉搏动及远端肢体血循环情况。4～6 周后行 X 线检查,骨折愈合后,去除外固定,进行功能锻炼。局部严重肿胀时不宜行手法复位,应抬高患肢,必要时行尺骨鹰嘴牵引术,待肿胀消退后再进行复位。

2. **手术治疗**　如手法复位失败或开放性骨折,污染轻微或有神经血管损伤者可选择手术治疗。骨折复位后用加压螺钉或交叉克氏针固定。术后早期进行手指及腕关节屈伸活动,有利于减轻水肿及功能恢复,4～6周后开始肘关节屈伸功能锻炼。伸直型肱骨髁上骨折可造成血管损伤,从而影响肢体远端血液循环,如早期未能及时正确处理,可导致前臂缺血性肌挛缩,严重影响手功能。因此骨折后如桡动脉搏动缺失,有张力性肿胀出现及手指主动活动功能障碍,被动活动手指出现剧烈疼痛等症状者,应紧急手法复位或紧急手术治疗。

屈曲型肱骨髁上骨折的治疗原则与伸直型基本相同,但手法复位时与伸直型相反,肘关节屈曲40°位固定即可。骨折愈合后如有畸形及功能障碍者,可于12－14岁时行手术矫正。

二、股骨转子间骨折

股骨转子间骨折(intertrochanteric fracture of femur)股骨转子间位于股骨干与股骨颈交界处,是负重时承受剪力最大的部位,转子间是骨质疏松的好发部位,亦是骨质最薄弱处,是老年人多发骨折部位之一,年轻患者多因高能量损伤所致。女性比男性多见,比例为3∶1。可根据骨折的稳定性分为五型:Ⅰ型,骨折线由外上斜向内下,骨折无移位;Ⅱ型,骨折线同上,但有骨折移位且合并小转子骨折,股骨距正常;Ⅲ型,有小转子移位骨折并累及股骨距,可伴有转子间后部骨折;Ⅳ型,大、小转子粉碎骨折,大转子爆裂骨折及股骨颈骨折;Ⅴ型,骨折线由内上斜向外下,呈反转子间方向,可累及小转子及股骨距。

【诊断提示】

1. 有外伤史。

2. 股骨转子部位疼痛,肿胀,皮下有瘀斑,下肢功能障碍。

3. 转子间压痛,患肢外旋短缩畸形,有轴向叩击痛。

4. X 线摄片及 CT 三维重建检查可明确骨折的类型及骨折移位情况。

【治疗措施】

1. 非手术治疗 转子间骨折的非手术治疗基本已被放弃,在 20 世纪 60 年代,Horowitz 研究指出,采用骨牵引治疗死亡率 34.6%,而内固定治疗的死亡率仅为 17.5%。但对痛苦不大且寿命较短的患者,仍可采用非手术治疗。

2. 手术治疗 手术切开复位的目的是获得坚强而稳定的内固定,矫正畸形,骨折复位,允许患者早日下床活动(通常在术后第 2 日),早期活动有利于预防肺部并发症,静脉栓塞,压疮或一般情况变差等并发症。内固定方法较多,可采用交锁髓内钉、鹅头钉及髁钢板等。如复位满意一般均能愈合。

关于手术时间问题仍有分歧。此类患者常伴有多种内科疾病,术前 24h 进行内科疾病诊治,再行手术治疗是可行的,但术前延误时间不能太久。Zuckerman 和 MmcGuire 等研究指出,手术延迟超过 3d 进行内固定,术后 1 年内死亡率增加 1 倍,延期超过 2d 比 2d 内手术的患者,短期死亡率增加 15%。

三、跟 骨 骨 折

跟骨骨折(fracture of calcaneus)跟骨是足骨中最大的骨,以骨松质为主,跟骨的后端是足底三点负重点之一,跟骨骨折导致跟骨塌陷,跟骨结节关节角(Bohler 角)改变。骨折导致足弓塌陷,足底三点(足跟、第 1、5 跖骨头)负重关系改变,足的弹性和减震功能降低,从而引起疼痛和步态改变。

【诊断提示】

1. 有高处坠落伤史。

2. 跟部疼痛,肿胀,皮下瘀斑,局部畸形不能行走。

3. 跟骨压痛,跟骨横径较健侧增宽。

4. X线检查可明确骨折的类型及骨折移位程度。CT 二维重建可进一步了解距骨下关节面的损伤情况及骨折的严重程度。

【治疗措施】

1. 非手术治疗 不波及距下关节移位不大的骨折,石膏固定4～6周后,开始功能锻炼。

2. 手术治疗 骨折的治疗原则是恢复距下关节的解剖对位关系,恢复跟骨结节角(Bohler 角),维持正常的足弓高度,恢复负重功能。近几年来采用骨折切开复位跟骨解剖钢板内固定,复位后的骨折空隙植入自体骨或同种异体骨,治疗效果明显提高,对距下关节损伤严重患者,笔者主张骨折复位固定的同时行距下关节融合术,可防止距下关节炎的发生,可避免行走疼痛。

四、踝 部 扭 伤

踝关节扭伤(ankle sprain)是临床上常见的疾病之一,多见于下台阶时,或行走在高低不平的路面上,或运动员训练及比赛中,踝关节于跖屈位,足部遭受内外翻暴力时,导致韧带部分或完全断裂,严重者可导致撕脱骨折、踝关节或胫腓下关节半脱位,甚至完全脱位,若早期治疗不当,可导致踝关节慢性不稳。

【诊断提示】

1. 踝部有扭伤史。

2. 局部疼痛,肿胀,皮下瘀斑,踝关节活动时疼痛加重。

3. 检查局部有压痛点,踝关节跖屈位内翻或外翻踝关节疼痛加重。

4. X线摄片检查可发现有无骨折,对踝关节韧带损伤的诊断有时比较困难,必要时在内翻加压位摄片,如关节外侧间隙增宽或距骨向前半脱位,多为踝外侧韧带完全损伤。反之外翻位摄片显示关节内侧间隙增宽,则为踝内侧韧带断裂。

【治疗措施】

1. 非手术治疗 早期扭伤后48h 以内立即局部冷敷,可减少局部出血及肿胀程度。48h 后可理疗,以促进损伤组织愈合。对部分韧带损伤或无骨折的韧带完全断裂及松弛者,应固定踝关节背屈 90°位,踝关节极度内翻位(内侧损伤)或极度外翻位(外侧损伤)靴形石膏或绷带固定 3 周,去除固定后练习关节功能。

2. 手术治疗　踝关节韧带完全断裂,且骨片影响关节面或进入关节者,应手术切开复位克氏针或加压螺钉固定。踝关节反复损伤后期形成骨关节炎者,可采用关节成形术治疗。

五、肩锁关节脱位

肩锁关节脱位(dislocation of the acromioctlavicular joint)十分常见,肩峰部遭受直接或间接暴力,致使肩锁关节的韧带结构破裂。此类损伤多见于年轻人。一般分为三型:Ⅰ型:肩锁关节囊及韧带无断裂;Ⅱ型:肩锁关节囊及韧带破裂,肩锁关节"半脱位";Ⅲ型:肩锁韧带与喙锁韧带断裂,肩锁关节"真性脱位"。

【诊断提示】

1. 有明确的肩部创伤史。

2. Ⅰ型,较轻只有肩锁关节处肿胀压痛。Ⅱ型,患者肩锁关节有半脱位,与对侧比较锁骨外端较高,用力按压有"琴键"感觉。Ⅲ型,锁骨外端明显高出于肩峰上方,影响肩关节活动,肩关节活动加重患处疼痛。

3. X 线片可显示肩锁关节的半脱位或真性脱位,必要时与健侧比较或患肢提重物下摄片比较。

【治疗措施】

1. 非手术治疗

(1)Ⅰ型　临床症状较轻,悬吊前臂 3 周即可。

(2)Ⅱ型　可按Ⅰ型处理方法处理,如后期有疼痛者再行手术治疗,早期也可在透视下闭合复位克氏针内固定,但去除克氏针后部分患者仍有半脱位及疼痛现象。

2. 手术治疗　Ⅲ型患者应手术治疗,目前多采用手术切开复位肩锁钩板固定,同时修复肩锁韧带及喙锁韧带。也可采用张力带法固定或锁骨-喙突拉力螺钉固定。

第六节　周围神经卡压综合征

一、胸廓出口综合征

胸廓出口综合征(thoracic outlet syndrome)又称臂丛神经血管受压综合征,是臂丛神经在胸廓出口处受到各种先天或继发因素压迫,从而出现患侧上肢及手部酸痛、麻木、无力、肌肉萎缩等临床综合表现。最常见的原因有颈肋、斜角肌挛缩病变、纤维束带、肋锁间隙变窄及胸小肌的病变等。

【诊断提示】

1. 临床主要表现为手麻,乏力,手内侧肌萎缩,沿尺神经走行分布前臂尺侧皮肤及手指尺侧半感觉异常。多见于 20－40 岁女性。

2. X 线可见颈肋、第 7 颈椎横突过长。

3. 肌电图检查提示神经于锁骨下传导速度及反应异常。

【治疗措施】　诊断明确经非手术治疗 3 个月以上症状严重者应手术治疗。如因前、中斜角肌挛缩或纤维束带引起的,可经锁骨上行前、中斜角肌挛缩或纤维束带切断术。如因颈肋或第 7 颈突过长引起者,可经锁骨上颈肋或第 7 颈突切除术。如因第 1 肋引起的,可经锁骨上下联合切口或经腋路行第 1 肋骨切除术。一般来说第 1 肋切除是治疗胸出口综合征最有效的方法,因该术式可以同时处理因前、中斜角肌病变、颈肋,或第 7 颈椎横突过长锁骨骨痂形成等因素所致的臂丛神经血管受压症。

二、肩胛上神经卡压综合征

肩胛上神经卡压综合征(suprascapular nerve entrapment

syndrome)肩胛上神经起源于臂丛上干,由颈$_{4\sim5}$神经根组成的混合神经。1975 年由 Clcein 首先报道。沿途经斜方肌和肩胛舌骨肌深面外侧,肩胛横韧带下方的切迹进入冈上窝然后绕过肩胛冈、肩胛盂下切迹进入冈下窝。常因肩胛横韧带压迫所致。

【诊断提示】

1. 主要表现为肩部酸、胀、钝痛,可放射至手部或向肩胛下部放射。主动活动上肢加重,被动活动多不疼痛。

2. 患肢外展外旋无力,冈上下肌萎缩。肩胛骨内上角内侧压痛明显。无感觉障碍。

3. 肌电图检查,冈上、下肌呈失神经支配,肩胛上神经传导速度下降,三角肌正常肌电图。

【治疗措施】　该病诊断一旦明确应手术治疗。手术切断肩胛横韧带后如神经仍较紧张时,可咬除部分肩胛骨,以扩大加深肩胛切迹。如神经变细软,应行神经外膜松解。

三、肩胛背神经卡压综合征

肩胛背神经卡压综合征(the dorsal scapular nerve entrapment syndrome)肩胛背神经是 20 世纪 90 年代末发现的一个病症,该神经起源于颈$_5$神经根外侧,距椎间孔边缘 5～8mm,发出后即进入中斜角肌,并从该肌后外方穿出。主干向肩胛提肌发出一肌支后沿菱形肌深面下行,在锁骨下与颈$_7$共同组成胸长神经。该神经穿入中斜角肌过程中与肌内的腱性纤维交叉伴行,反复的颈部活动可对该神经产生压迫,从而产生颈肩背部症状。

【诊断提示】　颈肩背部酸胀不适,夜间加重,影响睡眠,部分病人有手麻史,上肢活动正常。患肢前臂内侧及环、小指痛角迟钝或过敏。胸$_{3,4}$棘突旁或肩胛骨内上方有压痛点,多数患者有向同侧上肢内侧放射痛。

【治疗措施】　本病大多数患者局部封闭后症状改善或消失,严重者可考虑行神经松解手术。

四、桡管综合征

桡管综合征(the radial tunnel syndrome)桡神经在肘关节前方绕过桡骨颈的掌侧进入 frohse 弓,此段即称为桡管。桡管中包括桡神经主干、桡浅神经和骨间后神经。桡管综合征系桡神经在臂段受到卡压而出现的桡神经损伤症状。主要表现为肘外侧及前臂近端伸肌群疼痛,劳累后加重,休息时亦痛,甚至出现夜间疼痛加重。疼痛可向肘关节远近端放射。部分顽固性"网球肘"患者亦可因骨间后神经受压引起。

【诊断提示】

1. 根据受压部位和程度表现不同的症状,可出现虎口区麻木,骨间后神经瘫痪,桡神经瘫痪或无感觉运动障碍的单纯性疼痛。

2. 压痛点在臂中部以远桡神经走行线上,一般在肱骨外上髁的前方,肱桡关节的桡侧及桡骨头远侧处有明显压痛。而网球肘的压痛点在肱骨外上髁处。

3. 检查在伸肘抗伸中指时疼痛为桡侧腕短伸肌压迫骨间后神经所致,伸肘前臂旋前或抗前臂旋后时疼痛为旋后肌压迫骨间后神经所致。

4. X 线检查无异常,肌电生理检查阳性,可明确诊断。

【治疗措施】

1. 非手术治疗　早期患肢制动,局部封闭或理疗,口服甲钴胺片 1mg,3 次/d。

2. 手术治疗

(1)非手术治疗无效,肌电图检查阳性者,沿桡神经走行线上有压痛或逐渐出现桡神经瘫痪或骨间后神经瘫痪者,可行手术治疗。术中彻底去除压迫因素,若神经膨大变硬,应在显微镜下切开神经外膜并切除神经束间瘢痕组织,若神经呈局限性线状狭窄,需将狭窄段切除做神经吻合。

（2）术后单纯松解者用三角巾悬吊前臂 2 周即可。作神经吻合者需用石膏固定腕关节及手指背伸位至功能恢复。配合直流电刺激、理疗，口服甲钴胺片治疗，以促使神经功能恢复。

五、骨间后神经卡压综合征

骨间后神经卡压综合征（nerve compression syndrome of the posterior interosseous）骨间后神经于肘关节上下 3cm 处由桡神经分出。骨间后神经卡压的原因较多，常见的原因有：frohse 弓压迫（在成人约有 2/3 纤维化，易造成压迫）；桡返动脉呈丛状扩张压迫；桡骨头前面横的纤维束带压迫；桡侧腕短伸肌压迫；桡骨头骨折脱位及孟氏骨折压迫；炎症压迫（滑囊炎、类风湿关节炎等）；肿块压迫（脂肪瘤、纤维瘤、腱鞘囊肿、血管瘤等）。

【诊断提示】

1. 早期前臂近端疼痛，逐渐出现无力和肌肉瘫痪。肌肉瘫痪后疼痛亦随即消失。

2. 伸腕关节桡偏，伸拇指及伸掌指关节活动受限。

3. 虎口区无感觉障碍。

4. 肌电图检查可明确诊断。

【治疗措施】

1. **非手术治疗**　早期患肢制动，悬吊前臂 2～3 周，口服甲钴胺片 1mg 3 次/d 或静滴甲钴胺注射液 2mg 1 次/d，局部封闭，理疗等。

2. **手术治疗**　桡骨小头骨折脱位整复后观察 3 个月无恢复者，早期非手术治疗无效者，出现运动功能障碍者及肌电图阳性者均可行神经松解术。手术应彻底探查松解骨间后神经出入口处的压迫，并从骨间后神经出口处切开浅层旋后肌，使旋后肌管内的神经完全松解。术中根据神经病变，施行神经周围松解、束间松解或神经局部切除吻合术，术后处理同桡管综合征。

六、肘管综合征

肘管综合征(cubital tunnel syndrome)即尺神经卡压综合征,亦称为迟发性尺神经麻痹。肘管的底部为肘内侧副韧带,顶部为尺侧腕屈肌。尺神经从此肌两头之间通过。多因尺侧腕屈肌两头之间的腱膜压迫或滑车上肘后肌或创伤性畸形及滑膜炎所致。

【诊断提示】

1. 手尺侧小指及环指的掌、背侧感觉异常。

2. 骨间肌及小鱼际肌部萎缩,前臂上部尺侧肌群萎缩,尺侧腕屈肌及环、小指指深屈肌、骨间肌及小指展肌肌力减弱。

3. 肘以下 3cm 沿尺神经走行方向 Tinel 征阳性。

4. 按压尺神经沟内有尺神经压痛及尺神经增粗感。

5. 肌电图检查有助于明确诊断。

【治疗措施】 诊断一旦明确,应及早进行手术探查。病程越长尺神经损伤越重,及早手术可减轻神经的损伤程度。手术根据情况可行肘管尺神经松解术或尺神经松解前移术。对未造成尺神经半脱位或脱位者,可单纯做尺神经松解而不做前移术。对尺神经半脱位或脱位者,骨关节明显畸形者,有肿物压迫者或尺神经外观不正常者,应行尺神经前移术。尤其是皮下前移失败者及骨关节明显畸形者应做尺神经深部前移。对神经触之较硬者应行神经束间松解术。术后石膏托固定 4~6 周后练习关节活动。

七、腕管综合征

腕管综合征(carpal tunnel syndrome)腕管为一骨性纤维管,当腕管内容物增加,腕管的容量减少,即可引起正中神经受压的症状。其主要表现为手部麻木、疼痛、上肢无力并逐渐出现肌肉萎缩。往往被误诊为颈椎病或神经内科疾病。腕管综合征主要特点是手麻、疼痛,夜间加重,往往有麻醒史,活动患肢后好转,多见于中年女性。

【诊断提示】

1. 临床表现为拇、示、中指麻木疼痛，以中指最为显著。早期表现为指端感觉障碍，手指的疼痛以夜间加重。

2. 鱼际部肌肉萎缩，拇对掌肌力减弱或麻痹。

3. 腕部 Tinel 征阳性，屈腕试验（Phalen 征）阳性。

4. 肌电图检查有助于诊断。

【治疗措施】　手术适应证：保守治疗无效者、肌肉已有萎缩者及怀疑腕管内有肿物压迫者应手术治疗。Z 形切开腕横韧带，如有肿物、囊肿及骨性隆起应一并切除。术后石膏固定 3 周，可练习手指伸屈活动。

八、腕部尺神经卡压综合征

腕部尺神经卡压综合征（ulnar nerve compression syndrome）病因缘于先天之腕尺管为一骨性纤维管，常因创伤、囊肿、纤维束带、肿物及解剖异常引起。

【诊断提示】

1. 症状和体征可因尺神经受压的不同平面而出现不同的症状和体征，因尺神经手背支在腕关节上 5cm 处发出分支，支配尺侧环指及小指背侧的感觉，因此环小指背侧的感觉是正常的。尺神经深支的第一个分支是支配小指展肌，若在此分支以远受压，则出现尺神经支配的手内肌功能障碍，若在此分支以近受压，则小指展肌及手内肌同时受累。

2. 肌电图检查有助于明确诊断。

【治疗措施】　如因骨折脱位引起，骨折脱位复位后经 2～3 周的观察无好转者，以及诊断明确者应尽早手术，以免引起神经不可逆性改变。

另外，可行单纯神经松解术，若由骨折引起的应将骨块切除。如为囊肿压迫应切除囊肿后对尺神经周围松解即可。术后无需特殊处理。

九、梨状肌综合征

梨状肌综合征(pyriformis syndrome)是坐骨神经在臀部受到卡压的综合征,约有 85% 的坐骨神经经梨状肌下缘穿出支配大腿后侧和膝以下的运动和感觉。除外伤出血粘连,肌肉变性挛缩及骨折可使神经受压外,当外旋肌反复强力收缩可造成该神经的慢性损伤。

【诊断提示】

1. 臀部(环跳穴附近)压痛,或摸到索状肿块。

2. 有疼痛性跛行,疼痛向大腿后方及小腿和足部放射。

3. 臀部 Tinel 征阳性,抗阻力"4"字试验疼痛加重。

4. 轻度小腿肌萎缩,小腿以下感觉异常。

5. 有骨折史者,X 线片可见移位骨块或骨痂。

6. 本病需与椎间盘突出症及神经鞘膜瘤相鉴别。

【治疗措施】　本病早期可非手术治疗,如局部封闭、理疗等多能缓解,如粘连较重或受压时应手术松解。

第七篇 妇产科疾病

第51章 妇科疾病

第一节 炎症性疾病

一、外 阴 炎

外阴阴道与尿道、肛门毗邻,局部潮湿,经期使用卫生巾,穿紧身化纤内裤等易受污染;生育期女性性生活较频繁,加之分娩、宫腔检查治疗,易受损伤和外界病原体感染;绝经后妇女及婴幼儿雌激素水平低,阴道菌群失调,局部抵抗力降低,也易发生感染。临床上常见病菌性外阴炎(vulvitis)、非特异性外阴炎,可单独发生,也可与阴道炎并存。

【诊断提示】

(1)自觉外阴灼热、疼痛、瘙痒、阴道分泌物增多。

(2)外阴局部充血、肿胀、糜烂或溃疡,湿疹样变,抓痕等,严重时常伴腹股沟淋巴结大。慢性炎症可使局部皮肤增厚、粗糙,甚至苔藓样变。

(3)外阴分泌物涂片或培养发现致病菌,如滴虫、真菌等。必要时查尿糖及大便找虫卵。

【治疗措施】

1. 保持局部干燥、清洁 以 1:2500～5000 高锰酸钾或 0.1% 聚维酮碘溶液清洗外阴或坐浴,2～3 次/d,或用中药蛇床子 15g,苦参、黄柏各 9g 煎水熏洗,2～3 次/d。

2. 局部用药 四环素可的松软膏或去炎松尿素乳膏局部涂搽,2～3 次/d。急性期还可选用红外线、微波局部治疗。

3. 注意休息及营养 避免吃刺激性食物,多饮水,口服复合 B 族维生素、维生素 C 等药物。

4. 寻找病因 如糖尿病应及时治疗;如尿瘘、粪瘘应及时行修补术。

5. 其他 婴幼儿,应在以上治疗的同时,防止阴道粘连。

二、前庭大腺脓肿

病原体侵入前庭大腺引起的炎性病变,称前庭大腺炎(bartholinitis);形成脓肿时称前庭大腺脓肿(abscess of Bartholin gland)。前庭大腺管阻塞炎症后或损伤阻塞,其内分泌物积聚可形成前庭大腺囊肿(abscess of Bartholin gland)。主要病原体是葡萄球菌、链球菌、肠球菌、淋病球菌、沙眼衣原体等。

【诊断提示】

(1)炎症初起表现为外阴局部红肿、疼痛,灼热感和行走不便,形成脓肿时疼痛加重,可伴发热,大阴唇下 1/3 处有红肿硬块,触痛明显,脓肿形成可有波动感。若脓肿内压力增大,脓肿可自行破溃,炎症可暂时消退而痊愈,但易反复急性发作。

(2)前庭大腺囊肿增长缓慢,可无症状。

【治疗措施】

(1)前庭大腺炎可用 1:2500～5000 高锰酸钾液清洗外阴,2 次/d,同时口服或注射抗生素。

(2)脓肿已形成,有明显波动感,应切开引流并做造口术,放置引流条。

(3)若为囊肿,可行囊肿造口术或囊肿摘除术。多采用前者,方法简单、损伤小,并能保留腺体功能。

(4)选用清热解毒中药局部热敷和(或)清洗外阴。

三、滴虫性阴道炎

滴虫性阴道炎(trichomonal vaginitis)是由阴道毛滴虫引起,临床常见,男性亦是传染源。可并发尿道、膀胱、肾盂等炎症。潜伏期 4～28d。

【诊断提示】

(1)白带增多呈黄绿色或脓性,带泡沫并有臭味,伴有外阴及阴道瘙痒、疼痛。合并尿路感染,可有尿频、尿痛,甚至血尿。

(2)阴道及宫颈黏膜充血,常有散在的小出血点。

(3)阴道分泌物中查到滴虫。

【治疗措施】

(1)全身用药:初次治疗推荐用甲硝唑 2g,一次口服;也可用甲硝唑 0.4g,3 次/d,口服,7～10d 为一疗程。已婚妇女其丈夫或性伴侣也应同时口服上述剂量甲硝唑(灭滴灵),连服 7d 为一疗程。或甲硝唑 2g 单次口服。

(2)局部用药:阴道内放甲硝唑阴道泡腾片 1 枚,连用 7d。

(3)养成良好的卫生习惯,避免使用公共浴池、浴盆、浴巾、坐便器等,应特别注意会阴部的清洁。

(4)治疗期间避免性生活,每天换洗内裤并煮沸消毒。

(5)治疗失败或复发可重复甲硝唑治疗。

(6)妊娠期滴虫阴道炎的治疗:妊娠期是否应用甲硝唑治疗尚存在争议。美国疾控中心(CDC)推荐甲硝唑 2g 单次口服。国内对妊娠期应用甲硝唑仍比较谨慎。

(7)随访复发和治疗效果。

四、真菌性阴道炎

真菌性阴道炎(mycotic vaginitis)由真菌感染(80%～90%为白假丝酵母菌,10%～20%为光滑假丝酵母菌)引起,顽固病例多有长期应用激素或抗生素病史。

【诊断提示】

(1)白带增多,呈白色凝乳状,或稀薄带白色片状物,或呈豆腐渣样。外阴及阴道瘙痒、灼痛。

(2)阴道黏膜充血、水肿、红斑,表面可有易剥离的片状薄膜,小阴唇内侧及阴道黏膜上附有白色块状物。急性期可有糜烂及浅表溃疡。

(3)阴道分泌物查到真菌或真菌培养阳性。

(4)顽固病例应查尿糖、血糖。

【治疗措施】

1. 消除病因　如有糖尿病要积极进行治疗(参阅内科疾病篇该病治疗措施)。长期应用抗生素者要停止使用。

2. 注意个人卫生　保持外阴清洁,勤换内裤,用过的内裤、毛巾及盆具,应先煮沸后清洗,不用公共浴盆或坐厕。

3. 局部用药　制霉菌素片或栓剂10万～20万U,每晚放阴道1次,10次为一疗程。外阴涂克霉唑软膏或达克宁霜;酮康唑片或栓剂放阴道,每次1片(丸),7d为一疗程。

4. 全身用药　对不能耐受局部用药者或未婚妇女等可选用口服药物。常用药物:氟康唑150mg顿服。也可选用伊曲康唑200mg口服,1次/d,连用3～5d,或一日疗法,即一日口服400mg,分2次服用。

5. 妊娠期真菌性阴道炎的治疗　选择对胎儿无害的抗真菌药物阴道局部放置治疗。制霉菌素片10万U,连用10～14d;或克霉唑栓100mg,1次/d,连用10d,或500mg单次应用。

6. 其他　白带镜检真菌转阴时,应在月经后巩固治疗1～2

个疗程。性伴侣患龟头炎、复发性真菌性阴道炎亦应治疗。

五、老年性阴道炎

老年性阴道炎(senile vaginitis)见于自然绝经期卵巢萎缩后妇女,缘于卵巢功能衰退,雌激素水平下降,阴道壁萎缩,局部抵抗力下降,致病菌入侵引起的炎性变。

【诊断提示】

(1)绝经后阴道分泌物增多,呈水样或脓样,偶带血,有外阴瘙痒、阴道灼热及下坠感。

(2)阴道黏膜平滑、充血、有散在小出血点或点片状血斑。

(3)宫颈刮片及阴道后穹隆涂片均未找到瘤细胞。

(4)阴道分泌物检查无滴虫或假丝酵母菌。

(5)有血性白带、阴道壁内组织、溃疡性病变者,需组织活检与阴道癌鉴别。

【治疗措施】

1. 口服药物 可口服尼尔雌醇,首次 4mg,以后每 2~4 周 1 次,每次 2mg,维持 2~3 个月。乳癌及子宫内膜癌患者禁用。

2. 局部用药 可用 0.5% 己烯雌酚软膏涂阴道,每日或隔日 1 次,6~10 次为一疗程,以后每周 1~2 次维持。同时给予甲硝唑 200mg 或诺氟沙星 100mg,阴道深部放置,每日 1 次,7~10d 为一疗程。

六、慢性宫颈炎

慢性宫颈炎(chronic cervicitis)主要病原体是葡萄球菌、链球菌、大肠埃希菌及厌氧菌,部分为淋病奈瑟菌、沙眼衣原体。不良卫生习惯,雌激素缺乏,局部抗感染能力差,也是重要病因。多无急性宫颈炎史。

【诊断提示】

1. 白带 明显增多,黏稠或脓性,有时带血,下腹部坠痛,腰骶部酸痛。可造成不孕。急性宫颈炎可见宫颈充血、水肿，颈管黏膜外翻，重者表面坏死或形成溃疡。

2. 宫颈炎分型

(1)宫颈糜烂(cervical erosion)：现国际上已用宫颈柱状上皮异位(columnar ectopy)取代"宫颈糜烂"。指宫颈外口处的宫颈阴道部呈细颗粒状的红色区，形似糜烂样改变。青春期、妊娠期或口服避孕药时，体内雌激素水平增高致宫颈管柱状上皮增生，此时宫颈外口呈红色细颗粒状，似糜烂，称为生理性糜烂。

根据宫颈糜烂的深度可分为：①单纯型，为炎症的初期，呈红色，为单层柱状上皮覆盖；②颗粒型，呈颗粒样，为宫颈腺上皮过度增生及间质增生所致；③乳头型，呈乳头状，为间质过度增生所致。根据糜烂面积可分为：①轻度(Ⅰ型)，糜烂面占宫颈面积的1/3以内；②中度(Ⅱ型)，糜烂面占宫颈面积的1/3～2/3；③重度(Ⅲ型)：糜烂面占宫颈面积的2/3以上。诊断时应同时注明深浅和面积。

(2)宫颈息肉(cervical polyp)，宫颈外口有单个或多个带蒂的鲜红色息肉，蒂细长并多与宫颈管相连，表面光滑易出血，恶变率<1%。小部分蒂粗，如舌形。

(3)宫颈局限囊肿[宫颈腺囊肿(Naboth cyst)]，因宫颈腺管口阻塞可见宫颈表面有散在的小囊肿，呈黄白色，若感染，则呈白色或淡黄色小囊泡。

(4)宫颈肥大(cervical hypertrophy)长期炎症刺激，宫颈局部组织充血、水肿，因腺体与间质增生致宫颈肥大，硬度增加，表面多光滑。

(5)宫颈黏膜炎(endocervicitis)：宫颈外观光滑、充血、发红等不同变化。可见有脓性分泌物。多与宫颈肥大并存。

3. 宫颈刮片或活检均未找到瘤细胞

4. 炎性变侵及膀胱下结缔组织时，可出现尿急、尿频等膀胱刺激症状，炎症扩散到盆腔可出现腰骶部疼痛和下腹坠痛

【治疗措施】

1. 药物腐蚀法　适于糜烂面积小且浅的患者,用棉签蘸10％～30％的硝酸银溶液涂抹于糜烂面,再用生理盐水棉球揩抹用药部位。月经干净后涂药,每周 1 次,共 2～4 次。

2. 物理疗法　常用方法有激光、冷冻、红外线凝结及微波等,创面愈合需 3～4 周。注意治疗前需排除恶性病变,于月经干净3～7d 内治疗为宜。

3. 手术治疗　久治不愈的宫颈糜烂或宫颈刮片疑癌者,可做宫颈锥形切除,取组织做病理检查。子宫颈息肉可做息肉摘除术,摘除息肉送病理组织学检查。

4. 子宫颈腺囊肿　对小的囊肿,无临床症状可不予处理,如较大或合并感染,可用微波治疗,或激光照射。

5. 宫颈管黏膜炎　需局部治疗与全身用药结合。

【预防】　注意经期、孕产期及产褥期卫生。阴道手术严格无菌操作。处理好产程引起的宫颈裂伤。

七、急性盆腔炎

急性盆腔炎(acute pelvic inflammatory disease)由多种病原菌引起。高危因素如盆腔内手术操作致感染、下生殖道感染(主要是性传播疾病)、不洁性生活与性卫生习惯、邻近器官感染、慢性盆腔炎急性发作等。

【诊断提示】

(1)病史:多近期内有流产、分娩、妇产科手术、经期性交及经期卫生处理不当等诱因。

(2)症状:恶寒发热,下腹坠痛,腰酸,肛门坠胀,白带增多,阴道分泌物呈血性、脓性,部分为水样。严重感染者可发生败血症和脓毒血症。

(3)体检:两侧下腹压痛、反跳痛,子宫体可增大、压痛,盆腔组织增厚、压痛,双侧附件压痛,如形成脓肿可触及包块。妇科检查可扪及子宫增大、变软、压痛明显。

（4）B超检查：可见输卵管肿大或子宫直肠窝有液性暗区。

（5）白细胞总数及中性粒细胞显著增高，C反应蛋白升高。

（6）排除急性阑尾炎、异位妊娠、卵巢肿瘤蒂扭转等急腹症。

【治疗措施】

1. 一般处理 卧床休息，取半卧位，保持营养，贫血者可少量输血，纠正水、电解质和酸碱平衡失调。

2. 控制感染 根据药敏试验选用抗生素。联合治疗方案：青霉素或红霉素、氨基糖苷类药物及甲硝唑。可试用，青霉素800万～960万 U/d，分2次静滴；庆大霉素80mg，分2次静滴或肌注；甲硝唑 400～500mg，静滴，1 次/8h；病情好转后改口服。14d 为一疗程。还可选用头孢菌素、氨苄青霉素、氧氟沙星等抗生素。

3. 手术治疗 如盆腔形成脓肿，药物疗效不显著，可做后穹隆切开引流。附件脓肿经治疗无效，可经腹做附件切除。治疗过程中有脓肿破裂表现时应急诊手术。

4. 其他 包括观察生命体征、营养支持、增强抵抗力等。

5. 预防 包括严格掌握产科、妇科手术指征，如术前准备，术中操作，术后护理等；及时彻底治愈急性盆腔炎，避免转为慢性盆膜炎；保持性生活卫生，经期禁止性生活；避免多性伴侣，减少性传播疾病。

第二节 肿 瘤

一、外阴良性肿瘤

外阴良性肿瘤（benign tumor of vulva）种类多，但较少见。早期常无自觉症状，特点是生长缓慢，数月或数年后发现。

【诊断提示】 外阴良性肿瘤生长缓慢，多见如下肿瘤：

1. 乳头状瘤　位于大阴唇或阴阜,有蒂或呈菜花样,多见于老年妇女。

2. 纤维瘤　实质性、有蒂,表面不规则,多生长在大阴唇。

3. 脂肪瘤　质软,无蒂,多见于大阴唇及阴阜脂肪中。

4. 血管瘤　呈小血管痣或海绵状,柔软,边界不清。

5. 其他肿瘤　如平滑肌瘤、汗腺瘤等。

【治疗措施】

(1)局部手术切除,肿瘤送病理检查。

(2)血管瘤可做电灼、激光照射或冷冻治疗。

(3)合并感染者,先抗感染治疗后再做其他处理。

二、外阴恶性肿瘤

外阴恶性肿瘤(carcinoma of vulva)以鳞状细胞癌最常见,部分为恶性黑色素瘤、基底细胞癌、前庭大腺癌等。容易发现,但常因就诊不及时或治疗不当延误病情。多见于 60 岁以上女性。

【诊断提示】

(1)早期表现为外阴部皮肤出现白色病损,瘙痒,经久不愈。

(2)外阴部出现硬结、溃疡、尖锐湿疣、菜花样增生等,大阴唇最多见,依次为小阴唇、阴蒂、会阴、尿道口及肛周。

(3)肿瘤向深部组织浸润,压迫神经时可出现疼痛。

(4)晚期癌肿有淋巴转移者,可出现淋巴回流受阻,下肢水肿。常有腹股沟淋巴结肿大。可累及肛门、直肠和膀胱。

(5)局部组织活检或做组织细胞学涂片可查到癌细胞。

【治疗措施】

1. 手术治疗　根据分期个体化治疗,常规手术可将外阴广泛切除及双侧腹股沟淋巴结清扫术。

2. 放射治疗　不能手术的晚期患者可做化学和放射治疗。

3. 介入治疗

三、宫 颈 癌

宫颈癌(cervical cancer)又称宫颈浸润癌,常见,年龄分布呈双峰状,35—39岁和60—64岁是发病的两个高峰。其主要病因是高危型人乳头瘤病毒(human papilloma virus,HPV)持续感染,其发病相关因素有性生活紊乱、过早性生活、密产、多产、种族和地理环境等。鳞状细胞癌最多见(80%～85%),其次为腺癌和鳞腺癌。早期宫颈脱落细胞学检查,可以早诊断、早治疗,降低发病率。

【诊断提示】

1. 临床表现 早期可无症状及体征,或仅有接触性出血、白带增多,呈血性、水样或米泔状,有腥臭。中晚期出现腹痛、腿痛、下肢水肿、尿毒症、恶病质等。宫颈呈糜烂型、溃疡型或菜花样。

2. 病理检查 宫颈刮片,细胞学检查找到癌细胞。必要时做宫颈活检(多点活检)及宫颈锥切送病理检查。

3. 临床分期(FIGO,2000)

0期:原位癌(浸润前癌)。

Ⅰ期:癌灶局限于子宫颈。

Ⅰ$_A$:肉眼未见癌灶,仅在显微镜下可见浸润癌。

Ⅰ$_{A1}$:间质浸润深度≤3mm,宽度≤7mm。

Ⅰ$_{A2}$:间质浸润深度＞3mm,宽度≤7mm。

Ⅰ$_B$:临床可见癌灶局限于宫颈或显微镜下可见病变＞Ⅰ$_{A2}$。

Ⅰ$_{B1}$:临床可见癌灶最大直径≤4cm。

Ⅰ$_{B2}$:临床可见癌灶最大直径＞4cm。

Ⅱ期:癌灶超出子宫颈,未达盆壁,癌累及阴道,但未达阴道下1/3。

Ⅱ$_A$:无宫旁浸润。

Ⅱ$_B$:有宫旁浸润。

Ⅲ期:癌灶扩散至盆壁和(或)累及阴道下1/3,导致肾盂积水或无功能肾。

Ⅲ$_A$:癌灶达阴道下 1/3,但未达盆壁。

Ⅲ$_B$:癌灶达盆壁,或有肾盂积水或无功能肾。

Ⅳ期:癌灶侵及膀胱或直肠,或已扩散至真骨盆外,或远处转移。

Ⅳ$_A$:癌浸润膀胱黏膜或直肠黏膜。

Ⅳ$_B$:癌浸润超过真骨盆,有远处转移。

【治疗措施】

1. 原位癌　一般做全子宫切除术,年轻要求生育者可做宫颈锥形切除,配合激光、冷冻治疗。

2. Ⅰ期及Ⅱ$_A$期　Ⅰ$_{A1}$期选用经腹筋膜外全子宫切除术(extrafascial hyster ectomy);Ⅰ$_{A2}$期选用改良式广泛子宫切除术(modofied radical hyster ectomy)加盆腔淋巴结清扫术;Ⅰ$_B$~Ⅱ$_A$期选用广泛性子宫切除术(radical hyster ectomy)加盆腔淋巴结清扫术,本术式为宫颈浸润癌的基本术式。

3. Ⅱ$_B$、Ⅲ及Ⅳ期　以放射治疗或化疗为主。

4. 单纯化疗　适用于晚期患者,作为一种姑息疗法。晚期癌大出血,可用纱布填塞阴道压迫止血,24~48h 后取出。如出血不止再填塞。

5. 其他治疗　包括营养支持,防治感染,介入治疗,放、化疗反应的处理,以及术后随访和复查。

四、子 宫 肌 瘤

子宫肌瘤(hysteromyoma)是平滑肌细胞增生伴少量纤维结缔组织引起,是最常见的妇科良性肿瘤,多见于 30－50 岁妇女。20%~25% 妇女患病。病因不明,雌孕激素是其发病的必要因素,多有细胞遗传学异常,分为宫体肌瘤(92%)、宫颈肌瘤(8%),还可分为肌壁间肌瘤、浆膜下肌瘤、黏膜下肌瘤。患瘤者绝经后停止生长甚至萎缩。

【诊断提示】

1. 临床表现　瘤小者常无自觉不适,重者可有月经过多,经期延长或不规则出血。浆膜下肌瘤月经变化不明显,仅白带增多。肌瘤失去原有结构时可发生肌瘤变性,可有玻璃样变、囊性变、红色变、肉瘤变及钙化变。肌瘤增大,可出现下腹坠胀,由于压迫盆腔组织或神经可出现下腹疼痛、便秘、尿频、尿潴留等症状。出血多者可继发贫血,出现头晕、乏力、心悸等。可有 25%～40% 的子宫肌瘤患者不孕。

2. 妇科检查　可扪及整个子宫增大,不规则突起、质硬,或与子宫相连的实质性肿块。

3. 超声检查　能够评估子宫肌瘤的数目、大小及位置等,一般为实质性,少数出现囊性变。

4. 宫腔镜检查　有助于诊断黏膜下肌瘤。

【治疗措施】

1. 手术治疗

(1)适用于子宫增大超过 2 个半月妊娠大小;或肌瘤增长迅速,可疑恶变;或肌瘤不大但出血过多致继发性贫血,经药物治疗无效者,可行子宫全切或肌瘤切除术。

(2)黏膜下子宫肌瘤带蒂脱至阴道,可经阴道行肌瘤摘除术。

(3)未婚或不孕及习惯性流产的年轻妇女,如肌瘤为黏膜下或肌壁间肌瘤,单个或数目不多,可做肌瘤挖除术。

2. 非手术治疗

(1)子宫肌瘤较小,症状不明显,出血不多,又年近绝经的妇女,可定期观察,绝经后肌瘤多数可停止生长。如观察中发现生长较快,可考虑手术。

(2)药物治疗:适于子宫小于 10 周妊娠大小,症状轻或不能耐受手术者,也可用于术前缩小肌瘤体积便于手术治疗。一般用甲睾酮(甲基睾丸素)5～10mg,1～2 次/d;或丙酸睾酮(丙酸睾丸酮)25mg,肌注,每 5 天 1 次,月经来潮时 25mg 肌注,1 次/d,共 3

次。每月剂量不超过 300mg,以免引起男性化变化。也可选用促性腺激素释放激素激动药(GnRH-α)或米非司酮治疗。

3. 妊娠合并子宫肌瘤的治疗

(1)肌瘤如<6cm,一般不需手术,但要预防流产。如发热、腹痛、肌瘤出现红色变性,尽量采取非手术治疗,大多能缓解。

(2)妊娠晚期出现胎位不正或肌瘤阻塞产道,可行剖宫产术,术中根据肌瘤大小、部位和患者情况决定是否行肌瘤摘除术。

4. 预防措施 已婚女性,每半年至 1 年检查 1 次,发现小肌瘤3~6 个月检查 1 次。术后定期追踪观察。

五、子宫内膜癌

子宫内膜癌(carcinoma of endometrium)是发生于子宫内膜的一组恶性肿瘤,发病与长期雌激素刺激,肥胖、高血压、糖尿病、不孕不育及绝经延迟等体质因素及家族遗传有关。病理检查有多种细胞类型,以内膜样腺癌多见。

【诊断提示】

1. 不规则阴道出血 高发年龄为 58-61 岁。未绝经者出现月经期延长或月经期间出血过多。已绝经者出现阴道不规则、经常性出血。

2. 白带增多 呈血性、脓性或黄色水样,有恶臭。

3. 检查 子宫正常或增大,晚期子宫变硬,癌组织侵及淋巴及结缔组织时,压迫神经可出现下腹痛及腰骶部痛,向腿部放射。

4. 转移 多为直接蔓延和淋巴转移,晚期可血行转移至肺、肝、骨等处。

5. 分段刮宫 将宫颈管及宫腔刮出物分别做病理检查,查到癌细胞可确诊及定位。

6. 临床分期

(1)非手术分期(FIGO,1971)

Ⅰ期:癌瘤限于宫体,包括峡部。

Ⅰ_A:宫腔长度为 8cm 以下。

Ⅰ_B:宫腔长度为 8cm 以上。

组织学分级:

G₁　高分化腺癌。

G₂　中分化腺癌(有部分实质区域腺癌)。

G₃　低分化腺癌(大部分或全部为未分化癌)。

Ⅱ期:癌组织侵及宫颈及宫体,但局限于子宫,无子宫外病变。

Ⅲ期:癌组织蔓延至子宫以外,未超出盆腔。

Ⅳ期:癌组织累及膀胱、直肠或盆腔以外脏器。

(2)手术-病理分期(FIGO,2000)

Ⅰ期　　肿瘤局限于子宫体。

Ⅰ_A　　肿瘤局限于子宫内膜。

Ⅰ_B　　肿瘤浸润深度≤1/2 肌层。

Ⅰ_C　　肿瘤浸润深度＞1/2 肌层。

Ⅱ期　　肿瘤侵犯宫颈,但未超出子宫。

Ⅱ_A　　仅宫颈内膜腺体受累。

Ⅱ_B　　宫颈间质受累。

Ⅲ期　　局部和(或)区域转移。

Ⅲ_A　　肿瘤浸润至浆膜和(或)附件,腹水/腹腔冲洗液细胞学阳性。

Ⅲ_B　　肿瘤扩散至阴道。

Ⅲ_C　　肿瘤转移至盆腔淋巴结和(或)腹主动脉旁淋巴结。

Ⅳ期

Ⅳ_A　　肿瘤浸润膀胱和(或)直肠黏膜[*]。

Ⅳ_B　　远处转移(不包括阴道、盆腔腹膜、附件及腹主动脉旁淋巴结转移,但包括腹腔内其他淋巴结转移)。

[*]泡状水肿不能列入此期。

【治疗措施】

1. 手术治疗　Ⅰ期患者行分期手术,收集腹水或腹腔冲洗液做细胞学检查,全面探查盆腹腔,然后做筋膜外全子宫及双附件切除。Ⅱ期做子宫广泛切除及盆腔淋巴结清扫(尚须包括腹主动脉旁淋巴结清扫)。Ⅲ期和Ⅳ期患者手术范围同卵巢癌,应行肿瘤细胞减压术。

2. 放射加手术治疗

(1)子宫体＞2 个月妊娠者,先放射治疗,休息 2 周后再行全子宫、双附件切除术。目前已少用。

(2)子宫内膜癌累及宫颈者按宫颈癌处理。

(3)年龄较大,Ⅲ、Ⅳ期癌或合并其他疾病不能手术者,可单独行放射治疗。

3. 激素治疗　晚期癌或复发者,不宜手术。某些年轻妇女有腺癌可疑时,可用孕激素治疗。用甲羟孕酮(长效黄体酮)500～1000mg/d,至少用 10～12 周才能评价有无效果。

4. 化疗　可用氟尿嘧啶、环磷酰胺、紫杉醇、多柔比星(阿霉素)、顺铂(用法、用量参阅有关章节)。

六、卵 巢 肿 瘤

卵巢肿瘤(ovarian tumor)是女性生殖器常见肿瘤,种类繁多,组织学分类为上皮性肿瘤、性索间质肿瘤、生殖细胞肿瘤、转移性肿瘤等。良性者发展缓慢;恶性肿瘤早期多无症状,一旦发现多为中晚期,进展快,5 年存活率 25％～30％。年轻女性发病率有增高趋势,且预后较差。

【诊断提示】

1. 临床表现

(1)良性肿瘤发展慢,肿瘤增大后常有下腹坠胀或压迫感,巨大肿瘤可出现行动不便、心悸、气促等症状。

(2)恶性肿瘤(如卵巢癌),生长快,一般在短期内出现腹部肿块,增长迅速,并出现腹胀、腹水、腹痛、腰痛、下肢水肿等。

2. 妇科检查或腹部检查　在盆腔内触及包块,肿瘤较大时可在腹部触及,双合诊检查可触及包块,良性肿瘤多为囊性,边界清楚,表面光滑可活动;恶性肿瘤多为双侧,实性或囊实性,表面凸凹不平,活动差。三合诊检查于子宫直肠陷凹可触及质硬结节。

3. 辅助检查

(1) B超、CT或MRI检查:可确定包块的性质、大小及与盆腔脏器的关系。

(2)细胞学检查:如有腹水,可抽取腹水找癌细胞。腹腔镜可取活检,明确性质。

(3)腹部X线片检查:发现肿块有牙齿或骨骼,提示畸胎瘤。

(4)肿瘤标志物(tumor marker)

①CA125:是目前上皮性卵巢癌诊断及病情监测最有价值的标志物。约80%的卵巢上皮性癌患者CA125水平升高,90%以上的患者CA125水平消长与病情变化相一致。

②甲胎蛋白(AFP):是由胚胎卵黄囊及不成熟的肝细胞产生的一种特异性蛋白。卵巢内胚窦瘤、含卵黄囊成分的未成熟畸胎瘤和混合性生殖细胞肿瘤AFP升高。

③hCG对原发性卵巢绒癌的诊断有特异性。

④性激素测定:卵泡膜细胞瘤及颗粒细胞瘤可分泌雌激素,睾丸母细胞瘤患者血睾酮升高。

4. 病理分期(FIGO,2000)

Ⅰ期:肿瘤限于卵巢。

Ⅰ$_A$:肿瘤限于一侧卵巢,腹水或腹腔冲洗液中不含恶性细胞。表面无肿瘤,包膜完整。

Ⅰ$_B$:肿瘤限于双侧卵巢,表面无肿瘤、包膜完整。

Ⅰ$_C$:Ⅰ$_A$或Ⅰ$_B$期肿瘤,一侧或双侧卵巢表面有肿瘤;包膜破裂;或腹水中含恶性细胞或有阳性腹腔冲洗液。

Ⅱ期:一侧或双侧卵巢肿瘤,伴盆腔内扩散。

Ⅱ$_A$:扩散和(或)转移到子宫和(或)输卵管。

Ⅱ$_B$:扩散到其他盆腔组织。

Ⅱc：ⅡA 或 ⅡB 期肿瘤，腹水中含恶性细胞或有阳性腹腔冲洗液。

Ⅲ期：一侧或双侧卵巢肿瘤，镜检证实有盆腔以外的腹腔内转移，肝表面转移为Ⅲ期。

ⅢA：淋巴结阴性，组织学证实腹膜表面有镜下种植。

ⅢB：淋巴结阴性，腹腔转移灶直径≤2cm。

ⅢC：腹腔转移灶直径超过 2cm 和（或）腹膜后淋巴结转移。

Ⅳ期：远处转移（除外腹腔转移），胸腔积液如有癌细胞则为Ⅳ期，肝实质转移为Ⅳ期。

5. **主要并发症** 为蒂扭转、肿瘤破裂、合并感染和恶变。

【治疗措施】

1. **手术治疗**

（1）肿瘤一经确诊，均应手术治疗，为鉴别肿瘤的性质，术中应做冷冻切片行快速病理检查。

（2）良性肿瘤、未婚及年轻妇女，应保留对侧卵巢。如为双侧肿瘤，尽量将肿瘤剥除，保留卵巢。

（3）恶性肿瘤，早期卵巢上皮性癌应行全面分期手术，包括留取腹水或腹腔冲洗液行细胞学检查，全面探查盆腹腔，并行全子宫、双附件、盆腔及腹主动脉旁淋巴结清扫、阑尾及大网膜切除。如交界性、低度恶性肿瘤、患者未婚或年轻妇女，肿瘤无转移，可做患侧附件切除，但术后应严密随访。晚期卵巢癌行肿瘤细胞减灭术。

（4）肿瘤扭转、破裂、感染、良性肿瘤恶变者应尽早手术。扭转者切除时，在钳夹蒂部前不可将肿瘤回复，以免引起梗死物脱落。

2. **化疗** 化学疗法对卵巢癌是一种重要的治疗手段，可根据肿瘤的性质、转移程度、患者体质等选用化疗药物。上皮性卵巢癌的一线标准化疗方案是铂类加紫杉醇联合化疗。

3. **放射治疗** 放疗是手术前后的辅助治疗，一般适于手术残留肿块直径在 2cm 以下、无腹水及肝、肾表面腹膜无转移者。

4. 妊娠合并卵巢肿瘤的处理 妊娠早期,手术易致流产,妊娠 16 周前不宜手术。孕 16～18 周为手术最佳时期,术后保胎治疗。怀疑恶变应尽早手术,终止妊娠。

第三节 生殖内分泌疾病

一、功能失调性子宫出血

功能失调性子宫出血(dysfunctional uterine bleeding)简称功血,是由于下丘脑-垂体-卵巢轴功能失调引起的异常子宫出血,分为无排卵性和排卵性两类,前者最多见。发病与精神紧张、情绪波动、营养不良、代谢紊乱,以及环境、气候突变有关。主要病理变化是子宫内膜增生(分为单纯型增生、复杂型增生及不典型增生)、增生期子宫内膜及萎缩型子宫内膜。

【诊断提示】

1. 临床表现

(1)月经量过多,月经周期缩短或延长,或阴道流血淋漓不断。一般不伴腹痛。

(2)排除流产、宫外孕、葡萄胎等与妊娠有关的疾病,排除血液病、肝病、肾病及全身代谢障碍性疾病。

2. 妇科检查 子宫及附件无异常。

3. 卵巢功能测定

(1)无排卵性功能性子宫出血。

①行经前子宫内膜活检呈增殖期或各种类型的增生。

②阴道涂片多呈高度雌激素影响。

③基础体温为单相型。

④行经前宫颈黏液呈羊齿状结晶。

(2)排卵性功能性子宫出血。

①行经前子宫内膜分泌功能不良。

②阴道涂片有时可见角化细胞指数偏高,细胞堆集。

③基础体温为双相型,黄体期缩短,在 10d 以下。

4. 激素测定　雌激素、促黄体生成素、促卵泡素、甲状腺功能和肾上腺皮质功能测定。

5. 诊断性刮宫　了解子宫内膜病变。

【治疗措施】

1. 无排卵性功血的治疗

(1)一般治疗:注意休息和营养,纠正贫血,流血时间长者选用抗生素类药物。

(2)刮宫术:是止血方法之一。更年期及绝经后可行诊断性刮宫,排除恶性病变。

(3)激素止血:青春期及生育期患者治疗以止血、调整周期、促排卵为主,可用己烯雌酚 1～2mg,每 6～8 小时 1 次,血止后每 3d 递减 1/3 量,维持量每日 1mg,用药最后 5d 加黄体酮 20mg,肌注,1 次/d,连用 3～5d;血止后需调整周期及促排卵治疗。更年期患者治疗以止血、调整周期、减少经血量为主:用丙酸睾酮 50mg,肌注,1 次/d,连用 3d,血止后改用甲睾酮 10mg,1 次/d,连用 10d,继之 5mg/d,再服 10d。药物止血后必须调整月经周期。

(4)其他止血药:妇血宁 4 片,3 次/d,口服;氨甲环酸(止血环酸)400mg 或 6-氨基己酸 4g,以 5% 葡萄糖溶液稀释至 40ml,静注,1 次/d。

(5)手术治疗:子宫切除适合于年龄＞40 岁的顽固性功血,经药物治疗效果不佳,并了解所有治疗功血的可行方法后,由患者知情选择。

(6)放射治疗:用于年迈体弱、药疗无效,不能承受手术者。

2. 排卵性功血的治疗

(1)月经前出血。可在月经周期第 16 天口服甲羟孕酮(安宫黄体酮)4mg,2 次/d,共 10d;或用黄体酮 20mg,肌注,隔日 1 次,共 5d。

(2)月经后出血。月经周期第 5 天服己烯雌酚 0.25～0.5mg，或氯烯雌醚(泰舒)滴丸 8mg，或炔雌醇 0.025～0.05mg，1 次/d，用 3～5d。

二、闭经泌乳综合征

闭经泌乳综合征(amenorrhea-galactorrhea syndrome)是由多种原因引起的血液催乳激素异常增高，与下丘脑疾病或垂体疾病有关，部分是特发性高催乳激素血症。

【诊断提示】

(1)月经稀少，甚至闭经，多不孕。

(2)泌乳：非哺乳期乳头可挤出乳汁或溢乳。

(3)部分患者伴有原因不明的头痛史。

(4)血液检查：催乳素(PRL)增高＞20ng/ml，黄体生成素(LH)及促卵泡素(FSH)偏低。

(5) X 线蝶鞍摄片或 CT、MRI 扫描检查，排除垂体肿瘤。

【治疗措施】

1. 溴隐亭　开始宜用小剂量，1.25mg/次，2 次/d，7～14d 后无反应可改为 5～7.5mg/d，分 2～3 次服，连服 3～6 个月，甚至更长时间，用药期间可出现恶心、呕吐、头痛、腹泻等不良反应，一般 1～2 周内可自行消失。

2. 左旋多巴　0.5mg，3 次/d，连服 6 个月。

3. 氯米芬(克罗米芬)　50mg，从月经周期第 5 天开始服，1 次/d，共 5d。如疗效不明显，可增大剂量至 100mg，1 次/d，共 5d。

4. 维生素 B_6　200～600mg/d，分 3 次服。

5. 手术治疗　确诊为垂体瘤直径＜10mm 的微小型，可行蝶窦切除。

三、多囊卵巢综合征

多囊卵巢综合征(polycystic ovarian syndrome，PCOS)是以

雄激素过多和持续无排卵为主要特征为发病多因性,且临床表现呈多态性的内分泌综合征。病理变化主要是卵巢均匀性增大,在包膜下的卵巢皮层中可见多个大小不等的囊性卵泡和子宫内膜增生。

【诊断提示】

(1)生育期妇女月经紊乱,表现为月经稀少或闭经,多毛、肥胖、黑棘皮症及不孕。

(2)双侧卵巢对称性增大,为正常妇女的 2～5 倍。有少部分卵巢可无明显增大(约占 1/3)。

(3) B 超检查:可见卵巢增大伴多囊改变。

(4)激素测定:血中 FSH 为正常值的低限或低于正常,LH 升高,LH/FSH≥2～3。睾酮水平升高,通常不超过正常范围上限 2 倍。存在胰岛素抵抗,测空腹葡萄糖/空腹胰岛素比值≤4.5。

(5)诊断标准:符合以下 3 条标准中的 2 条即可:①无排卵或排卵稀发;②高雄激素血症的临床和(或)生化表现;③卵巢多囊性改变。

(6)需与卵泡膜细胞增生症、卵巢男性化肿瘤、肾上腺皮质增生或肿瘤相鉴别。

【治疗措施】 治疗原则为降低雄激素、纠正代谢紊乱、促进排卵、肥胖者减轻体重。

1. 一般治疗 加强锻炼,饮食控制,服用降代谢的减肥药。

2. 药物治疗

(1)降低血雄激素水平:常用口服短效避孕药可使卵巢源性雄激素减少,周期性服用,用药6～12 个周期,可抑制毛发生长和治疗痤疮。

(2)地塞米松可使肾上腺来源雄激素减少,每晚 0.25mg 口服,剂量不宜超过 0.5mg/d。还可选用酮康唑、螺内酯、醋酸环丙孕酮等药物。

(3)促排卵:于月经第 5 天始,每日口服氯米芬 50mg,共 5d。

(4)治疗胰岛素抵抗及高胰岛素血症,可用胰岛素效能增强剂,目前常用二甲双胍及罗格列酮。

3.手术治疗　药物治疗6个周期后仍无排卵,可行卵巢楔形切除或腹腔镜下对多囊卵巢穿刺打孔,每侧卵巢打孔4个为宜。

四、围绝经期综合征

围绝经期(往称更年期)综合征(perimenpausal syndrome)指从出现卵巢功能衰退征象到绝经后1年内的时间,是妇女卵巢功能衰退,生殖能力终止必然发生的生理过程。病理变化和临床症状是由于雌激素、孕酮、雄激素、促性腺素、催乳激素、促性腺激素释放激素及抑制素的体内水平下降或丧失所引起。绝经分为自然绝经和人工绝经,后者更容易发生围绝经期综合征。

【诊断提示】

(1)一般为45岁以上妇女(部分为50岁,或<40岁),表现为月经紊乱,经量增多或减少,或闭经,月经周期缩短或延长。

(2)阵发性全身及面部潮热或出汗,皮肤表面温度升高,可伴有头痛、眩晕、心悸、恶心、烦躁、不能自我控制、记忆力减退、注意力不集中,甚至失眠或阵发性心动过速,皮肤瘙痒、腰背酸痛等。

(3)乳房萎缩及下垂,外阴及阴道萎缩,外阴皮下脂肪减少,阴毛减少,可反复出现老年性阴道炎。

(4)可诱发骨质疏松,心脑血管疾病。

(5)全面查体,排除全身器质性病变。

【治疗措施】

(1)心理治疗:合理安排生活,注意锻炼身体,多食含钙质及维生素D的食物,避免过胖,如精神兴奋不安者可给少量镇静药。

(2)谷维素20～30mg,口服,3次/d,更年康3片,2～3次/d。

(3)尼尔雌醇片3～5mg,口服,每月1次,连服6个月。

(4)中药治疗:以滋补肝肾,平抑肝阳为主。

(5)可选用钙剂、维生素D、降钙素、双膦酸盐类如氯甲双膦酸盐等药物。

（6）雌、孕激素替代治疗：应充分评估适应证，排除禁忌证后，权衡利弊选用激素治疗方案。

五、经前期紧张综合征

经前期紧张综合征（premenstrual tension syndrome）与社会、环境、家庭、人际关系等引起的精神因素，体内神经递质障碍，以及5-羟色胺、单胺类活性改变、维生素 B_6 缺乏有关。反复发作者影响日常生活和工作，往往伴有躯体、精神和个体行为方面的改变。

【诊断提示】

（1）多为青年女性，月经来潮前 1 周出现全身不适，如手脚麻胀、头痛、失眠、腰背痛、下腹痛、烦躁、抑郁、腹泻、乳房胀痛或荨麻疹等。经后症状消失。

（2）可伴有情绪不稳定，思想不集中，意外事故倾向。

【治疗措施】

（1）稳定情绪，经前 10d 开始口服少量镇静药，可用地西泮2.5～5mg，或苯巴比妥 0.03g，3 次/d，或艾司唑仑（舒乐安定）1mg，2 次/d。

（2）黄体酮 20mg，肌注，隔天（或每天）1 次，经前 1 周开始，共5 次。从月经第 16 天开始，或口服甲睾酮 5～10mg，2 次/d，连服10～14d。

（3）如乳房胀痛、催乳素升高，可在月经第 12～26 天，口服溴隐亭 2.5mg，2 次/d。

（4）纠正水、钠潴留。月经前 10d 开始低盐饮食，症状明显者可用螺内酯（安体舒通）20mg，口服，3 次/d。

（5）腹痛症状重者，可用元胡止痛片、去痛片。

（6）服用谷维素、维生素 B_6 各 20mg，3 次/d，口服，连用 10～15d。

第四节 其 他 疾 病

一、葡 萄 胎

葡萄胎(hydatidiform mole)缘于妊娠后胎盘绒毛滋养细胞增生、间质水肿而形成大小不一水泡,并接蒂相连成串,也称水泡状胎块。分为完全性葡萄胎与部分性葡萄胎,前者为多。葡萄胎染色体基因为父系,而线粒体 DNA 为母系来源且与孕卵缺陷有关。

【诊断提示】

1. 停经 多停经 2～4 个月后出现阴道不规则流血,出血多、时间长时可致贫血及休克。

2. 妊娠反应 妊娠反应明显,停经后恶心、呕吐等症状极重,可较早出现妊高征症状,如血压高、蛋白尿、水肿等。

3. 子宫体大小 子宫体与妊娠月份不符(大于妊娠月份或小于妊娠月份)多数子宫异常增大,但无胎动,查不清胎位,听不到胎心。

4. 腹痛 多由于子宫增大较快所致。盆腔检查常可查到增大的卵巢黄素囊肿,若囊肿扭转或破裂,出现急性腹痛。部分病例可有心动过速,皮肤潮湿,眼球震颤等甲亢表现。

5. 实验室检查 查尿或查血绒毛膜促性腺激素(hCG)异常增高,一般在妊娠 14 周后仍较高。

6. 部分病例(10%) 可有甲亢征象。

7. 超声检查 B 超可提示宫腔内为蜂窝状光点,无胎儿及胎囊。

8. 病理检查 滋养细胞不同程度增生,绒毛间质水肿。

【治疗措施】

1. 刮宫术 确诊后尽早刮宫,做好输液输血准备。子宫小于妊娠 12 周可以一次刮净,子宫大于妊娠 12 周或术中感到一次刮净有困难时,可于 1 周后行第 2 次刮宫。

2. 子宫切除　年龄在 40 岁以上或有可疑恶变者可切除子宫。

3. 大出血的处理　如急性失血出现休克,应立即输血。如无条件输血,可在输液的情况下立即清宫以止血,此时可注射子宫收缩药,如有控制不住的大出血,应立即做子宫切除,挽救患者生命。如无条件手术,可用消毒纱布填塞子宫腔及阴道,及时转院。

4. 葡萄胎清宫后复查与随访　hCG 定量测定,每周 1 次,直至正常,随后 3 个月仍每周 1 次,此后 3 个月每 2 周 1 次,然后每个月 1 次持续至少半年,如第 2 年未怀孕,可每半年 1 次,共随访 2 年。胸透或胸片复查每 3 个月 1 次,最好持续 2 年。应避孕 2 年。避孕药有促进滋养细胞生长的作用,故不宜采用,宫内节育器可混淆子宫出血原因,亦不宜使用。可采用避孕套、阴道隔膜等方法。

二、侵蚀性葡萄胎

侵蚀性葡萄胎(invasive mole)指继发于葡萄胎之后的局部侵犯,或并发子宫外转移,是一种继发性转移性滋养细胞肿瘤。恶性程度一般不高。

【诊断提示】

(1)葡萄胎排出 6 个月内,仍有不规则阴道流血,检查子宫复旧不良或不均匀性增大。

(2)咯血,或痰中带血丝,胸部 X 线摄片可显示各型转移灶。或有外阴、阴道及其他部位转移结节。

(3)葡萄胎排出 9 周以上,或流产、足月产、异位妊娠后 4 周以上,或已降至正常又复升高。部分病例有乳房增大,乳晕着色,初乳样分泌,阴道与宫颈变化等假孕症状。

(4)病理检查:滋养细胞高度或中度增生或分化不良,可查见绒毛结构。

【治疗措施】 治疗原则以化疗为主,手术和放疗为辅。

(1)年轻未生育患者以化疗为主,常用的一线化疗药物有甲氨蝶呤(MTX)、放线菌素或更生霉素(KSM)、氟尿嘧啶(5-FU)等。若化疗过程中病情恶化,应及时手术切除子宫。

(2)病灶局限于子宫,或有其他部位转移,年龄在 40 岁以上,应行子宫切除。

(3)子宫穿孔者应立即行剖腹手术。阴道转移结节出血可行剔除术,然后辅以化疗。

三、绒毛膜癌

绒毛膜癌(choriocarcinoma)是发生于生育期年龄、葡萄胎、正常妊娠或异常妊娠之后的滋养细胞肿瘤,恶性程度极高。

【诊断提示】

(1)产后、流产后或葡萄胎排出 1 年后,出现阴道不规则流血。

(2)子宫体增大,或阔韧带内转移性血肿,腹部可触及包块。

(3)腹痛,绒癌侵蚀子宫壁或宫腔积血所致,若病灶穿破子宫壁,可致大出血、失血性休克。

(4)可伴有肺、阴道、脑及肝转移。

(5) hCG 持续增高。

(6)病理检查:绒癌的组织切片中没有绒毛,滋养细胞高度增生。

【治疗措施】

1. 化疗 年轻未生育者可单纯化疗,常用化疗药物有放线菌素 D(更生霉素)、氟尿嘧啶、环磷酰胺、长春新碱等。适应证、用量、用法参阅肿瘤治疗。

2. 手术

(1)无生育要求者,可在第 1 个疗程化疗后行子宫及附件切除,年轻者保留卵巢。

(2)肺部转移者,一般不主张手术,仅对孤立病灶,化疗无效再考虑手术切除。

(3)阴道转移灶可在局麻或骶麻下行次广泛子宫切除。

(4)病灶穿孔者,立即开腹手术,若见宫旁血管充盈明显,可做卵巢动脉高位结扎及子宫次广泛切除术。

四、子 宫 脱 垂

子宫脱垂(prolapse of uterus)是指子宫从正常位置沿阴道下降,宫颈外口达坐骨棘水平以下,或全部脱出阴道口,常伴阴道前壁和后壁脱垂。与阴道分娩外伤、长期腹压增加、盆底组织发育不良有关。

【诊断提示】

1. 临床表现

(1)有经阴道分娩史,自觉有肿块自阴道脱出,严重者下腹坠胀,小便困难。

(2)长期慢性咳嗽、排便困难、超重负荷、大量腹水等均可使腹内压力增加,迫使子宫向下移位。

(3)盆底组织发育不良或退行性变。

2. 子宫脱垂分度

(1)Ⅰ度脱垂:宫颈外口距处女膜缘<4cm,未达处女膜缘,为轻型,达处女膜缘为重型。

(2)Ⅱ度脱垂:宫颈脱出阴道口外,但宫体尚在阴道内为Ⅱ度轻型,部分宫体在阴道口外为Ⅱ度重型。

(3)Ⅲ度脱垂:宫颈及宫体全部脱出阴道口外。

【治疗措施】

1. 一般治疗　注意适当休息,避免增加腹压的活动及防治咳嗽。做收腹,收缩会阴体操。

2. 子宫托疗法　常用塑料制蘑菇式子宫托,每晨上托,睡前取出,月经期不用。

3. 手术治疗　如非手术治疗无效,可行手术治疗。根据情况行经阴道子宫切除术,阴道前后壁修补术,或开腹行子宫悬吊术加阴道前后壁修补术。也可用生物材料吊带缝合于骶前组织来悬吊子宫。

五、处女膜闭锁

处女膜闭锁(imperforate hymen)又称无孔处女膜。青春期初潮前可无任何症状,而不易早期发现。

【诊断提示】

(1)青春期后无月经初潮,可有周期性下腹痛,呈进行性加重。

(2)妇科检查无阴道口,处女膜部位膨隆,但无孔,表面呈紫蓝色,肛诊可扪及盆腔向阴道部位延伸的囊性肿块,有触痛,可触及子宫体。

【治疗措施】　行处女膜切开术。

六、子宫内膜异位症

子宫内膜异位症(endometriosis)指具有生长功能的子宫内膜组织出现在子宫腔以外的身体其他部位。常见部位有卵巢(80%)、子宫下部后壁浆膜面、直肠子宫陷凹及宫骶韧带等盆腔组织。多见于生育年龄妇女,是具有侵袭性行为的良性疾病。移位与子宫内膜移植、淋巴与静脉播散、体腔上皮化生、免疫异常有关。

【诊断提示】

1. 临床表现

(1)典型表现是继发性痛经,并呈进行性加重。直肠子宫陷凹的子宫内膜异位病灶表现为性交痛,月经来潮前最明显。卵巢子宫内膜异位囊肿破裂可表现为一过性的患侧下腹痛,严重者可突然出现剧烈腹痛,常伴有恶心、呕吐及肛门坠胀感。有 40%～

50％患者出现不孕。15％～30％患者有月经失调,主要是经量多、经期长或经前点滴出血。

(2)典型体征为子宫后位,活动度差,子宫后壁下段、直肠子宫陷凹及宫骶韧带等部位可触及痛性结节。部分患者无阳性体征。卵巢子宫内膜异位囊肿患者,于附件区可触及包块,与子宫关系密切、压痛、活动度差。

(3)不孕:正常妇女不孕率约 15％,异位症者高达 40％。

2. 辅助检查

(1)腹腔镜检查见到典型病灶可确诊,并可进行临床分期。

(2)超声检查有助于诊断卵巢子宫内膜异位囊肿,囊肿一般呈椭圆形或圆形。MRI 可区分子宫直肠陷凹、卵巢的异位病灶是囊性、混合性或实质性。

(3)血 CA125 水平升高,一般不超过 200U/ml,可用于监测疗效。但敏感性及特异性不高。

(4)病理检查典型表现是见到子宫内膜上皮、内膜腺体或腺样结构、子宫内膜间质及出血。但早期病灶或反复出血病灶往往无典型病理改变,显微镜下见到内膜间质细胞或含铁血黄素细胞即可诊断此病。

3. 鉴别　本病需要同卵巢恶性肿瘤、盆腔炎性包块及子宫腺肌病鉴别。

【治疗措施】

1. 期待疗法　适于症状轻的年轻患者或近绝经期患者,可定期随访,必要时可应用非甾体消炎药缓解疼痛。

2. 药物治疗　适于症状明显、无生育要求及无卵巢子宫内膜异位囊肿的患者。促性腺激素释放激素激动药(GnRH-α)类药物是治疗子宫内膜异位症的首选药物。常用的有亮丙瑞林 3.75mg,或戈舍瑞林 3.6mg,于月经第 5 天皮下注射 1 次,以后每隔 28 天注射 1 次,共 3～6 次。或选用达那唑(danazol,属于 17α-乙炔睾酮衍生物),200mg,2～3 次/d,月经第 1 天服用,共 6 个月。或选用孕三烯酮等药物。

3. **手术治疗** 适于卵巢子宫内膜异位囊肿、盆腔疼痛重、不孕及生殖系统外子宫内膜异位症患者。可行腹腔镜手术,对于年轻有生育要求的患者可行子宫内膜异位囊肿剥除术或异位病灶切除术。对于无生育要求或重度患者可行子宫、双附件及病灶切除术。

七、子宫腺肌病

子宫腺肌病(adenomyosis)是指子宫内膜腺体和间质存在于子宫肌层中,伴随周围肌层细胞的代偿性肥大和增生。约半数合并子宫肌瘤,15%合并子宫内膜移位症。多发生于 40 岁以上经产妇。病因可能与遗传、子宫损伤、高雌激素血症或病毒感染有关。

【诊断提示】

1. **临床表现** 经量增多、经期延长,伴进行性加重的痛经。痛经常发生于月经来潮的前 1 周至月经结束期间。有部分患者(30%)无明显症状。妇科检查示子宫呈均匀性增大或有局限性结节隆起,质硬,有压痛,子宫活动度差。

2. **病理检查** 示子宫均匀增大,呈球形。镜下见子宫肌层内有呈岛状分布的子宫内膜腺体与间质。

3. **其他检查** 超声检查及 CT 检查有助于诊断。

【治疗措施】

1. 药物治疗

(1)症状轻者可用非甾体消炎药对症治疗。对年轻有生育要求和近绝经期患者可试用 GnRH-α(促性腺激素释放激素激动药)治疗,可短期缓解疼痛并缩小子宫,但停药后易复发。

(2)放置左炔诺孕酮宫内避孕系统(曼月乐),曼月乐是一种缓慢释放左炔诺孕酮的新型宫内节育器,放置曼月乐能够在避孕的同时,缓解痛经、减少月经量。

2. **手术治疗**　对于症状严重、年龄偏大、无生育要求或药物治疗无效者可行子宫切除术。对于子宫腺肌瘤的患者,可试行局部病灶切除术,但术后易复发。经腹腔镜骶前神经切除术和骶骨神经切除术可治疗痛经,术后约 80％患者疼痛消失或缓解。

第52章 产科疾病

第一节 妊娠及胎儿疾病

一、正常妊娠

临床上将正常妊娠(normal pregnancy)过程(平均 40 周)分为 3 个时期,早期(12 周末以前)、中期(13~27 周末)、晚期(28 周后)。妊娠满 37 周至不满 42 周称足月妊娠。

【诊断提示】

1. 早期妊娠

(1)症状:婚育龄妇女,月经过期 10d 或以上,疑为妊娠。在孕后 6~12 周期间出现偏食、恶心、呕吐、嗜睡等早孕反应,可伴有尿频、乳胀等。哺乳期妇女受孕后,乳汁分泌明显减少。

(2)查体:宫颈充血变软,紫蓝色,子宫体饱满,妊娠 12 周后子宫底超出盆腔,孕 8 周后乳头与乳晕着色。

(3)辅助检查:尿妊娠试验在月经过期 5~15d 出现阳性。10~12 周达高峰。停经 35d 即可测出血清中 β-hCG 升高。超声最早可在停经 35d 时作出早期诊断。

2. 中、晚期妊娠

(1)子宫体逐渐增大,孕 16 周后自觉有胎动,3~5 次/h。孕 18~20 周时在孕妇腹部可听到胎心音,120~160 次/min。

(2)辅助检查:超声可检测胎儿数目、胎姿势、胎心搏动及胎盘位置分级,同时能测量胎儿大小及羊水量,孕 18~20 周应常规做胎儿畸形筛选超声检查。

【治疗措施】 需增加营养,适当活动,定期产前检查。一般不需治疗。

二、流　　产

流产(abortion)指妊娠不足 28 周、胎儿体重不足 1000g 而妊娠组织活检者。分为自然流产和人工流产两类,自然因素导致的流产称为自然流产,机械或药物等人为因素终止妊娠者称为人工流产。自然流产约占全部妊娠的 15% 左右。常见病因包括胚胎染色体异常、母体病毒感染、内分泌异常及免疫功能异常等。

【诊断提示】

1. **先兆流产**　停经后出现少量阴道流血,无妊娠物排出,腹痛轻。妇科检查示宫颈口未开。经休息及治疗,上述症状消失,可继续妊娠;如症状加重,则可发展为难免流产。

2. **难免流产**　在先兆流产的基础上,阴道流血增多,腹痛加重,或胎膜破裂。妇科检查示宫颈口已扩张,有时见宫颈口有胚胎组织堵塞。

3. **不全流产**　如难免流产继续发展,部分妊娠组织排出,或胎儿排出后胎盘滞留于宫腔或嵌顿于宫颈口,影响子宫收缩,导致大量出血。妇科检查示宫颈口扩张,有妊娠组织堵塞于宫颈口,并有血液持续流出。

4. **完全流产**　有流产的症状,妊娠物已完全排出,随后阴道流血及腹痛逐渐停止。妇科检查示宫颈口关闭,子宫接近正常大小。

5. **几种特殊情况**

(1)稽留流产:指宫内胚胎或胎儿死亡后未及时排出者。在早孕的基础上,胚胎停止发育,部分患者有先兆流产的症状。妇科检查示宫颈口未开。

(2)复发性自然流产:指连续自然流产 3 次或 3 次以上者。往往每次流产均发生在同一妊娠月份,流产过程与一般流产相同。

(3)流产合并感染:多见于阴道流血时间较长的流产患者,或不全流产时,表现为下腹痛,阴道分泌物有异味,妇科检查宫颈有摇摆痛,严重时出现感染性休克。

6. 超声检查　可明确妊娠囊的大小、形态及有无胎心搏动等,有助于诊断。

7. 血 β-hCG 的动态变化　有助于妊娠诊断及预后判断。

【治疗措施】

1. 先兆流产　应卧床休息,黄体功能不足者可给予黄体酮 10~20mg,1 次/d,肌内注射。或 hCG 3000U,隔日肌内注射 1 次。也可以口服维生素 E 保胎。并注意监测胚胎发育情况。

2. 难免流产或不全流产　一经确诊,尽早行清宫术,并给予预防感染治疗。

3. 完全流产　确诊后,可给予预防感染治疗。

4. 稽留流产　应先行凝血功能检查,在备血及输液条件下行刮宫术。

5. 复发性自然流产　应于孕前行遗传咨询,对症治疗。流产合并感染者应迅速控制感染,尽快清除宫内残留物。

三、异 位 妊 娠

异位妊娠(ectopic pregnancy)是指受精卵在子宫体腔以外部位着床,习惯称宫外孕,是妇产科常见急腹症之一。多为输卵管妊娠,常与输卵管炎症、发育不良或功能异常、宫内节育器及辅助生殖技术的应用有关。临床上根据妊娠部位分为输卵管妊娠(>95%)、卵巢妊娠、腹腔妊娠、宫颈妊娠及子宫残角妊娠等。

【诊断提示】

1. 临床表现

(1)多有停经史,约有 25% 的患者无明显停经史,但亦不能完全除外异位妊娠。

(2)腹痛,一般在妊娠 40d 左右出现下腹剧痛,如为输卵管妊娠破裂,因大量出血刺激腹膜,可出现全腹痛。

(3)阴道常见少量不规则流血,呈暗红色或深褐色。

(4)由于腹腔内急性出血,剧烈腹痛,可出现面色苍白,血压下降,甚至休克。

2. 辅助检查

(1)尿妊娠试验阳性率较低,测定血 hCG 可提高阳性率。血 β-hCG 水平低于正常宫内妊娠,其倍增在 48h 内不足 66%。

(2)经腹壁或阴道后穹隆穿刺可抽出不凝血液。

(3)诊断性刮宫,仅见到蜕膜,无绒毛。

(4)B 型超声检查,可见子宫增大,但宫内无妊娠囊。附件区可见轮廓不清的包块,或者观察到妊娠囊和胎心搏动。直肠子宫陷凹处可有积液。

【治疗措施】

1. 手术治疗　输卵管妊娠以手术为主。大量出血及休克患者,应在积极纠正休克的同时进行手术抢救(参阅本书休克章)。对于无或少量内出血者可采用腹腔镜手术治疗。

2. 中西医结合的非手术治疗　对于无活动性腹腔内出血,包块直径<3cm,血 β-hCG<2000U/L,超声未见原始心血管搏动者,可采用甲氨蝶呤(methotrexate,MTX)及中药治疗。

3. 腹腔镜手术　是异位妊娠手术治疗的主要方法。

四、正 常 分 娩

妊娠满 28 周及以后的胎儿及其附属物,从临产发动至从母体全部娩出的过程,称为分娩(delivery)。正常分娩(normal childbirth)是指妊娠足月(满 37 周,<42 周)的顺产。满 28 周,<37 周分娩为早产;满 42 周及以后分娩为过期产。

【诊断提示】　总产程指从临产到胎儿、胎盘娩出的全过程,一般不超过 24h,可分为 3 个阶段。

1. 第 1 产程　从规律宫缩至宫口开全,初产妇需 11～12h,经产妇需 6～8h。

(1)潜伏期:从间隔 5～6min 左右规律宫缩至宫口开大 3cm。

超过 16h 为潜伏期延长。

（2）活跃期：从宫口开大 3cm 至宫口开全，平均 3～4h。超过 8h 为活跃期延长。

2. 第 2 产程　从宫口开全至胎儿娩出，初产妇需 1～2h，而经产妇可数分钟。

3. 第 3 产程　自胎儿娩出至胎盘娩出，一般 5～15min，不超过 30min。

【治疗措施】

1. 第 1 产程

（1）从有规律宫缩开始，注意观察宫口扩张，胎头下降，胎膜破裂及胎心、产妇血压情况；给予精神安慰，鼓励排尿，少量多次进食，在室内走动。

（2）检查：血压 4～8h 测量 1 次。胎心 1～2h 检查 1 次。肛门指诊 2～4h 检查 1 次。做阴道检查要严密消毒。

（3）绘产程图：如潜伏期延长，经休息后宫缩规律但产程无进展，应排除产道异常，头盆不相称后静滴缩宫素加强宫缩。如活跃期延长，宫口开大 5cm 以上、已破膜，宫缩规律，产程停止或延长，胎先露未达到中骨盆平面，多因头盆不相称，胎头梗阻，必须检查中骨盆及胎先露，多数需剖宫产。

2. 第 2 产程

（1）专人守护，5～15min 听胎心 1 次。根据需要选用镇痛药。

（2）产妇取仰卧屈膝位或膀胱截石位。

（3）接产者打开产包，以肥皂棉球及络合碘或氯己定（洗必泰）棉球消毒会阴部。

（4）初产妇胎头拨露，直径超过 4cm 时，开始保护会阴。

（5）胎儿头娩出后先擦净口鼻的羊水及黏液，助前肩娩出，再娩后肩，然后娩出胎体。

3. 第 3 产程

（1）在等待胎盘娩出的同时，给新生儿断脐、结扎，向产妇报示新生儿性别。

（2）胎盘剥离后，阴道有少量流血，可　手轻压子宫，　于牵脐带至胎盘全部娩出，如胎儿娩出后 30min，胎盘仍不剥离，可用手伸入子宫取胎盘，同时检查胎盘是否完整。

五、前 置 胎 盘

前置胎盘（placenta praevia）是指妊娠 28 周后，胎盘附着于子宫下段，甚至胎盘下缘达到或覆盖宫颈内口，其位置低于胎先露部，是妊娠晚期出血最常见原因。

【诊断提示】

（1）妊娠晚期或临产时，无痛性阴道反复出血。

（2）B 型超声检查可清楚看到子宫壁、胎先露部、胎盘和宫颈的位置并分型，一般分三型：①宫颈内口部分被胎盘覆盖，称部分型；②胎盘下缘附着于子宫下段，但未超越宫颈内口，称边缘型；③子宫颈内口全部被胎盘覆盖，称中央型。

（3）中央型前置胎盘出血时间较早，一次大出血即可使患者发生休克。

【治疗措施】

（1）妊娠 36 周前，阴道流血不多，绝对卧床休息。给予抑制宫缩，并广谱抗生素预防感染、纠正贫血及营养支持治疗。

（2）无输血准备时，不可任意做阴道检查，并禁止灌肠。

（3）一次流血量超过 500ml 以上或阴道流血不止，必须终止妊娠。出血多时，可抗休克与手术同时进行。

（4）剖宫产是处理前置胎盘的主要手段，可增加胎儿成活机会，对母儿较安全。若边缘型前置胎盘可经阴道分娩。

（5）处理并发症，如产后出血、凝血功能障碍、肾功能衰竭等。

六、胎 盘 早 剥

胎盘早剥（placental abruption）指妊娠 20 周以后或分娩期正

常位置的胎盘早于胎儿娩出,部分或全部从子宫壁剥离,可并发凝血机制障碍、产后出血、急性肾功能衰竭、羊水栓塞等,是妊娠晚期严重并发症。

【诊断提示】

(1)患有严重的妊娠并发症,如妊娠期高血压疾病、肾炎或者腹部外伤史。

(2)腹痛伴阴道流血(可多可少),贫血与流出血量不成比例。大量出血可致孕妇休克。部分病例早期症状与体征不明显,仅在检查中发现。

(3)子宫体大于妊娠月份且呈板样硬,胎位不正、胎心不清。

(4)B型超声检查可见胎盘与子宫壁间出现液性暗区。

【治疗措施】

(1)胎盘早剥一旦确诊,必须尽快终止妊娠。轻型病例,宫口已开大,可静滴缩宫素迅速经阴道分娩。重型病例或出现胎儿窘迫而需抢救胎儿者,或病情急剧加重,不管胎儿是否存活,均应做剖宫产。

(2)出血多时,抗休克与手术同时进行(参阅休克章)。

(3)检测出凝血时间、纤维蛋白原、血小板,做好补液及输血准备。

(4)剖宫产或阴道手术产时,均需密切观察产妇的流血情况,避免羊水栓塞及广泛性弥散性血管内凝血的发生。

(5)治疗原发疾病和并发症。

七、胎膜早破

胎膜早破(premature rupture of membranes),是指在临产前胎膜破裂,可引起早产、脐带脱垂及母婴感染等。

【诊断提示】

(1)妊娠晚期临产前,突然阴道流水,继而少量间断性排出。

(2)肛诊或阴道检查,触不到前羊膜囊。

(3)阴道流液,羊水 pH 在 7.0～7.5,可混有胎脂、胎粪。

(4)阴道涂片,悬滴液为羊水成分,镜检可见羊齿状结晶。

【治疗措施】

(1)绝对卧床,如先露未入盆,取臀高位,防止脐带脱垂。避免不必要的肛诊与阴道检查。

(2)勤听胎心,每 0.5～1 小时听胎心 1 次,禁止灌肠。

(3)破膜 12h 以上,应用抗生素预防感染。

(4)妊娠大于 35 孕周,胎肺成熟,宫颈成熟,可引产。

(5)妊娠 28～35 周,无宫内感染,可在应用抗生素同时,给予地塞米松促胎肺成熟。严密观察,非手术治疗至 35 周。根据情况决定引产或终止妊娠。

(6)胎膜早破伴骨盆狭窄、头盆不降,须剖宫产结束分娩。

八、胎 儿 窘 迫

胎儿窘迫(fetal distress)是指胎儿在子宫内因缺氧和酸中毒,致使胎儿体内血液氧含量不足,胎盘、脐带间氧及营养物质传递通道功能障碍。发病与孕妇患病和胎儿先天发育不全有关。

【诊断提示】

(1)孕妇患有妊娠期高血压疾病、糖尿病、贫血等。

(2)有过期妊娠、胎儿宫内发育迟缓、前置胎盘等病史。

(3)无宫缩时胎心在 110 次/min 以下或 160 次/min 以上,胎动次数<6 次/2h。

(4)头先露的胎儿,羊水有粪便污染,虽无胎心变化,也表示胎儿宫内缺氧。急性者与羊水胎粪污染,酸中毒有关;慢性者与孕妇全身疾病或妊娠期疾病有关。

(5)胎心率电子监护仪检查可发现晚期减速及变异减速图像。

(6)胎儿头皮血 pH<7.20,胎心率<110 次/min 或>160 次/min 应立即结束分娩。

(7)孕晚期尿及血 E_3 测定,持续低值。

【治疗措施】

(1)积极寻找原因及治疗孕妇的并发症,适时终止妊娠。

(2)孕妇左侧卧位,间断吸氧。

(3)难以纠正的胎儿宫内缺氧,应考虑手术结束分娩,应先做好新生儿抢救准备。

(4)定期产前检查,充分了解孕妇及胎儿情况。

第二节　妊娠并发症

一、妊娠合并心脏病

妊娠合并心脏病(pregnancy with heart disease complication)是指患有心脏病变妇女,由于妊娠、分娩及产褥期使心脏负担加重,极易诱发心力衰竭,是孕产妇死亡的重要原因,应严密监测和谨慎处理。

【诊断提示】

1. 病史　既往有先天性心脏病、风湿性心脏病、妊娠期高血压疾病、围产期心肌病、心肌炎、各种心律失常或贫血引起的心脏病变或者有其他心脏病病史。

2. 临床表现

(1)劳累后感心悸、气急、呼吸困难、心动过速、发绀、水肿等症状,妊娠后期症状进行性加重。

(2)心脏听诊,心前区可闻及收缩期或舒张期杂音。

(3)严重心律不齐。

(4)休息时心率≥120 次/min,呼吸≥20 次/min,轻度活动后感胸闷、气急,要考虑早期心衰。

3. 心电图　缺血性 ST-T 改变、心律失常及低电压改变。心脏不同程度的扩大。

【治疗措施】

1. 孕期

(1)限制体力活动,充分休息、睡眠。对心功能动态分级,每月 1 次,心功能Ⅲ、Ⅳ级者住院治疗。根据分级决定是否终止妊娠、分娩时机和方式。

(2)纠正贫血,限制钠盐。

(3)定期做产前检查及早发现心衰早期征象,并请心脏内科医师会诊辅助治疗。

(4)有呼吸道感染者一定要排除心衰方可诊断肺部感染。对有早期心衰表现者可选用排泄和作用较快的地高辛 0.125～0.25mg,2 次/d,口服,根据疗效减量,不要求达到饱和量。

2. 分娩期

(1)心脏内科医师进产房参加监护。心功能Ⅲ、Ⅳ级者,宜在硬膜外麻醉下行剖宫产。

(2)第 1 产程:适当应用镇静药如哌替啶 50～100mg,异丙嗪 25～50mg,肌注。取半卧位或左侧半卧位,给氧。应用抗生素预防感染。

(3)第 2 产程:取半坐位,尽量缩短产程,防止产妇用力屏气。宫口开全,可做会阴侧切,胎头吸引,产钳等助产手术,死胎行穿颅术。

(4)第 3 产程:严密观察生命体征,胎儿娩出后,孕妇腹部压沙袋 6h 以上,以减少回心血量。缩宫素 10U,肌注。禁用麦角新碱。

3. 其他　产褥期预防心衰,控制感染。妊娠合并心衰的产科处理如下。

(1)妊娠早期,控制心衰后终止妊娠。

(2)妊娠中、晚期,绝对卧床休息,半卧位,吸氧,控制补液量。病情稳定后,在硬膜外麻醉下行剖宫产术。

(3)回奶。

(4)控制感染。

二、妊娠期高血压疾病

妊娠期高血压疾病（hypertensive disorders complicating pregnancy）是妊娠期特有的疾病，包括妊娠期高血压、子痫前期、子痫、慢性高血压、并发子痫前期及慢性高血压。

【诊断提示】

1. 妊娠高血压　血压≥140/90mmHg，妊娠期首次出现，并于产后 12 周内恢复正常；尿蛋白（－）；产后确诊。

2. 轻度子痫前期　血压≥140/90mmHg，孕 20 周以后出现；尿蛋白≥300mg/24h 或（＋）。可伴有上腹不适、头痛等症状。

3. 重度子痫前期　血压≥160/110mmHg；尿蛋白≥5.0g/24h 或（＋＋）；24h 尿量＜400ml；血小板＜$100×10^9$/L；微血管病性溶血（血 LDH 升高）；血清 ALT 或 AST 升高；持续性头痛或其他脑神经或视觉障碍；持续性上腹不适；脑血管意外；肺水肿；凝血功能障碍；胎儿生长受限或羊水过少，上述标准至少一条符合者即可诊断。

4. 子痫　子痫前期孕产妇抽搐不能用其他原因解释。

5. 慢性高血压并发子痫前期　高血压孕妇 20 周以前无尿蛋白，若出现尿蛋白≥300mg/24h；或高血压孕妇 20 周前突然尿蛋白增加，血压进一步升高或血小板＜$100×10^9$/L。

6. 妊娠合并慢性高血压　血压≥140/90mmHg，孕前或孕 20 周以前发现血压升高，但妊娠期无明显加重；或 20 周后首次诊断高血压并持续到产后 12 周后。

7. 其他检查　包括肝肾功能、血脂、血糖电解质、凝血功能、心电图、B 超、胎儿成熟度等。

【治疗措施】

1. 妊娠期高血压

(1)注意休息，左侧卧位，保证充足睡眠。

(2)镇静：地西泮 2.5～5mg 口服，3 次/d。

(3)如血压升高,可给予降压治疗。

(4)密切监护母儿状态,每日测体重及血压,每 2 天复查尿蛋白。

2. 子痫前期

(1)休息:同妊娠期高血压。

(2)镇静:地西泮 2.5～5mg 口服,3 次/d。或哌替啶 50mg,异丙嗪 25mg 肌注,间隔 12h 可重复,若估计 6h 内分娩者禁用。

(3)解痉:首次负荷剂量 25％硫酸镁 20ml 加于 10％葡萄糖溶液 20ml 中,缓慢静推,5～10min 推完;继之 25％硫酸镁 60ml 加入 5％葡萄糖溶液 500ml 静滴,滴速 1～2g/h。每日总量 25～30g,次日不用负荷剂量。用药期间要注意呼吸、膝反射及尿量,防止硫酸镁中毒,若有中毒症状可用 10％葡萄糖酸钙 10ml 静注。

(4)降压:硝苯地平 10mg 口服,3 次/d。

(5)扩容及利尿药一般不主张应用。

(6)适时终止妊娠指征:重度子痫前期积极治疗 24～48h 无明显好转者;重度子痫前期患者孕周已超过 34 周者;重度子痫前期孕龄不足 34 周,胎盘功能减退,胎儿已成熟者;重度子痫前期患者,孕龄不足 34 周,胎盘功能减退,胎儿尚未成熟者,可促胎肺成熟后终止妊娠。重度子痫控制后 2h 可考虑终止妊娠。

3. 子痫的处理　原则是控制抽搐,纠正缺氧和酸中毒,控制血压,抽搐控制后终止妊娠。

(1)控制抽搐:25％硫酸镁 20ml,加于 10％葡萄糖溶液 20ml 中,缓慢静推,5～10min 推完;继之 2g/h 静脉滴注,同时镇静。

(2)加强护理,清理呼吸道,防止咬伤舌头,吸氧。

(3)保持环境安静,避免声光刺激,及早发现心衰、脑出血、肺水肿、HELLP 综合征等并发症。

(4)抽搐控制后 2h 可考虑终止妊娠。

4. 慢性高血压的处理

(1)收缩压 150～180mmHg 或舒张压大于 100mmHg;或伴

有高血压导致的器官损伤的表现时,应给予降压治疗。

(2)轻度患者可足月自然分娩;若并发子痫前期等应适时终止妊娠。

三、妊娠合并糖尿病

妊娠合并糖尿病(pregnancy with diabetes complication),包括已知糖尿病或妊娠期首次发现糖尿病,多为后者(80%)。糖尿病孕妇临床经过复杂,对母儿均有较大危害。

【诊断提示】

(1)有糖尿病病史或妊娠后首次发现糖尿病。

(2)可有不明原因的死胎、巨大儿、畸形儿、羊水过多病史。

(3)妊娠期出现多食、多饮、多尿,或有反复发作的外阴、阴道念珠菌感染症状或体征。

(4)妊娠前未进行过血糖检查但存在高危因素者,首次产检应明确是否存在妊娠前糖尿病,达到以下任何一项标准即诊为糖尿病合并妊娠:①空腹血糖≥7.0mmol/L;②糖化血红蛋白≥6.5%;③伴有典型的高血糖症状,同时任意血糖≥11.1mmol/L。

(5)OGTT:在妊娠24~28周及以后,有条件的医疗机构应对所有尚未被诊断为糖尿病的孕妇进行75g OGTT。方法是:空腹12h后,检查期间静坐,75g 葡萄糖溶于 300ml 水中,5min 内服完,分别测服糖前、服糖后 1h、2h 的静脉血,正常值分别为:5.1mmol/L、10.0 mmol/L、8.5 mmol/L。任何一点血糖值达到或超过上述标准即诊为 GDM。

(6)诊断标准:符合条件之一者可 GDM:①两次或两次以下空腹血糖≥5.8mmol/L;②50g 糖筛试验血糖≥11.1mmol/L,空腹血糖≥5.8mmol/L;③OGTT 结果中任意一项血糖超标。

【治疗措施】

1. 有效地控制血糖

(1)饮食调节:每日总热量 125.6J/kg(30kcal/kg),少食多餐,

补充足量锌剂、维生素及钙剂。

(2)胰岛素疗法:若以饮食及运动疗法不能有效地控制血糖,可选用普通胰岛素,每日 3 餐前 30min,皮下注射,也可早、晚各注射混合胰岛素,用量需在医生指导下监测血糖进行调节(用量、用法参阅糖尿病的治疗)。不用磺脲类降糖药物。

2. 定期产前检查　每周 1 次,注意有无胎儿过大、羊水过多或妊娠期高血压疾病。定期复查空腹血糖。妊娠 32 周起,定期监测胎动次数、尿雌三醇、B 型超声、血清胎盘生乳素测定等胎盘功能检查,以决定是否终止妊娠。

3. 分娩处理

(1)若血糖能维持正常,母体及胎儿无异常,可经阴道分娩,但产程不宜过长,否则即行剖宫产结束分娩。

(2)若血糖过高,出现妊娠期高血压疾病或巨大儿($>4500g$)则应在妊娠 34 周前后住院监护,以剖宫产为宜。不论婴儿大小,均按早产儿处理。

(3)剖宫产术前术后准备及处理,与糖尿病患者手术时处理原则相同。

4. 新生儿处理　新生儿娩出后 30min 开始喂葡萄糖水,至生后 6h。

5. 产后的处理　产后 24h 内的胰岛素用量减至原用量的一半,48h 减至原用量的 1/3。

6. 产后糖尿病治疗　参阅内科疾病篇。

四、妊娠合并病毒性肝炎

妊娠合并病毒性肝炎(pregnancy with hepatic disease)包括原患和新患各种病毒性肝炎,致病病毒包括甲型(HAV)、乙型(HBV)、丙型(HCV)、丁型(HDV)及戊型(HEV)5 种,以乙型肝炎常见,是妊娠期妇女黄疸最常见原因。妊娠这一特殊生理期,肝炎不仅使病情复杂化,也对胎儿产生重大影响。特别是重型肝炎。

【诊断提示】

(1)有肝炎接触史、患肝炎时妊娠或输血史。

(2)部分患者出现皮肤巩膜黄染、尿深黄色,肝大,有叩击痛。

(3)明显的消化道症状,如恶心、呕吐、腹泻、腹胀等。

(4)要注意与妊娠、HELLP 综合征、药物性肝损害、妊娠期急性脂肪肝、肝内胆汁淤积症等相鉴别。

(5)化验:病原学检测阳性、血清转氨酶及黄疸指数均增高,尿三阳性,凝血酶原时间延长。

【治疗措施】

1. 产前

(1)注意休息,补充营养,低脂营养,低脂饮食,注意隔离。

(2)对于重症肝炎患者,应给予保肝治疗,注意防治肝性脑病、DIC、肾衰竭等情况。

(3)轻症肝炎者,应积极治疗,可继续妊娠。重症肝炎者,妊娠12 周前做人工流产以终止妊娠,中、晚期妊娠必须注意凝血机制有无障碍,若属重症者积极治疗 24h 后终止妊娠。

2. 分娩期

(1)第 1 产程,轻症型肝炎无须特殊处理。

①维生素 K_1 20～40mg,静滴或肌注,分娩前数日,1 次/d。

②备新鲜血。

③吸氧,避免胎儿宫内窘迫。

(2)第 2 产程:为减轻孕妇负担,可行阴道手术产结束分娩。

(3)第 3 产程:观察阴道出血量,给缩宫素 10～20U,肌注或静滴。适当应用止血药,如维生素 K_1、酚磺乙胺、氨甲苯酸等。

(4)产褥期:注意休息,加强营养,随访肝功能。并用广谱抗生素预防感染。不宜哺乳者尽早回奶。

3. 母亲是乙型肝炎患者的婴儿处理　对 HBsAg 阳性母亲的新生儿在出生后 24h 内尽早注射乙肝免疫球蛋白(HBIG),剂量100～200U,同时在不同部位接种 $10\mu g$ 重组酵母乙型肝炎疫苗,在 1 个月和 6 个月分别再次接种第 2 针和第 3 针(0、1、6 方案),可显著提高阻断母婴传播效果。

4. 其他治疗　同感染性肝炎和有关疾病。

五、产后弥散性血管内凝血

产后弥散性血管内凝血(puerperal disseminated intravascular coagulation)是妇女产后严重病症,病死率高。多有较明确病因与病史,需临床紧急有效处理。

【诊断提示】

(1)有胎盘早剥、羊水栓塞、妊娠期高血压疾病、死胎、严重感染等病史。

(2)阴道及全身性出血,包括黏膜及皮肤出血,血液不凝。

(3)由于血管内微血栓形成,回心血量减少,可发生血压下降、休克。

(4)患者出现溶血时有高热、寒战、黄疸、血红蛋白尿等。

(5)实验室检查主要诊断指标:①血小板$<150×10^9$/L;②纤维蛋白原<1.6g/L;③凝血酶原时间>15s;④3P 试验阳性。

如纤维蛋白原、凝血酶原时间、血小板三项筛选试验阳性,可诊断产后弥散性血管内凝血(DIC)。

【治疗措施】

1. 去除病因　如羊水栓塞、妊娠期高血压疾病、胎盘早剥、死胎等,积极对症治疗。

2. 纠正休克　给右旋糖酐-40(低分子右旋糖酐)500ml 及平衡液静滴。可输新鲜血或冷冻纤维蛋白原,但在高凝阶段不能输血。休克不能很快纠正者应用多巴胺或间羟胺静滴(参阅本书休克的治疗)。

3. 抗凝药物的应用　肝素应用的目的是防止血小板及凝血因子继续被消耗,阻止 DIC 发展。肝素应用注意事项:

(1)羊水栓塞,要尽早应用肝素。

（2）应用肝素要每 4 小时检测凝血时间，凝血时间控制在 20～40min。

（3）手术后切口未愈合、产后出血未控制、肾功能衰竭者不宜用肝素。

（4）肝素用法：每次肝素 0.5～1mg/kg，首次量 50～100mg 加入 5％葡萄糖溶液 100ml 中静滴，30～60min 滴完。一般 24h 给 200mg 左右。

4. 抗纤溶药

（1）6-氨基己酸 5g 加入 5％葡萄糖溶液 500ml 中静滴。10～20g/d，2～3 次/d，加入液体中静滴。

（2）氨甲苯酸（对羧基苄胺）或氨甲环酸 0.25g 加入 5％葡萄糖溶液 20ml 中静注。

（3）纤维蛋白溶解药如链激酶 50 万 U 溶于 50ml 生理盐水或 5％葡萄糖溶液或右旋糖酐-40（低分子右旋糖酐）中，在 20～30min 内滴完，以后 2.5 万～15 万 U，静滴，1～2 次/d。

5. 其他　抗感染治疗选用适宜抗生素；治疗原发疾病。

第八篇　皮肤科疾病

第53章　病毒性皮肤病

一、单纯疱疹

单纯疱疹(herpes simplex)由单纯疱疹病毒引起,表现为皮肤与黏膜交界处呈现簇集粟粒状水疱,多见于口唇(Ⅰ型,HSV-Ⅰ)及外生殖器部位(Ⅱ型,HSV-Ⅱ),或为其他发热及消化障碍性疾病的一种表现。

【诊断提示】

(1)皮疹为簇集性粟粒大小的水疱,水疱内容物清晰或稍浑浊,擦破后糜烂、渗液、结痂,愈后遗留暂时性色素沉着,自觉灼痛和轻微痛痒感。

(2)皮疹多发于皮肤与黏膜交界处,如口角唇缘、鼻孔周围、包皮、尿道、阴唇及阴道等处。

(3)继发细菌感染,局部损害加重,可伴有附近淋巴结大。

(4)具有自限性(5～7d),但可反复发病。

(5)发疹前可有高热、劳累或胃肠功能紊乱病史。

【治疗措施】

1.抗病毒药物

（1）原发型：重症，静脉给药，阿昔洛韦 5～10mg/kg，加入液体中静脉滴注，每 8～12 小时 1 次。轻症，口服给药，阿昔洛韦 200mg，4～5 次/d，也可选用伐昔洛韦、甲氰咪胍、干扰素、盐酸吗啉胍、左旋咪唑、阿糖胞苷等，疗程 5～10d。

（2）复发型：出现前驱症状或皮损发生在 24h 内，治疗用药同原发型。

（3）反复发作型：1 年内反复发作 6 次以上，可用阿昔洛韦 600mg，2 次/d，连用 6 个月以上。也可用伐昔洛韦 500mg，1 次/d，共 6～8 次。

（4）阿昔洛韦耐药者，静脉注射膦甲酸钠 40mg/kg，2 次/d，连用 2 周。

2. 外用药物

（1）外用 2%硫酸锌溶液湿敷，氧化锌软膏、5%阿昔洛韦软膏外涂；继发细菌感染者，选用 0.5%新霉素霜，莫匹罗星软膏等。

（2）疱疹性角膜炎可用疱疹净眼药水或无环鸟苷眼药水点眼，3～4 次/d。

3. 中医疗法　　如龙胆泻肝汤加减，黄连上清丸、牛黄解毒片等。

二、带 状 疱 疹

带状疱疹（herpes zoster）俗名缠腰火丹，由亲神经性水痘-带状疱疹病毒所致。皮疹为带状，呈簇集性，沿外周神经走行发病，多呈单侧性分布，可发生于任何年龄，面部、臀部、上臂可以发生，但以肋间神经受侵最多见。诱发因素包括恶性肿瘤、某些传染病、红斑狼疮、放射治疗、免疫抑制药、过度疲劳等。

【诊断提示】

（1）发病前多有发热、倦怠、食欲缺乏、感觉过敏或神经痛等前驱症状。

（2）起病突然或先感患部皮肤灼热、疼痛，继而出现皮肤潮红，在红斑的基础上出现簇集性粟粒大小的丘疹,并迅速变为小水疱。

(3)皮疹沿外周神经呈单侧、带状分布,偶有对称者,多见于肋间神经及三叉神经分布区。

(4)病变部位疼痛为本病特征之一,常与患者年龄呈正比,年龄愈大,疼痛反应愈强烈、时间愈长。

(5)自然病程在 2 周左右,有一定自限性,愈后一般不复发。老年患者可遗留较长时间的神经痛。

【治疗措施】　原则是去除诱因、止痛、抗病毒及防止继发细菌感染。

1. 抗病毒药物　用阿昔洛韦 10mg/kg,静脉滴注,每 8 小时 1 次,连续用 5～10d,或口服阿昔洛韦每次 400～800mg,每天 5 次,用7～10d,或口服伐昔洛韦 1g,每天 3 次,连用 7d。耐药者可用膦甲酸钠。

2. 止痛药物　索米痛、吲哚美辛、阿司匹林等;亦可维生素 B_1、维生素 B_{12} 等口服或注射;后遗神经痛者可口服镇静药,甲氰咪胍、双嘧达莫、阿米替林、多虑平或卡马西平。

3. 糖皮质激素　无禁忌证者,早期短程应用小剂量泼尼松或地塞米松。

4. 局部用药　选用 2% 甲紫液、氧化锌膏、新霉素膏、疱疹净膏及滴眼液。

5. 物理疗法　如高频电疗法、氦氖激光或紫外线照射治疗。

6. 中医治疗　大青叶或板蓝根 15g,或龙胆泻肝丸。

三、水　　痘

水痘(varicella)系由水痘-带状疱疹病毒所引起,多发生于儿童。发疹前有发热和全身不适等症状。皮疹初为小丘疹,尔后发展为绿豆大小的水疱,呈向心性分布,可成片分批出现,故有老少三辈之说。

【诊断提示】

（1）潜伏期 9～23d,发疹前先有发热和全身轻度不适等症状,多数患儿精神尚好。

（2）皮疹始为红色小丘疹,尔后发展为绿豆大小的发亮水疱,周围有红晕环绕,以后逐渐干燥结痂、脱落,有轻微痒感。

（3）皮疹可分批出现,丘疹、水疱和结痂往往同时存在,部分融合成片,全程 2～3 周。

（4）皮疹呈向心性分布,以躯干为主,有时也见于颜面、头皮、四肢等处。

（5）传染性很强,常在 1－10 岁儿童中造成流行。

【治疗措施】

1. 一般措施　早期发现,严密隔离,加强护理及营养。

2. 抗病毒药物　选择同带状疱疹;有继发感染者,可酌情予以抗生素治疗。

3. 局部用药　以止痒和防治感染为主,可给炉甘石洗剂或 1%樟脑酊外搽,疱破者可以涂 2%甲紫（龙胆紫）液（面部不宜）。有继发感染时,局部可应用新霉素软膏或莫匹罗星软膏。

4. 中医治疗　忍冬藤 30g 水煎服,每日 1 剂,或银翘解毒丸 1 丸,3 次/d,口服。

5. 其他　高热者可予退热药。

四、寻　常　疣

寻常疣(verruca vulgaris)是由人类乳头瘤病毒引起,皮疹多发于手指、手背、足外缘等处,其形态呈圆形或多角形,表面粗糙带棘,高出皮面,质硬,灰黄或淡黄色,易出血。中医学称之为"千日疮""刺瘊"。

【诊断提示】

（1）皮疹为黄豆至豌豆大的乳头状角质隆起,质硬,呈灰褐色、黄色或淡黄色,表面干燥粗糙,顶部分裂成棘状。

(2)增生性丘疹呈半球形或不规则形,单个或多个,手背、足背、手指指甲缘常是好发部位。

(3)多无自觉症状,个别可有轻痒,但有挤压痛,撞击或摩擦易出血。

(4)病程缓慢,偶可自愈,愈后不留痕迹。

【治疗措施】

1. 防止抠抓　患病期间勿抠抓,以避免自身接种。

2. 全身治疗　给予板蓝根或土贝母注射液 4ml/d,肌注,半个月为一疗程。

3. 局部治疗

(1)选用冷冻、激光、匙刮除术。顽固性疣可用 40%疱疹净霜剂,或 2.5%～5%氟尿嘧啶膏局部封包或平阳霉素(争光霉素)、氟尿嘧啶、聚肌胞疣体基底部注射。

(2)光动力治疗,选用光敏剂氨基酮戊酸(ALA),照射后引起局部细胞死亡。

(3)手术切除,易复发。

4. 中医治疗　多发性疣可用治疣汤加减。

五、扁　平　疣

扁平疣(verruca plana)病因同寻常疣。多发于颜面、颈部、手背、前臂。青少年多见。

【诊断提示】

(1)皮疹为粟粒至黄豆大圆形、椭圆形或不规则形的非炎性扁平丘疹,表面光滑,散在或密集,部分相互融合。呈浅褐色或正常皮色,亦可因搔抓而呈条状分布。

(2)皮疹常发于颜面、手背等处,一般无症状或自觉轻度瘙痒。

(3)病程长,可持续多年不愈,愈后不留痕迹。但可复发。

【治疗措施】

(1)患病期间勿抠抓,以避免自身接种。

（2）经久不愈者全身用药常选用聚肌胞注射液 2ml,1 次/3d,10 次为一疗程;板蓝根注射液 4ml,肌内注射,1 次/d,10d 为一疗程;柴胡注射液 2ml 肌内注射,每日 1 次,20 次为一疗程。亦可口服左旋咪唑、氧化镁、乌洛托品、薏苡仁等。

（3）局部治疗可用 2%～4%甲醛溶液外涂,1%～2%氟尿嘧啶软膏,0.7%斑蝥素,0.1%～0.3%维 A 酸酒精溶液,0.5%鬼臼毒素,3%酞丁胺软膏等。

（4）局部采用液氮冷冻、激光、电凝治疗或与转移因子联合应用。

（5）中医疗法。以平肝活血为治则,如桃仁、红花、熟地黄、当归尾、赤芍各 9g,川芎、白术、穿山甲、甘草、何首乌各 6g,板蓝根、夏枯草各 15g,每日 1 剂,水煎服,6～8 剂为一疗程。

六、跖　　疣

跖疣(verruca plantaris)为发生于足底的寻常疣,外伤与摩擦可为其发病诱因,多汗与跖疣的发生也有一定的关系。

【诊断提示】

（1）多发病于足底,亦可见于跖侧,皮疹多为单个,部分多个成簇状发生。

（2）皮疹为隆起于皮面的乳头状角质增生物,将其角层除去,下有疏松的角质软芯,周边有散在的小黑点。

（3）有明显挤压痛,撞击时易出血。

【治疗措施】

1. 一般措施　注意鞋袜干燥、清洁、松软及舒适。

2. 局部治疗　采用液氮冷冻、激光烧灼,也可选用去疣膏外敷(成分:苦参 0.6g,生石膏 15g,生糯米 10g,火碱 40g,煤酚皂液 40g),3～7d 换药 1 次,周围正常皮肤用橡皮膏保护好。

3. 中医治疗　地肤子 30g,金毛狗脊 30g,煎水泡脚,2 次/d,每次 30min。

七、传染性软疣

传染性软疣（molluscum contagiosum）是传染性软疣病毒所引起的疾病。病程慢性，皮疹呈散在分布。

【诊断提示】

(1)皮疹为高粱粒至黄豆粒大的半球形丘疹，有蜡样光泽，中央有凹陷，挑破顶部可挤出乳酪样物质（软疣小体）。

(2)皮疹单发或多发：多见于躯干、四肢近端，散在分布。儿童及青年最常见。

(3)自觉微痒，常因搔抓而自身接种。部分病例 2～3 周可自然消退。

【治疗措施】

(1)注意清洁卫生，勿抠抓以防自身接种。

(2)一般不需全身用药。局部可采取针挑挤疣法治疗，方法为：常规消毒皮肤，以消毒针将疣体顶端挑破，再用镊子将内容物挤出，尔后外涂 2% 碘酊，压迫止血。必要时术后以无菌纱布包盖。

(3)可用液氮冷冻或二氧化碳激光等治疗。

(4)广泛、久治不愈者，可用聚肌胞、甲氰咪胍、干扰素等治疗。

(5)局部外用液态苯酚、斑蝥素、3% 酞丁胺软膏等。

第54章 细菌性皮肤病

一、脓疱疮

脓疱疮(impetigo)俗称"黄水疮",由金黄色葡萄球菌或合并溶血性链球菌引起的皮肤感染性疾病,具有传染性。多在暴露的皮肤上发生丘疹、水疱或脓疱,破溃后结成脓痂。

【诊断提示】

(1)夏秋季节发病,主要为学龄前儿童。可继发于痱子、丘疹性荨麻疹、湿疹等皮肤病。

(2)病前多有瘙痒性皮肤病,或接触过患脓疱疮儿童。

(3)皮疹好发于四肢、头面部等暴露部位。常因搔抓自体接种。

(4)皮疹始为红斑,尔后变成水疱,很快形成脓疱,壁薄而松弛,有"半月状"积脓现象,脓疱破裂后露出鲜红色湿烂面,干燥形成米黄色痂皮,愈后不留瘢痕。

(5)附近淋巴结可肿大,重者可伴发热、畏寒等全身症状。个别可致诱发肾炎。

【治疗措施】

(1)注意个人卫生,勤洗澡,常修指甲,经常更换内衣。患者要适当隔离,接触过的衣物要消毒。

(2)局部用1:5000高锰酸钾溶液湿敷脓疱,大时先挑破脓疱再湿敷。

(3)对皮损广泛、体弱的婴幼儿给予药敏试验敏感性高的抗生素。

(4)中医疗法,如用五味消毒饮加减。

(5)治疗原发疾病。

二、寻 常 狼 疮

寻常狼疮(lupus vulgaris)是由结核杆菌引起的皮肤结核中最常见的类型,常无自觉症状。其特点为发生"狼疮结节",皮肤毁坏性大,常形成溃疡。

【诊断提示】

(1)多发生于儿童和青年。

(2)皮疹好发于面部,特别是鼻和颊部,其次为臀部及四肢,为苹果酱色或褐色的小结节,质软,自行吸收或溃烂,愈后留萎缩性瘢痕。

(3)一般无自觉症状,部分患者可有内脏结核。

(4)病程呈慢性,可数年或十数年不愈。

【治疗措施】

(1)加强卫生宣传,养成良好的卫生习惯并及时行卡介苗(结核菌苗)接种。

(2)全身治疗常采用异烟肼、乙胺丁醇、链霉素、利福平、维生素 D_2 等药物(参阅肺结核治疗方法)。

(3)局部可外涂 5％异烟肼软膏。

(4)注意其他部位结核发病情况,并进行有针对性的治疗。

(5)对小片损害可在局部麻醉下刮除,术后压迫止血。

第55章 真菌性皮肤病

一、头 癣

头癣(tinea capitis)是指头皮和头发根部的皮肤癣菌感染。过去农村儿童多见,目前已较少见,常有接触病史。临床上分黄、白、黑、脓癣四型,各有其特点。

【诊断提示】

(1)好发于学龄前儿童。青春期多自然痊愈。

(2)有接触史。

(3)根据致病真菌的不同及临床表现的差异,分为黄癣、白癣、黑癣和脓癣四型。初为毛囊性丘疹或脓疱,愈后形成萎缩性瘢痕。

(4)直接镜检病发,可见发内真菌丝、关节孢子、气泡等。

【治疗措施】

(1)积极治疗头癣患者,消除传染源。保持个人卫生和集体卫生,切断传播途径。

(2)全身用药效果不太理想且不良反应多,已不常用。

(3)局部治疗:每周理发1次,并用热肥皂水洗头,选用达克宁霜、克霉唑软膏、十一烯酸软膏、5%～10%硫黄软膏、复方苯甲酸软膏、咪康唑软膏外涂或包敷,10%冰醋酸或1%～5%碘酊涂擦,连续用药2个月。

(4)部分病发可行X线照射后拔除。

(5)人工手拔发治疗。

(6)用药2个月后,症状消失,镜检真菌或真菌培养阴性为痊愈。

(7)病人用过的物品、衣服等要煮沸消毒。

二、手　足　癣

手足癣(tinea manum and tinea pedis)系致病性皮肤癣菌在手、足部位引起的皮肤病。

【诊断提示】

1. **临床表现**　皮损发生在指(趾)间、掌跖部或手、足背部皮肤,手癣常始发于单侧。自觉轻痒或甚痒,常因搔抓后继发感染,出现附近淋巴结肿大或丹毒。

2. **皮疹类型**

(1)浸渍型:指(趾)间皮肤发白、糜烂、浸渍,边界清楚,去除浸渍的表皮,留下潮红的新生皮肤,有细菌继发感染而发生恶臭。

(2)水疱型:足跖或手掌出现水疱,有时可见小脓点、水疱、脓疱,可相互融合而形成较大的疱,边界清楚,皮肤轻度潮红,疱干涸后脱屑,常多年不愈,可累及指(趾)甲。

(3)鳞屑型:以脱屑为主,间有水疱,疱干脱屑,界限清楚,炎症不明显,夏重冬轻,手部患病者常为单侧。

(4)角化型:掌跖皮肤增厚、干燥,夏季可出现水疱,冬天常有皲裂、脱屑现象。

【治疗措施】

(1)勤洗脚,换洗鞋袜,不与他人混穿鞋袜,尽量少穿胶鞋,不用手抠足。

(2)浸渍型和水疱型者,予以枯矾粉或 1:5000 高锰酸钾液或呋喃西林盐水或 5%～10% 水杨酸醋浸泡或湿敷,然后以无刺激的杀真菌药(如克霉唑、酮康唑、咪康唑软膏)外搽。

(3)鳞屑、角化型者,可用具有剥脱、杀真菌作用的制剂外包或外搽,常用药物如弱惠氏软膏、惠氏液、10%～30% 冰醋酸等。

(4)继发细菌感染者,先用抗生素治疗,炎症控制后再行杀真菌治疗。

(5)病久者或局部治疗效果差者,可口服伊曲康唑200mg顿服,连服1~2周;特比萘芬每日250mg顿服,连续1~2周。

三、体癣和股癣

体癣和股癣(tinea corporis and tinea cruris)是由致病性真菌寄生在人体的平滑皮肤上及侵犯腹股沟内侧皮肤所致的浅部真菌病,潮湿的环境及不注意皮肤卫生时易发病。

【诊断提示】

(1)皮疹可为丘疹、水疱或丘疱疹。

(2)皮损开始较小,渐由中心部向四周扩大,形成环形或多环形,边缘隆起且狭窄,呈堤坝状,中央有愈合倾向。

(3)皮损好发于多汗、潮湿部位,股癣侵及股内上侧,有时累及臀部、阴囊、阴茎,夏、秋季多见且病情较重。

(4)自觉瘙痒,常有抓痕。

(5)直接镜检可见细长菌丝。

【治疗措施】

(1)股癣患者如病情严重或伴糜烂、渗液及感染时,应先用呋喃西林盐水湿敷,必要时适当给予抗生素口服或肌注,然后再用无刺激性的杀真菌软膏外搽(参阅手足癣治疗措施)。

(2)单纯真菌感染患者,采用弱惠氏软膏、克霉唑软膏、达克宁软膏、咪康唑软膏、联苯苄唑、酮康唑、舍他康唑、布替萘芬、特比萘芬霜等外搽,弱惠氏液或土槿皮酊等外搽亦可。

(3)避免使用激素类制剂。

(4)浴巾、浴衣、内衣裤要经常煮沸消毒。

(5)为防止复发,皮损消退后继续外用药7~10d。

(6)全身泛发性体股癣可短程口服伊曲康唑、特比萘芬、氟康唑等。

四、花　斑　癣

花斑癣(tinea versicolor)俗称汗斑,由花斑癣菌引起,为散在或融合成片的淡色或着色区上有糠秕状鳞屑附着的斑疹,好发于躯干上部,夏重冬轻或外观消退,自觉轻痒。

【诊断提示】

(1)皮疹为圆形或不规则形的斑疹,一般不高出皮面,散在或融合成大片,斑疹表面附有细薄微发亮的糠秕状鳞屑,呈皮色或带棕褐色,甚者为黑色。

(2)皮疹好发于躯干、颈部、腋窝等多汗、潮湿部位。

(3)常夏季出汗多时发病,冬季减轻或外观痊愈,不治者可延绵多年不愈。

(4)自觉轻痒或无感觉。

(5)真菌检查阳性。

【治疗措施】

(1)应保持内衣清洁、干燥,日晒或煮沸消毒患者所穿内衣是预防本病的重要措施。

(2)2%酮康唑香波洗澡。

(3)达克宁霜、脚气灵膏、克霉唑膏等外用,1～2 次/d,连用7～10d。

(4)局部治疗无效或皮损广泛,可口服伊曲康唑片或酮康唑片。注意肝肾损害。

第56章　寄生虫、昆虫性皮肤病

一、疥　疮

疥疮(scabies)由疥螨引起,有接触传染史,常有难以扼制的奇痒,可在家庭及集体中传播流行。继发感染后,引起脓疱、溃烂。

【诊断提示】

(1)皮疹好发于指、趾缝、腹及会阴部。

(2)发病一般顺序为指、趾缝→肘窝→腋部→下腹部→会阴部。

(3)皮疹为丘疹、水疱,挑破可见到发亮、活动的小白点,显微镜可查到疥虫。有时可见长5～15mm、弯曲、微隆起、呈淡灰色的疥虫隧道,搔抓后常会引起继发感染,产生脓疱。

(4)自感剧痒,尤以安静时和夜间为甚。

【治疗措施】

(1)早发现,早隔离,早治疗。

(2)全身用药常给抗组胺药、维生素C等口服,以止痒、脱敏,减轻炎性反应。

(3)外用药常以10%硫黄软膏(儿童用5%)或25%～30%苯甲酸酯乳剂外搽,早、晚各1次,连续用药3d,第4天洗澡更衣、烫洗被褥和床单。2周后如仍查到疥虫或有新疹出现,需再用上法治疗一疗程。

(4)疥疮结节的治疗:焦油凝胶外用,激素类软膏外用,冷冻等方法。

(5)治愈后需观察1周,无新皮损出现,才能认为痊愈。

(6)家中或集体中的疥疮患者,也应同时治疗。

二、蜂 蜇 伤

蜂蜇伤(bee sting)是由有毒蜂叮咬引起的皮肤损害,重者伴有全身反应。

【诊断提示】

(1)有蜂蜇病史。

(2)皮疹主要发生于暴露部位。

(3)皮疹为出血性瘀点、丘疱疹或风团,重者呈大片红肿及水疱。

(4)自感灼痛或瘙痒,严重的可伴发热、畏寒、头痛、头晕、恶心、呕吐、血压下降,反应重笃者可出现全身性痉挛、昏迷、肺水肿、心脏及呼吸麻痹,以至出现休克造成死亡。

【治疗措施】

(1)在林区或野外工作时注意劳动防护。

(2)被蜂蜇后,应立即拔出毒刺,将毒液吸出。

(3)伤口周围用1％普鲁卡因5ml或1％盐酸依米丁溶液行环状封闭。轻者可涂抹肥皂。

(4)其他如季德胜蛇药片水解后外搽,小苏打液、醋酸铝液湿敷等。3％～10％稀氨溶液(氨水)或肥皂水外涂也可减轻疼痛。

(5)有休克等严重全身反应者要立即抢救,1:1000肾上腺素0.3～0.5ml皮下注射,氢化可的松100～200mg或地塞米松5～10mg静脉滴注。

(6)全身反应重者可用抗组胺药以降低过敏反应。

(7)中医疗法:鲜马齿苋或夏枯草捣烂敷患部。

第 57 章 变态反应性皮肤病

一、接触性皮炎

接触性皮炎(contact dermatitis)是由多种致敏因素和刺激物在接触部位皮肤和(或)黏膜引起的皮肤炎症性病变,因反应不同,表现各异。

【诊断提示】

(1)有致敏物或刺激物接触史。1～20d 内发病,愈后再接触,仍可发病。

(2)皮损多发于暴露的接触部位。

(3)皮疹为多形性红斑、丘疹、水疱以至糜烂、渗液等。

(4)常伴有自觉瘙痒、烧灼及疼痛感等症状。

(5)病程有自限性,去除病因后,皮损于数日至十余日痊愈。

(6)皮肤划痕症多为阳性。

【治疗措施】

(1)明确病因后,避免再接触致病物质,必要时可做皮肤斑贴试验以寻找致敏原。

(2)全身用药给予氯苯那敏(扑尔敏)、赛庚啶、苯海拉明、西替利嗪、氯雷他定、咪唑斯汀等口服,必要时也可给予钙剂、维生素 C 及皮质醇激素静推或静滴,合并感染者加用抗生素。

(3)局部用药。有红斑、丘疹者以炉甘石洗剂或氧化锌洗剂外搽,皮质类固醇激素制剂外涂。若有糜烂、渗液者,给予 1:8000 高锰酸钾溶液、0.4％庆大霉素液或呋喃西林盐水湿敷。

(4)中医疗法:可用龙胆泻肝汤加减,马齿苋煎液湿敷。

二、湿　疹

湿疹(eczema)是由多种内外因素所致的一种常见的瘙痒性皮肤病,与变态反应、遗传因素,某些全身性疾病有密切关系。分为急性、亚急性和慢性三种类型。

【诊断提示】

(1)急性湿疹皮损多形性,由红斑、丘疹和小水疱组成。边界不清,有时可伴有糜烂、渗液、感染、结痂等。亚急性湿疹多由急性演变而来,其特点为炎症减轻,渗液停止且伴有少许脱屑现象。慢性湿疹表现是皮肤色素沉着、粗糙、肥厚及苔藓样变。

(2)皮疹多为对称性,皮损中央较重,边缘较轻,边界不清。

(3)常有剧痒。

(4)急性湿疹自然病程 2～3 周,常转为慢性,反复发作。

【治疗措施】

1. 去除病因　避免搔抓、烫洗、局部刺激,以及食用辛辣腥膻等刺激性食物。

2. 全身治疗　给予抗组胺药物,如氯苯那敏、异丙嗪、赛庚啶、氯雷他定、咪唑斯汀等。急性期可静脉注射葡萄糖酸钙、硫代硫酸钠、维生素 C 等药物。

3. 局部治疗　急性期伴有糜烂、渗液现象者给予生理盐水、呋喃西林盐水或 3‰硼酸液湿敷,然后给予霜剂搽。亚急性者给予糊剂或软膏外包,如糠馏油、松馏油及黑豆馏油软膏(或糊膏)等。慢性湿疹可适当应用剥脱剂,然后再予以角质促成剂外包治疗。局部免疫调节药物如他克莫司软膏或匹美莫司霜外用,亦有良效。

4. 久治不愈者　检查过敏原。

5. 其他　慢性局限性皮炎可用肤疾宁(曲安奈德新霉素贴膏)、皮炎宁外贴,亦可给予放射性核素(同位素)照射治疗。

三、荨 麻 疹

荨麻疹(urticaria)俗称风疹块,是一种由内外多种致敏因素引起的,以起风团为主要临床表现的常见皮肤病。临床上分为急性和慢性荨麻疹两种类型。部分病例累及胃肠、呼吸及内分泌系统。

【诊断提示】

1. 急性荨麻疹 常有接触、吸入致敏物或进食鱼虾等可疑食物史,也可有服用阿司匹林、磺胺类药物等病史。对寒冷过敏、花粉接触、尘埃吸入及肠寄生虫也可引发。发病突然,消退迅速是其主要特点。

2. 慢性荨麻疹 病因难以查觅,其特点是病程慢性,反复发作,往往数周、数月甚至数年不愈。

3. 皮疹特点 为形态不一、大小不等、高出皮面的丘疹风团,淡红或瓷白色,周围红晕,消退后不留痕迹。根据皮疹表现分为丘疹性、地图性、斑疹性等类型。

4. 其他表现

(1)如胃肠黏膜受累常出现腹痛、腹泻;喉头黏膜受累,可因水肿出现胸闷、呼吸困难,严重者可导致窒息死亡。

(2)自觉瘙痒。

(3)大部分病例皮肤划痕试验呈阳性反应。

(4)嗜酸性粒细胞常增高。

(5)过敏原测定有助于找出致敏物质。

【治疗措施】

(1)去除诱发可疑病因,调整饮食,以清淡为主。

(2)急性者给予氯苯那敏、赛庚啶等抗组胺类药治疗,同时给以钙剂、维生素 C。伴过敏性休克,先肌内注射肾上腺素 1mg,异丙嗪 25mg,后静滴氢化可的松或地塞米松。用量、用法参阅重症急救篇。

(3)慢性者可在抗组胺药物治疗的基础上加服磷酸氯喹或利血平,也可给予普鲁卡因静脉注射或组胺球蛋白注射。也可试用桂利嗪(脑益嗪)50mg 加谷维素 40mg 口服,3 次/d。

(4)糖皮质激素用于严重急性荨麻疹、荨麻疹性血管炎、压力性荨麻疹对抗组胺药无效时,但应避免长期应用。

(5)由感染引起者可选用适当的抗生素。

(6)局部治疗常外涂炉甘石洗剂、氧化锌洗剂等。

(7)脱敏注射治疗适用于反复发作者。

四、药　　疹

药疹(drug eruption)是药物通过注射、内服、吸入、接触等途径进入体内引起皮肤损害、黏膜水肿的过敏性皮肤病。重者累及机体多个系统。

【诊断提示】

(1)多有发病前用药史。

(2)皮疹表现为多种类型,以固定性红斑型最常见,根据表现分为麻疹红斑样型、猩红热样红斑型、荨麻疹样型、多形性红斑样型、紫癜样型、大疱性表皮松解坏死型及剥脱性皮炎样型等。

(3)有一定潜伏期,首次用药多在 5～20d 内发生,重复用药发病常突然,可伴有发热等全身症状。可有交叉过敏、多价过敏现象。

(4)自觉症状常有不同程度的瘙痒、灼热、倦怠等全身不适。

(5)皮肤划痕试验阳性,血象嗜酸性粒细胞可增高。

【治疗措施】

(1)合理使用药物,处方前,应详细询问患者既往有无药物过敏史。

(2)用药力求简单,以防发生多价过敏或交叉过敏。

(3)用药过程中如患者出现皮疹、发热及瘙痒等情况,应该想到药物过敏的可能,注意观察反应或停药观察。

(4)全身治疗给予抗组胺类药、钙剂、维生素 C、皮质醇激素、葡萄糖酸钙、硫代硫酸钠等注射或口服。为促进药物排泄，要多饮水，酌用利尿药如氢氯噻嗪、呋塞米等。

(5)皮疹无糜烂和渗液者，可用炉甘石洗剂、氧化锌洗剂或皮质醇激素软膏。

(6)皮疹出现破溃、糜烂、渗液时先给予 4％硼酸液或 1∶5000 呋喃西林液湿敷，后用紫草油纱布包敷。眼部受累，滴激素眼药水，口腔受累可含漱 2％碳酸氢钠溶液。

(7)重者加大激素用量并用抗生素控制继发感染，适量输新鲜血。注意水、电解质平衡及营养支持。必要时用人血丙种球蛋白，连用 3～5d。

(8)告知患者致敏药物并记入病历之明显位置。

五、丘疹性荨麻疹

丘疹性荨麻疹(papular urticaria)又名荨麻疹样苔藓，多见于婴幼儿及儿童。其特点为具有较明显的季节性。

【诊断提示】

(1)发病前多有昆虫叮咬、胃肠道功能障碍及食物过敏史。

(2)本病好发于婴幼儿及儿童，夏、秋季节多见。

(3)皮疹为绿豆或蚕豆大小的水肿性红色丘疹风团损害，有的伴有伪足，顶端可有水疱。内容物清晰，壁张力大，常发于躯干，四肢远端伸侧，散在分布。

(4)自觉瘙痒，常因搔抓而继发感染，致邻近淋巴结肿大。

(5)多数皮肤损害可在 10d 左右消退，可反复发作，新损害不断发生。

【治疗措施】

(1)尽量不抓，以防继发感染。

(2)选用抗组胺类药、钙剂及维生素 C。

(3)局部可外用炉甘石洗剂、糖皮质激素霜等药物。

(4)继发感染时予以抗感染治疗。

第58章　物理性皮肤病

一、鸡　　眼

鸡眼（clavus）是发生在足底等部位，因长期受挤压与摩擦，引起局部皮肤角质增厚而形成的圆锥形角质增生物。

【诊断提示】

（1）发病前常有外伤、挤压、穿鞋不适、长期步行或足畸形等诱发因素。

（2）鸡眼好发于易摩擦及受力部位，如足底、足掌边缘及趾间。

（3）损害为豌豆至黄豆大小，淡黄色，圆锥形角质增生，略高出皮面，表面光滑且有明显皮纹，质硬、尖端向内揳于真皮乳头层。单发多见。

（4）多有明显压痛，常因疼痛而影响活动。好发于青壮年。

【治疗措施】

（1）去除病因，减少局部的压力和摩擦，穿鞋要松软、肥大。

（2）局部治疗用鸡眼膏、10%水杨酸钠、冰醋酸等腐蚀剂外贴，用药前应注意修剪患部，注意保护正常皮肤。

（3）鸦胆子仁捣烂外敷。

（4）电烙、冷冻、激光等。

（5）二氧化碳激光烧灼。

（6）施行手术切除，注意连"根"拔出。

（7）1%普鲁卡因2ml穴位注射，病变在足内侧取太溪穴，在外侧取昆仑穴。

二、手 足 皲 裂

手足皲裂(rhagades of hand and foot)俗称"裂口子",是由于手足部受干热、寒冷、风吹、机械或化学物质的刺激,致使皮肤干燥增厚,失去弹性后产生的裂隙。有冬重夏轻特点。

【诊断提示】

(1)皮损为深浅、长短不一的裂口,深者出血,伴有疼痛。

(2)皮损多发于手掌、手指及足跖部,皮损多沿皮纹方向发生。

(3)患者可有手足癣、湿疹或手足皮肤干燥、角化现象。

(4)病程徐缓,往往天冷时重,天暖时明显减轻。

【治疗措施】

(1)去除病因、加强保护,如洗手、足后应及时擦干,适当涂油脂,常用的润肤膏有愈裂霜、10%～20%尿素霜、水杨酸或维 A 酸软膏等。

(2)亦可用甘油搽剂外涂(处方比例:甘油 60%、红花油 15%、青黛 4%、香油 1%和浓度为 75%乙醇适量,将以上诸药放到一起调匀备用),3 次/d。

(3)先将角质削薄,浸泡于热水中 10min,擦干后涂上述药膏。

(4)劳动职业引起者,应加强防护措施,尽量避免手足直接接触有害的理化性刺激物。

三、冻 　 疮

冻疮(chilblain)是因机体较长时间受寒冷刺激和潮湿环境,致使局部血管痉挛、组织缺氧、细胞损伤所致的局限性皮肤损害。其特点为发病于寒冷季节,损害多见于暴露皮肤,自觉痒痛,天气变暖后可自愈。不注意保护,有习惯性每年季节性发作倾向。

【诊断提示】

(1)多于冬季和初春发病,病程缓慢,天暖后自愈,皮损主要发生于手足、耳郭、面颊等部位。

(2)损害为局限性、充血性、水肿性紫红色斑块,压之褪色,压力解除后缓慢恢复原状,重者可有水疱或出血性大疱,疱破后形成创面和溃疡。青年人冻疮,可呈多形性红斑损害。

(3)自觉肿胀感、瘙痒,遇热后尤甚,溃烂后疼痛。

【治疗措施】

(1)加强体育锻炼,促进血液循环,寒冬季节注意保暖。避免长时间地暴露于湿冷环境中,暴露局部常行按摩及温水浴。受冻部位不宜立即烘烤及热水浸泡。

(2)患病期间,可酌用烟酸、芦丁、维生素 E 类扩血管药口服。

(3)早期外搽 70％蜂蜜、冻疮膏、30％猪油软膏、肝素软膏、维生素 E 软膏等。破溃者予 10％硼酸软膏、10％硫黄鱼石脂软膏外敷。有渗出者,先用 3％硼酸液湿敷,渗液停止后外用氧化锌糊剂加抗生素软膏。

(4)红外线、氦氖激光局部照射。

第59章　鳞屑性皮肤病

一、银 屑 病

银屑病(psoriasis)俗名"牛皮癣",是一种原因尚未完全明确,常见并易复发的慢性炎症性皮肤病。典型者,刮去鳞屑可见点状出血。一般认为遗传、免疫功能障碍、代谢障碍、精神创伤、感染等可能诱发或加重本病。

【诊断提示】

(1)基本损害为红色丘疹,可融合成片,其上覆盖多层干燥的白色鳞屑,以钝器刮之可见薄膜及点状出血现象。发生在头皮部的皮疹,患者头发可成束状,一般不脱发。

(2)临床根据皮损特点与部位等将其分为寻常型、脓疱型、关节病型及红皮症型四种类型。根据病情的进展和皮损特点分为进展期、静止期和退行期三期。

(3)病程慢性,有夏愈冬发或夏轻冬重的规律,极易反复。

(4)自觉有不同程度的瘙痒,急性进展期可有高热、关节痛、血沉快及血白细胞升高。

(5)组织病理切片有诊断价值。

【治疗措施】

1. 一般措施　去除感染病灶,治疗慢性病灶,防止感冒,避免潮湿,禁酒、限制食用辛辣等刺激性食物。

2. 全身用药　一线药物包括甲氨蝶呤(MTX)、环孢菌素;二线药物主要是硫唑嘌呤、羟基脲、来氟米特、糖皮质激素等。

3. 外用药治疗　急性期禁用强刺激性药物,可用保护安抚药,如5%～10%硼酸软膏等。激素软膏可用,但不是首选药。静止期予以 5％水杨酸软膏、5％白降汞软膏、各种焦馏油软膏和10％硫黄软膏及 1％～2％柯亚素等具有剥脱、消炎及抑制细胞增殖的药物。退行期可予以细胞毒类药膏如 1:20 000 或 1:10 000 芥子气软膏。寻常型稳定期或斑块状银屑病可选用维生素 D_3 类似物,如卡泊三醇软膏、他卡西醇软膏外用。

4. 中医治疗　以清热凉血、养血润肤、活血散风为治则。

5. 其他　选用浴疗、光疗等自然疗法。

二、玫 瑰 糠 疹

玫瑰糠疹(pityriasis rosea)是一种较为常见的炎症性皮肤病,具有自限性。

【诊断提示】

(1)好发于青少年,春秋季多见,皮疹主要发于躯干、颈部及四肢近心端。胸背部皮损长轴与肋骨平行。

(2)常先有"母斑",出现 2～3cm 椭圆形的玫瑰色斑疹,中心略带黄色,表面覆有糠秕状鳞屑,其长轴与皮纹或肋骨平行。1～2周后可在原发损害周围陆续成批出现大小不一、形态与"母斑"酷似的皮疹,谓"子斑"。

(3)自觉轻度瘙痒或无自觉症状。

(4)此病有自限性,一般 6～8 周自愈,且不易复发。部分病例数月、数年不愈。

(5)应与湿疹、银屑病、体癣鉴别。

【治疗措施】

(1)注意卫生,避免潮湿及肥皂洗澡刺激。选用刺激性小的中性肥皂。

(2)酌情给予抗组胺药、维生素 C、葡萄糖酸钙、硫代硫酸钠等药物。

(3)红斑量紫外线照射,1 次/d,一般照射 6～10 次。

(4)对症处理:可予以安抚、保护、止痒药如 1％石炭酸炉甘石洗剂、氧化锌洗剂及激素软膏外搽。

三、扁平苔藓

扁平苔藓(lichen planus)是一种发生于皮肤、毛囊、黏膜和指(趾)甲的病因不明的慢性炎症性皮肤病,皮损通常为紫红色多角形瘙痒性扁平丘疹,有特征性组织病理学变化。

【诊断提示】

(1)多见于成年人,好发于四肢屈侧,也可累及黏膜,自觉瘙痒,本病为慢性经过,病程数月至数年。

(2)典型损害为紫红色或紫蓝色多角形扁平丘疹,边界清,表面干燥,有蜡样光泽,可见 Wickham 纹。

(3)病理特点:表皮角化过度,颗粒层楔形增生,棘层不规则肥厚,表皮突呈锯齿样,基底细胞液化变性,真皮上部有以淋巴细胞为主的致密带状浸润,真皮乳头层可见红染的胶样小体及噬黑素细胞。

(4)临床上可见一些特殊类型,如急性播散性扁平苔藓、肥大性扁平苔藓、线状扁平苔藓、水疱大疱性扁平苔藓、毛囊性扁平苔藓等。

【治疗措施】

1. 一般治疗　避免搔抓烫洗等刺激,停用可能诱发本病的药物,光线性扁平苔藓尽量避光或使用遮光剂。

2. 内用药治疗　糖皮质激素如泼尼松 30～60mg/d,症状缓解或损害消退后逐渐减量至停药;维 A 酸类药如阿维 A 20～30mg/d,注意不良反应;免疫抑制药如环孢素 A 1～6mg/(kg·d),硫唑嘌呤 25～50mg,2 次/d,氨苯砜 25mg,3 次/d,沙利度胺 25mg,2 次/d;免疫调节药如左旋咪唑 50mg,3 次/d,干扰素 300万 U 肌注,1 次/2d,聚肌胞 2mg 肌注,每周 2 次等;瘙痒者可给予抗组胺药、镇静类药等。

3. 外用药　糖皮质激素类软膏、维 A 酸类软膏如阿维 A 软膏、免疫抑制药类如 0.1％他克莫司软膏等外用，口腔损害可用四坏素溶液含漱。

4. 物理治疗　窄波 UVB 光疗、二氧化碳激光或 YAG 激光治疗、放射线治疗、冷冻治疗等。

四、白 色 糠 疹

白色糠疹(pityriasis alba)又名单纯糠疹，俗称"桃花癣"，好发于儿童及青少年面部，是以干性细薄糠秕状鳞屑性色素减退斑为特征的一种皮肤病。

【诊断提示】

(1)常见于 3－16 岁的儿童及青少年，多发于春季。

(2)皮损多在面部，为边界清楚的圆形或椭圆形苍白色斑，覆以少许糠秕状鳞屑，多无自觉症状。

(3)本病病程因人而异，多数可持续数日至数月，有的可持续一年或更久。本病预后良好，皮损可自然痊愈。

【治疗措施】

(1)避免患处碱性肥皂过度清洗。

(2)使用润肤霜，如硅油霜、5％尿素软膏、5％硫黄霜、1％金霉素软膏、2％水杨酸软膏等。

(3)内服复合 B 族维生素。

第60章 皮肤神经功能障碍性皮肤病

一、神经性皮炎

神经性皮炎(neurodermatitis)又名慢性单纯性苔藓,是一种以痒和苔藓样变为主要表现的慢性、炎症性、神经功能障碍性皮肤病,多认为是大脑皮质兴奋和抑制功能失调所致。好发于身体受摩擦部位。

【诊断提示】

(1)发病前可有精神过度兴奋或抑郁史。可能有过敏病史,食用刺激性食物或局部刺激等诱发因素。

(2)皮疹多发于四肢伸侧、颈部、骶尾部等易摩擦部位。

(3)皮疹为大小不等的针尖样、三角形或多角形扁平小丘疹,干燥坚实,呈肤色或淡褐色。局部皮肤粗糙,因搔抓而形成苔藓样变。

(4)常多年不愈,愈后易复发,因搔抓可继发感染。

【治疗措施】

(1)避免搔抓或肥皂水洗擦,忌酒、辣椒、浓茶、咖啡等刺激性食物。

(2)有神经衰弱症状及瘙痒剧烈者,用镇静及抗组胺药。

(3)皮损泛发者口服雷公藤多苷片。

(4)早期皮疹面积较小者,可予以皮质类固醇激素软膏、曲安奈德新霉素(肤疾宁贴剂)外搽或外贴。粗糙、肥厚者外包 $5\%\sim10\%$ 硫黄煤焦油软膏、糠馏油、松馏油软膏,待皮疹变薄后再予以激素软膏。

(5)物理疗法:可给予 ^{32}P、^{90}Sr 或浅层 X 线照射,液氮冷冻治疗。

二、瘙 痒 症

瘙痒(pruritus)是由许多皮肤病或其他疾病(如糖尿病、肝损害等)引起的一种自觉症状。临床上把只有痒感而无明显原发性皮肤损害的皮肤瘙痒称为瘙痒症。分为广泛性和局限性两种类型。老年人无明确原因的瘙痒,称为老年瘙痒症。

【诊断提示】

(1)自觉皮肤瘙痒而无明显的原发性皮肤损害。

(2)痒呈阵发性,感情冲动、精神刺激、温度变化、衣服摩擦、食用辛辣食物等刺激,都可引起发作或加重。

(3)皮肤常见条状抓痕、搓破、渗液、结痂等继发损害,日久可呈湿疹样变和(或)色素沉着。搔抓皮损重者,可继发皮肤感染。

(4)局限性者常见于阴囊瘙痒、女阴瘙痒及肛门瘙痒。全身性瘙痒多见于老年人,部分由糖尿病、黄疸、血液病所致。

(5)具有典型瘙痒病症状,而无原发性损害,本病成立。

【治疗措施】

1. 一般措施 需明确有无系统性疾病并及时治疗。避免局部刺激,尽量做到不搔抓,不烫洗,不用肥皂洗澡及进食刺激性食物。

2. 全身用药 可予抗过敏药物、多种维生素及微量元素口服。

3. 老年性瘙痒症 可用性激素治疗,男性用丙酸睾酮 25～50mg 肌注,每周 2 次,或口服甲睾酮片 5mg,2 次/d。女性患者可服己烯雌酚 0.5mg,2～3 次/d,或黄体酮 10mg 肌注,1 次/d,7～10d为一疗程。瘙痒广泛者可用普鲁卡因或硫代硫酸钠液静脉注射。

4. 外用药 低 pH 的清洁剂和润滑剂外用可以减少皮肤刺激,还可选用 2% 樟脑酊、10% 蛇床子酊、炉甘石洗剂、哈西奈德(乐肤液)及皮质类固醇激素软膏外涂。

5. 物理疗法 皮下输氧、淀粉浴、糠浴或矿泉浴及浅层放射线照射疗法。

第61章 疱疹性皮肤病

一、天 疱 疮

天疱疮(pemphigus)是一种与自身免疫有关的慢性、复发性、严重的表皮内大疱性皮肤病。皮疹为皮肤或黏膜部的松弛性水疱,好发于30—70岁。分为寻常型、增殖型、落叶型、红斑型和特殊类型天疱疮五型,以寻常型最常见。

【诊断提示】

(1)皮损可发生于任何部位,但以头、面、颈及胸背部多见。

(2)皮疹的主要特点是水疱大如豌豆、黄豆乃至橄榄大小,呈圆形或不规则形,不断向四周扩展,疱壁薄而松弛,疱液清澈或浑浊,易破溃形成糜烂,可有发热等全身症状。

(3)寻常型天疱疮常于发疹之前先有口腔黏膜损害,并在发病过程中常累及鼻、咽喉、食管、眼、会阴和肛门等处。增殖性天疱疮可有口腔黏膜损害,患处可见乳头状增生性皮损,一般情况较好。落叶型天疱疮口腔黏膜损害少见,皮疹起于头面及躯干上部,尔后发展至全身,水疱破溃后形成中心附着、边界游离的落叶状痂皮,痂下湿润,预后较好。红斑型天疱疮一般无黏膜损害,皮疹主要发生在头面(呈红斑性狼疮样表现)、躯干及上肢等处。出现水疱的同时常有红斑、结痂,甚至角化过度现象,类似脂溢性皮炎样改变。

(4)常伴进食困难、疼痛和全身衰竭等症状。

(5)增殖型天疱疮和落叶型天疱疮常有脓性分泌物、污秽厚痂和特殊腥臭味。

(6)病理组织检查显示为伴有棘层细胞松解的表皮内水疱形成及真皮浅层细胞计数增高有诊断意义。

(7)间接免疫荧光检查,活动期可查出表皮棘细胞间质抗体。

(8)直接免疫荧光检查:表皮细胞间有 IgG 和 C3 沉积。

【治疗措施】

(1)避免紫外线照射,保持创面清洁,防治感染。

(2)注意休息,高蛋白、高热量、高维生素、低盐饮食。必要时输血或血浆。

(3)皮质类固醇激素如泼尼松(强的松),一般用量为 60～120mg/d,不宜超过 120mg/d。注意减量指征、减药速度,选择适宜的维持治疗量。

(4)免疫抑制药:如环磷酰胺 100mg/d 或硫唑嘌呤 50～100mg/d。用药过程中要密切观察血象变化,若白细胞总数低于 $4×10^9/L$ 时,应考虑减量或停药。

(5)生物制剂:抗 CD20 单抗等。

(6)血浆交换疗法:每周交换 1～2 次,每次 1～2L,可连续交换 4～10 次。

(7)氨苯砜或磺胺吡啶对部分病例有效。

(8)局部治疗外涂 2%甲紫锌氧油、紫草油。口腔糜烂者,用 1%明矾溶液漱口,含漱后涂 1%甲紫液或 2.5%金霉素甘油。病情严重者进食前涂 3%苯唑卡因硼酸甘油溶液或 1%普鲁卡因液含漱。渗液多时,可用 1:2000醋酸铝液湿敷;并发感染者用 1:8000高锰酸钾液湿敷,感染渗出减少后再外用新霉素氧化锌糊剂。

(9)静脉注射人血丙种球蛋白。

(10)控制感染选用抗生素如红霉素、复方新诺明等。

(11)全身支持治疗。

二、疱疹样皮炎

疱疹样皮炎(dermatitis herpetiformis)是一种慢性、良性、复发性、大疱性皮肤病。

【诊断提示】

(1)皮疹呈多形性,可有红斑、丘疹、风团及水疱,水疱大小不等。小疱紧张饱满,周围有红晕,疱壁较厚,不易破。

(2)皮疹好发于腋后、肩胛部、骶尾、四肢伸侧,为成群、对称性分布,愈后有色素沉着。发病可急可缓。

(3)自觉瘙痒。

(4)病理检查。水疱位于表皮与真皮之间。

(5)常对碘、溴剂过敏,多伴有嗜酸性粒细胞增高。

【治疗措施】

(1)避免使用可能致敏的药物,如碘、溴制剂及食物,如紫菜、海带。

(2)氨苯砜为首选药,100～150mg/d,分 2 次口服,病情控制后应逐渐减量至维持量。

(3)磺胺吡啶口服 1.5～2g/d,同时服用等量碳酸氢钠。

(4)皮质类固醇激素和抗组胺类药,可根据病情选用,后者可止痒、控制症状。

(5)可选用四环素 1～1.5g/d;米诺环素 100mg,2 次/d;烟酰胺 1～1.5g/d。

(6)局部处理外用炉甘石洗剂,1%薄荷油对止痒有一定效果。如有局部感染时用 1%甲紫锌氧油等药物。

三、大疱性类天疱疮

大疱性类天疱疮(bullous pemphigoid)是一种表皮下水疱性皮肤病,好发于老年人,以紧张性大疱为特征,多无黏膜损害。

【诊断提示】

(1)好发于老年人,红斑或正常皮肤上有紧张性大疱,疱壁紧张,不容易破溃,尼氏征阴性,糜烂面容易愈合。

(2)病理变化为表皮下疱,真皮内有大量嗜酸性粒细胞浸润,基膜带有 IgG 和 C3 沉积。

（3）血清中有抗基膜带循环抗体。

【治疗措施】

1. 糖皮质激素　局限性者外用糖皮质激素乳膏；轻症患者口服泼尼松每日 20mg；中度患者为轻症的 2 倍；严重者每日 50～70mg，病情控制后逐渐减量。

2. 免疫抑制药　与糖皮质激素联合应用，如硫唑嘌呤、甲氨蝶呤、雷公藤多苷等。

3. 抗生素　四环素或红霉素与烟酰胺联用。

4. 氨苯砜　与磺胺嘧啶联合应用，部分患者有效。

5. 其他　如来氟米特、血浆置换、苯丁酸氮芥等。

第62章 色素障碍性皮肤病

一、黄 褐 斑

黄褐斑(chloasma)因发病原因不同,也称"肝斑""妊娠斑",为面部出现黄褐色色素沉着斑,多见于孕妇、女性生殖器疾病和肝脏病患者,日晒后症状加重。

【诊断提示】

(1)好发于青年男女,女性常与妊娠、女性生殖器疾病、长期应用口服避孕药、肝病和日晒有关。

(2)皮损常呈对称性分布于面部,如颧突、前额、鼻周、眼外侧及口唇上方。无自觉症状。

(3)皮疹为淡褐色或淡黑色斑,有时互相融合呈蝶翼状,边界清楚。

(4)需与雀斑、艾迪生病、盘状红斑狼疮的皮肤色素沉着鉴别。

【治疗措施】

(1)避免或少食辛辣等刺激性食物。避免日光照射。

(2)外用3%氢醌霜、5%白降汞软膏或3%过氧化氢溶液等脱色剂。亦可皮损处外搽超氧化物歧化酶(SOD)霜。

(3)烟酸50mg,3次/d;口服或静脉注射维生素 C,但剂量应大,3~6g/d,宜与维生素 E 联合应用。

(4)中医疗法:六味地黄丸、逍遥丸或桃红四物汤加减。

(5)物理疗法:短脉冲二氧化碳激光、510mm 脉冲染料激光、Q 开关红宝石激光等。

二、白　癜　风

白癜风(vitiligo)是一种与内分泌代谢有关、后天性色素脱失的皮肤病,主要为局部黑色素细胞破坏所致。部分病例与遗传有关。

【诊断提示】

(1)患处皮肤为大小不等的白色斑片,其界限清但不规则。边缘部色素沉着,皮损数目不定。患部毛发亦可变白。

(2)皮损好发于面、颈、手背等处,对称或不规则,物理性摩擦和暴晒后可有充血、红斑,甚至水疱。全身性者为白化病。

(3)多无自觉症状。需与单纯糠疹、花斑癣、炎症后白斑鉴别。

【治疗措施】

(1)避免暴晒和接触酚类化学物质。

(2)进展期及泛发性白斑可口服糖皮质激素及 30%补骨脂酊、皮质类固醇霜膏或氮芥乙醇外用,3 次/d。

(3)局部长波紫外线照射。

(4)窄波紫外线照射(308～311nm)。

(5)服用 B 族维生素药物。

(6)中药可用白驳风丸、复方卡力孜然酊外用。

(7)顽固性小片白斑可表皮移植。

(8)外用 0.1%他克莫司软膏。

第63章　血管性皮肤病

一、色素性紫癜性苔藓样皮炎

色素性紫癜性苔藓样皮炎(pigmented purpuric lichenoid dermatitis)的病名显示本病皮损特点,病因尚未完全明了。

【诊断提示】

(1)多发于中、老年男性。

(2)皮损主要发生于双下肢,部分累及上肢及躯干。

(3)皮损始为针尖至粟粒大斑疹,呈圆形或多角形,外观紫红至棕褐色,皮疹分散或簇集,以后融合成片,也可有瘀点,边界不甚清楚,有少量鳞屑,轻度苔藓样变化。

(4)有时可见到毛细血管扩张。

(5)自觉症状为轻重不一的瘙痒,病程慢性。

(6)需与进行性色素沉着病、毛细血管扩张性环状紫癜鉴别。

【治疗措施】

(1)尽量不搔抓。

(2)口服芦丁及维生素 C。

(3)10%蛇床子酊、皮质类固醇激素软膏涂搽。

(4)选用活血化瘀制剂如丹参片、复春片等口服。

(5)局限、无症状者可不予治疗。

(6)可单纯穿弹力袜。

(7)光化学疗法(PUVA)。

(8)环孢素和灰黄霉素也有治疗有效报道。

二、过敏性紫癜

过敏性紫癜(anaphylactoid purpura)是侵犯皮肤或其他器官的毛细血管及毛细血管后静脉的一种过敏性小血管炎,特征为非血小板减少性紫癜,皮肤和黏膜均可出现瘀点,可伴有关节痛、腹痛和肾脏改变。

【诊断提示】

(1)多见于儿童和青少年,发病前常有上呼吸道感染、低热和全身不适等前驱症状。

(2)皮疹特点为瘀点、出血性斑丘疹,以小腿为主,伴有胃肠道或关节的症状,部分患者可有肾脏累及的表现,血小板计数正常。

(3)病程长短不一,可数月或一两年,常复发,除严重并发症外,一般预后良好。

【治疗措施】

(1)去除致敏因素。

(2)单纯皮肤型可使用芦丁、钙剂、维生素 C、抗组胺药等。

(3)进行性肾损害可用大剂量糖皮质激素,或与环磷酰胺和双嘧达莫联合使用(参见内科篇过敏性紫癜性肾炎)。

(4)胃肠道症状可使用糖皮质激素或麻黄碱。

(5)关节痛可使用非甾体抗炎药。

第64章 角化过度和萎缩性皮肤病

一、毛周围角化症

毛周围角化症(perifollicular hyperkeratosis)又称毛囊苔藓,是常见的毛囊角化性皮肤病。其特征为在毛囊口内有一个小的角质栓或大如针头与毛孔一致的角化性丘疹,伴有程度不等的毛囊周围红斑。主要病理表现是毛囊角化样改变。

【诊断提示】

(1)儿童和青年易患,夏轻冬重。

(2)损害为针头大小毛囊性丘疹,顶端有灰色角质栓,去掉后不久又新生,有时毳毛由中心穿出或卷曲在内。

(3)皮损多发于四肢伸侧,可对称分布或不规则。

(4)自觉瘙痒或无主观感觉。

【治疗措施】

(1)轻者可不予治疗;重者内服维生素 A、甲状腺素片及维生素 E。

(2)外用 20％尿素霜、20％鱼肝油软膏、0.1％维 A 酸软膏或 2％～4％水杨酸软膏。

(3)矿泉浴能改善症状。

二、小 棘 苔 藓

小棘苔藓(lichen spinulosus)是一种毛囊性丘疹性皮肤病,皮损特点为互不融合,成簇状排列,分批出现。

【诊断提示】

(1)主要发生于儿童,成人少见。

（2）皮疹为针头大毛囊性丘疹，中央有一角质小棘突出皮肤，触之较硬。去刺后留有一个漏斗状小窝。

（3）皮疹大都群集成簇，但相互不融合，分批发生，成群排列，外周有散在的同样丘疹。

（4）发病部位常见于颈后、躯干、上肢伸侧、腘窝及臀部等处，可持续数月或几年不治而愈。

（5）自觉轻痒或无感觉。

【治疗措施】

（1）慢性经过，预后好。

（2）内服维生素 A、维生素 E 有一定疗效。

（3）外搽 0.1％维 A 酸软膏、5％～10％水杨酸软膏、10％～20％尿素软膏、3％间苯二酚软膏，可改善局部症状。

（4）中医疗法：苍术 10g 煎服，每日 1 剂。

第65章 遗传性皮肤病

一、鱼鳞病

鱼鳞病(ichthyosis)是皮肤损害类似"鱼鳞状"而获名,与基因缺陷有关,患者常无自觉症状。

【诊断提示】

(1)多自幼年发病,有家族史,皮肤干燥、粗糙带有纹理,呈鱼鳞或蛇皮状。

(2)皮损以双下肢为著,重者上肢、面部、躯干亦可受累,幼年发病可伴发育迟缓。

(3)夏轻冬重,可随年龄增大而病情加重。

(4)一般无自觉症状,可因皮肤干裂而痛痒。

(5)病程长者,受损皮肤可有鳞皮脱落。

【治疗措施】

(1)注意全身保暖,减少或避免进食刺激性食物。

(2)外搽 20％尿素霜或 0.1％维 A 酸软膏改善临床症状。

(3)可用鱼肝油丸、维生素 E 等,可试用干扰素。口服维生素 A 或维 A 酸。

(4)40％～60％丙二醇水溶液,3％～10％乳酸或 α-羟基软膏。

(5)矿泉浴有一定疗效。

二、汗孔角化症

汗孔角化症(porokeratosis)与遗传有关,皮疹为中央轻度萎缩凹陷,而周边过度角化且隆起,呈"虫蚀"状斑片。

【诊断提示】

（1）皮损好发于暴露部位，如额、颊、鼻梁和四肢伸面。

（2）皮损开始呈火山口形的角化性小丘疹，缓慢扩大而形成不规则形损害，中央凹陷，周边高起，呈"虫蚀"状。

（3）多见于男性。

（4）一般无自觉症状。

【治疗措施】

（1）注意避光，减少局部刺激，避免辛辣性食物。

（2）内服阿维 A 酯、阿维 A 或异维 A 酸，常用药期间有效，停药后趋向复发。怀疑与日晒有关者，可试服用氯喹。

（3）局部治疗可采用电灼，激光或冷冻治疗。

（4）试用维生素 E、鱼肝油丸、双嘧达莫（潘生丁）。

（5）可外用 10％水杨酸软膏、0.05％～0.1％维 A 酸软膏等。

（6）中药活血化瘀为主。

第66章 皮脂腺、汗腺分泌障碍性皮肤病

一、寻常痤疮

寻常痤疮(acne vulgaris)为青春发育期常见的一种毛囊皮脂腺炎症性皮肤病,病理变化主要是雄性激素分泌代谢旺盛、皮脂分泌较多、毛囊内的痤疮丙酸杆菌侵袭,常伴继发性炎性病变。诱发原因为遗传,辛、辣、腥等刺激性食物,月经期,胃肠功能紊乱,机械性刺激,化妆品等。

【诊断提示】

(1)青年男女均可患病。

(2)损害主要见于颜面、胸、背等多皮脂腺的部位。

(3)皮疹呈多形性,最早的典型病变为位于毛囊口的黑头,后发展为炎性丘疹、脓疱、结节或脓肿等。病程缓慢,青春期过后多可自愈。经常挤压易留有瘢痕。多分布疏散。

(4)自觉轻痒,炎症明显时疼痛。

【治疗措施】

(1)注意皮肤卫生,勿挤皮疹,尤其面部损害。

(2)少食辛辣刺激性食物及脂类、糖类食物。

(3)四环素 0.25g,4 次/d;甲硝唑 0.2g,3 次/d;维生素 B_6 20mg,3 次/d,以及维生素 B_2、维生素 A、复合 B 族维生素、硫酸锌片、甘草锌等。服药时间可适当延长。己烯雌酚 1mg,每晚 1 次,或西米替丁 0.6g,1 次/d,连服 10d。

(4)局部治疗选择维 A 酸类药物,如阿达帕林、他扎罗汀;也可用抗微生物类药物,如过氧化苯酰、克林霉素、硫化硒;此外也可用硫黄、水杨酸等外用。

(5)伴感染时,局部或全身用抗生素治疗。

(6)中药采用清肺热、祛肺风治疗。常用方:桑白皮、枇杷叶、黄柏、黄芩、海浮石、金银花等。

(7)结节性、囊肿性损害较顽固者,可用去炎松混悬液 0.05～0.1ml,加 2% 普鲁卡因少量,行皮损内注射,1～2 次/周。

(8)粉刺较大,难以排出时,可在严密消毒条件下,行粉刺挤压术治疗。

(9)红光和蓝光混合光照射疗法。

二、脂溢性皮炎

脂溢性皮炎(seborrheic dermatitis)又名脂溢性湿疹,是在皮脂溢出的基础上由于各种刺激而造成的皮肤炎性反应,分干性与湿性两种类型。与遗传、皮脂腺分泌过多、精神因素及皮肤表面菌群失调有关。

【诊断提示】

(1)皮疹多发于头面、胸背、腋窝及会阴等多皮脂腺的部位,自头部向下蔓延,重者延及全身。

(2)干性型者皮疹为略带黄色的斑丘疹和干性糠秕状鳞屑斑片;头皮部者,手抓时有糠秕状"麸皮"飘落。

(3)湿性型者初为以毛囊为中心的小丘疹,逐渐形成油腻性鳞屑斑片,重者伴有渗出和厚痂。

(4)有轻重不一的痒感,常因搔抓而出现湿疹样改变。

【治疗措施】

(1)少食脂肪和甜食,多食蔬菜和水果,忌食辛辣等刺激性食物。常用硫黄皂洗头。

(2)服用维生素 B_2、维生素 B_6 或复合 B 族维生素,重者可服用螺内酯(安体舒通),40～60mg/d。瘙痒剧烈时可口服抗组胺药。

(3)外搽复方硫黄洗剂、1.5% 氯霉素乙醇、2% 酮康霜、煤焦油、硫化硒等。

(4)中药龙胆泻肝丸、逍遥丸、牛黄解毒片口服。

(5)重者可用镇静、脱敏药物,继发感染时用抗生素。

三、多 汗 症

多汗症(hyperhidrosis)是指非剧烈运动或天气过热原因,皮肤呈全身性或局限性潮湿与多汗,与精神紧张、敏感、自主神经功能紊乱有关。

【诊断提示】

(1)轻微多汗表现为皮肤湿润,重者可见汗珠滴淌。

(2)常见多汗部位是手、足、腋窝、腹股沟和会阴部,其次见于前额、鼻尖和前胸部。

【治疗措施】

(1)去除诱因,如精神紧张、恐怖、焦虑等。

(2)保持皮肤清洁、干燥,可适当外搽痱子粉,局部多汗者可以2%～5%甲醛液、5%明矾溶液、5%鞣酸溶液外搽。

(3)调节自主神经药物,如谷维素、B族维生素等。

(4)酌用镇静药。

(5)外科手术切除胸部交感神经,可致永久性无汗,应慎重。

四、斑 秃

斑秃(alopecia areata)俗称"鬼剃头",表现为毛发呈点、片状或呈普遍性脱落,前者为斑秃,后者称"普秃"或全秃。无自觉症状。

【诊断提示】

(1)常突然发病,无炎症性表现,无任何自觉症状。

(2)皮损为圆形或椭圆形,也可为普遍性,数目不等,大小不一,边界清楚,周边毛发松动易脱。阴毛、腋毛、眉毛亦可脱落。

(3)发病年龄多为 20—40 岁的青壮年。

(4)病程慢性持续数月或数年,新发生长时,始为白色毳毛,尔后逐渐变粗变黑,最后恢复正常。部分演变成永久性秃。

【治疗措施】

(1)去除精神紧张、焦虑等诱因,保持心理平衡。

(2)全身用药选用胱氨酸、维生素类、谷维素、维生素 E、甲状腺素及皮质类固醇激素。

(3)局部外用治疗可用姜、蒜片外搽,或 1%敏乐定软膏(或溶液)、2%斑蝥酊、10%辣椒酊、盐酸氮芥溶液外搽或米诺地尔酊外用。

(4)中药首乌片、养血生发胶囊、桑麻丸、二圣丸及六味地黄丸可适当选用。

(5)紫外线局部照射、氦氖激光照射、共鸣火花理疗或梅花针弹刺,局部按摩等。

(6)小片损害可用甲泼尼龙混悬液(25mg/ml),加等量 1%普鲁卡因,秃发区皮内注射,每点 0.1ml,1 次/周,10 次为一疗程。

第九篇　五官科疾病

第67章　耳部疾病

一、外耳道疖

外耳道疖(furuncle of external acoustic meatus)系外耳道软骨部毛囊或皮脂腺感染所引起的外耳道局限性化脓性炎症,以金黄色葡萄球菌最为常见。夏、秋季多见。

【诊断提示】

(1)挖耳外伤是常见的原因,游泳、中耳流脓、外耳湿疹均可诱发。某些慢性病如糖尿病、内分泌紊乱等也易致病。

(2)持续性耳部剧烈疼痛,张口、咀嚼时加重,牵拉耳郭或按压耳屏时疼痛加剧,可向同侧头部放射。

(3)检查可见外耳道局限性充血肿胀,有突起的小疖,如发生于耳道后壁可出现乳突区红肿,此点应与急性乳突炎相鉴别,后者多有中耳流脓史,无耳郭牵拉痛及耳屏处压痛,X线乳突气房摄片示乳突气房浑浊或有骨质破坏。

【治疗措施】

(1)清除外耳道分泌物后用2%～5%酚甘油或10%鱼石脂甘油栓置于外耳道,每日换药。

(2)耳郭部热敷或红外线、超短波照射等物理治疗。

(3)耳疖成熟后可用棉签蘸 50％硝酸银或纯苯酚(石炭酸)烧灼脓头使其穿破。疖肿自行破溃应经常用 75％酒精或 3％过氧化氢溶液清除耳道脓液。

(4)全身症状严重应及早使用敏感抗生素,疼痛较剧者给予镇痛药,影响入睡给予镇静药。

(5)注意外耳道卫生,不要挖掏耳道。

二、外 耳 道 炎

外耳道炎(otitis exlerna)也称弥漫性外耳道炎(otitis externa diffusum),为细菌感染所致的外耳道弥漫性非特异性炎症,多发于夏、秋季节,可分急慢性两类。弥漫性外耳道炎由革兰阴性菌(如大肠埃希菌、铜绿假单胞菌或普通变形杆菌、金黄色葡萄球菌等引起,很少为真菌。

【诊断提示】

(1)因挖耳、异物损伤、游泳、洗澡或化脓性中耳炎脓液等浸渍,易致本病。

(2)外耳道灼热、发痒、疼痛。迁延为慢性者,主要为耳部不适和痒感,可有少量分泌物和听力稍减退。

(3)检查可见外耳道弥漫性充血、肿胀、表皮糜烂,先为浆液性分泌物,继而变为浆液脓性或脓性分泌物,肿胀较甚者,可引起外耳道狭窄,遮挡鼓膜产生传导性聋,重者可出现耳周淋巴结肿大、全身发热等症状。慢性者,外耳道皮肤可见增厚、皲裂、脱屑、耳道内有分泌物积存。

【治疗措施】

(1)游泳者耳可用 1∶1 乙醇和醋的合剂在游泳后立即冲洗外耳道予以预防。

(2)局部清洁处理,去除脓痂,促使干燥,局部用 4％硼酸甘油或 0.25％氯霉素滴耳,3 次/d。

(3)全身症状重者，用抗生素控制感染，疼痛剧烈服用止痛药。

(4)慢性者可用抗生素与糖皮质激素类（如泼尼松龙、地塞米松等）合剂局部涂敷。

(5)老年糖尿病患者要警惕坏死性外耳道炎（恶性外耳道炎），及早做细菌培养和药物敏感试验，及早使用敏感抗生素。

三、外 耳 湿 疹

外耳湿疹（eczama of external ear）是耳郭、外耳道及周围皮肤的变应性皮肤浅表性炎症。药物或其他过敏物质刺激及湿热、鱼、虾可成为致敏因素，外耳道长期脓液刺激可诱发。

【诊断提示】

(1)急性湿疹极痒，常伴有灼热感，多见于婴幼儿。

(2)检查可见外耳皮肤红肿，有小水疱、溃疡并流出黄色水样分泌物，表皮糜烂结痂。如继发感染，病损扩大，渗出增加，出现小浅溃疡；慢性湿疹则皮肤增厚，粗糙、脱屑、皲裂、结痂，可致外耳道狭窄。鼓膜表面受累者可有轻度传导性聋及耳鸣。

【治疗措施】

(1)以祛除病因为主，发现致病因素立即清除，忌用肥皂或热水清洗或涂搽有刺激性的药物。禁止挖耳抓痒。

(2)渗出多者可用4%硼酸溶液或15%氧化锌溶液湿敷，渗液少，可用泼尼松等霜剂或软膏、氧化锌油或糊剂，有干痂可用3%过氧化氢溶液清洗，然后再涂上述药膏。

(3)全身治疗给予抗过敏药物，如氯苯那敏（扑尔敏）4mg，3次/d，氯雷他定片10mg/d等，静脉注射5%氯化钙或10%葡萄糖酸钙；口服足量维生素C；口服泼尼松片或注射地塞米松等。

四、急性化脓性中耳炎

急性化脓性中耳炎（acute suppurative otitis media）系化脓性细菌侵入鼓室致使鼓室内黏膜、骨膜发生的化脓性炎症，以肺炎链球菌、溶血性链球菌为常见,常因急性上呼吸道感染、鼓膜外伤、某些急性传染病等诱发。

【诊断提示】

(1)耳深部疼痛逐渐加剧,呈搏动性跳痛,影响睡眠。

(2)听力显著减退伴耳鸣,但鼓膜穿孔后听力反而好转。

(3)急性期高热、寒战、全身不适,体温可达 38~39℃,小儿可高达 40℃,可引起恶心、眩晕。

(4)鼓膜一旦穿孔或切开,脓液流出,体温逐渐下降,耳痛症状减轻或缓解。

(5)检查见鼓膜外凸,呈急性弥漫性充血,如鼓膜已穿孔可见闪亮跳动,脓液呈搏动性流出。并发乳突炎时,乳突区红肿有压痛。

【治疗措施】

1. 全身治疗　早期应用足量抗生素,可选用青霉素或头孢类药物静脉滴注,如青霉素 320 万~400 万 U 加入生理盐水 100ml 中,静脉滴注,2~3 次/d。亦可与其他抗生素合用,5~7d 为一疗程。青霉素过敏者,较大儿童和成人可用红霉素 250mg 口服,每 6 小时 1 次;对于儿童也可选择头孢曲松钠肌注或静滴,疗程 7~10d。

2. 局部治疗　1% 麻黄碱液滴鼻(仰卧悬头位),3 次/d;2% 苯酚甘油滴耳,3 次/d;如鼓膜已穿孔改用 3% 过氧化氢溶液洗耳,3 次/d,然后用 0.25% 氯霉素液或 0.3% 氧氟沙星滴耳剂滴耳,禁止使用粉剂。

3. 鼓膜切开引流术　对于鼓膜外凸或穿孔小有碍引流者,应在无菌条件下行鼓膜切开通畅引流,并发急性乳突炎,非手术治疗无效时,行单纯乳突凿开术。

4. 耳部理疗　如红外线、超短波治疗。

五、慢性化脓性中耳炎

慢性化脓性中耳炎(chronic suppurative otitis media)是中耳黏膜、骨膜或深达骨质的慢性化脓性炎症,常与慢性乳突炎并存,可引起颅内、外严重并发症而危及生命,分单纯型和骨疡型、胆脂瘤型三型。

【诊断提示】

1. 间断或持续流脓 脓液性质因类型不同而各有差异。

2. 单纯型 病变仅限于中耳鼓室黏膜,间断流脓,为黏液或黏脓性液,量不多无臭味,鼓膜紧张部穿孔。听觉减退一般为轻度传导性聋。

3. 骨疡型 病变深达骨质,可破坏听骨、鼓窦、岩部的骨质;持续流脓,常有臭味,鼓膜紧张部大穿孔或边缘性穿孔,鼓室黏膜充血水肿形成肉芽或息肉,听力明显下降。乳突 X 线片示:有边缘模糊透光区。颞骨 CT 扫描示上鼓室、鼓窦及乳突内有软组织影,可伴部分骨质破坏。

4. 胆脂瘤型 持续或间断流脓,量少黏稠具有臭味,一般伴有重度传导性聋,鼓膜边缘或松弛部穿孔,鼓室可见白色豆渣样堆积物,乳突 X 线片或 CT 示:上鼓室、鼓窦或乳突区骨质破坏。

5. 全身症状 单纯型者一般无明显的全身症状;骨疡型、胆脂瘤型者常有高热、寒战、剧烈头痛、恶心呕吐、面瘫及眩晕等症状出现,应考虑有颅内、外并发症发生,应仔细检查明确诊断,以免造成严重后果,需 CT 或 MRI 扫描明确并发病变。

【治疗措施】

1. 单纯型 以局部用药为主,根据细菌培养和药敏试验选用适当抗感染药物。用 3%过氧化氢溶液或吸引器清洗耳道,然后选用 4%硼酸乙醇、0.25%氯霉素液、2.5%氯霉素甘油、氧氟沙星液等滴耳,3 次/d,鼓室干燥,停止用药。3 个月后无复发,鼓膜穿孔未愈合可行鼓膜修补术。

2. 骨疡型　引流畅者以局部用药为主,严密观察,若有中耳肉芽,以 10%～25% 硝酸银烧灼或刮除,如引流不畅或有并发症发生应施行乳突根治术或鼓室探查术。

3. 胆脂瘤型　一旦确诊,应及早行乳突根治术、改良乳突根治术或鼓室成形术。

六、梅尼埃病

梅尼埃病(Meniere's disease)是一种特发性内耳疾病,其基本病理改变为膜迷路积水,以反复发作的眩晕、听觉障碍、耳鸣和耳胀满感为典型特征。目前其病因尚无定论,有耳蜗微循环障碍,内淋巴液生成,吸收平衡失调,膜迷路破裂及变态反应,自身免疫异常,病毒感染等几种学说。

【诊断提示】

1. 眩晕　突然发作的无先兆的旋转性眩晕,持续数十分钟至数小时,长者可达数日至数周,至少发作 2 次以上;常同时伴恶心、呕吐、出冷汗、面色苍白等自主神经症状,闭目静卧症状可稍轻,不伴头痛,无意识障碍。

2. 耳鸣　间歇性或持续性,可出现在眩晕发作前,并伴随眩晕症状缓解而减轻或消除。早期为低音调,也可出现多种嘈杂音,可有重振表现。

3. 耳聋　初次发病即可出现低频下降型感音神经性聋,发作间期听力可全部或部分恢复,反复发作后,可能出现永久性听力损失。

4. 耳胀满感　患耳胀满或压迫感。

5. 排除其他可引起眩晕的疾病　如颈部疾病、中枢神经系统疾病、精神性疾病等。

【治疗措施】

1. 药物治疗　发作期尽快缓解眩晕、恶心、呕吐症状,选用脱水药、抗组胺药、镇静药等;50% 葡萄糖注射液 40ml、维生素 B_6 注射液 100mg 静脉注射;茶苯拉明(乘晕宁)50mg,3 次/d;盐酸氯丙嗪片 25mg,3 次/d;盐酸氟桂利嗪胶囊(西比灵)15mg,3 次/d;敏使朗 6～12mg,3 次/d。缓解期可使用血管扩张药、钙离子拮抗药、维生素类。

2. **手术治疗**　对于频繁发作、病史较长、药物治疗无效的患者可考虑手术治疗。手术方式有:内淋巴囊减压术、前庭神经切断术、迷路切除术、耳蜗球囊造瘘术等。

七、突 发 性 聋

突发性聋(sudden deafness)是指突然发作、原因不明、在数分钟、数小时或 3d 内,至少在相连的 2 个频率下降 20dB 以上的感音神经性听力损失。多由病毒感染、内耳血管病变、内耳窗膜破裂等原因引起,多为单发。

【诊断提示】

(1)突然发生的非波动性感音神经性听力损失,可为轻、中或重度,甚至全聋,多为单侧,偶有双侧同时或先后发生。

(2)病因不明(未发现明确原因包括全身或局部因素)。

(3)可伴耳鸣、耳堵塞感。

(4)可伴眩晕、恶心、呕吐但不反复发作。

(5)除第Ⅷ对脑神经外,无其他脑神经受累症状。

【治疗措施】

1. **一般治疗**　适当镇静,积极治疗相关疾病,如高血压、糖尿病等。

2. **改善内耳微循环药物**　如银杏叶提取物注射液 4～5 支加入 250ml 生理盐水或 5% 葡萄糖液中静脉滴注;前列地尔注射液 1 支加入 100ml 生理盐水中静脉滴注,1 次/d。

3. **糖皮质激素类药物**　地塞米松 10～15mg 或甲泼尼龙 40～80mg 静脉推注,1 次/d,3～5d 后开始减量。

4. **降低血液黏稠度和抗凝药物**　如低分子肝素钠。

5. 神经营养类药物　维生素 B_1、维生素 B_{12} 肌注及胞磷胆碱、能量合剂等。

6. 其他治疗　如混合氧、高压氧等治疗，10d 为一疗程。伴眩晕者可用镇静药。

八、鼓 膜 穿 孔

鼓膜穿孔常因直接或间接外力作用所致，分器械伤及压力伤。

【诊断提示】

(1)有外伤或气压伤史，可突感耳痛，听力减退和耳鸣，或有少量出血和耳内闷塞感，爆震除引起鼓膜穿孔外可致内耳损伤，出现眩晕、恶心或混合性聋。

(2)检查可见鼓膜呈不规则状或裂隙状穿孔，边缘有血迹，外耳道有血迹或血痂，如有水样液流出，提示有颅底骨折致脑脊液耳漏。

【治疗措施】

(1)如无感染征象，不必应用抗生素。

(2)取出耳内异物及血块，75％乙醇棉签耳道消毒，禁止耳道冲洗或滴药，外耳道口可用消毒棉球堵塞。

(3)避免感冒，切忌用力擤鼻，穿孔愈合前禁游泳或任何水流入耳内，绝大部分外伤性穿孔可于 3～4 周内自行愈合，如不能愈合可于 3 个月后行鼓膜修补术。

九、爆 震 性 聋

爆震性聋(explosive deafness)系因爆炸产生冲击波和强烈脉冲噪声伤及听器造成听力障碍，平时、战时均可发生。

【诊断提示】

(1)有爆震史。

(2)持续高音调耳鸣，有鼓膜破裂者伴有耳痛。

(3)有迷路震荡、迷路出血者伴有眩晕。

(4)检查:重者可见鼓膜裂隙血迹,听力检查感音神经性聋或混合性聋。

【治疗措施】

(1)轻者数小时或数日听力可全部或部分恢复。2～3周后,自行恢复机会较小。

(2)药物治疗,可用烟酸 0.1g,3 次/d 口服,B 族维生素口服,泼尼松 5mg,3 次/d 口服,三磷腺苷(ATP)、辅酶 A 肌注或静滴。

(3)鼓膜破裂不能自愈,听骨链中断,圆窗膜破裂者可行手术修复。

第68章 鼻部疾病

一、鼻前庭炎

鼻前庭炎(vestibulitis of nose)是发生在鼻前庭皮肤的弥漫性炎症。由急性鼻炎、慢性鼻炎、鼻窦炎、变应性鼻炎、鼻腔异物、鼻腔肿瘤等的鼻分泌物或有害粉尘引起,挖鼻致皮肤损伤可继发感染。分为急性和慢性。

【诊断提示】

(1)急性者鼻前庭处剧痛,擤鼻或挖鼻时明显,局部皮肤弥漫性红肿或皲裂、浅表糜烂。

(2)慢性者局部皮肤发痒、灼热、干燥,有异物感,鼻毛稀少,局部皮肤增厚、结痂,去除痂皮可有小出血创面。

(3)应与鼻前庭湿疹鉴别。后者多为全身或面部湿疹的局部表现,瘙痒明显,小儿多见,常与过敏因素有关。

【治疗措施】

(1)去除病因,彻底治疗原发疾病,避免有害粉尘刺激,纠正挖鼻孔、拔鼻毛习惯。

(2)急性期温盐水或硼酸液局部湿热敷或红外线照射。

(3)慢性期可用3%过氧化氢溶液(双氧水)清除鼻腔和皮肤痂皮、脓液,再涂1%～2%的黄降汞软膏,或用抗生素软膏,如红霉素软膏;渗出多者用5%氧化锌软膏。

(4)皮肤糜烂、皲裂处涂10%硝酸银,再涂抗生素软膏,3次/d。

(5)有全身感染症状时可使用抗生素。

二、鼻　疖

鼻疖(furuncle of nose)是鼻前庭的毛囊、皮脂腺或汗腺的局限性急性化脓性炎症,也可发生于鼻尖或鼻翼部,多因挖鼻、拔鼻毛继发感染,金黄色葡萄球菌为主要的致病菌。

【诊断提示】

(1)局部红、肿、热、痛明显,可伴低热和全身不适。

(2)发病初期,鼻前庭内呈局限性隆起,周围组织发硬、发红,触痛明显;疖肿成熟后,隆起顶部出现黄色脓点,一般 1 周内疖肿可自行破溃而愈。

(3)病情严重者可继发上唇和面颊部蜂窝织炎。

【治疗措施】

(1)疖肿未成熟者,可行局部理疗,患处涂以 1% 白降汞软膏或 10% 鱼石脂软膏,配合全身使用抗生素,剧痛可酌情使用镇痛药。

(2)疖肿已成熟者,可待其自行破溃或在无菌操作下以探针蘸少许 15% 硝酸银腐蚀脓头,以促其破溃排脓。或以无菌小尖刀挑破脓头取出脓栓。切开时切忌挤压,不要伤及周围浸润组织。防止处理不当继发海绵窦血栓性静脉炎。

(3)疖肿破溃后,局部清洁消毒,促进引流,破口可涂抗生素软膏。

(4)合并海绵窦感染,必须住院治疗,给予足量抗生素,及时请眼科、神经科协助治疗。

三、急 性 鼻 炎

急性鼻炎(acute rhinitis)早期多系病毒感染引起的鼻腔黏膜充血、水肿、渗出的急性炎性疾病,常常是上呼吸道感染的一部分,俗称"伤风""感冒",主要通过呼吸道传播,其次是被污染的食物或物体。常见病毒是鼻病毒、腺病毒、流感和副流感病毒等。中晚期也可合并或继发细菌感染。

【诊断提示】

(1)潜伏期:一般 1～3d,有全身不适,鼻腔软腭上方干燥痛或灼热痛,无分泌物。

(2)发作期:可有体温升至 38℃ 或更高,有鼻塞、喷嚏、流泪和大量清水样涕,嗅觉减退,头胀痛,伴继发感染可流脓涕。

(3)检查可见鼻腔黏膜充血肿胀,总鼻道,鼻底较多分泌物,咽部黏膜可有弥漫性充血。

(4)如无并发症者 1 周左右症状逐渐消失。

(5)应与流感、急性鼻窦炎、变应性鼻炎、急性传染病如麻疹、猩红热的急性期症状相鉴别。

【治疗措施】　以支持及对症治疗为主,注意预防并发症。

1. 全身治疗　多饮水,清淡饮食,注意休息,发汗疗法可减轻症状,如生姜、红糖、葱白煎水热服;口服解热镇痛药等。亦可用银翘感冒片等中成药口服,合并细菌感染,或有并发症时,应全身用抗菌药物治疗。可用脱敏药物如扑尔敏、氯雷他定等。

2. 局部治疗　1％麻黄碱滴鼻液(小儿 0.5％),3 次/d 滴鼻,连续应用不超过 7d。

3. 其他　迎香、鼻通穴针刺或按摩以减轻鼻塞。

四、慢 性 鼻 炎

慢性鼻炎(chronic rhinitis)是急性鼻炎反复发作或治疗不当所致;邻近病灶反复感染,物理和化学刺激亦可诱发;鼻腔用药不当,过频或过久可形成药物性鼻炎。根据病理改变和病因,分为单纯性、过敏性、萎缩性和肥厚性鼻炎。

【诊断提示】

(1)交替、间歇或持续性鼻塞流涕,继发感染时鼻涕量增多或呈脓涕。吸入冷空气、精神紧张时常症状加重。

(2)嗅觉减退,长期鼻塞、张口呼吸,鼻腔分泌物刺激易伴发咽喉部慢性炎症。

（3）病史长者可伴发失眠、记忆力减退、头痛,以肥厚性鼻炎多见,部分可伴发耳鸣或听力下降。

（4）检查可见鼻腔黏膜弥漫性充血肿胀,以下鼻甲为显著,用血管收缩药后收缩明显、探之富有弹性者为慢性单纯性鼻炎;收缩不明显或无变化,但表面凹凸不平,探之较硬且无弹性者为肥厚性鼻炎。

【治疗措施】

（1）加强体育锻炼,改善工作环境和工作条件,合理用药。

（2）局部治疗:用糖皮质激素喷鼻;鼻腔冲洗;0.5%～1%麻黄碱滴鼻液点鼻(连续使用不超过 7d)。滴鼻净可引起药物性鼻炎,禁止使用。

（3）肥厚性鼻炎可用微波、激光、电灼、冷冻治疗。过敏性鼻炎可用脱敏药物。对于鼻甲骨肥厚者可行手术治疗,如下鼻甲黏膜下部分骨质切除或下鼻甲骨折外移。

五、萎缩性鼻炎

萎缩性鼻炎(atrophic rhinitis)是鼻腔黏膜、骨膜和骨质发生萎缩的慢性疾病,可分为原发和继发两种。原发性:可能是全身疾病的一种局部表现,与缺乏维生素 A、维生素 D、维生素 E,鼻黏膜骨质营养障碍,细菌感染,自主神经失调,内分泌紊乱,免疫功能紊乱,遗传因素等有关。继发性:可能由鼻腔某些疾病、不适当的鼻腔手术、粉尘和有毒气体长期刺激及结核、梅毒、麻风等特异性感染诱发。重者向下发展至鼻咽、口咽、喉咽等黏膜。

【诊断提示】

（1）鼻腔、鼻咽部干燥感,鼻塞,分泌物黏稠,恶臭,有脓痂形成,可有头痛、头晕、耳鸣等。

（2）嗅觉减退或完全消失,易发生鼻腔出血。

（3）检查可见鼻腔宽大,鼻甲缩小、黏膜菲薄、干燥,色暗红或苍白,大量黄褐色或灰绿色脓痂,可形成管筒状,有恶臭,轻者可仅在中下甲前端及嗅裂处见到少许痂皮。

【治疗措施】

1. 鼻腔冲洗　以无菌温热盐水或 1:(2000～50 000)高锰酸钾溶液冲洗脓痂,1～2 次/d。

2. 滴鼻剂治疗　①复方薄荷油、液状石蜡(石蜡油)、1%弱蛋白银等滴鼻,3 次/d。②1%链霉素滴鼻。③1%新斯的明涂抹鼻腔黏膜。④50%葡萄糖滴鼻。

3. 其他药物治疗　维生素 A 5 万 U,肌注,1 次/d,2.5 万～10 万 U 下鼻甲黏膜下注射,或鱼肝油丸、维生素 A、维生素 B_1、维生素 B_2、维生素 C、维生素 E 等口服。此外,补充铁锌等制剂可能有一定作用。

4. 手术治疗　取自体骨、软骨、带蒂肌瓣或硅胶等做鼻中隔、鼻底黏膜下埋藏术、鼻腔外侧壁内移固定术、鼻前孔缩小术等。需要时,1～2 年后行前鼻孔成形术。

六、变应性鼻炎

变应性鼻炎(过敏性鼻炎)(allergic rhinitis)常是全身变态反应在鼻黏膜的一种反应,也是鼻腔黏膜的局部表现,其发病机制属Ⅰ型变态反应,主要与变态体质,接触变应原和其他刺激因素有关。有常年性和季节性之分,可发生于任何年龄,以 15－40 岁多见。

【诊断提示】

(1)反复发作性鼻痒、喷嚏、鼻塞及大量清水样涕,嗅觉减退。

(2)可出现头痛、咽喉痛、耳鸣、听力障碍、畏光流泪及其他变态反应性疾病症状。

(3)发作可突然停止,症状完全消失。

(4)检查可见鼻黏膜呈苍白、充血或明显水肿。以下鼻甲表现最明显。鼻腔分泌物涂片检查嗜酸性粒细胞增多。

(5)常与支气管哮喘同时存在。

【治疗措施】

1. 查找致敏变应原　做特异性皮肤试验、鼻黏膜激发试验和体外特异性 IgE 检测,找出致敏原,设法避免接触。

2. 药物治疗

(1)糖皮质激素:包括局部鼻用激素和口服激素。鼻用激素全身生物利用度低,起效快,安全性好。如布地奈德鼻喷雾剂,1～2次/d;口服激素主要用于短期突击治疗,可选泼尼松 0.5～1mg/(kg·d),连续 10～14d,晨起空腹给药。

(2)抗组胺药:氯苯那敏片(扑尔敏)4mg,3 次/d,从事精密机械操作和司乘人员慎用;氯雷他定或西替利嗪片 10mg/d。

(3)减充血剂:如 1％麻黄碱或 0.5％可的松麻黄碱滴鼻液,点鼻 2～3 次/d,连续使用不超过 7d。

3. 特异性免疫治疗　通过反复和递增变应原剂量的方法接触特异性变应原。给药方法有皮下注射和舌下含服。

4. 其他疗法　激光、微波、射频等减轻鼻黏膜敏感性;选择性神经切断术包括翼管神经切断、筛前神经切断等,适用于部分患者,在一定时期内产生一定治疗作用,不应作为首选治疗。合并鼻中隔偏曲可考虑鼻中隔矫正术。

七、鼻　息　肉

鼻息肉(nasal polyp)是鼻腔黏膜长期水肿等多种因素共同作用所致,其中以鼻变态反应和鼻黏膜的长期慢性炎症反应为主要因素。成年人常见。

【诊断提示】

1. 症状　鼻塞与嗅觉减退进行性加重,可伴有头痛、头晕,一般无鼻出血,鼻息肉或分泌物阻塞咽鼓管口时,可引起耳鸣和听力减退。

2. 检查　鼻镜检查可见 1 个或多个表面光滑、灰白色或淡红色半透明的肿物,质软可移动,触之不易出血。

3. 其他　必要时,鼻内镜检查、鼻窦摄片或 CT 扫描。应注意与鼻内翻性乳头状瘤、鼻咽纤维血管瘤、鼻内脑膜脑膨出鉴别。

【治疗措施】　现多主张综合治疗。

1. 手术治疗　特别是多发和复发性息肉,鼻内镜手术治疗,术后综合治疗。

2. 激素治疗　局部糖皮质激素(布地奈德或氟替卡松)1～2次/d,持续用药 2～3 个月。口服激素:泼尼松 0.5～1mg/(kg·d),晨起空腹顿服,10～14d。

八、鼻中隔偏曲

鼻中隔偏曲(deflection of nasal septum)是鼻部外伤、发育异常或鼻腔肿物推压所致。鼻中隔完全居中平直很少,只有当鼻中隔向一侧或两侧偏曲或局部突起产生症状,引起鼻腔功能障碍,方诊断鼻中隔偏曲。

【诊断提示】

1. 鼻塞　单侧或双侧鼻塞,呈持续性,感冒后加重。

2. 头痛　为偏曲部分压迫同侧下鼻甲或中鼻甲引起的反射性头痛,如局部用血管收缩药使中隔与鼻甲分开或用表面麻醉药,头痛即可减轻或消失。

3. 鼻出血　偏曲凸面、嵴突处黏膜较薄,易受外伤和气流刺激受损出血。

4. 检查　鼻中隔呈不同形状的偏曲。

【治疗措施】

1. 轻者　治疗鼻黏膜水肿、充血,可用缩血管药点鼻。

2. 重者　偏曲引起明显症状者,可行鼻中隔黏膜下矫正或黏膜下切除术。

九、急性鼻窦炎

急性鼻窦炎(acute sinusitis)常继发于急性鼻炎、急性传染病或游泳、鼻腔填塞时间过长,鼻腔肿物等也可诱发。本病是鼻窦黏膜的急性化脓性炎症,以上颌窦发病率最高,其次为筛窦和额窦,蝶窦为最少。

【诊断提示】

(1)可有畏寒、发热、全身不适、精神不振等全身症状。

(2)持续性鼻塞、脓涕、嗅觉减退。

(3)鼻窦部位疼痛,发病之初头痛可无规律,表现为弥漫性持续性头痛。

(4)检查可见鼻黏膜充血肿胀,以中鼻甲、中鼻道、嗅裂处明显,相应鼻窦部位常有叩击痛。

(5)X线摄片,CT扫描,可明确受累鼻窦。

【治疗措施】

1. 全身治疗　足量抗生素治疗,以青霉素为首选,生理盐水100ml加青霉素320万~400万U静滴,2~3次/d。头痛或局部疼痛剧烈可适当选用镇静药和镇痛药。中药制剂:鼻窦炎口服液或鼻渊舒口服液10ml,3次/d,口服,或藿胆丸口服。

2. 局部治疗　1%麻黄碱滴鼻,3次/d或鼻用糖皮质激素1次/d;鼻腔冲洗:生理盐水或甲硝唑液。

3. 理疗　局部热敷或红外线、超短波照射,对脓液量多引流不畅者不宜采用。

4. 其他　上颌窦穿刺冲洗,既可用于诊断,亦可作为治疗措施,应在全身症状好转、局部炎症基本控制后施行,穿刺冲洗后可注入抗生素和类固醇激素混合液。

十、慢性鼻窦炎

慢性鼻窦炎(chronic sinusitis)多因急性鼻窦炎反复发作,未经及时合理治疗而致,部分为鼻腔肿物、中鼻甲肥大、鼻中隔高位偏曲等影响鼻窦引流而诱发,也可因变态反应,上颌牙根尖感染可致牙源性上颌窦炎。

【诊断提示】

(1)不同程度头痛、头晕、记忆力减退、精神不振。头痛表现为钝痛,头沉重感,夜间可减轻,前组鼻窦炎多在前额和鼻根部,后组鼻窦炎则在头顶、枕部、颞部痛。

(2)鼻塞、黏液脓性或脓性涕,嗅觉减退。

(3)检查可见鼻黏膜充血肿胀,中鼻甲肥大或息肉样变,中鼻道狭窄,黏膜肿胀或嗅裂积脓。

(4)鼻窦 X 线摄片或 CT 扫描可协助诊断。

【治疗措施】

(1)鼻腔内应用减充血剂和鼻用糖皮质激素。

(2)上颌窦穿刺冲洗,每周 1～2 次,多次治疗无效可考虑手术治疗。负压置换法:应用于额窦炎、筛窦炎和蝶窦炎。

(3)鼻腔冲洗每天 1～2 次,生理盐水或加入地塞米松。

(4)中药制剂可用鼻窦炎口服液或鼻渊舒 10ml,3 次/d。

(5)急性发作期治疗,同急性鼻窦炎。

(6)手术治疗可切除部分肥大鼻甲,摘除息肉、矫正鼻中隔偏曲,以上治疗无效可行鼻内镜下功能性鼻窦手术。

十一、鼻　出　血

鼻出血(epistaxis)可因空气干燥、鼻黏膜发育不全(儿童和幼儿)或鼻腔疾病引发,因某些全身性疾病(动脉硬化、高血压、鼻窦和鼻咽部肿瘤、再生障碍性贫血、白血病、血小板减少症、肝病、遗传性凝血障碍性疾病和遗传出血性毛细血管扩张症)和鼻腔邻近结构病变引发,出血多可引起休克,甚至死亡。

【诊断提示】

(1)少量出血可无全身症状,反复多量出血可出现休克和贫血症状。

(2)如为全身性疾病引起,多有原发病症状。

(3)应与呼吸道、消化道出血相鉴别。

（4）检查:青年人出血多位于鼻中隔前下方;中老年多见于鼻腔后端的鼻-鼻咽静脉丛,鼻中隔后端的动脉出血亦较多见。应注意是否有血管瘤、恶性肿瘤等存在。

（5）对鼻出血者应查明原因,做血常规和凝血机制检测。儿童反复鼻出血,无血液方面疾病,需鼻腔镜检查,确定出血部位、范围,有无溃疡、鼻息肉、鼻中隔偏移位。

【治疗措施】

1. 一般措施　明确出血部位,采取止血措施,注意观察血压,及时处理休克。方法参见休克章。

2. 局部止血

（1）指压法:以拇、示指将鼻翼压向中隔 10～15min,同时冷敷前额和后颈部。

（2）收敛法:1％麻黄碱棉片或 0.1％肾上腺素棉片填入鼻腔出血区止血。儿童发生鼻出血可涂滴香油和红霉素软膏。

（3）烧灼法:发现出血点后,用 1％丁卡因棉片鼻黏膜表面麻醉,以 30％硝酸银或 30％三氯醋酸烧灼出血区,也可在表面麻醉下用 CO_2 激光或微波局部治疗。鼻中隔出血应避免同时烧灼鼻中隔两侧或烧灼时间过长,以免引起鼻中隔穿孔。

（4）鼻腔填塞:出血量多,部位不明者可用此法。在 1％丁卡因棉片麻醉下用凡士林纱布条自上而下,自后向前依次填塞。也可用乳胶气囊、明胶海绵填塞,1～2d 后去除,如填塞时间延长,需辅以抗生素抗感染,一般不宜超过 5d。对渗血面较大(如血液病)的鼻出血,可选用明胶海绵或纤维蛋白绵等可吸收材料填塞,也可在材料上蘸凝血酶、云南白药等加压堵塞。

（5）后鼻孔填塞:适合于鼻孔后部、鼻咽部出血,在前鼻孔填塞无效时使用。

（6）血管结扎:根据出血来源,结扎相应血管。

（7）难治性鼻出血:行鼻内镜下探查、电凝止血,尽可能减少盲目填塞。其常见出血部位多居于下鼻道后端、嗅裂区、鼻咽部等。

3. 全身治疗

(1)注意休息、营养、对症、支持治疗。

(2)止血药,如:卡巴克洛(安络血)、酚磺乙胺(止血敏)、云南白药等。维生素:维生素 C、维生素 K_4、维生素 P。

(3)镇静药:如氯丙嗪 25mg,3 次/d,口服;地西泮 2.5mg,3 次/d,口服。

4. 儿童反复、少量鼻出血　无血液方面疾病,可经常性雾化吸入,涂鼻腔红霉素软膏、香油等。

5. 原发疾病治疗

十二、鼻 骨 骨 折

鼻骨骨折(nasal fracture)缘于外鼻突出于面部中央,易遭受撞击或碰撞,加之鼻骨成薄片状而易发生骨折,严重者可伴有鼻中隔骨折,软骨脱位。

【诊断提示】

(1)有外伤史,伴有鼻部畸形、鼻出血。

(2)检查可见鼻梁塌陷、歪曲,软组织肿胀、淤血、触痛。X 线片或 CT 可明确骨折部位及碎片移位情况。

【治疗措施】

(1)应在外伤后 2～3h 内尽早进行骨折复位,复位后鼻腔内以油纱条填塞,填塞物 48h 后取出,2 周内禁止压迫骨折部位。如骨折无移位,外观无畸形,不需处理,如已有剧烈外鼻肿胀,可待消肿后进行复位处理,但不宜超过 10d。

(2)开放性骨折,先进行清创处理,然后再进行鼻骨复位,严重者应注意观察有无脑脊液鼻漏。

(3)对症治疗:止血、止痛、预防感染等一般外伤处理。

(4)治疗其他并发症或并发伤。

十三、上颌窦癌

上颌窦癌(carcinoma of the maxillary sinus)在鼻窦恶性肿瘤中最为常见,1/3 上颌窦癌患者伴有筛窦癌,鼻窦恶性肿瘤较原发于鼻腔者为多见。肿瘤晚期,累及多个解剖部位后,很难区分是原发于鼻腔或是鼻窦。

【诊断提示】

(1)患侧上牙痛,为肿瘤压迫上齿槽神经所致。面颊、上唇感觉迟钝、麻木或有蚁爬感,此为早期症状之一,是肿瘤压迫或累及眶下神经所致。

(2)一侧鼻塞,不明原因的少量经常性鼻出血或涕中带血。

(3)晚期肿瘤可穿破骨质和软组织,向鼻腔面颊、口腔硬腭、上牙槽、翼腭窝等处穿出,并可向颈部颌下淋巴结、肺或骨骼转移。

(4) X 线摄片、MRI 或 CT 扫描有助于了解肿瘤大小,侵犯范围,区分良性或恶性肿瘤和选择手术方式。

(5)最后诊断有赖于病理检查报告。

【治疗措施】　采用综合治疗措施,手术加放疗。对不宜手术或不愿接受手术者可用化疗、放疗等综合疗法。

十四、阻塞性睡眠呼吸暂停综合征

阻塞性睡眠呼吸暂停综合征(obstructive sleep apnea-hypopnea syndrome,OSAHS)是指在睡眠过程中上气道反复塌陷阻塞引起的呼吸暂停和通气不足,伴有打鼾、睡眠结构紊乱,血氧饱和度频繁下降,白天嗜睡。可发生于任何年龄段,但以中年肥胖男性多见,易并发心脑血管疾病。

【诊断提示】

(1)睡眠时打鼾,反复呼吸暂停,严重者有憋醒现象。

(2)白天困乏、嗜睡,在驾驶甚至谈话过程中即可入睡。

(3)注意力不集中,记忆力减退,晨起后口干、咽干。

(4)儿童患者可发育迟缓,注意力不集中,学习成绩下降。

(5)成年患者一般较肥胖,颈部粗短,部分患者卜颌骨发育不良或伴胸廓畸形。检查常见咽腔狭窄,如扁桃体肥大、软腭肥厚松弛、鼻中隔偏曲、鼻息肉等。

(6)多导睡眠监测(PSG)检查示每 7 小时睡眠过程中呼吸暂停及低通气反复发作 30 次以上,或睡眠呼吸暂停低通气指数≥5次/h,呼吸暂停以阻塞型为主。

【治疗措施】 OSAHS 应根据不同患者的病因、病情选择个体化的综合治疗方案。

1. 一般治疗 减肥,加强体育锻炼,戒烟、酒,改变睡眠姿势如侧卧位睡眠。

2. 内科治疗 持续正压通气治疗:即在睡眠过程中佩戴无创呼吸机,通过设置一定参数给予正压通气,使上呼吸道保持开放状态;口腔矫止器治疗:适用于舌根后气道狭窄的患者,睡眠时佩戴特定的口内装置,向前牵拉下颌以扩大舌根后气道。

3. 手术治疗 是治疗 OSAHS 的重要手段,根据患者上气道狭窄部位的不同,可选择多种术式:如悬雍垂腭咽成形术(UPPP术),硬腭截短软腭前移术,软腭射频消融术,舌根切除术,舌骨悬吊术,鼻中隔、下鼻甲手术等。

第 69 章　咽喉部疾病

一、急 性 咽 炎

急性咽炎(acute pharyngitis)是咽黏膜、黏膜下组织和淋巴组织的急性炎症,常为上呼吸道感染的一部分,可以是病毒或细菌直接感染或某些疾病,如猩红热、麻疹等的前驱症状,亦可由物理化学刺激因素诱发。

【诊断提示】

(1)起病较急,初起咽干灼热,继有咽痛,尤以吞咽时明显,咽侧索受累时疼痛可放射至耳部。

(2)全身症状一般不重,如为脓毒性咽炎则症状较重,可有高热、头痛、食欲缺乏。

(3)炎症侵及喉部可有声音嘶哑、咳嗽。

(4)检查可见咽黏膜呈急性充血,悬雍垂软腭水肿,咽后壁可见淋巴滤泡和咽侧索红肿,如为细菌感染,淋巴滤泡表面出现黄白色点状渗出物,颌下淋巴结肿大并有压痛,严重者可累及会厌及会厌壁而发生水肿。

【治疗措施】

1. **全身用药**　感染较重者可选用抗病毒药物,如病毒唑(利巴韦林)、阿昔洛韦和(或)抗生素及银黄注射液、板蓝根冲剂等。

2. **局部用药**　复方硼砂溶液,含漱 4 次/d,或用牛黄益金片、六神丸、喉症丸、西瓜霜润喉片、西地碘片等含化,也可用安吉(乙酰吉他霉素)、利巴韦林含片含化,以上药物有抗菌抗病毒作用。

3. **其他**　咳嗽、痰多时,用化痰止咳药。

二、慢 性 咽 炎

慢性咽炎(chronic pharyngitis)是咽部黏膜、黏膜下及淋巴组织的慢性弥漫性炎症,常为上呼吸道慢性炎症的一部分,多由急性扁桃体炎、急性咽炎反复发作所致。鼻塞、鼻炎分泌物后流刺激、张口呼吸、消化道疾病、讲话过多、烟酒、粉尘及有毒气体刺激等因素均可诱发或加重症状。

【诊断提示】

(1)经常性咽干不适,异物感、微痛。

(2)刺激性咳嗽,分泌物一般不多但黏稠,全身症状一般不明显,晨起常有短促频繁咳嗽,伴恶心。无痰或仅有颗粒状分泌物咳出。

(3)检查可见咽黏膜慢性弥漫性充血增厚,咽后壁淋巴滤泡增生、咽侧索充血增厚。萎缩性咽炎可见黏膜发干发红、萎缩变薄或苍白发亮,表面附有黏稠痰或片状干痂,咽感觉反射迟钝。

【治疗措施】

(1)病因治疗,治疗鼻部疾病、气管支气管炎,戒烟酒,改善工作环境。

(2)保持口腔清洁。选用 2% 硼酸液,1:2000 呋喃西林液或 3% 盐水,含漱。亦可选用牛黄益金含片、六神丸等含化。

(3)咽后壁淋巴滤泡可用激光或微波治疗。

(4)萎缩性咽炎可用 2% 碘甘油涂擦咽后壁,复方薄荷油滴鼻,维生素 A、维生素 E、维生素 C 等口服。

(5)可用中药金银花、连翘、胖大海等代茶饮治疗。

三、急性扁桃体炎

急性扁桃体炎(acute tonsillitis)是腭扁桃体的急性非特异性炎症,以溶血性链球菌感染为多,临床分为急性卡他性、滤泡性和隐窝性扁桃体炎。

【诊断提示】

(1)起病急,畏寒高热,体温可达 40℃ 左右,头痛乏力,食欲缺乏,小儿可因高热而抽搐、呕吐及昏睡。

(2)剧烈咽痛,吞咽痛,可放射至耳部、颈后,伴有吞咽困难。

(3)检查:患者急性面容,咽黏膜、腭舌弓、腭咽弓、扁桃体充血肿胀,症状重,扁桃体隐窝口可见黄白色脓点或形成脓膜,后者被剥去时不出血。可触及耳后、颌下肿大淋巴结,压痛明显。

(4)白细胞总数升高,中性粒细胞升高。注意与流感、白喉、麻疹、猩红热、溃疡性咽峡炎鉴别。

【治疗措施】

(1)急性期,卧床休息,对症治疗,多饮水,进食困难应补液,高热者适当用退热药。

(2)抗生素治疗以青霉素为首选,肌内注射或静脉滴注。若治疗 3d 无好转,更换抗生素,或酌情使用糖皮质激素。

(3)1:5000 呋喃西林液、碱性漱口水漱口,3～5 次/d。

(4)反复发作及发生并发症者,炎症消退后应考虑手术摘除扁桃体。

(5)引起扁桃体周围脓肿,切开排脓,应引流通畅。

(6)针刺治疗可选合谷、曲池、少商、颊车等穴。

四、慢性扁桃体炎

慢性扁桃体炎(chronic tonsillitis)多由急性扁桃体炎反复发作演变为慢性炎症,部分继发于某些急性传染病后,如猩红热、白喉、流感、麻疹等,多见于青少年。致病菌多为乙型溶血性链球菌和葡萄球菌。

【诊断提示】

(1)常有反复急性扁桃体炎发作史。

(2)自觉症状,如咽干、发痒、异物感、刺激性咳嗽、口臭等。部分扁桃体过度肥大,可出现呼吸、吞咽、语音共鸣的障碍。

(3)检查可见扁桃体及腭舌弓慢性充血,隐窝口可见黄白色干酪样物,扁桃体大小不定,儿童多增生肥人,成人多已缩小,但可见瘢痕,凹凸不平,与周围有粘连,颌下淋巴结常肿大。

【治疗措施】

(1)加强体育锻炼,增强抵抗力。

(2)不能施行手术时,可隐窝冲洗,用生理盐水或 2％硼酸液冲洗后涂 1％龙胆紫液,远期疗效不理想。

(3)慢性扁桃体炎可作为病灶感染引起全身疾病,如风湿热、风湿性关节炎、肾炎、心肌炎等,反复频繁发作或应用抗生素治疗仅获短暂缓解者,应考虑手术摘除扁桃体。

五、鼻　咽　癌

鼻咽癌(carcinoma of the nasopharynx)是我国发病率较高的恶性肿瘤之一,占全身肿瘤的 12.4％～27.9％,占耳鼻喉所有肿瘤的 60％,40－50 岁为多发,男性多于女性,病因不明,但与遗传、病毒感染、环境等因素有关。

【诊断提示】

(1)早期涕中带血或擤鼻涕带血,癌肿逐渐长大,会有不同程度的鼻塞,如出血量较多提示已进入晚期。

(2)肿瘤阻塞鼻后孔或侵及鼻腔可压迫咽鼓管咽口,可有耳鸣、耳闷及听力减退或有鼓室积液,临床易误诊为分泌性中耳炎。

(3)颈部淋巴结转移:下颌角后方与乳突间无痛性肿块,质硬固定,边界不清,此常为患者就诊的原因。早期单独出现者约占40％,至就诊时可上升至 60％以上,始为单侧,继之发展为双侧。

(4)肿瘤侵及颅底、有颅内转移可出现剧烈的头痛,引起相应的脑神经损害表现,晚期可向身体远处转移,常见转移部位有骨、肺、肝。

(5)脑神经症状:肿瘤经破裂孔进入颅内常先侵犯第Ⅴ对及第Ⅵ对脑神经,继而累及第Ⅳ对、第Ⅲ对、第Ⅱ对脑神经。除不同程度的头痛外,还可出现面部麻木、复视、视物模糊、上眼睑下垂、眼球外展受限,甚至眼球固定失明。

(6)检查:间接鼻咽镜、纤维鼻咽镜或鼻内镜进行检查,早期可见粗糙不平、小结节、肉芽样肿物,再发展可呈现菜花样、结节型、溃疡型或黏膜下型。

(7)鼻咽活检可明确诊断。

(8)EB 病毒血清抗体滴定度(VCA-IgA 试验)升高。

(9)X 线颅底片,鼻咽 CT、MRI 扫描可明确病变范围,了解颅底骨质破坏情况。

【治疗措施】

(1)以放疗为主,对晚期有远处转移或复发病例可辅以化疗。放疗后仍有颈部残存转移灶,可手术切除残存灶。放疗后复发或原发灶仍有残灶者可以应用化疗。

(2)化疗、放疗前后可根据病情给予营养支持、对症治疗、中医辨证施治。

六、急性会厌炎

急性会厌炎(acute epiglottitis)是一种以声门上区、会厌为主的急性炎症,多因细菌或病毒感染致病;也可因异物刺激、化学刺激、变态反应等引起继发性感染所致。

【诊断提示】

(1)发病急,寒战高热,食欲减退,体温可升至 39℃以上。

(2)剧烈咽喉痛,吞咽时加剧,甚至连唾液也不能下咽,饮水呛咳,发音含糊不清。个别出现吸气性呼吸困难,甚至窒息。

(3)间接喉镜检查可见会厌充血肿胀,重者可呈球形,如有脓肿形成可见脓点、脓栓。杓会厌襞、杓状软骨也可有充血肿胀,因会厌肿胀不能抬举,声门难以窥见。

【治疗措施】

(1)足量抗生素和糖皮质激素联合应用,如头孢菌素、青霉素、地塞米松、氢化可的松静滴。

(2)呼吸困难者,必要时可行气管切开。

(3)会厌脓肿形成,在有充分准备的条件下切开排脓。

(4)进食困难者予静脉补液等支持治疗。

七、急 性 喉 炎

急性喉炎(acute laryngitis)常继发于急性鼻炎和急性咽炎,是喉黏膜和声带的急性炎症,多为病毒或细菌感染所致,部分病因为粉尘、有害气体、过度使用声带及咽喉外伤,细菌感染以溶血性链球菌为主。

【诊断提示】

(1)畏寒发热,喉部发痒发干、灼热、异物感,逐渐出现声音嘶哑、发音不清和咳嗽,严重者完全失声。

(2)小儿咽喉腔狭小,声门下黏膜组织疏松,富有腺体等特点易引起喉梗阻,出现吸气性呼吸困难。

(3)检查可见喉部黏膜弥漫性充血肿胀,声带充血,边缘因肿胀而增厚圆钝,发音时闭合不全,会厌襞、声带亦显著充血肿胀。

(4)小儿喉部检查不易,可根据症状综合分析,不宜强行喉部检查,以免加重症状。应与白喉、麻疹、百日咳相鉴别。

【治疗措施】

(1)注意声带休息,强调少说话。

(2)足量抗生素控制感染,声带红肿显著可用类固醇治疗,如泼尼松 5～10mg,3 次/d,或地塞米松 5mg 肌注或静滴,抗生素常选用青霉素肌注或静滴。

(3)雾化吸入可用复方安息香酊、庆大霉素、地塞米松 5mg,加注射用水 40ml,1～2 次/d。

(4)小儿应观察呼吸变化,如呼吸困难严重,药物治疗无好转及时行气管切开。注意补充液体,维持水、电解质平衡。

八、慢性喉炎

慢性喉炎(chronic laryngitis)，为喉部黏膜的慢性充血、水肿、肥厚性病变。可波及黏膜下层及喉内肌层，常因急性喉炎屡发或治疗不当所致。

【诊断提示】

(1)不同程度的声音嘶哑、粗糙，声调低沉。完全失声者少见，大部分患者禁声一段时间后声嘶缓解，但讲话多了声嘶加重。

(2)咽喉部不适发干、异物感、刺痛或烧灼感，常有难以抑制的干咳。

(3)间接喉镜检查可见喉内黏膜及声带慢性充血，分泌物黏稠，声带肥厚或有小结节。部分病例声带黏膜萎缩、干燥，失去正常光泽。多继发于萎缩性鼻炎、慢性咽炎。

(4)注意与喉癌鉴别。

【治疗措施】

1. 病因治疗　及时治疗急性炎症，避免长时间过度用声，戒除烟酒，改善工作环境。

2. 雾化吸入　可用庆大霉素、地塞米松等消炎消肿药物，1～3次/d，每次15～20min，每疗程5～7d。

3. 声带小结节　非手术治疗无效可手术摘除。

4. 中成药　金嗓清音丸、金嗓开音丸、金嗓散结丸、黄氏响声丸等口服。

九、喉　　癌

喉癌(carcinoma of the larynx)病因尚难确定，可能与吸烟、饮酒、空气污染、病毒感染有关。喉角化病、喉乳头状瘤、喉白斑病一般被认为是癌前病变。男性多于女性，多见于50—70岁。

【诊断提示】

(1)根据癌肿发生部位分为：声门上型、声门型和声门下型。

(2)进行性声音嘶哑,痰中带血,喉梗阻感,呼吸不畅,吞咽不畅是常见表现。晚期有呼吸困难。

(3)间接喉镜或纤维喉镜检查,早期可仅见局部黏膜充血增厚,粗糙,稍久可见菜花样肿物,声带运动受限,会厌抬举困难。晚期肿瘤常出现溃疡并向邻近组织发展,声门上癌易有早期颈淋巴结转移。

(4)喉 X 线摄片或 CT 扫描可明确肿瘤范围及对周围组织影响的程度。局部活检可做最后诊断。

【治疗措施】 以手术治疗为主,辅以放疗和(或)化疗。根据病变部位,肿瘤范围,可行喉部分切除术或喉全切除术。

十、气管、支气管异物

气管、支气管异物(foreign bodies in the trachea and bronchus)多发生于 5 岁以下儿童,3 岁以下最多。儿童因牙齿发育不全,咀嚼功能和喉的防御功能差,当口内含物进食时哭笑、惊吓或突然摔倒而发生,也可因昏迷、麻醉时呕吐误吸而发生,以瓜子、花生米、豆类多见。也可因小骨片、弹球、图钉、塑料笔套等引起。

【诊断提示】

(1)多数患者有明确的异物吸入史。

(2)异物进入下呼吸道时出现剧烈的刺激性咳嗽,口唇发绀,如异物嵌塞于声门可出现呼吸困难,异物较大可引起窒息死亡。异物进入气管后数分钟可稍缓解,此后常可出现阵发性咳嗽、憋气、喘鸣、呼吸困难。

(3)异物进入一侧支气管(多右侧),患侧胸部呼吸运动受限,呼吸音减低,语颤减弱。

(4) X 线胸部检查可见患侧肺不张或肺气肿,呼吸时心脏、纵隔摆动。

【治疗措施】

(1)尽早施行支气管镜检查取出异物。如为气管内活动异物可于直达喉镜下采用"守株待兔"法钳取。绝大多数异物可在全身麻醉下经支气管镜取出,对较大而难以通过声门的异物可行气管切开,嵌顿的较大异物,必要时开胸取出。

(2)如无呼吸困难,患儿发热、脱水、衰竭,应给予足量抗生素和补液治疗,待病情好转后再行手术治疗。

(3)预防和治疗感染并发症。如脓性支气管炎、肺炎、支气管扩张及肺脓肿等。

十一、食 管 异 物

食管异物(foreign bodies in the esophagus)多见于老年人和儿童,常因口中食物误咽,饮食时狼吞虎咽,睡眠时义齿(假牙)脱落,食管肿瘤,食管狭窄等原因诱发,异物常位于食管入口(第一狭窄处),其次为食管中段(第二狭窄处),发生于下段(第四狭窄处)者少见。异物种类繁多。

【诊断提示】

(1)咽痛,吞咽困难,仅能进少许流质饮食,如异物巨大则滴水难咽。特别注意询问清楚异物性质及误吞时间。

(2)异物较大可出现呼吸困难。

(3)异物久滞或异物尖锐可引起严重并发症,如食管炎、食管穿孔、纵隔炎、颈部皮下气肿或纵隔气肿、大血管破裂出血等。

(4)检查:梨状窝积液,X线食管钡剂检查可帮助诊断。食管镜检查既是诊断又是重要的治疗措施。疑有并发症或为明确异物与颈部大血管等重要结构的关系时可行 CT 检查。

【治疗措施】

(1)尽早行食管镜检查取出异物。

(2)有食管黏膜损伤可吞服复方铋粉保护,同时抗感染治疗,术后应禁食 1～2d,给静脉补液及全身支持治疗,疑有穿孔者,应行胃管鼻饲饮食。

(3)无严重并发症,病情允许但合并感染可先用抗生素治疗,并给予补液、营养支持,待病情改善后再行检查取出异物。

（4）有严重并发症时,需与胸外科协作处理。

（5）手术后处理:包括饮食、营养、防治感染、纠正酸碱、水电解质失衡等。

第70章　口腔科疾病

第一节　牙及牙周病

一、龋　病

龋病(dental caries)是指牙体硬组织在以细菌为主的多种因素的长期影响下,逐渐发生毁坏崩解而产生缺损,形成龋洞,俗称蛀牙,是牙体慢性进行性破坏的一种疾病。

【诊断提示】

1. 浅龋　龋损仅限于牙釉质和牙骨质,在窝洞处呈墨浸色,探查时可卡住探针尖端,在平滑面处呈白垩色或棕褐色,探查时略感粗糙,无自觉症状。

2. 中龋　龋损侵及牙本质浅层,对温度或化学刺激敏感,刺激去除后疼痛症状立即消失。

3. 深龋　探查洞底在牙本质深层,接近牙髓,大多有食物嵌入痛、温度和化学等激发痛,无自发痛史。

4. 继发龋　已修复过的龋洞,在其充填物边缘又发生龋损。

5. 静止龋　龋洞在𬌗面,洞口敞开如碟形,洞底牙本质呈黄褐色,质硬而光亮,对温度刺激一般不敏感。

6. 急性龋　病变进展较快,病变处颜色呈浅棕色,质软且湿润,又称湿性龋。口腔内多数牙在短期内同时患龋,称猛性龋,是急性龋的一种。

【治疗措施】

(1)定期去除牙菌斑有助于减少牙齿疾病,大多数人每天1~2次正确的刷牙足以去除牙菌斑。也可用牙线洁齿;牙线放在两牙之间,沿每颗牙侧面的弧度颊舌向移动 3 次,每天坚持使用,可有效清除牙菌斑,预防龋病的发生。

(2)浅龋可磨去龋坏组织,涂搽硝酸银溶液、氟化钠甘油或行充填术。

(3)中龋采用充填术,充填材料可选用银汞合金、复合树脂或其他材料。

(4)深龋接近髓腔,能彻底去净龋坏物质者,双层垫底充填;如彻底去龋有穿髓可能时,保留少许软龋,采用间接盖髓术。

(5)静止性龋一般可不治疗,必要时可磨改或人造冠修复。

(6)牙齿龋坏严重,无保留价值时,拔除患牙。

二、慢性牙髓炎

慢性牙髓炎(chronic pulpitis)绝大部分是龋病发展的结果,部分由急性牙髓炎治疗不彻底转化而来,或其他牙体慢性损伤和牙周病等引起牙髓长期受外界刺激和感染而致。

【诊断提示】

(1)多有深龋,牙髓多已暴露,但牙髓有活力。

(2)有轻度或中度自发痛;或有自发痛史;或有长期的温度或食物嵌入龋洞等激发痛。X 线片显示根尖周膜腔增宽,硬板破损甚至已有稀疏区。

(3)部分有牙髓腔内息肉。

【治疗措施】

(1)根管治疗:通过清除炎症牙髓和坏死物质,去除根管内容物,充填根管等方法,可以减少对根尖周围组织的刺激,防止根尖周病变。

(2)干髓术:根管弯曲明显、根管内结石等可行干髓术。

(3)年轻人特别是牙根尚未发育完成的恒牙可采用活髓切断术或根尖诱导成形术。

(4)手术后用抗生素防治感染。

三、急性牙髓炎

急性牙髓炎(acute pulpitis)绝大多数表现为慢性牙髓炎急性发作,多是龋源性,有的出现在近期进行过牙体手术或受过意外创伤的牙齿。如在制洞时,牙体组织切割过多或产热过高,在消毒和充填深洞时使用较强的刺激性药物和使用单一或复合树脂等充填龋洞而未垫底,导致牙髓充血水肿而不能消散。

【诊断提示】

(1)大多有外伤或牙体手术史。

(2)无龋洞或有深龋洞,牙髓有活力。

(3)局部刺激和冷热刺激可引起剧烈疼痛,严重者可放射至耳、颞及面部,阵发性发作,夜间加重,不能定位。

(4)急性牙髓炎产生的痛觉在刺激(冷、热)移去后几分钟仍存留或出现自发痛。患者难以指出确切的痛牙有时甚至会上下颌牙齿混淆,当细菌及代谢产物经根尖孔排出时,可引起根尖周组织的炎症。

(5)难以确定患牙时,可用冷、热水实验,牙髓活力测定器帮助诊断。

【治疗措施】

(1)应用抗生素及止痛药,将浸有丁香油的小棉球放入龋洞。

(2)年轻恒牙牙根未发育完成者,可行活髓切断术,直到牙根发育完成。牙根发育完成后,再行牙髓摘除及根管充填。若活髓切断术失败,可以进行根尖诱导成形术或根尖外科治疗。成人牙髓炎可行根管充填术或牙髓摘除术。

(3)不可复性牙髓炎均应根管治疗。治疗效果不理想应拔除患牙。

四、急性根尖周炎

急性根尖周炎(acute periapical periodontitics)是发生在牙齿

根尖部及其周围组织的急性炎症,可因牙龋洞、牙外伤、化学物质刺激或牙体手术引发。

【诊断提示】

(1)有牙髓感染、牙周感染、根管治疗、龋洞或有外伤史和牙体手术史。

(2)有剧烈的持续自发痛、病牙叩击痛和咬合痛。

(3)牙髓大多无活力,病齿有松动,有伸长感,叩触痛,根尖区牙龈水肿,部分病人可有瘘管。

(4)严重者根尖部有脓肿,患侧颌面部蜂窝织炎,颌下淋巴结肿大、压痛,甚至有畏寒、发热等全身症状。

(5)X线片显示牙周间隙增宽或根尖部阴影(为牙槽骨破坏所致)。

【治疗措施】　根据不同病因、病变程度、发病不同阶段,采用不同的治疗方法。

1. 浆液期　多由外伤引起,开髓引流,使患牙得以休息。局部封闭和理疗。

2. 骨内期　开髓清理根管,保持根管通畅,应用抗菌消炎药物。

3. 根尖周脓肿期　开放引流,必须用根管器械穿通根尖孔,方能达到引流的目的。

4. 骨膜下或黏膜下脓肿期　切开引流,抗生素治疗。

5. 无保留价值的急性根尖周炎患牙　应把握时机,创造条件,进行急性炎症期拔牙。

五、慢性根尖周炎

慢性根尖周炎(chronic periapical periodontitis)常由牙髓病继发而来,或为急性根尖周炎未行彻底治疗,或牙髓病治疗不完善而导致。

【诊断提示】

(1)轻者无明显自觉症状,有时牙有不适感,或有咀嚼痛。

(2)叩诊多无明显疼痛,仅有不适感,牙齿一般不松动;部分病例有窦道(牙龈或皮肤),或牙有变色、牙髓无活力。X线片显示尖周有稀疏区。

(3)可有龋洞充填或其他牙体硬组织。

【治疗措施】

(1)根管治疗术。

(2)根管治疗术无效,或根尖周病变范围较大时,可辅以根尖手术治疗。

(3)如患牙缺损过大不能修复或无保留价值的,可予拔除。

六、牙周牙髓联合病变

当边缘性牙周病变向纵深方向发展波及根尖部时,常可发生逆行性牙髓炎,而原发于牙髓的病变也可波及牙周组织而引起牙周病变。在同一患牙上可以互为原发或继发,或两个疾病各自发展而汇合,从而表现为牙髓牙周联合病变(combined periodontic endodontic lesions),可分三类。

(一)原发牙髓病继发牙周病(牙髓牙周病)

【诊断提示】

(1)有明显的牙体硬组织病变,多有局部软组织肿胀史。

(2)牙龈有炎症或肿胀,牙周袋窄而深,溢脓,或有牙龈黏膜瘘管。

(3)X线片显示牙槽骨自根尖周至牙槽嵴有连续性破坏,磨牙常累及根分叉区。

【治疗措施】

(1)采取根管治疗术即可治愈或显著进步。

(2)牙周袋深且炎症不易控制,可做牙周治疗。

(二)原发牙周病继发牙髓病(牙周牙髓病)

【诊断提示】

(1)无牙体硬组织病变,有自发痛、温度刺激痛或咀嚼痛、叩痛,牙髓活力试验阳性。

(2)牙龈有炎症或肿胀,牙周袋溢脓,牙有程度不等的松动,多有创伤性咬合或有食物嵌塞。

(3)开髓检查,后牙常可见脓肿侧牙髓变性或坏死,而非脓肿侧牙髓仍有活力。

(4)X线片显示牙槽骨水平型吸收 2～3 度或纵行吸收 3～4 度。

【治疗措施】

(1)先治疗牙髓病,然后进行牙周病治疗,也可二者同时进行。

(2)患牙根髓做根管治疗术。

(3)调整咬合。

(4)如牙周病变十分严重,不易彻底控制炎症,或患牙过于松动,可直接拔除。

(三)合并性牙髓牙周病

【诊断提示】

(1)有深及牙髓的龋洞或充填物,牙髓表现为炎症、变性或坏死。

(2)牙龈有炎症或肿胀,有宽广的牙周袋,有牙石、食物嵌塞或创伤性咬合,或有窦道。

(3)X线片显示尖周至牙槽嵴连续性破坏。

【治疗措施】　同时进行彻底的牙髓治疗和牙周治疗。

七、边缘性龈炎

边缘性龈炎(marginal gingivitis)的病变主要局限于游离龈和龈乳头,不波及深层牙周组织,多为慢性炎症,可累及部分或全口牙齿。

【诊断提示】

(1)有牙龈出血史,须排除全身性出血性疾病,一般无自发性出血。

(2)检查可见有牙石、软垢等附于牙面,或有不良修复体等局部因素。

(3)龈缘、龈乳头充血水肿,牙龈颜色深红或暗红,部分为鲜红色,触之易出血。

(4)患者抵抗力下降,局部菌斑和细菌增多,可导致急性牙龈脓肿。

【治疗措施】

(1)针对病因,行龈上洁治术,去除不良修复物等。对于炎症消退后牙龈形态仍不正常者,行牙龈成形术。

(2)药物治疗:若炎症较重,可用 0.05% 氯己定(洗必泰)溶液、复方硼酸溶液或 0.3% 氧化锌溶液漱口,以抑制菌斑。还可用 1%~3% 过氧化氢液冲洗龈沟或复方碘合剂在隔离涎液(唾液)下,用探针或镊子蘸取少量的药液置于龈沟内,以灭菌、消炎、促进肉芽组织生长。

(3)增加抵抗力治疗,补充多种维生素。

(4)定期(每 6~12 个月一次)进行复查和维护,防止复发。

八、药物性牙龈肥大

此病因长期服用抗癫痫药(如苯妥英钠)、止痛药、钙离子通道阻滞药、免疫抑制药等药物引起。

【诊断提示】

(1)有癫痫或三叉神经痛史和服用硝苯地平、维拉帕米、环孢菌素等药物史。

(2)龈缘、龈乳头呈球状、桑葚样突起,质地较坚韧,呈浅红色,形成龈袋,并可累及附着龈。一般不易出血。

(3)牙龈增生可累及部分或全口牙的唇(颊)、舌(腭)侧,但以上下前牙区为重。

（4）牙龈增生可覆盖牙冠表面，严重者可将牙冠大部分或全部覆盖，以至影响咀嚼，并可导致上下唇闭合不全。

（5）应与自发性牙龈纤维增生和牙龈纤维瘤相鉴别。

【治疗措施】

（1）去除局部刺激因素，保持口腔清洁以消除炎症。

（2）停止使用导致牙龈增生的药物。

（3）局部药物治疗：可用 3％过氧化氢溶液冲洗龈袋，并在袋内置入抗炎药物。

（4）对严重的病例，经局部洁治后，增生的牙龈不能完全消退，可手术切除，并做龈形成术。

（5）积极治疗原发病。

（6）指导患者注意口腔卫生。

九、单纯性牙周炎

单纯性牙周炎（simple periodontitis）是指牙周软组织的炎性病变，可导致牙支持组织，如牙龈、牙周膜、牙槽骨和牙皮质的炎症，引起牙松动。

【诊断提示】

（1）局部刺激因素，可见牙石、食物嵌塞、创伤性咬合和不良修复体。

（2）牙龈呈现程度不等的炎症，点彩消失，探诊易出血。

（3）用牙周探针可查见牙周袋形成，袋内溢脓，可伴发牙周脓肿。牙齿有不同程度的松动。

（4）X 线片显示牙槽骨有不同程度的吸收。

【治疗措施】

（1）做龈上洁治、龈下刮治术，去除不良修复体。修复牙龈或牙槽骨外形，经牙周引导再生术使病变区域生成新的牙骨质，牙周膜和牙槽骨附着物。

(2)如有急性炎症,则抗炎治疗,同时给予维生素 C、维生素 E 等药物以增强抵抗力。

(3)经治疗后,炎症消除但牙仍较松动者,可用牙周夹板或根管骨内置桩术加以固定。

(4)当牙周炎波及牙髓时,应同时进行牙髓牙周治疗。

(5)对于有深牙周袋,过于松动的患牙,尽早拔除。

(6)治疗基础性疾病如糖尿病、消化性溃疡、贫血、肝病等。吸烟严重影响牙周病治疗效果,应戒烟。

十、青少年牙周炎

青少年牙周炎(juvenile periodontitis)特指青少年这个人群发生的牙周炎性病变。

【诊断提示】

1. 早期　多发生在少数牙,常见于上下颌前牙和上下颌第一磨牙。牙龈炎症不明显,口内较清洁,无牙周袋或有浅牙周袋。X 线片可见牙周膜腔增宽、硬板破损,伴有轻度牙槽骨吸收。

2. 晚期　牙龈呈慢性炎症,暗红色,点彩消失,质地松软。全口牙齿普遍有牙周袋形成且较深,袋内溢脓,有时并发牙周脓肿。牙齿明显松动,咀嚼无力,口臭严重。X 线片显示牙槽骨吸收明显,后牙多呈垂直型骨吸收,在切牙区多为水平型骨吸收。

【治疗措施】

(1)进行龈上洁治、龈下刮治术,消除局部刺激因素。

(2)可选用甲硝唑、乙酰螺旋霉素或其他抗菌药物口服。可酌情给予调节机体免疫功能的药物,并结合中医辨证论治,以增强自身抗病能力。

(3)必要时可进行松牙固定以消除创伤,促进愈合。

(4)定期复查。

[附]　拔牙术

【适应证】

(1)严重牙体病,或因龋坏过多无法修复、牙根情况亦不适合做桩冠或覆盖义齿者。

(2)牙周病晚期,牙齿松动三度以上,经常牙周发炎,影响咀嚼功能者。

(3)严重的根尖周病变,不能以根管治疗术或根管外科手术治愈者。

(4)牙齿损伤,断裂至龈下,或同时有根折,不能治疗修复者。

(5)阻生牙位置异常,不能完全萌出,反复引起冠周炎急性发作,或诱发邻牙龋并妨碍充填治疗,或造成邻牙牙根吸收者。

(6)病灶牙已经引起颌面部蜂窝织炎、颌骨骨髓炎、上颌窦炎等,在急性炎症控制后拔除病源牙。

【禁忌证】

1. 心脏病　各类心脏疾病,出现心力衰竭、端坐呼吸、发绀、下肢水肿、颈静脉怒张;心肌梗死或心绞痛频繁发作;心功能Ⅲ~Ⅳ级;未控制的高血压;或有肝肾功能损害时均应禁止拔牙。

2. 高血压　血压较高尤其是已有脑、心、肾器质性损害者应禁止拔牙。需拔牙时,经治疗使血压控制在 170/100mmHg 以下或相对稳定状态后进行。

3. 血液病　凡有凝血障碍的血液病患者,如血友病、白血病等拔牙后均可引起出血不止,应在该病经过治疗、控制后进行。

4. 肝脏病　急性肝炎、迁延性肝炎活动期及肝功能损害严重者暂缓拔牙。

5. 糖尿病　糖尿病患者拔牙需在胰岛素控制下进行,空腹血糖应在 8.5 mmol/L 以下。术前术后给予抗生素预防感染。

6. 肾脏病　肾功能衰竭期或严重肾病者;各种急性肾脏疾病;慢性肾病代偿功能不全等严重疾病不宜拔牙。

7. 甲状腺功能亢进(甲亢)　甲亢患者术前必须检查,脉搏在 100 次/min 以下时拔牙较稳妥。术前给予抗感染药物,麻醉药中不得加肾上腺素。

8. 恶性肿瘤　肿瘤区内患牙一般不单独拔除,应连同肿瘤做根治性切除术。放射治疗区内的患牙,应在放射前 2 周拔除。

9. 急性炎症　假如没有急需拔牙的必要,应在炎症被控制后再进行拔牙手术。

10. 妊娠　妊娠期前 3 个月和后 3 个月一般不拔牙。确需拔牙者,应选择妊娠 4、5、6 个月时,且麻药中不加入肾上腺素。

【基本方法】　拔牙时应先分离牙龈,根据牙齿的部位,牙根的数目、形态、方向及牙齿的松动度,适当应用挺松、摇动、旋转、提拉等动作将病齿拔除。

拔牙麻醉选择(表 70-1)。常用阻滞麻醉见表 70-2。

【术后处理】　某些病牙拔除后牙槽窝内有大量炎性肉芽组织,应将其刮净。拔牙后创面应垫以消毒棉条将其挤压,以免术后出血。拔牙后在创口表面覆盖棉球,咬压 30～60min,以止血。术后肿胀是正常现象,且与操作创伤的程度成正比。如在术后 3d 仍未开始消退,可能发生感染,应开始应用抗生素。术后疼痛常是中度的,用对乙酰氨基酚或阿司匹林、布洛芬等即可缓解,疼痛加剧时可用酮基布洛芬 100mg 口服,每 8 小时 1 次或每天 3 次。

表 70-1　拔牙麻醉选择

牙　位	唇 颊 侧		舌 腭 侧	
	麻醉神经	方　法	麻醉神经	方　法
21|12	上牙槽前神经	浸润麻醉	鼻腭神经	鼻腭神经阻滞
3|3	上牙槽前神经	浸润麻醉	鼻腭神经	鼻腭神经阻滞或局部浸润
54|45	上牙槽中神经	浸润麻醉	腭大神经	腭大神经阻滞
6|6	上牙槽中神经 上牙槽后神经	浸润麻醉 上牙槽后神经阻滞	腭大神经	腭大神经阻滞
87|78	上牙槽后神经	上牙槽后神经阻滞	腭大神经	腭大神经阻滞
4321|1234	下牙槽神经	下牙槽神经阻滞,1|1 须加局部浸润	舌神经	舌神经阻滞
8765|5678	下牙槽神经 颊神经	下牙槽神经阻滞 颊神经阻滞	舌神经	舌神经阻滞

表 70-2 常用阻滞麻醉

麻醉方法	针刺点	方向	深度	剂量(ml)	麻醉区域
上牙槽后神经阻滞麻醉	7|7 远中颊侧前庭沟底	半张口、与上磨牙拾面呈45°，向上后、内	2～2.5cm	1.5～2	876|678 颊侧牙龈、牙周膜及牙槽骨（6|6 近颊根除外）
腭大神经阻滞麻醉	7|7 腭侧龈缘至腭中线外 1/3	大张口，由对侧向上、后外刺入	至骨面	0.5	87654|45678 腭侧黏膜及龈
鼻腭神经阻滞麻醉	针刺点左右尖牙连线与腭中线的交点上	大张口，由腭乳突一侧刺入	至骨面	0.2	321|123 腭侧黏膜及龈
下牙槽神经阻滞麻醉	翼下颌韧带中点外侧 3～4mm，或颊脂垫尖处	大张口，由对侧前磨牙方向，与下颌牙拾平行向后外	约2.5cm即至骨面	2	87654321|12345678 牙，牙周膜、牙槽骨及 54321|12345 唇、颊黏膜
舌神经阻滞麻醉	翼颌韧带与颊垫尖端交点处	大张口，由对侧前磨牙方向，与下颌牙拾平行向后外	下牙槽神经麻醉后原路退出 0.5～1cm	0.5～1	87654321|12345678 舌侧龈、口底及舌前 2/3

（续　表）

麻醉方法	针刺点	方　向	深　度	剂量(ml)	麻醉区域
颊神经阻滞麻醉	同上或在腮腺导管口下后1cm	同上或向后外	麻醉舌神经后,针退至黏膜下再转至升支前缘进入1cm	0.5~1	5|5以后的颊侧黏膜及颊肌

第二节　口腔及面部疾病

一、复发性阿弗他溃疡（口疮）

复发性阿弗他溃疡（recurrent aphthous ulcer,RHU）俗称口疮（aphtha）是指发生在口腔黏膜上小而疼痛的溃疡,有自限性的自身免疫性疾病,具有周期性、反复发作的特点,故亦称复发性口疮。常与抵抗力下降、情绪失调、遗传因素、内分泌紊乱、真菌感染、局部刺激因素、系统性疾病、缺锌等因素有关。

【诊断提示】　具有较明显的复发规律性,间歇期不定,严重者此起彼伏。损害一般在1~2周内愈合。在口腔黏膜任何部位均可发生,溃疡为圆形或椭圆形,周边有红色晕带,中心凹下,其上覆以淡黄色纤维素膜,分为三种类型:

(1)溃疡直径在2~4mm者为轻型口疮,一般在1~2周内可愈合,愈合后无瘢痕。

(2)溃疡直径可达10~30mm者为重型口疮(易并发坏死性黏液腺周围炎),溃疡深在,呈紫红或暗红色,边缘不规则隆起,中央凹陷,基底微硬,表面有灰黄色假膜或灰白色坏死组织。溃疡持续时间长,愈合后遗留瘢痕。

(3)溃疡达数十个者为疱疹样口炎(口炎型口疮),溃疡直径小,约 2mm,散在性分布于角化较差区域,可出现发热、肌肉酸痛、乏力等全身症状。

【治疗措施】

1. 全身治疗

(1)免疫调节药

①左旋咪唑,50mg,3 次/d,连服 2d 后停药 5d,4～8 周为一疗程。

②胸腺素、转移因子:胸腺素用前须做皮试,每支 2mg 或 5mg,每日或隔日肌内注射 1 次。转移因子为 2ml 皮下注射,每周 1～2 次,10 次为一疗程。

③脂多糖:每周 2 次,首次 1ml,第 2 次 1.5ml,第 3 次开始 2ml,用 2ml 生理盐水稀释后肌注,5 次为一疗程,间隔 1～2 个月可重复一疗程。

(2)皮质激素:多用于发作较重而无其他禁忌证的患者。泼尼松(强的松)10～30mg 或地塞米松 0.75mg,3 次/d,3～5d 后减量。

(3)其他:微量元素,缺锌时,用含锌制剂。补充多种维生素,尤其是 B 族维生素及维生素 C。

2. 局部治疗　局部治疗有消炎止痛和促进愈合作用。

(1)药膜:如金霉素药膜、氯己定(洗必泰)药膜等。用时取一块大于溃疡面药膜贴敷于溃疡面即可。

(2)中药粉剂:锡类散、冰硼散、养阴生肌散、西瓜霜喷剂等,喷洒于溃疡面上,2～3 次/d。

(3)如溃疡多,疼痛重者用 1% 普鲁卡因液含漱几分钟可止痛,饭前应用。

(4)软膏或凝胶:用 0.1% 曲安西龙(去炎松、醋酸氟羟泼尼松)软膏涂于溃疡面。

(5)含片:含服西地碘片,3 次/d,每次 1 片。

(6)超声雾化剂:庆大霉素注射液 8 万 U、地塞米松注射液

5ml、2%利多卡因 20ml 加入到生理盐水 200ml,每日雾化 1 次,每次 15~20min,3d 为一疗程。

二、口腔黏膜白斑

口腔黏膜白斑(oral leukoplakia)表现为黏膜表面擦不掉的白色斑块。组织病理的主要特点为角化不良或不典型增生,或二者同时存在。其发病与局部因素(如吸烟、念珠菌感染等)的长期刺激及某些全身因素(如微量元素的变化、微循环改变、遗传因素等)有关。

【诊断提示】 口腔黏膜上出现白色角化斑块,不包括因吸烟等局部刺激除去后可以消退的白色角化斑。多见于中年以上的男性吸烟者。

(1)临床类型:①均质型:白色斑块,表面粗糙,呈皱纹纸状或有裂纹、裂沟;②非均质型:根据白斑形态分疣状型、颗粒型和溃疡型。

(2)活检具有白斑的组织病理特点。

(3)对白斑患者,特别是非均质型及具有白色念珠菌感染者,应考虑有癌变的可能。

【治疗措施】 白斑病的治疗原则,首先是去除一切可疑的刺激因素,其次是禁用刺激性药物和食物。

(1)戒烟,磨去尖锐的牙尖。

(2)手术切除疣状型、溃疡型和颗粒型白斑并病理检查,应注意其深度和广度,以防止复发。

(3)冷冻治疗及激光治疗。

(4)0.1%~0.3%维 A 酸软膏局部涂搽,有明显去角质作用。充血、糜烂病损不宜使用。

(5)维生素 A 2.5 万 U,3 次/d 和复合 B 族维生素作为辅助用药。

(6)维生素 C、氢化可的松药物离子导入。

三、急性智齿冠周炎

急性智齿冠周炎(pericoronitis)是指 18－25 岁青年牙齿萌出不全或阻生而引起的牙齿周围软组织的炎症,临床上以下颌第 3 磨牙多见。

【诊断提示】

(1)第 3 磨牙萌出不全,有龈瓣覆盖,牙周软组织红肿疼痛,龈瓣下溢脓或有分泌物。

(2)具有不同程度的张口受限。

(3)面颊部可有肿胀。

(4)重者可有发热、全身不适、颌下淋巴结肿大和压痛。

(5)化验检查:白细胞计数及中性粒细胞增高。

【治疗措施】

1. 局部处理　用 0.9％氯化钠溶液或 1％～3％过氧化氢溶液反复冲洗龈袋,至溢出液清亮为止。擦干局部,用探针蘸取碘甘油或 2％碘酒入龈袋,每日 1～3 次,并用温盐水或复方氯己定含漱液等含漱剂漱口。对于脓肿已形成者,切开引流。

2. 全身处理　局部炎症较重或出现全身症状时,给予抗生素口服或静脉给药。

3. 炎症控制后的处理　可行冠周龈瓣切除术或拔除病源牙。

四、颌骨骨髓炎

颌骨骨髓炎(osteomyelitis of jaws)由细菌感染及物理或化学因素使颌骨发生炎性病变,系整个颌骨骨组织炎症过程的总称,包括颌骨骨膜、骨皮质和骨髓及其中的血管、神经、细胞间质的炎症性改变。分为急性期和慢性期。急性期常并发蜂窝织炎,慢性期则常见面部或口腔内瘘管,临床以慢性下颌骨骨髓炎为最常见。病原菌多为金黄色葡萄球菌,部分为溶血性链球菌。

(一)急性化脓性颌骨骨髓炎

【诊断提示】

(1)有牙痛史。

(2)发病急骤,全身症状较重,常有发热、寒战。血白细胞和中性粒细胞计数明显增多。

(3)局部肿痛明显,常涉及半侧面部,并引起耳颞部反射性疼痛。

(4)患侧多个牙甚至成排牙松动,龈袋可有溢脓。牙槽突、前庭沟部红肿,上颌者可涉及腭部。

(5)下颌骨骨髓炎可出现下唇麻木。上颌骨骨髓炎时眼眶区周围肿胀,可在内眦部附近穿破、溢脓,或炎症向上颌窦和鼻腔进展。

(6)X线颌骨摄片急性期看不到骨质破坏。

【治疗措施】　主要是在增强机体抵抗力的基础上,应用抗生素控制感染,防止炎症扩散,缓解症状,及时切开引流,拔除患牙及相邻的松动牙。

(二)慢性化脓性颌骨骨髓炎

【诊断提示】

(1)多有牙痛、局部反复肿痛和流脓史。

(2)面部局部轻度肿胀,口内或面部瘘管,长期溢脓。自瘘管处可探及粗糙骨面或活动死骨,瘘孔处可排出小死骨片。

(3)多个牙松动,龈间溢脓。

(4)X线片显示骨质吸收或死骨形成,也可与增生现象同时存在。

【治疗措施】

(1)营养支持,使用增强患者机体抵抗能力药物,保持引流通畅,以手术治疗为主,清除死骨,清除病灶。

(2)为配合手术治疗,给予足量的抗生素,中草药、维生素等全身支持疗法。

(3)对局部引流不畅、反复急性发作、死骨尚未完全分离、新骨尚未形成支架者,应切除其瘘管,刮除不正常的炎性肉芽组织和死骨碎片。当可疑有病埋骨折时,应做颌间固定,防止发生骨折错位,造成咬合错乱。

五、颌下间隙感染

颌下间隙感染(submaxillary space infection)多见于下颌智齿冠周炎、下颌后牙根尖周炎、牙槽脓肿等牙源性炎症扩散,其次为颌下淋巴结炎的扩散。

【诊断提示】

(1)颌下淋巴结肿大为早期表现,炎症向外扩散形成蜂窝织炎。

(2)以颌下区为中心红肿,上起下颌骨下缘,下至上颈部,前至颏部,后达胸锁乳突肌。

(3)下颌骨下缘因肿胀而消失或不明显,按压有凹限性水肿。

(4)炎症波及口底间隙,出现口底后部肿胀,舌运动疼痛、吞咽不适。

【治疗措施】　除按炎症治疗原则处理外,应及时切开引流,切口在颌下距下颌骨下缘 2cm 处,与下颌骨体部下缘平行切口,腺源性感染需切开形成脓肿的淋巴结包膜。

六、面　部　疖　肿

面部疖肿(furuncle and carbuncle of facial region)为皮肤毛囊和皮脂腺周围软组织的感染,单发的称"疖",多发性毛囊及附件的化脓性炎症称为痈。严重时可引起颅内感染。

【诊断提示】

(1)以毛囊及皮脂腺为核心的圆形硬结,红肿、疼痛,化脓后顶端有黄白色小点,破溃后有少量脓液。区域淋巴结肿大。单一疖肿一般无全身症状。

(2)痈为多个相邻毛囊和皮脂腺大片炎性浸润区,坚硬、剧痛,多数有脓栓和血性分泌物,可引起张口受限而致进食、言语困难,常伴有发热、寒战、头痛等全身中毒症状。区域淋巴结肿大。血常规检查提示白细胞总数和中性粒细胞比例(％)增高。

【治疗措施】

(1)按一般炎症治疗原则处理。

(2)疖肿早期,保持局部清洁,局部涂2％碘酊;痈的早期用高渗盐水或含抗生素的盐水纱布局部湿敷。

(3)脓肿形成且局部局限时,可取出脓头引流或切开引流。

(4)症状重者,全身营养支持,注意保持水和电解质的平衡。

(5)鼻唇颜面部"危险三角"区域的疖痈可用高渗盐水(5％)或1∶5000呋喃西林液湿敷,切忌挤压。

第三节　颌面部损伤及骨折

一、口腔颌面部损伤

【诊断提示】　口腔颌面部损伤(oral and maxillofacial region injury)有以下特点。

(1)口腔颌面部血供丰富,组织再生和抗感染力较强。

(2)口腔颌面部腔窦多,易发生感染。

(3)口腔内的牙齿,受伤发生折断或脱位时,这些损伤的牙齿可成为"二次弹片",增加周围组织损伤和感染的机会。

(4)口腔损伤后常妨碍正常进食,需选用适当饮食方法,以维持营养。

(5)口腔颌面部是呼吸道上端所在部位,损伤时,可因组织移位、肿胀、舌后坠、血凝块和分泌物的堵塞而影响呼吸。可发生误吸和窒息。

(6)口腔颌面部有涎腺和面神经分布,如腮腺受损,可并发涎瘘;如面神经受损,则发生面瘫。

(7)颌面部与颅脑紧密相连,严重的颌面部损伤,常合并颅脑损伤。

(8)颌面部卜连颈部,卜颌骨损伤时易并发颈损伤,引起颈部血肿、颈椎损伤或高位截瘫。

【治疗措施】　根据损伤程度和并发症治疗。

二、牙槽骨骨折

牙槽骨骨折(fracture of alveolar bone)是外力直接作用于牙槽突所致,多见于上颌前部,可单独发生,也可与颌面部其他损伤同时存在。

【诊断提示】

(1)有外伤史。

(2)常伴有唇组织、牙龈肿胀和撕裂,也常伴有牙折或牙脱位。

(3)拨动损伤区一牙,可见邻近数牙及骨折片随之移动。

(4)可有咬合错乱。

(5)X 线片可见骨折线。

【治疗措施】

(1)局麻下复位,以金属丝牙夹弓板结扎固定。

(2)邻近无牙损伤者,可做单纯复位,任其自行愈合或做牙间结扎固定。

(3)流质或半流质饮食 2 周,以后进软食。

(4)4 周后去除结扎固定。

(5)牙折断露髓应做根管治疗,根折应拔除。

三、下颌骨骨折

下颌骨骨折(fracture of mandible)好发部位为正中联合部、颏孔区、下颌角及髁状突颈部。

【诊断提示】

(1)有外伤史。

(2)面部肿胀、畸形。

（3）张口受限,咀嚼功能障碍,有时会出现下唇麻木。

（4）咬合关系错乱,髁状突骨折者前牙可呈开殆状态,下颌骨活动异常。

（5）X线片、CT扫描可见骨折线部位和移位。

【治疗措施】

（1）有软组织损伤,应先行清创术彻底止血,如出血进入口咽部,影响呼吸应置入口腔气管导管,或将患者保持于能使咽部顺利引流体位,以保持呼吸道通畅。

（2）在局麻下行骨折复位,结扎固定可选择单颌结扎、颌间结扎、骨间结扎或口外固定——吊颌绷带等。

（3）通过牙槽窝的骨折是比较复杂的骨折,术后应尽早应用抗生素控制感染和保持口腔卫生。

（4）流质饮食。

（5）骨折固定时间一般为4～6周;儿童髁突骨折不应严格的制动以免影响面部的正常发育,引起关节强直,一般在弹性固定5d后,需练习开口以协助恢复功能。

四、上颌骨骨折

上颌骨骨折(fracture of maxilla)易发生于骨缝和薄弱的骨壁处,临床上最常见的是横断骨折。

【诊断提示】

（1）有外伤史。

（2）出现咀嚼、语言等功能障碍。

（3）面部肿胀、畸形、面中部塌陷,面部变长。

（4）可出现眶周皮下、眼结膜下淤血,鼻出血,出现复视甚至视力障碍。

（5）骨折端有异常活动,骨折块移位。

（6）咬合错乱或开殆。

（7）部分病例并发颅脑损伤或颅底骨折,出现脑脊液漏等。

（8）X 线片可显示骨折线部位和移位等。

【治疗措施】

（1）颅脑损伤者,首先处理颅脑损伤(参见外科疾病篇)。

（2）尽早骨折复位,有软组织损伤者,行清创缝合。

（3）应用抗生素控制感染。

（4）流质饮食。

（5）骨折固定时间一般 3～4 周。

第71章 眼科疾病

第一节 眼 睑 病

一、眼睑接触性皮炎

眼睑接触性皮炎(contact dermatitis)是眼睑皮肤对某种致敏原的过敏反应,有时是头面部皮肤受累的部分表现。

【诊断提示】

(1)常可追问到局部用药或接触某种化学物质的病史。

(2)多突然发病,自觉眼睑部奇痒,检查可见眼睑皮肤呈湿疹样皮损。眶周水肿或呈红斑、丘疹、水疱和结痂、球结膜水肿,多无急剧疼痛和压痛。

(3)继发感染可出现脓疱,慢性者皮肤粗糙增厚。

【治疗措施】

(1)立刻中断与致敏原的接触。如因多种药物同时应用,一时难以确认对哪一种药物发生过敏,应暂时停止使用所有药物。

(2)急性期用生理盐水或3%硼酸溶液做冷湿敷,每日4～6次,每次10～15min。结膜囊内滴糖皮质激素滴眼液。皮肤受累者可涂糖皮质激素眼膏每日2～3次,但不宜包扎。

(3)轻者给予维生素C及抗组胺药物如氯苯那敏、阿司咪唑、赛庚啶、苯海拉明、息斯敏等。反应严重时可口服葡萄糖酸钙、泼尼松或静脉滴注。

二、睑 腺 炎

睑腺炎(hordeolum),也称麦粒肿,是一种常见的眼睑腺体化脓性炎症。如为睑板腺感染,称为内麦粒肿;如为睫毛毛囊或其附属腺体,则称为外麦粒肿。

【诊断提示】

(1)眼睑局部充血、水肿、疼痛,常伴有球结膜水肿。

(2)3～5d 脓肿成熟后,可见黄色脓头。

(3)重症者可有同侧耳前淋巴结肿大、压痛。

(4)发生于内眦者应与急性泪囊炎鉴别,发生于外眦者应与急性泪腺炎鉴别,眼睑红肿范围过大者,应与眼眶蜂窝织炎或眼睑脓肿鉴别。

【治疗措施】

1. 早期　热敷或理疗,局部滴用抗生素滴眼液,切忌过早挤压及切开。

2. 成熟期　切开引流,外麦粒肿从皮肤面切开,切线与睑缘平行,内麦粒肿从睑结膜面切开,切线与睑缘垂直。

3. 反复发作者　应治疗病因,做细菌培养,依药敏结果选择抗生素。全身症状重者,全身应用抗生素。

三、睑板腺囊肿

睑板腺囊肿(chalazion)也称霰粒肿,是睑板腺出口阻塞,腺体的分泌物潴留在睑板腺内,对周围组织产生慢性刺激而引起的一种炎性肉芽肿。

【诊断提示】

(1)起病慢,早期可无症状,中晚期可出现继发感染,表现为眼睑皮肤红肿、触痛,可触及大小不等的硬结,表面光滑与皮肤无粘连。囊肿扩大可有眼皮沉重、眼球压迫或异物感。

(2)可发生于任何年龄,多发于上睑,可为复发,亦可出现 2～3 个,并可同时双眼发生。

(3)应与麦粒肿、眼睑肿瘤、皮下囊肿等鉴别,对老年人或同一位置反复发作,肿块质硬且脆,有肿瘤可疑者,应做活检。

【治疗措施】

(1)小而无症状者可不必治疗,大而有症状者,可通过热敷,或向肿物内注射长效皮质类固醇促进其消退。

(2)局部涂抗生素眼膏或 1%黄降汞眼膏,3～4 次/d。

(3)大而不消退者可手术摘除。

四、睑 缘 炎

睑缘炎(blepharitis)是发生在睑缘表面、睫毛毛囊及其腺体组织的一种亚急性或慢性炎症,分为鳞屑性、溃疡性和眦部睑缘炎三种。致病原为化脓性细菌。

【诊断提示】

(1)睑缘潮红,睫毛根部有头皮样或蜡黄色鳞屑样痂皮,去除痂皮后局部可见充血,无溃疡者称之鳞屑性睑缘炎。

(2)睫毛根部有黄痂或小脓疱,除去痂皮或脓疱即为溃疡,睫毛脱落,不再生,造成秃睫者称之为溃疡性睑缘炎。

(3)内外眦部皮肤刺痒发红、糜烂、湿润或皲裂者称之为眦部睑缘炎。

【治疗措施】

(1)病因治疗。

(2)鳞屑性者,用 3%硼酸溶液或生理盐水去除痂皮,涂抗生素眼膏。溃疡性者,清除痂皮,涂抗生素眼膏。眦部性者,点0.5%硫酸锌、抗生素眼液。

(3)必要时用维生素 B_2、维生素 B_6 或复合 B 族维生素、维生素 C 等口服。

五、眼睑内翻与倒睫

睑内翻(entropion)与倒睫(trichiasis)是指睑缘部因炎症、外伤或眼轮匝肌痉挛致使睫毛朝眼球方向卷曲的一种位置异常,当内翻达到一定程度时,睫毛也随之倒向眼球,刺激角膜。

【诊断提示】

(1)区别是单纯倒睫或是与内翻二者并发。

(2)区别瘢痕性内翻、痉挛性内翻或其他类型内翻。

(3)检查有无角膜溃疡等并发症。

【治疗措施】

(1)瘢痕性内翻,行手术治疗;痉挛性内翻,去除病因可行肉毒杆菌毒素局部注射,如无效可手术;先天性睑内翻轻者可自行消失,内翻重症者,可行手术治疗。

(2)少数倒睫可用电解倒睫术治疗。

(3)内翻合并倒睫者,行内翻矫正术。

(4)合并有睑缘炎、麦粒肿、急性结膜炎、泪囊炎者,治愈后可行手术。合并有角膜溃疡者,首先解决倒睫,同时处理角膜溃疡。参阅有关疾病治疗措施。

六、上 睑 下 垂

上睑下垂(ptosis)是指上睑部分或全部不能提起所造成的眼睑下垂状态。表现为向前方注视时,上睑缘遮盖角膜上部超过2mm。

【诊断提示】

1. 先天性上睑下垂　起因于提上睑肌或其支配神经发育不良。应区别:①单纯性上睑下垂(提上睑肌功能减弱或消失);②上睑下垂合并上直肌功能减弱;③上睑下垂合并眼睑畸形;④下颌瞬目综合征。

2. 获得性上睑下垂　因动眼神经麻痹、提上睑肌损伤、交感神经疾病、重症肌无力及机械性开睑运动障碍,如上睑的炎性肿胀或新生物。

3. 下垂程度　应测量下垂程度、提上睑肌力量、额肌及上直肌功能。

【治疗措施】　先天性者以手术治疗为主;获得性者应针对病

因,采用中西医结合治疗,必要时手术矫正。

第二节 眼睑肿瘤

眼睑肿瘤分良性与恶性两种,病理检查,可明确诊断。治疗除考虑到肿瘤本身及预后外,还要特别重视眼睑对眼球的保护功能和美容问题。

一、眼睑良性肿瘤与先天异常

【诊断提示】

1. 血管瘤(hemangioma) 是一种血管组织先天发育异常,包括毛细血管瘤与海绵状血管瘤两种,前者表浅、扁平、色红;后者颜色较深,呈紫蓝色,表面稍隆起,触之有柔软感,在哭泣、用力或低头时增大。

2. 黄色瘤(xanthoma) 多见于中老年人,位于上睑近内眦部,有时下睑也会发生,常为双侧,对称如蝴蝶状、色黄、微隆起,是类脂样物质在皮肤组织中的沉积。

【治疗措施】 血管瘤治疗方法首选向肿瘤内注射长效糖皮质激素(勿注入血循环),也可冷冻、放射治疗或手术切除。黄色瘤多不必治疗,为了美容,可行手术切除,切除后有复发的可能。

二、眼睑恶性肿瘤

【诊断提示】

1. 基底细胞癌(basal cell carcinoma) 多见中老年人,好发于下睑近内眦部;初呈小结节,含色素,稍久后中央出现溃疡,溃疡边缘隆起潜行似火山口状。罕有转移,如发生转移,最常见转移至肺、骨、淋巴结、肝、脾和肾上腺。

2. 鳞状细胞癌(squamous cell carcinoma) 好发中老年人,见于睑缘皮肤黏膜移行处,初像乳头状瘤,逐渐形成溃疡,边缘高起,质地坚硬,可有坏死及继发感染。可向周围、深层扩散与淋巴结转移。应早行病理检查。

3. 睑板腺癌(carcinoma of meibomian-glands)　多见于中老年人,好发上睑,早期有皮下小结节,与皮肤无粘连,极像霰粒肿,对中年以上霰粒肿切除后应做常规病理检查。

【治疗措施】

1. 基底细胞癌　对放射线治疗较为敏感,应早期手术切除再辅助放疗。

2. 鳞状细胞癌　治疗以手术为主,视其范围大小做眼睑部分切除或眶内容物挖除,再行放疗。

3. 睑板腺癌　早期局限时行手术切除,预后较好。晚期易侵及邻近组织,术后极易复发。

三、眼睑先天异常

眼睑先天异常(congenital deformity of the lids)多见于内眦赘皮和下睑赘皮,根据病因及表现分为先天性睑裂狭窄综合征、双行睫及先天性上睑缺损等。

【诊断提示】

(1)内眦赘皮是指上睑皮肤向下延伸到内眦部垂直的半月状皮肤皱襞,它覆盖内眦及泪阜,使部分鼻侧巩膜不能充分显露,常被误认为共同性内斜视。

(2)下睑赘皮是指平行于下睑缘的皮肤皱襞,它可以覆盖全部下睑睑缘,但多半只占下睑睑缘的内 1/3。

(3)先天性睑裂狭窄综合征,即先天性小睑裂,是一种常染色体显性遗传病。表现为睑裂水平径及上下径明显变小、上睑下垂、逆向内眦赘皮、内眦距离过远、下睑外翻、鼻梁低平、上眶缘发育不良等。

【治疗措施】　内眦赘皮与下睑赘皮多不进行治疗。先天性睑裂狭窄综合征可分期手术整容。

第三节　泪　器　病

一、泪　溢

泪溢(epiphora)是指因泪道排出泪液受阻致泪液不能流入鼻腔而流出眼睑之外。

【诊断提示】

(1)泪小点及泪道异常,导致泪液不能流入泪道。

(2)流泪及其引起的内眦附近皮肤改变。

(3)泪道X线碘油造影及荧光素液检查,可显示阻塞部位及程度。

【治疗措施】　手术治疗,选择性行泪小点扩张术,泪道探针探通,泪道穿线插管术、结膜-泪囊鼻腔吻合术、泪囊鼻腔吻合术等。

二、泪　囊　炎

泪囊炎(dacryocystisis)是由于炎症、外伤或鼻部疾病引起泪道阻塞,继而发生泪囊细菌感染,分为急性和慢性泪囊炎。

(一)急性泪囊炎

【诊断提示】

(1)多为慢性泪囊炎急性发作所致。

(2)泪囊部红、肿、热、痛,耳前及颌下淋巴结肿大,可有溢泪、结膜炎、睑缘炎。常合并全身反应,如发热、白细胞增多等。急性炎症反复发作可在泪囊部形成红且厚的变硬区。

(3)脓肿破溃,形成瘘管者,长期不愈或时愈时发。

【治疗措施】

(1)早期局部热敷、理疗、抗感染。

(2)炎症期切忌泪道探通或泪道冲洗,以免感染扩散引起眶蜂窝织炎。

（3）脓肿形成者,切开引流。

（4）炎症消退 2～3 个月,变成慢性泪囊炎或其他后遗症者,可根据情况行泪囊鼻腔吻合术或泪囊摘除术。

（5）炎症反复发作或瘘管经久不愈合者,炎症控制后行泪囊摘除,同时摘除瘘管。

（二）慢性泪囊炎

【诊断提示】

（1）鼻泪道阻塞,继发感染。

（2）溢泪、压迫泪囊区或做泪道冲洗有黏液或脓性分泌物从泪小点流出。泪囊可因分泌物的长期贮留而扩张,形成大的黏液囊肿。如有脓肿形成,穿破后可形成瘘管。

（3）必要时泪道碘油造影,以确定泪囊大小和阻塞部位。

【治疗措施】

（1）药物治疗:可用抗生素滴眼液滴眼,每日 4～6 次,滴眼前先挤出分泌物,也可在泪道冲洗后注入抗生素药液。

（2）手术治疗:开通阻塞的鼻泪管是治疗的关键。常用术式是泪囊鼻腔吻合术。也可用鼻内镜下鼻腔泪囊造口术或鼻泪管支架植入术。年老体弱者可行泪囊摘除术。

第四节　结膜角膜疾病

一、结 膜 疾 病

（一）急性或亚急性细菌性结膜炎

急性或亚急性细菌性结膜炎,又称"急性卡他性结膜炎"(acute atarrhal conjunctivitis)是由科韦杆菌、肺炎双球菌、流感嗜血杆菌、肺炎链球菌、金黄色葡萄球菌引起,发病急,双眼发病,结膜充血,有黏液性或脓性分泌物。潜伏期 1～3d。

【诊断提示】

(1)双眼同时或先后发病,常有患者接触史。发病初期患眼发痒、发干,有异物及烧灼刺痛感。

(2)大量分泌物,为脓性或黏液脓性。晨起常粘着睑裂及睫毛而封闭睑裂。

(3)睑球结膜充血与水肿,有时伴有点状或片状出血。重者可引起角膜点状浸润或溃疡。

(4)结膜刮片或细菌培养可证实。

(5)应与急性虹膜睫状体炎、急性闭角型青光眼等病鉴别。

【治疗措施】

(1)分泌物多时,可用生理盐水或3%硼酸水冲洗结膜囊,局部充分使用抗生素滴眼液和眼膏。急性期每1~2小时1次。

(2)禁忌包扎及热敷。

(3)必要时全身应用抗生素。

(二)流行性角膜结膜炎

流行性角膜结膜炎(epidemic keratoconjunctivitis)是8、19、29和37型腺病毒感染引起的一种传染性强、发病急剧的眼病,可以散发也可造成流行。潜伏期5~7d。

【诊断提示】

(1)急性期常伴有全身症状,如乏力、发热、食欲减退等,耳前淋巴结肿大,眼分泌物为水样,1/3患者结膜可见假膜(伪膜)。

(2)7~10d后结膜炎症状逐渐消退,但角膜中心区可见散在点状浸润。

(3)分泌物涂片染色镜检,可见单核细胞增多。

【治疗措施】

(1)抗病毒滴眼液治疗为主,如0.1%疱疹净、阿昔洛韦(无环鸟苷)等滴眼液。病情严重可全身应用。

(2)合并细菌感染可配合抗生素眼液,如诺氟沙星、氧氟沙星眼液。

(3)冷敷,每日数次,1～2周。

(4)如有膜/假膜形成,可轻轻剥除。

(5)如出现膜/假膜或角膜上皮下浸润影响视力,可用糖皮质激素滴眼。

(三)流行性出血性结膜炎

流行性出血性结膜炎(epidemic hemorrhagic conjunctivitis)是由肠道病毒 70 型(偶由 A24 柯萨奇病毒)引起的一种较为少见的结膜炎,曾在非洲和亚洲发生流行。

【诊断提示】

(1)潜伏期短,18～48h;病程短,5～7d。早期常伴上呼吸道感染症状。

(2)眼睑、结膜充血水肿,睑结膜滤泡增生,球结膜下点片状出血,角膜多发生上皮下浸润剥脱,耳前淋巴结大。

(3)患者可有畏光和自述有异物感。结膜表面可见纤维蛋白的假膜、炎症细胞或病灶性角膜炎症。甚至在结膜炎症消退后,用裂隙灯检查仍可见到残留的角膜瘢痕形成,时间可达 2 年或 2 年以上。

【防治措施】

1. 预防　病毒性结膜角膜炎是高度接触传播和由飞沫污染物传播及手接触患眼而传播流行,因此避免交叉感染尤为重要,也是切断传染源的有效途径,特别是在密集人群暴发流行时尤为重要。检查患者后,医师必须彻底洗手和消毒所用的器械,嘱咐患者在接触眼及鼻分泌物时必须彻底洗手,点眼药时不能用手扒眼睑,眼药瓶不能接触到患眼皮肤,手也不能接触感染眼后再去接触非感染眼。对感染者隔离治疗,教育患者不用污染的手去拉门把手,扭自来水龙头,脸盆、毛巾、枕头避免混用,患眼去除分泌物后不需包封,不要戴眼镜,轻症一般一周,重症病例可达 3 周。

2. 治疗　同流行性结膜角膜炎治疗。以抗病毒为主,兼用抗生素防止继发细菌感染。结膜炎消退后,角膜上皮浸润未愈者可酌情加用糖皮质激素药物。

(四)淋球菌性结膜炎

淋球菌性结膜炎(gonococcal conjunctivitis)是一种由淋病双球菌感染引起、传染性极强、破坏性很大的超急性化脓性结膜炎。常是淋病的眼部表现。因有大量脓性分泌物,可导致角膜溃疡及穿孔。

【诊断提示】

(1)成人主要通过生殖器-眼接触传播而感染。新生儿通过产道垂直感染。

(2)起病急、发展快,有眼痛、畏光、流泪、结膜充血、水肿。

(3)病初分泌物为浆液性或血性,很快变为脓性。

(4)角膜浸润,严重者可有角膜溃疡和穿孔。

(5)常伴有耳前淋巴结肿大。

(6)实验室检查,如结膜刮片、分泌物涂片、结膜囊细菌培养及药物敏感度试验等。

【治疗措施】

1.局部治疗　结膜囊冲洗,以去除脓性分泌物;抗生素眼液点眼,如青霉素、磺胺类、杆菌肽眼液等。

2.全身治疗　如青霉素、头孢曲松钠、环丙沙星等。喹诺酮类药物禁用于孕妇和儿童。

3.按淋病治疗　参阅第44章性传播疾病。

(五)沙眼

沙眼(trachoma)是由沙眼衣原体引起的一种慢性传染性结膜炎,表现是在睑结膜表面形成乳头和滤泡而有粗糙不平的外观,形似沙粒。

【诊断提示】

(1)上睑结膜充血、血管模糊、乳头肥大、滤泡增生及瘢痕形成等,主要病变在睑板部上缘或上穹隆部及内外眦部。

(2)角膜上缘有血管翳。

（3）结膜刮片，在结膜上皮细胞中可找到包涵体（沙眼病原体）。

（4）沙眼分为三期：Ⅰ期（进行活动期）、Ⅱ期（退行变化期）、Ⅲ期（完全瘢痕期）。

（5）部分病例于Ⅱ、Ⅲ期可出现并发症或后遗症，如睑内翻、倒睫、上睑下垂、结膜干燥症等。

（6）应与慢性滤泡性结膜炎、春季结膜炎与包涵体性结膜炎鉴别。

【治疗措施】

1. 局部治疗　用 1% 利福平滴眼液、0.1% 酞丁胺滴眼液或 0.5% 新霉素滴眼液等点眼，4 次/d。夜间使用红霉素眼膏、四环素类眼膏。疗程最少 10～12 周。

2. 手术治疗　如滤泡及乳头炎，可施行挤压或海螵蛸摩擦术，术后用上述药物治疗。

3. 并发症治疗　如并发角膜溃疡，按角膜溃疡治疗；角膜血管翳严重者，做角膜缘环切术等。

4. 后遗症治疗　睑内、外翻者行手术矫正。眼干燥症轻者点人工泪液，重者封闭泪小点或做睑缘缝合术。

（六）泡性角结膜炎

泡性角结膜炎（phlyctenular keratoconjunctivitis）是结膜、角膜对微生物蛋白质及其毒素的迟发过敏反应。最常见的原因为对结核杆菌、金黄色葡萄球菌、白色念珠菌、球孢子菌属等的迟发过敏反应。

【诊断提示】

（1）疱疹结节可发生在球结膜、角膜缘。

（2）发生在球结膜时，呈灰红色，直径 1～3mm，周围充血，易破溃，顶端形成溃疡，多在 10～12d 愈合，不留瘢痕。

（3）发生在角膜缘时，结节呈灰白色圆形浸润，其周围结膜局限性充血。溃疡可向角膜中央区发展。

（4）此病常见于急性睑缘炎、细菌性结膜炎、营养不良、结核病及体弱儿童。

【治疗措施】

(1)寻找及治疗诱发此病的潜在性疾病。

(2)局部给予糖皮质激素滴眼液点眼,伴有细菌感染给予抗生素治疗。

(3)补充维生素 B_2、维生素 C、鱼肝油丸等,注意营养,改善全身健康状况。

(七)翼状胬肉

翼状胬肉(pterygium)是一种结膜变性疾病,发病与紫外线照射、干燥、风尘的刺激有一定关系。病理变化是向角膜表面生长的与结膜相连的纤维血管样组织。多在睑裂斑基础上发展而成。户外工作者多见。

【诊断提示】

(1)睑裂部球结膜及其下纤维血管组织呈三角形侵入角膜表层,状似昆虫翅膀。

(2)结膜组织进行性充血、肥厚,逐渐向角膜延伸,重者累及角膜中央。

(3)临床分为进行期、静止期。

【治疗措施】

(1)静止期,若不影响视力,可不必治疗或因美容需要切除。

(2)反复充血,有刺激症状者,用含糖皮质激素的抗生素滴眼液,3～4 次/d。

(3)进行期可手术治疗,β 射线^{90}Sr 照射、局部使用丝裂霉素等治疗。

(八)结膜下出血

结膜下出血(subconjunctival hemorrhage)是由于球结膜下血管破裂和血管壁渗透性增加而引起的非炎症性病变。常常是动脉硬化症等病的一种局部表现。

【诊断提示】

(1)常由于眼部外伤、剧烈咳嗽、结膜炎症,以及全身性疾病(高血压、动脉硬化、肾炎、血液病、脓毒血症等)而引起。

(2)出血初期结膜呈鲜红色,逐渐由红光变成棕色,一般 7~12d 吸收消退。

【治疗措施】

(1)查明出血原因,针对病因治疗,可用维生素 C、地巴唑、芦丁等药物。

(2)外伤所致多在 1 周内自行消退。

(3)出血早期局部可冷敷,2d 后可做热敷以促进吸收。

(4)抗生素滴眼液、膏点眼,保护结膜。

(九)结膜血管瘤

结膜血管瘤(conjunctival angioma)多为先天性。分为毛细血管瘤和海绵状血管瘤。

【诊断提示】

(1)毛细血管瘤为一团扩张的毛细血管,无明显界限,多位于球结膜上,一般范围较小。

(2)海绵状血管瘤为一隆起的紫红色肿瘤,外有包膜,可为多叶,有压缩性,随结膜一起移动。

(3)发生在睑结膜者可带蒂,有时与眼眶或颅内血管畸形伴发,位于泪阜的结膜血管瘤可与鼻腔血管瘤伴发。

【治疗措施】

(1)手术切除或电凝、冷凝等。

(2)可用 ^{90}Sr 放射治疗。

(3)糖皮质激素局部结膜下注射或口服。

(4)滴抗生素眼药水防治感染。

二、角膜疾病

(一)细菌性角膜溃疡

细菌性角膜溃疡(bacterial corneal ulcer)是一种较严重的化脓性角膜炎,多为角膜外伤后感染或剔除角膜异物后感染所致。或某些局部与全身疾病,使机体抵抗力下降,也可因全身长期使用激素和免疫抑制药等所引起的角膜组织局部坏死。

【诊断提示】

(1)可有角膜外伤病史。

(2)发病急,表现为眼痛、畏光、流泪、异物感、视力下降。

(3)角膜浸润,溃疡形成,角膜表面有大量脓性坏死物,可合并睫状体炎或混合性充血。

(4)细菌及其毒素可引起虹膜睫状体炎,甚至化脓性眼内炎。

(5)铜绿假单胞菌(绿脓杆菌)所致症状更为严重,发展迅猛,数日内可致全角膜坏死穿破,发生全眼球炎并出现全身症状。

【治疗措施】 角膜溃疡越深,症状和并发症愈严重,角膜溃疡形成的角膜瘢痕,导致角膜混浊,从而影响视力并易于复发,需要专科医师治疗,急性期常用治疗方法如下。

(1)高浓度的抗生素频繁滴眼,如氧氟沙星、妥布霉素、新霉素滴眼液等。根据细菌培养和药敏试验调整用药。

(2)球结膜下注射:妥布霉素 20mg 结膜下注射,1～2 次/d;或头孢唑林、万古霉素 25mg 球结膜下注射,1～2 次/d。主要用于角膜溃疡发展迅速,将要穿孔或较长时间用滴眼液效果不佳时选择应用。

(3)溃疡面清创,碘酊烧灼,不遮盖眼球。

(4)伴发虹膜睫状体炎:给予 1%阿托品眼药水或眼膏扩瞳。

(5)如炎症不能控制,并且有发生角膜穿孔的危险,可行板层或穿透性角膜移植。

(二)真菌性角膜溃疡

真菌性角膜溃疡(mycotic corneal ulcer),多发生于植物引起的外伤,尤其是农作物,因为植物的叶枝带有真菌。亦可由角膜接触镜佩戴不当或污染引起。

【诊断提示】

(1)可有眼外伤史,多见于温热潮湿季节发病。

(2)常见致病真菌有镰刀菌属、念珠菌属、曲霉菌属、青霉菌属及酵母菌等。

(3)起病缓慢,病程长;眼部疼痛、畏光、流泪等刺激症状较轻。

(4)溃疡边界清楚,为不规则形,呈黄白色,表面粗糙,高低不平,光泽差,可有"卫星灶"及结节状浸润。

(5)常伴有虹膜睫状体炎,角膜后沉淀物及前房积脓、真菌性眼内炎。

(6)溃疡灶刮片找到菌丝、孢子或酵母菌体,培养发现真菌。

【治疗措施】

(1)可选用抗真菌药物 5%那他霉素液,0.25%两性霉素 B,0.5%咪康唑滴眼液点眼,1 次/1～2h,克霉唑眼膏晚上涂眼,口服伊曲康唑,第 1 次 400mg,然后 200mg/d。

(2)溃疡面搔刮,碘酊烧灼,涂用抗真菌药物。

(3)并发虹膜睫状体炎可给予 1%阿托品扩瞳。

(4)药物不能控制或有角膜穿孔危险者可行结膜瓣遮盖术或穿透性角膜移植术。

(5)菌种检查,选用敏感的抗真菌药物。

(6)禁用糖皮质激素。

(三)单纯疱疹病毒性角膜炎

单纯疱疹病毒性角膜炎(herpes simplex keratitis)常导致反复发作的角膜炎症、血管形成、瘢痕形成和视力减退,是严重的致盲性眼病,居角膜病致盲首位。

【诊断提示】

（1）由单纯疱疹病毒引起,发病前多有上呼吸道感染等全身发热病史或外伤等诱因,发病早期多为单眼。

（2）角膜有典型的树枝状、地图状和盘状等局灶性改变。早期患者症状为异物感、流泪、畏光和结膜充血。

（3）随着病情发展,病变区角膜感觉减退乃至消失,可能引起角膜溃疡和永久性角膜瘢痕形成。

（4）一般抗生素和磺胺类药物治疗无效,病情顽固,迁延至数月以上。

（5）治愈后易复发。

（6）根据发病部位分为上皮型和基质型。

【治疗措施】

（1）抗单疱病毒眼药水。常用有 0.1％疱疹净、1％阿昔洛韦（无环鸟苷）、1％三氯胸腺嘧啶或 0.05％环胞苷眼药水。急性期 1次/1～2h。晚上涂 0.5％疱疹净或 3％阿昔洛韦（无环鸟苷）眼膏。

（2）为减少复发,口服阿昔洛韦 400mg,2 次/d,7～10d 为一疗程。

（3）树枝状、地图状角膜溃疡,禁用皮质类固醇。免疫性基质型角膜炎可应用糖皮质激素。

（4）有虹膜睫状体炎时,要及时使用阿托品眼液或眼膏扩瞳。

（5）已穿孔或遗留角膜白斑者,可行穿透性角膜移植术。

(四)蚕食性角膜溃疡

蚕食性角膜溃疡（rodent corneal ulcer）是一种发生在成年人的自发性、慢性、边缘性、进行性、疼痛性角膜溃疡。

【诊断提示】

（1）病因与免疫系统异常有关。

（2）多为单侧发病。

（3）常有眼痛、畏光流泪及视力减退等症状。

（4）角膜周边部溃疡向中心方向浸润,略隆起,向角膜中央缓慢进展,最终可累及全角膜。未受累的角膜仍可保持完好。

（5）溃疡区进展同时,原溃疡区上皮逐渐修复,伴有新生血管长入。修复区角膜变厚。

（6）严重者可出现角膜穿孔。

【治疗措施】

（1）局部可用皮质类固醇或胶原酶抑制药,如 2% 半胱氨酸眼药水点眼;或用 1%～2% 环孢菌素 A 油剂或 FK506 滴眼液点眼。

（2）当病变位于角膜周边,可行病变区角结膜清除术。

（3）如活动性炎症已使角膜变得很薄,有穿孔危险,或角膜病变范围已累及瞳孔区时,应行治疗性带板层巩膜环的板层角膜移植术。

（五）角膜软化症

角膜软化症（keratomalacia）因维生素 A 缺乏所致,如不及时治疗会引起角膜干燥软化、坏死及穿孔,发生角膜葡萄肿。

【诊断提示】

（1）多见于人工喂养不当、长期腹泻、高热不退的营养不良婴幼儿,双眼常同时受累。

（2）患儿消瘦、精神萎靡、皮肤干而粗糙,由于消化道及呼吸道的上皮干燥角化,患儿可能伴有腹泻或咳嗽。

（3）早期症状主要是夜盲。随病情发展,球结膜失去正常光泽和弹性,色调污暗,与角膜缘平行皱褶,睑裂区内外侧结膜上见 Bitot 斑。

（4）角膜感觉迟钝。

（5）角膜出现灰白混浊、上皮脱落、基质溶解和坏死,如合并感染,引起前房积脓,最后整个角膜软化、坏死和穿孔。

【治疗措施】

（1）病因治疗。

（2）迅速补充维生素 A、维生素 B_1,口服浓缩鱼肝油。维生素

A 可肌内注射,亦可用维生素 A 油剂滴眼。

(3)阿托品眼膏散瞳,防止虹膜粘连。

(4)防止感染给予抗生素眼药水点眼或全身抗生素治疗。

(5)对家长应宣传科学喂养知识。

(6)全身营养支持。

三、角膜结膜干燥症

角膜结膜干燥症(keratoconjunctivitis sicca),又称干眼症(dry eye),是指任何原因引起的泪液质或量异常,或动力学异常导致的泪膜稳定性下降,并伴有眼部不适和(或)眼表组织病变特征的多种疾病的总称。

【诊断提示】

1. 症状 最常见症状是视疲劳、异物感、干涩感,其他症状有烧灼感、眼胀感、眼痛、畏光、眼红等。对于严重的干眼,应询问是否伴有口干、关节痛,以排除 Sjögren 综合征。

2. 泪膜不稳定 泪膜破裂时间,正常值为 $10\sim45s$,$<10s$ 为泪膜不稳定。

3. 眼表面上皮细胞的损害 可通过荧光素染色、胡红染色、印迹细胞学检查等了解上皮细胞改变。

4. 泪液的渗透压增加 渗透压$>312mmol/L$ 为阳性,提示有干眼的可能。

【治疗措施】

1. 水样液缺乏性干眼

(1)减少或避免诱因:如不要长时间使用电脑,少接触空调机、烟尘环境等。

(2)泪液成分替代治疗:最佳的泪液替代成分是自家血清,但其来源受限,易受污染。人工泪液仍是主要药物,对于严重患者,应使用不含防腐剂的人工泪液。

(3)促进泪液分泌、延缓泪液在眼表的停留时间:①佩戴硅胶眼罩、湿房镜或潜水镜；②暂时性（泪点胶原塞）或永久性泪点封闭（激光、烧灼或手术切除缝合）；③治疗性角膜接触镜，但重症干眼不宜佩戴；④促进泪液分泌：口服盐酸匹罗卡品、新斯的明等药物，可促进部分患者的泪液分泌，但疗效尚不肯定；⑤手术：采用自体游离颌下腺移植；⑥其他：用低浓度（0.05％～0.1％）的环孢菌素A 点眼，2 次/d，维持 6 个月。

2. 睑板腺功能障碍

（1）眼睑的物理清洁：注意眼睑卫生。睑板腺堵塞时可热敷眼睑 5～10min 软化睑板腺分泌物，然后将手指放于眼睑皮肤面相对睑板腺的位置，边旋转边向睑缘方向推压，以排出分泌物。可用无刺激性的香波或专用药液如硼酸水溶液清洗局部眼睑缘和睫毛。由于夜晚鳞屑堆积，清晨清洗眼睑更有效。

（2）口服抗生素：多西环素 50mg 口服，2 次/d。需连续服用数周才起效，而且需维持数月。常见不良反应是对光敏感，以及引起牙釉质异常，因此 8 岁以下儿童、孕妇及哺乳期妇女慎用。

（3）局部药物的应用：包括治疗睑缘炎的抗生素眼液、短期糖皮质激素眼液、不含防腐剂的人工泪液。局部 1％甲硝唑膏或 1％克林霉素洗液对控制酒渣鼻面部皮肤的感染有效。如果存在脂溢性皮炎的病人，可使用含抗脂溢药如二硫化硒或焦油的洗发剂清洁头部皮肤。

第五节　巩　膜　病

一、表层巩膜炎

表层巩膜炎（episcleritis）是一种复发性、暂时性、自限性巩膜表层组织的非特异性炎症，常发生于角膜缘至直肌附着线的区域内。分为水肿性、充血性、结节性表层巩膜炎。

【诊断提示】

1. 病因 多认为与外源性抗原抗体过敏反应,多种全身感染性疾病,如结核、麻风、梅毒、结节病等,病灶感染引起的过敏反应及内分泌因素,自身免疫性结缔组织疾病,如风湿性关节炎、Wegener 肉芽肿、系统性红斑狼疮、结节性动脉炎等有关。

2. 临床表现 结节性表层巩膜炎其结节直径 2～3mm,可有多个,呈暗红色,周围结膜充血和水肿,常合并轻度虹膜炎。表层巩膜炎呈周期性发作,间隔期为 1～3 个月,每次常持续 7～10d,病变位于巩膜表层,球结膜呈弥漫性充血和水肿,紫红色,视力多无影响,妇女月经期发病多见。

【治疗措施】

(1)本病多为自限性,一般无须特殊处理。

(2)0.5% 可的松或 0.1% 地塞米松滴眼液点眼。

(3)症状明显时可给予非类固醇抗炎或皮质类固醇全身治疗。如吲哚美辛(消炎痛)与地塞米松等。对色素膜有反应者 1% 阿托品眼液点眼。

(4)患眼可局部热敷或理疗。

二、巩 膜 炎

巩膜炎(scleritis)是巩膜基质层组织的炎性病变,严重威胁视力,属自身免疫性疾病。预后较表层巩膜炎差。巩膜炎最常见于 40－60 岁者,女性多于男性。

【诊断提示】

(1)临床分为前巩膜炎、后巩膜炎。多是全身性结缔组织病在眼部的表现,有明显的疼痛及眼部刺激症状,炎症明显,呈暗红色充血。14% 的人在 1 年内视力显著减退。

(2)前巩膜炎病变位于赤道部之前,眼痛剧烈,眼球运动时症状加剧,巩膜呈弥漫性或局限性紫红色充血、隆起、有压痛,结节不能推动,而结膜可移动,反复发作者可形成巩膜葡萄肿。后巩膜炎病变位于赤道后方巩膜,易合并葡萄膜炎、玻璃体炎、视神经炎等,B超和CT、MRI能显示后巩膜增厚。坏死性前巩膜炎,发病迅速,巩膜外层血管发生闭塞性脉管炎,病灶及其周围出现无血管区,巩膜坏死变薄,脉络膜显露,巩膜发生软化、坏死和穿孔。

【治疗措施】

(1)治疗原发疾病。

(2)对症治疗。

(3)局部及全身应用皮质类固醇、非甾体类消炎药。如果患者对皮质类固醇治疗无反应或患者为坏死性巩膜炎和类风湿关节炎时则需用全身免疫抑制药,如环磷酰胺、硫唑嘌呤。

(4)对坏死、穿孔的巩膜部位可试行巩膜移植术。

(5)并发症治疗:如发生青光眼应及时降眼压,并发虹膜睫状体炎给予散瞳治疗。

第六节　葡萄膜病

一、虹膜睫状体炎

虹膜睫状体炎(iridocyclitis)为前葡萄膜炎的一个类型。除外伤、手术、感染等因素外,绝大多数属内源性,如风湿性疾病、溃疡性结肠炎、结核病、结节病、尿道炎及性传播性疾病等。

【诊断提示】

(1)起病急,病程在6周以内者为急性炎症;起病缓慢,病程＞6周者为慢性炎症。

(2)多有睫状体充血、瞳孔缩小、房水闪辉、角膜后沉着物(KP)、房水细胞、虹膜改变。睫状区压痛及玻璃体混浊便可诊断,前五项是诊断的主要体征,其中房水闪辉及KP征阳性更为重要。

(3)如无睫状体充血、房水闪辉及KP等活动期改变,仅有虹膜后粘连及晶体前囊色素沉着,诊断为陈旧性虹膜睫状体炎。

(4)患眼疼痛、畏光、视力下降。

(5)应与急性结膜炎、急性闭角型青光眼、引起前葡萄膜炎的全葡萄膜炎鉴别。

【治疗措施】

1. 局部治疗

(1)散瞳:为治疗虹膜睫状体炎的首选措施,特别是急性期,常选用1%阿托品眼液或眼膏,2～3次/d。也可选用扩瞳合剂(1%阿托品、1%可卡因、0.1%肾上腺素等量混合液),滴眼或结膜下注射(0.1～0.2ml)。急性期过后可改用2%后马托品滴眼。

(2)糖皮质激素:常用0.1%地塞米松滴眼液或0.5%氢化可的松滴眼液。一般不宜或不宜反复给予糖皮质激素结膜下注射。

2. 全身治疗

(1)皮质类固醇:可用泼尼松30～50mg或地塞米松3～4mg,每日早餐后1次顿服,病情缓解后逐渐减量。静脉用药:可用地塞米松10～20mg/d,加入液体中静滴,5～7d减量,10d后改为口服,在用药终止时,须肌内注射促肾上腺皮质激素(ACTH)3～4d(1mg/d)。

(2)非甾体抗炎药:常用吲哚美辛(口服25mg,3次/d)及吲哚美辛滴眼液、双氯芬酸钠滴眼液点眼。

(3)病因治疗。

3. 并发症治疗 如继发性青光眼、并发性白内障等治疗。

二、中间葡萄膜炎

中间葡萄膜炎(intermediate uveitis)是累及睫状体扁平部、玻璃体基底部和周边视网膜脉络膜的一种炎症性和增殖性疾病。以往所称"睫状体扁平部炎""后部睫状体炎""玻璃体炎""基底部视网膜脉络膜炎""周边渗出性视网膜炎"和"周边葡萄膜炎"等,现统称为中间葡萄膜炎。

【诊断提示】

(1)多见于 40 岁以下,**男女发病比例相似**,常累及双眼。

(2)发病隐匿,轻者无自觉症状,或仅感眼前黑影飘动。视力一般不受影响。如出现黄斑囊样水肿、并发性白内障等,可出现不同程度的视功能障碍。

(3)部分患者可有羊脂状或尘状 KP、轻度房水闪辉、虹膜周边前粘连等。

(4)多数患者出现下方睫状体扁平部由大量渗出物形成的雪堤样(snowbank)改变,呈白色或黄白色,是本病的特征性改变。部分患者在下方后玻璃体膜靠近视网膜处可见浮动的雪球状浑浊。

(5)视网膜脉络膜损害,表现为视网膜血管炎、血管周围炎、血管闭塞呈白线状,多发生在周边部,部分延伸至后极部。

【治疗措施】

(1)因病因不明,目前尚无有特效治疗方法。

(2)局部滴用或眼球结膜囊下注射糖皮质激素,如氢化可的松滴眼液、地塞米松滴眼液或地塞米松注射剂等。

(3)严重患者可给予糖皮质激素口服或静脉注射。

(4)病灶处的睫状体扁平部可冷冻治疗,并可重复应用。

(5)清除炎性碎屑组织,减少慢性黄斑水肿的发生,可行玻璃体切割术。

(6)必要时可考虑全身使用免疫抑制药,如苯丁酸氮芥、环孢素(环孢菌素)、环磷酰胺等。

(7)并发白内障视力严重受损时,行白内障摘除术。

三、后葡萄膜炎

后葡萄膜炎(posterior uveitis),是指由多种病因引起脉络膜、玻璃体后部及视网膜组织炎症性病变的总称。临床上包括脉络膜炎、视网膜炎、脉络膜视网膜炎、视网膜脉络膜炎和视网膜血管炎等。

【诊断提示】

(1)病因复杂,包括感染(细菌、真菌、病毒与寄生虫)和非感染(免疫性、过敏性及对坏死肿瘤组织的炎性反应等)。

(2)早期,可完全没有症状,或仅眼前黑影飘动。眼后极部,特别是黄斑区弥漫性脉络膜视网膜炎,可有闪光感、视物变形、暗点和不同程度的中心视力下降。

(3)炎性细胞及渗出进入玻璃体,眼底检查可见玻璃体后部呈微尘状或絮状浑浊。严重者无法看清眼底。

(4)急性期,眼底呈局灶性或播散性,边界不清、大小不一的黄白色渗出灶,病灶处视网膜水肿,伴小出血点。弥漫性脉络膜炎看不到孤立的病灶,仅表现为广泛性视网膜水肿、视网膜血管充盈和玻璃体内大量的炎性渗出物。眼底荧光造影有明显的荧光素渗漏,后期视网膜呈普遍强荧光。

(5)瘢痕期,即渗出斑经数周乃至数月后开始吸收,视网膜出现色素或脱色素区。

(6)可伴发浆液性视网膜脱离、视网膜血管炎及血管周围炎等。

【治疗措施】

(1)病因治疗。

(2)抑制炎症反应可选用糖皮质激素(参见虹膜睫状体炎与中间葡萄膜炎治疗)。

四、化脓性葡萄膜炎

化脓性葡萄膜炎(suppurative uveitis)又称化脓性眼内炎,分内源性与外源性,如全身急性感染时,细菌栓子经血循环进入眼内(内源性)或眼球穿孔伤、眼内异物、角膜溃疡穿孔或内眼手术感染等(外源性)。

【诊断提示】

(1)病势猛烈,发展迅速,有大量脓性渗出物,如治疗不及时,常引起全眼球炎,导致眼球组织完全破坏。

(2)有剧烈眼痛及眼部刺激症状。

(3)视力短时间内严重下降以至失明。

(4)混合充血,前房积脓、玻璃体混浊,有炎性细胞。

(5)重者可伴眼压升高、呕吐及体温升高等全身症状。

【治疗措施】

(1)查明病因,分泌物培养与药敏试验指导治疗。

(2)全身及局部给予足量抗生素。必要时前房冲洗并注入抗生素或做玻璃体切割术。

(3)充分扩瞳孔。

(4)激素治疗:应用目的是减少炎症渗出及肉芽组织的形成。其缺点是削减抗生素的抑菌作用,降低抗生素穿透眼组织能力。

五、交感性眼炎

交感性眼炎(sympathetic opthalmia)是指穿通性眼外伤或眼内手术(称诱发眼),在经过一段时间的肉芽肿性(非化脓)全葡萄膜炎后,另一眼也发生同样性质的全葡萄膜炎(称交感眼)。

【诊断提示】

(1)主要由外伤或手术造成眼内抗原暴露并激发自身免疫应答所致。

(2)可见眼前段葡萄膜炎复发或原有炎症加剧。如能看到眼底时,视乳头充血、后极视网膜水肿或浆液性视网膜脱离。

(3)初发炎症表现不一,可先出现眼前段的炎症,如睫状体充血或混合充血,即前葡萄膜炎。亦可先发生眼底改变,如视乳头充血,周边视网膜水肿,视网膜黄白色点状渗出,后极部浆液性视网膜脱离,后期眼底呈晚霞状。

(4)眼底荧光血管造影,早期网膜有多数细小荧光素渗漏点,以后逐渐扩大;后期呈多湖状或多囊状视网膜下荧光素积存区。

(5)并发症,主要为并发性白内障、继发性青光眼、浆液性视网膜脱离及视神经萎缩等。

【治疗措施】

(1)正确及时处理眼球的穿通伤,如伤口彻底清理和防治感染等。

(2)对诱发眼的眼球摘除可考虑以下条件:①受伤眼损伤严重而强烈、视力恢复无望者;②合并继发性青光眼,眼压不能控制者;③非手术治疗无效,慢性炎症反复再发,伤眼已丧失视力者。

(3)主要采用大剂量皮质类固醇静脉给药及局部点滴。如地塞米松 10～20mg/d 静脉滴注,5～7d 后减量,0.1%地塞米松滴眼液、1%泼尼松滴眼液等点眼,4～8 次/d。同时加强散瞳,如用 1%～2%阿托品滴眼液或眼膏点眼,2～3 次/d。

六、Behcet 病

Behcet 病是一种与自身免疫反应有关、以反复发作的葡萄膜炎、口腔溃疡、多形性皮肤病变、生殖器溃疡、关节炎、神经系统损害为特征的综合征,前四项为本病的四主征。多为双眼发病,好发于 20—40 岁的青壮年。

【诊断提示】

(1)葡萄膜炎型,眼前段主要表现为非肉芽肿性葡萄膜炎,前房积脓为重要特征。眼后段主要表现为视网膜血管炎,如视网膜水肿、渗出、出血、局灶性坏死、血管鞘、血管闭塞等,常伴有黄斑区水肿、缺血性视神经病变和玻璃体混浊。

(2)并发症,常可发生并发性白内障、继发性青光眼、神经系统损害等。

(3)皮肤过敏反应阳性。

(4)口腔溃疡,为多发性,反复发作,疼痛明显。

(5)生殖器溃疡,为疼痛性,愈合后遗有瘢痕。

【治疗措施】

1. 药物治疗　　治疗选择:①首选苯丁酸氮芥;②环孢素(环孢菌素),辅以小剂量皮质类固醇;③药物选择和剂量根据病情而定。

2. 血浆置换疗法　　对免疫抑制药治疗效果不佳者可使用。

3. 激光治疗　　用于视网膜和视乳头的新生血管、视网膜血管阻塞等,以避免玻璃体积血、黄斑水肿的发生。

4. 并发症的治疗　　并发性白内障,待病情稳定行白内障摘除;继发性青光眼,早期可用药物控制,晚期可行手术治疗。

[附]　国际 Behcet 病研究组织(1990)制定的诊断标准

(1)复发性口腔溃疡(1 年内至少复发 3 次)。

(2)下面 4 项出现 2 项即可诊断:①复发性生殖器溃疡或生殖器瘢痕;②眼部损害(前葡萄膜炎、后葡萄膜炎、玻璃体内细胞或视网膜血管炎);③皮肤损害(结节性红斑、假毛囊炎或脓丘疹或发育期后的痤疮样结节);④皮肤过敏反应阳性。

七、脉络膜恶性黑色素瘤

脉络膜恶性黑色素瘤(malignant melanoma of choroid)是起源于神经外胚层的神经鞘细胞和黑色素细胞的恶性肿瘤,也是成年人最常见的眼内恶性肿瘤。

【诊断提示】

(1)多发于 50-70 岁的中、老年人,多为单眼性。

(2)肿瘤常位于眼球后极部,因肿瘤本身侵犯黄斑部或伴有浆液性视网膜脱离,故视力下降或视物变形。

(3)局限性肿瘤易发现后极部灰褐色肿块;弥漫性早期向巩膜蔓延,眼底可无改变,或仅在病变部位色泽变暗。

(4)可出现肝、骨髓、肺等组织转移。

(5)常并发青光眼、葡萄膜炎、全眼球炎及交感性眼炎。

(6)眼底荧光血管造影、CT、MRI 及超声波检查。

【治疗措施】　根据肿瘤的大小、部位、范围、年龄及全身情况决定。

(1)球内肿瘤切除适应证：①年龄＜50岁；②肿瘤直径＜10mm；③肿瘤厚度＜10mm；④距视盘边缘＞5mm。

(2)眼球摘除适应证：①肿瘤直径＞10mm；②肿瘤厚度＞10mm。

(3)放疗适应证：①肿瘤直径＜15mm；②肿瘤厚度＜10mm。

(4)眼眶内容物剜出适应证：肿瘤蔓延、转移、复发、影响眶内结构及视神经者。

第七节　晶状体病

一、老年性白内障

老年性白内障(senile cataract)的病理改变是晶状体老化过程中逐渐出现的晶状体部分或全部混浊以致视力障碍，是一种晶状体退行性改变。青年性或成年性白内障可能是由于年龄增加，暴露于X线、红外线热量辐射、糖尿病及全身用药(如皮质类固醇)，或是长期暴露于紫外线引起。

【诊断提示】

(1)多见于50岁以上，常为双眼。

(2)视力减退呈渐进性。无痛性视力减退，视力衰退的程度取决于混浊部位和范围。当混浊在晶状体核的中央(核性白内障)，则早期便产生近视，以致原有老视的患者发现又能不戴老视镜进行正常阅读(第二视力)。晶状体后囊下混浊(后囊下白内障)视力受影响的程度和混浊程度不成比例，因为混浊位于所观察物体发生的光线的交叉点上，这种白内障在明亮的光线下特别令人烦恼和不适。

(3)根据白内障开始形成的部位，分为皮质性、核性和后囊下性三种老年性白内障。

（4）皮质性白内障又可分为四期。初发期：多在赤道部附近周围边部混浊，视力无影响；膨胀期：视力明显下降，有可能继发青光眼；成熟期：晶体完全浑浊呈乳白色，视力降至光感或手动，但光定位和色觉正常；过熟期：晶状体膜皱缩，体积缩小，前房深，或晶状体完全液化，核下沉，当眼球活动时，核可移动。

【治疗措施】

1. 一般治疗　主要以手术治疗为主。目前尚无疗效肯定的药物。早期可试用吡诺克辛钠滴眼液（白内停），3～4 次/d，每次 1～2 滴。

2. 手术治疗　一般矫正视力低于 0.3 即可手术，部分患者视力为 0.4 或 0.5 也可手术。手术方法主要有囊外摘除、囊内摘除术、超声乳化吸除术等。白内障超声乳化吸除术及后房型人工晶体植入术，为首选术式。

二、外伤性白内障

外伤性白内障（traumatic cataract）是眼球穿孔伤、钝挫伤、辐射性损伤及电击伤等引起的晶状体混浊，机械伤多见。晶状体混浊部位与损伤部位、程度有关。

【诊断提示】

（1）眼部外伤史。

（2）挫伤所致者晶状体前囊表现常可见一细小的色素环，即 Vossius 环状混浊。晶状体后皮质可发生星芒状、树枝状或花冠状混浊。

（3）放射性白内障发展缓慢。最初晶状体后囊出现颗粒状混浊。电击性白内障早期混浊起源于前囊下皮质，然后发展为白内障。

（4）穿通伤所致之白内障，可继发葡萄膜炎和青光眼。

（5）眼部爆炸伤所致白内障：爆炸时气体可对眼部产生压力，

引起类似钝挫伤所致的晶状体损伤。爆炸物本身或掀起的杂物也可造成类似于穿通伤所致的白内障。

【治疗措施】

（1）局限性混浊对视力影响不大者，可以观察或试用白内停等滴眼药物治疗。

（2）晶状体皮质突出前房，用糖皮质激素、非甾体抗炎药、降眼压药物；外伤炎症反应减轻或消退后手术摘除白内障。经治疗，炎症不减轻或眼压不能控制或皮质与角膜相接触者，做白内障摘除。

（3）如晶状体已完全混浊，光感及色觉正常，应做白内障摘除联合人工晶体植入术。

第八节　青　光　眼

一、急性闭角型青光眼

急性闭角型青光眼（acute angle-closure glaucoma）是一种以眼压急剧升高并伴有相应症状和眼前段组织改变为特征的青光眼。视疲劳，精神波动，长时间看电视、电脑常为诱发因素。

【诊断提示】

1. 发病特点　多见于50岁以上，女性常见，多有远视、小眼球，双眼先后或同时发病。

2. 临床分期

（1）临床前期：一眼急性发作被确诊后，另一眼即使没有任何临床症状也可以诊断为急性闭角型青光眼临床前期。另外，可以没有自觉症状，但具有前房浅、虹膜膨隆、房角狭窄等表现，而在一定的诱因条件下，如暗室试验后眼压明显升高者，也可诊断为本病的临床前期。

（2）先兆期：表现为一过性或反复多次的小发作，如偶有轻度眼胀痛、视物不清，伴有鼻根及眼眶酸痛。此时眼压常在5.33kPa

(40mmHg)以上。

(3)急性发作期:表现剧烈头痛、眼痛、畏光、彩色晕轮、流泪、视力严重减退,伴有恶心、呕吐等全身症状。混合性充血,结膜水肿,角膜上皮水肿,色素性KP。前房浅,瞳孔扩大、光反应消失,眼压常在6.67kPa(50mmHg)以上。

(4)间歇期:青光眼急性发作后,经药物治疗或休息后自行缓解,眼压恢复至正常范围,眼部症状消退,房角重新开放。部分患者遗留瞳孔散大、虹膜节段性萎缩。

(5)慢性期:急性大发作或反复小发作后,房角已有广泛粘连。眼压多呈中度升高。随着病程进展,视盘及视野受损。

(6)绝对期:指眼压高持续过久,视力已降至无光感且无法挽救的晚期病例,偶有剧烈疼痛。

3. 眼部检查特点 ①角膜后沉着物为棕色;②前房极浅;③瞳孔中等以上扩大;④虹膜有节段性萎缩;⑤可能有青光眼斑;⑥对侧眼具有前房浅、虹膜膨隆、房角狭窄。

4. 鉴别诊断 注意与虹膜睫状体炎、急性结膜炎、胃肠疾病和颅脑疾病或偏头痛鉴别。

【治疗措施】

1. 临床前期、先兆期、间歇期 首选YAG激光周边虹膜切开术或周边虹膜切除术。

2. 紧急处理 因为急性青光眼可致视力很快丧失,急性发作时应立即局部应用β受体阻滞药、静脉注射或口服碳酸酐酶抑制药和局部应用 α_2 受体选择性肾上腺素能促效药。然后用1%~2%毛果芸香碱2次,间隔1次/15min。

3. 综合性药物治疗 如缩小瞳孔,使房角开放,可点1%匹罗卡品滴眼液,4~6次/d;迅速控制眼压,减少组织损害,如乙酰唑胺(醋氮酰胺),0.25g,3次/d。0.25%~0.5%噻吗心安滴眼液,2次/d。50%甘油口服,2~3ml/kg。20%甘露醇快速静注,1~1.5g/kg。也可给予止吐、镇静、安眠药物。

4.手术治疗 经药物治疗病情稳定、眼压恢复正常以后可手术治疗。为避免引起对侧眼的急性发作,在对患眼进行手术的同时,对侧眼做预防性的周边虹膜切开术。

5.慢性期 尽早做青光眼滤过手术。

6.绝对期 主要采用睫状体破坏性手术。

7.其他 若为晶状体膨胀性青光眼,眼压控制后尽早摘除白内障。

二、慢性闭角型青光眼

慢性闭角型青光眼(chronic angle-closure glaucoma)和急性闭角型青光眼一样,也是由于周边虹膜与小梁网发生粘连,使小梁功能受损所致。眼压多为中等度升高,很少超过 6.67kPa(50mmHg)。

【诊断提示】

(1)无眼压急剧升高的相应症状,但发作时可出现眼痛、头痛、恶心。

(2)多见于 50 岁左右,男性较多见。

(3)周边前房浅,中央部前房深度正常或接近正常,虹膜膨隆现象不明显。房角为中等度狭窄,有程度不同的虹膜周边前粘连。

(4)如果双眼不是同时发病,则对侧"健眼"尽管眼压、视盘、视野均正常,但有房角狭窄,或见到局限性周边虹膜前粘连,后者常位于虹膜周边部表面突起处。

(5)眼压常在 5.33kPa(40mmHg)左右,很少超过 6.67kPa(50mmHg)。

(6)眼底有典型的青光眼性视乳头凹陷萎缩。

(7)伴有不同程度的青光眼性视野缺损。

【治疗措施】

(1)缩瞳药,可用 1% 毛果芸香碱点眼,2～4 次/d。

（2）手术治疗，如周边虹膜切除术、激光房角成形术。对绝大部分房角已有广泛粘连，单用缩瞳药眼压控制不好，或已有明显视神经损害的患者，都需施行滤过性手术。

（3）急性发作时，按急性闭角型青光眼处理。

（4）对侧眼行预防性手术。

三、原发性开角型青光眼

原发性开角型青光眼（primary open-angle glaucoma）又称慢性单纯性青光眼，发病隐袭，进展缓慢，视野缺损及视盘凹陷为其特征。

【诊断提示】

（1）病因尚不完全明了，眼压升高，但房角始终开放。

（2）多无自觉症状，早期极易漏诊。

（3）眼压升高。应注意在疾病早期，眼压并不呈持续性升高，故不能依靠单次正常眼压值就判断眼压不高，测定 24h 眼压有助于发现眼压高峰值。

（4）视乳头损害，C/D＞0.6，或双眼 C/D 差值＞0.2 时，应引起重视，定期随访。

（5）视野缺损。可重复性旁中心暗点检查或鼻侧阶梯，常为青光眼早期视野损害的征象。

（6）眼压升高、视乳头损害、视野缺损三大指标，如其中二项为阳性，结合房角开放，诊断可成立。

【治疗措施】

1. 药物治疗　根据患者的眼压升高程度、视神经损害程度及损害进展速度、损害持续的时间等进行适当的治疗。①β 受体阻滞药：如 0.25％～0.5％噻吗洛尔；②选择性 α_2 受体阻滞药，如 0.2％溴莫尼定；③局部碳酸酐酶抑制药，如 1％布林佐胺；④前列腺素衍生物，如 0.005％拉坦前列腺素；⑤缩瞳药，如毛果芸香碱；⑥肾上腺素类药物，如 0.1％地匹福林；⑦全身性碳酸酐酶抑制药,如乙酰唑胺、醋甲唑胺。

2.激光治疗　药物治疗不理想,可试用氩激光小梁成形术。

3.滤过性手术　常用小梁切除术。

四、先天性青光眼

先天性青光眼(congenital glaucoma)是胚胎发育过程中,前房角发育异常,小梁网-Schlemm 管系统不能发挥有效的房水引流功能,而使眼压升高的一类青光眼。

【诊断提示】

1.婴幼儿型

(1)见于新生儿或婴幼儿时期。80%病例在 1 岁内被发现。大多数属常染色体隐性遗传性疾病。

(2)畏光流泪及眼睑痉挛。

(3)角膜混浊,角膜横径多在 12mm 以上,重症者后弹力层有条状混浊。

(4)前房甚深,房角宽、虹膜平坦,瞳孔轻度散大,眼压甚高,眼球扩大及青光眼性视神经乳头凹陷。

2.青少年型

(1)一般指 6 岁以后,30 岁以前发病的先天性青光眼。

(2)出现迅速进行性近视。

(3)进行性视神经萎缩及视乳头生理性凹陷不断扩大。

(4)青光眼性视野缺损。

(5)房水流畅系数较低。

【治疗措施】　用噻吗心安滴眼液或碳酸酐酶抑制药,以减轻角膜水肿、充血。主要应及时行手术治疗。可选择房角切开术或小梁切开术。晚期可选择小梁切除术。眼压控制后还需矫正屈光不正,以防弱视形成。

五、正常眼压性青光眼

正常眼压性青光眼（normal tension glaucoma，NTG）又称正常低眼压性青光眼，是指眼压正常，但有青光眼性视乳头环状凹陷及视野缺损等。

【诊断提示】

(1)病因不清，患者常有低血压（＜90/60mmHg）。

(2)具有开角型青光眼的特征。

(3)眼压不超过 2.8kPa(21mmHg)，有青光眼性视神经萎缩、视乳头凹陷及典型的青光眼视野缺损。

(4)排除其他原因，如颅内疾病、颈内动脉硬化、急性大出血等所致视乳头凹陷扩大和视野缺损。

【治疗措施】

(1)神经营养类药物，ATP、维生素 B_1、维生素 B_{12} 等。

(2)药物治疗 1～2 个月后，视功能仍进一步损害时，可行滤过手术。

第九节　玻　璃　体　病

一、玻璃体积血

玻璃体积血（vitreous hemorrhage）是眼科临床上比较常见的一种玻璃体病变，对视力影响较大。正常玻璃体内没有血管，其积血通常来自视网膜和葡萄膜破损的血管或新生血管。

【诊断提示】

(1)常见于视网膜血管性疾病，如视网膜静脉阻塞、视网膜静脉周围炎、糖尿病性视网膜病变等出血进入玻璃体内。眼球外伤或手术，如眼球穿孔伤、眼内异物、眼球钝挫伤及内眼手术均可出现玻璃体积血，以及视网膜裂孔和视网膜脱离、视网膜血管瘤、视网膜血管炎、老年性黄斑变性等。

（2）有引起玻璃体积血的原发伤病的表现。

（3）少量出血时,患者有飞蚊症,视力多无影响。眼底检查偶尔可见玻璃体内细小混浊点或漂浮物。

（4）大量积血时,因玻璃体高度混浊、视力急剧减退,甚至仅有光感。眼底检查无红光反射或仅见微弱红光反射。裂隙灯检查可见前玻璃体内有大量红细胞,或鲜红色血块。

（5）眼科 B 超有助于诊断。

【治疗措施】

1. 新鲜出血　以止血为主,可选用卡巴克洛（安络血）10mg或酚磺乙胺（止血敏）250mg,1～2 次/d,肌内注射。口服维生素 C 0.2g,3 次/d,或使用维生素 K 等。

2. 促进积血吸收药物　玻璃酸酶（透明质酸酶）、α-糜蛋白酶、尿激酶等结膜下或球后注射。

3. 手术治疗　3～6 个月以上仍不吸收的单纯玻璃体积血,或玻璃体积血合并有视网膜脱离者可行玻璃体切割术。

4. 物理治疗　超短波、超声波和碘离子透入等。

二、玻璃体混浊

玻璃体混浊（vitreous opacity）分为生理性与病理性两种。生理性是由于胚胎残余细胞或行经视网膜血管的细胞,将影投射在视网膜的视细胞所致。病理性为炎性产物、出血、异物残留、纤维组织增生、寄生虫、退行性变产物等。

【诊断提示】

1. 生理性　自觉眼前有半透明斑点飘动,时有时无,检眼镜检查无异常发现,视力多无下降。

2. 病理性　突然发生,不透明,混浊,形态呈多样性,如蚊状、尘状、絮状、斑点状等,检眼镜下可见玻璃体有异常混浊。视力有不同程度的减退。

3.B超检查　眼科 B 超检查有助于明确诊断。

【治疗措施】

1.病因治疗　生理性者不需治疗。

2.药物治疗　口服卵磷脂络合碘片,成人常规剂量 300～600μg/d,2 次/d 或 3 次/d 口服。

3.手术治疗　严重病例可行玻璃体切割术。

第十节　视网膜病

一、视网膜中央动脉阻塞

视网膜中央动脉阻塞(central retinal artery occlusion CRAO)临床上虽不很常见,但其后果极为严重,能引起瞬间失明,如果不能及时处理,终将永久性失明。常为颈动脉粥样硬化斑脱落、心脏瓣膜的赘生物脱落、长骨骨折的脂肪栓子等引起。

【诊断提示】

(1)无痛性视力突然减退或丧失,瞳孔散大。

(2)视乳头边界模糊,色白,以后变为苍白。小动脉分支不易看到。

(3)视网膜后极部呈弥漫性乳白色水肿,黄斑区呈"樱桃样红斑"。如有视网膜睫状动脉阻塞,则视乳头与黄斑之间呈舌状红色区。

(4)视网膜动脉显著变细,视网膜静脉可无变化,血流常呈节断状或念珠状。

(5)眼底荧光血管造影对了解动脉有无阻塞、阻塞部位与程度、侧支循环有否建立等有诊断意义。

(6)数周后视网膜水肿消退,视乳头及视网膜萎缩,视力永久性丧失。

【治疗措施】

(1)紧急抢救。可给予血管扩张药,如吸入亚硝酸异戊酯、球后注射普鲁卡因、妥拉唑啉(妥拉苏林)或阿托品。

(2)反复间断按摩眼球,或行前房穿刺,口服乙酰唑胺、应用噻吗洛尔滴眼液等降低眼压。

(3)给予链激酶、尿激酶,以溶解血栓。参阅有关疾病治疗措施。

(4)给予扩张血管及活血化瘀中药等。

(5)吸氧:吸入 95%的氧气和 5%二氧化碳混合气体,1 次/h,每次 10min。

(6)治疗原发病。

二、视网膜静脉阻塞

视网膜静脉阻塞(retinal vein occlusion,RVO)是一种较为常见的眼底病变。高血压、动脉硬化、糖尿病、血流动力学改变等引起静脉血流的淤滞及静脉血管内壁的损害是基本病理改变。分为视网膜中央静脉阻塞及视网膜分支静脉阻塞两种。

【诊断提示】

1. 视力变化　缺血未累及黄斑区,视力可正常或轻度下降,累及者则中心视力有不同程度的降低。如仅为某一分支阻塞,则相应的视野缺损。

2. 眼底改变　眼底可见广泛大片淤血或出血,可为放射状、火焰状、视盘水肿(视乳头水肿),边界模糊,常被出血斑遮盖,视网膜静脉纡曲扩张,有时呈节段状,动脉变细。早期视网膜水肿,继而出现灰白色棉团状渗出斑点,晚期视乳头呈继发性萎缩、动静脉变细。

3. 眼底荧光检查　血管造影对此病的诊断、治疗及分型极为重要。早期血管造影可见视网膜静脉荧光素回流缓慢,充盈时间延长;分支静脉阻塞者可以显示出阻塞的部位和程度。

【治疗措施】

(1)针对全身病情进行病因治疗。

（2）应用活血化瘀的中药，改善局部微循环、促进出血吸收。

（3）采用激光进行全视网膜光凝术，以防止新生血管的发生或促使已发生的新生血管闭塞，以免进而发生玻璃体积血。

（4）对玻璃体积血者可行玻璃体切割术。

（5）黄斑水肿可行格栅样光凝、玻璃体腔内注射曲安奈德等。

三、视网膜静脉周围炎

视网膜静脉周围炎（retinal periphlebitis）又名 Eales 病、视网膜血管炎，多发生于 20－40 岁的男性患者，特征为双眼反复发生视网膜及玻璃体积血。

【诊断提示】

（1）视力突然减退，伴眼前黑影飘动，其程度因出血量和部位而不同表现。

（2）病变的视网膜静脉呈串珠状，不规则扩张及弯曲，有白鞘，早期即可累及眼底周边部小静脉。

（3）病变静脉附近的视网膜有大小不等的出血灶及渗出物。

（4）反复性出血，最终因牵拉性视网膜脱离而失明。

（5）病变累及视网膜中央静脉主干时，临床表现与视网膜中央静脉血栓形成相似。

（6）眼底荧光血管造影，可见病变血管周围有渗出和毛细血管扩张，周边有大片毛细血管无灌注区和新生血管膜。

【治疗措施】

（1）查找病因，伴有其他炎症疾病时应给予治疗。

（2）药物治疗可给予糖皮质激素口服或球后注射。

（3）视网膜周边部病灶可采用激光治疗以封闭病变血管，有时常需多次反复光凝治疗。

（4）玻璃体有大量积血者，如 3 个月内不吸收，应考虑玻璃体切割术，伴有视网膜脱离者，应依据病情行玻璃体切割与视网膜复位术。

(5)高压氧与中药活血化瘀治疗。

四、糖尿病性视网膜病变

糖尿病性视网膜病变(diabetic retinopathy)是糖尿病引起的视网膜毛细血管壁的外周细胞及内皮细胞的损害,使毛细血管失去其正常功能。病理性视网膜改变是慢性糖尿病的特征。

【诊断提示】

(1)有糖尿病史,多在 5 年以上。

(2)早期多在眼球后极部出现微血管瘤,位于视网膜后极部的静脉扩张如小红点、出血斑点、深层水肿和脂质渗出物可损害黄斑功能,引起视力受损。

(3)视网膜出血,出现在黄斑附近的视网膜外网状层组织内,呈点状、球状,出血既不在神经纤维层,也不与血管相连,也不产生水肿为其特征。

(4)白色或黄色状渗出物,成堆或散布在黄斑区呈环状排列,多伴有微血管瘤及出血点,而不伴有色素性变化。

(5)静脉扩张,可仅限于静脉的某一部位,从它旁边伸出许多新生血管。

(6)病程长者,除上述体征外,尚可在视乳头部或其他部位出现新生血管,结缔组织增生,称为增殖性糖尿病性视网膜病变。

(7)玻璃体积血,大量积血使视力锐减,形成玻璃体混浊。

(8)荧光血管造影,常在检眼镜(眼底镜)检查早期出现视网膜组织的早期微血管瘤改变。

【治疗措施】

(1)控制血糖、治疗高血压,定期眼底检查,根据病变不同阶段采取适当治疗。

(2)对于重度非增生性和增生性糖尿病性视网膜病变,行全视网膜激光光凝治疗。

(3)如有黄斑水肿,可行黄斑格栅样光凝、玻璃体腔内注射曲安奈德等。

（4）玻璃体积血长期不吸收、牵拉性视网膜脱离等，行玻璃体切割术。

五、高血压性视网膜病变

高血压性视网膜病变（hypertensive retinopathy）是高血压病常见的眼底病变。与高血压持续时间、治疗反应和年龄有关。

【诊断提示】

1. 高血压病史　多在 5 年以上，且早期视力可无改变或有进行性视力下降。

2. 眼底改变分期

第 1 期：为高血压性视网膜血管病：眼底主要改变是视网膜血管痉挛。

第 2 期：高血压性视网膜动脉硬化：动脉管壁增厚，管腔变小，动脉反光增强变宽，黄斑部周围小血管呈螺旋状，进而呈铜丝状、银丝状。动静脉交叉处出现压迹。

第 3 期：高血压性视网膜病变：血压持续升高，合并有脑、肾、心的小动脉器质性或功能性改变，眼底改变除了第 2 期动脉硬化外，视网膜出现出血、渗出等改变。

3. 急进型高血压　除第 3 期视网膜改变外，还伴有视盘水肿。

【治疗措施】　参阅内科疾病篇高血压病。眼底有出血可给予辅助治疗。如口服 10％碘化钾合剂、烟酸、地巴唑、维生素 C 等。

六、视网膜脱离

视网膜脱离（retinal detachment）为视网膜的神经上皮和下面的视网膜色素上皮分离。根据发病原因分为孔源性、牵拉性和渗出性三大类。临床上以前者最为常见，多见于高度近视、白内障摘除术后的无晶状体眼，老年人和眼外伤患者。

【诊断提示】

(1)早期症状,患者可出现眼前有黑影飘动及闪光感,视物变形,或部分视野缺损。

(2)检查可见玻璃体混浊,有色素颗粒飘动,是孔源性视网膜脱离的重要体征。

(3)脱离区的视网膜呈青灰色波纹状隆起,随眼球运动而飘动,可发现数目不等,形状各异的裂孔如圆形、马蹄形等,好发部位在颞上方。

(4)眼压一般较低。

(5)间接检眼镜检查或巩膜压陷法、B型超声波有助于早期诊断。

【治疗措施】

(1)以手术治疗为主,手术关键是封闭裂孔,防止视网膜脱落累及整个视网膜。封闭裂孔可采取激光光凝、透热电凝或冷凝。然后再根据视网膜脱离的情况,选择巩膜外硅胶垫压、巩膜环扎或玻璃体切割或硅油玻璃体腔内充填等手术方式使视网膜复位。

(2)渗出性视网膜脱离治疗主要针对原发病。

七、视网膜母细胞瘤

视网膜母细胞瘤(retinoblastoma)是婴幼儿常见的眼内恶性肿瘤。约89%发生于3岁以前。约40%的病例属遗传型,为常染色体显性遗传。60%属非遗传型。

【诊断提示】

1. 临床分期　临床上根据视网膜母细胞瘤的发展过程,可分为眼内期、青光眼期、眼外期及转移期。

(1)眼内期:因肿瘤发展到后极部,瞳孔区呈现黄白色反光"猫眼样反光"而被家长发现。个别患儿表现斜视。视网膜有边界不清的黄白色隆起。

（2）青光眼期：表现为眼球充血、疼痛、哭闹不安等。角膜水肿，眼球膨大，形成"牛眼"。

（3）眼外期：表现眼球表面肿块或眼球突出等。

（4）转移期：指肿瘤细胞经视神经或眼球壁上神经血管的孔道向颅内或眶内扩展；或经淋巴管向附近淋巴结、软组织转移；或经血循环向全身转移。

2. 辅助检查　超声波、CT、MRI 等辅助检查有助于诊断。眼眶 X 线摄片显示肿瘤内钙化灶及眼眶骨壁改变。

3. 鉴别诊断　注意与转移性眼内炎、早产儿视网膜病变、原始玻璃体增生症、先天性视网膜发育不全等疾病相鉴别。

【治疗措施】

（1）首先应考虑控制肿瘤生长、转移，挽救患儿生命，其次才考虑能否保留眼球及保存一定视力。

（2）以眼球摘除为首选治疗。如肿瘤已属眼外期，则应行眼眶内容物清除术联合放射治疗及化学治疗。

（3）眼球保留治疗。①激光疗法：适用于在视网膜内位于后极部的较小肿瘤（直径≤4mm，厚度≤2mm）；②冷冻疗法：适用于向前发展难以光凝的较小肿瘤；③巩膜表面敷贴放疗或近距离放疗；④外部放射治疗；⑤化学疗法。

第十一节　视 神 经 病

一、视 神 经 炎

视神经炎（optic neuritis）是指视神经球内段或紧邻眼球的球后段视神经的急性炎症，其发病急，视力障碍严重，常累及双眼。可以是某些疾病的眼底表现。

【诊断提示】

（1）脑膜炎、肺炎、流行性感冒、脓毒血症、眶蜂窝织炎等可引起。炎性脱髓鞘病变是较常见原因。自身免疫性疾病如系统性红斑狼疮等亦可引起。约1/3至半数病例不明原因。

(2)起病突然,视物模糊,1～2d视力严重障碍,甚至无光感。

(3)外眼正常,瞳孔对光反射明显减弱或迟钝。如失明者,双眼瞳孔扩大,直接与间接对光反射均消失。

(4)视乳头充血、水肿,视网膜静脉增粗,视乳头浅面或其周围可有小出血点,整个视网膜后极部有水肿。

(5)视野检查可出现中心暗点,有时周边视野也可向心性缩小,严重者全盲。

(6)头颅磁共振成像、脑脊液检查、免疫学等检查,有助于正确诊断和治疗。

【治疗措施】

(1)检查有无全身病灶,去除病因,治疗原发疾病。

(2)给予大剂量的皮质类固醇如氢化可的松、地塞米松及 B 族维生素药物及血管扩张药。常与抗生素合并使用。

二、视 盘 水 肿

视盘水肿(视乳头水肿,papilloedema)是视乳头非炎症性的阻塞性水肿,早期一般没有明显的视功能障碍,常为其他疾病的眼底表现。

【诊断提示】

(1)常见原因是颅内肿瘤、炎症、颅脑损伤及先天畸形、恶性高血压、肺心病、眼眶占位性病变等。

(2)病变早期视力、色觉及瞳孔反射均正常。如因渗出、出血累及黄斑则影响视力。

(3)颅内压增高可引起头痛、呕吐、复视等。

(4)眼底表现,如早期视乳头充血、边界模糊、生理凹陷消失、视网膜静脉轻度扩张、静脉搏动消失等体征。病程稍久者视盘水肿发展较为完全,检查可见视乳头直径变大,呈弧形隆起,视乳头表面及邻近视网膜有出血、渗出。长期的视盘水肿可继发视神经萎缩,最终视力丧失。

(5)视野检查可见生理盲点扩大。

【治疗措施】

(1)尽早治疗引起视盘水肿的原发疾病。

(2)对原因不明的视盘水肿可对症处理,如高渗脱水、视神经鞘膜减压术以防视神经萎缩。

三、缺血性视神经病变

缺血性视神经病变(ischemic optic neuropathy)是营养视神经的小血管发生阻塞、缺血,引起视神经局部供血障碍,产生梗死所致。分前部缺血性与后部缺血性视神经病变两种。

【诊断提示】

(1)多双眼受累,可先后发病,发病快,视力进行性或突然下降。

(2)视野缺损常为与生理盲点相连的弓形或扇形暗点,与视盘的改变部位相对应。

(3)视乳头呈苍白性水肿,或局限性水肿。不伴有视网膜血管改变。

(4)晚期视乳头呈局限性或全部萎缩。

(5)眼底荧光血管造影早期可见视乳头有局限性的弱荧光区,晚期呈现明显的荧光素渗漏。

【治疗措施】

(1)糖皮质激素及血管扩张药和 B 族维生素等神经营养性药物。

(2)降低眼压以改善眼球内血管的灌注压。

(3)积极治疗原发病。

第十二节 屈光不正与调节异常

一、近 视

近视(myopia)是眼在调节松弛状态下,平行光线经眼的屈光系统屈折后所形成的焦点在视网膜之前,而在视网膜上形成一个弥漫环致使不能聚焦成像看远处目标模糊不清。按屈光成分有轴性近视、屈光性近视。按近视程度分轻度近视(-3.00D以下)、中度近视(-3.00D～-6.00D)、高度近视(-6.00D以上),以及假性近视或调节性近视。

【诊断提示】

(1)病因有遗传因素、发育因素、用眼卫生因素等。

(2)远视力减退,近视力正常。

(3)易出现视力疲劳,由调节与集合不协调所致。

(4)眼球前后径增长,眼球较突出,高度近视明显。

(5)易引起外隐斜或外斜视。

(6)高度近视易出现程度不等的眼底退行性改变,如近视弧形斑、豹纹状眼底、黄斑部改变、巩膜后葡萄肿、周边部视网膜变性、视网膜脱离等及玻璃体液化、混浊和后脱离。

【防治措施】

(1)框架眼镜。

(2)佩戴角膜接触镜,适合于屈光参差较大者或特殊职业者。但必须严格按照佩戴规则和注意用眼卫生。接触镜卫生保健不良可导致角膜或结膜难以逆转的炎性状态。角膜铜绿假单胞菌和棘阿米巴原虫感染有时与不良的接触镜卫生保健和通夜戴用有关。与接触镜有关的角膜溃疡必须充分治疗。被忽视的病例治疗效果甚差或根本不起反应可导致患眼失明。眼球发炎或结膜、角膜感染,睡眠或游泳时,都不应佩戴接触镜。

（3）屈光手术。①角膜屈光手术：激光角膜屈光手术如准分子屈光性角膜切削术（PRK）、准分子激光原位角膜磨镶术（LASIK）等。非激光角膜屈光手术如放射状角膜切开术（RK）、角膜基质环植入术（ICRS）等；②眼内屈光手术：包括屈光性晶状体置换术、有晶状体眼人工晶体植入术。

（4）后巩膜加固术。

（5）预防为主，尤其是中小学生，经常做眼保健操。

二、远　　视

远视（hypermetropia）是在调节松弛状态下，平行光线经眼的屈光系统屈折在视网膜后形成焦点，在视网膜上形成一弥散环。按屈光方式分为轴性远视与屈光性远视。按远视程度分轻度远视（+3.00D 以下）、中度远视（+3.00D～+5.00D）和高度远视（+5.00D 以上）。

【诊断提示】

（1）轻度远视，在年轻时远、近视力都可正常，一般无症状。

（2）中度或高度远视，可有视力疲劳症状，远、近视力减退。

（3）远视眼常发生慢性结膜炎、睑缘炎，或反复发作的麦粒肿，儿童可伴有内斜视。

【治疗措施】

（1）轻度无自觉症状可不配镜，如有视疲劳和内斜视，即使度数低也应戴镜。中度远视或中年以上远视者应戴镜矫正视力。

（2）儿童远视，及早戴用矫正镜。

（3）配镜前，治愈眼部炎症。

三、散　　光

散光（astigmatism）是由于眼球各子午线的屈光力不同，平行光线进入眼内不能在视网膜上形成焦点而形成两条焦线和最小弥散斑的一种屈光状态。可分规则散光与不规则散光。

【诊断提示】

(1)轻度者无症状,稍高的散光则视力减退(即远视力不好,小孔视力有进步,近视力亦不好)。

(2)视力疲劳,常发生轻度散光。

(3)不正常头位。高度不对称散光患者可有头位倾斜和斜颈,当散光矫正后斜颈可消失。

(4)高度散光,视物模糊,注视远、近目标均眯着眼睛看。

【治疗措施】

(1)对于轻度散光而无症状者可不必矫正。如有症状可配镜矫正。

(2)高度散光患者以柱镜矫正,如不能适应全部矫正可先从低度开始,逐渐增加。

(3)不规则散光矫正可试用角膜接触镜矫正。

(4)准分子激光屈光性角膜手术治疗。

四、屈光参差

屈光参差(anisometropia)是双眼屈光状态不等,不论是屈光不正的性质或度数的不同均称为屈光参差。

【诊断提示】

(1)轻度屈光参差可无症状。

(2)当双眼屈光差超过 2.50D 时易引起双眼之间的矛盾调节,即视力差的眼物像被抑制,只用视力好的眼,常有视力疲劳和双眼视力降低。

(3)双眼单视障碍:因双眼物像大小不等,产生融合困难而破坏双眼单视。

(4)可发生双眼交替注视,即一只眼看近,一只眼看远。

(5)双眼屈光参差大者,屈光度高的眼睛常发展为弱视性斜视。此弱视称屈光参差性弱视。

【治疗措施】

(1)戴镜能适应者应予充分矫正,并经常佩戴以保持双眼单视功能且消除症状。

(2)戴镜不能适应者,对低度数眼应充分矫正使达到最好视力,对另眼适当降低度数。

(3)屈光参差太大镜片无法矫正者,可试戴角膜接触镜,或行准分子激光手术。

(4)12 岁以下儿童为防止弱视,争取全部矫正。

五、老　视

老视(presbyopia)俗称老花眼,是随着年龄增长,晶状体逐渐硬化,弹性下降,睫状肌的功能也逐渐变弱,从而引起眼的调节功能逐渐减退,致使阅读或近距离工作发生困难。

【诊断提示】

(1)视近物困难,尤其阅读时明显,远视力不受影响。

(2)阅读需要更强的照明度。

(3)视近物不能持久。

(4)眼疲劳症状,如眼胀、眼痛、视物模糊等,主要是看近目标时。

(5)老视是一种生理现象,近视者出现得晚,远视者出现得较早。

【治疗措施】

(1)用凸透镜片补偿调节的不足。

(2)根据患者工作情况选择适当的凸透镜。

(3)如果需要看远看近均有良好视力,则可配双光眼镜或多焦点镜片。

(4)手术,包括施于角膜的、施于巩膜的和施于晶状体的手术。

第十三节　眼 外 肌 病

一、共同性斜视

共同性斜视(concomitant strabismus)是眼外肌肉本身和它的支配神经均无器质性病变而发生的眼位偏斜,在向各不同方向注视或更换眼注视时,其偏斜度均相等。可分共同性内、外及垂直斜视。部分为神经疾病引起的麻痹性斜视。

【诊断提示】

(1)眼位偏斜常始于幼年,多伴有不同程度的屈光不正。

(2)眼球各方向运动正常,各方向转动时斜视度不变。

(3)遮眼试验时第 1 斜视角与第 2 斜视角相等。

(4)共同性内斜视,可分为先天性(婴儿型)、调节性、非调节性等。先天性内斜视为生后 6 个月以内发生的恒定性内斜视,特点为斜视角较大、视远或视近的斜视角相等而稳定。大多有轻度或中度远视,多数患儿两眼视力相等;而后天性内斜视,发病年龄多在 6 个月至 7 岁,多为中度远视,初期表现为间歇性内斜视。非调节性内斜视,有基本型、分开不足型、集合过强型。

(5)共同性外斜视,发病年龄不同,分为间歇性外斜视、恒定性外斜视、视觉剥夺性外斜视、连续性外斜视、集合不足。

(6)共同性上斜视,健眼注视时,另一眼上斜,上斜眼注视时,健眼下斜。常合并内、外斜视。

【治疗措施】

(1)矫正屈光不正,散瞳验光,佩戴全部矫正眼镜。

(2)如有弱视应行弱视治疗。

(3)正位视训练:消除抑制,加强融合功能,扩大融合范围,建立立体视。

(4)手术治疗:对于斜视角稳定、非手术治疗无效及有交替性注视的患儿皆应及早手术矫正眼位。麻痹性斜视,针对病因治疗,半年无效可手术矫正。

二、弱　　视

弱视(amblyopia)是视觉发育期内由于异常视觉经验引起的单眼或双眼最佳矫正视力下降,眼部检查无器质性病变。临床可分为斜视性弱视、屈光参差性弱视、屈光不正性弱视、视觉剥夺性弱视。

【诊断提示】

1. 视力减退　我国的流行病学研究结果表明弱视诊断时要参考不同年龄儿童正常视力下限:3 岁儿童正常视力参考值下限为 0.5,4—5 岁为 0.6,6—7 岁为 0.7,7 岁以上为 0.8。两眼最佳矫正视力相差两行或更多,较差的一眼为弱视。

2. 拥挤现象　分辨排列成行视标的能力较单个视标差。

3. 光感正常　能察觉最暗淡的光量。

4. 其他　常伴有不同类型的斜视。

【治疗措施】

(1)矫正屈光不正。早期治疗先天性白内障或先天性上睑下垂等。

(2)中心注视性弱视,多采用健眼遮盖。1—4 岁儿童健眼遮盖时间要根据弱视程度和健眼遮盖效果给予有效指导。

(3)旁中心注视性弱视可采取增视治疗,如压抑疗法和红色滤光片法等。

(4)手术矫正眼位。

第十四节　眼　眶　病

一、眶蜂窝织炎

眶蜂窝织炎(orbital cellulitis)是眶内软组织的急性炎症。分隔前和隔后两类蜂窝织炎。

【诊断提示】

（1）多由邻近组织的感染引起,病源以鼻窦和口腔为最常见,多为单侧性。

（2）隔前蜂窝织炎是炎症局限在眶隔之前和眶周围的结构,隔后结构未受感染,主要是眼睑水肿,眼球未受累,瞳孔对光反射与视力良好,无眼球运动障碍,且运动时无疼痛等。

（3）隔后蜂窝织炎,症状严重,如眼球突出、眼睑红肿、球结膜高度水肿、眼球运动受限、眼睑紧张而压痛、视力下降、视盘水肿并常伴有发热、恶心、头痛等全身症状。易引起海绵窦血栓,还可出现谵妄、昏迷等症状。

（4）并发症有暴露性角膜炎、视神经萎缩、葡萄膜炎、海绵窦血栓、脑膜炎、脑脓肿或脓毒血症,可危及生命。

（5）检查皮肤、鼻咽部、牙齿和口腔是否有炎性病变并做结膜、皮肤、血液和口腔或鼻分泌物细菌培养。

（6）X 线片、B 超和 CT 检查确定感染源。

【治疗措施】

（1）找出病因,早期治疗原发病灶和并发症。

（2）应用足量的广谱抗生素,根据结膜囊细菌培养及药物敏感试验,及时应用有效抗生素。

（3）如炎症已化脓局限,形成球后脓肿应切开引流或在超声引导下抽吸脓液。

（4）注意并发症的处理,特别是海绵窦血栓。

（5）局部理疗,抗生素眼膏保护,防止暴露性角膜炎的发生。

（6）应用脱水药降低眶内压。

二、海绵状血管瘤

海绵状血管瘤(cavernous hemangioma)是眶内常见的良性肿瘤。多见于成人,位于肌锥内或视神经的外侧,生长缓慢,早期视力一般无影响。

【诊断提示】

(1)无痛性、慢性进行性眼球突出,根据肿瘤的原发部位不同,产生不同的首发症状。

(2)位于眶前部的肿瘤,局部隆起、呈紫蓝色。眶深部肿瘤虽不能触及,但按压眼球有弹性阻力。位于眶尖部可压迫视神经,引起视力障碍。

(3)眼球运动障碍可引起复视。

(4)B 型超声检查有典型的回声图像,具有定性诊断意义。CT 显示具有良性占位性病变的特征,具有定位诊断意义。

【治疗措施】

(1)对体积小、发展慢、视力好者可观察。

(2)影响视力与美容时可行手术摘除。

三、横纹肌肉瘤

横纹肌肉瘤(rhabdomyosarcoma)为儿童期常见的原发性眶内恶性肿瘤,75%在 10 岁前发病。肿瘤生长快,恶性程度高,死亡率较高。

【诊断提示】

(1)肿瘤好发于眶上部,部分发生于球后或眶内任何部位。

(2)可见上睑下垂,眼睑水肿、变色,眼球向前下方移位。

(3)肿瘤也可呈息肉状自穹隆部突出、表面糜烂出血,易误诊为眶蜂窝织炎。

(4)如肿瘤侵及视神经和眼外肌,则视力丧失、眼球运动障碍。

(5)肿瘤生长极快,数天内病变即可有明显的进展。

(6)X 线片、B 超及 CT 有助于诊断。

【治疗措施】

(1)综合治疗,即手术前化疗使肿瘤体积缩小。

(2)手术切除肿瘤(包括肿瘤周围部分正常组织),术后再进行化疗和放疗。化疗选用环磷酰胺、长春新碱、更生霉素等。

第十五节　眼　外　伤

一、钝　挫　伤

钝挫伤(blunt trauma)是机械性钝力,如拳击、球类、石块等外力作用于眼部引起的外伤,可造成眼球损伤和眼球附属器损伤,引起眼内多种结构和组织发生改变。

【诊断提示】

1. 角膜挫伤　钝力可擦伤角膜上皮,也可因角膜急剧内陷,内皮层和后弹力层破裂,引起角膜基质水肿混浊,严重时可致角膜破裂。

2. 虹膜睫状体挫伤　挫伤可引起虹膜睫状体的创伤性炎症反应,小动脉痉挛,血管壁渗透性增加,导致组织水肿,房水混浊。严重时,能造成虹膜和睫状体组织及血管破裂、前房积血、房角后退、外伤性低眼压等。

3. 晶状体挫伤　挫伤可引起晶状体脱位或晶状体混浊。

4. 玻璃体积血　挫伤引起睫状体、脉络膜和视网膜血管破裂,可出现玻璃体积血。

5. 视网膜震荡与挫伤　后极部在挫伤后出现一过性视网膜水肿,呈白色,中央视力下降。

6. 眼球破裂伤　常见破裂部位是角巩膜缘,也可出现直肌下巩膜破裂。表现眼压降低,前房及玻璃体积血、角膜变形等。

7. 其他伤　眼睑皮肤裂伤、泪器损伤等。

【治疗措施】

1. 角膜挫伤　如上皮擦伤,可涂抗生素眼膏后包扎。角膜基质层水肿混浊者可滴皮质类固醇眼液,必要时扩瞳。角膜裂伤者行手术缝合。

2. 虹膜睫状体挫伤　应卧床休息，全身给予止血药，如云南白药，可联合皮质类固醇治疗。如虹膜根部离断时可行虹膜根部缝合。继发青光眼时可行滤过手术降低眼压。

3. 晶状体挫伤　轻者观察，如继发性青光眼和视网膜脱离等并发症可手术治疗。晶体混浊时可行手术治疗。

4. 玻璃体积血　如积血多时，给予止血药物及促进血液吸收的药物，伤后 3 个月以上积血仍未吸收，可行玻璃体切割术。

5. 视网膜震荡伤　可给予糖皮质激素、血管扩张药及维生素类。视网膜脱离应手术治疗，争取视网膜复位。

6. 眼球破裂　治疗时应仔细检查裂口，尽可能做初期缝合术，术后使用抗生素和糖皮质激素，以控制感染和创伤性炎症反应。根据情况，在 7～12d 行玻璃体手术，力争保留眼球和有用视力。慎行眼球摘除术。

二、眼球穿通伤

眼球穿通伤（perforating injury of eyeball）由锐器的刺入、切割造成眼球壁的全层裂开，伴或不伴有眼内损伤或组织脱出。严重程度取决于致伤物力度、大小、形态、性质，伤及部位，感染情况及球内有无异物等因素。

【诊断提示】

1. 角膜穿通伤　单纯裂伤，伤口小呈线状。重者，伤口大且对合不良，眼内容物脱出。

2. 角巩膜穿通伤　伤口累及角膜和巩膜，常合并睫状体、玻璃体或晶状体脱出，多伴有外伤性虹膜睫状体炎。

3. 巩膜穿通伤　伤口小者一般对合良好，无眼内组织脱出；伤口大者，可伴有眼内出血，内容物脱出。

4. 眼球穿通伤　可致永久性视力丧失。

【治疗措施】　眼球穿通伤是眼科急症，原则是①初期缝合伤口，恢复眼球完整性；②防治感染等并发症；③必要时行二期手术。

1. **伤口处理** 伤口<3mm的角膜或巩膜伤口,不伴有组织嵌入,创缘对合良好者,不必缝合。>3mm应直接对位缝合。如伴有虹膜组织嵌入者,如伤口清洁,脱出之虹膜组织完整,脱出时间不超过24h者,可考虑还纳术。若伤口污染,脱出时间超过24h者,做虹膜切除术。伴有睫状体脱出者,不可随意切除,应用抗生素液充分清洗后还纳。伴有葡萄膜脱出之巩膜裂伤,可冲洗后还纳,也可剪除。脱出之玻璃体可剪除。对角巩膜伤口,先缝合角膜,然后缝合巩膜。贯通伤的出口多不缝合,由其自闭。

2. **抗感染** 如破伤风抗毒血清1500U脱敏注射。给予抗生素如青霉素、庆大霉素等肌内注射或静脉滴注。严密观察伤眼有无感染。局部及全身应用糖皮质激素。

3. **复杂病例** 多采用二步手术,即初期缝合伤口、恢复前房、控制感染;1~2周内再行内眼或玻璃体手术。

4. **并发症处理** 如外伤性虹膜睫状体炎,眼内异物,交感性眼炎、外伤性前房积血、结膜损伤、角膜损伤、外伤性增殖性玻璃体视网膜病变,进行相应治疗。

三、外伤性眼内异物

外伤性眼内异物(traumatic intraocular foreign body)是严重威胁视力的眼外伤。

【诊断提示】

(1)有眼球外伤史,常常在角膜或巩膜上可以发现伤口或瘢痕。

(2)视力有不同程度的减退,可用裂隙灯、检眼镜、前房角镜及三角镜检查。

(3)X线片、超声波、CT、MRI等明确异物定位及其他损伤情况。

(4)异物为铁质或铜质,时间较久者,可出现铁锈症或铜锈症。

【治疗措施】

(1)修复伤口。

(2)预防感染。

(3)应用破伤风抗毒素。

(4)异物定位,及早取出异物。

(5)治疗并发症。常见有外伤性虹膜睫状体炎、感染性眼内炎、交感性眼炎等,应采取相应治疗。

四、电光性眼炎

电光性眼炎(electric ophthalmia)是由于眼部受紫外线照射过度,致使蛋白质变性、凝固,破坏核糖核酸合成所引起的角膜、结膜损伤。常见于电焊、紫外线灯、原子弹爆炸后的眼损伤。

【诊断提示】

(1)有紫外线照射史。

(2)起病急,多在照射后 3～12h 突然发病,双眼同时发病,剧烈眼痛、流泪、畏光。

(3)角膜荧光染色可见点状或弥漫着色。

(4)球结膜混合充血、水肿,角膜混浊,瞳孔缩小。

【治疗措施】

(1)剧痛时,点 0.5％～1％丁卡因液 1～2 滴,只能临时使用,不能作为长期治疗手段。

(2)点抗生素液或涂抗生素可的松眼膏,防止感染。

(3)冷敷可止痛和减轻局部充血。

(4)加强眼保护,避免再度损伤。

五、酸碱化学伤

化学物品的溶液、粉尘或气体进入或接触眼部,都可引起眼部损伤,统称为化学性烧伤,多发生在化工厂、实验室或施工场所,其中酸性和碱性烧伤最多见。

【诊断提示】

(1)有明确的化学性外伤史。

(2)酸性烧伤者,一般为局限性,不渗透,不扩散,损伤区边界清晰。碱性烧伤则为进行性、湿性,损伤处边界不清。

(3)有畏光、流泪、疼痛、视物模糊等症状。

(4)根据酸碱伤后的组织反应程度分为:轻度(多由弱酸或稀释的弱碱引起)、中度(可由强酸或较稀的碱性物质引起)、重度(大多为强碱引起)。

【治疗措施】

(1)尽早用清水或生理盐水彻底冲洗眼部,是处理酸碱烧伤的最重要一步。酸性伤可用 $2\% \sim 4\%$ 碳酸氢钠液,碱性伤可用 3% 硼酸水。重者初期处理后送专科医疗单位后可再行结膜囊冲洗或行前房穿刺术。

(2)碱性烧伤局部和全身应用大量维生素 C 并做结膜下注射, $25 \sim 50mg$, $1 \sim 2$ 次/d。严重碱烧伤,于烧伤后 $4 \sim 8h$ 内切开球结膜,做结膜下冲洗或伤后 $1 \sim 2h$ 内行前房穿刺术。

(3)切除坏死组织,防止睑球粘连。在 2 周内出现角膜溶解变薄,需行全角膜板层移植术。

(4)应用胶原酶抑制药防止角膜穿孔,如 10% 枸橼酸钠, $2.5\% \sim 5\%$ 半胱氨酸点眼。

(5)应用抗生素控制感染。

(6) 0.5% 依地酸钠,可促使钙质排出,用于石灰烧伤病例。

(7) 1% 阿托品每日散瞳 $1 \sim 2$ 次。

(8)局部及全身使用皮质类固醇。

(9)用自家血清滴眼, $2 \sim 3$ 次/d 及应用纤维连接蛋白等。

(10)晚期针对各种并发症进行处理,如烧伤后矫正睑外翻、睑球粘连、进行角膜移植术等。出现继发性青光眼时,应用药物降低眼压,或行睫状体冷凝术。

第十篇 诊疗技术和医学相关理论

第72章 诊断技术

第一节 心脏功能检查

一、心 电 图

(一)心电图的原理

心脏在机械收缩之前,心肌首先发出激动,在激动过程中产生微弱的电流,自心脏向身体各部传导。由于电流的方向与身体各部的角度不同,周围组织与心脏的距离不等,以及身体的导电介质在各部位的差异,故使不同的体表部位,表现不同的电位变化。用电极置于人体表面或体内的特定部位,经过仪器的放大可记录到每个心动周期心脏综合电变化的波形,称为心电图(electrocardiogram,ECG)。

(二)正常心电图

1. P 波 P 波为左右心房的除极波。起点表示窦房结开始激动,终点代表两心房激动完毕。分析 P 波时,应注意其方向(上下),宽度(时间)和振幅(电压)。

(1)方向:Ⅰ、Ⅱ、aVF、$V_3 \sim V_6$ 直立,aVR 导联 P 波应倒置。Ⅲ、aVL、$V_1 \sim V_2$ 导联可直立、低平、倒置或双相。

（2）时间（宽度）：＜0.11s。

（3）电压（振幅）：＜0.25mV。

（4）意义：P波增大，见于右房扩大；P波时间延长，见于左房扩大或房内传导阻滞。

2. P-R间期　P-R间期，即P波起点至QRS波起点的间隔时间，又称P-Q间期。P-R间期与年龄和心率有关，正常成人心率在60～90次/min时，P-R间期在0.12～0.20s。6—14岁儿童心率＜100次/min时，P-R间期不应超过0.19s。若延长则为房室传导阻滞。

3. QRS综合波　为心室的除极波，代表全部心室肌纤维的兴奋。

（1）时间：正常成人为0.06～0.10s，儿童为0.04～0.08s。

（2）电压：①Q波：来自室间隔除极的Q波电压不超过同一导联R波的1/4，时间＜0.04s。来自心室腔的Q波较宽大，常见于aVR导联，呈Qr波。②R波：V_1导联不超过0.7～1.0mV；V_5导联不超过2.5mV；aVL导联不应超过1.2mV；aVF导联应＜2.0mV。③S波：$S_{V_1 \sim V_2}$较深，但一般不超过1.5mV，S_{V_5}较小。故正常人$R_{V_5}+S_{V_1}<3.5\sim4.0$mV，$R_{V_1}+S_{V_5}<1.2$mV。

（3）室壁激动时间（简称VAT）：$V_1\sim V_2$反映右心室壁激动时间，正常成人为0.01～0.03s；$V_5\sim V_6$反映左心室壁激动时间，正常成人为0.02～0.05s，儿童＜0.04s。

（4）意义：QRS时限延长见于室内传导阻滞或束支传导阻滞、心室肥大，预激综合征；R波振幅增高，见于左室高电压、心室肥大；异常Q波或QS波，见于心肌梗死、心肌病等。

4. ST段　ST段为QRS波群终点到T波起点的一段等电位线，代表心室除极完毕到复极开始的一段时间。正常ST段压低，在任何导联不应超过0.05mV，以水平型、下斜型和弓背向下型下降为病理现象，多为心肌缺血受损等改变，斜型下降意义较小。ST段抬高不应超过0.1mV，但在$V_1\sim V_3$导联可提高到0.3mV。

ST 段异常抬高＞0.3mV,见于急性心肌梗死、心肌病等;ST 段异常下降≥0.05mV,见于心肌缺血、损伤、心室肥大等。

5. T 波　为心室的复极波,T 波上升速度较慢,而下降则较快,上下两支常不对称。①方向:正常 T 波一般应与 QRS 综合波的主波方向一致。在 aVR 导联 T 波一般倒置,Ⅰ、Ⅱ、$V_4 \sim V_6$ 导联 T 波应直立。Ⅲ、aVL、aVF、$V_1 \sim V_3$ 导联 T 波可倒、可正或双向。但 12 岁以下儿童 T_{V_1} 应倒置。如 V_3 的 T 波倒置,则 $V_1 \sim V_2$ T 波不应直立。V_5 的 T 波一般应＞V_1 的 T 波。②电压:在 R 波为主的导联中,如 T 波振幅＜R 波的 1/10,则称为 T 波低平。在胸导联中 T 波有时可高达 $1.2 \sim 1.5$mV,但 V_1 的 T 波应＜0.4mV。③意义:T 波轻微增高无临床意义,如显著增高,可见于心肌梗死早期、高血钾。T 波低平或倒置,见于心肌缺血、心肌损伤、低血钾等。所谓"冠状 T":即 T 波倒置明显加深,两支对称,顶点居中,为冠状动脉供血障碍的表现,可见于心肌梗死的急性期、慢性冠状动脉供血不足及左室肥大等。

6. U 波　U 波是在 T 波后 $0.02 \sim 0.04$s 出现的低平波,方向与 T 波一致,电压不应超过同一导联 T 波的 1/2。V_2、V_3 导联最为明显。低钾血症 U 波增高,T 波降低;U 波倒置见于高血钾、冠心病、心肌梗死等。

7. Q-T 间期　为 QRS 波群起点至 T 波终点的时间,代表心室除极、复极过程中总共所需要的时间,又称心脏电收缩时间。Q-T 间期随年龄、性别、心率而异。心率愈快,Q-T 间期愈短,反之则长,成人心率在 70 次/min 时,Q-T 间期＜0.40s。Q-T 间期异常延长见于心肌缺血、心肌梗死、脑出血、低血钾、低血钙、奎尼丁中毒等。Q-T 间期缩短,见于洋地黄效应、高血钙。

(三)心电图的临床应用

1. 以下各种疾病心电图有肯定性的诊断意义　①各种心律失常;②确定有无心肌梗死,并可明确梗死的部位、范围及其演变过程。

2. 心电图对下列情况的临床诊断、治疗和病情观察有一定帮助 ①对心肌病变和慢性冠状动脉供血不足等,可大致了解心肌损伤的情况;②确定有无心房或心室肥大,并可协助某些心脏病的病因学诊断;③急性或缩窄性心包炎;④了解某些药物(如洋地黄、奎尼丁、吐根碱、锑剂等)对心肌的影响;⑤协助了解有无电解质紊乱,如血钾过高、血钾过低,血钙过高或过低等;⑥心脏手术和心导管检查时,进行心电图连续监护,可以及时了解心律的变化与心肌供血是否充足。

3. 心电图对心脏病的诊断有其局限性 ①有一些心电图改变并无特异性,如右心室肥大可见于肺源性心脏病、风湿性心脏病或某些先天性心脏病;T 波改变可见于多种情况,如心肌炎、心肌缺血、药物作用和电解质紊乱等。②双侧心室肥大心电图往往可以正常,故正常心电图并不能排除心脏病存在。③心电图无助于心脏功能的估计。

(四)常见心电图异常波形

1. 心房肥大 右心房肥大时,P 波高耸,电压>0.25mV,多不增宽。以 Ⅱ、Ⅲ、aVF 及 V_1 等导联最为明显。左心房肥大时,P 波增宽,时限超过 0.11s,并伴有切迹,呈双峰形,峰间距>0.04s。Ⅰ、Ⅱ、aVF 等导联最明显,V_1 导联 P 波呈正负双向。右心房肥大常见于慢性肺心病,故称为"肺型 P 波",亦见于房间隔缺损、肺动脉瓣狭窄及法洛四联症等。心电图示左房肥大常见于二尖瓣狭窄,故称为"二尖瓣型 P 波",亦见于冠心病、急性左心功能不全、主动脉瓣病变等。

2. 心室肥大

(1)左心室肥大心电图特点

①R 波电压升高:R_{V_5} 或 R_{V_6}>2.5mV;R_{V_5}+S_{V_1}>4mV(女性>3.5mV);$RaVL$>1.2mV;R_I>1.5mV;R_{II}>2.5mV;R_{III}>1.5mV。

②QRS 时限延长,可达 0.10~0.12s。

③左心室壁激动时间＞0.05s。

④电轴偏左,多位于＋30°～－30°。

⑤反映左心室图形的导联(如Ⅰ、aVL、V_5 等)可有 ST 段压低,T 波低平、双相及倒置等变化。

(2)右心室肥厚心电图特点

①右心室电压升高:V_1 导联的 QRS 波群可呈 RS、R 或 qR 波;V_1 的 R/S＞1;V_1 导联的 R 波＞1.0mV,R_{V_1}＋S_{V_5}＞1.2mV;RaVR＞0.5mV 或 aVR 导联的 R 波＞Q 波。

②右心室壁激动时间＞0.03s,QRS 波时间正常。

③轴心偏右位于＋90°～＋180°之间,一般右偏＞＋110°。

④反映右心室图形的导联可有 ST 段及 T 波的变化:Ⅱ、Ⅲ、aVF 或 V_1～V_3 导联 ST 段下降,T 波倒置或双向。

3.束支传导阻滞(缩写为 BBB)

(1)完全性左束支传导阻滞心电图特点

①QRS 波群时限＞0.12s。

②QRS 波群形态改变:V_5、V_6、Ⅰ 导联呈宽大、平顶或有切迹的 R 波,其前绝无 q;V_2 导联呈 rs 或 QS 型。

③V_5 导联 VAT＞0.05s。

④V_1、V_2 导联 ST 段抬高,Ⅰ、V_5、V_6 导联 ST 段下降。

⑤Ⅰ、Ⅱ、aVF、V_4～V_6 导联 T 波倒置,V_1、V_2 导联 T 波直立。

(2)不完全性左束支传导阻滞:图形与完全性相似,仅 QRS 时限＜0.12s,但有时可与左心室肥大图形相似,故常发生诊断困难。

(3)右束支传导阻滞:完全性右束支传导阻滞心电图特点如下:

①QRS 时限＞0.12s。

②QRS 波群的改变:V_1 为 rsR′,可呈 M 型;V_5 为 qRs 或 Rs 型,S 波宽阔且较深;Ⅰ、aVL 导联与 V_5 相似,Ⅲ、aVF 与 V_1 类似。

③ST-T 改变：V_1、V_2、aVR 导联 ST 段压低，T 波倒置；V_5、V_6、Ⅰ、aVL 等导联呈相反变化。

④V_1 导联 VAT＞0.03s：不完全性右束支传导阻滞，心电图改变与完全性相似，仅 QRS 时限不超过 0.12s。

(4)心肌损害：缺氧、感染、中毒及心脏长期负担过重等，均可损害心肌，在心电图上表现为 ST-T 波的改变。

①ST-T 波改变。表现为 ST 段压低，T 波平坦，双相或倒置，尤其在Ⅰ、Ⅱ、V_5 等导联有改变时意义较大。

②Q-T 间期延长。

③各种不同程度的房室传导阻滞。

(五)慢性冠状动脉供血不足心电图特点

(1)ST 段呈水平型或下斜型降低，≥0.05mV。

(2)T 波低平或双向倒置。

(3)各种传导障碍及异位心律。

(4)可有 QRS 低电压。

(5)心电轴左偏。

如平静时心电图正常，临床疑有冠心病，病情允许时，可做心电图负荷试验。

(六)心肌梗死心电图

1. 坏死型　中央坏死区，QRS 波群呈 QS 波或为大 Q 波，宽度在 0.04s 以上，电压＞R 波 1/4(同导联)。

2. 损伤型　坏死周围的损伤区，如探查电极面对该区，则 ST 段呈穹隆形抬高；电极背向损伤区，则 ST 段明显降低。

3. 缺血型　坏死区外围的缺血区，呈现 ST 段压低及 T 波倒置。如同时具有大 Q 波、ST 段抬高及 T 波倒置，称为混合型，这是急性心肌梗死演变过程的典型心电图改变。

4. 心肌梗死的定位诊断

(1)前间壁梗死：梗死位于心室间隔与其邻近的左心室前壁。于 V_1、V_2(V_3)导联出现梗死图形。

(2)前壁梗死：梗死位于左心室前壁。于 V_3、V_4(V_5)导联出现梗死图形。

(3)侧壁梗死：梗死位于心尖部到心底中间的左心室壁。于 Ⅰ、aVL、V_5、V_6 导联出现梗死图形。

(4)下壁梗死：梗死位于左心室靠近膈面的部分。于 Ⅱ、Ⅲ、aVF 导联出现梗死图形。

(5)后壁梗死：梗死位于左心室壁的后上部。于 V_7、V_8 导联出现梗死图形。

(6)心内膜下的心肌梗死：部位仅限于靠近心内膜 1/3 或 1/2 处的心肌发生梗死。其心电图表现：由于急性心内膜下心肌梗死主要影响前侧壁，在 V_4～V_6、Ⅰ、Ⅱ 或 aVL 导联 ST 段多呈下降型降低，一般持续 24～72h 到数日，多恢复正常，出现深宽而对称的倒置 T 波，以 V_3、V_4、Ⅱ 导联最为明显，并有梗死 T 波的演变规律。

(七)心包炎

1. 急性心包炎心电图特点

(1)除 aVR、V_1 导联外，ST 段呈广泛抬高。

(2)T 波早期直立，以后可平坦或倒置。

(3)P 波可较明显，特别当 QRS 波低电压时，更显得 P 波突出。

(4)可有窦性心动过速和 QRS 波低电压。

2. 慢性心包炎心电图特点

(1)除 aVR、V_1 导联外，T 波在各导联倒置或平坦。

(2)QRS 波群低电压。

(3)常有窦性心动过速。

(4)P 波增宽及有切迹。

(八)预激综合征

预激综合征(亦称 WPW 综合征)，也是一种传导异常。其发生机制多认为是由于房室之间存在着几种类型的附加传导束，室上性的激动通过它可提前传至心室,使部分心室肌预先激动所致。心电图改变有时容易和心肌梗死、束支传导阻滞、心室肥大以及心肌损害等图形混淆,应注意鉴别。典型的预激综合征心电图特征为:

(1) P-R 间期<0.12s(预激量越大,P-R 间期越短)。

(2) QRS 综合波起始部迟钝、挫折,形成所谓"△"(delta 波),或称预激波,如预激区区域大时,这种迟钝波也可出现在 R 波的较高位置。

(3) QRS 时限>0.11s(预激量越大,QRS 综合波也越宽)。

(4)常有继发性 ST-T 波改变,QRS 波增宽越多,这种改变也越明显。根据 QRS 波型的方向、预激部位不同分为:A 型,预激部位在左室后底部,$V_1 \sim V_6$ 导联主波向上;B 型,预激部位在右室前侧壁,$V_1 \sim V_2$ 导联主波向下。

二、心功能检测

心功能检测技术(technics for assessing cardiac functions)可提供心脏泵功能优劣的客观指标,用于一些心血管疾病的早期或辅助诊断,也可用于心肌梗死的监护及预后的估计。心功能检查方法分为创伤性(侵入性)和非创伤性(非侵入性)两大类。

创伤性方法以心导管检查为主,是将心导管经周围静脉送到心脏的右心房、右心室或经动脉逆行插入左侧心脏,抽出血液标本进行氧含量的测定,测量心脏内的压力曲线,观察心导管是否进入异常通路,并推算心排血量等一系列有关血流动力学指标。如将指示剂或造影剂通过心导管注入心血管内部,进行指示剂稀释曲线测定和心脏血管造影检查和选择性冠状动脉造影,则诊断价值更大。但心导管检查属于创伤性,不宜多次重复,使其临床应用受到一定限制。

无创伤性心功能检查指心电图(包括平静及负荷试验心电图、动态监测心电图、心电向量图、体表希氏束电图)、超声心动图、心电机械图、阻抗血流图、放射性核素心血管造影、磁共振、数字减影及心血管自主神经功能检查等,这些方法共同优点是无创伤性、安全、使用较方便、可反复应用,还可进行心脏收缩时间(STI)及舒张功能(DTI)等测定。由于各种检查方法都有其局限性,仅用某种方法测定尚不能全面了解心功能状况,目前趋向联合应用,将多项测定结果进行综合比较分析,则能更准确地判断心脏功能。

(一)评价心功能常用的血流动力学指标

1. 心排血量(CO)及心脏指数(CI)　心排血量为每分钟由心室排出的血量,一般指由左心室射入主动脉的血量,正常值 4.5～6.0L/min;心脏指数为安静和空腹状态下每平方米体表面积每分钟的心排血量,因心排血量与体表面积成正比,为便于比较,常用心脏指数表示。正常值 $3.0～3.5L/(min \cdot m^2)$。心排血量及心脏指数是常用的反映心脏泵血功能指标。它的减少常因左室排血功能障碍或循环血容量减少所致,如心力衰竭、心源性休克时明显降低。

2. 每搏排血量(SV)及心搏指数(SVI)　每搏排血量为心脏每搏动一次的排血量,正常值 60～80ml。心搏指数为每平方米体表面积每一次心室收缩排出的血量,正常值 $30～65ml/(次 \cdot m^2)$。

3. 射血分数(EF)　射血分数为每搏排血量与舒张末期容量的比值,正常值为 0.68 ± 0.05。射血分数是估量心脏收缩功能常用的重要指标。心脏收缩功能减弱时比值减少,收缩功能增强时比值增大。它比每搏排血量或心排血量更敏感,例如心脏扩大舒张末期容量显著增加时,只要有较少的收缩,其每搏排血量及心排血量即可达正常值的范围。

4. 左室舒张末压(LVEDP)及左室舒张末期血容量(LVDV)　左室舒张末压正常值 0～1.33kPa(0～10mmHg),左室舒张末压对判定左室功能有重要参考价值,在左室功能不全早期,临床和 X 线表现尚不明显时,左室舒张末压大多数已增高。测定此项指标需行左心导管检查,有一定危险性,一般多用肺微血管压代替。左室舒张末期血容量(LVDV)是左室最大血容量,是心脏的高负荷,正常值为 124.3～143.9ml。

5. **肺毛细血管楔压(PCWP)**　为导管送至肺动脉小分支处,嵌顿肺小动脉时所测得的压力,正常值 0.8～2kPa(6～15mmHg),是左室功能的可靠和敏感指标之一,左心衰竭、二尖瓣病变、缩窄性心包炎等疾病时增高。

6. **肺循环阻力**　①肺循环总阻力(肺总阻力)为血液从右心室排出,经过动、静脉然后回流至左房及左室的阻力,正常值 200～300dyn/(s・cm^5)。②肺小动脉阻力(PVR):正常值 120～140dyn/(s・cm^5)。二尖瓣狭窄、肺心病、肺血管病变引起血管狭窄等则增加。

7. **体循环总阻力(周围总阻力,SVR)**　为周围小血管阻力之和,正常值 800～1200dyn/(s・cm^5)。反映左室射血时的阻力,其增高可使左心室排血阻抗和负荷增加,加重心脏负担,降低各器官和组织的灌注量。

8. **有效循环量(GCV)**　其大小取决于血管床的容积及血液总量,小于大循环中的血量,正常值为 2238～3339ml。

9. **血液阻抗**　"阻抗"是压力(P)与流量(Q)之比,是维持血压的重要因素。左心室喷血阻抗(CR)是主动脉瓣口的阻抗,是左室喷血的动脉压力与射液量的比值。正常值:106.1～126.1。高血压、主动脉瓣狭窄、梗阻型心肌病及心脏处于激化状态时升高。心衰、心梗、心肌炎、心肌病时,CR 降低是减轻心脏负荷的代偿反应。总阻抗(RTM):是平均动脉压与动脉血流的比值。反映大循环血管各部分阻抗的综合。正常值:1 121.4～1 593.0。休克时 RTM 降低适于用缩血管的升压药,RTM 高适于用舒张血管升压药,心肌受损伤后,为保持周围组织微循环的供血,RTM 下降。如 RTM 反常升高、揭示外周代偿不良,考虑是心梗、心肌缺血、心衰的前兆。

(二)收缩时间(STI)测定

最常用的测定方法是以心电图、心音图、颈动脉搏动图或心尖搏动图同步描记,亦可用心阻抗图、心阻抗微分图、超声心动图等进行同步描记。

1. 总电机械收缩期(QS_2) 代表心室开始电激动至机械收缩终了的时间。是判断正性变力效应的较好指标。

2. 射血前期(PEP) 代表心室除极开始至左室射血开始的时间。心室除极速度快或室内压力上升速度快则缩短,否则延长。左心衰竭时延长。

3. 左室射血时间(LVET) 代表左室射血所需的时间。其长短与心排血量和射血分数大小成正比,左心衰竭时则缩短。

4. 射血前期与左室射血时间比值(PEP/LVET) 是简便可靠的左室功能检测指标,左心衰竭时增大。正常值 0.34 ± 0.03,>0.40 为异常。

5. 等容收缩时间(ICT) 代表房室瓣已关闭,主动脉瓣处于尚未开放的一段时间。左室内压上升速度快,主动脉瓣开放早则缩短,反之则延长。正常值(40.4 ± 2.9)ms。

STI 的正常值,除 ICT 与 PEP/LVET 外,均与心率呈负相关。因此,需对不同心率测得的数值进行校正,以便比较。

(三)心脏舒张功能(DTI)测定

心脏活动包括收缩和舒张两个过程,在左心室疾病时,有的收缩功能正常,但舒张功能可能异常,反之亦然。因此,须全面评价心脏的功能状态,也必须重视心脏舒张功能的评定。但由于心脏舒缩过程是一个复杂的心脏动力学变化过程,因此目前的检测方法还有不少理论上和实际上的差距,用不同方法测得的正常人DTI 均值往往有很大差异,因此在分析结果时必须充分了解方法本身的特点和可能造成的误差。

1. 常用的 DTI 指标

(1)等容舒张期(IRP):是指从主动脉瓣关闭到二尖瓣开放的

间期。

(2)快速充盈期(RFT)：二尖瓣开放，左心室充盈便立即发生，在充盈的早期阶段，容量呈加速度上升，为 RFT。

(3)缓慢充盈期(SFT)：与 RFT 相比，SFT 期间左心室容量变化甚小。SFT 随心率加快而缩短，心率快时可缩短为 0。

(4)心房收缩期(AST)：为心房开始收缩到二尖瓣关闭的时间。

2. DTI 测定方法

(1)血流动力学方法：由同步记录的主动脉、左室和左房压力曲线，可测量 IRP 和 AST。

(2)心尖搏动图(ACG)：近年倾向于采用其相对波高指标。根据 a 波高度与舒张末压相关，以 a/H、a/D 比值反映舒张末期顺应性。

(3)超声心动图(UCG)：二尖瓣前叶运动曲线可以反映二尖瓣开放和关闭，从 S_2 到 D 点的时间代表真正意义上的 IRP。

(4)心音图(PCG)：S_1 与二尖瓣关闭，S_2 与主动脉瓣关闭，S_4 与心房收缩有关。

(5)阻抗心动图：应用电阻抗容积描记法反映心脏和大血管的活动，多为跨胸阻抗图。通常将多种方法用多导仪描记成图，进行综合分析判断，或用微型计算机获取心电机械图、阻抗心动图信息进行人体左心功能测定。

(四)几种无创性心功能检测技术

1. M 型超声心动图　利用声束穿过心脏各部分，在荧光屏上的光点做横向慢速扫描，呈现随心脏活动变化的曲线，反映心脏内各界面的运动规律。它能准确记录与测量某一条线上心脏瓣膜活动之幅度与速度、各界面间之前后径。但对显示心脏结构的全貌及相互关系则不甚理想。M 型超声心动图通过测量室壁厚度、收缩末及舒张末内径变化等参数，能有效地估计左心室功能。

测定心功能常用指标有以下几项：

（1）反映泵功能：①左室每搏量（SV）；②心排血量（CO）；③射血分数（EF）。

（2）反映心肌收缩力：①左室短轴缩短百分率；②左室周径缩短速率。

（3）反映心肌舒张功能：①左室后壁舒张速度，当左室舒张性能改变时减慢；②二尖瓣 EF 斜度，顺应性降低时变小；③快速充盈分值。

2. **彩色超声心动图及多普勒**　用超声断层成像扫描方式，在荧光屏上显示心脏切面解剖结构图像。可显示血流方向和血流频谱，以及血液在心腔各腔充盈情况。由于能自动按 60°方位角转向扫描，所见图像呈扇形，故称扇形超声，亦称二维超声。

超声切面心脏图像能实时、直观显示心脏大血管解剖结构及其空间方位，判断异常血流方向及流速。对诊断某些心脏血管疾病有其特殊价值。亦能较准确地测定心功能的某些指标，如左室每搏量、心排血量、心脏指数、射血分数、左室短轴缩短百分率、左室心肌重量等。对室壁各节段识别与定位较精确，是测定左室壁各节段运动是否异常的重要工具。扇形超声心动图仪如附有显示 M 型超声心动图之部件，可同时测量各种运动曲线的参数。

3. **放射性核素显像**

（1）放射性核素心血管造影（多门电路血池显像，RNA）：使用短中衰期放射性核素，常用^{99m}锝-高锝酸钠标记的白蛋白或红细胞作为示踪剂，注入静脉后，保留在血池内不与心肌细胞结合，然后用 γ-闪烁照相机快速拍摄，记录放射性核素标记物通过心脏的量和分布情况，从而测定心脏大小和功能，为一种可靠的心功能检查方法。

常用的方法有两种：①首次通过法：放射性核素一次通过心脏各室腔时所摄的影像；②动态平衡法（门电路法）：用 γ 照相机连续收集 100～1000 次心动周期的放射性计数，从而获得高分辨率的心脏血池显像，且能看到从舒张末期到收缩末期的心脏动态影像。

用于心功能检测方面,直接反映心肌泵功能的指标,有左心室每搏量、心脏指数、左心室射血分数;反映左心室容量负荷的指标,有左心室舒张末期容量,左心室收缩末期容量等;反映左心室局部收缩功能的指标,有门电路左心室舒张期与收缩期显像,能观察局部心室壁的运动情况及测定心室舒张和舒张早期功能。

(2)心肌灌注显像(冷区显像):利用某些放射性碱性离子,能被有功能的心肌细胞所摄取,使正常心肌显影,有病损的心肌则不摄取核素,表现为放射性稀疏或缺损,适用于心肌梗死诊断、定位和预后观察。但对心内膜下梗死通常不能显影,下壁和后壁显影阳性率较低。

(3)心肌梗死显像(热区显像):利用能聚集在心肌梗死新鲜坏死组织的示踪剂,使梗死区形成浓度很高的放射性影像,而正常心肌不显影。适用于确定急性心肌梗死范围大小,观察梗死范围变化,并判断预后。

4. **磁共振成像(MRI)** MRI能在任何不同平面内得到心脏清晰的图像,不需借助造影剂即能显示心血管形态。

MRI能直接显示心血管系统的形态,间接检查心血管系统的功能变化。它能清楚地显示心壁、心腔、瓣膜、腱索、乳头肌、肌小梁等及大血管的管型、管腔。与心搏同步进行检查,可获得心脏舒缩任一时相资料。可测量收缩期及舒张期容积,测量射血分数及心肌重量。磁共振技术能早期显示急性心肌梗死时磁共振信号增强,心肌梗死瘢痕形成时磁共振信号减弱。亦可清楚显示动脉瘤的确切位置和形态,以及壁厚和附壁血栓情况。应用顺磁因子测定区域性心肌血流量,对了解病理情况下冠状动脉的灌注情况具有重要意义。因不同速度的血流产生不同强度的信号,可区别动脉和静脉,了解血流速度、动静脉分流、血管阻塞、瓣膜狭窄等。

5. **数字减影术(DSA)** 数字减影主要用于血管造影,用于临床测定心功能,如右心室功能、射血分数、分流量及室壁运动中异常区域的收缩性等。

6. 双源 CT　可观察心脏结构及大血管结构变化,不再要求心率在 75 次/min 以下,可清楚显示冠状动脉,可代替冠状动脉造影。

7. 心机械图　心机械图是经体表记录心脏机械活动的波形,一般由颈动脉搏动图、心尖搏动图、心音图及心电图所组成。临床根据波形改变对某些心血管病进行诊断,检测心脏泵血功能,分析心脏时相(收缩周期,STI;舒张间期,DTI),对心脏功能作出评价。

(1)心尖搏动图(ACG):是一种心机械图的常用方法,与左室压力曲线之间有一定相关性,可反映心脏时相数据、获得多种心泵功能信息,某些心脏病可以出现特异波形。测量时患者取左侧卧位 60°～90°,以心尖搏动最清晰点为宜,以 50～100mm/s,分别记录,前者观察图形,后者测时相。测量仪器以四导、多导或左右心功能仪为宜,一般与心电、心音、颈动脉搏动图同步进行测量。心电图Ⅱ导、颈动脉以右颈动脉为主。

(2)颈动脉搏动图(CAW):是主动脉波的传递波,与心音、心电图同步记录,测量心脏收缩间期(STI),因波形变异作为某些心血管疾病的辅助诊断指标,与其他动脉波同步记录、研究动脉波传递速度。测量要求同心尖搏动图,与心音、心电、心尖搏动图同步记录。受检者仰卧或左侧卧位,将压力传感器放置在右侧颈总动脉搏动最强点,用 50mm/s 及 100mm/s、二种纸速记录(测 STI 用 100mm/s)。

8. 心阻抗图　心阻抗图主要用于测定心输出量、STI、心阻抗微分波、基础阻抗及总外周阻力等。以各种有创方法作对照,与心阻抗图所测心输出量的比较研究表明,二者结果之间有良好的相关性,说明心阻抗图测定的可信度。研究已证实重建心阻抗图可观察心功能不全患者心功能的改变。

9. 运动平板试验　主要是运用运动试验对心脏储备功能进行评估。可以采用综合电子计算机和活动平板踏车技术,组合成为一体化的运动试验系统或 2min 步行试验对患者的运动耐力、心脏储备功能进行测定。以患者同年龄组极量运动心率或出现不能耐受症状为运动终点，主要评估参数有：大氧耗量、摄入氧气量、最大心率等。

10. **心率变异（HRV）**　HRV 分析是无创测定自主神经功能状态、定量分析交感神经、副交感神经张力平衡状况的技术，可反映心功能状况。有研究显示，高血压尤其是伴左室肥厚（LVH）的患者 HRV 减低，即自主神经对心脏的调节能力减弱，HRV 可作为高血压患者心血管事件发生的无创性预测指标。人体心脏的每次搏动之间有几毫秒到几十毫秒的差异，这种心率变异是由支配心脏的交感神经和副交感神经的活性和窦房结的特性所决定的。检查方法是通过连续 5min（或更长时间）记录心电图，再用电脑进行分析。HRV 分析分为时域分析和频域分析。时域分析是对心动图信号应用方差、标准差、级差等统计学指标对 HRV 时间的程度进行分析。频域分析即心率功率谱分析（PSA），是对采样信号进行快速傅里叶转换，将一系列变化的时间域信号转换为频域信号，即可得到不同频域分布的以功率谱密度所表示的心率功率谱分布图。

11. **导纳仪**　导纳仪对各类心血管疾病的早期诊断，对心脏收缩、舒张功能的判断，评价药物疗效具有一定的临床价值。利用心导纳测量心脏功能，最大的优点是无创伤性、图形直观，敏感度高，对早期发现各类心脏疾病的血流动力学改变，及时采取有效临床措施及判定治疗效果，合理修改治疗方案，判定预后均有一定的临床实用价值。

三、心室晚电位

心室晚电位（ventricular late potential，VLP）是一项无创伤性检查方法，它利用信息叠加技术和具有高分辨性能的记录器，自体表记录到 QRS 终末部有多个高频率，低振幅和不规则的碎裂波,即晚电位。

(一)VLP 产生的病理学基础

VLP 是一种病理现象,1961 年 Durrer 在研究缺血实验犬心肌兴奋过程中,发现心内膜下梗死区的相应心外膜区有延迟电位的存在,认为它是该区兴奋延迟所致。整个心肌传导速度取决于激动过程是否同步和心肌纤维的反应性。缓慢非同步传导是心肌损伤或纤维化的一种特征。在梗死心肌边缘纤维化程度不一,正常心肌与瘢痕之间形成复杂的交织,当激动抵达该部位时,同步兴奋波碎裂为非同步的许多单独小波,且传导缓慢,此即 VLP 形成的病理基础。

(二)VLP 的记录方法

VLP 信号非常弱,在常规心电图上看不到,若将 VLP 放大,则噪声也放大,利用具有信息叠加技术的心电图机,则可使噪声基本消除,VLP 得以放大记录,理论上叠加程序的重复次数愈多,噪声消除效果愈好,但在实际工作中,叠加 150~200 次心搏可足以使其减低至 $1\mu V$ 以下,而不妨碍 VLP 的辨认。经叠加后的心电信息,置频率为 25~250Hz 的高通滤波,削弱低频心电信息,容许高频心电信息不减弱而通过。最后把这种放大、叠加、滤波的心电信息记录下来,便是信息叠加心电图(SA-ECG)。测定导联选择多采用 X、Y、Z 双极导联。

(三)VLP 的辨认及判断指标

在 SA-ECG 上,VLP 表现为 QRS 末段处出现并延伸入 ST段内的低振幅,高频的碎裂波,其中常有 1 个或几个比较明显的尖波,其频率为 20~80Hz,振幅在 $25\mu V$ 以下,持续时间至少为10ms。对于 VLP 识别有两种方法:一种是用特制软件微机自动处理显示。另一种方法可用肉眼观察。

(四)心室晚电位的临床意义

目前国内外多数学者认为冠心病尤其心肌梗死患者可出现VLP,且 VLP 与持续性室速/室颤发生倾向密切相关。研究表明,在心肌梗死动物模型可观察到破碎电位,且破碎电位与快速性室性心律失常有密切关系。因此对预测冠心病患者室速、室颤及猝死的发生有一定意义,对室性心律失常的性质和意义,对心肌梗死患者的预后,对冠心病、高血压病、心肌瘤的病情演变及预后意义可初步做出预测和判断。同时对原因不明的晕厥有诊断价值。如果将心室晚电位、核素左室射血分数(EF 值)及动态心电图(Holter)监测等结合进行综合判断可显著提高对致命性心律失常预测的敏感性和特异性。SA-ECG 是一种简便易行、重复性强的无创性检查。

第二节　脑功能检查

一、脑　电　图

脑电图(electroencephalogram,EEG)是大脑组织生物电流活动的放大记录,通常以每一对置于颅骨外的电极记录其间的电位差。

大脑组织中的多种细胞,有的部位太深,有的缺乏兴奋性,有的方向错乱排列无序,不能形成有效的双极体电野;只有皮质内的锥体细胞,尤其是大锥体细胞,其顶树突直伸到皮质,排列规则。它们的电活动,如果同时发生,能在一定区域内总和起来,被头皮电极记录到。

(一)脑电图的一般性质和分类

1. 脑电图的基本特征　用脑电图机记录下来的脑电图主要从周期、振幅、位相三方面进行分析。

(1)周期:是指由一个波底到下一个波底的距离或由一个波顶到下一个波顶的距离对基线的投影所用时间。脑电图的周期(频率)取决于记录部位的电活动及其变化。清醒、安静、闭眼时正常成人的脑电图周期相当稳定,分布在 8~13c/s 的范围,左右对称部位平均周期的差异不超过 10％；同一个人头皮各区平均周期的差异不超过 10％；在不同时间记录的平均周期亦不超过 10％。

（2）振幅（波幅）：是指由基线到波顶或波底的距离。振幅一般依存于在脑内发生的电位，此外还受电位发生部位的脑细胞数目、大小及其排列方向、记录电极间距离等影响。

（3）位相：位相有正相和负相，一般以基线为标准，朝上的波称为负相波（阴性波），朝下的波称为正相波（阳性波）。位相取决于脑内放电部位即焦点的位置、数目、大小及电极导联方法和诱导部位。正常人的脑电图在顶、枕部的位相常与额部相反，称位相倒转，一般左右对称部位的位相是相同的，但也可以有位相差，特别是在顶部。

2. 影响脑电图的因素及方法学　影响脑电图的主要因素有：年龄、个体差异、精神活动、外界刺激、意识变化、体内生化学改变和脑部疾病。不少药物对脑电图产生影响。镇静药如氯氮䓬（利眠宁）、地西泮（安定）、甲丙氨酯（眠尔通）能产生快活动；兴奋药如咖啡因、麻黄碱、苯丙胺能减少 α 波；氯丙嗪类药物，利舍平（利血平）等不仅能产生快波或慢波且可能促进癫痫性活动；一般抗癫痫药物虽不能直接影响脑电图，但可能抑制病理活动，故在检查前 12～18h 应避免给予上述药物。患者检查前须先进食，以防止低血糖产生的慢活动。

3. 脑电图的分类及正常脑电图

（1）按频率分类：δ 波 0.5～3c/s；θ 波 4～7c/s；α 波 8～13c/s；β 波 14～30c/s；γ 波 31c/s 以上。

（2）按图型分类：正常人的脑电图分 4 种①α-脑电图，最为多见，α 波占优势，特别在枕、顶部，可能在中央区有少量低电位成段的 β 波，θ 波很少出现；②β-脑电图，占正常脑电图的 10％～15％，由 14～30c/s、20～30μV 的快波组成；③平坦脑电图（或称低电位型），以低电位 θ 波及 β 为主，α 波稀疏；④不规则型脑电图，波频率不稳定，变动范围在 3c/s 以上，其最大波幅可能不在枕部而在额部或颞部,有较多 θ 波。

(3)睡眠脑电图:进入睡眠后,脑电图逐步发生变化,与觉醒时完全不相同,正常人在描记过程中如出现睡眠状态,则可能被误为疾病脑电图,故必须注意。睡眠脑电图有以下几个阶段或时相,①慢波相或正统相;②快速眼动相或反常相。

(二)脑电图的临床意义

脑电图所描记的脑部电活动图,不但能说明脑部本身疾病,如癫痫、肿瘤、炎症、血管性病变、外伤及变性等所致脑局限或弥散异常的病理状态,而且对脑外疾病如内分泌代谢紊乱及中毒等所引起的中枢神经系统变化也有诊断价值。非器质性精神病的脑电图呈正常或偶尔可见轻度异常,故脑电图可作为鉴别脑器质性疾病和功能性疾病的一种重要方法。脑电图对癫痫的诊断尤有其特殊意义。根据异常脑波呈局限性或广泛性分布,可提示脑部病变的范围,具有定位诊断意义。但有 30% 左右的癫痫患者的脑电图为正常;而正常人中也可有 15% 的脑电图呈异常。对颅内占位性病变,以大脑半球肿瘤阳性率为高,可以定性和定位,但对深部肿瘤及颅后窝肿瘤则阳性率较低。脑电图异常对脑瘤定性诊断并无特殊性,因这些异常也常见于脑梗死、出血、外伤及炎症等,故诊断时除结合病史、体征等外,还需进行动态观察,尤其对临床疑为肿瘤而初次脑电图检查阴性者,应借助 CT 等项检查予以确诊。

二、脑电地形图

脑电地形图(cerebral EEG mapping system)或脑电位分布图(BEAM),系由头颅记录电极提取一定时间内的脑电位信号,结合计算机分析及成像技术,画出相等值的彩色头形分布图,再通过模数转换,将放大的脑电模拟信号转换成数字信号,去除数字信号中的伪差,选择有意义的信号段进行每一导联各频率段的功率谱分析,且用不同色彩代表不同的功率谱强度值,并做头形显示,达到脑部病变部位电信号的时空定量分析,以反映大脑各部位的功能变化。

(一)脑电地形图的特点

脑电地形图具有①直观性强;②可以定量分析;③敏感性高;④无创伤等优点。不足是:由于记录电极以实测值为基础,故对其他部位的内插值可能与真实情况有差异;频谱分析不能识别伪迹,将伪迹亦分析于各频段中,故不能代替脑电图,但二者有互补作用。

(二)临床应用

脑电地形图电生理信息以脑电图为基础,采录的波形及时间是至关重要的,对其结果的分析须结合临床症状及其他检查、影像结果进行综合分析,才能正确地达到临床应用的目的。

常用于:①脑血管病;②脑占位性病变;③癫痫;④各种病因的痴呆症。

三、经颅多普勒超声

经颅多普勒超声(transcranial Dopple ultrasonography, TCD)是通过脉冲多普勒技术测定出颅内动脉环(Willis)附近各血管血流频谱变化,根据频谱的高低反映血流速度的快慢。该检查是一种较为直接反映脑血管血流动力学的检查方法,是最常用于检查颅内各血管血流动力学无创伤性的检查方法。它和CT、MRI及其他反映脑血流量的方法明显不同,具有互补作用。

(一)血管频谱

1. 频谱类型　频谱是反映血管诸多指标的基础,频谱分为两种类型,陡直型和抑制型,其中陡直型多见于年轻人,这样的频谱一般为 3 个峰,其中年轻人的 3 个峰出现递减趋势,以第一峰为最高,其他两峰则逐渐降低,亦有双峰的正常年轻人频谱。随着年龄的增加,逐渐出现第 2 峰高于第 1 峰的改变,也就是所谓的频谱形态抑制型,出现脑血管弹性减退的频谱。

2. 频谱高低

(1)频谱高低可以间接反映出血流量。反映血流量的指标以血流速度为代表,测量的指标有以下三种,即收缩峰血流速度、舒张末血流速度和平均血流速度。

(2)当频谱增高时,表示该血管血流速度加快,出现血流速度加快的原因是该血管痉挛和狭窄(狭窄和痉挛的判断方法见后);当频谱降低时,表示该血管血流速度减慢,多数属于该血管供血不足的改变,亦有血管代偿性扩张造成血流速度降低性改变;出现两侧相同血管频谱高低不同,尤其是出现相同血管血流速度差高于20％或以上,则为该血流速度差高于正常。

3. 狭窄和痉挛的区别　　当单一血管出现血流速度加快,往往是狭窄多见;而多条血管出现血流速度加快,则痉挛多见;狭窄多数都伴有不同程度的血管弹性减退,而痉挛多数不存在血管弹性减退;血管的狭窄多数在狭窄部位出现局限性血流速度加快,而痉挛是整个血管均出现血流速度加快;服用扩张血管的药物很快痉挛解除,而狭窄则会持续存在,甚至出现血流速度更快的改变。

(二)血管频谱改变与疾病的关系

1. 中风病　　中风病分为缺血性和出血性两种。在缺血性中风病发生之前就出现各个血管血流速度减慢变化,这种变化最明显时,出现在发生中风病即刻,随着时间的推移逐渐出现代偿性增高改变,多数在两年后时间几乎与发生疾病前相似。在出血性中风病,当属于血管畸形造成的出血,往往出现血流速度加快,出现痉挛样改变和血流速度逐渐减慢改变。

2. 高血压　　在早期出现血流速度加快改变,随着高血压时间延长逐渐出现血流速度减慢的改变;在高血压Ⅱ期出现血流速度减慢和弹性减退各占一半的改变;在高血压Ⅲ期时,血流速度减慢更加明显,此时几乎所有患者均出现血管弹性减退频谱改变。

3. 颈性眩晕　　主要是椎动脉系统出现血流速度以减慢或加快的变化。在疾病早期主要出现椎动脉系统血管血流速度加快和痉挛性改变,而在后期出现血流速度减慢供血不足变化,而颈内动脉系统血管变化不明显。

4. 血管性头痛　这种疾病在不同年龄阶段出现不同变化,年轻人以血流速度差高于正常和痉挛性血流速度加快为主要变化,而在老年人则主要表现为血流速度减慢和血流速度差高于正常,此期往往出现血管弹性减退变化。

5. 动静脉畸形　如果是较大的动静脉畸形,出现供血动脉血流速度加快,而且该血管的脉搏波指数亦出现明显降低,当出现血流速度加快而脉搏波指数<0.40 或以下时,对动静脉畸形诊断有重要指导意义。

(三)临床应用及意义

经颅多普勒超声检查还有许多功能试验,可以提高对某些疾病的诊断准确率。

1. 侧支循环测定　通过频谱方向的测定,观察颅底动脉环的各血管之间通路是否畅通,对判断血管代偿能力具有重要意义。

2. 脑死亡的测定　测量频谱形态的改变,可以确定出是否出现脑死亡,这对是否进行积极抢救具有重要意义。

3. 栓子检测　主要是观察大脑中动脉内微栓子数量的多少,判断出发生脑栓塞的可能,当检查到栓子数量明显增多,则提示应进行干预性血栓或抗凝血机制的治疗,这对预防中风病的发生意义非常明显。

4. 硝酸甘油试验　对判断脑动脉硬化程度的意义明显,根据舌下含化硝酸甘油后的血管频谱改善程度和时间,判断出脑动脉硬化的轻、中、重程度。

5. 转颈试验　主要是观察颈椎在不同体位上,椎动脉的受压程度,对血流速度影响程度。通过检查,可以更早期观察到椎动脉受压程度,这决定在患者转动体位时,是否要有保护性的措施(也就是整个身体转,而非单纯头颈转)。

6. 压颈试验　有两个目的:①是观察颅内检查到的血管属于同侧还是对侧供血;②判断患者侧支循环是否良好,这对于颈动脉血管手术实施是否成功具有明显意义。

7. CO_2 试验和 O_2 试验　主要是观察脑血管的顺应性，当吸入高浓度 CO_2 后造成血管扩张，而吸入高浓度 O_2 后造成血管的收缩，从扩张和收缩的程度判断脑血管顺应性的高低。

四、脑诱发电位

脑诱发电位（evoked potential，EP）是应用电子计算机检查脑功能状态的一种检测手段，是继脑电图、肌电图之后临床神经生理学的第三大进展。临床上，在病史和体征不能确定诊断的情况下，能检出感觉系统的功能异常；在怀疑脱髓鞘疾病时，能检出临床上的多发病灶；有助于病变的定位，特别是脊髓、脑干和视觉通路上的病变定位。脑诱发电位在临床应用上主要有三种用途：①有助于揭示通过不同刺激形成的脑相应部位的诱发电位变化；②在知觉测试不适用时，提供了感觉功能的客观指标；③可区别脑器质及功能障碍。操作简便，无创伤，患者易于接受。目前常用有四种诱发电位：躯体感觉诱发电位、视觉诱发电位、听觉诱发电位、脑干听觉诱发电位。

（一）体感诱发电位（SEP）

指经皮肤或对末梢神经刺激，在对侧头皮相应部位所记录的电活动。

1. 检测方法及正常波形　用脉冲电流刺激上肢正中、尺、桡神经点，下肢腓总、胫神经点。电流持续时间 $0.05\sim0.5ms$ 不等，通常向下波为 P 波，向上波为 N 波；按顺序为 P_1、N_1、P_2、N_2、P_3、N_3。主要检测指标为各波峰潜伏期，以毫秒计，波幅以微伏计。

2. 临床应用

（1）大脑病变：脑血管病变部位与 SEP 变化有关；如内囊病变者，SEP 在病灶侧全部成分可示波形缺如或波幅下降。顶叶皮质病变，SEP 的 N_1、P_1 正常，但其后成分可全部或部分缺如；波幅下降，峰潜期延迟。仅有局灶性小病变，如运动或感觉性失语，同侧性偏盲,P_2、N_2 波幅低或缺如。

(2)多发性硬化:SEP 阳性率为 49%～94%,各波波幅测定变异较大,以潜伏期为主要指标。

(3)弥散性脑病:SEP 中 N_{20}、P_{30} 部分成分消失或大部分受抑制,则预后佳。有意识障碍者,SEP 测定对预后的估计,远较自发电位敏感。去皮质综合征者,双侧 SEP 波缺如。

(4)其他:脊髓病变时,潜伏期延迟,波形消失;对颈椎病、糖尿病、萎缩性肌强直、神经型肌萎缩、臂丛神经损伤者脑 SEP 亦可异常,且有定位价值。

(二)视觉诱发电位(VEP)

1. 闪光刺激持续时间 10ms,间隔 1s,时间常数 0.1～0.3s,棋盘式以黑白格为准。

2. 临床应用 视觉径路病变时,异常率高。①对皮质性视觉障碍的诊断:包括皮质盲、视觉失认、向心性视野缩小。②多发性硬化,VEP 确诊率为 84%;对亚临床型的诊断及预后估计 VEP 极为重要。③癫痫、精神病:对光敏感性癫痫 VEP 可示波幅增高或较广泛障碍,枕叶尤显。应用视听先后刺激,测定伴随负变化(CNV)及指令信号后的负变化(PINV),认为精神分裂症主要为 PINV 变化大,CNV 波幅越低病情越重。CNV 波幅高低和 PINV 时程长短,是区别有无精神病指标之一。④视神经、视束、视放射病变:一侧或双侧视交叉前病变,多有 VEP 异常,峰潜期延长,波幅下降,当一侧障碍,刺激双眼时,可无异常。

(三)听觉及脑干听觉诱发电位(AEP、BAEP)

多采用持续时间较短的"卡嗒"声作为刺激源;刺激强度 50～80dB,常用 75dB。

临床应用:①可以作为判断去大脑状态、脑死亡的客观指标。②对多发性硬化症,BAEP 异常率为 78%,病情严重者达 92%;症状持续时间越长则异常率越高。③脑干及小脑脑桥角病变:颅后窝肿瘤,BAEP 异常为 75%～92%;脑干病变时,在病变水平以下的 BAEP 各波正常,以上出现正常波形消失、潜伏期延迟,波形、波幅不对称等改变。脑干白质病变较灰质病变 BAEP 异常率高。④其他:临床常用于功能性耳聋、诈聋等鉴别;对意识障碍及婴儿可做听阈测定,但主要用于耳蜗和脑干听功能状态的分析。

第三节 肌电图检查

肌肉与躯体的其他活组织一样,在其静息状态和活动时,都显示有规律的电活动现象。当肌肉兴奋时所产生的生物电活动,称为肌肉的动作电位或动作电流。可用针电极(插入肌肉)或表面电极做引导电极,通过肌电图机的放大系统与阴极射线示波器显示波形,进行观察或记录,即为肌电图(electromyography,EMG)。

一、检 查 方 法

常用的电极有两种:一是皮肤电极或称表面电极,要放于所检查的肌肉表面皮肤上;二是针形电极或称同轴电极,插入肌腹中。表面电极能检查出大面积的电位变化,但不适用于纤颤电位及单个肌纤维活动的检查,针电极则可检查出单个运动单位的电变化。针电极有双极、多极及单极三种。外周径 0.65mm 针电极用于肢体肌肉,外径 0.42mm 用于头面、眼球或其他小肌肉。记录纸速可用 50mm/s,采用间断及连续两种方式,间断记录用于分析个别动作电位,连续记录用于分析最大收缩时电位变化,各种电位时限,自 1~2ms 到 20ms 以上。同时应用一定形状和电量的电流刺激周围神经干,观察记录该部神经支配的肌肉的反应、肌电位或诱发电位和神经传导速度(运动及感觉),借此更能客观地反映神经损伤的程度和预后。

二、正常肌电图

1. 插入电位 将针电极插入正常肌肉或移动针电极时,产生短暂运动单位或动作电位的爆发称为插入电位。

2. 电静息(静息电位)　正常肌肉完全放松(静息)时,没有电位出现,在肌电图上呈现一条直线。

3. 运动单位动作电位　肌肉轻微收缩时,肌肉出现单个运动单位的动作电位。动作电位波形有单相、双相及三相,其中双相和三相占 80％。

4. 干扰相　肌肉强力收缩时,参与活动的肌电位增多,所见的不仅是一个运动单位,也有电极附近其他运动单位的影响,频率增加,电位增高,出现相互干扰的不易辨认的图像。

5. 同步性　电极插入同一正常肌肉,动作电位常是非同步性的,同步性仅占 10％～20％。正常运动单位的参数因受所检的肌肉、年龄、肌肉温度及疲劳程度的不同,可有很大差异。

三、病理性肌电图

主要出现于运动神经元受损、神经肌肉接头处疾病及肌病,常见的异常肌电图有以下几种。

1. 插入电位异常　这种电位见于失神经功能后 8～14d,先天性肌强直症时的插入电位则呈持续性的肌强直电位。在肌纤维严重萎缩,或被纤维化与脂肪化所取代及肌肉不能发生兴奋时插入电位可显著减少或消失。

2. 自发性电位　是由于失去神经支配的肌纤维对神经末梢产生的正常阈下的小量乙酰胆碱十分敏感,出现不自主的阵发性收缩所产生的一种自发电位,通常有:①纤颤电位;②束颤电位;③正锐波。

3. 运动单位数目增加与减少　①多相运动单位电位:一般平均不超过 5％,如有 10％～20％时为界限性异常,超过 20％者为肯定异常,多见于下运动神经元疾病及肌病。②单纯相:在失神经肌肉做最大收缩时,能被激活的运动单位数目减少达不到相互干扰的程度。

4. 运动单位大小 ①巨大多相运动单位电位在慢性前角细胞或周围神经部分损害时，未受损运动单位的轴突代偿性增生，伸入病变部分的肌纤维，导致电位幅度和时限均增加；②肌营养不良性动作电位，为肌营养不良患者的肌肉在主动收缩时所获得的多相运动单位电位。

5. 失节律性 见于重症肌无力、肌强直症、震颤麻痹等。

四、临 床 应 用

肌电图对神经、肌肉疾病的诊断是一个很有价值的检查方法，它能鉴别神经源性和肌源性疾病，并能确定周围神经病变的位置。神经传导速度的测定对于病变位于脊髓或神经根、周围神经或肌肉、神经末梢或神经肌肉接头处的确定都有意义。

第四节 影像学检查

一、超 声 检 查

声是由物体机械振动所产生，发出声波的物体称声源。声源每秒振动的次数即频率。人耳听到的声音其频率在 16～2 万 Hz，超过 2 万 Hz 声波人耳就听不到，这种听不到的声称为超声波（ultrasonic）。用于医学诊断的超声频率为 1～10MHz，其中最常用的是 1～5MHz。超声波也是一种机械振动，它与一般声波一样，必须在介质中传播，与其他波动一样有频率、周期、波长、传播速度、振幅及强度等物理量。

二、彩色多普勒超声

目前采用的多功能彩色多普勒超声仪通常具有 5 种超声检查功能：M 型、B 型、脉冲多普勒、连续多普勒和彩色多普勒。

1. M 型超声 又称超声光点扫描法，通过回声光点上下位移展示心脏各层结构或血管壁活动曲线,以了解其活动情况,故也称 M 型超声心动图。主要测量主动脉及房室径线,收缩期、舒张期瓣膜活动的搏幅、速度、形态和室间隔、心室壁收缩期及舒张期的厚度。

2. B 型超声　即辉度调制型。因为以切面形式表现脏器或组织的图像,故又称切面或二维超声。它可将回声反射信号在荧光屏上以光点形式显示,光点的亮度与回声反射的强度有关,以对比的形式反映出不同组织的密度,并可观察分析脏器内部结构及病灶的整体情况。

3. 脉冲多普勒　具有距离选通功能,对于心血管疾病的定位诊断和体积血流的定量分析十分重要。主要用于对心脏各个瓣膜、主动脉、肺动脉、肺静脉及四肢血管、颈动脉血流频谱的分析。

4. 连续多普勒　具有测量高速血流的能力,有利于心血管疾病的定量诊断。通过测量血流速度可以估测通过狭窄瓣口或先天性缺损口及瓣膜口反流的压力阶差。

5. 彩色多普勒　对血流显示直观形象,可以快速确定有无异常血流,提高检查效率。反映实时反流、分流与狭窄瓣膜口血流的显像。

三、临 床 应 用

1. 颅脑超声检查

(1)应用范围:包括颅内小脑幕上占位性病变,脑积水,脑出血及蛛网膜下隙出血的诊断和鉴别诊断。

(2)超声表现:包括脑中线移位,脑室回声异常,脑实质内异常回声,颅外段脑血管狭窄或阻塞,异常血流波形或脑血流改变。

2. 妇产科超声检查

(1)应用范围:包括判断子宫、卵巢是否正常及有无肿瘤,明确盆腔肿块的性质及与附件的关系并鉴别良性与恶性,探测腹水,确定宫内避孕环的存在形态与位置,监测卵泡发育情况。

(2)应用范围:用于妊娠早、中、晚期诊断,预测胎龄,判断胎盘成熟度及胎儿发育有无异常,诊断异位妊娠,观察羊水、脐带、胎盘等情况。

3. 乳腺超声检查　主要应用范围包括乳房内有无肿块,确定是囊性还是实质性,良性还是恶性及大小和侵犯范围,乳房肿块手术后随访。

4. 眼部超声检查　主要应用范围包括检查眼球壁是否完整,眼内异物及异物定位。还用于视网膜脱离、玻璃体、积血及晶状体移位的诊断及眼内、眶内占位性病变的诊断。

5. 甲状腺超声检查　主要应用于甲状腺体积测定,有无肿块及各类肿块的鉴别诊断。

6. 腹部包块超声检查　主要包括肿瘤、炎症及寄生虫包块,脏器肿大或积液、脏器位置异常及异物等。

7. 体腔积液超声检查　包括胸腔、腹腔、心包的积液检测,以明确积液的部位、深度,距皮肤最近点,引导穿刺抽液,并可观察积液的动态变化。

8. 肝胆脾超声检查　包括肝胆脾形态、大小、位置,占位性病变的性质;外伤后情况,如破裂、血肿等;肝实质性病变,如脂肪肝、肝硬化等。

9. 胰腺超声检查　包括胰腺大小、形态、内部回声、炎症、结石、肿瘤的诊断与鉴别诊断;观察有无胰管扩张。

10. 泌尿系超声检查　包括肾脏发育情况;肿瘤、结石、血尿来源、肾动脉有无狭窄及观察移植肾的生长情况。

11. 心脏超声检查　用于观察心脏各瓣膜的位置、形态、运动幅度、瓣膜口大小等协助诊断瓣膜疾病;心脏肿瘤、赘生物、血栓形成及心包积液;还用于诊断先天性心脏病、心肌病和心功能的判断。

四、计算机体层扫描（CT）

（一）CT 的结构

CT 装置基本由 5 个部分组成,包括①扫描机和床;②X 线发生部分,包括高压发生器、X 线控制器和 X 线球管等;③数据获取装置,包括探测器及数据获取系统;④计算机数据处理和图像显示系统,包括中心处理装置、储存装置、辅助储存装置、显示装置和控制台等;⑤附属设备,包括诊断操作台、磁带机、多幅照相机等。

（二）CT 图像的形成

X 线球管发射 X 线穿过人体某一层不同密度的组织和器官时,到达探测器,使探测器获得不同的信息量。探测器将此信息放大为电压信号,并通过模拟转换器转变为数字信号。后者经计算机处理,形成吸收系数矩阵,再经数字模拟转换器,使数字信号变成视频信号。后者可在电视荧光屏上直接显示出灰度不同的图像,并可用 X 线摄片。

（三）CT 图像的特征

X 线通过人体时,因人体组织的吸收和散射而衰减。X 线衰减的程度取决于组织密度。组织密度越高吸收 X 线越多。在荧光屏上,CT 图像中黑的区域表示低吸收区,即低密度区;白的表示高吸收区即高密度区。CT 图像是由几万到几十万个由黑到白,不同灰度的微小方块按矩阵排列所构成的。这些小方块是反映相应单位容积的吸收系数。普通 X 线照相,X 线吸收率低于 5％就不能看出差别,而 CT 通过高灵敏度的探测器和高速计算机,精确地计算出每一单位容积的吸收系数,能分辨出0.5％的密度差异图像。因此 CT 装置具有很高的密度分辨率,这是 CT 图像的主要特点。此外,CT 图像显示一定层厚图像,解剖层次清晰,可以避免器官组织相互重叠造成的伪像影。

(四)CT值

CT图像是由身体某一选择层面一定数目的像素,依该层面不同密度灰度排列关系而构成。计算机对X线从多方向扫描所得的信息,计算出每个单位容积的X线吸收系数(U值)。U值再换算成CT值,作为表达密度的统一单位,即Hounsfield Unit。规定水的CT值为0,将人体组织的CT值分为2000个分度,最高为骨皮质的CT值,+1000HU;最低为空气的CT值,−1000HU。人体其他组织器官均有相应的CT值。但是CT值不是绝对不变的,由于受到各种因素的影响,如X线管电压,部分容积效应等,CT值影响因素太多,因此在分析CT值时,要充分考虑到这方面的一定限度和误差。

(五)窗口技术

人体组织CT值的范围从−1000到+1000的2000个分度,也就是说CT装置能辨别2000个以上的灰阶等级,而人眼只能分辨16个灰阶,用16个灰阶来反映全部2000个分度,则所分辨的CT值是$2000 \div 16 = 125HU$。所以说CT值0～124HU的组织包括在同一灰阶中,人眼不能分辨。为了提高组织内部结构的显示,使密度相差不多的组织显示不同的灰度,必须采用窗口技术,即根据诊断的需要,在全部2000个CT值上开一个窗口,把16个灰阶压缩在更窄的范围内,需采用不同的窗宽(window width)。如窗宽用100HU,则可分辨的CT值为$100 \div 16 = 6.25HU$,表示两种组织的CT值不同,为了更好地观察组织器官和病变的微小变化,应以该组织CT值为中心进行观察,此即窗位(window level)。

(六)CT扫描的适应证

几乎全身各部位均可用CT检查,如颅脑、颈部、纵隔、肺、脊椎、后腹膜腔、腹膜、肝、胆、胰、肾、肾上腺、子宫、卵巢、输卵管、膀胱、骨盆、骨骼、前列腺等。

按病变来说,CT最适用于占位病变,如肿瘤、囊肿、增大的淋巴结、血肿、脓肿和肉芽肿等,对这些病变,CT可查明其大小、形态、数目和侵犯范围,对某些癌肿,CT 可帮助确定其分期和手术切除的可能性。CT 还用于查明先天性异常、退行性变、手术后变化等。

(七)CT 的检查方法

根据 CT 检查部位要求不同,受检者需做相应准备,如禁食、碘过敏试验等。腹部 CT 扫描前 2 天,不应做其他造影检查,如钡剂消化道造影。

在 CT 扫描前有时需要完成其他项目检查,如头颅、胸部、脊椎等要先照其 X 线片。肝、胆、胰扫描前先行各项化验检查,照腹部线片、超声扫描等。这样做的目的是为了选择最佳的扫描方式和最合理的扫描范围。

CT 检查除平扫外,为了提高病变的显示率,可经静脉注入水溶性碘造影剂,这种方法称造影增强(常称加强 CT)。

(八)CT 图像的分析

与普通 X 线照片不同,CT 图像是一系列的轴面断层图像。因此医师必须熟悉正常人体的横断面解剖和正常人体的 CT 图像解剖,才会分析异常的 CT 图像。实际上每张 CT 图像只代表一个很薄的层面。一组 CT 图像才能反映人体某一部分器官和组织的三维形象。

在分析 CT 图像时,应了解扫描的部位和范围,需要知道扫描基线、层厚和间隔。在 CT 照片上基线以上的层面标有(＋)号,其下层面标有(－)号。以肝脏为例,基线为 XY(剑突),扫描层厚 10mm,间隔也是 10mm。这表明相邻两个切层是相接的,其间没有空隙。若层厚为 10mm,间隔为 20mm,则两层之间有 10mm 厚的组织没有被包括在扫描视野内。

临床医师还应知道 CT 图像上的一些测量数据。通常 ROI 为感兴趣区,即测量 CT 值的部位。MEAN 即测得的平均 CT 值。DIST 为测得的长度,即病变大小。

观察 CT 图像时,一定要从上到下按图像序列一张一张地分析,不可孤立地分析一张图像。因为每一层面的组织结构虽与相邻层面不同,但两者有直接的、不可分割的联系。

以颅脑 CT 图像为例,要按顺序对每一层面图像上的结构进行观察,如颅骨、脑室与脑池、脑质、包括皮质、髓质、内囊、基底节、丘脑、松果体等结构,还要注意异常的组织密度、肿块作用(占位效应)、组织萎缩或丧失、病变部位、造影增强的性质、邻近的骨质改变等。

在对各层面图像进行综合分析得出初步意见后,仍需同其他临床资料进行对照分析,以期得出比较正确的定位、定量和定性诊断。

(九)螺旋容积 CT

螺旋容积 CT(helical 或 spiral CT,SCT)是一种通过快速连续扫描法采集螺旋体积数据的技术,它标志着 CT 成像技术的又一次飞跃。

螺旋容积扫描是以恒定的速度通过扫描野时,X 线管进行连续曝光,计算机连续地采集数据。在完成一次扫描原始数据采集后,可进行任意层面、任意间隔、任意层厚、不同方式的图像重建,因此 SCT 特别适用于活动性器官的检查,且不易漏掉小的病变,临床上以胸、腹部应用最多。

1.SCT 的优点

(1)检查时间缩短,采集时间为 30s 或稍长,大多数患者不到 1min 即可扫描完。

(2)进行增强扫描检查时,可减少造影剂的用量,SCT 扫描能在一次屏气时间内获得数据,并能显示血管的细微结构。

(3)提高多平面和三维图像质量,不受不同呼吸时相的影响,可以对任何需要的层面进行优质的多平面重建,没有常规扫描的层间中断现象。

2.SCT 的临床应用

(1)头颈部:以颈部病变为主,SCT 可在患者一次或两次屏气时间内快速获得头颈部的高质量 CT 图像,避免了因吞咽和呼吸运动造成的伪影。

(2)颅脑颜面:SCT 检查颅后窝肿瘤时,图像伪影比常规 CT 少,能清晰地显示颜面多发骨折及眼眶血肿。

(3)胸部:是 SCT 应用最广泛的部位之一,其优点除了纵隔血管增强显著、易于显示淋巴结外,尚能发现常规 CT 易遗漏的小结节,而且回顾性重建使其密度测量更加准确。

(4)腹部:SCT 扫描提高了肝肿瘤的检出率,包括多血管及少血管的肿瘤。SCT 能更为详细地评价胰腺疾病的动、静脉受累情况及正常胰腺与肿瘤的区别。对胰岛细胞瘤的诊断准确率高。SCT 在小的肾脏病变定性方面优于常规 CT。因为血管增强效果好,故 SCT 易于诊断肿瘤的血管侵犯。此外,三维重建还可为肾细胞瘤的分期和制定手术方案提供有价值的资料。

(5)SCT 血管成像:是一种新的、损伤性很小的血管成像技术,它具有以下优点:①可形成类似血管造影的图像,技术质量稳定;②三维重建可以从不同角度显示血管结构;③成像速度快,不受或少受呼吸、吞咽、蠕动和搏动等伪影影响;④可以识别较小的钙化斑块。

五、磁共振成像

磁共振成像(magnetic resonance imaging,MRI),是 20 世纪 80 年代初应用于临床的医学影像诊断技术,近年得到了突飞猛进的发展。X 线、CT 能显示的结构和病变,MRI 检查绝大多数都可辨认,而且在某些方面优于 CT 检查。这是因为 MRI 是一种揭示人体超原子结构(氢质子)相互作用的化学图像成像技术。它的图像,除可提供清晰的解剖细节外,还包含有显示物质的生物化学和病理学改变等诊断信息。MRI 检查无电离辐射损害,能从许多不同方向做断层检查,可有多个成像参数(即 P、T_1、T_2 和流动效应等)。成像具有高灵敏性、多方向、多参数成像、高软组织分辨能力等独特优点,有高达 20％～25％ 的软组织对比度(CT 不足 5％),空间分辨率亦较高,以及无须用造影剂即可显示血管结构和组织结构特点,近些年来 MRI 检查技术在影像学诊断领域中已经越来越显示出其重要地位。

(一)MRI 成像的基本原理

通常,物质中原子核内的质子和中子数都是偶数的核,核自旋彼此抵消故而原子核不带电。当物质原子核中的质子数和中子数当中之一是奇数的核,或它们都是奇数的核,则其原子核的自旋尚有不能被抵消部分称为净自旋或非零自旋,这些原子核均具有自旋特性,而且是带电荷的。其自旋相当于在自旋轴周围有流动的电流,于是便产生一个小小的磁场。所以净自旋使原子核具有了微磁性,同时也决定了其微磁场的方向。所有的原子核除氢核有一个质子外,其余原子核均含有质子和中子。

大多数原子核都围绕某轴做自旋运动,在一般情况下,原子核排列杂乱无章而不显示磁矩,若将它们置于静磁场中,各原子核便按磁场方向排列成行;对氢核质子(能产生较强信号)来说,此时的自旋取向只可能有两个方向,或与静磁场同向,或与之相反。如果向这些排列成行、稳定旋转的原子核,按一定顺序发射短暂的射频脉冲,便会又形成一个与静磁场成一定角度的交变磁场。这些原子核不仅偏离了与静磁场轴线平行的位置而且按上述相应的角度取向自旋,且还沿着此角度围绕静磁场轴线进行转动。

核绕磁场的自旋称"进动"。进动的频率与外加磁场强度呈正比。当脉冲电流的频率刚好与一定场强下促使原子核旋转的固有频率相等同时,吸收了能量的原子核便会产生共振现象。

利用原子核的特性于医学诊断中,还必须改变其基本能量状态。例如,再加一个与主磁场相交一定角度或垂直的,并相同于该原子核的进动频率的射频脉冲,那么横向磁场或称外加磁场,可引起部分原子核转到与主磁场垂直方向上进动,产生横向磁矩,这时引起的共振效应,即称磁共振。

MRI 扫描收集来自不同组织器官的素材,再运用计算机和图影重建等技术,对其数据进行处理,即可获得 MRI 图像。此图像参数有,质子密度(P),弛豫时间 T_1 和 T_2 及血流的速度等。

(二)MRI 的临床应用

1. 对脑和脊髓的病变优于 CT　尤其对脑组织等密度改变的病灶如血肿、脑瘤等。多发性硬化、颅后窝病变、早期脑梗死、脊髓空洞症、小脑扁桃体下疝畸形等效果更佳。

2. 胸部病变　常用于早期肺水肿、肺肿瘤和肺梗死的检查。对鉴别肺门肿块属血管性或实质性意义确切。对纵隔病变的定位、定性诊断方面亦有独到之处。

3. 心脏大血管　MRI 能显示心脏大血管的细节,可较清晰地分辨心脏的房、室、间隔、瓣膜、心内膜、乳头肌、腱索及大血管壁的情况。亦可显示心肌梗死、室壁瘤及心内膜的赘生物。

4. 肝脏病变　对肝硬化、肝炎等优于 CT、核素检查。对肝占位性病变可以早期发现。

5. 肾脏　能清楚地分辨肾皮质和髓质及肾脏病变,还可清楚地观测到肾周围的脂肪。

6. 盆腔　能清晰显示盆腔各组织器官及其病变,亦可明确分辨腹后壁及大血管周围肿大的淋巴结。

7. 骨骼病变　对骨肿瘤、炎症及椎间盘病变均可清楚显示,尤其对椎管内病变显示优于 CT。

8. 其他　对血管病变及血流速度的改变均可做出鉴别。对肿瘤能清晰显示其形态、大小和位置,还可结合局部的物理、生物、化学等的变化,达到早期诊断。

(三)MRI 的缺点

MRI 因其构造特点也存在一些不足之处:①扫描时间长;②空间分辨率低于 CT;③对钙化灶,脑肿瘤边缘的水肿及骨骼系统病变的显示不如 CT 清晰;④多数良性肿瘤并不强化。

（四）MRI 检查注意事项

对患者进行 MRI 检查时，要避免带有含铁等顺磁性物质的物品，如手表、金属项链、假牙、金属纽扣、金属避孕环等进入检查室，这些物品可影响磁场的均匀性，使图像产生大片无信号伪影，不利于病灶的显示。带有心脏起搏器的患者，严禁做磁共振成像检查（可能造成心脏损害）。对体内有金属弹片存留、术后有银夹残留、金属性内固定板、假关节等患者，磁共振检查要慎重，必须检查时要严密观察，患者如有局部不适，应立即中止检查，以防止弹片、银夹等在高磁场中移动，损伤邻近大血管和重要组织。

六、核素发射计算机辅助断层显像

核素发射计算机辅助断层显像（emission computed tomography，ECT），根据使用的核素与成像原理，ECT 可分为正电子型（PET）和单光子型（SPECT）。前者利用正电子发射核素如 ^{15}O、^{13}N。后者利用普通发射 γ 光子的核素如 ^{99m}Tc、^{123}I 等。因为应用普遍，通常所讲 ECT，是指单光子型。ECT 是一种由电子计算机断层（CT）与核医学示踪原理相结合的高科技技术。几乎所有的 SPECT 都属于旋转 γ 照相机型，即利用固定在精密环形滑轨上的高质量照相机探头，用计算机驱动围绕被测物体旋转并采集信息，再由计算机进行数据处理，重建出被检物的空间图像，并按躯体横断、矢状断、冠状断或任意断面方向显示出该物体的断层像。

（一）SPECT 的特点

在一定范围内 ECT 具有 CT 和核医学两种优势。与 CT 相比，容积采集信息量大，具有生理、生化、功能、代谢信息的四维显像方式。其示踪剂适应面广，特异性高，化学、物理及放射性负荷低，不干扰机体内环境稳定。与传统平面 γ 显像相比，ECT 整机性能高，主体采集和断层显示克服了二维平面显像纵深信息重叠、深部显示不良、病变检出力低等不足。

(二)临床应用

1. 提高病变检出率 一般肝显像的占位病变检出率在 80% 左右,如用 SPECT 可使之提高到 90% 以上,心内膜下心肌梗死的心肌平面显像阳性率只有 50%,SPECT 可达到 84%。

2. 提高诊断特异性 如平面骨显像很难鉴别的椎体椎旁病变、关节病变对周围的影响等,ECT 可以明确诊断。对 Alzheimer 病(早老痴呆),当 EEG、脑血管造影、CT 可能显示的假阴性结果时,ECT 的诊断准确率接近 100%;能获取抗体和受体类所标记的特异信息。

3. 改进定量分析能力 对全息采集基础上生成的断层像带具有不受体位和距离影响的性质,具备定量分析的能力。在决定器官容积、病变容积、血流、代谢分布,包括不同组织区域的代谢活性,抗原及受体密度等信息方面,ECT 都能准确提供定量化情报,在疾病诊断、分型、分期、疗效观察等方面意义甚大。

4. 提供独特的高级信息显示 如结合 ECT 门控电路和 Phost 分析,SPECT 可以精确地对心室异源起搏点定位。应用高特异生物活性示踪剂,可分析脑基底神经核团神经介质受体量及其分布。不同生理刺激或病理状态下的大脑各部葡萄糖代谢、氧耗量等生理功能变化,不仅有广阔的临床实用前景,还可用于对生理变化、疾病机制和转归等基础医学研究。

5. ECT 的主要缺点 图像粗糙,整体分辨率低;患者检查、准备时间比较长(>1h);图像释读和分析不易掌握;应用放射性示踪剂,有环境污染和人员保护问题及供应限制。另外,还有管理、保养、质控等较高的要求。

七、正电子发射计算机断层扫描

正电子发射计算机断层扫描(positron emission computed tomography,PET)是一种先进的医学影像技术,该技术是用解剖形态方式进行功能、代谢和受体显像的技术,具有无创伤性的特点。是临床上用以诊断和指导治疗肿瘤重要手段之一。PET-CT将 CT 与 PET 融为一体,由 CT 提供病灶的精确解剖定位,而 PET 提供病灶详尽的功能与代谢等分子信息,具有灵敏、准确、特异及定位精确等特点,一次显像可获得各方位的断层图像,可一目了然地了解整体状况,达到早期发现病灶和诊断疾病的目的。

(一)作用

PET 的独特作用是以代谢显像和定量分析为基础,应用组成人体主要元素的短命核素如 ^{11}C、^{13}N、^{15}O、^{18}F 等正电子核素为示踪剂,不仅可快速获得多层面断层影像、三维定量结果及三维全身扫描,而且还可以从分子水平动态观察到代谢物或药物在人体内的生理生化变化,用以研究人体生理、生化、化学递质、受体乃至基因改变。PET 在诊断和指导治疗肿瘤、冠心病和脑部疾病等方面均已显示出独特的优越性。

(二)特点

PET-CT 将 PET 和 CT(计算机体层显像)有机结合在一起,使用同一个检查床和同一个图像处理工作站,将 PET 图像和 CT 图像融合,可以同时反映病灶的病理生理变化和形态结构,提高诊断的准确性。

1. 对肿瘤进行早期诊断和鉴别诊断　鉴别肿瘤有无复发,对肿瘤进行分期和再分期,寻找肿瘤原发和转移灶,指导和确定肿瘤的治疗方案、评价疗效。在肿瘤患者中,经 PET-CT 检查,有相当数量的患者因明确诊断,而改变了治疗方案;PET-CT 能准确评价疗效,及时调整治疗方案,避免无效或有害治疗。

2. 对癫痫等病灶准确定位　包括抑郁症、帕金森病、老年性痴呆等疾病。癫痫的治疗是世界十大医疗难题之一,致痫灶的准确定位十分困难。经 PET-CT 的引导,采用 X-刀或 γ-刀治疗,收到很好的治疗效果。

3. 鉴别心肌是否存活　可为是否需要手术提供客观依据。目前,PET-CT 心肌显像是公认的估价心肌活力的"金标准",是心肌梗死再血管化(血供重建)等治疗前的必要检查。PET-CT 对早期冠心病的诊断也有重要价值。

4. 健康查体 它能一次显像完成检测,可早期发现严重危害人们身体健康的肿瘤及心、脑疾病,达到有病早治无病预防的目的。

绝大多数疾病是体内生理生化过程失调的结果,PET-CT 可在生理状态下动态地定量观察体内分子水平的生化变化。随着人类基因和影响基因因素的解密,对危害人类健康的肿瘤及心、脑疾病和各种遗传性疾病的产生、发展和治疗后转归,将从根本上得到认识,也可望从根本上找到有效的治疗方案。PET-CT 基因显像是连接临床与基础基因研究的"桥梁"。

八、数字减影血管造影

(一)操作方法

依据造影剂导入的途径不同可分为静脉 DSA(IVDSA)和动脉 DSA(IADSA)。

1. 静脉 DSA 分为周围静脉法和中心静脉法。

造影剂用 76% 或 60% 的泛影葡胺。总量 30~45ml。周围静脉为每秒注入 10~25ml,中心静脉每秒注入 15~25ml,检查心脏可适当增大浓度和注入量。

2. 动脉 DSA 用动脉套管针穿刺或切开插管,具体步骤与 IVDSA 的方法相同。IADSA 有以下优点:①造影剂用量少,总量可减少 3~5 倍,或浓度稀释 2~4 倍;②总的曝光时间缩短,使注入造影剂即开始曝光,总曝光时间可减少 1 倍;③导管法不必精选而可达到检查目的。

(二)临床应用

1. 心脏 DSA 不仅可以观察心脏各房室的形态,心壁厚度而且可以测量其运动度,容积和排血量等。先天性心脏病中房室间隔缺损、肺动脉狭窄及法洛四联症等,DSA 检查均可发现其畸形的存在部位。

左心房黏液瘤、左心室的横纹肌瘤及心内血栓，DSA均可确定其位置和大小。

心肌梗死、冠状动脉的DSA检查，以动脉导管法较佳。可以清楚地显示冠状动脉狭窄部位和程度，为安放支架提供依据。

2. 大血管　DSA显示大血管及其分支效果较好。主动脉硬化症，可发现动脉壁的钙斑，动脉本身的扩张、伸长和纤曲，管腔的粗细不均和腔内偏心性斑块。主动脉瘤的部位、大小、形状和瘤内有无血栓。主动脉夹层（夹层动脉瘤）可发现假腔及游离内膜。主动脉缩窄可显示出部位、程度、范围等。动脉导管未闭可显示出部位、形状和长度等。

肺动脉栓塞，DSA可观察到血管的中断、腔内凝血块、肺实质期的充盈缺损及造影剂逆流。

3. 头颈部　IADSA头颈小血管优于IVDSA，但$200\mu m$以下的血管欠清晰。DSA显示颈部血管可了解颈部动脉有无狭窄、部位、程度、范围及血栓。甲状腺及其实质均可显示，故可观察其大小、形状及有无肿瘤及结节等。

颅内血管性疾病，例如动脉瘤、动静脉畸形及动静脉瘘均可从DSA的图像中作出诊断。颅内占位性病变，可显示血管的移位和肿瘤染色。

4. 腹部及肢体　肾动脉造影多用于观察肾动脉狭窄及肾内肿瘤的血供情况。

DSA也能很好地显示肝、脾、腹腔及肢体的血管情况。

5. 介入放射学　DSA经导管栓塞术及药物灌注等介入治疗。血管成形术，如肾动脉狭窄的扩张、肺动脉瓣膜狭窄扩张、布-加综合征血管扩张等。栓塞治疗：各部位的动脉瘤、动静脉畸形、肿瘤血管、血管出血等。药物灌注：适用于恶性肿瘤动脉血管内药物灌注化疗、导管定位药物灌注和血管内溶栓等。

(三)优缺点

1. **优点**　①对比度分辨率高。造影剂浓度达 5‰即可显影，而常规胶片则需 30‰～40‰的浓度才能显影；②减去了血管以外的背景，尤其使与骨骼重叠的血管影清楚显示；③IVDSA 静脉注药能使动脉显影，避免动脉插管，减少危险性，门诊患者也可检查；④IADSA 由于造影剂用量少，浓度低，可选用较细的导管，损伤小，比较安全；⑤节省胶片使造影价格低于常规造影，尤其是心脏造影；⑥DSA 具有多种图像后处理功能。

2. **缺点**　①移动伪影：由于患者不自主动作，如吞咽、呼吸、心跳、血管搏动、肠蠕动等均可导致伪影，影响减影效果；②腹部 DSA 常因肠气不能减影而产生错录伪影，视野内密度差太大造成过度全色和错录伪影均影响诊断；③空间分辨率低，尤其 IVDSA 造影剂用量大时。

九、光 谱 技 术

光谱可以分为发射光谱(又称明线光谱)和吸收光谱(又称暗线光谱)，吸收光谱应用最广泛。

每种元素都有自己特定的发射光谱和吸收光谱，我们从光谱线的分布情况就可以判定光源或吸收体中的元素成分，这是光谱分析方法的基本原理。

在医学科学的实际应用中主要用于可见光谱、红外光谱、紫外光谱、荧光光谱和原子吸收光谱，测定氨基酸和蛋白质的吸收特性、维生素含量、药物浓度、人体血液及体液的正常成分或生化过程中的代谢产物等；食品和环境中污染毒物的分析等。

原子吸收光谱，可以鉴定液态样品中的某些微量金属元素，例如检查有无铅中毒时，用受检者的血液和尿液检测是否含有超量的铅，以诊断是否为铅中毒。光谱分析方法比化学分析方法灵敏得多，可以鉴定 10^{-9} g 的微量元素。

医学科学的研究中，多使用荧光分光光度计和原子吸收分光光度计,来检测人体生命过程中各种物质的细微变化,以确定是否患某种疾病。

十、内镜检查术

临床上常用的内镜检查主要有消化道内镜(endoscopy in gastroenterology)、泌尿内镜(endoscopy in urology)、呼吸内镜和妇产科内镜(endoscopy in gynecology)等,内镜检查是一种直观的检查技术。由于光导纤维系统和机械结构的改进,各类内镜具有可控弯曲度大、视角宽、管径细、使用方便等优点,加之超声、激光、电子等技术与内镜相结合,大大扩大了内镜的诊断功能和治疗范围,发展了内镜检查和治疗技术,扩大了临床视野,是临床不可缺少的诊治手段。

消化道内镜包括纤维内镜、纤维十二指肠镜、纤维胆管镜、纤维小肠镜、纤维大肠镜、腹腔镜、电子摄像内镜,用于消化系统疾病的诊断和指导治疗。

泌尿内镜包括膀胱镜、经皮肾镜、经尿道输尿管肾盂内镜,用于泌尿系统疾病的诊断和指导治疗。

呼吸内镜主要包括气管镜与胸腔镜,主要用于呼吸系统疾病的诊断与治疗。

妇产科内镜主要包括阴道镜、宫腔镜、羊膜镜、陷凹镜、腹腔镜、胎儿镜等,用于妇产科疾病的检查和治疗,以及胎儿疾病的诊断。

内镜检查几乎没有绝对禁忌证,应注意发热、急慢性感染、危重急症、出血倾向、麻药过敏、患者不能配合等情况,需创造或等待条件允许时再行检查。

第73章 治疗技术

一、输血技术

输血技术(technics for blood transfusion)分为直接输血与间接输血两类。直接输血已被淘汰。间接输血系指采集的血液置入含有抗凝药的容器中,在指定贮存期限内输给受血者。最常用的是缺什么补什么的成分输血。主要根据缺少血液中哪些成分而补充相应成分。临床输血的根本目的,是尽快恢复或维持机体携氧功能,补充血容量,增加凝血因子,提高抗感染与免疫功能。

【主要途径】

1. 静脉输血　静脉输血首先充盈小循环使右心负荷增大,此法简单易行,操作方便,安全可靠,故广为使用。但应注意不要输注速度过快,以免引起急性肺水肿与右心衰竭。

静脉输血又可分为输血器法和注射器法两种。输血器法主要适用于急性失血性危重症、重症贫血和手术中输血。治疗输血,输血速度一般为40滴/min,临床广为使用;注射器法主要适用于小量输血,输血量一般25~50ml,对象为新生儿和婴幼儿。

2. 动脉输血　动脉输血是急性大出血、出血性休克和循环骤停的临床抢救有效的措施之一。由于临床死亡时(即呼吸、心跳停止)左心室无血液,而右心室则过分充盈,此时靠近心脏的大血管处于空虚状态。当使用超过收缩压的推力将血液注入颈总动脉时,能迅速向上进入脑循环,向下流往心脏。颈总动脉输血可显著地改善心、脑等重要器官缺血状态,并刺激血管内感受器及颈动脉分叉处交感神经丛,反射性地兴奋呼吸及循环中枢,所以颈总动脉是动脉输血的最佳途径。

3. 骨髓内输血　通常情况下不使用,仅在遇到血管途径发生困难和特殊需要时,才考虑使用(如婴幼儿或大面积烧伤患者)。

一般采用胸骨、髂骨、胫骨、股骨等部位。输血速度,胸骨柄处髓腔吸收力最强,注入速度每分钟可达 60 滴,胸骨体次之,达 20 滴。其他部位的注入速度以患者感觉髓腔略有胀感为宜,如感到髓腔疼痛,则提示血流太快,应减慢注入速度。

【主要方法】

1. **换血疗法**　适用于新生儿溶血症、真性红细胞增多症、严重溶血性疾病、急性肾功能衰竭、高钾血症、严重的一氧化碳中毒或农药中毒和白血病。换血疗法是将上述患者抽出(一般 1500～2500ml)血液后,再注入新鲜正常血液。目前此法已被血浆置换或细胞单采所取代。

2. **血浆置换疗法**　又称治疗性血浆单手术。方法是自患者抽取全血,经离心分离出血浆丢弃,然后用健康人血浆制品或晶体液补入,或者使用选择性血浆分离法,清除患者血浆中的致病性抗原、抗体、免疫复合物、其他毒性产物及某些过量的生化成分,把其余正常血液成分再输回给患者。

应用血浆置换疗法治疗的病症已扩大到 70 余种,广泛应用于治疗一些原因不明、常规治疗无效、预后不良的病症,特别是代谢性疾病及免疫异常性疾病。

许多综合性医院已使用先进的仪器,如血液细胞分离器,根据患者需要进行“成分输血”。成分输血包括红细胞、血小板、白细胞、冷沉淀或Ⅷ因子浓缩物、血浆等特殊处理的血液成分,用于特殊需要的疾病患者。

3. **单采血浆术**　从供血者静脉抽取新鲜全血,经离心分离出血浆后,再将红细胞输还给供浆者,此种采浆法,称为“单采血浆术”。

4. **血液稀释法**　是自体输血近年发展的另一种形式,即经一侧肘静脉采取自体血液贮存于含有抗凝保存液的血袋中,同时以较快速度从另一侧肘静脉输入稀释液。多采用羟乙基淀粉或右旋糖酐-70(中分子右旋糖酐)等血浆代用品,或应用 2 份平衡盐液与 1 份中分了右旋糖酐搭配。

5.氧饱和血　临床应用于氧含量不足、战伤性休克、气性坏疽及内源性缺氧症。

(1)直接通氧法:取输液管一根,一端接上玻璃管插入血瓶底部,另一端连接在盛有 75％乙醇的湿化瓶的输出端,拧开氧气瓶开关用 3L/min 的氧流量通氧 5min,待血液变成鲜红色,静置 30min 后即可输用。

(2)加过氧化氢溶液法:每 200ml 全血内加 3％医用过氧化氢溶液(H_2O_2)6～10ml,轻轻摇匀全血呈鲜红色,再置 4℃冰箱内 30min 后输用。

【注意事项】

(1)输血前,负责输血者必须仔细查对供血者与受血者的姓名、血型、交叉试验等项是否相配,肉眼观察血液质量是否良好。

(2)输血过程中,要严格无菌技术操作,防止血液污染。

(3)输血过程中,除生理盐水外,绝对禁止同时加入含钙及低渗、高渗液体或其他酸碱性药物,以免发生溶血、凝血或其他不良反应。5％葡萄糖虽是等渗液,但可使红细胞聚集或变形,因此不可加入血液中同时应用。

(4)凡每次输注两个以上供血者的血液,切记两者不可直接混合连续输入,而应在两者之间输注少量生理盐水过渡。

(5)同一供血者分次给同一患者供血时,首次供血和末次供血间隔时间不应超过 14d,以免发生过敏反应。

(6)新生儿输血,如 A、B、O 血型不合时,可直接选择 AB 型血浆加"O"型红细胞配血输用;如 Rh 血型不合时,可采用 ABO 血型无配合禁忌的 Rh 阴性血,或采用"O"型 Rh 阴性血。

(7)输血过程中,应严密观察病人反应,如发热反应、过敏反应、溶血反应等,应立即停止输血,查找原因,对症处理。

(8)供血者采血前应严格查体并进行验血检查,包括肝功能、乙肝五项指标及某些抗原、抗体等，以确保血液质量，避免引起各种传染病，如甲肝、乙肝、丙肝、艾滋病、疟疾等。

二、造血干细胞移植

造血干细胞（hematopoietic stem cell, HSC）是血液成分之一，是生成各种血细胞的最起始细胞，存在于骨髓、胚胎肝、外周血及脐带血中。造血干细胞具有自我更新及分化成熟为各种血细胞和免疫活性细胞的能力。它既具有高度自我更新能力，又具有进一步分化各系统祖细胞的能力。造血干细胞移植（hematopoietic stem cell transplantation, HSCT）是指将各种来源的骨髓造血干细胞、外周血造血干细胞或脐带血造血干细胞在患者接受超剂量化疗或放疗后，通过静脉输注植入患者体内，重建患者由于各种原因被摧毁或已衰竭的造血及免疫功能。这种治疗方法已成为治疗和治愈恶性血液病、重型再生障碍性贫血、某些实体瘤等病的最有效方法。平时所说的"骨髓移植"实际上就是造血干细胞移植。

【分类】　造血干细胞移植按造血干细胞的来源部位可分为骨髓移植、外周血干细胞移植和脐血干细胞移植。按造血干细胞的来源又分为自体移植、同基因移植和异基因移植。同基因移植是指患者与移植供体为同卵孪生兄弟或姐妹。对急性白血病无供体者，在病情完全缓解后，采取自身造血干细胞移植，称为"自体造血干细胞移植"。

【移植条件】　造血干细胞移植的三个必要条件：一是移植前的预处理，一方面，通过预处理可清除体内的恶性肿瘤细胞，为正常造血干细胞的植入提供足够的生长空间；另一方面，预处理可抑制受者的免疫系统，使之无力排斥移植物而使移植成功。经典的方案是环磷酰胺 60mg/kg 服用 3d，加上 8～12Gy 的一次或分次的全身照射。为了使儿童和年纪稍大、体质较弱的患者也可以接受造血干细胞移植，应用非清髓性骨髓移植预处理方法，通常是减少使用细胞毒药物的数量和剂量，不加或减少全身照射剂量。二是受者和供者应有相匹配的人类白细胞抗原(HLA)系统。三是要有一定量的造血干细胞数。这主要是对异基因造血干细胞移植而言,它带给移植患者以生存的机会,同时又受屏障和条件的限制而埋伏着风险,诸如出血、感染、排斥、抗宿主病和肝静脉栓塞等并发症。

【临床应用】　开展骨髓造血干细胞移植以来,造血干细胞被广泛地应用于血液病的临床治疗实践中。造血干细胞移植已经应用于恶性血液病(包括再生障碍性贫血、白血病、放射病等)、非恶性难治性血液病、遗传性疾病、免疫缺陷病、某些中晚期恶性实体瘤(小细胞肺癌、乳腺癌、卵巢癌、睾丸癌、神经母细胞瘤等)、心脏病、神经系统损伤、组织器官修复、糖尿病并发症、血管疾病等疾病的治疗中,并获得了较好的疗效。此外,干细胞还有增强人体免疫力、改变生存状态、延长寿命等潜能。

三、腹腔镜手术

腹腔镜手术(laparoscopy surgery)是现代高科技医疗技术用电子、光学等先进设备原理来完成的手术,是传统剖腹手术的跨时代进步。它是在密闭的腹腔内进行的手术;摄像系统在良好的冷光源照明下,通过连接到腹腔内的腹腔镜体,将腹腔内的脏器摄于监视屏幕上,手术医师在高科技显示屏监视、引导下,于腹腔外操纵手术器械,对病变组织进行探查、电凝、止血、组织分离与切开、缝合等操作。它是电子、光学、摄像等高科技技术在临床手术中应用的典范,具有创伤小、并发症少、安全性高、康复快等特点。

【使用范围】　腹腔镜技术已广泛应用于普通外科、泌尿外科、妇产科和胸心外科等多种常见疾病的手术治疗。腹腔镜技术最适宜治疗某些良性疾病及早期肿瘤,如阑尾切除、胆囊切除、肝囊肿开窗、大肠肿瘤切除、食管裂孔疝修补、胃折叠术、腹外疝修补、胃平滑肌瘤切除、消化道癌切除、胃肠穿孔修补、粘连性肠梗阻松解等,有独特的治疗效果。此外对于甲状腺、乳腺、下肢静脉曲张、各种原因导致的脾功能亢进的脾切除等疾病都可以进行微创治疗。

【手术过程】　腹腔镜手术过程大致可以分为四个步骤：①制造人工气腹。在脐上部 1cm 处将气腹针刺入腹部，确定气腹针头位于游离腹腔后，启动气腹机，向腹腔内注入二氧化碳气，形成人工气腹，目的是将腹壁和腹内脏器分开，从而暴露手术操作空间。②建立手术通道。根据手术需要做 2～4 个 5～10mm 的手术切口，置入鞘管，目的是提供手术操作通道，便于操作手术器械。③连接光学系统。将腹腔镜与冷光源、电视摄像、录像系统连接，并经鞘管插入腹腔，通过光学转换系统，腹腔内影像反映在电视屏幕上。④进行手术。根据光学转换系统反映在屏幕上的图像，经鞘管插入特殊的手术器械进行手术。

【优缺点】

1. 优点

(1)术后恢复快，住院时间短：术后次日可吃半流质食物，并能下床活动，1 周后可恢复正常生活、工作。

(2)生活质量高：传统手术瘢痕较长，腹腔镜手术切口隐蔽，不留明显瘢痕，局部美观，腹壁坚韧。

(3)术野清晰：腹腔镜摄像头具有放大作用，能清楚显示体内组织的细微结构，与传统开腹手术相比，视野更清晰，因此手术更加准确、精细，有效避免了手术部位以外脏器受到不必要的干扰，且术中出血少，手术更安全。

(4)手术创伤小，术后疼痛轻：一般病人术后不需用止痛药，创口仅用创可贴即可，不需拆线。

(5)其他：术后早期即可随意翻身、活动，肠功能恢复快，大大减少了肠粘连的发生。

2. 缺点

(1)设备昂贵，操作较复杂。需要腹腔镜外科再培训，对手术医师有很高的技术要求。

(2)术前难以估计手术时间，特殊情况需要术中改为开腹手术。

（3）腹腔镜手术在特殊情况下手术危险增加，如人工气腹的压力可将腹腔内容物压入疝孔，引起腹部疝的嵌顿，腹腔内容物经膈疝进入胸腔，可影响心肺功能。

（4）腹腔镜手术指征和禁忌证比开腹手术要求更严格。如盆、腹腔巨大肿块时，盆、腹腔可供手术操作空间受限，肿块妨碍视野，建立气腹或穿刺均可能引起肿块破裂；多次手术如肠道手术、多发性子宫肌瘤剥出术等造成重要脏器或组织周围致密、广泛粘连，在分离粘连过程中造成重要脏器或组织的损伤。

四、医用无线内镜

医用无线内镜，又称胶囊内镜（capsule endoscopy），全称为"智能胶囊消化道内镜系统"。原理是受检者通过口服内置摄像与信号传输装置的智能胶囊，借助消化道蠕动使之在消化道内运动并拍摄图像，医生利用体外的图像记录仪和影像工作站，了解受检者的整个消化道情况，从而对其病情做出诊断。胶囊内镜具有检查方便、无创伤、无导线、无痛苦、无交叉感染、不影响患者的正常生活和工作等优点。这种检查方法扩展了消化道检查的视野，克服了传统的插入式内镜所具有的耐受性差、不适用于年老体弱和病情危重等缺陷，对不明原因的消化道出血、腹痛、腹泻的敏感性和准确性相对较高，已成为公认的小肠疾病诊断重要方法。

【技术特点】 胶囊内镜是集图像处理、信息通讯、光电工程、生物医学等多学科技术为一体的典型的微机电系统（MEMS）高科技产品，由智能胶囊、图像记录仪和影像工作站（计算机和图像分析软件）三个部分组成。可以帮助医生为消化道疾病患者做辅助诊断，在消化系统疾病的诊治中有着十分广泛的应用。

OMOM 胶囊内镜的工作原理是：患者像服药一样用水将智能胶囊吞下后，随着胃肠肌肉的运动节奏沿着胃→十二指肠→空肠与回肠→结肠→直肠的方向运行，同时对经过的腔段连续摄像，并以数字信号传输图像给病人体外携带的图像记录仪进行存储记录,工作时间达 6～8h,在智能胶囊吞服 8～72h 后就会随粪便排出体外。医生通过影像工作站分析图像记录仪所记录的图像就可以了解病人整个消化道的情况,从而对病情做出诊断。

OMOM 胶囊内镜(国产内镜)的检查仅为吞服胶囊、记录与回放观察三个过程。医生只需在回放观察过程中,通过拍摄到的图片即可对病情做出准确判断。OMOM 胶囊内镜在前期研发中,采取了与国外的专利情况完全不同的设计方案和工艺技术,并验证了技术的可行性,突破了一些关键的技术,包括:低功耗图像采集与处理系统设计、近距宽景非球面镜头设计、双工多通道无线传输设计和封装工艺与结构强度的一致性与可靠性等。

【临床应用】　OMOM 胶囊内镜的临床价值,定位于三个方面:一是舒适的检查手段,满足耐受性较差的人群查病和高端人群查体;二是综合诊治手段,与其他消化道检查手段配合,以提高诊断准确率;三是小肠突破手段,在传统检查方法不能达到的小肠内实现真彩图像检查。

胶囊内镜的诞生,除了对小肠这一盲区具有重大的突破以外,也使胃肠疾病的早期诊断得以实现。OMOM 胶囊内镜是一种全新的、安全舒适的消化道检查手段,它可以免除病人对检查的恐惧心理,使病人容易接受,从而使 OMOM 胶囊内镜具有胃肠疾病早期诊断的重要应用价值。

OMOM 胶囊内镜的临床应用情况已经表明,除了部分患者是因为病痛而接受检查外,还有一半以上的受检者属于体检性质。如果 OMOM 胶囊内镜能够在体检方面大力推广应用,可以预期国民的消化道疾病的晚期发病率将大大降低。

五、微创技术

微创技术(minimally invasive technique)是应用当代先进的电子电热光学等设备和技术,以电子镜像代替肉眼直视,以细长器械代替手术刀,力求以最小的切口路径和最少的组织损伤,完成对体内病灶的观察、诊断及治疗。具有出血少、术后疼痛轻、恢复快、瘢痕细微或无瘢痕的特点。微创技术强调将单纯治疗病的模式向治人的模式转变,进而达到人性化的治疗目的。

【技术分类】　分为小切口手术、内镜技术、腔镜技术。

1. 小切口手术　或叫精细手术。例如过去切除胆囊,需要在腹部做大约 8cm 以上的切口,小切口手术则只需要做 2.5cm 的切口,通过扩张器、夹钳、电凝刀等专用器械进行手术,患者受到的伤害要比常规手术小很多。所谓的精细手术原则,就是能保留的功能、组织和器官一定要保留。

2. 内镜技术　内镜有很多种,包括胃镜、肠镜、胆道镜、十二指肠镜等,这都是利用人现有的腔道进行检查、治疗的方法。

3. 腔镜技术　代表性的有腹腔镜、胸腔镜、输尿管肾镜、关节镜等。

【优点】　微创技术的优点是:①减少创伤量的总和,包括机械、生理、心理、精神上的不良刺激,因而覆盖整个围术期;②减轻过剧的应激反应;③调控创伤反应的过程;④改善创伤愈合。以腹腔镜外科为核心技术的微创外科随着微创外科观念的深入,正不断地扩展、深入,并与传统的开放手术外科融合,正在形成 21 世纪外科的新模式。

六、介 入 技 术

介入技术(interventional technology)以微创为特点,融医学影像和临床治疗于一体,成为医学领域中最具发展前途的学科,被称为继内科药物治疗、外科手术治疗之后的第三大医学技术。

介入技术初期,主要开展一些简单的血管造影,对相关疾病进行诊断。介入医学技术现已涉及全身各个系统的诊治,特别是心、脑、外周血管和肿瘤介入,有内外科无法比拟的优势。非血管介入如食管、气管、胆管和尿道支架,全身各部位肿瘤的放射性粒子植入等也有快速发展,并取得良好疗效。

介入技术影像设备主要有 X 线透视、DSA、超声、CT、MRI 等。器材包括穿刺针、导管、导丝、导管鞘、支架等。介入技术按路径不同分为血管性技术和非血管性技术;按操作方法不同分为成形术、栓塞术、动脉内药物灌注术、经皮穿刺体腔引流术、活检术、消融术;按治疗领域不同分为神经介入、心脏介入、肿瘤介入等。

【技术原理】 介入技术是利用现代医学影像导向技术,借助不断创新的微型医疗器械,通过微创手术操作,定向地对病变所在器官和组织进行诊断和治疗的方法。介入医学技术融合内外科的治疗手段,通过影像设备的监视导引,经皮穿刺插管,采集病理、生理、生化、细胞及细菌学等方面的检查资料,对患者进行血管造影、药物灌注、血管栓塞或扩张成形及体腔引流等方法可以准确地诊断和治疗多种疾病。优点是微创、简便、安全、有效,痛苦小,并发症少,恢复快。

【临床应用】

1. 血管性技术 血管性技术是在影像设备 DSA 的监视下,经皮穿刺在血管内进行的诊断和治疗技术。如药物灌注术、血管栓塞术、血管狭窄成形术、支架置入术等。临床上应用最广的如下几种。

(1)经导管动脉栓塞术和经导管动脉内化疗栓塞术:主要用于晚期肿瘤的治疗。特点是适应证宽,不良反应相对较小,治疗效果可靠。因为可准确地将药物注入病变部位,对全身其他组织影响较小。

(2)经皮血管成形术和血管内支架术:主要用于治疗冠心病,可以使狭窄或闭塞的冠状动脉再通,使病变心脏重获生机和活力。这种效果是内科药物无法达到的。

(3)动脉内溶栓术:用于急性梗死性脑卒中和急性心肌梗死,使凝固的栓子溶化,恢复血管畅通,祛除病因。

(4)血管造影术:用于判断血管畸形等,可使诊断准确率大大提高。

2. 非血管性技术　非血管性技术使用穿刺针、引流管、支架等介入器材，对血管以外组织、器官疾病进行抽吸、切割、引流、注射消融等技术诊断和治疗疾病。常用的有活检术、灭能术、管腔狭窄的扩张成形术和支架置入术、经皮穿刺引流术和抽吸术等。

介入技术发展迅速，应用广泛，几乎涵盖全身各个领域的诊断与治疗，为临床许多棘手问题开拓了新的解决途径，许多难治或不治之症，通过介入治疗可取得奇迹般的效果。

七、手术机器人

【操作系统】　手术机器人（robotic surgery）系统的研究是从摄像向导系统开始的。在手术室使用能自动控制腔镜位置的机器臂（automated endoscopic system for optimal positioning，AE-SOP），机器臂模仿了人手臂的功能，它由声音或脚踏控制，通过事先录制的规定声音发出命令，其声音识别系统能实现声音录入者（主刀）对机器臂的控制，提供给外科医生一个自主且平稳的术野。在摄像控制方面取得明显进步的基础上，主-仆式远距离操作机器人（master-slave telemanipulator）的概念出现，即外科医生通过远离患者的主控制台来控制手术操作系统。计算机插入在外科医生的手和手术器械之间，以期利用计算机的力量增强手术操作的灵活性。主控制台上的两个主控装置控制机器手臂，外科医生每次操作都能传达到机器手臂，机器手臂又控制着患者体内手术器械的操作并能缩小移动幅度。机器手臂以一种比例遥控的方式服从于主控装置的所有命令。

【优势】　手术机器人增强了外科医生的灵巧性，提高了外科操作的精确性，降低了术者的疲劳，保证了手术的安全性。

手术机器人是通过将术者的手术操作转化为数字信息后，既可记录、保存和评估，又可借助"高速宽带"技术与其他有数字接口的设备对接以远距离传输，控制该处的手术机器人，实现远程手术。

【缺点】　目前的手术机器人尚无触觉反馈,缺乏应力的反馈,导致容易抓破易碎的组织和不能感觉所打结的松紧度。

【应用现状】　通常认为手术机器人在腹部手术的适应证主要包括两个方面:①对某些特殊部位的腹部手术比较适用,如近端胃切除术、结肠肝曲和脾曲切除术、低位直肠切除术等。②对长时间、精细的腹部手术优势明显,如胰十二指肠切除术、复杂的肝胆手术、血管吻合术等。心脏外科领域,手术机器人能完成机器人辅助单支冠状动脉旁路移植术、完全腔镜下单支冠状动脉旁路移植术、完全腔镜下冠状动脉旁路移植术、完全腔镜下房间隔缺损修补术、机器人辅助下二尖瓣成形术等。在妇产科,研究较多的是机器人腹腔镜输卵管再通吻合术。在泌尿外科方面,机器人腹腔镜前列腺根治性切除、肾切除、肾盂成形、盆腔淋巴结清扫等手术的可行性均被临床证实;脑外科领域有脑肿瘤内放疗、脑内病变活检、脑脓肿抽吸、脑内血肿排空、金属异物取出等手术;骨科方面有膝关节手术等已在临床进行。

【应用前景】　手术机器人的临床应用已扩展到外科的各个领域,实现了具有跨时代意义的远程手术,展示出可喜的前景,尤其是在常规腹腔镜技术无法达到的领域。在不久的将来,手术机器人将可能会掀起微创外科的又一次新技术革命浪潮。

八、经尿道前列腺电切术

人类寿命的延长,前列腺增生症(BPH)的发病率明显增加,BPH 已成为我国泌尿外科最常见的疾病。目前,治疗 BPH 的方法有很多种,而经尿道前列腺电切术(transurethrue resection of prostate,TURP)是治疗 BPH 的"金标准(gold standard)",是国际公认的治疗 BPH 微创、安全、彻底、有效、恢复快和病人痛苦较小的一种手术方法。

【适应证】　尿潴留、梗阻症状明显、残余尿量增多、反复发作难治性尿路感染、前列腺静脉出血、BPH 合并症(膀胱结石、憩室和膀胱肿瘤等)。

【禁忌证】　以下禁忌证不是绝对的,而是相对的,在适当条件下,同样可以进行 TURP 手术。①全身性疾病,主要为心脑血管疾病和呼吸系统等重要器官疾病。②有尿道炎、尿道狭窄、小阴茎、小尿道及有阴茎痛性勃起史的病人;合并巨大膀胱憩室或继发多数较大膀胱结石需开放手术一并处理者。③合并肿瘤体积较大。④肢体畸形:如髋关节强直,不能采取截石位者或巨大不可复性疝,影响手术操作者。⑤急性泌尿生殖系统感染。⑥逼尿肌无力者。

【术前准备】　合并心脑血管、肺、肝及糖尿病等全身性疾病,术前应进行适当治疗。有尿路感染应用抗生素治疗。尿道狭窄应做尿道扩张治疗。尿潴留致肾功能损害者,应引流膀胱(留置导尿管或做耻骨上膀胱穿刺造瘘),待肾功能改善后再行 TURP 术。术前备血 200~400ml。术前晚睡前摄入 800~1000ml 饮料。

【操作步骤】

(1)体位:一般用硬膜外麻醉或全麻,麻醉后病人取截石位,双下肢尽可能展开。

(2)冲洗方法:一般采用 3%~5%甘露醇溶液,亦可用 5%葡萄糖溶液或 3%~5%山梨醇溶液等。分高压冲洗($>80cmH_2O$)与低压冲洗($<30~40cmH_2O$)两种,后者需用 Iglesias 连续冲洗式切除镜鞘或经耻骨上膀胱穿刺造瘘口持续引流。

(3)置入电切镜。

(4)检查膀胱和后尿道。

(5)切除:开始电切,从何处开始第一刀,各人习惯不同,并无特殊要求或规定。总体上分膀胱颈区、前列腺中区、尖区 3 个区切除。

(6)切割完后,仔细完成以下工作:吸出切除组织块、准确止血、检查膀胱有无损伤、有无未清除的组织、检查前列腺窝内有无残余腺瘤和外括约肌功能、检查排尿控制、术后留置尿管。

【术后处理】

（1）持续冲洗。

（2）严密观察病情变化。

（3）应用抗生素防止感染。

（4）术后静脉补液应注意适当多给 5‰葡萄糖生理盐水，以利排出体内积存的水。

（5）术后活动：如无出血现象，术后第 1 天即可下地适当活动。

（6）导管拔除：如有耻骨上膀胱造瘘，停止膀胱冲洗后即可拔除尿管，一般导尿管术后 3～5d 即可拔除，少数病例可适当延长至 1 周拔除。

九、射频消融术

【原理】　具有消融和切割功能的射频治疗仪的治疗机制主要为热效应。射频波本质上是特定范围内的电磁波。目前医用射频大多采用 200～750kHz 的频率。（内镜）射频治疗仪工作频率为 400kHz。当射频电流流经人体组织时，因电磁场的快速变化使得细胞内的正、负离子快速运动，于是它们之间及它们与细胞内的其他分子、离子等的摩擦使病变部位升温，致使细胞内外水分蒸发、干燥、固缩、脱落以至无菌性坏死，从而达到治疗的目的。

【适应证】

1. **实体瘤**　在 CT、彩色 B 超的引导下，将消融电极准确刺入肿瘤部位，射频消融仪在电子计算机控制下将射频脉冲能量通过多极针传导到肿瘤组织中，使肿瘤组织产生局部高温（70～95℃），从而达到使肿瘤组织及其邻近的可能被扩散的组织凝固坏死的目的，坏死组织在原位被机化或吸收。

射频消融术可用于人体器官良、恶性实体肿瘤，目前临床应用较多的是：肝癌、肺癌、乳腺癌、原发性肿瘤、转移性肿瘤、不能手术切除的晚期肿瘤、手术中探查发现不能完全切除的肿瘤、不能承受放疗化疗的肿瘤患者,均可接受射频消融治疗。

2. **妇科疾病**　射频生物热效应使子宫内膜发生如卜作用:在凝刮子宫内膜同时,消融基底层到 2～3mm 的浅基层,使其脱落排出,对子宫肌层结构及卵巢功能无影响。因射频消融术是在 B 超的全程引导下完成,术中直观易察,不需开腹,不会切除正常组织,从而保留了子宫与盆腔结构的完整性。射频消融除了能消除肌瘤外,还常用于功能性子宫出血、宫颈糜烂、尖锐湿疣等疾病。

3. **心律失常**　心导管射频消融术是通过心导管将射频电流(一种高频电磁波)引入心脏内,以消融特定部位的局部心肌细胞,从而融断折返环路或消除异常病灶。射频消融术适应证已从当初的单纯阵发性室上性心动过速(主要是房室旁路、房室结双径路),发展到特发性室速、频发的室性期前收缩、心房扑动、房性心动过速、房颤等的临床应用。

十、全息生物疗法

全息生物疗法(bioholotherapy)是全息生物学学说在临床上的应用。这种治疗方法近几年来得到了长足的发展,应用的范围愈来愈广泛。和针灸一样,适用于许多疾病,特别是功能性疾病和各种疼痛,往往收到意想不到的效果。也常作为治疗脑出血、脑梗死等所致肢体功能障碍的重要辅助手段。这种疗法,方法简单,容易掌握,具有疗效高,见效快,无不良反应,施治不受条件限制、医疗成本低等优点。

全息生物疗法根据全息胚(全息胚是整体控制下的结构单位,也是相对独立的自主发育单位,即全息胚既是整体的也是个体的两个生命单位)学说,认为身体的某一部位是全身的缩影,此部位穴位与全身各部位相对应,通过对该部位的穴位施治,达到治疗身体相应部位疾病的目的。常用的部位是第 2 掌骨侧的有序穴位群,由远而近按头、颈、上肢、肺、心、肝、胃、十二指肠、肾、腰、臀、下肢、腿、足穴分布。躯体不同疾病在相应部位按压常有酸、麻、重、胀感觉,这既是诊断又是治疗选择的穴位。

方法:采用针刺和(或)辅以电针,每次选一穴或数穴,留针15~30min,1次/d,7~10d 为一疗程。注意观察患者的反应,针灸过敏者应慎重。

常用辅助仪器有 G-6805-2 多用治疗仪;57-6D 电脉冲医疗刺激仪;HDT-Ⅱ型全息诊疗仪。

十一、物 理 疗 法

物理疗法(physiotherapy)包括理疗与体疗两大部分,它是应用自然的及人工的物理因子作用于人体,以治疗和预防疾病的一门应用科学。物理疗法是现代医学的重要组成部分,也是康复医学的重要手段之一。它研究的内容包括各种物理因子的物理性质、作用机制、理化作用、生理作用及生物学效应、应用方法、操作技术和临床适应证、禁忌证等。

物理疗法是一种非特异性治疗方法,它主要是通过激发自体免疫机制、改善血液循环、调整神经功能等作用,达到消炎、止痛和消肿等目的。

物理治疗中的医疗体育,具有健身防病和自我治疗的作用,特别对肢体功能障碍和心肺功能的恢复具有独特的疗效,是康复治疗的重要手段。

物理疗法是一种无创伤、无痛苦、不良反应小的治疗方法,老人小儿都乐于接受,深受广大患者的欢迎。

【分类】 日光浴、空气浴、矿泉浴、气候疗法、泥疗、沙疗、空气离子疗法、植物及景观疗法等为广义的物理疗法,也称自然物理因子疗法。下面主要介绍人工物理因子疗法。

1. 电疗法

(1)低频电疗法:直流电疗法、直流电药物离子导入疗法、电水浴疗法、各种波形的低频脉冲电疗法、感应电疗法、静电疗法、电化学疗法等。

(2)中频电疗法:音频电疗法、干扰电疗法、正弦调制电疗法、音乐电疗法、电脑中频电疗法等。

(3)高频电疗法:共鸣火花电疗法、中波电疗法、短波电疗法、超短波电疗法、微波电疗法、射频疗法等。

2. 光疗法　红外线疗法、可见光线疗法、紫外线疗法、激光疗法、频谱疗法等。

3. 声疗法　超声波疗法、超声间动电疗法、超声药物透入疗法、超声雾化吸入疗法和音乐疗法等。

4. 热疗法　石蜡疗法、泥疗法、蒸汽疗法、坎离砂疗法、热敷袋疗法等。

5. 磁疗法　磁片贴敷法、旋磁疗法、脉冲磁场疗法、交变磁场疗法、磁化水疗法等。

6. 水疗法　淋浴、盆浴、药物浴、旋涡浴、气泡浴、水中运动等。

7. 中医物理疗法　针灸疗法、推拿按摩疗法、火罐疗法、负压罐疗法、气功疗法等。

8. 运动疗法　功能训练、作业疗法、各种健身操及器械练习等。

9. 其他疗法　心理治疗法、生物反馈疗法、冷疗法、高压氧疗法等。

【作用机制】　物理因子作用于机体,主要通过神经体液系统和血液循环改善,引起应答反应而产生效应,使机体内环境与外环境达到动态平衡。通过代偿、营养、修复、生物免疫、神经兴奋与抑制的调节,防御机制改变等变化,来改变机体局部和全身状态,消除病因,促进机体的康复。

【临床应用】

1. 治疗作用　消炎、镇痛、镇静安眠、改善血液循环、调节自主神经及内脏功能、松解粘连、软化瘢痕等。

2. 预防作用　物理治疗不仅可以治疗疾病,而且可以防病强身。紫外线、空气负离子等都可增强对感染性传染病的抵抗力,防止和减少疾病的发生。

3.康复作用 某些伤病早期应用物理治疗,可使伤病早日痊愈,并对预防后遗症,促进机体及功能恢复,降低致残率,提高劳动能力和生活自理能力有显著的效果。

【适应证】 物理治疗的适应证很广,绝大多数的病例都可选择不同种类、不同方法的物理治疗。主要有如下内容。

(1)各种急性、亚急性、慢性炎症。

(2)各种外伤、粘连、溃疡、疼痛等。

(3)各种肢体和器官的功能障碍。

【禁忌证】 物理治疗的禁忌证很少,肺结核和恶性肿瘤的禁区已被打破。主要禁忌证有严重的心脏病、出血倾向、高热、恶病质及难以配合的婴幼儿等。

【应用前景】 我国传统的物理治疗方法如针灸、推拿、各种健身操等,在中国有千年以上的悠久历史。

现代物理治疗是随着科学技术的发展而被广泛应用于医疗领域。20世纪80年代后,我国低中频电疗已应用程序化电脑技术,开展了射频、微波、电化学疗法治疗恶性肿瘤的研究和临床应用。激光诊疗技术发展很快。随着康复医学的发展,心理治疗、作业疗法、语言训练等也逐步开展起来。今后为适应现代康复医学、临床医学和保健预防医学的需要,我国的物理治疗将走向中西医结合具有中国特色的道路,这必将推动物理疗法的进一步发展和不断完善。

十二、人工冬眠疗法

【适应证】

(1)各种原因引起的严重高热状态而无循环呼吸衰竭。

(2)诊断明确的颅脑严重损伤,脑血管意外伴颅内压增高,烦躁不安。

（3）颅脑外伤或手术后，伴严重精神失常和谵妄、狂躁者。

（4）癫痫持续状态，抗癫痫药物不能有效控制。

（5）大手术时，作为辅助麻醉。

（6）严重外伤，一般止痛药不能缓解疼痛。

【禁忌证】

（1）各种原因引起的休克、昏迷。

（2）颅脑病变晚期，机体处于衰竭状态。

（3）严重心、肝、肾疾病。

（4）颅内血肿或疑有颅内血肿。

（5）老年、体弱患者及婴幼儿应慎用。

【注意事项】

（1）由专人护理，严密观察各种生命体征。

（2）避免使用兴奋药和洋地黄等强心药。

（3）少量多次给药原则，避免一次大量注射。不宜与碱性药物混合使用。

（4）限制液体过多输入，一般 1500ml/24h，血压、体温下降不宜过低过快，避免强烈物理降温。

（5）保持呼吸道通畅，观察患者各种反应变化，定期检查血象、凝血机制、血生化及心、肝、肾功能（通常施行人工冬眠前、中、后各 1 次）。

（6）保持室内温度在 18～20℃，相对湿度在 60%～70%。

【常用药物】

（1）冬眠Ⅰ号：氯丙嗪 50mg，异丙嗪 50mg，哌替啶 100mg（6 岁以下小儿 50mg）。

（2）冬眠Ⅱ号：异丙嗪 50mg，海特琴 0.6mg，哌替啶 100mg（小儿 50mg）。

（3）冬眠Ⅲ号：异丙嗪 50mg，哌替啶 100mg，乙酰普马嗪 20mg。

以冬眠Ⅲ号为佳。根据患者血压、脉搏、呼吸及病情决定剂量、次数、间隔时间及给药途径(肌内或静脉注射)。

【用法与剂量】

(1)肌注:成人每次可用半量或 1/3 量,必要时 3～6h 重复。

(2)静滴:每次将所用药物溶入生理盐水或 5% 葡萄糖液 250ml 内,根据患者耐受情况和效果调整滴速和剂量。

(3)成人 24h 内异丙嗪和氯丙嗪最大用量不宜超过 200mg,哌替啶不宜超过 300mg。儿童则更应慎重。3 岁以下儿童不用哌替啶。

用药后 0.5～1h 患者体温可自行下降 0.4～2℃,如需进一步降温,应在患者入眠后,在四肢、腋下、腹股沟及大血管处放置冰袋。适合温度为 33～35℃,一般 3～5d。

【复温措施】

(1)撤除冰袋,停止用药。

(2)全身大血管处置温水袋(35～38℃),室内保持温度 30℃左右。

(3)新斯的明及维生素 B_{12} 肌注。氯化乙酰胆碱 0.05～0.1g,组胺 0.5mg,肾上腺素 0.5～1mg 混合肌注,必要时 8～10h 重复。

十三、体外反搏疗法

体外反搏是一种机械性改善重要脏器血液循环的装置,是近些年来用于临床治疗的一项新技术,能提高主动脉内舒张压,增加冠状动脉、脑、肾等血管的血流量。该疗法具有无创伤性、操作简便、安全有效等特点,为心、脑等器官缺血性疾病的治疗开辟了一条新途径。

【作用机制】　心脏是一个血泵,它是血液循环的动力,由于心脏的搏动,血液通过血管形成血液的肺循环和体循环。心脏的搏动使血液从心脏射出,是一种正向搏动,所谓反搏是相对心脏搏动而言,它是一种机械力的作用,在这种机械力的作用下,使血液有规律地反流回心脏,从而增加冠状动脉、头颈、腹部血管血流灌注,改善脏器供血,构成了反搏疗法,使患者获得治疗。

【适应证】

(1)急性心肌梗死、心源性休克、严重左心衰竭、室间隔穿破、急性二尖瓣关闭不全。

(2)梗死后心绞痛。

(3)心肌梗死前综合征及隐匿性冠心病。

(4)急性冠状动脉供血不足。

(5)心绞痛(发作次数较频,心电图有明显的 ST-T 改变者、冠心病引起的期前收缩。

(6)眼底动脉硬化与视网膜动脉栓塞、视神经萎缩。

(7)突发性聋。

(8)脑梗死、脑血栓形成。

(9)难治性室性心动过速。

(10)不稳定型及顽固性心绞痛。

(11)感染性休克等低心排血量的情况。

一般每日治疗 1h,12d 为 1 个疗程。

【禁忌证】

(1)主动脉瓣关闭不全。

(2)有全身或局部出血性倾向,如血小板减少性紫癜、坏血病及呼吸道、消化道、泌尿系统、生殖系统的大出血,主动脉夹层(夹层动脉瘤)等。

(3)肢体有感染灶或脉管炎、四肢静脉血栓形成等。

(4)活动性脑出血或脑出血急性期。

(5)肺栓塞及中等程度以上的肺心病,特别是伴有右心衰竭时(反搏可能增加回心血量,加重右心负荷)。

(6)有血管不便受压疾病者。

(7)动脉导管未闭。

(8)心率超过 120 次/min,或期前收缩频发者先纠正心率;血压＞170/120mmHg 者,应先控制血压。

(9)各种疾病危重期等不适合体外反搏治疗者。

十四、冷冻疗法

冷冻疗法(cold therapy)是指利用 0℃以下的低温设备或技术,冷冻机体某一部分,破坏病变组织,以达到治疗目的的治疗方法。

【作用机制】 正常的有机体组成成分大部分是水分,占其重量的 70%~80%,高含水量的组织或细胞,当其受冷降温时,液态的水变成固态的冰。在结冰过程中,蛋白质、脂质、糖类等,生命组成成分也随着改变。受冻组织在保护剂的作用下,机体代谢等生命活动过程虽可保持,但其变化速度大大减慢,功能减退,而生化反应中间产物聚积和能量代谢过程几乎停滞,从而使病变组织或细胞衰竭而死亡。

【冷冻方法】 大致分为五种。

1. 接触法 是把冷冻头与病灶直接接触而进行冷冻降温。用 CO_2、笑气冷冻一般 10s,液氮 30s 即可脱离冷冻组织。主要用于皮肤各种疾病。

2. 刺入法 将冷冻头直接插入病灶深部,通常适用于外科冷冻下切除病变组织,即所谓冻-切手术。具有减少出血,防止癌肿扩散的优点。

3. 灌注法 直接向骨肿瘤刮除后所形成的创腔或骨髓腔内注入液氮等制冷物质,以杀灭残留的肿瘤细胞。

4. 喷洒法 将制冷物质直接喷洒到病变组织表面,冻结浅表组织。多适用于耳鼻咽喉科各种疾病的治疗。

5. 喷灌法 此法是 3、4 法的合用,利用特制的喷灌罩帽,对各种表面的病灶进行治疗。

【临床应用】

1. 冷冻粘连 一般在-30℃已可使受冻组织与冷刀头发生粘连,维持这种状态就像黏胶一样,缓缓地将欲摘除物拖出,而不引起出血,临床上适用白内障摘除术。

2. 冷冻凝结　利用降温使受冻组织成冰块状,适用于易出血性病灶切除术。如脑肿瘤、鼻咽血管纤维瘤、囊水样软性肿瘤、海绵状血管瘤及淋巴管瘤等。

3. 冷冻发炎　利用局部冷冻引起的轻度炎症反应,临床上多用于视网膜剥离。将冷冻视网膜剥离至巩膜处,使脉络膜产生炎性反应,而使二者粘连愈合,最后达到封闭裂孔之目的。

4. 冷冻坏死　受冻组织遇强低温,可产生一种特殊形式的坏死反应,临床常用以治疗各种良性和恶性肿瘤。

十五、血液光量子疗法

血液光量子疗法(photo-quantum blood therapy)又称自(异)体血经紫外线照射充氧回输疗法(ultraviolet blood irradiation,UBI),属于量子血液疗法的范畴。

【作用机制】

(1)对能量代谢有复杂的触媒作用。因照射过的血液中蛋白质和各种酶类已吸收大量光量子,其大分子中的电子就会处于激化状态,从而使其所含的能量达到更高水平,且电子被激化后很易引起一系列良性化学反应,促进新陈代谢和氧化还原反应,提高机体的免疫力。

(2)被照血液可以杀灭细菌、病毒和灭活各类微生物产生的毒素。这对解决各类细菌抗药性和病毒等棘手问题开辟了新途径。

(3)使血红蛋白处于高饱和状态,且能维持较长时间(一般25~30d),使微循环得到改善,从而改善组织对氧和能量的需求与代谢。

(4)能促进白细胞和红细胞总数良性上升,白细胞吞噬活性增加,从而增强机体的免疫力和抵抗力。

(5)可使血液黏滞性降低,血小板和红细胞聚集性降低,胆固醇和低密度脂蛋白降低,纤维蛋白溶解度上升,从而使血管壁状态得到改善,血流速度加快,增加供血供氧,减少血栓形成机会。

(6)能降低高血糖、胆红素、乳酸、尿素、肌酐等物质,促使体内酸碱平衡。

(7)能加固体细胞的溶酶体膜,故可增强肝脏的解毒功能。

(8)能产生大量的游离基,形成催化性脂质过氧化物,能催化和激活未被照射的血浆质。

【方法】 按采血、输血操作常规要求,每次取静脉血 200ml 于 ACD-B 抗凝药采血袋内,然后将血转入石英罐内,放置血疗机中进行紫外线照射并同时充氧,最后将血液回输给患者,1h 左右即可完成。每周 1~2 次,5~7 次为 1 个疗程。

【适应证】

(1)各种感染性疾病:如腹膜炎、蜂窝织炎、脓毒血症和菌血症、肺炎、感染性休克、术后感染等。

(2)心血管疾病:如冠心病、心肌梗死、四肢动脉供血不足、高血压病等。

(3)神经内科疾病:如脑出血(脑溢血)、脑血栓形成、脑梗死、脑炎后遗症、脑震荡后遗症等。对癫痫、重症肌无力、脊髓蛛网膜炎、帕金森综合征、吉兰-巴雷综合征、血管神经性头痛、神经衰弱等有很好的疗效。

(4)溃疡病:溃疡多位于胃窦和胃体部,经 UBI 1 个疗程后,多数溃疡形成过程迅速逆转,瘢痕化比采用传统疗法提早 7~10d,胃黏膜微循环改善,胃分泌活动得到调整,从而促进了修复过程;对于溃疡位于胃体部久治而仍不愈合者此种作用尤为显著。

(5)缺氧性疾病:一氧化碳中毒、二氧化碳中毒、硅沉着病(矽肺)、哮喘、支气管炎、肺心病等。

(6)妇产科病:如院外堕胎引起的脓毒血症、晚期妊娠中毒症、胎盘早期剥离、严重痛经等。

(7)其他:某些眩晕症、糖尿病、各类贫血、血脂异常、高黏滞血症等。

【禁忌证】 急性出血期或有出血倾向患者。

十六、透析疗法

透析疗法(dialysis therapy)是利用半渗透膜来去除血液中的代谢废物和多余水分并维持酸碱平衡的一种治疗方法。透析患者5年存活率可达70%～80%,其中50%可恢复生活能力。此疗法包括血液透析、血液滤过、血液灌流、腹膜透析和直肠透析。临床上血液透析、腹膜透析较为常用。透析疗法是某些疾病严重阶段时无以替代的治疗方法。

【原理】 是根据透析膜两侧溶质的浓度梯度、渗透压梯度及膜两侧流体的压力差,产生扩散、渗透与超滤,从而达到清除血液内毒素、有害电解质和过多水分的目的,其对清除小分子物质和纠正水电解质、酸碱失衡有较好效果,尤以血液透析效果更好。

【适应证】 常用于急慢性肾功能衰竭、高钾血症、高钙血症、药物中毒、水中毒、脑水肿、急性肺水肿、肝性脑病、糖尿病性尿毒症及肾移植手术的配合等。

【禁忌证】 相对禁忌证为休克、相对低血压、重症心肌病、血小板减少症、腹腔内脏器损伤、严重肺病、急性腹膜炎、妊娠期妇女腹腔肿瘤及大手术、严重心衰、严重出血倾向等。

【注意事项】 透析机、透析器、透析膜、透析液、透析管道、灌流器装置、血滤器、血滤机、置换液等是透析疗法的基本配置。治疗时根据病情需要可以对某些设备(尤其是透析液)加以调整和更换。

十七、器官移植

器官移植(organs transplanlation)是将健康的器官移植到通常是另一个人体内,使之迅速恢复功能的手术。广义的器官移植包括细胞移植和组织移植。随着免疫学研究的深入和发展及在供体选择、组织配型、排斥反应监测及免疫抑制治疗等方面的研究成果,扩大了移植组织范围。随着技术改进,器官存活率明显提高,存活时间显著延长。这是一个涉及多领域、多学科、内容极为丰富的治疗技术,为人类延缓生命、改善生命质量提供了一种有效的治疗方法。

根据移植物来源,移植技术分为自体移植、同系(同质)移植、同种异体移植和异种移植。移植反应主要包括急性排斥反应、特异性免疫无应答或低应答反应、非特异性抑制反应。

临床上肾移植最多,效果较好,积累了丰富的经验。不少医疗科研单位也进行了心、肺、肝、胰腺与胰岛细胞、甲状旁腺、肾上腺、睾丸、骨髓等移植。

十八、激光医学技术

激光医学技术(laser in medicine)是运用激光技术,研究、诊断和治疗疾病的一门新学科,广泛地用于临床各科疾病的诊断和治疗。其特点是方向性强、亮度高。激光对组织的效应是热、压力、光化和电磁场。医用激光器分为固体激光器、气体激光器、液体激光器和其他激光器(如半导体、化学及准分子等)。

激光医学技术用于测量组织新陈代谢、三维成像眼全息图、微小乳腺癌、监测手术时体外循环及测量微血管血流等。治疗用于一些适合的手术及辅助性理疗,如激光手术治疗、激光理疗、激光针灸治疗等。总之可用于临床各科,尤其是外科、眼科、耳鼻咽喉科、口腔科、皮肤科、妇产科及癌肿等许多疾病。但要有选择,掌握适应证,特别要注意安全管理和防护。

十九、体外震波碎石术

体外震波碎石术(extracorporeal shock wave lithotripsy,ESWL)的原理是用碎石机释放一定大小和形态的弹性波及超过结石弹力极限的强度,击碎体内结石,由体内排出达到治疗目的。

ESWL通过体外产生的聚焦震波治疗泌尿系结石,特点是时间短、压力高;超声碎石,是结石暴露在一正弦波下,以压缩和稀疏为特征。二者在频谱、衰减方式、物理性能和能量成分上有诸多不同,但殊途同归。碎石机组成主要包括发生器和定位系统。

70%以上的肾、输尿管结石如鹿角形结石、感染性结石、孤立性肾结石,X 线可透过的结石适合于 ESWL,且成功率很高。相对禁忌证是初期结石不宜进行的 ESWL,主要包括多发性结石($>$1cm)、合并泌尿系感染、半透光结石、患有内科疾病的危重患者及结石远端有梗阻和上尿路功能不全。此类占 20%,待创造或等待条件成熟后再选择 ESWL。

ESWL 禁忌证主要是出血性疾病、心力衰竭等危重患者、身高$<$90cm 的幼儿、上尿路解剖变异、妊娠期、频繁发作的难忍性疼痛等。

治疗常规包括患者心理和身体准备、麻醉方式、意外处理预案等。选择性病例,成功率可高达 99%,无特殊患者体质和操作原因,碎石疗法安全有效,可以降低开放性手术治疗的弊端。

二十、高压氧疗法

高压氧疗法有其独特的治疗效果和广泛的发展前途。采用高压氧治疗疾病的方法在我国开始较早,近 20 多年来发展更快,临床取得了显著的疗效。我国的高压氧设备及治疗水平已居世界前列,形成了一个以大、中城市为中心的高压氧治疗网。

高压氧治疗是通过特殊设备(高压氧舱),将患者置身于高于一个大气压的环境中吸纯氧或混合氧,氧浓度为 85%~99%,血氧含量是常压下吸氧的数倍至数十倍,能有效地提高血氧张力,增加血氧含量,这对于治疗某些急性缺氧性疾病特别是一氧化碳中毒有特殊疗效。高压氧还能提高组织氧含量和储氧量,增加组织内氧的有效弥散半径,向缺氧组织提供充足的氧,并可促进侧支循环的建立,可用于治疗断肢再植、心肌缺血和脑缺血、脑梗死等病。细菌的生长和繁殖与周围的氧浓度有很大关系,高压氧状态下厌氧菌生长受到明显抑制。手术切除病灶和高压氧疗法结合是治疗气性坏疽的首选方法。加压可使气泡体积缩小，氧又可把气泡内气体置换出来，进而使气泡消失，因此高压氧也是治疗气栓症和减压病的有效方法。有生命就必须有生物氧化，有生物氧化就要耗氧，氧是人体新陈代谢中必需的物质，而高压氧可向人体提供更多、更快的有效氧，这是治疗多种疾病的基础。

高压氧的主要适应证有：急性一氧化碳及有害气体（氯、氨、硫化氢等）中毒、急性气栓症、减压病、气性坏疽、急性视网膜脉络膜病变、药物中毒、断肢再植、植皮手术后。高压氧还用于治疗突发性聋、神经性聋、梅尼埃综合征、急性视网膜动脉栓塞、口腔炎症、呼吸与心跳复苏后、冠心病、脑血栓形成、脑梗死、缺血性脑血管病及血栓闭塞性脉管炎。对于非特异性病毒性脑炎、重度神经衰弱、神经性头痛、脊髓或周围神经损伤后的肌营养不良、重症肌无力、脑外伤后遗症、颅脑手术后脑功能障碍、冻伤、破伤风、银屑病、神经性皮炎、带状疱疹、股骨头无菌性坏死、骨愈合不良、顽固性骨髓炎等，高压氧可作为辅助治疗。

高压氧疗法虽然可以治疗许多疾病，但也存在着某些绝对或相对禁忌证，应引起足够重视，如未经处理的胸腹部外伤、内出血、恶性肿瘤、急性呼吸道感染、中耳炎、青光眼、咽鼓管阻塞、急慢性鼻旁窦炎（副鼻窦炎）、高血压>21.3/13.3kPa（160/100mmHg）、各种出血性疾病、高度近视及全身衰竭等。另外，要特别重视高压氧舱的安全管理。

二十一、药典、处方、药物剂型与给药途径

(一)药典

药典（Pharmacopoeia）是一个国家记载药品规格标准的法典，由国家组织药典委员会编写，并由政府颁布施行，具有法律性的约束力。是国家为保证药品质量、保护人民用药安全有效而制定的法典；是执行《药品管理法》、监督检验药品质量的技术法规；是我

国药品生产、经营、使用和监督管理所必须遵循的法定依据。药品管理法第三十二条规定:药品必须符合国家药品标准。国务院药品监督管理部门颁布的《中华人民共和国药典》和药品标准为国家药品标准。药典内收载的药品称为法定药;未收载的称为非法定药。

我国于 1953 年颁布了第一部《中华人民共和国药典》简称《中国药典》(China Pharmacopoeia,CP),收载品种 531 种。从 1963 年版起分为一部、二部,收载品种 1310 种。"一部"主要收载中药,"二部"收载合成药品和抗生素等。1985 年又对《中国药典》进行了修订,从 1985 年版发行后,决定每 5 年修订 1 次。1990 年版有中英文版本,1995 年版取消了药物的拉丁名,沿用药物通用名称。

2005 年版药典:2005 年 7 月 1 日起正式执行,共收载药品 3214 种,其中第一部收载中药材及饮片、植物油脂和提取物、成方制剂和单味制剂等 1146 种,收载附录 98 个;第二部收载化学药品、抗生素、生化药品、放射性药品及药用辅料等 1967 种,收载附录 137 个;第三部收载生物制品 101 种,收载附录 140 个,并附《中国生物制品规程》。《中国药典》还有配套丛书:《药品红外光谱集》《中国药品通用名称》《中华人民共和国药典注释》《临床用药须知》《中国药典英文版》《国家药品标准工作手册》《中药彩色图集》《中药材国家标准》《中药薄层色谱彩色图谱》。

2010 年 7 月 1 日正式执行 2010 年版药典,该版药典在 2005 年版的基础上,做了大幅度的增修订和新增品种的工作。2010 年版药典共收载品种 4598 种,新增 1462 种。2010 年版《中国药典》有以下主要特点。

(1)药品安全性得到进一步保障。

(2)中药标准整体水平全面提升:①中药收载品种数量大幅度提高;②中药品种分别增加和完善了安全性质控指标;③解决了中药饮片标准的问题;④大幅增加符合中药特点的专属性鉴定。

(3)现代分析技术广泛应用:一是扩大了对成熟新技术方法的

收载。如附录中新增离子色谱法、磁共振波谱法、拉曼光谱法指导原则等。二是进一步扩大了对新技术的应用。

2010 年版《中国药典》的颁布实施，必将在我国全面提高药品质量过程中起到积极而重要的作用，并将进一步扩大和提升我国药典在国际上的积极影响。

《美国药典》(United States Pharmacopoeia，USP)由美国政府所属的美国药典委员会(The United States Pharmacopeial Convention)编辑出版。USP 于 1820 年出第 1 版，1950 年以后每 5 年出一次修订版，自 24 版以后改为每年出版一次，到 2006 年已出至第 29 版。

《英国药典》(Britishi Pharmacopoeia，BP)是英国药品委员会(British Pharmacopoeia Commission)的正式出版物，是英国制药标准的重要来源。英国药典不仅为读者提供了药用和成药配方标准，而且也向读者展示了许多明确分类并可参照的欧洲药典专著。英国药典出版周期不定，最新的版本为 2004 年的第 21 版。

《欧洲药典》(Europe Pharmacopoeia，EP)是欧洲药典委员会(Europe Pharmacopoeia Commission)编辑出版，1977 年出版第 1 版，2002 年出版第 4 版。目前采用《欧洲药典》的国家已达 28 个，中国药典委员会于 1994 年成为欧洲药典委员会的观察员之一。

(二)处方

1. **处方的意义**　通常意义上的处方是指由注册的执业医师和执业助理医师(以下简称医师)在诊疗活动中为患者开具的、由取得药学专业技术职务任职资格的药学专业技术人员(以下简称药师)审核、调配、核对，并作为患者用药凭证的医疗文书，不包括生产处方和偏方、验方、单方、秘方所谓的处方。处方包括医疗机构病区用药医嘱单。因此处方是医师和药师共同对病人负责的一项重要的书面文件。处方选药、配药及用法是否正确，直接关系到病人健康的恢复和生命的安全，所以医务人员必须以对人民高度负责的精神和严肃认真的态度对待处方。凡由于开写处方或配制、发药的差错而造成的医疗事故,处方便是重要证据之一,借以帮助确定医师或药师应负的法律责任。为了正确书写处方,医师不仅应具有丰富的临床医疗知识,而且要熟悉药物的药理作用、不良反应、剂量、用法、配伍及制剂学的知识。医师开具处方和药师调剂处方应当遵循安全、有效、经济的原则。处方药应当凭医师处方销售、调剂和使用。

根据卫生部 2007 年 5 月 1 日开始实施的《处方管理办法》(中华人民共和国卫生部令　第 53 号)规定。处方格式由省、自治区、直辖市卫生行政部门统一制定,处方由医疗机构按照规定的标准和格式印制。

2. 处方类型

(1)法定处方:以简化处方形式开处国家颁布的药典上的制剂称为法定处方。如果这种药物制剂只有一种规格,可以省略规格不写;若有两种以上规格者,仍应注明规格。

(2)协定处方:在本医院内常用的合剂或其他剂型的处方,不属于法定制剂或成药,在医院负责人主持下由医生与药房人员商议制定,处方时就以简化处方形式书写。这种处方只适用于本院范围内。

(3)验方、单方和秘方:验方是民间积累的经验处方,简单有效。单方一般是比较简单的验方,往往只有一二味药,多由口头传授。秘方一般指保密的验方或单方。

(4)生产处方:一般指大量生产制剂时所列制剂的质量规格,成分的名称、规格、数量及制备和控制质量方法等的规程性文件。这类处方仅限用于生产。

(5)医师处方:是医师对病人治病用药的书面凭证,又称方剂。

3. 处方的格式　处方颜色:普通处方的印刷用纸为白色;急诊处方印刷用纸为淡黄色,右上角标注"急诊";儿科处方印刷用纸为淡绿色,右上角标注"儿科";麻醉药品和第一类精神药品处方印刷用纸为淡红色,右上角标注"麻、精一";第二类精神药品处方印刷用纸为白色,右上角标注"精二"。

4. 处方内容

(1)前记:包括医疗机构名称、费别、患者姓名、性别、年龄、门诊或住院病历号,科别或病区和床位号、临床诊断、开具日期等。可添列特殊要求的项目。如麻醉药品和第一类精神药品处方还应当包括患者身份证明编号,代办人姓名、身份证明编号。

(2)正文:以 Rp 或 R(拉丁文 Recipe"请取"的缩写)标示,分列药品名称、剂型、规格、数量、用法用量。

(3)后记:医师签名或者加盖专用签章,药品金额及审核、调配,核对、发药药师签名或者加盖专用签章。

5. 处方书写规则

(1)患者一般情况、临床诊断填写清晰、完整,并与病历记载相一致。

(2)每张处方限于一名患者的用药。

(3)字迹清楚,不得涂改;如需修改,应当在修改处签名并注明修改日期。

(4)西药和中成药可以分别开具处方,也可以开具一张处方,中药饮片应当单独开具处方。

(5)患者年龄应当填写实足年龄,新生儿、婴幼儿写日、月龄,必要时要注明体重。

(6)开具西药、中成药处方,每一种药品应当另起一行,每张处方不得超过 5 种药品。

(7)中药饮片处方的书写,一般应当按照"君、臣、佐、使"的顺序排列;调剂、煎煮的特殊要求注明在药品右上方,并加括号,如布包、先煎、后下等;对饮片的产地、炮制有特殊要求的,应当在药品名称之前写明。

(8)药品名称应当使用规范的中文名称书写,没有中文名称的可以使用规范的英文名称书写;医师开具处方应当使用经药品监督管理部门批准并公布的药品通用名称、新活性化合物的专利药品名称和复方制剂药品名称,医疗机构或者医师、药师不得自行编制药品缩写名称或者使用代号:书写药品名称、剂量、规格、用法、用量要准确规范,药品用法可用规范的中文、英文、拉丁文或者缩写体书写,但不得使用"遵医嘱"、"自用"等含糊不清字句(表73-1)。

(9)药品用法用量应当按照药品说明书规定的常规用法用量使用,特殊情况需要超剂量使用时,应当注明原因并再次签名。处方一般不得超过 7 日用量;急诊处方一般不得超过 3 日用量;对于某些慢性病、老年病或特殊情况,处方用量可适当延长,但医师应当注明理由。麻醉药品、第一类精神药品注射剂处方为一次用量;其他剂型处方不得超过 3 日用量;控缓释制剂处方不得超过 7 日用量。对于需要特别加强管制的麻醉药品,盐酸二氢埃托啡处方为一次用量,药品仅限于二级以上医院内使用;盐酸哌替啶处方为一次用量,药品仅限于医疗机构内。为住院患者开具的麻醉药品和第一类精神药品处方应当逐日开具,每张处方为 1 日常用量。第二类精神药品处方一般不得超过 7 日用量;对于某些特殊情况,处方用量可适当延长,但医师应当注明理由。为癌痛,慢性中、重度非癌痛患者开具的麻醉药品、第一类精神药品注射剂处方不得超过 3 日用量;哌醋甲酯用于治疗儿童多动症时,每张处方不得超过 15 日常用量。使用医疗用毒性药品、放射性药品的处方用量应当严格按照国家有关规定执行。

(10)药品剂量与数量用阿拉伯数字书写。剂量应当使用法定剂量单位:重量以克(g)、毫克(mg)、微克(μg)、纳克(ng)为单位;容量以升(L)、毫升(ml)为单位;国际单位(IU)、单位(U);中药饮片以克(g)为单位。片剂、丸剂、胶囊剂、颗粒剂分别以片、丸、粒、袋为单位;溶液剂以支、瓶为单位;软膏及乳膏剂以支、盒为单位;注射剂以支、瓶为单位,应当注明含量;中药饮片以剂为单位。如固体用克,液体以毫升为单位时,一般不必写出,但小数点前必须加零(如0.3),整数后加小数点和零(如3.0)。

(11)开具处方后的空白处画一斜线以示处方完毕。处方开具当日有效。特殊情况下需延长有效期的,由开具处方的医师注明有效期限,但有效期最长不得超过 3 天。

(12)注册的执业医师在注册的医疗机构签名留样或者专用签章备案后,方有处方权。

(13)医师利用计算机开具、传递普通处方时,应当同时打印出纸质处方,其格式与手写处方一致;打印的纸质处方经签名或者加盖签章后有效。药师核发药品时,应当核对打印的纸质处方,无误后发给药品,并将打印的纸质处方与计算机传递处方同时收存备查。

(14)处方由调剂处方药品的医疗机构妥善保存。普通处方、急诊处方、儿科处方保存期限为 1 年,医疗用毒性药品、第二类精神药品处方保存期限为 2 年,麻醉药品和第一类精神药品处方保存期限为 3 年。

6.处方中常见外文简缩字表

表 73-1　处方中常见外文简缩字表

分类	缩写	中文意义
剂量单位	U(unit)	单位
	IU (international unit)	国际单位
	g (gram)	克
	μg (microgram)	微克
	mg(milligram)	毫克
	ml(milliliter)	毫升
给药途径	i. m(intramuscular)	肌内注射
	i. v. (intravenously)	静脉注射
	p. o(peros)	经口,口服
	Pr. (per rectum)	经直肠、直肠给药
	s. c(subcutaanncous)	皮下注射
给药次数和时间	q. d (quaque die)	每日 1 次
	b. i. d(bis in die)	每日 2 次
	t. i. d (ter in die)	每日 3 次

分类	缩写	中文意义
给药次数和时间	q. i. d（quaque in die）	每日 4 次
	q. o. d（quaque die）	隔日 1 次
	q. 4h（quaque quarta hora）	每 4 小时 1 次
	q. m（quaque mane）	每天早晨
	q. n（quaque nocte）	每天晚上
	h. s（hora somni）	睡前
	a. c（ante cibum）	饭前
	p. c（post cibum）	饭后
	St.（statim）	立即
其他	aa（ana）	各，各个
	add（additur）	加至
	ao des（aqua destillata）	蒸馏水
	Co.（compositum. —us. —a）	复方
	etc.（et cttera）	其他，等等，和
	No（numero）	数，值，号码
药物制剂	Amp.	安瓿剂
	Caps.	胶囊剂
	Emui.	乳剂
	Extr.	浸膏
	Inj.	注射剂
	Lot.	洗剂
	Loz. Mist.（Mixt）	喉片
	Ocul.	合剂
	Ol.	眼膏剂
	Past.	油剂
	Sol.	糊剂
	Syr.	溶液剂
	Tab.	糖浆剂
	Tr.	片剂
	Ung.	酊剂
		软膏剂

(三)药物剂型

根据药典规定或处方要求将药物配制成具有一定规格的药物制品,根据临床用药需求,将药物制成各种形状,采取不同的给药方式,使药物与机体接触或带入机体内发挥疗效,药物制剂的形状就是剂型。临床治疗工作必须掌握药物剂型,才能更好发挥药效。

由于药物剂型种类繁多,所以可按形态、给药途径和方法、药物分散系统及剂型制法等进行分类。

1. 固体剂型

(1)片剂(Tablet):将药物与赋形剂混合后压制而成的片状制剂,具有剂量准确,质量稳定,易于携带,服用方便,可掩盖不良气味等优点。根据特殊需要外表还可加一层包衣,制成肠溶片或糖衣片。肠溶片可减轻对胃黏膜的刺激或避免胃酸的破坏,如肠溶阿司匹林片等。此外还有植入片(药物经灭菌后埋于皮下,长期起作用,如睾丸素植入片)、含片、舌下片、咀嚼片、阴道用泡腾片及多层片(外层为速释部分药物,内层为缓释部分药物)等。

(2)丸剂(Pill):系指药物细粉或药材提取物中加适宜黏合剂或辅料制成的球形或类球形药剂。包括水丸、蜜丸、浓缩丸、糊丸等,黏合剂有蜂蜜、水、米糊或面糊。蜜丸是我国最古老的传统剂型之一。丸剂作用缓和持久,剂量准确,但比片剂易变质,如知柏地黄丸、六味地黄丸、牛黄清心丸等。

(3)滴丸(Dripping pills):滴丸剂是采用滴制的方法制备的丸剂。利用固体分散法,将一些难溶性液体药物或挥发油与水溶性固体基质加热熔融,形成溶液、混悬液或乳浊液后,趁热滴在另一互不相溶的溶剂中,再迅速冷却,使液滴收缩冷凝成固态而获得球形或扁球形的丸剂,供内服、腔道或配制溶液等用。滴丸技术适用于含液体药物、主药体积小或有刺激性的药物,滴丸可增加药物的稳定性,减少刺激性,掩盖不良气味。

(4)散剂(Powder):系指一种或多种药物均匀混合制成的干燥粉状药剂。可内服或外用。在体内易分散,显效快,但剂量不易掌握,如冰硼散。

(5)胶囊剂(Capsule):系指将药物装于空硬胶囊或软胶囊(即胶丸)中制成的制剂。主要供内服,胶囊剂可遮掩药物的异味,保护药物等,如感冒胶囊等。

(6)颗粒剂(Granule):系指化学药物制成干燥颗粒状的内服制剂。如多种中草药的颗粒制剂,不仅保留了汤剂发挥药效较快的特点,又便于保存和运输。按溶解性能可分为可溶性颗粒剂(如板蓝根颗粒剂)、混悬性颗粒剂(如复脉颗粒剂)及泡腾颗粒剂(如山楂泡腾剂)。

2. 半固体剂型

(1)软膏剂(Ointment):系指药物与适宜的基质(如凡士林、液状石蜡、羊毛脂等)混合均匀制成具有适当稠度的膏状制剂。可以涂于皮肤及黏膜或创面,起到保护、润滑和局部治疗作用。专供眼科用的灭菌软膏成为眼膏,如红霉素眼膏。

(2)硬膏剂(Plaster):硬膏剂是指将药物溶解或混合于黏性基质中的外用制剂,如拔毒膏。

(3)栓剂(Suppository):系药物与适宜基质混合的专供塞入人体不同腔道使用的软体制剂。栓剂纳入人体腔道后能迅速软化熔融或溶解,产生局部作用,或吸收产生全身作用,如甘油栓、小儿解热栓等。

(4)浸膏(Extract):将药物浸出液浓缩后的粉状或半固体剂型,如颠茄浸膏。

(5)膜剂(Pellicles):将药物溶解或均匀分散在成膜材料中制成薄膜状剂型,多用于皮肤及黏膜创伤、烧伤或炎症表面的敷盖等。可适合多种给药途径应用,如口服、口含、舌下给药,眼结膜囊内及体内植入。其特点为药物含量准确、稳定性好、重量轻、体积小、应用方便。

3. 液体剂型

(1)溶液剂(Solution):一般指仅含一种化学药物的澄明水溶

液。可供口服或外用,吸收较好,如口服的氯化钾溶液。

(2)注射剂(Injection):俗称针剂,是指专供注入体内的一种灭菌制剂。有灭菌溶液(如盐酸普鲁卡因注射液)、粉针(临用时配成溶液,如青霉素 G 钠盐)等类型。其特点是药效发挥迅速,作用可靠,剂量准确,无首关消除现象,生物利用度高,适用于不宜口服患者,更适于抢救危重病症。

(3)合剂(Mixture):一般指含药物两种或两种以上时仅供内服的透明或混悬的水性液体方剂,如胃蛋白酶合剂、复方甘草合剂等。

(4)糖浆剂(Sirup):系指含有药物、药材提取物或芳香物质的蔗糖近饱和水溶液,如小儿止咳糖浆、川贝止咳糖浆。

(5)酊剂(Tincture):系指药物用规定的乙醇浸出或溶解而制成的澄清液体制剂,可供内服或外用,如阿片酊、碘酊等。

(6)乳剂(Emulsion):互不相溶的两种溶液(如油类药物和水),经过乳化剂的处理,制成均匀而较稳定的乳状液体,如鱼肝油乳剂、脂肪乳(供静脉注射用)。

(7)气雾剂(Aerosol):是指药物和抛射剂同装在耐压的密闭容器中,使用时打开阀门,药物借助抛射剂的压力喷出。可用于局部治疗,也可经呼吸道吸收起全身治疗作用,如舒喘灵喷雾剂。

(8)洗剂(Lotion):是一种混悬液,常含有不溶性药物,专供外用,如炉甘石洗剂。

(9)擦剂(Embrocation):是专供揉擦皮肤的液体制剂,有溶液型、混悬型、乳化型等,如松节油擦剂。

(10)滴眼剂(Drops):是指滴入眼内的无菌液体制剂等,如氯霉素眼液、后马托品滴眼液等。

(11)滴耳剂、滴鼻剂(Drops):是指供滴入耳、鼻的外用溶液,如酚甘油滴耳液、呋麻液等。

(12)煎剂(Decoction):是指用水煎煮的生药煎出液。中草药常用此剂型。

(13)流浸膏剂(Fluidextract)：指用适宜的溶媒浸出药材的有效成分后，蒸去部分溶媒，调整浓度至规定的标准而制成的液体浸出制剂。如麦角流浸膏、甘草流浸膏等。

4. **缓释剂型**(Sustained-release formulation)　可使药物缓慢释出。

(1)控释制剂能使药物以近似恒速释放，不仅延长药效，且能减少血药浓度的波动。

(2)透皮给药剂型：是指皮肤给药，经皮肤吸收而起全身治疗作用，如将硝酸甘油制成贴膜剂，贴在前胸，药物透皮缓慢吸收。这类制剂作用持久，药物吸收不首先经肝而无首关消除。

(3)贮库剂型：有贮库注射剂，如普鲁卡因青霉素、鱼精蛋白锌胰岛素等肌内或皮下注射后，从用药部位缓慢释药。还有植入给药剂型，为一类经手术植入皮下或经注射针头导入皮下的控释剂型，如甲地孕酮硅橡胶管植入剂。

5. **靶向剂型**(Targeting drug delivery system)　是指将药物与载体结合或被载体包埋，形成可在体内定向在靶组织内释放的剂型。

(1)机械靶向，如由磁效应将药物导向靶组织。

(2)生物物理靶向是依机体不同部位组织对不同大小微粒阻留能力而制成的剂型。

(3)化学靶向是指药物的释放与体内化学环境有关的剂型。

(4)生物靶向是指药物与生物大分子结合，进入机体能选择性定向于靶组织的剂型，如将抗癌药与某种癌细胞的单克隆抗体结合，即可将抗肿瘤药导向肿瘤部位，不仅可以增加靶组织内的药物浓度提高疗效，而且因减少靶组织以外的药物分布而可以减少不良反应。

(5)脂质体是将药物包裹在双分子脂质膜中制成的脂质制剂，与癌细胞的亲和力高，增加细胞摄取，提高疗效。因双分子磷脂膜具有亲脂基团和亲水基团，可分别包裹脂溶性药物和水溶性药物。

多种化疗药物如多柔比星、柔红霉素、长春新碱、甲氨蝶呤等已有脂质体制剂。

6. 微型胶囊和微球（Microcapsules and Microsphere） 微型胶囊是指药物被高分子物质或共聚物包裹而成，大小以微米计的囊状颗粒，如甲地孕酮微囊；微球是指药物分散或被吸附在高分子聚合物基质中而形成的微粒，如丝裂霉素 C 微球。毫微囊和毫微球：前者是指将药作为囊心，包于高分子材料的包囊中而成的微囊，其直径为 10~100 nm；后者是指药物被分散或吸附于基质交联成的微球中，其直径小于 250 nm。抗癌药制成微球剂后能改善在体内的吸收、分布。由于这种微球对癌细胞有一定的亲和力，故能浓集于癌细胞周围，特别对淋巴系统具有指向性。

7. 前体药物（Prodrug） 前体药物，也称前药、药物前体、前驱药物等，是指药物经过化学结构修饰后得到的在体外无活性或活性较小、在体内经酶或非酶的转化释放出活性药物而发挥药效的化合物。前体药物本身没有生物活性或活性很低，经过体内代谢后变为有活性的物质，这一过程的目的在于增加药物的生物利用度，加强靶向性，降低药物的毒性和不良反应。目前前体药物分为两大类：载体前体药物（carrier-prodrug）和生物前体（bioprecursor）。1958 年，Albert 在 *Nature* 杂志上发表文章提出了前体药物的概念。目前已经在神经系统药物，抗肿瘤系统药物和抗病毒药物有着很大的作用。

（1）载体前体药物是指具有活性的化合物与其运输作用的载体通过共价键结合，在体内通过简单的水解作用卸掉载体，由活性化合物发挥药理作用。载体前体药物与母体化合物相比往往活性微弱或无活性。对于载体的结构，多是亲脂性，要求对生物体无害，且能及时释放活性化合物。市场上口服青霉素类药物往往采用载体前药的方式来提高生物利用度。

（2）生物前体药物不同于载体前体药物，活性物质不用与载体暂时性结合，而是通过自身分子结构的改变来发挥作用。生物前体药物本身没有活性,有活性的是其在生物体内的代谢物,这样避免了代谢反应使化合物失活,反而利用生物体内的代谢生成活性化合物。一些非甾体抗炎药(如舒林酸,sulindac)就是基于这样的思路设计的。

8. 应答式释药系统(responsible system) 随着时辰药理学研究的深入,人们发现某些药物的作用和某些疾病的发作与时间过程有密切关系,因此开发出适应人体生理、病理时间节律变化的释药剂型。目前的应答式释药系统有开环和闭环两种体系,开环体系是利用外部的变化因素来控制药物释放,称为脉冲释药系统,闭环体系是通过自身的信息反馈来控制药物的释放,称为自调式释药系统。

(1)脉冲式释药系统:其目的不是维持稳定的血药浓度,而是根据时辰药理学的原理释放药物,保证疗效,从而减少服药次数和药物的不良反应,现阶段研究最多的是择时释药制剂,服药后有明显的时间间隔后才开始释药,即"时滞",适用于夜间性和晨发性疾病的特殊需要。美国 FDA 批准的受力择时释药制剂是维拉帕米渗透泵片,临睡前服用,次晨可释放药物,符合高血压节律变化。

(2)自调式释药系统:利用体内的信息反馈控制药物的释放,不需要外界的干扰,体内温度、pH、葡萄糖浓度等微小变化即可诱导载体材料性质的改变(结构、形状、表面特征、溶解度等),启动药物释放。

(四)给药途径

1. 口服给药 最方便,通常也最安全,费用也最便宜,因而是最常用的给药途径。然而,该途径有不少限制,许多因素包括其他药物和食物都将影响口服药物的吸收。因此,某些药物必须空腹服药而另一些则需餐后服药,尚有部分药物不能口服。

口服药物经胃肠道吸收。药物吸收始于口腔和胃,但大部分由小肠吸收。药物必须通过小肠壁及肝方能进入全身血循环。许多药物在肠壁和肝发生化学变化(代谢),减少了吸收的药物量。

静脉注射药物不经肠壁和肝直接进入体循环,这种给药方式可获得较口服更快和更持久的效应。

一些口服药物刺激胃肠道,如阿司匹林和大多数其他非类固醇抗炎药可损害胃和小肠壁并诱发溃疡。另一些药物吸收很差或在胃内被胃酸和消化酶破坏。尽管有这些缺点,口服给药较其他途径常用。其他给药途径一般在患者不能经口给药,药物必须尽快和准确地给予,或药物口服吸收很差且不规则时方才使用。

2. 注射给药　消化道外给药,包括皮下注射、肌内注射和静脉注射途径。皮下注射时,注射针头插入皮下,注射后,药物进入小血管随血流进入体循环。皮下注射常用于蛋白质类药物和胰岛素给药,该药口服可被胃肠道破坏。皮下注射的药物可制成混悬剂或相对难溶的混合物,这样吸收过程可保持数小时、几天甚至更长,患者亦不须经常给药。在给予容积更大的药物时常采用肌内注射。肌注时应采用更长的针头,因肌肉位置深于皮肤。

静脉注射时,针头直接插入静脉。在消化道外所有给药途径中,静注是最困难的一种,特别是肥胖病人静脉穿刺更加困难。无论是单剂静脉推注还是连续的静脉滴注均是快速、准确给药的最佳途径。

3. 舌下及颊黏膜给药　一些药物可置于舌下(舌下给药),能被舌下小血管吸收。舌下给药对硝酸甘油类药物特别好,这类药物可缓解心绞痛,它们可不经肠壁和肝的首关效应而迅速直接进入体循环。然而,多数药物不能使用此途径,因常常发生吸收不全及不规则现象。

4. 直肠给药　许多口服给药的药物可以栓剂形式直肠给药。药物与蜡状物混合制成栓剂,即便插入直肠亦不会溶解。药物可通过直肠壁丰富的血循环迅速吸收。当患者恶心、丧失吞咽能力、限制饮食和外科手术后等不能口服时可用栓剂直肠给药。一些药物的栓剂形式有刺激性,这类病人应采用消化道外给药。

5. 经皮给药　一些药物可以涂敷剂形式将药贴于皮肤表面。

这类药物可增强皮肤渗透性,不经注射便可经皮进入血循环。这种经皮给药可缓慢持续很多小时或很多天,甚至更长。然而,这种途径受药物通过皮肤快慢的限制。只有那些日给药量少的药物可采用此途径。这类药物有治心绞痛的硝酸甘油、治疗运动系统疾病的莨菪碱、戒烟用的尼古丁、治疗高血压用的可乐定及镇痛用的芬太尼等。

6. 吸入给药　一些药物如气体麻醉药和雾化抗哮喘药物(置容器中定量供给)可吸入给药。这些药物通过气道直接入肺,并在肺内吸收入血循环。只有少数药物可用此途径。吸入的药物应仔细监测以保证患者在特定时间内吸入适量的药量。定量吸入系统可直接安装在给肺供气的通道上,因而非常有用。因喷雾吸入进入血液的药量差异性大,故这种途径很少用于治疗除肺以外的其他组织或器官疾病。

7. 其他途径给药

(1)眼内给药:有液体型、半固体型、膜剂等。眼用制剂应无菌,对眼无毒性及刺激性,大部分药物滴入眼球表面后,停留在结膜下穹隆中,药物透过角膜,至前房到达虹膜。

(2)阴道内给药:有阴道栓、阴道片、乳膏、凝胶、溶液、海绵、冲洗剂等。

二十二、维生素 D 与壳聚糖新解

(一)维生素 D

脂溶性维生素 D 及其衍生物,包括维生素 D_2(骨化醇)、维生素 D_3(胆骨化醇)、阿法骨化醇(1-α 羟基维生素 D_3)、骨化三醇(1α,25-二羟基胆固化醇、钙三醇、罗钙全)、浓缩维生素 AD、维丁胶性钙等口服或注射剂,临床常用。维生素 D_3 促进钙磷肠内吸收和骨骼中钙沉积,促进血钙、磷平衡;在肝内转化为维生素 D_3 活性代谢物,降低血甲状腺素水平和骨骼溶解等作用,经常用于佝偻病、手足抽搐症、骨质疏松症、肾性骨病、甲亢性骨病、甲状腺功能减退及抗维生素 D 性佝偻病、肾性骨营养不良等疾病已为医生熟知；人们也都注意到了高钙血症、消化道症状、软组织异位钙化等不良反应，但这些不良反应只是在大剂量和超大剂量时发生，常规用量一般无毒性反应。这仅仅是过去的认识，科学家在研究中发现维生素 D 具有更广泛的作用。

1. **抗癌作用**　由于体内缺少维生素 D，癌症治疗药物的有效作用难以发挥，而每天摄取 150～600U 的维生素 D 人群，胰腺癌风险大幅度降低（各 10 万人跟踪调查）。化疗治疗期间加服维生素 D 可以延长生存期或可治愈。研究称维生素 D 衍生物可以瓦解保护胰腺肿瘤的细胞屏障，使癌细胞对药物更敏感。维生素 D 衍生物还能阻止细胞纤维化过程，对于其他癌症，如肺癌、肾癌、肝癌等一些难治性肿瘤可能也具有重要的促进疗效作用。维生素 D 联合化疗治疗胰腺癌或其他癌症，让人们看到了癌症治愈的曙光。实验证明，维生素 D 衍生物与化疗药物联合治疗胰腺癌小鼠，可使患癌小鼠寿命延长 50%。

2. **预防精神性疾病**　还有研究发现，维生素 D 与精神疾病有关。维生素 D 缺乏可能诱发精神分裂症，维生素 D 缺乏个体患精神分裂症风险是正常人（维生素 D 水平充足）的两倍。另一方面，精神分裂症患者体内维生素 D 水平明显偏低，65% 的精神病患者维生素 D 缺乏。

3. **防治老年性痴呆**　另一项研究表明，维生素 D 缺乏症与老年性痴呆（阿尔茨海默病）有关。对 1658 名 65 岁以上未患老年性痴呆和心脑血管等疾病人群的 6 年追踪研究发现：维生素 D 少量缺乏者患老年性痴呆风险增加 53%，严重缺乏维生素 D 者患病风险提高到 125%。

4. **抗衰老**　维生素 D 在防治多种疾病，防治衰老，促进健康等许多方面有着不可替代的作用。

(二)壳聚糖

壳聚糖被称为继蛋白质、脂肪、糖、维生素、矿物质之后的第六种生命要素,这种要素是带正电荷、阳离子的动物性纤维,为碱性多糖,具有改善人体生态环境(内环境)和"生命动力"功能,是人体环保卫士。

人体衰老和疾病原因,很大程度上决定于体内"垃圾"的长期累积伤害。体内垃圾来源于体内的代谢不全产物和多余物质,如自由基、酸性物质、过量脂肪(如胆固醇、低密度脂蛋白等)、破损凋亡的细胞、代谢产生的废物等(内源性);外源性有毒物质,如化工废气,飞机、汽车等尾气,各种水污染,土壤中各种重金属离子和农药,放射性元素,降解缓慢或不能降解的有害物质及粉尘、烟雾、PM2.5 微小颗粒等许多物质。

体内"垃圾"的长期大量积聚,引起细胞中毒、血管损伤、形成斑块,在器官积聚发生病变,这是中老年慢性病高发的最重要原因。壳聚糖这种神奇物质具有无毒副作用的特性,符合"顺其自然"的理念,在改善人体生态环境和促进健康方面有重要作用。与蜂胶结合有 1+1＞2 功效。可以清除体内毒素、扶正祛邪、阴阳平衡、复元固本,强化免疫、氧化酸性物质、调节人体生理功能。

本文编写参考张田勘文:《维生素 D 效用的新发现》和陈晨文《人体环境卫生》

第74章 专科常用诊疗技术简介

第一节 呼吸系统疾病常用诊疗技术

一、肺功能检查

肺功能测定（pulmonary function test）可采用闭合式肺量计、电子肺量计或容积描绘仪等仪器进行测定，目的是：①明确肺功能障碍的机制和类型；②判定病变损害的性质和程度；③估计肺的功能储备能力供手术前的参考；动态观察病程的演变；④进行健康检查和劳动力的鉴定。肺功能测定分为通气功能和换气功能两类。在具体应用上分为常规肺功能测定和小气道功能检查两类。

（一）肺容量的组成及正常值范围

肺容量是一次呼吸肺内气体的容量，正常值随年龄、性别、体表面积而定。

1. 潮气量（TV）　潮气量随体力运动而增加。

2. 补吸气量（IRV）　正常值：男约 2160ml，女约 1500ml。

3. 补呼气量（ERV）　正常值：男约 910ml，女约 500ml。

4. 残气量（RV）　正常值：男约 1330ml，女约 1020ml。

5. 深吸气量（IC）　正常值：男约 2660ml，女约 1900ml。

6. 功能残气量（FRC）　正常值：男约 2300ml，女约 1580ml。

7. 肺活量（VC）　正常值：男约 3470ml，女约 2440ml。

8. 肺总量（TLC）　正常值：男约 5000ml，女约 3500ml。

（二）肺容量改变及其临床意义

肺活量的大小与下列因素有关。

1. 年龄　幼儿及老年人肺活量较小，而青壮年较大。

2. 性别　男性大于女性。

3. 体表面积 体表面积大者,肺活量相应增大。

4. 职业 重体力劳劲者及运动员的肺活量较常人为大。

5. 体位 卧位时肺活量较立位时减少 300ml 左右。

肺活量减低常见于以下疾病:

1. 肺组织损害 肺炎、肺不张、肺水肿、肺充血、肺纤维性变、肺肿瘤及肺切除等。

2. 肺扩张受限 气胸、胸腔积液和心包积液等。

3. 呼吸活动受限 呼吸中枢抑制或神经肌肉病变、脑炎、脊髓灰质炎、周围神经炎及重症肌无力等。

4. 胸廓扩张受限 腹水、胸腹部肿痛、气胸、怀孕、膈神经麻痹等。

(三)通气功能测定主要项目及正常值

1. 分钟通气量(MV) 正常值:男(6668±200)ml,女(4127±160)ml。

2. 最大通气量(MVV) 正常值:男(104±2.31)L、女(82.5±2.17)L。

3. 用力肺活量和第 1 秒用力呼气量(FVC 和 $FEV_{1.0}$) 正常值在 83% 左右,低于 70% 以下者提示有阻塞性通气障碍。

4. 最大呼气中期流速(MMEF) 正常值:男约 3.37L/s,女约 2.88L/s。

肺通气功能测定受主观因素影响较多,多反映肺功能状况及气道阻塞的程度,其异常主要反映阻塞性通气功能障碍。

(四)小气道功能检查

小气道疾病是指 2mm 以下的周围细支气管以阻塞性病变为特征的一组临床疾病,是慢性阻塞性肺部病变的主要部位及早期病变阶段,但目前检测其功能变化的手段并不理想。通常有以下几种。

1. 最大呼气流速-容量曲线(MEFV)。

2. 闭合气量(CV)。

(五)肺功能障碍的判定

1. 阻塞性通气障碍　此型是由于气道阻塞、气道阻力增加所致。常见病因为上呼吸道肿瘤、异物和炎症;气管和支气管狭窄、慢性支气管炎、支气管扩张和哮喘、肺气肿等。肺功能检查以呼气流速降低为特征。

2. 限制性通气功能障碍　此型是由于肺和胸廓扩张受限所致,常见病因如肺间质纤维化、矽肺、肺气肿等,气胸、血胸、胸腔积液和严重胸膜增厚、脊柱畸形、腹水等。肺功能检查以肺活量降低而呼气流速正常为特征。

3. 混合型通气功能障碍　此型既有气道阻塞又有肺和胸廓扩张受限两种表现。

二、胸 肺 检 查

(一)X线检查

胸部 X 线检查在胸部疾病的诊断中具有公认的重要价值,由于胸部具有自然的良好的 X 线对比度,多数病变仅需常规透视或摄片即可明确诊断,临床选用十分方便。对于少数常规摄片不能清楚显示的病变或诊断有困难时,可酌情选择体层摄影、CT 或造影检查等。胸部透视主要适用于了解胸内结构及运动情况,但影像清晰度低,对早期粟粒性肺结核及肺内小结节等较为细小的病变常难以发现,且没有永久记录,不利于随访对比。普通摄影包括后前位、侧位、前弓位、斜位、侧卧位、仰卧前后位。

(二)CT 检查

包括平扫、螺旋 CT 扫描、高分辨率 CT 及造影增强等。

1. 适应证

(1)各种纵隔病变。

(2)咯血原因不明,常规 X 线胸片未发现病变者。

(3)原因不明的咳嗽、胸痛、胸闷、气促、喘鸣、消瘦、声音嘶哑、骨痛、关节痛等,常规 X 线胸片未发现病变者。

(4)痰细胞学检查发现癌细胞而常规 X 线胸片阴性者。

(5)原因不明的发热,常规 X 线胸片未发现病变者。

(6)临床怀疑有转移性肺肿瘤而常规 X 线胸片阴性者。

(7)临床怀疑支气管扩张而常规 X 线胸片不能明确诊断者。

(8)常规 X 线检查虽然发现了病变,但明确诊断仍有困难者。

2. 局限性

(1)对支气管形态改变,因 CT 需将多个横断面联系起来判断,故不如常规 X 线直观。

(2)对肺内血管病变,CT 图像不如血管造影图像诊断价值高。

(3)对体积较小的病灶 CT 不易发现。

(4)对实质性肿块的良、恶性定性诊断仍不能十分明确。

(三)MRI 检查

1. 适应证

(1)颈、胸、臂交界区病变。

(2)纵隔病变。

(3)胸膜和胸壁病变。

(4)鉴别中心型肺癌肿块与肺不张。

(5)鉴别实质与囊性病变。

2. 禁忌证　患者体内有金属异物(包括心脏起搏装置)者不宜进行此项检查。

(四)肺灌注显像(Q 显像)

直径略大于肺毛细血管管径的放射性颗粒被注入静脉后,将随血流经过右心、肺动脉而暂时随机地栓塞于肺毛细血管床内,由于局部栓塞的量与该处的血流灌注量成正比,因此,颗粒在肺内各部位的放射性分布即可反映各部位的血流灌注情况。

1. 适应证

(1)疑有肺动脉栓塞。

(2)原因不明的肺动脉高压或右心负荷增加。

（3）大动脉炎、结缔组织病怀疑肺动脉受累。

（4）慢性阻塞性肺病的肺循环受损情况及药物疗效的评价。

（5）肺部肿瘤、肺大疱、肺结核、支气管扩张等病变的肺循环评价。

（6）先天性心脏病右向左分流合并肺动脉高压的定量分析。

（7）肺内占位性病变。

（8）先天性肺动脉发育畸形。

（9）肺移植的监测。

2. 禁忌证

（1）严重肺动脉高压及肺血管床极度受累。

（2）有明确过敏史或过敏体质者。

（3）肺动脉瘘患者。

（4）孕期及哺乳期妇女。

（五）肺通气显像（V 显像）

放射性惰性气体或雾化的气溶胶被吸入后，在肺内的分布与肺局部通气量成正比，体外用照相机显像后，通过两肺内放射性分布图，可反映肺局部的通气功能。用于了解呼吸道的通畅情况及各种肺疾病的通气功能，评价药物或手术治疗前后的局部肺通气功能，结合肺灌注显像鉴别肺栓塞和慢性阻塞性肺病。

（六）支气管造影（bronchogyaphy）

将造影剂注入支气管树后，与周围肺组织含气结构形成鲜明的人工对比，从而清楚地显示支气管的结构。

1. 适应证

（1）各种原发病所引起的支气管扩张症的确诊。

（2）怀疑有支气管胸膜瘘者。

（3）怀疑有先天性支气管变异、肺发育不全或肺不发者。

（4）怀疑中央型肺癌者。

（5）胸内病变难以明确系肺内或肺外病变者。

（6）肺不张。

2. 禁忌证

(1)肺或支气管的急性炎症期。

(2)严重活动性肺结核、病变有播散者。

(3)心肺肾功能不全者,或严重衰弱者。

(4)近期大咯血者。

(5)造影剂或麻醉药过敏者。

(七)肺血管造影

1. 肺动脉造影　主要适用于:①怀疑肺动脉栓塞或血栓形成者;②怀疑肺血管先天性疾病者。

2. 支气管动脉造影　选择性支气管动脉造影主要适用于:①不明原因的大咯血;②肺癌经支气管动脉灌注化疗。

3. 上腔静脉造影　主要适应证为证实上腔静脉阻塞综合征。

(八)经纤维支气管镜肺活检(transbronchial lung biopsy, TBLB)

1. 适应证

(1)肺部弥漫性病变性质不明者。

(2)普通纤支镜检查可见范围之外的肺组织内的孤立性结节病变,经其他检查未能定性者。

2. 禁忌证

(1)病变怀疑为肺血管瘤、血管畸形所致者。

(2)病变怀疑为肺包虫囊肿者。

(3)心肺功能较差,估计不能耐受可能发生的气胸者。

(4)进行机械通气者。

(5)有出血倾向者。

(九)经皮穿刺肺活检(percutaneous lung biopsy,PLB)

1. 适应证

(1)肺表面的局限性肺部病变诊断不明者。

(2)弥漫性肺部病变诊断不明者。

(3)纵隔病变诊断不明者。

（4）全身情况较差或有其他原因不能进行开胸肺活检者。

2. 禁忌证

（1）动静脉畸形合并明显肺动脉高压者。

（2）咳嗽不止或屏气不足 30s 者。

（3）病灶靠近大血管和纵隔者。

（4）有出血倾向者。

（5）心肺功能较差，1s 最大呼气量不足 1L 或多发肺大疱、严重心律失常、新近发生心肌梗死者。

（6）小于 5mm 的结节。

（十）开胸肺活检(openlung biopsy，OLB)

在全麻下行开胸手术。由于在直视下且手术者可触诊肺脏，故在经过选择的取材部位采集的肺组织标本确诊率达 90% 以上。另一显著优点是组织标本大小可控制，足够大的标本是进行免疫标记检测的必要条件。该技术适用于弥漫性肺部疾病、非特异性和少见肺部疾病的诊断。

（十一）经胸腔镜肺活检(thoracoscopic lung biopsy，TPLB)

可获得直径 3～5mm 大小的标本，确诊率介于经支气管镜肺活检和开胸肺活检之间。

（十二）胸膜活检

通常采用 Cope、Abrams 和 Raja 胸膜活检针经胸壁皮肤针刺活检，亦可做胸壁切口，应用胸腔镜或纤维支气管镜在直视下行活检，可明显提高阳性率。

1. 适应证

（1）原因不明的渗出性胸腔积液。

（2）壁层胸膜局限性、实质性肿块。

（3）原因不明的胸膜肥厚。

2. 禁忌证

（1）出血倾向。

（2）肺功能严重不全、肺大疱。

(3)肺包虫囊肿病变。

(4)位于心脏大血管附近或可疑血管病变。

(十三)纤维支气管镜检查

纤维支气管镜主要优点是可弯曲性、管径细、视野广、创伤小、操作简单、安全,能在局麻下使用。

1. 适应证

(1)诊断方面:①不明原因的咯血,尤其是 40 岁以上患者,持续 1 周以上的咯血或痰中带血;②不明原因的慢性咳嗽;③不明原因的局限性哮鸣音;④不明原因的声音嘶哑;⑤痰中发现癌细胞或可疑癌细胞;⑥X 线或 CT 检查异常者,提示肺不张、肺部块影、阻塞性肺炎、肺炎不吸收、肺部弥漫性病变、肺门和(或)纵隔淋巴结大、气管支气管狭窄、原因不明的胸腔积液等;⑦临床已确诊肺癌,决定行手术治疗前的检查,对指导手术范围及估计预后有参考价值;⑧胸部外伤、怀疑有气管支气管裂伤或断裂;⑨肺或支气管感染性疾病的病因学诊断;⑩疑有食管-气管瘘的确诊,纤支镜引导下选择性支气管造影。

(2)治疗方面:①取出支气管异物;②清除气道内异常分泌物,包括痰液、脓栓、血块等;③在纤支镜检查中,明确了咯血患者出血部位后可试行局部止血;④经纤支镜对肺癌患者做局部放疗或局部注射化疗药物;⑤引导气管插管,对插管困难者可通过纤支镜引导进行气管插管;⑥经纤支镜对气道良性或恶性肿瘤进行激光、微波、冷冻、高频电刀、放置支架等治疗。

2. 禁忌证

(1)活动性大咯血。

(2)严重心肺功能障碍。

(3)严重心律失常。

(4)不能纠正的出血倾向。

(5)全身情况极度衰竭。

(6)严重的上腔静脉阻塞综合征。

(7)新近发生的心肌梗死,或有不稳定型心绞痛。

(8)疑有主动脉瘤。

(9)气管部分狭窄,估计纤支镜不易通过,且可导致严重的通气受阻。

(10)尿毒症患者,活检时可能发生严重的出血。

(11)严重的肺动脉高压,活检时可能发生严重出血。

(十四)胸腔镜检查

1. 适应证

(1)胸膜病变:包括不明原因的胸腔积液和胸膜占位性病变。

(2)弥漫性肺部疾病或肺表面结节性病变。

(3)肿瘤分期。

(4)纵隔肿瘤,胸腔镜检查可减少开胸探查率。

(5)心包疾病。

(6)胸外伤。

2. 禁忌证

(1)极度衰竭、严重贫血、肝肾功能不全、凝血机制障碍者。

(2)肺功能三级($FEV_1 < 1L$)者。

(3)近3个月发生急性心肌梗死者、近期有严重心绞痛发作、全心衰竭伴心脏明显扩大、心功能Ⅲ级、有严重室性心律紊乱者。

(4)合并严重传染性疾病如病毒性肝炎、HIV携带者。

(5)有广泛胸膜增厚、粘连,无法插入胸腔镜者。

(6)各种原因所致气管、支气管严重畸形。

(十五)纵隔镜检查

纵隔镜检查可探查气管旁、气管前、隆突前和隆突上部位,需在全麻下进行,是一种创伤性检查,但活检组织的组织学检查有确诊价值。

1. 适应证

(1)各种纵隔占位性病变,协助诊断和分期。

(2)纵隔淋巴结大,尤其是肺癌患者纵隔淋巴结大明确为反应性增生或肿瘤转移。

（3）切除纵隔内肿瘤、支气管囊肿等治疗。

2. 禁忌证

（1）病变位于纵隔镜盲区，如隆突后和主动脉弓下者。

（2）严重心肺功能不全者。

（3）主动脉瘤和上腔静脉阻塞和压迫者。

（4）严重贫血，有出血倾向者。

（5）全身情况衰竭者。

（6）重度脊柱后凸者。

（十六）支气管肺泡灌洗液（BALF）检查

支气管肺泡灌洗液检查是利用纤支镜向支气管肺泡注入生理盐水并随即抽吸、收集肺泡表面渗液，检查其细胞成分和可溶性物质的一种方法，主要用于肺部有关疾病的病因、发病机制的研究，以及临床诊断、疗效评价和预后等。

1. 适应证

（1）肺部感染的病原体检查。

（2）肿瘤细胞的检查。

（3）间质性肺疾病的诊断、疗效和预后评估。

（4）某些肺病的发病机制的研究。

（5）较少见肺部疾病的诊断和处理。

2. 禁忌证

（1）严重心肺功能损害患者，如心力衰竭、严重心律失常、呼吸衰竭等。

（2）新近发生急性心肌梗死者。

（3）新近大咯血者。

（4）活动性肺结核未经治疗者。

（十七）支气管激发试验

支气管激发试验（bronchial provocation test，BPT）是采用某种刺激物使支气管平滑肌收缩，通过测定相应的肺功能指标以定量反映平滑肌收缩的强度,再将刺激物的剂量与平滑肌收缩的强度联系起来进行分析,即可获知气道的反应性。一般临床怀疑哮喘,需鉴别诊断者,或一些原因不明的咳嗽、胸闷、呼吸困难者,可进行支气管激发试验。

(十八)支气管舒张试验

支气管舒张试验(bronchial dilation test,BDT)是使用一定剂量的扩张支气管的药物使收缩狭窄的支气管扩张,以测定其扩张程度的肺功能试验。临床上常用来判断支气管狭窄的可逆程度,作为支气管哮喘诊断的一种辅助方法,或用来评价某种支气管扩张药物的疗效。

(十九)胸(膜)腔引流

胸腔闭式引流是利用内脏挤压胸腔压力大于大气压而向外排的原理,达到排气、排液促使肺复张,调节胸内压维持纵隔在相应固定位置,防止胸膜腔感染和减少胸膜粘连的目的。适应证为:①自发性气胸、张力性气胸、双侧气胸及反复发作的气胸。②液气胸、血气胸或脓胸。

(二十)机械通气治疗

1. 适应证

(1)呼吸停止或通气不足所致的急性缺氧和二氧化碳交换障碍。

(2)肺内巨大分流所造成的严重低氧血症,外来氧供无法达到足够的吸入氧浓度。

(3)在重大外科手术,为预防术后呼吸功能紊乱,需进行预防性短暂呼吸机支持。

(4)在某些情况下,可暂时用人工过度通气,以降低颅内压,或在严重代谢性酸中毒时增加呼吸代偿。

(5)某些神经、肌肉疾病中,由于肺活量受限,无法产生有效自主呼吸,可应用机械通气,增加通气,以避免肺不张和分泌物潴留。

2. 禁忌证

(1)已发生气压伤者,如气胸、血气胸、纵隔气肿者。

(2)患肺大疱或多次发生自发性气胸者。

(3)大咯血或重症肺结核出现播散。

(4)存在严重低血流量和休克的患者。

(5)急性心肌梗死时。

(二十一)氧疗

氧疗适用于低氧血症。包括鼻导管或鼻塞法、面罩给氧、机械通气给氧、高频通气给氧、高压氧疗。氧疗的不良反应包括二氧化碳潴留、肺泡不张、氧中毒等。

(二十二)湿化和雾化治疗

1. 湿化治疗(humidit therapy)　是应用湿化器产生水蒸气,提高吸入气中水蒸气的含量达到湿化气道、稀释痰液的目的。主要适应证如下:①高热、脱水。②呼吸急促或过度通气。③吸入气体过于干燥。④气管旁路如气管插管或气管切开。⑤痰液黏稠或咳痰困难。

2. 雾化治疗(aerosol therapy)　是用雾化装置将药物或水分散成雾粒或微粒悬浮于气体中,吸入肺部起到湿化和治疗作用。临床主要用于气道阻塞性疾病和肺部感染性疾病。

第二节　儿科疾病常用诊疗技术

一、重 症 监 护

随着电子技术的发展,儿科重症监护设备有了极大地发展,使危重病儿的监护水平明显提高,治疗更加有效和合理。

1. 心率呼吸监护仪　可连续进行心率、心律、呼吸频率、呼吸节律、呼吸暂停的监测,并及时报警。还有多功能心肺监护仪,可同时进行体温、心率、心律、呼吸、血压、血氧饱和度、呼出二氧化碳、潮气量、分钟通气量、气道阻力、肺顺应性等的监测。

2. 中心静脉压监测 将导管插入至下腔静脉,连续监测中心静脉压,用于休克病人抢救、指导补液。

3. 体液及生化监护 如血气分析、血糖、电解质、胆红素、渗透压、血细胞比容等均可在重症监护病房中完成。

4. 脑功能监护仪 目的是动态脑电监护、视频脑电监护、振幅整合脑电监护,了解惊厥的发生及类型、脑功能状态。

5. 床旁 X 线摄片机 可帮助了解心、肺、腹部等部位的病情。

6. 床旁超声诊断仪 可帮助明确先天畸形、心肺情况、新生儿颅内情况、腹部脏器病变、血流动力学改变等以协助治疗。

7. 食管 pH 值监测 连续监测食管下端 pH 值的变化,用于呕吐及呼吸暂停等疾病的鉴别诊断。

8. 肺力学监护 常用于呼吸机治疗时,进行肺顺应性、潮气量、气道阻力、分钟通气量、无效腔量等的监测,并能描绘压力容量曲线,更准确地指导呼吸机参数的调节,尽可能减少呼吸机治疗的并发症。

9. 透光灯 为冷光源,不仅能为一些床旁诊断治疗照明,还可以用于动静脉穿刺时透照,以寻找血管,引导穿刺。

二、相关治疗技术

1. 机械通气设备 包括常频呼吸机、高频呼吸机、无创通气设备等以人工的方法提供或协助肺通气,以满足氧供及二氧化碳的排出。尚有部分液体通气、体外膜肺等更为先进的技术尚未普及临床。

2. 连续静脉血滤 采用双腔静脉插管将血液引出,通过滤器,达到净化血液的目的,可作为肾功能衰竭的替代治疗、清除体内毒素和炎症介质。

3. 小儿全胃肠道外营养 可通过中心静脉置管或外周静脉进行包含有糖、氨基酸、脂肪乳、维生素及电解质的营养液的输注,为不能进行消化道营养的危重病儿提供生理及生长发育所需的营养。

4. 心血管病的介入性治疗　可通过动、静脉漂浮导管讲行动脉导管未闭封堵术、房间隔缺损闭合术、肺动脉瓣狭窄成形术、先天性主动脉缩窄成形术、房间隔造口术、射频导管消融术等。

5. 新生儿换血术　是治疗新生儿重症高胆红素血症最迅速有效的方法。过去,换血疗法多采用脐静脉插管换血,目前各大医院均已开展外周动静脉同步换血术,提高了换血效率、减少了换血风险,加快了换血疗法的速度。

6. 骨髓穿刺输液技术　在胫骨粗隆、髂前上棘等部位进行骨髓穿刺术,连接输液设备,进行骨髓腔内液体及药物的输注,用于无意识危重病儿液体复苏抢救治疗。

第三节　妇产科常用诊疗技术

一、胎儿电子监护

通过胎儿监护仪连续观察并描记胎心率(fetal heart rate,FHR)基线的动态变化和 FHR 与胎动、宫缩的关系,用以估计胎儿的安危状况。使用时将胎心探头固定于胎心音听诊最响亮处,宫缩探头固定于子宫底部,在描绘仪上观察胎心率的变化。无应激试验(non-stress test,NST)是指观察无宫缩、无外界刺激负荷情况下 FHR 的变化和胎动后的反应,有助于了解胎儿的储备能力。观察 20min,若至少有 2 次伴有或不伴有胎动的 FHR 增加≥15 次/min,持续时间大于 15s 为反应型,提示胎儿储备能力良好,可 1 周后复查;否则为无反应型,可延长观察时间至 40min,如仍为无反应型,提示胎儿储备能力差,应进一步做宫缩应激试验(contraction stress test,CST)。CST 指观察子宫收缩时胎心率有无加速、早期减速、变异减速或晚期减速等变化的情况,若宫缩由缩宫素刺激诱导,称缩宫素激惹试验(oxytocin challenge test,

OCT），了解胎儿对宫缩时胎盘一过性缺氧的反应情况，有助于评估胎儿的储备能力。观察20min，若有50％或以上的宫缩伴有晚期减速，称为OCT阳性，提示胎盘功能减退；若胎动后FHR有加速，基线有变异，无晚期减速则为OCT阴性，提示胎盘功能良好，胎儿1周内多无死亡危险。

二、宫颈细胞学检查

1. 取材方法　采用液基薄层细胞学（thin-prep cell test，TCT）技术，方法是将一次性宫颈细胞刷置于宫颈外口处，顶端达宫颈外口上方10mm左右（即在鳞-柱状上皮交界处），顺时针方向旋转5～10周后取出，将取得的脱落细胞洗脱于保存液中，应用超薄细胞制片技术制成单层细胞涂片，然后进行细胞学染色，镜检。这种方法克服了传统宫颈刮片的缺点，背景清晰，阅片容易，灵敏度提高了10％～15％。是目前宫颈癌筛查的主要方法。

2. 宫颈细胞学诊断的报告形式　多采用TBS分类法，包括正常范围（within normal limits，WNL）；意义不明的不典型鳞状细胞（atypical squamous cells of undetermined significance，AS-CUS），不典型鳞状细胞，不除外高度鳞状上皮内病变（atypical squamous cells cannpt exclude HSIL，ASC-H）；低度鳞状上皮内病变（low grade squmous intraepithelial lesion，LSIL），包括HPV感染和CIN1；高度鳞状上皮内病变（high grade squamous intra-epithelial lesion，HSIL），包括CIN2和CIN3；鳞状细胞癌（squamous cell carcinoma，SCC）；不典型腺细胞（atypical glandular cells，AGC），包括不典型颈管细胞，不典型子宫内膜腺细胞；不典型腺细胞倾向瘤变；颈管原位腺癌；腺癌细胞（颈管腺癌、子宫内膜腺癌或不能明确来源的癌变）。

3. 阴道镜检查（colposcopy）　是利用阴道镜，在特殊光源照射下将宫颈、阴道及外阴部位上皮放大10～40倍，以观察肉眼看不到的微小病变，并在可疑部位进行定位活检，有助提高宫颈疾病的确诊率。

4. 宫腔镜检查(hysteroscopy)与治疗　是一种用于宫腔及宫颈管疾病检查和治疗的内镜技术。宫腔镜检查能够确定病灶的部位、大小、外观,且具有放大作用,有利于观察微小病变,并在可疑部位进行定位活检。宫腔镜手术能够切除子宫内膜息肉、黏膜下肌瘤及子宫纵隔,并能够进行分离宫腔粘连,属于微创手术。

5. 腹腔镜检查与治疗　腹腔镜手术具有切口小、创伤小、术后恢复快的特点,属于微创手术。腹腔镜能够用于子宫内膜异位症、不明原因的慢性盆腔疼痛、盆腔包块、生殖系统畸形、不明原因的不孕不育等疾病的诊断。手术性腹腔镜能够用于上述疾病的治疗,并能够行子宫肌瘤切除术、卵巢良性肿瘤切除术、子宫切除术、广泛性子宫切除术及盆腔淋巴结清扫术等复杂手术。

6. 宫颈环形电切术 (loop eelectrosurgical excision procedure,LEEP)　是通过电极尖端产生的高频电磁波在病灶产生强大能量,导致蛋白变性及病变组织细胞不可逆性坏死,同时起到止血和促进组织重建、改善微循环的目的,可以达到非常精细的手术效果。LEEP 术可用于治疗宫颈糜烂、宫颈肥大、宫颈湿疣、宫颈上皮内瘤样病变及有生育要求的原位癌等病变。手术操作简单、无痛、出血少、花费少、术后恢复快、很少有纤维及瘢痕形成、不影响生育,是目前宫颈病变安全、有效的治疗方法。

7. 微波治疗　原理是微波电磁场被人体吸收后,在人体组织和器官中产生热和非热两种效应,使其迅速升温,消炎止痛,切断病变组织营养通路,让病变部位坏死并凝固而达到治疗目的。妇科微波治疗仪可用于治疗宫颈糜烂、宫颈息肉、子宫肌瘤、外阴及阴道湿疣、赘生物等疾病。

8. 盆底重建术　就是通过使用无张力阴道吊带或补片对超过盆底松弛的组织进行悬吊、修补,并采用对人体无伤害的合成材料来代替原有的病损组织,重建盆底组织架构,并且具有弹性效果,无排斥反应,是病人体内的长久有效"柔性支架"。这种新型的手术适于治疗盆腔脏器碰触及压力性尿失禁等疾病,不用开腹、切口小、出血少、术后控尿效果好、不易复发,并且保留了子宫等无病变组织,尤其适于患有内科疾病、体质虚弱、不能耐受大手术者。

9. 直视放/取宫内节育器系统　是指内镜直视下放/取宫内节育器的专门器械和设备。可以直视下进行放置/取出宫内节育器,尤其适用于嵌顿、断裂、残留、异位等困难宫内节育器的取出。

第四节　肝脏疾病常用诊疗技术

一、人工肝支持系统

人工肝系统(artificial liver support sustem,ALSS),简称人工肝,是借助体外装置,暂时或部分替代肝脏功能,从而协助治疗肝功能不全或相关疾病的方法。其适应证包括重型肝炎、其他原因引起的肝功能衰竭、肝移植的围术期治疗。目前主要包括以下类型:

1. 血浆置换(plasma exchange,PE)　用正常人的血浆或血浆替代物置换患者的血浆,去除体内炎症因子、各种毒素,补充凝血因子、白蛋白、免疫球蛋白等有益成分。

2. 血液/血浆灌流(hemoperfusion,HP)　将患者血液/血浆引入装有固态吸附剂的灌流器中,利用吸附剂特殊的孔隙结构将毒性物质(如胆汁酸、胆红素、游离脂肪酸、内毒素等)吸附并清除。适宜用于重型肝炎伴有肝性脑病、全身炎症反应综合征、高胆红素血症、药物中毒等患者。

3. 分子吸附循环系统(MARS)　是一种基于白蛋白透析原理的技术,通过 MARS 膜(模拟肝细胞膜)和白蛋白透析(模拟肝脏解毒过程)选择性清除体内代谢毒素,包括血液循环、白蛋白循环、透析循环三个循环系统。能全面清除蛋白结合毒素及水溶性毒素、稳定血流动力学、降低颅内压、改善肾功能、有助于肝衰竭的防治,但 MARS 不能补充白蛋白、凝血因子等生物活性物质,因此尚不能代替肝脏全部功能。

二、Fibroscan 技术

Fibroscan 是一种新型的肝纤维化检测仪器,是建立在超声诊断基础上的快速便捷、非侵袭性新技术。通过测定肝脏瞬时弹性图谱来反映肝实质硬度,当肝组织出现纤维化病理改变时可以评估肝脏纤维化的程度并进行定量分级。

工作原理:超声换能器产生小振幅的低频振动,在通过肝组织时引起弹性剪切波,此波被一种脉冲回波超声捕获装置跟踪,测得的波速与组织弹性直接相关,组织硬度越高,波速越快,波速经运算转换为弹性值,结果用千帕(kPa)表示。被测处肝脏的厚度不少于 6cm,且无大的血管结构。探头下 2.5～6.5cm 是实际被测部位。每个被测者,应成功捕获其 10 次回波,取中位数代表肝脏的弹性值,并要求四分位间距小于中位数的 1/3,成功率(成功捕获回波次数/总发射次数)≥60%,才视其为可靠的肝脏硬度指标结果。

三、乙肝五项定量检测技术

乙肝五项定量检查是采用电化学发光技术,用以检测乙肝五项的浓度数值。乙型肝炎发生、发展及治疗预后是一个动态的变化过程。其间乙型肝炎标志物亦会呈现出动态的变化。由于 ELISA 检测方法本身灵敏度较低,在疾病活动变化早期,乙肝标志物呈微量改变,传统方法无法检查,往往出现假阴性结果。更无法动态反映病情变化(例如,在 HBsAg 浓度为 0.5ng/ml 时电化学发光法即可检出,而用 ELISA 检测 HBsAg 达 2ng/ml 时才会显示阳性)。乙肝五项定量,可克服传统方法的弊端,在疾病的各个阶段均可以检测标志物的浓度,从而动态观察各项指标改变,为临床诊治乙型肝炎,提供客观、科学的依据。

四、超高敏 HBVDNA

超高敏 HBVDNA 检测技术是一种采用 Taqman 技术的 HB-VDNA 荧光定量 PCR 检测方法。由于 Taqman 定量使用杂交对定量分子进行甄别，具有很高的准确性。同时，靶序列由引物和探针双重控制，特异性好，假阳性低。此外具有灵敏度高、线性范围好、实时监控、重复性好、操作简单、自动化程度高、防污染的特点。其中 COBAS Taqman 分析系统是用于核酸检测的实时荧光定量 PCR 方法。其最小检测下限为 12U/ml，可以更精确地反映 HB-VDNA 复制的情况，从而评判疗效、指导治疗。

第五节　耳鼻喉与眼科常用诊疗技术

一、耳 鼻 喉 科

(一)声导抗测试法

声导抗(acoustic immittance measurement)是临床上最常用的客观听力测试方法之一。主要是通过给受试耳外耳道施加变化的压力而使鼓膜产生张力变化，对声能的传导能力发生改变，通过计算机分析结果，反映中耳传音系统和脑干听觉通路功能。主要包括鼓室导抗和镫骨肌声反射。鼓室导抗主要反映鼓室内病变的情况；镫骨肌声反射用途较广，包括评估听敏度，鉴别非器质性聋，鉴别蜗性聋和蜗后聋，周围性面瘫定位诊断和预后评估等。

(二)耳声发射检测法

在声波引起耳蜗基膜振动时，耳蜗外耳毛细胞会产生主动收缩运动反应，并发生经内耳、中耳向外耳道逆行传播的音频能量，即耳声发射(otoacoustic emission, OAE)。其主要反映了耳蜗外耳毛细胞的功能状态。包括自发性耳声发射和诱发性耳声发射。自发性耳声发射是受试耳在无声刺激的情况下记录到的耳声发射。诱发性耳声发射又包括以单个短声或短音为刺激源的瞬态诱发性耳声发射(TEOAEs),以稳态半个纯音信号为刺激源的刺激声频率耳声发射(SFOAE)及以两个不同频度但相互间有一定比例关系的长时程纯音为刺激源的畸变产物耳声发射(DPOAE)。耳声发射检测具有客观、简便无创、灵敏的优点,主要应用于婴幼儿听力筛查。

(三)多频稳态诱发电位

多频稳态诱发电位(audio steady-state response,ASSR)是近年来常用的一种听力检测技术。主要是通过经过调制的多频调幅音诱发的大脑稳态电反应。检测频率范围 200~800Hz。它能够反映不同频率的听力阈值,对于中、重度耳聋检测准确性高。临床上主要用于评估重度耳聋儿童的听力阈值,可作为选配助听器的重要参考指标。

(四)纯音听阈测试

纯音听阈测试包括气导听阈测试和骨导听阈测试,是通过耳机或自由声给予不同骨频率的纯音,以判定有无听觉障碍及听力损失程度,并可根据纯音听阈图听力损失的类型对耳聋原因做出初步的判断。是一种主观听力检查方法。

(五)人工耳蜗植入

人工耳蜗植入是指通过特殊的声-电能转换电子装置,帮助极重度及全聋的患者获得或者部分恢复听力的一种治疗方法。人工耳蜗是通过模拟正常耳蜗的功能,替代受损的听毛细胞刺激存活的神经节神经元,将模拟信号传到中枢,引起听觉。人工耳蜗的基本结构包括麦克风、接收器、解码器和刺激电极组成。人工耳蜗植入适应证包括:双耳极重度感音神经性聋;年龄在 1 岁以上,语前聋患者最好小于 6 岁,语后聋患者年龄不受限;助听器或其他助听装置无法改善听力和言语理解能力;患者具有改善听力的强烈愿望,对术后效果有正确的期待;术后有条件进行言语康复训练;无智力障碍,无严重的全身疾病。

（六）多导睡眠监测

多导睡眠监测（polysomnograph，PSG）被认为是诊断阻塞性睡眠呼吸暂停低通气综合征（OSAHS）的实验室金标准和评估睡眠相关疾病的重要手段。患者在睡眠过程中通过电极监测，包括脑电图、口鼻气流、血氧饱和度、眼电图、下颌肌电图、胸腹呼吸运动、心电图、体位变化等多个项目，来了解患者睡眠状态、睡眠时相、有无呼吸暂停和低通气、血氧饱和度水平等相关指标，以判断患者的睡眠效率、呼吸暂停性质、程度及其与体位的关系，并对疾病严重程度做出分级并提供诊疗依据。

（七）鼻内镜外科手术

鼻内镜外科手术是在内镜直视或经电视观察下，借助各种不同类型的设备和手术器械完成的外科治疗。其设备主要包括监视器、视频转化器、图像记录系统、硬性鼻内镜、各类手动和电动器械等。手术的组成主要包括电视监视下的鼻内镜手术，清除鼻腔和鼻窦病变，正确保留黏膜与重建结构，综合治疗与术后随访四个方面。

鼻窦手术发展迅速，以慢性鼻窦炎、鼻息肉为主要治疗对象的鼻内镜外科手术，应用范围已延伸到了耳鼻咽喉头颈外科，包括鼻、眼、颅相关外科等各个领域。其应用主要包括：鼻腔、鼻窦手术；鼻中隔偏曲矫正、鼻息肉、鼻内翻性乳头状瘤；脑脊液鼻漏修补、难治性鼻出血；鼻眼相关外科手术：眶外伤性骨折、眶内脓肿、慢性泪囊炎、泪囊鼻腔造孔术、眶内减压及视神经减压术；颅底外科手术，如侧颅底囊肿、颅咽管瘤及蝶鞍内肿瘤切除、蝶窦入路垂体瘤切除等手术；颞骨岩尖部肿瘤经蝶窦鼻内镜切除等。鼻内镜外科手术能在准确、彻底清除病变的前提下，最大限度地保留器官的结构和功能，与传统手术相比，有较大的技术优势。

二、眼　　科

（一）眼震电图

眼震电图（electronystagmography，ENG）是在暗室中睁眼、

闭眼、遮眼条件下记录观察眼动及眼震的一种方法。其原理是眼球的角膜与视网膜存在电位差形成电场,眼球运动时电场相位、电位差发生改变,通过电极记录即可描记形成眼震电图。眼震电图是一种生物电图像,主要用于前庭功能检查,可用作评定前庭神经系统与眼动系统的功能状态,但无法精确定位病变部位和做出病因诊断,必须结合临床病史及其他相关检查才能做出准确诊断。

(二)微切口白内障超声乳化术

白内障的超声乳化手术治疗是眼科发展最快的领域之一,白内障的手术治疗一直在围绕着一个相同的主题:如何通过更小的手术切口来更高效地摘除白内障,以最小的眼组织损伤来得到更好的手术疗效。近年来,白内障超声乳化术在手术技巧、手术器械和超声乳化仪性能等各方面都得到了迅猛发展,微切口白内障超声乳化术成为主要发展方向,其手术方式包括同轴微切口白内障超声乳化术和双手微切口白内障超声乳化术。

1. 同轴微切口白内障超声乳化术　是一种在原有同轴手术方式基础上通过改良袖套及超乳针头,从而来减小手术切口的手术方式。该术式特点包括:不改变现有手术技术,能够实现2.2mm 的微小切口甚至更小切口来实施白内障超声乳化手术,该手术方式具有良好的安全性和手术效率,易于掌握。

2. 双手微切口白内障超声乳化术　是指灌注和超乳、抽吸分离的双手超声乳化技术。此术式双手操作的概念与传统的双手配合劈裂晶状体核技术不同,主要特点包括:主切口缩小至 0.9～1.4mm,自微小主切口伸入无套管乳化针头完成晶状体核的超声乳化吸除;自侧切口伸入灌注式晶状体核劈开器作为辅助器械;用单手或双手皮质注吸技术吸除晶状体皮质。结合目前的新型超声乳化能量释放模式和折叠性更强的人工晶体,该术式将以缩小切口、提高能量应用效率和减少眼组织热损伤等众多优点进一步改善白内障超声乳化术的疗效。由于术中需要使用专用的手术设备及器械,习惯于传统同轴超声乳化操作的术者,如果想改为双手超乳技术,需要一定的时间学习和适应。

(三)玻璃体视网膜手术

玻璃体手术的主要器械为玻璃体切割机。目前玻璃体切割术主要有 20G 玻切术、23G 玻切术和 25G 玻切术三种,其中后 2 者属于微创玻璃体视网膜手术。除玻璃体切割机及手术器械外,做较复杂的玻璃体视网膜手术还应备有水下电凝器,凝固出血的新生血管或视网膜切开口用;气液交换机用来进行眼内气液交换;眼内激光机做术中封闭视网膜裂孔或视网膜光凝用。

1. 眼前段适应证

(1)软性白内障:玻璃体切割机能较彻底清除晶体皮质,使瞳孔完全透明,而不出现后发障碍。

(2)瞳孔膜:各种原因引起的瞳孔膜均可切除。

(3)眼前段穿孔伤:眼前段穿孔伤合并外伤性白内障,尤其有玻璃体脱出时,在缝合伤口后,立即做晶体及前玻璃体切除,能提高视力,减少后发障碍及眼内机化膜。

(4)晶状体脱位于前房:晶状体如无硬核可预切除。

(5)玻璃体角膜接触综合征:白内障手术时,若玻璃体经瞳孔进入前房与角膜内皮接触时,可使角膜内皮功能失代偿。因此进入前房的玻璃体应全部切除。

(6)恶性青光眼:切除前部玻璃体皮质,解除房水向前引流阻滞,使高眼压得到控制。

2. 眼后段适应证

(1)玻璃体出血:是玻璃体切割术的一个主要适应证。玻璃体出血后经保守治疗 3 个月不吸收时,应做玻璃体切割。但一旦观察到视网膜脱离时应及时手术。儿童为防止弱视,一般宜尽早手术。外伤性玻璃体出血手术可提早。

(2)眼内异物:玻璃体切割手术取异物是在直视下进行,尤其对非磁性异物,或伴有其他眼组织损伤时,便于一同处理玻璃体炎症。

(3)眼内炎:手术可清除细菌及其毒素,清除坏死组织及炎症物质,并可直接向玻璃体腔内注入药物。

(4)视网膜脱离:合并玻璃体混浊,巨大裂孔合并增殖性玻璃体视网膜病变、黄斑裂孔、玻璃体增殖引起的牵引性视网膜脱离,糖尿病性视网膜病变引起的视网膜脱离等情况,适合做玻璃体切割术。

(5)其他:晶状体脱位到玻璃体;白内障手术时有碎片落入玻璃体内;黄斑皱褶、黄斑前膜及黄斑裂孔;玻璃体内猪囊尾蚴等疾病,也是玻璃体切割适应证。

第六节　口腔科常用诊疗技术

一、根管治疗术

根管治疗术(root canal therapy,RCT)是通过清除根管内的炎症牙髓和坏死物质,进行适当的根管内消毒,充填根管,以去除根管内容物对根尖周组织的不良刺激,防止发生根尖周病变或促进根尖周病变愈合的一种治疗方法,是针对牙体、牙髓、根尖周病变等的一个治疗过程。

1. 治疗程序

第一次治疗:失活牙髓,在局部麻醉下拔除牙髓;牙髓已经坏死则直接进入第二次治疗。治疗前需拍摄 X 线片作辅助诊断。

第二次治疗:根管预备和根管消毒。

(1)髓腔预备(根管冠上段预备)。

(2)用拔髓针清除牙髓及坏死物质,并用冲洗液(2%～5.25%次氯酸钠溶液、3%过氧化氢溶液、2%氯亚明溶液、2%氯己定溶液等)冲洗根管。

(3)根据拍摄的 X 线片或用根尖定位仪确定根管工作长度。

(4)根据工作长度用合适的扩大针或根管锉进行根管预备,根管预备过程中用大量的冲洗液反复进行根管冲洗,如果遇到不通畅的根管,可用乙二胺四乙酸(ethylene diamine tetraacetic acid,EDTA)滴入根管或根管内封入此药,以达到溶解钙化物,通畅根管的目的。

(5)用氢氧化钙糊剂、以抗生素加皮质类固醇为主要成分的糊剂、樟脑酚、木馏油等进行根管消毒。

第三次治疗:根管充填。将根管糊剂(如 Vitapex 糊剂、碘仿糊剂、必兰糊剂等)导入根管内,然后根据根管预备长度充填牙胶尖,需拍摄 X 线片看充填效果,一般根管充填到距根尖孔 0～2mm 内的根管狭窄区。最后行牙冠部的永久充填。

2. 注意事项

(1)由于根管治疗术较繁杂,要求医生必须熟悉牙体解剖结构及具有熟练的操作技术,同时需要专用配套的根管治疗器械及设备和材料。

(2)根管治疗期间或完成后可能出现短暂不适,通常辅以消炎药或镇痛药可缓解。

(3)牙齿治疗后需行嵌体或冠修复,防止牙体折裂,延长牙齿寿命。

二、根尖诱导成形术

根尖诱导成形术(apexification)是指年轻恒牙在牙根未发育完成之前,牙髓发生严重病变或根尖周炎症,在消除感染或治愈根尖周炎的基础上,用药物诱导根尖部的牙髓和(或)根尖周组织形成硬组织,使牙根继续发育,促使根尖形成的治疗方法。

治疗过程包括两个阶段,第一阶段消除感染和根尖周病变,诱导牙根继续发育;第二阶段进行根管永久充填,使根尖封闭。两个阶段间隔的时间和牙根继续发育所需的时间不等,为 0.5～2 年。操作步骤如下。

1. 根管预备 常规开髓制洞,清理根管,并用生理盐水反复冲洗,去除根管内坏死的牙髓组织。急性炎症期,在治疗前建立有效引流。根管预备时,应尽力保存根尖部生活组织,根管器械进入根管的深度需比 X 线片显示的根尖短 1～2mm。

2. 根管消毒　吸干根管,根管内封消毒力强、刺激性小的药物,如木馏油、樟脑酚、碘仿糊剂或抗生素制剂等,每周更换 1 次,至无症状为止。有根尖周病变的患牙,可封入抗生素糊剂,每 1～3 个月换 1 次,直至炎症控制为止。

3. 药物诱导　根管内导入氢氧化钙制剂等诱导根尖形成的药物,逐层填入,填满根管,使其接触根尖部组织。如根尖部有活髓,需将药物填到与根髓断面接触。

4. 暂时充填窝洞　随访观察:治疗后 3～6 个月复查 1 次,至根尖形成或根端闭合为止,必要时拍摄 X 线片做辅助检查。

5. 常规根管充填　当 X 线片显示根尖形成或钙化物沉积根端闭合时,可行常规根管充填。充填后随访观察。根管永久充填的时机:无临床症状,包括患牙松动不明显,牙龈窦道闭合,根管内药物干燥;X 线片显示根尖周病变愈合,牙根继续发育,根管内探查根尖端有钙化物沉积。

三、牙周病系统治疗

牙周病的治疗是多方面、多方法的,有一定的次序,因此在治疗前应制定治疗计划,先后依次治疗。治疗程序分 4 个阶段:

第 1 阶段:基础治疗(initial therapy)。本阶段的目的是用常规的治疗方法去除致病因素,控制牙龈炎症,也称为病因治疗(cause-related phase,etiotropic phase)。

(1)指导患者自我控制菌斑,如正确刷牙,使用牙线等清理牙间隙嵌塞食物等。

(2)行洁治术、龈下刮治术及根面平整术。

(3)消除局部刺激因素,如充填龋洞、改正不良修复体、治疗食物嵌塞等。

(4)拔除无保留价值的牙齿或预后极差的患牙。

（5）调𬌗，必要时行松牙固定。

（6）药物治疗：牙周袋内置抗菌药物，并用漱口剂，还可服用补肾固齿的中成药等。

（7）尽可能去除全身因素，如吸烟、用药情况、全身疾病的控制等。

第2阶段：牙周手术治疗（periodontal surgical phase）。一般在第一阶段治疗结束后的4周内，病情得以控制和缓解。如果仍有5mm以上的深牙周袋且探诊出血，或牙龈及骨形态不良者，则需手术治疗，如翻瓣术、植骨术、引导组织再生术、膜龈手术及牙种植术等。

第3阶段：修复治疗（restorative phase）。一般在牙周手术后2～3个月开始，行永久固定修复或可摘式义齿修复，可同时进行松牙固定术，必要时可行正畸治疗来建立平衡的咬合。

第4阶段：牙周支持治疗（supportive periodontal therapy）。

（1）定期复查：一般3～6个月复查1次，1年左右拍摄X线片，监测和比较牙槽骨的变化。

（2）复查内容：检查患者菌斑控制情况及软垢、牙石的量、牙龈炎症程度及牙周袋深度、咬合情况、牙松动度、危险因素（吸烟、全身疾病等）的控制情况等。

（3）复治：根据复查情况及发现的问题制定治疗计划并进行治疗，并对患者口腔卫生存在的问题进行指导。

以上四个阶段中，第一和第四阶段是每位患者必需的，第二和第三阶段的内容视患者的情况而定。总之，牙周病治疗成功与否，一方面在于周密的治疗计划和医生的技术，另一方面依赖于患者的积极配合，二者缺一不可。

四、牙周病治疗技术

（一）龈上洁治术

龈上洁治术（supragingival scaling）是指用洁治器械去除龈上

牙石、菌斑和色素,并冲洗牙周,使牙龈炎症明显减轻或消退的治疗方法。它是牙龈炎的主要治疗方法,也是维持牙周健康、预防牙周炎症或复发的重要措施,在口腔手术、口腔修复和正畸治疗前也要进行洁治术,以预防牙龈炎症,消除感染。

洁治器械分为超声波洁牙机和手用洁治器。手用洁治器分为镰形、锄形和磨光器。镰形器用于刮除牙齿各个面包括邻面的菌斑和牙石,较细的尖端也可刮除牙周袋内浅在的龈下牙石。前牙镰形器的工作头呈直角形或大弯形,其工作端与柄成直形,后牙镰形器在颈部呈现两个角度,左右成对,方向相反。锄形器左右成对,刃口呈锐角,用于刮除牙齿光滑面的色素、菌斑和牙石。

操作时以改良握笔式握持器械,以中指或中指加环指为支点,放于被洁治牙附近,刃端放于牙石根方紧贴牙面,工作刃与牙面呈约80°,以腕部力量豁向用力,将牙石整块从牙面刮下,每刮一下与前一动作有重叠。洁治完后用探针仔细检查是否清理干净,并用1%～3%过氧化氢冲洗牙周,必要时进行抛光。

(二)龈下刮治术和根面平整术

龈下刮治术(subgingival scaling)是指用龈下刮治器械去除牙周袋内及根面上的牙石、菌斑及炎性肉芽组织,以消除或减轻牙周炎症。由于龈下牙石可能嵌入牙骨质表层,并且牙周袋内细菌产生的内毒素使牙根表面的牙骨质发生感染,因此行龈下刮治时,必须同时去除牙石和感染的牙骨质,即根面平整术(root planing),以达到牙根面光滑平整。

龈下刮治(根面平整)器械主要是匙形刮治器,目前普遍使用的是 Gracey 刮治器和通用性刮治器。通用性刮治器有前后牙之分,每支适用于该牙的各个面;Gracey 刮治器每支有特殊形态,有牙位特异性,适用于不同牙的不同牙面。

操作前先探明牙周袋的形态和深度,龈下牙石的量和部位。根据牙位选择适当的匙形刮治器,同洁治术一样,以改良握笔式手持器械,支点要稳妥。器械放入牙周袋时,应使工作端的平面与牙面平行,探到牙石根端后工作刃与根面呈 80°左右的角,稍向用力刮除牙石和感染的牙骨质。器械要锐利,动作幅度要小,每刮一下与前一下有重叠,刮治要有一定的顺序,可分区段按牙位依次进行。如果牙石量多或易出血,可分次进行。刮除深牙周袋内的牙石时,可同时刮除袋壁内的肉芽组织。刮治完后应冲洗牙周袋,检查有无遗漏的牙石、肉芽组织等。

五、牙 种 植 术

牙种植术(implantation of tooth)是指通过外科手术的方法,将起支持、固位作用、生物相容性好的牙根形状种植体植入缺牙区的颌骨内,使之与颌骨形成良好、稳定的骨结合,起到类似真牙根的作用,随后进行义齿修复。可不用削磨自然邻牙,义齿固位良好,咀嚼有力、舒适,不影响发音,被称为人类第三副牙齿。

牙种植体(dental implant),也称人工牙根,按植入部位分为骨内种植体、骨膜下种植体、牙内骨内种植体及黏膜内种植体、穿下颌种植体及下颌支支架种植体等;按手术方式分为一段式、两段式种植体;按形状分为叶状、螺旋状、筒状、柱状及根形等,其表面均要进行粗化处理,以提高骨结合的速度和质量。

1. 适应证

(1)上下颌部分或个别牙缺失,邻牙健康不宜作为基牙者。

(2)磨牙缺失或游离端缺牙的修复。

(3)全口缺牙,尤其下颌骨牙槽突严重萎缩者。

(4)活动义齿固位差、无功能、黏膜不能耐受者。

(5)种植区有足够高度和宽度的健康骨质,或黏膜健康,有足够厚度的附着龈。

(6)肿瘤或外伤所致单侧或双侧颌骨缺损,需功能性修复者。

(7)耳、鼻、眼-眶内软组织及颅面缺损的颌面赝复体固位。

2. 禁忌证

(1)全身情况差或有严重系统疾病不能承受手术,如严重糖尿病,血糖过高或有明显并发症,某些骨疾病(如骨质疏松、骨软化症等)。

(2)口腔或颌骨内急慢性炎症、良恶性肿瘤者。

(3)严重习惯性磨牙症。

(4)口腔卫生差。

(5)精神病人。

3. 治疗程序

(1)第一期手术:种植体植入术即将种植体固位钉通过切开翻瓣、预备种植窝,植入缺牙区的牙槽骨内,然后安装覆盖螺丝,最后缝合创口,术后7~10d拆线。

(2)第二期手术:一期手术后3~4个月种植体完成骨结合,即可安装与龈衔接的愈合基桩,即种植体基桩连接技术。术后14~30d即可取模,制作种植桥架及义齿。

(3)复诊:种植义齿修复后,第1年每隔3个月复查1次,以后每年至少复查2次。

六、无托槽隐形矫治技术

无托槽隐形矫治技术是用无托槽和钢丝的透明矫治器,对患者进行口腔正畸的一种矫治技术,这种隐形矫治器由透明医用高分子材料制成,具有美观、舒适、方便、快捷、清洁、效果可预见等优点。

该矫治技术适用于牙列间隙、牙列轻中度拥挤、轻度深覆盖深覆𬌗等。治疗步骤如下。

1. 矫治前的准备工作 医生对患者进行必要的临床检查,包括取牙颌模型,拍摄头颅侧位片和曲面断层片,拍摄正面照、侧面照和口内照片等,以掌握患者的详细信息,制定治疗计划。

2. 制作矫治器 根据治疗计划为患者模拟设计方案及预期效果,并据此定制一系列的隐形矫治器。

3. 佩戴矫治器 患者可以在就餐、刷牙及重要社交场合时取下矫治器,但要保证每日佩戴矫治器不少于 20h,并按要求定期复诊。

4. 完成矫治　当佩戴完所有的隐形矫治器,矫治即完成。

与传统的矫治方法相比,无需反复去医院粘结托槽,调整弓丝,减少了就诊次数和诊疗时间;矫治器质地透明,戴在口内几乎完全隐形;不会出现结扎丝和弓丝对口腔黏膜可能的刺伤;可以正常刷牙和使用牙线,口腔卫生维护正常,可自由摘戴,不影响正常饮食;能预先看到通过计算机模拟的动态矫治过程和结果。

无托槽隐形矫治器是通过在牙齿上施加适当的、可控制的力来使牙齿移动。每 2 周更换一副矫治器,牙齿就会从初始的畸形状态逐渐移动至正常的排列状态,从而达到矫治效果。临床应用证明,只要适应证选择得当,隐形矫治器完全可以在保证美观舒适的同时,达到与固定矫治器一样的矫治效果。对于复杂的病例,还可以辅助其他的矫治方法。所需要的矫治时间,与固定矫治器的时间相当,其长短取决于患者牙颌畸形的严重程度,一般来说需要1～2 年的时间,有的会长一些,矫治完成后还需要保持一段时间。

第七节　皮肤科常用诊疗技术

一、窄谱中波紫外线疗法

窄谱中波紫外线(NB-UVB)波长为 311～313nm,是治疗银屑病、特应性皮炎的主要方法之一。

1. 作用机制　能够直接诱导 T 细胞凋亡;诱导角质形成细胞产生消炎和调节免疫作用的介质;抑制表皮朗汉斯细胞的数量和功能;抑制淋巴细胞的增殖等,达到治疗目的。

2. 适应证　银屑病、特应性皮炎、白癜风、带状疱疹、掌跖脓疱病、毛发红糠疹、环状肉芽肿等。

3. 治疗方法　治疗前测定患者的最小红斑量,初始照射剂量为 0.5～0.7 最小红斑量(即 1～2 个 MED),每周 3 次,根据患者的红斑反应,递增 10%～20%。在治疗的加量过程中,如出现轻度红斑,暂不加量,出现中度红斑,减前次剂量的 10%～20%,出现痛性红斑或水疱,暂停治疗并对症处理。当患者皮损消退 90%以上后,延长治疗间期并进入维持治疗,一般需要 3 个月或更长时间。

二、光动力疗法

光动力疗法是利用光动力反应治疗疾病的方法,原理是病变处细胞摄取光敏剂后,在特定的光源作用下发生反应,产生氧自由基等物质,损伤细胞膜和血管内皮细胞,选择性地杀伤病变细胞,达到治疗的目的。

1. 作用机制　光敏剂主要有卟啉类、二氢卟啉类、染料类三种;光源分为普通光源、激光及单色光源等。在系统或局部应用光敏剂后,在特定波长的光照射下,光敏剂吸收能量,产生光化学和光生物学反应,产生单态氧、氧自由基,使细胞膜遭破坏,还可导致血管内皮细胞损伤,释放炎症介质和细胞因子,导致靶组织的破坏,达到治疗的目的。

2. 适应证　肿瘤性皮肤病如日光角化病、基底细胞癌、增殖性红斑、蕈样肉芽肿、T 细胞淋巴瘤等;非肿瘤性皮肤病如痤疮、病毒疣等。

3. 治疗方法　在局部或系统使用光敏剂后,采取直接照射的方法,根据疾病的种类选择合适的距离和激光能量。

三、水　疗　法

水疗是利用水的温度和清洁作用,以及加入水中的药物的作用而起到治疗的目的。

1. 作用机制　可以清洁皮肤,不同温度的水对皮肤均有刺激作用,此外在水浴时加入药物,可以发挥药物的作用。水疗还可以产生一定的机械性能,对人体起到相应的治疗作用。

2. **适应证**　适用于皮肤瘙痒症、神经性皮炎、痒疹、湿疹、银屑病、天疱疮、药疹、硬皮病等疾病。

3. **主要方法**　有淀粉浴、人工海水浴、高锰酸钾浴、矿泉浴、中药浴等。

四、强 光 治 疗

强光是一种高强度光源所产生的光线,属于非相干光,不是激光。

1. **作用机制**　强光具有高能量、波长相对集中、脉宽可调的特点,可达到选择性光热分离的作用而对组织有选择性的治疗作用。

2. **适应证**　可以治疗雀斑、咖啡斑、鲜红斑痣、毛细血管扩张症,此外还可以消除皮肤皱纹、紧缩毛孔、脱毛等。

五、红外线疗法

红外线波长 $760nm \sim 400\mu m$,可分为短波红外线和长波红外线。

1. **作用机制**　主要产生热的人体生物学效应,可以使局部血管扩张,加速组织再生;还可以增强网状内皮系统的吞噬功能,加快炎症的吸收;还能降低神经末梢的兴奋性,解痉止痛。

2. **适应证**　毛囊炎、慢性溃疡、雷诺现象、静脉炎、甲周炎等。

3. **治疗方法**　采用局部治疗,剂量根据患者感觉和皮肤出现红斑反应而定,每次治疗 $15 \sim 30min$,每日 $1 \sim 2$ 次。

第75章 相关医学理论简介

第一节 优生学与优生咨询

一、优 生 学

优生学(eugenics)是研究如何改善人类遗传素质,提高人口质量,从而造福于人类的一门学科。优生学创立已久,但在我国全面系统地推广施行历史较短。特别是演进性优生学正在探索及进行中。如建立优秀精子、卵子的冷冻储存库,利用人工授精、体外受精、胚胎移植和人胚体外培养方法繁殖优秀个体。应用基因工程将大肠埃希菌噬菌体带进细胞内,达到对先天性代谢病的根治目的及基因的治疗等。

优生学涉及的学科较多,覆盖面甚广,比较密切的有产科学、儿科学、内科学、外科学、药理学、胚胎及畸胎学、放射科学、公共卫生学及生殖生理学、内分泌学、生物学、遗传工程等。另外,还与生育学、伦理学、法学、人类及医学遗传学密切相关。

"新优生学"包括遗传咨询、产前诊断、选择性流产三者相结合的优生医疗措施,是优生学的重大进展。

研究最多又易于推广实行的还是预防优生学,保证生育体质和智力优良的后代,避免生育有严重遗传性疾病和先天性缺陷的孩子,这是人类理想的目标。科学家们利用各种先进的科学技术,探求子宫和生育的奥秘,从孕妇子宫内抽取羊水,进行细胞遗传学、生物化学及免疫学的研究,还用光导纤维内镜去直接观察胎儿的形态,同时可直接采血取样,大大扩大了对胎儿各种遗传病的诊断范围和准确性。

鉴于遗传性疾病及先天性畸形的发病率都有所增加的客观现实,开展优生咨询和优生指导,对于降低遗传病及先天性缺陷发病率起着越来越重要的作用。

二、优生咨询

(一)咨询的类型

1. 前瞻性咨询　即当致病因子尚未在家庭中出现之前进行咨询。

2. 回顾性咨询　即在家族中已出现过遗传病患者,询问未来子女再现此病的危险率。

(二)适应范围

优生咨询适用于所有婚育对象,但有下列情况之一者,必须进行优生咨询。

(1)近亲婚配及原发不孕者的夫妇。

(2)家族成员中或本人有遗传性疾病或先天性智力低下。

(3)头胎患有遗传病或先天性缺陷。

(4)患儿被确诊为有染色体畸变和畸形。

(5)多发性畸形儿童怀疑有染色体异常。

(6)染色体平衡易位携带者。

(7)妊娠时,特别是早孕 10 周内接受过 X 线、接触过化学毒品、用过各类药品、受到病毒或细菌感染者。

(8)非妇产科疾病所造成的反复自然流产及闭经不育者。

(9)性器官发育异常者。

(10)家庭连续发生原因不明疾病者。

(11)高龄(35 岁以上)孕妇。

(12)羊水过多。

(13)胎儿宫内发育迟缓。

(14)高危妊娠。

(15)其他有关情况需咨询者。

（三）咨询程序

1. 对咨询对象做出正确的诊断　要详细询问病史，包括发病年龄、症状及预后等，然后进行体查及必要的化验，如外周血细胞培养染色体及羊水细胞培养染色体或甲种胎儿球蛋白等。对小儿疾病的判断尤应慎重，要通过询问患儿的病史，母亲的生产史及妊娠期使用过什么药物，是否接受过 X 线或病毒感染等，据此确定是遗传性疾病，还是宫内及生产过程所造成的损伤。

2. 做完整准确的家系调查　这对遗传病诊断极为重要。对先天性疾病者直系亲属至少要查两代以上，所有叔、伯、姑、舅、姨、堂表兄弟姐妹、祖父母及外祖父母都要查清。要特别注意那些发生此病的患者及其后代。对于家族成员中有流产、死胎、死产及产后死亡情况也要询问清楚，要弄清"死因"。另外，还必须了解先天性疾病者及其亲属所做的实验室检查。

3. 其他　判断发生疾病的危险率和再现危险率，给咨询者以建议、指导和忠告。

（四）咨询的实施

1. 婚前咨询内容

（1）医师要根据咨询者提出的问题，做全面细致的了解，综合分析后，给予诚恳耐心的解释和劝告。主要咨询内容如：①如果对象是表兄妹，是否可以结婚，对生育有什么影响；②如果对方家族成员中有遗传病患者，能否结婚，对子女有什么影响；③婚前最好做系统的体格检查，确定其健康状况，以及生殖器官有无先天性缺陷，是否影响性生活、怀孕和生育；④对婚后性生活缺乏了解，希望得到帮助；⑤婚后不愿很快怀孕，要求给予避孕指导。

（2）婚前经过系统、全面的体格检查，发现某些疾病，如急慢性传染病、遗传性疾病、精神疾病及严重的心、肝、肾等重要器官病变，应进行治疗或待病情稳定后方可结婚，否则对夫妇及其后代易造成不利影响。除一般体格检查外，还要特别注意生殖器官。

2. 产前诊断　根据遗传史、家系谱、生育史及前一患儿的症状、体征和实验室诊断,推断此次妊娠的再现概率,通过各种产前诊断技术得出比较准确的出生前诊断。在产前检查中对胎儿生长发育的估计,以宫高为主,并以腹围、体重、血压及儿头双顶径测定等项绘制妊娠图,对产前监护胎儿是否发育异常有重要作用。

(1)子宫大于孕周:耻宫高度如超过上限值且增长迅速,提示羊水过多、双胎等,应进一步检查羊水过多的原因,排除胎儿畸形的可能性。

(2)子宫小于孕周:耻宫高度连续两次、间断三次曲线停滞或下降,可诊断宫内发育迟缓,提示胎儿发育不良。无脑儿往往在孕早期出现宫内发育迟缓,32周后曲线上升,羊水过少亦可提示胎儿肾脏发育缺陷或尿道闭锁等异常。此外许多先天性代谢疾病及染色体疾病也往往合并宫内发育迟缓。

(3)胎儿心音异常:可能为先天性心脏病。

(4)实验室诊断及特殊检查:①早孕期绒毛取样检查;②孕期羊膜腔穿刺及胎盘绒毛取样检查;③B型超声波检查,尤其是三维超声检查,对判断畸形价值明显;④胎儿超声心动图检查;⑤胎儿镜检查;⑥羊膜囊造影和胎儿造影;⑦羊水及绒毛化验项目:包括染色体、酶、DNA探针分析、甲胎球蛋白、血型、胆红素、17-羟皮质类固醇、T_3、T_4、TSH等。

第二节　病　理　学

一、基　本　概　念

病理学(elementary knowledge of pathology)是研究疾病发生、发展及转归规律的科学,也就是研究疾病的原因、发病机制、经过和结局,以及疾病过程中机体各部分结构、形态、生理和功能改变的科学。

病理学包括两门科学:即病理解剖学和病理生理学。病理解剖学着重从结构、形态方面研究疾病发生发展规律。病理生理学着重从功能和代谢方面研究疾病发生和发展规律。

二、临床意义

机体在患病时,除功能、代谢障碍外,常在相应器官和组织表现出一定的形态结构改变(病变)。用手术方法取其小块组织,进行病理组织学检查,明确诊断,确定治疗方案。

通过尸检可观察病死者各器官的病理变化,找出其主要疾病的病理变化,判断死亡原因,帮助临床检查各项诊断及医疗措施是否合理,不断总结经验,提高临床诊断的正确性;同时又可积累教学及科学研究资料,为防治疾病提供理论和实践基础。

三、病理标本送检注意事项

(1)手术切除的标本应立即放入 10% 甲醛固定液内固定,固定液的数量不少于标本体积的 5 倍,标本容器瓶口宜大,若标本漂浮于表面可用脱脂棉或纱布覆盖;若为传染性标本,勿污染瓶口外面。

(2)标本容器上应贴有患者姓名或送检联号。若同一标本不同部位的应分盛容器或加以注明标记等。

(3)采取标本时勿用齿镊或钳夹取,勿挤压造成变形;较小的标本(<5mm),用纱布包裹,避免丢失。

(4)填写申请单时,病情应详细,字迹要清楚,如临床有特殊要求时,应在申请单上注明或事先联系。

四、细胞与组织损伤

各种致病因素的作用,如果超过了细胞、组织的调适能力,便可引起细胞、组织的损伤。常见的损伤原因有缺氧、物理损伤、化学损伤、生物因子、变态反应及营养不良等。

损伤的主要形态变化包括萎缩、变性、坏死等变化。

五、修复、代偿与适应

修复、代偿与适应是机体组织的一种动态的活动过程。当机体的细胞、组织或脏器损伤后发生缺损时,周围健康组织再生来加以修补,这个过程称为修复;当机体内环境和外环境发生变化,对机体组织、器官的代谢和功能要求发生改变时,机体组织必须有效地加以反应,这就是代偿和适应。代偿和适应在形态上常表现为肥大、增生和化生等改变,还有细胞、组织和器官的再生、肉芽组织、代偿及适应等功能和形态方面的变化。

六、炎　　症

炎症是由于各种致病因素所引起的局部组织改变为主的全身性防御反应,是最常见的病理过程。

1. 炎症的基本组织改变　由于致炎因子不同,发炎组织结构和功能不同及机体的反应不同,炎症有多种多样的表现。但其基本的组织学改变可分为变质、渗出和增生三个方面。

(1)变质:当细菌病毒及其毒素侵入机体,引起组织细胞代谢紊乱、形态上出现变性和坏死的改变。

(2)渗出:炎症的渗出现象在炎症的基本组织改变中最为常见。渗出现象包括局部血液循环的改变,血管通透性的改变,血液中液体的渗出,白细胞的游出及其吞噬现象等。

(3)增生:由于病原因素的持续作用和炎性区域代谢产物的刺激,可使局部组织增生。增生是慢性炎症的主要表现。增生的细胞中,除大吞噬细胞、淋巴细胞和浆细胞等炎细胞外,还有纤维母细胞和血管内皮细胞等。

任何炎症都有以上三种基本组织改变,三者相互依赖,相互联系,而且伴有不同程度的交错现象,这是炎症的共性。由于个体差异及疾病发展的不同阶段或病原的不同,三种病变亦不尽相同,往往其中一种改变占优势。一般而言,炎症早期以变质渗出为主,而炎症后期则以增生性改变为显著。

2. 炎症的几种类型

(1)以渗出为主的炎症:多为急性炎症。分为浆液性炎症、卡他性炎症、纤维素性炎症、化脓性炎症、坏疽性炎症、出血性炎症等。

(2)以变质为主的炎症:此类炎症的特点以组织发生变性和坏死为主,渗出和增生现象都不明显。主要发生在心肌及肝、肾等实质器官。

(3)以增生为主的炎症:特征是以组织增生为主。如慢性扁桃体炎时的淋巴组织增生和纤维组织增生。

(4)特殊类型炎症:由某些特殊病原,如结核杆菌、麻风杆菌、真菌等引起的炎症性疾病。该炎症在病理形态上也常出现相对的特殊性,如结核结节、麻风小结节等。

(5)过敏性炎症:其特点是组织的充血、水肿、炎细胞浸润等渗出现象,有时具有慢性炎症的特点,但嗜酸性粒细胞增多。

七、肿　瘤

肿瘤是机体在各种致瘤因素的作用下,局部组织的细胞异常增生而形成的新生物,这种新生物常表现为局部不同形态的肿块。

1. 肿瘤形态　呈多种多样,有乳头状(菜花状、绒毛状)、蕈状、息肉状、结节状、分叶状、弥漫肥厚状、溃疡状和囊状等。良性肿瘤常有包膜,恶性肿瘤多无包膜。

2. 肿瘤结构

(1)主质:是指肿瘤细胞。大多数肿瘤只有一种主质,少数的肿瘤主质有两种或两种以上成分。肿瘤的性质、命名、形态结构及对人体的影响,均取决于主质。

(2)间质:一般是由结缔组织和血管、淋巴管组成。间质不但构成肿瘤的支架,而且供应部分营养物质,并带走其代谢产物。

3. 肿瘤命名和分类

(1)肿瘤的命名:命名原则是根据肿瘤的部位、组织来源和生长特性而定,即肿瘤的发生组织＋良恶性词汇(适当地加组织形态特点)。①良性肿瘤:称某某瘤。②恶性肿瘤:上皮肿瘤称某某癌;间叶组织肿瘤称某某肉瘤;纤维组织肿瘤称某某母细胞瘤(良性者其前加良性二字);不宜用癌、肉瘤或母细胞瘤时称恶性某某瘤。③良恶性难分的肿瘤:仍称某某瘤。④神经系统肿瘤:沿用传统名称。⑤瘤样病变:称瘤样某某增生,或沿用传统名称。⑥良性肿瘤和恶性肿瘤的区别:见表 75-1。

(2)癌与肉瘤的区别要点:见表 75-2。

表 75-1　良性肿瘤与恶性肿瘤的区别

区别要点	良　　　性	恶　　　性
组织分化程度	分化好,异型性小,与原有组织的形态相似	分化不好,异型性大,与原有组织的形态差别大
核分裂	无或稀少,少见病理性核分裂象	多见,并可见病理性核分裂象
生长速度	缓慢	较快
继发改变	很少发生坏死、出血	常发生坏死、出血
生长方式	膨胀性和外生性生长,常有包膜形成,与周围组织一般分界清楚,故常可被推动	浸润性和外生性生长,无包膜,一般与周围组织分界不清楚,通常不能被推动
转　移	不转移	可有转移
复　发	很少复发	较多复发
对机体的影响	较小,几乎没有症状、体征,大时有时会有局部压迫或阻塞	较大,除压迫、阻塞外,还能破坏组织,引起出血合并感染,甚至造成恶病质

表 75-2　癌与肉瘤的区别要点

区别要点	癌	肉　瘤
起源组织	上皮组织	间叶组织
好发年龄	多见于 40 岁以上者	多见于青少年
主要特点	质硬,表面灰白,边缘不规则,容易坏死	质软,浅红色,鱼肉样,有时有假包膜
组织结构	癌细胞排列呈巢状,间质分布于癌巢之间	瘤细胞弥漫排列,间质存在于瘤细胞之间,血管丰富
转　移	多经淋巴道转移	多经血液转移
发病率	较肉瘤多见	较癌少见

第三节　医学哲学和医学心理学

一、医学哲学

医学哲学(medical philosophy)是对医学一般规律和实际应用进行哲学研究的一门学科,内容丰富、范围广泛、涉猎许多领域及学科。实践证明,用哲学思维、哲学方法指导预防、保健、医疗、康复等工作效果显著。医学哲学与生物—心理—社会医学模式密切相关,或者说后者是前者的科学产物。医学哲学的广泛应用必将推动医学加快发展步伐,对防治疾病、促进康复产生积极效应。研究和应用的目的如下。

(1)全面认识人体生命、健康、疾病、诊断、治疗和护理的规律特征及相互关系,进而用唯物辩证的人体观、生命观、医学观、健康观、诊断观、治疗观和护理观,用哲学观点指导临床实践和医学研究过程中的各个阶段工作。

(2)了解生命运动过程的辩证关系,内容包括运动与平衡、局部与整体、群体与个体、量变与质变、环境与人类、结构与功能、肉体与精神、健康与疾病、预防与治疗之间的相互作用和相互关系，以及疾病发生、发展、转归过程中的理化、生物、环境、自然、社会、人际、遗传、心理等因素的影响和相互关系，还包括有机体防御功能与各致病因素之间的相互作用和相互关系。

（3）正确认识和明晰区分医疗行为中的现象与本质，个别与一般、理论与实践、模糊与精确、正确与错误、治标与治本、治疗作用与不良反应、阴性结果与阳性结果及阴阳、气血、表里、正邪、内外、大小等之间的辩证统一关系，从而找出疾病发展的客观规律和提高疗效的最佳方法。

（4）通过对医学、药学、心理、躯体、环境等哲学关系的深入探讨及历史发展必然趋势的再认知，实现对医疗实践活动的有效质控指导。

二、医学心理学

医学心理学（medical psychology）研究群体和个体健康、亚健康和疾病状态下，心理动态变化对其影响及相互转化过程中的一般规律和个性特征。我国很早以前就十分重视心理治疗、药物治疗与行为治疗相结合。随着时间推移和社会发展，医学心理学必将对医疗活动产生积极影响和有力支持，会大大提高疗效。医学心理学正在成为全科医师和专科医师不可或缺的医疗手段。医学心理学强调：通过对观察对象的动作、表情、语言、行为等来了解其心理特点、心理活动和变化；通过测量智力、记忆、人格、气质等，并加以分析，即可诊断出该个体心理特征和心理素质；通过自然观察、心理实验和临床实验室等物理学、化学、生理学手段研究个体及不同群体的心理特征及动态变化。医学心理学特别注意：人的躯体由心理（也可理解为精神）和身体（生理）两部分组成，二者都是物质的（或者说有物质基础），生命活动的发生、新陈代谢和生老病死由二者共同完成，共同消亡。躯体是自然人，也是社会人的综合体，具有相对稳定的个性特征，也受社会、环境、自然的一定程度制约。总之,医学心理学与其他范畴心理学一样,为大众所接受,日益显著地影响着人的生活、生产等所有活动(心理调适和心理治疗参阅本书第 80 章)。

第四节　营养学、疗养学与康复医学

一、营养学与营养素

(一)营养学

营养学(nutriology)是以营养的生理过程及其有关因素和措施为主要研究对象的一个生物科学分支。它从生物科学的角度研究人体对营养的需要。营养具有生长发育、维持生命、保证体力、保持健康和预防疾病多重作用。合理的营养在疾病的治疗作用上十分重要,既可作为一种重要的治疗手段,利用增加或控制某种营养素达到治疗目的,也可用来补偿消耗恢复体力,为其他疗法创造条件。

人类在漫长的生活实践中,对营养的理解和重视已逐步由感性经验提高到科学认识。远在 2000 多年前,《黄帝内经》等医学著作就有对饮食的论述,我国在 20 世纪初建立了现代营养学。

营养学的发展与现代科学的进步相联系;营养学的社会应用与经济发展和人民生活水平的提高息息相关。营养学的发展要借鉴本学科在世界各国的发展成果,取长补短为我所用。着重以下诸方面的工作。

(1)研究营养科学如何有效地应用于人民生活实践和公共营养事业。

(2)开展营养工作所必需的各项基础性工作,联合多学科多部门,开展我国食物资源开发利用的研究。

(3)以促进正常发育,纠正营养失调和增强对有害因素的抵抗力为目的,开展对特殊生活、劳动条件下人群的合理营养与膳食的研究。

（4）研究微量元素、必需氨基酸和必需脂肪酸的生理功能、代谢方式、生理需要量及其营养基础理论。

（5）开展营养与疾病防治的研究，建立健全临床营养、膳食科学管理及相关机构等。

（6）开展营养宣传教育，普遍提高人民营养知识水平。

（7）研究中国膳食的特色、内容及饮食方式，寓营养和卫生于一体，为大众健康服务。

（二）营养素

大自然为万物创造了孕育、生长、生存的条件，水、空气、食物、阳光……这种天然的"营养素"惠及生物全体。作为高级动物的人类，淀粉、蛋白、脂肪等的摄入，通过一系列体内物理、化学变化、酶的作用和转化，成为"营养素"进入细胞，滋养和维持着细胞的正常功能。从营养学角度来说，营养和营养素是永远离不开的话题，也是医学科学研究的长远目标追求。

人体基本的营养物质，大自然供应全面，足够人类享用，特别是婴幼儿到青少年阶段，除非疾病原因，若能正常饮食和吸收利用，人体的营养素并不匮乏。不幸的是，随着年龄增长，尤其是中老年阶段，由于身体内环境（代谢紊乱、代谢废物积聚）和外环境（空气、水、食物污染及各种有害物质侵害）的影响，致使躯体营养素不足、失衡，"废物"增加，排泄能力降低，即该多点的不多，该少点的不少。本来不应该有的却在体内积聚。造成了营养素的不平衡，引起疾病。最常见的心脑血管病很大程度上起源于营养素不均衡，实际上是营养不均衡病。血液中胆固醇、三酰甘油、低密度脂蛋白的升高，高密度脂蛋白的降低，血小板和红细胞凝聚性增强，抗凝血因子缺乏等是引起动脉粥样硬化斑块、血栓等最主要原因。再加上血管自然老化，外源和内源性原因产生的血管内垃圾不能及时清除，加快动脉粥样硬化、斑块和血栓形成，发生心脑血管病这种衰老性疾病就不可避免。现代生活节奏快，心理压力大，饮食结构不合理,也促使心脑血管病发病率越来越高。

生命奥秘探索和现代生物技术,中药功能单体技术、离子生命技术等的研究和实践,越来越多的秘密被解释和揭示。由细胞构成的皮肤、组织、血液、神经、器官乃至体内激素的研究充分显示:细胞健康,身体就健康;细胞有病变,身体就患病;细胞的衰老,预示着人体的衰老。与此同时,人类营养素多元化时代已经到来,防治疾病,延缓衰老,将会变成现实。

研究还发现:天然植物中存在的 α-亚麻酸、纳豆激酶、欧米茄-3(Ω-3)、心脑康肽(Health heart and brainpeptide)、盐藻、钙(Ca^{2+})、微量元素、维生素、胶原蛋白、一氧化氮等"小价离子"和"活性物质"的应用,可以激活离子通道为细胞补充营养素,改善和提高细胞生理功能。

边缘学科的生命工程技术,关注到生命个体蛋白质不仅由 51 个以上氨基酸构成的"肽",还有由 2~5 个氨基酸构成的"低聚肽"。肽和低聚肽有着较强的生物活性,被体细胞吸收利用后分泌出纤维素蛋白溶解酶,溶解凝血酶(抗凝效应)。此类肽和活性物质存在于天然植物如山药、玉竹、甘草、龙眼肉、决明子、佛手、赤小豆、菊花、绿茶、山楂等,通过生物工程技术、离子生命技术等萃取的心脑康肽属于"活性低聚肽",富含"玉米肽",直接进入细胞,促使细胞功能自我康复。此项研发综合医学、药学、生物学、化学等多个学科的研究成果,是生命科学的重大进展。

现代中药功能单体技术,采用二氧化碳萃取技术的现代化手段,从天然植物中获得 30 余种天然分子"单体功能团",其活性成分是一般中药提取成分的 30 倍以上,与心脑康肽有异曲同工之效,与心脑康肽一样不产生不良化学反应,无毒副作用。这种"单体功能团"营养素是细胞健康所必需的。

一氧化氮的体内作用是舒张血管,清除血管内斑块和血栓。随着年龄增长,尤其是 40 岁以后,体内生成一氧化氮减少,需要外源性补充。外源性一氧化氮进入人体后帮助和刺激机体产生所需要的一氧化氮,与血管中的肌肉接触后,可以舒张血管平滑肌,增加血流量,补充血管营养素而阻止血管的硬化过程和斑块形成。

盐藻是古老的单细胞生物,低温条件下生长(−27℃),盐水中可以生生不息。与冬虫夏草、阿胶、人参、Ω-3、辅酶 Q10 等比较更有独到的功效,有人称之为可以吃的"干细胞"。其可以促使坏死组织复活和生长,萎缩神经纤维重新生长发育,分解毒性药物,排出体内重金属,启动和增强人体自我修复功能,用于防治许多疾病,还有人说可以让你"返老还童"。

中药制剂,益气消渴颗粒被称为糖尿病疫苗,为胰岛素激活类"药物",缘于含有"黄酮"和芦丁硒组合后,激活胰岛素 B 细胞,清除血液垃圾,保护和调节脏器代谢,增强免疫功能。这些功能基于"疫苗"打通排毒通道,堵住毒素来源。

众多的保健食品,延寿抗衰老药品,养生保健方法,令人欣慰,但让人眼花缭乱,因为谁都想健康地多活几十年。值得注意的是,人的基本食物淀粉、蛋白质、脂肪、蔬菜、水果、鱼类等是营养素的主要来源,而保健食品、保健药品只适用于特定人群。身体缺什么,补什么,缺多少,补多少,补充的量,补充的时机,因人、因地、因时间、因环境等而有所差异。空气清新,清洁饮水,平衡膳食,健康心理,适度运动是保持健康和防病治病的主要"营养素"。尽管不少保健品声称,可以有病治病无病强体,一定要有所选择。况且,延年益寿,防病治病是一个系统工程,要有全方位、多侧面的防范措施。

二、疗　养　学

(一)基本概念

疗养学(sanitarial medicine)是研究以自然理化因子为主的各种疗养因子的存在形式和性质,对人体的作用机制和方式,以及利用这些因子预防和治疗疾病、增强体质、促进机体康复的最佳技术组织措施的学科。疗养学是医学的一个分支学科,是医学与气象学、水文地质学、生物学、心理学、社会学等互相交叉、渗透而形成的一门综合性应用科学。

（二）主要特点

研究和利用自然理化因子是疗养学区别于其他临床医学的基本特征。疗养学是一门应用科学，即利用以自然理化因子为主的各种疗养因子治疗各种疾病和不健康状态，其中主要是慢性疾病、职业病、老年病、伤病恢复期的患者。另外还利用它所特有的对人体的健康促进作用，从而消除疲劳，增强体质，提高机体的适应能力和抵抗力，达到健身防病、延年益寿的目的。因此，疗养学具有预防、治疗、康复三重功能作用，适应范围非常广泛，这是药物和其他临床治疗方法所不能比拟和代替的。

（三）分类

疗养学研究和利用疗养因子，狭义上是指自然疗养因子，广义上包括自然疗养、人工疗养、心理疗养三种。

1. 自然疗养　是由各种宇宙因子、气象因子、地球因子有机结合而形成的，具有医用价值的自然界的物理因子、化学因子和生物因子，都属于自然生态因子的范畴。疗养机构经常利用的自然疗养因子有：日光、空气、水、矿泉、海水、治疗泥、植物、景观等。

2. 人工疗养　包括人工制作的具有医疗保健作用的理化因子、治疗技术和保健运动等。疗养机构常用的人工疗养有人工矿泉、人工海水、人工治疗泥、药物浴、人工光线、电疗、磁疗、热疗、针灸、按摩、拔罐、医疗体育和其他健身运动、疗养膳食等。疗养对象包括对健康人实施疗养保健，对慢性病者实施疗养治疗，对伤残者实施疗养康复矫正。

3. 心理疗养　是社会范畴内的治疗保健措施，包括：疗养院的社会环境、工作人员亲切和蔼的服务态度、动静结合的疗养生活制度、有益健康的文娱活动、轻松愉快的音乐旋律、和睦融洽的人际关系及医护人员对疗养者的心理咨询、心理治疗等。

(四)主要任务

(1)研究各种疗养因子的性质和特点。

(2)研究各种疗养因子对人体的作用机制,探讨非特异性反应的特异性作用及各种疗养因子的个体适应证和禁忌证。

(3)研究各种疗养因子用于保健和治疗的最佳方法。

(4)研究各种自然疗养因子的人工配置及使用方法。

(5)研究健康人、各种慢性病、职业病、老年病、伤病恢复期等在临床上选择使用疗养因子的原则和方法。

(6)研究如何创造适于恢复健康的疗养或休养环境,如何消除对精神和躯体的不良刺激,使疗养院从消极地对症治疗转向积极地改变致病环境,为恢复健康创造条件。

(7)研究动静结合的疗养生活制度,以改变疗养员致病的生活方式和习惯,使其能按照人体的生物节律和自然节律作息,广泛接触自然疗养因子,以增强体质,保持健康,促进疾病的痊愈。

(8)研究疗养事业的组织体制、疗养区的有效管理形式、各类型疗养机构的组织形式和编制。疗养事业如何根据人口和国民经济情况有计划按比例发展的原则等。

(9)研究疗养资源的普查勘测,疗养地的确定、疗养区的发展建设等的原则和具体办法;研究疗养区和疗养资源的卫生防护原则和方法等。

(10)研究疗养机构的科学管理方法,提高科学管理的水平。

三、康 复 医 学

(一)基本概念

康复医学(rehabilitation medicine),按照世界卫生组织(WHO)所下的定义,是指综合和协调地应用医学的、社会的、教育的、职业的和其他措施对残疾者进行治疗和训练,减轻致残因素造成的后果,以恢复或尽量提高其生活和工作能力的科学。康复的范畴,包括医学上的康复(medical rehabilitation)、社会上的康复（social rehabilitation）和职业上的康复（vocational rehabilita-tion）。

现代康复医学在概念和体系上是对传统医学的革新。康复医学主要面向慢性病者和伤残者,强调功能上的康复,而且是强调整体功能上的康复,使患者不但在身体上,而且在精神上和心理上得到康复。康复医学被称为"第三医学"（the third phase of medical care）,是对预防医学和临床医学而言的。我国康复医学已经形成相当规模,也是社区卫生服务机构和全科医师的重要工作职责。

(二)诊疗对象

康复医学诊疗的对象,主要是残疾者（disabled）,包括由于损伤所致的伤残者,由疾病（包括急性病、慢性病、老年病）所致的病残者和发育障碍及先天性残疾者。这些残疾者存在着身体上和（或）精神上的缺陷,部分或全部失去日常生活自理、学习、劳动（工作）和社交生活的能力,通过康复医学的帮助,使其身心功能得到康复,重新掌握和达到提高生活、学习、工作和社交能力的目的。

(三)康复范围

康复医学工作的主要内容包括两大部分,即功能测定评价和康复治疗。功能测定主要包括:电生理学检查、心肺功能测定、代谢及有氧活动能力测定、运动学测定、医学心理学测定、语言交际能力测定及职业能力检查和鉴定。康复治疗的主要手段包括:物理治疗和医疗体育、作业治疗、语言矫治、心理治疗、康复工程、营养治疗、临床康复、疗养康复及精神文化（如音乐、舞蹈、游戏等）治疗等。

(四)发展简史

现代康复医学是在第二次世界大战后发展起来的。20 世纪60 年代以来,随着交通事故和其他意外损伤的增加,老年人口比例增加,社会残疾人口也相应增加,客观的需要推动了康复医学的加速发展。从 20 世纪 50 年代起,康复医学已被公认为医学中的一个独立专科。由于康复医学是在物理医学的基础上发展起来的,故开始又称物理医学与康复(physical medicine and rehabilitation)。20世纪60年代和70年代是世界康复医学大发展的时期,许多国家纷纷建立了康复机构,康复专业人员的队伍也逐渐壮大,康复医疗技术水平不断提高。我国的现代康复医学,在发展过程中,逐步显示了中国康复医学的特色。在康复诊疗技术上,实行中西医结合,充分发挥传统医学的优势和作用;在康复医疗机构上,实行疗养院与康复中心相结合、门诊与住院相结合、综合性医院与社区卫生服务机构相结合等;在康复医疗专业队伍上,实行中西医结合、临床医师与康复医师相结合、医(师)工(工程师)相结合及有关部门重视一专多能的康复治疗师的培养;在管理体制上,卫生部门与民政部门相结合、康复医疗机构与社会单位相结合。人们可以相信,具有中国特色的现代化康复医学体系的建设,必将日益加强和完善,必将为伤病残者提供更好的康复服务。

康复医疗的主要对象是各种原因引起的神经系统、运动系统、心肺功能、感官残疾、精神残疾等伤残者及其他疾病后遗症的功能和生存能力的恢复。

第五节　生物工程与基因工程

一、生　物　工　程

生物工程学(biotechnology)的概念是利用先进的技术来研究与生命相关的物质,将DNA基因重组或用发酵工艺生产对生命有益的抗生素、生物制剂等。

(一)主要范围

生物工程包括的面很广泛,主要有以下几个方面的研究:

1. 遗传工程　即重组DNA。一般有三种方式:①将大肠埃希菌两个不同的质粒连接,然后使杂合的质粒植入到另一株大肠埃希菌细胞内,杂合质粒便在那里自我复制和表达出两个亲本质粒的遗传信息;②将金黄色葡萄球菌质粒基因引入到大肠埃希菌细胞内,它们在那里也能表达原宿主的生物特性;③将蟾蜍的 rDNA 与质粒 P^{sc101} 连接,得到重组质粒,然后再将这个重组过的质粒植入大肠埃希菌细胞里,获得了功能性表达。按照这种方法、程序,人类社会就能组成各种各样的工程菌,也就能使工程菌株表达原宿主的生物学特性,生产新的产品。

2. 细胞工程 细胞工程是运用细胞融合等技术,按照人类的意愿在细胞水平上来改变细胞内遗传特性。动、植物细胞,酵母及丝状真菌之类的真核生物细胞,细菌之类的原核生命细胞都可以实现体细胞杂交。

3. 酶工程 酶是蛋白类的生物催化剂,两个不同的分子相撞,产生了能量,这些能量或是被相撞的分子本身吸收,或以热态形式耗散在相撞场所的周围环境中。底物吸收的能量,如果高到足以穿透一种所谓活化能的电位能栅,那么此底物即会发生变化,以至于形成了一种新产物,这种新产物的最终状态是两种完全不同的分子。研究这类反应机制称酶学,应用部分称为酶工程。

4. 发酵工程 由于成功地获得了微生物的纯培养,科学家们为此设计了便于灭除其他杂菌的密闭式发酵罐。从发酵制备乙醇(酒精)起,直至今日的抗生素制备,生物制剂(如干扰素)生产等一系列的技术,称为发酵工程。

(二)未来发展趋势

1. 蛋白质工程 用重新排列氨基酸序列法,蛋白质分子拆装法,酶与底物分子间建立氢键法,合成新的蛋白质造福于人类。

2. 生物加工后处理工程 分离纯度极高的工程菌,改进发酵工程的工艺流程,生产出不含杂菌的抗生素、人体生长素、干扰素及对人体有益的疫苗是生物工程的发展趋向。

二、基因工程

分子生物学是当代的三大带头学科之一,基因工程(genetic

engineering)可以说是分子生物学的成长点。基因工程这项技术正在创造着前所未有的奇迹。

（一）基本概念

基因工程包括 DNA 重组技术，它是将 DNA 片段插入到质粒、病毒等载体中，形成遗传物质的新组合，然后转移到宿主细胞中扩增和表达，制备出人们希望的物质。基因工程也包括体外DNA 突变，体内基因操作及基因的化学合成。总之，凡是在基因水平上的操作，并改变生物遗传性状的技术称之为基因工程。

（二）研究范畴

基因工程包括在生物工程中，生物工程是指更大范围内改造生物，生产生物产品的工程技术，是现代生物学中一切工程技术的总称。它包括基因工程、遗传工程、发酵工程、酶学工程、细胞工程、农业工程等。

（三）基本技术方法

基因工程的基本技术方法主要是：提取、分离核酸，用工具酶即内切酶切割核酸，分离需要的片断，利用连接酶把获得的 DNA 片断连接到载体上，转化（转染）细菌，扩大培养，提取分离获得基因表达产物。这是基因工程中的主要技术步骤。

（四）发展前景

基因工程是创造奇迹的科学，有惊人的发展潜力及广阔的应用前景。已知，用基因工程技术，生产出生长激素释放抑制素；用培养液生产生物活性物质；把鼠胰岛素基因与大肠埃希菌的青霉素酶基因连接，生产胰岛素；用细菌、病毒生产干扰素；用大肠埃希菌生产生长激素基；把荧光素基因转入烟草等植物细胞，获得高水平表达；把细菌内毒素基因整合到番茄染色体 DNA 中，长出具有抗病毒、抗细菌及虫类能力的植株。相信还会有更多的奇迹发生，为人类带来更加美好的前景。

第六节　机体某些状态与疾病

一、生物膜的主要功能与疾病

传统意义上的生物膜是指在生物体内看到的膜状结构,但在现代生物化学中则指构成细胞的膜。狭义的生物膜称为细胞内膜结构,细胞核、线粒体、溶酶体、内质网、高尔基体、吞噬体、吞饮体、有衣小泡、质膜和细胞间的连接结构都属狭义生物膜。

(一)主要功能

生物膜的厚度为 $85Å(1\mu m=1000Å)$,在组成上都含有大致相等的极性脂质(磷脂和胆固醇等)和膜蛋白。健康者拥有 80%负电和 20%正电,静息活细胞内为负($-$),外为正($+$),细胞静息电位约 $-90mV$(毫伏),内负外正电位称为细胞膜电位,是生命的源泉和象征。生物电消失,生命终止。衰老和患重大疾病时,负电位减少,生物电能降低。生物膜的主要功能有:①屏障功能;②运转物质功能;③能量转换和信息传递功能。

(二)临床应用

生物膜结构与功能研究的进展,为阐明细胞的复杂生命现象提供了重要信息。这在疾病的病因、诊断、治疗中起了很大的作用,如在免疫疾病、癌、受体异常等的作用就是很好的例子。进行性肌萎缩并非局限于肌细胞的疾病,而在红细胞膜上也有变化。

1. 癌与生物膜　癌细胞主要特点是:在某些酶或其他刺激作用下自主增殖。用培养的方法研究癌细胞的这种性质时,可以观察到癌细胞排列紊乱,不断分裂并堆积起来。细胞表面的黏着性降低,易于移动,并出现癌细胞特异性抗原。膜的变化可能是由于特殊蛋白质或糖蛋白糖链缺陷之故。

2. 衰老与生物膜　程序学说认为生物个体的寿命是由组成生命细胞的寿命所规定的,每个细胞中已经编排了与寿命有关的程序,这个学说也称为体细胞寿命学说,即正常细胞分裂次数逐渐减少与衰老过程呈平行关系。如肺细胞,在胎儿期分裂约 50 次,到 60 岁以上分裂减为 20 次。有报道,年龄每增加一年细胞分裂减少 0.2 次。细胞分裂主要是由 DNA 的复制次数(与端粒体、端粒酶有关)决定的,DNA 质膜特殊成分的改变,又决定了 DNA 的复制次数。障碍学说(又称磨损学说),作为机体信息的 DNA 复制次数增加,DNA 质膜要受到磨损或功能减退,而使 DNA 复制次数相应减少,机体亦随着逐渐衰老。

(三)生物膜与治疗疾病

随着对生物膜的研究进展,将酶、激素等嵌入红细胞膜治疗疾病,给予螯合物,以减轻重金属的蓄积;或用抗生素(主要是抗癌剂)向靶器官的细胞膜移动,从而抑制癌细胞增殖。补充负离子(负电位)对促进微循环和新陈代谢,调节自主神经功能,提高免疫力,消除自由基,延缓衰老具有重大作用。相信在不久的将来会取得重大突破。

二、自由基与疾病

人体内的有机物,在代谢过程中,连续不断地产生自由基。越来越多的研究证明,自由基参与人体许多生理病理过程,并对某些疾病产生重大影响。

(一)基本概念

自由基(free radical)又称游离基。无论是不带电荷的分子或原子,还是带正电荷或负电荷的离子,其共同特征就是带有不成对的电子。

正常情况下,自由基的化学性质很活泼,在生物体内不断地产生,也不断地被清除。健康生理条件下,机体处于动态平衡状态时,自由基的浓度是极低的,不会损伤机体。在病理情况下,环境物理因素、重大疾病或外源性化学物质直接或间接诱导产生的自由基,如得不到及时清除或者内源性自由基的产生和清除失去了动态平衡,常常会造成对机体的损伤。

自由基对机体的损伤可综合概括为:由脂质过氧化造成的损害;由 DNA、RNA 的交联或氧化破坏造成的损害;由蛋白质、氨基酸的破坏造成的损害及由于多糖高分子的氧化降解所造成的损害等。

细胞中的脂类受到自由基的作用时,很容易发生脂质过氧化反应,从而影响到细胞膜的功能(内负外正电位失衡)。线粒体膜受损后,破坏了三羧酸循环和电子传递装置,使细胞能量生成系统受损,溶酶体膜受损破裂,释放出溶酶体酶使许多底物受到有害的水解作用。小动脉管壁成分的过氧化反应产物,能导致小动脉壁的纤维性病变,引起全身性动脉硬化和心脑血管病变。

核酸是生命基础,执行重要的功能,自由基通过碱基的修饰和链的断裂而破坏核酸。碱基是核酸的重要组成成分,碱基的改变可导致在基因控制下的许多过程受到破坏。核酸分子的断链,可使核酸分子的完整性和构型受到破坏,并可导致组织细胞的死亡。

自由基可使蛋白质分子发生交联而形成变性的高聚物。如脂质过氧化反应产生的自由基就可使蛋白质变性。脂质过氧化而形成的蛋白质自由基,可能是由于脂质自由基从蛋白质分子中夺取氢原子,进一步引起蛋白质分子的聚合、肽链的断裂等变化引起。

许多实验还表明,自由基或其反应的产物通过链式反应,使酶分子发生聚合,破坏酶分子中的氨基酸与酶分子的金属离子反应,从而影响一些酶的活性。

自由基或过氧化物能将关节滑液中的黏多糖解聚,因而它可能是颈椎病、腰椎病、关节炎的一个发病因子。由于 O_2^- 歧化酶在细胞外液中很少,所以如果在细胞外液中产生了过氧化物,不仅周围组织的细胞膜会受损伤,细胞外液的可溶性成分也会受到氧化破坏,从而引起和加重局部组织水肿充血,产生症状。

(二)与疾病的关系

1. 自由基产生增加,清除受抑制,细胞内成分暴露于自由基

中受损　这些疾病包括：

（1）高氧综合征。如高压氧治疗、呼吸机肺、新生儿肺发育不全、癫痫状态及完全性缺血（心脏停搏和器官移植）。

（2）低氧综合征。如不完全性缺血、各类休克、心肌梗死、脑梗死、多脏器功能衰竭（MOF）。

（3）化合物中毒，如四氯化碳、化疗药物等。

（4）药物诱发的溶血性贫血。

（5）维生素 C、维生素 E、维生素 A 缺乏。

（6）有临床表现的颈椎病、腰椎病。

这些病症由于细胞内自由基增加而导致细胞损伤。大多数的细胞损伤与自由基增加和细胞器的过氧化作用有关。对这些疾病进行抗自由基治疗，可增加细胞内的清除能力，使病情缓解或痊愈。

2. 细胞自由基产生增加　其特点是在急性和慢性炎症的情况下，激活的炎症细胞如多核白细胞、吞噬细胞和单核细胞把 O_2^- 释放入细胞外间隙，这类疾病包括：

（1）炎症状态：如烧伤和急性感染、慢性结缔组织病、类风湿关节炎、溃疡性结肠炎、过敏性疾病及免疫性疾病。

（2）对免疫性疾病可利用自由基的清除剂，如 SOD、过氧化氢酶、维生素 C 及 OH 清除剂，可控制和减少细胞外自由基的增加而达到治疗此类疾病的目的。

3. 细胞内外自由基产生增加　组织受到放射线照射、遇有某些化合物时，可使细胞内和细胞外间隙的自由基增加。细胞内外的自由基可导致 DNA 发生改变，某些成分发生变化和质膜过氧化，引起细胞死亡。

自由基与疾病的联系非常密切，在临床上应用的自由基清除剂，许多问题尚未完全解决，需要深入研究和严密观察才能广泛应用于临床。

(三)自由基对人体损伤的基本方式

自由基致病基础是损伤细胞和组织,引起疾病和功能失调。主要机制是:

1. 破坏细胞膜,引起细胞膜变性破裂,失去吸收营养功能,不能排泄代谢废物,丧失对细菌、病毒的抵抗能力,产生皮肤、肌肉、脏器等伤害,引起疾病。见图 75-1。

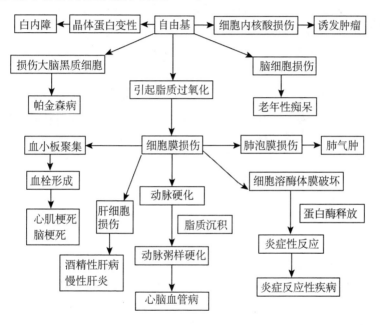

图 75-1　自由基与疾病

2. 细胞破裂后析出细胞液与碎片进入细胞间隙,产生炎症反应,引起疼痛、红肿、皮肤颜色改变等临床表现。关节炎症、放射线损伤、化疗伤害等属于此类。

3. 破裂的细胞因无法汲取营养,失去正常功能造成器官衰老和退化,引起疾病。

4. 自由基,尤其是氧自由基穿透细胞壁(活性很强且无处不在),损伤 RNA、DNA,致染色体改变。若自由基攻击正在复制过程中的 DNA,可造成基因突变,诱发癌症。

5. 改变遗传密码,造成再生细胞质变,如畸变、功能退化、细胞分裂传代障碍等。

6. 破坏细胞的再生和修复功能,致使机体免疫能力降低,容易细菌感染,引起感染性疾病;病毒入侵引起感冒等;组织修复功能降低,致使骨折、伤口愈合困难。

7. 破坏胶原蛋白、弹力蛋白及酶系统,而引起皮肤、肌肉、血管失去弹性变硬,以及囊泡、皱纹等。

8. 自由基还可以激发人体释放各种炎症因子(无菌性炎症),引起和加重动脉硬化、关节滑液降解,侵袭眼晶状体及胰腺细胞、脑细胞等发生多种病变。

9. 与其他有害物质结合和积存,会造成各脏器病变,如自由基与重金属、农药、化学药品等结合后会引起器官和皮肤病变。

自由基严重干扰人的健康与长寿,绝大多数疾病与自由基有关,因此在防范和治疗疾病的同时,注意"治疗"自由基,会大大提高治疗效果。

(四)干预自由基伤害措施

干预自由基伤害,重要的是提高抗氧化能力,借此找到抗衰老、长寿和健康生活的秘诀。自由基,特别是活性氧自由基对人体的损害主要为氧化过程中的损伤。降低自由基的危害应从提高体内自由基清除系统的功能和应用外源性抗氧化剂——自由基清除剂入手,阻断和减少自由基对人体的侵害。

实验室研究和临床证实的细胞清除自由基的两类体系:抗氧化酶和低分子抗氧化剂。抗氧化酶主要是超氧化物歧化酶(SOD);抗氧化剂包括谷胱甘肽、维生素 E、维生素 C、β-胡萝卜素、半胱氨酸、微量元素硒、甘露醇、葡萄多酚(主要成分为原花青素,寡聚体为 OPC)等。这些酶和非酶系统在人体抗氧化链中不同环节发挥抗自由基作用。

其中,超氧化物歧化酶(SOD)为强氧化剂金属活性酶,在生物体内合成,可以阻止毒性较大的脂质过氧化物形成,半衰期短,为 6min。体内 SOD 随年龄增长而逐渐减少,年龄愈大,含量愈少,动脉粥样硬化概率愈高。维生素 E 在麦胚油、玉米胚油、芝麻油等植物油中含量丰富,食物中维生素 E 1/4~1/5 被吸收利用,存在于脂肪细胞、细胞膜和血液循环中的脂蛋白。

维生素 E 是强抗氧化剂,能清除超氧化物阴离子自由基、羟自由基、单线态分子氧、脂质过氧化自由基和其他自由基,通过阻滞氧化反应,保护细胞膜不饱和脂肪酸、蛋白、核酸不受损伤,还具有改善脂质代谢,降低胆固醇和三酰甘油,促进精子的生成和活性,增加卵泡,增强卵巢功能,防止维生素 A、维生素 C 的氧化,促进辅酶 Q(辅助因子)与血红蛋白合成,保持红细胞完整性,阻止血小板聚集和血栓形成等作用。因体内无法长存,需要每天补充,50~100mg (400~800U),通常应<200mg/d。

维生素 C 在新鲜水果和蔬菜中含量丰富,但不能体内合成,属水溶性维生素,极易被氧化,铜离子条件和碱性环境下容易破坏。维生素 C 这种重要的自由基清除剂,能抑制脂质过氧化。存在于细胞内外的维生素 C 对自由基的损伤可起到早期保护作用。还可以促使受损的维生素 E 恢复原形,提高谷胱甘肽还原型与氧化型的比值,减少脂质过氧化物。还具有促进免疫抗体形成,增高半胱氨酸含量,利于免疫球蛋白合成,增强免疫力的功能。推荐剂量 100mg/d,<300~500mg/d,以天然为好。

胡萝卜素这种抗氧化剂和自由基清除剂是维生素 A 的前身,食物中胡萝卜、红薯、深色蔬菜叶中含量较高。与维生素 C、E 合用抗衰老效果更好。人工合成的 β-胡萝卜素有致染色体畸变作用,可能引起癌症,应从天然蔬菜、水果中获取。深颜色蔬菜、芒果、辣椒、柿子、番茄、西瓜、葡萄、南瓜、柑橘及一些果实中含有胡萝卜素、类胡萝卜素、叶黄素、番茄红素等抗衰老物质。已经发现多种植物的树脂中含有其他天然色素,如花青素、花黄素、茶多酚、异黄酮等化合物,这些物质具有较好的抗氧化作用,从而保护细胞少受伤害。

葡萄多酚中主要成分是原花青素(PC),其寡聚体为 OPC,这种物质广泛存在于多种植物中,以果实皮、籽部含量最高,具有极强的抗氧化作用。用葡萄籽提取的 OPC 含量高达 95%,广泛地添加于保健食品中。OPC 的抗氧化能力是维生素 C 的 20 倍,维生素 E 的 50 倍,体内活性更强,对抗衰老和许多疾病有直接或间接的防治效应。常规食用几乎无毒副作用,其在抗氧化、抗基因突变、抗辐射、抗溃疡、保护心脑血管、抗过敏、消炎抗毒、改善视力和视觉功能方面有积极的促进作用。用法用量:葡萄籽原花青素 $150\sim300\mathrm{mg/d}$,口服。

硒制剂引起重视和关注是因为硒与寿命长短和健康程度有关。有人说,它是"复活元素""长寿元素",原因在于其可让"坏死组织"复活,萎缩的神经生长,在清除自由基,提高免疫能力,修复脏器功能,化解药物毒性,排出体内重金属等诸多方面有积极效应,并可防治许多疾病。还有人说,可以有病治病,无病健身。推荐用量,$200\mu\mathrm{g/d}$,口服。

三、微循环与疾病

微循环这门临床边缘科学,主要由微循环的基础研究、临床应用及血流动力学三大部分组成。

(一)主要内容

(1)流动物质(血液、淋巴液、组织液)的理化性质及生物学、流变学特性。

(2)流动管道(微血管壁、毛细淋巴管道及组织间液)的结构、功能、代谢特点。

(3)流动物质与流动管道的相互作用,管道与其周围组织的相互关系。

(4)微循环和细动脉前的动脉,左心和细静脉后的静脉,右心在功能、结构、代谢方面的相互关系。

(二)具体任务

(1)探究病态状态下微循环的改变。

(2)协助分析病情变化原因。

(3)辅助临床诊断。

(4)配合救治。

(5)估计预后。

(6)认识疾病发生、发展及转归机制。

我国临床微循环的研究和应用发展较快,微循环的观测已经由甲襞和球结膜两个部位增加到舌、唇、齿龈、耳郭、躯干及肢体皮肤、宫颈、阴茎头等 9 个部位;已由体表深入到脏器,并已初步形成规范化、半定量化及定量化。

(三)观测部位与微循环的关系

1. 观测部位提供的微循环信息　微循环既属于循环系统,受全身影响,反映全身改变,又从属于脏器,受脏器的影响,反映脏器局部变化。

2. 观测部位的选择　根据疾病与不同部位微循环的关系及观察方法的难易等,不同系统、脏器、疾病可选择最佳观测部位。一般认为甲襞、球结膜、唇、舌,是内科疾病选择观测微循环的部位。口腔疾病时,舌、唇、牙龈微循环观测有重要意义。妇科疾病,子宫颈微循环观测有特殊意义。男性性功能障碍时阴茎头微循环观测在其诊断、治疗方面有参考价值。儿科疾病除甲襞、球结膜、唇、舌外,耳郭是很好的观测部位。

3. 综合分析　一种疾病进行多部位微循环观测,可以互相对比,综合分析,这对于发现微循环特殊改变、认识微循环改变的范围和深度、分析病情、选择治疗措施、观察疗效、估计预后、认识发病机制都有十分重要的意义。

（四）系列化测量描记方法

微循环观测是在显微镜下或电视屏幕上直接观察微血管形态变化、血流动态及管周现象，它属于一种综合性动态活体的微循环观测方法。

（五）微循环改变表现

1. 红细胞聚集　红细胞之间相互附着的现象称为红细胞聚集。主要由红细胞膜上电荷、胶体性质的改变和血流速度缓慢所造成。分为轻、中、重三类。

2. 血浆柱　当红细胞发生重度聚集时，可见血管内无色透明的血浆中，散在有多少不等的红细胞聚集团块流动，称为血细胞、血浆分离，团块之间的血浆称为血浆柱。

3. 白细胞翻滚和贴壁黏附　白细胞离开轴流沿血管壁翻滚而过的现象。正常状态下，轴流中可以有少数白细胞翻滚，但如有多数白细胞沿管壁翻滚，则属于病理现象。白细胞黏附管壁，表现为一段时间停滞不动的现象，称为白细胞贴壁黏附。

4. 白微栓　由血小板的聚集，或血小板和白细胞的黏附、聚集而形成。因此，凡能引起血小板聚集和凝固活性升高的因素都可导致白微栓的形成。又分为壁栓和流动的白微栓两种。

5. 渗出　指血管内血浆成分过量地通透血管壁并积存于微血管周围的一种现象，是最常见的微循环改变之一。

6. 出血　分为外伤性出血和自发性出血，后者又称漏出性出血。其主要原因是微血管壁的损伤，导致通透性亢进及血液流变学改变。

7. 血管粗细不均　指血管管径出现局部膨大或缩小的现象，但血管边缘光滑、清楚、自然。

8. 血管边缘不齐　指血管壁的边缘失去光滑的轮廓，呈锯齿状或虫蚀状。

9. 囊状扩张　微血管局部扩张呈囊状，囊的两端仍与血管明显相连，一般为可逆性改变，长期存在可发展为微血管瘤。

10. 异型血管　血管失去正常形态、走行，出现异常粗大、变形和走行、分布特殊而具有一定形态特色的血管。

11. 缺血区　局部微血管数量明显减少，毛细血管闭合、断离、消失，该区由于缺少血液供应而表现为颜色苍白，一般＞3 根毛细血管以上的区域见不到血管分布称为缺血区，可以是功能性、可逆性改变，也可以是器质性、不可逆性改变。

12. 微血管萎缩与消失　指由于长时间的血流停滞、出血及血管闭塞、微血管丧失血液供给而逐渐萎缩、吸收、以致消失现象。此时原微血管的分布、结构完全改变，多伴有血管周围组织的改变。

四、微量元素与疾病

微量元素（microelement）有着广泛的生物学作用、生理功能及临床诊疗价值。在医学领域中，微量元素检测对各科疾病病因、发病、诊断、治疗、预防及保健等方面正发挥着日益重要的作用。

人体必需微量元素有铁、锌、铜、锰、铬、钼、钴、硒、镍、钒、锡、氟、碘、硅共 14 种；非必需的微量元素中属于可能必需的有钼、砷、锶、硼；属于无害的有钡、钛、铌、锆等；有害的微量元素有铋、锑、铍、镉、汞、铅、铝等。上述所有微量元素约占人体重量的 0.05%。

（一）生理作用

1. 微量元素与酶密切相关　酶是一切生命现象及生物化学反应的基础和催化剂。已分离出的 3000 余种酶，在人体内发现的就近 1000 种，50%～70% 或以上的酶需要微量元素参加或激活。已知锌与 100 种酶，铁、锰、铜与数十种酶，钼与黄嘌呤氧化酶等，硒与谷胱甘肽过氧化酶等的结构及功能密切相关。离开了特定的必需微量元素，这些酶就无法合成或不能发挥其正常生理功能。

2. 构成体内重要的载体及电子传递系统　铁参与血红蛋白、肌红蛋白的合成并运输和贮存氧；铁形成细胞色素系统是重要的电子传递物质。

3. 参与激素和维生素的合成，影响内分泌系统　钴是组成维

生素 B_{12} 的必要成分,碘参与甲状腺的合成,锌、铜、锰、铬缺乏及铅、铁、钼、镍过多,能影响下丘脑-垂体-靶腺-外周器官组织各环节。同样这些环节对微量元素的吸收、利用、贮存、排泄发生障碍,也会影响血清及组织内微量元素的含量和生理功能。

(二)微量元素与疾病的关系

不论必需微量元素缺乏或过多,还是有害微量元素的接触、吸收,都会引起相应的生理及生物化学过程紊乱而发生疾病。现在已知:

1. 缺铁、铁利用障碍,可引起缺铁性贫血、铁粒幼细胞性贫血;铁贮积过多,可引起血色病、含铁血黄素沉积症等病。

2. 锌是超氧化物歧化酶的组成部分,锌与儿童发育、衰老及癌变发病病因有关。合理使用锌,可延缓衰老,增强人体免疫功能。血清锌及头发锌低,而尿锌高,多见于急性心肌梗死、肾病、某些传染病、糖尿病、伊朗乡村病(侏儒、小人症)、先天愚型等病症;血清锌高,多见于甲亢、高血压等。

3. 血清硒降低多与消化道癌肿有关,尿硒减少与克山病有关,缺碘与地方性甲状腺肿及呆小症有关;缺氟与龋齿有关;砷过多可引起皮肤癌;铅、汞吸收过多都可引起慢性或急性中毒等。

五、水 与 疾 病

(一)饮用水的重要性再认识

大自然(如空气、土地、海洋等)具有"自我净化能力",常常处于平衡－不平衡－平衡的动态变化中。不平衡期会给生物带来致命性打击,这种不平衡对人类惩罚的案例不胜枚举。作为大自然宠儿的人类,在社会发展、文明进步的同时,也为自身套上了沉重的枷锁,这种枷锁使得相当多的人不能活到自然寿命 120～150 岁,有的人是疾病寿命、痛苦寿命,有的人则是英年早逝。这其中饮用水的不安全为人们敲响了长鸣警钟。

水(H_2O)是人体重要的生命物质,如果人体缺少了水后果十分严重,但若长期饮用"不洁水",必然会直接影响延年益寿和健康寿命。研究发现,常态下的水的存在形式是由 1000 多个水分子组成的大分子团,pH 值为弱酸性,此种结构和性质不利于组织细胞吸收利用;而由 5～7 个水分子组成的水分子团(为弱酸性,与人体 pH 值接近),能满足组织细胞的需求,此种水可以为细胞"解渴",增加细胞内水,此水常被称为"生命水",这种生命水是延缓衰老、减少疾病及其后遗症的救命水。一些研究指出:新生儿至 3 岁,体重 90％以上是水,细胞生命水 100％;年轻成年人 60％以上是水,生命水降至 56％;58 岁左右时生命水降至 23％;80 岁以上老人水占体重不足 50％,生命水含量更为减少。由此可以推断,年龄越大,生命水递减速度越快,细胞内水(生命水)缺失越严重。生命水的缺失使许许多多老年人处于衰老病和疾病状态,这与长期饮用"不洁水"有密切关系。

世界卫生组织(WTO)公布的资料,每年因水污染物导致:①500 万儿童死亡;②3500 万人患心血管病;③7000 万人患胆结石、肾结石;④9000 万人患肝炎;⑤3000 万人死于肝癌、胃癌。

还有:①7 亿人饮用水大肠埃希菌含量超标;②3 亿人饮用水含铁量超标;③1.7 亿人饮用水受到有机物污染;④1.1 亿人饮用高硬度水;⑤0.7 亿人饮用高氟水;⑥0.5 亿人饮用高硝酸盐水。

还有报道指出:水中含有化学污染物 2100 种,其中 1900 种确认对健康不利,107 种确认是致癌和可疑致癌物;有人分析人类 80％的疾病和 33％的死亡,与饮用不洁水有关。

(二)不洁饮用水的概念

水中的污染物,哪怕是极微量也可能在人体内终身存在并不断积累,产生对人体有害作用,这是许多慢性病、疑难症、"不明原因"病、癌症的重要原因。

一些研究指出,目前许多水处理工艺并不具备或不完全具备对有机物、化学物质、重金属的清理能力,因而自来水并不绝对安全。所谓开水(100℃煮开的水),只能杀灭细菌和部分病毒,不能去除重金属、有害无机物和大部分致癌物质,并且氧含量大大降低,从严格意义上说,不符合饮用条件的开水也是不洁水。况且自来水几经转换到千家万户的遥远过程及饮水机、水杯的二次、三次污染,更是让人防不胜防,人们都无奈地天天在喝不洁水。

(三)安全健康饮水要求

1. 弱碱性水　水溶氧能力强,能中和体内酸性毒素并转换为碱性物质。

2. 小分子团水　水渗透力强,能自由进出细胞,促进新陈代谢,补充细胞"生命水"。

3. 净化水　水为无杂质、无细菌、无有机物、无重金属等有害物质。

4. 离子矿化水　水中钙、镁、钾等呈离子状态,易被人体吸收利用。

5. 含氧量高的水　水中含充足溶解氧,进入人体后,水的活性功能增强。

6. 负电位(负离子)化水　此种水具有能消除自由基和体内垃圾,可防止对人体组织细胞损害,抗衰老、防治疾病。

为保证安全健康的饮用水,需要全社会的共同努力,以及每个人的自我保健意识增强和健康行为的实施落实。

据报道,一些长寿之乡的山泉水及活性水生成器制出的饮用水可以达到或基本达到安全健康饮用水要求。

六、雾霾与疾病

(一)基本概念

雾霾与PM2.5对健康的影响已深入人心,但不少人对雾霾的了解并不那么透彻。天气现象中通常分为露、霜、雾、霭、霾,其对健康影响差别很大,前四种基本无害,后者伤害最大,最引人关注。

1. 露　当空气湿度达到饱和时的湿度时,水蒸气变成露珠(俗称露水),此称为露点。影响露点的因素决定于空气中水汽饱和度、气压和气温。水汽饱和状态时,气温与露点相同;未饱和时,气温高于露点,表现的是 0℃ 以上温度。

2. 霜　当空气湿度达到饱和,气温 <0℃ 时,形成霜,亦称霜点。空气急剧下降到露点以下,空气中的水分迅速凝结成小水珠便形成霜。

3. 雾　当气温低于露点时,近地面空气中水汽凝结形成雾,升高离开地面形成云。雾是由大量水滴或冰晶微粒构成的乳白色悬浮体系,雾中空气相对湿度接近 100%,当温度急剧下降到露点以下,水分迅速凝结为小水珠形成的雾是自然现象,空气潮湿,以灰尘作为凝结核,通常无毒无害。

4. 霭　是一个不太严格的概念,使用率低,表现的是空气中悬浮微小水滴,似雾非雾,水平能见度 >10km,空气相对湿度较低,对人体危害较小。

5. 霾　也称大气棕色云。表现的是大量极细微干尘粒等均匀地浮游在空中,空气中普遍有浑浊现象,水平能见度 <10km,可以看到远处光亮物带有黄、红、蓝或灰暗色,霾中含有大量 PM2.5 等有毒有害物质,与人们习惯上所说的雾霾是有区别的,主要区别见表 75-3。

表 75-3　雾与霾的区别

区别点	雾	霾
颜色	乳白色、青白色	黄红色、灰暗色
边界	清晰	不清
能见度	较大,>10km	较小,<10km
来源	自然天气现象	各种污染物
内含物与分布	较少。分布不均匀	较多。灰尘、硝酸、硫酸,分布均匀,粒子小,< 0.001~10μm

（续　表）

区别点	雾	霾
水分含量（相对湿度）	多,＞90％	少,＜80％
雾霾厚度	薄	厚
对健康影响	小,几乎无	大,严重

（二）空气湿度与雾霾分级

1. 空气湿度　空气湿度表示的是空气中水蒸气的含量,表示方法包括:绝对湿度,每立方米空气中水蒸气的质量,单位为 g/m^3;含湿量,表示每千克干空气中所含水蒸气的质量;相对湿度,表示空气中绝对湿度与同湿度的比值,用百分比表示。

2. 雾霾分级　人类生活和工业生产是霾产生的主要原因,而雾是自然天气现象,习惯上所说的雾霾二者并非是一个概念。霾中含有较多的灰尘、硫酸、硝酸、有机碳氢化合物离子,尤其是 PM2.5,对人体健康影响较大;雾,这种自然天气现象,基本无毒无害。霾分为轻重中三级:

（1）轻度霾:空气相对湿度≤80％,5km＜能见度＜10km。

（2）中度霾:空气相对湿度≤80％,2km＜能见度≤5km。

（3）重度霾:空气相对湿度≤80％,能见度＜2km。

3. PM2.5　后工业化时代,人们对 PM2.5 与健康的关系有了更多的认识。PM 这种微小颗粒物（carticulate matter）表示的是悬浮颗粒直径和每立方米的含量,即微克/立方米（$\mu g/m^3$）。具体参数为 PM100,PM10 和 PM2.5。

（1）PM100:悬浮颗粒物直径≤$100\mu m$,颗粒大,不易沉积下呼吸道。

（2）PM10:2.5＜颗粒物直径≤$10\mu m$,容易进入呼吸系统,主要沉积在中小支气管,不易进入肺泡,长期吸入对健康造成影响。

（3）PM2.5:颗粒物直径≤$2.5\mu m$,也称为肺颗粒,雾霾天气时,虽含量较少,但对空气质量和能见度影响大。PM2.5 主要来源于燃煤、汽车飞机尾气、化工医疗生产排放、吸烟烟雾等,这些多是有毒、有害、致癌物质,很容易进入肺泡并沉积,难以排出,还是细菌、病毒生长繁殖的载体并传播感染性疾病。

PM2.5 对人体健康的影响是多方面的,小于人体头发直径 1/20 的 PM2.5,进入肺泡和血液循环系统,几乎可以到达人体的每一个脏器组织和细胞,影响每一个系统。比较常见的是影响呼吸系统,引起和加重气管炎、哮喘及其他呼吸道感染等;诱发和加重心脑血管疾病,如脑出血、心绞痛、心肌梗死、心力衰竭、心律失常等;进入神经系统,诱发精神疾病,对健康人可致情绪低落、精神抑郁、焦虑烦躁等心理障碍。鉴于此,减少和避免 PM2.5 吸入是人类重大和紧迫的课题。

(三)防护措施

1. 社会　包括改造污染企业和减少汽车飞机尾气排放,提高油气质量,降低扬尘天气,改善生产生活条件,这需要全社会的努力和共识。

2. 个人　包括适时关闭门窗,佩戴口罩,选择锻炼时间,改变不良生活方式,安装空气净化器,清淡饮食,保持个人卫生,增强免疫能力和心理承受能力等。

第七节　免疫学与免疫技术

一、免　疫　学

免疫学是研究生物体在生命过程中的免疫反应及免疫反应产生机制的科学。它的研究范围,已从单纯的抗传染性免疫扩大到研究免疫功能的本质,免疫反应发生的基因调控,以及由于免疫功能失调所引起的自身免疫性疾病。通过学科间的相互渗透及与基础学科的结合,已形成了免疫生物学、免疫化学、免疫生理学、免疫病理学、免疫遗传学、免疫酶学、血液免疫学、肿瘤免疫学、移植免疫学及临床免疫学等分支学科。随着量子生物学的发展，又提出了量子免疫学。这样，使人们加深了对免疫学的认识，也刷新了对生物和人类某些生理现象、病理变化的认识，为诊断、预防及治疗许多疾病开辟了广阔的前景。

免疫学中最基本的抗原抗体的特异性反应，构成了许多免疫学的基本研究方法及诊断方法，并且广泛应用于医学诊断及其他学科的研究工作中。

二、免疫技术

(一)免疫电泳技术

免疫电泳是将单纯的电泳与免疫扩散相结合的一项免疫化学技术，通过电泳将混合物中各成分分离，通过扩散使分离的各成分与抗血清形成沉淀线，用于研究高分子物质的性质。根据所用的支持物的不同，又具有各种不同的名称，如低免疫电泳、醋酸纤维膜免疫电泳、琼脂糖免疫电泳及丙烯酰胺凝胶电泳等，主要用于抗原、抗体的分析及鉴定，以及临床早期诊断。

(二)免疫单扩散技术

利用浓度梯度差为扩散动力的扩散方法，使加在有抗原或抗体的支持物中的抗体或抗原物质扩散，在抗原、抗体(或抗体、抗原)浓度适宜的地方形成可见的沉淀环，当加在支持物中的抗体或抗原浓度固定时，沉淀环的大小与加在支持物上的抗原或抗体呈正相关性。利用这一特点，可以用于抗原或抗体的定量。这一技术目前多用于血清中免疫球蛋白及含量丰富的补体成分(C3、C4等)的定量测定。

(三)间接血细胞凝集技术

间接血细胞凝集技术是将可溶性抗原或抗体物理性地吸附在红细胞表面，当相应的抗体或抗原相混合时，可发生血细胞凝集现象，这称为间接血凝试验，或被动血凝试验。这种方法的灵敏度比较高,特异性也比较好,因此,此项技术大多用于病毒性及细菌性感染的诊断。一般用于检查血清中存在的相应致病菌或病毒的相应抗体。如用于诊断乙型肝炎、流脑,也用于原发性肝癌诊断,如测定甲胎球蛋白和乙型肝炎五项指标等。

类似的方法还有胶乳法等。

(四)免疫荧光技术

免疫荧光技术是现代生物学和医学广泛应用的方法之一,包括荧光抗体技术和荧光抗原技术,实际工作中常用荧光抗体技术。因为它是以抗原抗体反应为基础的,所以它有很强的特异性,染色迅速方便,并可在细胞水平定位,所以在免疫学、细菌学、病毒学、病理学等研究及诊断中广泛使用。

(五)免疫酶技术

免疫酶技术是继免疫荧光技术和放射免疫技术之后发展起来的一种免疫学试验方法,灵敏度高、操作简便。

(六)放射免疫技术

把抗原抗体反应的高特异性及核素标记的高灵敏性相结合的放射免疫分析技术,最早用于内分泌学领域,这种方法发展迅速,几乎能用于所有的激素分析,也用于各种微量蛋白、肿瘤抗原、病毒抗原,或者是某些基因的表达产物及药物分析。放射免疫分析的突出优点是灵敏度高,可测量以纳克到皮克的水平,是迄今其他方法所不能及的。这种方法的应用范围广,样品不需要特殊处理,操作比较简单。用于定量测定时,数据处理稍复杂一点。

第八节　心身疾病

心身疾病(psychosomatic disease)又称心理生理疾病(psychophysiological disease),是一组既是心理疾病又是躯体疾病的综合征。这类疾病的发生、发展、转归、预防和治疗,都与心理因素密切相关。

一、基 本 概 念

心身相关原理是心身疾病机制的基本依据。人的全面健康应是躯体健康和心理健康的总和,亦即心身健康。躯体健康与心理健康二者互为因果,缺一不可。躯体健康是心理健康的基础和保证,心理健康是躯体健康的动力和标志。心理因素从广义来说,是一切影响机体精神活动的心理过程,包括人的心理矛盾、心理冲突,如精神刺激、精神创伤、情绪压抑、精神紧张、不良心理因素等。从狭义来说,是指个人的愿望、需求受到阻抑而引起的精神紧张和情绪压抑。这种精神心理上紧张和压抑达到一定严重程度,就会形成致病因素,引起疾病。

许多学者认为,心理-社会-生物因素是心身疾病病因学的外部原因(外因),性格缺陷、心理发育不健全等易患素质是致病的内部基础(内因)。心理因素与躯体因素相互影响,互为因果。躯体器官因各种原因而产生的生理、病理变化,与心理因素交叉作用,导致心身疾病。这种致病因素必须具备两个条件:①生活中存在个体难以忍受的、具有严重意义的客观事件;②患者本人存在某些易患素质(主要是指基因、性格缺陷)和认识的局限性。

二、临 床 意 义

了解和掌握基本理论对心身疾病的预防、诊断和治疗具有重要指导意义。

心理-社会因素的致病作用,已引起国际、国内医学界的高度重视。从流行病学的调查结果看,心身疾病的发病率呈不断上升趋势。人们发现生活条件较高的人比生活条件较低的人发病率高。在现代社会中人们讲究速度与效益,紧张心理随之上升,心身疾病的发病率已有较大幅度上升。因此了解心身疾病的基本概念和防治方法,并在临床实践中加以应用,对临床医师是迫切需要的。现仅就常见的心身疾病择其主要者简述如下。

三、常见身心疾病

(一)循环系统心身疾病

一般认为,较明确的循环系统(心血管系统)心身疾病(psychosomatic disease of the circulatory system)有:原发性高血压、原发性低血压或低血压综合征、心脏神经症、神经性心绞痛、冠心病(心绞痛和心肌梗死)、阵发性室上性心动过速、功能性早搏或其他心律失常、血管神经症、雷诺现象等。从心身医学角度看,循环系统的心身疾病都具备:不良因素的致病性;性格缺陷的易患性;情绪障碍的客观性等三大心身疾病典型的临床特征。本系统的代表性心身疾病是原发性高血压和心脏神经症。

1. 原发性高血压(essential hypertension)　确切病因尚不十分清楚(遗传因素虽然很重要),而血压增高可能是其唯一早期临床表现。导致原发性高血压的因素很多,其中与社会心理因素有关的概述如下。一是职业与环境:注意力高度集中、精神紧张,而体力活动较小的职业及对视觉、听觉形成慢性刺激的环境,可能是导致血压升高的因素;二是个性特征:大多是好争好胜,易于激动,或性格内向,不易暴露自己的思想和情感,以及敏感多疑,对环境适应较困难的人易患高血压病;三是婚姻状况:寡妇、鳏夫和婚姻不和谐者的高血压病高于配偶健在和婚姻美满的人;四是应激性情境:因突发事件而产生忧虑、恐惧、愤怒、敌视情绪的人易发高血压病。

原发性高血压病单纯依靠药物治疗有时难以收到预期效果,必须推行心身综合治疗。在降压、镇静、抗抑郁、抗焦虑药物治疗的基础上结合进行心理治疗,采用自律训练法、气功、太极拳、暗示及生物反馈等方法促使肌肉血管松弛血压平稳下降,从而获得持久的降压疗效。

2. 心脏神经症(cardiac neurosis)　心脏神经症又称心脏神

经官能症,是指具有多种心脏症状,但无明确器质性心脏病的病理基础,常伴有其他神经官能症表现的一组疾病。本症的特点是大多发生在青年或壮年,以 20－40 岁者为最多,且女性多于男性。本症的心理因素一般是具有明确的性格缺陷和气质倾向的内在致病条件,如多思多虑、小心谨慎、胆小、爱钻牛角尖、敏感多疑、暗示性强、有疑病倾向等。

本病诊断时应慎重全面考虑,首先要排除器质性心脏病,并根据心血管系统功能失调的症状,以及全身性神经官能症的表现,同时考虑心理社会因素便可明确诊断。

本病的治疗一般可用抗焦虑药和抗抑郁药,结合心理治疗和暗示疗法。通过建立良好的医患关系,正确解释病情,有针对性地逐步消除致病的社会心理因素,会促使患者康复。

(二)消化系统心身疾病

常见消化系统心身疾病(psychosomatic disease of the alimentary system)有:消化性溃疡、慢性胃炎、胃下垂、神经性呕吐、过敏结肠、溃疡性结肠炎、神经性厌食症、神经性贪食症、食管痉挛、贲门或幽门痉挛、胃肠神经官能症等。此类心身疾病情绪障碍表现为焦虑状态、抑郁状态、疑病状态、癔症状态、强迫状态、失现实感状态等。但以焦虑、抑郁、疑病、癔症四种类型临床表现较为常见。本组疾病的代表性疾病是消化性溃疡。

消化性溃疡的发病虽然与幽门螺杆菌有关,但其发展、恶化、复发、迁延和防治效果与心理矛盾、精神应激有密切关系,大量的临床调查资料证实,不良的生活方式和心理社会因素是溃疡病的重要致病因素。现代医学认为,溃疡病发病是体质因素、饮食结构、胃酸过多、黏膜屏障作用等躯体因素在心理矛盾、应激反应、长时期的高度紧张和性格缺陷易患素质的不良作用下,通过心身相关机制引起的,并且是造成症状恶化、复发和慢性化的主要原因。

消化性溃疡单纯用药物治疗效果较差,复发率高,且易形成慢性化,故必须强调采用心理治疗和躯体治疗相结合的综合治疗方案。要及时消除患者的不良心理因素,解除精神负荷,建立良性情绪,并同时采用自律训练法、行为疗法和艺术疗法等提高治愈率、减少复发率。

(三)呼吸系统心身疾病

呼吸系统心身疾病(psychosomatic disease of the respiratory system)有:支气管哮喘、神经性呼吸困难(包括过度换气综合征、喘息样呼吸综合征)、神经性咳嗽、喉头痉挛等。呼吸系统心身疾病呼吸困难时,伴发的以情绪障碍为中心的精神改变有:①焦虑状态;②癔症状态;③强迫和疑病状态;④抑郁状态;⑤失现实感状态。

呼吸系统的心身疾病的代表性疾病是支气管哮喘。该病是一种呼吸系统免疫变态反应引起的常见病和多发病(与遗传有关),患者以儿童和青少年发病率为高,心理因素在本病发生、发展和防治上有重要作用。情绪安定和心情愉快对疾病有良性影响。

治疗本病在去除病因、解痉、抗感染的基础上,同时应特别加强心理护理,解除患者对病因、转归和预后的过分担忧,减轻心理负担,使患者积极配合治疗,还可采用催眠、暗示、松弛训练和行为矫正疗法等综合治疗,大多数可取得良好效果。

(四)内分泌与代谢系统心身疾病

内分泌与代谢系统心身疾病(psychosomatic disease of the endocrine metabolic system)有:肥胖症、糖尿病、甲状腺功能亢进、尿崩症、肾性糖尿、心因性多饮症、痛风等。内分泌与代谢系统心身疾病是在心理因素作用下起病的或者体质因素加上精神因素而发病的。本系统心身疾病同样具有心理因素、性格缺陷和情绪障碍心身疾病的三大病理特征。

基于本系统疾病多数都有明确的生化病理和器质性变化,因此在治疗上必须强调躯体治疗措施,同时辅之心理治疗,如自律训练法、短程心理治疗和安定类药物治疗,对有的病症还可应用行为疗法、交流分析疗法等。

本组疾病较为典型的是甲状腺功能亢进(hyperthyroidism)。

甲状腺功能亢进的患者几乎都伴有精神变化。表现为好动、活跃、急躁、敏感、易兴奋、外向、神经类型强而不稳定。

本病在治疗上应积极进行躯体治疗,应用抗甲状腺药物,精神状态可逐渐缓解。心理治疗包括自律训练法、森田疗法、短程心理疗法或者精神分析疗法。当药物难以控制时考虑手术治疗。

(五)神经系统心身疾病

神经系统心身疾病(psychosomatic disease of the nervous system)种类很多,大致分为两类:

(1)与随意性神经系统有关的心身疾病如脑血管功能障碍及其后遗症、心因性知觉障碍、心因性运动障碍、癫痫大发作、痉挛性斜颈、面肌痉挛、失立症、失行症等。

(2)与自主神经系统有关的心身疾病,如自主神经功能紊乱、偏头痛、肌紧张性头痛、眩晕症等。

神经系统心身疾病的精神症状表现为癔症状态、焦虑状态和抑郁状态。癔症状态表现为痉挛、抽搐、失语、感觉消失等躯体症状。焦虑状态表现为眩晕、手足麻木、震颤等躯体症状。抑郁状态表现为耳鸣、易疲劳感、感知觉敏感、情绪低沉。

神经系统心身疾病的治疗首先是药物治疗。心理治疗主要是短程心理疗法,具体可采用自律训练疗法、催眠疗法、暗示疗法、行为疗法及生物反馈疗法。把药物疗法和心理疗法结合起来可收到较为满意的效果。具体方法参阅本书第80章。

神经系统心身疾病的代表性疾病是头痛症,又可分为偏头痛和肌紧张性头痛:①偏头痛躯体症状多出现头痛、恶心、呕吐。大多数患者在青春期发病,女性多见,有遗传倾向。性格上有好攻击、自尊心强、任性固执的倾向。本病的心理治疗可试用自律训练法,也可进行催眠疗法。②肌紧张性头痛是因颈部乃至肩部的肌肉异常紧张而引起的头痛。此病与心理应激密切相关,患者具有紧张的性格倾向。除药物治疗外,心理治疗可用自律训练法、催眠疗法、生物反馈疗法。

(六)皮肤科心身疾病

许多皮肤疾病与精神因素有密切关系,不良的社会心理因素是皮肤科心身疾病的重要致病因素。大多数皮肤病患者常常在情绪焦虑、精神紧张、忧郁烦躁后症状明显加重。而情绪平稳安定,或者应用镇静药物后症状得到缓解或明显减轻。典型疾病是神经性皮炎和斑秃。

1. 神经性皮炎(neurodermatitis)　发病常有焦虑不安、恐惧、忧愁、激动或精神过度紧张之诱因,其性格特征常为精力充沛、办事过分认真、情绪不易流露等。

本病的治疗除对症给药外,同时要消除患者的不良情绪,分散患者对皮肤的注意力,采用催眠疗法、生物反馈疗法等。

2. 斑秃(alopecia areata)　是典型的精神性脱发症。精神紧张、情绪压抑、忧郁、焦虑可引起斑秃,并使其加重、复杂化,迁延不愈。斑秃引起患者疾病心理非常强烈,心因与体因相结合形成恶性循环,使疾病难以治愈。斑秃患者的性格倾向与自尊、内向、心胸狭窄、多思多虑有关。

在治疗方面,根据情况给予药物治疗。同时可采用气功疗法、生物反馈疗法达到消除精神紧张提高治疗效果的目的。

(七)癌症

目前已确认癌症是一种心身疾病,近年来心理免疫学的发展更为之提供科学的依据。

癌症的致病原因很多,还没有完全揭示清楚,但越来越多的人重视心理因素在致癌中的作用,许多资料反复论证癌症的发生和癌症患者的治疗效果、存活时间与心理因素有关。癌症的发生、发展中的心理社会因素主要有两个方面:一是癌症与个性因素有关,癌症患者的个性特征一般是忧心忡忡,情感压抑是致癌的因素之一;二是癌症与生活事件有关,心理、社会、家庭紧张刺激引起的恶劣情绪,可以降低和抑制机体的免疫能力,从而使细胞得以突变和增殖。

临床医师也发现,癌症发生前,许多患者有极度的伤心事件发生。

明确诊断后,应区别不同情况实施手术、化疗和放射治疗,同时应高度重视心理治疗,通过医务人员和患者的亲属,采用有目的的、科学的、直接或间接的心理手段影响患者的心理状态,使之善于调适自己,改善和消除不良情绪,采取否认、转化、补偿、鼓励等心理应对形式,增强对刺激和压力的耐受力及对各种挫折的容忍力,把躯体治疗和心理治疗结合起来以增强治疗效果。

心理治疗具体方法,参阅本书第80章。

第九节 人类助育技术

生殖医学是生命科学重要组成部分,以体外受精-胚胎移植为代表的一系列助育技术应运而生,应用范围逐步扩大,在生殖医学研究领域具有广阔的前景。

一、体外受精与胚胎移植

体外受精与胚胎移植(in vitro fertilization and embryo transfey,IVF-ET)技术,是两位英国学者 Steptoe 和 Edwards,经过 20 年的潜心研究首先建立的,并于 1978 年 7 月 25 日采用该技术成功地诞生了世界第一例"试管婴儿"。这是人类生殖医学史上重大突破。在此后的十几年里,IVF-ET 及其技术,得到了普及和发展,包括我国,在世界上已有数以万计的"试管婴儿"出生。

IVF-ET 技术,即将人卵与精子取出体外,在人工环境条件下完成受精及孕卵的早期发育,再将发育到一定时期的胚胎移回到母体子宫内,让其继续生长至足月出生。重要技术程序包括:患者选择及准备;药物促排卵;卵子采集;精子体外处理;体外受精及胚胎培养;胚胎移植及移植后管理。其重要特点是,将在生理状态下输卵管中进行的一部分人类生殖过程,移至体外人工控制下模拟完成。因此,该技术首先作为一种切实可行的不孕症(尤其是输卵管不孕症)治疗方法,得以应用于临床实践。

二、配子移植技术

人类配子是指男性的精子和女性的卵子而言。当这两种配子结合受精后即成为合子——孕卵,进一步发展成为一个新个体。将精卵于配子期移植进女性体内的技术称配子移植术。

配子输卵管内移植、配子腹腔内移植、配子宫腔内移植、配子经阴道输卵管移植的基本适应证是精卵相遇受精障碍。例如输卵管运送精子障碍,或卵伞端病变、缺失造成的拾卵障碍;卵子排出障碍的因素见于黄素化不破裂卵泡综合征、卵子滞留;还对不适合做 IVF-ET 的男性因素患者有效;经过多次人工授精仍不能受孕的患者也是适应证。

三、人 工 授 精

人工授精指收集丈夫或供精者的精液,使其优化,由医师注入女性生殖道,以达妊娠目的的一种助孕技术。根据精液来源分为:夫精人工授精(AIH),他精人工授精(AID)和混合精液人工授精。根据精液制备分类:新鲜精液人工授精和冷冻精液人工授精,将丈夫或供精者精液洗涤处理后注入女方宫腔内,则称宫腔内人工授精。

四、宫腔内人工授精

宫腔内人工授精(IUI),是将精液经过洗涤处理后,人工注入女方宫腔内的一种助孕技术。精子一般取自丈夫的新鲜精液。适用对象如下。

1. **免疫性因素**　女方含有抗精子抗体时,通过以下几方面因素引起不孕:①产生的补体对精子具有毒性作用,限制精子在宫颈黏液中的活动,增进生殖道内吞噬细胞吞噬精子,阻碍胚胎着床;②抗透明带抗体直接影响精子及顶体反应,抑制精子接近和穿透卵膜;③男性血及精浆中的抗精子抗体可致精子聚集,有补体存在则造成精液不液化和精子动力低弱。

2. 男性因素　少精症,精子浓度<$40×10^9/L$;弱精者成活精子少于60%,动力低;精液量过少(<1ml),或精液液化不良。男性性交障碍的各种疾病。

3. 宫颈因素　子宫颈管内黏液的黏稠度异常或细胞增多,不利于精子通过,性交后试验成阴性。

4. 不明原因性不孕　多年不孕,多方面检查原因不明确的患者,经子宫输卵管造影检查,示一侧输卵管通畅者,适合以 IUI 方法治疗。

第十节　药物相互作用及体内代谢过程

一、药物相互作用

为了提高疗效和降低药物的不良反应,复合用药日益增多,许多情况下,同一患者患有多种疾病,需要同时给予多种药物治疗,这带来了临床治疗复杂化,不良反应也随之增多,甚至出现严重后果。这种后果缘于两种或多种药物在体内共同存在时产生的不良影响,可以是药效的降低或失效,也可以是毒性作用增加,这种不良影响是单独应用一种药物所没有的。药物相互作用有药剂学、药动学和药效学三方面因素。药剂学的相互作用主要指药物制剂在体外混合后到给药前发生的变色、浑浊、沉淀等变化。药动学的相互作用主要指药物之间对吸收、分布、代谢和排泄等环节发生了影响。药效学的相互作用主要包括多种药物作用于同一受体、组织或系统而引起的原有药物在药效方面的改变。

药物相互作用不良影响的发生率,随着复合种类的增加而增加。据统计,在同时接受1~5种药物的患者中,药物不良影响的发生率为18.6%,而同时用6种或更多药物时,发生率可高达81.4%。最为常见的相互作用影响是中枢神经系统的广泛抑制、严重低血压、胃肠道出血、精神失常和二重感染。药物相互作用机制简介如下。

(一)影响药物制剂稳定性

较为常见的是药剂学的药物相互作用是注射剂的配伍。

1. pH 改变　青霉素类、巴比妥类等有机酸类药物一般在水中溶解度较小,多用可溶性盐类制成注射液,呈碱性。若与酸性注射液(如 10% 葡萄糖液,pH 为 3.2~5.5)配伍,易生成沉淀。维生素 C 注射液 pH 5~6 为宜,若 pH>6 易氧化降低药效,故不宜与碱性的氨茶碱配伍。

2. 溶媒改变　氢化可的松注射液以 50% 乙醇为溶剂,与其他水溶性液混合时,由于乙醇浓度下降,易产生沉淀。

3. 其他　缓慢滴注可能会使某些药物分解失效,如氨苄西林加入葡萄糖液滴注时,可缓慢分解,故滴注时间应<4h。

(二)影响药物吸收过程

1. 形成络合物或复盐　如四环素族抗生素能与铁、铝、钙、镁金属离子在消化管中结合,形成难溶性的络合物,因而减少吸收。

2. 吸附　药物分子间的吸附可减低吸收,如降血脂药考来烯胺(消胆胺),它是一种阴离子交换树脂,与甲状腺素、华法林合用时,可影响两药的吸收。

3. 作用于正常菌株　一些药物能作用于正常菌株,而改变其他药物的吸收。如甲氨蝶呤通常是受肠管壁的正常菌株代谢减毒后才进行肠循环的,合用新霉素后,会使这些菌株被杀灭,从而停止代谢,以致原封不动留在肠管内,此时会增加甲氨蝶呤的毒性。乳酶生是活的乳酸菌制剂,合用抑菌性抗生素如小檗碱(黄连素)或呋喃唑酮(痢特灵)均对乳酸菌有抑制作用。

4. 干扰胃肠道酶的活性　如用苯乙双胍(降糖灵)治疗的患者容易发生维生素 B_{12} 的缺乏,这可能是由于苯乙双胍(降糖灵)使维生素 B_{12} 有效吸收的氧化酶系统失去活性之故。又如叶酸在天然食物中是以难溶性(不易吸收)的聚谷氨酸苄酯的形式存在,口服后,在肠管中首先是去连接酶作用,转变为易溶性(易吸收)的单谷氨酸酯才能吸收。有些服用苯妥英钠的患者往往由于对该酶有抑制作用,因而影响了叶酸的正常吸收,产生叶酸缺乏性贫血症。口服避孕药亦可能引起叶酸缺乏症。

5. 改变胃肠道 pH　当一种药物改变胃肠道 pH 时,会影响某些药物的吸收。阿司匹林在缓冲的碱性溶液中比未缓冲的 pH 值为 2.5 的溶液吸收快,这是由于阿司匹林在碱性溶液中溶解度增加,溶解速度加快及胃内容物 pH 升高而排空加快的原因,而碳酸氢钠能显著地降低四环素的吸收。

(三)影响药物分布过程

有些药物与血液中蛋白质(主要是白蛋白)能以不同比例结合,这种结合是可逆的,而且由于亲和力不同也可能与某些药物竞争而被置换出来。因此,与血中蛋白结合率高的药物由于被另一种药物所置换,使其游离型在血中浓度增高,而显著地影响药物的作用强度,如磺胺类药物与保泰松、水杨酸、丙磺舒等合用,前者的蛋白质结合型能被后者置换出来,使血中游离型的浓度很高,会使前者作用增强,毒性增高,甚至出现严重后果。

(四)影响药物代谢过程

主要是部分药物能抑制或促进另外一些药物代谢酶的活性,从而影响了药物的代谢,等于间接地减少或增加了药物剂量。

双香豆素能抑制甲苯磺丁脲在肝内的羟基化反应酶作用,减慢羟基化反应速度。两药同用,可延长甲苯磺丁脲半衰期,升高其血药浓度,使血糖水平进一步下降。

(五)影响药物排泄

弱碱性药物如哌替啶,在尿的 pH 值较低时排泄很快,而 pH 值高时则较慢。弱酸类药物如巴比妥类、水杨酸类则相反。因此影响尿液 pH 值的药物能影响这类药物的排泄过程,有些药物则能干扰另一种药物在肾脏的排泄。如羟苯磺胺对肾小管有选择作用,它能抑制尿酸的再吸收,因而能促进尿酸的排泄,对慢性痛风有效。羟苯磺胺还能阻断青霉素通过肾小管的分泌运转,因此大大减低青霉素在尿中的排泄速度,提高青霉素的血浆浓度。

(六)食物影响

氨基比林与亚硝酸(尤其腌制食物)同时服用,可在胃中生成很强的化学致癌物质亚硝胺。已经证明,大鼠长期喂亚硝酸钠,并在饮水中加氨基比林,几乎 100% 发生肝癌。

(七)药效的影响

不同药物配合应用,可因相互作用间的累加、协同、拮抗等影响药效。例如氨基糖苷类抗生素与硫酸镁合用,由于该类抗生素可抑制神经肌肉接点的神经传递,可加强硫酸镁的呼吸麻痹。由于竞争受体的原因,阿托品拮抗乙酰胆碱与受体的结合;酚妥拉明拮抗肾上腺素对 α-肾上腺素受体的作用。

二、药动学问题

药动学,系将动力学(kineties)原理应用于 pharmakon(希腊字,意指"药物"),研究药物在体内动态行为与量变规律,即研究体内药物存在位置、数量(或浓度)与时间之间的关系。与其关系最密切的药学学科主要有:临床药理及药物治疗学、生化及分子药理学,以及生物药剂学等。

(一)基本概念

1. 吸收 指药物由机体用药部位进入体内大静脉(或大动脉)血液循环的过程。药物静脉注射或静脉滴注时,由于直接进入体循环,所以无需吸收过程。而肌注、皮下注射、腹腔内注射等则需有药物在注射部位的扩散,进入周围毛细血管或淋巴管,再进入血液循环这样一个吸收过程。但最为重要,而且研究最多的是口服药物的吸收过程。处于吸收过程中的药物称为"吸收相",吸收过程完成后,则进入"吸收后相"。

2. 分布 指药物吸收并进入体循环后,即向机体各组织、器官及体液转运。一旦药物在血浆与机体各组织、器官体液间的分布达到了动态平衡后,就认为分布过程已经结束,药物从"分布相"进入了"分布后相。"

3. 代谢 这里是指药物用于机体后,在体内的液体的 pH 值、酶系统或肠道菌群的作用下发生结构转化的过程,有时也称为体内的生物转化。药物经代谢后的产物(简称"代谢物")一般都丧失了生理活性,称为"灭活"。但有时候代谢物也可能有强力的生理活性。药物代谢物可以从体内排出,也可以进一步代谢。大多数药物代谢主要在肝脏进行。

4. 排泄 指吸收进入体内的药物或经代谢后的产物排出到体外的过程。主要的排泄途径有肾排泄、"胆汁-粪便"排泄、肺脏呼吸排泄及皮肤、眼泪、乳汁排泄等。

5. 消除 指体内某区域(或整个机体)中的原形药物消失与不复存在的过程,实际上它包括代谢作用与排泄作用的总和。

6. 配置 机体用药后,根据药物和剂型特点、用药方法及机体条件,其体内的吸收、分布及消除的状况与特点,称为药物在体内的"配置状态"。

7. 速度类型 动力学即速度论。速度是指药物从各部位的"移除"速度。所谓"移除",是指原形药物或代谢物从某部位转运至另一部位,如药物从吸收面转运至大静脉,即为药物从吸收部位的"移除"。其移除速度即为药物的吸收速度。移除亦包括消除,消除即原形药物从体内移除而不复存在。移除速度的快慢与该部位的药物量有一定关系,可分为零级、一级等速度类型。此外还有介于零级与一级之间的速度类型称非线性速度类型。

8. 配置模型与房室 药物在体内的配置状况是十分复杂的。为了从数学上较方便地推导出药物体内的量变到质变规律,需要做抽象化的处理,也就是建立体内配置"模型"问题。现在一般采用"房室模型"(the model of compartments)理论。根据这种理论,把药物在体内的配置状况分成若干个房室。凡在同一房室内的这部分区域与那部分区域中的药物,均处在动态平衡的状态,即一个房室内的药物视作分布已经完成,而不同房室之间则继续进行转运和分布。

9. 药动学模型参数　模型参数是指代表和决定模型特征的一些常数。主要参数有:①吸收速度常数 Ka;②从 m 房室向 n 房室转运的室间转运速度常数 Kmn;③消除速度常数 K;④表观分布容积 V;⑤生物半衰期 $t_{1/2}$;⑥中室分布容积 V_c;⑦排泄速度常数 Ke 等。

10. "药-时"曲线和"药-时"半对数曲线　是指以时间为横坐标,以药物的一些数量特征(如血药量、血药浓度、尿药排泄速度、累计尿药量、尿药亏量等)为纵坐标做出的各种曲线,称为"药-时"曲线。若纵坐标上的药物数量值取对数值而时间不变,这种曲线图则称为"药-时"半对数曲线。半对数曲线应用较广,便于探明某药的药动学特征和求出模型参数。

(二)研究方法

药动学是一门实验科学,要获得某个药物的动力学参数,需要经过精密的实验、科学的数据处理才能得到。这里简单地介绍一下药动学实验方法。

1. 实验对象　除人以外,尚可采用鼠、兔、犬等哺乳动物,这些动物要符合国家实验动物规定。

2. 实验采样　实验最普遍用的体液样品是血液和尿,从中分析原形药物或代谢物的含量。采样量的多少,决定于检测仪器的精度及对该药物的最低检出率。一般采血量在 1ml 左右。采样间隔时间要根据具体药物及实验所要达到的目的而定。如口服吸收药物,一般要在服药后一段时间内较频繁地采样(根据吸收相)即间隔时间要短一些,血药浓度达高峰以后,采样间隔时间可逐渐拉长。采样次数,采血样一般不得少于 12 次。

3. 实验样品的含量测定　定时采集的血样或尿样的药物(或代谢物)的含量是极微量的,这就需要科学的测定方法和先进的测定仪器。目前应用的分析方法有:紫外、红外、荧光分析法,薄层色谱法、气相色谱法、高效液相色谱法、荧光免疫测定法、放射免疫测定法、酶免疫测定法、液相-质谱联用测定法等。这为研究药物在体内的动态变化提供了许多先进的测试手段。

4. 实验数据处理　通过上述方法获得的数据，经过数学处理，才能得到药动学参数。由于电子计算机应用普遍，药动学的数据处理大都借助于电子计算机，采用有关程序，输入数据进行运算，即可得到有关参数。

（三）临床意义

药动学是近 20 年发展起来的一门在药学领域中十分重要的独立学科，不仅药学人员要掌握它，而且医护人员也要对其有所了解，在实际工作中有以下几个方面的应用。

（1）通过药动学特征和代谢的研究，可为确定给药方案提供参考依据。

（2）根据治疗所需药物血浓度，利用药动学所提供的各项参数，选择最佳治疗剂量和给药间隔时间。

（3）可预测药物连续使用时，是否可产生积蓄，引起中毒。

（4）可根据用药对象的体质状态、循环状态及肝肾功能状态，调整治疗方案，提高疗效，降低不良反应。

（5）通过药动学研究，可了解药物制剂的生物利用度。

（6）通过药动学特征的研究，为新药设计提供依据。

第十一节　其他相关科学

一、生命科学

生命科学（biotics）研究自然界各种生命现象及其生理活动规律，是一门综合性学科，与医学关系极为密切。随着研究的不断深入，对生命本质的认识已取得突破性进展。生命科学包括很多学科，如微生物学、植物学、动物学、人类学、胚胎学、遗传学及更多分支学科。生命科学研究对生命现象的过去、现在和将来的特征进行描述和记载，通过客观的比较，找出生命现象的内在联系。

数学、物理学和化学已渗透到生命科学的各个领域。这源于生命这种物质运动的特殊形式是在物理的、化学的运动形式基础上产生发展起来的更为高级和复杂的运动形式，而任何运动形式都是以数学方式完成的。因此，数学、化学、物理学的发展，必然促进生命科学的发展。此外，系统论在生命科学中的应用，对研究生命科学和胚胎医学有更多启示。

生命科学研究的基本观点是：生物大分子是生命的物质基础；新陈代谢是生命的基本特征；细胞是有机体的基本结构和功能单位，有机体的生长是细胞数目增多（细胞分裂）和体积增大，而有机体的发育则是细胞繁衍的结果，有机体的生殖是维持种族延续的必要手段，这是生物的遗传属性，但是所有生物的后代属性并非一成不变，常常因为内外多种因素而发生一定程度的属性"变异"（多是细微差异，部分为巨大变异，如癌细胞），这种变异通常是渐变性的，需几万年、几十万年甚至几百万年的演变过程。但有的生物，特别是微生物（如某些病毒）可在短期内发生生命基因突变，病毒本身化学性质改变，可对其他生物和人类带来危害（如冠状病毒变异引起的传染性非典型肺炎，人禽流感等）。生命变化是一个从无到有、从少到多、从低级到高级的演化发展过程，有其固有规律。有机体总是和环境保持着统一性和协调性，才能有效生存，一旦打破，生物存活会受到严重威胁，甚至失去生命。

二、胚胎医学与医学新技术

（一）胚胎医学（embryomedicine）

胚胎医学研究胚胎形成和发育过程。人工授精、试管婴儿、助育技术是胚胎医学研究的重要成果。精子与卵子选择、胚胎形成和胎儿出生所采用的人工干预和控制方法的成功，对人类调节和计划生育、优生优育及对胎疾病的胎内"手术"和治疗，为在出生前就获得痊愈提供了科学依据。

胚胎医学的研究和发展,大大有利于人口优化和提高人类生命质量,但某些方面也必然涉及伦理道德、法律法规和民族风俗习惯,应引起足够重视。

(二)医学新技术

和平年代,影响人类寿命的主要原因是疾病。近现代,人类寿命不断提高,从 30 多岁到 70 多岁的平均寿命,变化巨大,寿命预期还在不断的提高。这得益于人们健康观念变化,包括平衡膳食结构、适度运动、心理健康追求和科学技术的发展。医学科学进步进入了全新阶段,对人体的生理病理变化,器官组织细胞的结构和功能的认知越来越多;意外性伤害、感染性疾病、衰老与衰老性疾病、癌症等的应对办法也越来越多;有效抗击衰老、防病治病、延缓寿命在科学研究成功的大力支撑下,许多都变成了现实。医学成就在以下几个方向的应用和研究更有了长足的发展。

1. 生物医药技术 这些应用技术的广泛使用,让医生有了更多的防病治病的"武器",大大降低了药物对机体的伤害,增强了药物效果,减少了药物不良反应,避免和降低了毒副作用。

2. 人工制品和异体器官 组织、器官移植技术应用让更多人获得了新生,延缓了生命。心脏瓣膜、膝髋关节、喉、肾、肝、角膜等的置换和移植是重大科技进步,让许多人改善了生命质量。

3. 基因修复和改造 包括 RNA 干扰技术,利用生物科技把"暂时性打开或关闭某个基因"的功能作为工具,用于治疗某些基因缺陷性疾病和肿瘤,也在长寿基因开拓领域进展巨大,令人鼓舞。

4. 数字化脑电波技术 运用脑电波刺激大脑皮质特定区域,刺激视觉、听觉、触觉,进而恢复功能的研究也有了许多进展。

5. 生物再生技术 用此技术培育的器官、组织,通过转移、置换,可以让器官、组织"返老还童"。这种干细胞分化、培育人体需要的组织、器官,使得器官、组织来源问题得到保证。

6. 复制意识　精神永存的研究,"买魂复活"也许会成为现实。

7. 纳米颗粒技术　可以提升化疗药物功效,降低用量,减少化疗药物的毒性反应。

8. 病毒治疗技术　是利用病毒的复制功能释放新病毒感染细胞,此种病毒可以杀伤和杀死肿瘤细胞而用于肿瘤的治疗。此技术是用遗传方法改造病毒,然后将不同种类的病毒注射于肿瘤内部,起到杀灭肿瘤细胞的治疗作用。

9. 超级菌治疗技术　与病毒治疗技术的区别在于,将经过遗传改造以释放毒素或携带人们期望的"定位生物活性物质"在肿瘤内部产生抗肿瘤"药物"直接攻击肿瘤。

10. 免疫治疗技术　基于疫苗激活免疫系统防治感染性疾病的理论,研制抗癌的"治疗性疫苗",用于治疗而不是预防癌症。这些方法是运用免疫系统的特异性和记忆方向的功能,实现特异性杀灭癌细胞。

医学新技术,对胚胎医学的发展和临床运用有着巨大促进作用。

三、男　性　学

男性学(andiratrics)研究与男性性活动有关问题,主要包括:①男性生殖结构与功能;②男性性功能障碍;③男性不育;④男性生殖系统常见疾病;⑤男性节育与优生。

男性学以解剖、胚胎、生物、化学、生理、病理、药理、内分泌等学科为基础,与性医学、性心理学密切相关。科学家对精子超微结构和立体结构的研究为精子活动的机制提供了科学依据。显微录像和计算机技术、遗传工程技术、分子生物学技术的应用及性激素和性激素受体的研究,揭开了生殖活动的秘密,对男性优生优育、男性保健、计划生育(参阅本书第 81 章计划生育技术指导)、降低离婚率等开拓了前景。

男性学的研究在临床上主要用于男性性知识宣传,包括生殖生理、节育优生等;男性学咨询,包括性功能障碍、性行为异常(参阅本书有关章节)、男性不育和节育等;男性病门诊,包括男性性功能障碍、男性不育、男性生殖系统疾病的诊断和治疗。

四、遗　传　学

(一)研究内容与方向

遗传学(genetics)研究较多的是疾病遗传、肿瘤遗传、群体遗传、行为遗传和辐射遗传等学科。如肿瘤遗传学研究恶性肿瘤的发生和遗传环境间的关系;群体遗传学研究群体的基因与行为、群体遗传结构及其变化特征;行为遗传学研究遗传因素对动物和人类行为的影响,与神经学、生物物理学、行为学有密切关系;辐射遗传学研究辐射对生物的遗传和变异的影响,与放射医学、生物、遗传、物理、生物化学等学科密切相关。其以动植物为研究对象,主要研究电离辐射(如 X、γ、α 射线和中子、质子及 β 粒子等)与非电离辐射(如紫外线、红外线等)的遗传学效应、发生机制及客观评价。

(二)临床研究与应用

遗传学的研究与应用是多方向、多侧面的。如肿瘤方面,研究易患的遗传背景、遗传物质(如端粒体、端粒酶)变化或信息表达异常与恶性肿瘤发生的关系,环境引起肿瘤发生的因素。群体遗传方面,研究群体基因频率、遗传平衡、基因结构变异和选择等。基因频率和结构发生渐变(或突变),后代会发生疾病,肢体或脏器畸形及某些功能紊乱,甚至降低或丧失生育能力。行为与遗传密切相关,学习、记忆、行为基本特征,主要决定于基因和基因表达。辐射的遗传效应主要是引起染色体畸变(基因突变)。

在行为方面把行为的本质和起因分为:遗传因素(单一突变基因或染色体异常)引起行为异常,某一遗传缺陷间接引起的行为异常(如先天性聋)及由于环境因素对行为的影响等。遗传学中的基因-神经(脑)-行为之间关系密切,这为防治行为异常提供了依据。

遗传学研究结果显示：肿瘤发生的遗传与染色体、端粒体、端粒酶不平衡从而导致细胞畸变、两次突变、多方式转化基因和病毒致细胞变异等有关。

五、医学生态学

医学生态学(medical ecology)是从预防医学的角度研究生物圈、生态系统及生态平衡对人类的影响。这门新兴的边缘学科包括人类生态、社会生态、环境生态、药物生态等众多学科。人体与外界环境之间的相互关系，如环境污染、自然灾害对人的影响等，其理论基础是生态学。研究和运用生态学理论，需了解：

1. 生物圈　适合人类和一切生物生存的范围叫做生物圈，位于地球表层。其上层是空气，中层是水，下层是土壤和岩石，包括11km 厚的地壳和 15km 以下的大气层，生物位于其中间。在这个范围内，自然界既提供生物生存生活的必需物质，也保护生物免受宇宙辐射的伤害。

2. 生态系统　人类和生物群落(动植物和微生物)与周围自然环境相互作用，通过物质循环与能量交换，共同构成了生物与环境的结合体，此为生态体。池塘、河流、森林、城镇、乡村等都可成为一个独立而与周边关系密切的生态系统。生态系统从功能角度还可分为：绿色植物(生产者)、动物(消费者)、微生物(分解者)，这三者生命活动的基本方式是新陈代谢、吐故纳新，并在加工、转变、分解、合成过程中利用和消耗能量。

3. 生态平衡　生态系统(人、生物与环境)在一定条件、一定时间内保持自然的、和谐的、暂时的相对平衡状态，称为生态平衡。这种平衡是生物缓慢进化过程中逐步建立起来的协调作用和相互补偿的关系，并在自然界中不断地变化着。这三者任何一方失衡，如自然因素的季节变化、火山爆发、大地震，或生物的突然增减变异；人为的生活、生产活动如砍伐森林、排放废气、废水、废渣等，都会极大地破坏这种相对平衡,造成对人类的危害。令人感到惊奇的是在一定范围内生态系统可以自行调节,直至建立新的平衡。但是如同其他自然法则一样,需要有个"度"。这个度就是人类尽可能的不去破坏这种(生态)平衡而尽可能地维护生态自然平衡。

有效防治环境污染、合理保持生产发展与人口发展,确保生物药源和化学药源的产量和质量安全,限制和确保安全有序开发核能源等问题,是医学生态学的重要课题和紧迫任务,也是人类自我保护的重要手段。

六、保 健 医 学

保健医学(sanipractic)研究人类健康保护,实际运用中是利用医学技术保护和增进人类健康。我国自古以来就十分重视卫生保健,注意饮食营养结构,提倡身体锻炼和劳逸结合,反对纵欲伤身、强调防患于未然,特别是中医中药在防病治病和卫生保健中发挥了不可替代的重大作用。近些年来由于各方面重视,我国的保健事业进入了世界先进行列。

人类的健康,除了先天性和自然因素外,主要决定于卫生保健因素和医疗条件。影响人类健康的因素很多,总的说来与下列因素有关,社会环境、自然因素、生活方式、营养结构因素、物理化学生物学因素。以上因素有的可以预防、改造、适应,有的可以调整、废弃、利用。总之,医学保健和医学预防应当渗透到人类活动的各个领域。

1. 分级

(1)初级保健:预防保健。

(2)二级保健:医疗保健。

(3)三级保健:康复保健。

2. 初级保健的内容 健康是人的基本权利,通过医学保健,达到健康目的。初级保健是指用科学技术方法对全体居民和家庭提供健康服务,包括:

(1)健康教育和健康促进。

(2)供给符合营养、健康要求的食品。

(3)提供安全用水,保护环境卫生。

(4)开展妇幼保健和计划生育技术指导。

(5)进行预防接种(计划免疫)。

(6)防治常见病。

(7)供给基本药物(处方药和非处方药)。

(8)提供初步、必要治疗手段。

七、预 防 医 学

预防医学(preventive medicine),研究环境、自然、生物因素对人体的影响,以改善、创造有利于健康的生产环境和生活条件,增进群体和个体身心健康为目的。这门科学与临床医学、基础医学构成医学总体,为医学三大支柱之一。主要内容如下。

1. 预防疾病范畴　包括传染病、微生物、食品、生态环境等。

2. 增进健康范畴　包括营养、运动、劳动生理、优生、遗传、心理卫生等学科。

3. 改善环境范畴　包括环境、大气、辐射、服装、建筑、工程等卫生学科。

4. 健康与社会关系范畴　包括社会医学、保健组织、卫生经济、卫生法规、卫生教育、医学人口等学科。

5. 健康管理范畴　包括妇幼卫生、学校卫生、职业卫生、老年卫生等学科。

这些领域的研究方法,包括流行病学调查分析、卫生统计学和实验研究分析方法等。有人从卫生经济学角度研究分析,设预防投资为 1 元,治疗投资则 8.59 元,抢救投资 100 元,即 1∶8.59∶100,足见预防的经济学意义。预防第一,是我们先祖"防患于未然""治未病""防胜于治"的传承和具体化。

预防医学认为,从健康到发病分为三个阶段:①健康阶段:通过健康活动、预防注射、饮食指导、生活方式改变、水源管理等实现第一级预防，即病因预防；②发病前期阶段：人体发生功能和组织细胞学改变，通过自我和医疗手段做到早期发现、早期治疗、逐步好转或恢复健康，此为第二级预防；③发病阶段：采取积极的抢救和治疗措施，使病变局限于较小范围，挽救生命，减少或免除后遗症，此为第三级预防。三级预防是一个有机整体，密不可分，而且互相交叉，任何一个环节都不可忽视。

八、模 糊 医 学

模糊医学(fuzzy medicine)是一门研究范围并不十分精确、具有模糊性质、难以定量或仅做定性分析事物的边缘学科。模糊医学与严谨、科学、精确医学相比，虽似乎可笑，但有实际意义并广泛应用。事实上，医学界广泛运用模糊集合、模糊逻辑原理和电子计算机技术处理众多医学问题。这并非遗弃医学要求的精确性、严肃性、科学性，而是把模糊与精确辩证统一，从而符合客观实际。

由系统、器官、组织、细胞和水分构成的人体，结构和功能划分极为明显，各司其职、互不干扰，但是结构与结构之间、功能与功能之间、结构与功能之间有着千丝万缕的联系，可互为取代或加强。这其中还有许多精微结构和复杂功能，限于科技水平和认识局限，许多概念无法界定清楚。运用模棱两可的文字表达，可能使人一目了然，这可能是模糊医学来源之一。

临床上常用病情好转或加重、血压高或低、疗效好或差、胸腹腔积液多或少、细胞数增加或减少……以及许多症状和体征的轻重缓急还没有或难以做定量分析，有的仅仅是定性。有些不清晰的"模糊"现象，很难有量化指标，只能用模糊论解释。当前需要的是把模糊医学与量化医学有机结合，进行认真分析研究，互为弥补，从而达到更清晰、更精确、更有效的目的。

模糊医学研究的主要内容包括：尽可能地把医学中的各种定性、定量、定标或图像中的模糊信息转变为数据可靠精确、结论确切明晰。医师可以根据病情和药动学所获得的信息，对治疗方案进行模拟决策，以最佳有效方案做出选择。应用模糊集合和聚类分析，探讨疾病新的分类和分型方法，以便达到科学化、合理化和标准化。模糊医学应用较多的是根据疾病与各种医学信息的对应关系，建立起明确的疾病诊断和处理标准；运用电子计算机专家系统储存与使用名医专家经验；将许多医学中不规则事物，通过软件处理系统编辑，使其条例化、数据化和高效化。

总之，这门边缘科学会在临床实践和实验研究中不断改进、完善和提高。

九、细胞生命活动的内在联系

科学家在研究细胞老化问题时发现：在细胞分裂的时候，染色体是如何地完整复制，如何地受到保护免于退化的，这些研究成果展示了染色体末端的端粒体和形成端粒的酶（端粒酶）对细胞生命活动的影响。细胞的生命活动与染色体、端粒体、端粒酶及细胞分裂复制息息相关，且相互制约、相互促进。只有保持着动态平衡才有助于正常的发育成长，延缓衰老，防治疾病，避免癌症发生。

(一)生命细胞的组成与再生

1. 染色体　是由遗传基因双螺旋形 DNA 链构成的载体。细胞分裂时，DNA 浓缩形成双链状结构，这两条螺旋形 DNA 链在细胞分裂过程中，分别进入两个不同的细胞核进行复制、分裂，周而复始。细胞不分裂时，此 DNA 呈松散混乱的"染色质"状态。

正常人体细胞的 23 对染色体，在一定程度上决定着人类生命，而其中一对决定性别。不同生物体染色体数量不同，如人 23 对，狗 39 对，猪 19 对，蚯蚓 18 对，金鱼 50 对等。

2. 端粒体　位于染色体两端的末端，是涉及细胞寿命的双螺旋状结构，呈帽状双螺旋体、不保存遗传信息的特殊结构，其功能是稳定末端结构，防止染色体间末端连接及磨损，保护染色体的稳定性，即保护染色体的正常功能。端粒体这种特殊结构还涉及细胞的寿命、衰老和死亡等。换句话说,年龄增长,端粒体逐渐"磨损"而变短,细胞就会发生老化,使其越来越短,达到一定程度后,无法分裂,细胞死亡。

3. 端粒酶　是端粒体复制必需的一种特殊的 DNA 聚合酶,即端粒体的活化剂,成年人其在正常细胞中没有活性。其功能是稳定端粒体的长度和结构,延长磨损变短的端粒体,恢复细胞分裂能力。

在一般情况下,儿童的端粒酶活性很高,成年人细胞内大部分端粒酶都处于抑制状态,只有当端粒体受到损伤时,此酶被激活,完成端粒体修复后又处于抑制状态。端粒酶活性减弱,端粒体加速变短,太短会造成细胞凋亡,加快衰老过程。与此同时,染色体的稳定性失去保护,容易受损引起基因突变,成为癌细胞。临床发现,大多数(90%以上)癌细胞内的端粒酶活性过高,此会使癌细胞分裂无限延长,四处转移。因此,需保持端粒体的正常功能,稳定染色体,使其免受损害,才能不引起细胞基因突变。由此可以看出:端粒酶的高低及其活性决定着细胞的新陈代谢,过高时与癌症有相关性,过低时与衰老和疾病关系密切。了解了端粒酶的机制就会更好地应用于疾病的预防和治疗。

研究发现,用 RNA 干扰技术抑制端粒酶的活性,使其完全处于抑制状态,就可以大幅度地减少癌细胞的生长和转移。

4. 细胞分裂　是一个奇妙的过程,是新生命起源的原动力,为了保持遗传信息不改变,每次分裂前染色体都要被复制,正是这种复制过程,人体才能从微小的受精卵长大成人,机体的伤口才可能愈合,新老细胞才能更换和新陈代谢,这就是人慢慢长大的原动力和新生命过程。事实上,人的生长不可能无休止,每一种细胞都有一定的寿命,当分裂到一定代数后就会停止分裂,趋于死亡。新生儿细胞可传代培养 0~90 代,70 岁老人仅能传代培养 20~30 代。这可能是儿童生长发育快慢、人不会无限升高和个子高矮的最基本原因。

(二)衰老和癌症

端粒体的顶端是动态结构,正常细胞的端粒体随年龄而缩短,细胞的每一次分裂都会失去一部分片段,当短到一定程度,即达到临界长度,细胞的染色体失去稳定性,与此同时端粒酶也不再具有活性,细胞丧失了增殖的能力而发生凋亡,从这个角度说,端粒体和端粒酶决定着细胞的寿命,也决定着渐进的衰老程度和人的寿命。

另一方面,总有少数细胞并不凋亡,甚至有着强大的生命力。这种细胞的端粒体虽短,但端粒酶却处于激活状态,促使端粒体发挥正常或更强大的功能(即补充和修复丢失的片段),使得这些细胞不能进入程序性死亡,而不间断分裂增殖,进入肿瘤细胞的恶性增殖过程,发生肿瘤。统计资料表明,84.8%的恶性肿瘤具有活化状态的端粒酶;而仅在4.2%的正常组织、癌旁组织和良性肿瘤中端粒酶呈阳性。这种结果提示端粒酶活性变化是随着细胞的恶化而产生的。

染色体、端粒体、端粒酶、细胞分裂复制是产生新的生命细胞的基本要素,并且是动态变化着的;生命过程(细胞分裂过程)中生命物质的磨损和减少是造成衰老、疾病和寿命的重要原因;少数细胞的异常增殖(基因突变),端粒酶起着决定性作用;研究和探索它们之间内在联系和规律及其因果关系,对防治疾病,特别是癌症有积极意义。

十、循证医学

循证医学(evidence-based medicine,EBM)是从 20 世纪 90 年代以来,在临床医学领域内迅速发展起来的一门新兴学科,是一门探索研究、追寻和遵循科学证据的医学。

(一)基本概念

循证医学的主要创始人、国际著名临床流行病学家 David Sackett 将循证医学定义为:"慎重、准确和明智地应用目前可获取的最佳研究证据,同时结合临床医师个人的专业技能和长期临床经验,考虑患者的价值观和意愿,完美地将三者结合在一起,制定出具体的治疗方案"。显然,现代循证医学要求临床医师既要努力寻找和获取最佳的研究证据,又要结合个人的专业知识包括疾病发生和演变的病理生理学理论及个人的临床工作经验,结合他人(包括专家)的意见和研究结果;既要遵循医疗实践的规律和需要,又要根据"病人至上"的原则,尊重患者的个人意愿和实际可能性,尔后再作出诊断和治疗上的决策。

(二)核心思想

循证医学的核心思想是在医疗决策中将临床证据、个人经验与患者的实际状况和意愿三者相结合。临床证据主要来自大样本的随机对照临床试验(randomized controlled trial,RCT)和系统性评价(systematic review)或荟萃分析(meta-analysis)。

(三)实践步骤

第一步提出问题:实践循证医学的第一步就是提出临床上需要解决的问题,这些问题常与临床诊断、治疗、预后、医源性损害、医疗质量及卫生经济学等有关。因此,应尽可能提出明确而具体的问题,有些问题,根据我们的经验和所掌握的最新知识,可以马上解决,但也有些问题可能超出了自己的知识和经验范围,这就需要去循证,就要用科学的方法进行有效的文献检索。

第二步获取文献(证据):将临床实践中的信息需求提炼为能够回答的问题,进行有效的文献检索,获取回答问题最可靠的证据。循证医学要求人们熟练掌握文献检索技能,熟悉有关的医学信息资源,能够顺利地利用现代化的检索工具、科学的手段获得最新、最可靠科研成果。

第三步评判文献(证据):由于目前大量的医学研究成果缺乏严格的科学设计,其结果经常不能回答临床问题,甚至将临床医生引入歧途。因此,我们需要遵循循证医学的原则和方法,根据医学文献的评估标准,对获得的证据进行真实性及临床实用性评价。

第四步应用证据:将获得的真实可靠、具有临床应用价值的最佳证据,结合自己的临床经验和病人的具体情况,制定出切实可行的临床决策。

第五步效果评价:对临床诊疗效果进行分析评价,发现问题,积累经验,从中获益,从而提高自身的诊治水平。

十一、中西融合:"治未病"与基因检测

(一)认识"治未病"理念和基因检测

先祖为我们留下的宝贵养生保健遗产"治未病"理论体系,当代人应当很好地继承、发展和光大以造福全人类。近现代数十年,国泰民安、经济发展、生活富足的中国人,"治未病"早防早治、健康长寿认知不断提高,健康观念改变和大健康理念形成,让我们看到了"治未病"和基因检测的现实意义、社会意义和经济意义的现实需要。

近年的大数据显示,有着13.5亿人口的中国,至少2.6亿人受慢性疾病的折磨,2亿多高血压患者,近1亿糖尿病患者,1.2亿肥胖患者,高达7亿的不同程度亚健康人群,血脂紊乱者非常普遍……这些统计数据还在不断增加。其中慢性病防治费用占总额高达80%,而在早期预防和"治未病"方面仅占卫生费用的7%。可以这样说,大部分卫生经费往往用在"大病"、慢性病的中晚期(通常做无用功)和中国人引以自豪的"临终关怀"上,一般是不计成本。许多人忽视了身体上出现的警示性信号,一忍再忍,由于不及时就医,导致小恙成大病。警示性信号还包括基因检测疾病预测,疾病早期症状(先兆临床表现),超早期诊断(病史、体检和现代仪器检查)等,在这些方面我们应当做足功课。

近现代,西方发达国家在"治未病"方面走在了前列。高血压、糖尿病、冠心病、代谢紊乱、血脂异常、肥胖病、癌症等慢性病的发病率逐年下降,全体民众健康质量提高。中国人在急起直追中还有许多工作要做,这需要加大科研力度,保证产品质量,采取综合性措施提高民族素养。其中,治理各类污染,保证蓝天白云,饮食

饮水健康,全民健身运动,保持心理健康,构建和谐社会等全方位的综合措施都需付出极大努力和倾注心血。党和政府在关注民生、关注健康、全民健身等许多方面做了许多工作,一些理念也深入人心。

人们注意到了,数十年来从初级预防的普遍疫苗接种到全面推行健康查体;从小病早诊早治到综合性的社区干预措施;从逐步发展起来的"高端查体"兴起到基因遗传信息检测评估……人们也注意到了社区卫生服务民众健康档案的建立完善和健康服务的有效到位,专科医疗机构的发展提高等是全民之福。全方位、多侧面、综合性的健康体系建立和健康认知水平的提高与现代化检测手段的紧密结合,对疾病风险评估、认识遗传风险、及早防治疾病、延缓健康寿命等诸多方面,会有巨大的促进和推动作用,还可以大大的降低生命成本。

(二)基因检测与健康

1. 基因检测的现实意义 "治未病"理念告诉我们,防胜于治,而人们的日常生活中养生健体是不可或缺的重要措施。人们共识的饮食平衡,运动健身,心理调适,防治结合等是身心健康的基础性保证。本书第十篇中有较多的提示和基本方法,而基因信息检测尚属"新生事物",需要对它有所了解。

多国合作,初步完成的人类基因草图绘制标志着人类探索生命奥秘的进程和生命科学技术的发展进入了一个崭新的时代,展示的生命的核心和遗传的根本因素——DNA,让人们有了比较完整的认识。已知,人类基因组约 30 亿个碱基对,与黑猩猩的碱基对差异 1% 左右,人与人之间差异 $<0.5\%$,这个 0.5% 的碱基差异造成了"千人千思想,万人万模样"的巨大差异,包括基本相貌、身高、体质、性格、疾病风险、营养元素和对有害物质的代谢能力等的差异。

针对人类基因差异($<0.5\%$)——将近 100 万个单核苷酸多态性(Single nucleotide polymorphism,SNP)进行了分析和解释

个体间差异的根本机制,为"治未病"研究奠定了基础。疾病的发生、发展、预后、药物疗效等相关差异位点的状态可以直接或间接地提示疾病发生的遗传风险,药物疗效和毒副作用,营养素的吸收利用能力,甚至对酒精烟草的依赖状况都能清晰地提示。

西方人体质增强,疾病减少,尤其是大病和危重的慢性疾病减少,这得益于他们的蓝天白云、洁净饮水、饮食均衡、运动保健、有效的健康风险评估和积极的健康、防病指导。具有大智慧的中国人,在先祖"治未病"的健康理念的指引下,一定会赶超西方人的步伐,养成健康的生活方式和行为习惯,拥有健康的好身体,健康长寿。在不久的将来,通过各方面的努力,一定会把高血压、糖尿病、冠心病、血脂异常、代谢紊乱、肥胖症、癌症等重大疾病发病率尽快降下来。

2. 基因检测的类型和项目　尽管人类基因组测序计划尚未完全完成,但是研究成果和数据,通过关联分析的方法,使得现有的检测类型和项目,可以对各年龄段人群遗传体质评估有着"先知先觉"的积极作用。包括:

(1)肿瘤易感性多基因检测:如鼻咽癌、食道癌、胃癌、小肠癌、结肠癌、大肠癌、肝癌、胆囊癌、胆管癌、胰腺癌、肺癌、黑色素瘤、肾癌、膀胱癌、脑胶质细胞瘤、甲状腺癌、霍奇金病、急性髓性白血病、女性乳腺癌、宫颈癌、子宫内膜癌、卵巢癌、男性前列腺癌等。

(2)代谢与营养能力易感性基因检测:如贫血,系统性红斑狼疮,1 型和 2 型糖尿病,维生素 A、C、E 代谢,维生素 B_6、维生素 B_{12} 和叶酸代谢,钙磷吸收、铅中毒,黄曲霉素代谢,紫外线损伤修复,胆固醇代谢,自由基代谢和氧化损伤修复等。

(3)心脏血管疾病易感性基因检测:如帕金森病、老年性痴呆、多发性硬化症、风湿性心脏病、高血压病、心绞痛、心肌梗死、房颤、脑梗死、中风、动脉粥样硬化、深静脉血栓等。

(4)呼吸、消化、泌尿系统疾病易感性多基因检测:如哮喘、过敏性鼻炎、鼻息肉、克罗恩病、酒精性肝硬化、原发性胆汁性肝硬化、脂肪肝、胆石症、牙周炎、食道炎、胃及十二指肠溃疡、慢性萎缩性胃炎、肾结石等。

（5）肌肉和骨关节疾病易感性基因检测：如类风湿关节炎、强直性脊柱炎、骨质疏松与骨质增生等。

（6）精神与行为障碍遗传易感性基因检测：如酒精中毒、酒精成瘾、精神分裂症、人格障碍等。

（三）基因检测后对策

对生命个体而言，早发现、早预防、早治疗，减少重大疾病发生，实现健康长寿是基因检测的根本目的。检测后的专家分析、评估、建议，尤其是危险临界线以上的疾病项目检测，表示遗传危险度高，需要定期进行相应检查，并要注意生活方式和饮食调整。参阅本书第十篇饮食、饮水、雾霾、心理等与健康等篇章。目前，国内外市场"保健食品""保健药品"种类繁多，也良莠不齐，需认真选择，在防治结合上下足功夫。

具有数千年丰富底蕴的中国养生保健文化在发展过程中融合了中医理论、自然科学、社会科学和人文科学诸多科学元素，以独特的理论体系为基础，将会继续为中华民族的幸福安康和生生不息，为世界各民族健康事业做出新的伟大贡献。

第十一篇 社区卫生服务

第76章 社区卫生的服务理念和工作重点

一、卫生服务模式

我国的社区卫生服务是政府主导、社会参与、公益性质，注重卫生服务的公平、效率和可及性的卫生事业。基本服务特征是，以社区卫生服务中心或社区卫生服务工作站为主体，以全科医师为骨干，利用社区资源和适宜技术为社区居民个人、家庭和某些特殊群体提供健康咨询、预防保健和疾病防治服务。这种新型服务模式依照社区范围和广大人群需求为导向，重点解决妇女、儿童、老年人、慢性病患者、残疾人的心理健康和卫生健康问题。服务的全过程中，以主动服务、上门服务为主，自始至终地把预防、医疗、康复、保健、健康教育和健康促进、计划生育技术指导融为一体（简称"六位一体"），同时提供社区抢救、常见病、多发病的诊疗服务。这种服务模式体现了快捷、有效、方便、经济、综合、连续和以人为本、以社会效益为主旨的服务理念，这种理念植根于大众群体，有着旺盛的生命力。

"六位一体"服务模式是社区卫生服务的重要特征和评价该机构功能完善、服务到位、受群众欢迎的重要考核指标。"六位一体"

包涵"横向"和"纵向"两个层面思路。

横向的"六位一体"，主要针对机构的功能和社区各类人群的需求，包括社区卫生服务中心（站）的领导体制、机构设置、人员配备、合作网络、服务内容上均要体现六位一体的功能。科室设置要与功能相适应，如预防、保健、全科诊室、康复理疗、健康教育和健康促进、计划生育服务等科室，并应配备相关工作人员，履行相应职责。规模大、条件好、人员多的中心，还应根据需要和财力情况配置各类辅助科室。服务中心（站）还与上级预防、医疗、保健、康复、健康教育、计划生育等机构以及综合性医院具有明确和实际的合作关系，定期接受专业指导和技术培训。在内部，限于人员和条件，要求分工合作，发挥各自特长，共同为社区居民提供"六位一体"全方位服务，在服务过程中充分体现"团队、合作、协调"精神，把服务中心的多种结构功能有机地融合在一起，完成共同的便民、利民、为民事业。

纵向的"六位一体"要求服务机构和全科医师对就诊者提供整体性服务。包括健康教育、生物医学、心理干预、预防保健、康复指导、医学和社会心理、计划生育技术、婚姻家庭等服务内容及转诊、会诊、继续治疗和追踪观察等服务。

横向与纵向"六位一体"服务模式，虽是一个完整的服务体系，但也有一定区别。前者核心内容是在有关部门、疾控机构领导和指导下的公共卫生服务，即预防服务，包括环境预防、社会预防、群体预防、家庭预防、个人预防等。后者是针对患者的危险因素、健康问题、疾病转归、临床医疗提供服务，如患者教育、危险因素评价、社区抢救、疾病诊治、康复医疗和健康查体、生长发育评价及健康促进等。

横向和纵向两个层面的"六位一体"服务体现了生物-心理-社会医学模式和预防、医疗、保健、康复全过程，个人、家庭、社会大范围的综合性、连续性、整体性、全方位的服务过程和行业责任。

二、卫生服务中心(站)的基本功能与职责

(1)开展社区卫生服务现状调查(包括个人、家庭、团体),做出实事求是和有目标性的社区诊断,向有关管理部门提出改进社区卫生的建议和规划,对社区爱国卫生工作进行技术指导。

(2)有针对性地开展慢性非传染性疾病、地方病与寄生虫病的防治措施、健康指导、行为干预和病种筛查,以及高危人群的监测和规范管理工作。

(3)负责辖区免疫接种(包括计划免疫)和传染病的预防与控制工作。

(4)运用中西医药和社区适宜技术,开展常见病、多发病的诊疗工作。

(5)提供医疗急救服务。

(6)提供家庭出诊、家庭护理、家庭病床等家庭卫生保健服务。

(7)提供会诊、转诊服务。

(8)提供临终关怀服务。

(9)提供精神卫生服务和心理咨询服务。

(10)提供妇女、儿童、老年人、慢性患者、精神疾病患者、残疾人等重点人群的医疗保健服务。

(11)提供康复服务。

(12)开展健康教育和健康促进工作。

(13)开展计划生育咨询、宣传并提供适宜技术服务。

(14)提供个人与家庭连续性健康管理服务。

(15)负责辖区内社区卫生信息资料的收集、整理、统计、分析与上报工作。

(16)在社区建设中,建议并协助社区管理部门不断拓展社区服务范围,繁荣社区文化,美化社区环境,共同营造健康向上、文明和谐的社会氛围。

（17）根据社区卫生服务功能和居民需求，提供其他适宜的基层卫生服务。

为实现上述功能和职责，服务中心需要一些基本设施，如用房使用面积应在 400m² 以上，科室布局合理及有必要的仪器设备、通讯设备、网络设备和救治设备。

人员配备：专业技术人员必须具备法定执业资格，还要有与社区卫生服务相适应的规章制度和管理规定。

三、服务主角与服务团队

（一）服务主角

社区卫生服务的主角——全科医师是社区预防保健和医疗行为的主要执行者，所受的训练和经验使他们能从事内、外科等若干领域的服务。对于社区家庭的成员所发生的躯体、心理及社会方面问题，能以其独特的态度和技能，提供连续性和综合性的心理支持及医疗保健服务。必要时也利用社区资源、专科会诊和转诊，为个人及家庭提供协调性的医疗保健服务。全科医师接受全科医学的专门训练，运用全科医学独特的原则和方法，着重于解决社区中的常见健康问题。全科医师是与病人首次接触的医师，以家庭、社区为场所，提供以门诊为主体的医疗保健服务。他们是病人及家庭需要的所有医疗保健服务的协调者，是社区卫生服务的组织者和实施者，是高质量的初级卫生保健的最佳提供者，必要时还充当咨询者、教育者、辩护者、牧师、朋友和政治家的角色。作为全科医师不但要有强烈的人文情感、出色的管理意识、多方面的医疗技能、丰富的专业知识，同时还要有执着的科学精神，只有这样社区居民才能放心地把自己的健康托付给全科医师，才能在强手如林的专科化时代，成为高素质的专业学科的载体和"人人享有卫生保健"目标的主要承担力量。

（二）服务团队

社区卫生服务团队成员的组成与社区的要求、服务的性质、卫生人力资源构成有关。通常情况下,医师、护士及相关的专业人员是团队的主要人员。他们平常的责任是照顾病人,很少考虑到社区的整体性,并且他们往往向有病的个体提供更多的照顾,很少向健康的人群和个体提供服务。以社区为基础的健康照顾则要求社区卫生团队要着重于个人与家庭、治疗和预防并重,由照顾个体扩展到重视家庭及整体健康,推动家庭和社区的互动关系。以社区为基础的基层团队成员大体上分成以下三种。

1. 中心或核心团队　成员包括医师、护士、健康教育工作者及社区负责人。医师及护士具有熟练的临床及社区健康指导技术,传统的执业医师逐渐向社区医学及基础健康照顾发展,医师应同时接受临床医学、全科医学及流行病学的训练;护士有能力照顾社区内的病人、家庭,并负有健康教育责任;中心团队负责社区健康问题的发展、健康计划的制定、执行和评估。

2. 医技成员　这些成员的功能并非仅仅执行社区医疗,其功能可依社区需求而变通,如健康情况记录,病者随访,社区调查,健康检测和健康计划评估的记录等。

3. 顾问　一种是有关病人照顾方面,如专科医师。另一种是具有社区医学能力的专家学者,如流行病学工作者、生物统计学工作者及行为科学工作者,他们具有社区规划的能力。团队中顾问成员的参与,使得基层照顾团队比只有医师或护士的基础照顾更能发挥其功能。这些专业人员比医师更能集中精力关心社区的健康工作,如社区的健康教育和社区的大环境建设等。

四、健康教育和健康促进

随着社会发展和科技进步,人类对危害自身健康因素的认识逐渐加深,卫生事业的内涵也不断丰富扩大。影响人类健康的因素很多,其中社会环境、生活环境、公共卫生,以及吸烟、酗酒不良习惯对人体健康的影响,已经引起社会的广泛关注。对这些因素的控制和改善,要动员每个人和每个部门树立"大卫生"的观念,都来关心卫生与健康问题。在群众中广泛开展健康教育活动,通过普及医学卫生知识,教育和引导群众养成良好的卫生习惯,倡导文明健康的生活方式,提高健康意识和自我保健能力。

健康教育和健康促进是一项长期的基础建设性工作。通过健康教育把健康知识传授给社区的每一位居民,培养人们自我保健意识和对公众的保健责任感,纠正不良行为和生活习惯,清除和降低有害于健康的因素,自愿自觉地接受有益于健康的生活习惯和行为,包括个人卫生习惯和环境保护意识等。

(一)健康教育

1. **基本概念** 健康教育是通过信息传播和行为干预,帮助个体和群体掌握卫生保健知识,树立健康观念,自愿采纳有益于健康行为和生活方式的教育活动。这种观念与我们先祖"治未病"思想、"防患于未然"同出一辙,即重预防,其目的是消除或减轻影响健康的危险因素,预防疾病,促进健康和提高生命质量。

在社区卫生服务过程中,全科医师应以社区所有人群为教育对象,以促进社区居民健康为目标,有组织、有计划、有评价地进行健康教育活动。在确保社区居民理解和支持的基础上,帮助并鼓励人们自愿接受有益于健康的实践活动。社区健康教育的核心是教育人们树立健康意识,自觉地采纳有利于健康的行为和生活方式,其实质是一种维护健康的干预。健康教育可通过各种途径为社区居民提供改变不良行为和习惯所需的知识、技术和服务,使人们在面临增进健康,疾病的预防、治疗、康复等各个层面的健康问题时,有能力做出有利于健康的行为抉择。

健康教育与传统意义上的卫生宣传不同。卫生宣传是指卫生知识的单向传播,其受传对象比较广泛化,不注重反馈信息和效果,往往带有"过分渲染"的色彩,并常以生物医学模式的观念看问题。卫生知识的传播是十分必要的,但当个体和群体做出健康选择时,更需要得到有利于健康的政策、物质、社会和经济环境的支持、自我保健技能的掌握、可获得一定的卫生服务等,否则要改变行为是困难的。健康教育则需要提供改变行为所必需的知识、技能和服务意识，以促使个体、群体和社会的不良行为改变。

2. 教育的对象　全科医师在社区卫生服务中应根据社区人群构成、健康状况、职业等，重点做好以下人群的健康教育：

（1）针对健康人群，主要做好健康促进的教育。

（2）针对当前尚健康，但有某些疾病潜在因素的人群，主要进行预防性健康教育。

（3）针对病愈的患者，主要进行康复期有关知识、技能的教育。

（4）针对病人及其家属，主要做好就医遵医嘱、养病知识、自我监测及家庭照顾教育等。

（5）针对重点人群的教育，包括儿童、青少年、妇女、老年人，根据个体易出现的健康问题，提供有针对性的健康教育。

（6）针对职业人群的教育，主要进行职业卫生与安全教育，以及职业危害的预防教育。

3. 基本教育内容　社区提供健康教育服务还包括以下几方面的内容：

（1）社区常见疾病和慢性病防治：慢性疾病如衰老病、高血压、代谢综合征、血脂异常、冠心病、脑血管疾病、癌症、糖尿病等，已经成为社区居民的重要致死、致残原因。健康教育的主要内容有：①提倡健康的生活方式，控制行为危险因素。②普及慢性病防治知识，提高自我保健能力。主要包括：引起疾病的主要原因、早期症状与表现，早期发现和早期治疗的意义，家庭用药及护理常识，心脑血管意外的家庭早期急救等。参阅本篇第78章中老年人常见疾病早期防治与康复。③增强从医行为，提高对社区卫生服务的利用方法。如定期查体，积极参加健康咨询、疾病的普查普治，遵医嘱坚持药物和非药物的治疗等，让每个人都成为社区慢性病三级预防的积极参与者、接受者和受益者。

（2）预防新老传染病：随着城市现代化发展和农村城镇化的发展，人们的思维观念和生活方式的多元化，以及其他的社会复杂因素，造成新出现或重新出现的传染病及艾滋病（HIV）感染者、性病、乙型肝炎、戊型肝炎、结核病等，这些已经构成对居民健康的极大威胁，应加强对其传染源、传播途径及防治方法的宣传教育。参阅本篇第77章传染性疾病干预相关知识。

（3）加强安全防止意外伤害：如交通事故、劳动损伤、溺水、自杀等是当前造成青少年死亡和病残的最常见的原因之一。教育居民在日常生活中，提高自我防护意识，加强青少年的安全防护措施，防止意外事故的发生。

（4）家庭饮食卫生与营养：如膳食合理搭配、食物合理烹饪，合理饮食，炊具、食具的简易消毒方法，以及食品卫生和预防食物中毒的知识。参阅本篇之"饮食与健康"。

（5）家庭急救与护理：家庭急救知识的教育包括烧伤、烫伤、触电的现场急救方法、急危重症的早期处理，参阅本书第二篇"重症急救"，以及家庭常备用药的使用方法和保管注意事项等。

（6）生殖健康：生殖健康教育包括计划生育，优生优育优教，妇幼保健，以及性生活知识的教育。参阅有关篇章。

（7）心理卫生：如怎样保持良好的人际关系，减少社会心理紧张刺激，保持个体心理平衡，促进心理健康等（参阅第80章）。

4. 教育形式　健康教育的形式多种多样，但全科医师作为社区健康教育的主要执行者，主要做好以下形式的健康教育：

（1）按计划组织的讲课形式：通常于事先制定出健康教育计划，规定出讲授内容及时间、地点、讲授对象，并预先发出通知。讲授时根据受教育对象的文化水平和理解能力，考虑人们愿意接受的内容和讲课形式。每次讲完后留出一定的时间，供大家讨论和提问题，要及时解答人们提出的问题，增加人们听课的兴趣。

（2）不固定形式：是一对一的健康教育。这种教育可作为集中教育的补充,或针对某些特殊人群进行教育。全科医师可利用出诊、家访和病人就诊的机会有针对性地进行健康教育服务。如对慢性病患者进行饮食疗法、运动疗法、精神疗法及自我监测、自我治疗常识等教育。

(3)健康咨询:包括门诊、随访、电话、书信等,使咨询对象能够选择有利于健康的信念、价值观和个体行为,掌握并实施保健技能,实现健康目标。

(二)健康促进

1. **基本概念**　健康促进是指通过健康教育和环境支持,改变个体和群体不良的行为、生活方式和社会影响,降低本地区发病率和死亡率,提高社区居民的生活质量和文明素质。社区健康促进的两大构成要素是:健康教育及其他能促使行为和社区环境有益于健康改变的一切支持系统。这就要求各级政府采取行政措施,从组织、政策、制度、经济等多方面对健康需求提供支持,不断完善社区卫生服务,并建立各有关部门参与的社会大联盟,为群众创造有益于健康生活、工作、学习的环境,并激励社区居民积极参与和管理他们的生活和健康问题,在营造健康的环境、健康的社区和健康的人群中不断提高社区居民的健康意识、道德品质和文化素质。

2. **重要领域**　涉及 5 个主要活动领域:

(1)制定健康促进的公共政策:健康促进的含义已超过了卫生保健的范畴,把卫生问题提到各个部门、各级政府和决策者的议事日程上。非卫生部门实行健康促进政策,人们更容易接受和做出有利于健康的选择。

(2)创造支持的环境:健康促进必须创造安全的、满意的和愉快的生活和工作环境。系统地评估快速变化的环境对健康的影响,以保证社会和自然环境有利于健康。

(3)加速社区行动:社区居民有权决定他们需要什么及如何实现其目标。充分发动社区力量,积极参与卫生保健计划的制定和执行,帮助他们充分认识自己的健康问题,并提出解决问题的办法,落实制订的具体措施。

(4)发展个人技能:健康促进通过提供信息、健康教育和提高生活技能以支持个人和社会的发展,这样做的目的是使群众能有效地维护自己的健康和生存环境。

(5)调整卫生服务方向:健康促进中的卫生服务的责任由个人、社会团体、卫生专业人员、卫生部门和政府等共同分担。他们必须共同努力,建立一个有助于健康和可以实施的卫生保健系统。

3. 促进内容　促进健康的行为是个人和群体表现出的、客观上有利于自身和他人健康的一系列行为。全科医师在日常工作中促进居民健康行为的主要内容有:

(1)促进健康的行为:如居民合理营养、平衡膳食(参阅本篇之"饮食与健康")、不暴饮暴食、充足睡眠、积极锻炼等。

(2)促进保健行为:如定期查体、预防接种、合理应用医疗保健服务等。

(3)避免有害环境行为:"环境"在此指自然环境(如环境污染),又指易引起过度心理应激反应的社会生活环境。心理调适、主动回避、"积极应对"属此类行为。

(4)戒除不良嗜好:如戒烟、不酗酒和不滥用药物。

(5)预警行为:指预防事故发生和一旦发生事故后能正确和及时处理的行为,如乘飞机、坐汽车前系好安全带,发生车祸后如何自救和他救等。

(6)就医行为:指个体觉察到自己有某种不适或痛苦时寻求医疗帮助的行为,如主动求医、真实提供病史和症状、积极配合医疗护理、保持乐观向上的情绪等。

(7)遵医行为:发生在已知自己确有疾病后,积极配合医生、服从治疗的一系列行为。

(8)病人的角色:病后及时戒除原有角色职责,转而接受医疗和社会服务；在社区和个人条件允许的情况下发挥"余热"；伤残后，做到身残志坚，以积极健康的态度，正确的人生价值观和归宿感对待伤残疾病和死亡。

[附]　慢性疾病三级预防的主要内容

1. 一级预防　又称病因预防，针对整体人群实施预防。

(1)增进健康，提高抗病能力；开展健康教育，注意合理营养和体格锻炼，培养良好的行为与生活方式。

(2)干预各种慢性病的可干预危险因素。

(3)针对环境的措施：根据环境保护方针，对大气、水源、土壤、食品等采取保护措施，如各种法规及卫生标准的制定，以创造并维护有益于身心健康的自然条件和社区条件，减少致病因素。

2. 二级预防　也称临床前期预防。在疾病的临床前期做好早期发现、早期诊断、早期治疗的"三早"预防工作，以控制疾病的发展和恶化，防治疾病的复发或转为慢性。

3. 三级预防　即临床预防。对已患某些疾病者，采取及时的、有效的治疗措施，防止病情恶化，预防并发症和伤残；对已丧失劳动能力或残废者，主要促使其功能恢复、心理康复，进行家庭护理指导，使病人尽快恢复生活和劳动能力，提高生命质量，并能参加社会活动及延长寿命。

有人提出 1.5 级预防，目的在于增强预防意识，减少疾病侵害。

五、社 区 诊 断

社区诊断是做好社区卫生服务的重要内容，要提供良好的社区卫生服务，就必须有一个正确、完整的社区诊断，据此，充分了解社区居民的健康问题及其需求，制定出有效的卫生服务计划。在开展社区诊断之前，必须要掌握大量的资料，如生命统计、健康问题、家庭结构、生活周期等，同时还要了解社区居民对卫生服务的认识、态度及卫生资源、卫生服务利用情况，以及宗教信仰、文化层次、经济来源、社区大环境等资料，通过这些资料寻找出该社区影响健康的主要卫生问题,描绘出社区整体环境及群体健康状况并制定出优先处理顺序。

(一)主要职责

社区诊断一般分为四个部分。

(1)确定社区中的主要健康问题并排出优先解决的顺序,确定社区卫生工作目标,组织实施和评估评价。

(2)社区诊断是循序渐进、周而复始的工作,一般每1~2年修订、补充、完善1次。

(3)社区诊断确立之后,应制定目标,确定提供哪些卫生服务,确定卫生服务的重点对象,如何提供卫生服务。

(4)在制订目标计划后开始实施。在项目实施过程中,要充分考虑可利用的卫生资源,通常用三个"M"表示,即人力(manpower)、物力(materia)和财力(money)。在计划实施后需进行效果的评价和可行性分析,了解计划的有效性,然后再进行新一轮的社区诊断,找出新的社区问题、制定实施措施。

(二)主要工作

一般包括以下三个方面的工作。

1. 确定主要健康问题

(1)对病人和居民的群体反应,可通过家庭访视,了解健康问题、家庭状况及通过所收集的资料分析、研究和合理评估。

(2)通过访问社区负责人与医务人员,了解社区的主要健康问题。访问对象包括社区中各级、各类组织的负责人及其他成员,如教师、医务人员、企事业团体职工等。

(3)查阅各种相关记录及卫生统计资料,包括医院病历、门诊病历、门诊记录及人口普查的调查资料等。

(4)利用社区的疾病普查及对居民的体检,获得该社区的营养状况、基础卫生保健、疾病与死亡等社区资料。

2. 确定诊断的主要目标

(1)了解社区居民的健康需要与远期需求。

(2)找出影响社区居民健康的主要因素,了解解决社区健康问题的能力及卫生资源状况。

(3)提供符合社区需要和需求所必需的卫生服务计划。

3. 确定诊断的内容

(1)社区健康状况及问题:如社区中人口特征,包括人口数、年龄结构、职业状况及性别分布,人口增长趋势,平均期望寿命等;发病情况,如发病率和患病率,疾病谱的变化及影响因素;死亡情况,如死亡率、死因谱、婴儿死亡率、孕产妇死亡率;健康行为或疾病的危险因素,如吸烟、酗酒、含咖啡因的饮料、血脂异常等;社区居民对健康的认知、信念和求医行为。

(2)社区自然环境状况:如自来水普及率,周围环境的污染情况,家庭及工作地点的卫生状况等。

(3)人文社会环境状态:如教育水平、经济结构与收入状况等,社区内家庭结构及休闲、文体、娱乐环境等。

4. 社区主要资源

(1)机械性资源:指公立或私立医疗机构,如诊所、卫生所、医院、疗养院等;公、私立福利机构,如家庭扶助中心、基金会等;社会团体,如工会及结社、教育机构、宗教团体及公共设施等。要了解这些机构的潜能、可及性和可利用性。

(2)人力资源:包括各类医务人员,如医师、护士、药师、营养师、理疗师、检验师等卫生主力人员,还应包括宗教人士、学校教师、行政人员、居委会及民间团体人士等。应注意这些人员的工作能力及对社区卫生工作的关心程度,注意与其保持经常性联系,建立合作关系。

(3)经济资源:包括社区整体的经济状况、产业性质、公共设施及交通状况等。注意经济分布及可供利用的情况。

(4)社区动员潜力:包括社区居民的社区意识、社区权利结构及应用、社区组织的活动、社区负责人与居民对卫生事业的关心程度及人口素质与经济能力。

六、重点服务对象与健康管理

社区卫生服务工作的重点主要为妇女、儿童和老年人,这些人群更需要社会关心和呵护,所以我们日常工作中应围绕着这部分人群的生理、心理和社会特点积极开展工作(图 76-1)。

1. 老年人　随着社会的老龄化,60 岁以上老年人(有的可定为 65 岁以上)的社区管理也成为我们社区卫生服务的重要工作之一。"夕阳无限好,只是近黄昏",因为这部分人群退休后逐渐失去部分参与社会活动的权力,特别是一些曾经作为领导的老年人更是感到失落与空虚,再者老年人与子女代沟的主观与客观存在现实,使交流日趋减少,更易使这个群体失去生活的信心。随着年龄的增长,社会功能和生理功能也逐年减弱,各种慢性疾病也随之而来,这给家人、社会带来不同程度的负担。所以这些老年人更需要身体、心理、社会各方面的关注和照料。我们在工作中应根据这些特点积极做好这个人群的管理工作。主要包括:

(1)加强与老年人之间的了解与沟通,准确了解老年人的生理、心理特点及身体健康状况,并根据个人特点制定干预措施,做好防治结合,预防和减少疾病及其并发症的发生。

(2)根据老年人的特征和健康状况,做好老年群体的分级、分类管理和健康评估(图 26-1)。分级管理就是根据老人的年龄和身体健康状况划分为不同的等级进行管理,我们实行的为三级管理方案。长期卧床活动不便的、慢性疾病并发症较严重的、年龄相对较大、生活自理有困难的列为一级管理,这类人群的工作重点为减轻痛苦、延缓生命,提高生命质量;患有不同程度疾病、生活可以自理的列为二级管理,工作重点为预防和控制并发症;健康或亚健康的老年人群列为三级管理,主要是做好健康教育和健康促进。分类管理就是根据老年人的性别、年龄、民族、文化水平、残疾等级、患病类别进行分组分类管理。

(3)积极配合当地办事处做好老年人相关的活动,比如建立和参与老年大学、老年人俱乐部、老年人文娱团体等有利于老年人身心健康的活动场所。鼓励老年人多参加一些群众性体育活动和公益活动,如集体操、舞、拳、剑、扇等。

2. 妇女　在社区中,这部分人群既承担着社会工作又肩负家庭的重要责任,身体健康状况往往被忽略,特别是没有具体工作单位和流动人口妇女。所以在社区中应加强育龄妇女及中老年妇女的管理,定期进行妇女常见病、多发病的筛检工作,并为她们建立健康档案,定期检查,动态管理,预约式服务,做到辖区妇女年检的连续性(图 76-2)。同时也要做好这个人群的宣教工作,提高防病知识和自我检查的能力。另外,还要做好优生优育及计划生育知识的宣教,为提高出生人口素质作贡献(有关内容参阅本书第 81 章)。

3. 儿童　儿童的健康管理也是社区卫生服务工作的重点之一。儿童的健康管理工作应从妊娠前开始,直到青春期。其内容主要包括儿童体格生长评价和生长发育监测、儿童营养评价和体弱儿的管理、儿童的早期智能干预、小儿的心理和发育、小儿常见疾病的预防(图 76-3)、儿童计划免疫等。根据儿童不同阶段的生理特点,社区医师应及时做好产前指导、产后访视,及时为新生儿建立健康管理档案和计划免疫手续,确保儿童的定期保健和及时进行疫苗的接种(参阅本书附录儿童计划免疫)。

七、社区疾病筛查

(一)为什么要进行疾病筛查

疾病筛查属于二级预防范畴,包括大范围疾病筛查——全国性、区域性乃至全球性;中范围——省、市、县;小范围——社区等。疾病筛查是采用简单快捷的试验和其他物理方法(包括人工),从健康人群中早期发现患病者、疑似病者和某些有各种缺陷的人,并对这部分人进一步检查确诊,提供早期治疗。国家和许多省市区进行了许多次大范围的疾病筛查(普查),获得了很多大数据,为疾

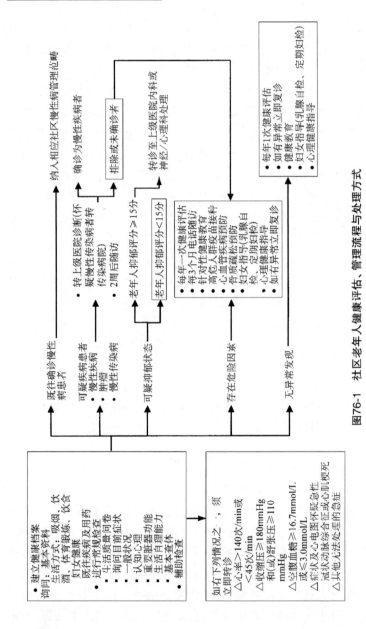

图76-1 社区老年人健康评估、管理流程与处理方式

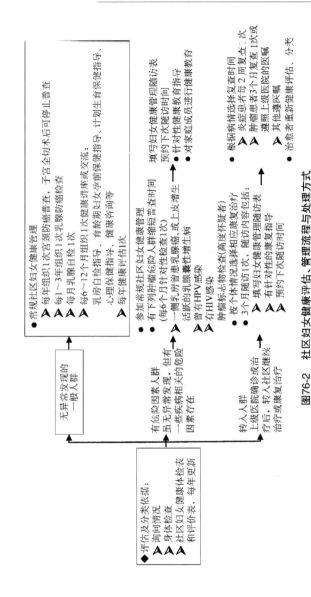

图76-2　社区妇女健康评估、管理流程与处理方式

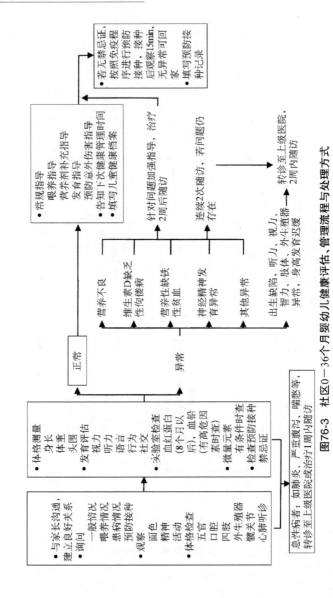

图76-3　社区0～36个月婴幼儿健康评估、管理流程与处理方式

病防治、提高全民健康水平发挥了巨大作用。也有一些社区卫生
服务中心（站）为社区居民进行疾病筛查，发现了一些"健康病人"，
为居民健康做出了贡献。

　　疾病筛查的主要目的在于早期诊断、早期治疗，积累大数据，
提高治愈率，降低致残率和死亡率，并探寻进一步的诊断治疗方
法。许多疾病早期常常没有明显的自觉症状和客观体征，很容易
被忽视不去作进一步的检查。一旦发病就变成了中晚期（如癌症、
心脑血管病、糖尿病、一些基因缺陷性疾病等）而丧失宝贵的治疗
时机。许多研究证实，疾病早期，机体的各系统、器官、组织、细胞
已经发生了功能性和器质性病理改变，只是人们尚未感觉到，当出
现临床症状和体征时，说明体内病理生理改变已相当严重。

　　社区疾病筛查新发现的"健康病人"多属于疾病早期（早期诊
断）。早期预防和治疗措施，痛苦少，成本低，效果好，由此可见疾
病筛查的现实意义。另一方面，不是所有类型的疾病都需要筛查
检出，因为许多检查专业性很强，需大量的人力、财力、设备投入，
况且有的筛查疾病可能会有一些不利社会影响。比如乙型肝炎表
面抗原（HBsAg）和人类免疫缺陷病毒（HIV）的检查结果会让一
些人感到恐惧，影响正常生活秩序。所谓的"健康者"没有自觉症
状，没有机体的功能和器质性损害的客观证据，是否长期治疗和严
密观察仍需深入研究。常见病、季节性病、某些感染性疾病，原因
和诊断难以明确的大范围患病者，适时决定疾病筛查可能有前瞻
性和预期性意义。有些疾病筛查可与健康查体同步进行。

　　需要注意的是，疾病筛查与健康查体并不完全相同，前者是
点——针对某种疾病，要求简便快捷，安全可靠，灵敏特异，容易为
多数人接受；健康查体是面——通常系统全面，涉及全身器官、组
织、脏器，比较时髦和被不少人推崇的"高端查体""基因检测"更是
深入到细胞的结构特点和功能状态，尽管价格昂贵，仍然受到一些
人的青睐。

　　疾病筛查的评价正确与否决定于检测结果的真实性、可重复

性和试剂、仪器的灵敏度，以及可以辨识的假阳性和假阴性结果。对检测结论要综合其他方面因素分析判断。阳性率越高，对早期诊断、早期治疗与降低发病率和死亡率，提高生存率和痊愈率，越有指导意义。效果评估还可以通过"试验对照"分析判断。

社区疾病筛查可以根据发病情况、居民需求、流行状态、传播方式等适时每年或数年 1 次，有针对性筛查疑似病人和"健康人群"。筛查前要做好宣传动员、各种准备、筛查设计和筛查对象的选择。有时候筛查人数也并非多多益善，也应考虑到疾病筛查的经济成本、人力成本、科研成本和社区居民可以接受的程度（成本效益分析）。如果有了近期"健康查体"结果，可以参照，是否重复已检查的项目应作分析。下面是社区部分常见病、多发病的疾病筛查提示。

（二）几种常见疾病的筛查重点

1. **乙型肝炎**　无症状的乙型肝炎病毒感染或病毒携带者可以把病毒传染给他人，筛查检出后可以采取一些预防性措施，降低和阻断传播途径，控制传染源。乙型肝炎表面抗原（HBsAg）是乙肝筛查主要项目，灵敏度高，特异性强，可高达 98％以上，而自动转阴率低，仅 1％～2％。根据筛查结果确定是否注射乙肝疫苗和适当隔离。乙肝筛查对孕妇尤为重要，有助于防范新生儿感染乙肝病毒。人们比较熟悉的乙肝五项指标一般不是筛查常规项目，可根据需要或结合健康查体进行。

2. **糖尿病**　适用于高危人群——肥胖、糖尿病家族史、妊娠期女性、缺乏糖尿病检测项目的中老年人；非孕期青年女性、儿童及青少年，非高危人群等不属于糖尿病筛查范围。社区健康教育更多的是需要调控饮食、改变不良生活方式、戒烟限酒、适度锻炼、控制体重和减轻压力、保持心理平衡等一级预防方法。

3. **肠癌**　早期发现直肠癌、结肠癌，早期干预多效果良好。肠癌筛查方法应简便、安全、无痛苦，主要是肛门指诊、大便隐血试验、直肠镜和乙状结肠镜检查，前二者是筛查必需，后二者根据需要做进一步检查。值得注意的是直肠镜、乙状结肠镜检查非必须筛查项目,价格贵,有一定痛苦和相对禁忌证,主要用于肛诊可疑、大便隐血试验阳性或者有消化道症状者。此检查对肠癌、肠息肉、溃疡性肠病变、某些癌症肠转移等,是其他检查方法不能替代的。筛查项目——大便隐血试验受影响因素较多,如饮食结构、标本采集和存放时间等可出现假阳性试验结果。

4. 宫颈癌　宫颈癌发病率较高,但早期治疗效果较好,并且发病与宫颈上皮细胞间质性变化有密切关系。筛查项目——宫颈脱落细胞检查安全可靠,没有多大痛苦,早期阳性结果检出率较高。性生活开始后女性每 1～3 年检查 1 次是必要的,多数临床医生主张每年 1 次。已有证据提示:性生活开始时间早、频率高、多伴友性生活,宫颈癌发病率大幅度提高。60 岁以上女性可以每年 1 次或 2 年 1 次行脱落细胞学检查。

青壮年女性脱落细胞学检查间隔的时间越长,病灶扩展的可能越大,得不到及时有效治疗,患宫颈癌机会大大增加。

5. 乳腺癌　乳腺癌是中老年女性常见疾病,早期诊断治疗预后良好,中晚期后果严重。35—40 岁以上女性每年 1 次的临床乳房检查必不可少。医生应告诫女性经常性"自我"乳房检查可以发现乳房病变如硬结、包块、压痛等,即使不准确,至少可以提醒你及时请专业人员诊查而早期发现。50 岁以上女性可以 1～2 年乳腺 X 线摄片检查 1 次。

6. 脑血管病　脑血管病的发生、发展、转归、风险等与年龄成正比,早期发现、早期防治可以大大降低风险。社区普遍开展的健康教育、健康咨询、健康查体、日常临床工作中检测血压、血糖、血脂等也是重要的筛查方法,并常常有所发现。"健康人群"中,无症状的颈动脉杂音,心脏杂音,心律失常,如早搏、窦性心动过缓、窦性心动过速等并不少见,只用听诊器就可以发现,录入"健康档案"再做分析研究,也是重要的疾病筛查方法。"听诊"是临床医生重要基本功。

规模性的心脑血管病疾病筛查,从"健康人群"中早期发现心脑血管病期改变,对防治高血压、调控饮食、调理血脂、抗凝治疗选择等有前瞻性意义,可以大大降低心脑血管病致残率、致死率和其他严重并发症。

7. 冠心病　无症状性冠状动脉病变,通过病史调查,临床检测,血压、血脂检查,心电图检查等筛查项目多可"确诊",只是在需要时再做一些特殊检查,如心脏彩超、冠状动脉造影。筛查后的早期诊断,对避免冠状动脉病变发展成严重疾病和采取早期预防措施的很有现实指导意义。

筛查对没有症状的儿童和青少年没有太大的迫切性和必要性。一些特殊职业人员,如飞行员、驾驶员、高空作业人员、职业运动员或带有危险性工作的人员都要指导进行一级预防或二级预防。

8. 某些感染性疾病(传染病)　社区在同一时期出现大批相同症状、发生和发展过程中类似的患病者,社区和有关部门,如疾病控制中心,应做疾病筛查或流行病学调查。筛查工作要求采取快捷安全、方便有效、特异性强的检测方法,在短期内作出诊断、治疗、预防方案、防范建议和必要的科研预案。

八、建立和完善健康档案

我国已有数万个社区卫生服务中心(站),并且还在不断增加。社区卫生服务中心(站)在社区居民的预防、医疗、保健、康复、健康教育和健康促进、计划生育技术指导等诸多方面,发挥着越来越大的作用,许多方面都是"大医院"不可替代的。所提供的高效、经济、方便,协调性、综合性和连续性基层卫生服务,极大地维护了居民健康和防病治病之需,为提高居民生活质量作出了贡献,受到广大社区居民的肯定和支持。我国的社区卫生服务起步晚于西方发达国家,但发展迅猛,日臻完善。不能不看到,社区卫生服务进程中许多层面的问题需要深入探索,有一些需要"摸着石头过河",还缺乏统一的管理模式,其中社区家庭和个人健康档案的建立是社区卫生服务完善过程中不可或缺的重要环节。

1. 重要意义 完善的社区家庭和个人健康档案,反映家庭和个人的健康状况,是社区医务人员的重要服务工具,通过档案的建立,社区机构在提供相应的服务项目、服务内容和服务方法等多方面有了依据。"健康档案"让社区医生对居民的健康需求一目了然,可以适时提供及时、有效、有针对性的卫生保健和防病治病服务。而健康档案的电脑录入、进入信息管理系统,扩大了社区机构和医生的视野,大大有助于"健康者"和"患病者"健康信息获取、健康监护和干预指导。

互联网时代的健康档案电脑化管理模式及健康的动态观察管理,通过社区各类人员的个性化、个体化和人性化服务模式的全面实施,把获得的数据、指标、相关信息进行统计学处理,可以获取医学科研必需的重要资料和大数据。这对临床医学、循证医学、社会医学来说是重要保证,也为健康教育和远程医疗服务提供科学依据,可以更好地为社区居民健康服务。

社区卫生服务中心(站)发展过程中存在的档案不健全,资料不完善,调查不认真,记录不全面,甚至出现一些"死档"等问题,以及人性化管理不到位,管理软件设计不科学、不规范,缺乏深入层面的统计学分析等,需要各有关部门和人员花大力气深入探索、总结、研究和提高。社区卫生服务人员也要再度细致认真地调查和记录。

2. 健康档案的要求 社区卫生服务健康档案的建立和完善应当反映个人和家庭健康的真实情况,符合可持续发展的要求,便于分析、总结和统计学处理,方便社区医生的实际使用,决不是一种摆设和应付检查。

以家庭为单位的健康档案的建立和完善,是建立在深入调查研究的基础上的,及时把家庭成员生命历程的各种健康信息的完整、系统、动态、科学、连续和人性化的管理模式记录于电脑中。档案内容除一般项目外,重点应是家庭与成员整体健康状况、妇幼保健、计划免疫、慢性疾病、传染病、性病、残疾、精神疾病、生活自理程度、家庭病床及家庭健康需求。还应包括重点服务项目、健康教育内容、随访回访、意见要求、服务计划等。完善了这些档案内容,全面开展语音系统、远程教育、远程医疗、动态数据、统计学处理就具备了条件。

　　尚未建立和正在完善的社区卫生服务中心(站)健康档案,要在调查表格、软件系统、电脑程序等方面做足功课,力求起点高、规范全面、真实完整。有关部门已有规定和范例,各社区卫生服务中心(站)可以参照执行。

　　许多社区卫生服务中心(站)广泛使用了电脑模式,可以提供语音、文字、视频等多方面的系统支持,如同中小学生的"家庭作业"一样操作简单,方便快捷,可以随时与有关人员语音、视频交流。社区健康档案的建立,大大提高了社区居民健康认知、疾病风险、防范措施、养生保健等多方面的知晓率,增加了自我保健和健康风险的防范意识,在一定范围内可以"给自己当医生",从另一个角度上说,对社区干预措施评价有着不可忽视的积极作用。

　　完整、系统的病历和社区健康档案是医生的必需工具、科研资料和法律参考依据,因此,内容真实、简明扼要、规范统一、准确可靠、逻辑科学的健康档案必不可少。

　　3.具体内涵

　　(1)一般情况,年龄、性别、职业、婚姻、民族、经济状况、教育程度。

　　(2)生活习性,吸烟、酗酒、吸毒、饮食嗜好、运动习惯、就医条件和去向等。

　　(3)就医资料,既往病史(重大伤病史),家族史(遗传、传染病等病史),个人史(药物过敏、月经史等),近亲健康状况等。

　　(4)有关医院检查结果、诊断意见、防治建议及心理健康评估等。

(5)健康评估与建议,包括既往重大事件对现在和将来的影响或可能的影响,作出适当分析或"疑似诊断"。

(6)慢性病与急性病的记录,包括发病过程、诊治经过、效果评估和预后判断。

(7)对 60 岁以上老年人、孕龄女性、少年儿童及智障残疾、精神疾病患者还要有一些特殊的了解和专门记录。

(8)特殊检查、健康查体、会诊转诊、疾病筛查、预防接种、老年保健、妇女保健等结果都要记录在案。

总之,与健康有关的信息、问题都要记录,以丰富完善档案。

家庭、个人健康档案虽侧重点有所不同,但一些基本资料、建档时间、建档联系人等也不可忽略。档案初步完成后,要不断地修正补充,适时作出整体健康评估,提出具体的指导性意见。

社区健康档案的建立健全完善不是目的,主要是为了"应用",与有关管理制度一样,需要加强"管理"和不断修正,真正做到"物尽其用"。社区医生、家庭医生在档案健全完善过程中是主角,深入细致的调研过程就是加强联系、建立感情的过程,掌握和了解社区居民健康状况的过程,有了详尽的调查分析研究,才能做出准确的健康评估、提出具体的指导性干预意见。

第 77 章　健康维护与卫生干预

第一节　保健与养生

一、综合性措施与个体化保健养生

拥有健康,延年益寿,延缓衰老是每一个人的追求,要达到目标,需要做足功课。合理饮食、健康饮水、适度运动、科学用脑、改变不良生活方式、保持心理平衡、学会与大自然和社会的适应等保健养生方式已被越来越多的人认识。充分运用这些保健养生措施会大大改善人体生理功能失调,减少许多疾病的发生和发展。运用先进医学科学技术,对一些疾病进行超前检测,超早期诊断,从而实施有效预防,合理治疗,达到全面康复,也引起了广泛关注。

近年来,研究发现,由于人的体质不同,保健养生方式方法也有诸多差异,这种差异既是保健养生学的重大课题,也是"个体化"保健养生的基础。中国人的体质按中医理论分为平和质、气虚质、阳虚质、阴虚质、痰湿质、湿热质、瘀血质、气郁质、特禀质等类型,这种基于五行、阴阳等理论的体质分型对科学保健养生有许多有益启示。要了解个体属于何种体质,有什么饮食嗜好,具备何种心理特征,与大自然及社会环境(主要是人与人之间)的关系如何(适应性)。通过这些,读懂个体体质,选择有益于个体的维护健康方法,完成自己的保健养生、延年益寿目标。

另外,人的基本体质,如同中医理论一样,常常阴中有阳、虚中有实、湿中有瘀、寒中有热、相生相克、阴阳表里等,而体质只是在一段时间内或某种特定环境下的基本表现,并且有许多不同的变化。如阳虚体质的怕冷,阴虚体质的缺水,湿热体质的长痘(湿疹、痤疮等），血瘀体质的长斑（老年斑、紫癜、瘀血斑等），气虚体质的气短（虚弱、心肺疾病、严重贫血等），痰湿体质的肥胖（肥胖症、水肿等），气郁体质的郁闷（病态的、心理的等），特禀体质的过敏（全身的、局部的等）。根据这些不同的体质类型，保健养生也有诸多不同，需要不断地做出适当的保健养生方法调整，达到人的机体内环境和心理的动态平衡。

食物、保健品、药物对保健养生有不同作用，但作为选择应用来说，食物第一，保健品次之，尽量不要选择药物保健养生。以中国人喜欢的煮粥为例，加白莲防治失眠，加红枣滋养皮肤，加山药防治体质虚弱，加花生防治血小板减少，加桂圆防治心虚气弱，加荔枝治疗口臭，加芦根退热，加枸杞子保肝，米糠粥治脚气，核桃粥治胃病，薏苡仁粥治多汗等。食补、食疗、食物保健养生，利多，几乎无弊；保健品、药品则不然。

如果说食物、水、微量元素是生命之本，那么食物选择、健康饮用水、适量微量元素、运动、心理平衡、社会适应性……正是保健养生所必需的。本节所介绍的内容，旨在对健康、保健、养生有一个整体认识，消除一些对保健养生的误解，认识到只有采取综合性的科学保健养生方法才是健康之路。不要轻信某种方法会使你"一劳永逸"。

二、健康的观察方法与要求目标

怎样才能知道一个人是否健康，下面 14 条健康的观察方法与要求目标会给出一个基本的答案。

1. 眼有神　眼睛是人体精气汇集之处。目光炯炯有神，是心肝、肾功能良好的表现，提示气血充足。而眼睛混浊、黄染、血丝、干涩、沉重等，说明某种疾病存在。目标是"老"而不衰，70 岁仍能远视力＞0.8，近视力 1 尺仍能看清楚。建议每次连续读书、看报等＜1h，中间休息 5～10min。可以闭目或远视一会儿。

2. 声息和　说话声音洪亮，呼吸从容不迫，提示肺功能良好，正气充裕,抵抗力较强。目标是不患严重感染,患病后因抵抗力强容易治愈。建议有病早诊治,定期查体。

3. 尿路畅 是指小便顺畅,说明泌尿、生殖系统基本健康。若小便淋漓不畅、尿痛、尿频或尿急,提示泌尿生殖系统功能有损伤、感染或器质性病变。目标是白天排尿<8次,夜尿<2次。建议有尿意就排尿,不憋尿。

4. "后门"紧 是指肛门括约肌功能好,能较好地控制大便。肾阴衰弱、脾胃和大肠传送运化失调,容易发生排便异常。规律性的1~2d排便1次,或1d 2次,提示肾、脾和大肠功能并未衰减。目标是充分享受进食快感,通畅自主排便。建议饮食结构中粗细粮、蔬菜、水果、副食合理搭配,尽量不用或少用助排便药物。

5. 形不丰 稍胖或稍瘦(标准体重±5kg)均为健康体形。高血压、冠心病、糖尿病等疾病患者中,肥胖者发病率明显高于体重正常者。目标是70岁仍能提10kg重物爬楼梯,闭眼单腿站立10s。建议适度锻炼,合理饮食。

6. 牙齿坚 牙齿坚固说明肾精充足,是良好消化功能的保证和表现。牙缝变大、牙龈萎缩,提示衰老加快。目标是70岁至少保留18颗牙,功能良好。建议从中青年开始,经常做叩齿运动,早晚各刷1次牙,食后有效漱口,定期"牙检",及时诊治牙疾。

7. 腰腿灵 腰灵腿便,说明四肢关节、筋骨、经络强健。运动出现胸闷、气短,疲劳数日后才能恢复,提示心血管病变或其他疾病潜伏。目标是维持正常骨密度,活动自由。建议长期坚持合理饮食,适度运动,适当补钙。

8. 脉形小 气虚、肾虚时脉搏形态粗大,提示体虚有病;保持较小的脉形,提示心脏功能强盛,气血两和。目标是心脏功能良好,延缓动脉硬化,不容易发生冠心病、脑卒中。建议合理饮食,适当运动,定期查体。

9. 舌苔润 舌质湿润,呈淡红色或淡淡的薄白色是健康表现,而舌质淡白提示贫血,舌质红提示内热,舌边有齿痕提示气虚,脾胃功能虚弱。目标是维持胃肠功能健全。建议适当食用粗纤维食物，必要时用"泻火"药物，如龙胆泻肝丸、黄连上清丸、牛黄解毒片等。

10. 睡眠香 入睡快、睡眠沉、呼吸均匀，一觉睡到自然醒，每日 7～8h 有效睡眠，说明处于健康状态；而入睡困难、易惊醒、夜尿频、呼吸沉重或打呼噜，提示气血双亏。目标是提高生命质量、避免亚健康。建议保持良好心态（心理平衡），需要时酌用镇静催眠药物，不宜长期应用。用复方丹参片 3～4 片，晚睡前 30min，温牛奶 150～200ml 送服，有助于提高睡眠质量。

11. 肤色润 皮肤白里透着红，有光泽，弹性好，无色斑，说明气血充足。反之，皮肤粗糙、缺少光泽，或发暗、发黄、发白、发青、发红、长斑，提示身体状况不佳。目标是中老年后看上去年轻10～20 岁，少有老年斑。建议适当日光浴（每日 30min 左右），少泡长时间热水澡（每次＜20min），少用刺激性强的沐浴液。

12. 手足暖 手足一年四季都是温暖的，说明气机血供顺畅；而手心热、手足凉提示气血不足或失衡，是不健康表现。目标是保持四肢活力，活动自如。建议长期坚持适宜运动。

13. 血管畅 保持血管弹性好、血流畅通，延缓血管硬化性改变。目标是保持血压、血脂、血糖在正常范围。建议从中青年开始就特别注意，改变不良生活方式，适度体育锻炼，不吸烟，不酗酒，定期查体，发现问题及时诊治。

14. 记忆强 近记忆和远记忆都保持良好状态。目标是 70 岁后记忆力下降不明显，生活方面不需他人照顾，可以做一些力所能及的事情，如写回忆录、写字、绘画、社会活动及家庭生活中的"付出"。建议从中青年开始就注意多学习、多用脑，坚持读书看报、听音乐、下棋、唱歌及一些喜爱的体育活动。

三、食品、保健品、药品与健康维护

（一）食品

食品通过物理、化学、生物学等方式转化为人体所能利用的能量,维持着细胞的正常生理功能,可以说食物是生命之源,是生命的基本动力。以人的基本食物之一的淀粉为例来认识食品。淀粉进入人体后最终分解为能量、水和二氧化碳,能量、水为人体组织细胞利用,二氧化碳呼出体外。但是,总有一部分"食物"由于种种原因,分解不完全而成为血管中的"垃圾"。进入体内的大部分垃圾可由消化道、汗液、呼吸和泌尿系统排出体外,而血管内大分子垃圾则不能透过毛细管壁,存留于血管中,此是动脉硬化的重要原因之一。另一方面,三大基本营养素(淀粉、蛋白、脂肪)通过体内生化过程互为转换。即是说,若淀粉、蛋白过剩也可变为脂肪,可以引起肥胖、动脉硬化及其他疾病。事实上,保持食物多样化,保持平衡饮食,保持充足的"健康水",才能真正的"吃出健康"。

(二)保健品

市场上的保健品种类繁多,许多宣传的效果非常"诱人",既有"现身说法",也有"科学原理";既有传统的,也有西方的,真实效果如何,需要做些客观分析,或亲身体验,并做前后检验结果对照,决定取舍和要否长期坚持。以抗衰老、延年益寿类保健品为例来认识保健品。许多研究指出:人类衰老始于细胞的衰老。民间所说的"人老腿先老",仅是细胞衰老的表象,或者说是衰老的表现之一。研究还指出:人类衰老机制缘于①细胞的预期寿命(分裂传代能力);②各种污染、疾病、创伤、精神压力等对 DNA 的干扰和破坏;③细胞内端粒体变短,端粒酶活性降低;④细胞代谢过程中产生的"垃圾"(如老化蛋白、自由基等)过多又不能及时排出体外。这些原因导致了细胞早衰、凋亡而引起的心脑肝肾等重要脏器的损害。人的寿命与衰老变化还与不同遗传特性(寿命基因)、性别(男女差异)、社会因素(心理压力)、营养因素(营养缺乏和营养不均衡)、环境因素(各种污染)、各类疾病和缺乏锻炼有密切关系。

抗衰老类保健品,如果具有①增加细胞分裂、传代能力(延缓细胞预期寿命);②保护和修复 DNA(包括提供能量、维持端粒体长度和端粒酶活性);③促进代谢垃圾排出体外(把大分子垃圾变成小分子);④激活长寿基因调节因子(延缓寿命)等确切功效而又经实验和实践证实无毒副作用的保健品就可以选用。这类保健品具有恢复血管弹性,延缓动脉硬化;激活免疫系统,提高免疫力;恢复内分泌细胞功能,促使各项分泌正常;促进消化器官细胞再生,改善消化功能;加快呼吸细胞再生,改善呼吸功能;促使骨细胞再生,防治骨、关节病;促进神经细胞再生,防治老年痴呆;活化细胞,增加端粒体长度,激活端粒酶,延长细胞寿命和促进细胞分裂;修复皮肤基因,恢复皮肤细胞正常状态;激活解毒、排毒系统,抗氧化,清除自由基,维护细胞健康。这样的保健品如同健康食品一样是人体所需要的。

(三)药品

几乎所有的药品都具有双重作用,即治疗疾病作用和对人体的毒副作用(民间所说:是药三分毒)。以杀灭细菌、抑制其生长繁殖的抗生素为例来认识药物。①抗生素通过作用于细菌细胞表层(细胞膜)使其萎缩、死亡;②进入细胞内破坏 DNA 和线粒体,使其凋亡;③抑制细胞壁生物蛋白合成,引起细胞壁缺损,失去壁的保护作用;④促使细胞浆渗透压增高,水分内渗而使菌体膨胀、变形、破裂、死亡……这是抗生素抑制杀灭细菌的基本原理,即治疗作用。

但是,抗生素应用中所产生的严重毒副反应,如对正常细胞的破坏,可以引起粒细胞减少,使机体的抵抗力下降;致使肠道菌群失调,发生二重感染,致"非致病菌"变成致病菌;对肝肾等毒性作用,致功能障碍;抗原抗体反应引起休克、荨麻疹等严重过敏反应;抑制骨髓,引起全血细胞减少,发生再生障碍性贫血;神经系统毒性引起视力、听力障碍,运动、平衡障碍等;恶心、呕吐、食欲缺乏、腹泻、便秘等消化系统不良反应更是屡见不鲜。

总之,食品、保健品、药品对人类健康贡献巨大,但也要充分认识到三者的不良反应及其辩证关系。食品是生命之本,并非多多益善(即使是非污染、无农药及化肥残留食物);理论上,保健品虽无严重毒副作用，也要因人因体质而异，在充分了解和认识后再选用（即使是非假冒伪劣、粗制滥造之保健品）；药品的选用更需科学态度、辨证施治。确实需要，能口服不肌注，能肌注不静滴，能老药不新药，能国产不进口，能单一不联合，应用要针对性强，慎之又慎，严密观察。对保健养生，能用食品，不选择保健品；选用保健品，尽量用食物、动植物等大自然提供的，不宜选用人工合成、化学合成的保健品；用作药物的"保健品"尽量不用。维护健康、延缓衰老需要采取综合性措施，不要迷信某种食品、某种保健品、某种药品、某种方法会使你终身保持健康。

四、对健康生活的认识误区

1. **钓鱼不属于体育运动**　医学调查证明，人的疾病一半以上是由于身心紧张、劳累过度引起的。钓鱼活动恰恰是肌肉神经松弛的良好方法。钓鱼活动的全过程充满乐趣，有时静坐仔细观察，有时漫步悠闲自在，有时提竿收鱼紧张集中，有时振臂投竿全身发力，静中有动，动中有静，动静结合，刚柔相济，全身得到锻炼。而且水边空气清新、负离子含量丰富，能改善人体呼吸功能，防治高血压，甚至对减肥都有极大帮助。笔者曾体会过，2个月时间垂钓十余次，减肥10kg的乐趣。所以说，钓鱼是一项很好的体育运动。

2. **体力劳动者不必参加体育运动**　医学专家普遍认为，体力劳动并不等于或不能代替运动。因为大多数劳动不可能做到全面活动身体，多是简单、重复劳作，局部肌肉疲劳，大量肌肉处于休息状态，这种劳作片面、不均衡，只能改善局部组织的营养，而不能改善全身的营养和血液循环。体育运动可以让全身得到锻炼，全面改善肌肉、关节和血液循环系统等脏器组织的功能，并能使过劳部位的肌肉得到积极性休息，从而消除局部疲劳。

3. **黎明前在树下运动好**　绿色植物只有在阳光的光合作用下，吸收二氧化碳，放出氧气，但是黎明前没有阳光，不存在光合作用,此时植物是吸收氧气,呼出二氧化碳,使树下氧减少,二氧化碳增多,树下锻炼会对身体造成伤害。宜在山太阳后、空旷处锻炼。

4. 随时随地皆可练气功　气功锻炼讲究调身、调气、调息、调神、入静、全身放松。周围环境噪声,不易达到调息入静,有可能引起气功偏差,引起胸闷、头晕、心悸等病症。室内空气污浊,亦可造成人体不适。空气清新、没有噪声、环境幽雅的室外环境或坐北朝南、空气对流的室内是练功的佳地。

5. 脑力劳动者易患肥胖症　试验证明,哪怕是最简单的脑力劳动,体温也比安闲时高,脑力劳动越紧张,体温越高,消耗越大。人脑只占体重 2%,但消耗的葡萄糖却占身体所需量的 80%,大脑思考时消耗量更大。调查显示,在校大学生、科研机构的研究人员中,肥胖者所占比例仅为 $3\%\sim5\%$。

6. 青西红柿可以吃　西红柿性味甘、酸、微寒,有生津止渴、健胃消食功效,热性病发热、口干渴、食欲缺乏者食之有疗效。但青西红柿尚未成熟,含有龙葵素,食者,轻则有苦涩感,重者会导致中毒,发生吐、泻等症状。

7. 下棋不属于健身活动　中老年人,脏腑功能减弱,易患神经衰弱、高血压、心律失常等病症,将下棋作为娱乐和积极的休息,能摆脱琐事纠葛纷扰,对健康有益。下棋者通过自己的心理活动,调节呼吸快慢、心搏节律,从而改善微循环功能,防病治病延年益寿。但不能过分看重胜负,重在参与,且时间不宜太长,一般每日不超过 2h。

8. 运动有益健康,可以大运动量锻炼　中老年人,生理功能下降,大运动量活动(乏氧运动),可能造成组织细胞损伤,对健康有害。而中小运动量,自己喜欢的运动项目(有氧运动),坚持下去,必有收益。

9. 热衷于滋补品　人参、阿胶、冬虫夏草、灵芝、海参、各种药酒等滋补品,用于体质虚弱、久病阴虚可能有益,但对高血压、动脉硬化、肥胖、糖尿病等绝大多数情况下并不适宜,且有不少不良反应。

10. 夸大冬虫夏草作用　冬虫夏草具有滋阴补肾、镇静催眠、提高免疫力,对部分细菌有抑制作用,但只能作为辅助使用,并非百病皆治。

11. 坚持吃素　预防肥胖,多吃蔬菜、水果有益,但长期无肉食,甚至无粮食(含淀粉、蛋白较多),会使体内营养不均衡,影响全身功能。

12. 退休后再保健养生　许多疾病的形成(如高血压、动脉硬化、冠心病、脑血管病、颈椎病、腰椎病等)始于青壮年,甚至青少年,因而保健养生措施应从青少年开始,从童年就应注意,小孩便是"大胖子",长远看来并非好事。

五、健康内涵与维护

(一)健康内涵

健康的标准包括三个层面的含义,即躯体(生理方面)健康,心理(精神方面)健康和社会(社会方面)适应性完好状态,不仅仅是没有疾病和虚弱现象。

1. 生理方面

(1)食快:不挑剔食物,食欲旺盛(胃口好),可以很快吃饱。提示脏腑功能良好。

(2)便快:有了便意,可以很快排泄完大小便,绝无困难和痛苦。便后有轻松愉快舒适的感觉。提示消化系统和泌尿系统功能良好。

(3)睡快:有了睡意后上床能很快入睡,并且睡得深,梦少,有效睡眠6～8h。起床后精神饱满,精力充沛,头脑清醒。提示神经系统功能健全。

(4)语快:语言流利,表达准确,思路清晰,遇事沉着冷静,逻辑性较好,说话中气充足。提示脑、心、肺功能正常。

(5)走快:行动无障碍,动作敏捷,活动自如,一般行走 3～

5km 后无疲劳感,且有愉快感觉。提示肌肉、关节、神经系统功能良好。

2. 心理方面

(1)个性:具有良好的个性特征,意志坚强,感情丰富,脾气性格虽有差异,但情绪、感情相对稳定,胸怀坦荡,不蓄积仇恨,能宽容,有一定忍耐性,经常保持平和心境和良好心态,处事保持有理有节,不无事生非和有意找"事",提示心理健康。

(2)平衡:因种种原因,出现心理问题、心理障碍、心理危机时,能采取多种方法及时调适,保持心理相对平衡。过程是心理平衡—不平衡—再平衡。提示心理健康。

(3)咨询:遇到自身难以解决的"心理问题"时,能适时与亲人、朋友交流或者从心理咨询师、专业医师那里"解决问题"。提示心理健康。

3. 社会方面

(1)处世能力:具有客观地看待和认识社会、单位、家庭、他人、自己及较好的自我控制能力,能适应复杂的社会和人际现状,会保护自己但不伤害他人,不危害社会,对"不平"事件能保持良好情绪和客观态度,经常性地保持外(社会、人际)环境与内(心理、态度、观念)环境的相对平衡。提示社会适应性良好(健康)。其实,社会主义核心价值观内涵也是个体心理和行为健康的重要内容。

(2)人际关系:包括与家人和睦相处,始终充满爱心,尊老爱幼,不为琐事"翻脸",爱人爱己,日常待人接物,不论亲疏,能大度友善,不斤斤计较,乐于助人,与人为善,能体谅和理解他人的心理感受。

4. 躯体健康的具体指标　包括体温、脉搏、血压、呼吸在正常范围,有时虽出现点小异常,经休息或其他治疗后很快恢复正常。还应注意观测:是否眼睛有神、面色红润、声音洪亮、呼吸平稳、腿脚灵便、二便正常、牙齿坚固、身材匀称、头发润泽、双耳聪敏、脉象徐缓规则,记忆能力,睡眠质量,食欲增减,指甲颜色,男性性功能和女性月经等变化,根据这些细微变化预测可能患病的概率,及时体检。如果有小便浑浊、泡沫多,大便不规则或稀或干,体重增减较快,小伤口流血不止或愈合慢,女性月经紊乱,男性性功能急剧下降或亢进,睡眠障碍等,就要及时诊治。

(二)健康维护

如同其他事物一样,维护健康要掌握好"度",有些生活方式没有不行,多则成害。

1. 久行伤筋 适当步行,活动关节,有利于气血流动,并且这是一项有氧运动。但是,人的行动以气血两类物质为动力,同时调动心、脑、肌肉、筋骨的功能作用才能完成。超负荷的行走,不仅损伤气血,还易造成组织、关节损伤,甚至发生意外伤害。

2. 久立伤骨 长时间站立,会影响气血的运行,使部分组织、细胞营养失调,气血凝滞,导致疾病,特别会引发下肢静脉曲张,腰膝关节损伤。因而,中老年人不宜站立过久或者采取在站中动,在动中站之法。

3. 久卧伤气 睡眠过度易造成精神倦怠,疲乏无力,动则气喘。因此,睡眠的"度",一般每日 7～8h 有效睡眠即可,并要顺应四时,春夏晚卧早起,秋季早卧早起,冬季早卧晚起。

4. 久视伤血 过度用眼会丧血耗气,引起气血不足,造成头晕目眩,两目干涩,视物模糊。所以读书、看报、看电视、电脑工作等,均不宜过久,以免视觉疲劳,一般每次 1h 应适当休息一会儿。

5. 久坐伤肉 久坐能使肌肉松弛、四肢无力、机体软弱、气机血液流通受阻。久之会患慢性胃炎、消化性溃疡、痔疮等。一般每次坐不宜超过 1h。

6. 多思伤神 对生活中的小事,不要过分放在"心"上,有些事情可以"大事化小,小事化了",尽快解决。遇到事情经常夜难成寝,可造成失眠、神经衰弱等病,影响健康。

六、有益健康的生活细节与饮食搭配误区

健康与长寿的研究与现实生活实践,使人们注意到:保持心身健康应从生活细节入手,避免错误的饮食搭配。

(一)有益健康的生活细节

1. 笑口常开 研究发现,开怀大笑,血流增速 21%,血管扩张 20%;而观看严肃的纪录片时,血管收缩 18%。感觉快乐时,身体会释放更多令人愉快的化学物质。

2. 洗脸刷牙 勤洗脸刷牙不仅可以改善面部和口腔的血液循环,有美容作用,防治牙菌斑,减少牙周炎,还可以大大降低口腔癌、喉癌和头颈部癌症的发病率(40%),经常搓脸梳头也有此功效。

3. 饮茶饮水 足够饮水,经常饮茶,可使脑卒中风险率降低 21%。健康水是天然保健品,而茶中的抗氧化物质、氨基酸、茶氨酸对血管有保护作用。

4. 幸福乐观 保持乐观心态,常有幸福感知,知足感恩,提升快乐度是心理健康的重要表现;反之,则自寻烦恼。若能有感恩的心,理解他人,宽慰自己会让生活满意度更高,感觉更快乐。

5. 避免久坐 看电视,用电脑,写文章不要长时间取坐位,至少半小时或 40min 起来活动一下,揉揉眼睛,伸伸懒腰,转动头颈,舒展全身。如果边看电视边运动可使腰围缩小 16%。多运动还有助于降低身体质量指数(BMI)、三酰甘油和血糖水平。

6. 开会涂写 研究发现,开会时信手涂写对开会内容记忆力增强,可提高 29%。写写画画可防止走神,让倾听更专注。

7. 经常握手 经常与人握手,尤其是夫妻间一个简单的拥抱或握住对方的手,可使压力减轻 20%。这些简单的亲密动作,不仅有助于增进夫妻间感情,还有助于平稳血压,减缓心率,保持愉悦。

8. 柔性运动 瑜伽与太极,这两大不同的"柔性"运动,可以

缓解腰背酸痛 56%，使腰背更有力量，还可以改善抑郁症状。

9. 食海产品　每周 1～2 次进食海产品（鱼虾类）可使认知障碍发病减少 19%。研究发现海产品，尤其是三文鱼、鲭鱼、金枪鱼等含有较多的欧米伽-3（Ω-3）脂肪酸，可保护大脑神经细胞，减少炎症性反应，还具有抗自由基作用。

10. 重视早餐　有些人对早餐的重要性缺乏足够认识。早餐喝牛奶可使体重每年减轻 2.3kg。牛奶容易让人产生饱胀感而降低食量，并且牛奶中含钙较多。

（二）饮食搭配的误区

1. 小葱拌豆腐　豆腐中含钙较多，与小葱相拌时，会与小葱的草酸结合成草酸钙，人体难以吸收，经常吃会发生结石病。

2. 海鲜与水果　鱼虾、藻类食物中含有丰富的蛋白质和钙质，若与含鞣酸的水果同服，会降低蛋白质的营养价值。海鲜中的钙与鞣酸结合会形成不易消化的物质，刺激胃肠黏膜，出现腹痛、恶心、呕吐等消化道症状。

3. 虾和含维生素 C 的食物　虾体内含有 V 价砷，若与维生素 C 同吃，化学作用可使 V 价砷转化成有剧毒作用的 Ⅲ 价砷，使人体中毒。

4. 豆腐烧菠菜　豆腐中多含硫酸钙，菠菜含有草酸，二者中和产生草酸钙白色沉淀，人体无法吸收。

5. 啤酒加海鲜　海鲜中嘌呤含量很高，饮啤酒容易氧化嘌呤代谢为尿酸，会引起痛风或使痛风症状加重。

6. 豆浆和鸡蛋　豆浆中的胰蛋白酶与鸡蛋中的黏液性蛋白质结合，从而失去应有的营养价值。

7. 热开水冲蜂蜜　蜂蜜中的酶类物质遇热水会释放出过量的羟甲基糖酸，破坏有效成分。宜温开水冲服（<50℃）。

8. 食肉后喝浓茶　茶中含有大量鞣酸，与蛋白质结合，生成具有收敛性的鞣酸蛋白，可使肠蠕动变慢，延长粪便肠道存留时间，增加毒性物质和致癌物质的吸收，对人体造成损害。

七、饮食与健康

人类的食物不仅具有维持生长发育、保证健康、维护生命的功用，还是防病治病的"良药"；另一方面，许多不健康食品的长期应用，会把病吃进去。若饮食时辨明种类、仔细选择、合理搭配、恰当食用并保持均衡的营养，就有可能减少疾病，延缓衰老，保持健康，这是因为"药食同源"。

(一) 食物搭配原则与饮食方法

(1) 饮食以蔬菜、水果、谷物为主。大豆、生姜、大蒜、洋葱、木耳、燕麦、红薯、山楂、鱼类、蜜橘、牛奶等，具有降低胆固醇、保持血管弹性、补钙、改善心脏功能、防治动脉硬化功能。每天最好保持 30 种以上的食材。

(2) 选用含蛋白、脂肪、淀粉量少的食物，且三者不能等量，脂肪宜最少、淀粉次之。

(3) 调配食物，避免"大杂烩"，人工调味剂宜少不宜多。

(4) 食物制作以季节性、地域性采收为主，反季节蔬菜食物宜少用。原料来源的栽培以有机肥料、无农药及化学残存剂为佳。

(5) 两餐间隔以 4～6h 为宜，成年人不宜过多"加餐"。

(6) 尽量避免中国人引以自豪的"聚餐"和大吃大喝。

(7) 疲劳时不宜贪食鸡鸭鱼肉蛋，可食新鲜蔬菜和水果；情绪不稳定时可以借助牛奶、酸奶、奶酪等乳制品及鱼干、骨头汤等含钙食物以平和心情。

(8) 饮酒要有度，嗜饮者每次白酒不宜超过 50～100ml。有报道说，每日饮用 20～30ml 葡萄酒可以降低心脑血管病发病率；而过量饮啤酒则可加速心脏衰老 (血液含铅量增加)。

(9) 每周食几根胡萝卜，可以保持体内维生素 A 含量，有助于改善眼疲劳和视力下降。

(10) 含蛋白质食物需在酸性环境才能消化，而淀粉需在碱性环境，二者不协调或混用容易引起和增加胃肠疾病机会。

(11)早餐是必需的,但要根据自身的生理状况灵活选择,可少,可延缓,不可无。"夜宵"对大多数人来说利少弊多。

(12)保护牙齿主要是减低口腔的酸性环境,即少食酸性食物和糖类食物。患牙疾和牙周疾病时,用苏打水漱口是不错的选择。细嚼慢咽,从容就餐,每口饭菜咀嚼30～40次或以上,尽可能避免"狼吞虎咽",不仅利于消化吸收,又可以大大减少胃肠疾病的发生。

(13)慢减肥措施。快速减肥必然反弹且有许多弊端,而每月减1.5kg,坚持得好,半年就是9kg,并且能够保护皮肤和不出现皱纹。慢减肥主食选择:粗粮优于细粮,豆类、薯类优于普通粗粮,优于精细米面。而豆类食品含高蛋白、高纤维素,容易吃饱不贪食。粗粮全谷,比如糙米、玉米、小米、燕麦、荞麦等有益。

(14)致胖杀手。有资料提示巧克力饼干每天6片,热量1.264kJ,一年增加体重14kg。巧克力棒,每天1棒,热量1.172kJ,一年增加体重13kg。罐装果汁,每天500ml,热量1.066kJ,一年增加体重12kg。普通可乐,每天375ml,0.199kJ,一年增加体重8kg。啤酒,每天375ml,0.615kJ,一年增加体重7kg。

(15)调养五脏,给肝心脾肺肾吃"药"。①肝:吃绿色的食物,主要是绿豆和绿色蔬菜;②心:吃红色的食物,主要是红小豆;③脾:吃黄色的食物,主要是黄豆及其制品;④肺:吃白色的食物,主要是白萝卜、银耳、百合、白梨、芸豆等,而萝卜则生吃养肺,熟吃润肠;⑤肾:吃黑色的食物,主要是黑豆及其制品,以及坚果类如核桃、松子、栗子等。

滋养五脏食物要根据温凉寒热选择。身体寒气较重、血亏气虚者,要选择温热性质的食物,如牛羊肉、洋葱、大蒜、大葱、韭菜、生姜等。身体内火大,则选择寒冷性质的水果,如香蕉、西瓜等。所说的"酸养肝,苦养心,甜养脾,辣养肺,咸养肾",若过之就会造成脏器损伤,因此要保持平衡,不宜多。

(二)有利于健康的食品

主要是五谷杂粮、大米、白面和蔬菜水果等。

1. 燕麦　含食物纤维,可通便而防治便秘。长期应用降低血胆固醇。

2. 玉米　含钙、镁、磷、硒及维生素 A、维生素 E 及 B 族维生素,可以防治动脉硬化,维持电解质平衡。

3. 洋葱、大葱、大蒜　降低胆固醇及三酰甘油。

4. 山药　含黏液蛋白,可防止血脂沉积血管壁;含多巴胺可扩张血管。

5. 海藻　系海洋蔬菜,含胶体纤维,且低热量、低脂肪。

6. 银耳　调血脂,防治动脉硬化和血栓形成。

7. 土豆　降低血胆固醇,维持血液酸碱平衡,还可延缓衰老,防止癌症发生。含膳食纤维和胶质类等容积性排便物质,故有"肠道清洁夫"之称。土豆应是人类"主食"之一。

8. 芹菜　可降血压、调血脂、降血糖;含植物纤维,有助于通便。

9. 红枣　调血脂,提高细胞抗氧化能力和免疫力。

10. 菊花　调血脂,可平稳降血压,具有心血管保健作用。

11. 苹果　降血压、降胆固醇,含钾较多,具有排钠作用。

(三)不利于健康的食品

1. 油炸类食品　是心脑血管病发生的基本原因之一;油炸后破坏食物中维生素,使蛋白质发生变性;油炸食品含致癌物质。

2. 腌制类食品　可引起高血压,增加肾脏负担,还可引起鼻咽癌;食用后破坏胃肠黏膜功能,易患消化性溃疡和胃肠功能障碍。

3. 加工类食品　包括肉干、肉松、香肠等,含亚硝酸盐等致癌物质。

4. 饼干类食品　其中不包括低温烘烤和全麦饼干。此类食品含有香精和色素,增加肝脏负担;热量多,维生素被破坏,有益营养成分降低。

5.汽水、可乐类食品　含磷酸、碳酸，会流失大量的钙；含糖量较高，会影响正常饮食。

6.方便类食品　主要是方便面和膨化食品。因含盐量大，还含有防腐剂和香精，可损害肝脏；虽热量较多，但缺乏营养价值。

7.罐头类食品　包括鱼类和水果类。其制成后破坏维生素，使蛋白质变性，且热量较多，营养成分降低。

8.话梅、蜜饯类食品　包括果脯等，含亚硝酸盐等致癌物质，因含盐多，还含有防腐剂和香精，易造成高血压和肝脏损害。

9.冷冻类食品　包括冰淇淋、冰棒和各种雪糕，含奶油多极易导致肥胖，含糖量高影响正常饮食。

10.烧烤类食品　含大量"三苯四丙吡"等致癌物质，蛋白质因炭化变性，可加重肝肾负担；有研究统计，一只烧烤鸡腿等于60支烟的毒性。

总之，所谓有益于健康的食物，也并非多多益善，而不利于健康的食物，也不是绝对禁忌，实在嘴馋，少食亦可。不能把"食疗"当作百病皆治的灵丹妙药，食疗有一定治疗作用，但绝不能代替药物和（或）其他治疗。

（四）保持健康的基本饮食需求

成年人每天植物油25～30ml，盐（氯化钠）6g或更少，奶类及其制品300g，大豆类及坚果类30～50g，各种肉类50～75g，鱼类50～70g，蛋类25～50g，各种蔬菜300～500g，谷类（含面米）250～400g，水1500～2000ml。

（五）饮食健康标准

天津营养学会名誉理事长付金如、北京中医药大学养生室教授张源德、北京朝阳医院营养科营养师宋新等专家一起总结出20条健康饮食的"金标准"。专家指出，这20条中能达到12条，就算达标；若在5条以下，就需引起注意。

1.吃饭时挺直腰背　人们吃饭时身体处于放松状态，很容易含胸驼背。殊不知，这会使食管和胃部受压，影响消化。此外，在矮桌前吃饭、坐在沙发上及蹲着吃饭,都会造成腹部受压,影响消化道的血液循环,久而久之可引发胃病、影响心肺功能。正确的进餐姿势是挺直腰背,让胃部不受任何压迫。

2.特别饿时喝点粥　人在极度饥饿时食欲特别强,看到什么都想吃。其实,此刻胃肠消化功能已经受损,如果大吃大喝很容易造成食滞。特别饿时,应少量进一些半流食,然后再慢慢恢复正常饮食。尤其注意,特别饿时别进食牛奶、豆浆、酸奶和白薯,可能引起消化问题。

3.两餐间隔 4～6h　两餐间隔太长或太短都会对人体造成影响,太长会引起高度饥饿感,影响劳动和工作效率;间隔时间太短,消化器官得不到适当的休息,会影响食欲和消化吸收。一般混合食物在胃里停留的时间是 4～5h,因此,两餐间隔 4～6h 比较合适。

4.先吃爱吃的食物　桌上的菜,肯定有你偏爱的和不喜欢的,此时该先吃哪个? 先吃自己喜爱的食物,这会让你在情绪上获得满足。愉快的心情能较快地产生饱胀感,以避免吃得太多。

5.饭后别马上用脑　饭后,体内的血液会集中流向消化器官,大脑相对缺血。此时用脑会引起紧张、记忆力下降、反应能力降低等问题,还可能增加心脑血管疾病的发生率。因此,要在饭后休息半小时再开始工作。饭后听听音乐、散散步都是不错的选择。

6.吃饭时不谈扫兴的事　吃饭时说话会使咀嚼食物的次数和唾液分泌减少,从而影响消化功能。美国一项最新研究指出,就餐时讨论复杂或令人扫兴的问题,会影响人的食欲和消化,可以谈论一些简单愉快的话题。

7.早饭吃热的　清晨,人体内的神经及血管都还处于"未清醒"和收缩状态,此时如果吃冰冷的食品,容易发生消化系统痉挛。中医认为,早餐应该吃热食,保护胃气。建议早餐选择热稀饭、热麦片、热豆浆等再配上包子、面包等主食。

8.饭后半小时再喝茶　饭后不宜立即饮茶,否则会冲淡胃液,影响食物消化。同时,茶中的单宁酸和食物中的蛋白质混合后会产生不易消化的凝固物质,给胃增加负担。饭后半小时再喝茶,能促进消化吸收,起到杀菌消毒和护齿的作用。

9.晚上别吃冷饮　晚上 7 点后,人体体液代谢下降,此时吃凉的食物,尤其是冷饮,不易消除疲劳还会影响睡眠。

10.饭后甜点要少吃　正餐已获得了足够的糖分,如果再吃甜点,人体会吸收多余的葡萄糖、淀粉。吃过油腻的东西后尤其不要吃甜点。

11.多吃深色蔬菜　深色蔬菜是指绿色、红色、紫红色的蔬菜。中国营养学会推荐,每天应该吃 500g 蔬菜,其中深色蔬菜应占到一半以上,其维生素 C 含量比浅色的高 1 倍。举例来说,深紫色茄子与浅绿色茄子,紫色洋葱与白色洋葱,紫甘蓝与卷心菜,紫薯与红薯、白薯,前者的营养价值都显著高于后者。

12.动、植物油混着吃　仅吃植物油会促使体内过氧化物增加,加快衰老,还会影响维生素的吸收,增加乳腺癌、结肠癌的发病率。而动物油含有对心血管有益的多烯酸、脂蛋白等。用 1 份动物油、2 份植物油制成混合油,可以取长补短。

13.吃饭环境要安静　英国曼彻斯特大学研究显示,随着噪声增大,受试者感受食物甜味敏感度降低。研究还表明,嘈杂的就餐环境会使人的味觉变迟钝。在吃饭时不要选择环境嘈杂的餐馆,有轻柔音乐作背景,可以让人吃得更香。

14.别一个人吃饭　单独进餐容易产生不良情绪,而且饮食单调,会造成营养失衡。和同事、朋友、家人一起吃饭,心情舒畅,胃液的分泌也相对旺盛,可使食物尽快地消化和吸收。此外,多人一起吃饭,食品种类也多,每种吃一点容易达到营养平衡。

15.骨头汤加点醋　人体对钙的吸收利用受到多种因素制约。含钙丰富的食品有牛奶、鸡蛋、骨汤、鱼虾、黄豆等。胃肠道的酸度不足会影响钙的吸收。因此,烹调食物时适当放些醋,可使食物中的钙转化成容易被吸收的醋酸钙。

16.每天吃一次粗纤维食品　人体摄取了多余的脂肪和蛋白质,与人肠埃希菌作用,会变成有害的腐败物。粗纤维食物可把它们包围并排泄掉。因此,每天最好吃一点粗纤维食物,如燕麦、糙米、薏米、红薯、玉米等。

17.多嚼硬的食物　根据年龄不同,可适当补充一些硬的食物,如坚果类、水果、甘蔗、生黄瓜等。这是因为较硬的食物要费劲去嚼,当咀嚼的次数增多或频率加快时,大脑的血流量明显增多,激活了大脑皮质,可以延缓大脑老化和预防老年痴呆症。

18.细嚼慢咽　有助于消化,每吃一口饭就放下筷子,集中注意力咀嚼,每一口都要细细地咀嚼 30 次以上。

19.少吃盐　新版美国饮食指南建议,每人每日所摄入的食盐应减少到 2300mg(约 1 茶匙)以内。而那些年龄超过 51 岁及患有高血压和糖尿病等慢性疾病的人,每日所摄入食盐量应减少至 1500mg 以内。

20.别滥用调味品　美国食品药品管理局(FDA)的研究显示,桂皮、小茴香等天然调味品中或多或少含有黄樟素,它可引起肝癌。多吃不仅会口干、咽喉痛、精神不振,还容易导致胃酸分泌过多和胃胀气。因此,在烹制食物时不要过多使用。

(六)常吃预防器官衰老的食物

肉类、植物、粮食、蔬菜中含有种类繁多的抗氧化剂,酚类、黄酮类、原花青素、胆碱、肌醇、牛磺酸、胆红素、维甲素、蜂胶素……都有不同程度的抗氧化作用。这些有益成分对于清除自由基,软化血管,保护心肌,延缓衰老,抗击癌症,增强免疫力等方面发挥着巨大作用。因此,膳食多样性,荤素搭配,粗细搭配,适量进食坚果,增加鱼虾类等都是需要的。目前已经认知的有以下内容。

1.绿叶菜　可以让大脑年轻。人成年后(25 岁),大脑每 10 年以 2% 的速度递减萎缩。有报道称每天都吃绿叶蔬菜,可以让人年轻 5 岁。

2.膳食纤维　可以防止肠道衰老。建议 50 岁以上男性每天

30g,女性不少于21g膳食纤维。全谷食物、全麦食品、各种水果蔬菜和豆类都富含膳食纤维。

3.红薯、西红柿　延缓皮肤衰老。20多岁后,皮肤胶原蛋白生成开始缓慢,坏死皮肤细胞脱落减速。研究表明,番茄红素和胡萝卜素有清除自由基、防止皮肤衰老功能。红薯、胡萝卜、哈密瓜和绿叶蔬菜中富含 β-胡萝卜素;而西红柿和西瓜中含有丰富的番茄红素。

4.低脂食物　使肌肉群健壮。30岁后,每10年新陈代谢就会递减 1%~2%,年龄越大递减越快,即使保持适当的运动量和摄入量也会造成脂肪的蓄积,引起肥胖,而限制脂肪摄入是最好的防止变胖的方法。

5.深海鱼　保护眼睛。紫外线、香烟的影响会引起老年性黄斑变性,这是老年人失明的重要原因。要防止黄斑变性这种眼病,多摄入维生素 C、维生素 E、β-胡萝卜素及欧米伽3脂肪酸(深海鱼中含量多)。

6.全谷食物　强壮心脏及血管。研究发现,水果、蔬菜、全谷食物、豆类、鱼类、家禽、奶制品、橄榄油及适量葡萄酒,有助于防治动脉硬化、高血压和心脑血管疾病。

八、简易实用健身养生方法

1. 叩齿　叩齿就是用上下牙有节奏地反复相互叩击,俗称"叩天钟"。经常叩齿能强肾固精、平衡阴阳,疏通局部气血和经络,还可以促进口腔、牙体及周围组织的健康,增强牙齿的全面抗病能力,使牙齿变得坚硬稳固。具体做法:精神放松,口唇微闭,心神合一,默会叩击;先叩白齿、再叩门齿、轻重交替,节奏有序。终结时,再以舌头搅动,吞入津液,缓慢咽下。每日 360 叩,分 3~4 次。

2. 梳头　勤梳头是一项积极、简单、经济的保健方法。头为"精明之府",梳子齿与头发、头皮接触产生的电感应、机械刺激,会疏通经脉,促进血液循环,调节大脑神经功能,增强脑细胞的新陈代谢,延缓脑细胞衰老,增益脑力,聪耳明目。具体做法:每日梳500 次以上,分 5 回,每回 2min 每分钟 50 次为宜,一般由前向后及(或)由头顶至四周,梳子选择以牛角梳、木梳为好,也可用手指腹梳头,轻重程度可自行掌握。

3. 搓脚　脚是人的第二心脏,身体几乎所有经穴在脚上都有相应位置。健脚益体,首推热搓"涌泉"穴(足底心中央凹陷处)。涌泉穴属足少阴肾经,"肾出于涌泉",意即肾经之经气如水井中的井源泉水一样,从这里源源不断地涌出,长久不衰。经常温浴后揉搓此穴,可温补肾经,益精补髓,舒筋活络,平衡阴阳,调理脏腑。搓揉涌泉穴可以辅助治疗头顶痛、肾炎、性功能减退、小儿惊风、失眠、高血压、冠心病、心悸、咽喉肿痛、足裂、老年性四肢麻木等疾病。涌泉穴与足三里穴一样,被称为"健身之穴"。

4. 咽津　中医理论认为,涎液(唾液)在体内化生为精气,为生命之必需物质,具有强肾益脑作用。现代医学证实:涎液(唾液)除具有杀灭微生物、健齿、助消化功能外,涎液中含有促进神经细胞和表皮细胞生长因子,利于神经细胞和皮肤再生。涎液能消除从氧气和食物中产生对人体有害的自由基,涎液还有很强的防癌效果。每口饭咀嚼 30 次以上,可以消除大部分有害物质,要充分利用这种"金浆、金津、玉液、天然抗癌剂",别随意将"口水"吐掉,而每日咽涎液 300 口为明智之举。

5. 提肛　即收缩肛门动作,具体做法为"吸、舔、摄、闭"四字诀。即:放松全身,将臀部及大腿用力夹紧,配合收气,舌抵上腭,向上收提肛门,稍闭气,然后慢呼,全身放松。每日坚持收提肛门50～100 次,每次 1～2min,大便便后延长至 2～3min。收提肛运动可以促进肛周血液循环,防治静脉淤血及由此引起的内痔、外痔、混合痔、肛瘘、肛裂、脱肛、肛门湿疹、便秘、慢性肠炎等。也可用于防治冠心病、高血压、下肢静脉曲张、肛周炎症、肛周皮肤损伤等慢性疾病。

6. 揉腹　揉腹是指用手掌来回揉搓腹部的养生保健方法。中医理论认为腹为人体"五脏六腑之宫城、阴阳气血之发源"。通过揉腹，可以收到调理脾胃、通和气血、培补神元等功效。现代医学证实：揉腹有强化脾、胃、肠和腹壁肌、提高消化系统功能和减肥作用。还可以用于治疗和预防中老年人便秘、周期性失眠、遗精、心血管病等。揉腹方法：先用右手大面积在腹部顺时针方向揉摩120 次，然后下移至肚脐周围揉搓 120 次，再用全手掌揉摩全腹 120次，最后逆向重复 1 遍。具体力量、次数因人、因病而异。饱食后、饥饿时或腹部炎症、肿瘤、身体极度衰弱、发热时均不宜施行。

7. 拉耳　古人强调肾耳合一，互为作用。耳郭穴位群代表全身各部位。肾气充足、肾精盈满、耳健肾通则听觉灵敏。具体做法是：先以右手从头上拉左耳 14 下（向上拉扯），后用左手重复。现代中医认为耳朵上的 49 个穴位与全身各部位和体内的五脏六腑、十二经脉、三百六十五络脉联系密切。还可以采用扯、拉、按、摩、搓、揉、点、捏等手法对双耳进行物理刺激。扯拉揉搓耳朵对肝、胆疾病有辅助治疗作用。耳穴针刺疗法、耳穴压豆疗法对许多疾病有较好效果。

8. 伸腰　伸腰，俗称伸懒腰，方法是伸直颈部、举抬双臂、呼吸扩胸，伸展腰部、活动关节、放松脊柱。伸懒腰运动可使颈部血管顺畅地把血液输送到大脑。大脑得到充足营养后，可以消除疲劳、振奋精神、舒展肌肉、促进机体平衡；还能增加氧摄入量，呼出更多的二氧化碳，加快新陈代谢，避免腰肌过度紧张，防治腰肌劳损，及时纠正脊柱过度向前弯曲，保持健美体型。

上述叩齿、梳头、搓脚、咽津、提肛、揉腹、拉耳、伸腰八法是健身养生有效之道，持之以恒必有收益。

九、钙、胶原蛋白与健康

骨骼由两类物质构成：一类是无机质，包括钙、磷、镁、钾等（维持骨骼强硬度），其中钙占 95%；另一类是有机质（维持骨骼韧性),其中胶原蛋白占 90％以上。胶原蛋白以网状结构形式存在于人体骨骼中,是骨骼的基质,其把无机质凝固于一体,若流失或不足就会引起骨质疏松和骨质增生。钙绝大部分存在骨骼组织中,只有极少的一部分存在于血液循环中。钙对于生长发育、维持生命、延缓寿命、抗御疾病、提高生命质量起着巨大作用。而钙缺乏可以直接引起 100 多种疾病,间接引起和加重 300 多种疾病,后果不堪设想。女性缺钙发病年龄和引发疾病比男性早 10 年,缘于女性的特殊生理状况——月经和哺乳的钙流失。

实际上,钙是生命之源,在人生历程的各个阶段都起着非常重要的生理作用,是人体必不可少的重要常量元素。形成骨骼支撑人体,维持心动节律,传导神经冲动,保持肌肉收缩舒张,参与凝血过程,增快白细胞吞噬,提高免疫能力,参与细胞内多种生理功能,还在受精过程中起着重要作用。在婴幼儿、青少年期的生长发育、中老年期的生理活动中的钙需要量,仅从食物中摄取和利用远远不够。据研究,人体每天需要 1000mg 左右的钙,饮食只能满足 400～600mg,所缺的钙只能从骨组织释出,这个逐渐发生的脱钙、钙不足及胶原蛋白合成能力降低和流失过程所造成的后果就是:中老年骨质疏松,引起和加重许多疾病,不能达到预期寿命(120～175 岁)。体内钙缺失、钙不足几乎与每一个系统疾病发生、发展和预后有关。

临床发现:骨质疏松和骨质增生常常并存。老年人由于缺乏胶原蛋白,加之吸收功能减退,单纯补钙难以解决骨质疏松问题。只有补充易于吸收的水解胶原蛋白,促进骨营养的吸收,才能解决骨质疏松引起的各种骨关节病变。中老年的骨退行性变是一个慢性进行性过程,各阶段有不同的表现。前期仅有焦虑、烦躁、盗汗、乏力、失眠、性欲降低、夜尿多;初期常有腰酸背痛、腿抽筋、肢体麻木、颈部僵硬;中期表现为骨质疏松、骨质增生、全身骨痛、关节肿痛、身高变短、腰椎间盘突出;后期表现为膝关节软骨磨损并变形、椎间盘脱出或游离、肋骨骨折、胸腰椎压缩性骨折、股骨头坏死等。

补钙方法：①饮食补钙。选用钙含量高的食物，如坚果类、麸皮类及鱼虾等海产品，动物骨、牛奶及奶制品、含有维生素 D 的滋补营养品等。②钙制剂补钙。③含有胶原蛋白的钙制剂。

目前，市场上补钙产品种类繁多，多为分子钙、离子钙，共同缺点是多为非天然性、营养成分不足，钙磷比例不合理，无活性因子和免疫因子，缺乏胶原蛋白，吸收率（≤40%）和利用率（≤25%）低，容易在体内沉淀和形成垃圾钙（引起疾病）。人们期望能克服上述缺陷的补钙制剂，既保持有效成分，又去除重金属的动物骨，添加增加吸收和利用的酶类及其他活性因子，增加吸收率和利用率的钙制剂（有资料称络合钙，又称骨营养素，有此优点）。

可以预言，保持正常骨密度，合理有效补钙能够大大提高生命质量，发挥聪明才智，减少疾病发生，释放生命能量，延长人类期望寿命。

十、保持心理健康的具体措施

不同年龄阶段有不同的心理问题，必然影响心理健康。中老年阶段，开始显现衰老，五脏六腑功能进行性减退，进入更年期的中老年人更容易出现神经和内分泌系统功能失调，患多种慢性疾病。加之中老年人肩负社会和家庭重担，社会角色不断转换，子女家庭结构改变，一些人容易产生失落、孤独、空虚、无助、惆怅等消极情绪，加上一些衰老性疾病缠身，因此心理问题解决、心理健康保持就显得特别重要。以下具体措施有助于保持心理健康。

（1）充分了解自己，对过去、现在和将来有适当的评价和预测，不必期望值过高。

（2）对环境和周围人际关系有较好的适应能力，不论你原来多么显赫或什么地位、名誉，保持一颗平常心，把自己当普通人。

（3）生活目标和工作追求不要定得太高，要切合自身和环境实际情况。

（4）与现实环境保持密切接触和深入了解，面对现实，不要过于理想主义。

（5）具备从经验和书本中学习的能力，不断总结、提高、改善。

（6）学点心理学知识，能适度地发泄情绪，也能适时调整情绪。

（7）在不损害社会和他人利益，符合社会规范的前提下，充分发挥个性特点，适度满足个人需求。

（8）保持良好的人际关系，经常与朋友保持来往。

（9）培养兴趣爱好，做自己喜欢做的事，从中获得"成就感"。

（10）放弃成见，学会超脱，避免过多的挑剔、指责和抱怨。

（11）珍惜眼前时光，拥抱今天的生活，不必为过去反思和将来操心太多，即不必太多的"远忧近虑"。

（12）遇到一些事情，当断则断，不要经常犹豫不决，左思右想。

（13）保持劳逸结合，适度锻炼和生活规律，尽可能地纠正不良生活习惯。

十一、人体各器官衰老开始时间与干预措施

一些研究资料显示：人体不同器官衰老性变化的开始时间有巨大差异，原因在于各脏器新陈代谢周期的先天不同。这些不同对于各个年龄阶段采取不同的保健养生，抗击衰老措施，有积极的指导意义。

1. 大脑　始于 20 岁。中枢神经细胞出生后数量 1000 亿个左右，从 20 岁开始逐渐减少。40 岁后，神经细胞的数量以每天 1 万个的速度递减，这是记忆力减退、协调能力降低、大脑功能下降及大脑细胞之间缝隙功能退化的主要原因，后者更为重要。令人可喜的是脑细胞功能具有替代和放大作用，经常适度用脑可以延缓神经细胞的衰老过程。

2. 肺　始于 20 岁。人的肺活量于 20 岁开始缓慢下降。40 岁，可出现"气力不足"、气喘吁吁、"体力不支"情况。此种改变缘于呼吸肌和胸腔的僵硬性改变——肺运转空间减少和呼气后肺残

留气体增加,影响肺-血液气体交换。30 岁时,普通男性吸入气量开始减少,70 岁时降至 1/2～1/3。经常深呼吸和运动锻炼可增加吸入气量。

3. 皮肤　始于 25 岁。25 岁后,机体生成胶原蛋白速度减缓,皮肤弹性蛋白弹性降低,甚至发生断裂,皮肤坏死细胞脱落变慢,生成新皮肤细胞的数量减少,皮肤细纹出现,而发现和注意到往往在 35 岁以后。加之油烟、紫外线、空气中污染物等的损害,加快皮肤老化过程。皮肤按摩等可延缓老化过程。

4. 肌肉　始于 30 岁。肌肉的生长、衰竭、再生长过程保持着平衡的肌张力(肌肉弹性)。30 岁后,肌肉衰竭速度超过生长速度。40 岁以后肌肉以每年 0.5％～2％的速度减少(肌细胞的数量与质量)。经常锻炼有助于延缓肌肉老化过程。

5. 乳房　始于 35 岁。无论生育与否,女性 35 岁后乳房组织和脂肪进行性减少,大小和丰满度下降。40 岁开始下垂,乳晕收缩,乳腺癌发生率增加(此与乳房物理性变化无明显关系)。乳腺细胞受损伤(内源性与外源性),基因变异等关系密切。全身性锻炼和乳房保养有助于延缓乳房下垂和增强免疫功能。

6. 骨骼　始于 35 岁。破骨细胞与成骨细胞转换失衡。研究发现,儿童只需 2 年时间完成骨骼再生,成年人完全再生需要 10 年。25 岁前,骨密度一直在增加,35 岁后,骨质开始流失(主要是骨钙脱失,胶原蛋白生成减少),进入骨骼自然老化过程。表现为身高逐渐降低,60 岁身高降低 2cm,至 80 岁会降低 5cm 以上,需锻炼与补钙。

7. 心脏　始于 40 岁。身体衰老,心脏输送血液能力降低,此缘于心脏动力不足,血管弹性下降,动脉粥样硬化。血管硬化和斑块形成引起心绞痛概率大大增加,尤其是 45 岁以上男性和 55 岁以上女性容易发生冠心病和心律失常。肥胖、血脂异常、缺乏锻炼等是发生心脏病的帮凶。需及时诊治。

8. 肾　始于 50 岁。肾滤过率降低,排泄"废物"能力衰减,70

岁以后肾滤过量仅为 30 岁时的 1/2。肾脏体积缩小,30 岁时重150g,85 岁时仅 90g。还出现肾功能渐进性下降,容易发生肾功能衰竭。及时治疗原发疾病。

9. 肠　始于 55 岁。健康的消化系统对有益菌和有害菌起着平衡作用而减少患胃肠道感染性疾病。55 岁以后,有益菌数量减少,加之胃、肝、胰、小肠消化液分泌液减少,胃肠道感染机会增加,消化功能降低,便秘更是常见的现象。由此可以看出年轻时就做好胃肠保护的重要性。定期检查胃肠功能,早发现,早治疗疾病。

10. 肝　始于 70 岁。肝细胞的再生能力非常强大,手术切除部分肝叶后 3 个月内即会生长出完整的肝脏,恢复几乎所有肝功能,这是肝移植容易成功的理论基础。

11. 膀胱　始于 65 岁。无论男女,更年期以后由于体内激素变化也带来了"膀胱问题"。非疾病原因尿频、尿无力、膀胱排尿失控等并不少见。膀胱衰老较晚令人欣慰,膀胱排尿调控训练可以延缓膀胱衰老,如全身性锻炼,收提肛训练等。有报道,中年以后膀胱的容量只有年轻时的 1/2～1/3,这也是尿频的原因之一。

12. 眼　始于 40 岁。年龄原因,眼部肌肉愈发无力,聚焦能力和调节能力下降,尤其是看近物体能力——远视,俗称花眼。即使年轻时的近视眼也无可幸免。

13. 听力　始于 55 岁。非疾病原因引起的老年性耳聋并不少见,因老化导致听力受损,这种老化是因"毛发细胞"缺失引起,内耳中毛发细胞的重要功能是接受振动,并将振动音频传给大脑。60 岁以上人群中都程度不同的存在着老年性耳聋问题。

14. 声音　始于 65 岁。咽喉部因年龄增大软组织弱化,影响声音的音质、响亮度等。声音沙哑(非疾病原因)、音质低沉、声音弱等是老年人常见的现象,只不过没有引起我们足够的注意,或者是渐变不易察觉。

15. 生育能力　始于 35 岁。女性卵巢中卵细胞数量和质量开始下降,生育能力衰退。子宫内膜变薄,受精卵着床困难,影响怀孕和胎儿正常发育甚或顺利分娩。男性40岁以后精子质量和数量下降,致使怀孕后流产概率增加。

以上描述的衰老开始时间,指的是不受疾病和环境侵扰情况下的自然健康人,因人、因地、因各种因素的不同而有所差异,我们可以从"自然规律"的知识中受到一些有益启迪进而指导保健养生和疾病防治。

十二、保护大脑的措施

大脑是人体各种生命活动的指挥中心,协调抗病与抗衰老,无论青少年还是中老年,"脑损伤"后果非常严重,积极的措施保护大脑就是保护生命,千方百计的让大脑远离疾病伤害,对每一个人都非常重要。

1. 避免外伤 大脑尽管有颅骨、脑脊液的保护,但受到强烈震动时,不仅会造成头皮外伤,还容易引起脑震荡、脑挫裂伤,甚或颅底骨折。中老年人由于骨质疏松和神经、肌肉组织敏感性降低,受伤后的程度和概率更高。头部受伤,轻者引起和加重老年性痴呆,重者会导致死亡。建议:健身运动、外出旅游、雨雪天气等要特别注意保护大脑。

2. 避免有毒物质侵害 许多药品、毒品、酒类、咖啡、尼古丁、疫苗、杀虫剂、化工产品、空气和水中污染物(如汞、铝、砷等)等有毒物质会伤害大脑神经细胞。经常用作治疗睡眠障碍、焦虑抑郁的镇静药物对大脑有一定的毒害作用,影响脑细胞活动和协调功能。建议:远离毒品、戒烟限酒、防控污染、少用镇静催眠药物。

3. 避免情感创伤 研究证明,极度愤怒和悲伤,长期焦虑和抑郁等都能影响大脑功能正常发挥,给大脑带来负面影响。地震灾害、洪水泛滥、车船事故、战争创伤等受到情感伤害的人,因强烈刺激而改变大脑的某些功能,这是研究和现实共同得出的结论。研究还发现,长期或者慢性持续的精神压力会让机体释放某种激素,伤害脑细胞,特别是记忆细胞。建议学会心理调适。参阅本书

第 80 章。

1. 远离酒精、烟草和调味剂　酒精伤害大脑的方式是让人脑体积缩小（脑萎缩），尤其是长期嗜酒者。尽管少量饮酒能阻止高密度脂蛋白与脑细胞结合，使其回到血液中降低低密度脂蛋白等有害胆固醇水平，但酒精通过刺激神经细胞阻止氧进入细胞，减少神经递质释放而影响脑功能正常发挥。烟草中的尼古丁，会使血管收缩，降低大脑和小脑的血流量，减少大脑营养供给，使大脑提早衰老。许多人体验到食用较多的甜味剂和味精会感到身体不适，容易患多动症、抑郁症、有暴力倾向。停用后头痛消失、关节痛改善、记忆力提高。大脑扫描发现，长期受烟草、酒精、调味剂侵害者大脑左颞叶活动严重不足，大脑神经活动水平整体下降。建议：限酒戒烟，少用调味剂。

5. 保持足够睡眠　长期睡眠不足容易精神错乱、全身乏力、食欲下降、记忆力和思维能力下降，而充足睡眠有助于功能恢复和消除症状。建议：学会放松心情，必要锻炼，促进大脑安静，每天 7～8h 睡眠。患有睡眠性呼吸暂停综合征者需及时专科诊治。

6. 保护脑血管，减少血管内垃圾　高血压、脑动脉硬化是引起脑血管损伤的主要危险因素，而胆固醇在血管内沉积，动脉内膜增厚引起的血管弹性降低、血管内壁粗糙、管腔狭窄、小血管闭塞、斑块形成等动脉粥样硬化改变，致使脑供血供氧量减少。严重者发生缺血性中风和出血性中风。建议：尽早治疗高血压、冠心病、脑血管病，尽可能保持血压、血脂、血糖在正常范围。参阅本书第 78 章。

怀疑脑血管病变，需要做的检查是：血液生化检查，尤其是血脂、血糖；颈部彩超，检查有无颈内动脉颅外段硬化斑块、血栓、溃疡、狭窄或闭塞等的程度和范围；经颅彩色多普勒超声，了解脑血流情况，评估脑动脉硬化程度，指导治疗计划；CT 与磁共振检查，可发现多发性腔隙性脑梗死等病变并与其他脑器质性疾病鉴别。

脑动脉硬化的治疗包括适度运动、心理调适、调控饮食、适宜药物及基础性疾病的治疗措施。参阅本书有关章节。

十三、中老年人运动量、度和运动时机选择

运动是健康之必需和保障，人类正是在"动与静"的结合中得以正常生长发育，保持着生理、心理和社会适应层面完美状态。因为有了动与静相融合，大大降低了患病机会，患病后也恢复得比较快。怎样运动，选择什么样的运动方式和运动时机，要认真考量，以尽可能地避免运动伤害。

（一）运动的"量"和"度"

选择有氧运动，尽量避免乏氧运动。前者主要是散步、慢跑、各种拳操、钓鱼等非剧烈的运动方式。而乏氧运动，包括一些极限运动、竞技性运动，表现是运动时大汗淋漓、心慌气喘、心跳超快、运动后疲惫不堪，甚至数日后仍精力、体力难以恢复。患有慢性、退行性、衰老性疾病的中老年人，乏氧性运动宜作为禁忌。

运动的"量"和"度"，什么是最好，适合自己心身特点的就是最好。从健康角度上说，以中小运动量为宜，身体微微出汗，心跳增加 10～20 次，活动后全身轻松，没有疲劳感，或者有点"累"，但很快就可恢复，这是养生保健之道。坚持每周 4～5 次，每次 30～40min 的有氧运动，你会终身受益。

有氧运动时间选择在上午 9:00、下午 4:00、晚上 7:00 为最佳时间点。这些时间正气充裕、污染少，可以为你增添"正能量"。

需要注意的是，中老年人运动不能代替药物，或者说不能完全代替药物。患有慢性病者，如高血压、冠心病、糖尿病、脑中风后遗症、慢性肝病、慢性胃病乃至癌症等，都要把运动治疗和药物治疗有机结合，这样才能事半功倍，加快康复。冠心病者在运动前服点速效救心丸、麝香保心丸或者硝酸甘油，可以避免运动时心肌缺血；糖尿病患者备点糖块可以应急低血糖反应；脑中风后遗症者的运动更需要注意安全和保护。

(二)运动时机

1. 不宜空腹或饱餐后运动　可在餐后 30min 或两餐间运动。

2. 清晨早起运动利少　清晨 3－4 点起床运动,然后再睡个"回笼觉",易疲劳、早衰,太阳出来后运动更有益。

3. 气温过低时运动易患病　气温过低时运动出汗后易患"感冒",确需运动时宜微微出汗,稍稍心跳加快为佳。天太冷时少动多静也是一种选择。

4. 阴雨天林中运动不宜　此时容易吸入过多的二氧化碳引起"中毒"。晴天运动更佳。

5. 雾霾天运动防"雾"　阴雨雾霾天空气中含有很多污染物,不仅仅是 PM2.5,还有很多细菌、病毒,此时户外运动利少弊多。确实要运动,宜用好早餐,做好防护。

6. 口鼻呼吸害多　鼻腔内有很多鼻毛、纤毛,对空气有滤过、保护作用,口腔则无此防御机制。因此,需要尽量用鼻呼吸,而非大口呼吸。

7. 情绪低落时运动利少　情绪低落、极度愤怒、极度悲伤时,内分泌系统、神经系统功能不完善,各种激素水平不均衡,此时强行运动易引起"内伤",宜在精神饱满、精力充沛时运动。

8. 极限运动避免　极限运动是缺氧性运动,很容易引起运动伤害,宜选择比较舒缓、中小运动量、适合自身特点的运动项目。

第二节　社区常见健康"问题"干预措施

一、婴幼儿智力发育

(一)婴幼儿智力发育特点

婴幼儿智力发育过程,有其固有自然规律,应尽早进行开发,并且要多维度开发。教育家长要根据实际情况创造出适合自己小儿特点的智力开发方法,尽可能多地让其自己想、自己干、自己看、自己说、学会问，做自己愿意干的事。实践证明，每个孩子都具有天才潜能，因而对儿童智力开发越早越好，早期干预并要持之以恒，这可以预防和治疗小儿智力低下。

小儿期大脑皮质的发育不完全，所以，功能定位不是绝对的，小儿年龄越小，脑的可塑性越大。大脑结构和功能的发展与外界环境的信息刺激高度相关，信息刺激越丰富，大脑神经元之间的联系就越广泛，小儿智力发育就越好。当大脑某处受到损害，经过适当刺激，代偿功能可以尽快尽早建立，大脑的其他部位也可以不受影响。普遍认为，4 岁前是儿童智力开发的最佳年龄阶段；幼儿园是开发儿童智力潜能的最佳外部环境；符合儿童心理的教育是开发儿童智力的有效方法。

早产、低体重、胎儿宫内窘迫、新生儿窒息、缺氧缺血性脑病、颅内出血、化脓性脑膜炎、脓毒症和菌血症、低血糖、脑瘫、脑发育不全及母亲患有妊娠高血压症、重度贫血或严重心肺肾肝疾病、胎盘问题、脐带问题等都与儿童智力低下高度相关，并在其发育过程中逐渐显现，早期不易识别，一旦症状明显，儿童年龄偏大，治疗已相当困难，甚至终身不能逆转。

(二)干预措施

1. 新生儿干预　积极提倡母乳喂养。室内要有充足的阳光，保持空气清新(勤开窗换气)，室内摆放幼儿可以看得到的五颜六色各种玩具(带声响更好)和彩条、几何图形、气球和挂图等。医生要忠告与鼓励家长应尽量多与新生儿进行眼神及语言的交流；观看图形简单、线条分明的黑白图片进行视觉激发；倾听舒缓的音乐及有节奏的歌谣进行听觉训练；给予抚触、做婴儿操和游泳促进末梢神经输入，改善感知觉，进行运动技能训练，提高协调能力，要定期测量小儿体重、身长、头围，绘制生长曲线。

2. 婴幼儿干预　婴幼儿穴位按摩可至 2 岁，每日按摩 1 次，每次 30～50 遍，依序为天门(印堂)、坎宫(眉心至眉梢)、百会(头顶正中)、肾俞(第 2、3 腰椎两旁)、内劳宫(手心)、涌泉(足心)

等穴。

四肢运动对脑发育影响很大，要解放四肢，让其自由活动。练习俯卧、抬头、仰头。定时把尿（吃完奶后 20min），可使其较早地建立起条件反射。大人应经常抱、逗和亲吻小儿，尤其是父母，经常给小儿说话，通过此项"人际交往"发展抽象思维。

（1）1—3 个月干预：仍为母乳喂养为主，不足者，适当补充专用奶粉。每月称体重并记录。除保持室内充足光线、经常换气外，可抱至户外，初次 5min，后可根据天气情况决定适当延长。玩具逐步增加并更换花样，以增加大脑的信息积累。

继续加强对眼、耳、鼻、口的训练和对躯体的抚触（方法同新生儿干预）。穴位按摩（同上）。捏背疗法（从大椎穴到长强穴），不断增加四肢及全身的主动、被动运动。开始进行视—动整合训练（在小儿周围放置玩具、帮助其触摸、抓握），此可发展手—眼—脑协调功能。继续大小便条件反射和"人际交往"训练（与小朋友和大人一起玩），但不宜去人多、风大、环境污染、条件差的地方。

（2）4—6 个月干预：喂养仍以母乳为主，但需添加辅食，如配方奶粉、米粉、鱼、蛋黄、蔬菜和水果。5 个月后，逐渐增加米粥、面片等，要由少到多，由稀到稠，再到固体食物的原则。少儿应多做室外活动，天热时穿衣要少，尽量裸露。应尽量顺应少儿兴趣，提供大小、形状、颜色不同的玩具，以培养小儿的鉴别能力。要保证玩具不破碎、无毒性。训练小儿眼、耳、口、手的协调能力，如吃橘子时让其看、摸、闻、拿、品尝及感觉（甜、凉、酸、涩等）并用语言对其表达，同时观察反应，以将信息传入大脑，产生整合功能。与此同时，还要不间断地训练小儿的握、抓、拿、捏等精细动作，引导孩子有始有终地完成动作。全身运动包括帮助训练、仰卧起坐和俯卧练爬。继续进行大小便和"人际交往"训练，坚持生长监测，抚触按摩和捏背疗法（同上）。

（3）7—9 个月干预：喂养方面，以奶类为主，通常要加辅食，各种食物均可，应避免过于粗糙、难消化、油炸食物。多做室外活动，爬或玩玩具,应避免暴晒。可选用能转动、能组合的玩具,以引起强烈的探索欲。视—动整合训练是这个阶段的主要内容。与可吃、可玩、可用的实物相结合。通过小手触摸和实际操作,引起视觉感官的配合,为语言打下基础,促进"思维"发展。四肢运动要逐渐扩大活动空间,在安全地方让孩子自由爬玩。大小便、"人际交往"训练和生长监测、抚触与按摩疗法同步进行。

(4)10—12个月干预:食物要添加400~600ml婴儿配方奶,每日应食用蛋、鱼虾等。食谱越广泛越好,逐渐由半固体向固体过度。多做户外活动。玩具要有利于发展小儿手、眼协调能力,提高智力和创造力。视—动整合训练要逐渐增加,并要注意培养小儿的语言和模仿能力。坚持让孩子脑、眼、耳、口和手并用,玩的方法要多样化。运动方面巩固坐爬训练,开始学站和走,以及左右翻滚,不断拓宽活动空间。大小便、人际交往训练和生长监测、抚触和按摩疗法同步进行。

(三)1—3岁的干预

1. **饮食** 1岁以上的孩子有了一定的自我生活能力和自我活动能力,学会了走路,但不稳,语言功能尚不完善,有时表达不十分清楚。为促进发育,需要平衡膳食,多样化的食物,满足生理需要。每日需要400ml幼儿配方奶,100~150g谷类食物,50~100g水果,150g蔬菜,50g瘦肉,50g鱼虾或鸡蛋,25~50g豆制品,这可以防止发生佝偻病和缺铁性贫血。躯体保健方面,要按程序进行计划免疫,多做一些户外活动,接受阳光和新鲜空气,要特别注意防治感冒和小儿活动安全,头颅保护最为重要。

2. **四肢运动** 可训练双脚跳、单脚立和单脚跳,经常进行踝、膝、髋关节的旋转运动,足趾的伸展运动,骑小车等活动。上肢及手指的运动尤其能促进小儿智力发展。十指训练包括抓、捏、旋转、反掌等动作,如穿球、捏小米、捏线头、折纸、弹琴、画图、扭螺钉、下棋、拼插玩具等。

3. **语言训练** 与动作同步,为其讲故事并让其复述,听音乐及故事磁带并让小儿复述。让孩子在玩耍当中逐步理解和掌握上下、左右、前后、里外、中间等空间方位。拼插玩具、几何图形、制作几何体,可锻炼空间知觉,空间知觉能促进立体性思维发展;几何图形能促进右脑的发展。通过这些活动,让孩子在游戏中益智,在快乐中成长。随着年龄增加,还要告诉他们早晨、中午、晚上、昨天、今天、明天等抽象时间概念。也可让孩子学会看钟表,建立起更具体的时间概念。

4. 生活能力训练　包括吃饭、穿衣、洗手、洗脸、大小便等,尽可能让其自己动手,可以开发智力、锻炼意志、培养独立生活能力。发展孩子兴趣可以用图片或实物展示,让孩子尽情地玩耍、想象,发现最感兴趣的,着力培养。同时要不断增加孩子活动空间,多与小朋友一起玩,通过讲故事、游戏、舞蹈、体育活动,延长小儿集中注意的时间,激发其好奇心和自信心,培养独立、坚毅和勇敢的优良性格。

总之,年轻的父母要做个有"心"的家长,尽可能多地为孩子提供更多的开发智力、促进心身健康和养成良好生活习惯的帮助,使之全面发展。

二、儿童厌学

尽管孩子天性是努力、向上、好学,但厌学、逃学甚至离家出走的现象屡见不鲜,小学生、中学生都有,常令家长、老师十分头痛、着急,有时候一筹莫展,理不清头绪,找不到办法。实际上,孩子的不听话、脾气犟、厌学逃学等问题出现,常常与过分溺爱、管理方法上的"刀子嘴、豆腐心"有关。深层次的原因,也与家长的心理素质、管理方式、奖惩态度有关。父母和老师要对儿童不同阶段的心理特征有深入了解,才能有的放矢,得心应手的教育。

(一)各年龄段儿童成长特点

1. 母爱中心阶段(0—2岁)　这个阶段的孩子容易与母亲形成感情依赖,犹如一种共生状态。母亲用最温柔的爱心和体贴入微的关怀,并朝夕相伴而形成亲密关系,孩子和母亲都有较强的依赖性和深层次的安全感。

2. 父爱介入阶段(3—5岁) 这个阶段,父亲的功能是把母子从"热恋"中成功分离,降低彼此极强的依赖性,这对孩子的正常心理发育、健康成长、独立能力发展、形成平衡的家庭情感关系至关重要。没有父亲的参与,母子情感联结难以自然松解,孩子也极易变得幼稚、依赖、胆小、羞怯。

3. 建立良好规则阶段(6—10岁) 此阶段孩子开始注意到性别角色,如果不能正常管理和教育容易慢慢发展成母子联盟或父女联盟,而形成另一位家长游离边缘的三角关系,有可能引起不愉快和矛盾。夫妻感情不良的家庭(如经常吵闹、冷战、婚姻破裂等),会对孩子形成心理阴影,使孩子成为夫妻间的传声筒或替罪羊羔。家庭中,母亲角色太强或父母一方角色太弱(婚姻偏斜),都会影响孩子个性发展和健康成长。

4. 管理弹性阶段(11—15岁) 此阶段孩子已基本具备了本身行为是非对错的判断能力。家长对孩子的行为要积极、善意认同和理解,鼓励其独立思考,为自己行为承担责任,而不要包办代替和一味指责,甚至打骂。出现意识冲突或孩子出现一些问题,多为孩子心理着想,看成是成长伴随问题,不可轻易上纲上线。对孩子过多的批评容易形成孩子的自卑,缺乏自信,畏惧心理,遗患无穷。对孩子多表扬,多鼓励,多肯定,多支持,能促使心理健康发展,降低负面心理效应。

(二)干预措施

儿童厌学是一种社会和个体病理心理状态的产物,必须采取学校教育治疗、家庭管理治疗、法制和道德治疗的方法予以矫正。对待厌学的孩子家长可以从以下几个方面入手帮助孩子。

1. 善于激发学习兴趣 综合运用听、说、读、写,将学习与游戏相结合,寓教于乐,激发孩子的学习热情,可以配合录音、录像等电化教学手段,提高孩子的学习兴趣。

2. 培养良好的学习习惯　从小做起,对孩子的学习以指导为主,绝不包办代替,养成孩子在学习过程中的责任感和独立性。

3. 形成正确的学习方法　合理分配时间及脑力,按时、保证质量、独立完成规定作业,不搞题海战术、疲劳战术,以质取胜,努力提高学习效率。

4. 与老师、同学和学校建立良好的关系　从小训练孩子社会适应能力和人际交往能力;家长要关心学校,了解孩子的老师和同学,增强孩子对学校的热爱,这样使学校教育成为孩子有趣、有益的经历。及时、合理、有效地帮助孩子中发生的矛盾和问题。

5. 看到学习的进步　了解孩子的学习情况,家长要善于发现,哪怕只有极小的进步也要给予积极的鼓励,并与孩子一起进行前后对比,首先看到孩子学习上有哪些进步,还存在哪些不足,制定小的近期目标,帮助孩子努力达成目标。使孩子对自己的学习情况心中有数,信心足,动力强。

6. 克服生活和学习中的具体困难　发现孩子学习退步,对学习有厌倦情绪,要加强与孩子的沟通,积极地寻找原因,态度要诚恳,帮助孩子解决具体问题。

7. 创造良好、自由、宽松的学习环境　父母要以身作则,建立学习型家庭,除学校课业之外,开拓视野,广泛涉猎,根据兴趣与孩子一起进行探索性及创新性研究,使孩子的学习充满后劲。

三、新生儿听力筛查

(一)听力筛查

新生儿听力筛查是指运用客观、快速和简便的测试方法或手段对新生儿进行检测。目前新生儿听力筛查的常用方法有耳声发射(OAE)和自动听性脑干反应(AABR)两种,根据设定的筛查标准,将可能有听力损失的新生儿筛查出来后进行进一步确诊。

1. 影响听力的高危因素　与新生儿听力损失密切相关的高

危因素主要包括耳聋家族史、宫内感染(如巨细胞病毒、风疹、弓形虫等)、颅面部畸形、早产或极低体重儿(体重＜1500g)、新生儿严重窒息、黄疸;母亲滥用药物和酒精、母亲糖尿病、染色体异常及一些与感觉神经性或传导性聋有关的综合征等。新生儿重症监护病房患儿也可出现迟发型或进行性听力损失;各种后天因素如感染、外伤、使用耳毒性药物等;发生在婴儿或青年期的遗传性听力损失。因此听力筛查具有重要意义。

2. 听力筛查技术规定　《新生儿听力筛查技术规范》规定如下。

(1)正常出生新生儿实行两阶段筛查:出生后48h至出院前完成初筛,未通过者及漏筛者于42d内均应当进行双耳复筛。复筛仍未通过者应当在出生后3月龄内转诊至省级卫生行政部门指定的听力障碍诊治机构接受进一步诊断。

(2)新生儿重症监护病房(NICU)婴儿出院前进行自动听性脑干反应(AABR)筛查,未通过者直接转诊至听力障碍诊治机构。

(3)具有听力损失高危因素的新生儿,即使通过听力筛查也应当在3年内每年至少随访1次,在随访过程中怀疑有听力损失时,应当及时到听力障碍诊治机构就诊。

(4)对确诊为永久性听力障碍的患儿应当在出生后6个月内进行相应的临床医学和听力学干预。

(二)干预措施

针对不同性质不同程度的听力障碍应采取不同的康复手段。一般来讲,确诊为重度或极重度的感音神经性听力损失的患儿,建议在出生后3个月开始选配助听器;中度听力损失者,建议6月龄时开始选配助听器;部分中度及轻度听力损失的小儿,随访至8—10个月,确定为永久性听力损失后,建议选配助听器。所有配戴助听器的患儿,均应定期进行听觉及言语康复训练,并定期进行听力和言语发育评估。对康复效果欠佳的重度或极重度感音神经性听力损失患儿，建议 1 岁左右进行人工耳蜗植入手术，术后继续进行听觉言语康复训练。

四、"疾病意识"、自我检测及相关征兆

工作中经常会遇到病史收集不全，临床症状不典型，病者陈述不具体，尤其是就诊者并未意识到的"微小病症"和潜在表现，给诊断和治疗带来不必要的困惑。如果让社区大众增强疾病意识和自我检测能力，就会避免延误早期诊断、早期治疗的最佳时机，就会"见微知著"，大大提高治愈率和"防微杜渐"。

(一)注意临床表现

(1)突然出现胸闷不适、心悸心慌等。

(2)上腹部不适，反酸嗳气，经常有上腹部隐痛，胃内"嘈杂"感。

(3)间断性腹泻，或便稀与便秘交替。

(4)不明原因腰腿痛。

(5)哪怕是偶然出现眩晕、头痛、失眠等。

(6)体重减轻或短期内明显消瘦。

(7)全身性乏力明显，食欲进行性减退。

(8)低热难愈，＞1 周更应特别注意。

(9)长期咳嗽，声音嘶哑等。

(10)长期郁闷、焦虑、缺乏生活情趣等。

(二)自我检测

1. **皮肤**　色泽变化、出血斑点、皮疹、赘生物、浮肿、痣变化(增大、颜色改变)及面色变化如苍白、潮红、晦暗、黄染和面部表情变化等。

2. **眼睛**　黄疸、出血、充血、眼皮浮肿和下垂，眼歪斜及视力改变。

3. **舌**　舌质(胖嫩、红绛等)，舌苔(厚腻、剥脱等)，是否肿大，有无偏斜和僵硬。正常情况下舌质淡红，舌苔薄白，运动灵活。

4. **表浅淋巴结**　包括颌下、腋下、颈部、腹股沟等,有否压痛、肿大及软硬度和数量。

5. **乳房**　有否肿块、压痛、硬度等,尤其是 30 岁以上女性。

6. **分泌物**　如痰、尿、大便及阴道分泌物的颜色、气味、量、性状,有否脓液和血性液、黏液等。

7. **其他**　体重、血压、脉搏等。

以上临床表现项目检测,不仅仅是全科医师的基本功还应教会社区居民家中掌握,必要时做出记录让医师帮助分析。

(三)周围血管堵塞征兆

1. **伤口长时间不愈合**　静脉曲张引起的静脉血管淤积,形成慢性溃疡,经久不愈,容易发生坏疽。

2. **手脚冰凉**　手脚温度低、脉搏细弱伴手脚麻木,提示血液循环不良,应想到血栓闭塞性脉管炎、闭塞性动脉硬化症、无脉症,需血管超声检查。

3. **走路脚痛,休息后缓解**　间歇性跛行,走路脚痛,行行停停,提示下肢血流不畅或淤积,需血管造影和血管超声检查。

4. **突然脚肿,温度高**　多是外周动脉血管堵塞所致,脚部突然肿胀明显,局部温度升高,双脚粗细不一,需血管超声检查。

5. **局部皮肤变薄、毛脱、甲碎**　系外周动脉血管渐进性淤积、堵塞,常伴有下肢肌营养不良,需检查血管病变。

(四)动脉血管阻塞征兆

1. **突然胸闷、胸痛**　因生气、紧张、压力过大或运动时突然胸闷,感到心力不足,或出现心绞痛,肩、臂、颈、下颌、咽喉、背部疼痛不适,甚至消化不良,需检查心脏。

2. **运动后气喘,休息后不能缓解**　常是心肌梗死、持久性心绞痛表现。若发生频率较高更应警惕心脏病变。

3. **单侧手足突然无力、麻木**　多为"小中风"表现。这是短暂性脑缺血发作(TIA)常见表现之一。也可伴有面部感觉异常、嘴角㖞斜、流口水、吞咽困难症状,多时间短暂易被忽略,需边治疗边检查。

4. 单眼突然视物模糊　也是小中风常见症状。视物模糊、部分视野缺损、瞳孔大小不一、眼睑下垂也是常见表现,按脑中风检查治疗。

5. 手颤抖难以停下　伴有嘴角抽动、短暂神志障碍、失语、失读、方向感丧失,也可伴有耳鸣、呕吐、嗜睡、失听、步态不稳等,既是神经系统病变症状,更可能是心脑血管病变所致,应及时专科检查。

(五)血管堵塞危险因素

1. 心脏心血管堵塞

(1)家族遗传史和病史:包括高龄(＞60 岁)、心脏病、血脂异常、高血压、糖尿病、高血黏、慢性肾功能不全等。

(2)不良饮食和生活习惯:增加心血管病发生率,与上述因素有累加作用。不良生活习惯包括经常熬夜、嗜酒、吸烟与缺乏运动、高脂饮食等。

(3)吸烟:糖尿病者颈动脉狭窄和斑块形成是正常人的 4 倍,若是长期吸烟,动脉堵塞的危险性高达 12 倍。

2. 周围血管堵塞　除与引起动脉粥样硬化的危险因素相同外,还与下列因素有关。

(1)男性:周围血管病发病率男:女＝2:1。

(2)年龄:55 岁以上患周围血管病者 55％,＞80 岁高达 96％。

(3)糖尿病:引起周围血管病(堵塞为主)达 80％以上。

无论是心脏血管还是周围血管病变,及早发现、及早治疗、防止恶化、改善生活质量、降低死亡风险是基本原则。治疗原发疾病,必要的血管重建手术,介入治疗,根据病情慎重选择。

五、亚健康状态

亚健康状态是机体介于健康和疾病之间过程中特殊的、动态变化的阶段。这种临界状态又称为人体的"第三状态"或"灰色状态"，此种状态虽然无明确的器质性疾病，但却呈现生命活力降低、生理功能减退、各种适应能力减弱，既可以是疾病的前奏，也可以因处理得当而恢复到健康状态。亚健康调查显示成年人发生率为20％～56％不等（与调查人群不同有关），性格内向、敏感多疑、心胸狭窄及中老年者发生频率较高，女性多于男性，脑力劳动者多于体力劳动者，还与个人的耐受力、对健康的重视程度、个体性格特征、以往患病经历、文化经济状况及某些特定社会和人文环境有关。

（一）临床特征

在生物医学范畴内的亚健康状态，没有明确的病理变化和阳性体征，各种实验室检查也多为阴性，机体的变化仅限于功能失调，并不影响机体的整体功能，但却存在着许多主观不适感和症状，伴随着各种本能行为障碍或自主神经功能紊乱。症状轻重程度不一，差异很大，可以同时或交替出现或与疾病并存，客观体征极少或缺如，主要表现是：

1. 生物节律失调 失眠与嗜睡是常见症状，常伴有精神紧张、焦虑不安。易误认为神经衰弱、失眠症。

2. 健忘 主要为近时记忆下降，长时记忆则不受影响，如下午忘记了早餐或午餐内容，常用钥匙忘记了存放位置等，易误认为中老年人自然规律。

3. 食欲低下 虽美餐却无食欲，甚至见饭菜就心烦，易误认为消化系统疾病。

4. 性欲冷淡 受到一定精神、心理压力引起，缺乏性兴趣，严重者可伴有阳痿、阴冷、早泄、射精困难、性高潮缺失，女性可伴月经紊乱（量多或量极少、提前或推后）、性冷淡、性拒绝，易误认为生殖系统病变。

5. 情绪化反应 表现为情绪不稳定、易激惹、烦躁、容易失去控制或极端化思维及行为或有精神崩溃感，易误认为精神病早期。

6. 抑郁或情绪低沉 对任何事物都缺乏兴趣，没有好奇心和新鲜感，经常感觉孤独无助前途无望，不愿人际交往，常伴有嗜睡、失眠、食欲缺乏、性欲低下或性无能,易误认为抑郁性精神病。

7. 焦虑不安　经常坐卧不宁、忧心忡忡,感到即将大祸临头或者总是担心某人某事而无法解脱。此类容易发展成精神分裂症,需引起注意。

8. 疲乏无力　主要由某种或几种精神因素引起,可有阶段性疲劳原因,常伴有头晕、目眩、心悸、胸闷、食欲缺乏等症状。需排除白细胞减少症、贫血等病因。

9. 头痛、胸闷、气短　这是十分常见的躯体症状,是就诊主要原因,但无心脏疾病的客观依据,需全面检查后确定。

10. 泌尿和消化系统症状　可有尿频、尿急、小便发黄或泡沫现象,可有大便稀、轻微腹泻或里急后重感,也可有腹部不适、腹痛,但无疾病依据,需排除泌尿系感染、胃肠炎、菌痢等疾病。

11. 肢体不适　四肢或躯体可有麻木、瘙痒、酸痛,或蚁行感、虫叮感,需与某些疾病和药物反应鉴别。

12. 免疫功能低下　经常"感冒"或有感冒症状,如全身酸懒、流涕、打喷嚏、咽喉不适、口腔黏膜溃疡等,也可出现皮肤轻微细菌感染(如毛囊炎等)。

(二)干预措施

1. 心理学措施　健康教育和健康促进是干预亚健康的重要方法,不健康的心理和生活方式对亚健康形成有重大影响,健康教育目的是让亚健康者了解更多的有关心理健康和卫生方面的知识,学会心理调适,使其从亚健康状态回归到健康状态,逐步建立起科学、合理、健康的生活行为方式。

2. 生物学措施　因为亚健康状态常常是病变前的一种状态,因此,除了心理学干预外,尚需采取一些生物学措施作为配合手段。对症状严重者可给予对症治疗,如止痛药的应用,镇静催眠药的应用,胃肠动力学药物的应用,抗焦虑抗抑郁药物的应用,抗病毒和提高免疫力药物的应用,自主神经调节药的应用,以及某些维生素的应用等,可以提高疗效。药物治疗要密切观察疗效反应,宜疗程短、剂量小,避免药物依赖。

3. 家庭措施　家庭成员的态度和行业影响对亚健康的发生、发展和转归有重要作用,既是成因也是诱因。如家庭成员不和睦、经济纠纷、情感问题、子女教育问题、成员受社会制裁问题、婚恋、上学、就业等问题都会引起和加重亚健康。要指导家庭主要成员对亚健康者做出正确的、适当的反应,要充满亲情和温暖,但也不要"过于热情",以免增加心理负担,引起不必要的猜测,加重病情。

4. 社区措施　社区是现代人生活的重要环境,对亚健康者影响很大,良好的社区自然环境、人文环境对降低亚健康发病率、促进亚健康康复和健康促进有着积极影响。社区组织和社区卫生服务中心(服务站)应设立活动场所、健身房、娱乐设施、图书室等公共活动点,采取综合性治疗康复措施。

5. 学会调适　包括他人和自我的人生观调适、自我位置调适、情绪调适、生活方式调适、饮食结构调适和必要的药物调适(参阅有关章节)。

6. 心理、行为干预　心理干预和行为指导是治疗亚健康状态的重点,医师必须掌握具体方法(参考心理咨询与心理治疗章)。

首先要让患者了解心理干预的意义和心理支持疗法的内容,取得合作,可与健康教育紧密合作(群体干预与个体干预相结合)。干预过程中,通过医师的行为和语言,改善就诊者的情绪状态,缓解释放心理压力。有针对性地向患者说明缘由,循序渐进,引导诉说,耐心倾听,阶段性治疗后还要巩固治疗效果,预防复发。对性格缺陷者还要指导其逐步改变。同时,注意调动各方面潜能,防止歧视,以提高疗效。医师要站在社会和哲人的高度,用科学的态度看待患者、看待疾病、准确地把握病人的脉搏。

六、中年人健忘症

(一)主要特点

中年人是一个成熟的人生阶段,受到人们的普遍尊重和重视。

但是应该看到,由于承受着社会、工作、事业、家庭的巨大压力和年龄的不断增长(衰老的过程),这个群体许多人的精力、体力、生理状态都在不断下降,记忆力不如年轻时的感觉油然而生。近事易忘是许多中年人的心病,因而科学护脑、养脑成为中年人增强记忆力、防止遗忘之必需。

(二)干预措施

1. 培养宽容、大度、忍让情绪品格　日常生活中、工作中既要有必要的激情表现,更要有更多的理性思考。保持愉悦的心情和积极的心态有利于神经系统与各器官系统功能的协调统一,使机体生理代谢处于最佳状态,由此可以反馈性地增强脑细胞的活力,提高记忆能力。

2. 为大脑输入更多的信息　"用进废退"是生物界发展的普遍规律,大脑也是如此。俗话说"脑子越用越灵",不无科学道理,并且也为实践所证明。勤于用脑的人,脑细胞(尤其是脑皮质)不断地接受外界信息的刺激,增加了脑腓肽(脑记忆增强剂)等特殊化学物质,脑内核糖核酸(DNA)含量比普通人的平均水平要高 $10\%\sim20\%$。因此,经常思考问题,接受新事物,学习新知识,别让脑"太闲",会增强记忆力。

3. 调整好身体生物钟　大脑中存在着一个管理时间的神经中枢,即所谓的"时间生物钟",生物钟负责生命各个时段的基本管理程序,通常是张弛有序,有条不紊。中年人的过度心理压力和紧张工作会打乱生物钟,为避免其紊乱、失调和危害健康,要养成劳逸结合、娱乐有度、保证营养、饮食规律的良好工作和生活习惯。

4. 保证充足睡眠　人在睡眠时,周围组织血液供应相对减少,而大脑血供则相应增加,使大脑得以休养生机,保持足够能量,使人能够在工作、学习时,神经细胞处于氧供良好的状态。睡眠不足,能量消耗大,大脑缺氧疲劳,外界信息难以在记忆中枢上划上"痕迹"而容易遗忘。有效睡眠可以补充消耗之能量,恢复精力、体力,改善记忆。

5. 保持积极乐观的人生态度　人的心理状态与行为密切相关,积极心态可以调节激素的水平,保持生活状态和谐统一,从而增强脑细胞活力,提高记忆力。

6. 大脑活化剂——闲聊　在宁静、温馨、舒适、祥和的环境中,不以功利为目的地与亲朋好友聊天、交流信息、传递所见所闻,融洽感情,会使人的心情处于轻松、愉悦、友善的状态,有利于消除紧张情绪,增强大脑活力,开发人的智慧。

7. 选择适合自身特点的锻炼方法　有人说"放松"是人体健康要素,即是说要身心放松,学会放松自己。选择方法时要根据自身健康状况、喜欢爱好、工作特点、条件设备,不可过于剧烈,强调持之以恒,这对防止健忘不无帮助,并且有可能拥抱健康,去除疾病。

8. 不断学习新知识,多思考一些问题　对现实有敏锐的感知,对外界事物保持足够的兴趣,广纳新知、多元思维,会促使大脑产生更多的神经肽,激发机体免疫细胞的活力,改善组织器官的生理功能,可以避免遗忘、延缓衰老。

总之,在日常生活、工作中尽可能多一份求知欲,为自己创造一个富于智力刺激的环境,就可以有效干预健忘。

七、性心理障碍

性心理障碍是一组由遗传学因素、生物学因素和心理社会因素共同引起的性心理、性行为变态病。

(一)主要特征

这类疾病主要缘于染色体异常改变导致性激素异常和后天的生活环境、父母行为、家庭气氛、密切接触者的道德观及个人品行修养,其行为不符合社会道德规范和民族习俗,超越了大多数人的心理和行为接受能力。这种性行为紊乱状态(或称性行为变态,性行为异常),一般分为两大类,前者以性取向障碍为主要表现,主要是同性恋、双性恋、性别改变癖、异装癖、成年性身份障碍;后者以性偏好障碍为主要表现,主要是恋物癖、露阴癖、窥阴癖、恋童癖、恋老癖、恋尸癖、诺秽癖、性洁癖、性窒息、性虐癖、受虐癖等。

顾名思义,上述病症、癖好是一种非正常性心理,所表现的性心理取向,性行为对象、性冲动方式等与常人比较,既有"量的异常"又有"质的异常"。根据表现和程度分为:轻、中、重度。重者如"色情杀人狂""性虐待狂"等,对社会和他人造成极大危害。

(二)干预措施

1.轻度性心理障碍　人具有双重心理,真善美与假恶丑,大多数情况或某一阶段表现是某一方面,另一方面没有表现或有所掩饰。轻症者,要充分调动"光明面",打击、清除"阴暗面",以自我心理调适为主,重在纠正性认知偏差,用积极的心态适应现实生活,培养和养成健康的性心理,多参加一些有益于心身健康的活动,培养广泛兴趣,建立正常的异性交往关系,促进心理健康发展和人格完善,把心理障碍苗头尽量消灭在"萌芽状态"。及时处理出现的性心理困扰。通过学习了解性心理问题的成因、表现,及时发现,及时调适和治疗,寻找正确的宣泄和解决的途径。对于不影响社会和他人的性取向,如同性恋,可不予干预。

2.性心理障碍难以完全自行解决　性心理咨询是一种较为有效的方法。通过咨询了解有关理论、方法和技巧,从而缓解心理冲突、恢复心理平衡,促进人格健康成长。

3.中、重度性心理障碍　在尚未对社会、他人造成危害时,采用领悟疗法、系统脱敏法、厌恶疗法、支持疗法、认知疗法等方法治疗(参阅第80章社区心理咨询与心理治疗)。

4.行政、司法干预　对重症、危害大者,可采取此措施。

八、性传播性疾病

(一)主要特征

性传播性疾病(简称性病)主要因不洁性活动引起,流行范围广、健康危害大,是全世界发病范围最广泛的传染病,也是危害健康和社会稳定的重大问题,以青壮年发病率最高。作为重点防治的性病包括艾滋病、梅毒、淋病、生殖器疱疹、非淋菌性尿道炎(生殖道沙眼衣原体感染)、尖锐湿疣、软下疳、性病性淋巴肉芽肿、阴道滴虫病和阴虱。其中软下疳、性病性淋巴肉芽肿、阴虱已较为少见。

男女均可患性病,早期可无症状或成为慢性感染状态。典型者可在生殖器及其附近出现疱疹、硬结、溃疡和疣状物。临床表现,男性常有尿频、尿痛、尿道口红肿、尿道烧灼感、脓性尿;女性常出现白带增多、有臭味、排尿或性交疼痛。不典型者可仅有阴部不适,虽已患病很长时间却难以被察觉;有些人的疱疹和溃疡发生在女性的阴道、男性的阴茎包皮内等隐蔽部位。梅毒病变、艾滋病病变可以发生在其他部位。性病多数可以治愈,但延误诊断和治疗,或治疗不及时和不正规,病情会不断加重,最终导致不可逆转的损害。出现性病可疑症状,应及早到正规医院诊治,在医师指导下彻底治愈,仅症状消失就停止治疗,不易治愈,容易复发。治疗不正规,会使病情加重或复杂化,贻害终身。

(二)干预措施

(1)广泛开展性病的宣传教育工作,认识性病的传播途径及对家庭、个人和社会的严重危害。

(2)提倡人人洁身自爱,杜绝不洁性生活方式,正确使用"安全套"。

(3)加强个人防护措施,尽量不用公用盆浴或浴池,外出时不用坐厕,或使用时加用防护垫,不用他人毛巾及洗漱用具。

(4)严格管制使用血液及血液制品。

(5)打击、禁绝卖淫嫖娼及各种方式的吸毒活动。

(6)感觉或发现性病可疑症状,要及时到正规医疗机构检查,彻底治愈。

(7)早期诊断,早期治疗,规范治疗,足量、足疗程治疗(参阅第五篇 第44章 性传播疾病)。

（8）患者及性伴侣必须同时接受检查和治疗。

（9）治疗前及治愈前避免性生活。

（10）诊断必须明确，不同的疾病、不同的病情采用不同的治疗方案（参阅本书第五篇　第 44 章　性传播疾病）。

（11）不接受非专业人员、非专业机构、非正规治疗措施的治疗。

九、艾　滋　病

（一）主要特征

艾滋病是由人类免疫缺陷病毒（HIV）感染引起的，以严重免疫缺陷表现为主要临床特征的传染病，全名是"获得性免疫缺陷综合征（AIDS）"。病毒主要存在于患者的血液、精液、母乳、子宫及阴道分泌物内。艾滋病的主要临床表现是淋巴结广泛性肿大、厌食、慢性腹泻、体重下降、发热、乏力、逐步发展为各种机会性感染并继发肿瘤、神经-精神障碍，最后导致死亡。此病毒结构特殊，侵害人体的方式不同于其他病原体，病情复杂多变，受害器官多，至今仍无特效治疗和预防药物。因而，预防是最有效、最经济、最简便的方法。

艾滋病病毒主要是受感染者和患者，通过输血及血液制品、不洁性行为（同性、异性、双性、口交、肛交等）、共用注射器、器官移植、人工授精、文身、修脚、共用剃须刀等传播。母婴传播则是通过胎盘、分娩、哺乳等方式。感染早期可无自觉症状，中晚期才出现艾滋病反应、症状和体征。

（二）干预措施

（1）加大宣传力度，增强个人保护意识，充分认识艾滋病的危害性、严重性，深入了解其传播途径和预防方法，大力倡导正确使用安全套。

（2）杜绝不洁性活动，不提倡同性恋、双性恋、婚外恋。恪守一夫一妻原则，严厉打击卖淫嫖娼，拒绝毒品，不因好奇而吸食，尽可能避免使用和减少致幻药、麻醉药、兴奋药、大麻、鸦片、冰毒、摇头丸、海洛因等。

（3）按国家有关规定，加强入境检查，严防艾滋病以各种方式传入，不用进口血液及血液制品。

（4）接受输血时，对供血者严格检查，严格管理血液及血液制品，输血或血浆前仔细核对，准确无误后方可输入。

（5）不与他人共用毛巾、牙刷、剃须刀。强调拔牙、文身、文眉、扎耳眼等的无菌和卫生。

（6）坚持使用一次性输液器、注射器一人1次1管。

（7）医务人员接触病毒携带者和患者的血液、体液时，应注意防护。

（8）母亲染病或病毒携带者，劝阻不要妊娠和生育。妊娠晚期者宜剖宫产，不要进行母乳喂养，最好与婴儿隔离。

（9）对娱乐、桑拿、洗头、洗脚、发廊等场所要求各部门联手强化管理，杜绝色情服务和性交易。

（10）对病毒携带者，要尽可能早发现、早隔离、早治疗。发现病例后要及时追踪性伴侣和性接触者，认真检查，及时正规治疗。

十、传染性疾病

传染性疾病是由各种致病性微生物或病原体（包括细菌、病毒、立克次体、螺旋体、支原体、衣原体、真菌、原虫、寄生虫等）感染引起的一大组具有传染性的多发病、常见病（本手册将传染病列为感染性疾病篇）。

（一）主要特征

传染病的传播特点，易造成群发和流行，严重危害人类健康。随着医学界对这门临床医学的病因和发生、发展、转归的深入研究和临床实践，以及防治方法的改进和提高，大多数传染病可防可治，通过全社会的共同努力，传染病一定会得到有效控制，从而减少或避免大面积流行。一些新发生、危害大的传染病也会在不久的将来得到控制。

传染病的特异病原体以传播性、流行性、地方性、季节性为基本特征。流行过程包括：传染源（患者、病原携带者、受感染的动物及其分泌、排泄物）；传播途径（空气、水、食物、土壤、接触、虫媒等）；易感人群，人类分为部分易感者和普遍易感。人的易感性主要取决于病原体的毒性作用大小和个体免疫状态。易感人群，对传染病的发生和传染影响很大。计划免疫可以普遍提高易感人群对某些传染病的免疫力，进而控制流行。如乙型肝炎，人普遍易感，因而从出生时开始，应普遍接种乙肝疫苗（具体方法参阅附录"儿童计划免疫"）。

传染源、传播途径、易感人群是传染病发生的三个基本环节，三个环节只要一个中断就不会造成传播流行。因此，管理传染源、切断传播途径、提高易感人群的免疫能力是传染性疾病干预的基本措施。

（二）干预措施

传染病的防治，必须多部门联合始终贯彻预防为主的方针，这对于阻止传染病的流行具有重要作用，还必须与隔离、消毒、检疫、流行病学调查、卫生宣传教育紧密结合，以达到控制、消灭传染病的目的。

1.管理、控制传染源　对传染病患者必须争取早发现、早诊断、早隔离、早治疗、早报告，同时采取多种方法管理、控制传染源（包括行政的、医学的，说服同意或采取强制性措施）。对接触者和病原携带者，可根据具体情况进行医学观察、留验或隔离，亦可进行必要的预防注射和口服药物预防等（如儿童计划免疫）。对动物传染源应予隔离、宰杀、焚烧、深埋，并彻底消毒进行无害化处理。

2.切断传播途径　根据各种传染病的不同传播途径，采取相应措施。如肠道传染病，注意不喝生水、不吃变质和不洁食物，饭前便后洗手、不用他人餐具、接触患者后要彻底清洗和消毒等；呼吸道传染病，最好不探视患者，确实需要探视，采取严格防护措施，包括戴口罩、穿防护衣等,日常生活中注意开门窗通气等;虫媒传染病,要广泛开展爱国卫生运动,消灭苍蝇、蚊子、蟑螂等,保持环境卫生;性传播性疾病,包括洁身自爱,遵守性道德,强化性自律的宣传教育,有效防止血液、手术及治疗性传播、拒绝毒品等(参阅本书第五篇第44章　性传播疾病)。

3.保护易感人群　保护易感人群的措施主要包括非特异性和特异性措施两个方面。前者是参加体育活动,增强体质,提高非特异性免疫能力,包括改变不良生活方式、平衡膳食、个人卫生等;后者主要是对易感人群进行人工自动免疫和人工被动免疫,如接种减毒活菌(疫)苗、死菌(疫)苗类毒素、基因疫苗等免疫程序和季节性、流行期、高发地区的疫苗、药物应用(如甲肝疫苗、乙肝疫苗、免疫球蛋白、SARS疫苗、部分中草药等)。适应证、禁忌证、用法参阅有关部分和说明书。

4.消毒技术　消毒包括清除和杀灭病原体,是切断传播途径的重要措施。消毒种类繁多,主要是疫源地消毒、预防性消毒。消毒方法包括物理消毒法:如机械法和热消毒法(煮沸、蒸汽、焚烧、光照、紫外线等);更常用的是化学消毒法,通过化学药品和某些生物制品作用于病原体后影响其酶系、蛋白质和生理活动抑制或杀死病原体,达到消毒目的。

5.隔离技术　隔离就是把患者和感染动物(传染源),人为地限制在一定活动范围内,防止扩散、传播和交叉感染。隔离方式通常分为严密隔离、呼吸道隔离、消化道隔离、接触隔离、虫媒隔离等,性活动隔离属于接触隔离范畴;严密隔离适用于鼠疫、霍乱、天花、炭疽、SARS等烈性传染病,呼吸道隔离适用于流感、麻疹、水痘、流行性脑脊髓膜炎、白喉、百日咳、中东呼吸综合征等呼吸道传染病;消化道隔离适用于各种类型肝炎、痢疾、伤寒等消化道传染病;接触隔离适用于破伤风、皮肤炭疽,以及淋病、尖锐湿疣、非淋菌性尿道炎、梅毒、艾滋病等性传播性传染病;虫媒隔离适用于乙型脑炎、斑疹伤寒、回归热、绦虫病、流行性出血热、黑热病等虫媒性传染病。有些疾病具有双重或多重传播方式,因此,要采取多种隔离措施。

6.分类管理　《传染病防治法》规定我国传染病种类和病种分为甲、乙、丙三类。对甲类传染病,城镇应于 6h 内,农村应于 12h 内,以最快的通讯方式(包括电话、上网等)向发病地疾病控制机构报告,并同时报出传染病报告卡。对乙类传染病,城镇应于 12h 内,农村应于 24h 内向发病地疾病控制机构报告,并同时报出传染病报告卡(艾滋病、肺炭疽、传染性非典型肺炎、人禽流感应按甲类传染病报告)。对丙类传染病,应当在 24h 内向发病地疾病控制机构报出传染病报告卡。

第三节　合　理　用　药

一、滥用抗生素的危害、认识误区与预防措施

调查显示我国约有 20 万人死于药物不良反应,其中 40％死于抗生素药物滥用。经常滥用的抗生素包括先锋霉素、螺旋霉素、红霉素、麦迪霉素、氟哌酸、小檗碱(黄连素)、阿莫西林、奥复星、利君沙、环丙沙星、四环素、土霉素、鱼腥草、呋喃唑酮(痢特灵)、庆大霉素、青霉素等。

1. 主要危害

(1)不合理用药易造成细菌对抗生素耐药,还会产生"超级细菌",使得各种感染性疾病的治疗越来越困难,有可能严重感染时"无药可用"。

(2)不但不能杀灭致病细菌,还会杀灭口腔、上呼吸道、肠道中的正常细菌,造成菌群失调。

(3)各种各样不良反应,如肝肾损害及隐蔽性、渐进性、累积性、全身性脏器损伤。

(4)影响细菌学检查结果,掩盖病情,为进一步诊断治疗带来

很大困难。

2. **认识误区**

(1)误为退热药,随意使用,病毒感染也使用(毫无用处)。

(2)越贵越好,点名要药,往往是医生"推荐",病人"申请"。

(3)小心为上,预防感染,非炎症性红肿热痛、非感染性皮肤外伤、小囊肿等无菌手术,一律使用抗生素;脑出血、休克等无感染指征,为保险,连续使用;普通"感冒"早期就用抗生素。

(4)普通细菌感染,立即使用抗生素,一旦有效,立即停药;效果不佳,频繁更换或过多地联合、盲目用药,可能延误诊断、治疗和抢救时机。

(5)新的抗生素比老的好。

3. **可能引起肾损伤的药物**　肾脏功能是排泄代谢废物和毒物,但极易受到伤害影响正常功能。临床上,药物性肾损伤很常见。引起肾毒性损伤的药物主要有以下几类。

(1)抗生素类:包括氨基糖苷类(庆大霉素、卡那霉素、丁胺卡那霉素、链霉素等)、头孢菌素类(第一代头孢菌素为主)、磺胺类、青霉素类及万古霉素、两性霉素 B 等。其中氨基糖苷类药物肾损伤最为严重。主要表现为血尿、蛋白尿、少尿、无尿或急性肾功能衰竭,与剂量和用药持续时间有关。有些药物性肾损伤与剂量无明确关系,可伴发热、皮疹等症状。

(2)造影剂:尤其是高渗性、高浓度、大剂量造影剂容易引起肾功能损害(造影剂肾病)。

(3)镇痛药:非那西汀、水杨酰胺、对乙酰氨基酚、安替比林等镇痛退热药可引起慢性肾功能损害。

(4)含有马兜铃酸成分的中药材:包括马兜铃、关木通、天仙藤、青木香、广防己等。短期和长期服用都可能引起尿少、急性肾功能衰竭、肾小管间质性病变、代谢性酸中毒、氨基酸尿甚至慢性肾功能衰竭。

(5)其他:抗肿瘤药物、非甾体抗炎药物、某些抗病毒药物也可以引起不同程度的肾功能损害。

4. 预防措施

(1)科学合理用药:上述药物应严格掌握适应证、禁忌证、用药剂量和疗程。药物性肾损伤起病隐匿,早期多无症状(常被疾病掩盖),需尿常规和肾功能检查以早期诊断。

(2)尽量避免肾损伤药物:肝病、肿瘤、营养不良、低蛋白血症等引起的药物与血浆蛋白结合减少,药物经肾排泄增加;糖尿病、高血压、痛风等合并肾损伤疾病,致使药物对肾毒性敏感性增加;老年人用药更容易肾伤害(衰老性改变)。因此,选择使用药物应权衡利弊,合理科学,尽可能简单和个体化,借此减少和降低药物不良反应和肾毒性。

5. 老年人用药需忌　老年人常常患多种疾病,且伴器官组织退行性变,代谢能力降低,因此,用药需特别小心,以免发生不测,主要是:

(1)药量大、种类多:许多药物老年人应用后半衰期延长,容易蓄积中毒,且与年龄呈正相关,量大尤甚。治疗用药品种多,体内易发生物理化学变化,加大毒性反应。

(2)偏听偏信和换药频繁:有些老年人盲目追求高档进口药品,甚或放弃医师给出的治疗方案,以致延误治疗,错过最佳治疗时机。有的人痴迷于祖传秘方、江湖野医、广告宣传和小道消息而不去正规医院诊治。

(3)超量和减量服用:有些老年人治病心切,自行增加药量或担心药物毒性反应而减少药量,或刚有好转就停药。这二者都有害,加量增加肝肾负担,减量或停药则达不到治疗效果。告诫老年人用药要"遵医嘱"。

(4)乱用补药和保健品:补品和保健品适合于特定人群和个体,并非人人皆宜。误认为人参、阿胶是补品而不是药品,要有针对性选择,需要清楚其作用,适应证和不良反应。更不要人云亦云,听信"包治""包好""几天见效"说法。

二、不宜使用抗生素的疾病

1. **上呼吸道感染** 早期大多为病毒感染，一般的抗生素对上感无明显的治疗作用，且会产生毒性反应和耐药性。如庆大霉素、卡那霉素、链霉素会引起听觉障碍和肾脏损害；红霉素会引起恶心、呕吐、腹部不适；青霉素会引起过敏反应。更严重的是滥用抗生素会使体内发生"菌群失调"，引起继发感染和机会性感染。上感的主要治疗是加强护理、保证休息和足够营养，适当降温和抗病毒治疗。只有在出现细菌感染情况下，如扁桃体炎、支气管感染、肺炎时，才应适当选用一些敏感抗生素。

2. **软组织损伤** 这是一种无菌性炎症，局部组织的淤血、红肿、疼痛现象缘于挫伤、碰撞后的组织液渗出和微血管破裂所致无菌性炎性反应。早期局部冷敷、抬高患肢、减少活动是主要措施；24～48h 后再用热敷、电疗等方法，以促进渗漏出的血液、淋巴液和组织液的吸收，才能消除软组织肿胀、疼痛。

3. **过敏反应** 这也是一种无菌性炎症，如接触性皮炎、药物性皮炎、荨麻疹等，是由于人体接触致敏物质后的抗原抗体反应，致使毛细血管扩张，通透性增强，血浆渗出，从而发生皮肤炎症性反应。用抗组胺药（脱敏药物）或皮质激素类药物会取得良效。

4. **冻疮** 这种炎症抗生素无效，而局部保温，应用扩血管药物，改善皮肤血液循环的方法治疗才能使炎症消退。

5. **孕妇** 慎用抗生素，因可损及胎儿，尤其是孕期前 3 个月。

三、无效或有害用药

1. **头痛使用止痛药** 大多数头痛起因于血管和肌肉，尤其是血管的牵拉。情绪紧张、药物和乙醇等因素引起的偏头痛，由于脑动脉血管收缩，随着每次心跳，动脉血管受到牵拉便会产生跳痛。因此，头痛时，首选药物和最有效药物并非止痛药，而是作用于血管的药物。

2. 感冒使用抗生素 流行性感冒是由流感病毒引起的一种上呼吸道感染,分甲、乙、丙型,常因病毒变异而产生新的亚型流行,普通感冒是由不同类型的病毒引起的。对病毒,抗生素治疗不仅没有作用,且可产生耐药菌株,或引起菌群失调,降低免疫力。

3. 皮炎、瘙痒症用激素 由于皮质激素具有抗过敏、抗感染作用,因而对某些皮肤病、瘙痒症有一定疗效,但大多数情况下使用无益。长期外用可能诱发细菌感染,影响儿童生长发育,甚至导致溃疡经久不愈。

4. 腹泻使用抗生素 腹泻原因并不都是细菌感染引起,相当多的情况下因病毒、饮食不当、食物过敏、生活规律改变、外界气候突变等原因引起,部分是单纯性腹泻和"病毒性胃肠炎",这类腹泻使用抗生素无效,应当采用饮食疗法,生活规律或服用一些助消化药物。

四、用药先后顺序与服药时间

(一)用药顺序

1. 先诊断,后治疗 看病需先问病史,做检查,明确诊断后再对症下药,有些就诊者指名要药,这对患者和医师来说是一大禁忌。看病只靠几十年的生活经验"头痛医头、脚痛医脚"的乱点名用药,会掩盖病情、酿出大祸。

2. 先食疗,后药疗 中医认为:"食疗重于药疗""是药三分毒",治疗疾病首选食疗。如姜、葱、红糖水可治疗普通感冒,香蕉、菠菜粥可治疗便秘,山楂可开胃等,若有效,可以不必选用药物治疗。

3. 先外用,后内服 为了减少药物对机体的毒害,能外用药物治疗的疾病(如某些皮肤病、牙龈炎、扭伤等)可先用外敷药消肿、杀菌、消毒。

4. 先中药,后西药 中药绝大多数属于天然药物,毒性反应大多低于化学药物。西药具有相应剂量的种族差异,很多药物通常在肝脏分解,经肾脏排出。如治疗高血压和心律失常的药物普萘洛尔,若心率平均下降20％,所需血药浓度,美国白人比中国人高出1倍多,说明中国人对此药的敏感性远比美国白人高。

5.先内服,后注射　注射用药药效快是事实,但药物吸收或直接通过血液进入心脏,直接危及血管壁和心脏也是事实。为了用药安全,能内服使疾病缓解的,最好不用注射剂。

6.先老药,后新药　老药是经长期临床实践证实的有效药物,医师和患者对药物性能、毒性反应也比较清楚,发生问题也有比较成熟的救治方法。新药可能有独特疗效,但应用时间短,医师和患者对新药了解程度低,毒性反应不熟悉,勉强应用,患者可能成为受害者。

(二)用药次数和时间

根据研究和经验,处方药物用法通常是每天1次、每天2次和每天3次,正确做法如下。

1.每天1次(Qd)　每天固定时间,一次服用。如激素类药物、长效降压药物,多早晨服用。目的在于保证药物作用与机体生理状态同步,提高药效,降低不良反应。

2.每天2次(Bid)　正确的做法是早8时,晚8时。这是因为1次用药,药物作用的最佳时间是12h左右。抗抑郁药需早上和中午服,以免下午4:00后用药影响晚上睡眠。

3.每天3次(Tid)　应是早7:00,午3:00,晚10:00各1次服药,以免8:00、12:00、16:00服药法,致白天药物浓度过高,夜间过低,增加药物不良反应和影响疗效。

至于每天4次、每8小时1次、每6小时1次、临时用药、肌内注射、静脉注射和静脉滴注等用药时间,通常根据病情需要、药理作用、工作安排等酌情安排。

五、维生素是药物,不是保健品

亚健康、疾病的困扰或者认为保健与抗衰老需要,不少人选择服用维生素,认为这就像进食水果、蔬菜一样,可以防病治病,有人甚至长期服用,忽视了维生素也是药,不可能人人可用,况且还有不良反应和毒性。客观地说,"维生素缺乏"不是普遍现象,如同保健品一样,只是适用于维生素缺乏的特定人群。

维生素和微量元素这种人体必需的物质,可以维持正常发育和生理功能,长期缺乏会导致生理功能障碍,引起某些疾病。符合"膳食宝塔"结构的正常饮食,不需要额外补充维生素,需要的是富含维生素的天然食品。哪些人需要服用维生素呢? 主要是:①维生素缺乏症人群;②摄入量少的人群,如偏食、某些疾病或饮食控制减肥者;③需要量大的人群,如孕妇、发育期青少年;④消化吸收功能差,患胃肠道疾病人群;⑤长期进食不规律,不能保证一日三餐正常规律人群;⑥特殊工作,如久坐电脑前、神经高度紧张、频繁乘飞机、经常高温或寒冷工作环境、吸烟酗酒、经常熬夜人群等可适当考虑补充维生素,但要辨明利弊。

营养门诊通过实验室分析测量,营养师会给你一个较为确切的分析意见和应用维生素参考,会对你正确选择服用维生素提供有益指导,而盲目应用可能出现弊端。到药店自行购买维生素服用的做法不够科学。正确做法是在医生指导下选用。就常用的维生素 C来说,治疗某些原因引起的口腔溃疡有一定疗效,但要根治口腔溃疡需要查清原因,因为 100 多种疾病都可以出现口腔溃疡症状。

维生素可以预防疾病的说法,缺乏充足的可信理由和科学依据。通常情况下,平衡膳食完全可以满足机体对维生素的需要,只有在机体缺乏维生素时,适量补充才具有防病治病效果。缺什么,补什么,缺多少,补多少是正确做法。任何夸大维生素作用的说法和做法,可能带来意想不到的不良后果。

滥用维生素可以出现厌食、乏力、恶心、嗜睡、肌肉疼痛等症状,有的还可能加重肝肾功能损害。这些症状因不具有特异性,常常被忽略,认为是疾病所致。长期应用者,需在医师、营养师指导下选用合适的维生素种类和剂量。

维生素有水溶性和脂溶性之分,前者分子结构易溶于水,过多时从尿中排出体外,体内储存量很少;后者需在脂肪的帮助下才能吸收利用,多在肝脏储存,需要时被"动员"出来,因是脂溶性很难溶于水,不能从尿液中排泄。摄入过量、超过最大耐受量,容易中毒,容易引起肝损害。维生素 A、维生素 D 和维生素 E 属于脂溶性维生素。

　　临床上常用的维生素治疗目的、作用机制、使用剂量各不相同,现就主要方面列表如下(表 77-1):

表 77-1　常用维生素主要作用、缺乏症状及每日需要量

名称	主要作用	缺乏症状	每日需要量
维生素 A	维护皮肤、毛发、骨骼与黏膜健康,增强视力和生殖功能	皮肤粗糙、头发干枯、记忆力减退、失眠、眼干、泌尿系统结石	男性 800μg 女性 700μg
维生素 D	促进小肠吸收钙,促使骨骼正常钙化、强筋健骨	婴幼儿易骨骼畸形、影响神经、造血、免疫功能。成年人易骨软化、骨质疏松,尤其是妊娠、哺乳妇女和老年人	10～15μg
维生素 E	抗凝血、抗氧化、抗衰老,防治动脉硬化、增强免疫力	溶血性贫血、神经纤维与视网膜功能障碍	14～20mg
B 族维生素	维持心脏、神经、消化及皮肤健康,参与能量代谢。细胞构成原料和促进剂	腿脚酸痛、乏力、脚气病、皮炎、口角炎、舌苔厚、口干等	1.2～1.4mg
维生素 C	构成细胞间质主要材料,保持牙齿、血管、骨骼、肌肉正常功能,增强免疫功能,促进伤口愈合,抗氧化	易疲劳,易感冒,抵抗力下降,牙龈出血,伤口难愈合,口腔溃疡	100mg

　　非疾病原因,每天摄入 250ml 牛奶,1 个鸡蛋,100g 肉类,

150g 豆类,250g 水果,750g 蔬菜,就完全可以满足机体对各种维生素的需要。

研究和临床工作中都证明,有些食物可影响维生素的吸收和利用,甚至引起严重不良反应。应用维生素时,食物禁忌特别注意:

1. 维生素 C　动物肝脏(氧化失效)、海鲜(含化学元素砷,易氧化反应成 3 价砷,使人体中毒)。

2. 维生素 K　木耳(会阻止血液凝固,降低维生素 K 的凝血作用)。

3. 维生素 B_6　高蛋白与含硼酸食物(影响维生素 B_6 吸收和利用)。茄子、南瓜、胡萝卜等含硼酸较多。

4. 维生素 B_1　生鱼和蛤蜊(含维生素 B_1 分解酶,易丧失治疗作用)。茶、咖啡、乙醇、碱性制剂等都可降低维生素 B_1 的吸收和利用。

5. 维生素 B_2　酒、茶、咖啡及高纤维、高脂肪和生冷食物等(影响维生素 B_2 吸收和利用)。常见食物包括芹菜、扁豆、燕麦、胡萝卜、苹果、香蕉等。

6. 维生素 AD　米汤(含脂肪氧化酶,可以溶解和破坏脂溶性维生素 AD,影响治疗效果)。

上述维生素和食物,宜间隔 $3\sim4h$ 后应用,以保证维生素疗效。

六、正确应用皮质激素

越来越多的人认识到了"激素"的危害性,甚至抱有恐惧心理而失去了治疗良机。也有些人把激素当成灵丹妙药,百病皆治,更有甚者视其为"退热药",常有滥用。皮质类固醇激素具有消炎、抗病毒、抗过敏、抗休克作用,临床实践得到证实,也是许多疾病的首选和必选药物。

（一）应用范围

过敏性休克、重症药物疹、表皮坏死松解症、急性血管神经性水肿、系统性红斑狼疮、混合性结缔组织病、皮肌炎、天疱疮、坏死性血管炎、结节性多动脉炎、坏死性肉芽肿、疱疹样皮炎、关节型银屑病、结节病、重症接触性皮炎及急性荨麻疹、过敏性紫癜、血小板减少性紫癜、结节性红斑、肾病综合征、狼疮性肾炎等许多疾病，以及不少疾病的急性期或者某些疾病的辅助治疗都可选用激素。

（二）应用原则

1. 开始足量　根据病情需要，如病情轻者开始剂量：强的松 $20\sim30mg/d$，中度者 $40\sim60mg/d$，重度者 $60\sim80mg/d$。$2\sim3d$ 症状未控制可适当增加剂量，以尽快控制症状。

2. 逐渐减量　用皮质激素超过 1 周需逐渐减量，每隔 $2\sim3d$ 或 $4\sim5d$ 减 1 次，每次减量应 $<1/6\sim1/4$，以避免"反跳"。

3. 维持剂量　需长期维持激素治疗者，愈是后期，每次减量应愈少，达到满意效果后改为最小有效维持量，停药须特别慎重。

（三）用药方法

1. 急性或危及生命的疾病　如过敏性休克、急性荨麻疹伴喉头水肿等，开始用氢化可的松 $300\sim500mg$ 或地塞米松 $20\sim30mg/d$，静脉滴注，第 3 天改为氢化可的松 $100\sim200mg$ 或地塞米松 $10\sim20mg$，总疗程 5d，一般应 $<7d$，以后视病情改为口服或停用。

2. 病情比较严重　如重型药物疹、重型多形性红斑、中毒性表皮坏死松解症等，开始氢化可的松 $200\sim300mg/d$，或地塞米松 $10\sim20mg/d$，静脉滴注，症状缓解后较快减量，总疗程 $<7d$。

3. 病程长　如关节型银屑病、疱疹性脓疱疹、肾病综合征等，可先用"冲击疗法"，$1\sim3d$ 后改为口服强的松 $20\sim40mg/d$，1 周后改为 $20\sim30\ mg/d$，$3\sim4$ 周后逐渐减量。

4. 病情严重的急性、亚急性或慢性疾病　如天疱疮、类天疱疮、系统性红斑狼疮、皮肌炎、结节性多动脉炎、肾病综合征等，需要长期应用激素的疾病,急性期或首次用药需足够剂量皮质激素,病情稳定后逐渐减量,根据病情变化选择合适维持量。

5. 需长期应用激素病例　可隔日或 3d 早晨 1 次给药,借此降低不良反应。用药期间注意电解质失衡、合并感染、骨质疏松、内分泌失调等问题,定期检查有关项目。

6. 联合用药　与免疫抑制药联合应用可提高疗效,减少激素用量。

(四)禁忌证

活动性结核病、消化性溃疡、高血压病、心肾功能不全、肾上腺皮质功能亢进、糖尿病、精神性疾病、某些骨质疏松症、甲状腺疾病、细菌病毒感染性疾病等。确系需要,对可能发生的不良反应采取防范措施,治疗期间观察血压变化、血糖情况、血细胞计数、电解质变化、大便隐血等。

第78章　中老年人常见疾病
早期防治与康复

一、衰　老　病

【认识衰老】

1. 衰老的自然规律　生理衰老不可避免但可以延缓,而心理衰老是人生悲剧。前者是指人体的细胞—组织—器官的渐进过程,由于引起病变而加快衰老过程。衰老的自然原因是机体在遗传基因(衰老或寿命基因)指令下,组织、器官与外界环境相互作用并互为因果。对生理性衰老,我们能够做的是改变不良生活方式、改善生存环境、改变遗传因素、平衡营养状况、保持心理健康等,藉此减缓衰老过程。

人体的生长、发育、衰老与脏腑功能和气血盛衰密切相关。气血不足、经络受阻不畅,脏腑功能必然减退,阴阳必然失衡,引起和加快衰老。衰老最常见的表现是:精神萎靡、记忆力下降、健忘、内热肢冷、食欲缺乏、失眠、腰膝酸软、四肢乏力、气短心慌、脱发缺齿、男性性功能低下、女性月经失调,不少的人颜面及下肢浮肿等,许多人提早进入"更年期",未老先衰。

每个人的身体都有一个"寿命短板"(木桶理论),即某个脏器不健康。健康者所表现的是五脏六腑的健康,即是说各个脏器生理功能均衡,正常运转。而某一脏器患病,必然会影响其他脏器。因此,在治疗某一脏器疾病的时候不能忽视其他器官,这就是所说的重点治疗,综合调理,全身性维护的观念,决不可顾此失彼。事实上,人们患病所表现的往往是某一系统、某一脏器的疾病,而非同时患病。重点对待,全身调理,会大大有利于病变组织的恢复。

提早进入更年期者,血液中维生素 C、尿酸、胆红素等抗氧化剂减少,其他抗氧化剂又不能及时补充,加上其他衰老原因,很容易出现焦虑多疑、肌肉萎缩、骨质疏松、"不明原因"的恶心、呕吐、血压渐进性升高,甚至血糖也升高,更多人是夫妻生活不和谐,或表现为性无能,或表现为性冷淡。重者出现心脑血管疾病、糖尿病、肝肾功能障碍,身体健康指数降低——成为"易衰族"。经常性的过度疲劳、心理压力大、身体透支严重、超负荷状态等使身心疲惫、加快衰老过程。

2. 衰老的内在原因与表现　衰老这种复杂的生命过程,是从受精卵开始的个体发育史,是多种原因引起的病理生理变化,不仅仅是身体外表发生的变化,更重要的是机体内部生理功能和组织细胞的变化,研究已经提供了许多关键指标,这为抗衰老的具体措施提供了理论依据。但是,衰老的原因极其复杂,还有许多未解决的问题。内在原因的衰老主要表现在:

(1)免疫系统和免疫功能下降:动物实验显示,衰老动物胸腺和脾脏重量减轻,胸腺功能降低,T淋巴细胞活性降低,巨噬细胞的吞噬能力下降,自然杀伤细胞活性降低,致使整个免疫系统功能明显降低,容易患感染性疾病且难以治愈。

(2)脑神经递质衰退与功能减退:随着年龄增长,下丘脑各核团的神经元不同程度的丢失,导致内分泌紊乱和功能不足。另一方面,神经递质及某些氨基酸含量减少,直接影响机体正常功能的维持,加快衰老。

(3)大脑海马区的结构改变和功能减退:动物研究发现,脑神经元中神经营养因子,特别是海马区的神经营养因子表达严重下降,这些都直接影响空间辨识和学习记忆功能。

(4)甲状腺缺血与功能衰减:研究发现,许多中老年人血清甲状腺素进行性降低。总甲状腺素(T_4)及与衰老密切相关的胰岛素样生长因子-1、脱氢表雄酮(DHEA)的水平明显降低。而用甲状腺素片6个月治疗后,血清中T_3、T_4、FT_3、FT_4的水平升高,衰老症状明显改善。

（5）自由基、抗氧化物酶"质和量"的改变：机体内的过量自由基，尤其是氧自由基，不仅可以引起和加重疼痛性退行性病变，而最重要的是机体抗氧化酶——超氧化物歧化酶（SOD）、谷胱甘肽过氧化物酶、过氧化氢酶的生物活性不断降低，导致体内活性氧物质的过剩（自由基聚集），这是衰老的重要原因。提高 SOD 等物质的含量，有效对抗自由基，降低肝、脑中单胺氧化酶的活性，可以降低脑内脂质过氧化物的含量，抑制脂褐素的生成，从而延缓衰老过程。

（6）细胞端粒体、端粒酶改变：端粒是细胞染色体末端的一种特殊结构，参与 DNA 复制，维持染色体的稳定性。端粒体的长短随着细胞的变化而变化，其中端粒酶的活性起着重要作用。动物实验发现，适当增强衰老动物脑组织和性腺组织的端粒酶活性可以延缓衰老过程并影响癌症的发生、发展和转归。

（7）一氧化氮（NO）的变化：生物医学研究发现，血管内皮舒张因子主要是一氧化氮（NO），其参与调节中枢神经系统、呼吸系统、消化系统、心血管系统、内分泌系统、生殖系统功能及免疫系统应答等诸多生理过程，是体内重要"信息分子"和神经传导递质。一氧化氮合成酶是 NO 生物合成的关键酶，广泛存在于机体各组织细胞。中老年人组织细胞 NO 含量和酶的活性降低，如果能提高组织细胞 NO 含量，增强一氧化氮活性，可以延缓衰老过程。

（8）情绪因素：愉悦、欢快、稳定、健康的情绪，可以调节免疫系统等多脏器、多组织的积极应答，产生良性反应，从而延缓衰老过程，负面情绪产生的影响则相反。

衰老的体内的病理生理变化主要是慢性炎症（有菌和无菌），基因突变（内环境与外环境变化），细胞能量枯竭（细胞自然凋亡与外因影响），激素失衡（内源性与外源性），钙化作用（骨钙脱失，表现为骨质疏松与骨质增生），脂肪酸不均衡（产生不足、酶缺失），消化酶与非消化酶失衡（脑、肝、神经系统损害），氧化应激反应（自由基过多引发疾病）及大循环和微循环衰竭的表现。

衰老病这种病并未被大众广泛认知,是机体性成熟后发生的与年龄成正比的病理生理性改变,引起身体组织、器官、系统的功能进行性减退。衰老过程的直接后果是血脂、血糖异常和内分泌代谢紊乱及血液、淋巴液的微循环能力下降,免疫能力降低,应激反应能力衰退,脏器、组织、细胞的功能和结构退行性变,体质整体变弱,引发重大疾病和难以治愈的慢性病的概率大大增加。有研究显示衰老者患病概率是正常人的 17.4 倍,平均寿命缩短 11.6 岁。为了延缓衰老速度,保证生命质量,我们不得不重新认识衰老问题,把衰老当成一种疾病而采取积极干预措施。

3. 衰老的生物学指标　人的衰老有许多客观表现——生物学指标,保持这些指标的动态稳定,是生命质量、长寿延年的基本保证。这些指标主要是:

(1)肌肉量:肥胖的表现不是肌肉过多,而是肌肉与脂肪的比值过低,“减肥”的主要目的应是改善和提高二者的比值,即增加肌肉量,降低脂肪量,特别要注意“内脏肥胖”。老年人肌肉渐进性萎缩,表现在下肢为平衡能力降低(失衡),行动迟缓,活动不利索,容易摔倒。“多用肌肉”,不仅可以维持肌肉的力度,还可以增加肌肉的量。方法是通过有氧运动增加肌肉量和力度。

(2)体力:年龄原因引起的“体力下降”源于运动肌群与运动神经元功能降低,体力下降随年龄递增,表现的是“人老体衰”。单腿站立时间(以秒计)、爬楼梯体力、腰臀围比例、皮肤弹性、反应速度等,都反映衰老程度。

(3)新陈代谢:是生命的象征,而老年人新陈代谢率降低,所需热能减少。若摄入量不减少,肥胖就不可避免(需适当节食)。由于过多的热能不能消耗(运动少),会引起肌肉萎缩,基础代谢率更降低,机体脂肪增加,造成恶性循环。

(4)休脂含量:脂肪是人体所必需,过多过少都有害。不少老年人,尽管体重没有增加,但肌肉量减少,代替的是脂肪——体脂增加。减少脂肪,增加肌肉为抗衰老之必需。

（5）耗氧能力：心肺血管功能健康，新陈代谢旺盛，机体耗氧能力很强。体弱多病，步入老年，耗氧能力会大大降低。＞65 岁者的耗氧能力只有年轻的 30%～40%。耗氧能力强会增加肌肉量，减少脂肪量。经常性的有氧运动会增强"耗氧能力"。

（6）血糖：血糖的生理作用是为机体提供能量。脑组织的营养，血糖是唯一能量来源。血糖的高与低都会损害健康。老年人更容易出现胰岛素抵抗，胰岛功能障碍，胰岛素分泌不足，胰岛素质和量的改变，导致高血糖和 2 型糖尿病。调查结果显示，＞65 岁人群中有 1/4～1/3 患有血糖高和糖尿病。解决方法是积极治疗糖尿病，控制脂肪量，不要过于肥胖，多参加有氧运动，减少坐卧时间，少食含糖高食物，包括主食的米面。具体方法参阅本篇"糖尿病"与"饮食与健康"。

（7）血脂：血脂检查主要是总胆固醇、三酰甘油、低密度脂蛋白和高密度脂蛋白，其中前三项是"坏血脂"（动脉硬化和斑块成因），后者是"好血脂"（构成组织细胞提供能量）。若将总胆固醇与高密度脂蛋白胆固醇比值控制在 4.5 以下有助动脉硬化防治。高密度脂蛋白胆固醇动态变化较大，容易升高比值，这是调理血脂的重点。解决方法主要是减少饱和脂肪摄入，增加不饱和脂肪，如深海鱼油、亚麻籽油、橄榄油等；坚持有氧运动，酌用调理血脂药物，藉此升高"好"胆固醇，降低"坏"胆固醇。参阅本篇"饮食与健康"和"代谢综合征"。

（8）血压：老年人因为多种原因，在早期血压动态变化大，中晚期易患高血压病。因此，维持血压达标非常重要。解决方法是低盐低脂饮食、心理平衡、坚持降压治疗。具体方法参阅本章"高血压病"。

（9）骨密度：骨骼内矿物质（主要是钙）减少、骨质疏松、骨密度降低、骨变脆易碎是骨质疏松症主要病理改变。30 岁后，人的骨质每年以 1% 的速度递减，并且随年龄加快速度，若预防治疗不恰当，不及时，必然引起骨质疏松症。实验和临床发现长期卧床者，两周内损失的骨质相当于一年的损失量。此类人群如果每天站立一会儿也会大大减少骨质的丢失。运动可以增加小肠钙质吸收量,也可以说步行、慢跑是最好的"健骨""养肉"方法。

(10)体温:人体的重要调节机制,热出汗、冷收缩毛孔,呼吸、排泄大小便等体温调节方法,让体内器官的温度相对恒定而维持健康状态。老年人,体温调节机制逐渐降低,机体缺水也不感到口渴,出汗量很少及肝肾功能降低,常常使细胞处于缺水状态。解决方法是,不能只根据感觉决定要否饮水,而要"主动饮水"。除正常三餐进食水外,每天至少额外补充 1500～2000ml 水。根据气候变化,天热汗多时还应多饮水。寒冷时注意保暖,进食热性食物。

衰老的生物学标志,也是长寿标志、健康标志、生命标志。要达到目标需要保持健康生活方式,适度运动、饮食、饮水等多方面的措施防范衰老,享受健康快乐的每一天。参阅本书有关章节。

4. 寿命与年龄段分期　许多科学家认为,不受干扰的人的自然寿命是其生长发育成熟期的 5～6 倍(生长期多是用最后一颗牙齿长出来计算),一般生长期是 20－25 岁。据此推算,人的自然寿命为 100～150 岁,比较公认的是 120 岁,这才是人的正常寿命。

成年后年龄分段为青年期 18－40 岁、中年期 40－50 岁、老年期 60 岁以上。新的年龄分段是青年期 44 岁以下,中年期 45－59 岁,老年前期 60－74 岁,老年期(高龄期)80－89 岁,长寿期 90 岁以上。还有一种说法 60 岁以前是青年人,65－74 岁是中年人,75～95 岁才算是老年人,这种年龄分段法是中老年人的重大期待和追逐目标。

5. 延缓衰老的基本方式　衰老与衰老性疾病(图 78-1)常常相伴,前者是不可避免的生命自然现象,而后者是指与年龄增长、生活方式、环境因素、先天发育等有关的一大组慢性疾病。衰老性疾病发病率高,危害性大,难以治愈,又未被引起广泛关注,常常是在不知不觉中发病,从而加快衰老进程,致使有些人未老先衰,有些人"英年早逝"。不可否认,年龄增长不可避免,但改变不良生活方式,改善环境条件,保持愉快心情和平衡膳食是可以做到的。

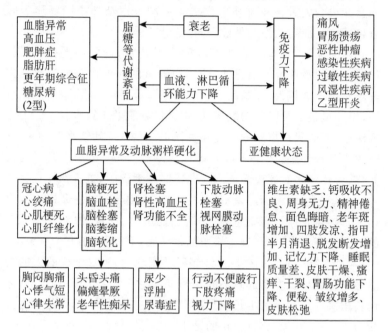

图 78-1　衰老的生理病理改变和后果

　　我们在临床工作中,注意到了一种令人可喜的现象:90 岁以上的老人仍然可以生活自理和劳动,接受一些手术治疗而恢复到相对健康状态。不争的事实和观察到的现象有充足理由表明,80岁以后,尽管到了"多事之秋"的衰老阶段和多种疾病缠身,但是却进入了一个相对平稳的生理时期,以前的一些疾病好转或消失了,很少再患"新病",甚至癌症也较少。由此可以看出"人生 70 古来稀""73、84 之说"没有科学依据,应成为历史,每个人都可以做百岁老人。

　　老年人,尤其是 70 岁以上的老年人,要尽量避免突发意外,这包括家庭中与子女发生冲突、矛盾,甚至在娱乐生活中也生气、斗气,多想想、理智点完全可以"烟消云散",不要因为倔强、执着、争高低、本性难移……而闹得"不欢而散",那样就太不值得了,大大有损健康。老年人不必孤独,不必恐惧,有伴最好最幸福,无伴也未必是灾难。

年龄增长并不可怕,可怕的是心理衰老和未老先衰。永远年轻虽不可能,但保持一颗年轻的"心",对于延缓衰老、防治疾病有积极效应,也是可以办得到的。采取科学、健康生活方式,改善生活环境,提高生命质量,在不可避免的衰老征程中,健康、快乐、最终"心甘情愿"地老去。

【干预措施】

1. 了解衰老程度(层次分期)　包括观察是否有头发由黑变白或手背、面部出现老年斑、皮肤及肌肉松弛程度、牙龈萎缩、牙齿脱落、怕冷及手脚发凉、容易过敏及发火、夜尿频数、眼花耳聋耳鸣、走路气喘心慌、血压不稳变化大、记忆力下降或明显减退、周身酸痛、驼背变矮、容易摔跤和发生骨折、便秘或慢性腹泻、白内障、心律不齐和心肌供血不足、免疫能力低下、常感冒或患癌症及痴呆症等慢性疾病。若具有前半部分 1～10 项为早期衰老,10 项以上为中期衰老,前 15 项以上或合并慢性病为晚期衰老,符合其中前5 项即提示正在衰老,就应及时采取措施延缓衰老。而仅有衰老现象,不伴衰老性疾病,药物措施不是首选。

2. 一般干预措施　包括读书、看报、绘画、书法、与人交流等用脑运动;他人和自我心理调适;参与娱乐活动、体育活动(健步走每日 1 万步及适合自身的活动);饮食方面包括多食具有改善血管弹性和顺应性的鱼类及富含精氨酸(如海参、鳝鱼、芝麻、山药等)的食物;还包括含维生素、叶酸、纤维素多的蔬菜、水果,如菠菜、芦笋、豆类、苹果、柑橘、卷心菜、萝卜、芹菜、大白菜等;有助于减少心肌梗死和缺血性中风、抑制血小板凝聚、防止血栓形成,具有抗凝作用和调理血脂的食物如大蒜、圆葱、大葱、莴苣、香菇、草莓、菠萝、番茄、红葡萄、橘子等。有报道和案例证明由银杏叶、枸杞子、何首乌等提取物和茶多酚组成的胶囊及乌龙养血胶囊等多种产品在清除自由基、增强记忆力、保护心脑血管、预防老年痴呆、增强免疫力方面有帮助。

3. 日常生活中干预措施 日常生活要有规律,包括按时休息、按时锻炼、按时喝水、按时排便、按时睡觉、按时吃饭、按时服药、定期查体等。培养、养成自己喜欢、有益于身心健康的文体活动,并坚持下去。需要在以下几个方面特别注意。

(1)缓解压力:生存压力、社会压力、人际压力等各方面压力,不要放在心上,要学会放松自己,方法很多,除读点书外,完全可以总结出适合自己的方法。

(2)适度运动:把运动作为常态和完全自觉行为,不要一时兴起,不要过度疲劳,在运动中你会找到乐趣。

(3)多样化饮食:食不厌精害多,追求山珍海味利少,多点粗粮、多点季节性果蔬,大有益于健康。

(4)慢减肥:肥胖是许多疾病的"元凶",让肥胖缠着你,终生受害。快减肥,一月降数十斤,损害很大。适当节食、科学运动、放松心情等减肥方法可取,每周能减 1～2 公斤体重身体可以适应,不会造成伤害。

(5)少用"补药":"补药"多了也有害,补气补血药物也并非多多益善。药用维生素主要用于维生素缺乏的某些疾病,绝不能把它当营养品、保健品。对抗衰老来说,只要合理、科学、多样化饮食结构就可以了。

(6)鱼虾有益:经验和研究都显示,鱼虾有益于延年益寿,可以防治多种疾病,每周 2～3 次即可。

(7)养成良好生活习惯:告诫老年人坚持良好生活习惯。吃饭要早好、午饱、晚少,不大吃大喝,少油盐,多菜蔬;不吸烟,少饮酒,睡眠足,心境平,动静结合等。

(8)及时就医:劝诫老年人不要用生活经验总是"给自己当医生"。不舒服、患了病,要及时看医生,他们毕竟专业。

4. 防治细胞衰老　人体生命的最小单位——细胞,含有许多生物分子和大量活性基因,这些高能量活性基质是能够在分子水平上作用到细胞内部代谢过程的活性物质,维系着细胞的正常生理功能和结构完善。一般地说,青少年前期的细胞的结构和功能齐全;成年后(>35 岁)由于许多内外方面的原因,致使各种活性基因相互作用,发生化学变化,引起"生物活性基因"能量不足,代谢受阻,活性降低或丧失,加之细胞代谢废物积聚,导致细胞和组织的衰老性改变——细胞衰老。

　　生命周期中,内外环境因素引起的细胞损伤和修复不及时,缺乏更新:细胞的自然衰老和凋亡;细胞能量不足和代谢障碍;细胞功能降低和数量不足;构成细胞的原材料(基因、基质、各种因子、促酶剂……)缺乏;抗衰老基因活性降低,衰老基因活性增强等许多方面的原因引起和加快细胞衰老。细胞衰老过程始于中青年,50 岁后速度加快,很容易引起衰老性疾病——慢性病。众多的生命研究机构和科研人员在细胞层面抗衰老技术的开发中,成功地研制出诸如福达平(FDP,1,6 二磷酸果糖),超氧化物歧化酶(SOD),细胞活化因子、活力细胞和干细胞,胚原细胞分化因子,神经细胞生长因子,胚胎活体细胞表皮生长因子,分子氧细胞及免疫因子诱导生成剂等为抗衰老和防治疾病提供了新的"武器"。其中,FDP(福达平)是细胞内葡萄糖代谢的中间产物,为高能基质,调节细胞能量代谢,能够在分子水平上作用到细胞内部代谢过程中重要活性物质。可以增强缺血、缺氧条件下细胞活性,抑制氧自由基和组胺释放,减少氧自由基产生,起到自由基清除剂作用;增强心脏泵血功能和恢复心肌活力,提高平均动脉压差而改善心功能,尤其是伴有心律失常者,在改善微循环,保护脑细胞与神经系统,促进脑细胞功能恢复,维持肝脏解毒和促进蛋白质合成等多方面,更有独到功效。

　　干细胞也称潜能细胞、万能细胞,可以独立分裂成多种脏器和组织细胞,通过培育、生长、移植而代替老化和病变的组织器官,在治疗疾病和抗衰老方面有着广阔的前景。

简言之,天然的、人工合成的、生物技术提取的各种生物活性物质及众多生长因子,在激活、修复、替代衰老细胞,加快细胞康复,逆转细胞衰老,激活休眠细胞,加快细胞新陈代谢,改善微循环,提高整体功能,延缓衰老等方面有着积极的促进作用。这些"活性物质""活性基团""生长因子""干细胞培育"等的临床应用,不仅在抗衰老方面,还会在防治衰老性疾病和许多危重急症及难治性疾病方面发挥着特殊作用。自体干细胞移植技术、激素疗法(包括生长激素、雌激素、睾酮、褪黑素、脱氢表雄酮)、基因治疗、微创治疗技术等一批技术的临床应用不仅开创医学美容的先河,还对人体整体抗衰老具有巨大的启示作用。可以相信:人类美好的明天,衰老和衰老性疾病不再缠绕所有人,健康的活到 $100-150$ 岁必定成为现实。

二、高血压病

【认识高血压】

1. 高血压的原因　高血压分为原发性高血压和继发性高血压,前者即人们认知的高血压病,后者包括因肾脏疾病、醛固酮增多症、嗜铬细胞瘤、皮质醇增多症、主动脉狭窄等引起高血压。高血压病为缓慢发展的进行性血压升高,早期无明显自觉症状,中晚期引起心、脑、肾等重要脏器血管、大动脉及微小动脉血管损伤,形成斑块和出现狭窄,造成脏器功能和结构改变,引起功能衰竭的全身性疾病。高血压是心脑血管病最重要的危险因素。

长期的高血压和脂质代谢紊乱会造成动脉粥样硬化和斑块,致使动脉血管狭窄,血管壁变得脆弱,从而引发冠心病、脑梗死、脑血栓形成、脑出血等严重难以治愈的疾病。严格说来"原发性高血压"并非完全"原发",称为高血压病更为合理,既与中医认为的肝、肾有关,更与食盐多、精神紧张、过度肥胖、颈椎病和腰椎病(自主神经兴奋性增强)、打呼噜有关,这也是有针对性预防的关键点。

真正地查明原发原因,要查"基因"。关于高血压的认识和分类方法,不少人认为若与摄入盐多有关,可以称为"食盐型高血压",若与精神紧张敏感有关,可以称为"精神型高血压病",若与肥胖有关也可称为"肥胖型高血压",还有一些难治性高血压、白大衣性高血压、继发性高血压、药源性高血压等,不可一概而论,要追根溯源。当然,要完全能弄清楚高血压的真正原因所在,道路会很长。

高血压病调查显示:家族史中尤为父母高血压者,子女患病率48%,而50%以上无明确家族史。此可能与基因显性遗传和多基因关联性遗传有关。到目前为止,尚无肯定的原发性高血压的相关基因的明确科学依据。已有证据显示肥胖具有遗传性。

高血压病的发病原因除遗传因素(40%)外,最重要的是生活方式,经常性的精神刺激和紧张状态等环境因素(50%以上),其他如超体重,服用避孕药,呼吸暂停低通气综合征(与高血压互为因果)等。需要注意的是,高血压病与正常的血压调节机制没有确切的相关性,这对治疗高血压和选择药物会有一些积极启示。

高血压发病呈年轻化趋势,城市人群、知识分子、中老年者是防治重点,在乡村发病率也逐年升高。这种病的高发病率、高致残率、高病死率、低知晓率、低治疗率、低控制率,应引起我们的足够重视。防治目的在于提高认知、控制血压,治疗达标,降低脑梗死、脑出血、心肌梗死等引起的严重后果。高血压治疗目标不仅仅是收缩压、舒张压控制在正常标准范围,还要严密观察脑、心血管病变及引发的肾脏病变,并采取相应的诊治措施。我们调查:社区居民发病率为 7.2%(稍低于全国 10% 的发病率,可能与调查人群层面不同有关),规模调查结果显示全国 1.6 亿人患病,且中青年者并不少见,合并程度不同的心脑肾损害者占一半以上,尤其是 >60 岁患病者(主要是脑卒中、心血管病、肾小球病变、外周血管病、眼底病变)。而继发性高血压多与某些疾病有关,如肾脏疾病、嗜铬细胞瘤等。

2. 血压分类与分级标准　按高压(收缩压)每 20 mmHg 为

一个级别,低压(舒张压)每 10 mmHg 为一个级别。即高压 1 级 140～160 mmHg;2 级 160～180 mmHg;3 级 180 mmHg 以上。低压 1 级 90～100 mmHg;2 级 100～110mmHg;3 级 110mmHg 以上。血压分级标准见表78-1。

表 78-1　成年人血压分类与分级标准

血压分类、分级	收缩压(mmHg)	舒张压(mmHg)
正常血压	＜130、＞90	＜85、＞60
理想血压	120	80
临界高血压	130～139	85～89
高血压 1 级(轻)	140～159	90～99
高血压 2 级(中)	160～179	100～109
高血压 3 级(重)	180～209	110～119
单纯收缩期高血压	≥140	≤90

注:①取连续 3 次非同日平静时测量血压的平均值为标准;②收缩压或舒张压只要一项高于标准,即可成立诊断;③以上标准适用于任何年龄的成年人

3. 诊断与治疗误区

(1)错误认识:现在年轻体质好,或者年龄大点血压应该高,尽量不用或少用药,治不治无多大关系。一旦发现血压高就用降压药,认为中药安全,可以随意加大剂量。用上了降压药就一定会有效,或间断用药,或降至正常就可以停药,或频繁更换药物品种以减少不良反应。可以继续大量烟酒,高脂、高盐饮食,长期疲劳等不良生活方式;运动有益健康,可以进行大运动量的"缺氧性"活动或忙于室内工作,无需户外活动。

(2)错误做法:根据自我感觉估计血压高低,有症状用药,无症状停药,随意自行增减降压药物品种和剂量或断续用药;血压正常就马上停药,不按医嘱坚持长期治疗。不定期检测血压、血脂和心脑肝肾功能,血压正常了就停止全部治疗。过分重视舒张压增高,

忽视收缩压高的危害性远远大于舒张压高。

（3）误听误信：听到或看到一些信息，就盲目采信，不去正规医疗机构诊治或自行停止必要治疗。

（4）盲目轻信：自认为或轻信他人，虽经治疗但未达标，无症状性高血压可以不采取治疗措施（包括饮食、运动、心理等）。

【干预措施】

1. 改变不良生活方式　包括改变轻防重治理念为防治结合理念，减少或禁烟限酒，避免高脂、高盐饮食结构，避免超重和肥胖（这也是冠心病、胆囊炎、关节炎致病因素和干预措施），如少食咖啡、肥腻、熏炸烤食物和动物内脏，增加新鲜果蔬、豆制品和鱼虾等（具体方法参阅本书有关章节）；保持合适体重（标准体重±10kg），坚持有氧运动，如上午 9:00－10:00、下午 4:00－5:00 去户外散步、打太极拳、做操等，不宜做剧烈竞争性运动。

2. 保持平和心境　尽量避免和减少情绪过分激动、精神持续紧张、脾气暴躁，办事犹豫不决和经常处于焦虑状态。培养多种兴趣，多参加一些公益活动，保证充足睡眠（保持每日 7～8h 有效睡眠）和积极休息（包括娱乐、听音乐、与亲朋好友聊天等）。

3. 尽早治疗　高血压初期选择降压药物应从小剂量开始，品种宜少不宜多，只要效果好、无毒副反应就不要轻易换药。血压控制达不到理想层次评估目标可逐渐增加剂量或更换品种。对中晚期联合用药的患者要特别注意修复心、脑、肾、眼底血管的结构和功能的损害。

4. 降压达标　初始降压药剂量不宜太大，品种宜少，以免血压降得太快，最好缓慢（在 10～20d 以内）渐进达标，优先选用长效制剂。达标为 140/90mmHg 以下，避免急于求成。两种以上联合用药，宜从小剂量联合，具有降压原理互补，疗效叠加，抵消不良反应作用，可用复方制剂。若降压效果较好，不要随便更换品种，增加剂量和突然停药。

5. 综合性治疗　原发性高血压是累及多脏器的全身性疾病，

尤其是合并心、脑、肾、眼底损害及周围动脉血管等病变,注意调理血脂和血糖,抗血小板和抗凝等治疗,综合干预多种危险因素。选择降压药时要注意保护这些脏器。大多数降压药对胃有刺激,服药宜在饭后。还应注意限盐,调控饮食结构,调理血脂,适当运动和心理平衡。

6. **注意监测** 用药初期,每日测量1次血压,至少每周2次,并做记录(目的是观察血压动态变化,以指导用药);长期用药者除测量血压外,还要监测肝肾功能、血糖、血脂,有异常者需及时采取相应诊治措施。

7. **坚持用药** 确诊原发性高血压治疗后即使血压降至正常,也要坚持最小最佳"维持量",否则,会"降而复升",前功尽弃。降压同时还需配合其他治疗措施如纠正血脂异常、降血黏、抗自由基、改善和保护心、肝、肾功能等。

8. **服药时间** 正常情况下,人的血压24h处于动态变化之中,波动范围多在8～16mmHg,少数在20mmHg以上。大多数情况下,人的血压在6:00－8:00、18:00－20:00处于高峰,12:00－14:00、24:00－2:00处于低谷,用药以高峰前1～2h为宜。血压持续处于高水平状态可每日3次(短效制剂),长效降压药(缓释制剂)多每日1次,但晚睡前1～2h不宜用降压药,晚上血压高者亦应用药。

【健康评估与用药选择】 理想的降血压药物标准,包括降血压疗效稳定,具有心脏保护作用;长效制剂,24h平稳降压,减少血压波动,服用方便(每日1次);不良反应小(肝脑肾损害),安全性和耐受性好;适用于各个层次患者。早降压早受益,长期规范服用降压药,血压达标,对延缓并发症发生,改善生命质量,延缓寿命意义重大。降压"达标"可以大大降低心脑肾和全身血管等的靶器官损害,降低40%～50%脑卒中(脑血管病)发生率,减少15%～30%的心肌梗死发生风险,减少50%的心力衰竭风险。由于患者体质、年龄、对药物敏感程度、有无并发症、药物作用机制等的差异及发生高血压的机制不同,并非一定用上降压药物就有效,而应取个体化选用药物,因为没有"标准的治疗方案",需要"因人而宜",根据年龄、血压层次评估与血压波动幅度、并发症程度等制定方案。许多现有的"长效"药物并不一定能维持 24h,不少人需要在下午加用短效制剂,如硝苯地平片。

1. 健康评估

(1)高层次评估(低危):血压在 140～160/90～100mmHg,经饮食、运动、心理调适或一般降压药物应用,血压控制在标准以下,无脏器功能损害或仅单个脏器轻微损害;一般情况较好,年龄较轻(<60 岁),应严格控制血压在正常范围以内(<140/90mmHg)或者控制在 125～130/70～80mmHg。

(2)中层次评估(中危):血压调控措施难以将血压降至正常,脏器损害比较轻微或仅有 1～2 个脏器损害,一般情况还算好,年龄偏大(60－70 岁),生活自理没有困难,应将血压控制在 140/90±10mmHg 范围内,不必过分强调血压完全正常。需要选择保护心脑功能、脏器功能不受损害的药物。

(3)低层次评估(高危):年龄偏大(>70 岁),药物虽可将血压降至正常,但不稳固,且用药剂量越来越大,联合用药效果也不理想,多脏器功能损害或单脏器损害严重(如脑梗死、心肌梗死、肾功能和肝功能严重异常),血压经常在 160/100mmHg 以上,应将血压调控下降 10～20mmHg 即可,同时应用保护和改善脏器功能药物。

2. 用药选择　年龄>70 岁高血压患者,常常病史长、治疗不规范、血压波动大,多为收缩压偏高,舒张压偏低,并常合并心脑肾改变,选择用药应综合考虑,选用长效、剂量小(1/2～2/3),用于高、中、低层次各个阶段,常用降压药物主要有五大类,品种繁多,作用机制也不相同。常用药物如下。

(1)钙离子拮抗药(CCB)(地平类):用于各个层次的高血压病、单纯收缩期高血压、颈动脉内膜增厚和合并斑块、稳定型心绞痛、脑血管病中晚期及周围性血管病者。常用的长效制剂主要是：硝苯地平缓释（或控释）片、硝苯地平缓释片Ⅲ、氨氯地平、左旋氨氯地平、非洛地平、拉西地平等。

（2）血管紧张素转换酶抑制药（ACEI）（普利类）：适用于伴有糖尿病、慢性肾脏疾病、心力衰竭、心肌梗死后伴心功能不全、肥胖及脑卒中的高血压者。常用的药物有依那普利、贝那普利、福辛普利、培哚普利、雷米普利等，都是长效制剂。卡托普利多为短效制剂，临床应用较多，保护心脏功能较好。

（3）血管紧张素Ⅱ受体拮抗药（ARB）（沙坦类）：药理作用同普利类，常用于不能耐受"普利"类引起的干咳症状者。常用的药物包括氯沙坦、缬沙坦、厄贝沙坦、替米沙坦、坎地沙坦、奥美沙坦等。

（4）利尿药：适用于摄盐量较多，各个评估层次的高血压病者。单纯收缩期高血压伴有心力衰竭和下肢浮肿的高血压者，常常是治疗顽固性高血压的基础性药物之一。常用的药物包括吲达帕胺、氢氯噻嗪（双氢克尿塞）、呋塞米（速尿）、氨苯蝶啶、安体舒通等，后两种为保钾利尿药。

（5）β受体阻滞药（洛尔类）：通过减慢心率，降低心肌耗氧量来降低血压和保护心脏功能。用于心率偏快的高血压病者。对伴有心绞痛、心肌梗死后、慢性心功能不全者更为适宜。但伴有窦性心动过缓（窦缓）者，需慎重应用。常用的药物包括长效制剂比索洛尔、美托洛尔缓释片；短效制剂有美托洛尔普通片、卡维地洛、阿罗洛尔、阿替洛尔等。

（6）联合用药：一般不超过三种，需兼顾保护心功能、降低心脑血管风险，气候变化（多冬高夏低）时的血压变化较大者，要严密观察用药反应，对不同年龄段、不同高血压层次者要合理选择。

（7）复方制剂及中药制剂：缓释片、控释胶囊和复方制剂的研制和临床应用降低了单一药物的不良反应，有方便用药、有效时间长等优点，但应注意用药过程中严密观察反应和必要检测。中药制剂一般不良反应较小,但也应注意不良反应。

(8)综合治疗:不同层次的高血压患者,不能仅仅依靠药物,而要全方位防范,包括合理饮食、适度运动、心理平衡、控制体重、戒烟限酒等(参阅本书有关章节)。

高血压的发病机制与病理生理变化很难截然分开,血压的波动性、定义的人为性,发病时间的模糊性,对诊断标准界定的不确定性等都有一些主客观因素,因此,诊断确立、层次评估、治疗措施等都要全面分析、综合判断。目前,已知的高血压发病机制与以下情况有关:①交感神经系统活跃性亢进;②肾源性水钠潴留;③肾素-血管紧张素-醛固酮系统激活;④细胞膜离子运转异常;⑤胰岛素抵抗等引起和加重血管硬化、血管弹性减退有密切关系。高血压还导致血脂异常、血糖升高、自由基产生、肥胖等代谢综合征。长期高血压不可避免地引起靶器官损害——左心室肥厚、扩大,全身小动脉硬化性改变,心脑肾组织缺血,最终导致严重、不可逆性病变。

三、冠　心　病

【认识冠心病】

1. 发生原因　血脂异常、动脉硬化、高血压、吸烟和糖尿病是诱发和引起冠心病的主要因素。此外,个人的体质因素、家族遗传史、性格因素、肥胖、生活方式不科学、缺乏运动等都是冠心病的发生和发展的重要因素。

心脑血管健康是健康的重要保证,而发病率、死亡率逐年增加,目前还看不到下降趋势。有效预防和全方位的防治可以大大降低发病率和死亡率。防治首推改变不良生活方式,选择好药物,平衡膳食,健康饮食;对那些需要长期用药者不应盲目担忧药物不良反应,坚持用药,尤其是高血压、糖尿病、动脉粥样硬化、代谢紊乱、血脂异常者,应调整药量和品种。

冠心病的诊断通常不困难,根据临床表现、心电图、动态心电图、心脏 B 超等即可确诊,但治疗需要长期坚持。

冠心病也称缺血性心脏病,大多数是动脉粥样硬化引起冠状动脉狭窄和(或)阻塞引起的(脂质及代谢产物在血管内壁沉积),这一比较漫长的过程称为动脉粥样硬化过程。动脉粥样硬化的发生、发展过程中,当冠状动脉狭窄和(或)斑块超过 70％,会引起心肌供血减少,先出现胸部不适,后发生"胸部压迫感、压榨感""闷胀感""憋闷感""疼痛感",部分病人可向左侧肩背部、咽喉部甚至牙齿放射,更有甚者向腹部放射,常常在含服硝酸甘油、速效救心丸、麝香保心丸、曲美他嗪片、硝苯地平片(心痛定)时得以缓解病症状(多为心绞痛)。

2. 分型

(1)无症状心肌缺血型:正常工作、学习、生活时无自觉症状,但动态或运动心电图检查时有心肌缺血性改变(心电图 ST-T 改变)。此类病人发生心肌梗死和心绞痛概率与有症状的冠心病无差异,更应提高警惕。

(2)心绞痛型:主要表现是胸骨后压榨样疼痛和闷痛感,持续时间在 5min 以内,用硝酸甘油、速效救心丸等可迅速缓解症状。常常伴有明显的焦虑、痛苦,疼痛向多部位放射或仅是唯一表现。情绪激动、用力、受凉、饱餐等发生的心绞痛称为劳力型心绞痛,用药后缓解。有时候心绞痛症状不典型,仅仅表现为气急、晕厥、嗳气、乏力等,特别是一些老年人,更应警惕,及时行心电图检查。

(3)缺血性心肌病型:少部分有心绞痛发生,但因病变广泛、心肌纤维化,心绞痛常逐渐减少发作或不发作,却出现心力衰竭(多表现为慢性心功能不全)和各种类型心律失常等。还有部分病例"平常健康",从无心绞痛直接表现为心力衰竭和心律失常。

(4)心肌梗死型:症状严重,预后差,但常有先兆临床表现(见下述内容)。

(5)猝死型:最为严重,指在急性疼痛症状出现后,迅速发生心脏停搏。原因是心肌缺血造成或心肌细胞电生理活动异常,发生致命性心律失常或急性不可逆性心力衰竭。

有资料显示：医院外心脏性猝死抢救存活机会仅为 1%，而防止猝死措施的有效性是降低心脏病死亡率的关键——积极地防治冠心病，包括一、二级防治措施。有一种理念称为 1.5 级预防——即通过临床诊断，发现潜在的高风险患者植入埋藏式心律转变除颤器(ICD)，植入皮下，可以持续监测患者的心脏状况，当发生室速或室颤时，ICD 自动选择合适的方式，及时有效地挽救生命。

3. 危险因素

(1)高血压：损害动脉内壁、加快动脉粥样硬化过程。

(2)糖尿病：因葡萄糖结晶沉积损害血管壁，加重动脉粥样硬化，致使冠心病发生率增加 2 倍。

(3)血脂异常：尤其是总胆固醇、三酰甘油、低密度脂蛋白升高，高密度脂蛋白降低更容易损伤冠状动脉，形成斑块、阻塞、狭窄，影响心肌供血。其他因素，包括分解不全的代谢产物、血小板和红细胞聚集、细胞凋亡、自由基等。

(4)吸烟：烟草中的尼古丁、烟碱和一氧化碳等多种有害成分损伤血管内皮，引起和加快动脉硬化。

(5)肥胖：超过标准体重 20%，冠心病发生率增加 1 倍以上。

(6)职业：脑力工作者多于体力工作者。生活节奏快，长期紧张，经常具有紧迫感者更容易患病。

(7)性别：发病率和死亡率男：女＝2∶1，但女性更年期后，发病率明显升高，60 岁后无显著统计学上差异，似乎有女性发病率高于男性的"趋势"。

(8)饮食：高热量、高动物脂肪、高胆固醇、高甜食者患病概率高，食量过大者更容易患病。

(9)缺乏运动：血流变慢时更容易形成动脉粥样硬化和斑块而引起和加重冠心病。

(10)遗传：家族史中年轻时患本病者，近亲患病机会 5 倍于无家族史者。冠心病遗传基因尚未完全搞清。

(11)年龄:多发生于 40 岁以上中年人,50 岁以后发展、发生速度明显加快。

(12)其他:长期睡眠不足、心理压力过大、性格忧郁、空气污染等因素。

大范围调查报告指出:我国冠心病危险因素呈迅猛增长态势。其中高血压病者 1.6 亿,血脂异常者 1.6 亿,吸烟者 3.5 亿,被动吸烟者 9 亿,糖尿病患者超过 4000 万,超体重者 2 亿,肥胖人群 6000 万。另外,还有大量过度饮酒、缺乏运动和老年人群。

病理学资料显示:30 岁以后动脉粥样硬化变化过程表现为:①第 1 个 10 年血管内脂层开始积累(积累过程);②第 2 个 10 年血管内脂层开始积累增加;③第 3 个 10 年血管内平滑肌和胶原纤维增生(斑块形成过程);④第 4 个 10 年血管内血栓形成和微血管阻塞(梗死过程)。

4. 心肌梗死发病前兆(先兆临床表现)

(1)异常感觉:这种异常感觉常常难以指出明确部位,但确实感觉不舒适,常伴精神紧张。

(2)上腹部不适:发病前上腹部隐痛不适,有时有烧灼感、憋闷、饱胀感觉,而非剧痛或绞痛。

(3)疲劳感:一般行走或稍微剧烈运动后出现严重的疲劳反应,恢复较慢(常 2～3d 或更长),此种感觉不是局限于身体的某一部分,而是全身性的疲劳感觉。

(4)下颌骨疼痛:部分患者发病前有牙齿和下颌骨部疼痛,有时可扩散到颈部一侧或两侧,或以颈部为主的疼痛(非颈椎病所致),而无心前区压榨样痛,为时短暂,易被忽视。

(5)前臂和肩部疼痛:左臂、左肩最为常见,严重时可累及右肩臂,多为钝痛,非针刺或刀割样痛,局限于前臂内侧和肩前侧,不向手腕、手指放射,抬臂感觉困难,劳累后最为明显,有时候难以确定具体部位,多为一过性表现。

(6)气短:激动时呼吸急促或感到气不够用,胸部有明显不适感,静坐或卧床休息后可有改善,但重新活动后憋喘又开始出现,类似现象容易被忽视,尤其是中老年人。躺卧时间稍长,起来后感觉胸部很难受。

5. 冠心病检查项目

(1)心电图:最常用,携带方便,容易普及,诊断价值较高,适用于所有类型冠心病。

(2)心电图负荷试验:主要用于隐匿型冠心病及有症状而无心电图明显的 ST-T 改变者。

(3)动态心电图:24h 心电图检查可以观测到活动和安静状态下心电图变化。其记录多达 10 万次的心电信息,对非持续性异位心律,特别是对一过性心律失常和短暂性心肌缺血发作的检出率大大提高。

(4)放射性核素心肌显像:此检查可以显示缺血区的部位和大小,结合运动(负荷)试验,再显像提高检出率。

(5)冠状动脉造影:可以明确冠状动脉狭窄的程度、部位、范围,藉此评价心功能、指导药物治疗和支架介入等治疗方法的准确选择。

(6)超声检查和血管内超声检查:用于观察心脏形态、瓣膜状态及左心室功能。对室壁瘤、心脏内血栓、心脏破裂、乳头肌功能失常等有重要价值。后者检查可以明确冠状动脉内的管壁形态、狭窄程度、斑块大小,有着广阔的发展前景,对治疗方法选择有指导作用。

(7)其他:如血脂、血糖、肝肾功能等。

【干预措施】

1. 健康评估

(1)高层次评估(低危):年龄较轻(<50 岁或 55 岁),无明显自觉症状,心电图大致正常或改变不明显或仅有轻微 ST-T 改变。一般情况较好,未行特别治疗,无脏器损害证据或仅有轻微损害表现。动态心电图或运动试验可有缺血性改变。

(2)中层次评估(中危):年龄偏大(＞60岁),有时有胸闷、胸痛(心绞痛)症状,但很快(自主或一般药物治疗)缓解,心电图有比较明显的 ST-T 缺血性改变。有效治疗后,心电图缺血性改变和症状明显改善,日常生活和工作可以完全自理。检查结果显示 1个脏器损害证据,或只有 2 个脏器的轻微损害表现。

(3)低层次评估(高危):年龄偏大(＞65岁),又多次发生心绞痛或有过陈旧性心肌梗死的心电图改变(异常 Q 波),虽经积极治疗一段时间,心电图 ST-T 改变无明显改善。生活自理有一定困难,或有 2 个脏器以上的功能损害(心脑肝肾)表现,或发生过急性心肌梗死或伴有脑梗死。

2. **基本干预措施** 冠心病的发生、发展是一个长期、慢性过程,因此,防治也应是全方位和长期的——包括改变不良生活方式、适当的体力活动;戒烟限酒;控制高血压、高血糖、调理血脂,保持心理健康等。与此同时,充分发挥药物的防治作用,坚持早发现、早治疗,规范治疗、长期治疗。告诫患者断续用药,不听医师劝告的随意增减药物,根据自我感觉用药的方法都不可取。

一些医院开展的"洗血疗法"是体外的"血脂分离系统"的运用,借助"洗血疗法"降低胆固醇,三酰甘油和低密度脂蛋白,此法应用后会感到轻松一些,血脂指标下降,如同肾功能不全时血液透析一样,并不能一洗保终身,仅仅是一种应急治疗手段,有效作用一般维持 5～7d。且耗时长、价格贵,也可能还有一些不良反应。重要的是调整饮食结构、改善生活方式、选择适合自身的口服药物。还应注意以下几点。

(1)要熟知患者的饮食和生活习惯、性格脾气、家庭状况、亲朋关系、遗传因素,根据个体情况采取有效的干预措施。

(2)日常生活中要保持饮食清淡,富有营养,减少油腻食物。

(3)出差、旅游有充分的心理准备,最好有同事、伴侣或子女陪同。行前需自我感觉良好,一年内无心绞痛、心肌梗死病史。备好常用药品、急救药品,如硝酸甘油、速效救心丸、麝香保心丸等,如有胸痛、胸闷等症状立即服用"急救药品"和到当地医院救治。

（4）经常进行必要的检查,如心脏听诊、做心电图、测血压等。

（5）经常按压内关穴(腕横纹上二指中间)每次 1～3min,每日 2～4 次。穴位按压方便,自我可以操作,用做保健用。

（6）中老年定期体检(一般一年 1 次)。

（7）必要时,经检查后可于冬春、秋冬或有临床症状时去有关医疗机构"冲血管"。

（8）心脏支架植入(介入治疗):介入治疗方法是通过外周动脉血管,把细、软的导管导入心脏的冠状动脉,在狭窄处放置金属支架,利用其弹性支撑作用,维护血管通畅,保证心肌供血。此种方法用于冠状动脉严重阻塞者(冠状动脉狭窄程度＞75％～80％),成功率极高,超过 90％时,若能适时"介入",也可取。

值得注意的是,植入支架并不能"一劳永逸",除了植入后的许多抗凝治疗,还有再狭窄、再堵的问题(包括其他动脉粥样硬化血管),仍然需要坚持药物治疗,借药物作用保护和再生其他节段的血管,延缓动脉粥样硬化的发展进度。

3. 用药选择

（1）抗动脉硬化药物:调节血脂药物,如中药制剂(脂必妥、VE 烟酸酯);他汀类(辛伐他汀、洛伐他汀、普伐他汀、氟伐他汀、阿托伐他汀、瑞舒伐他汀等,有长效制剂和短效制剂);贝特类(菲诺贝特、苯扎贝特、吉非贝特等);烟酸类(烟酸、阿昔莫司、甲氧吡嗪等);树脂类(考来烯胺、考来替哌等);调血脂药物种类繁多,许多保健品也具有调血脂作用,需认真选用。几乎所有的调血脂药都需长期乃至终身用药,不同个体对药物有效作用差异甚大。主要不良反应是消化道症状(恶心、呕吐、腹部不适)、头痛、白细胞减少、肌溶解症、肝肾功能损害。使用调血脂药物,一般应从小剂量开始,观察用药反应,定期(2～3 个月)查心肌酶、肝肾功能、血脂和血细胞。

（2）抗血小板药物:在动脉粥样硬化的基础上发生的心肌梗

死、脑梗死等,除了血管壁损伤形成斑块引起狭窄外,另一方面原因是血小板聚集(与凝血酶有关)形成血小板血栓,较为稳定的冠心病常选用阿司匹林(短效 25mg,长效拜阿司匹林 100mg)利多弊少。至于抗凝药物(肝素等)、纤溶药物(溶栓药物,如链激酶、尿激酶、替奈普酶等),以及房颤电复律,植入支架及植入支架的后续治疗,需要心内科专业、心内科医生的指导。

许多药物的应用对心肌有不同程度的保护作用,包括调血脂药、降血糖药、降血压药及辅酶 Q10、维生素 C、麝香保心丸、速效救心丸、乌龙养血胶囊、倍他乐克、六味能消丸等,主要是通过降低胆固醇、三酰甘油、低密度脂蛋白,升高高密度脂蛋白,保护动脉血管内壁(降低血管内壁损伤程度和保持完整性),改善心肌供血供氧,抑制血管内壁炎症,稳定易损斑块,降低斑块破裂,避免和减少心脑血管梗死风险。

4. 心脏停搏的处理　据调查,我国每年因心脏原因猝死夺走 50 万余人的生命,发生后生存率不足 1%。

(1)原因:冠心病、高血压、糖尿病、血脂过高、吸烟者、高龄者、精神激动、情绪不稳、过度劳累、气候突变……

(2)方式:心室纤维颤动(室颤),恶性心律失常,心脏无效做功;心电生理活动紊乱,表现为室颤,心电图或示波显示直线。

(3)危害:大脑缺血(缺氧)>4min 发生不可逆性损害;>10min 即使保住生命,也会成为"植物人"。心脏除颤时间每延误 1min 生存率下降 10%;第 1min 内除颤生存率为 90%;>10min 除颤生存率基本为 0。

(4)抢救:第一时间、第一目击人给予电除颤,室颤生存率 >45%。

流程 1:①识别是否心脏停搏;②尽早心肺复苏(胸外按压);③快速除颤;④有效生命支持;⑤综合性心脏停搏后治疗。

流程 2:①确定有无意识;②拨打 120,带除颤器;③胸外心脏按压 30 次;④维持呼吸道通畅;⑤人工呼吸 2～3 次;⑥使用除颤器。

　　配备:①公共场合 119、120 配备自动体外除颤器。②培训使用常识;体外自动除颤仪(AED)——"智能救心机""傻瓜除颤仪",操作简单,使用安全,效果可靠,挽救生命。

四、糖　尿　病

【认识糖尿病】

　　1. 病因与危害　2 型糖尿病症状轻,易控制,1 型糖尿病难治愈。2 型糖尿病患者早期症状多不明显,真正典型的"三多一少"(多食、多饮、多尿、体重减少)表现越来越少见,常常无自觉症状。青少年糖尿病多为 1 型糖尿病(原发性糖尿病,基因缺陷)。其他类型的糖尿病如妊娠期糖尿病(具有时限性)、一过性血糖高、特殊类型糖尿病等均较少见。而中老年糖尿病基本上都是 2 型糖尿病(继发性糖尿病),许多患病者是在查体中发现的。"高血糖"所引起的眼底损害、心脑血管病变、肝肾功能损害、周围神经病变、糖尿病足及糖尿病酮症酸中毒等严重后果应引起高度重视。据我们调查:发病率为 1.1%(低于全国诊断率 3.52%,可能与调查人群层面不同有关),合并不同程度的糖尿病器官损伤者占 1/3 以上。研究显示,血糖控制过低或者经常性低血糖会增加死亡风险。

　　1 型糖尿病与 2 型糖尿病不同,缺乏大数据,如发病率、治疗率、控制率及其他疾病的相关性,需要做的事情是"回顾性"(循证医学)和"前瞻性"研究同步推进,这些研究包括家族史谱、临床症状和免疫标志物。通过系统性研究,最终实现 1 型糖尿病的规范化治疗管理目标。

　　2 型糖尿病,这种由遗传因素(基因异常)、环境因素、不良饮食结构、代谢紊乱、动脉粥样硬化共同作用下引起的全身性、代谢性、终身性疾病,多脏器功能严重损害虽可控制但需终身治疗。研究发现,糖尿病患者及其下代的血糖、胰岛素、胆固醇、三酰甘油、血尿酸、血浆黏度、血细胞比容及聚集指数等明显高于对照组,有统计学意义(遗传易感性和多基因遗传)。2型糖尿病的环境因素,如肥胖、体力活动少、精神紧张、严重刺激、外伤手术、分娩、重大疾病等应激性反应都是常见诱因,这也是治疗过程需要注意的问题。

2型糖尿病的诊断,通过空腹血糖(2次>7.0mmol/L)、糖耐量检测(> 11.1mmol/L)、糖化血红蛋白(>6%)检查及尿糖测定,若高于正常标准多可明确诊断。健康的中老年人,也要每年检查1次血糖、尿糖。

世界卫生组织和国内循证医学研究显示:近十几年来,糖尿病发生率呈"井喷"态势。全球3.8亿人患病,我国有1.1亿之多,患病率为11.6%,及时诊断率仅3.5%,其中50%未被早期诊断。90%以上为2型糖尿病,约40%未及时诊断和有效治疗,及时获得诊断者多非"主动求医"结果。研究还发现中西方人群糖尿病者,在发病机制方面没有明显差异,主要是在胰岛素抵抗基础上的B细胞功能减退或B细胞功能减退伴随不同程度的胰岛素质量(结构与功能改变引起)降低和胰岛素抗体(由多种组织产生)所致,胰岛细胞受累和胰岛素抵抗致胰岛素产生减少,质量和功能下降,使葡萄糖不能完全分解。有关糖尿病的定义、诊断标准、分期方法和治疗措施,中西方也无明显差异。其所造成的损害是微血管和大血管,引起心、脑、肾、眼底血管和末梢神经病变(葡萄糖结晶与脂质沉积)。80%死于并发症和相关疾病。

2.糖尿病眼底损害(糖网)表现

(1)视力减退,看东西模糊不清、重影。

(2)近视程度进行性加重,老视(花眼)可暂时性缓解。

(3)眼前有点状、片状发黑物体飘动或有飞蚊症现象。

(4)视物时有闪光感(点片状)。

(5)上睑下垂进行性加重,眼球运动欠灵活。

(6)持续性眼痛、眼胀,但无结膜、巩膜炎症性改变。

(7)视野缺损:表现是视野范围较以前明显缩小或视野部分缺失。

(8)糖尿病性白内障(发展快),而老年性白内障是一个渐进过程。

(9)糖尿病性青光眼(视神经的损害):对视神经的损伤是不可逆的,早期治疗最为重要。

循证医学研究发现血糖高之后,8 年开始出现视网膜病变,20 年出现视网膜严重病变者 16.2%,对照组仅 9.2%,20 年后才会出现统计学上的显著性差异。手脚麻木是 2 型糖尿病者一个常见的症状,患者所表现的是无明确原因自觉手指、脚趾乃至下肢麻木,并且进行性加重,数月乃至数年不愈。"糖尿病足"也是如此,即使"小伤口"也经久不愈,原因在于血糖高致葡萄糖结晶等对末梢神经的刺激和细菌、霉菌生长繁殖的结果。2 型糖尿病发病因素——肥胖,不仅与睡眠呼吸暂停综合征、骨关节病变、脂肪肝、抑郁症、不孕症等关系密切,更与糖尿病有关。正常人群仅 0.7%发病,而中度肥胖者发病率增加 4 倍,重度肥胖者糖尿病发病率增加 40 倍。

【干预措施】　糖尿病的发生发展和引起症状是一个缓慢和隐匿的过程,一般需要 6~8 年时间,要早发现早治疗。睡眠时间<6h,经常食用剩饭剩菜,孕期过多进食,缺乏运动等也容易诱发糖尿病。需要针对发生原因遵循血糖、血压、血脂、体重等"多管齐下",全面调控,可以从以下几个方面采取干预措施。

1. 基本干预措施

(1)合理饮食、足够饮水:2 型糖尿病的治疗,最简单和有效的方法是合理饮食,控制摄入热量。限制食物包括:大米、白面、地瓜及其产品,甜点心、甜饮料,许多水果,如石榴、甜瓜等含糖量较高,因而在享受美味时必先权衡利弊且要少用。玉米面、小米面、豆制食品,也并非多多益善,而要适当控制,偶尔某些食物用多了,应减少其他食品摄入,最好能做到每餐留一口,餐餐不太饱(6~7 成饱)。还要减少脂肪摄入,以减少脂质对细胞的伤害,这也是住院病人低脂低糖饮食的医嘱原因所在。喝水也有很多讲究,特别是夏天,出汗多时要及时补充(以白开水为主),以免血液浓缩,血糖升高。饮食宜每天:粮食类、豆类及豆制品 400g;蔬菜 400~500g;肉禽鱼蛋 100g。

(2)防治感冒和胃肠炎:这些病虽不是什么"大病",但糖尿病患者易患难愈,且容易引发酸中毒、高渗性昏迷等严重并发症。冬末春初、夏末秋初是上呼吸道感染和胃肠炎、痢疾的多发季节,要特别注意保持个人卫生,一旦患病后要及时、有效诊治。

(3)适当运动、谨慎旅游:每周 3 次,每次 40min 充满活力的散步可以降低血糖,增加大脑记忆中心海马体积,改善大脑健康状态,延缓脑萎缩过程。有研究显示餐后 20~30min 散步可以降低血糖 1~2mmol/L。

运动对健康长寿十分重要,但糖尿病患者要掌握好"度",这个"度"就是选择和坚持"有氧"运动,如散步、太极拳、交谊舞、慢跑、书画、台球、慢游泳、钓鱼等一些慢运动。尽量减少或避免竞争激烈和运动量大的"缺氧性"(也称乏氧性)运动。远距离旅游和出差,车船飞机的疲劳、游山玩水的艰辛、各种会议的高度紧张,都可能使你身心疲惫引起病情加重。必须出行时需有充分的心理准备,备足相应的药品,还要顾及好外出时一些不确定因素。特别是合并视力障碍、"糖网"、肾功能不全、心脑血管疾病、高血压及糖尿病未能控制病情的情况下,不宜远行。

老年人应尽量避免缺氧性运动(剧烈运动、出汗过多、心跳明显加快……),而应进行适宜的慢运动。尤其是患有不同程度、不同类型的糖尿病或心脑血管病者,运动前可适当服用硝酸甘油、速效救心丸、麝香保心丸等可以改善心肌供血,降低心肌梗死和脑血管意外的发生率。运动有益健康,对运动形式、运动量、运动时间要做出选择。形式就是有氧运动;运动量就是中小运动量,以不大汗淋漓为宜;时间宜选择在上午 9:00,下午 4:00,晚上 7:00 左右,每次20~30min 为好,每周不低于 3 次。

运动可以代替药物吗? 答案是否定的,起码不能完全代替。

这是因为,尽管适度运动可以大大降低心脑血管病的风险,但冠心病和糖尿病者不能认为病情稳定或好转就停止药物治疗而仅用运动健身代替。老年人患 2 型糖尿病,往往合并冠心病和脑血管病,因此,要定期检查血压、血脂、血糖、肝肾功能及心电图,然后根据检测结果对药物加以调整。抗凝药(阿司匹林等),调血脂药(辛伐他汀等),降血压药(硝苯地平缓释片等)是冠心病和高血压最常用药物,且针对性强,需根据病情变化、检测结果调整用药量和品种。可以选用速效救心丸、麝香保心丸、倍他乐克等保护心肌,促进"心脏自身搭桥",从而降低心脑血管病风险。

(4)改变不科学、不健康的生活方式:包括提高自我保健意识,学习健康和糖尿病知识,戒烟限酒,每日三餐营养合理搭配,即"糖尿病饮食"。坚持运动适度,远离毒品和成瘾性药品,避免性行为混乱及长期睡眠不足等。

(5)合理使用降糖药物:原则是选择作用机制不同的药物联合应用,优势互补,增加降糖效果,降低不良反应,以早期达标。提倡小剂量联合,不宜单一增量。用药种类、剂量、方法、疗程及调整,应根据血糖、尿糖变化、糖化血红蛋白、餐后血糖及糖耐量试验,结合全身状况适时调整,接受专业医师的医嘱和指导,禁忌擅作主张和随意增减药物品种和剂量。坚持相信科学、长期治疗、稳定降糖、综合治疗的观念。

(6)用药注意:用药不必盲目追求高档、进口药品,注意疗效和反应,过多联合用药未必是好事。治疗过程中,最好 1~2 个月检查 1 次血糖,家中有血糖仪者,发病初期可每日或隔日固定时间监测血糖并记录,根据病情和需要检查心肝肾功能以为专业医师指导用药提供参考依据。

(7)综合治疗:2 型糖尿病治疗方法不应仅仅关注降血糖,重要的是配合饮食、调血脂、运动、心理调适等综合性治疗措施。糖尿病与脑卒中密切相关,大部分(65%)糖尿病患者死于心脑血管和感染等疾病而非是高血糖本身。综合性治疗要求,需参数达标

（表 78-2）。治疗糖尿病,必须尽可能地调控血压、血脂在正常范围,有效地防治感染和治疗动脉硬化。

表 78-2　糖尿病治疗达标主要参数

达标项目	达标参数
（1）血糖	
空腹血糖	＜7.2mmol/L
餐后 2h 血糖	＜10.0mmol/L
糖化血红蛋白	＜7.0％
（2）体重指数（kg/m²）	中年＜24
	老年＜28
	身高（cm）－100＝体重（kg）为宜
（3）腰围	男性＜90cm
	女性＜80cm
（4）血压（mmHg）	＜60 岁＜130/80
	＞60 岁＜140/90
（5）血脂	
胆固醇（TC）	＜4.5mmol/L
三酰甘油（TG）	＜1.5mmol/L
低密度脂蛋白（LDL-C）	＜2.5mmol/L
高密度脂蛋白（HDL-C）	＞1.1mmol/L
（6）血液流变学	
血浆黏度	正常
血沉	正常
纤维蛋白原	正常
红细胞	压积、变形能力、聚集指数正常

注：①达标参数,血糖,避免＜3.9mmol/L;血压,不宜＜100/60mmHg;血脂不宜过低;血黏稠度大致正常,老年人不宜刻意减肥。②达标参数过低,容易抵抗力下降,血管内皮损伤,血管阻塞,引起和加重出血。

（8）其他治疗方法：尽量避免过度紧张、长期劳累和不良精神刺激，发生感染、外伤等重大伤病及时诊治，即使青少年也不宜吃大量甜食，不仅仅是龋齿发病率高，对糖尿病发生、发展更有促进作用。

糖尿病易患人群主要是具有糖尿病家族史，超重和肥胖，多食少动，年龄超过 40 岁，出生时体重低于 2500g，有异常分娩史（如不明原因的多次流产、死胎、死产、早产、畸形儿或巨大儿。）等，此类人群一定适时检查"血糖系列"。

2. 影响血糖监测系列的主要因素

（1）控制摄入：检测前几天，在饮食方面适当限制淀粉摄入（每天＜250g）。

（2）体力活动：长期卧床者糖耐量受损，剧烈活动者肝脏释放葡萄糖明显增加，抽血前应静坐或静卧 20～30min 以上。

（3）情绪因素：情绪激动时血糖升高，故抽血检测前 30min 避免精神刺激和精神紧张。

（4）应激反应：发热、感染、急性心肌梗死、手术等应激反应可使血糖升高。

（5）各类疾病：包括肝、肾、心、胰及其他内分泌方面疾病等都会影响"血糖"结果。

（6）药物影响：包括噻嗪类利尿药、避孕药、异烟肼、降血糖药等。

3. 并发病症　2 型糖尿病（老年性糖尿病最多见），病史长者（＞3 年）常常引起大血管、微血管病变，合并或伴发代谢紊乱、高血压、冠心病、脑血管病、血脂异常、超重肥胖，且 80％ 2 型糖尿病患者因心脑血管病不幸死亡。由此可见，控制血糖同时，需有效治疗并发疾病和采取综合性治疗措施。

年龄原因出现的肾功能和肝功能渐进性损害，主要是肌酐清除率逐年下降，肝细胞的损害使肝脏合成分解能力下降，容易发生缓慢的药物蓄积效应，增加老年病者降糖治疗过程中低血糖风险，且老年人本身对低血糖的感知能力较差,不能及时识别和处理低血糖,更容易发生严重低血糖反应。另一方面,合并多种疾病的同时需要应用多种药物,药物间的相互作用发生理化性质改变也会加重肝肾功能的损害。由于年龄原因,身体肌肉组织减少,脂肪组织增加,会加重胰岛素抵抗,常常是空腹血糖"正常",但餐后2h血糖仍明显升高。

老年人无症状性低血糖常发生在夜间,一经发现,往往血糖很低,若伴有意识障碍为严重低血糖,持续时间较长,脑细胞可以发生不可逆性损害,表现为精神恍惚、嗜睡、抽搐甚至低血糖昏迷,也可能发生心肌梗死和严重心律失常而危及生命。尽量避免低血糖是治疗的重要前提。若年龄>70岁,空腹血糖保持7～9mmol/L,餐后2h血糖8～11mmol/L即可,伴严重疾病分别为9mmol/L和15mmol/L也未尝不可。

血糖值(包括空腹血糖、餐后2h血糖、糖耐量试验、糖化血红蛋白等)越高对心力衰竭、心肌梗死、高血压、心绞痛的影响越大,因此,有效控制血糖值可以大大降低上述病症的风险。"糖化血红蛋白"反映的是红细胞内的蛋白质与血糖结合的产物,显示的是受检查者近2～3个月的血糖控制水平。心脏病病人应将血糖控制在6～7 mmol/L,糖化血红蛋白(HbA1c)<7%,可以大大减低心脏病风险。预期生命有限和合并严重并发症者,可不必严格控制血糖和HbA1c"达标"。

4. 常用降糖药物

(1)二甲双胍:2型糖尿病首选药,有短效和长效制剂,降血糖效果良好,较为安全,不容易发生低血糖和减轻体重。主要不良反应是食欲缺乏、恶心、呕吐等消化道反应。一般剂量为750～1500mg/d,最大剂量2000mg/d。

(2)α-糖苷酶抑制药:二甲双胍效果不佳时选用或联合应用,常用阿卡波糖片和米格列醇。主要作用是降低餐后血糖。优点是不增加肝肾代谢负担,基本不从肾脏排泄,比较安全,少有低血糖发生。宜从小剂量开始缓慢增加剂量,以减少胃肠道反应和低血糖风险。一般剂量为 25～50mg/d,3 次/d,与第一口饭同时服下。注意与胰岛素联合应用出现低血糖时,要直接用单糖(葡萄糖)而非多糖(果汁、饼干等)治疗。

上述两类药物系非促胰岛素分泌剂,通过抑制肝糖原异生,改善胰岛素抵抗,增加外周葡萄糖摄入和酵解而降低血糖。

(3)促进胰岛素分泌制剂:包括磺脲类和格列奈类,不良反应是容易引起低血糖反应和体重增加。老年患者应选择半衰期短、排泄快的短效、中效磺脲类或格列奈类药物。常用的有格列吡嗪、格列喹酮、格列齐特、瑞格列奈等。应从小剂量开始,逐步增加剂量。格列齐特缓释片(磺脲类)、格列美脲缓释片、格列吡嗪控释片,每日 1 次,可以提高服药依从性,方便用药。不宜空腹服用。至于二肽基肽酶Ⅳ(DPP-4)抑制药如沙格列汀、维格列汀、西格列汀等比较安全,无低血糖风险。

(4)胰岛素疗法:胰岛素,不少人认为不作为 2 型糖尿病首选(也有主张可早期应用的),大多用于口服降糖药无效、血糖明显高于预期值或有其他药物禁忌时使用胰岛素治疗。胰岛素降血糖效果明显,但低血糖风险增加。防止低血糖,需选用合适的胰岛素品种和剂量,定期血糖监测(初期每周 2～3 次),血糖稳定后可 7～10d 检测 1 次。每 20～30d 监测 1 次糖化血红蛋白。胰岛素降糖治疗,尽量选择使用方便(1 次/d)的注射方法。医护人员应教会病人正确使用"家用血糖仪"和胰岛素注射方法。混合性胰岛素适用于空腹及餐后血糖均高的患者,使用剂量、选择药物应根据血糖检查结果,以保证降糖效果和减少低血糖风险。

(5)综合性治疗措施:包括控制血压、调理血脂、治疗高凝状态、防治动脉硬化,饮食管理(包括糖尿病肾病的低蛋白饮食)、运动方法选择、心理调适等。参阅本书有关章节。

5. 与糖尿病有关的检查

(1)血糖检查:空腹血糖 ≥ 7.0mmol/L,餐后 2h ≥

11.1mmol/L。

(2)其他检查:糖化血红蛋白(以往2～3个月平均血糖水平)及血脂、肾功能、肝功能等。

(3)理想血糖:空腹血糖4.4～6.1mmol/L,非空腹血糖4.4～8.0mmol/L,糖化血红蛋白＜6.5%。

(4)测血糖时间:空腹血糖,一般早餐前抽血;餐前血糖,一般餐前15～30min抽血;餐后2h血糖,进食后2h抽血;睡前血糖,一般入睡前30min抽血;夜间血糖,一般午夜1:00－2:00抽血;即时血糖,随时抽血。

6. 运动的作用与方法

(1)主要作用:降低血糖、调控血压与血脂、改善机体对胰岛素的敏感性(降糖反应)、降低胰岛素抵抗,改善心肺功能、增加关节的灵活性、防止骨质增生、缓解精神压力,保持愉悦心情。

(2)运动方式:选择轻、中度适量的有氧运动,包括走路、慢跑、爬楼梯、骑自行车、跳健身(舞)操、太极拳(剑、扇)、羽毛球等。锻炼应根据个人身体情况灵活选择运动强度。

餐后运动适宜于糖尿病者,尤其是早餐后(餐后血糖最高)。最好每天坚持,每次30～60min,运动量要求为感觉全身发热、微微出汗、轻度肌肉酸痛,次日精力充沛,有运动欲望,食欲和睡眠良好,避免运动量过大。运动时最大安全心率是170减去年龄(周岁),如70岁,安全心率是170－70＝100次,不宜增加心率太多。运动后10～20min心率应恢复到运动前心率。不能恢复者应做检查。

7. 糖尿病并发症

(1)并发症或伴发病:主要是糖尿病酮症酸中毒、非酮症性高渗性昏迷、糖尿病乳酸性酸中毒、急慢性全身或局部感染、糖尿病视网膜眼底病变(糖网)、糖尿病足及心脑血管病等。还要注意糖尿病肾病(尿微量蛋白增加)。

不论是1型糖尿病还是2型糖尿病,血糖持续高(＞15

mmol/L)超过两个月,很容易发展成糖网——糖尿病视网膜病变而引起眼底病变,导致突然失明,严重者永久性失明。"糖网"者早期可无自觉症状,病变累及黄斑区后可以造成程度不同的视力减退。另一方面,糖尿病者因"糖网"导致视网膜血液循环障碍,毛细血管闭塞,缺血缺氧之视网膜可释放血管生成因子,致使新生血管形成——病态血管,极易破裂出血,尔后形成瘢痕并致视网膜剥脱——加重"糖网"。

(2)低血糖早期表现:主要是虚弱、虚汗、头晕、眩晕、乏力、饥饿难忍、头痛,重者视物模糊、面色苍白、反应迟钝,少数人神志不清。老年人低血糖表现往往不典型,并且更容易在夜间发生。这是因为老年人对低血糖敏感性降低和难以承受低血糖的打击而风险增加。

8. 常用胰岛素剂型　胰岛素降血糖,剂量容易控制,效果可靠。缺点是不能口服,容易发生低血糖。

(1)短效胰岛素:诺和灵 R、优泌乐、优泌林、甘舒霖 R、普通胰岛素。

(2)中效胰岛素:诺和灵 RN、优泌林 A、甘舒霖 A。

(3)长效胰岛素:诺和平、来得时、长秀霖。

(4)预混胰岛素:诺和灵 30R、优泌林 70/30、诺和锐 30、优泌乐 25。

应用胰岛素,需详尽分析病情后做出选择,认真阅读说明书和用药适应证、禁忌证,根据各项有关检查结果,综合分析后做出"医嘱"。

五、代谢综合征

【认识代谢综合征】　代谢综合征除遗传基因方面的原因外,共同的发病基础是吃得"好"、吃得多、运动少和长期处于某种紧张状态,造成脂肪分解不完全(血液中对人体危害较大的主要是胆固醇、三酰甘油、低密度脂蛋白),在体内(肥胖)和血管内(动脉粥样硬化,斑块形成)缓慢渐进性积聚。与此同时,还引起肝脏等组织对胰岛素敏感性降低(主要是抗体作用),胰岛功能受损,机体处于胰岛素抵抗状态,引起和加重心脑血管病变、眼底病变、肾脏病变、末梢神经病变……据不完全统计,代谢综合征患者比正常人死于心脏病的概率高许多倍,而患脑卒中、心力衰竭的概率比正常人群高30%以上。

高血压、冠心病、糖尿病、肥胖、血脂异常、高尿酸血症、脂肪肝……等和(或)血液代谢与血液流变学检查异常的人群,都属于代谢异常综合征。下面是我们推荐的简易标准。

(1)体重指数:(BMI)超重或肥胖,体重指数$\geqslant$25.0kg/m^2。

(2)血糖指数:空腹血糖$\geqslant$6.1mmol/L 和餐后 2h 血糖$\geqslant$7.8mmol/L,或糖化血红蛋白$>$7.0%或已确诊为糖尿病或治疗者。

(3)血压指数:血压持续处于高水平,收缩压/舒张压$\geqslant$140/90mmHg,或已确诊为高血压病或治疗者。

(4)血脂指数:血总胆固醇(TC)$\geqslant$6.30mmol/L,三酰甘油(TG)$\geqslant$1.80mmol/L,高密度脂蛋白(HDLC)$\leqslant$2.30mmol/L,低密度脂蛋白(LDLC)$\geqslant$3.0mmol/L。

(5)尿酸指数:血尿酸$\geqslant$425μmol/L。

以上五组中只要有一组异常,代谢异常综合征诊断就可以成立。

【干预措施】 参见各类代谢性疾病的干预措施。

六、血 脂 异 常

【认识血脂异常】 脂质的特点是不溶于水或微溶于水,以脂蛋白的形式存在,表现为脂蛋白血症。少数为继发性(全身性疾病引起),多数为遗传缺陷与环境因素相互作用的结果(原发性),与多种疾病有关。长期血脂异常可引起动脉粥样硬化,增加心脑血管病的发病率和死亡率。人群中血脂异常患病率18.6%以上,而中老年人多数合并肥胖症、2 型糖尿病、高血压、冠心病、脑卒中等。

血脂包括中性脂肪(三酰甘油和胆固醇)和类脂(磷脂、糖脂、固醇、类固醇)。

血浆脂蛋白是由蛋白质(载脂蛋白)和三酰甘油、胆固醇、磷脂等组成的球形大分子复合物。血浆脂蛋白分为:①乳糜颗粒;②极低密度脂蛋白;③中间密度脂蛋白;④低密度脂蛋白;⑤高密度脂蛋白。

现在各医院的血脂化验检查主要包括总胆固醇、三酰甘油、高密度脂蛋白和低密度脂蛋白等。胆固醇这种类似脂肪的组织,1/3 来自摄入的食物,2/3 为人体自身合成。高密度脂蛋白和低密度脂蛋白,前者参与组织、细胞构成,提供原材料(好);后者分子大、黏附性强,容易在血管壁沉积,形成动脉粥样硬化(坏)。由此可见,习惯上的称谓"高脂血症"不如改之为"血脂异常"或"血脂紊乱"更为确切。

五大类血脂密度依次增加,颗粒依次变小。还有其他脂蛋白成分组成,比例大小、理化性质、代谢途径、生理功能各不相同。

载脂蛋白是脂蛋白中的蛋白质,与脂质结合并运转脂类,有20 多种和若干亚型。功能是与脂质结合形成水溶性物质进行转运,还参与酶生物活性调节细胞膜受体识别和结合反应。

循环中的胆固醇是血脂的重要组成成分,属于类脂质,多由肝脏合成,大部分储存于胆囊内,有着广泛的生理作用,高和低都会给机体造成伤害。其去路包括形成细胞膜,生成类固醇激素、维生素 D、胆酸盐和储存于组织。进食后未被进一步分解和吸收利用的胆固醇转化为类固醇随粪便排出体外,部分还可以在小肠内吸收再利用。

外源性三酰甘油来自食物,经过消化、吸收、合成后成为血脂组成部分。内源性三酰甘油由小肠(利用、吸收)和肝脏合成,构成脂蛋白后进入血浆,是机体恒定的能量来源或储存于脂肪组织,还可以水解后进入循环系统供其他组织利用。体内的许多生理生化过程都可以引起血脂异常。内源性血脂异常占血脂异常 2/3以上。

血脂异常包括高胆固醇血症、高三酰甘油血症、高低密度脂蛋白血症和混合型高脂血症，是动脉粥样硬化性心脏病的主要危险因素，还可分为原发性血脂异常（基因缺陷），继发性血脂异常（全身性疾病，如糖尿病、甲状腺功能减退、肝肾疾病、系统性红斑狼疮、骨髓瘤及某些药物，如噻嗪类、利尿药、β受体阻滞药、糖皮质激素等）。

原发性家族性脂蛋白异常血症应行基因诊断，与继发性血脂异常常合并发生。血脂和脂蛋白代谢紊乱与动脉粥样硬化密切相关，尤其是低密度脂蛋白胆固醇最为重要。而高密度脂蛋白胆固醇对冠心病者心脏有保护作用。

【干预措施】

1. 运动调脂 运动调理血脂已被研究和实践证明。怎么运动有讲究，要求是让血脂异常者发生适宜性改变，即胆固醇、三酰甘油、低密度脂蛋白降低，高密度脂蛋白升高。原则是坚持适宜运动（耐力性有氧运动）、不太累（避免剧烈、竞赛性运动）、保证时间（每天不少于 40min）。方法包括散步、快走、慢跑、登山、游泳、骑自行车、打羽毛球、网球、打太极拳、跳舞、各种运动操等，或者选择你自己喜欢的运动方式。每周 3 次，每次 40min 充满活力的散步可以增加海马体的体积，延缓脑萎缩过程、调理血压、改善全身尤其是大脑的供氧状态。

2. 饮食调脂 参阅本书有关章节。

3. 常用调血脂药物

（1）他汀类（HMG-CoA 还原酶抑制药）：作用机制是竞争性抑制机体内胆固醇合成过程中加速酶活性而阻断胆固醇合成，并加速低密度脂蛋白分解和代谢。主要用于高胆固醇血症和以胆固醇升高为主的混合性高脂血症，还能降低三酰甘油、低密度脂蛋白胆固醇。常用制剂和每日用药剂量参考：辛伐他汀 10～80 mg；洛伐他汀 10～40mg；普法他汀 10～40mg；氟伐他汀 10～40mg；阿托伐他汀 10～80mg；瑞舒伐他汀 10～20mg。

他汀类药物应用要保证胆固醇和低密度脂蛋白"达标"，三酰甘油＜1.7mmol/L，高密度脂蛋白≥1.4mmol/L。其中，三酰甘油严重升高（≥5.6mmol/L），可选用贝特类或烟酸类药物。这些药物都可以不同程度地降低胆固醇、低密度脂蛋白，减少脂质斑块在血管内堆积，降低血管堵塞引起的心肌梗死、缺血性中风等的发病率和死亡率。有报道近 2/5 的英国人服用此类药物，即使低风险人群也在服用。年轻人和中年人，高胆固醇血症、高低密度脂蛋白血症、肥胖症、有心脏病家族史及吸烟人群服用可以降低患病风险。他汀类药物的不良反应仍需继续评估。血脂异常的预防性治疗是降低风险的重要保证（包括饮食、药物、运动、心理等）。

阿托伐他汀可在任何时间服用，其他均在晚上一次口服。不良反应较轻。少数患者可出现胃肠道反应，极少数出现横纹肌溶解或引起肾功能衰竭。他汀类不宜与其他调血脂药物如贝特类、烟酸类等合用；不宜与环孢菌素、雷公藤、环磷酰胺、大环内酯类抗生素、抗真菌药物合用；儿童、孕妇、哺乳期、准备生育的妇女一般禁用。

（2）贝特类（苯氧芳酸类）：作用机制是激活过氧化酶增殖物，激活受体，增强一些酶的脂解活性，促进胆固醇、三酰甘油分解和逆向转运。主要用于：高三酰甘油血症和以三酰甘油升高为主的混合性高脂血症，还可以降低低密度脂蛋白胆固醇。常用制剂和每日用量：①非诺贝特 0.1g，每天 3 次或微粒型 0.2g，每日 1 次；②苯扎贝特 0.2g，每天 3 次或缓释型 0.4g，每晚 1 次；③吉飞贝齐和氯贝丁酯因不良反应较大，临床少用。其主要不良反应如胃肠道反应，少数出现一过性转氨酶和肌酸激酶升高、皮疹、白细胞减少。贝特类药物能增强抗凝药物作用，联合用药时需要调整剂量。患有肝肾功能损害及儿童、孕妇、哺乳期妇女禁用。

（3）烟酸类：属于 B 族维生素类，有调血脂作用。作用机制可能与抑制脂肪分解、减少肝脏合成和分泌有关。降低胆固醇、三酰甘油、低密度脂蛋白，升高高密度脂蛋白。主要用于：高三酰甘油血症和以三酰甘油升高为主的混合性高脂血症。常用制剂和每日用量：烟酸 0.2g，每日 3 次口服，渐增至每日 1～2g；阿西莫司（氯甲吡嗪）0.25g，每天 1～3g，餐后服用。

以上两药有长效制剂，每天 1 次服用。其主要不良反应是面部潮红、皮肤瘙痒和胃肠道症状，偶见肝功能损害。有可能加重消化性溃疡，糖尿病者一般不宜用。

（4）树脂类（胆汁酸螯合剂）：作用机制是碱性阴离子交换树脂在肠道内与胆酸结合牢固，阻碍胆酸的肝肠循环，并由肠道随粪便排出，影响胆固醇的重吸收。加速血液中低密度脂蛋白分解和清除，从而降低血胆固醇和低密度脂蛋白。用于：高胆固醇血症和以胆固醇升高为主的高脂血症。常用制剂和每日用量：消胆胺（考来烯胺）4～16g，每天 1 次；降胆宁（考来替哌）5～20g，每天 1 次。

注意：从小剂量开始，1～3 个月达到最大耐受量。其主要不良反应是消化道症状。可干扰其他药物的吸收利用，如叶酸、地高辛、贝特类、他汀类、抗生素、甲状腺素、脂溶性维生素等。用此类药物时，需要补充维生素 A、维生素 D、维生素 K。宜在服用本类药物前、后 4h 用其他药物。

调理血脂药物治疗常是终身所需，疗效与剂量因个人体质、用药反应不同而不同。应经常检查血脂水平，一般 1～2 个月 1 次，还应定期检测肝肾功能、肌酸激酶和血常规，一般 3～6 个月 1 次，根据检测结果调整剂量和品种。

4. 其他治疗　应强调控制饮食、增加运动量、维持理想体重、戒烟限酒等生活方式，而血浆净化治疗、基因治疗、手术治疗的选择，由专科医院、专业医生施行。

5. 治疗目标　见表78-3。

表 78-3　药物治疗目标值

疾病或危险因素	目标值（低密度脂蛋白 mmol/L）
动脉粥样硬化性心脏病	＜1.8
糖尿病＋高血压或其他危险因素	＜1.8
糖尿病	＜2.6
慢性肾病（3 或 4 期）	＜2.6
高血压＋1 项其他危险因素 *	＜2.6
高血压＋3 项危险因素	＜3.4

注：其他危险因素①年龄，男性≥45 岁，女性≥35 岁；②吸烟；③高密度脂蛋白＜1.04mmol/L；④体重指数≥28kg/m^2；⑤缺血性心血管病家族史

七、肥　胖　症

【认识肥胖】

1. 肥胖的原因与调控　肥胖和肥胖症是代谢紊乱重要表现之一，并没有引起大众的广泛关注。肥胖指的是体内脂肪堆积过多（体内五脏六腑和体表的皮下），呈各种体型表现，如梨型、苹果型、内脏型、泛发型等；还包括脂肪分布异常、体重超标等。这种慢性代谢性疾病既有遗传基因方面因素，也有环境因素（主要是不良生活方式）或者二者共同作用的结果。近年来，中国成年人肥胖率大有赶超西方人的趋势。部分调查结果显示我国 18 岁以上者肥胖人口 1.2 亿。西方人半数人超重和肥胖。肥胖症与 2 型糖尿病、血脂异常、高血压、冠心病、动脉粥样硬化、出血和缺血性脑血管病、某些癌症、颈动脉斑块、下肢动脉斑块形成密切相关。肥胖症分为原发性和继发性，前者最常见，常常被人们忽视，后者较少见，仅 1%。

肥胖是病，尤其是青少年肥胖。对高血压、脂肪肝、糖尿病、代谢紊乱、血脂异常而言，肥胖既是帮凶，也是元凶。调查显示，身材瘦小者更容易长寿，癌症也喜欢肥胖者。肥胖可以影响血液有效循环血量；引起和加重代谢紊乱；影响内分泌功能；影响胰岛素的

数量和质量,增加胰岛素抵抗;还能降低对细菌、病毒和癌细胞的抵抗力。

体内"调定点"这种调控系统的正常运转维持着成年人体重相对稳定,使得虽有短期内体重增减但能自动代偿,保持体重相对稳定,这也是机体的自我调整机制。神经系统与内分泌系统共同作用于体重的增减,当然也与心理变化有密切关系。引起体重变化的表现形式是营养摄取与消耗之间的不平衡,通过效应器官(胃、肠、肝、胆和中医认知的五脏六腑等)及全身组织而发挥作用,所表现的往往是此消彼长。中枢神经系统的下丘脑系统,调控饥饿感、食欲、能量消耗速率、能量代谢、调节激素分泌与能量储存,发射各种信号如激素信号(瘦素、胰岛素、各种胸肽等)及代谢产物(如葡萄糖)等,通过传入神经(以迷走神经最为重要),中枢神经系统整合—神经—体液途径、传出神经,传出信号到各个靶器官等一系列复杂过程,引起饥饿感、饱胀、食欲增减、脂肪分解、堆积和储存,以及能量平衡和(或)生理病理变化。

2. 调节摄食行为的生物活性物质

(1)减食因子:包括 β-肾上腺素能受体、多巴胺、血清素、胰升糖素多肽 1 及瘦素等;

(2)增食因子:包括 α-去甲肾上腺素能受体、神经肽 Y、胃生长激素释放激素、增食因子、甘丙肽等;

(3)代谢产物:如血糖水平高低等。另外,内源性大麻素及其抗体也可调节摄食行为,激活后引起食欲增加。

机体能量来源与食物中的淀粉、蛋白质、各种元素、水和空气,经过一系列生理生化过程转换为人体可以利用的"真正能量"。去路为消化道、泌尿系统、汗液、呼吸排出体外,借此维持着身体的生理平衡,满足机体的各种需要。异质性疾病——肥胖症,一般认为是遗传和环境因素等多种因素相互作用的产物和结果,是热量的过剩和缺失(不平衡),前者表现的是肥胖、后者消瘦。肥胖症除了遗传倾向外,与饮食习惯、活动习惯、生活方式的家族性关系密切。

还与基因突变,如瘦素基因、瘦素受体基因,促黑素细胞皮质素原基因、激素原转换酶-Ⅰ基因、黑色素受体4基因……等基因突变引起的肥胖症虽较少见,但也应引起注意,而多数人的肥胖症仍是复杂的基因系统与环境因素综合作用引起的。

值得注意和可以做到的是改变饮食结构不合理,进食甜食和油腻食物多,多坐位生活方式,体育运动少、体力活动不足,能量消耗减少等,引起体内脂肪堆积——肥胖。另外,其他因素通过饮食习惯和生活方式,胎儿期母体营养不良、蛋白质缺乏、低体重出生儿等都可以在童年期因饮食结构发生改变引起肥胖症。肥胖者的体内脂肪堆积尚有许多未明因素,如"节位基因"、胰岛素抵抗受体基因、腹型肥胖易感基因、β-肾上腺素能受体基因、激素敏感性酯酶基因、胰岛素受体底物-Ⅰ基因、糖原合成酶基因等。

由于脂肪细胞高度分化,既可贮存又能释放能量,并且是一个内分泌器官,分泌数十种脂肪细胞因子、激素或其他调节底物,如肿瘤坏死因子、血浆纤维蛋白溶解酶原激活物抑制因子、血管紧张素原抵抗素、脂联素、游离脂肪酸等,影响局部或远处组织器官。脂肪组织表现为数量增加(增生型)和体积增大(肥大型)或二者并存(增生肥大型)。

脂肪分布规则有性别差异,男性主要位于内脏和上、下腹部皮下,一般称为是"腹型"或"中心型"肥胖,而女性脂肪主要分布于腹部、臀部和股部皮下,一般称为是"外周性"肥胖。前者患代谢异常综合征风险增加,而外周性肥胖者减肥难度更大。

除了遗传因素外,高热量、高脂肪或者说高胆固醇饮食,体重增加后,即使正常饮食,也难以恢复到原先的体重,这是因为体内的"调定点"是不可逆性升高,即适应性高体重。轻度和短期的增加体重是脂肪细胞体积增大的结果,而重度和持续性体重增加(肥胖症),合并体内有脂肪细胞数量的增加,使减肥更加困难。

3. 肥胖的诊断标准

(1)标准体重

男性:身高(cm)-100=标准体重(kg)。

女性:身高(cm)-105=标准体重(kg)。

超过标准体重10%者为偏重,超过20%以上者为肥胖;低于10%者为偏瘦,低于20%者为消瘦。

(2)肥胖类型与表现:脂肪集中于腹部、内脏,称为苹果型或内脏型肥胖,多为男性;肚子不大,臀部和大腿粗,脂肪多积聚在皮下的体态是鸭梨型,称为周围性肥胖,女性居多,患冠心病机会较少,安全系数大点,前者内脏型肥胖,风险大。

肥胖可以发生于任何年龄,女性多于男性。家族史、进食多、心理失衡是常见病史和原因,肥胖表现方式各不相同。轻度肥胖多无自觉症状。中、重度者常出现活动后气急、关节痛、肌肉酸痛、乏力、心慌、气喘、焦虑、忧郁、精力不集中等。日常生活中喜坐沙发、多卧床、生活质量下降、工作效率降低。肥胖者尤其是中、重度肥胖者常有血脂异常(化验检查)、脂肪肝(B超检查)、高血压(超过标准)、冠心病(心电图与临床症状)、糖尿病(空腹血糖、餐后2h血糖、糖耐量试验、糖化血红蛋白、尿糖)、高尿酸血症、高胰岛素血症、胰岛素抵抗等代谢综合征常同时存在;还与睡眠呼吸暂停综合征、胆囊疾病、骨关节疾病、静脉血栓、大动脉炎和动脉壁斑块形成、生殖功能下降及某些癌症密切相关,还会在精神层面和社会层面付出代价。

有研究报告指出,腰围越粗大的更年期女性患乳腺癌的概率越高,而身材是梨形或苹果型者尤其是身体质量指数(BMI)值越高患乳腺癌风险越大,如果调整了BMI(有效减肥)之后,相关风险大为降低。事实上,肥胖者的脂肪大部分集中在腹部(苹果型)与臀部和大腿等部分,前者风险更大。

【干预措施】

1. 常用方法 肥胖症治疗的关键环节是减少热量摄入和增加热量消耗。其中包括改变不良生活方式,调整饮食结构,适度体育锻炼,保持心理平衡和必要的药物干预,手术治疗只在必要和合适的手术指征时选用。与此同时,积极治疗并发和伴发的疾病。

长期饱食、偏食、营养过剩等会加速衰老。其所引起脑代谢紊乱——加快脑动脉硬化;肠道中产生的毒素——损害中枢神经系统;胃肠道负担过重——引发消化不良、消化道损伤及诱发结肠癌;还可引起和加重全身性动脉硬化、肥胖、高血压、冠心病、糖尿病、脂肪肝、癌症等。另一方面,限食延寿有积极意义,但过分长期节食有许多消极影响,容易引起代谢紊乱、营养不良、能量不足、抵抗力下降……影响衰老性疾病和退行性病变的改善过程。

2. 药物减肥

(1)适应证:①每餐进食量较多,餐前食欲极强(如贪食症),往往不知"饥饱";②合并高血糖、高血压、血脂异常和脂肪肝;③合并因负重增加引起的关节疼痛;④肥胖引起的呼吸困难或有睡眠呼吸暂停综合征;⑤体重指数≥25 并有上述 4 种表现,治疗减重仍<5%,甚至体重不减反增者;⑥体重指数≥28,不论是否有合并症,经 3～6 个月控食和运动体重不降者。

(2)不宜应用减肥药物的人群主要是儿童、孕妇、乳母、对药物有不良反应、严重疾病者。

(3)主要减肥药物:①食欲抑制药可通过下丘脑调节摄食的神经递质如儿茶酚胺、血清素等,有抑制食欲作用。常用药物包括儿茶酚胺类制剂苯丁胺,拟血清素制剂氟西汀,二者复合剂 β-苯二胺(西布曲明)。②代谢增强药如 β_3-肾上腺素受体激动药,可增强生热作用,增加能量消耗,仍在研究中。③减少肠道脂肪吸收的制剂:脂肪酶抑制药奥利司他和西布曲明,需临床评估和长期追踪,推荐剂量每日 10～30mg。

(4)其他治疗方法:主要是合并症与并发症的治疗措施。针灸、推拿、熏蒸、运动等也是常用的"减肥方法"。

吐故纳新、新陈代谢是机体生命活动的基本特征,正是这种生命活动维持了机体与外界环境之间进行物质交换、代谢转化、分解合成、更新存储等一系列的生理生化过程,维系着内外环境的相对恒定,保证了生命个体发育成长、生产生活,乃至生殖繁衍的源远流长,合成与分解过程,也是生理生化过程,把糖原(淀粉)、蛋白质、脂肪、微量元素、水及各种矿物质和维生素等转换为能被机体利用的"能量"。另外,由于某个环节(包括基因结构,酶结构和功能,某些"物质"缺乏或过多等)出现障碍就会引起代谢综合征,其中也包括外源性因素(包括饮食结构不合理,空气与水污染、心理不平衡等)。比较常见的代谢综合征,如糖尿病、血脂异常、肥胖症、高尿酸血症、痛风等。

与许多疾病一样,代谢综合征或代谢性疾病需要采取综合性治疗措施,包括饮食调控、运动锻炼、心理调适及药物选择等,参阅本书有关篇章。

八、高尿酸血症

【认识高尿酸血症】　进食嘌呤类食物增加、饮食结构不合理、缺乏运动和足够饮水,加上自身代谢功能障碍,高尿酸血症发病率逐年升高。保守估计,我国这种代谢异常综合征患病者 1.2 亿之多,并且随年龄增加而增加。高尿酸血症与高血压、血脂异常、糖尿病一样,严重威胁中老年人健康。

尿酸是人体嘌呤代谢产物,分为内源性——为自身产生,占总尿酸量 80%;外源性——为摄入食物分解产物,约占 20%。通常,30% 的尿酸从肠道和胆囊排出,70% 经肾脏排泄。尿酸生成增多和(或)排泄减少都会造成血尿酸水平升高。标准是男性和绝经后女性血尿酸 >450μmol/L,绝经前女性 >360μmol/L,即可诊断高尿酸血症。尿酸在体内达到饱和状态时,以尿酸盐形式析出结晶并沉积于组织内引起痛风,也是泌尿系结石的重要原因。尽管高尿酸血症不一定引起痛风,但却是最重要的引起痛风和间质性肾炎的生化基础。

【高尿酸血症的危害】

1. 引起痛风　无症状性高尿酸血症发展到痛风性关节炎需

要 5～10 年时间,发展成痛风者占 5％～12％(不同地区调查结果)。首发症状常为夜间突发脚趾跖关节疼痛难忍、局部红肿、温度升高,发病急,消退快,首发症状常在 1 周左右自行缓解。易复发,累及多个关节是其特点,病史长者可导致关节畸形。

2. 加重高血压　流行病学调查研究显示,血尿酸高是高血压的独立危险因素,血尿酸每增加 $60\mu mol/L$,高血压发病危险性增加 25％。

3. 糖尿病　长期高尿酸血症与糖耐量异常和 2 型糖尿病发病有因果关系,大大增加发病率。

4. 冠心病　高尿酸血症是冠心病发病的重要危险因素,血尿酸升高预示病情加重。

5. 肾脏损害　尿酸结晶沉积可以引起和加重间质性肾炎,也可直接使肾小球入球动脉发生微血管病变,是慢性肾病原因之一。原发性痛风者合并肾结石,85％为尿酸盐结石。

6. 痛风　最为常见,皮肤表现为痛风结节。血尿酸水平超出饱和度时,在身体某一部位析出结晶体(尿酸盐)致使结缔组织逐渐形成痛风石,可以看到和触摸到,有压痛,移动度较小。耳轮、手、足、膝等远端部位多见。

7. 中风　研究显示,高尿酸血症是脑中风独立危险因素之一,血尿酸水平与脑卒中发生、发展和转归呈正相关。

【干预措施】

1. 按时查血尿酸　不少人是在痛风出现时才知道血尿酸高,血尿酸高这种"不健康"信号需足够重视。发现高时,尽管没有症状也要 3～6 个月监测 1 次并做适当治疗。

2. 坚持运动　每日坚持中等强度运动＞30min,肥胖者减肥,使体重维持在正常范围,可以降低血尿酸。

3. 多饮水　每天饮水应在 2000ml 以上,以增加尿量,排出更多的尿酸。

4. 多食高钾、低盐、碱性食物　如牛奶、蔬菜、水果、米面等,增加体内碱储量,中和和降低尿酸。玉米须和苞米皮煮水饮用可以降低尿酸。

5. 食苏打类食物 主要是中和尿酸。

6. 少吃嘌呤高的食物 如动物内脏、海鲜、肉类、豆腐等,尤其是同时进食啤酒与海鲜更容易引起和加重高尿酸血症。

7. 少吃火锅 有研究指出,涮一次火锅比一顿正餐摄入的嘌呤高 10 倍,甚至数十倍。

8. 少摄入高热量和高脂肪食物 这类食物不仅是肥胖、血脂异常等的原因,还是内分泌系统和代谢紊乱的催化剂,嘌呤代谢障碍很容易导致血尿酸水平升高。

九、前列腺增生症

前列腺增生症是老年男性常见、多发病,尤其是＞40 岁后随年龄增加发病率递增。尿不尽、尿频、尿滴沥、排尿困难是常见表现。早预防、早治疗可以延缓前列腺增生的发生发展,改善转归和减少并发症。

【发生原因】

1. 睾酮代谢障碍 这是一种衰老过程的表现。人在进入中年以后,睾酮在前列腺内转化成双氢睾酮后不能进一步分解代谢,此类代谢产物刺激腺体内平滑肌和结缔组织增生,并随着年龄增长而进行性加重,因后尿道受压迫出现排尿困难症状。

2. 血液淤积 引起前列腺内血液淤积的常见原因主要是性交过于频繁、不射精、酒后性活动、长期手淫等。这些原因致使前列腺内静脉回流受阻,局部体积增大压迫尿道引起症状。

3. 泌尿系炎症 后尿道炎、膀胱炎等慢性炎症,通过炎症直接浸润和间接刺激引起前列腺炎。炎症渗出物(包括炎性细胞和纤维素成分)形成结缔组织,导致前列腺组织增生变硬、钙化、结石等压迫膀胱颈口和后尿道造成排尿困难。前列腺结石很常见。

4. 下尿路梗阻 包皮过长又不注意局部卫生(不能有效清除

包皮内污垢),可以引起包皮炎、阴茎头炎、尿道口炎症,加重包茎、包皮口狭窄,由于包皮与尿道口粘连致尿道口狭窄加重,影响排尿畅通;老年人因体力原因,容易引起尿道骑跨伤致尿道挫裂伤,加之尿道黏膜损伤后容易发生炎性改变,致尿道狭窄加重。表现尿急、尿频、尿流细、尿不尽甚或排尿困难。此种表现易误诊误治。

5. 老年人　摄入水分不足,体力活动少,容易发生盐分饱和沉积、高尿酸血症和尿路结石。膀胱结石下移可堵塞膀胱口和尿道,可引起排尿中断和梗阻。此类原因一般在早期不引起前列腺增生,中晚期必然导致前列腺肥大、增生。需早诊断,早治疗。

【诊断条件】

1. 病史　询问纵欲、手淫习惯史,慢性尿道炎、膀胱炎史,小便次数、量、尿流、排尿困难史,包皮过长、包茎史等。

2. 肛门指诊　了解前列腺硬度、压痛、结节、光滑度和中间沟情况。

3. 前列腺 B 超、膀胱镜和膀胱造影检查　观察前列腺回声强弱,是弥漫性还是局限性,钙化及结石、憩室等情况。

4. 尿液检查　可见脱落上皮细胞,死亡白细胞、红细胞明显增多。

5. 排除其他引起的排尿困难的原因

【干预措施】　包括节制性生活,急性期暂停性生活;及时排空膀胱尿液;腹肌和膀胱尿道肌锻炼;切除过长包皮和防治感染等措施。

1. 具体方法

(1)热水坐浴浴缸泡浴:水温 40～50℃,每日 1～2 次,每次坐浴 15～20min,热水坐浴可以促进会阴部和前列腺血液循环,改善血液淤积和结缔组织弹性。

(2)体育锻炼:全身锻炼、局部按摩治疗和少坐多走可防治血液淤积引起前列腺增生和前列腺炎,提高免疫功能。每晚睡前以手掌按摩小腹部,可以增强腹壁肌群和膀胱尿道肌张力,恢复排尿功能,减少膀胱残余尿液;以拇指指腹按摩肛门前会阴部,可以改善局部血液循环,阻止前列腺增生和内外痔的发展。

(3)排空膀胱尿液:经常憋尿会引起和加重膀胱炎和前列腺炎,引起前列腺内结缔组织增生和肥大,加重排尿困难症状。

(4)其他:如处理包皮过长、包茎和因外伤、炎症引起的尿道狭窄。

2. 治疗药物选择

(1)肾上腺素能受体阻滞药:酚苄明(竹林胺)、哌唑嗪和特拉唑嗪。疗效类似,作用于尿道和前列腺平滑肌组织,降低膀胱排尿阻力,改善排尿困难症状。高特灵兼有降血压作用,用于伴有高血压者;血压正常者,选用竹林胺、哌唑嗪、桑塔前列泰。

(2)非那雄胺(保列治):直接抑制前列腺内睾酮转化为双氢睾酮,缩小增生肥大的前列腺。每天用药,连用 3～6 个月。

(3)舍尼通和爱活尿通:保列治治疗效果不明显时选用此药。

3. 抗感染治疗　根据病情和药敏检测结果选用广谱抗生素,如喹诺酮类药物(左氧氟沙星、加替沙星、环丙沙星等)、甲硝唑、替硝唑、热淋清颗粒等中西药物,疗程要足够。

4. 其他　必要时选用丙酸睾酮类药物和手术治疗。

十、慢性阻塞性肺病

慢性阻塞性肺病,简称慢阻肺,很多见,尤其是北方地区,40岁以上人群患病率高达 8.2% 以上,严重影响中老年人生活质量。这种以持续性气流进入肺泡受阻,组织、细胞氧供不足为特征的疾病越来越引起人们的重视。可喜的是,这类疾病可防可治。慢阻肺与慢性气管炎、支气管炎密切相关,但并非完全一回事,只有在肺功能检查出现持久气流受阻和相应症状时,才能明确诊断为慢阻肺(诊断依据参阅第三篇,呼吸系统疾病)。慢性气管炎、肺气肿、支气管哮喘等疾病无持续气流受阻时,不能诊断慢阻肺。支气管扩张、肺结核、细支气管炎等不属于慢阻肺。支气管哮喘因气流受阻具有可逆性,不能做出慢阻肺诊断。诊断做出需详加鉴别。

【发病因素】　主要是以下几个方面。

1. 环境因素　长期吸烟、空气中各种污染物、粉尘和化学物质吸入、生物燃料(包括植物燃烧)、烟雾刺激、汽车尾气等环境因素与慢阻肺发病密切相关。

2. 感染因素　病毒、细菌感染是慢阻肺发病和加重的重要因素与常见原因。研究发现,儿童期重度下呼吸道感染与成年时肺功能降低及呼吸系统症状发生有正相关性。

3. 体质因素　个体营养状况不佳与慢阻肺发病有关,吸烟和低体重对慢阻肺发生、发展有叠加作用。

【临床表现】　特征性症状表现是慢性、进行性加重的呼吸困难、咳嗽和咳痰。这些症状往往先于气流受阻。部分患者可能并没有咳嗽、咳痰症状,直接表现的是气流受阻症状——呼吸困难。

1. 呼吸困难　是患者体能降低或丧失,引起焦虑不安的主要原因。表现为气短、气喘和呼气费力(气不够用)等。慢阻肺早期仅在劳力时出现症状,之后呈进行性加重,以致日常生活活动甚或休息时也感到气短。

2. 经常性咳嗽　多为早期首发症状。初为间歇性,晨起较重,后逐渐早晚或全天均有咳嗽,但夜间睡眠时少有咳嗽。部分病例无咳嗽、咳痰,仅有气流受阻症状。

3. 咳痰　一般情况下,咳嗽后伴有少量黏液性痰,清晨较多,合并感染时痰量多,常伴脓性痰,偶有血性痰。

4. 喘息和胸闷　此非慢阻肺特异性症状,但重症患者可有明显的喘息表现,听诊有广泛的吸气和呼气时哮鸣音。胸闷、憋气多在劳力后发生,此与呼吸费力和肋间肌收缩有关。

5. 其他表现

(1)体重下降、食欲减退、肌肉萎缩、各种功能障碍、精神抑郁、焦虑等全身性症状,在中晚期病例中常有发生。重者亦可发生咳嗽性晕厥、咳血痰。

（2）肺功能检查、胸部 X 线和 CT 检查、血氧饱和度和血气分析等实验室检查是不可缺少的诊断条件。参阅第十篇 诊疗技术和医学相关理论之专科诊疗技术。

【干预措施】

1. 药物选择 重点是干预和控制症状，改善肺功能，降低加重的次数和程度，提高缺氧耐力和生命质量。下面重点介绍的是药物治疗，需要根据病情变化、治疗反应而及时调整治疗方案。

（1）支气管扩张药：主要是松弛支气管平滑肌、扩张支气管，缓解气流进入肺泡受限，控制慢阻肺症状。药物多选用吸入剂，不良反应较小、起效快。包括 β_2 受体激动药、抗胆碱药及甲基黄嘌呤类。

①β_2受体激动药：沙丁胺醇和特布他林等，为短效定量雾化吸入剂，吸入后数分钟起效，疗效持续时间 4～5h，每次剂量 100～200μg（每喷 100μg），24h 内应＜10 喷，用于缓解呼吸困难症状。福莫特罗为长效定量吸入剂，作用持续 12h 以上，1～3min 起效，常用剂量为每次 4.5～9μg，每日 2 次。茚达特罗喷雾剂，作用可达 24h，每日 1 次，吸入 150～300μg。

②抗胆碱药：常用药物有异丙托溴铵气雾剂和噻托溴铵。前者可阻断 M 胆碱受体，定量吸入虽起效较慢但作用时间较长，可维持时间为 6～8h，每次 40～80μg（每喷 20μg），每日 3～4 次。后者为长效抗胆碱药，作用长达 24h 以上，吸入剂量为 18μg，每日 1 次。此药可增加深吸气量，降低呼气末肺容积，改善呼吸困难和肺功能。

③茶碱类药：能解除气管平滑肌痉挛，提高心搏出量，扩张全身血管和肺血管，增加肾排水排钠，兴奋中枢神经，改善呼吸肌群无力现象，还具有一定的消炎作用。需要注意的是，常规用量的茶碱作用不明显。血液中茶碱浓度＞5mg/L 时显示治疗作用；而＞15mg/L 时，不良反应明显增加。吸烟、饮酒、服用抗惊厥药和利福平等可引起肝功能损害并缩短茶碱半衰期。老年人、发热、心力

衰竭、肝功能异常者及同时应用西咪替丁、大环内酯类药物(红霉素等)、氟喹诺酮类药物(环丙沙星等)、口服避孕药等增加血液茶碱浓度,增加不良反应。

(2)激素:常与 β_2 受体激动药联合应用。如氟地卡松/沙美特罗,布地奈德/福莫特罗两种气雾剂,临床上比较常用。对改善症状和肺功能、降低发病次数、提高生命质量多有裨益。慢阻肺单用口服或吸入激素治疗,不仅效果差,增加激素不良反应,长期应用还会带来"细菌感染"风险。

(3)磷酸二酯酶抑制药:常用药物为罗氟司特,每日 1 次,口服。主要作用是通过抑制细胞环腺苷酸降解减轻炎症反应,改善气流受阻,增强激素作用和改善肺功能。不良反应是体重下降。不宜与茶碱类药物同时应用。

(4)其他药物:如祛痰药物、抗氧化药及疫苗等可选择性应用。

2. 吸氧及康复治疗

(1)吸氧疗法:长期吸氧的"家庭治疗法"是治疗慢阻肺的重要方法。不能住院或不需要住院的稳定期患者坚持家庭氧疗必不可少。氧疗可以提高慢阻肺患者的生存率,改善血流动力学、肺生理功能和精神状态,方法是吸入流量 $1.0\sim2.0L/min$,每天 $>15h$,即低流量持续氧疗法(用鼻导管或面罩)。注意有无高碳酸血症和患者舒适度。

(2)康复治疗措施:对慢阻肺者需进行综合性、全身性的康复措施,包括呼吸功能训练、营养支持、心理辅导等。呼吸功能训练主要是帮助患者咳嗽,用力呼气促进分泌物咳出(深呼吸);肌肉锻炼包括全身性运动和呼吸肌锻炼,可采取步行、爬楼梯、踏车等,还包括腹式呼吸的训练;营养支持疗法主要是保持合适体重,减少高糖类和高热量饮食,借此降低二氧化碳体内存量;心理辅导旨在帮助解除焦虑、恐惧、抑郁、悲观等不良心态,建立战胜疾病的勇气。

所采取的治疗、康复方法要因人、因时、因不同的病情阶段,灵活选择。

十一、脑 卒 中

【认识脑卒中】

1. **脑卒中类型与后果**　脑卒中,也称为脑中风、脑血管意外。有大小中风之说,大中风指的是中风重者,主要包括出血性中风,如脑出血、蛛网膜下腔出血、脑室出血和缺血性中风,如脑梗死、脑血栓形成、脑栓塞等;小中风主要指腔隙性脑梗死、一过性脑缺血发作。脑中风也称之为出血性脑血管病和缺血性脑血管病。脑卒中的病理基础是动脉血管内皮、血液成分、血液流变学、动脉血管结构等不同程度的改变,因为这些改变致使血管阻塞、血流中断、血管破裂而发生脑组织功能性和器质性损害,引起一系列的临床症状和体征。脑卒中的命名,根据病变的性质、部位、程度和发病具体原因,如脑栓塞(空气性、脂肪性)、蛛网膜下腔出血(血管瘤破裂),脑出血(脑实质出血、脑室出血),脑血栓形成(脑干、基底节、小脑、丘脑梗死)等。无论是缺血性脑卒中还是出血性脑卒中,根据发病原因、临床表现和一些特殊检查,诊断一般没有多大困难。

影响脑卒中预后的主要因素:①脑卒中的类型,出血性还是缺血性;前者治愈难度较大;②发病时的意识状态,昏迷还是清醒,昏迷时间愈长,治愈难度愈大;③病变程度,出血性或缺血性脑卒中病灶愈大,治愈率愈低,致残率愈高;④发病年龄,年龄越大,治愈率越低;⑤合并症,合并高血压、冠心病、糖尿病、肺部感染、脏器功能衰竭、其他严重疾病者,死亡率明显增加;复发,预后一次比一次差,⑥复发间隔时间短者,后果更差。当然,早期诊断、早期治疗、有效护理、基础健康状况、合并慢性疾病及康复措施等许多因素都会直接影响预后结果。

2. **脑卒中的预防**

(1)预防和有效治疗高血压:高血压是脑卒中发生的首要危险因素,是可以干预的基础性疾病。高血压这种常见病、多发病不少人认识不足,甚至有一些错误的认知,有些人因为没有症状而不当回事。其实,不同程度的高血压调控结果如何,治疗措施是否有效和"达标",不是仅靠自我感觉和短暂"达标"而要长期"达标"。这是因为高血压不仅是脑卒中的首要危险因素,引起和并发许多疾病,还直接影响脑卒中的发生、发展和预后。临床观察和随访研究表明,血压越高,脑卒中发生率也越高。平均血压降低后会大大降低脑卒中发生率。

(2)预防和治疗冠心病:冠心病是脑卒中的重要危险因素,尤其是合并或并发心力衰竭、心律失常、心房纤颤更容易发生脑卒中。因此,有效治疗冠心病,不仅可以降低心肌梗死发病率,还可以大大减少脑卒中发病率和病死率。

(3)治疗糖尿病:糖尿病是脑卒中危险因素之一,也常是高血压、冠心病的合并症或并发症,有效调控血糖可以降低脑卒中发病率。

(4)改变不良饮食习惯:不良饮食习惯与高血压、冠心病、糖尿病、代谢紊乱综合征、肥胖症等密切相关,也与脑卒中关系紧密。因此,减少脂肪摄入,适当增加植物蛋白,减少饱和脂肪酸摄入,适当增加不饱和脂肪酸,可以降低脑卒中发生率。

(5)戒烟限酒:研究和临床实践证明:长期吸烟,大量饮酒使脑卒中危险性增加,男性 40%,女性 60%,而戒烟限酒后危险性逐年降低。还有调查资料显示,吸烟者的危险度比不吸烟者高 3～4倍。我们临床工作中也注意到了早戒烟早受益,晚戒烟晚受益,不戒烟受害多。

(6)阿司匹林:应用阿司匹林(降低血小板、红细胞的聚集性)对预防脑卒中发生有肯定效果,理论研究和临床实践都有依据。尤其是对缺血性脑卒中更是有着其他药物不可替代的作用。有动脉硬化存在、血脂异常、高血压、无特殊禁忌的中老年人可以小剂量长期服用。

(7)早期诊断,早期治疗:现代科技,如 CT、MRI 检查为早期或超早期诊断提供了基本依据。临床实践也证明在治疗时间窗

(发病后 2～6h)内采取的积极治疗措施,会大大降低病死率和致残率。

3. 脑卒中的危险因素　与冠心病、高血压一样,脑卒中的危险因素主要有两大类,即可以干预的危险因素和不可干预的危险因素,有的是独立危险因素,有的是"辅助"危险因素。

(1)高血压:为最重要的独立危险因素。缺血性卒中、出血性卒中都与收缩压、舒张压和平均动脉压有直接关系,呈正相关。研究发现,收缩压＞160mmHg,舒张压＞95mmHg,脑卒中发病率是正常血压的 4 倍,因高血压引起的脑梗死更为重要,年龄愈大,发病率愈高,男女无显著性差异。其中小动脉透明样变、微小血管梗死、微动脉瘤形成更易致较大血管内皮损伤,引起和加重、加快动脉硬化。

(2)心脏血管疾病:各种心脏血管疾病均可增加患脑卒中危险,尤其是心房纤颤、感染性心内膜炎、心脏瓣膜病变、急性心肌梗死等。病理资料显示,75％的缺血性脑卒中死亡者伴有心脏疾病;心房纤颤者随年龄增长,脑卒中发病率和死亡率大幅增加。一半的脑栓塞源于心房纤颤,而非瓣膜性房颤脑卒中危险度增加 3～4 倍。反之,年龄愈轻,危险度愈小。

(3)糖尿病:是缺血性卒中的独立危险因素。糖尿病本身还可引起和加重动脉硬化、高血压、肥胖、血脂异常,这些都是脑卒中的危险因素。糖尿病可以引起微循环功能和实质性损害,造成微循环障碍,发生视网膜损害(糖网)、糖尿病足等。

(4)一过性脑缺血发作:出现突然眩晕、肢体不适、麻木等症状时,常是短暂性脑缺血发作表现(小中风)。调查显示,约 1/3 一过性脑缺血发作者,会发展成完全性卒中。积极治疗这种"小中风",可以显著降低脑卒中的发病率、致死率和致残率。一过性脑缺血发作,常常不单单是"脑血管痉挛",更多的是伴有微血栓(如腔隙性脑梗死、局灶性脑梗死。CT、MRI 可以明确诊断)。

(5)吸烟饮酒:长期吸烟和中等量以上饮酒,缺血性卒中发生率增加 2 倍以上,少量饮酒者无明确关系。酗酒者发病率是普通人群的 4~5 倍,且大大增加脑出血的风险。吸烟饮酒与高血压、血液凝固性增加、动脉血管斑块形成、动脉内皮细胞变性、免疫能力下降有直接关系。而限酒戒烟、低脂低糖低盐饮食、适度运动等健康生活方式对预防脑卒中发生和抗衰老有明显良好影响。

(6)血脂异常:高胆固醇、高三酰甘油、高低密度脂蛋白、低高密度脂蛋白是冠心病重要因素,也是脑卒中的危险因素,尤其是缺血性脑卒中。脑内动脉硬化、颈动脉斑块形成是脑梗死的重要因素。颅外段颈动脉硬化和斑块发生率很高,相当多的人因阻塞未达到一定程度(<70%)可无自觉症状,但潜在风险极大,有些人需手术治疗斑块。高密度脂蛋白对颈动脉硬化过程有抑制作用,保护心脑血管。以辛伐他汀、洛伐他汀、普伐他汀等为代表的调血脂药物,可以降低胆固醇、三酰甘油和低密度脂蛋白,还可以升高高密度脂蛋白。

(7)不良生活方式:中国人的不良生活方式主要是北方人普遍高油高盐、南方人的高糖、许多人的高度紧张工作性质、缺乏运动锻炼、应激性过度紧张、情绪大起大落、长期忧郁焦虑等,这些因素不仅是高血压、冠心病、糖尿病、肥胖病等疾病的危险因素,也常常是脑卒中的独立危险因素。其中,肥胖类型中的,以腰部脂肪沉积为主的腰型肥胖(含内脏"肥胖")更容易发生缺血性脑卒中。因此,测量腰臀围比值对脑卒中危险的判断有参考意义,也为治疗方法选择提供依据。适当强度的运动锻炼不仅可以降低冠心病的发病率,也会降低脑卒中的发病率。这种机制源于运动可以调整血压、体重和心率,降低胆固醇和低密度脂蛋白,升高高密度脂蛋白,减少血小板和红细胞聚集力,提高胰岛素的敏感性,改善葡萄糖耐量。实验研究指出,适当增加鱼、虾、奶、绿茶对脑卒中有预防作用。

(8)口服避孕药:长期应用口服避孕药容易引起缺血性脑卒中已有定论。原因在于避孕药物可使血液凝固性增加和血流缓慢,血管内皮损伤致内皮增生,影响脂肪和糖代谢,容易形成血栓和动脉内皮斑块。

(9)血液流变学异常:血细胞比容增高和变形能力降低、血小板聚集性增高、纤维蛋白原增加等多个因素都会使全血黏度增高,形成大的血栓和微血栓。尤其是血细胞比容和纤维蛋白原更是脑卒中的危险因素。抗凝、抗聚集、抗自由基等药物的应用可以降低脑卒中发生。

(10)其他:凝血因子和炎性因子、颈动脉狭窄与斑块、长期偏头痛、吸毒、颈椎退行性变等都可以是脑卒中的危险因素。

总之,脑卒中危险因素很多,有一些是潜在的危险因素,但最常见的腔隙性脑梗死、短暂性脑缺血发作、脑栓塞(空气、脂肪、斑块等栓子所致)等,除脑栓塞外,病因、病理、生理变化大同小异。发生后的严重程度决定于整体功能状态,血流受阻程度、血管弹性和血流速度,阻塞动脉管腔直径大小和侧支循环情况及梗死后脑组织软化速度。一过性脑缺血发作虽容易在24h内症状消失,但仍潜在脑梗死风险;各种类型脑梗死,尽管已经"梗死",经积极治疗通过血管再通和重建侧支循环,可以不同程度地恢复脑功能。

CT或MRI报告的"腔隙性脑梗死",主要发生在脑深部——基底节区、脑白质、桥脑等部位,多为动脉玻璃样变和(或)微小栓子所致。在非大脑功能区可无临床症状,不出现病理性体征,发生于脑功能区则有相应症状和体征。对无症状性脑梗死者,需积极寻找潜在危险因素,不能认为无症状,病死率和致残率低而掉以轻心,要按脑血栓形成采取全方位防治措施。

4. 脑血管病早期警告 如果有其中之一,就应进一步诊治。

(1)经常有"不明原因"的头痛、头晕、耳鸣、视物模糊、眼前发黑。

(2)偶发腿脚、手指颤抖,皮肤冷热觉迟钝或感觉缺失。

(3)做事感到困难,如用筷子、扣扣子、系鞋带等。

(4)舌头突然发麻、僵硬、语言不利索。

(5)入睡困难、睡眠质量差,多梦易醒或昏昏沉沉感觉睡不醒或睡醒后仍很累。

(6)情绪、情感波动大,发火时难以控制或哭笑无常。

(7)强烈表达不满情绪,看什么都不顺眼,情绪不能自控。

(8)蹲或坐着起来时,眼前发黑,冒"金星"或站立不稳。

(9)注意力难以集中,反应迟钝,动作缓慢,记忆力明显减退。

(10)嘴角经常湿润或情不自禁流口水。

(11)CT、MRI检查,发现无症状性脑梗死灶(泛发、局灶、腔隙性脑梗死)。

【干预措施】

1. 完善社区大病随访制度　脑卒中的一级预防主要是采取综合性措施,防治高血压、糖尿病、动脉粥样硬化、心脑血管病,纠正血脂异常,治疗颈动脉斑块和狭窄,适宜的减肥措施等;二级预防需针对小中风,管控血压,防治血栓形成,用抗凝药物等。

急性脑卒中,如缺血性脑血管病——脑血栓形成、泛发性脑梗死、脑栓塞等;出血性脑血管病——脑出血、脑室出血、蛛网膜下腔出血等,是大病急症,需及时诊治。社区需要在如何防止出现这些"大病"方面采取干预措施。包括改变不良生活方式,保持平和心境与规律生活,适度运动,平衡膳食,培养兴趣爱好,指导防治用药,家庭床位和随访等。

社区要有针对性地制定慢性非传染性衰老性疾病的干预措施,措施要个体化、个性化,从每天的饮食起居到防治性药物应用,环环紧扣,对措施需定期修订、补充,个人与社区结合,社区与有关部门结合,组成全民参与的"大"病防治网。

社区干预措施还应包括,适时的健康教育,有效的饮食调控,科学的运动方法和运动量,符合个体健康状况的药物治疗方法与用量,而积极的病情监测,如血压、血脂、血糖、心电图及必要的特殊检查,如脑CT、MRI、眼底、肝肾功能、神经系统等,就可以早期发现病情变化,早期采取防范措施,减少严重并发症。

2. 健康评估 评估方法是社区医生根据患病者和"健康"者一般状况、症状体征、重要脏器(肝、肾、脑、血液生化等)检查结果综合分析、全面衡量作出。一般分为轻、中、重三度。

(1)轻度(低危):包括腔隙性脑梗死、无症状性脑梗死、非功能区脑梗死、一过性脑缺血发作而血压、血脂、接近正常范围,无后遗症(脑神经功能缺失症状),生活自理没有困难的脑血管病患者。轻度脑中风者,病因多、危险因素多,发生中、重度脑中风概率很高。积极的个人、家庭、社区、医院干预措施,可以避免发生中、重度脑卒中。

(2)中度(中危):多是各种类型脑卒中发生后经积极抢救治疗得到一定程度的恢复,但存有不同程度的后遗症。如语言不利索、走路跛行,步态欠稳,生活自理有一定困难,无近期风险,合并或并发症较少,脏器功能损害不严重。中度者需要功能锻炼恢复,药物防治,避免再度发生脑卒中。

(3)重度(高危):多是急性脑血管病或发生后,虽经积极抢救治疗,但因缺血、出血区功能受损多,侧支循环未形成或建立不足而遗留较为严重的后遗症。如痴呆性症状、完全或不完全性瘫痪、合并或并发脏器较为严重的损害,生活基本不能自理。重度者多需要被动功能锻炼和生活上的照料。预防并发症非常重要,特别是压疮、坠积性肺炎、泌尿系统感染等。

3. 用药选择 脑卒中,尤其是缺血性脑卒中,选择药物治疗要根据梗死的部位、大小、侧支循环和神经功能的恢复情况、合并症或并发症、年龄因素、不同临床表现、实验室检查结果及 CT 或 MRI 的检查情况综合判断分析。急性期、后遗症期的药物选择虽大同小异,但在用药种类、剂量、方法等方面也有诸多不同。药物包括溶栓药物、抗凝药物、扩血管药物、钙离子拮抗药、脱水利尿药及中药等。中药剂型改变、有效成分提取、用药方法灵活等,为临床医生提供了更多的用药选择。

急性缺血性脑卒中的治疗原则是尽早尽快溶解血栓(发病后

3h 内),建立侧支循环,改善缺血和梗死区的血液循环,消除脑水肿,对抗自由基,降低脑组织损伤,促进神经功能恢复,防止复发,促进全面康复。

(1)肝素:抗凝作用明显,起效快,多 10min 后即可延长凝血时间,作用于凝血过程中的各个环节。用药方法是肝素 100mg(12 500U)溶于生理盐水 500～1000ml 中,以每分钟 30 滴的速度静滴,根据每 30 分钟测量的凝血时间变化调整滴速。至凝血时间延长至正常的 2 倍,达到"肝素化"时,以每分钟 10～15 滴速度维持 24h。也可以用肝素 50mg 加入 50ml 生理盐水中静脉推注,快速达到"肝素化",尔后静滴维持。

(2)新抗凝片:双香豆素类代表药。此类药物主要作用机制是通过与维生素 K 竞争性和有关酶类蛋白的结合,抑制凝血酶的活性。但作用较为缓慢,多 24h 起作用,48～72h 作用达高峰。方法是用肝素当日 16mg,以后每日 8mg,连用 5～7d,根据凝血酶原测定结果,可调整为 1～2mg,维持 3～6 个月。

(3)肝素与新抗凝片的联合用药:主要用于短暂性脑缺血发作和脑血栓形成初期。用药需要注意的是:a. 年龄过大(>70 岁)、严重肝肾功能损伤;b. 有出血倾向、孕妇一般禁忌抗凝治疗;c. 治疗前需 CT 或 MRI 检查,排除出血性脑卒中;d. 备好等量鱼精蛋白和维生素 K_3,以避免因过量引起大出血;e. 长期应用新抗凝片需严密观察出血情况,如皮肤、牙龈、大小便等;f. 维持量一般 6～12 个月(0.1～1mg),也应注意观察凝血酶原时间。g. 逐步减量停药。

(4)低分子肝素:通过化学解聚溶栓,分子量 4000～6500,表现的是肝素的片段,其半衰期较长,生物利用度高,可以安全使用,不需实验室随时监测。适用于不适合应用常规肝素和双香豆素类药物者。常用的低分子肝素如速避凝和法安明,分别为 3000U 和 5000U,腹部皮下注射,每日 1～2 次,7～10d 为一疗程。

(5)尿激酶与链激酶:作用是促进纤维蛋白溶解酶活化,促纤溶作用很强。用法分别是 100 万 U 或 50 万 U 溶于 5％葡萄糖液或 0.9％氯化钠液 250～500ml 中静脉滴注,根据需要每日数次或每日 1 次,连用 7～10d。可加入地塞米松 2.5～5mg,以减少敏感反应。

(6)右旋糖酐-40:主要作用是阻滞红细胞与血小板聚集,降低血液黏稠度,改善微循环。方法是 250～500ml,每日 1 次,静脉滴注,10d 为一疗程。注意:做皮肤过敏试验,心功能不全者用 1/2量,血糖高者加用胰岛素。706 代血浆也常用,作用机制、用法用量与低分子右旋糖酐同。优点是不需做过敏试验。

(7)罂粟碱:作用是扩张脑血管,松弛血管平滑肌,降低脑血管阻力,增加脑局部血流量,改善脑细胞供血。用法 60mg 加入 5％葡萄糖液 250～500ml 中静滴,每日剂量＜300mg,以免成瘾。用药量大时可致脑血管扩张引起头痛。

(8)阿司匹林:作用是通过不同途径抑制血小板聚集。用法是发病当日 300mg,口服,尔后每日 100mg,1 周后 50mg,每日 1 次。不良反应是可引起消化道症状,如胃部不适、恶心、胃出血等。

(9)双嘧达莫:主要作用是抑制和减少血小板聚集。用法是50～100mg,每日 3 次,口服,可长期服用。不良反应较少,偶有脑内“盗血”现象。

(10)丹参制剂:包括丹参片、复方丹参片、复方丹参滴丸、复方丹参注射液、丹参冻干粉等。作用是活血化瘀,改善脑血循环和微循环,可口服或加入液体静滴。

(11)维脑路通:包括片剂和注射剂,主要作用是扩张血管。口服制剂可长期应用。

(12)藻酸双酯钠(PSS):类肝素药物,作用强度仅肝素的1/3～1/4。主要作用是抗凝血、降低血液黏稠度、调理血脂、改善微循环。用法,口服 100mg,每日 3 次,可长期应用。静滴,一般400～600mg 加入液体中静滴,每日 1 次,10d 为 1 个疗程。不良反应:少数人可有皮疹、头痛、恶心、皮下出血点。

（13）钙离子拮抗药：常用的是尼莫地平、尼莫通、尼卡地平、脑益嗪（桂利嗪）、氟桂嗪等。主要作用是阻止钙离子内流，维持红细胞变形能力和抑制血小板聚集，降低血液黏稠度，改善脑供血。是防治脑卒中"常规"药物，用法、用量遵医嘱或参考药物说明书。

（14）川芎嗪制剂：有口服片和注射剂。作用是保护缺血区脑细胞的一种转换酶而抑制红细胞聚集，恢复正常血流，保护血管内皮细胞、减少纤维蛋白原血管内沉积，防止微血栓形成、保护神经细胞。治疗作用是通过活血化瘀、疏通血管实现的。口服 80～160mg，每日 3 次，可长期应用。静脉滴注川芎嗪注射液 80～160mg 加入 250～500ml 液体中，每日 1 次，10～15d 1 个疗程。

（15）其他：可供选择的治疗药物如甘露醇、硝酸异山梨酯、呋塞米（速尿）、利尿酸钠、激素、白蛋白、胞磷胆碱、脑活素、活脑灵等药物，应根据病情选用。

十二、老年性痴呆和血管性痴呆

【发病率】　老年性痴呆和血管性痴呆发病率很高，常与其他老年性疾病并存，尤其是引起脑梗死灶的缺血性脑血管病，后者原因引发的痴呆称为血管性痴呆。首诊的门诊或住院病人多是中晚期，治愈难度很大。有报道指出，自然人群中痴呆患病率 6‰～8‰，＞60 岁 4%～8%，＞65 岁 10%，＞80 岁高达 20%～30%。

【分类】　这两种持续性进行性高级神经功能全面减退的后天获得性疾病，因原因不同和发病差异有多种称谓，如 Alzheimer 病（老年性痴呆最常见类型）、缺血型血管性痴呆、多灶梗死性痴呆、Pick 病（老年性痴呆少见类型）等。具体分型、分期需专业人员和一些特殊的功能检测及必要的检查方能明确。原因不明的痴呆，只要是老年人，一般称老年性痴呆；而因血管原因造成的称为血管性痴呆，这两类最多见。有报道指出，老年性痴呆中 20%～30% 是血管性痴呆，50%～60% 是 Alzheimer 病所致的老年性痴呆。也有报告称亚洲国家血管性痴呆占 40%～60%，而老年性痴呆

20％～30％,混合性痴呆占10％左右。

【病因、病程】　神经系统的衰老是第一位的原因;血管痉挛、变细、闭塞引起的多发性梗死和脑组织容积减少,颈内动脉段和(或)大脑中动脉起始部渐进性动脉粥样硬化性狭窄及闭塞,致使大脑半球出现梗死灶,或出现额叶、颞叶的梗死,影响脑细胞供氧和能量,引起神经元缺失和认知功能障碍等是第二位的原因。

另一方而,种种原因引起的缺血、缺氧、脑组织低灌注、皮质下白质变性、各种出血性病变都可引起大脑功能失调,出现认知功能障碍。

血管性痴呆包括缺血性和出血性两类原因,尽管二者原发原因和病理改变不同,但多灶性梗死、重要部位梗死、皮质下白质病变等都是出现认知失调症状的原因。

【临床表现】　根据临床症状、智能检测、CT 或其他检查结果,一般将痴呆分为早、中、晚三期,主要表现是认知功能障碍,包括记忆力下降,尤其是近记忆;情感障碍,主要是情感冷漠,缺乏主动性,多疑猜忌,或寡言少语,或抑郁焦虑,或喜怒无常;语言功能障碍,主要是词汇量减少,表达能力降低,重者可表现为仅用单音节词汇和手势表达某种愿望;计算能力、熟练技巧能力、抽象思维能力、理解能力、判断能力、认知能力、定向能力、生活自理能力等全面下降;还可出现行为、性格及人格障碍和日常生活习惯的巨大改变。

【诊断方法】　准确、明晰的诊断需要进行病史调查、症状分析、认知功能量化及必要的脑 CT、磁共振、电生理等多方面的检查。

【干预措施】　老年性痴呆和血管性痴呆的干预措施包括治疗急慢性脑血管病,原发和并发疾病(如糖尿病、高血压病、代谢综合征等),选用促进胆碱能神经系统功能药物,改善脑代谢药物,精神及行为异常的药物及功能障碍(含认知障碍、睡眠障碍、狂躁症状等)的药物治疗和康复训练。参阅本章有关疾病的治疗措施。

十三、帕金森病

【发病率】　帕金森病(PD)是以运动症状为主(早期是非运动性症状)的神经科常见病,中老年人发病率很高。调查显示,60－80 岁以上人群患病率达 4％,男稍多于女。全球 400 万例患者中,170 万例在中国,往往在明确诊断时就失去了治疗的宝贵时机。

【发病机制】　主要是中脑黑质多巴胺能神经元变性和死亡,导致多巴胺含量明显减少,与共同控制人体活动的神经递质乙酰胆碱失去平衡而致病。也与遗传、衰老、氧化应激反应(自由基增多)、神经生长因子不足等多种因素有关。

【临床表现】

1. 早期症状(非运动性症状)　早期主要表现为非运动症状,如情绪低落、表情淡漠、记忆力减退、大脑反应迟钝、抑郁焦虑、认知障碍、睡眠障碍(或失眠或过度兴奋)、嗅觉功能减退或丧失,还有一些人出现恶心、心悸、视觉障碍、疲乏无力、性格改变等自主神经功能紊乱和认知功能障碍的症状。这些非运动性症状对早期诊断有一定特异性和敏感性的预测价值,可将诊断提前 5～10 年,甚至更长时间。

90％以上患者有嗅觉减退或缺失症状,常是早期最主要的症状,潜伏期 2～4 年。症状轻微的自主神经功能紊乱可在运动症状前 10～20 年出现,便秘症状者可在结肠活检发现,α-突触核蛋白的沉积,与帕金森病发生、发展有密切关系。心血管自主神经功能异常(心率减慢)也是重要前驱症状,常与睡眠异常同步。神经系统变性引起的睡眠障碍是特异性较高的早期帕金森病表现,若伴有嗅觉减退和色觉减退更有早期诊断价值,此种过程多在 5 年以上。睡眠行为异常与帕金森病明确诊断之潜伏期可长达 10～15 年,甚或更长。

抑郁症状是先于运动症状的早期常见表现,其潜伏期达 10 年以上。早期表现中还有生活质量、生活能力进行性下降。病理基础是神经递质改变引起的多巴胺(黑质)、5-羟色胺(背核)和去甲肾上腺素(蓝斑)释放。嗅觉受损,自主神经功能障碍和睡眠行为异常是帕金森病主要先兆临床表现。

2. **运动性症状**

(1)静止性震颤:震颤为首发症状者占 70％以上,多始于一侧上肢远端,静止时明显,精神紧张时加剧,随意运动时减轻或消失,睡眠时停止,典型表现是"搓丸样"震颤。

(2)肌肉强直:触摸患者肢体、躯干、颈部有明显阻力(紧张感),"齿轮样强直"表现的是震颤肢体在均匀阻力中的断续停顿,病者的感觉是肢体僵硬,不能控制震颤。

(3)运动迟缓:始动困难、动作变慢、幅度减少,累及多个部位,如"面具脸""小写症"、走路跛行、笨拙、速度慢、手臂摆动幅度和步距小,吞咽无力、流涎等症状表现具有诊断意义。

(4)姿势步态障碍:疾病中晚期,身体失去平衡能力,容易摔倒,走路呈"慌张步态",不由自主地越走越快,难以止步;晚期可见行走时短暂的不能迈步,需停顿一会方能起步,接近目标、转身都有一定困难,这种"冻结现象"晚期者很常见。

【诊断依据】　根据典型临床表现,非运动症状的嗅觉、自主神经、睡眠功能障碍和抑郁表现及运动症状的震颤、肌僵、迟缓、步态变化等,诊断并不困难。需要重视的是早期诊断、早期治疗,还要与脑血管病、神经变性疾病、老年性痴呆等鉴别。单光子发射计算机体层摄影(SPECT)和脑实质超声检查,可以了解睡眠行为异常者纹状体多巴胺转运体衰减率,对早期诊断参考意义较大。

【干预措施】

1. **综合性治疗措施**　包括药物治疗、手术治疗、康复治疗、中医药治疗、心理治疗等,还要同时治疗伴发疾病。

2. **药物治疗**　分两大类:①保护性药物;②抗症状性药物。前者主要是 MAO-B 抑制药:多巴胺受体激动药、金刚烷胺等;后者包括绝大部分抗帕金森药物。早期疗效明显,长期用药疗效降低。常用药物具体用法、用量参见内科神经系统疾病。

3.手术治疗　包括神经核毁损术和脑深部刺激术,后者更为常用。

十四、老 年 性 聋

【发病率】　老年性聋很常见,这种听力损害,>65 岁发病率为 25%～40%,>75 岁为 40%～66%,>80 岁高达 80%～90%。老年性聋严重影响老年人生活质量和社交能力,容易产生孤独、寂寞、抑郁等心理病症。病理基础是老年人不可避免的退行性变造成的外周听觉系统、中枢听觉系统和大脑皮质的退行性病变。所表现的是进行性双侧感音神经性听力下降,多以高频听力下降为主,伴有不同程度的言语识别能力下降。外周神经和中枢神经病变均可引起,而以外周病变引起者最为常见。

【分类】

1.感音性老年性聋　病理改变是自耳蜗底周向顶周逐步发展的内耳毛细胞缺失,缺失区域的耳蜗柯蒂器萎缩变平,听力损害始于中年,进行性加重。主要表现是高频听力丧失。

2.神经性老年性聋　病理改变时螺旋神经节和螺旋板内神经纤维萎缩稀疏,而耳蜗柯蒂器基本完整。主要表现为言语识别率下降明显,与纯音听力下降程度不成正比,放音增大设备(助听器)难以满足需求,病者感到困惑的是听得到,听不懂。

3.血管性老年性聋　进展缓慢,始于 30 岁或 60 岁不等,有家族性特点。部分患者有耳蜗血管纹萎缩而柯蒂器和螺旋神经节一般不受影响。此类耳聋特点是高频听力缺损,听力下降分布频率均匀,没有响度共振(重听表现),言语识别能力一般不受影响。

4.耳蜗传导性聋　听力缺失可能与基底膜弹性降低,强度增加有关。此类聋进展较慢,纯音听力进行性下降,听力固有特征发生改变(辨别声调、音质、音量改变)。

【临床表现】

1. 无法听懂谈话　语速快、高音调语言听不懂,而往往低音调,缓慢语速的熟人间谈话容易交流,有时需借助手势和表情才能理解。

2. 重振现象　多见于以耳蜗病变为主的老年性聋者,声小听不见,声大难以耐受,难以选择合适的助听器。

3. 辨音困难　噪声环境下不能正确辨别音调和声源,难以适应语速、语调改变,影响日常语言交流。

4. 高频耳鸣　常是就诊的主要原因。高音调和吵闹环境,或听到大声说话时伴有阵阵耳鸣,或不由自主耳鸣,与脑鸣很难分清。

【诊断提示】

(1)双耳是否同时发生耳聋,或单耳更明显。

(2)听力下降发生、发展和诊疗情况。

(3)安静还是嘈杂环境下,听力下降更明显。

(4)电话交流困难程度,或敏感,或更差。

(5)与人单独交流时的听力改变。

(6)与小孩或女性交流的听力改变。

(7)发展过程中的听力变化,如好转、变坏等。

(8)伴随情况:如耳鸣、眩晕、平衡障碍、耳胀满感、有否耳或头部外伤及耳疾、耳手术史。

(9)噪声环境长期和短暂接触史。

(10)耳聋家族史。

(11)用助听器情况:改善、无用、变差及弃用情况。

(12)其他:伴随疾病及耳毒性药物史。

(13)专科检查(略)。

【干预措施】

1. 治疗原发疾病　如高血压、血脂异常、糖尿病、心脑血管病。

2. 选择助听器　根据检查结果和病人对助听器反应选择,包括不同增音效果、调节能力、数码编程、处理噪场等。

3. 骨传导助听器　主要用于慢性中耳感染或单侧耳聋者或传统助听器不能接受或无效者。

4. 人工中耳(振动声桥)　用于重度耳聋者,根据需要选择电子耳蜗植入。

十五、颈　椎　病

在成年人中,尤其是知识分子、白领人群中,颈椎病的发生率很高,许多人也经历过颈椎病带来的痛楚。病理报告指出:缺血性脑血管病和出血性脑血管病患者,颈椎病的发生率高达 90%。但是相当多的人,对此病的发生原因、怎样预防、具体表现、诊断条件、治疗措施及患病后的求医问药,却未必全面了解,有时难免顾此失彼,只是在急性发作时方引起重视。

预防颈椎病的发生,避免急性发作,就应该从青少年开始。电脑普及,固定姿势学习、工作时间长,各种游戏风靡(手机、平板、游戏机等),更增加了颈椎病的发病率,并且有年轻化趋势,往往是在中老年时才发病,并常常因风寒侵袭、过度劳累、突然摔倒等原因而急性发作。患病的漫长过程,决定了长期预防的重要性,不要寄希望于几帖膏药、几种药物或几种方法就可以一劳永逸。许多人不患"颈椎病",虽然也存在颈椎退行性变,却没有急性发作。学会预防方法或学习基本方法后而自创一套适合自己的预防方法并长期坚持,完全有可能不患颈椎病,即使患病,也不会出现急性发作症状。

【病因】　颈椎病(cervical spondylosis),也称颈椎综合征,确切地说,称为"退行性颈椎椎间盘突出综合征"更为合适,此综合征通常包括颈椎关节炎、增生性颈椎炎、颈椎椎间盘突(脱)出,或者说颈椎病仅是一个总称或统称。病因多、病史长、病理变化多、症状复杂、治愈难度大、容易反复发作和相关病症的全身性疾病是其特点。所幸,只有 30％的颈椎病患者出现较为严重的症状,即使如此,颈椎病患者的发病率也不低于发病率很高的脑血管病。

【病理】 颈椎劳损、退行性变、骨质增生、骨刺骨赘、椎间盘变性、髓核破裂等是基础性原因,而血管因素、化学因素、局限性无菌性炎症、局部水肿及大量自由基产生往往是引起和加重颈肩背痛,并向头枕部、上肢放射,甚至出现双下肢痉挛,行走困难,以至于眩晕、四肢瘫痪等症状的根本原因,这也是非手术治疗可以缓解症状的病理生理基础(基本原理)。

【诊断提示】

1. 病因提示 多发病于中老年人,颈部固定姿势或长期低头工作者,如刺绣、缝纫、微机操作、手机和平板游戏、习惯于歪头打电话、职业作家、打字、文秘、编辑、雕刻、绘图、仪表修理、化验、司机、白领等办公室久坐人员及长期从事头颈固定姿势朝向一个方向的人员,如射击运动员、交警、纺织工人等。

2. 症状提示 颈椎病患者早期症状较轻(仅少数人发病始初症状就较重),常表现为经常性"落枕",时轻时重,只有症状持续加重而不能自行好转,影响生活、工作时才去就医。

3. 临床分型提示 根据症状、病理改变、病变部位,临床上习惯分为:

(1)颈型:早期主要表现为颈背部僵硬,转头困难,颈肩背部酸胀与疼痛,常伴有颈部相应压痛点和(或)广泛性压痛。颈椎正、侧、斜位 X 线片显示,颈椎生理曲度变直改变,即颈椎生理曲度消失和(或)椎间关节移位。此与持续的颈肌紧张、弥漫性压迫神经根和脊髓有关。应与落枕、肩周炎、肩背肌纤维组织炎、颈肌劳累、颈部软组织损伤、高血压病、颈动脉栓塞、内耳眩晕症、颅内与脊髓肿瘤相鉴别。

(2)神经根型:为椎间盘突出、退行性变、局部水肿压迫和自由基的刺激所致,较多见,男性多于女性,发病率占颈椎病一半以上。出现神经根性压迫症状,多为一侧,偶双侧同时发病。主要表现为持续性颈肩背疼痛,为绞榨样痛、钝痛或烧灼样痛,上肢远端和(或)指麻木(患侧用筷、握笔困难)及病侧上肢节段性运动和感觉障碍,范围与颈脊神经支配区域相一致。压头顶试验、臂丛牵引试验、上臂内收和外展时疼痛症状加重。X线、CT、磁共振检查可见椎间盘突出和(或)脊髓、脊神经根受压迫征象。应与网球肘、腕管综合征、急性肩周炎、肱二头肌腱鞘炎、风湿性多肌痛、椎管内肿瘤、斜角肌综合征、心绞痛等引起的疼痛相鉴别。

(3)脊髓型:此型为脊髓、颈脊神经受压损伤所致,以慢性进行性四肢瘫痪为主要特征,早期主要表现为四肢酸软无力、麻木、上肢不灵活,手指精细动作障碍(如握笔写字、用筷子等),持物无力,拿物易掉;下肢表现为无力、麻木、走路发飘、不稳或行走困难,严重者可四肢瘫痪。症状加重时,可伴便秘、排尿困难、尿潴留、尿失禁或卧床不起及神经系统症状。颈椎X线、CT、磁共振检查可见椎体后缘骨质增生,椎管狭窄,椎间盘突出或膨出,脊髓压迫,椎韧带钙化、纤维化等征象。应与侧索硬化症、多发性硬化、脊髓肿瘤、脊髓损伤、椎管内肿瘤、粘连性蛛网膜炎、多发性末梢神经炎等鉴别。

(4)椎动脉型:单纯者较少,这是因为双侧同时出现狭窄或阻塞者极少,仅一侧就可以替代供血,常与其他类型并发,表现以眩晕为主,常伴有交感神经症状或曾有猝倒发作。X线片显示椎体节段性不稳、枢椎关节骨质增生、椎动脉造影或数字减影椎动脉造影可明确诊断。应与眼源性眩晕、耳源性眩晕、一过性脑缺血发作等鉴别。

(5)交感神经型:多非单发,表现为头晕、眼花、发作性视力障碍和耳鸣、心动过速、心前区疼痛等一系列交感神经症状。X线片显示椎体退行性变和(或)关节失稳、滑脱,椎动脉造影无压迫征象。常与心脑血管及内分泌疾病等混杂。

(6)混合型:较多见,常合并上述类型症状和检查所见。

(7)其他型(椎体前缘增生所致):较少见。系颈椎椎体前鸟嘴样增生压迫食管和（或）喉返神经所致，可以出现吞咽困难和声音嘶哑。上消化道 X 线钡剂检查可以证实。

【物理检查】

1. 前屈旋颈试验　患者颈部前屈，嘱其向左右旋转活动。如颈椎处出现疼痛，提示颈椎小关节有退行性变或关节失稳、脱位。

2. 压头顶试验（椎间孔挤压试验）　嘱患者头偏向患侧，检查者左手掌放于患者头顶部，右手握拳轻叩左手背，若出现肢体放射性痛或麻木感加重，表示力量向下传递到变小的椎间孔，提示有神经根性损害；对根性疼痛症状明显者，检查者用双手重叠放于头顶向下加压，即可诱发或加剧症状。

3. 臂丛牵拉试验　患者低头，检查者一手扶患者头颈部，另一手握患肢腕部，做相反方向推拉，观察患者是否感到放射痛或麻木。如牵拉同时再迫使患肢做内旋动作称为加强试验，可使症状加重，提示臂丛神经受压或损伤。

4. 上肢后伸试验　检查者一手置于健侧肩部起固定作用，另一手握于患侧腕部，并使其逐渐向后、外呈伸展状，以增加对颈神经根牵拉，若患肢出现疼痛或放射痛，提示颈神经根或臂丛神经受压和损伤。

5. 臂内收、外展试验　嘱患者抬高患臂做内收动作至胸部，然后尽量外展，若出现颈肩臂疼痛加重，提示神经根损害。

6. 拇指、小指对接试验　用一纸片让患者用拇、小指和（或）环指夹住，轻抽即掉，提示感觉神经根和（或）尺神经受损，可行双侧对照。

【特殊检查】

1. X 线检查　颈椎正位片：观察有无寰枢关节脱位、齿状突骨折或缺失。第 7 颈椎横突有无过长，有无颈肋。钩椎关节及椎间隙有无增宽或变窄。颈椎侧位片：颈椎生理曲度的改变：颈椎变直、生理曲线消失或反弯曲。异常活动度：在颈椎过伸过屈侧位 X 线片中，可以见到椎间盘的钙化、老化改变。椎体间出现"台阶"样变,提示椎体不稳。骨赘:椎体前后接近椎间盘的部位可产生骨赘、骨刺及韧带钙化、骨化。椎间隙变窄:椎间盘可以因为髓核突出,椎间盘含水量减少发生纤维变性而变薄,表现在 X 线片上为椎间隙变窄,椎体半脱位及椎间孔变小。椎间盘变性以后,椎体间的稳定性降低,椎体往往发生半脱位,或者称之为滑椎。项韧带钙化:项韧带钙化是颈椎病的典型病变之一。颈椎斜位片,主要用来观察椎间孔的大小及钩椎关节骨质增生的情况。

2. 肌电图检查 颈椎椎间盘突出往往为单个椎间盘突出,有时虽为多个,但其中某单个影响最为明显,其改变多为一侧肩背和上肢,失神经支配的肌肉范围呈明显的节段性分布。肌电图检查用于以肌无力为主要表现的患者,明确病变神经的部位,借此与侧索硬化症、神经变性性疾病鉴别。但常有假阳性。

3. CT、磁共振(MRI)检查 CT、MRI 检查对于诊断椎弓闭合不全、骨质增生、椎体爆破性骨折、后纵韧带骨化、椎管狭窄、脊髓是否受压、脊髓信号改变判断其受损程度,脊髓肿瘤所致的椎管扩大或骨质破坏,常常有可靠证据。横断层图像可以清晰地观察到硬膜鞘内外的软组织和蛛网膜下腔病变,也能正确地诊断椎间盘突出症、神经纤维瘤、脊髓或延髓空洞症,CT、磁共振(MRI)检查对于颈椎病的诊断及鉴别诊断具有重要价值。

4. 椎-基底动脉多普勒检查 用于检测椎动脉血流变化及颈动脉的狭窄、斑块情况。

【并发症】 颈椎病可以并发或引起高血压性颈椎病、糖尿病、颈-心综合征、颈-胃综合征、颈-耳综合征、缺血性脑血管病及胸部疼痛、下肢瘫痪、猝倒、视力障碍、吞咽困难、声音嘶哑、自主神经功能紊乱等疾病和症状,需全面检查认真鉴别。

【干预措施】

1. 日常生活中预防 从青少年开始就应注意不要低头读书或其他头颈固定姿势工作时间过长(每次宜<30min)。减少长时间的用电脑、书写、低头、手机、平板游戏和歪头打电话等不良习

惯。经常做头颈前后左右运动、头颈水平转动、抬肩举头、升肩缩头及颈部肌肉按摩。选用含胶原蛋白、钙、B族维生素及微量元素多的食品,如全麦粉、粗大米(淘米次数要少)、牛奶、蛋类、鱼、虾、蔬菜、水果等。

(1)适当休息:睡眠不足,工作过度紧张,长时间保持固定姿势等,会导致神经肌肉紧张性增高,缺血缺氧,引起和加重颈椎病症状。保持充足睡眠,可经常性的颈肩背部热敷(湿热敷更好)、洗温泉、蒸汽浴、颈背部按摩,颈椎保健操等方法。注意颈部早晨防寒保暖,中午睡后活动放松,晚上热敷颈背。参阅本篇之具体预防方法。

(2)合理用枕:合适的枕头,对颈椎病的预防和治疗非常重要,"高枕无忧"之说,当为错误。颈椎退行性变,生理曲度改变、骨质增生及外感风寒、颈部外伤、姿势不当等因素加快病变过程,引起和加重椎体稳定性失衡、椎韧带损伤和增厚,椎间隙变小,脊髓和神经受压而出现严重症状。因此要选择一个适合自己,有助于解除疲劳、保证睡眠质量,能保护颈椎和颈部组织的枕头,这样才能"高枕无忧"。不少厂家对此有研究产品问世。如药物枕、竹炭枕、黑豆枕、镇痛安眠枕、磁疗枕、充气枕或者一些复合性枕头等。选择要看功能,重效果,重在自己体验后决定是否使用。

(3)积极锻炼:颈背部肌局部性运动(参阅预防方法)和全身性运动有助于防治颈椎病。生活、工作、学习中多一些"举头望明月",少一些"低头思故乡",多主动锻炼,少被动锻炼。这不仅是强化肌肉力量,更重要的是可以保持颈椎正常生理曲度,保持颈椎结构的稳定性,促进颈椎血液循环、增加软骨营养、防止韧带粘连、解除肌肉痉挛和加快神经功能恢复,积极锻炼可以有效预防并"治愈"颈椎病,而避免急性发作之苦。

2. 锻炼方法 颈椎病防治方法种类繁多,如运动法(游泳、慢跑、爬山、散步、钓鱼、打羽毛球、放风筝等),跳舞、体操、太极功法(拳、剑、扇),推拿按摩、针灸拔罐、蒸汽桑拿浴、洗温泉、各种理疗方法、手术及微创治疗等。本篇重点介绍简单易学、易练,不需要特殊设备,行之有效的几种基本方法。有些方法可能雷同或者说小异大同,但目的只有一个,即避免发生颈椎病,至少可以降低出现急性发作的机会。所提供的方法,可以起到抛砖引玉的作用。可以选择一种或几种,或者根据这些基本方法,总结、引申、融合,在练习中体会心得而创造出一套适合于自身条件的颈椎锻炼方法。许多颈椎锻炼方法,您可以在漫步中,在公交车上,在课间,工作休息时,在电脑前,甚至在床上、站、坐、卧位都可以练习,绝不可拘泥于一招一式一法,而应行综合性锻炼方法。下面介绍几种常用方法。

(1)伸颈抬臂法

①伸颈:坐位或站位,挺胸收腹,双目向前平视,双臂自然下垂,用力做向上引颈动作。伸颈动作时,颈肩背常常有酸痛感。

②抬臂:双足呈八字形站立,双臂左右展开与肩平,五指并拢伸直,然后向上抬举,每个动作抬高从 $0°\sim15°$、$15°\sim20°$,分 $3\sim4$ 次至双臂在颈后交叉后停留数秒钟。

③转颈:坐位或站位,头颈挺立,先左后右歪斜至肩部,各 $3\sim5$ 次后,然后做颈椎水平转动 $3\sim5$ 次。

④颈背肌抓捏:左右手交替抓捏颈椎两侧肌肉,有酸胀感为宜。

⑤摸高:站在一标志物前,双臂上举摸高,亦可单臂左右交替进行,逐步升高。注意每次摸到最高处停留数秒,并引颈向上(自我颈椎牵引)。

上述运动方法要注意动作缓慢、到位、呼吸均匀、全身放松,若能伴随"意念"用力引颈向上(自我颈椎牵引),效果更好。

(2)举颈热疗法

①支撑头部:方法是在桌前正坐,身体微前倾,将肘部放于桌面,双手掌托住下颌,做向上引颈动作,保持 $3\sim5$min,要求身体放松,呼吸平稳。

②抬体运动:方法是坐在椅子上,双手放于椅子边缘,支撑身体,腿部和臀部向上抬高,同时引颈向上。保持这个动作在 5s 以上,可反复进行。

③收肩运动:方法是坐在椅子上,伸直脊椎,如同长高。然后双手放于腿上,双肩向后靠拢,引颈向上,保持 10~20s,可重复。

④探头运动:方法是保持下巴水平向前引颈探头,重复 10 余次。

⑤转颈运动:方法是低头至胸部,然后旋转颈部 360°,可左右交替,重复多次。

⑥热疗疗法:方法是备一只旧袜,内放适量大米或粗盐、桂皮(碾碎)和香油,扎紧袜口,在微波炉内加热 2min 后放在颈背酸痛处 20~30min,一日内可重复 3~5 次。

(3)掐捏摩擦法

①掐捏踝筋:取坐位双手交替掐捏足踝后大筋,每日 3~5 次。

②摇动上肢:左右臂分别旋转、摇动(以肩带动臂)20~30 次。

③抓空练指:双臂向前平伸,与肩同宽。双手五指做屈曲运动,每回连续 30~50 次,可每日数回。

④颈部运动:颈向前后左右倾斜各 10 次,然后缓慢转头(水平转动)各 10 次。

⑤掐捏人中:用拇、示指掐捏人中穴,每次捏 10 下,每日 3~5 次。

⑥擦掌摩腰:双手掌合并擦热后分别摩擦腰部(肾区),上下左右方向旋转擦动,每日 30~50 次。

以上练习,动作要求同(1)伸颈抬臂法。

(4)生活、工作中颈椎保健方法

①枕头:选择原则是柔软舒适、支撑性好,符合颈椎生理曲度。

②坐姿:正确坐姿头部微仰、挺胸、自然放松,同学生要求坐姿。

③缓解疼痛:热敷、自我抓捏颈背肌肉及选择止痛药物,选一

般止痛药(含中药止痛药)、疼痛难忍时选择强力止痛药如曲马多、布洛芬缓释胶囊等。

④局部锻炼:选择方法(3)提及的颈部运动方法,如举臂法、颈肌按摩法、探头法、抬收肩法、支撑法等。

⑤运动锻炼:症状重时少用电脑,少伏案,少长时间低头和颈部固定姿势,多运动(如走路、爬山、打羽毛球、游泳、跳舞、放风筝等)。

⑥臂摇动:方法是取站立位,弯腰至 90°,头前伸,手臂向两侧展开,臂摇动,模仿大鹏展翅飞翔,坚持 5min。

⑦颈部保暖:暖披肩、围巾、围脖、颈背保暖衣、护颈贴、发热贴等都可选用(尤其是寒冷季节),以保证颈背保暖,免受风寒侵袭。

(5)护颈通络运动法

①基本姿势:自然站立,双目平视,双脚分开与肩同宽,双手自然下垂,舌抵上腭,全身放松。

②前俯后仰:站立双手护腰,先抬头后仰头,同时呼气,双眼观天,停留片刻,然后缓慢向胸部低头,同时吸气,双眼观地,闭嘴、下颌紧贴前胸,反复 4 次。

③举臂转身:先举右臂至最高,手掌向下,目视手心,身体慢慢转向左侧,停留片刻。转向时,身体重心前倾,然后再转向右侧,旋转时慢慢吸气,回转时慢慢呼气。整个动作毕,回到基本姿势后,换举左臂,重复以上动作,可反复做 2~4 次。

④左右转头:双手护腰,先将头部缓缓转向左侧,同时吸气于胸,颈部向后伸,停留片刻,再缓慢转向右侧,同时呼气,颈部向后伸,停留片刻,反复交替 4 次。

⑤沉提肩缩伸颈:双肩慢慢提起,颈部尽量往下沉,停留片刻后,双肩慢慢放松放下,头颈伸出,还原自然。然后再将双肩用力往下沉,头颈向上拔伸,停留片刻后,双肩放松,自然呼吸。缩伸颈的同时慢慢吸气,停留时憋气,后慢慢呼气,肩颈部尽量放松。回到自然式后,再反复做 4 次。

⑥左右摆动:头部缓缓向左肩倾斜,尽量使左耳靠于肩,停留片刻后,头部返回中位;然后再同样向右肩倾斜,此反复做4次。头摆动时吸气,慢慢呼气回到中位,双肩、颈部尽量放松。

⑦波浪屈伸:闭嘴,头颈往右前方波浪式屈伸至下颌贴近前胸,停留3～5s,然后头颈抬起,胸部前挺,双臂往后,上下运动。下颌屈伸时、吸气,抬头还原时呼气;然后侧过来做头颈波浪屈伸,左右各练2次。

以上动作要求是每个动作尽量缓慢、协调、连续、自然、放松、到位,宜回到基本姿势后再开始下一个动作。若能同时辅以举头颈向上"意念",效果更好。

(6)呼吸吐纳法:方法是用鼻深吸气,然后用嘴用力呼气至不能再呼,可反复多次进行。此法可更多地吸进新鲜空气,呼出浊气(二氧化碳及肺交换之废物)。

(7)头颈肩臂摇摆法:方法是双手十指交叉置于颈后,做头颈肩臂上下左右摇摆,可反复练习。此法可以缓解颈肩背肌肉紧张,增加颈部肌肉弹性,保护椎体稳定性。动作要求同(5)。

(8)经络锻炼法:中医学认为:经络畅通则体健,气滞血瘀是病源,气血旺盛身体无病,气血双亏身体大危。经络锻炼法之穴位按摩、屈膝下蹲、腹式呼吸在于刺激穴道、顺畅经络、调理神经,保证气顺血畅。因此,此法不仅是一种全身性锻炼方法,也大大有助于颈椎病的防治。方法如下。

①穴位按摩。常用穴位:风池、曲池、手三里、外关、内关、合谷、后溪、足三里等穴。用合适的指腹(拇、中、示指)按压这些穴位,先轻后重,然后由重到轻,每穴按压5～10次。

②屈膝下蹲:自然站立位,调匀呼吸,举头下蹲,直立时引颈向上,动作时上身尽量挺立。

③腹式呼吸:坐位或仰卧位,抬腹深吸,收腹深呼,连续吸呼10次。

(9)颈部"米字操":用头颈部写"米"字,可以增强颈部肌肉弹性,增加颈椎灵活性,促进颈椎部血液循环,理筋整复,松解粘连,解除痉挛。方法是头颈部缓慢地按书写笔画在空中画写"米"字,兼做头部的环绕运动,顺时针、逆时针各转一圈,可反复多次,但有头晕、恶心、呕吐等症状时要谨慎,不应强行锻炼,且需有人保护。

(10)拉单杠法:双手拉单杠(或门框或可使身体向上抬举的支持物),头抬举后仰,双臂向上拉直,身体直立,双足尽量离开地面,有困难时脚尖着地,每次维持 30s 以上,连续 3～5 次,每日可数次锻炼。

3. 综合性治疗措施

(1)缓解期(稳定期)治疗措施

①中医药治疗:颈痛颗粒、颈复康胶囊、通痹丸及中药活血化瘀方药。活血化瘀止痛贴剂,种类繁多,可以选用痛瘀消膏、消痛贴、骨质增生一贴灵、复方辣椒贴片、骨痛贴膏、少林活络贴、东方活血膏、云南白药贴膏等。选用针灸拔罐、推拿按摩、耳针、刮痧及离子透入、磁疗和药疗枕等。

②西医药治疗:扩张血管、营养神经及抗自由基治疗可选用地巴唑、曲克芦丁、尼莫地平、维生素 C、维生素 B_1、维生素 B_6、维生素 E 等。疼痛、麻木症状明显时,可应用地塞米松 5mg 加入 5％葡萄糖生理盐水或生理盐水 250ml、20％甘露醇 125～250ml,每日 1 次静滴(短期应用<7d)。

③推拿按摩:基本治疗手法包括舒筋法、推拿法、贯通点穴法、运摇法、旋转复位法、击打法、揉捻法、滚动法、手法牵引法等,上述方法由专业人员实行,一般每日或隔日一次。一般由专业医生实施。

④其他治疗:a. 护颈疗法:包括选用护颈圈、护颈贴、护颈发热贴、护颈热疗袋等,要注意适应证、禁忌证和正确使用方法,最好由专业人员指导。b. 颈椎牵引疗法:包括自我牵引(引颈向上动作练习)、手法牵引(推拿按摩师)和专业牵引(牵引床、架等设备)。注意避免过度、强力牵引,以免发生颈椎韧带撕裂、损伤,破坏椎体

稳定性,加快退行性变或引起其他并发症。c. 治疗伴发疾病(参阅有关疾病的治疗措施)。d. 手术治疗。诊断明确,脊髓和(或)神经根压迫症状明显,病程较短,保守治疗后症状无明显好转,全身情况允许时应采用手术治疗。脊髓型颈椎病,主要表现为双下肢无力、行走不稳,容易摔倒者,宜尽早手术治疗。椎动脉型、交感神经型患者,手术治疗效果难以保证。

(2)急性期或急性发作期治疗措施:颈椎病急性期或急性发作期的颈肩背臂持续疼痛、臂与指麻木致寝食难安、食欲下降、活动受限等表现,是由于椎体骨质增生、骨刺、颈椎间盘突(脱)出,引发局部水肿和产生大量自由基(特别是氧自由基),压迫和刺激血管、神经根和(或)交感神经所致。因此,消除水肿,抗自由基为首选措施。

①消除水肿、抗自由基治疗:20%甘露醇注射液 250ml,0.9%氯化钠注射液 250ml＋维生素 C 2.0g＋维生素 B_6 200mg＋ATP40mg＋辅酶 A100U＋地塞米松 5～10mg,静脉滴注,每日 1次,连用 5～7d。治疗过程中症状减轻或缓解,于第 4 或第 5 日地塞米松每日减去 1mg,至疗程结束。

②推拿针灸拔罐序贯治疗:先颈背肩臂推拿按摩(手法参阅颈椎病基本治疗手法),约 20min;再选颈背臂穴位(含阿是穴),如风池、大椎、天柱、肩井、长强、百会、手三里、合谷、外劳宫、后溪等穴,留针 20min;起针后用梅花针或三棱针点刺肩背压痛点,用火罐拔罐(可先采用闪罐＋滚罐,尔后留罐 10～15min),若配合红外线照射效果会更好。

③止痛药应用:疼痛重时,可选用消炎痛、炎痛喜康、布洛芬、曲马多等止痛药,有时卡马西平也有效。疼痛可以忍受时,尽量少用或不用。

④神经营养药物应用:患者伴有臂指麻木症状时,选用缓解期药物和(或)维生素 B_1＋维生素 B_{12}(甲钴铵等)肌内注射。也可选用草木犀流浸膏片、胞二磷胆碱钠胶囊、维生素 B_1、维生素 E 等

口服。

⑤其他治疗:可继续贴膏药,服活血化瘀止痛颗粒或胶囊和其他理疗方法等。治疗并发疾病,参阅本书有关疾病治疗措施。

十六、腰　椎　病

几乎所有的人都有过腰痛的体验,常常是"病人腰痛,医生头痛"。与颈椎病一样,退行性病变引起的腰椎病疼痛,在发病原因,病理生理变化、诊断条件和方法、治疗原则和防治具体措施等许多方面,有着极大的相似性,尤其是在预防方法和治疗措施方面,有些可以"异病同治",有些需要"同病异治"。

【主要特点】　腰腿痛引起的原因很多,有时难以确定具体部位,需要做些检查。仅就症状而言,发作时间、发作周期会有不少差异。最常见的腰椎病引起的腰痛就比较典型,且可以与其他原因引起者做些鉴别。

(1)晚上痛:椎间盘突出者往往早上疼痛减轻或消失,但中午后或晚上疼痛发作,越到傍晚越痛。而损伤性腰痛,表现强迫体位,疼痛剧烈。

(2)早上痛:腰椎肥大性(增生性脊柱炎)强直性脊柱炎、血管炎、骨结核、骨髓炎、筋膜炎引起的腰痛,多是晨起后疼痛最重,活动后减轻或消失,此种疼痛与夜间代谢废物局部堆积有关。更年期女性因为自主神经功能紊乱引起的腰痛特点也是起床后重,活动后减轻。劳损性腰痛,劳累后加重,休息后减轻,常有明显压痛点。

(3)日夜痛:泌尿系感染和结石、肾脏病变、妇科炎症、盆腔肿瘤、骨结核、骨肿瘤等引起的腰痛,常不分昼夜疼痛、多与活动和休息无关。但骨癌引起的疼痛,安静时更痛,活动开了疼痛可能减轻。

【病因】　引起腰痛的原因,如腰椎间盘突出症、腰椎椎管狭窄症、腰脊椎滑脱与脊柱峡部裂、腰椎骨折、第 3 腰椎综合征、腰椎先天性畸形、急慢性腰肌损伤及脊柱结核、骨肿瘤等骨病均可引起腰痛。其中椎间盘突出最为常见，占 40％以上。体力劳动者、办公室白领、高官大亨……都难幸免，哪怕是一个轻微的弯腰动作也可以引起严重疼痛。准确判断腰痛的原因，直接关系到治疗的长远效果。对每一位腰痛患者都要进行认真严谨、仔细系统的全面检查，病人和医生都不要忽略每一个细节，然后根据检查结果进行详细研究、综合分析，从而做出正确的诊断意见和治疗措施。

【发病机制】　腰椎间盘突出症占腰腿痛病人的 1/3 以上，有报道说＞50％。国内外学者普遍认为，本症与 95％的坐骨神经痛和 50％的腰腿痛有着密切关系，椎间盘突出可以引起继发性腰椎椎管狭窄。

椎间盘由纤维环、软骨板和髓核构成，髓核呈灰白色，被纤维环包绕形成球状体，与纤维环之间无明显界限。髓核为胶样液体，含有大量水分（80％以上），椎间盘为联接各椎体的椎间结构，脊柱全长占身高的 1/3，共有 23 个椎间盘，腰椎间盘厚度 8～10mm，占脊柱总长度的 30％～36％。软骨板是位于椎体上下两个面的透明软骨，是青少年脊柱生长发育过程中脊椎的生长区，上下两块软骨覆盖纤维环及髓核，有固定椎间盘的作用，并隔离髓核与椎体松质骨。纤维环是由纤维软骨组成，围绕软骨板周围，阻止髓核突出。纤维环分层排列，其前后方各有纵韧带加强，称为前后纵韧带，前后纵韧带交界处的纤维环最薄弱，是髓核易于从此处突出的部位。腰椎仅 5 个（L_1～L_5），承受全身 2/3 的重量，极易引起退行性变，尤其是髓核退变和突出。髓核突出后压迫并刺激脊神经根、马尾神经和脊髓。运动神经根部分受压、受累，引起腰腿痛。而感觉神经根受压、受累引起麻木，如二者均受累，患肢则既疼痛又麻木。压迫脊髓可导致瘫痪。

正常情况下髓核被限于软骨板和纤维环内，其形态随脊柱活动和体位而改变，具有吸收震荡、缓冲压力的作用。髓核"内压力"的功能是平卧时髓核可承受 2～2.3kg/cm² 的压力，直立体位时髓

核内可承受压力为 $2.4kg/cm^2$，持重时髓核内可承受的压力高达 $100kg/cm^2$ 以上。椎间盘随年龄的增长而逐渐退行性变，髓核退变后含水量逐渐减少，椎体间的间隙越来越窄。此即是人到老年后身高变矮的原因。髓核退变的同时，髓核周围组织结构（包括各种韧带）发生松弛、老化、钙化、硬化，髓核抗震荡功能降低和（或）失去其固有的缓冲作用，非常容易导致压迫、刺激神经根和脊髓引起腰痛。

下腰部（腰$_{4,5}$，S_1椎间盘）承受体重压力最大，并且活动多更易发生退行性变，特别是腰部哪怕是轻微外伤、慢性积累性腰劳损和慢性炎症，都可以引起椎间盘纤维环破裂。其中腰椎间盘突出最为常见。

增生性脊柱炎、继发性腰椎椎管狭窄，X线检查往往有特征性改变。腰背筋膜纤维组织炎、强直性脊柱炎、腰椎结核、化脓性脊柱炎、腰椎肿瘤等所致腰痛，会有病史、体征、检查等方面表现。

【临床表现】

1. 腰痛　多数患者在外伤或过度疲劳后发病。腰椎间盘突出早期仅为纤维环破裂，表现以腰痛为主，患者感腰部酸胀钝痛，劳累或行走后加重，休息后减轻，时轻时重，以后椎间盘继续突出增大，刺激和压迫神经根时，引起同侧下肢持续性放射性神经痛，此种神经痛的程度，与腰椎间盘突出的部位、大小相关。

2. 下肢放射性神经痛　多在腰痛之后，疼痛多由臀部开始，放射至大腿后方、小腿外侧及足部。疼痛性质因受累神经根受压迫的程度不同而各异。常因行走、咳嗽或用力过大时加重，下蹲休息或卧位时减轻，部分可消失。

3. 麻木及感觉异常　麻木及感觉异常，可因神经根的累及程度不同而各异，主要是神经根感觉支受压所致，$L_{4,5}$椎间盘突出感觉异常区多在大腿后部，小腿外侧及足背外侧。而 L_5S_1 其感觉异常区多在大腿后内侧、小腿外后侧、足背足底外侧及 4、5 趾背侧（症状表现与支配区域的神经受累程度密切相关）。

4. 脊柱侧弯畸形　90%的患者有脊柱继发性侧凸畸形(体格检查及腰椎正侧位片),多数患者向患侧凸,借此减轻神经根的压迫症状。同时腰部活动受限,尤其是向患侧及背伸时受限明显。严重者有大小便困难或失禁。

5. 下肢运动障碍　受累神经和脊髓常常造成不可逆性损伤,造成永久性肢体功能障碍。

【辅助检查】

1. 物理检查

(1)多数患者椎旁有明显压痛点,用力按压痛点,可引起同侧下肢放射性神经痛,患肢直腿抬高疼痛加重,严重者患肢只能抬高10°~20°,踝背伸加强试验及平卧屈颈试验均为阳性(感觉疼痛加重)。

(2)膝、跟腱反射检查,约有80%的患者有腱反射异常,膝、跟腱反射可表现为减弱、消失或亢进,如$L_{4,5}$椎间盘突出膝反射可减弱、消失,部分表现为亢进,跟腱反射正常。如L_5S_1突出则跟腱反射减弱、消失或亢进,膝反射正常。直腿抬高试验阳性,屈颈及踝背伸试验阳性,均有助于诊断。

2. 特殊检查

(1)X线检查:常规腰椎正侧位片可显示患病椎间隙变窄,或前窄后宽,患侧宽、健侧窄表现,有助于诊断及定位。

(2)CT、MRI检查:可明确突出髓核的大小、部位及压迫神经根鞘膜囊情况,并排除脊柱、脊髓占位性病变。

通过以上几种临床表现、物理检查和特殊检查,基本上可以确定的是发生于哪一节段的突出,做出明确判断,但是要注意与腰椎肿瘤、椎管内肿瘤、椎体结核及妇科疾病等相鉴别。

【干预措施】　早期以预防为主,如加强腰背肌锻炼,防止搬运过重物体。诊断明确的病人首先采用严格、正规的非手术治疗。约50%的患者经适当的对症治疗或休息后可减轻或自愈。患病后早期主要以卧床休息为主。辅以物理治疗、推拿按摩、牵引等。

未治愈者及愈后复发,症状加重者需采用手术治疗。

1. **日常生活预防**　要有长期防治措施,从青少年时开始,在学习及日常工作和生活中,注意养成良好的坐立姿势(从学生开始),姿势不良会导致腰部肌肉紧张,致使腰背部双侧肌张力不均衡,易引起继发性脊柱畸形。适当体育锻炼和体力劳动,生活有规律,保持乐观愉快的情绪,避免过度劳累和情绪激动,保证充分睡眠。

2. **运动治疗**　运动对健康十分重要,即使退行性病变引起的各种痛症也需要运动,但是,怎样运动,运动的量,运动的度要仔细琢磨研究,否则有可能适得其反,引起新的损害——外伤性＋退行性病变的损伤。现实中,职业体育运动员在中老年后往往不如练太极(拳、扇、剑)、柔术者及中医家、歌唱演员等的身体那么健康,原因在于受到外伤＋退行性病变的双重侵害。中老年人要选择的是慢运动、运动量小的运动,即有氧运动。

运动疗法是治疗腰痛和颈腰椎病的基本疗法之一。这是因为疼痛反射引起交感神经性动脉痉挛,导致局部缺血缺氧,缺血进一步加重动脉痉挛,形成恶性循环,也更加重了局部疼痛。逐步进行适量的肌肉收缩运动,有利于改善腰骶部和患肢血液循环,从而缓解疼痛的程度。局部肌肉愈是不敢运动,更易引起静脉和淋巴淤滞,循环缓慢,组织水肿,自由基大量增加,浆液纤维蛋白在肌肉纤维间形成粘连,会出现和加重腰部肌肉紧张,腰部僵硬、活动受限。运动疗法是让患者通过自身或外力的运动,通过主动和被动的运动增强并改善腰部肌力,达到治疗的目的。

3. **步态训练**　如正常步行,上下楼梯,足尖步行,足跟步行,倒退步行等提高腰部肌力和机体的平衡能力。

4. **腰背肌锻炼**　腰背肌锻炼要根据不同的年龄段,采用不同的锻炼方法,一般采用“五、三、一”点法进行锻炼。具体方法如下:开始时采用“五点法”,病人取仰卧位,以头枕部、双肘及双足跟部为支撑点,将臀部向上抬起,撑起身体并适度悬空,坚持 $10\sim20s$

为 1 次,放松休息 10～20s,开始时每日练习数次至数十次,以后逐渐增加至 100 次以上,如此反复练习,经一段时间锻炼后,改用"三点法"练习。与以上体位相同,把双前臂置于腹部,以头枕部及双足跟部为支撑点,撑起身体并悬空,坚持 10～20s。经一段时间练习,改用"一点法"练习,俗称"燕子飞"法,采用俯卧位,双手置于腰背部,腰部肌肉用力,使头胸部及下肢翘起,此时只有腹部触地,坚持 10～20s 为 1 次。经一段时间锻炼,可明显感到腰部肌力增强,有利于改善腰部疼痛症状。伴有骨质破坏的病变,如结核、肿瘤、炎症等,不宜采取上述锻炼方法。

5. 作业疗法　包括日常生活活动训练、职业性劳动训练、工艺劳动等。

6. 康复疗养　包括日光、空气、海水、沙滩浴等。

7. 其他干预措施

(1)物理疗法:包括电刺激、超声、热疗、光疗、水疗、磁疗、牵引、针灸、推拿、贴膏药、神经营养药物、止痛药、改善微循环药物及中药导入等。

(2)手术治疗:需要手术者仅 5%～10%,经一段时间严格正规的非手术治疗无效或病情加重、具备手术指征者应采取手术治疗:手术方法较多,常用的方法有半椎板切除髓核摘除术、椎板开窗髓核摘除术、全椎板截除髓核摘除术及椎间盘镜髓核摘除术。近年来,一些医院还相继开展了摘除髓核的同时行植骨内固定术。

(3)腰痛急性期:卧床休息治疗。

十七、肩　周　炎

【主要特点】　肩周痛是许多人经常出现的疼痛症,尤其是中老年人。肩周疼痛多见于肩周急慢性损伤,如肩周骨折、肩关节脱位、肩锁关节脱位、肩周滑囊炎、肩袖破裂、肱二头肌肌腱炎、骨肿瘤、骨结核、颈椎病、冠心病等。其中,肩周疼痛最常见的原因是肩关节囊内外慢性损伤性无菌性炎症和肩关节周围软组织慢性退行性变所致。退行性变引起肩关节活动障碍的原因是因肩关节周围疼痛和肌肉痉挛。此外,急性损伤引起肩关节周围疼痛也较常见。

肩周炎这种很常见的肩周疼痛性疾病,民间也常称为冷凝肩、冻结肩、"五十肩"等。多见于 50 岁左右的中老年人,女性多见。可以自发,亦可以继发,也可以理解为"自愈性疾病",但需治疗。肩周炎病理改变是肩关节周围肌肉、韧带及滑膜性囊等组织的退行性变引起,原因是肩周部急慢性损伤,软组织挫伤、慢性劳损,也可因风寒受凉引起。在很大程度上疼痛是关节周围非特异性炎症反应,常累及关节周围的肌肉、肌腱、关节囊及滑囊。主要病理变化为肩关节的关节囊挛缩,关节腔缩小。关节囊及其周围组织的明显炎症反应(充血、水肿、渗出、大量自由基产生),引起肩周围组织纤维增殖、粘连。

【分期】　肩关节是人体诸多关节中活动度最大的关节,也是人们日常工作中活动最多的关节之一。肩周有许多肌肉附着点,由较多的滑囊及韧带组成。肩周炎的发病过程,大致上可分为三个阶段:即疼痛期、僵硬期和恢复期三个阶段。

1. 疼痛期　以肩周疼痛为主,检查时可以发现前臂、肩背部、肩周有压痛点。手持物无力,日轻夜重,疼痛呈持续性,反复出现进行性加重。严重者影响患者睡眠、工作、学习及日常生活。

2. 僵硬期　肩周疼痛多逐渐减轻,但肩关节出现僵硬,肩关节不同方向的活动受限,部分患者可有上臂肌肉萎缩。

3. 恢复期　肩关节疼痛明显减轻,肩关节很少有疼痛和压痛,肩关节功能逐步改善,活动范围逐渐增大。每个时期的发病天数长短不定,一般为 3~8 个月,一般来说发病时间的长短与疼痛期的时间长短呈正相关,疼痛期的时间越长,恢复期的时间也就越长。

【干预措施】

1. 防治原则　为自限性疾病,预后良好,部分患者可自愈,大多需要经过系统治疗方能痊愈。无需手术治疗,应以预防为主,主要是防止风寒侵袭、外伤及过度劳损。

2. 干预具体措施　肩周炎的治疗应根据不同的症状表现、病程阶段、检查结果，做出高、中、低层次的恰当评估，依据评估结果制定不同的治疗方案。

肩周炎治疗的锻炼方法：主动锻炼优于被动锻炼，被动锻炼只是在特殊需要（卧床、自主运动困难……）时才有必要，效果远远不如主动锻炼。

(1)急性期(疼痛期)选择：急性期以休息制动为主，尽量减少肩部活动，用三角巾悬吊患肢，避免暴力按摩推拿，因暴力推拿按摩可造成肩周软组织挫裂伤，加重肩周损伤性反应，导致过多的纤维组织"修复"，不但不能减轻症状，反而因肩周挫裂伤加重局部创伤反应和肩周组织粘连，造成永久性功能障碍。在肩周炎急性反应期可采用药物治疗、局部封闭及物理治疗。①药物治疗：具有缓解疼痛、关节僵硬及改善关节活动度的作用。疼痛严重者给予非甾体抗炎药、消炎止痛药，如双氯芬酸、吲哚美辛、布洛芬缓释片等治疗。应用时宜只选择一种药物应用，尽量避免同时应用 2 种以上药物，以免出现不良反应；②理疗，如短波、超短波、高频电疗红外线、蜡疗、热敷等，具有消炎止痛，改善微循环的作用；③糖皮质激素肩关节封闭，有抑制炎症反应，增加关节活动度的作用，可以取得立竿见影的效果，其缓解疼痛的时间长短不一，数周至数月不等。一般常用的药物有曲安奈德注射液、醋酸泼尼松龙注射液等。

(2)僵硬期和恢复期选择：患肢肌力强化训练。通过肌肉收缩锻炼增强肌力。肌力训练主要是以自身主动锻炼为主，进行上肢各肌肉的等长收缩运动锻炼。具体方法是上肢肌肉用力收缩，此状态下持续 10～20s，然后休息 10～20s 为 1 次，如此反复练习，逐渐增加练习次数，可防止发生上臂肌肉萎缩。关节功能障碍者，可采用一些自我运动疗法，促进关节功能的恢复。常用方法是：①"爬墙练习法"：患者面对墙站立位，两手扶墙，示、中指交替向上运动，锻炼时应每日增加手指向上运动的高度，达到逐渐增加肩关节活动范围的目的;②"上肢悬吊法":方法是患者用双手或患手握紧单杠,利用身体重量牵拉肩关节,达到增加关节活动度的目的;③"垂臂旋转法":患手握 3～5kg 重物,屈髋屈腰 90°,躯干与地面平行,患肢下垂,顺时针方向和(或)逆时针方向旋转手臂,开始时每日数十次,以后增加至 100 次以上,反复练习,直至关节功能改善,疼痛消失为止。对关节僵硬,自身运动无改善者,可在麻醉下行被动关节活动,此法应谨慎,应由有经验的专科医师实施,避免暴力,以免引起肩周韧带损伤和骨折。

十八、肩　背　痛

【病因】　肩背痛是许多中老年人常见的疼痛表现,主要表现为肩背部持续性疼痛,僵硬不适,疲劳、乏力和运动困难等,调查显示 70%～80%的人都曾有过肩背痛的体验。肩背痛的确切病因较复杂,如肩背部软组织损伤、脊椎退行性变、纤维肌痛综合征等。部分病例可能是某种严重疾病的早期信号,如全身性疾病、胸腔肿瘤、结核等,对肩背痛者要高度警惕,及早就医,防止延误诊治。疼痛严重者颈背部酸胀痛、烦躁不安,多夜间加重,影响睡眠,颈部活动不便,直接影响工作、学习和生活质量。

【发病机制】　肩背部肌肉韧带急性扭挫伤、骨折、关节脱位及慢性劳损等。主要是背阔肌、肩胛提肌、斜方肌及附着在棘突上的棘上韧带、棘间韧带、菱形肌的损伤和劳损等。引起劳损的原因包括直接损伤和间接损伤,经常肩部牵拉,长期慢性劳损致使附着于肩胛骨上的肌肉遭受损伤,导致肌肉附着点处撕裂,常见的裂伤部位主要是背阔肌在肩胛骨下角处撕裂,小菱形肌在肩胛骨上角处撕裂,斜方肌在肩胛冈缘处撕裂,大菱形肌撕裂及棘上韧带断裂等。重者可伴有撕脱性骨折致背部酸痛,肩胛骨内侧缘压痛为其特点。需与机械性背痛、椎间盘突出、退行性椎间盘病变、脊柱骨关节炎、脊柱结核及转移瘤等相鉴别。

【临床表现】　肩背痛表现为局部酸痛、僵硬、疲乏无力、运动困难,活动上肢时感肩胛骨内侧缘明显疼痛,上肢活动受限。僵硬表现一般是在休息后(多见于晨起后),表现为明显晨僵,关节活动困难,关节达不到生理活动范围程度,疼痛严重者肩背部疼痛难忍,疼痛常常发生在下午或晚间加重,咳嗽及深呼吸时疼痛加重。常伴有食欲减退、体重下降等全身表现。

【干预措施】

1. **防治原则**　急性发病期,颈背部酸胀痛,夜间加重,影响睡眠,严重干扰正常工作和日常生活,大多需要经过治疗方能痊愈。此病症无需手术治疗,应以预防为主,主要是防止外伤、肩背过度劳损及受风寒、湿冷侵袭等。

2. **防治措施**　迅速治疗本病的关键是区别急性或慢性肩背疼痛。急性疼痛患者,经给予药物治疗,可缓解疼痛、晨僵及改善关节活动度(活动范围)。常用非甾体抗炎药,如双氯芬酸,50～150mg/d;美洛昔康 7.5～15mg/d;塞来昔布 200～400mg/d 或吲哚美辛 100mg/d 等。以上药物应避免同时服用 2 种以上,以免引起并发症。糖皮质激素类药物,尽量避免全身应用。对顽固性疼痛和局限性疼痛且压痛明显者,用曲安奈德注射液行痛点封闭,有迅速减轻疼痛、抑制炎症反应作用。

肩背慢性疼痛患者的治疗,主要以保守治疗为主,一般性疼痛患者采用物理疗法,包括电刺激、超短波、脉冲磁疗、中频脉冲、热疗、光疗、水疗、磁疗、牵引、按摩及中药导入等。

推拿按摩治疗,方法比较简单,在医生指导下,人人都可以学会和掌握一些简单的手法,在家中进行按摩解除痛苦。

(1)按法(掌指法):用拇指指腹或掌根部着力于体表某一部位或穴位,垂直向下用力,力量大小根据病人的体质、按压反应和年龄而定,力量由轻到重,达到所需压力时停留片刻(数秒)。肘压法:屈肘,用尺骨鹰嘴按压,适用于肌肉丰厚部位,如背腰臀部。

(2)拍法:手指微屈,用掌指尺侧平稳有节奏地拍打体表。一般拍打 3～5 次,皮肤表面微红为原则。

(3)摩法:用指腹或全手掌,按顺时针方向环形挤压体表,按压动作缓慢柔和,用力均匀,以病人有轻快舒适感为度。

(4)推法:用拇指指腹或掌根部用力,均匀向前呈直线运动。

(5)拿法:用拇指与其他四指用力拿取放松,可与提法并用,用指腹着力,一拿一松,由轻到重,病人有酸胀、舒服感为佳。

(6)擦法:用掌根或小鱼际部往返轻快推擦皮肤。

(7)注意事项:推拿按摩的程序、时间、强度根据病人的身体素质而定,随时调整。按摩的时间 5～15min,每日 1 次,10～15d 为一疗程。推拿按摩手法持久有力,均匀柔和。根据病人的体质差异而增减。按摩幅度由轻到重,由慢到快,循序渐进,注意病人表情和治疗反应,避免暴力按摩防止意外。按摩后注意休息 20～30min,防止风寒刺激,避免再度损伤。

十九、下　肢　痛

【病因】　引起下肢痛的原因较多,可发生于任何年龄。下肢持续、慢性疼痛多见于中老年人,急性疼痛多因外伤引起,以中青年居多。常见的原因是下肢创伤如下肢骨折,髋、膝关节损伤及足踝部损伤;慢性非化脓性关节炎或骨关节病,神经性放射痛(椎间盘突出、坐骨神经痛、梨状肌综合征等),肌肉、肌腱、筋膜、滑囊疾病及骨关节肿瘤、结核等。日常生活和工作中最常见是的膝关节骨关节病。

膝关节骨关节病也称骨性关节病、退变性关节炎、肥大性关节炎。多发生于中老年人,是一种特发性、慢性进行性疾病。病因与退行性变有关,可累及任何滑膜关节,承受压力大的关节病变严重,55 岁以后多见,性别无差异。常见的原因:生物力学因素,软骨反复受力,软骨疲劳,胶原纤维断裂和软骨表面的黏多糖消耗增加。关节面挤压使关节软骨营养障碍,继发软骨细胞坏死,基质蛋白多糖减少,软骨经不住反复运动的压力和剪力,引起继发关节退行性变,致关节畸形(膝内外翻)。年龄因素,全身性老化,关节表面纤维化与年龄有关,软骨退化性改变随年龄增长而发生改变率升高。

【临床表现】 关节疼痛常因关节活动多加剧,休息后减轻,下蹲起立及上下楼梯疼痛加重,天气变冷疼痛发生,晨起关节僵硬感。检查:关节体积增大,有关节积液者浮髌试验阳性,关节可触摸到吱吱声,关节运动受限程度不一。X线检查早期正常,数月或更长时间后出现关节间隙变窄,关节软骨变薄。后期(多半年后)骨关节改变呈进行性加重改变,关节间隙明显变窄,出现骨刺或骨赘,软骨硬化,出现骨囊肿。CT/MRI检查,部分病人有不同程度的关节腔积液。临床表现主要是反复发作性膝关节疼痛、滑膜炎症性改变、关节僵硬和膝关节活动受限并进行性加重,中晚期出现关节畸形、局限性压痛。

【诊断】 根据临床检查、实验室结果及X线表现,诊断并不困难。因退行性病变常同时存在其他疾病,如痛风、感染性关节炎、风湿性关节炎和类风湿关节炎等疾病,应加以鉴别。

【干预措施】

1. **防治原则** 引起下肢疼痛的骨关节炎单关节患病较少见,大多累及多个关节,进行性加重。非手术疗法的目的是要达到阻止病情发展,减轻关节疼痛,预防关节僵硬和畸形,改善关节运动范围和保持关节稳定性。严重影响关节功能者需手术治疗。

2. **防治措施**

(1)非手术治疗:排除器质性原因的下肢痛多是一种良性疾病,大多数累及多个关节或全身关节,进行性加重。保守治疗的目的是阻止病情发展,减轻关节疼痛和僵硬,防止关节畸形发生,改善关节功能。①休息可以促使关节减少压力,加快滑膜炎症消失,让关节韧带充分松弛,减少对关节面的压迫。②避免关节剧烈运动,防止关节挛缩及下肢失用性肌肉萎缩发生。每天做下肢肌力等长运动练习(肌肉收缩与放松)及减少大运动范围的活动次数。可采用扶拐或依赖拐杖行走,以减少关节负重。③理疗、按摩、功能锻炼、局部湿热疗法(普通热水)或蜡疗有助于炎症的消退。主动运动功能锻炼可减少关节应力,优于被动运动。④关节封闭治疗:用于顽固性关节积液者,给予关节穿刺抽液的同时用糖皮质激素关节内注射治疗,以减轻疼痛和肿胀,改善关节功能。常用的药物有地塞米松、曲安奈德、6-甲基泼尼松龙等。因皮质类固醇类药物对关节软骨的合成活力有影响,不宜长期应用,一般 2 周注射 1 次(总疗程＜5 次)。⑤药物治疗:水杨酸类药物有抑制软骨降解、减少氨基己糖和羟脯氨酸作用,是较好的消炎止痛药。另外,还可选用吲哚美辛、非那西汀、双氯芬酸钠缓释片及曲马多缓释片等。以上药物避免两种以上同时使用。

(2)手术治疗:部分病人单关节症状严重,关节功能因疼痛而丧失,关节运动受限,关节畸形和紊乱,药物和理疗等治疗无效,则需行手术治疗。手术方法可根据患者的工作性质和全身状况决定行人工关节置换或关节融合术。关节微创手术治疗,如关节镜手术、关节内臭氧疗法等。反复发作、有畸形者应行手术矫正治疗。

二十、骨质疏松症

【主要特点】　骨质疏松症的发生、发展与年龄增长密切相关,50 岁以上者,"疏松"速度加快。有调查显示,我国约 7000 万人患此病,60－69 岁女性发生率高达 50％～70％,70 岁以上几乎 100％。引起终身残疾甚或危及生命并不少见。此病早期多无自觉症状,不少人在身高变矮、腰背酸痛出现后仍认为是衰老之故。早期就医率、诊断率、防治率很低。相当多的人,在发现髋部、胸腰椎、尺桡骨骨折时,才引起重视,但往往为时已晚,带来许多难以忍受的病苦。

【病因】　原发性骨质疏松症缘于年龄原因引起的骨骼生理性退行性变,持续性腰背痛、夜间休息时加重、变矮、驼背、容易跌倒、发生骨折等表现常是此病的主要临床表现。继发性骨质疏松症,主要是某些疾病或药物所致。另一方面,女性停经后发生的骨质增生症是由于更年期后的雌激素缺乏,抑制骨钙分解和甲状腺素钙磷调节能力下降,维生素 D 减少,肠道钙吸收量降低,致使骨生成原料不足,60 岁以上老年骨质增生症者,还与饮食中钙量不足、室外活动少、性腺激素降低有关。临床观察,骨质疏松与骨质增生常并存。

【发病机制】 研究证实,高龄、女性、骨质疏松症家族史、遗传基因缺陷、停经过早(<45 岁)、低钙饮食、体重偏低、光照不足、维生素 D 缺乏(内源性与外源性)、某些生理残疾、长期坐位工作和生活,吸烟酗酒、摄入咖啡因过多、应用激素、性激素不足、甲状腺功能和甲状旁腺功能低下等都是引起和加重骨质疏松症的原因。

骨质疏松症的严重后果是骨质疏松性骨折——脆性骨折(低骨量性、非暴力性、自发性骨折),此是诊断重要证据。脆性骨折多发生于髋部(易引起并发症和致残)、胸腰椎(多为压缩性骨折)及尺桡骨。此症早期症状不典型,一旦出现骨骼性疼痛、脊柱变形(变矮驼背)、非暴力性骨折,是重度骨质疏松症。接踵而来的是并发症、合并症、致残率甚至致死率都很高。避免发生重度骨质疏松症是每个中老年人和医生的共同责任,需要适时做出健康评估和治疗方法选择。

【健康评估】

1. 病史与症状评估 包括骨折史(髋部、胸腰椎骨折为主)、用激素史、饮酒史、腹泻史、停经年龄、性生活史、身高变矮情况及父母"骨折"史。此由专业人员指导筛查。

2. 危险因素评估 年龄>60-70 岁、45 岁以前停经、过早的无性欲无性生活(性腺功能减退)、脆性骨折史及父母骨折史、使用皮质激素、神经性厌食症、长期营养不良、慢性肾功能不全、紫外线照射不足(维生素 D 合成障碍)、钙摄入不足,长期吸烟、酗酒、使用镇静药物及患甲状腺功能亢进、甲状旁腺功能低下、类风湿关节炎、糖尿病等代谢性疾病都会影响骨折的发生和愈合。

3. 骨密度评估 骨质疏松症骨密度判断

程度　T 值

正常　≥1.0

骨量减少　−2.5～1.0

骨质疏松症　≤−2.5

严重骨质疏松症　符合上述标准,伴骨折

(1)骨密度:指单位体积或单位面积的骨量。系采用双能 X 线测定法测定的骨密度。

(2)T 值＝(测定值−骨峰值)/正常成人骨密度标准差。

(3)T 值用于表示绝经后女性和＞50 岁男性的骨密度水平。

(4)实验室评估:目的在于明确是原发性骨质疏松和继发性骨质疏松。除血尿常规、肝肾功能、血脂、血糖、血钙血磷、碱性磷酸酶、血沉外(首次必需),还要根据需要检查骨转换标志物、25-(OH)D、1,25-$(OH)_2 D_3$、甲状旁腺激素、尿钙磷、甲状腺功能、生化分析、肿瘤标志物和(或)骨髓穿刺、骨活检等。

【干预措施】　骨质疏松症这种常见的代谢性、老年性、衰老性疾病与甲状旁腺功能亢进、甲状腺功能低下、肥胖症、血脂异常、糖尿病等一样,需要早发现、早诊断、早预防、早治疗。发生"脆性"骨折后才开始采取"抢救"措施,往往收效甚微,影响终生。干预措施主要是基础性预防、饮食与药物预防和康复治疗。

1. **基础性预防**　主要是补充钙剂和维生素 D,包括从幼婴儿、青少年开始就重视平衡膳食、含钙饮食、室外活动、适度运动、心理健康等。参阅本书有关篇章。

2. **治疗药物选择**

(1)补钙与抑制骨吸收:沙丁鱼、坚果类食品、麸皮类食物、牛奶及其制品等含钙丰富,无疾病和胃肠功能方面原因,"正常饮食"可以满足机体生理需要。而老年人、绝经期后女性,由于维生素 D 不足(主要是维生素 D_2 和维生素 D_3)则需要额外补充。

(2)鱼肝油丸和鱼肝油滴剂:含维生素 D 和维生素 A,但用量不宜过大。

(3)普通维生素 D 制剂:含量不同,推荐钙和维生素量分别为

1000mg 和 400～800U/d，＞50 岁者分别是 1200mg 和 800～1000U/d。

（4）多元维生素片：如施尔康、善存、金维他等；

（5）钙剂：如钙尔奇 D 等。

（6）抑制骨吸收药物：双磷酸盐，如阿仑磷酸钠维生素 D_3（福善美）；阿法羟基维生素 D，如阿法迪三等；活性维生素 D，制剂如阿法骨化醇（半活化 VD）、骨化三醇等。

（7）还可根据需要选用降钙素、双膦酸盐、雌激素及代用品等。

3. **适度运动**　长期保持适度运动量，可以使骨组织维持正常的生理结构和外部形状，提高骨骼负荷能力。为达此目的，要长期保持规律运动，在舒适状态下运动，注意运动前要有热身准备活动；多种运动方式相结合，主要是有氧耐力运动（锻炼骨骼和肌肉）、肌力训练（肌肉舒缩运动）、平衡训练（全身肌肉与骨骼锻炼），根据每个人的具体情况，制定个体化训练方法；"运动处方"需安全有效，由专业医生指导。

一旦确定患骨质疏松症，要特别注意避免磕碰摔倒和运动安全。

4. **其他干预措施**　如骨折的手术治疗、理疗、心理治疗、止痛治疗、抗感染治疗、伴发疾病治疗等，参阅本书有关章节。

二十一、癌　　症

良性肿瘤与恶性肿瘤的区别在于前者生长慢、不具有转移性，预后较好；后者生长快，常有转移，预后差。无论哪种肿瘤，如"穷癌"中的胃癌、食管癌、肝癌等，"富癌"中的肺癌、乳腺癌、结直肠癌、前列腺癌、甲状腺癌等，发病率均持续上升，但实际上总有一部分"自愈"，一部分经过治疗"痊愈"，一部分治疗困难或者无效。因此，充分运用现代医学手段和中医中药的诊治优势，选择适宜的诊断治疗方法，就会大大提高患者的"痊愈率"，提高生存生命质量。

【早期表现】　肿瘤的发生、发展常常是一个较长的过程，越是早期发现,治愈率就越高,本质上肿瘤是一种慢性病,并不可怕。遗憾的是,许多肿瘤患者一经发现,常处于中晚期,增加了治愈难度,因此,早期发现肿瘤是提高肿瘤治愈率的关键。怎样才能早期发现肿瘤,应从以下几个方面关注肿瘤的早期信号。

1. 极度疲劳与体重下降　1 个月内,在没有刻意增加运动量和"减肥"情况下,莫名其妙的体重下降(>10％),应及时就医。体重下降快且伴有刺激性干咳、反复干咳、腹泻或便秘,疲劳感甚强,要警惕肺、胃、肾和肠癌侵袭,中青年女性要关注甲状腺功能亢进(甲亢)。

2. 男性睾丸或女性乳房变化　睾丸疼痛,有硬结或摸起来有不适感或凹凸不平,常是 20－40 岁者睾丸癌表现。女性乳房肿块、硬结压痛,应告诫病人经常"自我检查",高度怀疑时要及时看医生,难以确定时看普外科或妇科医生。

3. 小便问题　别小看小便变化,尿泡沫、尿有白色结晶、尿路刺激症状(尿痛、尿频、尿急),可以是泌尿系感染和癌肿表现,如果"直肠指诊"发现有痛、块、硬结,提示前列腺癌,尤其是中老年人。

4. 阴道不规则出血　中青年女性阴道异常出血,可以是正常的月经变化,更重要的是警惕子宫内膜癌、卵巢癌。

5. 腹胀、腹部不适　此常是"正常人"的表现,而肠胃不适、饱胀感、进食困难等症状持续时间长(>3 周),应想到胃、胰腺、肝、纵隔癌变,如果是中青年女性,发现腹部有包块、压迫感甚至疼痛,可能是卵巢癌。

6. 持续性腹痛伴抑郁　精神涣散,由性格开朗变内向自恋,不愿见人,腹部无规律、不定位、无一定时间的不适和疼痛,如果小便发黄,皮肤黄染,大便呈灰白色,多是胰腺癌的表现。

7. 持续性咳嗽　咳嗽常是呼吸道感染、吸烟、空气污染、刺激性物质等引起的症状,也是许多疾病的临床表现之一,而持续性咳嗽(尤为干咳),持续时间较长(>3～4 周),常是肺、支气管、喉癌先兆。

8. **吞咽困难** 偶有咽食、咽水困难不可怕，而长期者（>30d），特别是进食伴有胸骨后疼痛，食管内有异物感，食物下咽困难，常是咽喉、食管、胃癌的先兆，需看医生，做钡剂透视、胃镜检查等。

9. **皮肤变化** 皮肤变化包括皮肤黄染、色素沉着、赘生物、痣形态改变、异常剥脱、皮肤溃疡、异常溃烂等，应高度警惕皮肤癌。

10. **口腔变化** 口舌异常疼痛，口腔黏膜、舌表面发现白斑，常是黏膜白斑病（口腔癌）表现。

11. **大便带血** 大便带血，鲜红、暗红或柏油样便不仅是消化性溃疡、肝硬化致门静脉系统血管破裂、痔疮之表现，更应注意到肠癌。若便血伴有大便变细、秘结或呈团粒状，大便困难，中老年人可以是结肠癌、直肠癌表现。

12. **长期消化不良** 消化不良是许多疾病的临床表现之一，而中老年男性，持续性消化不良，伴反酸、嗳气、上腹饱胀感，可以是食管癌、胃癌的先兆临床表现，应尽早做钡餐剂透视、胃镜检查，以免延误诊治最佳时机。

13. **乳房肿块** 通常女性乳房肿块并不可怕，多是乳腺增生症，如果肿块伴有局部皮肤发红、皮疹，乳头重度凹陷或局部流出液体，而男性乳头皮肤皱褶，双侧乳头收缩不对称，出现大小形状改变、红肿、硬块、压痛，并进行性加重，应考虑乳癌可能。

14. **疼痛** 疼痛是许多疾病的表现，但某一部位疼痛持续时间长（>30d），应想到腹痛——肠癌，胸痛——肺癌，骨痛——骨癌或癌肿转移。上腹部难以缓解、顽固性钝痛或绞痛，无论是阵发性的还是持续性的，尤其是疼痛向腰背部放射，应高度怀疑胰腺癌。

15. **淋巴结变化** 体表淋巴结——腋窝、颈部、锁骨上淋巴结持续性肿大或伴有压痛、活动度变小，应考虑乳癌、脑瘤；而腹股沟淋巴结有上述表现，应考虑结肠癌、直肠癌的可能。

16. **持续性疲劳** 疲劳时间长（>1个月）或极度疲劳，充足休息后不见好转,应考虑到白血病、肠胃癌变。

17. **原因不明发热**　排除炎症性原因的低、中度热,应想到癌瘤扩散、转移或淋巴瘤、白血病等浸润到其他部位。

18. **血液检查肿瘤早期信号**　许多医院和科研机构开展了 AFP、CEA、CA125、CA153、CA199、CA225 等及肿瘤相关物质和肿瘤基因检测项目,这对于肿瘤的早期发现有前瞻性意义。

一些资料分析结果显示癌症死亡原因中:慢性感染占 29.4％;吸烟占 23％;水果摄入不足占 13％;饮酒、职业、肥胖、体力活动不足占 7％。

【认识误区】

1. **癌症无征兆**　很多肿瘤都有先兆临床表现,如乳腺癌、宫颈癌、皮肤癌、口腔癌、结肠与直肠癌等。卵巢癌、胰腺癌、肾癌等生存率较低的肿瘤早期表现并不明显,但肿瘤标志物检查总会有一些蛛丝马迹。

2. **肿瘤无法预防**　很多肿瘤是可以预防的。肺癌者 2/3 以上与吸烟有关,戒烟是重要的预防方法。吸烟危险因素还与口腔癌、咽喉癌、食管癌、肠道癌、乳腺癌有关。酗酒与女性肝癌和肠癌有很大的相关性,超重和肥胖与肠道癌、乳腺癌、子宫癌、胰腺癌、食管癌、肾癌及胆囊癌关系密切。

3. **防治癌症,医术第一**　摆正心态,"心理健康",情绪乐观,加上科学、规范、全方位的治疗措施,才会稳定病情、延缓发展、延长生存期,高质量的"带病"生活,这需发挥医生和病人的两个"积极性"。

4. **癌症是遗传(基因)**　80％以上的癌症是遗传、环境因素、情绪情感、生活方式……相互作用的结果,而并非全是遗传。不可否认,有癌症家族史者更易患癌症,一是特定癌聚集群体,二是不同种类的癌症。恶性肿瘤中仅 5％为遗传,80％以上为遗传和环境等因素相互作用的结果。即是说,癌症的发生不仅取决于遗传因素,更重要的是取决于个体健康状况、致癌物和促癌物的作用强度,包括不良生活方式和环境等因素。另一方面,即使癌症患者有"血缘"关系,只要做好自我预防,改变不良生活方式和行为,也会远离癌症。

5. 饥饿疗法治癌有效 答案是否定的。这是因为饥饿疗法不仅不会"饿死"癌细胞,还会因为饥饿引起的营养失衡,会大大增加细菌感染和病毒感染的概率。癌细胞是不正常(异常增生)的细胞,癌细胞会从体内正常的细胞"汲取"营养,让正常细胞"凋亡",而本身则异常快速分裂和生长。由于"饥饿疗法"造成正常细胞的营养不足而不能分裂、生长,机体免疫能力下降,感染机会增加。需要的是均衡补充营养。

6. 喝汤大补 "汤"的营养价值只有原材料的 5%～10%,缺乏营养丰富的蛋白质、维生素和无机盐类,需要的是汤和"渣"一起食用。

【治疗方式】 肿瘤治疗方法种类繁多,各有利弊,根据病情选择一种或多种方法的综合治疗,需要的是正确的治疗方法,良好的心理状态,充足的营养补充,规律的饮食起居等就可以大大提高疗效。下面是目前常用的治疗方法和有发展潜力的治疗方法的简要介绍。

1. 化疗 几乎所有的化疗药物制剂都具有全身性作用特点而无靶向特征,这把"双刃剑"对原发肿瘤、转移肿瘤具有治疗作用,但通常没有选择性,对正常组织、器官、细胞会产生不同程度的损害和毒副作用,又由于肿瘤细胞的耐药性而导致治疗失败。新的化疗药物和化疗方法的改进,提高了某些肿瘤的治愈率,降低了毒副作用,减轻了患者的治疗"痛苦"。这种全身性的肿瘤治疗方法具有不可替代的重要作用。

2. 放射治疗 部分癌细胞对放射线具有较高的"敏感性",可以产生很好的治疗效果。但对不敏感的肿瘤患者并不适合。某些器官肿瘤的患者放疗反应较大,治疗效果不能保证。但治疗方法和设备条件的改进,放疗不良反应减少,疗效增加,这种局部治疗伴有全身性反应的方法也是不可缺少的。

3. **生物学治疗**　生物学治疗包括靶向药物治疗、免疫治疗与基因治疗。

(1)靶向药物治疗:是针对肿瘤的发生、发展、转归过程中的不同生物学反应,设计相应药物(单抗或小分子等)、病毒或细菌,用于治疗肿瘤,以肿瘤为靶向目标。与其他治疗手段同时或序贯应用可以增加疗效。小分子靶向药物对正常造血系统、免疫系统和脏器没有明显毒性反应。分子靶向治疗是肿瘤综合治疗的重大进展,这是分子生物学、细胞生物学和分子免疫学等前沿科学研究成果的临床应用。

(2)免疫治疗:分为主动免疫治疗和被动免疫治疗,主要是自体肿瘤、培养肿瘤细胞或用基因工程疗法将肿瘤特异基因蛋白导入患者自身免疫细胞内,激活自身免疫系统,提高免疫细胞对抗肿瘤的能力,进而杀灭和消除肿瘤。已研制成功的树突状基因修饰疫苗,属于此类。

(3)基因治疗:基于某些酶的结构与活性对正常细胞的影响,发生某些改变而引起细胞突变、异常增长的研究发现。即如何维护某些酶的正常结构与活性(如端粒体、端粒酶)。藉此抑制肿瘤细胞的分裂增殖,诱导其凋亡。此种研究多处于实验阶段。国内p53基因、热休克蛋白等基因治疗药物已有临床应用。

4. **介入治疗**　分为血管性介入治疗和非血管性介入治疗两大类。方法是在影像引导下,对肿瘤进行局部治疗。目的是减少药物剂量、增加疗效、减轻痛苦、降低治疗不良反应、延长生命、提高患者生存质量。

5. **温热疗法**　分全身和局部两类。通过加温的方式(使肿瘤内温度达到 42.5℃左右),激发脂质过氧化反应,破坏瘤细胞的膜性表面和内部结构致其死亡。但受技术设备限制,加之不良反应和并发症较多,临床难以广泛应用。

6. **手术治疗**　手术切除肿瘤是治疗的重要手段。这种单纯切除局部病变,不存在化疗耐药、放疗不敏感、毒性反应等问题,适用于肿瘤病变局限、较早期的肿瘤,术后还应配合化疗、生物学治疗、介入治疗、中医药治疗等全身性治疗措施,以杀灭残余肿瘤细胞。

癌肿转移是一个全身性问题,肿瘤细胞和免疫炎症细胞环境的优劣起着重要作用。其中包括重组能量代谢、逃逸免疫杀伤、炎症促癌和基因的不稳定性,这些因素的影响程度决定于全身的调控能力。

7. 中医中药治疗　有许多成功的案例,中医的辨证施治,中药的相对不良反应小,药源广,特别是中药在改善机体整体状态、提高免疫力、改善脏器和微循环功能方面,更有独到之处,与其他治疗方法结合运用,会让更多患者获得痊愈的机会。

中医药很可能成为抗癌"生力军",中医药在调动神经系统、内分泌系统、免疫系统、代谢系统的"积极性"、改善抗癌方向方面有不可替代的作用,也许是防癌抗癌的有效途径。

8. 靶向治疗　分子治疗药物分为三大类。

(1)作用于细胞表面的单克隆抗体,如治疗 B 细胞淋巴瘤抗 CD20 单克隆抗体利妥昔、抗肿瘤坏死因子受体英利昔;

(2)作用于与细胞增殖有关的细胞因子,如抗血管内皮生长因子的贝伐单抗,此也属于单克隆抗体;

(3)抑制肿瘤细胞生长过程中不同靶点的小分子药物,分为单靶点和多靶点药物,如抑制酪氨酸激酶单靶点抑制药吉非替尼和埃罗替尼。抑制 2 个以上靶点的多靶点药物,如伊马替尼、索拉非尼、舒尼替尼、凡德他尼等。

利用正常细胞和肿瘤细胞间存在生物学反应的差异,设计对肿瘤细胞特殊的受体或酶的拮抗药,就可以更有效地控制肿瘤成长,这种分子靶向治疗,将成为抗癌新趋势。

二十二、"胃　　病"

临床上常常遇到病人因"胃病"反复就医,由于未做详细检查未能确诊而失去宝贵的早期治疗时机,给予一般"胃病"治疗,忽视了明确诊断治疗的必要性。

【主要特点】　原因复杂且有多种因素作用,分类繁多,治疗方法有很大差异。如急性胃炎分为急性单纯性胃炎和急性糜烂性胃炎,前者多因生冷刺激饮食、细菌病毒感染、某些药物作用所致,病理改变以胃黏膜轻微损伤为主,容易治愈;后者表现的是胃黏膜出血性病变,可伴胃出血。消化性溃疡通常分为胃溃疡和十二指肠球部溃疡,系心身疾病范畴,具有反复发作特点。慢性胃炎发病与自身免疫反应有关,病理变化主要是胃黏膜慢性炎症改变,病史长,症状变化多,根据症状表现、检查结果、病理特点分为浅表性胃炎、萎缩性胃炎、肥厚性胃炎,分型对治疗有指导作用。

"胃病'',尤其是慢性胃炎的临床表现主要是上腹胀痛、隐痛不适、食欲不振、纳差、消瘦、乏力等消化系统症状,呈慢性过程,多无特异性。胃肠钡剂透视、纤维胃镜检查、黏膜病理检查等常有特征性改变,用于指导分类和治疗药物选择。胃病的治疗措施,按轻重缓急,分类、症状表现和病人年龄、体质选择。分类标准和方法,药物应用及不良反应,参阅本书第 22 章消化系统疾病。

【临床表现】　患了胃病,不能只关注胃炎、胃溃疡而要警惕其他疾病早期表现,借此早诊断、早治疗。

1. 萎缩性胃炎　此病是消化系统常见疾病,中老年人发病率很高,为慢性胃炎中最为严重的一种,且治愈困难。胃黏膜萎缩,胃分泌液明显减少,消化不良,胃脘部胀满不适和堵塞感,胸胁隐痛,上腹部闷胀痛,消瘦乏力,精神萎靡,便秘腹泻交替,贫血是常见症状,纤维胃镜和病理切片检查有特殊表现。

2. 功能性消化不良　此病常常是消化道症状明显,但无脏器损伤客观证据,起因于胃和十二指肠调节功能紊乱。常常伴有精神不集中,注意力涣散,记忆力下降,焦虑抑郁,失眠,难以入睡等症状。

3. 幽门梗阻　病因是胃幽门部发生溃疡或肿瘤,致使局部充血水肿,自由基增加,导致胃液和食物难以通过引发梗阻。早期多是不完全梗阻,表现的是比较轻微的消化道症状,如腹胀、腹部不适、食欲减退等;出现完全性梗阻时,症状加重,常频繁呕吐,高度腹胀,尿少,四肢抽搐,肌肉酸软无力,嗜睡等症状。肾功能等实验室检查可有肾功能损害及水电解质失衡改变。

4. 肝硬化　是慢性进行性肝病的中晚期常见改变,肝功能减退,门脉高压,低蛋白血症是主要临床表现,可累及多个脏器,病因多,以各种类型病毒性肝炎(甲、乙、丙、戊型)最多见,起病隐匿,潜伏期长,早期症状轻,晚期门脉高压症是其特点。肝硬化期乏力、消瘦、食欲低下、腹胀、腹水、牙龈出血、浮肿、腹壁静脉曲张等症状和体征常见。血常规、肝肾功能、B超检查等常见特异性改变。

5. 胃轻瘫综合征　病理变化是因胃动力不足致使胃排空时间极度延缓(>6h),以容易饱胀、餐后胃脘部不适,反复恶心,发作性干呕和频繁呕吐为主要临床表现。分为原发性胃轻瘫(原因不明)和继发性胃轻瘫(与糖尿病、胸腹部大手术、系统性红斑狼疮、神经性厌食症、酗酒、甲状腺功能减退及应用某些药物有关)。胃轻瘫综合征预后较好。继发性胃轻瘫常随着原发疾病恢复、胃轻瘫症状改善或消失。

【防治措施】

1. 治疗原发病　如溃疡病、各种胃炎、肝炎等。

2. 饮食治疗　包括清淡饮食,少盐饮食,少食或不食干硬、难消化和辛辣刺激、过冷、过热食物,吃饭定时定量,避免暴饮暴食,避免长期应用解热镇痛和抗生素类药物,戒烟戒酒等。参阅本篇之饮食与健康。

3. 运动锻炼　坚持一项或数项自己喜欢的运动。

4. 其他　保持心身放松和足够睡眠。

5. 用药禁忌

(1)急慢性胃黏膜疾病:如急性单纯性胃炎、急性糜烂性胃炎、各种类型慢性胃炎,一经诊断明确要尽早彻底治疗。慢性胃炎因胃黏膜破损性改变,且发病率高,复发率高,治愈困难,要坚持长期治疗。特别注意少用或不用对胃黏膜有刺激性的药物如激素类、抗风湿类、解热镇痛类药物,酌情用胃黏膜保护药。

(2)合理时间服药:消化性溃疡,各类慢性胃炎治疗用药应选择饭后,一般不影响疗效。抗幽门螺杆菌药物更应如此。而促进胃动力药,则需要饭前 30min 服用,进食时可帮助胃排空和增加胃动力。必要时先服用胃黏膜保护药,10~20min 后服用对胃黏膜有刺激性的药物。

(3)重视阿司匹林对胃黏膜的伤害:心脑血管病人增加,阿司匹林应用普遍,对胃肠道的不良反应也很明显,即使需要也应在晚饭后服用。饭后服用阿司匹林可以大大降低其引起的胃黏膜损伤和胃出血的发生率。

(4)查幽门螺杆菌:此菌是"胃病"的重要原因,结果阳性要先用药治疗 1~2 周。

(5)慎用抗生素:抗生素尤其是广谱抗生素不良反应如恶心、呕吐、食欲不振、影响肝肾和造血功能、药源性腹泻、菌群失调和二重感染、细菌耐药性等危害为临床医生熟知,对胃黏膜的损伤并未引起广泛重视。需要时也不宜长期、大量使用,并要注意观察和必要检测。

第79章 社区中医药及其治疗技术

第一节 中医药的优势

一、理 论 优 势

中医学的理论体系是经过长期的临床实践,在中国古代哲学思想的指导下逐步形成的,它来源于临床实践,又反过来指导着临床实践,其基本特点是整体观念和辨证论治。

中医学认为,人体是一个有机的整体,人体的结构相互联系,不可分割;功能相互协调,彼此为用;机体各个部分的结构和功能亦相互影响;同时,人与自然环境之间相互影响,是一对有机联系的整体,即"天人合一"。这种机体自身的整体性和内外环境的统一性所反映出来的整体观念,贯穿于中医的生理、病理、诊法、辨证、治疗和养生等各个领域。

辨证,就是从整体观念出发,将四诊(望、闻、问、切)所收集的资料、症状和体征,通过分析、综合,辨清疾病的原因、性质、部位和邪正之间的关系,概括判断为某种证。论治,就是根据辨证的结果,确定相应的治疗原则与方法。辨证论治是中医认识疾病和治疗疾病的基本规范,是中医学对疾病的一种特殊的研究和处理方法。中医治病强调的是辨证论治,而不是辨病论治,强调治疗以人为主,而不是以病为主,治疗的实质是找出病证的主要原因和矛盾所在,采取针对性措施,而不是头痛医头、脚痛医脚,因而在具体治疗中就会有因人、因时、因地而异及同病异治、异病同治等的不同,体现出治病求本的治疗原则。概括地说,中医学治病既注意人的病变的消除,也注重人的社会性、自然性和文化性对机体生理功能和病理变化的影响和作用,将人体与自然、社会、心埋活动等因素结合起来综合考虑,探讨人的生命规律,这与现代医学的生物-社会-心理医学模式结构不谋而合。中医学的理论体系与现代医学模式和思维理念的相似性是中医学为社区卫生服务的理论优势。

二、诊疗优势

在中医学整体观念的指导下,把握躯体与精神、社会、自然环境之间的相互作用和影响,诊病注意观察、辨证施治和思外揣内,强调三因制宜,灵活运用同病异治、异病同治的方法,是满足和实现社区卫生服务个体化、人性化治疗的有力措施。中医学的治疗手段丰富独特,简便易行且疗效确凿。中药有内服,亦有外用、注射,而针灸、拔罐、推拿、刮痧、割治等也是临床常用的治疗手段,还有与现代医学结合而发展起来的新的治疗方法,如电针、手足针、腕踝针及穴位埋线、穴位注射等。这些方法的应用无需昂贵的设备、精密的仪器或其他严格的诊疗条件,器具携带方便,操作简单,易于快速使用与推广,且临床疗效明显。数千年来中医中药的养生、保健、治病及延年益寿等的巨大贡献已深入人心,这是中医学的诊疗优势。

三、养生保健优势

中医学在很大程度上也是一门养生科学,包含着丰富的养生理论。中医养生学是在中医理论指导下,研究人的生命规律,寻找增强生命力和预防疾病的方法,探索机体衰老的机制,以延缓衰老、延年益寿。中医养生学适应自然规律,重视精神调养,注意形体锻炼,这有利于社区健康教育和健康促进的开展及提高社区居民的防病保健意识。

四、经济优势

我国幅员辽阔,气候适宜,大多数地区分布有天然中药,且多数适合种植。中草药价格低廉,取材方便,经过两千多年的摸索和经验积累,临床疗效肯定。其他适宜技术亦简便经济适用。因此,这既可以降低医疗费用,又可以充分利用卫生资源,有助于社区卫生服务的全面开展。

第二节 中药应用基本知识

一、中药性能

中药的性能包括中药的基本性质和特征,是中药理论的核心,主要包括四气、五味、升降浮沉、归经、毒性等。

1. 四气 即寒热温凉四种药性,又称"四性",温热与寒凉属于两类不同的性质,温热属阳,寒凉属阴,温次于热,凉次于寒,在共同性质中又有程度上的差异。其中:①能够减轻或消除热证的药物,性属寒凉,如石膏、知母、黄连等;②能减轻或消除寒证的药物,性属温热,如附子、干姜、肉桂等。临床用药的一般原则,是阳热证用寒凉药,阴寒证用温热药。

2. 五味 五味即酸、苦、甘、辛、咸五种最基本的滋味,此外还有淡味和涩味,但长期以来将淡附于甘,涩附于酸以合五行配属关系,故习称"五味"。药物的味与作用有联系,分述如下:

(1)酸味:有收敛固涩的作用。止汗、止泻、止带的药物多具有酸味,如五味子、乌梅、五倍子、金樱子等。

(2)苦味:有泻火、燥湿、滋阴的作用。祛湿的药物(如秦艽、苍术),清热的药物(如黄连、黄柏)等多具有苦味。

(3)甘味:有补益、缓急止痛、调和药性、和中解毒等作用。补虚药如人参、黄芪、甘草等多具有甘味。

(4)辛味:有发散、行气、活血等作用。解表药(如麻黄、桂枝)、温里药(如干姜、肉桂)、理气药(如陈皮、木香)等药物多具有辛味。

(5)咸味:有软坚、散结、泻下等作用。如咸味之海藻、昆布、鳖甲等可软坚散结,芒硝等可泻下通便。

确定味的主要依据,一是药物的滋味,二是药物的作用,由于药物滋味和作用无本质联系,二者之间也无严密的对应关系。

3. 升降浮沉　升降浮沉反映药物作用的趋向性,也说明药物的作用性质。

(1)升是上升,降是下降,浮表示发散,沉表示收敛固藏和泄利二便。病变在上、在表,宜用升浮而不宜用沉降,如外感风寒;病变在下、在里宜用沉降而不宜用升浮,如里实便秘。另外,病热逆上者,宜降不宜升;病势陷下者,宜升不宜降。

(2)升降浮沉与药物的性味及质地。药性升浮的药物,大多具有辛甘之味和温热之性,而药性沉降的药物,大多具有酸苦咸涩之味和寒凉之性。花、叶、皮、枝等质轻的药物,其药性大多是升浮的,而种子、果实、矿物、贝壳等质重的药物,其药性大多是沉降的。

(3)影响药性升降浮沉的主要因素是炮制和配伍。例如,酒炒则升,姜汁炒则散,醋炒则收敛,盐水炒则下行。在复方配伍中,性属升浮的药物,同较多沉降的药物配伍时,其升浮之性可受到一定的制约,反之亦然。

4. 归经　归经即表示药物的作用部位,反映药物在机体产生效应的部位。以脏腑经络理论为基础,以所治病证为依据。用药时,首先要审清病变所在的脏腑经络,再选用相应的药物治疗。

5. 毒性　毒性指药物对机体的损害性。前人以偏性的强弱来解释有毒、无毒及毒性的大小。有毒药物的治疗剂量与中毒剂量比较接近或相当,因而治疗用药时安全系数小,易引起中毒反应;无毒药物安全度较大,但并非不会引起中毒反应。毒性反应是临床用药时应尽量避免的,但根据以偏纠偏、以毒攻毒的原则,有毒药物有其可利用的一面。

二、中药配伍

中药的配伍是指有目的地按病证需要、药性特点和用药法度，有选择地将两味以上的药物配合应用，它是中医用药的主要形式及组成方剂的基础。前人把单味药的应用同药物间的配伍关系统称为药物"七情"，分述如下。

1. 单行　即用单味药治病，选用单味针对性较强的药物治疗疾病即能获得疗效。如用单味人参治疗气虚欲脱证。

2. 相须　即性能功效相类似的药物配合应用，可以增强原有疗效。如石膏与知母配伍，能明显增强清热泻火的作用。

3. 相使　即在性能功效方面有某些共性，或性能功效虽不相同，但是治疗目的一致的药物配合应用，而以一种药为主，另一种药为辅，能提高主药疗效。如黄芪与茯苓配伍，茯苓能提高黄芪补气利水的治疗效果。

4. 相畏　即一种药物的毒性反应，能被另一种药物减轻或消除。如生半夏和天南星的毒性能被生姜减轻或消除，所以说生半夏和天南星畏生姜。

5. 相杀　即一种药物能减轻或消除另一种药物的毒性反应。如生姜能减轻或消除生半夏和天南星的毒性反应，所以说生姜杀生半夏和天南星的毒。由此可知，相杀、相畏实际上是同一配伍关系的两种提法。

6. 相恶　即两药合用，一种药物能使另一种药物原有功效降低，甚至丧失。如人参恶莱菔子，因莱菔子能削弱人参的补气作用。

7. 相反　即两种药物合用，能产生或增强毒性反应。如十八反中的甘草反甘遂。

三、用药禁忌

1. 配伍禁忌　相恶配伍可使药物某些方面的功效减弱，但又是一种可利用的配伍关系,并非绝对禁忌。相反则可能危害患者的健康,甚至危及生命,原则上应禁止配伍应用。目前中医药界共同认可的配伍禁忌,有"十八反"和"十九畏"。

(1)十八反:甘草反甘遂、大戟、海藻、芫花;乌头反贝母、瓜蒌、半夏、白蔹、白及;藜芦反人参、沙参、丹参、玄参、细辛、芍药。

(2)十九畏:硫黄畏朴硝,水银畏砒霜,狼毒畏密陀僧,巴豆畏牵牛,丁香畏郁金,川乌、草乌畏水牛角(犀角),芒硝畏三棱,肉桂畏石斛,人参畏五灵脂。

2. 妊娠用药禁忌　妇女妊娠期除中断妊娠、引产外,禁忌使用的药物,分为禁用与慎用两大类。属禁用的多系剧毒药或药性作用峻猛之品,及堕胎作用较强的药;属慎用的则主要是活血祛瘀药、行气药、攻下药及温里药中的部分药。

(1)禁用药:水银、砒霜、雄黄、轻粉、斑蝥、马钱子、蟾蜍、川乌、草乌、藜芦、胆矾、瓜蒂、巴豆、甘遂、大戟、芫花、牵牛子、商陆、麝香、水蛭、三棱、莪术等。

(2)慎用药:牛膝、川芎、红花、桃仁、姜黄、丹皮、枳实、枳壳、大黄、番泻叶、芦荟、附子、肉桂等。

3. 饮食禁忌　忌食生冷、辛辣、油腻、腥膻及有刺激性的食物。此外,根据病情的不同,饮食禁忌也有所区别,如热性病应忌食辛辣、油腻、煎炸类食物,寒性病应忌食生冷等。

四、用 药 剂 量

中药的用药剂量,一般是指每一味药的成人一日量。剂量是否得当,是确保用药安全、有效的重要因素。主要依据所用药物的性质、作用、性能、运用的需要及患者的具体情况来确定中药的具体用量。

1. 药物种类　花、叶类质轻的药,用量宜轻,一般用量为 3～10g;金石、贝壳类质重的药,用量宜重,一般用量为 10～30g;鲜品用量较大,一般用量为 30～60g。毒性作用峻猛的药物,应将剂量严格控制在安全范围内。

2. 应用选择 药物单味应用时,用量可较大;复方应用时,用量可略小;同一药在复方中作主药时,一般较之做辅药时用量为重。做汤剂时,用量宜重;做丸、散剂时,用量宜轻。用药目的不同,同一药物的用量也可不同;利用药物的同一功效,可因用药目的不同而使用不同剂量。

3. 患者体质 要遵照因人制宜的原则。小儿身体发育尚未健全,老年人气血渐衰,对药的耐受力较弱,用量应低于青壮年的用量。一般小儿 5 岁以下,通常用成人量的 1/4;5 岁以上,可按成人量减半用。妇女在月经期及妊娠期,应用活血祛瘀的药物,用量宜小。体质强壮者,用量可重;体质虚弱者,用量宜轻。新病患者,正气损伤小,用量可稍重;久病多体虚,用量宜轻。病势急重者,用量宜重;病势缓轻者,用量宜轻。另外,在确定药物剂量时,还应考虑到患者种族、职业、生活习惯等方面的差异,以及季节、气候、居处的自然环境等因素,做到因人、因病、因时、因地制宜。

五、用 药 方 法

1. 煎煮方法 选用砂锅、砂罐为宜,也可用白色搪瓷器皿或不锈钢锅,忌用铁、铜、铝等金属器具。用冷水浸泡 20~30min,种子、果实类药可浸泡 1h。煎药用水淹没药物 2cm,一般药先武火后文火。解表药及其他芳香性药物,先用武火迅速煮,改用文火维持 10~15min;矿物类、贝壳类及补益药,宜文火久煎(1h 左右,加水宜稍多),使其有效成分充分煎出。一般 1 剂药煎 2 次,两次煎得的药液混合,必要时可煎 3 次。多数药物可同时煎,部分药物因其性质、性能、临床用途而所需煎煮时间不同,煎药时应讲究入药方法。

(1)先煎:磁石、牡蛎等矿物、贝壳类药物,时间短其有效成分不易煎出;川乌、附子等药因其毒烈性久煎可以降低,故均应先煎 30min 左右。

（2）后下：薄荷、大黄、白豆蔻、番泻叶等药因其有效成分煎煮时容易挥发或破坏而不耐煎煮，入煎宜后下。

（3）包煎：薄荷、海金沙等药因质地过轻，易漂浮在液面上；车前子、葶苈子等药较细小又含淀粉、黏液质较多，容易粘锅、糊化及焦化；辛夷、旋覆花等药有毛，对咽喉有刺激性。这三类药物宜用纱布包裹入煎。

（4）另煎：人参等贵重药物宜另煎，以免煎出有效成分被其他药渣吸附，造成浪费。

（5）烊化：阿胶等胶质类药物，容易黏附于其他药渣或锅底，既浪费药材，又容易熬焦，宜另用热水化开服用。

（6）冲服：芒硝等入水即化的药及竹沥等汁液性药，宜用煎好的药液或开水冲服。

2. 服药方法　口服给药的效果，除受到剂型等因素的影响外，还与服药时间、服药量及服药的冷热等服药方法有关。

（1）服药时间：大多数汤剂宜饭后半小时服用。峻下逐水药宜晨起空腹时服用，不仅有利于药物迅速入肠发挥作用，且可避免夜间频繁起床影响睡眠；驱虫药、攻下药及其他治疗胃肠道疾病的药物，宜饭前服用，因其有利于药物的消化吸收；对胃肠道有刺激的药及消食药宜饭后服用；安神药用治失眠，宜睡前 $30\sim60min$ 服用；缓下药宜睡前服用，以便次日清晨排便；抗疟药宜在发作前 2h 服用等。

（2）服药量：多采用每日 1 剂，每剂分 2 次或 3 次服；急重者，可每隔 4h 1 次；呕吐患者服药宜小量频服。

（3）服药温度：一般汤剂多宜温服，对于丸、散等固体药剂，除特别规定外，一般都宜温开水送服。

3. 给药途径及应用形式　给药途径分口服、皮肤、吸入、舌下、黏膜及直肠等。剂型供口服的有汤剂、丸剂、散剂、丹剂、酒剂、膏剂、露剂等；供皮肤用的有膏贴剂、散敷剂、涂擦剂、浸洗剂、熏蒸剂等；供体腔用的有栓剂、药条、酊剂等。中药注射剂、胶囊剂、冲

剂、气雾剂等剂型及皮下注射、肌内注射、穴位注射、静脉注射等用
药方法,弥补了中药在剂型及应用方面的不足。

第三节　常用中药简介

一、解　表　药

本类药物具有发汗解表的作用,部分药物兼有利尿消肿、止咳
平喘、透疹、止痛、消疮等作用。用治恶寒发热、头痛、身痛、无汗、
或有汗不畅、脉浮之外感表证。

【分类】　分为发散风寒药及发散风热药两类。

1. 发散风寒药　主要用于外感风寒所致恶寒发热,无汗或汗
出不畅,头痛身痛,口不渴,苔薄白,脉浮紧等风寒表证。代表药物
有麻黄、桂枝、紫苏、生姜、荆芥、防风、白芷、细辛、辛夷等。

2. 发散风热药　主要用于外感风热,微恶风寒,咽干口渴,头
痛目赤,舌苔薄黄,脉浮数等风热表证。代表药物有薄荷、牛蒡子、
桑叶、菊花、蝉蜕、升麻、柴胡、葛根、淡豆豉等。

【注意事项】

(1)用量不宜过大,以免发汗太过,耗伤正气,损失津液,造成
"亡阴"、"亡阳"。

(2)注意因时、因地而异。春季用量宜轻,冬季用量宜重;北方
严寒地区,用量宜重;南方炎热地区,用量宜轻。

(3)解表药多为辛散之品,不宜久煎。

二、清　热　药

本类药物性味寒凉,主要用于表邪已解、里热炽盛而无积滞的
里热病证。

【分类】

1. 清热泻火药　主要应用于热病邪入气分而见高热、口渴、

汗出、烦躁,甚至神昏谵语、脉洪大等气分实热证。代表药物有石膏、知母、芦根、天花粉、竹叶、栀子、夏枯草、决明子、青葙子等。

2. 清热燥湿药　本类药物性味苦寒,主要用于湿热证及火热证。代表药物有黄芩、黄连、黄柏、秦皮、苦参、龙胆草等。

3. 清热解毒药　主要用于痈肿疔疮、丹毒、瘟毒发斑、咽喉肿痛、热毒下痢、虫蛇咬伤、癌肿、水火烫伤及其他急性热病。代表药物有金银花、连翘、蒲公英、紫花地丁、大青叶、板蓝根、青黛、鱼腥草、射干、白头翁、马齿苋、半枝莲、白花蛇舌草、土茯苓、绿豆等。

4. 清热凉血药　本类药物多为甘苦咸寒之品,具有清解营分、血分热邪之功效,主要用于营分、血分等实热证,亦可用于其他疾病所致的血热出血证。代表药物有生地黄、玄参、丹皮、芍药、紫草、水牛角等。

5. 清虚热药　主要用于肝肾阴虚、虚火内扰所致的骨蒸潮热、午后发热、手足心热、虚烦不寐、盗汗遗精、舌红苔少、脉细数等症。亦可用于温热病后期邪热未尽、伤阴耗液而致夜热早凉、热退无汗、舌质红绛、脉象细数等症。代表药物有青蒿、白薇、地骨皮、银柴胡、胡黄连等。

【注意事项】

(1)本类药物药性寒凉,易伤脾胃,凡脾胃气虚,食少便溏者慎用。

(2)热证易伤津液,苦寒药物易化燥伤阴,阴虚患者慎用。

(3)阴盛及真寒假热证,禁用清热药。

三、泻　下　药

本类药物具有泻下通便、清热泻火、逐水退肿等功效,主要用于大便秘结、胃肠积滞、实热内结及水肿停饮等里实证。

【分类】

1. 攻下药　本类药物多苦寒,其性沉降,主入胃、大肠经,具有较强的泻下通便作用,并能清热泻火,主要用于大便秘结、燥屎坚结及实热积滞之症。代表药物有大黄、芒硝、番泻叶、芦荟等。

2. 润下药 本类药物多为植物种子和果仁,富含油脂,味甘质润,能润滑大肠,使大便软化易于排出,主要用于年老津枯、产后血虚、热病伤津及失血等所致的便秘。代表药物有火麻仁、郁李仁、瓜蒌仁、柏子仁、桃仁、杏仁、蜂蜜等。

3. 峻下逐水药 本类药物大多苦寒有毒,泻下作用峻猛,用药后能引起腹泻,使体内水液随从大便而出,主要用于水肿、鼓胀、胸胁停饮等正气未衰的病症。代表药物有甘遂、大戟、芫花、商陆、牵牛子、巴豆、千金子等。

【注意事项】

(1)里实兼表邪,当先解表后攻里,或与解表药同用,表里双解,以免表邪内陷。

(2)里实而正虚,应与补益药同用,攻补兼施,使攻邪而不伤正。

(3)攻下药、峻下逐水药作用峻猛,或有毒,易伤正气及脾胃,故年老体虚、脾胃虚弱者当慎用;妇女胎前、产后及经期当禁用。

(4)应用作用较强的泻下药时,应奏效即止,慎勿过剂,以免损伤正气;作用峻猛而有毒的泻下药,应严格炮制法度,控制剂量。

四、祛 湿 药

祛湿药分为祛风湿药、化湿药、利水渗湿药三类,分述如下:

1. 祛风湿药 以祛除风寒湿邪,解除痹痛为主要作用的药物。本类药物主要有祛风除湿散寒的功效,部分药物具有舒筋活络、止痛、强筋骨等作用,用于风寒湿邪所致的肌肉、经络、筋骨、关节等处疼痛、麻木和关节肿大、筋脉拘挛、屈伸不利等症。本类药物药性温燥,易耗伤阴血,故阴虚血亏患者慎用。分为三类:

(1)祛风湿散寒药:本类药物多辛苦温,主要用于风湿痹痛属寒者。代表药物有独活、威灵仙、川乌、雷公藤、木瓜、伸筋草、松节、海风藤、老鹳草等。

(2)祛风湿清热药:本类药物多辛苦寒,主要用于风湿热痹,关节红肿热痛诸症。代表药物有秦艽、防己、桑枝、豨莶草、络石藤、穿山龙、丝瓜络等。

(3)祛风湿强筋骨药:本类药物多苦甘温,主要用于风湿日久累及肝肾所致的腰膝酸软无力、疼痛等症,亦可用于肾虚腰痛、骨痿及中风后半身不遂等症。代表药物有五加皮、桑寄生、狗脊、千年健等。

2. 化湿药　气味芳香,性偏温燥,具有化湿运脾作用的药物。主要用于湿浊内阻,脾胃湿困,运化失常所致的脘腹痞满、呕吐泛酸、大便溏薄、食少体倦、口干多涎、舌苔白腻等。代表药物有藿香、佩兰、苍术、厚朴、砂仁、白豆蔻等。本类药物多属辛温香燥之品,易耗气伤阴,故阴虚血燥及气虚者慎用,又因其芳香,多含挥发油,宜后下,不宜久煎。

3. 利水渗湿药　凡以通利水道、渗泄水湿、治疗水湿内停病证为主要作用的药物,称为利水渗湿药。本类药物易耗伤津液,对阴亏津少、肾虚遗精遗尿等症,宜慎用或禁用。根据药物作用特点不同,将本类药物分为三类。

(1)利水消肿药:本类药物性味甘淡平或微寒,具利水消肿之功效,主要用于水湿内停、小便不利。代表药物有茯苓、猪苓、泽泻、薏苡仁、冬瓜皮、玉米须等。

(2)利尿通淋药:本类药物多苦寒,主要用于小便短赤、热淋、血淋、膏淋及石淋等症。代表药物有车前子、滑石、瞿麦、萹蓄、海金沙、石韦、灯心草、萆薢等。

(3)利湿退黄药:本类药物多苦寒,主要用于湿热黄疸证。代表药物有茵陈蒿、金钱草、虎杖等。

五、温　里　药

以温里祛寒,治疗里寒证为主要作用的药物,又称祛寒药。本类药物多味辛而性温热,主要用于里寒证。代表药物有附子、干姜、肉桂、吴茱萸、小茴香、高良姜、丁香等。本类药物多辛热燥烈，易耗阴助火，凡实热证、阴虚火旺、津血亏虚者忌用；孕妇及气候炎热时慎用。

六、理 气 药

以疏理气机、治疗气滞或气逆证为主要作用的药物，又称行气药。本类药物性味多辛苦温而芳香，主要用于各种气滞及气逆证。代表药物有陈皮、青皮、枳实、木香、沉香、檀香、香附、川楝子、佛手、薤白、柿蒂、甘松等。本类药物性多辛温香燥，易耗气伤阴，故气阴不足者慎用。

七、消 食 药

以消积导滞、促进消化、治疗饮食积滞为主要作用的药物，又称消导药。本类药物多性平味甘，主要治疗饮食积滞及脘腹胀满、嗳腐吞酸、恶心呕吐、不思饮食、大便失常等脾胃虚弱所致的消化不良症。代表药物有山楂、神曲、麦芽、谷芽、莱菔子、鸡内金等。

八、止 血 药

【分类】

1. 凉血止血药　本类药物性味寒凉，或苦寒，或咸寒，适用于血热妄行之出血症。代表药物有大蓟、小蓟、地榆、槐花、侧柏叶、白茅根等。

2. 化瘀止血药　本类药物能消散瘀血而止血，适用于因瘀血内阻、血不循经之出血症，还可用于跌打损伤、闭经及瘀滞疼痛等。代表药物有三七、茜草、蒲黄、花蕊石、降香等。

3. 收敛止血药　本类药物多味涩，或为炭类，或质黏，其性多平，代表药物有白及、仙鹤草、紫珠、棕榈炭、血余炭、藕节等。

4. 温经止血药　本类药物药性温热，适用于脾不统血、冲脉失固之虚寒性出血症。代表药物有炮姜、艾叶、灶心土等。

【注意事项】　凉血止血药及收敛止血药,易凉遏恋邪留瘀,出血兼有瘀血者不宜单独使用。

九、活血化瘀药

【分类】

1. 活血止痛药　本类药物大多具辛散之性,活血兼行气,有止痛作用,主治气血瘀滞所致的各种痛证。代表药物有川芎、延胡索(元胡)、郁金、姜黄、乳香、没药、五灵脂等。

2. 活血调经药　本类药物具活血祛瘀之功,又善调畅血脉而调经,主治妇女月经不调、痛经、闭经及产后瘀滞腹痛之症。代表药物有丹参、红花、桃仁、益母草、泽兰、牛膝、王不留行等。

3. 活血疗伤药　本类药物善于活血化瘀、消肿止痛、续筋接骨、止血生肌敛疮,主要适用于跌打损伤之瘀肿疼痛及骨折筋损、金疮出血等伤科疾病。代表药物有䗪虫、自然铜、苏木、骨碎补、血竭等。

4. 破血消癥药　本类药物药性强烈,能破血逐瘀而消癥积,尤以虫类药居多,主治瘀血程度较重的癥瘕积聚。代表药物有莪术、三棱、水蛭、虻虫、穿山甲等。

【注意事项】　本类药物易耗血动血,对妇女月经过多及其他出血而无瘀血者禁用;孕妇慎用或忌用。

十、化痰止咳平喘药

【分类】

1. 化痰药　本类药物药性温燥者具温肺祛痰、燥湿化痰之功效,代表药物有半夏、天南星、白附子、白芥子、皂荚、旋覆花、桔梗等。药性寒凉者具清热化痰之功效,主治热痰证,代表药物有前胡、贝母、瓜蒌、竹沥、天竺黄、海藻、昆布、海蛤壳、胖大海等。

2. 止咳平喘药　本类药物味或辛或苦或甘,性或温或寒,主治咳喘症。代表药物有苦杏仁、紫苏子、百部、紫菀、款冬花、马兜铃、枇杷叶、桑白皮、葶苈子、白果、洋金花等。

【注意事项】　某些温燥之性强烈的化痰药,凡痰中带血等有出血倾向者,宜慎用;麻疹初起有表邪之咳嗽,不宜单投止咳药,以免恋邪。

十一、安　神　药

【分类】

1.重镇安神药　本类药物以矿石、贝壳类药为主,质重沉降,主治心火炽盛、痰火扰心及惊吓等引起的心神不宁、心悸失眠及惊痫、癫狂等证。代表药物有朱砂、磁石、龙骨、牡蛎、琥珀等。

2.养心安神药　本类药物多为植物种子、种仁等药物,主治阴血不足、心脾两虚、心肾不交等所致的心悸怔忡、虚烦失眠、健忘多梦等症。代表药物有酸枣仁、柏子仁、远志、合欢皮、夜交藤等。

【注意事项】　矿石类药物,易伤脾胃,不宜长期服用;入煎剂服,应打碎入煎;部分药物具毒性,须慎用,以防中毒。

十二、开　窍　药

具有辛香走窜之性,以开窍醒神为主要作用,主要用于温热病热陷心包、痰浊蒙闭清窍所致之神昏谵语及惊风、癫痫、中风等猝然昏厥、痉挛抽搐等症。代表药物有麝香、冰片、苏合香、石菖蒲、蟾酥、樟脑等。本类药物为救急、治标之品,且能耗伤正气,故只宜暂服;且其气味辛香,其有效成分易于挥发,不宜入煎剂,只入丸、散剂服用。

十三、平肝息风药

【分类】

1.平抑肝阳药　本类药物具平肝潜阳之功效,主要用治肝阳上亢之头晕目眩、头痛、耳鸣和肝火上攻之面红目赤、头痛、头昏、烦躁易怒等症。代表药物有石决明、珍珠母、牡蛎、紫贝齿、代赭石、刺蒺藜、罗布麻等。

2. 息风止痉药　本类药物具息风止痉之功效,主要用治温热病热极动风、肝阳化风及血虚生风等所致之眩晕、项强肢颤、痉挛抽搐等症。代表药物有羚羊角、牛黄、钩藤、天麻、地龙、全蝎、蜈蚣、僵蚕等。

【注意事项】　本类药物有性偏寒凉与温燥的不同,应区别应用。脾虚慢惊者,不宜用寒凉之品;阴虚血亏者,当忌温燥之品。

十四、补　虚　药

【分类】

1. 补气药　本类药物多甘温或甘平,能补益脏腑之气,代表药物有人参、党参、西洋参、太子参、黄芪、白术、山药、白扁豆、甘草等。

2. 补阳药　本类药物性味多甘温或咸温或辛热,能温补人体之阳气,用治各种阳虚病证,尤以肾阳虚证为主。代表药物有鹿茸、巴戟天、淫羊藿、仙茅、补骨脂、益智仁、肉苁蓉、菟丝子、杜仲、续断、蛤蚧、冬虫夏草等。

3. 补血药　本类药物药性多甘温或甘平,能补肝养心益脾,滋生血液,主要用治心肝血虚证。代表药物有当归、熟地黄、白芍、何首乌、阿胶、龙眼肉等。

4. 补阴药　本类药物多甘寒质润,能补阴、滋阳、润燥,主要用治阴虚液亏之证,阴虚多热者尤宜。代表药物有沙参、麦冬、百合、石斛、玉竹、黄精、枸杞子、女贞子、龟甲、鳖甲等。

【注意事项】　身体强壮而无虚弱表现者,不宜应用补益药,以免导致阴阳平衡失调,误补益疾;邪实方盛,正气未衰者,亦不宜应用补益药,以免闭门留寇;用作汤剂时,应适当久煎,使药味尽出。

十五、收　涩　药

【分类】

1. **固表止汗药**　本类药物能行肌表,调节卫分,固护腠理,而有固表敛汗止汗之功效,主要用于自汗及盗汗证。代表药物有麻黄根、浮小麦等。

2. **敛肺涩肠药**　本类药物具敛肺止咳喘和涩肠止泻痢之效,主要用于肺肾虚证和脾肾大肠虚寒所致之久泻久痢。代表药物有五味子、乌梅、五倍子、罂粟壳、肉豆蔻等。

3. **固精缩尿止带药**　本类药物主要用于肾虚不固、膀胱失约所致之遗精、滑精、遗尿、尿频及带下等症。代表药物有山茱萸、覆盆子、桑螵蛸、金樱子、莲子、芡实等。

【注意事项】　本类药物性涩敛邪,故表邪未解、湿热所致之泻痢、带下及郁热未清者,均不宜用;应用本类药,须与相应的补益药配伍,以标本兼顾。

第四节　常用治疗技术

一、针　　法

针法也称刺法,指采用不同针具或非针具,刺激人体的一定部位(腧穴),并运用各种手法,以调整阴阳、防治疾病的方法。

1. **针刺部位**　施术的部位以十四经穴为主,有局部选穴、循经选穴、辨证选穴的方法。另有取耳穴治疗疾病的耳针、刺激区域在头部的头皮针及腕踝针、手足针、面针、鼻针等。

2. **针具**　常用的针具有毫针、芒针、三棱针、皮肤针、电针等,也有多种非金属针具,如激光针、磁针等。

3. **针刺前的准备**　针刺前的准备包括患者体位的选择、定穴及消毒等。患者体位的选择,应以医者能够正确取穴、施术方便、患者舒适、并能留针为原则。采用的体位有仰卧位、俯卧位、侧卧位、仰靠坐位、俯伏坐位及侧伏坐位等。针刺前医者必须将施术的腧穴位置定准,以手指在穴位处找出具有指感的部位,称为定穴与揣穴。针刺前须进行严格的消毒,消毒范围包括针具、医者的双手、患者的施术部位及治疗室等。

4. 针刺方法　医者必须熟练地掌握从进针至出针的针刺技法全过程。下面介绍的是毫针刺法。

(1)持针法:医者持针的右手称为"刺手",按压穴位局部的左手称为"押手"。持针的姿势,状如执持毛笔,分为 2 指、3 指、4 指及 5 指持针法。

(2)进针法:是指在刺手与押手的密切配合下,运用各种手法将针刺入腧穴的方法,是针刺法的首要操作技术。进针方法很多,以进针速度分速刺法与缓刺法;以刺入术式分插入法、捻入法、飞入法、弹入法;以刺押手势分单手进针法和双手进针法等。

(3)角度、方向和深度:是指针刺入皮下后的具体操作要求。针刺角度,是指进针时针身与皮肤表面所构成的夹角。角度的大小,应根据腧穴部位、病位及手法要求等确定,分为直刺、斜刺、平刺三类。针刺方向,是指进针后针尖朝向,根据经脉循行方向、腧穴分布部位和所要求达到的组织结构等情况而定。针刺深度是指针身刺入腧穴的深浅,既要有针下得气感觉,又不伤及组织器官。

(4)行针法:为了使患者产生针刺感应,或进一步调整针感的强弱,以及使针感向某一方向扩散、传导而采取的操作方法,称为行针,亦称运针。行针的基本手法是提插法和捻转法;辅助手法包括循法、弹法、刮法、摇法、飞法、震颤法等。

(5)补泻法:针刺补泻是通过针刺腧穴,采用与机体状态和疾病性质相适应的术式和方法,以激发经气、补益正气、疏泄病邪,从而调整人体的脏腑经络功能,促使机体阴阳平衡,气血调和。常用的有徐疾补泻法、提插补泻法、捻转补泻法、呼吸补泻法、开合补泻法及平补平泻法等。

（6）留针法：行针得气并施以补泻手法后，将针留置在穴位内称为留针（一般留针 30min），方法有两种：静留针法是针下气至后，让其自然留置穴位内，不再行针；动留针法是针下气至后，在留针时间内反复运针。

（7）出针法：出针又称起针、退针。一般以左手拇、示 2 指持消毒干棉球轻轻按压于针刺部位，右手持针做轻微的小幅度捻转，并随势将针缓慢提至皮下，静留片刻，然后出针。出针后，除特殊要求外，都要用消毒棉球轻压针孔片刻，以防出血或针孔疼痛。

5. 刺法的宜忌　根据施术部位、患者体质、疾病性质和针刺方法等因素，有宜有忌。后项部、胸腹和腰背部，不可深刺；初病体质强壮者可适当深刺；久病、体虚及孕妇、儿童，则宜浅刺或慎用针刺；脉与证不符的危重病证，不宜针刺；表证宜浅刺，里证宜深刺；春夏刺浅，秋冬刺深等，须灵活掌握。

6. 异常情况的预防和处理　针刺治病是一种比较安全有效的疗法，有时可能出现晕针、滞针、弯针、断针、刺伤内脏等，必须进行及时有效的处理。要求术者熟练掌握针刺基本理论，熟悉解剖、腧穴，明了腧穴下的脏腑组织，选择良好针具，严格操作规范，密切观察患者的针刺反应，方能做到万无一失。

二、灸　　法

灸法是用艾绒或其他药物制成的灸炷或灸条，点燃后熏熨体表的一定部位，借灸火的温和热力及药物的作用，起到温经通络、调畅气血、扶正驱邪的作用，从而达到治疗疾病和预防保健目的一种外治方法。

1. 灸用材料　灸用的材料，以艾为主，将其加工制成艾炷或艾条，亦可针对不同病证采用其他材料施灸，如灯心草、桑枝、桃枝等。

2. 灸治部位　灸治部位多以腧穴为主，亦可根据病情需要，选取疼痛的部位作为施灸部位。

3. **灸治方法**　灸法一般可分为艾灸和非艾灸两类。艾灸类有艾炷灸、艾条灸、温针灸等,临床以艾炷灸和艾条灸最为常用,是灸法的主体部分。在使用艾炷灸时,根据艾炷在皮肤穴位上燃灼的不同,分为直接灸和间接灸两法。非艾灸类如灯火灸、药物灸、电热灸等较常用。

4. **主要作用和适应范围**　主要作用有疏风解表,温散寒邪;温通经络,活血逐痹;回阳固脱,升阳举陷;消瘀散结,拔毒泻热;防病保健,延年益寿等。适应证以虚证、寒证和阴证为主,用于慢性久病、阳气不足等证。

5. **注意事项**

(1)向患者说明施术要求,消除其恐惧心理,取得配合。

(2)选择体位,患者平正舒适。

(3)施灸顺序,先阳后阴,先上后下,先少后多,亦要酌情灵活选用。

(4)施灸量,以艾炷的大小和灸壮的多少为标准。初病、体质强壮者艾炷宜大,壮数宜多;久病、体质虚弱者艾炷宜小,壮数宜少。头面胸部及四肢末端皮薄而多筋处,不可多灸;腰背腹部皮厚而肌肉丰满处,宜大炷多灸。

(5)属阴虚阳亢、邪实内闭及热毒炽盛等病证,应慎用灸法;颜面五官、阴部及大血管分布部位不宜选用直接灸法;妊娠期妇女的腹部及腰骶部不宜施灸;对于禁灸穴位,应从实际出发,灵活选用。

(6)应掌握灸疗的量,注意防止艾火脱落,造成皮肤烧损。

三、拔　罐　法

拔罐法,古称"角法",是中医传统的外治疗法。指用燃火、抽气使罐内气压低于大气压,使其吸附于病痛部位、经穴处体表,以达防治疾病的目的。

1. **罐的种类**　常用的有竹罐、陶罐、玻璃罐、塑料罐、抽气罐等,可灵活选用。

2. 拔罐的作用和适用范围　拔罐法是利用其负压和温热作用,引起局部组织充血或皮下轻度瘀血,使机体气血活动旺盛,经脉通畅,产生行气止痛、消肿散结、祛风散寒、清热拔毒等作用。拔罐术使用安全,广泛用于内、外、妇、儿、五官等各科病证,应根据辨病、辨证、辨经、经验取穴等选穴配方,采用相应的罐法治疗。

3. 拔罐法的操作　包括吸拔方法、拔罐法的运用及起罐法等。

(1)吸拔方法:有火罐法、水罐法、抽气法三种,临床常用火罐法。火罐法又有闪火法与投入法之分,以闪火法用得最多,操作方法如下:用镊子或止血钳等夹住95%乙醇棉球,点燃后在火罐内壁中燃烧1～2圈,迅速退出并及时将罐扣在施术部位上。此法安全,不受体位限制,须注意操作时不要烧罐口,以免烧伤皮肤。

(2)拔罐法的运用:常用有单罐法、多罐法、闪罐法、留罐法、走罐法、药罐法、针罐法、刺血(刺络)拔罐法。走罐法操作如下:选用口径较大的罐,罐口要求平滑厚实,先在罐口涂一些润滑油或在皮肤上涂以润滑油,将罐吸拔好后,以右手握住罐底,稍倾斜,前边略提起,慢慢向前推动,在皮肤表面上下或左右或循经,来回推拉移动数次,至皮肤潮红为度。一般用于面积较大、肌肉丰厚的部位。

(3)起罐法:亦称脱罐,用一只手拿住火罐,另一只手将罐口边缘的皮肤轻轻按下,或将罐特制的进气阀拉起,空气进入罐后,罐即起下。切不可硬拔或起罐太快,以免损伤皮肤或产生疼痛。

4. 拔罐法注意事项

(1)拔罐部位或穴位,应选用肌肉丰满、皮下组织充实及毛发较少的部位。

(2)拔罐时动作要稳、准、轻、快,留罐时间<20min。

(3)拔罐时嘱患者不要移动体位,以免罐具脱落;拔罐数目多时,罐具之间的距离不宜太近,以免罐具牵拉皮肤产生疼痛,或因罐具间相互挤压而脱落。

(4)下列情况不宜拔罐:不合作者;有出血倾向者;水肿患者;

皮肤高度过敏或受术部位皮肤破损、溃烂,或外伤骨折部位、静脉曲张处或癌症肿瘤部位或皮肤丧失弹性者;五官部位、肛门及心尖搏动处;孕妇的腰骶部及腹部。

四、推　拿　法

推拿是术者用手或肢体其他部分,按各种特定的技巧动作,在体表特定部位或穴位操作以治疗疾病的方法。

1. 推拿的手法要求　要求持久、有力、均匀、柔和,从而达到"深透"之目的。

2. 常用手法　有擦法、揉法、摩法、擦法、推法、搓法、抖法、捏法、拿法、拍法、击法等,分述如下:

(1)擦法:由腕关节的伸屈运动和前臂的旋转运动复合而成。伸屈腕关节是以第 2 到第 4 掌指关节背侧为轴来完成的;前臂的旋转运动是以手背的尺侧为轴来完成。其吸定点是上述两轴的交点,这点附着于一定部位,以肘部为支点,前臂做主动摆动,带动腕部做伸屈和前臂旋转的复合运动。操作时肩臂尽可能放松,肘关节微屈(约 120°)。本法具有舒筋活血、滑利关节、缓解肌肉韧带痉挛、增强肌肉韧带活动能力、促进血液循环及消除疲劳等作用。

(2)揉法:分掌揉与指揉两种。用手掌大鱼际或掌根或手指螺纹面附着于一定部位或穴位上,腕部放松,以肘部为支点,前臂做主动摆动,带动腕部做轻柔缓和的摆动。操作时压力要轻柔,动作要协调而有节律,频率 120～160 次/min。本法具有宽胸理气、消积导滞、活血化瘀、消肿止痛等作用。

(3)摩法:分掌摩和指摩两种。是用掌面或示、中、环指面附着于一定的部位或穴位上,以腕关节为中心,用前臂或掌指做节律性的环旋运动。操作时要求肘关节自然屈曲,腕部放松,指掌自然伸直,动作缓和协调,频率 100～120 次/min。本法具有和中理气、消积导滞、调节胃肠蠕动等作用。

(4)擦法:又称平推法,用手掌大鱼际、掌根或小鱼际附着于一定部位,进行直线来回摩擦,操作时腕关节伸直,使前臂与手掌接近相平,手指自然分开,整个指掌要贴在患者体表的治疗部位上,以肩关节为支点,上臂带动手掌做前后或上下移动。掌下的压力不宜太大,但推动的幅度要大,动作要均匀连续,呼吸自然,频率100～120 次/min。本法具有温经通络、行气活血、消肿止痛、健脾和胃等作用。

(5)推法:用掌、指或肘部着力于一定的部位进行单方向的直线运动。操作时指、掌、肘要紧贴体表,用力要稳,速度要缓慢而均匀。本法能提高肌肉的兴奋性,促进血液循环,并能舒筋活络。

(6)搓法:用双手掌面挟住一定的部位,相对用力做快速搓揉,同时做上下往返运动。操作时双手用力要对称,搓动要快,移动要慢。本法具有调和气血、舒筋活络等作用。

(7)抖法:用双手握住患者的上肢或下肢远端,用力做连续的小幅度的上下颤动。操作时颤动幅度要小,频率要快。本法作为治疗的结束手法,具有调和气血、舒筋活络等作用。

(8)捏法:有 3 指捏和 5 指捏两种。3 指捏是用大拇指与示指、中指夹住肢体,相对用力挤压;5 指捏是用大拇指与其余 4 指夹住肢体,相对用力挤压,要循序均匀而有节律性。本法具有舒筋活络、行气活血等作用。

(9)拿法:捏而提起谓之拿,分 3 指拿和 5 指拿。是用大拇指和示、中 2 指或大拇指和其余 4 指相对用力,在一定的部位和穴位上进行节律性的提捏。操作时用力要由轻而重,不可突然用力,动作要缓和而有连贯性。本法具有祛风散寒、开窍止痛、舒筋活络、调和气血等作用。

(10)拍法:即用虚掌拍打体表。操作时手指要自然并拢,指掌关节微屈,平稳而有节奏地拍打患部。对风湿酸痛、局部感觉迟钝或肌肉痉挛等症常用本法,具有舒筋活络、行气活血等作用。

(11)击法:即用拳背、掌根、掌侧小鱼际、指尖或桑枝棒叩击体表,分别称为拳击法、掌击法、侧击法、指尖击法及棒击法。对风湿痹痛、局部感觉迟钝、肌肉痉挛等症,常用本法配合治疗,具有舒筋活络、调和气血等作用。

3. 注意事项　小儿处于生长发育阶段,在生理、病理、辨证和治疗(包括手法、穴位、操作次数或时间)方面均有其特点。推拿的常用手法有推法、揉法、按法、摩法、掐法、捏法等。手法操作特别强调要轻快柔和,平稳着实。以推法、揉法为多,而摩法时间较长,掐法则重、快、少,在掐法后常继用揉法,按法也常配用揉法。操作时须注意,掐、拿、捏等较强刺激手法应放在最后操作,以免刺激过强,使小儿哭闹,影响后来的操作治疗;在手法操作时,常用一些介质,如姜汁、滑石粉、蛋清等,不仅有润滑作用,防止皮肤损伤,还有助于提高疗效。

五、其他治疗技术

1. 三棱针刺法　是用三棱针点刺穴位或浅表血络,放出少量血液,以防治疾病的方法,亦称"刺络法"。此法具有醒脑开窍、泄泻热消肿、祛瘀止痛等作用。常用的有点刺法、散刺法、挑刺法、泻血法,适用于急证、热证、实证、瘀证、痛证等。使用时必须无菌操作,以防感染;病后体弱、明显贫血、孕妇及有自发出血倾向者不宜使用本法。

2. 皮肤叩刺法　是由多支不锈钢短针(包括梅花针、七星针)集成一束,叩刺人体体表的一定部位。其能调节脏腑经络功能,促进机体恢复正常。叩刺方法如下:皮肤常规消毒,针尖对准叩刺部位,使用手腕之力将针尖垂直叩打在皮肤上,并立即弹起,反复进行。刺激强度和时间根据患者体质、病情、年龄及叩打部位,有弱、中、强之分。操作时针尖必须垂直上下,用力均匀,避免斜刺或钩挑。

3. 耳针法　是使用短毫针针刺或其他方法刺激耳穴,用以诊治疾病的一种方法。现代科学研究表明,耳与脏腑经络在生理及病理上密切联系,存在着相关性和相对特异性,这是耳针法诊治疾病的理论依据。耳针法的操作程序为：选准耳穴，严格消毒；正确选用刺激方法。刺激方法有很多，临床常用：毫针法、电针法、埋针法、压豆法、刺血法、温灸法、磁疗法、按摩法等。耳针在临床治疗的疾病很广，不仅用于治疗许多功能性疾病，对部分器质性疾病也有一定疗效。

4.头针法　是利用针刺或其他物理疗法刺激头皮部的穴点、线、区，以治疗疾病的方法。本法是在针灸头部腧穴治病经验基础上逐渐发展起来的现代针刺法，主要用于治疗各种脑源性疾病，对某些非脑源性疾病也可起到治疗和缓解作用。操作方法如下：选定头皮刺激线，局部常规消毒，针尖与头皮呈 30°左右夹角，快速将针刺入头皮下，当针尖抵达帽状腱膜下层时，指下感到阻力减小，然后使针与头皮平行，沿刺激线刺入 0.5～1 寸（15～40mm）；头针的行针只捻转不提插，速度保持在 200 次/min 左右，每次可连续捻转 2～3min，留针 20～30min，留针期间每隔 5min 重复捻针 1 次；起针时可快速拔出毫针，也可缓慢出针，起针后须用消毒干棉球按压针孔，以防止出血。

5.穴位贴敷法　是指在一定的穴位上贴敷药物，通过药物和穴位的共同作用治疗疾病的一种外治方法。选用的贴敷药物多为辛香走窜或血肉有情之品，并选用适当的溶剂调和药物，以达药力专、吸收快、收效速的目的。穴位选择也是以脏腑经络学说为基础，通过辨证选取贴敷的穴位，力求少而精。其适应范围相当广泛，不但可以治疗体表的病证，而且可以治疗内脏的病证；既可以治疗某些慢性病证，又可以治疗一些急性病证；还可以用于防病保健。

6.其他　如穴位埋线法、穴位注射法、穴位割治法、穴位结扎法、穴位磁疗法及眼针法、面针法、手足针法、腕踝针法、电针法等，亦是临床常用的治疗方法，其操作简便，易于掌握，病人容易接受。

第80章 社区心理咨询与心理治疗

第一节 概 述

社区卫生服务工作中,常常会遇到一些与疾病相伴的心理问题,这些问题可因医师或患者不会调适或调适方法不当,直接或间接地影响疾病转归和患者康复,有时甚至会加重病情,引发不可挽回的后果。实践证明,80%～90%的社区居民"心理问题"可由全科医师解决。因此,要求医师在日常健康教育和诊疗疾病时,重视健康心理教育。在诊疗过程中,适时调查了解患者的心理特点、心理变化,并把患者现存的"心理问题"与躯体疾病结合起来实施治疗。

在实际工作中,通过有目的、有计划的观察,借助各种实验方法,结合对有关资料的调研和必要的心理测验,综合分析研究,得出初步诊断结果,弄清楚该患者心理问题症结所在,并对其心理动态变化做出些预示。疾病因素引起的精神压力,过度紧张状态,不良刺激引起及其产生的复杂恶性情绪,要求医师在生物学手段干预疾病的同时,采取积极的心理干预,让患者变被动为主动,变消极为积极,尽快摆脱病魔困扰,加速康复过程。

心理咨询是接受咨询者主动提出或被动问及的现存心理问题,并得到解答和自我调适的过程。心理调适包括主动调适和被动调适两个方面内容,通过调适产生乐观向上情绪,消除悲观沮丧情绪,从而实现心理平衡达到躯体健康、心理健康的完美统一。本章从不同侧面对心理咨询、心理调适与心理治疗做些分析和调研,为全科医师提供参考。

一、基本概念

(一)注意

注意既是心理学专有名词,也是生活中常见的一种心理现象。与睡眠比较,注意这种意识状态是大脑的兴奋过程。人在注意时,可以清楚地意识到自己的心身活动与心理活动同时存在。

注意对一定对象具有明确指向性和集中性特征,在某种程度上支配着个体的感知觉、思维过程、记忆强度和行为活动,并且有外部表现。注意并非完全是一种自发的意识行为,还与外界刺激信息的量和强度有关,一般地说,刺激愈强烈,量愈大,愈容易集中注意。当然,注意力集中与否还取决于自身的心理需求、兴趣和态度,以及当时的情绪和精神状态。

注意分为有意注意和无意注意,二者可互为条件,相互转换。有意注意也叫做随意注意,需要一定的意志力和预定目标。无意注意则不然,但会在大脑皮质留下痕迹。注意所具有的选择、维持、整合、调节等特性,常因感知、态度、需求、兴趣、责任感和意志力等因素发生改变。

注意的产生机制十分复杂,受中枢神经系统不同层次整合作用的影响,并与大脑的定向反射和选择性功能有关。大脑选择性功能的实现,取决于脑干网状激活系统、边缘系统、大脑皮质的结构和功能完善,任何结构和功能的损害都会影响注意的发生、发展和转归。保持和强化有意注意的有效方法是激发强烈愿望、培养兴趣、增强意志力。

(二)情绪和情感

情绪和情感反应源于外界信息刺激、心理结构和自我心理体验,情绪变化多端,而情感则相对比较稳定,二者既有内在联系,又相互影响。情绪和情感具有典型的两极性,快乐与沮丧、紧张与轻松、愤怒与平静、爱与恨等就是情绪和情感向背的两个极端。积极情绪(如快乐、幸福、喜悦、满意等)可以代替消极情绪(如忧郁、愤怒、悲哀、憎恨等），降低和消除消极情绪的不良刺激，作用于脑垂体，内分泌系统促使功能平衡，可以有病治病，无病健身。

各种各样的情绪和情感反应都是脑功能的重要表现。人患病后，不愉快的情绪刺激，会引起不良的心境，感到心烦意乱，易于发生焦虑、激怒、任性、恐惧、抑郁等情绪反应和行为。心理调适的目的在于能够适当控制和发泄不良情绪，保持优势情绪和情感，为加快疾病痊愈创造心理条件，具体方法将在心理治疗中讨论。

(三)认知过敏

认知过敏是指一个人因外界和自身的因素，产生对事物认识和认知的超正常反应，这种反应既有心理方面也有行为方面的。患病之后，患者不仅有躯体症状，心理也有许多变化。心理活动过多地集中于躯体状况是常见的表现，常有主观感觉异常，过多的自我非理性体验，特别关注自我病情，哪怕是细微变化也会引发强烈不安，有的甚至对自己的呼吸、心跳声音都能觉察到；有的对别人（尤其是医务人员）的语言、表情和行为异常敏感"听风就是雨"十分惶恐，对外界的一些微弱刺激如声、光、温度变化等，也反应强烈。

(四)性格

长期的生活实践，在有意注意和无意注意的学习过程中，个体通过认知、情感和意志力的不断积累、沉淀、保存和记忆，构成了个体特有的比较稳定的基本态度和行为模式。另外，个体性格的形成和发展还受遗传因素、家庭成员气氛、幼儿园与学校教育方式、工作性质、人际关系、社会制度、社会风气及个体对这些因素的反应性强弱的影响。

性格是一种十分复杂的心理现象，性格结构和基本特征包括态度、意志、情绪、情感和理智等，这些特征因素的组合、渗透和沉淀，构成了一个人相对稳定、复杂、整体，但又有某种程度可塑的基本性格。

婴幼儿期和学龄前期是性格发育和形成的重要阶段，父母的

态度和行为对婴幼儿有重大影响,也对成年后性格和人格形成有影响,甚至影响终身。父母态度和行为是:

1. **支配性的** 孩子性格特征可能是消极、顺从、依赖,缺乏独立性。

2. **溺爱性的** 可能任性、自私、骄傲、目空一切、情绪不稳定,缺乏独立精神。

3. **过于保护的** 可能缺乏责任感、依赖、被动、胆怯、沉默、不亲切,不喜欢交际。

4. **过于严厉的** 可能顽固、冷酷、残忍、独立,也可能怯懦、盲从、无主见、不诚实,缺乏自信和自尊。

5. **被忽视的** 可能嫉妒、情绪不稳定、创造精神差,甚至产生厌世轻生念头,也可能出现强烈的反抗和对立情感而不由自主的过多情感发泄。

6. **较民主的** 容易具有独立精神,有社交意识,表现强烈社交欲望,有协作精神,品格坚毅,情绪快乐,头脑灵活,行为大胆,有较强的安全感和创造精神。

7. **父母意见相左的** 可能无主见,有较强的警惕性,或说假话,两面讨好,也可以在无主见的同时采取攻击性行为,还可能依附强者,欺负弱者,缺乏独立思想,有时"明哲保身"。

由上可见,父母的态度和行为对孩子的性格发育的巨大影响,以民主的态度和行为影响孩子最为可取。

(五)病态人格

病态人格,也称人格障碍,与健康人格的区别在于,认知能力、情感情绪反应和意志行为不协调;不能正确评价社会和自己,不会准确处理复杂的人际关系,对外界刺激信息反应过分强烈,常常与社会对立思维;缺乏社会责任感和家庭责任感,以自我为核心,缺乏内省和内疚,有强烈的冲动性和攻击性,常见的类型有偏执型、分裂型、冲动型、强迫型、表演型等,为数虽不多,但危害较大。

(六)感知觉

大脑要产生一个清晰的感觉,必须具备两个方面的条件。其一,特异的刺激和刺激强度达到感觉阈值以上;其二,神经系统结构完整、功能正常和尚未出现感觉适应。感觉有内部感觉和外部感觉之分,运动觉、平衡觉、内脏觉等属于内部感觉;视、嗅、味、皮肤冷热痛觉等属于外部感觉。

疼痛觉也是一种感觉,除个别情况,很少有耐受性。分布广泛的痛觉感受器,与情绪单向联系并受个体心理影响,痛觉反应是机体的重要保护性功能。

感觉和知觉不同属一个概念,感觉获得的常常是事物的个别属性,知觉获得的一般是事物内在联系的综合整体形象,知觉以感觉为前提,感觉处于表层,知觉位于深层,二者有着不可分割的联系。

感知觉障碍,主要包括感觉过敏、减弱或消失和感觉失常及感知综合障碍,如对形状、大小、颜色、位置、距离、空间和时间等的感知觉与实际情况的不吻合、歪曲和背离。正常人也可以发生感知觉短暂障碍。感知觉障碍还包括错觉和幻觉。

(七)焦虑

大多数人都有过各种各样焦虑的体验,患病时发生焦虑的概率更高。健康人的焦虑是带有不愉快情绪的正常适应行为,既有消极反应也有积极效果。如果焦虑伴有强烈的紧张、恐惧、无助和无能为力的情绪,则需要有效心理调适。

病态焦虑是一种不适应和难以调适的情绪状态,对客观情况做出过分的估计,产生强烈心理反应。疾病的痛苦,会产生恐惧感,心理上认为到了垂死关头,整天提心吊胆,疑虑重重,乱加猜测和盲目推断预后,更加重了焦虑反应。

(八)忧郁

忧郁,这种情感反应具有双重效应。正常的健康忧郁情绪的创造价值在于,忧郁的刺激最大限度地激活和发挥了人体的生理和心理潜能;在审视和处理自我与社会的冲突中,自我反省,做出有创造力的选择和升华人格,驱使追求完美,摒弃丑恶,有积极意义。

病态忧郁或长期忧郁状态的显著表现是情绪低落,并伴有思维迟缓和意志减退。早期表现为疲乏无力,失眠和早醒,食欲下降,工作和学习能力下降及各种不适感觉,无助感觉,对生活失去兴趣等,以后逐渐出现情绪消沉、抑郁、沮丧、无任何愉快感和兴趣,精神活动充满了悲观和绝望,回避交际,疏远亲友,常独处一室,暗自伤心,感到度日如年,生不如死,自责和自罪心理严重,反复出现轻生念头和自杀行为。此类患者整个精神生活处于显著的、普遍的消极和抑制状态。

(九)孤独和寂寞

孤独和寂寞这种心理现象非常普遍,成年人在很大程度上是个体不愉快情绪或者痛苦体验的主观感觉并有外观表现。在一些人身上,患病后这种感觉表现得更为突出。一般情况下,孤独和寂寞不具有病态性质,也有一些积极意义,但长期、严重孤独和寂寞会引起某些情绪障碍,降低健康水平,引起或加重某些躯体疾病。

儿童孤独和孤独症不可小视,长得可爱,却口齿不清;学习兴趣减弱、成绩低下,不愿与小朋友为伍,喜欢独处;不厌其烦地玩弄同一玩具,且不断自言自语,可谁也听不清在说什么。所表现的是语言表达和沟通障碍,触觉敏感,对周围一切都不感兴趣,许多事情带有自我强制性。

成年人的孤独和寂寞与智商和情商无必然联系,但却有一定影响,可能缺乏社交能力和广泛、良好的人际关系。

(十)智商和情商

对智商的研究很多,特别是如何开发智力简直到了五花八门的地步。长期以来,人们把智商作为事业成功和取得成就的最重要先决条件,但恰恰忽视了另一个方面的重要条件——情商。事实上,高智商与高成就并不成正比关系,至多有 20% 的成就归于智商因素而 80% 的成就则属于非智商因素,如社会阶层、社会环境、机遇、意志力、情绪情感反应、后天努力等,这些因素基本上都是反映情商。

情商对个体来讲,主要指信心、恒心、效力、忍耐、乐观、感知觉、抗挫折、合作精神、凝聚力、综合分析能力和反应能力。情商高者对智商是巨大促进和推动,也可以成为智商不足的有益补充。

情商低主要表现为缺乏足够的注意力和理性思维,意志不坚定,难以控制情感,容易激动。有些人尽管智商较高,但因任性、自恃高、缺乏责任感、社会适应性差、人际关系紧张,往往无大的造就,并不被人们欢迎,所缺乏的是高情商因素。智商是成才的条件,但情商的高低常常决定一个人能否成才,并且情商对个体来说具有很大的潜力和可塑性。情商是完善自我,保持健康,甚至预测成就的更重要因素。

情商可以通过训练和学习得以提高,这种训练和学习包括克服功利、延缓满足、培养兴趣、适当抑制过分冲动、调整情绪、适应环境、建立良好人际关系等方面。医师对患者、对咨询对象的指导帮助,也要针对不同个体的智商和情商水平,因人而异。

(十一)心理障碍

心理障碍起因于学习、生活、工作、家庭、婚恋、社会、环境、人际关系等外部因素所造成的精神压力和精神创伤,以及心理发育不健全、感情脆弱、性格缺陷、大脑思维功能失调、不能理智地评价社会和自己等内部因素,加之对这种功能障碍性疾病不能有效调适和矫正。

根据患者的症状表现和时间长短,一般把心理障碍分为轻、中、重三种类型。

1. 轻型　有些沮丧和不愉快情绪,注意力不够集中,工作效率下降,一般持续数小时,最多 1 天。这种情绪反应通常与当天发生的不愉快事件有关,轻型心理障碍表现,几乎人人都曾体验过。

2. 中型　忧郁、沮丧、焦虑等心理表现持续 2 周以上,难以入睡,食欲下降,坐卧不宁,影响正常工作和交往,把人际关系搞得一团糟,或断绝了与朋友间的联系,把自己完全孤立、隔绝起来。

3. 重型　自我情绪很坏,上述表现症状更为严重,可持续相当一段时间,感到社会支持力、生活满意度和生命质量显著下降,组织器官受到损伤,机体处于负平衡状态,极容易发生心身疾病和加重原有的慢性疾病,常自觉或不自觉地扮演患者角色。

心理障碍这种情绪上的顽症,可自生自灭,也可反复发作,甚至发展得更为严重。沟通、交流、调适是主要的治疗方法。最重要的是通过医师或他人的帮助自我创造一个良好的心理环境,用理智战胜心理障碍(具体方法参阅本章治疗部分)。

二、心 理 表 现

(一)慢性病患者

长期受疾病折磨的慢性病患者,有些人有生不如死的感觉。由于患病时间长短、病情轻重,对疾病认知程度的差异和文化修养、心理素质、周围环境的影响、个体心理变化差异很大,大体可分为:

1. 长期型　患病时间长,有的甚至始发于幼年,长期扮演着"患者角色";情绪往往比较消沉、忧郁、沮丧、内心不安、易发脾气,极易把事业、工作、生活、婚恋上的不幸归罪于自身的疾病,产生悲观、失望等恶性心理活动。

2. 晚期型　平素"健康",确诊为慢性病后,不习惯于患者角色,早期有一种盲目乐观情绪,认为会很快治愈,一旦治疗效果不佳,会出现消极、急躁、无奈的情绪反应,为心理康复和躯体康复带来新的困难。

3. 轻型　症状较轻,病情不严重的患者,心理变化与普通人相似,往往不把自己当患者,满不在乎,这种心理状态的积极效应使体内免疫系统激活,抗病能力增加,但由于忽视而失去一些必要检查和治疗的机会而使病情发展,一些隐匿性疾病不易发现,小病酿成大患,延误了早期治疗的宝贵时间。也有的人,谈"病"变色,对小疾而终日忧心忡忡,似乎大祸临头,盲目追求过多的检查和治疗,极易造成心理负担。

4. 重型　患了可能危及生命的严重疾病,生存受到威胁,这类病人心理变化极其复杂,心理体验各不相同,悲观、失望、沮丧、无助感、烦躁、抑郁是常见的心理反应。

5. 卧床型　长期卧床,生活不能完全自理或完全不能自理的患者,内心十分痛苦,内心所遭受的折磨常难以启齿,情绪消极或愤恨,悲观厌世念头常出现,某些人会产生自杀倾向和行为。

(二)临终患者

临终患者常有以下心理变化,不承认自己患了绝症或病情的极端严重性,幻想出现奇迹而终止临终状态;因患病而怨天尤人,表现烦躁,生闷气,不愿与人交谈,拒绝进食和检查治疗;有些患者知道自己的病情严重,可能不久于人世,有一种强烈的生存欲望,渴望生命延缓到远方亲人到来,"回光返照"就基于这种心理;沉默寡言,回忆往事,暗自啼哭悲伤;有些人心境比较平和,对死亡表示认可和接受。

(三)癌症患者

癌症患者常常经历如下心理阶段:

1. 否认、忌恨阶段　在被怀疑但尚未最后证实或尚无明显自觉症状,虽意识到可能患癌症,但在心理上拒绝接受这一严酷现实,极力加以否认,总希望这是医师的错误。

2. 紧张恐惧阶段　诊断成立,在感觉上大吃一惊,心理压力骤增,心情十分紧张,但仍心存侥幸,力图再度否认。千方百计地寻求多方检查,试图用否定来缓解紧张情绪。当反复证实诊断时,感到大难临头,更加惶恐不安。

3. 认同接受阶段　患者从理论和实践上都接受了癌症的现实,这是反复心理较量的结果。与此同时,一部分人树立了战胜癌症的信心和勇气,主动、积极配合治疗,这种积极的心理状态,使一些患者得以自愈或治愈。而另一部分人则可能处于悲观、消极情绪状态,陷入无尽的回忆、思索,有的是自我矛盾心理。

4. 失望绝望阶段　性格过分内向的晚期患者,从心灵深处感到绝望,情绪十分悲观,甚至拒绝治疗,心境极为复杂,随时都有临终感觉。

各个阶段时间长短因人而异,常互为交叉,心理调适与药物治疗要有机结合。

(四)性病患者

性病多起因于性生活混乱、群交、滥交、性活动不卫生。正常夫妻性生活,不易患性病。性病患者的主要心理表现如下。

1. 恐惧心理　这类患者缺乏基本的性病知识,一旦发病,恐惧不安、焦躁,存有侥幸自愈心理。首次发病者最为多见。这种心理的患者,多因无知受骗、遭受迫害、家庭感情破裂原因所致。

2. 随意心理　这类患者一般性格外向,行为举止开放,自我性放纵,追求感官刺激和贪图享受,有一定的性病知识,恐惧心理不严重,能配合治疗。

3. 悲观心理　因反复、不规则的性病治疗方法,屡治屡犯,从恐惧转变为悲观失望心理,性伴侣多,又不能自我控制,形成恶性循环,治疗时间越长,心理负担越重,可能出现拒绝治疗和轻生自杀念头。部分人产生报复心理。

性病患者,无论男性还是女性,恐惧、害怕、悲观、对周围人群和社会评价及今后的担心都不同程度地存在着,即使是随意型者,静下心来后也会产生一种耻辱感,灵魂深处也会感到内疚和自责。性病治疗的生物学手段十分有效,正规治疗,大多数患者可以很快痊愈(参阅第44章性传播疾病)。心理治疗则十分困难,重在根除病源。

(五)进食障碍患者

这里所说的进食障碍是指心因性进食障碍,包括神经性厌食症和神经性贪食症,不包括疾病原因引起的进食障碍。心因性进食障碍病因在于患者过分关注体形变化,追求苗条,惧怕肥胖,难以改变,难以自控的病态心理定式,此与审美观念有关,随着社会文明的提高和人为追求时尚,发病率呈上升的趋势。

神经性厌食症主要表现为长期缺乏食欲,部分人有意减少进食,活动过度,体形消瘦。女性可有闭经、月经紊乱;男性可有性功能减退。病者在心理上却以此为美,改变患者的心理定式十分困难,以青年女性多见。

神经性贪食症患者在防止发胖、追求苗条的强烈心理指导下,频繁呕吐和导泻,又经不住食物的诱惑,不能控制多食,形成恶性循环,每次发作后可有强烈自责和内疚倾向,青年男女均可患此症,此类人群多消瘦。

神经性进食障碍的生理学原因是激素代谢紊乱和下丘脑功能失调,但最重要的是心理定式和心理追求所造成的。此类患者常伴有情感障碍,经济发达地区发病率高。

(六)药物依赖者

药物依赖是因长期或反复应用某种药物(主动或被动)逐渐形成的精神上和生理上的被迫依赖性,其主要表现是渴望得到精神和生理刺激活性物质,这种愿望非常强烈而难以克制。药物依赖者多有人格某些缺陷,如情绪不稳定,易感情冲动,自控能力差,以自我为中心等;成瘾者的药物依赖是成瘾药物应用后直接或间接产生快感,减轻或消除了精神和肉体上的暂时痛苦。

依据药物依赖的临床特征,分为精神性依赖、躯体性依赖和耐受性三种类型。

1. **精神性依赖**　也称心理瘾,表现为对瘾物的极大心理渴求,而不择手段设法得到。患者十分清楚这种不择手段渴求的严重后果和造成精神、身体的损害及对社会和家庭的危害,但由于心理瘾的强烈驱使,却非要去达到目的才能暂时罢休。形成精神性依赖的原因主要有两个方面,一是与药物性质和成瘾性程度有关,如可待因、巴比妥、哌替啶(度冷丁)、摇头丸、冰毒等药物。再是个体因素,如遗传因素、教育环境、现处环境、人格特征、个体对药物的感受性等。

2. **躯体性依赖**　是因反复使用瘾物,中枢神经系统发生了某些生理、生化变化,以致必须有此种瘾物在体内持续存在或达到一定浓度,才能避免发生特殊症状。躯体依赖一旦形成,断药会出现一定的症状,轻者全身不适,心烦意乱,重者可危及生命。

3. 耐受性　是指重复使用某种瘾物后,瘾物作用下降,为达到与过去相同效力,就必须增加剂量。耐受性分为代谢耐受性和细胞耐受性,前者是指瘾者长期应用瘾物后,机体对该瘾物代谢加快,组织内浓度下降迅速,降低瘾物作用,"有效"时间缩短;后者是指由于神经细胞产生了适应性改变,只有瘾物处于高浓度下,才能产生药物效应,即体内的高耐受性效应。

药物依赖者主要表现为智能方面的损害,如记忆力、计算能力、理解能力、思维能力、工作学习能力下降;在人格方面,缺乏进取心,对社会和家庭失去责任感;在躯体方面,消瘦、乏力、食欲低下、多汗、性功能降低或消失,可有手和舌震颤,腱反射亢进,锥体束征阳性等。药物依赖的常见药物有氯氮草(利眠宁)、地西泮、巴比妥类、鸦片、吗啡、哌替啶、海洛因、可待因、美沙酮、阿法罗定(安侬痛)等。

(七)老年人

老年人常常患有各种衰老性疾病,长期服用多种疾病治疗药物,有时需要住院治疗,有些患慢性病者常年与药物为伴,甚至药物成了生活中的必需品。在药物应用过程中往往存在和出现一些不良心理,我们注意到用药过程中引起过敏型、功能型和感染型疾病的药源性疾病不断增多,心理反应主要表现如下。

1. 依赖心理　稍有不适就用药,逐渐发展为对药物的依赖心理。有人为了所谓的化痰止咳,常年服用此类药物,最终产生躯体和精神的双重依赖。

2. 急躁心理　为了赶快治好病,"恨病用药",甚至盲目认为输液病好得快,千方百计要求医生、护士、家人输液治疗或加大药量,增加额外治疗项目。

3. 从众轻信心理　不少老年人人云亦云,为急于摆脱疾病困扰,容易对各种广告宣传药物和保健品深信不疑,纷纷抢购和试用,很少与有关医疗机构和医生咨询,病急乱投医,甚至轻信江湖术士"特效药物和方法",忽视正规医院和医生诊治。

4. 崇拜迷信心理　有些老年人推崇进口药,迷信新药、贵药、偏方、秘方甚至激素等。这类药品具有很强的适应证和禁忌证,并非人人皆宜。进口药品的研制,适合本地区人群,且有种族差异,使用时应特别谨慎,新药、贵药未必一定好,只适合于特定疾病,特定人群。

5. 中药、保健品安全心理　相当多的老年人认为中药、保健品可以有病治病,无病健身,视同食品。中药和保健品往往含有多种蛋白质、生物碱和活性因子,甚至一些西药成分和添加剂,应用不当同样也会出现毒副作用。

鉴于这些不良心理对疾病防治和健康的影响,有必要普及医药和防病治病知识,让人们了解所患疾病,正确对待疾病,重视饮食调养,加强运动锻炼,学会心理调适和科学合理用药。

第二节　心 理 咨 询

一、咨 询 内 容

心理咨询过程是为咨询对象提供心理支持、心理指导和心理帮助的过程,目的是帮助咨询者消除心理上的烦恼,解决心理上的问题,增强自我调适能力,改善人际关系,适应周围环境,保持心理平衡,增进心身健康。全科医师应把心理咨询作为一种服务方式和重要治疗手段,在做出诊断和采取生物学治疗的同时,提供有效的咨询服务,以提高疗效。

医学心理咨询包括对患者在诊断、预防、康复、治疗和优生优育方面出现心理问题的回答;还包括感知、思维、记忆、想象、情感、意志、人格、人际关系等障碍,以及智力和生理缺陷、家庭生活障碍、不同年龄阶段心理特点与自我发展等方面因素对疾病影响所造成的心理问题。

疾病心理咨询通常结合诊治过程进行,根据不同年龄,如儿童、中青年、老年;职业不同,如体力、脑力、管理者、被管理者;文化修养不同,如大学、中学、小学水平者等综合分析,根据不同特点,有的放矢地进行。对一些特殊内外部原因引起的心理问题,更要特殊对待,紧紧抓住咨询对象的心理。

二、咨 询 原 则

无论是门诊咨询还是诊治疾病过程中的咨询,都要遵循心理咨询的一些基本原则,否则咨询难收成效。主要有如下几个方面。

1. 尊重信任原则　医师与患者不是领导与被领导关系,而是平等关系、朋友关系。医师要充分尊重咨询者的人格,对所有来访者,不论其职位高低、贫富差别、文化差异,都要一视同仁,相信他们谈话的内容和诚意,与此同时,又要仔细调查,认真分析研究,不以一次谈话为唯一依据。

2. 教育启发原则　医师要鼓励咨询对象对自身心理问题向医师吐露真情,启发其准确表达所要表达的真实欲望和实际存在的心理问题,对具体情况提出积极、切合实际的分析意见,鼓励其树立正确的人生观、价值观和科学的批评态度,学会对社会和环境的适应及对自我的准确评价。

3. 交友友谊原则　医师与咨询对象要真心实意地交朋友,让其对你知无不言,言无不尽,把你当成可以信赖的朋友,不存任何隔阂,这是心理咨询工作顺利进行和富有成效的重要保证。

4. 委婉明确原则　医师对咨询者的询问,回答应当意思清楚,言语准确,决不可对其胡乱搪塞,含混模糊,言不由衷;同时,态度要委婉可亲,让患者易于接受,感到你在真心实意地帮助他。

5. 整体具体原则　医师对咨询过程,不仅要掌握主动权,对患者提出的具体问题恰如其分分析,详尽指导,还要运用系统论的观点指导咨询过程,不就事论事,注意观察其心理活动和心理变化,以及其与个性特征之间的有机联系,并作为一个有机整体来分析判断,即整体性分析,具体的指导方法。

6. 保密原则　医师必须遵守职业道德,保守患者的有关秘密,特别是个人隐私,绝对不能把患者一些想法和行为作为笑谈资料,不能公开咨询对象的姓名和谈话内容,拒绝他人对咨询对象的调查,尊重咨询对象的合理要求,对咨询记录要妥为保管。有些问题可不做记录。

7. 一般与特殊相结合原则　医师不仅要了解和掌握咨询对象心理问题的一般特点和规律,还要注意咨询对象的个体差异、心理行为特征及价值观,认知能力的不同,咨询过程要有明确的针对性,抓住其心理活动规律,避免生搬硬套,千篇一律,无的放矢的说教方式方法。

8. 治疗与预防相结合原则　医师不仅要满足咨询对象对心理问题、心理障碍的产生原因、危害及发生可能后果的询问,还应尽可能地提供消除心理问题的方法,克服心理障碍的途径及增进心理健康的具体措施,在治疗现存心理问题的同时,注意其整体心理特点,预防心理问题加重和出现其他方面心理障碍的可能性,促其学会自我调适。

三、咨 询 程 序

心理咨询以心理学和心理调适学的理论为指导,运用科学的方法和专门技巧,对咨询对象以指导和帮助,最终解决自身的心理问题,保持心理平衡。医师应经过系统学习,掌握有关技能,特别是不断提高自身的心理素质和应变能力。心理咨询的工作程序,通常分为下列几个阶段:

1. 了解情况阶段　了解咨询对象的基本情况,如年龄、性别、文化水平、学历、职业、生活经历及产生心理问题的背景,如重大生活事件(特别是受到严重挫折)、工作环境(工作条件、人际关系)、家庭环境(婚恋状况、父母子女状况、邻里关系、经济条件等)、个人情况(疾病、创伤、治疗情况及转归等),通过对这些情况的了解,可以对咨询者的现存心理问题和人格特征有一个整体的认识。

2. 分析情况阶段　对上述问题熟悉后,要进一步系统思考,把握咨询对象心理问题的实质。对其倾诉的内心痛苦,心理感受,先引导其自我剖析,找出症结所在,然后,医师利用自己掌握的理论和知识,深入帮其分析,并做一些必要的解释。必要时还可向其亲友、同事、同学、知情者等有关人员详细询问,方便时做现场调查。在充分了解和分析咨询者现存心理实质问题后,对解决问题的办法进行探讨,找出切实可行的解决方法。

3. 改变认知结构阶段　在提出了可供选择的解决办法之后,医师与咨询对象一起研究这些方案,并对方法可能引起的后果进行双向评价,让咨询对象运用优选法,择优选用最为适合自己的解决办法。如果在实际操作过程中出现新问题或招致失败,应当重新审视,再度选择。

4. 巩固治疗阶段　治疗取得一定效果后,医师应要求咨询对象坚持巩固治疗措施,防止出现反复。需要时可改变治疗办法。

四、咨 询 要 求

在心理咨询过程中,医师同时要集老师、医师和朋友角色于一身,灵活运用,才能把这项复杂、细致、有时难以预料后果的工作做好,这对医师提出了更高的要求。主要内容如下。

1. 高尚的职业道德　医师首先要热爱心理咨询工作,明晰心理问题对疾病发生、发展和转归的影响,积极的情绪对康复的作用,具有高度的责任心和满腔热情的工作态度,慎重地对待咨询对象的心理问题。做到一视同仁、平等对待;保守秘密,尊重咨询对象的人格、权利和隐私;诊疗方案有充分依据,切忌信口开河,漫无边际地卖弄自己。

2. 渊博的知识　医师不仅要具有丰富的医学知识和临床经验,还要具有心理学、心理调适学乃至哲学、社会学、教育学、法学等方面的知识,这样才能建立威信,获得信任,提高咨询效果。

3. 良好的心理素质　医师要有敏锐的观察力,较强的记忆力,丰富的想象力,创造性思维能力,流畅生动的语言表达能力及本身的开朗性格、浓厚兴趣、坚强意志、幽默特点等。

4. 多样化的治疗方法　心理咨询与心理治疗不可能截然分开,实际上心理咨询过程也是心理治疗过程。对健康人心理问题治疗以心理咨询为主,对心理障碍和心身疾病的治疗,要采取综合治疗措施,后者要求医师必须具有多样化的治疗方法,这样才能达到咨询和治疗的有机结合,提高治疗效果。

五、注 意 事 项

1. 注意咨询者的动机　主动要求心理咨询者,大多数是心事重重,陷入困境而心理矛盾,犹豫不决,迫切希望心理医师能指出一条"光明之路",脱离困境;部分是想了解有关生理、心理、医疗卫生、保健等方面的知识,此即所说的"健康咨询"。一部分人是受到委屈、误解或打击报复,寻求同情、支持和发泄怨气。有关性知识、夫妻性生活、性功能障碍、性生活不和谐、性病的咨询者起初往往羞于启齿,在启发下才能鼓足勇气,谨慎地提出问题,或者不正面提问题,这需要医师耐心的启发诱导。

2. 情绪情感障碍最多见　主动要求咨询者大多有紧张、焦虑、抑郁、恐惧、无助感等情绪情感方面的障碍,医师在最初阶段能帮助他们改善心态,稳定情绪,让患者感到有了方向和希望是咨询成功的关键一步。要特别注意防止精神崩溃,避免发生更严重的后果。对出现情绪危机、自杀倾向、暴力行为先兆者,应迅速采取措施,缓解危象。

3. 找准咨询对象陷入苦恼和困境的原因　医师应从系统论和整体观点分析判断咨询者的苦恼和困境的相关因素,告知患者出现症状既有外界因素,也有内在的心理因素,并且二者相互影响或互为因果。从分析中找出具体原因,给予心理调适指导和治疗,以及必要的药物治疗。

4. 注意咨询者的年龄特点 不同年龄阶段心理咨询内容有很大不同。家长代孩子咨询,常与优育、教育、学习、智力培养、性格不良、多动、不听话、注意力不集中、智力低下等问题有关;青少年多为青春期烦恼、学业、升学、就业及教育方式等引起的不快和烦恼;青年多为恋爱、婚姻、性生活、优生优育、工作、生活、人际关系中的烦恼;中老年多为衰老、多病、退休、丧偶、再婚、家庭、子女及"代沟"问题中的烦恼。注意了这些不同特点就会在咨询过程中"有的放矢"。

5. 注意分析是原发的还是继发的 咨询对象的心理障碍可能是焦虑症、抑郁症、恐惧症的原发症状,也可能是继发于社会、环境、心理因素的境遇性反应,要区别对待,分别处理。

6. 注意咨询者的文化层次 咨询过程中,应考虑到对方的文化水平、思想修养、社会阅历、性格特点,切忌一概而论,夸夸其谈,漫无边际的只讲大道理,心理指导要实事求是,讲求实效。

7. 注意多启发诱导,少做结论 认真听取咨询对象的倾诉,尊重他(她)谈的一切,不要轻易打断他(她),尽量多获取可供分析的信息。要为咨询对象提供宣泄不良情绪的机会,不要轻易予以硬性解释。在完全弄清楚什么是最关键问题后再做归纳分析,并与咨询对象共同讨论和分析,有针对性的指导。

8. 注意保密 尊重咨询对象的人格和隐私,特别是婚姻咨询、性生活咨询、人际关系咨询者,要给予绝对保守秘密,让咨询对象完全信任你。

第三节　心　理　治　疗

一、中医心理调适和心理治疗的启示

中医心理调适和心理治疗广泛地应用于疾病治疗过程,主要是针对患病个体心理现状,进行"辨证施治"。中医心理调适和治疗的理论根据源于医学经典《黄帝内经》"治病必先治神"的思想,《黄帝内经》指出:"人之情,莫不恶死而乐生,告之以其败,语之以其善,导之以其所变,开之以其所苦。"这种理论思想要求医师在对患者治疗过程中,了解患者的心理变化,运用语言、行为动作或借助客观事物为患者五官所感知,改变其焦虑、恐惧、忧郁、绝望等情绪反应,克服消极情绪,以积极的心态,主动配合和服从医师的治疗,加快疾病痊愈过程,中医常用方法如下。

1. 精神内守,反向思维　根据病情的客观变化和现实表现,及时调整患者的心态,转移和改变其因疾病产生的消极心理,进行必要的"心理开导",防止"精神外溢"。用此法要因人而异,有的放矢,对症下药。一则反向思维的例子,成为治疗某种病的笑谈。某县官因某桩公案处理棘手,忧虑数月,屡请医师诊治未愈,累说医师无能,难入睡,难下咽,整日愁眉苦脸。后一医师仔细分析病情,郑重告其:"夫妊娠反应耶!"县官大笑骂道,庸医,庸医,我乃男子身,何以妊娠耳!此后忧郁缓解,恢复常态。此虽笑话,却说明了该医师巧妙运用反向思维治疗方法,使患者得以痊愈,此是精神内守之效。

2. 暗示启迪,入静安神　大多数情况下,患者对医师比较信任,医师要充分利用这种信任,在患者痛苦的时候,给予适当的暗示,使大脑和机体完全放松,处于安静状态,淡漠疾病观念。方法是,利用光线暗淡的治疗室,让患者静静地躺在床上,全身放松,双眼凝视前方某一物体,然后,医师用单调、坚定的语言,重复地对患者说,闭上眼睛,全身放松,慢慢睡吧,手脚无力,眼皮发沉,就要睡了,这种方法类似于催眠法和气功的入静法,常用于紧张症、神经症和部分慢性病的治疗。

医师暗示的语言和行为,使患者不经过大脑逻辑思维,直觉地接受医师输入的观念。入静后,可以消除心理紧张和某些躯体功能障碍性疾病的症状。有些药物作用反应也是这样,笔者曾遇 3

例青年哮喘患者,穴位注射肾上腺素后,哮喘发作很快终止,取得患者信任后,穴位注射生理盐水也收到了同样效果,这是暗示的作用。

3. 自我调息,渐进松弛　让患者通过自我调整和有意识的自我放松,使全身肌肉处于松弛状态,此时,交感神经兴奋性降低,副交感神经兴奋占优势,机体耗氧量降低,心搏、呼吸频率变慢,血压下降。这种方法可用于高血压、失眠症、偏头痛和某些心律失常的治疗。其机制在于,用心理过程影响生理过程,进而改善生理功能,达到心理生理的协调平衡。具体方法是,有意识的、循序渐进地松弛某一骨骼肌群,同时体验松弛的程度,最后达到全身放松。这种自我调息、渐进松弛是养息生机、延年益寿的好方法。运用此法时,要求自我控制能力较强,有较好的入静能力。

4. 音乐调理、怡悦性情　音乐有益于健康,早为人们所知。美妙动听的音乐能激发人的美感和想象力,能调节和改善人的不良情绪,塑造良好的性格。许多医疗单位,特别是疗养院把音乐疗法作为一种重要的治疗措施,收到了较好效果。

中医心理调适和心理治疗方法,不仅是中医治疗学的重要组成部分,也对现代医学和心理治疗学有重要借鉴意义,广泛应用必然会提高疗效。医师通过对患者的仔细观察了解,认真分析其心理活动,进行治疗时就会得心应手。

二、心理衰老程度自测评分标准与方法

1. 衰老程度评分标准　一个人的衰老程度,除了心理、生理和生物学变化之外,"心理年龄"更具重要性。有的人"未老先衰",有的人"老当益壮",主要是指心理年龄。下面 20 条是对心理衰老程度的定量、定性分析的自测内容,实行百分制方法,每条完全存在为 5 分,根据程度不同计 1～5 分,积分越少,心理衰老程度越轻,否则反之。判断标准是:无心理衰老,0～10 分;有衰老现象,11～20 分;轻度衰老,21～30 分;中度衰老,31～40 分;重度衰老,

41～50 分;60 分以上为极度衰老。

2. 自测方法

(1)会经常出现胆怯和害怕,遇事总是小心翼翼,并且难以自我调整和控制。

(2)稍不如意就大发雷霆,常发无名之火,每次发火后,不良情绪会维持相当一段时间。

(3)他人出现的错误和过失,会感到强烈不安,总愿与自己相联系,甚至感到不久就会大祸临头。

(4)不乐于助人,他人寻求帮助常感到不耐烦,认为无事找事,而且在态度和表情上都有明确表示。

(5)经常毫无特殊原因的表现出心绪不宁,坐立不安,很长一段时间都不容易平静。

(6)脾气大、易发火,易激动,稍不遂意就可引起愤怒爆发。

(7)见到陌生人常面红耳赤、语无伦次,感到不知如何是好。

(8)不能宽容和原谅他人,甚至自己的亲朋好友也从内心厌恶他们。

(9)情感起伏不定,情绪不稳多变,喜怒哀乐不定,随机性很强。有时会有不明原因的喜怒哀乐。

(10)有时会有生不如死的感觉,感到活得没一点意思。有自杀倾向者计满分。

(11)大事小事都常常举措不定,不能下决心是否去做,常犹豫很长一段时间仍不能决定。

(12)身边无熟悉的人就会感到惶恐不安,有熟悉的人在身边感到不自在,自己独处时寂寞、孤独,无助感强烈。

(13)已形成的认识和不良行为习惯,也认识到不好,但对别人的意见和建议,不管正确与否,都一概持否定态度。不能做自我批评,做错了事或伤害了他人也不自责。

(14)经常为一般小事情焦虑不安,总感到不开心,一天到晚总是忧心忡忡的样子,这种心理困境长期不能解脱。

（15）希望有人闲聊，稍谈一会儿就心烦；喜欢热闹，人多热闹时常拂袖而去。

（16）去客人家吃饭感到很不自在，别扭，不愿与人交朋友，与朋友相处也不谈心交心。

（17）遇到稍紧张的事就会头脑糊涂，发呆，感到没有头绪，提不起精神来。

（18）常念及病故很久的亲人和朋友，其身影常在脑子里旋转，很难抹去；过分关心自己健康和安全，总担心患了重病或不治之症，担心某一天会遭遇车祸或什么不测。

（19）经常无缘无故的暗自伤心和哭泣，或情绪大起大落，喜怒无常。

（20）曾因心理问题去过精神病科或心理咨询门诊，被告知有精神或心理问题。

（注意：每条要根据实际存在表现，分别计 0～5 分，然后相加分析）

三、自我解脱方法

希冀坦途是人生的本能追求，是意识和潜意识的渴望，然而，现实中由于种种原因，外部的和内部的因素，出现心理困境是不可避免的。挫折、失败、痛楚、悲哀、恐惧、焦虑、忧伤……会经常干扰人的心理活动，带来一些痛苦的体验。事实也证明，别人的快乐恩赐不会给你带来真正的快感，恰恰相反，乞求的快乐所产生的只是新的心灵伤害，在很大程度上，快乐需要自身来创造。反过来说，快乐和幸福与痛苦和沮丧一样，是一种自身体验，是一种感知觉，在许多情况下，逆境与坦途相辅相成，正是这对孪生儿构成了完美人生。处于困境时，无论别人怎样开导启发，最终要靠自己来解脱，这就是有效的心理调适，通过调适就会在"山穷水尽"时，走向"柳暗花明"，赢得快乐，拥有健康。下面几条是心理困境时解脱的常用方法。

1. 自慰　人们常用自我安慰的方法调节心理压力。因种种原因,在没有得到应有的荣誉和地位时,心事重重,茶不思饭不香,夜不成寐,解脱方法是:用理智去思考,论待遇不公,我不是最倒霉的,并非最不幸,那些用不正常手段达到目的的人也许更痛苦呢?我这点不公算啥!如果为图虚名做出些出格的事,很不值得。如果把恶性刺激变为动力,在困境中再度奋发,就会从另一片天地中获得更多的快慰。要学会接受自己和现实,干脆,"吃不到葡萄就嫌葡萄酸",借此宽慰自己的失衡心理。也可以用小小的精神胜利法,其实"我并不比别人差",来告诫自己,这并非最下策。

2. 补偿　生活困苦或生理上的某些缺陷所造成的自卑、苦恼而影响人生追求目标,对个体健康十分有害,而采取扬长避短的办法,通过寻找补偿来实现人生价值就大为可取。现代作家张海迪女士,在高位截瘫、失去生活自理能力的情况下,心残志坚,奋发向上,不向命运低头,学外语,搞翻译和创作,取得了巨大成就,赢得了人们的尊敬,弥补了生理上的缺陷,实现了人生价值,得到了有效心理补偿。即使完全健康的人也不可能十全十美,样样精通,同样要扬己所长,补己所短,在"强"项上获得成功,从而弥补了自身的某些不足。自己五音不全,无音乐天赋,就不要刻意追求登台表演;身材短小,无体育才能,还去球场上争雄,会带来新的烦恼;业务上有一套,却不擅长于组织管理,争当领导者会失去专长,显示出不足……知己知彼,发挥专长,才能把自己的长处有所发挥,提供一种心理补偿。

3. 躲避　导致心理困境的因素多种多样,反应程度也有差别,发挥人的躲避本能也有较好效果。具体方法是回避、躲开、不接触造成心理困境的外部刺激因素,用新的、良性的刺激物代替之,如听音乐、散步、体育活动等。良性刺激信息在大脑皮质形成了较强的兴奋灶,不断的刺激会不断加强,就会弱化原有的不良兴奋灶,改变心理困境,常说的"惹不起,躲得起",不一定都是消极的,而是躲避法的实际应用。

在一段时间内,与家人、亲朋、同事等发生一些不愉快和争吵,又不能很快沟通和消除,"暂时避开",冷静一阵子;患病时忧虑,用一些方法转移疾病困扰,有意识地不去想它;职称、职务变更不尽如人意,通过认真思考后而去自寻乐趣,减少不良刺激影响……在这些情况下,集中精力做自己认为有意义的事,有了新的兴趣,就有可能消除不愉快,脱离心理困境。

4. 转化　躲避并非总是有效,有些现实是怎么也躲不开的,正视它是正确的方法。首先要认识它,这是因为,同一客观现实和具体状况,从一个角度看会引起消极情绪,从另一个角度看却会产生积极情绪,"破财"会心情不愉快,而"免灾"会给人带来心情愉悦。凡事从正反两个方面去审视、思考,或者换个角度思考,就会有另一番认识,把躲避法和转化法结合起来用,大多数心理困境可以得到解脱。

5. 幽默　生活中,幽默的语言和行为可使本身的窘态和尴尬转为自然和轻松,消除紧张,淡化苦痛,和缓气氛,但需要掌握技巧和时机。有些相声演员总是拿自己的亲人开涮,寻开心,虽引得哄堂大笑,也不见得总有幽默的效果。机智、幽默常与笑相联系,也是高智商、高情商的表现。反过来说,如果总是用幽默鞭打别人的心灵,用机智讥讽他人的缺陷,用笑挖苦他人的伤痛,根本谈不上幽默的良好动机,因此,幽默技巧使用要恰到好处,把握时机。

6. 升华　化挫折失败为动力,把压抑焦虑的心理升华为积极向上的力量,把不利因素引导到对自己有利的方面上来,就是一种人格力量的升华。在困境中,颓唐,绝望,过多的怨天尤人,很容易自己打倒自己。挫折失败若得到有效升华,也许会创造出一番新天地,获得人格升华。

7. 宣泄　理智的力量可以控制一些不良情绪,缓解表面的紧张心理,但却压抑不住潜意识里的情绪纷扰,甚至会陷入更深层的心理困境,造成更大的心身伤害。强行压抑还会有愤怒情绪再度爆发的严重后果,这是因为积蓄的能量总是要释放的。

愤怒情绪的宣泄方法很多,要学会适当选择。常用的方法有自我倾诉,或付诸文字,让个半心境顺笔流淌;对亲朋好友倾诉内心苦痛和委屈,获得支持和同情,减轻心理压力;到大自然中去,倾听涛声,感受鸟语花香,沐浴自然风光,淡化愤怒;风景胜地旅游,湖边小溪垂钓,聆听美妙音乐,练习琴棋书画,参与文体活动,闲逛商场书店……都可以让不良情绪缓解,紧张心理放松;必要时,大哭一场,任泪水横流,大叫一声,让怒火喷发,狂跑 1 次,任汗流浃背等,让能量散发,是陷入极度困境的明智之举,用纸包火的方法掩饰怒火绝不是好方法。

8. 突破　突破的目的在于消除产生心理困境的自卑心理,打破消极的心理防御体系,营造积极的人生态度,化被动为主动,建立起适合自身特点的心理防御机制。具体方法是,通过联想和再学习,从认知上来一个飞跃,进而产生巨大动力。在寻找自身"闪光点"的过程中,消除逆境阴影,促使情感世界不断升华,达到新的境界。

四、常用治疗方法

(一)认识领悟疗法

治疗方法可归结为:"解释—认识—领悟"的基本方式。这种方式来源于心理分析,即让神经症和心理障碍患者对其存在的症状"以儿童的方式处理成人问题",医师对存在的心理问题给予一些有针对性的合理解释,先产生理性认识,逐步达到领悟,着重强调自我领悟。主要用于恐怖症、强迫症、焦虑症等神经症患者的治疗。

通过讨论分析患者所表现的观念,进行推理和情感分析,让患者认识到症状表现的幼稚性和不合理性,用解释和沟通,达到认知目的。让患者从内心深处自我感知到,神经症表现并非是真的有"病",而是幼年某种情绪体验的再表演,症状是潜意识的流露,完全没有必要形成压力,完全领悟后就会自动放弃幼年的不良心理体验阴影。此疗法对那些文化程度、智商、情商较高和善于思考的成年人有较好的治疗效果；文化水平偏低，抽象思维能力较差，特别是儿童患者用此疗法往往不易奏效。具体治疗方法如下。

1. 治疗前准备阶段

（1）排除器质性疾病后，停用原来的所有治疗药物。

（2）详细询问患者既往病史、主要症状、治疗经过及病情变化过程，生活经历和原先采用的治疗方法（儿童可由家长提供）。

（3）要求患者自己分析可能的发病原因或诱发因素，回忆幼年的某些痛苦经历，如受严重惊吓，意外伤害，极度悲伤事件等，儿童可由家长补充。

（4）医师以和蔼可亲、耐心诚恳的态度与患者交谈，营造和谐友好的气氛，避免精神紧张，取得患者充分信任。

（5）向患者明确暗示，其病没有什么问题，完全可以治愈，而与其他人一样过正常生活。

（6）要求患者与医师紧密配合，对医师的解释要联系自己的过去经历认真思考，并完成医师对其要求的"心得体会"报告。

（7）如患者伴有焦虑、精神紧张，可给予小量镇静药，如地西泮（安定）、氯普噻吨（泰尔登）、阿普唑仑（佳乐定）等。

第 1 次谈话一般 0.5～1h，时间过长，患者容易心理疲劳，谈毕，有意留下一些问题促使其思考和继续就医。治疗性谈话每次30min 左右，3～7d 交谈 1 次，3～6 次为一疗程。

2. 心理治疗阶段　医师详细描述，并解释患者存在的症状与幼年不良情绪体验的关系。指出，尽管以往的体验可能已忘记，但会在大脑中遗留"痕迹"（体验痕迹），这种痕迹平时感觉不到其存在，在有类似情绪体验时，"体验痕迹"复活而出现神经症症状。这些症状是幼年时心理发育不健全的表现，现在长大了，知识多了，心理成熟了，幼年曾经有过的心理体验，现在看起来是非常幼稚可笑的，完全没有必要存在阴影。对儿童，要用其可以理解的语言进行解释和强调，达到知识和认知上的领悟。

3. 治疗注意事项

(1)医师态度要真诚耐心,富有爱心,多称赞和鼓励,与患者交朋友。

(2)儿童患者易受家长影响,要先让家长领悟,通过家长影响儿童心理活动,这样做起效快且持久。

(3)接受能力强者,交谈要具体明确,不可含糊抽象。抽象思维能力差者,交谈时要选择适合其特点和智力情况的语言,避免生搬硬套的方式。

(4)对文化程度高的成年人,一般不需追究幼年时具体事件内容;对儿童,需与具体事件相联系方能达到认识领悟。

(5)患者年龄小,文化水平低,领悟能力差及医师专业水平和语言交流能力差是治疗失败的重要原因。

(二)森田疗法

"森田疗法"是日本人森田正马先生最先发明运用,其本质是"自然疗法"。用于治疗神经症患者的一种回归自然疗法,受到了广泛重视。森田疗法针对神经症患者的强烈求生欲望及对健康的焦虑、痛苦、不安和强迫状态,采取"不予理睬,听其自然,带着症状过正常人生活"的方法,达到切断心身之间恶性循环,治愈心理疾病的目的。

正常情况下,人的精神活动在产生积极的情感、观念和意向的同时,也产生消极的情感、观念和意向,人本身依靠这二者的动态平衡调节行为活动,保持心身健康。神经症患者精神平衡调节功能减弱,不能有效保持精神的动态平衡,而表现出神经症症状。而"带着症状过正常人的生活",目的在于通过这种生活活动在大脑皮质建立起正常兴奋灶,平衡、淡化和抑制失衡的兴奋灶,进而消除患者现存的某些强迫性观念。

患病者通过集体郊游、旅行、开演讲会、共同游戏等活动,一方面因同病相怜,自由交流各种体验,分析生活中的酸甜苦辣和人生经历,从中会受到很多启发;另一方面,已痊愈者当老师,现身说法,帮助未愈者。这种集体心理治疗活动,体现自助、互助特点,可以大大提高疗效。森田疗法强调精神修养,自我调适,不以理论学习为重点,注重自我心理体验,突出先痊愈者对新患者的指导作用。

1. 森田疗法治疗注意事项

(1)全面体格检查,排除躯体疾病的可能性,消除患者对疾病的疑虑。

(2)帮助、指导患者接受现存的症状并能正视它,而不是有意识的企图排斥、否认和试图在一夜之间就消除它。

(3)要求患者不对其亲友谈论自己的症状和治疗情况,其亲友也有意不听和不答复患者的任何病诉。

(4)要求患者不有意回避恐怖症状,有意识地带着症状去接近恐怖对象,即使害怕也要坚持,医师和患者都要坚信,坚持下去症状就会自然消失。

(5)要求并指导患者彻底放松自己,少受或不受外界干扰。

2. 治疗具体过程

(1)卧床期(7～14d):指导患者默默忍受躯体和情绪上的痛苦,充分联想自身的焦虑、恐惧、不安等躯体症状,主动体验痛苦过程,同时要明确告诉患者,此阶段的症状是难以消除的,不要想会轻易摆脱症状困扰,但要让患者知道症状是客观存在,是事实,同时纠正一些错误认识和观念,大多数患者在 10d 左右,痛苦达到高峰时,症状会突然减轻或消失。

(2)轻体力活动期(7～10d):要求继续忍受病态痛苦,自觉参加一些工作,指导患者体验工作带来的愉快,从而稳定情绪,消除症状;引导患者把注意力转移到外界事物,从身边细小的事情中获得信心和力量;随时注意表扬和适当批评(医师给予适当的技术指导),以强化治疗信心。

(3)重体力活动期(2～4 周):带着仍存的症状参加重体力活动,要求做到超越疲劳,超越自我,越是不适应越要坚持;帮助、指导患者分析症状发生、发展及加重的原因,进一步认清患病本质,解释过强的完善欲、发展欲、追求欲及性格中的薄弱环节与症状的内在关系，从而主动改善性格缺陷；要求患者坚持记日记，记录各种心理体验。

（4）恢复巩固期：指导患者保持勤奋、向上、乐观的生活态度，以顺其自然的自然法则对待可能再度出现的不良情绪和躯体不适，并定期随访给予总结性指导。

(三)认知疗法

认知疗法是一种以矫正不良认知和行为为主要目的的心理治疗方法。认知治疗理论认为，人的情绪及行为改变，源于认知，通过改变不良认知方式，达到长期改善情绪和行为方面的障碍。认知疗法主要用于神经症，如强迫观念、焦虑症、恐怖症、抑郁症等，认知疗法有如下治疗阶段。

1. 起始阶段　主要是针对患者的现存状况进行全面评估，引导患者进入正常的认知模式，并在必要时对其进行危机干预，让患者克服悲观厌世想法，树立起正确的人生观。

2. 中间阶段　帮助患者准确识别情绪障碍情境，摒弃不必要的自动联想，包括布置一些家庭作业，制定每日活动计划。要求患者做自我监测和填写功能失调性想法记录表，数日后对存在的不良自动想法进行评估、识别和告诫。指导患者用合理、科学的想法代替不良自动想法。一段时间后(3～5d)，通过深入交谈，追根求源，促使患者对不良自动联想进行自我识别并得到彻底纠正。医师要给予必要的技术指导。

3. 最后阶段　目的在于通过反复强化达到巩固疗效和防止再复发。此阶段，医师和患者共同探讨将来可能发生的问题，对困难情境进行预测，强化患者在认知治疗中获得的疗效。

疗程和方法：开始每周 3～4 次，取得疗效后每周或 2 周 1 次，16 周为 1 个疗程，若同时配合多塞平(多虑平)、阿米替林、阿普唑仑(佳乐定)等药物治疗可提高疗效。

(四)心理分析疗法

心理分析疗法是通过让患者自由联想、梦的解释和"移情别恋"等方法,把压抑在潜意识里的矛盾冲突引入到意识层次进行重新认识,然后用现实主义的态度分析、解决内在的矛盾冲突。通过医师的分析,让患者了解患病的心理历程和症结所在,充分认识到此症是完全可以治愈的,疾病的心理表现就失去了存在的意义,症状逐步消失。要达到此目的,需让患者深刻领悟到,痊愈不是医师的给予,而是自身的大彻大悟和自我治愈。要求患者认真配合心理治疗,自觉领悟病情和症状存在的"可笑性",就可能收到满意的效果。

本疗法多用于癔症、重度神经衰弱、强迫症、恐怖症和某些心身疾病,应配合药物治疗。

(五)生物反馈疗法

本疗法源于动物通过操作学习,可以获得躯体操作行为而改变某些习惯行为,达到治疗目的。生物反馈是内脏学习的一种方法,也称此法为内脏学习疗法。

生物反馈疗法是用现代仪器把生物体的生理变化过程的信息,提供或反馈给生物体后,机体的生理变化趋势发生某些改变,从而产生新的心理生理反应,如骨骼肌的松弛或紧张、皮肤的温度和电阻变化、脑电波改变、血压波动、心率变化等。这些生物反馈变化促使个体在维护身心健康过程中成为更主动的参与者,从而达到某种程度的自我调控和自我治疗某些疾病的目的。

一般情况下,人体器官大部分的自主活动信息,大脑不易感知(非意识层面),人们对体内存在的生理心理变化过程不能觉察到,而生物反馈仪可以把器官的活动信息加以记录、放大、整理成大脑能够接收和理解的信号,如声、光、色等,人可以借助反馈仪的高灵敏度信息反馈,观察到脏器的心理、生理动态变化过程。常用的生物反馈仪主要有肌电反馈仪、脑电反馈仪、脉波速度反馈仪、皮电反馈仪、温度反馈仪等。

生物反馈疗法常用于神经肌肉再建和全身松弛治疗,治疗某些脑部疾病,调整血压和心率,治疗偏头痛、高血压、心律失常及癫痫等。治疗通常在安静状态下,由专科医师指导治疗,每次30min,每周6次,4周为1个疗程。

(六) 音乐疗法

神经学、生物学、心理学领域的研究显示:音乐对人类情感有巨大影响力,直接影响人的精神状态和个体行为,改善人的认知能力、智力和促进健康。音乐语言在不同区域、不同种族的音乐形式尽管结构、风格、音调、节奏有所不同,甚至存在着巨大差异,但却是有别于人类文字语言和口头语言,是全人类的"通用语言"。

业已证明,人对音乐的感知是在大脑多个部位同时进行的。有研究显示,音乐治疗可以把乳腺癌药物或手术治疗的不良反应降低30%。研究资料还显示:优秀音乐欣赏对儿童的神经系统和智力发育、对智商和情商提高、空间记忆能力有较明显的促进作用。直接观察:音乐可使紧张心理放松、注意力集中、学习能力提高。人的一生中,无论是处于健康状态、亚健康状态还是疾病状态,都应与音乐这种神奇"语言"相伴。坚持音乐欣赏可以消除疲劳、增强记忆、延缓衰老过程。

我国古代十分重视音乐的治疗作用,一些医师也广泛地用于临床,并且对不少患者十分有效。优美音乐的治疗作用是通过调节人体内分泌和神经系统的功能来实现的。不同的音乐欣赏对调节心理压力、减少不良刺激痛苦、消除不良心身反应及镇静、镇痛、调节血压等都有积极效果。选择好的音乐可以有效治疗孤独症、焦虑症、恐惧症甚至绝望心理。音乐对许多躯体疾病也有良好的促进康复作用。

在欣赏音乐和选择音乐治疗时,需注意音乐曲调、风格、旋律、节奏、音色及欣赏者的自我满意度和欣赏能力,一般认为不同的音乐曲调,对不同的人、不同的心理状态,在特定的场景下会产生截然不同的心理反应和音乐效果。

音乐治疗要根据个性特点、文化层次、音乐修养和病情变化选择。节奏感强、热烈豪放的曲调对伤感、忧郁者较为合适；旋律优美、文雅恬静乐曲适合于多动、兴奋、焦躁者；模仿森林、海浪、田园、虫鸣的轻音乐欣赏，使人如身临其境，有回归大自然之感，适用于脾气暴躁者。

对青年人可选择一些通俗音乐作品；对老年人，京剧音乐，特别是用钢琴伴奏的曲调会更有效。

（七）暗示疗法与催眠疗法

暗示疗法是一种采用简单、典型、对患者有重大心理影响的方法，改变已形成的心理生理过程的条件反射，达到治疗目的。治疗者通过语言、动作、表情、道具等方式，用间接、迂回、含蓄，但有较强影响力的方法，对患者的认知、判断、情感、意志、行为等心理活动施加影响，从而产生暗示效应。暗示效应可以立竿见影，也可以是一个潜移默化的较长过程。

研究发现，有效的暗示作用，可使大脑皮质产生一种类似吗啡样物质，有明显的减轻躯体疼痛作用。暗示疗法对癔症性瘫痪、癔盲、癔聋、癔哑、呃逆等有较好疗效。一些神经症患者，暗示加针灸、暗示加镇静药物是常用方法。

催眠疗法是借助重复单调刺激和语言行为达到催眠作用的治疗方法，催眠疗法强调进入入静状态。人在睡眠状态下，对外界非强烈刺激一般不起反应。但催眠过程中，患者对施术者的语言非常敏感，可以听到施术者话音，回答提出的问题，服从其指令做出各种动作，这是催眠疗法"感通作用"的结果。感通作用的生理基础源于抑制大脑皮质中的"警戒点"学说，施术者借助感通作用给患者有目的的暗示，产生新的兴奋中心，抑制病态兴奋点，恢复有益于健康的条件联系。

催眠疗法短期疗效较好，巩固需反复治疗并结合其他疗法。暗示与催眠疗法的成功与否取决于患者心理状态、对施术者信任程度及施术者的个人威望。

(八)行为疗法

行为疗法源于实验心理学的资料及有关大脑学习的理论,也称学习疗法、行为矫正法。具体方法主要有以下几种:系统脱敏法、厌恶疗法、条件操作法和自我调整法。

行为疗法认为,人的许多行为是在复杂多变的外界环境和"自身需求"过程中,通过"不断学习和积累"养成的一贯性或习惯性,(这其中既有有意识的成分,也有无意识的成分)。行为治疗方法通过有意识的训练和操作方法的学习,使大脑建立新的联系信息,阻断原有的兴奋点,进而产生持久的行为改变。心理异常和躯体疾病表现,不仅是疾病造成的症状,也必然会带来行为变化。大脑活动程序中的某个环节发生紊乱或受到阻滞,就会出现病理状态——心理和行为异常,行为疗法就是通过大脑的再学习、再认知,恢复正常处理程序,改变和调整异常程序,代之以新的、健康的行为。改变行为是行为疗法的理论基础和治疗目的。

行为疗法常用方法主要有:

1. **系统脱敏法**　也称交互抑制法或对抗条件法,主要用于恐怖症和恐怖情景所造成的心理障碍。

系统脱敏法治疗分为两个步骤,即分析、判断构成恐怖的层次和提供必要的脱敏训练。

第 1 步:分析构成恐怖的层次,设计层次表格,按最强至最弱的恐怖体验依次进行排序。

第 2 步:判断患者所处恐怖层次位置,让患者学会自我松弛。主要方法是排除杂念、闭目静坐、全身放松,转移恐怖注意力,此类似于气功的准备阶段。入静后,把引起恐怖焦虑的刺激由弱到强与松弛方法配对联想,先抑制弱一些的恐怖体验,再逐步抑制比较强的恐怖体验,最终消除恐怖心理反应。

系统脱敏法中的"猛烈突破法"可用于意志坚强者,即直接接触或想象最强烈的恐怖事件,通过一个阶段有意识训练后,可达到治愈目的。

2. 厌恶疗法 也称厌恶制约法或惩罚疗法,主要是采用负性强烈刺激,以消除养成不良行为的大脑兴奋灶。

厌恶疗法常用于戒断烟瘾、酒瘾、药物依赖、性变态、偷窃癖、强迫症和恐怖症患者的治疗。方法是有意识地安排一些较强烈的负性刺激,引起患者产生痛苦或厌恶的非条件反射,借此抑制已习惯的条件反射,从而矫正不良行为。

化学厌恶法是用化学药物如阿扑吗啡、氨水等引起恶心、呕吐和强烈刺激;电击厌恶法是用一定强度的感应电流作为痛苦刺激物,或以轻度电休克作为负性刺激;橡皮圈厌恶法是先把橡皮圈套在手腕上,反复拉弹,引起轻微疼痛作为负性刺激,借此引起厌恶反应。

上述厌恶治疗方法一般比较痛苦,施用几天后,可训练患者自己用"想象厌恶法"自行治疗,即在将发生不良行为时,自动联想行为结果所造成的痛苦和受惩罚的情景,借此产生强烈的厌恶心理反应,从而有效抑制不良行为。"化学厌恶法"和"想象厌恶法"结合或交替运用,对性变态、异装癖、露阴癖、窥视癖、偷窃癖有较好疗效。

3. 条件操作疗法 也称奖励法,是用正性刺激物增强患者自发的正常行为反应,使已获得的异常行为受到抑制而逐渐消亡,最终以正常行为代替异常行为。当不良行为的纠正达到一定程度时,给予必要的奖励(精神的和物质的),此疗法常用于忧郁症、孤独症患者。

4. 自我调整疗法 方法是刻意安排一套特定的情境,用机体一种反应去代替或改善另一种反应,从而改变不正常的心理和生理功能。医师的责任是指导患者自我监视,自我评价,自我强化,充分发挥自主意识。

自我调整疗法包括松弛疗法,如坐禅、站桩等功法,用于紧张症、焦虑症及一些慢性疾病,对失眠、高血压病、紧张性头痛、神经衰弱等也有较好疗效。

5. *示范或模仿疗法* 是用已治愈者的"现身说法"的示范作用,指导患者参与某些情景体验和模仿学习,达到解除症状和恢复正常心理的目的。此疗法常用于恐惧、胆小、自卑、焦虑和孤独患者的治疗,要求循序渐进。通过壮胆自信训练,有意识地参加社交活动,并在其中扮演一定角色,充分表现自己,实现自我价值,发展和提升应付实际生活的能力。

第81章　计划生育技术指导

计划生育就是有计划地生育子女,这是我国的一项基本国策,目的在于使人口增长保持在一个合理水平上,改善人口结构,提高人口素质。计划生育的基本内容和要求是晚婚、晚育、少生、优生,减少或避免婚外生育。技术指导包括婚前必要检查、新婚指导,怎样根据自己的愿望和条件,有计划地安排适宜的婚育年龄和时间,实现家庭幸福、国家安康。通过优生优育措施的实施,实现遗传性、先天性和产伤性疾病发病率降低,保证后代聪明、健康。许多人认为,女性在8~9月份受孕、25-30岁生育比较适宜。

第一节　避 孕 方 法

工具避孕法又称障碍法,是利用工具阻止精子进入阴道,或阻止进入阴道的精子进入宫腔,或通过改变宫腔内环境达到避孕目的。常用方法如下。

一、阴 道 隔 膜

阴道隔膜(cantraceptive diaphragm)也称"子宫帽",为有弹簧圈的圆帽状乳胶制品,依弹簧圈外缘直径分为 50、55、60、65、70、75、80mm,常用 65、70、75mm 等。使用时,选择相应号码的阴道隔膜盖住子宫颈口,阴道内精子便不能进入宫腔受孕,从而达到避孕目的。一般于性交后 8~12h 取出,最长不宜＞24h,以免损伤阴道壁。

二、阴 茎 套

阴茎套(condom)亦称男用避孕套、安全套。为优质薄乳胶制成的袋状品,顶端有小囊,直径分为 31、33、35mm 三种。应在每次性交开始时使用。射精时,精液潴留于顶端小囊内,使精液不能进入阴道而避孕。

三、宫内节育器

宫内节育器(intrauterine device,IUD)是一种相对安全、有效、简便、经济而且可逆,受群众欢迎的长效避孕工具。制作原料多为塑料、金属或硅胶。常用的有单环、麻花环、混合环、T 形节育器及 V 形节育器。节育器对宫腔具有机械的障碍作用、异物刺激作用、引起局部释放前列腺素及带铜节育器干扰孕卵着床等。

(一)宫内节育器的放置

1.适应证 已婚妇女,自愿放置而无禁忌证者。

2.禁忌证

(1)生殖道炎症:如滴虫性、真菌性阴道炎,重度宫颈炎,急、慢性盆腔炎,白带清洁度Ⅲ度以上。

(2)生殖器官肿瘤:如子宫肿瘤、卵巢肿瘤等。

(3)月经异常:如频发月经、不规则性出血或经量过多者。

(4)子宫腔大小:宫腔>9cm 或<5.5cm 者。

(5)全身性疾病:有严重的心、肺、肝、肾及血液系统疾病者,如心力衰竭、重度贫血或各种疾病的急性阶段。

(6)子宫颈及子宫位置异常:如子宫颈过松或重度裂伤;严重子宫脱垂;放环后易脱落者。

(7)手术当日体温在 37.5℃ 以上者,暂时不宜放置。

3.放环时间 月经干净后 3～7d;人流术后当时;正常产后 3个月;剖宫产后半年;哺乳期闭经者应排除早孕;在术前 3d 禁性交。

4.宫内节育器型号选择及使用年限　见表81-1。

表 81-1　宫内节育器型号选择及使用年限

IUD 种类	宫腔深度(cm)			使用年限(年)
	<7	7～7.5	≥7.5	
宫铜 IUD	20(小)	22(中)	24(大)	15～20
V 形 IUD	24(小)	26(中)	28(大)	5～8
T 形 IUD(Tcu380A, Tcu220C)	28(小)	30(中)	32(大)*	5～8
活性 γIUD	24(小)	26(中)*	28(大)	5
爱母 IUD	S(5.5～7.5)	M(7.5～8.5)	L(>8.5)	15
母体乐铜 375		均一型号		5
吉妮 IUD		均一型号		8
曼月乐		均一型号		5

注:＊需参考宫腔横径选择

5.放置方法　外阴、阴道消毒后,做双合诊检查核实子宫位置、大小及活动度,用窥阴器打开阴道暴露宫颈,再次消毒宫颈及颈管。宫颈钳夹住宫颈前唇,轻轻向外牵引。用子宫探针循子宫倾屈方向测子宫腔大小。选择适当的节育器(表 81-1)用放环器将其送至宫底部,退出放环器。放环器必须一次将节育器与子宫轴平行送达宫底,以免节育器扭曲或位置过低而失败。若宫颈较紧,可用扩宫器扩至4～6号再放置。若为有尾丝节育器,宫口外留尾丝2cm长,剪去余长。放置方法根据放置器的不同分为叉入法、钳入法及套管法。

6.术中注意事项

(1)严格无菌操作,放置时应尽量避免节育器触碰阴道壁或反复操作。

(2)放置前先让带器者观看节育器形状,有无尾丝,以便复查时核对,并告知可放置的年限。

(3)哺乳期子宫壁薄而软,宜加倍注意。剖宫产后放置节育器时,器械宜顺子宫后壁进入宫腔,防止从子宫前壁的瘢痕部位穿孔。

(4)生殖器畸形者最好不放,发育好的双子宫,两个宫腔应各放 1 个节育器。

7.术后注意事项　为带器者印发术后须知事项。

(1)术后休息 3d,1 周内避免重体力活动。

(2)2 周内禁止性交及盆浴。

(3)放置后 3 个月内,应注意节育器是否掉出,尤其是月经期或大便后更要留意。

(4)定期复查:术后 1 个月、3 个月、半年、1 年各复查 1 次,以后每年复查 1 次。有特殊情况随时就诊。复查结果登记入卡,以便随访和统计。

(二)宫内节育器取出

1.适应证

(1)各种不同节育器的放置年限到期者。

(2)计划妊娠者。

(3)放置后出现各种不良反应(如出血量较多、持续时间较长、腰痛、月经周期紊乱等),经治疗无效者。

(4)发现有并发症,如感染、节育器异位或嵌顿者。

(5)绝经半年以上者应取出节育器。

(6)改换其他节育方法者(如要求绝育或男方行输精管结扎)。

2.方法　取器时间、术前准备及消毒同放器术。有尾丝者可用止血钳夹住尾丝轻轻向外牵拉。无尾丝者术前需经 X 线或 B 超检查证实节育器在宫腔内。手术操作宜轻柔、准确。先以探针探明节育器的位置。取出器的钩应平行进入宫腔,在感觉出节育器与取出钩的关系后,向前或向后钩住节育器的下缘轻轻拉出。通过宫颈内口时,取出钩应保持水平以便通过(有时将宫颈内口误认为节育器下缘,易造成损伤)。若取节育器困难可在 X 线或 B

超下定位再取。有时部分节育器嵌顿在子宫肌壁内,可用取环钩轻轻向外牵拉,使部分环丝暴露于宫口外,用止血钳夹住,将环丝一端拉直剪断,缓慢向外抽出。取出的节育器应检查是否完整。

(三)宫内节育器不良反应、并发症及防治

1.不良反应

(1)子宫出血:发生率 15%～20%,出血可表现两种类型。一是不规则出血。节育器在宫腔内的机械性压迫,使子宫内膜发生局部坏死和表浅溃疡,而发生不规则出血;二是月经增多,支撑力较高或与子宫内膜接触面较广的节育器易致出血。组织化学研究发现节育器使纤维蛋白溶酶的活性增高而导致纤维蛋白溶解。为此,如月经过多可以用抗纤维蛋白溶解药物,口服氨基己酸 2g,3次/d,连用 3～5d。

(2)腰酸腹坠:如节育器与宫腔的大小或形态不相符或放置在宫腔下方,可以引起子宫过度收缩,而致腰酸和下腹坠感。

(3)白带增多:甚至出现赤带。

2.并发症及防治方法

(1)节育器嵌顿:节育器放置时损伤宫壁,或选用的节育器过大,节育器的棱角部分,放置后引起损伤,而致部分器体嵌入子宫壁。因此,术前应选择与宫腔大小相适应的节育器。

(2)子宫穿孔:节育器异位,其发生率很低,但危害不小。这是由于术前未查清子宫位置及大小或操作不当而将节育器经穿孔处放置于子宫外。如果对子宫的位置前屈、后屈检查错误,易致子宫峡部穿孔;子宫大小检查错误,易致子宫角部穿孔;哺乳期子宫薄而软,术时易穿孔。节育器可异位于腹腔、阔韧带、子宫直肠陷凹等处。术时查清子宫位置和大小,操作轻柔,可预防子宫穿孔。确诊节育器异位后,应根据其所在部位,经腹(包括腹腔镜)或阴道将节育器取出,对适宜绝育者可同时行输卵管结扎术。

(3)感染:节育器放置后发生感染,多因放置时无菌操作不严,或节育器尾丝导致自阴道的上行性感染,引起子宫内膜炎;或经淋

巴系统引起输卵管炎;如果生殖器官本身存在感染时,可在放置节育器的操作中引起感染复发。一旦发生感染,应首先取出节育器,然后积极控制炎症。

(4)节育器脱落:多发生于带器后第 1 年。脱落者中约 50％发生于前 3 个月,而常在月经期脱落。有时带器者未察觉节育器脱落而妊娠,因此在放置节育器后第 1 年中,应定期随访。脱落原因:节育器型号选择不当或与宫腔形态不符,使子宫异常收缩将节育器排出;操作技术不熟练,节育器未放到宫底部;未严格掌握适应证,如宫口过松、月经量过多等。节育器制作的材料支撑力太小,或节育器很小也易脱落。

(5)带器妊娠:原因是发生于宫腔空隙处,如节育器下移至子宫下段,胚囊可着床于宫底部;节育器放置于子宫外,或双子宫时,节育器只占据一个宫腔;哺乳期子宫小时放小号器,哺乳终止后,子宫恢复正常大小时,节育器相对较小。带器妊娠应及早行人工流产。流产确认节育器在子宫腔内者,同时取出。带器合并宫外孕与一般宫外孕相比较,宫内节育器宫外孕往往没有明显停经史,或月经逾期不久即开始阴道不规则出血伴腹痛。若不提高警惕,易与宫内节育器的不良反应相混淆而早期漏诊,延误治疗。

四、药 物 避 孕

在临床上应用人工合成甾体激素避孕,制剂大致分三类:第 1 类睾酮衍生物,如炔诺酮、18-甲基炔诺酮、双醋炔诺酮等;第 2 类黄体酮衍生物,如甲孕酮、甲地孕酮、氯地孕酮等;第 3 类雌激素衍生物,如炔雌醇、炔雌环戊醚、戊酸炔雌醇等。我国常用的避孕药大都属于性激素甾体化合物,其中以人工合成的雌孕激素复方制剂为主。复方制剂具有避孕效果可靠、安全、不良反应小等优点,已成为我国妇女常用的避孕措施之一。

(一)短效口服避孕药

为一种雌孕激素的复方药物。如按规定方法用药,避孕有效率可达 100%。有口服避孕药Ⅰ号(复方炔诺酮)、避孕药Ⅱ号(复方甲地孕酮)、复方去氧孕烯(妈富隆单相片)、复方孕二烯酮(敏定偶)、妈富隆双相片、复方左炔诺孕酮三相片等。为减小药物不良反应,对药物的剂量配伍进行了多次修改,因雌激素可以维持内膜的完整而不出血故减量较少,当炔雌醇减至每剂 0.03mg 时易发生突破性出血。孕激素减至 1/2、1/4 或 1/8 量仍能妨碍内膜之正常周期变化。现用药物剂型分为:①糖衣片:如糖衣剥脱或潮解,药物剂量不足而影响避孕效果;②纸型片:药附在可溶性纸片上,剂量可靠;③滴丸:避孕药释入明胶液中,然后滴凝成丸。

1. 作用机制

(1)抑制卵泡的正常发育和排卵。

(2)改变宫颈黏液,孕激素使之黏度增加,不利于精子穿透。

(3)子宫内膜不适于孕卵着床,子宫内膜受药物中孕激素的作用,增殖及分泌不良,内膜较薄,不适于孕卵着床。

(4)影响输卵管生理功能,使其输送配子或受精卵运行速度发生改变,破坏生殖过程的同步协调关系。

2. 适应证和禁忌证

(1)适用于育龄健康妇女,检查无以下禁忌证可应用。

(2)有急慢性肝炎、肾炎、恶性肿瘤、生殖道肿瘤、糖尿病、高血压病、血栓性疾病、血液病、心脏病、40 岁以上,既往有长期闭经史患者不宜使用。药物能经乳汁分泌影响婴儿,药物本身也可使乳量减少,乳汁中蛋白脂肪含量下降,故哺乳期不适宜用药。

3. 近期不良反应

(1)类早孕反应:雌激素可能刺激胃黏膜引起头晕、乏力、食欲不振甚至恶心、呕吐。轻者无须处理,坚持 1～3 个月会自然消失。较重者可服维生素 B_6、山莨菪碱各 10mg,3 次/d,以减轻雌激素对胃黏膜的刺激作用。

(2)月经影响:服药后,由于抑制了体内的激素分泌及替代性对子宫内膜的作用,因此月经周期规律、经量不多。如用药后出现停经,提示下丘脑-垂体轴抑制过度,应停避孕药而用雌激素替代周期 2～3 次。如服药期间发生不规则少量出血(又称突破性出血),多发生在漏服药之后。少数人虽未漏服药也可发生,如发生在周期的前半期,系雌激素不足以维持内膜的完整性,可增服炔雌醇 0.005mg 或 0.015mg,连续服至 22d 止;如发生在周期的后半期,常是因为孕激素不足,可每晚加服避孕片 1/2～1 片,直至服完 22 片。若出血量同月经量,应当作为月经处理,当晚停药,待出血第 5 天再开始下周期服药。

(3)体重增加:少数人服药后食欲增进而致体重增加,也可能是雌激素引起的水钠潴留的结果。

(4)色素沉着:颜面部皮肤出现色素沉着如妊娠期,停药 2～3 个月后一般可自行消退。

4.远期影响

(1)长期服药(数年)者有 2/3 停药后 1～2 个月内妊娠胎儿未见异常,但为避免隐性影响,最好停药 6 个月后再孕。

(2)对机体代谢的影响:约有半数服药者糖耐量减低,但并非糖尿病,尿糖阴性,且不随服药时间延长而加重。胰岛素分泌功能也与正常相同。对蛋白质和脂肪代谢影响也无临床意义。

(3)复方短效避孕药不增加子宫颈、子宫内膜癌、乳腺癌及卵巢癌的发生率,并且可降低子宫内膜癌及卵巢上皮癌的发生。

5.用法及注意事项　可分为单相型、双相型和三相型,用法各不相同。单相型的用法有两种,一是于月经第 5 天开始,每晚 1 粒,连服 22d。可在停药后 2～3d 有撤退性出血如月经来潮。如停药 7d 仍无经潮,则于当晚开始服第 2 周期药物。如再次无月经出现,宜停药检查原因,酌情处理。二是于月经周期的第 1 日开始服用,每晚 1 粒,连服 21 粒,停经 7d 后,无论月经是否再来潮或干净,均在第 8 天晚服用下一周期药片。必须每日按时服药,否则剂量不规则,可能导致避孕失败。用糖衣片者,服前应检查糖衣是否完好,应注意防潮和糖衣剥脱,以免影响避孕效果。

(二)长效口服避孕药

这类药物主要是利用长效雌激素炔雌醇环戊醚,简称"炔雌醚",储存于脂肪组织,以后缓慢释放出炔雌醇,抑制排卵,起到长效避孕作用。其中的孕激素使内膜转化、剥脱、引起撤退性出血。服药1次避孕1个月。避孕率96%~98%。常用的有复方16-甲基氯地孕酮、复方18-甲基炔诺酮、复方炔雌醚。

用法:于月经第5天服1粒,20d后再服1粒。以后按第2次服药日每月1次,每次1粒。

如果准备停用长效口服避孕药,应在服最后1次药后,月经的第5天开始服短效避孕药2~3个周期作为过渡。否则由于体内尚有蓄积的雌激素,可能会在2~3个月内发生月经失调。

(三)探亲避孕药

适用于夫妻短期探亲时,多为孕激素类制剂。服用时间不受经期限制。其作用环节主要在宫颈黏膜、子宫内膜及输卵管。用法如下。

1.炔诺酮(探亲避孕丸) 探亲在14d内,于房事当晚及以后每晚1片。14d后改服1号或2号短效药至探亲完,停药后月经一般7d内来潮,经量基本不变。

2.甲地孕酮(探亲片Ⅰ号) 房事前8h服1片,当晚再服1片,以后每晚1片,直至探亲结束末次房事后次晨再服1片。

3.18-甲基炔诺酮 房事前1~2d开始服,每晚1片共15d后,接服短效药至探亲结束。

4.事后探亲片(53号避孕药) 性交后立即服1片,在第1次性交后次晨加服1片。服药时间不受月经周期限制,也无须连续服药。

5.甲醚抗孕丸 房事前1~2d服1粒,以后每次房事后服1粒。

(四)长效注射避孕药

目前应用的有避孕Ⅰ号针剂和复方甲地孕酮。肌注1次可避孕 1 个月,有效率可达 98%。月经频发和(或)月经量过多者不宜使用。

避孕Ⅰ号针剂的用法:第 1 个月于月经的第 5 天和第 12 天各肌注 1 支。以后每个月月经的第 10~12 天注射 1 支。一般于注射 12~16d 月经来潮。如果未来月经,可间隔 28d 注射 1 次。复方甲地孕酮的用法:于月经第 5 天注射 1 支,以后每 3 个月注射 1 支。

用药的头 3 个月可能发生月经不规则或经量多,可对症用止血药,也可用雌激素控制、调节。

(五)缓释药物避孕

1. 皮下埋植避孕法　此法是将 6 枚或 2 枚(剂型不同)缓慢释放左旋 18-甲基炔诺酮的硅胶囊埋植于上臂内侧皮下,药物以缓慢稳定速度释放,可避孕 5 年的长效避孕措施。

(1)避孕机制:①抑制 50% 周期性排卵;②抑制子宫内膜使受精卵不易着床;③改变宫颈黏液黏稠度,阻止精子进入宫腔,减少受精机会。

(2)避孕效果:可与绝育手术媲美,而且有高度可逆性,置入 24h 后即可起到避孕作用,取出后如不准备妊娠应马上采取其他避孕措施。

(3)适应证:皮下埋植避孕法适用于放置宫内节育器反复脱落或失败,口服避孕药不适合,对雌激素有禁忌,想做绝育尚未下决心者。

(4)禁忌证:活动性血栓性疾病、高血压病、糖尿病、急性肝病、黄疸、恶性肿瘤,原因不明的阴道出血,有宫外孕病史者,年龄≥40 岁者不宜使用。

(5)不良反应:主要是月经紊乱、点滴出血、少数者可致闭经,可随使用时间的延长减轻或消失,一般不需特殊处理。使用期间如出现严重头痛,急性视力障碍,明显血压升高,肝功异常,意外妊娠(包括宫外孕)应取出。

2. 阴道避孕环　为含 18-甲基炔诺酮或甲地孕酮的缓释硅胶

环。由避孕者自行放置于阴道顶部,环内孕激素缓慢释放,经阴道黏膜吸收。于月经净后放入阴道,每月放置 21d,取出 1 周后行经。对性交无影响,避孕效果可达 90%以上。缺点是易脱落,长期使用有异味。有效期 1~2 年。

3. 新型埋置药 各种新型埋置剂研究,例如将硅胶置入药做成环形,放入宫腔或宫颈内,这是避孕药和节育器结合的方法。

五、其他避孕方法

(一)局部杀精避孕

1. 避孕药膜 以烷苯聚氧醇、苯醇醚、壬苯醇醚制成半透明薄膜。性交前 5min 将药膜送入阴道深处,待其溶解后,有较强的杀灭精子作用。

2. 避孕海绵 将含有杀精药(壬苯醇醚)的海绵,于性交前浸灭菌水后放入阴道,8~12h 取出。这类药物不干扰内分泌,不影响月经周期,不干扰阴道生理状态,一般对局部黏膜无刺激或损害。偶有白带增多,局部有轻度烧灼感及外阴瘙痒,一般不影响使用。如使用正确,避孕效果可达 95%以上。

(二)自然避孕法

正常月经周期的妇女排卵多数在下次月经前 14d,排卵前雌激素水平升高,使宫颈黏液分泌量增加、稀薄,易为精子穿过。排卵后,卵子可存活 1~2d,而精子在女性生殖道内可存活 2~3d,因此排卵前后 4~5d 内为易孕期。如能从阴道排出的宫颈黏液识别即将排卵的时间,可以不用其他药具,而单靠控制易孕期性生活避孕,称自然避孕法。

有些妇女不做宫颈黏液观察,而只按一般规律推算,并按所得结论调节性生活以避孕,称"安全期避孕"。需要特别注意的是妇女的排卵过程可受情绪、健康情况或外界环境等的影响而推迟或提前,也可能发生"额外排卵"。因此"安全期避孕"法并不十分可靠,失败率达 20%左右。

(三)免疫避孕法

避孕疫苗,重点包括胎盘抗原、卵子抗原等,仍在研究中。

(四)紧急避孕法

用于屏障避孕失败后或无保护性性生活后,在月经尚未来潮前所采取的补救措施,它通过阻止或延迟排卵,干扰受精或抗着床发挥避孕作用。紧急避孕药如下。

(1)米非司酮:10mg 或 25mg 口服。

(2)左炔诺孕酮:首次剂量 0.75mg,12h 后重复 1 次;或者单次 1.5mg。

(3)雌孕激素复方制剂:每片含左炔诺孕酮 0.5mg、炔雌醇 0.05mg,房事后 72h 内首次口服 2 片,12h 后重复 1 次。

第二节　绝 育 方 法

一、输卵管绝育术

输卵管绝育术是一种比较安全又长期有效的节育措施。此法是通过切断、结扎、电凝、钳夹、套环输卵管,以及用药使之形成瘢痕或设法注入高分子化合物形成栓子堵塞输卵管,达到绝育目的。其中输卵管结扎是方法简单、有效、最常用的绝育术。近年来又开展了经腹腔镜输卵管绝育术。

(一)输卵管结扎术

有经腹和经阴道两种,以经腹部小切口手术为主。因经阴道手术较困难且易引发感染。

1. 适应证

(1)已婚妇女,经夫妇同意要求结扎手术而无禁忌证者。

(2)因有疾病不宜再生育者。

2. 禁忌证

(1)急性传染病、血液病、全身状况差不能胜任手术者。

(2)腹部皮肤感染,盆腔炎等。

(3)神经类型不稳定,不能配合手术者。

(4)24h 内测量体温 2 次在 37.5℃以上者。

3. 方法 包括抽芯包埋法和折叠结扎切断法。目前多采用前者。

(二)经腹腔镜输卵管绝育术

1. 适应证 同腹部输卵管结扎术。

2. 禁忌证

(1)多次腹部手术史或腹腔有广泛粘连。

(2)急性盆腔炎或全腹膜炎。

(3)过度肠胀气。

(4)有血液病或出血倾向。

(5)麻醉药过敏。

(6)严重神经官能症或癔症。

(7)严重心血管疾病、心肺功能差、有膈疝或脐疝等。

3. 方法 在腹腔镜直视下将弹性夹钳夹或硅胶圈环套于输卵管峡部,也可采用双极电凝烧灼输卵管峡部 1～2cm,以阻断输卵管。

二、人工终止妊娠

人工终止妊娠是指在妊娠 28 周前用人工的方法使妊娠终止。用于孕妇因某种疾病或其他原因而不适于继续妊娠,或作为避孕失败后的补救措施。不可多次采用,更不宜直接以此法来节制生育。方法有人工流产术、药物流产及中期妊娠引产。

(一)人工流产术

人工流产术系指用负压吸引术或钳刮术终止 14 周以内的妊娠。妊娠 10 周内适合吸宫术,妊娠 11～14 周内采用钳刮结合吸宫术。

1. 负压吸引术

（1）适应证：①妊娠10周以内，要求终止妊娠而无禁忌证者。②因患某种疾病不宜继续妊娠者。

（2）禁忌证：①各种急性病和急性传染病，或慢性传染病急性发作期；②生殖器官炎症，如阴道炎、盆腔炎、重度宫颈糜烂；③全身状况不良不能耐受手术者如心力衰竭、高血压伴有明显自觉症状、严重贫血等，均需治疗好转，并考虑住院手术；④妊娠剧吐，酸中毒尚未纠正者；⑤手术当日两次体温在37.5℃以上者。

（3）术前准备：应详细记录病史包括孕、产史，是否哺乳及其哺乳时间；手术史尤其是流、引产及子宫手术史，重要疾病及其治疗经过及效果，全身检查包括血尿常规，阴道清洁度，妇科双合诊，必要时行肝肾功能、B超检查。全面了解术者情况，以保证手术安全。手术一般不需麻醉，若精神紧张或患有心脏病、高血压等，术前酌情给予镇静药或降压药物。

（4）术中注意事项：①重复阴道检查，查清子宫位置、大小及软硬度。②严格无菌操作，吸刮器械进入宫腔时，切勿接触其他部位。③如遇剖宫产、哺乳期妊娠、近期有过人流史的妇女，手术时给予肌注缩宫素，预防子宫损伤和出血。④吸宫时手术者操作动作应轻柔，依宫腔方向进行操作。宫颈口的扩张要逐号进行，不宜过急或用力过猛，吸宫时负压一般控制在400～500mmHg，不宜过大，不要带负压进出颈管。术后检查胚胎及绒毛是否完全，如无绒毛，短期复查吸出物送病理检查。

（5）术后处理：①在观察室卧床半小时，注意出血及其他情况。②1个月内禁止性生活及盆浴。③如有异常情况，随时就诊。④指导避孕方法。

2. 钳刮术　术前做扩张宫颈的准备。方法有机械性（如宫颈置扩张棒）和药物性方法（如米索前列醇口服或阴道放置）。术中夹破胎膜，钳夹胎盘与胎儿组织，吸刮宫1周，酌情应用宫缩药治疗。术中出血、子宫损伤等风险较大，近年多采用药物流产代替钳刮术，安全且效果好。

(二)药物流产

药物抗早孕已广泛应用于临床,其中米非司酮配伍小剂量前列腺素终止 49d 以内的妊娠较为常用。此法因相对较安全、痛苦小,不良反应小,方便可靠。

1. **作用** 米非司酮是一种受体水平抗孕酮类药物,通过与孕激素受体结合而阻断孕激素活性,使蜕膜变性坏死和内源性前列腺素释放而诱导流产。但单独使用米非司酮完全流产率仅 60%～70%,并用前列腺素(因后者对子宫肌有兴奋作用,对宫颈有软化作用),合并用药后作用明显增强,可使完全流产率达 90% 以上。

2. **适应证** 停经天数 ≤49d,年龄 <40 岁,自愿药物流产的健康妇女,尤其适于手术流产的高危患者,如瘢痕子宫、子宫畸形、稽留流产、哺乳期妊娠等情况。

3. **禁忌证**

(1)米非司酮禁忌证:肾上腺皮质疾病、糖尿病、肝肾功能异常、有妊娠皮肤瘙痒史、血液病和血栓栓塞病史、与甾体有关的肿瘤。

(2)前列腺素禁忌证:心血管系统疾病、青光眼、胃肠功能紊乱、高血压、低血压 <10.7/6.67kPa(80/50mmHg)、哮喘、癫痫等。

(3)其他:过敏体质、带器妊娠、宫外孕或可疑宫外孕、贫血(血红蛋白 <95g/L)、妊娠剧吐等。

4. **用药方法** 米非司酮的服用方法有多种,一般是晨 50mg、晚 25mg(间隔 12h)口服,共 2d。于第 3 天晨口服米索前列醇 600μg,留院观察 6h,注意有无绒毛组织物排出。如有绒毛组织排出者,14d 后门诊复查,如无绒毛组织排出者,7d 后门诊复查。如阴道流血量多,随诊,必要时行清宫术。

5. **注意事项** 药物流产与人工流产相比,存在出血多,出血时间长等问题需待解决。因此应严格掌握适应证。药物流产应在可输血、输液等有抢救条件的医院施行。如药物流产失败,宜手术终止妊娠。

(三)中期妊娠引产

中期妊娠引产是指妊娠 14～27 周之间的终止妊娠的方法。指征为疾病或计划生育。中期引产的危险性比早期人工流产大，其并发症比人流大 8～9 倍，流产后生殖器恢复时间较长，对孕妇的生理负担也较大。为保证受术者的安全健康，必须在有一定技术条件和设备的医院住院进行。

常用的引产方法有药物和手术。药物引产种类多：如依沙吖啶(利凡诺)、天花粉、芫花、前列腺素、米非司酮、米索前列醇等。最普遍使用的利凡诺安全、效果好、药源广、价格便宜，临床引产效果可达 98% 左右。手术方法有水囊引产或剖宫取胎。

第三节　优生优育

我国在开展计划生育的同时，十分重视优生优育工作，婚育保健知识逐渐普及，围生管理制度日臻完善，监测手段日趋先进，处理手段不断提高。反映围生管理质量重要指标的围生儿病死率，在全国范围内大大降低。同时，由于广泛应用医学遗传学的科学原理和方法及促进增加有利表型的基因，使得遗传学上理想的优秀个体得以繁殖；由于遗传性疾病及先天性缺陷患儿在子宫内就能早期诊断，通过一些措施，从而达到减少严重遗传性疾病和先天性疾病的个体出生，大大提高人类种族的素质。

一、婚前咨询和体格检查

婚前保健是优生优育工作的重要措施，是防止遗传病延续的第 1 次优生监督。

1. 婚前咨询

(1)询问男女双方及其父母、祖父母、外祖父母是否为近亲血统。询问时要以"自己"为中心，向上、向下、向父亲、向母亲各推三代。如为近亲血统，还需询问遗传性疾病发病情况。

（2）询问本人健康史，包括各种急、慢性传染病和各系统主要疾病，特别要了解是否患有先天性疾病、遗传性疾病或精神病。

（3）询问直系血亲主要病史。遗传病一般都有明显的家族史，并在家庭上下代中按一定的遗传规律传递和发病。所以必须进行耐心细致地进行家系调查，根据亲属关系，绘制成家系图进行分析，以确定疾病遗传的可能性，做出初步诊断，并按其传递方法和特点，推算出复发风险，提出对婚育的指导意见。

（4）月经史是女性生殖系统和内分泌发育，妇科疾病诊断的重要依据。应详细询问初潮年龄、月经周期、经血性质、量和干净时间及末次月经情况，有无功血史、痛经史、闭经史等。

2. 体格检查

（1）全身检查：除进行一般各项检查外，还要注意第二性征发育、精神、语言、行为、智力有无异常。全身皮肤有无麻风结节、皮疹及传染性皮肤病；有无遗传病如色盲、近视、聋哑等。

（2）乳房检查：乳房检查时应让受检者坐正，解开上衣，两臂自然下垂，暴露双侧乳房以便对比。观察双乳大小、发育情况、乳头的位置是否对称、有无副乳、乳头凹陷。扪诊用手指掌（不是指尖）轻轻平坦地扪按乳房内上、外上、内下、外下、中央各区，不要用手指抓握乳房组织，否则会把抓捏到的乳腺组织误认为肿块。如扪到肿块应注意其位置、大小、硬度、活动度、有无压痛、表面是否光滑，边界是否清晰，与周围组织是否粘连等。

（3）生殖器检查

①女性生殖器检查：检查前应先排空膀胱，仰卧于检查台上，两腿屈曲分开，注意外阴有无畸形、肿瘤、炎症、白斑或溃疡，然后观察尿道口有无畸形、红肿，注意分泌物性质，取分泌物查滴虫、真菌等。

②男性生殖器检查：一般检查阴茎发育、大小、有无畸形，有无包茎，包皮过长，阴茎头部有无结节、粘连、溃疡或肿瘤；阴囊大小、形态、紧张度、皮肤有无湿疹；有无精索静脉曲张；睾丸、副睾的大

小、形状、硬度、压痛、活动度等。

(4)实验室检查:双方都做血常规、尿常规(包括尿糖)、肝功能、乙型肝炎五项指标检查和 X 线胸透检查。

怀疑遗传疾病、不育可能或性病时,应做染色体、精液或性病方面检查。

二、婚配、生育建议

根据检查结果,按不同情况进行异常情况分类指导和劝阻。

1.不宜或暂缓结婚　发现下列情况者不能或暂缓结婚。

(1)患有精神病、性病、麻风病在未治愈前不能结婚。

(2)各种传染病的规定隔离期、慢性病的活动期,心、肝、肾、肺、脑等重要脏器代偿功能不全时,应暂缓结婚。

(3)可以矫正的生殖器官畸形,应矫正后再结婚。

2.可以结婚,但不宜生育

(1)常染色体显性遗传病:如进行性肌营养不良(面、肩、肱型)、软骨发育不全、先天性成骨不全、遗传致盲性眼病等。

(2)常染色体隐性遗传病:如全身白化病、垂体性侏儒症、小头畸形、血友病(A、B、C 型)、全色盲、先天性聋哑、精神分裂症和(或)躁狂抑郁性精神病和原发性癫痫(多基因病)。

3.限制生育　伴性遗传病如色盲、血友病患者(控制生女不生男)。

4.不能婚配

(1)直系血亲或三代以内旁系血亲之间。

(2)男女双方均患精神分裂症和(或)躁狂抑郁精神病及分裂情感性精神病或同患遗传性疾病的男女之间。

(3)双方家系中患有相同遗传性疾病的男女之间。

5.重度遗传性智力低下　如先天愚型、重度克汀病(多基因遗传)、精神分裂症和躁狂抑郁性精神病现病患者(多基因遗传病)。

三、常见疾病患者婚育指导

1. **生理缺陷和畸形** 要区别是先天性遗传性疾病还是后天非遗传性因素所致,需详细询问病史,必要时做染色体检查。配偶双方皆为遗传病患者或单方病情严重不宜结婚,应先绝育后结婚。

2. **肝炎** 任何一方发现甲型或乙型病毒性肝炎治疗期间。肝炎急性期不宜结婚;肝功能异常应进行动态观察待稳定半年后再结婚;肝炎临床治愈后 1 年方可妊娠,肝功能正常、乙型肝炎表面抗原(澳抗)阳性,须做 e 抗原检查,e 抗原阳性不宜妊娠。一方乙型肝炎表面抗原阳性,其配偶应接种乙型肝炎疫苗 3 次:第 1 天、第 1 个月、第 6 个月,然后才可以结婚。

3. **心脏病** 应根据病情决定能否结婚和生育。心功能一级、二级一般可负担妊娠;心功能三级以上须请内科会诊;心功能不全或有心力衰竭史,结婚生育问题必须慎重考虑;先天性心脏病有肺动脉高压者不宜生育;急性心肌炎暂不宜妊娠。

4. **慢性肾炎** 应根据病情决定能否生育。合并肾性高血压或氮质血症者不宜妊娠。

5. **精神分裂症** 任何一方患精神病都应待恢复后再生育。有下列情况之一者均不宜结婚或绝育后再结婚。

(1)近亲婚配。

(2)配偶双方均为精神分裂症患者。

(3)一方为精神病患者或直系亲属者(父母、同胞、子女),另一方也有精神病家族史者。

6. **癫痫** 继发性癫痫无遗传性,痊愈后可以结婚生育。原发性癫痫有明显遗传性不宜生育或绝育后再结婚的条件同精神分裂症;癫痫长期服药者生育需在疾病缓解期。

7. **肺结核** 任何一方患活动性肺结核均不宜结婚,肺结核痊愈后可以结婚,但需待停药 3～6 个月后再妊娠。

四、产前诊断

1. 适用对象

(1)孕妇年龄>35 岁者。

(2)孕妇年龄<35 岁,但是丈夫年龄>45 岁者。

(3)孕妇分娩过先天愚型儿及染色体异常儿。

(4)有 3 次以上非正常生产史,包括死胎、死产、流产史。

(5)夫妇一方有染色体平衡易位者。

(6)有脆性 X 标记染色体家族史者。

(7)有伴性遗传性疾病(如血友病、假性肥大性肌营养不良等)家族史。

(8)妊娠早期接触明显致畸因素者。

(9)生产过神经器官发育缺陷(无脑儿、脊柱裂、脑脊膜膨出、脑积水)、脐疝、羊水过少,或其他畸形儿。

(10)有性连锁遗传病家族史者。

(11)生产过先天性代谢病儿(如黑矇、白痴病、黏多糖增多症、甲基丙二酸血症等)。

(12)地中海贫血高发区,夫妇均为地中海贫血杂合子,或已生过 1 个地中海贫血儿的孕妇。

(13)孕妇患有可能导致胎儿异常的疾病(如糖尿病)或先天性疾病(如先天性心脏病)。

(14)孕妇血清生化指标筛查高风险。

2. 主要目的

(1)监护胎儿宫内情况。

(2)检查胎盘功能。

(3)了解胎儿成熟度。

(4)诊断胎儿先天畸形及遗传性疾病。

(5)确定要否中止妊娠。

3. 产前诊断方法

（1）超声：在孕早期可诊断早孕及估测胎龄；孕 18 周以后可检查胎儿脏器发育情况；孕晚期可评估胎儿宫内安危及胎盘成熟度。

（2）羊膜腔穿刺术：适于孕 16～21 周，可用于羊水细胞培养核型分析诊断染色体病、DNA 突变分析诊断单基因病、生化测定诊断某些先天畸形或代谢疾病。

（3）脐带穿刺术：用于孕 18 周以后，可用于核型分析、母儿血型不合等诊断。

（4）其他：包括绒毛活检术、植入前遗传诊断、胎儿镜、孕妇外周血富集胎儿细胞和 DNA 技术等，由于风险较大或技术难度大，临床上少用。

五、早孕及产前保健

早孕期（妊娠 3 个月内），是胎儿器官形成和发育期，对外界不良因素最敏感。同样，产前孕妇不良生活习惯、环境、社会因素等对胎儿生长发育也极为不利。因此，两者均应避免接触致畸物质，注意优生保护。

1. 确诊早孕　及时到医院检查，一旦确诊，到所属地区医院及有关部门进行早孕登记，领取围生保健手册，按时进行产前检查，并在医师指导下做好孕期保健。

2. 预防感染　感染性疾病有致畸作用，尤其是病毒感染，容易造成胎儿畸形、发育迟缓或死胎等。

3. 避免接触有害物质　如农药、灭虫药等化学药物，尽量避免 X 线、放射性核素检查及治疗。

4. 避免孕期乱用药　患病时要在专科医师指导下科学合理用药。参阅本章妊娠期用药。

5. 严禁吸烟和酗酒　孕期慢性接触乙醇，能使胎儿发生"胎儿乙醇综合征"。烟碱可引起胎盘血管痉挛，胎儿缺氧，容易造成胎儿畸形和智力障碍。"间接吸烟"也会使胎儿受到一定的影响。

为此,从优生保护第二代健康出发,夫妇均应戒烟酒,孕妇尽量减少和避免到公共场所。

6. 及时得到监护 尤其孕中期,胎儿发育快,要及时监护胎儿的生长发育。对具有高危因素的孕妇及时监护及治疗,必要时在孕 25 周以前做产前诊断。

六、妊娠时机选择及指导

1. 最佳生育年龄 一般 25—30 岁间生育为宜,尽量避免和减少高龄(40 岁以上)妊娠。

2. 排卵期 是在月经前 14d 左右,排卵期前后 3～4d 最易受孕。

3. 口服避孕药期间 要在停药改用非药物性方法避孕 6 个月后再受孕。

4. 健康状况评估

(1)疾病初愈,或女方流产后不满半年不宜妊娠。

(2)夫妇把身体控制在良好状态时妊娠。父母的健康是孩子健康的基础,为此在某些疾病患病期间不宜受孕,如患肝炎、肺结核等传染病、发热性疾病,均可影响精子、卵子的质量或造成母婴垂直传播。患有心、肝、肾疾病时,妊娠不但会使病情加重,还会影响胎儿发育、生长。服药治疗期间,因许多药物有致畸作用,故不宜妊娠。

(3)婚后 3 个月内不宜妊娠,应创造一个良好的受孕环境妊娠为宜。新婚时双方均比较疲劳,由于习俗,接触烟酒机会多,对男女生殖细胞功能均有影响。若此时怀孕,这些不利因素对其后代体力、智力均有影响。

5. 孕期指导 检查时发现已妊娠则应对男女双方一起进行婚育指导,根据他们的年龄和健康状况,进行优生指导。

七、孕期用药指导

用于人体预防、治疗或诊断的药物,多是生物化学物质,一般都具有生物化学活性,在一定的剂量下能够影响机体细胞的生理活动和代谢过程,因此,孕妇用药更应权衡利弊考虑全面。孕妇患某些疾病,可能会造成发育障碍和胎儿畸形,应该积极治疗。在治疗过程中,既要注意治疗效果,又要考虑药物对胎儿中毒致畸的影响,以保证母婴安全。

1. 孕期对药物的吸收、解毒和排泄的影响

(1)孕早期,妊娠反应如恶心、呕吐、食欲缺乏或不能进食,孕妇处于营养不良的状况,不但体重下降,而且对药物特别敏感。

(2)孕期孕激素上升,可抑制某些代谢酶如葡萄糖醛酸酶,影响药物在体内的代谢,引起药物在体内蓄积,作用时间延长。

(3)妊娠期孕妇肝功能有所下降,大多出现在妊娠晚期,血浆白蛋白量下降,平均 30g/L(非孕妇平均 43g/L)。球蛋白轻度增加。肝实质细胞分泌 BSP 至胆汁的功能下降,胆囊功能下降,肝脏解毒功能受到一定影响。

(4)妊娠期血浆蛋白下降,由于有些药物需要和血浆蛋白结合解毒,因此增加了药物的毒性。另外,药物与蛋白结合减少,则游离药物增多,这些游离药物容易通过胎盘到达胎儿体内,增加药物对胎儿的影响。

2. 孕妇服药对胎儿的影响　孕妇服药后,除了分子量大的胰岛素、肝素、缩宫素等,大部分药物均能通过胎盘到达胎儿体内。孕妇服药后,孕妇和胎儿必将受到影响。早期胚胎无肝、肾功能,妊娠中期也缺乏完善的肝、肾解毒和排泄功能,因此,胎儿对药物的反应一般比母亲毒性大,可能会引起胎儿出现不可逆性改变。

(1)孕前用药:生殖细胞成熟的过程中,受到某种药物的影响,致使精子或卵子染色体畸变,而造成受精卵的异常发育,可导致受精卵死亡流产,或造成胚胎畸形。

（2）着床前期（第1周时）用药：受精后，在卵泡分裂的初期，细胞的活动均在输卵管内，卵裂所需的营养依靠卵管上皮分泌的黏液。此期受精卵与母体组织毫无接触，故孕妇服药对胚胎无影响。

（3）着床期（受精卵1～2周时）用药：胚泡植入子宫内膜，从此胚胎与母体组织建立了紧密的联系，但此期胚内无血管形成，孕妇服药对胚胎影响不大。

（4）器官形成期（第3～10周）用药：当胚胎发育2周后，卵管囊上的胚层外中胚层内形成血岛，其周边的细胞分化为原始血管；胚胎3周时，胚内外层的毛细血管网相连，并逐渐形成胎儿的动静脉。受精卵2周后绒毛中长出血管，约在3周时绒毛中的血管与胎体中血管相通，形成完整的循环通路。此期孕妇用药大多通过绒毛膜经血循环到达胎儿体内，而影响胎儿正常发育。

在胚胎的发育过程中，胚细胞为多向性迅速增殖，逐渐分化成体内各种器官。这些分化细胞的基本特点是在于它能合成各种细胞类型的特有蛋白质，并且是受基因控制的，同时也直接受周围环境的影响，细胞之间相互依赖，相互制约而达到进一步的分化和发育。一旦这些关系发生了紊乱，必然导致异常分泌，产生各种畸形和病变。为此，此期是药物敏感期。

（5）胎儿期（12～40周）用药：胚胎12周后除了生殖器及脑组织仍在继续发育外，其他器官基本发育完成，酶系统和受体也逐渐完善。此期胚胎遭受药物的影响，是引起胎儿器官的功能障碍。

3. 对胎儿有致畸作用的药物

（1）有较肯定致畸作用的临床报道的药物：维拉帕米（异搏定）、丙米嗪；某些抗肿瘤药物：甲氨蝶呤、环磷酰胺、氟尿嘧啶、雌激素。

（2）有临床报道但因果关系未肯定的药物：糖皮质激素、苯妥英钠或巴比妥类、双香豆素、华法林、奎宁、水杨酸类、甲磺丁脲、氯磺丙脲、四环素类。

（3）动物实验可致畸的药物：磺胺类及磺胺增效药、链霉素、利福平、苯妥英钠、安眠酮、水杨酸类、糖皮质激素、维生素 A、维生素 D、胰岛素、呋塞米、格列本脲(优降糖)、保泰松、普萘洛尔。

4. 对胎儿有益的药物 药物对胎儿的影响取决于药物的生化、物理性质及其毒性反应。根据用药量的大小和途径,如合理用药,某些药物对胎儿是无害的。而且有的药物对胎儿的发育是必需的、有利的。如叶酸、维生素 B_6、维生素 B_{12},可促进胚胎脑神经细胞的发育,缺乏可以导致大脑发育不良。另外维生素 C、葡萄糖、三磷腺苷(ATP)、阿托品等适量应用,对维护胎儿发育起一定作用。对孕妇合并有严重疾病,若不治疗,不但影响母亲的身体健康,也会干扰胎儿的发育。如糖尿病、癫痫、结核、疟疾等。及时合理用药治疗,不仅保证母亲的健康,而且也减少了胎儿的畸形率或流产率。但治疗中应注意:

(1)慢性病应在孕前治疗,避免孕期用药。

(2)用药时要从母、胎二人的安全,慎重全面考虑,尽量用毒性小的药物。

(3)合理用药:选用药物种类、使用途径、剂量、时间及方法等都应合理。原则上以口服用药为宜,所使用药物可以肝解毒。

(4)切忌滥用药物,特别是抗生素类及抗病毒药物。

八、环境因素、母亲疾病与优生

环境中由于某些物质对生殖系统的作用能干扰正常的胚胎发育,产生异常的胚胎。为此,优育必须重视环境因素。

1. 药物及其他化学因子 (见妊娠期用药)。

2. 电离辐射 医学上广泛应用放射线检查或治疗疾病。孕妇直接或间接地接受辐射的机会增多了,它可使染色体发生断裂。放射线诱发遗传物质的影响包括精子与卵子结合、受精卵着床、基因突变和染色体畸变等。

(1)致癌作用:有调查报道指出,在怀孕期间接受下腹部 X 线检查的母亲所生的孩子在儿童期发生肿瘤的机会比对照组多 1

倍。可增加 10 岁以内小孩发生恶性肿瘤和血癌的危险。

(2)致畸作用:辐射诱发遗传物质的基因突变和染色体畸变使染色体发生断裂,易发生异位、倒位、缺失等结构畸变。

3. 感染　病毒是一种强烈的生物诱变因素,动物实验及人体病毒感染后,均发现有染色体断裂和畸变的报道。

(1)风疹病毒:可通过胎盘感染胎儿。若在器官形成期发生障碍可致畸形:小儿可出现眼(先天性白内障、小眼、视网膜脉络膜炎、青光眼等),耳(外耳畸形或耳聋),心血管(动脉导管未闭及肺动脉狭窄),小头畸形,脑积水,运动障碍等。妊娠前 3 个月应接受风疹疫苗注射。

(2)巨细胞病毒:是婴儿脑损害最常见的感染原因。严重病儿常有多发性器官缺陷,而且大部分出生时无肉眼可见的畸形。

(3)水痘-带状疱疹病毒:可引起全身肌肉萎缩、四肢发育不全、小头畸形、小脑发育不全、大脑皮质萎缩、坏死性脑炎、白内障、小眼等。

(4)单纯疱疹病毒:可发生小头、小眼、脑内钙化等神经系统畸形,短指及指甲畸形等。

4. 金属污染或中毒

(1)铅可与体内氨基酸酶内的硫基结合,干扰机体许多方面的生理及生化变化。如卟啉代谢紊乱就是铅中毒所致。铅可通过胎盘、乳汁到达胎儿及婴儿体内,可致流产、畸形和婴儿精神呆滞。

(2)汞可使染色体畸变而引起胎儿畸形,使胎儿脑致畸。

(3)锌中毒:核酸是遗传信息的携带者,核酸中含有相当多的锌铜等微量元素。体内积累大量锌,可使胚胎致畸。

(4)砷过多或中毒:砷增量也会致畸。

5. 吸烟　烟雾中含一氧化碳、氰化物和尼古丁,对孕妇及胎儿均不利。会造成自然流产、新生儿体重低、法洛四联症、动脉导管未闭、腭裂、幽门狭窄及无脑儿。

6. 饮酒　酒过量可引起乙醇中毒,影响胎儿发育,出现低体重、小头畸形。乙醇为溶剂,可增加药物的毒性,危害孕妇及胎儿。

7. **母亲的疾病**

(1)母体发热(>38℃):母体发热与胎儿神经元缺损有一定关系。不少学者报道孕期发热确有致畸的作用。因此,早孕的妇女发热超过 38℃,持续数天不降应到优生咨询门诊做产前检查。

(2)糖尿病:糖尿病母亲所生的婴儿中,先天性畸形发生率较正常孕妇高 2～3 倍,另外巨大儿、死胎、死产发生率增加。为此应在孕前积极治疗。

(3)甲状腺功能亢进(甲亢):该病妇女常月经不调,为此不孕较多,即使怀孕也易发生流产或早产。甲亢者服碘过多又可抑制胎儿自身的促甲状腺素分泌而导致甲状腺功能低下、胎儿甲状腺肿大或胎死宫内。如孕早期服用较大量甲状腺素,胎儿可产生白内障、无眼球等畸形。也可出现眼球震颤和呆小症。

(4)甲状腺功能减退(甲低):是由于甲状腺分泌甲状腺素不足引起的疾病。分三型:

①呆小病又称克汀病,是一种多基因遗传病,受环境与遗传的双重影响。有的患者经过治疗可以生育。育龄妇女或妇女怀孕后注射或服碘化油亦可引起。

②幼年型甲低,生育机会很少。

③成人型甲低,不影响结婚,应治疗后妊娠,一旦妊娠后应在专科医师指导下治疗。

(5)原发性醛固酮增多症:由于醛固酮分泌增多,除血压上升外同时伴有低血钾,宜治疗好转后再育。

(6)嗜铬细胞瘤:是由于儿茶酚胺分泌增加,使心率加快,心收缩力加强,血管平滑肌收缩而致高血压。应待手术治疗后再育。

(7)肾上腺皮质功能减退症(艾迪生病):这种患者可以结婚,但由于疾病所造成的衰弱,常可影响性生活,生育力低,受孕机会少,个别人能妊娠及生育,但分娩期应注意危象发生。

(8)慢性肾炎:急性肾炎病程迁延 1 年以上为慢性肾炎。有肾功能损害,易发生肾功代偿不全,母婴围生期病死率增加。

肾脏病是否可以怀孕,主要取决于妊娠前疾病的轻重程度:

①血压<150/100mmHg 或仅有蛋白尿,可在医学监护和积极治疗、血压稳定情况下妊娠。密切观察肾功能、胎盘功能及胎儿宫内情况等,并适时计划分娩。

②妊娠前有蛋白尿、血压 150/100mmHg 以上,甚至发生氮质血症者,均不宜生育,若已妊娠应在妊娠早期做人工流产。

③慢性肾炎若已生育 1 次,应尽量做绝育手术,以免再次妊娠,加重肾脏负担。

(9)肾盂肾炎:急性期不宜妊娠。慢性肾盂肾炎怀孕后可使原患疾病复发或病情加重,妊娠 6 个月后更明显,有 20%～50% 的孕妇可发生早产,妊娠高血压疾病发生率也明显增加,因此,慢性肾盂肾炎患者在受孕前应做彻底治疗。

(10)尿结石、多囊肾等泌尿系统疾病:一般可以结婚,但要以病情及症状、肾功能检查来决定是否适宜妊娠。一般认为肾炎治愈、尿液检查正常 2 年后妊娠为宜。

(11)特发性血小板减少性紫癜:是免疫性疾病,妊娠可加重症状,产程中颅内出血是危险的并发症,胎儿常因产妇出血而死于宫内,或在出生后患先天性血小板减少性紫癜。因此不宜妊娠,或在脾切除治疗、病情稳定后妊娠。

(12)白血病:是造血系统的一种恶性肿瘤,婚后劳累常可促使病情加重。急性白血病妊娠后流产较多,母亲病死率高,化疗对母儿均产生不良后果,胎儿发育异常更为多见,本病不宜生育。

(13)病毒性肝炎:急性期不宜妊娠。急慢性病毒性肝炎患者,临床治愈后 1 年方可妊娠。单项转氨酶增高(<200U)须再检查其他肝功能,并应结合临床检查,确定病情后,判定可否结婚或生育。乙型肝炎表面抗原阳性,首先要检查肝功能和 e 抗原,如肝功能不正常,e 抗原阳性说明肝炎有活动,不能结婚、不宜怀孕,待治疗 e 抗原转阴后再怀孕,以减少胎儿宫内感染;急性肝炎患者或慢

性肝炎而肝功能甚差者,妊娠期肝脏负担更为加重,以中止妊娠为宜。

(14)肝硬化:是一种常见的慢性肝脏病变,系由于一种或多种原因致病,长期或反复损害肝脏所致。肝硬化结婚后应避孕,不宜妊娠或生育;若已妊娠,应根据情况中止妊娠,在保肝治疗后继续妊娠应严密观察,适时中止妊娠。但易自发流产、早产、胎死宫内;易有产后出血、肝性脑病等。

(15)肺结核:是呼吸道传染病,青年中发病较多,结婚不利于肺结核的痊愈。处于肺结核活动期的男女青年均不宜结婚及生育。如已怀孕,应做人工流产手术。

(16)支气管哮喘:这种变态反应性疾病,一般病情稳定后可以结婚。因治疗支气管哮喘的药物能通过胎盘屏障进入胚胎,影响胎儿,因此孕期应由医师指导用药。

(17)心律失常:良性心律失常可以正常婚育,恶性心律失常,常可造成心源性猝死。其中包括 Town 三级以上的期前收缩、完全性传导阻滞、Q-T 间期延长综合征、双束支或三束支传导阻滞等。这类患者随时都有难以预测的猝死意外,故不宜生育。

病态窦房结综合征者,即使结婚,装有起搏器或有指征使用起搏器的患者均不宜妊娠。

二尖瓣脱垂(MVP)又称 Barlow 综合征,为常染色体显性遗传病,依赖超声心动图诊断。常并发恶性心律失常而猝死,应劝阻婚育。

(18)风湿性心脏病(风心病):急性期不宜婚育。其后根据心脏代偿功能决定婚育问题或做换瓣手术后再婚育。风心病合并贫血或肾炎者不宜妊娠,若已怀孕应在早期中止妊娠。

(19)先天性心脏病:凡属无症状或症状出现晚,病变程度轻,无继发性肺动脉高压,无发绀的单一心脏畸形者,可以结婚。有手术指征者应先手术后结婚,但妊娠期应在医师指导下生育。

发绀类先天性心脏病应待手术治疗后,根据其术后全身状况再决定其能否生育。

有继发性肺动脉高压或反复心力衰竭的发绀型心脏畸形均不能妊娠及生育。

绝大多数先天性心脏病是多基因遗传病,受遗传和环境因素的双重影响。婚后其子女发病机会较多,生育问题应慎重。

(20)心肌病性心脏病:扩张性心肌病是一种慢性进展性心脏病,目前尚无根治及有效疗法,易发生难治性心力衰竭,恶性心律失常而在数年内死亡,为此不宜生育。

特发性肥厚性主动脉瓣狭窄,是特发性心肌病的一种,是常染色体显性遗传病,30%有家族史,可以结婚,但不宜生育。

九、孕妇健康状况与优生保护

1. 孕妇的营养　孕期营养不良,尤其是蛋白质和某些维生素、微量元素锌、碘等重要营养物质的缺乏是与智力低下有密切关系的因素,可使婴儿出生时脑细胞数量不足、功能缺失、学龄期表现智力低下。如孕妇严重营养不良,会引起胎儿宫内生长迟缓,可使流产、早产、死胎和畸形的发生率增高。胎儿宫内生长迟缓的结果主要损害脑发育,造成婴幼儿的智力发育迟缓。

妊娠期要保证孕妇合理充分的营养,特别要保证足够的蛋白质。要指导孕妇不厌食、不偏食,每天都有主食、蔬菜、肉蛋类或豆制品及水果合理搭配,以保证胎儿正常发育和母体自身的需要。

2. 孕期卫生　妊娠期新陈代谢旺盛,孕妇汗腺、皮脂腺分泌增多,应经常洗澡,水温要适当,不能太热、太冷,防止子宫收缩早破水,最好洗淋浴,禁盆浴,以防污水进入阴道,引起感染。注意乳房及乳头卫生,妊娠后乳腺继续发育,乳房增大,从妊娠 6 个月开始每日用温肥皂水洗乳头的皱褶处,以增加乳头表皮的韧性,避免产后婴儿吸吮时破裂引起乳腺炎。

3. 早孕保健　对怀孕妇女要做到"三早":早期发现、早期检查、早期确诊。育龄妇女,在停经 40d 后,到所属医疗单位或划片分娩医院进行早孕检查。早孕确诊后即到住地妇保机构进行早孕登记,建立围生保健卡片,进行产科有关项目的检查和登记。

早孕检查,除一般化验尿妊娠试验及超声检查外,也要做盆腔内诊检查,排除外生殖器异常和其他异常妊娠情况。有人恐惧内诊,怕致流产,这是不必要的顾虑,因为有80%的流产是由于胚胎本身发育不良而引起的,正常胚胎一般不会流产。

要熟悉早孕知识,进行有关知识的宣传教育,嘱其避免孕期病毒感染和接触各种致畸物质。如有不适于妊娠,危害孕妇健康时,应争取早日做人工流产。

早孕期妇女会发生恶心、呕吐、食欲不振、心跳加快、小腹轻度下坠感等,这些均属正常现象,不需治疗,应少量多餐和减少油腻食物,改选清淡的食物有助减轻症状。一般孕期3个月后症状会自行消失。但严重或较长期的呕吐可以造成胚胎营养不良或停止发育,影响胎儿脑细胞的数量和质量。严重的呕吐可出现酮症酸中毒而影响神经管闭合出现脊柱裂畸形。严重呕吐需住院治疗。

4. 孕期并发症　优生的目的在于提高出生人口的质量,减少和防止不良素质人口的出生。影响出生人口质量的因素甚多,妊娠期高血压病、早产、胎儿发育受限、过期妊娠、母儿血型不合、前置胎盘、胎盘早剥、脐带脱垂等妊娠期并发症,所致的胎儿与胎盘之间的血循环不足、中断、胎盘病变等,造成胎儿发育不良、宫内慢性缺氧、神经细胞中毒,均能导致不同程度的脑损伤并留下后遗症。血液中氧浓度下降持续10min以上时可引起神经细胞的不可逆性损害。轻者可表现为学龄前期至青年期的智力低下,学习成绩不良,行为、情绪异常;严重者则致脑性瘫痪,表现为永久性运动障碍、癫痫、低能及躁动,情绪不稳,精神状态异常及行为异常,到成人期有些人不能从事生产劳动,甚至影响治安,不仅拖累家庭,而且对社会也是个负担。为此,做好产前检查,积极防治妊娠并发症是做好优生工作必不可少的环节。

5. 产前检查

（1）检查次数和时间：早孕检查应在停经早期，初诊骨盆内测量应在 16～20 周。复诊：常规于孕 20～28 周间每 4 周复检 1 次；孕 28～36 周间每 2 周复检 1 次；孕 36 周后每周检查 1 次；但高危孕妇要适当增加复诊次数，对高危因素给予指导保健和治疗。

（2）产前初诊内容：包括详细询问孕妇末次月经日期、月经周期、早孕反应时间、确定预产期及孕产史、婚育史、个人史及家族病史。有遗传病史要在 14～16 周进行遗传门诊，做 B 超、羊水等方面的检查。

全面体格检查，产科与盆腔检查，以及骨盆测量。凡有先兆流产或习惯性流产史者，延至妊娠 32～34 周进行盆腔检查及骨盆内测量，但应常规 B 超检查胚胎的生长发育情况，从而明确保胎治疗措施，同时排除葡萄胎、宫外孕。

血、尿常规化验（包括尿糖）；肝功（包括乙型肝炎五项指标、转氨酶）及 Rh 因子、梅毒血清试验；常规做白带滴虫、真菌检查。

发现妊娠并发症或其他严重并发症者，及时请有关科室协助诊断和处理。

孕早、中期要给予宣教以提高定期接受产科医师检查的认识，注意个人卫生、营养，保证充分的休息和睡眠。衣服需宽松、舒适，避免滥用药。

（3）产前复诊内容：一般复诊的第一次在初诊后 2 周内进行，重点了解各项化验结果。

询问孕妇上次检查后至今的一般健康状况，了解胎动出现时间，胎儿生长发育情况。

每次产前检查需要测量血压、体重、宫底高度、腹围、胎方位、胎心率、有无水肿及尿常规（包括尿糖）检查。孕 30～32 周重复查血红蛋白，孕 36 周后复查肝功、乙型肝炎五项指标。

有糖尿病家族史或肥胖、巨大儿、羊水过多者应行 75g 葡萄糖耐量试验。

孕 24 周 B 超筛查畸形胎儿，孕 32～34 周及 39 周后重复 B 超检查,进一步观察宫内胎儿、胎盘及羊水情况。

　　孕 30 周后胎位异常要指导孕妇采用矫正方法矫正胎位,胎动、胎心异常做胎心监测,对高危妊娠者予以及时诊断治疗,酌情住院治疗。

　　妊娠 41 周应入院,每隔 3d 进行 1 次处置,结束分娩不超过 42 周。指导孕妇进行自我监护:数胎动,从孕 7 个月至临产,每日早、午、晚自行计数胎动 1 次,每次 1h,3 次相加总数乘 4 即为 12h 胎动数。持续在 30 次或每小时低于 3 次,反映胎儿有宫内缺氧,及时采取措施挽救胎儿或终止妊娠。

　　孕晚期宣传教育:使每个孕妇认识到,孕期内常见的异样情况如便秘、痔疮、静脉曲张、脚踝水肿是较常见的,要避免站立过久,不要穿过紧的袜子,坐下休息时,可将双脚略微抬高,以减轻水肿。贫血出现时,适时补充铁剂和叶酸。孕期内阴道出血或有大量分泌物流出,应立即住院。在分娩开始前 3 周内,孕妇会有些先兆症状如轻松感、小便频数、假阵痛、见红等属正常现象,不需特殊处理。

十、分娩期与优生

　　分娩时许多高危因素可造成胎儿产伤,产伤包括局部机械性损伤及分娩期间循环障碍所引起的缺氧症。难产、胎儿窘迫、新生儿窒息、颅内出血可导致脑神经细胞和大脑皮质的损伤,严重者可立即致死。如能幸存,由于脑组织产生坏死组织,出现坏死区域,最终完全液化,婴儿出现各种锥体外运动系统损害的症状:运动功能障碍、共济失调,并且合并智力障碍,癫痫,行为异常。

　　为了提高优生率,防止分娩性脑伤,提高人口健康素质,产科医务人员必须提高判断力,正确认识和处理产程,加强临产期间的护理,严密监护,及早发现异常情况,及时予以处理。重视胎儿窘迫、新生儿窒息及产伤的防治工作,不断提高产科医务人员的管理质量和技术水平,从而保证胎婴儿健康。

　　近年来,我国的优生优育工作有了长足的发展,逐步引起了人们的高度重视,但也应看到围生领域还有许多问题需要深入研究;如妊娠期严重并发症的病因探讨与防治;妊娠期宫内脐带因素与围生儿死亡及发病原因;妊娠期的营养调剂如何,为孕妇需要提供科学的、标准化的合理膳食等。

附　　录

一、常用人体检验的正常值及临床意义

本手册均采用法定计量单位,为了对照也列上了习用单位。以下表中人体检验正常值所用单位的符号与中文对照如下。

(1)L=升,dl=分升,ml=毫升,mm^3=立方毫米,g=克,mg=毫克,μg=微克,ng=纳克。

(2)mmol=毫摩,μmol=微摩,nmol=纳摩,mEq=毫当量,mmH_2O=毫米水柱,mmHg=毫米汞柱。

(3)kPa=千帕斯卡(千帕),Pa=帕斯卡,U=单位,mU=毫单位,μU=微单位,HP=高倍视野,h=小时。

人体检验部分,删节了第5版中一些不常用的检查项目,修订了一些比较通用的参考值范围,增加了感染性疾病相关检查、自身免疫抗体检查、肾功能检查、肿瘤标志物检查等检查项目,以方便查阅。

正常人体检验的正常值及临床意义

1. 血液检查

血液检查正常值及临床意义

检查项目		法定单位正常值	习用单位正常值	换算系数	临床意义
红细胞计数 (RBC)	男	$(4.0\sim5.5)\times10^{12}/L$	400万～550万/mm^3	10^6	(1)生理变化:①增多:缺氧;雄激素增高;肾上腺皮质激素增多;长期重度吸烟;静脉压迫时间＞2min;日内差异;药物影响。②减少:生长发育过快;造血功能减退;血容量增加;长期饮酒。
	女	$(3.5\sim5.0)\times10^{12}/L$	350万～500万/mm^3		(2)病理变化:①增多:大量脱水血液浓缩(相对增多);严重心肺疾病(重度肺气肿、肺心病、发绀型先天性心脏病);真性红细胞增多症。②各种原因引起的贫血(某些白血病,大量失血,寄生虫病等)
	新生儿	$(6.0\sim7.0)\times10^{12}/L$	600万～700万/mm^3		
血红蛋白测定 (Hb)	男	120～160g/L	12～16g/dl	10	增多或减少的临床意义与红细胞计数大致相同,但血红蛋白能更好地反映贫血程度。如在小细胞性贫血时血红蛋白的减少程度常较红细胞数严重
	女	110～150g/L	11～15g/dl		
	新生儿	170～200g/L	17～20g/dl		

（续 表）

检查项目	法定单位正常值	习用单位正常值	换算系数	临床意义
白细胞计数（WBC） 成人 新生儿 6个月－2岁	$(4.0\sim10.0)\times10^9/L$ $(15.0\sim20.0)\times10^9/L$ $(11.0\sim12.0)\times10^9/L$	4000万～10 000万/mm³ 15 000万～20 000万/mm³ 11 000万～12 000万/mm³	10^6	（1）增多：①妊娠中后期，剧烈运动，饱食，应急反应等（生理性）；②急性感染，特别是化脓性感染；③严重组织损伤，心肌梗死急性期，大手术后；④急性大出血或溶血；⑤急性中毒；⑥白血病；⑦非造血系统恶性肿瘤，尤其是消化道恶性肿瘤和肺癌等；⑧炎症：风湿性关节炎，风湿热，支气管炎，肾炎，肾盂肾炎，结肠炎，甲状腺炎，皮炎等 （2）减少：①某系革兰阴性杆菌，病毒，原虫感染；②再生障碍性贫血，PNH，骨髓转移癌，巨幼细胞性贫血，非白血性白血病；③放射线，苯，铅，汞及化学药物等；④自身免疫性疾病；⑤脾功能亢进

（续　表）

检查项目	法定单位正常值	习用单位正常值	换算系数	临床意义
白细胞分类计数(DC) 中性粒细胞(N)	0.50~0.70	50%~70%	0.01	(1)中性粒细胞增多或减少的意义与白细胞类似 (2)嗜酸性粒细胞:①增多:某些寄生虫病(血吸虫、丝虫、肠寄生虫等);过敏性疾病(支气管哮喘、荨麻疹等);某些皮肤病(湿疹、银屑病等);某些血液病(多发性骨髓瘤、恶性淋巴瘤、慢性粒细胞性白血病);某些感染性疾病(猩红热恢复期、急性传染病恢复期、恶性肿瘤、高嗜酸性粒细胞增多症);其他(脾切除、肾上腺皮质疾病);②减少:见于伤寒、某些感染早期;应激状态及使用糖皮质激素;某些严重传染病 (3)嗜碱性粒细胞增多:①过敏性疾病和炎症性疾病;②嗜碱性粒细胞白血病;③骨髓增殖性疾病;④内分泌疾病;⑤其他:重金属中毒、系统性肥大细胞增多症、放射线照射 (4)淋巴细胞:①增多:某些病毒感染(典型细菌感染(急性感染、慢性感染);某些慢性感染;肿瘤性疾病;组织移植术后;药物恢复期、慢淋急变、慢淋、淋巴瘤等);某些慢性感染;HIV感染;结核病;药物治疗;②减少:流行性感冒;免疫性疾病;放射治疗、某些传染病;②减少;放射治疗;免疫缺陷病 (5)单核细胞增多:某些感染(活动性肺结核、疟疾、伤寒等);某些血液病
嗜酸性粒细胞	0.005~0.05	0.5%~5%		
嗜碱粒细胞	0~0.01	0~1%		
淋巴细胞	0.2~0.4	20%~40%		
单核细胞	0.03~0.08	3%~8%		

（续　表）

检查项目	法定单位正常值	习用单位正常值	换算系数	临床意义
网织红细胞计数(RC)				(1)增高:溶血性贫血,急性失血性贫血,缺铁性贫血和巨幼红细胞性贫血治疗有效时
成人,儿童	0.005~0.015	0.5%~1.5%	0.01	(2)降低:骨髓造血功能低下(再生障碍性贫血,慢性炎症,恶性肿瘤,慢性肾衰竭);非增生性贫血(如铁,铜,维生素 B_6,维生素 B_{12} 缺乏)
新生儿	0.02~0.06	2%~6%		
成人绝对值		$(24\sim84)\times10^9/L$		
红细胞渗透脆性试验(EOFT)			10	(1)脆性增高:遗传性球形红细胞增多症;自身免疫性溶血性贫血;再生障碍性贫血
开始溶血	氯化钠 4.2~4.6g/L	氯化钠 0.42%~0.46%		(2)脆性减低:红细胞表面积与体积之比增大的疾病(地中海贫血,缺铁性贫血等)
完全溶血	3.2~3.4g/L	0.32%~0.34%		
红细胞沉降率(ESR) 魏氏法		同左		(1)生理性增高:女性;妇女月经期,妊娠期,新生儿,儿童(<12 岁),>50 岁者
男	0~15mm/1h			(2)病理性增高:①组织损伤:严重创伤,大手术后,心梗后等;②恶性肿瘤;③炎症性疾病(急性细菌感染,风湿病活动期,风湿热活动期,HIV 感染等);④自身免疫病(自身免疫性溶血症,巨球蛋白血症,SLE 等);⑤高球蛋白血症;⑥高胆固醇血症;⑦其他(退行性疾病,风湿性疾病,风湿性多肌瘤等)
女	0~20mm/1h			

（续　表）

检查项目	法定单位正常值	习用单位正常值	换算系数	临床意义
血小板计数（PLT）直接法	（100～300）×10⁹/L	10万～30万/mm³	10⁶	（1）增多：高山居民；剧烈运动后（生理性）；急性失血、手术后；脾切除后；传染病恢复期；原发性血小板增多；慢性粒细胞白血病；真性红细胞增多症等 （2）减少：血小板减少性紫癜；脾功能亢进；再生障碍性贫血；放射病；使用抗癌药；弥散性血管内凝血；急性白血病；骨髓肿瘤；巨幼细胞性贫血；SLE；脾大；血液稀释；新生儿血小板减少症；巨大血小板综合征等
血细胞比容（HCT） 男 女 儿童 新生儿	 0.40～0.50 0.37～0.48 0.35～0.42 0.47～0.67	 40%～50% 37%～48% 35%～42% 47%～67%	 0.01 0.01 0.01	（1）增高：红细胞增多症及血液浓缩 （2）减低：各种贫血、白血病、血液稀释等
出血时间（BT）TBT法	（6.9±2.1）min	同左		（1）延长：血小板大量减少或血小板功能异常；毛细血管功能或结果异常；DIC；纤维蛋白原极度降低 （2）缩短：某些严重的血栓性疾病

（续表）

检查项目	法定单位正常值	习用单位正常值	换算系数	临床意义
凝血酶原时间(PT) 仪器法	11～13s	同左		(1)延长：凝血酶原缺乏症；弥散性血管内凝血；维生素 K 缺乏；肝功能严重损害；使用抗凝药物 (2)缩短：①先天性 F V 增多症；②高凝状态和血栓疾病；③药物影响，如长期口服避孕药等
活化部分凝血活酶时间(APTT)	25～35s	同左		(1)延长：①F Ⅷ，F Ⅸ水平降低的血友病甲、乙；部分凝血管性血友病；②FⅠ，FⅡ，F Ⅴ，F Ⅹ严重缺乏，如严重肝脏疾病，维生素 K 缺乏等；③原发性或继发性纤溶亢进；④口服抗凝药，应用肝素等；⑤血液循环中存在病理性抗凝物质 (2)缩短：高凝状态和血栓性疾病如：DIC 高凝期，心肌梗死，深静脉血栓等

（续　表）

检查项目	法定单位正常值	习用单位正常值	换算系数	临床意义
纤维蛋白原（FIB）	2～4g/L	同左		（1）减少：弥散性血管内凝血、原发性纤维蛋白溶解症、重症肝炎和肝硬化、无纤维蛋白原血症。 （2）增高：脑血栓、血栓性疾病、心肌梗死、感染性疾病、结缔组织病、恶性肿瘤、大手术及放疗后、脂肪肝、应激反应等。
凝血酶时间（TT）	16～18s	同左		（1）延长：低（无）纤维蛋白原血症、肝素或类肝素抗凝物质、原发性或继发性纤溶亢进。 （2）缩短：一般无临床意义。
抗凝血酶Ⅲ（AT-Ⅲ）	77%～103%	同左		（1）降低：见于糖尿病、动脉硬化、心绞痛、心肌梗死、脑血管病、毒血症、深静脉血栓形成、严重肝疾、肾病综合征等。 （2）增高：见于某些肿瘤、血友病出血期、再生障碍性贫血、尿毒症、急性肝炎等。

（续表）

检查项目	法定单位正常值	习用单位正常值	换算系数	临床意义
α₂-纤溶酶抑制物（α₂-PI）	$0.8 \sim 1.2$ 抑制单位/ml	同左		（1）升高：见于动静脉血栓形成、心肌梗死、恶性肿瘤、原发性高血压、分娩后等 （2）降低：见于活动性肝炎、肝硬化、休克、弥散性血管内凝血、术后、败血症、溶栓药物治疗后
纤维蛋白降解产物（FDP）	$<5mg/L$	同左		血栓性疾病参考指标，以及败血症、溶栓药物治疗等
D-二聚体（TT）	$<250\mu g/L$	同左		（1）见于 DIC、深静脉血栓、肺栓塞、脑梗死、心肌梗死、严重肝病、慢性肾炎、急性白血病等 （2）诊断深静脉血栓和肺栓塞的主要筛查指标之一 （3）继发纤溶亢进浓度增高，原发纤溶亢进早期正常
蛋白 C 和蛋白 S（PC,PS）	PC $3.0 \sim 5.2\mu g/ml$ PS $4 \sim 5\mu g/ml$	同左		临床意义同 FDP 和 DD

（续　表）

检查项目	法定单位正常值	习用单位正常值	换算系数	临床意义
凝血因子活性 Ⅴ、Ⅶ、Ⅹ、Ⅺ因子 Ⅷ、ⅩⅢ因子 Ⅸ因子	70%～120% 70%～150% 50%～222%	同左		（1）活性降低：见于先天性凝血因子缺乏或获得性凝血因子降低，如：维生素 K 缺乏症、肝脏疾病、弥散性血管内凝血、头孢类应用、抗凝药物、血液中存在抗凝物质、血友病等 （2）活性增高：见于血液高凝状态和血栓性疾病、肾病综合征、妊娠期高血压、恶性肿瘤等
血小板聚集试验	10～15s 内 以%表示	同左		（1）活性增高：见于血栓前状态、血栓性疾病、弥散性血管内凝血早期、人工瓣膜术后 （2）活性降低：见于血小板无力症、原发性血小板减少症、再障、低纤维蛋白血症、尿毒症、肝硬化等
红细胞渗透脆性试验（ROST）	71～78mmol/L	同左		（1）高于正常：见于遗传性球形红细胞增多症、自身免疫性溶血、慢性淋巴细胞白血病等 （2）低于正常：靶形红细胞增多贫血、真性红细胞增多贫血、缺铁性贫血、血红蛋白病、阻塞性黄疸、脾功能亢进、叶酸及维生素 B_{12} 缺乏症等

2. 血液生化检验

血液生化检验正常值及临床意义

检查项目	法定单位正常值	习用单位正常值	换算系数	临床意义
①无机盐测定 血清钾（K）	3.5～5.5mmol/L	13.6～21.5mg/dl	0.256	（1）增高：见于肾功能障碍、大量组织破坏、重度溶血反应、肾上腺皮质功能减退、补钾过多、组织缺氧等。>7mmol/L 可致心肌抑制 （2）降低：见于长期禁食未补钾、严重呕吐、腹泻、长期使用排钾利尿药、肾上腺皮质功能亢进、低钾性周期性麻痹或大量使用糖皮质激素、注入大量葡萄糖液而未补钾
血清钠（Na）	135～145mmol/L	310～333mg/dl	0.435	（1）增高：肾上腺皮质功能亢进、垂体前叶肿瘤、脑外伤、脑血管意外、补给钠盐过多、高渗性脱水等 （2）减少：肾上腺皮质功能不全、剧烈腹泻、呕吐、胃肠、胆道造瘘或引流、慢性肾炎（限盐并用利尿药）

（续 表）

检查项目	法定单位正常值	习用单位正常值	换算系数	临床意义
血清氯(CL)	96～108mmol/L	340～380mg/dl	0.282	(1)增高:肾功能不全(肾炎少尿),泌尿道阻塞,脱水等 (2)降低:摄入不足(长期低盐治疗),严重呕吐,各种肾病引起肾小管重吸收钠功能障碍,肾上腺皮质功能不全等
血清钙(Ca) EDTA滴定法　成人	2.25～2.75mmol/L	9～11mg/dl	0.25	(1)增高:维生素D摄入过量,甲状腺功能亢进,急性骨萎缩,骨肿瘤 (2)减低:维生素D缺乏症,骨质软化症,甲状腺功能减退,阻塞性黄疸
婴儿	2.5～3.0mmol/L	10～12mg/dl		
血清无机磷(P)　成人	0.81～1.45mmol/L	2.5～4.48mg/dl	0.323	(1)增高:①肾排泄磷酸盐能力下降:肾小球滤过率减低,急、慢性肾功能衰竭,肾小管重吸收增加,PTH缺乏或耐受;②静注、缓泻药、灌肠液;③乳酸中毒,呼吸性酸中毒(治疗前)和细胞溶解 (2)减低:甲状腺功能亢进,佝偻病,骨质软化症,吸吐、腹泻,维生素D缺乏,酮症酸中毒,乳酸酸中毒
儿童	1.3～2.3mmol/L	4.0～7.0mg/dl		

（续　表）

检查项目	法定单位正常值	习用单位正常值	换算系数	临床意义
血清镁(Mg)	0.81～1.45mmol/L	1.97～3.52mg/dl	0.411	(1)增高：急、慢性肾功能衰竭，输注镁盐过多，甲状腺功能减退等 (2)减低：慢性腹泻，长期禁食，胃肠吸收不良，甲状腺功能亢进，长期使用利尿药或糖皮质激素等
血清铁(Fe) 　　男 　　女 儿童 老年人	13.4～31.4μmol/L 10.74～30.79μmol/L 8.95～32.22μmol/L 7.15～14.32μmol/L	75～175μg/dl 60～173μg/dl 50～180μg/dl 40～80μg/dl	0.179	(1)增高：溶血性疾病，再生障碍性贫血，恶性贫血，习惯性输血，铅中毒等 (2)降低：缺铁性贫血，慢性病毒性肝炎，慢性失血，妊娠后期，慢性感染性贫血等
血清锌(Zn)	8.42～22.95μmol/L	55～150g/dl	0.153	(1)增高：甲状腺功能亢进，创伤，口服过量或锌中毒 (2)降低：肾病综合征，慢性肝病，肠吸收障碍，心肌梗死等，儿童缺锌可出现食欲缺乏，嗜睡，发育障碍等现象

（续　表）

附　录

检查项目	法定单位正常值	临床意义
②糖类及其代谢物测定 空腹血糖（FPG） 餐后 2h 血糖（2hPG） C 肽（C-P） 口服葡萄糖耐量试验 （OGTT）	<6.1mmol/L <7.8mmol/L 0.9～4.0ng/ml 空腹血糖<6.1mmol/L 服糖 30min～1h 血糖 <10mmol/L，3h 后血糖正常，每次尿糖阴性	主要用于糖尿病的诊断、分型和治疗监测。生理性升高：餐后 1～2h、高糖饮食后、精神紧张。病理性升高：见于 1、2 型糖尿病、妊娠型糖尿病、颅脑外伤、颅内出血、质内压增高、呕吐、腹泻、高热致脱水血糖病。B 细胞功能遗传性高。降低：见于胰腺炎、1 型糖尿病、胰岛 B 细胞增生或肿瘤、重缺病、胰岛自身免疫性疾病、肾上腺皮质功能减退、严重肝病、应用体前叶功能减退、降糖药物、指导确定治疗方案
胰岛素测定（INS）	4～24U/ml	
糖化血红蛋白（GHbA1c）	<6.5%	升高：见于各种类型和原因引起的糖尿病。主要用于疗效观察和用药监测、反应 2 个月左右平均血糖水平降低：见于贫血、白血病及红细胞更新率加快原因
血浆酮体测定（Ketones） 定性 定量	阴性 <20mg/L	增高或阳性：见于重症糖尿病、妊娠剧吐高血压疾病、食物中缺乏糖类而摄取脂肪过多、甲状腺中毒症、消化吸收障碍等
③脂类及脂蛋白测定血清总胆固醇（TC） 　成人 　儿童	3.63～5.96mmol/L 3.11～5.18mmol/L	（1）增高：原发性高胆固醇血症、动脉粥样硬化、肾病综合征、糖尿病、胆塞性黄疸、甲状腺功能减退 （2）降低：甲状腺功能亢进、营养不良、肝硬化

— 1539 —

检查项目	法定单位正常值	习用单位正常值	换算系数	临床意义
三酰甘油（TG）			0.0113	增高见于高脂血症、动脉粥样硬化、糖尿病、肾病综合征、肥胖症、非肾病性尿毒症等
酶法　　　男	0.34～1.70mmol/L	30～150mg/dl		
女	0.34～1.54mmol/L	30～135mg/dl		
高密度脂蛋白胆固醇（HDL-Ch）	1.04～1.55mmol/L	41.1～62mg/dl	0.01	HDL-Ch减低：增加动脉粥样硬化的发生率　增高：有保护心血管作用
低密度脂蛋白胆固醇（LDL-Ch）	1.56～5.72mmol/L	60～220mg/dl	0.026	LDL-Ch增高：增加动脉粥样硬化的发生率
④血清蛋白质及含氮物质测定　总蛋白（TPRr）　双缩脲法	60～80g/L	6～8g/dl	10	总蛋白为白蛋白及球蛋白的总和，白蛋白降低常伴总蛋白降低　（1）白蛋白及总蛋白降低：①蛋白质摄入量不足（营养不良、慢性胃肠道疾病等）；②白蛋白合成不足（慢性肝病、慢性感染等）；③蛋白质消耗过多（严重结核病、恶性肿瘤、甲状腺功能亢进等）；④白蛋白丢失过多（肾病综合征、大量失血、大面积烧伤等）　（2）白蛋白及总蛋白增高：失水，血液浓缩
白蛋白（A）　溴甲酚绿法	35～50g/L	3.5～5.0g/dl		
球蛋白（G）	25～35g/L	2.5～3.5g/dl	0.01	
白蛋白/球蛋白（A/G）	1.5～2.5:1			

（续　表）

检查项目	法定单位正常值	习用单位正常值	换算系数	临床意义
血清蛋白电泳 白蛋白 球蛋白　α₁ 　　　　α₂ 　　　　β 　　　　γ	0.55~0.74 0.008~0.032 0.045~0.09 0.058~0.12 0.10~0.19	55%~74% 0.8%~3.2% 4.5%~9% 5.8%~12% 10%~19%		（3）球蛋白增高：①寄生虫病（血吸虫病、黑热病等）；②风湿热、类风湿关节炎、系统性红斑狼疮等；③活动性结核病；④肝硬化；⑤多发性骨髓瘤 （4）球蛋白减少：①先天性丙种球蛋白缺乏；②肝硬化、肾病综合征、营养不良等；③α₁及α₂球蛋白增高：肝病时常反映病情严重；④α₁球蛋白增高见于血脂及胆固醇增高的疾病；⑤β球蛋白占球蛋白的一半，其临床意义与球蛋白相同
血清尿素氮（BUN）	1.8~6.8mmol/L	5~19mg/dl	0.357	增高见于：①各种肾病导致的肾功能衰竭；②肾前或肾后因素引起的少尿、无尿（泌尿系梗阻、心功能不全、休克、腹水等）；③蛋白质分解过多（消化道出血，严重烧伤等）

（续　表）

检查项目	法定单位正常值	习用单位正常值	换算系数	临床意义
血肌酐（Cr）碱性苦味酸法	61.88~132.6μmol/L	0.7~1.5mg/dl	88.4	（1）增高：见于各种肾病、肾功能衰竭、心肌炎、肌肉损伤等　（2）减低：进行性肌萎缩、白血病、贫血、肝功能障碍、妊娠等
尿酸测定（UA）　男	125~417μmol/L	2.1~7.0mg/dl	59.8	增高主要见于痛风，其次为肾功能衰竭、慢性白血病、急性重症肝炎、子痫或摄入含核酸食物过多，60岁以上老年人
女	119~381μmol/L	2.0~6.4mg/dl		
血氨测定　纳氏法	6~35μmol/L	10~60μg/dl	0.59	增高主要为严重肝病（急性肝坏死、肝性脑病）；其次为摄入过多蛋白质，服用氯化铵后
速度法	13~57μmol/L	22~96μg/dl		

（续　表）

检查项目	法定单位正常值	习用单位正常值	换算系数	临床意义
⑤肝功能检查 血清总胆红素（STB）	3.4~17μmol/L	0.2~1.0mg/dl	17	（1）总胆红素增高：见于胆道阻塞，肝癌，大量溶血及新生儿等。总胆红素17~34μmol/L为隐性黄疸；34~170μmol/L为轻度黄疸；170~340μmol/L为中度黄疸；>340μmol/L为重度黄疸
血清直接胆红素（SDB）	0~6.8μmol/L	0~0.4mg/dl	17	（2）直接胆红素增高：见于阻塞性黄疸及肝细胞性黄疸，前者直接胆红素占总胆红素50%以上，后者仅占总胆红素35%以上；溶血性黄疸时，直接胆红素占总胆红素20%以下
（血清总蛋白） （血清白蛋白） （见血清蛋白质质及含氮物质测定项内）				
⑥血清酶测定 谷丙转氨酶（GPT）丙氨酸氨基转移酶（ALT）	比色法 5~25卡门单位 速率法（30℃） 男5~40U/L 女5~35U/L	5~25U	1.0	（1）急性病毒性肝炎可明显增高 （2）慢性肝炎，肝硬化活动期，肝脓肿，肝癌等可中度增高 （3）胆系疾病如胆道梗阻，肝硬结石，胆结石等 （4）心肌炎，心肌梗死，心力衰竭，急性胰腺炎等可轻度增高

（续　表）

检查项目	法定单位正常值	习用单位正常值	换算系数	临床意义
谷草转氨酶(GOT)或天冬氨酸氨基转移酶(AST)	比色法 2~28卡门单位 速率法(30℃) 成人 8~40U/L	2~28U	1.0	增高见于①急性心肌梗死(6~12h开始升高,36~48h达高峰,3~5d恢复正常);②肝炎、中毒性肝损害,肝硬化,肝癌、胰腺炎等可轻度至中度增高;③急性风湿性心肌炎、心脏手术及检查等
碱性磷酸酶(AKP或ALP)	比色法 成人3~13金氏单位 儿童5~28金氏单位 速率法(37℃) <240U/L	同左	1.0	增高见于:①肝胆疾病:急性或慢性肝炎、肝癌、阻塞性黄疸(显著增高);②骨骼疾病:维生素D缺乏症,骨转移癌,成骨不全症(明显增高);③营养不良、重金属中毒、胃、十二指肠损伤、结肠溃疡、维生素C妇女儿童,骨折愈合期亦可增高　减低:呆小病,碱性磷酸酶过少症,维生素C缺乏症
酸性磷酸酶(ACP)	成人 0.5~1.5U/L	同左	1.0	增高见于:①前列腺癌,特别是有转移时显著增高;②变形性骨炎、骨质疏松症、原发性骨瘤、甲状旁腺功能亢进症时轻度增高

（续　表）

检查项目	法定单位正常值	习用单位正常值	换算系数	临床意义
乳酸脱氢酶(LDH)	比色法 190～310 金氏单位 速率法 109～245U/L			增高见于：①恶性肿瘤（尤其是肝癌、肺癌、白血病；②肝炎、肝硬化、阻塞性黄疸；③肾脏疾病、心肌梗死等
肌酸磷酸激酶 (CPK)	酶联法(30℃) 男 15～105U/L 女 10～80U/L			增高见于：①急性心肌梗死（4～6h 开始增高，高峰时可达正常值的 20～30 倍）；②肌营养不障；③心肌炎；④脑血管意外、脑膜炎等
胆碱酯酶(CHE) 全血(比色法) 血清(比色法)	75～140U 130～310U			全血胆碱酯酶活力降低主要见于有机磷农药中毒 血清胆碱酯酶活力降低见于：①有机磷药物中毒；②慢性肝炎、肝硬化、严重消耗性疾病等
淀粉酶	碘-淀粉酶比色 888～3330U/L	48～180U/dl	18.5	(1)增高：急性胰腺炎、胰腺外伤、胰腺癌等 (2)减低：肝脓肿、肝硬化、肝癌、甲亢等

（续　表）

检查项目	法定单位正常值	习用单位正常值	换算系数	临床意义
γ-谷氨酰基转肽酶（γ-GT）	速率法 男 11～50U/L 女 7～32U/L			增高：阻塞性黄疸、病毒性肝炎、肝硬化、药物性/酒精性肝病、脂肪肝、肝癌等
α-L-岩藻糖苷酶（AFU）	速率法 （27.1±12.8）U/L			增高：肝癌时显著增高，其活性动态曲线对判断肝癌的治疗效果、估计预后和预测复发有极重要的意义。慢性肝炎和肝硬化患者也升高，但一般仅轻度升高 降低：遗传性岩藻糖苷酶缺乏症
血清 5'-核苷酸酶（5'-NT）	0～11U/L			增高常见于：原发性和转移性肝癌、慢性肝炎、肝硬化、病毒性肝炎、胆结石、胆囊炎，在肺癌、白血病、乳腺癌等疾病中具有重要诊断价值
单胺氧化酶（MAO）	12～40U/ml			增高见于：肝硬化、肝纤维化、糖尿病、甲状腺功能亢进、系统硬化症

3. 尿液与肾功能检查

尿液与肾功能检查正常值及临床意义

检查项目	正常值	临床意义
(1) 尿液一般检查		
尿量	成人 1~2L/24h 或 1ml/ (h·kg)	(1) 多尿: ①生理性: 饮水或饮浓茶过多, 精神紧张等; ②病理性: 糖尿病, 尿崩症, 慢性肾炎, 慢性肾盂肾炎, 急性肾衰竭早期, 肾小管酸中毒 I 型, 失 K 性肾病, 急性肾衰竭多尿期, 慢性肾衰竭早期, 甲亢等
尿色	淡黄色, 清晰透明	(2) 少尿: ①生理性: 饮水少, 出汗过多等; ②病理性: 脱水, 休克, 严重烧伤, 肾炎, 急性肾功能衰竭(少尿期), 尿毒症, 心功能衰竭, 泌尿系梗阻, 过敏, 肿瘤压迫, 严重创伤, 感染等
透明度	新鲜的透明, 久置后可浑浊	(3) 颜色改变: 胆红素尿呈深黄色; 血红蛋白尿呈棕褐色(酱油羊); 血尿呈红色, 暗红色或洗肉色洋水样; 乳白色洋浊多为脓尿, 乳糜尿或无机盐结晶尿
酸碱度	晨尿 pH5.5~6.5 平均 6.0, 随机尿 pH4.5~8.0	(4) pH>7, 泌尿系感染或服用碱性药物后
比重	成人: 随机尿 1.003~1.030, 晨尿常>1.020 新生儿:1.002~1.004	(5) 尿糖阳性: 见于大量进食糖及含糖食物后; 内分泌功能障碍, 如糖尿病, 甲状腺或垂体功能亢进, 肾上腺皮质功能亢进等; 肾性糖尿或假性糖尿(尿中具有还原性物质, 如维生素 C, 异烟肼, 阿司匹林等)
尿糖定性	阴性	(6) 尿蛋白阳性: ①生理性: 剧烈活动, 发热, 体位, 妊娠, 精神紧张, 交感神经兴奋, 受寒等所致。②病理性: 肾小管损害, 肾病综合征, 继发性肾小球疾病, 肾小管肾炎, 浆细胞病(多发性骨髓瘤, 巨球蛋白血症, 重链病, 浆细胞白血病, PNH, 心肌梗死, 挤压综合征, 急性单核细胞综合征, 胰腺炎等
蛋白质定性	阴性	

（续 表）

检查项目	正常值	临床意义
（2）尿沉渣检查		
红细胞	0～3个/HP	（1）红细胞增多：青少年剧烈运动、急行军、冷水浴、肾小球肾炎、泌尿系结石、结核、肿瘤、出血性疾病、生殖系统疾病（前列腺炎、精囊炎等）慢性肾盂肾炎、SLE、肾病综合征等
白细胞	0～5个/HP	（2）白细胞增多：泌尿系炎症、前列腺炎、肾移植排斥反应、应用抗生素及抗癌药物、变态反应性泌尿系症等
上皮细胞	少量扁平上皮及大圆上皮细胞偶见透明管型	（3）大量小圆形上皮细胞：为肾小管病变
管型	偶见透明管型	（4）管型：①颗粒管型：见于肾脏器质性病变、肾小球肾炎、肾小管损害，肾动脉硬化；②蜡样管型：见于肾小管严重变性坏死（慢性肾炎晚期、肾淀粉样变）；③脂肪管型：肾小管损伤，肾小管上皮细胞脂肪变性、肾病综合征、慢性肾病；④肾衰竭管型：肾脏病变严重（预后不良）；⑤细胞管型：红细胞管型多见于急性肾小球肾炎，白细胞管型常见于急性肾盂肾炎或急性肾小球肾炎；⑥透明管型：健康人偶见，肾实质性病变时管多见于各类肾炎、肾病、高热、肾血管硬化
（3）12h尿沉渣计数	红细胞 0～9.4（万个/h）白细胞 0～12.7（万个/h）透明管型 0～0.067（万个/h）	（1）管型增多：各类肾炎、肾小管损害和肾功能不全
		（2）红细胞增多：泌尿系结石、肿瘤及肾小球肾炎等
		（3）白细胞增多：泌尿系感染、前列腺炎等

（续　表）

检查项目	正常值	临床意义
（4）尿液自动分析仪（MA-4210型）测定项目		（1）亚硝酸盐阳性：尿路大肠埃希菌、产气杆菌等感染
亚硝酸盐（NIT）	0	（2）酮体阳性：糖尿病酮症酸中毒，严重的妊娠中毒性休克、中毒、热性疾病（伤寒、麻疹、脓毒血症和菌血症、急性风湿性热等），小儿饥饿、惊厥、长期不能摄食
酸碱度（pH）随机尿	4.5～8.0	（3）尿胆素原增加：溶血性黄疸、肝实质性病变、充血性心力衰竭、菌血症等
葡萄糖（GLU）	<10mg/dl	（4）胆红素阳性：阻塞性黄疸、肝实质性病变
蛋白质（PRO）	<5mg/dl	（5）其他成分改变的意义见尿一般检查
隐血（BLD）	<0.1mg/dl	
酮体（KET）	0	
胆红素（BIL）	0	
尿胆素原（URO）	<1mg/dl	

（续　表）

检查项目	正常值	临床意义
（5）尿浓缩稀释试验（昼夜尿比重试验）	①夜间尿量＜750ml，比重在 1.018 以上 ②日间尿量最高 1 次比重应＞1.018，其最高与最低比重差应不小于 0.008～0.009 ③日尿总量：夜尿总量＝（3～4）：1	（1）夜间尿量＞750ml 提示肾浓缩功能不全 （2）日间尿量最高 1 次尿比重＜1.018，最高与最低比重之差降至 0.002 或比重恒定在 1.010 左右，均说明肾浓缩能力降低或失去浓缩能力，见于慢性肾炎、慢性肾盂肾炎、高血压病晚期等

（续　表）

检查项目	正常值	临床意义
（6）酚磺酞排泄试验（PSP）静脉注射法 15min 排泄量 120min 排泄量	＞0.25（＞25％） ＞0.55（＞50％）	（1）酚磺酞排泄减少表示肾小管有明显损害，见于慢性肾炎、慢性肾盂肾炎、肾动脉硬化等 （2）肾功能不全程度判断：①15min 排泄量＜0.12、2h 排泄总量＜0.55，而无肾外因素影响，则表示肾小管排泄功能减退。②2h 排泄总量为 0.4～0.55 表示轻度肾功能损害；0.25～0.39 为中度损害；0.11～0.24 为重度损害；0～0.1 为极严重损害 （3）酚磺酞排泄量降低还可见于心功能不全、休克及泌尿系梗阻、膀胱功能障碍等肾外疾病

4. 粪便检查

粪便检查正常值及临床意义

检查项目	正常值	临床意义
粪量	100~300g/24h	(1)颜色形状异常:①粥样或水样便;见于各种原因引起的腹泻(如急性胃肠炎等);②黏液脓血便;见于菌痢、溃疡性结肠炎、结肠癌、阿米巴痢疾(呈果酱色,伴恶臭);③柏油样便;见于各种原因的上消化道出血、进食活性炭、铋剂、铁剂等(可做隐血试验鉴别之);④红色血便;多见于结肠出血(如结肠息肉、结肠癌、痢疾及痔出血)及痔出血;见于各种原因引起的⑤灰白色陶土样大便;见于各种原因引起的胆道梗阻(如胰头癌、壶腹癌、总胆管结石等);⑥绿色稀便;见于乳儿消化不良,肠蠕动加快,使胆绿素排出;⑦蛋花样便;见于婴幼儿腹泻;⑧米泔样便;见于霍乱
颜色	黄褐色	(2)粪胆素阳性:见于完全阻塞性黄疸;若胆汁分泌功能减退或胆道部分阻塞时则呈弱阳性
性状	成形,条带状	(3)隐血试验阳性:见于各种消化道出血、消化道肿瘤的筛检和鉴别
胆红素试验	阴性	(4)粪便脂肪增加:见于①胰腺疾病(慢性胰腺炎、胰腺癌、胰腺纤维囊性变等);②肝胆疾病(胆汁淤积性黄疸,胆汁分泌不足,病毒性肝炎、肝硬化等);③小肠病变(乳糜泻、Whipple 病等);④其他;胃、十二指肠瘘、消化道疾病等)
粪胆素试验	阴性	(5)镜检异常:①大量红细胞见于下消化道出血;②大量白细胞和巨噬细胞见于急性肠炎症;③大量上皮细胞见于慢性结肠炎;④大量脓细胞见于急性肠炎;⑤大量脓细胞可检出寄生虫(溶组织内阿米巴、绦虫节片等)或虫卵;⑥大量植物细胞、肌纤维等;见于消化不良,各种原因引起的肠蠕动加速等
隐血试验(OB)	阴性	(6)结晶:Charcot-Leyden 结晶,胆红素结晶;提示消化道出血,见于消化道出血、阿米巴痢疾,钩虫病及过敏性肠炎
脂肪含量	2~5g/21h	
细胞	偶见上皮细胞及白细胞	
结晶	可见多种结晶	

5. 浆膜腔穿刺检查

浆膜腔穿刺液检查正常值及临床意义

检查项目	漏出液	渗出液	临床意义
外观	淡黄、透明或微浑	浑浊、脓性、浆液性、浆液性或乳糜性血性	（1）漏出液多为双侧性非炎性积液，为血浆漏出性积液，为血浆渗透压降低（肝硬化、肾病、营养不良）、淋巴管阻塞或静脉回流受阻（心力衰竭）等所致
比重	<1.015	>1.018	（2）渗出液多为单侧性炎性积液，见于感染、外伤、肿瘤、变态反应性疾病等
凝固性	不易凝固	常自行凝固	（3）外观观察①黄白色脓性：如化脓菌性：如化脓菌感染；②棕红色，咖啡色，血性：丝虫病、肿瘤、出血性疾病；③乳白色：丝虫病等；④黄色浆液性或浆液纤维素性常为结核性
黏蛋白定性试验（李凡他反应）	阴性	阳性	（4）镜检发现①大量红细胞（>100 000×10^6/L）：如恶性肿瘤、创伤、肺梗塞等；②大量中性粒细胞（>1000×10^6/L）：化脓性炎症；③大量淋巴细胞（>200×10^6/L）：结核、肿瘤性积液；④大量嗜酸性粒细胞：如过敏，寄生虫感染；⑤中性粒细胞>71 000×10^6/L，为化脓性积液
蛋白质含量	<25g/L	>30g/L	
细胞计数	<100×10^6/L	>500×10^6/L	
有核细胞分类	淋巴细胞为主 可见间皮细胞	急性炎症以中性粒细胞为主，慢性炎症或恶性积液以淋巴细胞为主	
细菌	无	可有	
肿瘤细胞	无		
糖	接近血糖水平	<3.33mmol/L	
积液蛋白/血清蛋白	<0.5	>0.5	
LD	<200U/L	>200U/L	
积液 LD/血清 LD	<0.6	>0.6	

6. 脑脊液检查

脑脊液检查正常值及临床意义

检查项目	法定单位正常值	习用单位正常值	换算系数	临床意义
压力	685.49~1765.08Pa	70~180mmH$_2$O	9.8	（1）外观改变：①红色：蛛网膜下腔出血，脑出血，穿刺损伤(后转为无色)；②黄色：脑瘤，重度黄疸，脑血栓形成，脊髓瘤，陈旧性出血，化脓性脑膜炎；③白色：化脓性脑膜炎时呈米汤样，结核性脑膜炎，真菌性脑膜炎，溶血性链球菌引起的玻璃样；④淡绿色：铜绿假单胞菌，脑膜炎时呈墨绿色；⑤褐色或黑色：脑膜炎黑色素瘤化脓性脑膜炎；
外观	清澈透明，无色或淡黄色			
蛋白定性（潘氏试验）	阴性或弱阳性			
蛋白定量			0.01	（2）蛋白定性阳性或定量增高：脑膜炎，脑肿瘤，脑出血，蛛网膜下腔梗阻等
腰椎穿刺	0.2~0.4g/L	20~40mg/dl		
小脑延髓池穿刺	0.1~0.25g/L	10~25mg/dl		
侧脑室穿刺	0.05~0.15g/L	5~15mg/dl		
糖定量			0.05	（3）葡萄糖增高：①糖尿病（4）葡萄糖降低：化脓性脑膜炎，结核性脑膜炎及真菌性脑膜炎，流行性脑脊髓膜炎，脑肿瘤，低血糖等
腰椎穿刺	2.5~4.4mmol/L	50~88 mg/dl		
小脑延髓池穿刺	2.8~4.2mmol/L	56~84 mg/dl		
脑室穿刺	3.0~4.4mmol/L	60~88 mg/dl		
氯化物（以 CL 计）				（5）氯化物增高：尿毒症，脱水，心力衰竭，高氯血症时（6）氯化物降低：结核性脑膜炎时，降低最明显，其他各种脑膜炎也可有所降低
成人	120~130 mmol/L	428~464 mg/dl	0.28	
儿童	111~123 mmol/L	396~439 mg/dl	0.28	
细胞计数				（7）细胞增多：①中性粒细胞为主：化脓性脑膜炎或乙型脑炎早期；②嗜酸性细胞为主：脑部寄生虫病(囊虫病，肺吸虫病，血吸虫病)；③以淋巴细胞为主：结核性病毒性或真菌性脑膜炎；④红细胞为主：脑出血，蛛网膜下腔出血，脑梗死，硬膜下血肿
成人	(0~8)×10^6/L	0~8/mm^3	10^6	
儿童	(0~5)×10^6/L	0~15/mm^3	10^6	
细菌，真菌，原虫	阴性			（8）发现脑膜炎双球菌，葡萄球菌，弓形虫等可确诊相关疾病

附　录

7. 胃液检查

胃液检查正常值及临床意义

检查项目		正常值	临床意义
空腹胃液量		10～100ml	(1) ①空腹胃液过多（＞100ml）：见于胃液分泌过多（十二指肠溃疡），胃运动能障碍、幽门梗阻等。②胃液分泌减少（＜10ml）：萎缩性胃炎、胃蠕动功能亢进等
颜色		无色透明	
气味		无味或略有酸味	(2) 胃液中有大量黏液：见于慢性胃炎
黏液		少量，分布均匀	(3) 胃液中含有大量食物残渣：见于幽门胃下垂、胃扩张、幽门梗阻等
食物残渣		无，偶见少量淀粉颗粒等	(4) 含少量红细胞：多为胃黏膜损伤；若多次检查均见红细胞为胃溃疡活动期、胃癌或炎症。白细胞完整表示胃酸缺乏；白细胞或堆
镜检	细胞	可有少量白细胞及上皮细胞、无红细胞	见于炎症
	细菌	阴性	(5) 基础胃酸分泌增高：十二指肠溃疡、复合溃疡、幽门梗阻、胃泌素瘤
五肽胃泌素试验			
基础胃酸分泌量（BAO）		2～5mmol/L pH 1.3～1.8	(6) 基础胃酸分泌降低：萎缩性胃炎、恶性贫血
最大胃酸分泌量（MAO）		3～23mmol/h pH 1.3～1.8	(7) 最大胃酸分泌量增高：十二指肠溃疡、肥厚性胃炎、胃黏膜脱垂 (8) 最大胃酸分泌量降低：胃癌、萎缩性胃炎、胃迷走神经切断术后。pH3.5～7.0为胃酸过低；pH＞7.0为真性胃酸缺乏
乳酸测定		＜500mg/L	(9) 乳酸阳性：胃癌、幽门梗阻、慢性胃扩张
胆汁		阴性	(10) 胆汁阳性：十二指肠张力增高、幽门闭锁不全、十二指肠乳头下梗阻
尿素		＞1mmol/L	(11) 尿素减低：幽门螺旋菌感染

— 1555 —

8. 十二指肠引流液检查

十二指肠引流液检查正常值及临床意义

检查项目	D管液（十二指肠液）	A胆汁（总胆管胆汁）	B管胆汁（胆囊胆汁）	C管胆汁（肝内胆管胆汁）	临床意义
量	10～20ml	10～20ml	30～60ml	随引流时间而异	（1）一般性状改变：①无胆汁排出：结石、引流失败或总胆管梗阻；无B胆汁流出：胆囊收缩不良、胆总管上段胆囊管梗阻或胆囊摘除术后；B胆汁流出增多：oddi括约肌松弛；②色：十二指肠液呈血色、胰头癌等；胆汁呈棕眼血色，多见于胆管肿瘤或胆管出血。③浑浊：见于胃液混入（加碱后变清）、十二指肠炎或胆管炎症。④胆汁稀薄：见于慢性胆囊炎
色	无色或浓黄色	金黄	棕褐色	柠檬色	（2）镜检异常：①胆汁有大量白细胞、黏液、变性上皮细胞、胆道炎症；②仅B管有多量白细胞为胆囊炎，仅C管有多量白细胞而细胞为肝内胆管炎；A管有多量白细胞为胆总管炎；③B,C两管正常等的十二指肠癌或肝内胆管癌（偶见癌细胞；④胆汁内有胆石症；⑤胆汁内固醇、胆红素结晶，应考虑胆石症；⑤胆汁内发现虫卵、寄生虫及致病菌均有诊断价值
比重	1.009～1.013	1.009～1.013	1.016～1.032	1.007～1.010	
性状	透明或微浑较黏稠	透明，略黏稠	透明、黏稠度大	透明，略黏稠	
团絮状物	少量	无	无	无	
镜检	少量白细胞（0～10个/HP）无或少量柱状上皮细胞 寄生虫卵（－）无致病菌	少量柱状上皮细胞 同左 同左	同左 同左 同左	同左 同左 同左	
PH	7.6	7.0	6.8	7.4	

9. 精液、前列腺检查和妊娠诊断试验

精液、前列腺液检查和妊娠诊断试验正常值及临床意义

检查项目	法定单位正常值	习用单位正常值	临床意义
①精液检查 一次排精液量	0.001 5～0.006L	1.5～6ml	(1)精液量少于1.5ml者为精液减少，见于生殖系统结核和非特异性炎症，睾丸发育不良；<0.5ml无精液症；生殖系统特殊性感染（淋病、结核）及非特异性炎症等；>6.0精液增多症，附属腺功能亢进
颜色	灰色或乳白色，久未排精可呈淡黄色		(2)鲜红或暗红色的血性精液，见于生殖系统炎症，结石或肿瘤；脓样或黄色精液，见于精囊炎和前列腺炎
黏稠度	排出后黏稠胶冻样，30min后自行液化		(3)精液黏稠度、多因精子数量过少；液化时间过长或不液化，都可抑制精子活动
酸碱度	pH:7.2～8.0	同左	(4)pH<7.0时，精子活动和代谢降低，不利于生育；pH>8.0见于急性前列腺炎、精囊炎或附睾炎
精子数　正常	(>15×10⁹/L)	(0.6 亿 ～ 1.5 亿)/ml	子数每毫升少于0.6亿为异常，少于0.3亿生育机会很小；
精子活动率	>0.75	>75%	(5)畸形精子>30%，为不育原因之一。>40%精子活动不佳或为死精子，常为男性不育原因之一
畸形精子	<0.2	<20%	
白细胞	<5 个/HP	<5 个/HP	(6)精液中发现脓球或结核，亦见于前列腺或尿道出血时非特异精囊炎或结核。亦见于前列腺或尿道出血时
红细胞	<5 个/HP	<5 个/HP	(7)活动力下降：①精素静脉曲张、静脉血回流不畅，睾丸组织缺氧等；②生殖系统非特异性感染、使用某些药物
精子活动力	(PR+NP)≥40% PR≥32%		(8)精子存活率低是男性不育症的重要原因之一，
精子存活率 凝集	≥58%(伊红染色) 无凝集		死精子>50%可诊断非特异性精子。使用某些 (9)凝集提示精子抗体的存在

（续　表）

检查项目	法定单位正常值	习用单位正常值	临床意义
②前列腺液检查 外观 卵磷脂小体 上皮细胞	2mm 左右 乳白色稀薄液体 多量或满视野（卅） 少量		（1）量减少：前列腺炎；增多：前列腺慢性充血、过度兴奋 （2）前列腺感染时，卵磷脂小体减少或消失，且分布不匀；慢性前列腺炎时，白磷脂细胞数增多并成堆，可检出细菌 （3）精囊炎时，可见较多红细胞；前列腺按摩过重时，也可有多量红细胞；前列腺癌时，除有多量红细胞外，还可找到癌细胞
红细胞 白细胞 淀粉样体 pH	偶见（<5个/HP） <10个/HP 可见，老年人易见到 6.3～6.5		
③妊娠诊断试验 胶乳凝集抑制试验	正常未孕妇女 阴性		（1）正常妊娠，在末次月经后 40～45d，晨尿乳凝抑制试验阳性，60～70d 强阳性，阳性率达 98% （2）完全性流产或死胎时转为阴性
胶乳凝集抑制稀释试验 胶乳凝集抑制 浓缩试验 酶联免疫吸附测定法 （ELISA 法）	阴性 阴性 阴性		（3）正常妊娠，绒毛膜上皮膜稀释 50 倍后，一般呈阴性反应，而葡萄胎、绒毛膜和睾丸畸胎瘤等，稀释 200 倍以上仍呈阳性 （4）浓缩试验用于观察葡萄胎的治疗效果，是否彻底及继续葡萄胎产检效果和尿液浓缩 30， 毛膜上皮癌和恶性葡萄胎产彻底或疗效好 60 倍后仍为阴性着床法，在胚胎着床 7d 即可呈阳性 （5）酶联免疫吸附法，用于早孕诊断

10. 阴道分泌物检查和羊水检查

阴道分泌物检查和羊水检查的正常值及临床意义

检查项目	法定单位正常值	习用单位正常值	临床意义
①阴道分泌物检查 阴道分泌物颜色 阴道清洁度	白色稀糊状,无味 Ⅰ～Ⅱ度		(1)异常可见于:滴虫性阴道炎,真菌性阴道炎,恶性肿瘤,阴道加特纳菌感染性阴道炎或化脓性感染,慢性宫颈炎,老年性阴道炎 (2)与女性激素的周期变化有关,阴道炎
②羊水检查 量 颜色	孕周不同量也不同 随孕周由无色或淡黄色变乳白色,清晰或稍浑浊	同左	(1)羊水量多:30～37 周>2000ml 或过期 43 周见于胎儿畸形,胎盘脐带病变,多胎妊娠;羊水减少:胎儿先天肾缺如,过期妊娠,胎盘功能减退,胎儿宫内发育迟缓 (2)颜色:①黄色,深黄色:胎儿溶血,过期妊娠;②黄绿色,深绿色:多为胎儿窘迫;③金黄色:胎儿羊膜腔内炎症;④棕红色或深褐色:多为胎儿死亡
AFP	妊娠 16～20 周:40mg/L 妊娠 32 周:25mg/L		(3)AFP 升高:开放性神经管缺陷,死胎,先天肾病,多胎妊娠等
CHE	<10.43U/L		(4)CHE 升高:胎儿,流产等
睾酮	男:224±11μg/L 女:39±2μg/L		(5)睾酮:结合染色体鉴别胎儿性别
雌三醇	0.8～1.2 mg/L		(6)雌三醇降低:母婴 Rh 血型不合,先兆流产,妊娠合并糖尿病等
瘦素	1.5～52.8 μg/L		(7)rT_3 降低:胎儿甲状腺功能减退症 (8)瘦素:反应胎儿生长发育情况

11. 血液气体及酸碱平衡测定

血液气体及酸碱平衡测定正常值及临床意义

检查项目	法定单位正常值	习用单位正常值	换算系数	临床意义
血液酸碱度	pH:7.35~7.45			pH降低：见于酸血症，如代谢性酸中毒或代偿不全的呼吸性碱中毒；pH增高：见于代谢性碱中毒或代偿不全的呼吸性酸中毒
血浆二氧化碳结合力测定(CO_2-CP) 成人量气法	22~28mmol/L	50容积%~70容积%		$PaCO_2$增高：提示肺泡通气不足(肺及支气管疾病)或代谢性碱中毒(呼吸代偿时)；$PaCO_2$减低：见于呼吸性碱中毒(过度通气，癔病)，或代谢性酸中毒(呼吸代偿时)
成人滴定法	21~30mmol/L	40容积%~70容积%		CO_2-CP增高：①代谢性碱中毒(幽门梗阻所致的呕吐)，服碱性药物过多等。②呼吸性酸中毒(肺通气障碍(呼吸道阻塞，重症肺气肿)；CO_2-CP减低：见于①代谢性酸中毒(尿毒症，重度失水休克)。②呼吸性碱中毒(呼吸中枢过度兴奋或换气过度)
儿童	18~29mmol/L			
二氧化碳分压($PaCO_2$) 成人动脉血	4.67~6.0kPa	35~45mmHg	0.133	
婴儿	3.59~5.45kPa	27~41mmHg	0.133	
碳酸氢盐测定 标准碳酸氢盐(SB)	21~26mmol/L	21~26mEq/L	1	正常情况下SB与AB数值相等，代谢性碱中毒时SB增高；SB减低：代谢性酸中毒时

（续　表）

检查项目	法定单位正常值	习用单位常值	换算系数	临床意义
实际碳酸氢盐（AB）	21～25mmol/L	21～25mEq/L	1	AB受呼吸因素的影响，AB与SB之差反映呼吸对酸碱平衡的影响程度，AB>SB表示通气不足，AB<SB表示通气过度
剩余碱（BE）	-3～+3mmol/L	-3～+3mEq/L	1	BE负值减少，BB减低，见于代谢性酸中毒，BE正值增加，BB增高，见于代谢性碱中毒
全血缓冲碱（BB）	46～52mmol/L	46～52mEq/L	1	
氧分压（PaO$_2$）动脉血	10.64～13.3kPa	80～100mmHg	0.13	氧分压低于7.31kPa即有呼吸衰竭，若低于4=Pa以下即有生命危险。氧分压降低见于一氧化碳中毒，肺通气功能障碍（肺气肿，支气管哮喘等）
静脉血	3.99～6.42kPa	30～48mmHg		
血氧饱和度（SaO$_2$）动脉血	0.95～0.98	95%～98%	0.01	血氧饱和度改变的意义同氧分压酸碱失衡主要是pH，PaCO$_2$及BE，缺氧及通气状况主要是PaO$_2$及PaCO$_2$
静脉血	0.60～0.85	60%～85%		

12. 内分泌功能检查

内分泌功能检查正常值及临床意义

检查项目	法定单位正常值	习用单位正常值	换算系数	临床意义
甲状腺素（T₄）测定 放免法	50~120μg/L（65~155nmol/L）	5~12μg/dl	10	（1）T₃、T₄增高：甲状腺功能亢进症（T₃更为灵敏），但慢性肝炎活动期，急性肝炎等亦可增高
三碘甲状腺单氨酸（T₃）测定	1.1~1.9μg/L（1.7~2.9nmol/L）	110~190μg/dl	10^{-2}	（2）降低：甲状腺功能减退，但肾功能衰竭、糖尿病等也可降低
甲状腺[131]碘吸收率	高峰在24h出现3h平均值为（15.1±4.7）%24h平均值为（31.3±8.0）%			（1）甲状腺功能亢进者3h吸碘率>25%，24h>45%，高峰前移。长期服女性避孕药可使摄碘率升高（2）甲状腺功能减退者碘摄取率低于正常，呈平扁平曲线

（续　表）

检查项目	法定单位正常值	习用单位正常值	换算系数	临床意义
促甲状腺素（TSH）放免法	0～6mU/L	0～6μU/ml	1	（1）增高：甲状腺功能减退症、克汀病、地方性甲状腺肿 （2）降低：垂体前叶功能减退、甲状腺功能亢进、服甲状腺片剂量过大
口服葡萄糖耐量试验（OGTT） 空腹血糖 服糖30～60min 2h后 3h后	<6.66mmol/L ≤9.44mmol/L ≤7.2mmol/L 空腹水平或稍低	<120mg/dl ≤170mg/dl ≤130mg/dl	0.056	糖尿病人空腹血糖>6.7mmol/L，血糖高峰值>9.99mmol/L，4～5h后可能仍不恢复至原来水平，尿糖阳性
血绒毛膜促性腺激素（hCG）酶免疫法	2.3～13.0μg/L	2.3～13.6mg/dl		（1）葡萄胎和绒毛膜上皮癌患者血中hCG显著增高，此法还可用以判断其疗效及预后 （2）早孕hCG亦增高

（续　表）

检查项目		法定单位正常值	习用单位正常值	换算系数	临床意义
尿17-羟皮质类固醇(17-OHCS)	男	34.7~69.4μmol/24h	10~20mg/24h	3.5	17-羟皮质类固醇为糖皮质激素及其代谢产物 （1）增高：肾上腺皮质瘤或皮质增生，肾上腺皮质功能亢进综合征、甲状腺功能亢进亦可稍增高 （2）减低：肾上腺皮质功能不全、腺垂体功能低下，也可见于某些慢性病
	女	17.5~52.5μmol/24h	5~15mg/24h		
尿17-酮类固醇测定(17-KS)	男	13.8~41.4μmol/24h	5~15mg/24h	2.7	17-酮类固醇是糖皮质激素和雄激素的代谢产物 （1）增高：肾上腺皮质功能亢进症、睾丸间质细胞瘤、肢端肥大症 （2）减低：肾上腺皮质功能减退、睾丸切除后也可见于某些慢性病
	女	11.0~27.6μmol/24h	4~10mg/24h	2.7	

13.血清免疫学检验

血清免疫学检验正常值及临床意义

检查项目	法定单位正常值	习用单位正常值	换算系数	临床意义
血清免疫球蛋白测定				（1）增高：①多种免疫球蛋白同时升高，常见于结缔组织疾病，如系统性红斑狼疮、类风湿关节炎以IgG、IgM、IgA均升高，类风湿关节炎以IgG升高为主，慢性活动性肝炎IgG升高明显；各种感染特别是慢性细菌感染，结核、疟疾以IgG增高为主；宫内感染的新生儿IgM增高；IgE增高见于药物过敏、支气管哮喘或寄生虫病；IgD增高见于流行性出血热；多发性骨髓瘤有不同类型，可使相应的一种Ig增高
免疫球蛋白G(IgG)	6～16g/L	600～1600mg/dl	0.01	
免疫球蛋白A(IgA)	0.6～3.3g/L	60～330mg/dl	0.01	
免疫球蛋白M(IgM)	0.6～2.3g/L	60～230mg/dl	0.01	
免疫球蛋白E(IgE)	0.1～0.9mg/L	0.01～0.09mg/dl	10	（2）减低：见于先天性丙种球蛋白缺乏症及获得性免疫缺陷，后者常由下列原因引起：胃肠综合征、胃肠道疾病，某些肿瘤，免疫抑制药或细胞毒性药物使用后
免疫球蛋白D(IgD)	1～4mg/L	0.1～0.4mg/dl	10	

（续　表）

检查项目	法定单位正常值	习用单位正常值	换算系数	临床意义
血清总补体测定	5～100U/ml			（1）增高：总补体活性增高，见于各种急性炎症，某些恶性肿瘤（肝癌等）；C3 增高原因与总补体相似，但更为敏感；风湿热急性期 C4 增高
血清补体 C3	0.87～1.47g/L	87～147mg/dl	0.01	
血清补体 C4	0.5～0.17g/L	55～170mg/dl		（2）降低：各种免疫复合物病（系统性红斑狼疮，肾小球肾炎等）、重症肌无力，严重烧伤，严重肝脏疾病及重度营养不良等
细胞免疫功能检查				（1）增高：见于自身免疫性疾病（甲亢、重症肌无力等）、传染性单核细胞增多症、急性淋巴细胞白血病、脏器移植排斥反应及使用免疫增强药时
E-玫瑰花结形成试验（E-RFC）	0.6±0.08	(60±8)%	0.01	
				（2）降低：原发性细胞免疫缺陷、某些恶性肿瘤、某些病毒感染、使用免疫抑制药时
淋巴细胞转化试验（BTL）	0.55～0.75	55%～75%	0.01	淋巴细胞转化率低，表示细胞免疫水平低下

（续　表）

检查项目	法定单位正常值	习用单位正常值	换算系数	临床意义
肥达反应				（1）O、H凝集效价均增高,见于伤寒;O及A、B或C中任一项增高,见于副伤寒甲、乙或丙型。病程中复查凝集效价递增,更具诊断意义
O	≤1:80			（2）若H凝集效价增高,而O凝集效价不高者,见于接受过伤寒菌苗或曾患过伤寒而引起的"回忆反应"。极少数伤寒病人H凝集效价高而O凝集效价被Vi抗原影响而不增高
H	≤1:160			（3）已确诊的伤寒、副伤寒病人中,大约有10%肥达反应呈阴性
A	≤1:80			
B	≤1:80			
C	≤1:80			

（续　表）

检查项目	正常值	临床意义
外斐反应		斑疹伤寒发病第 5～8 天后，血中凝集效价可达 1∶160，其后渐增
OX$_{19}$	≤1∶40	高，病愈后逐渐下降
OX$_2$	≤1∶40	
OX$_k$	≤1∶40	
布鲁菌凝集试验凝集效价	≤1∶40	布鲁菌病发病 1 周后血中出现凝集素，发病 3～5 周达高峰，凝集效价≤1∶160 或复查凝集效价上升 4 倍有诊断价值
抗链球菌溶血素"O"试验（ASO）	≤500 U（单位）	500 U 以上，提示近期曾有溶血性链球菌感染；多次检测结果递增，对活动性风湿热（同时血沉加快）或急性肾小球肾炎诊断具有重要意义
类风湿因子（RF）胶乳凝集法	阴性	阳性：类风湿关节炎（阳性率 80%）；慢性肝炎，结核病，系统性红斑狼疮、亚急性细菌性心内膜炎等也可呈阳性
钩端螺旋体抗体检测		增高：见于钩端螺旋体病
凝集溶解试验滴度	<1∶300	
间接血凝试验滴度	<1∶160	

（续　表）

检查项目	正常值	临床意义
梅毒血清学试验 不加热血清反应素 试验（USR） 快速血浆反应素试 验（RPR） 梅毒螺旋体血凝试 验（TPHA）	阴性 阴性 阴性	（1）一般在感染梅毒后5～7周血清学反应多为阳性，如在潜伏期 经不规则治疗，血清反应可推迟数月才出现阳性。二期梅毒患者 100％为阳性。晚期梅毒患者有一部分可呈阴性。假阴性见于：①急 性病毒感染，活动性肺结核、疟疾、钩体病等，但多在6个月内转为阴 性；②结缔组织疾病（如风湿热、系统性红斑狼疮等）、麻风、肝硬化 等，阴性反应可持续数月，数年或更长 （2）USR和RPR用于可疑病例筛选及疗效观察 （3）TPHA可用作证实诊断，但经抗梅毒治疗后仍保持阳性
EB病毒壳抗体 （VCA）测定 免疫酶法	阴性（抗体滴度＜1：10）	（1）鼻咽癌患者阳性，用于早期筛查鼻咽癌。阳性（抗体滴度≥1： 10）者应做鼻咽部检查及追踪观察 （2）支气管癌、甲状腺癌、卵巢癌等亦可呈低滴度阳性
病毒性甲型肝炎免疫学 检测 甲肝病毒IgM抗体 酶联免疫吸附测定法 放射免疫法	 阴性 阴性	感染甲型肝炎病毒后4～30d内可测出抗体，作为甲肝急性感染指 标，但2～3个月后抗体迅速下降

（续　表）

检查项目	正常值	临床意义
乙肝病毒表面抗原（HBsAg）	阴性	（1）HBsAg 阳性：表示乙肝病毒感染，见于乙型肝炎的潜伏期、急性早期或其他各型慢性肝炎，肝硬化或健康携带者。这些人可作为传染源
乙肝病毒表面抗体（抗-HBs）	阴性	（2）抗-HBs 阳性：见于曾经感染过乙肝病毒患者，此抗体对机体有保护作用
乙肝病毒 e 抗原（HBeAg）	阴性	（3）HBeAg 阳性：说明乙肝病毒在体内复制。阳性者传染性强，见于急性、慢性乙肝患者
乙肝病毒 e 抗体（抗-HBe）	阴性	（4）抗-HBe 阳性：在急性肝炎时表明病毒复制减少。但慢性乙肝患者则提示病程较长，一般 e 抗原消失，抗-HBe 出现可能是病情好转标志，e 抗原与抗-HBe 同时存在提示传染性较低
乙肝病毒核心抗体（抗-HBc）	阴性	（5）抗-HBc 阳性：核心抗体有 IgM 和 IgG 两型，IgM 型抗体滴度增高时，对急性乙型肝炎诊断有价值，高滴度 IgG 型抗体提示病毒可能尚在复制
丙型肝炎病毒抗体（抗-HCV）酶标法	阴性	阳性：丙型肝炎病毒感染，发病 2～4 个月后才出现阳性反应，故急性感染时阳性率低于慢性者

（续　表）

检查项目	正常值	临床意义
艾滋病病毒抗体（抗-HIV-I）	阴性	阳性：是艾滋病病毒感染的重要指标
胶乳凝集试验检测血吸虫抗体	阴性	阳性：血吸虫感染，但脑囊虫病及皮下组织囊虫病也可呈阳性
胶乳凝集试验检测猪囊虫抗体	阴性	阳性：已被猪囊虫感染。本试验弱阳性或阴性而有临床症状者，应考虑免疫水平低下或处于感染早期
抗核抗体测定（ANA）	阴性	（1）系统性红斑狼疮90%以上阳性，为早期诊断依据 （2）类风湿关节炎、皮肌炎、重症肌无力、慢性活动性肝炎等亦可
免疫荧光定性法 免疫荧光测定法	阴性 血清稀释度>1:16 为阳性	出现低滴度阳性

14. 自身免疫抗体检查

自身免疫抗体检查正常值及临床意义

检查项目	法定单位正常值	临床意义
抗核抗体（ANA）	抗体定性：阴性 抗体效价：20、40、80……1280或更高	阳性或效价增高：见于弥漫性结缔组织病，未经治疗或活动期的系统性红斑狼疮，干燥综合征，系统性硬化症，肺结核，慢性活动性肝炎，原发性胆汁性肝硬化，口服避孕药等
抗ENA抗体（抗ENA）	阴性	阳性：见于自身免疫性疾病。临床意义基本同抗核抗体（ANA）
类风湿因子（IgM-RF）	阴性 血清<20IU/ml	阳性见于未经治疗的类风湿关节炎，系统性红斑狼疮，系统性硬化症，结节性多动脉病，干燥综合征，慢性肝炎、亚急性感染性心内膜炎，结核病，高球蛋白症等
抗中性粒细胞浆抗体（ANCA）	阴性	阳性见于：①原发性系统性小血管炎：韦格纳肉芽肿，纤维多动脉炎，坏死性新月体肾小球肾炎，过敏性紫癜，结节性多动脉炎肺肾综合征；②炎症性肠病：原发性硬化性胆管炎，溃疡性结肠病，克罗恩病；自身免疫性肝病：原发性胆汁性肝硬化，原发性硬化性胆管炎，类风湿关节炎，Felty综合征；结缔组织病：系统性红斑狼疮，药物疾病；药物性狼疮，甲亢（PTU治疗）。呼吸系统疾病：囊性纤维化，原发性支气管扩张。感染性疾病：细菌性（心内膜炎，呼吸道感染）、其他病毒、真菌或原虫感染

（续　表）

检查项目	法定单位正常值	临床意义
抗双链DNA抗体(ds-DNA)	阴性	阳性:见于系统性红斑狼疮活动期,是特异性抗体,效价变化与其红斑狼疮活动性密切相关。用于诊断依据和监测疾病活动性。类风湿关节炎、慢性肝炎血清ds-DNA的阳性率可达20%~30%
抗角蛋白抗体(AKA)	阴性	阳性:类风湿关节炎(50%阳性;30%阴性)辅助诊断依据
抗线粒体抗体(AMA)	阴性	阳性:见于自身免疫性肝炎、慢性活动性肝炎,肝硬化等。高效价阳性见于原发性胆汁性肝硬化,系统性红斑狼疮,类风湿关节炎
抗磷脂抗体(APL)	阴性	阳性:见于动静脉血栓,习惯性流产,血小板减少,系统性红斑狼疮,干燥综合征。有时老年人APL可呈弱阳性
抗胰岛细胞抗体(ICA)	阴性 效价>10 为阳性	阳性或效价>10:见于1型糖尿病,初发者阳性率为60%~85%
抗谷氨酸脱氧酶抗体(GAD)	阴性 效价>10 为阳性	阳性或效价>10:见于迟发性自身免疫性糖尿病,Ⅰ型糖尿病者阳性率80%

（续　表）

检查项目	法定单位正常值	临床意义
抗胰岛素自身抗体（IAA）	阴性	阳性：见于 1 型糖尿病，有助于诊断和分型
促甲状腺受体抗体（TRAb）	阴性≤1U/L 阳性≥1.5U/L	阳性：见于甲状腺功能亢进症，用于不典型病型病例的治疗、手术和效果评价监测
抗甲状腺球蛋白抗体（ATG）	＜40U/L	升高：见于甲状腺炎、甲状腺功能亢进症、甲状腺癌、弥漫性结缔组织病
抗甲状腺过氧化物酶抗体（ATA）	＜35U/L	升高：见于自身免疫性甲状腺疾病，临床意义同 ATG

15. 感染性疾病相关检查

感染性疾病相关检查正常值及临床意义

检查项目	法定单位正常值	临床意义
幽门螺旋杆菌抗体（HP）	阴性	阳性：见于未经治疗的胃炎、胃溃疡、十二指肠球部溃疡
单纯疱疹病毒抗体（HSV）	阴性	阳性：见于急性疱疹性口腔炎、急性疱疹性角膜炎、结膜炎、急性疱疹性神经系统感染、生殖器疱疹、宫颈癌等
肺炎支原体抗体（MP）	阴性	阳性：见于无症状的呼吸道感染，也可见于严重肺炎、脑炎、心肌炎等
结核杆菌抗体（TB）	阴性	阳性：见于肺结核和肺外结核，用于辅助诊断
巨细胞病毒抗体（CMV）	阴性	阳性：见于病毒性感染如上呼吸道感染、传染性单核细胞增多症、肝损害、淋巴结增大等
弓形虫抗体（TOXO）	阴性	阳性：见于弓形虫感染早期
EB病毒抗体（EBV）	阴性	阳性：见于传染性单核细胞增多症、鼻咽癌的重要诊断指标。
抗链球菌溶血素"O"（ASO）	>200U/ml	增高：见于溶血性链球菌感染引起的风湿热、急性肾小球肾炎、猩红热、丹毒、化脓性扁桃体炎、部分肝炎、肾病综合征、肾组织病者 ASO 也可升高

（续　表）

检查项目	法定单位正常值	临床意义
C 反应蛋白（CRP）	<5mg/ml	增高：见于组织坏死；严重创伤，大手术，烧伤，心肌梗死；各种细菌感染：急性化脓性炎症，菌血症，尤其是革兰阴性杆菌感染时；CRP更高；自身免疫性疾病；恶性肿瘤；器官移植排斥反应；妊娠期等
人类免疫缺陷病毒抗体（HIV）	阴性	阳性：艾滋病（获得性免疫缺陷综合征）重要诊断依据
血、尿、粪、分泌物细菌培养	阴性	发现致病菌，指导临床选择药物治疗

16. 肾功能检查

肾功能检查正常值及临床意义

检查项目	法定单位正常值	临床意义
24 小时尿蛋白定量(PRO)	0～120mg/24h 尿	大量增加:见于肾病综合征、急性肾小球肾炎、慢性肾炎(普通型)、肾盂肾炎、肾毒性物质引起的肾间质病变。前二者常大量蛋白尿,后二者一般 1～2g/24h 尿或更少
尿 IgG(IgG)	<8.5ml/L	升高:见于尿毒症晚期、肾移植后急性排斥反应、急性肾功能衰竭等。IgG 为大分子蛋白,大量出现提示肾功能恶化,预后较差
尿 α_1-微球蛋白(α_1-MG)	血清:10～30mg/L 晨尿:<12mg/L	血清增高:见于肾小球肾炎、糖尿病性肾病、狼疮性肾病、同质性肾病、急慢性肾功能衰竭所引起的肾小球滤过率下降。降低:见于肝炎、肝硬化等。尿 α_1-MG 升高见于肾小管病变,是肾近曲小管受损的敏感指标
尿微量白蛋白(mAlb)	<30mg/L	升高:提示肾小球损伤,愈高病情愈严重。常用于糖尿病肾病、高血压性肾病的早期诊断和预后分析
尿转铁蛋白(TRF)	<1.0mg/L	升高:见于肾脏疾病、尿毒症、高血压病、糖尿病及烧伤等引起的肾脏损害,是早期肾小球损伤的敏感指标
尿液氨基葡萄糖苷酶(NAG)	1.1～11.9U/L	增高:见于早期高血压肾病、糖尿病肾病、肾毒性药物损伤,反映肾小管损伤程度,对上尿路感染定位诊断有帮助。降低:见于慢性肾功能障碍

（续 表）

检查项目	法定单位正常值	临床意义
尿素氮	成人:3.2~7.1mmol/L 儿童:1.8~6.5mmol/L	增高:见于急慢性肾炎、中毒性肾炎、重症肾盂肾炎、肾结核、肾血管硬化症、多囊肾、肾肿瘤等引起的肾功能障碍,此系肾性增高,对尿毒症诊断和治疗有特殊价值,增高程度与病情严重性成正比。脱水、失血、休克,严重心力衰竭,肝肾综合征,上消化道出血引起肾高系肾前性增高;而前列腺肥大、糖尿病酮症中毒、肿瘤压迫等引起的尿路梗阻属于肾后性增高。降低:见于肝功能严重损伤,急性肝萎缩、中毒性肝炎、类脂质肾病等
肌酐(Cr)	男:53~106μmol/L 女:44~97μmol/L	增高:与尿素氮增高临床意义基本相同,更能反应肾功能 减低:见于肌萎缩,严重肝病,白血病、肾功能不全
尿酸(UA)	男:180~440μmol/L 女:120~320μmol/L	降高:见于急慢性肾炎、肾结核、肾盂肾炎、肾积水等肾脏损害;氯仿、四氯化碳及铅中毒、痛风、高尿酸血症、红细胞增多症、白血病及其他恶性肿瘤。降低:多见于恶性贫血
β₂-微球蛋白(β₂-MG)	尿:<0.3mg/L 血:1.28~1.95mg/L	主要用于监测近端肾小管功能,是反应近端小管受损的非常灵敏和特异的指标。急性肾小管损伤或坏死、慢性间质性肾炎、慢性肾功能衰竭、肾移植排斥反应期、尿路感染等尿β₂-MG含量增加

（续　表）

检查项目	法定单位正常值	临床意义
内生肌酐清除率（C_{cr}）	男性：85～125ml/（min·1.73m²） 女性：75～115ml/（min·1.73m²）	降低：能较早准确地反映肾小球滤过功能损伤，并评估损伤程度。指导临床治疗，临床上依据 C_{cr} 结果制订治疗方案并调整治疗手段
血胱抑素 C（CysC）	0.6～2.5 mg/L	可用于糖尿病肾脏肾滤过功能早期损伤的评价，高血压肾功能损害早期诊断，肾移植患者肾功能恢复情况评估，血液透析患者肾功能改变监测，老年人肾功能评价，儿科肾病的诊断，肿瘤化疗中肾功能的监测等
视黄醇结合蛋白（RBP）	成人尿：0.04～0.18μmol/L	尿 RBP 排量与小管间质损害程度明显相关，可作为监测病程、指导治疗判断预后的一项灵敏的生物化学指标
T-H 糖蛋白（THP）	RIA法：12.4～61.6mg/24h	①升高可见于：肾盂肾炎、肾病综合征、蛋白尿酸中毒、肾小管损伤、脱水少尿、尿路结石等；②降低可见于：肝硬化、肾病、尿毒症、多囊肾、遗传性运铁蛋白缺乏症、肾功能减退等；③THP 是形成管型的主要基质，尿管型引起肾小管阻塞与急性肾功能衰竭的发生有关

17. 肿瘤标志物检查

肿瘤标志物检查正常值及临床意义

检查项目	法定单位正常值	临床意义
甲胎蛋白（AFP）	<20ng/ml	升高：①是原发性肝癌最敏感、特异的标志物；②用于原发性肝癌的疗效评价和预后判断；③在胚胎性肿瘤如睾丸癌、畸胎瘤等可升高；④在胃癌、胆囊癌、胰腺癌等时升高，但一般 AFP 水平较低；⑤妇女妊娠 3 个月后、血清 AFP 开始升高，7～8个月达到高峰，一般在 400μg/L 以下，如果异常升高应考虑胎儿有神经管缺损畸形的可能
AFP异质体 L₃（AFP-L₃）	0.5%～9.9%	升高：①可用于鉴别诊断 AFP 阳性的良、恶性肝病；②原发性肝细胞癌的早期诊断
癌胚抗原（CEA）	0～5ng/ml	升高：①见于结肠癌、直肠癌、乳腺癌、胃癌、肺癌、胰腺癌等、其他恶性肿瘤也有不同程度的阳性率；②恶性肿瘤手术后的疗效观察及预后判断、以及化疗患者的疗效观察；③肠道息室、直肠息肉、结肠炎、肝硬化、肝炎和肺部疾病也有不同程度的升高，但阳性百分率较低
糖类抗原 19-9（CA19-9）	0～39ng/ml	升高：用于胰腺、肝胆、和胃癌患者的诊断、治疗监测和预后判断；亦可用于大肠癌（CEA 之后的次选标志物）和卵巢癌（CA125 之后的次选肿瘤标志物）的诊断和病情监测

（续　表）

检查项目	法定单位正常值	临床意义
糖类抗原 125（CA125）	0～35ng/ml	升高：卵巢癌患者明显升高，其他非卵巢恶性肿瘤也有一定的阳性率；非恶性肿瘤如子宫内膜异位症、盆腔炎、卵巢囊肿、胰腺炎等也有不同程度的升高；早期妊娠可有升高
糖类抗原 15-3（CA15-3）	<28U/ml	升高：乳腺癌患者常升高，但在乳腺癌初期敏感性较低；其他恶性肿瘤如肺癌、肾癌、结肠癌、胰腺癌、卵巢癌、宫颈癌也有不同程度的阳性率；非恶性肿瘤疾病如：肝脏、胃肠道、乳腺、卵巢等也可升高
糖类抗原 72-4（CA72-4）	<6kU/L	是监测胃癌患者病程和疗效的首选标志物。对于卵巢癌有较高的临床灵敏度
降钙素（CT）	<100ng/L	甲状腺髓样癌明显升高，部分肺癌、乳腺癌、胃肠道癌、嗜铬细胞瘤等患者也可增加
鳞状细胞癌抗原（SCCA）	<1.5μg/ml	鳞癌肿瘤标志物

18. 免疫功能检查

免疫功能检查正常值及临床意义

检查项目	法定单位正常值	临床意义
免疫球蛋白 G(IgG) 免疫球蛋白 A(IgA) 免疫球蛋白 M(IgM)	7.00～16.00g/L 0.70～4.00g/L 0.40～2.30g/L	升高：见于各种慢性感染、慢性肝病、借风湿关节疾病（系统性红斑狼疮、类风湿关节炎等）、单一免疫球蛋白的升高、其他淋巴瘤及某些自身免疫性疾病 降低：见于各类先天性或获得性免疫缺陷综合征、联合免疫缺陷病或长期使用免疫抑制药物
免疫球蛋白 F(IgF)	3～397μg/L	升高：见于与速发型过敏有关的疾病，如哮喘、鼻炎、荨麻疹、特应性皮炎、青霉素过敏等；免疫增生性疾病，如浆细胞病、多发性骨髓瘤、急慢性肝炎、系统性红斑狼疮、类风湿关节炎、嗜酸细胞增多症、寄生虫感染等也可升高 降低：见于免疫缺陷综合征
免疫球蛋白 D(IgD)	0.001～0.004g/L	增高：主要见于 IgD 多发性骨髓炎，也可见于流行性出血热、哮喘、甲状腺炎、特异反应性疾病等 减低：见于先天性无丙种球蛋白血症
总补体溶血活性(CH₅₀)	23～46U/ml	升高：见于各种急性炎症、组织损伤、恶性肿瘤、妊娠期等 降低：见于急性肾炎、自身免疫缺陷性心内膜炎、系统性红斑狼疮、类风湿关节炎活动期、亚急性感染性心内膜炎、慢性肝病、肝硬化、艾滋病、严重烧伤、冷球蛋白血症、重度营养不良及遗传性补体成分缺乏症等

（续 表）

检查项目	法定单位正常值	临床意义
淋巴细胞转化试验(LTT)	转化率 50%～70%	降低：见于细胞免疫缺陷或免疫功能低下者，如恶性肿瘤、淋巴瘤、淋巴肉芽肿、重症结核和真菌感染、瘤型麻风、毛细血管扩张症及慢性肝炎、肝硬化、放疗治疗，也用于唐氏综合征。 升高：见于唐氏综合征或免疫功能低下，如晚期肿瘤、病毒、细菌感染急性期，使用免疫抑制药物等。也用于上述疾病的治疗效果监测和判断预后
结核菌素试验(OT)	皮试 72h 后阴性红斑硬结直径<4mm	阴性：见于无结核菌感染或免疫功能低下，如晚期肿瘤、病毒、细菌感染急性期，使用免疫抑制药物 阳性：见于 90%以上正常人 强阳性：提示活动性结核病
自然杀伤细胞活性(NK)	<10%～15%	升高：见于病毒感染早期、唐氏综合征、器官移植和骨髓移植、使用干扰素和干扰诱导等免疫增强药物治疗等 降低：见于恶性肿瘤、重症联合免疫缺陷病、艾滋病、使用免疫抑制药物及妊娠期、酒精性肝硬化、慢性肝炎等
T淋巴细胞群(CD3+，CD4+，CD8+)	CD3+:65.4%～76.4% CD4+:35.7%～46.9% CD8+:21.8%～31.0% 及其比值 CD4+/CD8+:1.7～2.2	T淋巴细胞表面特有的标志性分子分为不同的亚群，其多少反映免疫功能。CD4+ 细胞减少；见于恶性肿瘤、遗传性免疫缺陷病、艾滋病、应用免疫抑制药物等；CD8+ 细胞减少；见于自身免疫性疾病，如系统性红斑狼疮、慢性活动性肝炎等；CD4+/CD8+ 比值增高；见于结节病、自身免疫性疾病如；类风湿关节炎、系统性红斑狼疮等；而比值降低，见于恶性肿瘤、艾滋病、病毒感染、特发性肺间质纤维化。常用于某些药物治疗、器官移植标志性监测

二、与医学有关的常用计量单位

(1)医学上常用的导出单位见附表 2-1。

(2)与医学有关的限时应用的非 SI 单位见附表 2-2。

(3)血压单位数值换算表见附表 2-3。

(4)压力(水柱)单位与国际单位(Pa)对照表见附表 2-4。

附表 2-1　医学上较常用的导出单位

量的名称	单位名称	单位符号	换算关系
面　积	平方米	m²	
清除(廓清)率	升[每]秒	L/s	
	毫升[每]秒	ml/s	
质量[浓度]	千克[每]升	kg/L	
物质[浓度]	摩尔[每]升	mol/L	
密　度	千克[每]立方米	kg/m³	
	千克[每]升	kg/L	
电压(位),电势[差]	伏[特]	V	$V=kg \cdot m^2/s^3 \cdot A$
能[功热]	焦[耳]	J	$J=kg \cdot m^2/s^2$
力	牛[顿]	N	$N=kg \cdot m/s^2$
频　率	赫[兹]	Hz	$Hz=1cycle/s$
压　强	帕[斯卡]	Pa	$Pa=kg/m \cdot s^2$
温　度	摄氏度	℃	$C=K-273.15$
体　积	立方米	m³	
	升	L	$L=dm^3=10^{-3}m^3$
速　度	米[每]秒	m/s	
电荷量	库[仑]	C	$C=s \cdot A$
功率、辐射、通量	瓦[特]	W	$W=J/s=m^2 \cdot kg \cdot s^{-3}$

附表 2-2　与医学有关的限时应用的非 SI 单位

量的名称	单位名称	国际符号	相当于 SI 单位之值
时　间	分	min	$1min=60s$
	[小]时	h	$1h=60min=3600s$
	天[日]	d	$1d=24h=86\ 400s$
旋转速度	转每分	rpm(min^{-1})	$1rpm=1r/min(1/60)s^{-1}$
长　度	埃	Å	$1Å=0.1nm=10^{-10}m$
压　强	巴	bar	$1bar=0.1MPa=10^{5}Pa$
	标准大气压	atm	$1atm=1.013\ 25Pa$
放射性活度	居里	Ci	$1Ci=3.7\times10^{10}Bq$
	伦琴	R	$1R=2.58\times10^{-4}C/kg$
功　率	马力	HP	$1HP=735.498\ 75W$
热	卡	cal	$1cal=4.186\ 05J$
	热化学卡	cal_{th}	$1cal_{th}=4.184\ 0J$
吸收剂量	拉德	rad(rd)	$1rd=10^{-2}J/kg=10^{-2}Gy$

附表 2-3　血压单位数值换算表

kPa	mmHg	kPa	mmHg	mmHg	kPa	mmHg	kPa
1	7.5	8	60.0	10	1.3	80	10.6
2	15.0	9	67.5	20	2.7	90	12.0
3	22.5	10	75.0	30	4.0	100	13.3
4	30.0	11	82.5	40	5.3	110	14.6
5	37.5	12	90.0	50	6.6	120	16.0
6	45.0	13	97.5	60	8.0	130	17.3
7	52.5	14	105.0	70	9.3	140	18.6

（续　表）

kPa	mmHg	kPa	mmHg	mmHg	kPa	mmHg	kPa
15	112.5	21	157.5	150	20.0	210	27.9
16	120.0	22	165.0	160	21.3	220	29.3
17	127.5	23	172.5	170	22.6	230	30.6
18	135.0	24	180.0	180	24.0	240	31.9
19	142.5	25	187.5	190	25.3	250	33.2
20	150.0	26	195.0	200	26.6	260	34.5

附表 2-4　压力（水柱）单位与国际单位（Pa）对照表

mmH$_2$O	Pa	mmH$_2$O	Pa	Pa	mmH$_2$O	Pa	mmH$_2$O
1	9.807	20	196.14	10	1.02	200	20.39
2	19.61	30	294.21	20	2.04	300	30.49
3	29.42	40	392.28	30	3.05	400	40.79
4	39.23	50	490.35	40	4.08	500	50.98
5	49.04	60	588.42	50	5.10	600	61.17
6	58.84	70	686.49	60	6.12	700	71.36
7	68.64	80	784.56	70	7.14	800	81.56
8	78.46	90	882.63	80	8.16	900	91.75
9	88.26	100	980.67	90	9.18	1000	101.96
10	98.07	200	1961.4	100	10.20	2000	203.92

三、处方中常用的外文缩写

处方中常用外文缩写见附表 3-1。

附表 3-1　中英文对照

缩　　写	拉 丁 文	英　文	中　文
aa，aa	ana	of each（equalparts）	各，各等份
a. c	Ante cibum	before meals	饭前服
a d	adde	to，upto	加至
ad lib	ad libitum	as much as desired	随意，加，任意

缩　　　写	拉 丁 文	英　　文	中　　文
a. m.	ante meridiem	morning	上午
Amp	ampullae	amput ampule	安瓿、针剂
aq	aqua	water	水
aq. dest	aqua destillata	distill Water	蒸馏水
b. i. d.	bis in die	twice daily	每日 2 次
c̄,C	cum	with	和,用
Caps	capsula	capsule	胶囊
Co 或 comp	compositus	compound	复方的
d	dies	day	日,天
et	et	and	和,及
extr	extractum	extract	浸膏
extr.liq	extractum liquidum	aliquid extract	流浸膏
gtt	gutta	a drop	滴
h	hora	hour	小时
h.s	hora somni	at bedtime	睡前
im	injectiointramusculus	intramuc larinjection	肌内注射
iv	injeetiointravenous	intravenousinjection	静脉注射
mist	mistura	mixture	合剂
O. D.	ocular Dexter	right eye	右眼
O. S.	ocular laevus	left eye	左眼
O. U.	ocular uter	both eyes	双眼
P. C.	post Cibum	after meals	饭后服
p. m.	post meridiem	afternoon	下午
p. r. n.	pro renata	as needed	必要时
q	quaque	every	每
qd	quaque die	once daily	每日 1 次
qid	quaque in die	four times daily	每日 4 次
q4h	quaque 4hora	every four hours	每 4 小时 1 次
qn	quaque nocte	every night	每晚 1 次
qod		every other day	隔日 1 次
q. s.	quantum sufficit	sufficient quantity	适量
Rp. (R)	Recipe	recipe	取、取药、处方

缩　写	拉 丁 文	英　文	中　文
Sig(S)	signe	label	标记、用法
$\overline{S}$	sine	without	无
S.C 或 H	injectio hypo dermatici	subcutaneous injection	皮下注射
S.O.S	si opussit	as required	必要时,需要时
St(Stat)	statim	at once	立即
Syr	syrupus	syrup	糖浆
tid	ter in die	three times daily	每日 3 次
ung	unguentum	ointment	油膏
U	unit	unit	单位

四、法定传染病

《中华人民共和国传染病防治法》由第十届全国人民代表大会常务委员会第十一次会议于 2004 年 8 月 28 日修订通过,自 2004年 12 月 1 日起施行。我国传染病分甲、乙、丙三类,37 种:

甲类传染病 2 种:鼠疫、霍乱。

乙类传染病 25 种:传染性非典型肺炎、艾滋病、病毒性肝炎、脊髓灰质炎、人感染高致病性禽流感、麻疹、流行性出血热、狂犬病、流行性乙型脑炎、登革热、炭疽、细菌性和阿米巴性痢疾、肺结核、伤寒和副伤寒、流行性脑脊髓膜炎、百日咳、白喉、新生儿破伤风、猩红热、布鲁菌病、淋病、梅毒、钩端螺旋体病、血吸虫病、疟疾。

丙类传染病 10 种:流行性感冒、流行性腮腺炎、风疹、急性出血性结膜炎、麻风病、流行性和地方性斑疹伤寒、黑热病、包虫病、绦虫病,除霍乱、细菌性和阿米巴性痢疾、伤寒和副伤寒以外的感染性腹泻病。

五、老、幼用药剂量计算法

1. 按年龄折算法　见附表 5-1。

附表 5-1　按年龄计算

年　　龄	剂　　量
初生至 1 个月	成人剂量的 1/18～1/14
1－6 个月	成人剂量的 1/14～1/7
6－12 个月	成人剂量的 1/7～1/5
1－2 岁	成人剂量的 1/5～1/4
2－4 岁	成人剂量的 1/4～1/3
4－6 岁	成人剂量的 1/3～2/5
6－9 岁	成人剂量的 2/5～1/2
9－14 岁	成人剂量的 1/2～2/3
14－18 岁	成人剂量的 2/3～全量
18－60 岁	成人剂量的 3/4～全量
60 岁以上	成人剂量的 3/4

2. 按小儿体重计算

(1)剂量＝小儿体重(kg)×某药规定量(mg/kg)

(2)剂量＝$\dfrac{\text{小儿体重(kg)×成人剂量}}{50 \text{ 或 } 60}$

3. 按体表面积计算用药剂量

剂量＝$\dfrac{\text{小儿体表面积}(m^2)×\text{成人剂量}}{\text{成人体表面积}(m^2)}$

体表面积计算法：

(1)体表面积(m^2)＝0.006 1×身高(cm)＋0.012 8×体重(kg)－0.152 9

(2)体表面积(m^2)＝体重(kg)×0.035＋0.1

(3)体表面积(m^2)＝$\dfrac{5.99\sqrt{\text{体重(g)×身高(cm)}}}{10\ 000}$

(4)按年龄、体重计算体表面积(1)

新生儿：711cm²/kg

1 岁:527cm²/kg

6 岁:456cm²/kg

12 岁:412cm²/kg

成人:221cm²/kg

(5)按年龄、体重计算体表面积(2):见附表 5-2。

附表 5-2　小儿用药剂量计算法

年　龄	体重(kg)	体表面积(m²)	年　龄	体重(kg)	体表面积(m²)
1 周	2	0.16	1	12	0.56
—	3	0.21	—	14	0.62
1 个月	4	0.25	4 岁	16	0.70
	5	0.29		18	0.75
1 个月	6	0.33	5	20	0.80
—	7	0.39	—	25	0.90
1 岁	8	0.42	8 岁	30	1.10
	9	0.46			

4. 其他计算方法

(1)福氏公式(适用于 2 岁以下小儿):

$$剂量 = \frac{小儿年龄(月数) \times 成人剂量}{150}$$

(2)杨氏公式(适用于 2 岁以上小儿):

$$剂量 = \frac{小儿实足年龄(岁) \times 成人剂量}{小儿实足年龄(岁) + 12}$$

(3)柯氏公式

$$剂量 = \frac{小儿实足年龄(岁) \times 成人剂量}{24}$$

(4)克氏公式

$$剂量 = \frac{小儿体重(磅) \times 成人剂量}{150}$$

(5)除商倒数法(适用于 2—12 岁小儿):在 16～25 的数列中，取两个最小且能被患儿年龄(岁)整除的数,除以患儿的年龄后,其商的倒数乘以成人剂量,即为该患儿的用药剂量。如患儿为 3 岁,在 16～25 之数列中,能被 3 整除的最小两个数是 18 和 21。被 3 所除的商为 6 和 7,其倒数为 1/6 和1/7,即该患儿用药剂量为成人剂量的 1/7～1/6。依此类推,4 岁和 5 岁,为 1/5～1/4 的成人剂量;6 岁为 1/4～1/3 的成人剂量;7 岁为 1/3 的成人剂量;8 岁为 1/3～1/2 的成人剂量;9—12 岁均为 1/2 的成人剂量。此法运算简便快速,心算即可求得。

　　5. 小儿中药剂量的计算　　见附表 5-3。

附表 5-3　小儿中药剂量计算

年　　龄	剂　　量
1 岁以下	成人剂量的 1/4
1—3 岁	成人剂量的 1/3
3—8 岁	成人剂量的 1/2
8—15 岁	成人剂量的 2/3
15 岁以上	成人剂量

注:毒、烈性中药和儿童专用中成药,必须另遵医嘱使用

　　凡以上各种方法所求得的用药剂量,都只是参考值。临床医师务必结合患者的年龄、体重、体质、病情、肝肾功能、初始用药的反应及既往用药的情况等而拟定个别剂量,切忌机械套用,尤其不适用于对剧毒药品剂量的简单折算。

六、儿童计划免疫

　　在我国,12 岁以下儿童是计划免疫的重点。主要是进行"百白破"混合制剂;卡介苗、脊髓灰质炎疫苗和麻疹疫苗的基础免疫;以后进行适时的加强免疫,在某些传染病流行地区和某些重点人群实行相应生物制品的预防接种。常用生物制品有:

(一)卡介苗(BCG)

　　1. 接种对象　　12 岁以下儿童。3 个月以内婴儿直接接种,3 个月以上的对象必须先做结核菌素试验,阴性者方可接种。

2. 接种方法

(1)结核菌素试验方法:将稀释结核菌素(1:2000)0.1ml 注射于前臂掌侧的 1/3 处皮内,经 72h 后观察局部反应,局部硬结纵横直径均值<5mm 以下为阴性,应接种卡介苗。阳性者不接种。

(2)接种方法:取稀释的卡介苗液(每毫升含 0.75mg)0.1ml,注射于左上臂三角肌下端外缘的皮内。

3. **禁忌证** 发热或患急性传染病及愈后不足 1 个月者;全身广泛性皮肤病暂不能接种;患有结核病或慢性疾病如肝炎、心脏病、湿疹、过敏史、免疫缺陷及继发性免疫功能低下、癫痫及癔症等神经系统疾病患者。

4. **接种反应** 接种后 2 周左右,局部可出现红肿浸润,中央逐渐形成小脓疱或小溃疡,可自行吸收,结痂,持续 2～3 个月后留下一永久性的圆形瘢痕。局部淋巴结可稍有增大,不超过 1cm。一般 1～2 个月后消失。

5. 注意事项

(1)安瓿有裂纹和过期失效者不可使用。

(2)卡介苗要冷藏和避光,适宜温度为 2～8℃,安瓿开启30min 后不可使用。

(3)接种卡介苗和结核菌素试验的注射器及针头必须专用。

(4)卡介苗初种 1 个月、复种半个月内、或与百白破三联、麻疹疫苗、脊髓灰质炎疫苗同时接种时,要采取不同部位,一般不宜同时接种。本疫苗应皮内注射,严禁皮下或肌内注射。

(二)脊髓灰质炎疫苗(DPV)

目前我国采用的是外型为白色的三价减毒活疫苗糖丸,用于预防脊髓灰质炎(小儿麻痹症)。

1. **对象** 出生 2 个足月初服,每次 1 粒,连服 3 粒;每次间隔时间不得少于 1 个月,最长不超过 3 个月。4 岁时再加强服 1 次。

2. **服用方法** 直接含化服用,婴幼儿必须用凉开水溶化后再服。忌用热水送服。

3. **禁忌证**　①腋下体温 37.5℃ 以上者;②严重的佝偻病;③活动期结核;④丙种球蛋白缺乏症;⑤免疫抑制治疗及其他重症疾病患者。

4. **反应**　个别儿童在服疫苗后有低热或轻度腹泻,2～3d 后不治自愈。极少数发生严重不良反应为疫苗相关性麻痹病。

5. **注意事项**　脊髓灰质炎疫苗是活疫苗,需低温保存,有效期与保存温度有关。－20℃时有效期 2 年;4～8℃可保存 5 个月;20～22℃可保存 12d;32℃只能保存 2d。

(三)百白破(DTP)混合制剂

百白破混合制剂,是由百日咳菌、白喉菌和破伤风类毒素按一定比例混合制成,用于预防百日咳、白喉和破伤风三种常见传染病。

1. **接种对象**　3 个月至 6 岁儿童。

2. **接种方法**　全程免疫第 1 年注射 3 次,每次间隔时间最短为 1 个月,最长不超过 3 个月。第 2 年与全程免疫第 3 针间隔 1 年再加强注射 1 次。注射剂量为每次 0.2ml,部位为上臂三角肌,行肌内注射。

3. **禁忌证**　有癫痫、抽搐、心、肝、肾疾病,活动性肺结核及有过敏史者禁用。急性传染病(包括恢复期)、发热者应暂缓接种。脊髓灰质炎和乙脑流行期间不宜接种,以免诱发这两种疾病。

4. **接种反应**　注射后,局部可有红肿、疼痛、发痒或有低热、疲倦、头痛等症状,一般不须特殊处理,重者可给予对症治疗。极个别可能发生过敏,或惊厥、抽搐、尖叫等神经系统症状。

5. **注意事项**

(1)疫苗应冷藏避光保存,适宜温度 2～8℃。

(2)使用时充分摇匀,如有摇不散之凝块、异物、安瓿有裂纹、制品冻结、标签不清和过期失效者均不可使用。

(3)注射后,局部有硬结,1～2d 即可吸收,注射第 2 针应更换部位。

(4)备 1:1000 肾上腺素,供偶有发生过敏性休克时急救使用。

(5)第 1 针注射后出现高热、惊厥、休克等异常情况者,不再注射第 2 针。

(四)麻疹减毒活疫苗(MV)

1. 接种对象　8 个月婴儿至 12 岁儿童为主要接种对象。

2. 接种方法　8 个月初种,7 岁时加强注射 1 次,每人每次 0.2ml,于上臂三角肌外侧附着处做皮下注射。

3. 禁忌证　发热、急性传染病、活动性肺结核及过敏体质者不可接种。

4. 接种反应　少数儿童接种后 1 周出现高热($>38.6℃$),一般不超过 2d,个别可见散在性皮疹,不久即退。发热反应一般不需处理。很少见到严重反应。

5. 注意事项

(1)冻干麻疹疫苗应在 $-20℃$ 温度内保存,有效期可达 1 年;$2\sim8℃$有效期仅 2 个月;安瓿开启 30min 后不应再使用。

(2)接种时,必须待消毒皮肤的乙醇干后再注射,要确保足量接种。

(3)注射过人免疫球蛋白者应隔 1 个月以上再接种本疫苗。

(五)流行性乙型脑炎疫苗

1. 接种对象　1-15 岁儿童为主要接种对象。

2. 接种方法　初免全程 2 次,满 1 周岁初种,间隔 7~10d。分别于 2、6、10 岁时再加强注射 1 次。1-6 岁每人每次 0.5ml,7-10 岁每人每次 1ml,11 岁以上为每人每次 1.5ml。接种部位为上臂三角肌外缘附着处,皮下注射。

3. 禁忌证　发热、急性疾病及严重慢性疾病、神经系统疾病、变态反应性疾病及既往对抗生素、生物制品有过敏史者均不能接种。

4. 接种反应　接种反应轻微,仅个别人在注射局部出现红肿但很快消退,全身反应也极少,偶有发热一般在 38℃ 以下。如有严重反应,应及时采用对症处理措施。

5. 注意事项

(1)疫苗应避光和冷藏。适宜温度为 $2\sim8℃$。

（2）疫苗为橘红色透明液体。如有变黄、变紫、浑浊、冻结及摇不散的絮状物、安瓿有裂纹、过期等均不能使用。

（3）接种后在现场休息观察 30min。

（4）备 1:1000 肾上腺素，供偶发休克时急救用。

（六）乙型肝炎疫苗

目前使用的是灭活的乙型肝炎表面抗原血源疫苗或基因疫苗。

1. **接种对象**　乙型肝炎易感者或未感染者（抗原、抗体阴性）均可接种。主要用于 HBsAg 阳性母亲的新生儿；新生儿及 5 岁以下的易感儿童；婚前 HBsAg 阳性的易感配偶；接触血液的医务人员及牙科、产科、内科和传染病科的医务人员；献血人员和其他高危人群。

2. **接种方法**　初次接种分别于 0（新生儿出生 24h 内当日或接种第 1 针的当日）、1 个月、6 个月各注射 1 针。3 次剂量分别为 $10\sim30\mu g$、$10\mu g$、$10\mu g$。注射部位为上臂三角肌，行肌内注射。

3. **禁忌证**　有肝炎、发热和急、慢性严重疾病或有过敏史者不能接种。

4. **接种反应**　一般反应轻微。少数出现低热，注射局部红肿和硬结（直径＜2.5cm），稍有压痛。上述反应多在 1～2d 内消失。

5. **注意事项**

（1）疫苗应避光和冷藏，适宜温度 2～8℃。

（2）安瓿有裂纹和过期不能应用。

（3）乙肝疫苗与麻疹疫苗不可同日用，因对麻疹抗体的产生有一定的影响。

（七）流行性脑脊髓膜炎多糖体菌苗

我国目前流行的流脑菌体主要为 A 群，所以使用的多为 A 群多糖菌苗。

1. **接种对象**　主要是 1—15 岁的儿童及青少年，新兵入伍后应集中接种。

2. **接种方法**　每人每次 0.5ml（含 A 群多糖抗原 $30\mu g$），于上臂三角肌外侧缘附着处皮下注射。

3. 禁忌证　发热、急性传染病、肾脏病、活动性结核及癫痫、抽搐、脑部疾病和过敏史者不能接种。

4. 接种反应　一般反应轻微,无全身及过敏反应。常有局部红晕,多于 24h 内消失。少数人出现硬结和发热,24h 后下降,持续 48h 者极少见。

5. 注意事项　疫苗应避光和冷藏,适宜温度 2～8℃,保存 2 年。37℃可保存 3 个月。溶解后的菌苗应在 6h 内用完。

(八)狂犬病疫苗

我国广泛应用的是地鼠肾组织疫苗。

1. 接种对象　任何可疑接触狂犬病毒者,如被动物咬伤、抓伤、舔及有伤皮肤者,都应立即对局部伤口彻底清洗消毒,并注射本疫苗。严重咬伤者应并用抗狂犬病血清。

2. 接种方法　一般咬伤者于 0、3、7、14、30d 各肌内注射本疫苗 1 支(2ml),不论任何部位破皮咬伤,均应同时注射抗狂犬病血清(40U/kg)或狂犬病免疫球蛋白(20U/kg)。对从事危险职业的人群如兽医、动物管理员、警犬训练者、猎人或卫生防疫人员等应进行预防注射。全程 3 次,于 0、7、14d 各注射 1 支(2ml),以后每年加强注射 1 次。

3. 禁忌证　无。

4. 接种反应　接种后反应轻微。3～5 针后,个别人可出现局部皮疹、荨麻疹、硬结、红肿现象,不久即可消退。

5. 注意事项

(1)疫苗应避光保存,适宜温度 2～8℃暗处。冻结疫苗、过期失效疫苗不得使用。

(2)接受疫苗注射时,应忌酒、浓茶等刺激性食物,避免剧烈的活动等。

儿童计划免疫程序见附表 6-1。

附表 6-1　儿童计划免疫程序表

制品名称	接 种 月（年）龄															
	出生当日	1个月	2个月	3个月	4个月	5个月	6个月	8个月	1岁	1岁半—2岁	2岁—2岁半	4岁	6岁	7岁	10岁	12岁
卡介苗	初种													复种		复种
小儿麻痹糖丸			第1次	第2次	第3次							复服				
百白破制剂				第1针	第2针	第3针				复种						
麻疹疫苗								初种						复种		复种
白破二联类疫苗														复种		复种
乙脑疫苗									初种		复种		复种		复种	
乙型肝炎疫苗	第1针	第2针					第3针									

七、临床常用的药物配伍禁忌

(1)β-内酰胺类药物与丙磺舒(羧苯磺胺)合用,可使前者在肾小管的分泌减少、血药浓度增加、作用时间延长。因此,二者合用时,应注意减少前者的用药剂量。

(2)β-内酰胺类药物不可与酸性或碱性药物配伍。如氨基糖苷类、氨基酸、红霉素类、林可霉素类、维生素 C、碳酸氢钠、氨茶碱、谷氨酸钠等。因此,输液时只能用生理盐水溶解药物,不能用葡萄糖注射液溶解。

(3)氟氯西林勿与血液、血浆、水解蛋白及脂肪乳配伍。其他β-内酰胺类药物也应注意。

(4)头孢菌素类(特别是第 1 代头孢菌素)不可与高效利尿药(如速尿)联合应用,防止发生严重的肾损害。青霉素类中的美西林也不可与其配伍。

(5)头孢西丁钠与多数头孢菌素均有拮抗作用,配伍应时用可致抗菌疗效减弱。与氨曲南配伍,在体内外均起拮抗作用,与萘夫西林、氯唑西林、红霉素、万古霉素等,在药效方面不起相互干扰作用。

(6)氨基糖苷类药物不宜与具有耳毒性(如红霉素等)和肾毒性(如强效利尿药、头孢菌素类、右旋糖酐类、藻酸钠等)的药物配伍,也不宜与肌肉松弛药或具有此作用的药物(如地西泮等)配伍,防止毒性加强。本类药物之间也不可相互配伍。

(7)大环内酯类药物可抑制茶碱的正常代谢。两者联合应用,可致茶碱血药浓度的异常升高而致中毒,甚至死亡,因此联合应用时应进行监测茶碱的血药浓度,以防意外。此外,本类药物对酸不稳定,因此,在 5%～10% 葡萄糖溶液 500ml 中,添加维生素 C 注射液(含抗坏血酸钠 1g)或 5%碳酸氢钠注射液 0.5ml 使 pH 升高到 6 左右,再加红霉素乳糖酸盐,则有助稳定。另外,β 内酰胺类药物与本类药物配伍,可发生降效作用;与口服避孕药合用,也可使之降效(因本类药物可阻止性激素类的肠肝循环)。克拉霉素可使地高辛、茶碱、口服抗凝血药、麦角胺或二氢麦角胺、三唑仑均显示更强的作用,对卡马西平、环孢菌素、己巴比妥、苯妥英钠等也可有类似的抑制代谢而使作用加强。本类药物与β-内酰胺类药物配伍,一般认为可发生降效作用。此外,氟喹诺酮类也可抑制茶碱的代谢。

(8)去甲万古霉素与许多药物可产生沉淀反应,因此含本品的输液中不得添加其他药物。克林霉素不宜加入组成复杂的输液中,以免发生配伍禁忌;此外,本类药物与红霉素有拮抗作用,不可联合应用。磷霉素与一些金属盐可生成不溶性沉淀,勿与钙、镁等盐相配伍。

(9)抑制肠道菌群的药物可抑制柳氮磺吡啶在肠道中的分解,从而影响 5-氨基水杨酸的游离,有降效的可能,尤以各种广谱抗菌药物为甚。

(10)呋喃妥因与萘啶酸有拮抗作用,不宜合用。呋喃唑酮有单胺氧化酶抑制作用,可抑制苯丙胺等药物的代谢而导致血压升高;使用本品期间,食用含多量酪胺的食物,也可有类似反应。

(11)碱性药物、抗胆碱药物、H_2 受体阻滞药均可降低胃液酸度而使喹诺酮类药物的吸收减少,应避免同服。利福平(RNA 合成抑制药)、氯霉素(蛋白质合成抑制药)均可使本类药物的作用降低,使萘啶酸和氟哌酸的作用完全消失,使氟嗪酸和环丙氟哌酸的作用部分抵消。

(12)克林霉素与红霉素有拮抗作用,不可联合应用,也不宜组成复杂的输液。

(13)四环素类避免与抗酸药、钙盐、铁盐及其他含重金属离子的药物配伍,以防发生络合反应,阻滞四环素类的吸收。牛奶也有类似的作用。

(14)磺胺类不宜与含对氨苯甲酰基的局麻药(如普鲁卡因、苯佐卡因、丁卡因等)合用,以免降效。

(15)多黏菌素 B 与其他有肾毒性或神经肌肉阻滞作用的药物不可配伍,以防意外。

(16)对氨水杨酸钠忌与水杨酸类同服,以免胃肠道反应加重及导致胃溃疡。此外,本品可干扰利福平的吸收,同时应用时应间隔 6～8h。

(17)酮康唑和异曲康唑的吸收和胃液的分泌密切相关,因此不宜与抗酸药、抗胆碱药合用。

(18)多沙普仑禁与碱性药合用;慎与拟交感胺、单胺氧化酶抑制药(MAOI)合用。

(19)吗啡禁与氯丙嗪注射液合用。哌替啶不宜与异丙嗪多次合用,以免发生呼吸抑制;与单胺氧化酶抑制药(MAOI)合用可引起兴奋、高热、出汗、神志不清。芬太尼也有此反应。

(20)阿司匹林与糖皮质激素合用可能使胃肠道出血加剧,应禁止配伍;与布洛芬等非甾体抗炎药合用使后者的浓度明显降低,也不宜合用;与碱性药配伍,可促进本品的排泄而降低疗效,不宜合用。

(21)抗抑郁药不宜与 MAOI 合用。因二者作用相似,均有抗抑郁作用,合用时必须减量应用。另外,也不宜与拟肾上腺素类药物合用。抗抑郁药可增强拟肾上腺素药的升压作用。

(22)曲马多忌与单胺氧化酶抑制药合用。因二者作用相悖,相互抵消。

(23)左旋多巴禁与单胺氧化酶抑制药、麻黄碱、利血平及拟肾上腺素药合用。卡比多巴不宜和金刚烷胺、苯扎托品、丙环定及苯海索合用。

(24)溴隐亭忌与降压药、吩噻嗪类或 H_2 受体阻滞药合用。

(25)卡马西平与苯巴比妥、苯妥英钠合用时,可加速卡马西平的代谢,使其浓度降低;而烟酰胺、抗抑郁药、大环内酯类抗生素、异烟肼、西咪替丁等药均可使卡马西平的血药浓度升高,使之易出现毒性反应。此外,抗躁狂药锂盐、抗精神病药硫利达嗪与卡马西平合用时，易致本品出现神经系统中毒症状。卡马西平也可减弱抗凝血药华法林的抗凝作用。而与口服避孕药合用时，可发生阴道大出血及避孕失败。故合用时应特别注意。

(26)丙戊酸钠可抑制苯妥英钠、苯巴比妥、扑米酮、氯硝西泮的代谢，易使其中毒，故在合用时应注意调整剂量。

(27)苯巴比妥为肝药酶诱导药，因此可使双香豆素、氢化可的松、地塞米松、睾丸酮、雌激素、孕激素、口服避孕药、氯丙嗪、氯霉素、多西环素、灰黄霉素、地高辛、洋地黄毒苷及苯妥英钠等药代谢加速疗效降低；也可使在体内活化的药物作用增加，如环磷酰胺等。其他的肝药酶诱导药[如别嘌醇、乙胺碘呋酮、氯霉素、氯丙嗪、西咪替丁、环丙沙星、右丙氧芬、地尔硫䓬、乙醇(急性中毒时)、红霉素、丙米嗪、异烟肼、酮康唑、美托洛尔、甲硝唑、咪康唑、去甲替林、口服避孕药、羟保泰松、奋乃静、保泰松、伯氨喹、普萘洛尔、奎尼丁、丙戊酸钠、磺吡酮、磺胺药、硫利达嗪、甲氧苄啶、维拉帕米等]也有此反应。而肝药酶抑制药[如巴比妥类(苯巴比妥为最)、卡马西平、乙醇(慢性酒精中毒者)、氨鲁米特、灰黄霉素、氨甲丙酯、苯妥英、格鲁米特、利福平、磺吡酮(某些情况下起酶抑作用)、奥美拉唑、兰索拉唑等]恰好相反。

(28)普萘洛尔不宜与单胺氧化酶抑制药合用。否则，作用减弱。

(29)噻吗洛尔滴眼时可被吸收而产生全身作用，故不宜与其他β受体阻滞药合用。

(30)维拉帕米不宜与β受体阻滞药合用，否则，会产生低血压、心动过缓、传导阻滞，甚至停搏。

(31)在应用强心苷期间，忌用钙注射液、肾上腺素、麻黄碱及其他类似药物。因这些药物可增加其毒性。此外，利血平可增加其对心脏的毒性，也应警惕。由于这类药物脂溶性高，主要在肝脏代谢，故在和肝酶诱导药或抑制药合用时，应注意调整剂量。

(32)像去甲肾上腺素这类以强碱弱酸盐形式应用的药物，避免和碱性药物配伍,否则,会产生沉淀。

(33)乙酰半胱氨酸能增加金制剂的排泄;减弱青霉素、四环素、头孢菌素类的抗菌活性,故不宜合用。必要时可间隔 4h 交替使用。

(34)可待因类中枢镇痛药与中枢抑制药合用,可产生相加作用。

(35)右美沙芬与单胺氧化酶抑制药合用,可致高热、昏迷,甚至死亡。

(36)麻黄碱与单胺氧化酶抑制药合用,可引起血压升高。

(37)酮替芬与口服降糖药合用,少数患者可见血小板减少,故二者不宜合用。

(38)西咪替丁不宜与抗酸药、甲氧氯普胺合用,如必须合用,应间隔 1h。此外,也不宜与茶碱、苯二氮䓬类安定药、地高辛、奎尼丁、咖啡因、华法林类抗凝药、卡托普利及氨基糖苷类药物配伍。

(39)酶类助消化药不宜与抗酸药合用,否则,使其活性降低。

(40)胃动力药(多潘立酮、西沙必利)不宜与抗胆碱药合用,作用相互抵消。

(41)思密达可影响其他药物的吸收,如必须合用时,应在服用本品前 1h 服用其他药物。

(42)铁剂不宜与含钙、磷酸盐类、鞣酸的药物及抗酸药和浓茶合用,否则,可形成沉淀,影响其吸收;与四环素类合用,可相互影响吸收。

八、"处方权"有关规定摘录

以下为 2007 年 5 月 1 日开始实施的《处方管理办法》部分条文。

第三章　处方权的获得

第八条　经注册的执业医师在执业地点取得相应的处方权。

经注册的执业助理医师在医疗机构开具的处方,应当经所在执业地点执业医师签名或加盖专用签章后方有效。

第九条　经注册的执业助理医师在乡、民族乡、镇、村的医疗机构独立从事一般的执业活动,可以在注册的执业地点取得相应的处方权。

第十条　医师应当在注册的医疗机构签名留样或者专用签章备案后,方可开具处方。

第十一条　医疗机构应当按照有关规定,对本机构执业医师和药师进行麻醉药品和精神药品使用知识和规范化管理的培训。执业医师经考核合格后取得麻醉药品和第一类精神药品的处方权,药师经考核合格后取得麻醉药品和第一类精神药品调剂资格。

医师取得麻醉药品和第一类精神药品处方权后,方可在本机构开具麻醉药品和第一类精神药品处方,但不得为自己开具该类药品处方。药师取得麻醉药品和第一类精神药品调剂资格后,方可在本机构调剂麻醉药品和第一类精神药品。

第十二条　试用期人员开具处方,应当经所在医疗机构有处方权的执业医师审核、并签名或加盖专用签章后方有效。

第十三条　进修医师由接收进修的医疗机构对其胜任本专业工作的实际情况进行认定后授予相应的处方权。

第四章　处方的开具

第十四条　医师应当根据医疗、预防、保健需要,按照诊疗规范、药品说明书中的药品适应证、药理作用、用法、用量、禁忌、不良反应和注意事项等开具处方。

开具医疗用毒性药品、放射性药品的处方应当严格遵守有关法律、法规和规章的规定。

第十五条　医疗机构应当根据本机构性质、功能、任务,制定药品处方集。

第十六条　医疗机构应当按照经药品监督管理部门批准并公布的药品通用名称购进药品。同一通用名称药品的品种,注射剂型和口服剂型各不得超过 2 种,处方组成类同的复方制剂 1～2

种。因特殊诊疗需要使用其他剂型和剂量规格药品的情况除外。

第十七条 医师开具处方应当使用经药品监督管理部门批准并公布的药品通用名称、新活性化合物的专利药品名称和复方制剂药品名称。

医师开具院内制剂处方时应当使用经省级卫生行政部门审核、药品监督管理部门批准的名称。

医师可以使用由卫生部公布的药品习惯名称开具处方。

第十八条 处方开具当日有效。特殊情况下需延长有效期的,由开具处方的医师注明有效期限,但有效期最长不得超过3天。

第十九条 处方一般不得超过 7 日用量;急诊处方一般不得超过 3 日用量;对于某些慢性病、老年病或特殊情况,处方用量可适当延长,但医师应当注明理由。

医疗用毒性药品、放射性药品的处方用量应当严格按照国家有关规定执行。

第二十条 医师应当按照卫生部制定的麻醉药品和精神药品临床应用指导原则,开具麻醉药品、第一类精神药品处方。

第二十一条 门(急)诊癌症疼痛患者和中、重度慢性疼痛患者需长期使用麻醉药品和第一类精神药品的,首诊医师应当亲自诊查患者,建立相应的病历,要求其签署《知情同意书》。

病历中应当留存下列材料复印件:

(一)二级以上医院开具的诊断证明;

(二)患者户籍簿、身份证或者其他相关有效身份证明文件;

(三)为患者代办人员身份证明文件。

第二十二条 除需长期使用麻醉药品和第一类精神药品的门(急)诊癌症疼痛患者和中、重度慢性疼痛患者外,麻醉药品注射剂仅限于医疗机构内使用。

第二十三条 为门(急)诊患者开具的麻醉药品注射剂,每张处方为一次常用量;控缓释制剂,每张处方不得超过 7 日常用量;

其他剂型,每张处方不得超过 3 日常用量。

第一类精神药品注射剂,每张处方为一次常用量;控缓释制剂,每张处方不得超过 7 日常用量;其他剂型,每张处方不得超过 3 日常用量。哌醋甲酯用于治疗儿童多动症时,每张处方不得超过 15 日常用量。

第二类精神药品一般每张处方不得超过 7 日常用量;对于慢性病或某些特殊情况的患者,处方用量可以适当延长,医师应当注明理由。

第二十四条　为门(急)诊癌症疼痛患者和中、重度慢性疼痛患者开具的麻醉药品、第一类精神药品注射剂,每张处方不得超过 3 日常用量;控缓释制剂,每张处方不得超过 15 日常用量;其他剂型,每张处方不得超过 7 日常用量。

第二十五条　为住院患者开具的麻醉药品和第一类精神药品处方应当逐日开具,每张处方为 1 日常用量。

第二十六条　对于需要特别加强管制的麻醉药品,盐酸二氢埃托啡处方为一次常用量,仅限于二级以上医院内使用;盐酸哌替啶处方为一次常用量,仅限于医疗机构内使用。

第二十七条　医疗机构应当要求长期使用麻醉药品和第一类精神药品的门(急)诊癌症患者和中、重度慢性疼痛患者,每 3 个月复诊或者随诊一次。

第二十八条　医师利用计算机开具、传递普通处方时,应当同时打印出纸质处方,其格式与手写处方一致;打印的纸质处方经签名或者加盖签章后有效。药师核发药品时,应当核对打印的纸质处方,无误后发给药品,并将打印的纸质处方与计算机传递处方同时收存备查。

第五章　处方的调剂

第二十九条　取得药学专业技术职务任职资格的人员方可从事处方调剂工作。

第三十条　药师在执业的医疗机构取得处方调剂资格。药师签名或者专用签章式样应当在本机构留样备查。

第三十一条 具有药师以上专业技术职务任职资格的人员负责处方审核、评估、核对、发药及安全用药指导;药师从事处方调配工作。

第三十二条 药师应当凭医师处方调剂处方药品,非经医师处方不得调剂。

第三十三条 药师应当按照操作规程调剂处方药品:认真审核处方,准确调配药品,正确书写药袋或粘贴标签,注明患者姓名和药品名称、用法、用量,包装;向患者交付药品时,按照药品说明书或者处方用法,进行用药交代与指导,包括每种药品的用法、用量、注意事项等。

第三十四条 药师应当认真逐项检查处方前记、正文和后记书写是否清晰、完整,并确认处方的合法性。

第三十五条 药师应当对处方用药适宜性进行审核,审核内容包括:

(一)规定必须做皮试的药品,处方医师是否注明过敏试验及结果的判定;

(二)处方用药与临床诊断的相符性;

(三)剂量、用法的正确性;

(四)选用剂型与给药途径的合理性;

(五)是否有重复给药现象;

(六)是否有潜在临床意义的药物相互作用和配伍禁忌;

(七)其他用药不适宜情况。

第三十六条 药师经处方审核后,认为存在用药不适宜时,应当告知处方医师,请其确认或者重新开具处方。

药师发现严重不合理用药或者用药错误,应当拒绝调剂,及时告知处方医师,并应当记录,按照有关规定报告。

第三十七条 药师调剂处方时必须做到"四查十对":查处方,对科别、姓名、年龄;查药品,对药名、剂型、规格、数量;查配伍禁忌,对药品性状、用法用量;查用药合理性,对临床诊断。

第三十八条　药师在完成处方调剂后,应当在处方上签名或者加盖专用签章。

第三十九条　药师应当对麻醉药品和第一类精神药品处方,按年月日逐日编制顺序号。

第四十条　药师对于不规范处方或者不能判定其合法性的处方,不得调剂。

第四十一条　医疗机构应当将本机构基本用药供应目录内同类药品相关信息告知患者。

第四十二条　除麻醉药品、精神药品、医疗用毒性药品和儿科处方外,医疗机构不得限制门诊就诊人员持处方到药品零售企业购药。

第六章　监　督　管　理

第四十三条　医疗机构应当加强对本机构处方开具、调剂和保管的管理。

第四十四条　医疗机构应当建立处方点评制度,填写处方评价表,对处方实施动态监测及超常预警,登记并通报不合理处方,对不合理用药及时予以干预。

第四十五条　医疗机构应当对出现超常处方3次以上且无正当理由的医师提出警告,限制其处方权;限制处方权后,仍连续2次以上出现超常处方且无正当理由的,取消其处方权。

第四十六条　医师出现下列情形之一的,处方权由其所在医疗机构予以取消:

(一)被责令暂停执业;

(二)考核不合格离岗培训期间;

(三)被注销、吊销执业证书;

(四)不按照规定开具处方,造成严重后果的;

(五)不按照规定使用药品,造成严重后果的;

(六)因开具处方牟取私利。

第四十七条　未取得处方权的人员及被取消处方权的医师不得开具处方。未取得麻醉药品和第一类精神药品处方资格的医师不得开具麻醉药品和第一类精神药品处方。

第四十八条　除治疗需要外,医师不得开具麻醉药品、精神药品、医疗用毒性药品和放射性药品处方。

第四十九条　未取得药学专业技术职务任职资格的人员不得从事处方调剂工作。

第五十条　处方由调剂处方药品的医疗机构妥善保存。普通处方、急诊处方、儿科处方保存期限为1年,医疗用毒性药品、第二类精神药品处方保存期限为2年,麻醉药品和第一类精神药品处方保存期限为3年。

处方保存期满后,经医疗机构主要负责人批准、登记备案,方可销毁。

第五十一条　医疗机构应当根据麻醉药品和精神药品处方开具情况,按照麻醉药品和精神药品品种、规格对其消耗量进行专册登记,登记内容包括发药日期、患者姓名、用药数量。专册保存期限为3年。

第五十二条　县级以上地方卫生行政部门应当定期对本行政区域内医疗机构处方管理情况进行监督检查。

县级以上卫生行政部门在对医疗机构实施监督管理过程中,发现医师出现本办法第四十六条规定情形的,应当责令医疗机构取消医师处方权。

第五十三条　卫生行政部门的工作人员依法对医疗机构处方管理情况进行监督检查时,应当出示证件;被检查的医疗机构应当予以配合,如实反映情况,提供必要的资料,不得拒绝、阻碍、隐瞒。

第七章　法　律　责　任

第五十四条　医疗机构有下列情形之一的,由县级以上卫生行政部门按照《医疗机构管理条例》第四十八条的规定,责令限期改正,并可处以5000元以下的罚款;情节严重的,吊销其《医疗机构执业许可证》；

（一）使用未取得处方权的人员、被取消处方权的医师开具处方的；

（二）使用未取得麻醉药品和第一类精神药品处方资格的医师开具麻醉药品和第一类精神药品处方的；

（三）使用未取得药学专业技术职务任职资格的人员从事处方调剂工作的。

第五十五条　医疗机构未按照规定保管麻醉药品和精神药品处方，或者未依照规定进行专册登记的，按照《麻醉药品和精神药品管理条例》第七十二条的规定，由设区的市级卫生行政部门责令限期改正，给予警告；逾期不改正的，处 5000 元以上 1 万元以下的罚款；情节严重的，吊销其印鉴卡；对直接负责的主管人员和其他直接责任人员，依法给予降级、撤职、开除的处分。

第五十六条　医师和药师出现下列情形之一的，由县级以上卫生行政部门按照《麻醉药品和精神药品管理条例》第七十三条的规定予以处罚：

（一）未取得麻醉药品和第一类精神药品处方资格的医师擅自开具麻醉药品和第一类精神药品处方的；

（二）具有麻醉药品和第一类精神药品处方医师未按照规定开具麻醉药品和第一类精神药品处方，或者未按照卫生部制定的麻醉药品和精神药品临床应用指导原则使用麻醉药品和第一类精神药品的；

（三）药师未按照规定调剂麻醉药品、精神药品处方的。

第五十七条　医师出现下列情形之一的，按照《执业医师法》第三十七条的规定，由县级以上卫生行政部门给予警告或者责令暂停六个月以上一年以下执业活动；情节严重的，吊销其执业证书：

（一）未取得处方权或者被取消处方权后开具药品处方的；

（二）未按照本办法规定开具药品处方的；

（三）违反本办法其他规定的。

第五十八条　药师未按照规定调剂处方药品，情节严重的，由县级以上卫生行政部门责令改正、通报批评，给予警告；并由所在医疗机构或者其上级单位给予纪律处分。

第五十九条　县级以上地方卫生行政部门未按照本办法规定履行监管职责的，由上级卫生行政部门责令改正。

第八章　附　　则

第六十条　乡村医生按照《乡村医生从业管理条例》的规定，在省级卫生行政部门制定的乡村医生基本用药目录范围内开具药品处方。

第六十一条　本办法所称药学专业技术人员，是指按照卫生部《卫生技术人员职务试行条例》规定，取得药学专业技术职务任职资格人员，包括主任药师、副主任药师、主管药师、药师、药士。

第六十二条　本办法所称医疗机构，是指按照《医疗机构管理条例》批准登记的从事疾病诊断、治疗活动的医院、社区卫生服务中心（站）、妇幼保健院、卫生院、疗养院、门诊部、诊所、卫生室（所）、急救中心（站）、专科疾病防治院（所、站）以及护理院（站）等医疗机构。

九、常用静脉滴注药物配伍变化

序号	药物 1	药物 2	配 伍 结 果
1	青霉素	氧氟沙星	浑浊
2	青霉素	氨茶碱	青霉素失活,降效
3	青霉素	碳酸氢钠	青霉素失活,降效
4	青霉素	葡萄糖	分解快
5	青霉素	阿拉明	起化学反应
6	青霉素	新福林	起化学反应
7	青霉素	庆大霉素	庆大霉素失活,降效
8	青霉素	阿米卡星	阿米卡星失活,降效
9	青霉素	大环内酯类	有配伍禁忌
10	青霉素	维生素 C	青霉素分解快,降效
11	青霉素	氢化可的松	青霉素降效
12	青霉素	黄芩注射液	沉淀
13	青霉素	黄连注射液	沉淀
14	氨苄西林-舒巴坦	10%GS 或 5%GNS	降效,室温 1h 失效
15	氨苄西林-舒巴坦	5%碳酸氢钠	降效,日外观有乳光
16	阿洛西林	维生素 B6	沉淀

（续　表）

序号	药物 1	药物 2	配　伍　结　果
17	阿洛西林	氨甲苯酸	沉淀
18	阿洛西林	维生素 C	pH 变化＞0.2，宜少配伍
19	阿洛西林	阿米卡星	pH 变化＞0.2，宜少配伍
20	阿洛西林	小诺霉素	pH 变化＞0.2，宜少配伍
21	阿洛西林	庆大霉素	pH 变化＞0.2，宜少配伍
22	阿洛西林	头孢唑林	pH 变化＞0.2，宜少配伍
23	阿洛西林	地塞米松	pH 变化＞0.2，宜少配伍
24	阿洛西林	肌苷	pH 变化＞0.2，宜少配伍
25	阿洛西林	诺佳	沉淀
26	氨苄西林钠	0.5％甲硝唑	变色，沉淀
27	氨苄西林钠	氨茶碱	沉淀分解失效
28	氨苄西林钠	庆大霉素	有配伍禁忌
29	氨氯西林钠	5％或 10％葡萄糖溶液	降效
30	氨氯西林钠	氨茶碱	沉淀分解失效
31	氨苄西林钠	0.5％甲硝唑	降效
32	氨苄西林钠	小诺米星	降效
33	美洛西林钠	环丙沙星	浑浊
34	美洛西林钠	甘利欣	浑浊
35	阿莫西林钠	5％或 10％葡萄糖溶液	变色，降效（与温度、时间成正比）

（续　表）

序号	药物 1	药物 2	配 伍 结 果
36	阿莫西林钠	5%GNS	变色、降效（与温度、时间成正比）
37	阿莫西林钠	氨茶碱	沉淀分解失效
38	头孢西丁钠	碳酸氢钠	红色配伍禁忌，相互增加毒性
39	头孢噻肟钠	甲硝唑	4h 后瓶底有少量气泡且溶液颜色变深
40	头孢噻肟钠	氟康唑	延迟浑浊、变色
41	头孢噻肟钠	5%葡萄糖溶液	白色浑浊
42	头孢曲松钠	复方氯化钠	乳白色浑浊
43	头孢曲松钠	氨茶碱	pH 变化、降效
44	头孢曲松钠	氟康唑	沉淀
45	头孢曲松钠	万古霉素	沉淀
46	头孢曲松钠	表术油葡萄糖	液体变为棕色
47	头孢曲松钠	氨基糖苷类	浑浊
48	头孢曲松钠	呋塞米	浑浊
49	头孢曲松钠	葡萄糖酸钙	浑浊
50	头孢他啶	维生素 C	维生素 C 含量下降
51	头孢他啶	氟康唑	沉淀
52	头孢他啶	5%碳酸氢钠	降效
53	头孢拉定	止血敏	浑浊
54	头孢拉定	表术油葡萄糖	液体变为棕色

（续 表）

序号	药物 1	药物 2	配伍结果
55	头孢拉定	氨茶碱	分解失效
56	头孢唑林钠-舒巴坦	培氟沙星	白色浑浊
57	头孢匹胺钠	培氟沙星	白色浑浊,沉淀
58	头孢呋辛钠	氨基糖苷类	有理化配伍禁忌
59	头孢哌酮钠	5%碳酸氢钠	4h后变色沉淀
60	头孢哌酮钠	0.5%甲硝唑	4h后变色沉淀
61	头孢哌酮钠	奋乃静	变色,沉淀
62	头孢哌酮钠	哌替啶	变色,沉淀
63	头孢哌酮钠	环丙沙星	乳白色浑浊
64	头孢哌酮钠	西咪替丁	浑浊
65	头孢哌酮钠	拉贝洛尔	变色,沉淀
66	头孢哌酮钠	氨基糖苷类	沉淀或降效
67	头孢哌酮钠	止血敏	浑浊
68	头孢哌酮钠	诺氟沙星	乳白色浑浊
69	头孢哌酮钠	葡萄糖酸钙	浑浊
70	头孢哌酮钠	氧氟沙星	白色浑浊
71	头孢哌酮钠	莪术油葡萄糖	液体变为棕色
72	头孢哌酮钠	培氟沙星	白色浑浊,沉淀
73	头孢哌酮钠-舒巴坦	阿米卡星	沉淀或降效

（续　表）

序号	药物 1	药物 2	配 伍 结 果
74	头孢哌酮钠-舒巴坦	沐舒坦	白色浑浊
75	阿米卡星	全静脉营养液	1h 即出现脂肪乳的破乳现象
76	阿米卡星	铂化合物	肾毒性增加
77	阿米卡星	林可霉素	增加药物毒性反应
78	阿米卡星	两性霉素 B	肾毒性增加
79	阿米卡星	多黏菌素	肾毒性增加
80	阿米卡星	呋塞米	耳毒性增加
81	阿米卡星	清开灵	浑浊
82	小诺米星	右旋糖酐	毒性增强
83	小诺米星	强利尿药	耳毒性增加
84	奈替米星	维生素 C	降效
85	奈替米星	呋塞米	肾毒性增加
86	环丙沙星	青霉素钠	1h 内形成大块沉淀
87	环丙沙星	氨苄西林	沉淀
88	环丙沙星	林可霉素	沉淀
89	环丙沙星	复方丹参	立即产生黄色沉淀
90	环丙沙星	红霉素	沉淀
91	环丙沙星	呋塞米	浑浊
92	环丙沙星	磷霉素	乳白色浑浊沉淀

（续　表）

序号	药物 1	药物 2	配　伍　结　果
93	环丙沙星	碳酸氢钠	白色浑浊
94	环丙沙星	阿米卡星	变色、沉淀
95	诺氟沙星	氨苄西林	沉淀
96	诺氟沙星	苯唑西林	沉淀
97	培氟沙星	青霉素钠	1h 内沉淀、降效
98	培氟沙星	复方丹参	浑浊
99	氟罗沙星	氨茶碱	严重不良反应（何种反应资料未注明）
100	氧氟沙星	复方丹参	浑浊、聚结成块状物
101	氧氟沙星	呋塞米	浑浊
102	左氧氟沙星	维生素 C	pH 升高，维生素 C 微细结构光谱改变
103	左氧氟沙星	三磷腺苷	显著变化、不能配伍
104	左氧氟沙星	复方丹参	乳白色浑浊
105	左氧氟沙星	呋塞米	浑浊
106	小诺霉素	右旋糖酐	毒性增加
107	小诺霉素	强利尿药	耳毒性增多
108	小诺霉素	清开灵	浑浊
109	磷霉素	止血敏	变色、降效，pH 值改变
110	磷霉素	复方丹参	浑浊
111	磷霉素	葡萄糖酸钙	沉淀

（续　表）

序号	药物 1	药物 2	配 伍 结 果
112	红霉素	维生素 C	降效
113	红霉素	生理盐水	析出结晶,沉淀
114	红霉素	林可霉素	拮抗作用,交又耐药性
115	表阿霉素	糖盐水或复方氯化锌	不溶物呈红色漂浮状
116	表阿霉素	5%或 10%GS 液	降效
117	表阿霉素	17-氨基酸	降效
118	表阿霉素	甲硝唑	降效
119	阿昔洛韦	5%或 10%GS 液	变色
120	阿昔洛韦	5%GNS 液	变色
121	阿昔洛韦	门冬氨酸钾镁	白色絮状沉淀
122	阿昔洛韦	低分子右旋糖酐	变色
123	氟康唑	两性霉素 B	延迟浑浊,沉淀
124	氟康唑	氨苄西林钠	延迟浑浊,沉淀
125	氟康唑	葡萄糖酸钙	延迟浑浊,沉淀
126	氟康唑	头孢呋辛钠	沉淀
127	氟康唑	琥珀氯霉素	气体生成
128	氟康唑	克林霉素	沉淀
129	氟康唑	红霉素	沉淀
130	氟康唑	氧哌嗪西林钠	呈胶状

（续 表）

序号	药物 1	药物 2	配 伍 结 果
131	氟康唑	呋塞米	延迟沉淀
132	氟康唑	地西泮	沉淀
133	双黄连粉针	妥布霉素	浑浊
134	双黄连粉针	白霉素	浑浊
135	双黄连粉针	阿奇霉素	浑浊
136	双黄连粉针	西乐欣	浑浊
137	炎琥宁	白霉素	白色凝固
138	炎琥宁	维生素 B_6	胶冻状
139	炎琥宁	氟罗沙星	白色浑浊
140	穿琥宁	白霉素	乳白色浑浊
141	穿琥宁	维生素 B_6	乳白色浑浊
142	穿琥宁	阿米卡星	沉淀
143	穿琥宁	氧氟沙星	沉淀
144	穿琥宁	西索米星	沉淀
145	穿琥宁	妥布霉素	沉淀
146	穿琥宁	庆大霉素	沉淀
147	穿琥宁	环丙沙星	沉淀
148	穿琥宁	培氟沙星	沉淀
149	穿琥宁	沐舒坦	白色浑浊

（续表）

序号	药物 1	药物 2	配伍结果
150	穿琥宁	葡萄糖酸钙	浑浊
151	复方丹参	氯化钾	浑浊
152	复方丹参	甲氧咪胍	浑浊
153	复方丹参	阿奇霉素	浑浊
154	复方丹参	维生素 B$_6$	浑浊
155	复方丹参	抗癌药物	促进恶性肿瘤的转移
156	复方丹参	细胞色素 C	颜色变深、浑浊、降效
157	复方丹参	培氟沙星	浑浊
158	欧贝	甘利欣	浑浊
159	欧贝	头孢拉定	浑浊
160	欧贝	呋塞米	浑浊
161	欧贝	复方丹参	浑浊
162	欧贝	氟尿嘧啶	浑浊
163	欧贝	肌苷	浑浊
164	呋塞米	洛美沙星	浑浊
165	呋塞米	米力农	沉淀
166	呋塞米	甲硝唑	沉淀
167	肌苷	冰舒坦	浑浊
168	5%碳酸氢钠	培氟沙星	白色浑浊

（续 表）

序号	药物 1	药物 2	配 伍 结 果
169	5%碳酸氢钠	西咪替丁	浑浊
170	地塞米松	非那根	白色浑浊
171	地塞米松	心律平	浑浊
172	维生素 K$_1$	维生素 C	维生素 K$_1$ 失效
173	维生素 K$_1$	格利福斯	鹅绒黄色浑浊
174	洛赛克	复合氨基酸	浑浊
175	FDP	碱性溶液或钙盐	可能有理化配伍禁忌
176	尿激酶	碱性药物	沉淀
177	吗啡	氯丙嗪	呼吸抑制
178	胃复安	阿托品	拮抗
179	林可霉素	磺胺嘧啶钠	沉淀
180	肾上腺素	洋地黄类	易中毒
181	葡萄糖酸钙	洋地黄类	毒性增加
182	氨茶碱	酸性药物	有沉淀析出
183	庆大霉素	肝素钠	沉淀
184	布比卡因	碱性药物	沉淀
185	素能	含乳酸钠的溶液	不相容
186	黄芪	维生素 B$_6$	浑浊

参 考 文 献

[1] 王宇明.感染病学.北京:人民卫生出版社,2010.

[2] 陈灏珠.实用内科学.北京:人民卫生出版社,2010.

[3] 薛辛东.儿科学.北京:人民卫生出版社,2010.

[4] 赵辨.中国临床皮肤病学.南京:江苏科学技术出版社,2012.

[5] 樊明文.牙体牙髓病学.北京:人民卫生出版社,2008.

[6] 赵堪兴,杨培增.眼科学.7版.北京:人民卫生出版社,2008.

[7] 徐亮,等.同仁眼科手册.2版.北京:科学出版社,2010.

[8] 高海青,马亚兵.葡萄多酚——防病抗衰老植物有效成分.济南:山东科技出版社,2007.

[9] 李康,简森·威尔逊.世界心脑血管病治疗第三次革命.香港:中国科学文献出版社,2012.

[10] 连汝安.病从血中来.北京:中国古籍出版社,2013.

[11] 崔天国,杨冬.抗衰老与常见老年病防治.北京:人民军医出版社,2015.

[12] 葛均波,徐永健.内科学.8版.北京:人民卫生出版社,2014.

[13] 吴孟超,吴在德.黄家驷外科学.北京:人民卫生出版社,2008.

[14] 许文荣,王建中.临床血液学检验.5版.北京:人民卫生出版社,2012.

[15] 吴江.神经病学.2版.北京:人民卫生出版社,2013.

[16] 张文武.急诊内科学.3版.北京:人民卫生出版社,2012.

[17] 陈孝平,江建平.外科学.8版.北京:人民卫生出版社,2013.

[18] 卢世璧,王继芳.坎贝尔骨科手术学.11版.北京:人民军医出版社,2009.

[19] 邱贵生,等.骨科手术图谱.北京:人民卫生出版社,2009.

[20] 张学军.皮肤性病学.8版.北京:人民卫生出版社,2013.

[21] 李兰娟,任红.传染病学.8版.北京:人民卫生出版社,2013.

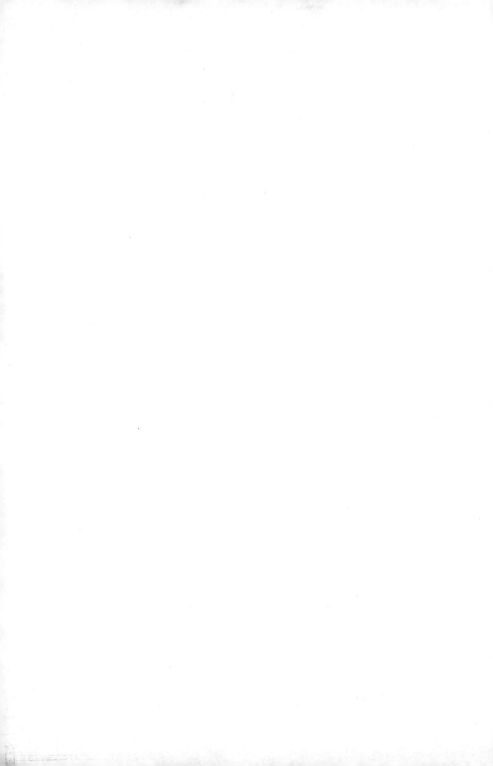